Hans-Reinhard Brodt

Antibiotika-Therapie

12. Auflage

Hans-Reinhard Brodt

Antibiotika-Therapie

Klinik und Praxis der antiinfektiösen Behandlung

12., komplett überarbeitete und erweiterte Auflage

Der »neue Stille«

Unter Mitarbeit von
Martin Smollich

Mit 58 Abbildungen und 240 Tabellen

Dosierungen der wichtigsten Antiinfektiva bei verminderter Nierenfunktion und Nierenersatztherapie auf separaten Ausklapp-Seiten am Buchende

Schattauer

Prof. Dr. med. Hans-Reinhard Brodt
Leiter des Schwerpunktes Infektiologie
Medizinische Klinik II
Zentrum der Inneren Medizin
Johann Wolfgang Goethe-Universität
Theodor-Stern-Kai 7
60590 Frankfurt am Main
hans-reinhard.brodt@kgu.de

Unter Mitarbeit von:
Dr. rer. nat. Martin Smollich
Fachapotheker für Klinische Pharmazie
Antibiotic Stewardship-Experte
St. Franziskus-Hospital Münster
Hohenzollernring 72
48145 Münster
martin.smollich@sfh-muenster.de

Bibliografische Information der Deutschen Nationalbibliothek
Die Deutsche Nationalbibliothek verzeichnet diese Publikation in der Deutschen Nationalbibliografie; detaillierte bibliografische Daten sind im Internet über http://dnb.d-nb.de abrufbar.

Besonderer Hinweis:
Die Medizin unterliegt einem fortwährenden Entwicklungsprozess, sodass alle Angaben, insbesondere zu diagnostischen und therapeutischen Verfahren, immer nur dem Wissensstand zum Zeitpunkt der Drucklegung des Buches entsprechen können. Hinsichtlich der angegebenen Empfehlungen zur Therapie und der Auswahl sowie Dosierung von Medikamenten wurde die größtmögliche Sorgfalt beachtet. Gleichwohl werden die Benutzer aufgefordert, die Beipackzettel und Fachinformationen der Hersteller zur Kontrolle heranzuziehen und im Zweifelsfall einen Spezialisten zu konsultieren. Fragliche Unstimmigkeiten sollten bitte im allgemeinen Interesse dem Verlag mitgeteilt werden. Der Benutzer selbst bleibt verantwortlich für jede diagnostische oder therapeutische Applikation, Medikation und Dosierung.
In diesem Buch sind eingetragene Warenzeichen (geschützte Warennamen) nicht besonders kenntlich gemacht. Es kann also aus dem Fehlen eines entsprechenden Hinweises nicht geschlossen werden, dass es sich um einen freien Warennamen handelt.

Die 1. bis 10. Auflage erschien unter der Herausgeberschaft von Claus Simon und Wolfgang Stille, die 11. Auflage unter der alleinigen Herausgeberschaft von Wolfgang Stille.

E-Mail: info@schattauer.de
Internet: www.schattauer.de
Printed in Germany

Projektleitung: Eva Wallstein, Stuttgart
Lektorat: Marion Lemnitz, Berlin
Umschlagabbildung: © Eisenhans – Fotolia.com
Umschlaggestaltung: Reform-Design, 70565 Stuttgart, www.reform-design.de
Satz: Fotosatz Buck, Zweikirchener Straße 7, 84036 Kumhausen/Hachelstuhl
Druck und Einband: Mayr Miesbach GmbH, Druck · Medien · Verlag, Am Windfeld 15, 83714 Miesbach

ISBN 978-3-7945-2574-4

Vorwort zur 12. Auflage

Als Claus Simon und Wolfgang Stille 1969 einen ersten, deutschsprachigen und übersichtlichen kleinen Leitfaden zur Therapie von Infektionskrankheiten vorlegten, war nicht absehbar, dass dieses Buch nach fast 45 Jahren – umfangreicher denn je – seinen festen Platz als Standardwerk nicht allein der »Antibiotika-Therapie«, sondern inzwischen auch weit umfassender der »antiinfektiösen Behandlung« unter mittlerweile zahlreichen Publikationen behaupten konnte.

Nach Abschluss ihrer klinischen Tätigkeit beendeten zunächst Claus Simon mit der 10. Auflage und nachfolgend auch Wolfgang Stille mit unserer noch gemeinsam erarbeiteten 11. Auflage, deren Erscheinen er nicht mehr erlebte, ihre Mitarbeit am Buch. Als Kollege und Freund von Wolfgang Stille war es gleichermaßen Wunsch und Verpflichtung für seinen ehemaligen Schüler, dieses Buch in seinem Sinne weiterzuführen und den neuen Entwicklungen und Erkenntnissen gründlich anzupassen.

Immer weniger ist heute die moderne Antiinfektiva-Therapie – wie noch vor 30 Jahren – vorwiegend auf Erfahrung angewiesen, vielmehr stützen sich die Behandlungen hinsichtlich Wirksamkeit und Verträglichkeit zunehmend auf fundierte klinische Prüfungen, In-vitro-Untersuchungen und vergleichbare wissenschaftliche Forschungsergebnisse. Infektionserkrankungen sind deshalb vielerorts bereits Gegenstand zahlreicher Therapie-Leitlinien, die immer stärker verbindlichen »Lehrbuch«-Charakter annehmen. Von wenigen klaren Ausnahmen abgesehen – wie z. B. unkomplizierte Harnwegsinfektionen, Pneumonien oder auch der HIV-Infektion – kommen bei näherer Betrachtung solche »Therapie-Leitlinien« jedoch oft nicht über das Niveau von Expertenmeinungen (z. B. Kategorie C) hinaus und sollten deshalb zu Recht eher »Empfehlungen« genannt werden. Nach wie vor erfolgen leider die meisten, vergleichenden Zulassungsprüfungen neuer Substanzen methodisch nicht mit dem Ziel und damit auch dem Nachweis einer Überlegenheit ihrer Wirkung (allenfalls in Hinblick auf Surrogatmarker) und werden auch eher bei einfach zu prüfenden Infektionserkrankungen und deren Patientenkollektiven untersucht. Notwendige Ausweitungen der meist sehr eng geprüften Indikationen, Behandlungen mit anderen, ungeprüften Dosierungen oder mit Medikamentenkombinationen, Dosisanpassungen an Patienten mit Leber- oder Niereninsuffizienz oder unter Dialyse, an Patienten im Schockzustand oder auch Dosierungen bei Kindern und Säuglingen, Ermittlung von Interaktionen, Resistenzen und Weiteres bleiben oft viele Jahre, wenn nicht Jahrzehnte den Beurteilungen von Experten (oft angeregt durch deren kritische Leser) überlassen – wenn der ungeprüfte Einsatz nicht vermieden werden kann.

Sorgfältig wurden in der 12. Auflage alle neuen Substanzen wie auch neue Erkenntnisse und Erfahrungen zu bestehenden sowie Neuerungen in der Antiinfektiva- und Chemotherapie von Infektionserkrankungen berücksichtigt – dies spiegelt sich auch im deutlich zugenommenen Umfang sowie erweiterten und neu aufgenommenen Kapiteln wider. Mit dieser Auflage ist das Buch auch im Zeitalter der bequemen Internet-Recherche angekommen, weshalb wir auf die noch in den vorangehenden Auflagen üblichen Angaben ausgewählter, weiterführender Literatur nach jedem Kapitel verzichtet haben. Stattdessen verweisen wir in einer Auswahl auf empfehlenswerte, weiterführende internationale Literatur zur Therapie von Infektionserkrankungen und interes-

sante, infektionsspezifische Internet-Adressen, die eine regelmäßige Aktualisierung des Wissens ermöglichen.
Meiner Kollegin, Dr. Johanna Kessel, danke ich für ihre Anregungen bei der sorgfältigen Prüfung und Korrektur so mancher Kapitel, Herrn Dr. Martin Smollich für sein Engagement bei der federführenden Überarbeitung des »Schwangerschaftskapitels«, Frau Eva Wallstein und Frau Marion Lemnitz für die akribische redaktionelle Bearbeitung sowie meiner Ehefrau Bettina für ihre geduldige und stetige Ermutigung, auch diese Auflage zum Abschluss zu bringen.

Im Oktober 2012 **Hans-Reinhard Brodt**

Inhaltsverzeichnis

I Grundbegriffe der Antibiotika-Therapie

II Eigenschaften der Antiinfektiva

III Therapie wichtiger Infektionen

A Allgemeiner Teil

B Spezieller Teil: Körperregionen und Organsysteme

IV Spezielle Therapieprobleme

Anhang

Dosierungen der wichtigsten Antiinfektiva bei verminderter Nierenfunktion und Nierenersatztherapie auf separaten Ausklapp-Seiten am Buchende

I Grundbegriffe der Antibiotika-Therapie

Wirkungsweise antimikrobieller Therapeutika

Zum besseren Verständnis werden die wichtigsten Begriffe der antimikrobiellen Therapie erläutert. Ausführliche Erklärungen der theoretischen Grundlagen sind in größeren Monographien über Mikrobiologie, Infektiologie und klinische Pharmakologie nachzulesen, z. B.:

- Bryskier A (ed). Antimicrobial Agents. Antibacterials and Antifungals. Washington DC: ASM-Press 2005.
- Feigin RD, Cherry JD, Demmler GJ, Kaplan SL (eds). Textbook of Pediatric Infectious Diseases. 6th ed. Philadelphia, London, Toronto: Saunders 2009.
- Kucers A, Bennett NM (eds). The Use of Antibiotics: A Comprehensive Review with Clinical Emphasis. 6th ed. Philadelphia: Lippincott Williams & Wilkins 2010.
- Mandell G, Bennett J, Dolin R (eds). Principles and Practice of Infectious Diseases. 7th ed. Philadelphia: Churchill Livingstone 2010.

Wirkung und Resistenz

A

Additive Wirkung: Die Wirkung einer Antibiotika-Kombination entspricht der Summe der Wirkungen der Kombinationspartner.

Antagonismus: Bei einer Antibiotika-Kombination werden zur Hemmung eines Bakterienstammes von den Einzelsubstanzen höhere Konzentrationen benötigt als bei Einzelanwendung.

Antibiotika sind von Pilzen oder Bakterien gebildete natürliche Stoffwechselprodukte, die schon in geringer Menge das Wachstum von anderen Mikroorganismen hemmen oder diese abtöten. Dem Sprachgebrauch folgend, werden heute auch Chemotherapeutika mit antimikrobieller Wirkung (Antiinfektiva) generell als Antibiotika bezeichnet, wenn sie in der Natur nicht vorkommen und synthetisch gewonnen werden. Es gibt aber auch natürlicherweise vorkommende hochaktive antimikrobielle Peptide (z. B. in den Granula von neutrophilen Leukozyten und in Darmschleimhautzellen), die als Defensine bezeichnet werden und als körpereigene Antibiotika aufgefasst werden können. Im klinischen Alltag werden unter Antibiotika meist nur Antiinfektiva zur Behandlung von bakteriellen Infektionskrankheiten verstanden – auch in Abgrenzung von z. B. Antimykotika oder Virostatika.

Antibiotika-Nomenklatur: Die Benennung von antibakteriellen Therapeutika als Antibiotika entstand historisch. Antibiose beschrieb ursprünglich die zahlreichen biologischen Konkurrenzphänome unter Mikro- und Makroorganismen mithilfe von Stoffwechselprodukten. Nur im deutschen Sprachbereich hat sich der Begriff Antibiose für die praktische Antibiotika-Therapie eingebürgert. Im anglophonen Raum wurde der vieldeutige Begriff Antibiotika dagegen weitgehend verlassen. Man spricht immer mehr von »antiinfectives, antimicrobials, antibacterials, antivirals and antifungals«. Hierfür gibt es bislang kaum passende deutsche Übersetzungen. Dennoch gibt es gute Gründe, in Zukunft nicht mehr von Antibiotika, sondern von Antiinfektiva, Infektionsheilmitteln oder kurz Infektionsmitteln zu sprechen.

> Ein Hustenmittel ist auch nicht der ACE-Hemmer, der Husten verursacht, sondern Codein, das den Husten stillt!

Dementsprechend wurde die Nomenklatur dieses Buches bereits mit der letzten Auflage verändert. Wir reden nun generell von Antiinfektiva und antimikrobieller Therapie, verwenden aber den herkömmlichen Begriff Antibiotika für die antibakteriellen Therapeutika vorerst als Synonym weiter. Hinzu kommen die Begriffe Antimykotika und Virostatika. Der früher auch für die antimikrobielle Therapie übliche Begriff Chemotherapie sollte der antineoplastischen Therapie vorbehalten bleiben. Da die klassischen Antibiotika wie Penicillin G, Tetracyclin oder Streptomycin direkte Naturprodukte von Mikroorganismen sind, könnte man als Argument gegen die erstaunlich zahlreichen Gegner der Antibiotika heranziehen, dass Antibiotika eigentlich sogar die Krone der Naturheilkunde darstellen. Die heutige, weitgehend nebenwirkungsarme Antibiotika-Therapie hat keinen schlechten Ruf verdient. Sie hat viele Fortschritte der Medizin, wie Intensivmedizin, Tumortherapie und Organtransplantation, überhaupt erst ermöglicht.

Antibiotika-Phobie: Es gibt bei Laien, aber auch bei Ärzten weitverbreitete, weitgehend unbegründete Ängste vor Antibiotika. Das fängt bereits mit dem Namen an: »Anti« und »Bios« suggerieren, dass es sich hierbei um schreckliche Gifte handeln muss, die das Leben generell bedrohen. Im Kreise der Alternativmedizin werden daher Antibiotika z. T. auch als genereller Angriff auf die Biobewegung verstanden. Es gibt allerdings durchaus berechtigte Proteste, z. B. gegen eine ausgeweitete Antibiotika-Anwendung in der Tierzucht als Mastmittel (also gewissermaßen als Tierdoping). Die praktischen Resistenzprobleme, z. B. bei Chinolonen, Tetracyclinen und Makroliden, sind offenbar überwiegend auf einen Abusus im Agrar-, Fischfarm- bzw. Veterinärsektor zurückzuführen und weniger auf den – sicherlich ebenfalls vorhandenen – Abusus in der Medizin. Antibiotika-Phobie kann dazu führen, dass Patienten mit behandelbaren Infektionen nicht oder erst viel zu spät wirksam therapiert werden. Bei Patienten mit ausgeprägter Antibiotika-Phobie sind längere Therapieformen kaum möglich; es gibt hier gute Argumente für eine Kurzzeittherapie.

B

Bakteriostase: Hemmung der Bakterienvermehrung (z. B. durch Sulfonamide, Chloramphenicol und Tetracycline), wobei die Keime nicht abgetötet werden. Die natürliche Absterberate ruhender Bakterien wird hierbei nicht beeinflusst.

Bakterizidie: Abtötung der Bakterienzelle (z. B. infolge Verhinderung der Zellwandsynthese durch Penicillin). Penicilline und Cephalosporine wirken nur in der Vermehrungsphase der Bakterien bakterizid, Aminoglykoside auch in der Ruhephase. Die Bakterizidie ist bei bestimmten Antibiotika konzentrationsabhängig. Sie lässt sich aber bei Betalactam-Antibiotika oberhalb einer bestimmten Konzentration nicht mehr steigern. Die Auffassung, dass niedrige Konzentrationen bakteriostatisch, hohe Konzentrationen bakterizid wirken, trifft nur für Aminoglykoside zu. Besonders wichtig ist die bakterizide Wirkung in den ersten 4 Stunden der Einwirkung; von einer klinisch relevanten Bakterizidie kann nur gesprochen werden, wenn in dieser Zeit eine Abtötung von mindestens 99 % aller Keime erfolgt.

Betalactamasen: Von bestimmten Bakterien gebildete Enzyme, welche den Betalactam-Ring des Antibiotikums hydrolytisch spalten und das Antibiotikum dadurch unwirksam machen. Man kennt Dutzende solcher Enzyme, die von verschiedenen Bakterien stammen und sich in ihrem Substratprofil, ihrer Potenz und in ihren physikalischen Eigenschaften erheblich unterscheiden. Nach der Klassifikation von Bush (Tab. I-1) gibt es vier Hauptgruppen (eingeteilt nach ihrem bevorzugten Substrat und der Hemmbarkeit durch Clavulansäure). Dazu gehören auch die von Enterobakterien gebildeten Betalactamasen mit erweitertem Spektrum (»extended spectrum betalactamases« = ESBL), welche Cefotaxim, Ceftriaxon, Ceftazidim u. a. hydrolysieren und durch Betalactamase-Inhibitoren (z. B. Clavulansäure) gehemmt werden können. Andere ESBL hydrolysieren Cefamycine (Cefoxitin, Cefotetan) und werden nicht durch Betalactamase-Inhibitoren gehemmt. Die Bildung von ESBL kann während einer Behandlung mit Cephalosporinen der Cefotaxim- oder der Ceftazidim-Gruppe durch Enzyminduktion oder chromosomale Mutation zu sekundärer Resistenzentwicklung führen.

Blättchen-Diffusionstest: s. unter Hemmhoftest.

Tab. I-1 Klassifikation der Betalactamasen.[1]

Charakteristika der Enzyme/Enzymklassen	Klassifikationen (Gruppe)		Beispiele von Enzymen und ihren Erregern
	Funktional	Molekular	
Cephalosporinase (nicht gehemmt durch Clavulansäure)	1	C	chromosomale Enzyme von Pseudomonas aeruginosa und Enterobacter cloacae
Penicillinasen und/oder Cephalosporinasen (gehemmt durch Clavulansäure)	2 a–c + e–f 2d	A D	Plasmid-vermittelter TEM-Typ, chromosomales Enzym von Klebsiella, induzierbare Enzyme von Proteus vulgaris; Staphylokokken-Enzyme
Metalloenzyme	3	B	Imipenem-hydrolysierendes Enzym von Stenotrophomonas maltophilia; CcrA-Enzym von Bacteroides fragilis
Penicillinasen (nicht gehemmt durch Clavulansäure)	4	nicht definiert	chromosomales Enzym von Burkholderia cepacia

[1] Nach Bush K et al. A functional classification scheme for beta-lactamases and its correlation with molecular structure. Antimicrob Agents Chemother 1995; 39: 1211–33.

C

Carbapenemasen: Betalactamasen mit einer Vielzahl von Varianten, die nicht nur Penicilline und Cephalosporine, sondern zusätzlich auch noch Carbapeneme spalten können. Vor allem eine erworbene Carbapenem-Resistenz ist bei Enterobakterien zu finden und tritt bei diesen – dann als multiresistente gramnegative Erreger zu bezeichnenden Keimen – in zwei Formen auf:

- Kombination von ESBL- oder AmpC-Resistenz mit Porin-Verlust (betrifft vor allem Ertapenem) und
- erworbene Carbapenemasen, die in drei bisher bekannten unterschiedlichen molekularen Klassen auftreten und meist bei schon vorbestehend resistenten Enterobakterien in lokalen Clustern zu finden sind:
  - **IMP, VIM** und **NDM** mit Metalloenzymen und Zink an der aktiven Bindungsstelle,
  - **KPC** und **OXA-48** ohne Metalloenzyme und
  - bisher sehr seltene Carbapenemasen wie **SME, IMI** und **SPM**.

Chemotherapie: Ursprünglich wurde die antibakterielle und sonstige antiinfektiöse Therapie unter dem Begriff antibakterielle Chemotherapie zusammengefasst. Die ersten Antibiotika, die Sulfonamide, waren auch eindeutige Chemotherapeutika, also Chemikalien, die in der Natur nicht vorkommen. Genau genommen ist fast jede antimikrobielle Therapie eine Behandlung mit relativ einfachen chemischen Wirkstoffen. Der Begriff Chemotherapie hat sich in den letzten Jahrzehnten eindeutig für die antineoplastische Chemotherapie durchgesetzt. Man sollte daher heute keinesfalls mehr einem Patienten gegenüber eine antibakterielle oder antiinfektiöse Therapie als Chemotherapie bezeichnen; damit sind für den Patienten mental die erheblichen Risiken einer antineoplastischen Therapie verbunden. Der Begriff Chemotherapie sollte heute exklusiv für die onkologische Therapie reserviert bleiben.

E

Eagle-Effekt: Verschlechterung der bakteriziden In-vitro-Wirkung auf Enterokokken (paradoxe Bakterizidie) durch höhere Penicillinkonzentrationen (Überschreiten einer optimal wirksamen Konzentration). Zur Keimabtötung sind 2- bis 8-fach höhere minimale bakteriostatische Hemmkonzentrationen erforderlich. Der Eagle-Effekt kann bei Monotherapie (z. B. von Endokarditis) zum Therapieversagen führen und lässt sich durch Kombination des Penicillins mit einem Aminoglykosid verhindern.

H

Hemmhoftest: Der Hemmhoftest wird auch als Blättchen-Diffusionstest bezeichnet. Antibiotikahaltige Filterpapierblättchen oder andere Träger werden auf den beimpften festen Nährboden gelegt und während der Bebrütung kommt es zu einer radiären Diffusion des Antibiotikums (entsprechend dem Konzentrationsgradienten). Sensible Stämme bilden einen mehr oder weniger großen Hemmhof um das Testblättchen. Der Hemmhoftest ist stark abhängig von der Stärke der Einsaat, dem Medium, der Diffundierbarkeit des Antibiotikums in den Agar und von anderen Faktoren. Die Korrelation zwischen minimaler Hemmkonzentration (MHK) und Hemmhoftest ist relativ schlecht; bei einer MHK von 2 mg/l können Hemmhöfe von 15–25 mm auftreten. Der Hemmhoftest dient somit nicht der Wertbemessung von Antibiotika, sondern ist ein einfacher Suchtest zur Erkennung einer Bakterienresistenz. Er ist aber bei langsam wachsenden Bakterien zu ungenau und bei Anaerobiern wenig standardisiert. Bei schnell wachsenden Keimarten ist eine exakte Testung im Reihenverdünnungstest aussagekräftiger (z. B. bei Staphylokokken und Enterokokken). Für quantitative Zwecke wird heute zunehmend der sogenannte E-Test verwendet, bei dem ein Streifen mit fallender Konzentration auf den Nährboden gelegt wird.

Hemmkonzentration, minimale (MHK, MIC): In vitro gemessene geringste Konzentration, welche das Wachstum aller Bakterien in einem flüssigen oder festen Medium hemmt (Reihenverdünnungstest). Wichtig ist die genaue Standardisierung der Testbedingungen, da die Stärke der Keimeinsaat, die Nährbodenart, die Bebrütungsdauer usw. das Ergebnis stark beeinflussen. Bei wissenschaftlichen Untersuchungen wird oft die Aktivität verschiedener Antibiotika bei bestimmten Bakterien miteinander verglichen. Dabei festgestellte Unterschiede um 1 oder 2 geometrische Verdünnungsstufen können durchaus noch im Fehlerbereich liegen. Problematisch ist die Festlegung einer Grenzkonzentration (eines Breakpoints), oberhalb derer eine Resistenz angenommen wird. Da die Antibiotika-Konzentrationen in Blut und Gewebe dosisabhängig sind und individuell variieren können, müssen die Ergebnisse von MHK-Bestimmungen vorsichtig interpretiert werden.

Hemmkonzentration, minimale bakterizide Konzentration (MBK, MBC): Geringste in vitro gemessene Antibiotika-Konzentration, welche nach 24 Stunden im flüssigen Nährmedium zum Absterben aller Keime geführt hat (erkennbar am Nichtanwachsen in einer Subkultur). Bei stark bakterizid wirkenden Antibiotika sind die Unterschiede zwischen der minimalen bakteriostatischen und der minimalen bakteriziden Hemmkonzentration meist gering (1–3 geometrische Verdünnungsstufen). Bakterizidie wird allerdings oft als Werbeargument missbraucht. Zur genauen Beurteilung der bakteriziden Wirksamkeit eines Antibiotikums untersucht man die Abtötungskinetik (»killing curves«). Die Bakterizidie ist besonders wichtig bei Fremdkörperinfektionen bzw. bakterieller Endokarditis.

K

Kombination: Kombinationen von 2 oder mehreren Antiinfektiva können eine synergistische Wirkung (erhebliche Steigerung der Wirksamkeit) haben, das Wirkungsspektrum verbreitern und eine Resistenzentwicklung verzögern. Am besten wurde dies bisher für Antibiotika untersucht: Hier kann ein Synergismus auf verschiedene Weise entstehen:

- Doppelblockade eines metabolischen Systems (z. B. bei Co-Trimoxazol),
- Fermentblockade (z. B. durch Penicillinase-Hemmer),
- Wirkung auf verschiedene Bindeproteine (bei Betalactam-Antibiotika),
- verschiedene Wirkungsorte, wie Bakterienzellwand und Ribosomen (z. B. bei Betalactam-Antibiotika und Aminoglykosiden).

Kombinationen können aber auch antagonistisch wirken (z. B. Penicillin und Tetracyclin). Der Antagonismus spielt jedoch bei modernen Antibiotika klinisch keine Rolle. Die tuberkulostatische Vierfach- sowie die Dreifach-HIV-Therapie sind typische Beispiele zur Vermeidung einer Resistenzentwicklung durch Substanzkombinationen mit unterschiedlichem Wirkungsprofil.

Kreuzresistenz: Gleichzeitiges Auftreten einer Bakterienresistenz gegen Antibiotika der gleichen Gruppe (meist mit ähnlicher chemischer Struktur und gleichem Wirkungsmechanismus). Bei einer beidseitigen Kreuzresistenz ist mit der Resistenz gegen ein Antibiotikum stets die Resistenz gegen ein anderes Antibiotikum dieser Gruppe verbunden; diese kommt in beiden Richtungen vor und findet sich z. B. bei Tetracyclinen oder nahe verwandten Penicillinen (Penicillin G und V). Bei einseitiger Kreuzresistenz besteht bei Unempfindlichkeit gegen das Antibiotikum A (z. B. Amikacin) stets auch eine solche gegen das Antibiotikum B (z. B. Gentamicin), jedoch sind die Bakterien bei Resistenz gegen das Antibiotikum B immer oder oft noch gegen das Antibiotikum A empfindlich.
Auch bei Viren finden sich vielfach Kreuzresistenzen: Eine Reihe durch Einzelsubstanzen generierte Resistenzmutationen haben allein oder in Kombination mit anderen Mutationen bei gleicher Spezies (z. B. HIV), aber auch bei unterschiedlicher Spezies (z. B. HIV und Hepatitis C) eine verminderte Wirksamkeit oder sogar den vollständigen Wirkungsverlust von einer oder allen Substanzen einer gleichen oder auch anderen Klasse zur Folge.

Kryptizität: Penetrationsfähigkeit eines Antibiotikums durch die äußeren Bakterienzellwandschichten (unterschiedlich, besonders bei Betalactam-Antibiotika).

L

Lantibiotika: Inhomogene Gruppe antibiotisch wirksamer Peptide, die oft die atypische Aminosäure Lanthionin enthalten. Sie sind verwandt mit niedrig molekularen Abwehrpeptiden, den Defensinen, die eine wichtige Rolle bei Eukaryonten als körpereigene Antibiotika spielen. Bislang gibt es noch keine therapeutisch relevanten Substanzen aus dieser Gruppe.

P

Persister: Persister sind morphologisch normale Bakterien, welche letale Penicillin-Konzentrationen eines Antibiotikums überlebt haben. Nach Aufhören der Antibiotika-Einwirkung sind die später gebildeten Tochterzellen weiterhin empfindlich. Eine Erregerpersistenz kommt vor allem bei Einwirkung von Betalactam-Antibiotika auf nicht wachsende Bakterien vor. Persister spielen besonders bei Fremdkörperinfektionen eine Rolle.

Plasmide: Extrachromosomale DNA-Elemente der Bakterien, welche genetische Informationen über die Antibiotika-Resistenz tragen.

Postantibiotischer Effekt: Man versteht darunter die Nachwirkung eines Antibiotikums auf die Bakterien nach Entfernung des Antibiotikums aus dem Nährmedium. Die Dauer des postantibiotischen Effekts ist je nach Keimart und Antibiotikum verschieden (z. B. bei Aminoglykosiden länger als bei Betalactam-Antibiotika). Der postantibiotische Effekt kann zur Begründung des richtigen Dosierungsintervalls herangezogen werden.

Probiotika: Umstrittene und teure Nahrungsmittel, die aus angeblich immunfördernden Mikroorganismen hergestellt werden. Der komplizierte immunologische Sachverhalt, der vielfach als Werbeargument missbraucht wird, hat mit antibakterieller Therapie nichts zu tun, wird aber oft missverstanden. Man kann keineswegs mit »Probiotika« eventuelle negative Effekte von Antibiotika kompensieren.

R

Resistenz: Bakterien können durch Chromosomenmutation oder durch Plasmide resistent werden (Tab. I-2). Mutationen sind entweder Punktmutationen oder Rearrangements großer DNA-Segmente (Inversionen, Duplikationen, Insertionen, Deletionen oder Transpositionen großer DNA-Segmente von einer bakteriellen Chromosomenstelle zu einer anderen). Plasmide sind übertragbare extrachromosomale DNA-Elemente von Bakterien (einschließlich R-Faktoren), die wie die Chromosomen genetische Informationen über die Antibiotika-Resistenz tragen. Die Plasmid-vermittelte Resistenz beruht meistens auf der Synthese von Proteinen, die entweder enzymatisch wirken oder die Zellwände so verändern, dass Antibiotika nicht mehr penetrieren können. Die Biochemie der bakteriellen Resistenz unterscheidet

- einen verringerten Zugang zum Rezeptor durch reduziertes Einfließen oder erhöhten Ausfluss oder beide Mechanismen,
- eine veränderte Zielstruktur durch Erwerb einer Mutation, durch Erwerb genetischen Materials oder durch enzymatische Modifikation und
- eine Inaktivierung des Wirkstoffs, z. B. durch Hydrolyse, Acetylierung, Adenylierung, Phosphattransfer.

Resistenz spielt nicht nur eine wichtige Rolle bei Bakterien und Antibiotika, sondern ist auch bei der Therapie der Virusinfektionen häufig der limitierende Faktor. Resistenz ist allerdings auch bei Pilzen und Parasiten ein generelles biologisches Phänomen und kommt ebenfalls bei höheren Lebewesen (Mücken, Fliegen, Ratten) vor.

Resistenz, übertragbare: Die Plasmid-vermittelte Resistenz (s. o.) führt im Regelfall nicht zu Sekundärinfektionen bei antibiotisch behandelten Menschen oder Tieren. Die übertragbare Resistenz tritt meist unbemerkt ein und kommt besonders häufig bei gramnegativen Stäbchen vor. Hierbei wird extrachromosomal gelagertes Genmaterial durch Konjugation von einer Bakterienart auf die andere unter Einschaltung eines »Resistenz-Transfer-Faktors« übertragen. So kann z. B. die mehrfache Resistenz von Salmonellen oder Shigellen (gegen Sulfonamide, Tetracyclin, Chloramphenicol und Streptomycin) auf einen empfindlichen Escherichia-coli-Stamm transferiert werden. Eine Resistenzübertragung ist auch zwischen Bakterien der gleichen Art möglich. Eine extrachromosomale Resistenzübertragung ist außerdem bei Staphylokokken beobachtet worden.

Tab. I-2 Wichtige Mechanismen der Antibiotika-, Antimykotika- und Virostatika-Resistenz.

Mittel	Resistenzmechanismus
Betalactam-Antibiotika	• verändertes Penicillin-Bindeprotein
	• verminderte Permeabilität
	• Bildung von Betalactamasen und Carbapenemasen
Aminoglykoside	• verminderte Ribosomenbindung
	• verminderte Permeabilität
	• inaktivierende Enzyme
Chloramphenicol	• verminderte Ribosomenbindung
	• verminderte Permeabilität
	• Chloramphenicol-Acetyltransferase
Tetracycline	• Ribosom-Resistenz
	• aktive Effluxpumpe
Gyrase-Hemmer	• DNA-Gyrase-Resistenz
	• aktiver Efflux
Rifampicin	• verminderte DNA-Polymerase-Bindung
Sulfonamide, Trimethoprim	• Dihydropteroat-Synthetase-Resistenz bzw. Dihydrofolat-Reduktase-Resistenz
	• verminderte Permeabilität
Amphotericin B	• verminderte Ergosterol-Biosynthese + erhöhte Alternativ-Sterolsynthese • erhöhte Produktion radikaler Sauerstoffträger
Azole	• erhöhter Substanzefflux und C-14α-Demethylase
Echinocandine	• Mutation der katalytischen Untereinheit FKs1 der Glucan-Synthase
Nukleosidanaloga	• Akkumulation von Thymidinanaloga-Mutationen (TAMs) im Reverse-Transkriptase-Gen
Protease-Inhibitoren	• Mutationen an mehreren Positionen der viralen Protease

S

Synergismus: Potenzierte Wirkung der Einzelsubstanzen einer Antibiotika-Kombination (die Kombinationswirkung ist größer als die Summe der Einzelwirkungen). Bei additiver Wirkung (Indifferenz) entspricht die Kombinationswirkung der Summe der Wirkungen bei Einzeltestung. Der Synergismus von Virostatika (z. B. Protease-Hemmern) beruht eher auf einer gegenseitigen günstigen Beeinflussung des Metabolismus.

T

Toleranz: Bestimmte Streptokokken- und Staphylococcus-aureus-Stämme werden von Penicillin (oder einem anderen Betalactam-Antibiotikum) bei therapeutischen Konzentrationen bakteriostatisch gehemmt, aber nicht abgetötet und können sich später wieder vermehren. Dabei besteht in vitro eine größere Diskrepanz zwischen minimaler bakteriostatischer und minimaler bakterizider Antibiotika-Konzentration. Mit einer Bakterientoleranz kann ein Therapieversagen bei bestimmten Krankheiten (z. B. Endokarditis) teilweise erklärt werden. Man gibt daher bei der Möglichkeit einer Toleranz generell zusätzlich ein anderes bakterizid wirkendes Antibiotikum (z. B. Gentamicin).

V

Virostatika (Synonym: Virustatika) sind antivirale Substanzen mit einem bestimmten Wirkungsspektrum, welche mehr oder weniger selektiv die Virusreplikation hemmen. Die derzeit wichtigste Gruppe sind die Nukleosidanaloga, z. B. Aciclovir, Azidothymidin und Idoxuridin. Alpha-Interferon wirkt auf verschiedene Weise hemmend (z. B. durch vermehrte Bildung von Effektorproteinen in Virus-exponierten Körperzellen, s. S. 340). Neben der großen Gruppe der Protease-Hemmer (HIV und Hepatitis C) gibt es unterschiedliche Eintrittshemmer, die ein Andocken oder Einschleusen in die Zelle oder auch die Integration in die RNA bzw. DNA verhindern. Die Virustherapie hat sich erst seit 1980 entwickelt. In den letzten Jahren sind zunehmend viele Virostatika eingeführt worden; mit einer Vielzahl von neuen Derivaten ist im nächsten Jahrzehnt zu rechnen.

W

Wirkungsmechanismus: Antibiotika können auf verschiedene Weise Bakterien hemmen. Eine Hemmung kann in der Bakterienzellwand, den Ribosomen, Nukleinsäuren, Zellmembranen und bei der Folatsynthese erfolgen (Tab. I-3, Abb. I-1). Antibiotika können mehrere Wirkungsmechanismen haben. Penicilline und Cephalosporine hemmen die Bakterienzellwandsynthese und aktivieren Zellwandautolysine; außerdem werden sie nach Durchdringen der Zellwand an das Penicillin-Bindeprotein (PBP) der Zellmembran gebunden. Andere Antibiotika hemmen die Proteinsynthese in den bakteriellen Ribosomen oder die Nukleinsäuresynthese (Replikation und Transkription der genetischen Information in der DNA). Einige Antibiotika schädigen die Bakterienzellmembran oder interferieren mit spezifischen Stoffwechselprozessen der Bakterienzelle. Der Wirkungsmechanismus eines Antibio-

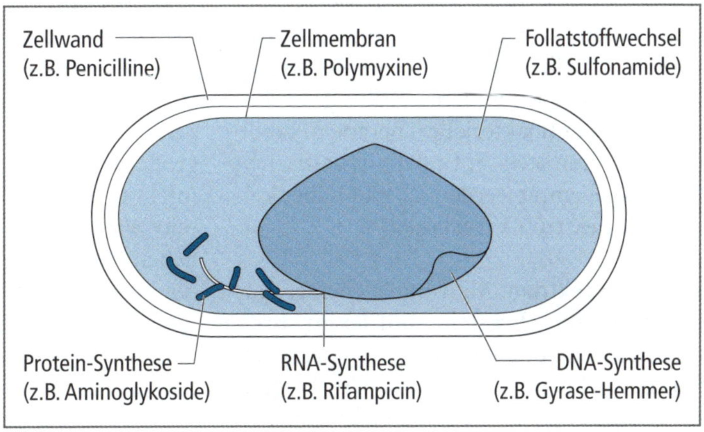

Abb. I-1 Wirkungsorte verschiedener Gruppen von Antibiotika.

Tab. I-3 Wirkungsweise wichtiger Antibiotika und Antimykotika.

Zielstruktur/-prozess	Mittel	Substrat/Wirkungsmechanismus
Zellwand	Betalactam-Antibiotika	Muraminsäuresynthese
	Glykopeptide oder auch Glykopeptid-Antibiotika	mehrere Mechanismen
	Fosfomycin	Pyruvyl-Transferase
	Bacitracin	Phospholipidsynthese
	Echinocandine	Glucansynthese
Ribosomen	Chloramphenicol	Peptidyl-Transferase
	Oxazolidinone	23S-rRNA, Ribosom-50S-Untereinheit
	Tetracycline	Ribosom A
	Makrolide	Translokation
	Clindamycin	Peptidyl-Transferase
	Fusidinsäure	Elongationsfaktor G
	Aminoglykoside	abbauende Enzyme
Nukleinsäure	Gyrase-Hemmer	DNA-Gyrase
	Rifampicin	RNA-Polymerase
	Nitroimidazole	DNA-Stränge
Zellmembran	Polymyxine	Phospholipide
	Polyene Azole Echinocandine	Ergosterolsynthese
Folatsynthese	Sulfonamide	Pteroatsynthetase
	Trimethoprim	Dihydrofolat-Reduktase

tikums kann je nach Keimart verschieden sein; meist ist er innerhalb einer Gruppe von Antibiotika identisch. Virostatika haben grundsätzlich andere Wirkungsmechanismen als antibakterielle Therapeutika. So müssen Viren stets mit relativ spezifischen Mitteln gehemmt werden. Es gibt daher keine Breitspektrum-Virostatika.

Wirkungsspektrum: Man unterscheidet Antibiotika mit schmalem, mittlerem, breitem und sehr breitem Wirkungsspektrum. Schmalspektrum-Antibiotika wie Penicillin G eignen sich im Prinzip zur gezielten Therapie von Infektionen mit bekanntem Erreger (z. B. Erysipel, Tonsillitis, Lues). Antibiotika mit breitem oder sehr breitem Wirkungsspektrum sind vor allem zur ungezielten Therapie schwerer Infektionen mit großem Erregerspektrum oder bei Mischinfektionen wichtig. Antibiotika mit mittlerem Wirkungsspektrum (z. B. Amoxicillin) haben relevante Wirkungslücken und führen oft zur Selektion resistenter Erreger. Die ursprüngliche Auffassung, dass ganz breite Antibiotika gefährlich seien, hat sich als Irrtum erwiesen.

Pharmakokinetik

B

Bioverfügbarkeit: Unter biologischer Verfügbarkeit versteht man den Anteil eines oral gegebenen Antibiotikums, der im Darm resorbiert wird und nach Passage der Leber in aktiver Form im systemischen Kreislauf erscheint. Bei parenteralen Präparaten gilt eine andere Definition.

C

Clearance, renale: Clearance als Nierenleistung, errechnet nach der Formel

$$\frac{U \times V}{P}$$

(wobei U die Harnkonzentration, V das Harnminutenvolumen und P die Plasmakonzentration sind).
Sie wird bestimmt während einer Dauerinfusion zum Erreichen einer konstanten Plasmakonzentration (Steady State). Die extrarenale Clearance ist die Differenz von totaler Clearance minus renaler Clearance. Sie setzt sich aus biliärer Clearance (intestinaler Clearance) und Metabolisierung zusammen.

Clearance, Total-: Entfernung einer bestimmten Substanz aus dem Blut (Summe von renaler und extrarenaler Clearance).

D

Dialysierbarkeit: Durch Hämodialyse werden meistens größere Mengen eines Antibiotikums aus dem Blut entfernt als durch Peritonealdialyse. Allerdings gibt es dabei von Antibiotikum zu Antibiotikum, aber auch bei verschiedenen Dialysetechniken Unterschiede.

E

Eiweißbindung: Der Grad der Eiweißbindung von Antibiotika im Serum ist je nach Wirkstoff verschieden und hängt vom pH, Eiweißgehalt im Blut und von der gleichzeitigen Gabe anderer Medikamente (Verdrängungseffekt) sowie vom Alter ab (bei Neugeborenen teilweise geringer). Es gibt verschiedene Mechanismen der Eiweißbindung (ionogene Bindung, hydrophobe Wechselbeziehung, Bindung an Zellmembranen oder andere Zellbestandteile). Die klinische Bedeutung der Proteinbindung ist weitgehend unklar. Positiv zu werten sind die Transportfunktion im Blut und die Depotfunktion im proteinhaltigen entzündeten Gewebe. Nur irreversible hochgradige Eiweißbindung ist von Nachteil (z. B. bei Sulfonamiden).

F

First-Pass-Effekt: Bevor ein oral resorbiertes Pharmakon in den allgemeinen Kreislauf gelangt, muss es die Leber passieren. Für die klinische Wirksamkeit einer Substanz ist entscheidend, ob es bei der Passage durch die Darmzellen oder bei der ersten Passage durch die Leber zu einer erheblichen Metabolisierung oder Inaktivierung kommt. Ein derartiger »First-Pass-Effekt« spielt bei Antibiotika keine allzu große Rolle, wohl aber bei einzelnen Virostatika (z. B. Saquinavir).

G

Gallenspiegel: Hohe Konzentrationen in der Galle erzeugen u. a. Rifampicin, Fusidinsäure, Ciprofloxacin, Ceftriaxon und Mezlocillin. Von Ceftriaxon z. B. werden ungefähr 40 % mit der Galle ausgeschieden. Generell wird eine starke biliäre Exkretion nicht unbedingt als Vorteil angesehen, da hohe Spiegel im Darm Durchfälle auslösen können. Bei Niereninsuffizienz ist bei stark biliär ausgeschiedenen Antibiotika meist keine Dosisreduzierung erforderlich. Bei starker Leberinsuffizienz (z. B. akute Hepatitis, Leberzirrhose, Leberkoma) sollten Antibiotika mit hoher biliärer Elimination generell vermieden und renal eliminierte Derivate bevorzugt werden.

Gewebespiegel: Lipidlösliche Mittel, wie Ciprofloxacin und Rifampicin, penetrieren gut in Körperzellen (wichtig für intrazelluläre Infektionen, z. B. Legionellose), während lipidunlösliche Mittel, wie Penicilline und Cephalosporine, sich vorwiegend in der interstitiellen Flüssigkeit verteilen. Die Höhe und Kinetik der Gewebespiegel differieren von Organ zu Organ und hängen von einer Reihe Faktoren ab. Außer von der Lipidlöslichkeit und dem Ionisierungsgrad werden die Antibiotika-Konzentrationen beeinflusst von der unterschiedlichen Serumeiweißbindung, der Fensterung (Durchgängigkeit) der Kapillaren in bestimmten Organen und dem Vorhandensein von aktiven Transportmechanismen für organische Anionen, welche das Antibiotikum (z. B. ein Betalactam-Antibiotikum aus dem Gehirn) entfernen. Generell gilt, dass sich die freien Antibiotika-Konzentrationen in der interstitiellen Flüssigkeit denen im Serum angleichen (wegen des schnellen Austausches zwischen Intra- und Extravasalraum). Dagegen findet in einem größeren Reservoir (z. B. Pleuraerguss) ein Konzentrationsausgleich langsamer statt (wegen des relativ kleinen Quotienten von Oberfläche zu Volumen). Im Liquor sind die Konzentrationen meist erheblich niedriger als im Serum, weil die Hirnkapillaren nicht gefenstert sind, der Liquor ständig erneuert und das Antibiotikum durch aktiven Transport wieder entfernt wird.

H

Halbwertszeit: Die Serum-Halbwertszeit ist die Zeit in der sogenannten β-Phase der Elimination (nach Erreichen eines Diffusionsgleichgewichts zwischen Intra- und Extravasalraum), in welcher sich die Serumkonzentration halbiert. Sie kann mithilfe der Eliminationskonstanten K berechnet werden ($t_{1/2} = 0{,}693/K$). Bei renal ausgeschiedenen Mitteln ist die renale Eliminationshalbwertszeit ein gutes Maß für die Verweildauer im Organismus.

L

Liquorspiegel: Die Konzentrationen (Spiegel) von Antiinfektiva im Hirnliquor sind abhängig von der Funktion der Blut-Liquor-Schranke (in den Kapillaren der Plexus choroidei und der Hirnhäute), die bei Meningitis verändert sein kann. Im Allgemeinen penetrieren lipidlösliche Mittel besser in den Liquorraum als lipidunlösliche Mittel. Einfluss haben auch die Serumeiweißbindung, die schlechte Permeabilität der nichtgefensterten Kapillaren im Gehirn und der aktive Transport von organischen Anionen aus dem Liquor in den Choroidalplexus.

M

Metabolisierung: Biologische Umwandlung eines Antibiotikums in aktive oder inaktive Metaboliten (meist in der Leber). Eine Identifizierung der Metaboliten ist durch Chromatographie möglich. Sie ist manchmal zur Erklärung von bestimmten Nebenwirkungen wichtig. Meistens sind die Metaboliten besser wasserlöslich als die Muttersubstanz, sodass sie mit dem Urin oder der Galle leichter ausgeschieden werden können. Die Metabolisierung ist bei bestimmten Antibiotika (z. B. bei Chloramphenicol durch Koppelung an Glucuronsäure) mit einer Entgiftung des

Antibiotikums verbunden; sie kann aber auch zur Bildung von stärker toxischen Verbindungen führen (z. B. bei Sulfonamiden durch Acetylierung). Eine Metabolisierung spielt insbesondere bei Virostatika eine wichtige Rolle.

Monitoring: Blutspiegelbestimmungen während der Therapie zur Vermeidung von Unter- und Überdosierung (besonders wichtig bei gestörter Nieren- oder Leberfunktion sowie bei Früh- und Neugeborenen). Das Monitoring ist zur Bewertung von Trough- und Peak-Spiegel (Tal- und Spitzenspiegel) wichtig (s. dort). Bei Verwendung potenziell toxischer Antibiotika, z. B. Aminoglykosiden, und gleichzeitig bestehenden Ausscheidungsstörungen sollten die Blutspiegel regelmäßig kontrolliert werden.

P

Pharmakodynamik (PD): Beziehungen zwischen minimalen Hemmkonzentrationen (MHK) in vitro, Konzentration-Zeit-Profilen in vivo und antimikrobieller Wirksamkeit. Klassische pharmakodynamische Indizes sind C_{max}/MHK, AUC/MHK und die Zeit, in der Plasmakonzentrationen über der MHK liegen (Ttau > MHK). Mittels pharmakodynamischen Modellings kann die Beziehung zwischen der Größe dieser Parameter und dem antimikrobiellen Effekt beschrieben und 50 % oder 90 % effektive Parametergrößen berechnet werden. Sogenannte Dosis-Fraktionierungsstudien, bei denen die identische Tagesdosis in unterschiedlichen Fraktionen gegeben wird, erlauben eine Aussage darüber, welcher pharmakodynamische Parameter am besten mit der Effektivität korreliert (C_{max}/MHK: konzentrationsabhängige PD; AUC/MHK: konzentrations- und zeitabhängige PD; Ttau/MHK: vorwiegend zeitabhängige PD). Pharmakodynamisches Modelling ist hilfreich in der präklinischen Dosisfindung, Dosis-Fraktionierungsstudien in der Ermittlung des für eine Substanz optimalen Dosierungsschemas. Die propagierten pharmakodynamischen Parameter sind allerdings häufig fern der Klinik. Der beste Parameter ist die vielfach nur sehr schwer messbare Kinetik der Keim-Elimination.

R

Resorptionsrate: Nach oraler Gabe werden Antiinfektiva unterschiedlich resorbiert. Die Resorption erfolgt vorwiegend durch aktiven Transport und findet meist im oberen Dünndarm statt. Gleichzeitige Nahrungsaufnahme kann bei vielen Antiinfektiva die Resorption verzögern, jedoch bleibt die gesamte resorbierte Menge gegenüber Nüchterngabe gleich. Dagegen werden andere orale Mittel bei Aufnahme mit der Nahrung in geringerer Menge resorbiert. Manchmal hat die Nahrungsaufnahme keinen Einfluss auf die Resorption. Am genauesten lässt sich die Resorptionsrate eines oral gegebenen Mittels berechnen, wenn man die Fläche unter der Blutspiegelkurve bei i. v. und oraler Applikation vergleicht. In Präparationen für Kinder (sog. Kindersäfte) werden Betalactam-Antibiotika aus wässrigen Suspensionen (hergestellt aus Trockensubstanz oder Granulat) wesentlich besser resorbiert als aus Fertigsuspensionen auf Triglycerid- oder Ölbasis. Die gleichzeitige Gabe von nicht resorbierbaren Antazida oder H_2-Rezeptoren-Blockern kann die Resorption z. B. von Ketoconazol durch Reduktion der Magenazidität oder von Tetracyclinen und Gyrase-Hemmern durch Chelatbildung verschlechtern. Bei schweren Erkrankungen sind parenterale Präparate gegenüber oralen Präparaten mit relativ geringer Resorptionsrate zu bevorzugen.

S

Spitzenspiegel: Nach i. v. Kurzinfusion sind die Serumspiegelmaxima (Peaks) wesentlich höher als nach i. m. Injektion. Nach oraler Gabe werden die höchsten Serumspiegel zu verschiedenen Zeiten erreicht (abhängig von der galenischen Zubereitung, der Dosis und dem Zusammenhang mit einer Nahrungsaufnahme). Sie sind meist erheblich niedriger als nach i. v. Injektion oder Kurzinfusion. Bei einem Teil der oralen Antibiotika steigen die Spitzenspiegel und die Fläche unter der Blutspiegelkurve nicht dosisproportional an (Begrenzung der Resorptionskapazität). Bei Mitteln, die in starkem Maße intrazellulär wirken (z. B. Azithromycin und Virostatika), sind die Serumspiegel (auch die Spitzenspiegel) meistens niedriger als die Gewebespiegel. Allgemein gilt, dass die Serumspiegel in keiner direkten Beziehung zur klinischen Wirksamkeit eines Antibiotikums stehen müssen. Entscheidend sind die häufig nicht messbaren Konzentrationen am Ort der Infektion (z. B. in einem Abszess).

T

Talspiegel: Am Ende des Dosierungsintervalls gemessene Serumkonzentration (Trough-Spiegel), die bei Unterdosierung zu niedrig, bei Überdosierung oder Ausscheidungsinsuffizienz zu hoch liegt (s. auch bei Monitoring).

U

Urin-Recovery: Wiederfindungsrate im Urin (ausgedrückt in % der verabreichten Dosis). Bei ausschließlich renal ausgeschiedenen und nicht metabolisierten Mitteln (z. B. Cefalexin) ist die Urin-Recovery ein wichtiges Maß für die Resorptionsrate nach oraler Gabe. Die Urin-Recovery nach parenteraler Gabe gibt Hinweise auf die Metabolisierungsrate oder eine nicht renale Elimination. Substanzen für eine Therapie von Harnwegsinfektionen sollten eine hohe Urin-Recovery haben.

V

Verteilungsvolumen: Errechneter virtueller Anteil des Körpervolumens in Litern, in dem sich eine von außen zugeführte Substanz im Körper verteilen kann. Stark lipidlösliche Antiinfektiva penetrieren gut in die meisten Gewebe und Körperflüssigkeiten; sie haben daher ein großes Verteilungsvolumen und relativ niedrige Serumspiegel. Schwach lipidlösliche Antiinfektiva dagegen verteilen sich hauptsächlich auf die Extrazellulärflüssigkeit (20–30 % des Körpergewichts) und haben höhere Serumspiegel. Die Berechnung des Verteilungsvolumens ist erschwert, wenn ein Mittel in der Leber stark metabolisiert oder stark an Zellmembranen gebunden wird (z. B. Amphotericin B). Das errechnete Verteilungsvolumen gibt im Allgemeinen nur einen Anhalt für die Penetration der Antiinfektiva in die Gewebe. Niedrige Verteilungsvolumina sind so ein Hinweis auf eine schlechte Gewebepenetration von Antiinfektiva. Problematisch sind errechnete Verteilungsvolumina bei stark lipophilen Substanzen (z. B. Gyrase-Hemmer), bei denen durch Anreicherung im Fettgewebe Volumina errechnet werden, die viel größer sind als das Körpervolumen.

Behandlungsregeln

A

Applikationsweise: Parenterale Applikation führt zu einem rascheren Erreichen von therapeutischen Blut- und Gewebsspiegeln als nach oraler Gabe. Bei schweren Infektionen beginnt man die Behandlung mit einem i. v. Präparat und setzt sie nach Eintritt der Besserung mit einem oralen Präparat fort (Sequenzialtherapie). Am häufigsten werden i. v. Kurzinfusionen, bei guter Verträglichkeit auch i. v. Injektionen (als Bolusinjektion) durchgeführt. Intravenöse Dauerinfusionen und intramuskuläre Injektionen sind lästig, haben Nachteile und bieten wenige Vorteile. Es gibt aber Länder (z. B. Italien), in denen i. m. Antibiotika sehr beliebt sind. Bei einigen Betalactam-Antibiotika allerdings sind i. v. Dauerinfusionen aus pharmakodynamischen Gründen zu befürworten, von vielen Klinikern werden diese aber wegen schlechterer Durchführbarkeit und Kontrolle sowie auftretender Nebenwirkungen (Phlebitis) abgelehnt und erscheinen nur auf Intensivstationen praktikabel. Wichtig ist die ausreichende Verdünnung der Infusions- oder Injektionslösung, um Venenreizungen und andere Unverträglichkeiten zu vermeiden. Leichtere Erkrankungen können von Anfang an durch orale Präparate behandelt werden, wobei die Resorptionsrate und die Magen-Darm-Verträglichkeit zu berücksichtigen sind. Die rektale Verabreichung von antibiotikahaltigen Suppositorien (z. B. Erythromycin) ist wegen der unzuverlässigen und geringen Resorption generell abzulehnen.

B

Behandlungsdauer: Die Dauer der Behandlung hängt vom Krankheitsverlauf und von der Erregerart ab und darf nicht zu kurz sein. Hierbei gibt es Variationen zwischen einmaliger Gabe eines Antibiotikums (Einmaltherapie) bis zur Langzeit- und Dauertherapie. Die frühere generelle Empfehlung einer 2- bis 3-wöchigen Behandlung stammt aus Zeiten, in denen nur relativ schwache Antibiotika (Sulfonamide, Tetracycline) zur Verfügung standen. Allerdings erfordern große Abszesse, Sequester, Granulome und infizierte Fremdkörper prinzipiell eine längere Behandlungsdauer.

- **Standardtherapie:** Meist reicht eine Dauer von 5–10 Tagen aus. Bei septischen Erkrankungen mit bekannter Rezidivneigung (z. B. Staphylokokken-Sepsis) ist eine 3- bis 6-wöchige Nachbehandlung erforderlich. Patienten mit Abwehrschwäche (Leukämie, Immunmangelkrankheiten usw.), die nach Absetzen der Behandlung zu Rezidiven neigen, benötigen oft eine längere antibiotische Behandlung. Bei bestimmten Infektionen ist eine Einmal- oder Kurzzeittherapie möglich.
- **Einmaltherapie** (einmalige Gabe parenteraler oder oraler Antibiotika); hierdurch ist heute eine zunehmende Zahl von Infektionen heilbar. Eine Einmaltherapie ist z. B. Behandlungsstandard bei der unkomplizierten Gonorrhö und bei der Zystitis jüngerer Frauen. Auch bei Ruhr und anderen Enteritiden, Ulcus molle und Candida-Kolpitis ist eine Einmaltherapie möglich. Für eine Einmaltherapie eignen sich besonders bakterizide Antibiotika mit längerer Halbwertszeit (z. B. Ceftriaxon und Ciprofloxacin). In den Tropen ist eine Einmaltherapie auch bei Indikationen relevant, bei denen in Europa aus Sicherheitsgründen eine längere Behandlung bevorzugt wird (z. B. bei Pneumonie, Meningitis, Rickettsiosen, Rückfallfieber,

Typhus). Eine Einmaltherapie sollte nicht mit einer einmal täglichen Therapie verwechselt werden.

- **Langzeittherapie** ist notwendig bei chronischer Osteomyelitis, Tuberkulose und anderen chronischen Infektionen. Bei Infektionen mit Rezidivneigung (z. B. Endokarditis einer Kunstklappe) ist ggf. eine Dauersuppressivbehandlung erforderlich.
- **Dauertherapie:** Prototyp ist die Behandlung der HIV-Infektion, die grundsätzlich lebenslang mit einer Mehrfachkombination erfolgen muss.

Breitspektrum-Therapie, lückenlose: Antimikrobielle Therapie, die das Spektrum aller Erreger einer Krankheit möglichst lückenlos erfasst (»Omnispektrum-Therapie«). Beispiele: Kombinationen wie Piperacillin/Tazobactam oder Imipenem + Vancomycin, Ceftazidim oder Meropenem + Amikacin + Teicoplanin, beide Kombinationen ggf. ergänzt um ein Antimykotikum. Weniger potente, orale Omnispektrum-Therapien wären z. B. Ciprofloxacin in Kombination mit Amoxicillin/Clavulansäure, Clindamycin oder Linezolid, ggf. ergänzt um ein Azol. Eine möglichst lückenlose Therapie erfordert oft die Initialbehandlung in einer kritischen Situation, in der ein Scheitern nicht kalkuliert werden darf. Früher wurden die ganz breiten Therapieformen für gefährlich gehalten; das falsche Ideal war die heute weitgehend verlassene Schmalspektrum-Therapie. Man hat in den letzten Jahren begriffen, dass das (ursprünglich und irrtümlich für die antiretrovirale Therapie propagierte) Prinzip »Hit hard and early« seine berechtigte Position bei der antibakteriellen Therapie hat.

D

Darmdekontamination: Die technisch schwierige Reduktion der Darmflora bei neutropenischen Patienten sowie bei Patienten vor größeren Operationen mit Eröffnung des Dickdarms (z. B. durch orale Gaben von Neomycin, Polymyxin B und Nystatin). Eine lang dauernde Darmdekontamination ist nicht möglich und wäre auch gefährlich.

Dosierung (Tab. I-4): Bei Antibiotika (z. B. Betalactam-Antibiotika), welche eine große therapeutische Breite haben, gibt es unterschiedliche Dosierungen (je nach Schwere der Erkrankung). Dagegen ist bei Antibiotika mit geringer therapeutischer Breite (z. B. Aminoglykosiden) ein Überschreiten der Normaldosis gefährlich. Ähnliches gilt auch für Antimykotika und viele Virostatika. Die Dosisfindung kann bei neuen Mitteln schwierig sein. Die von den Herstellerfirmen gegebenen Dosierungsempfehlungen entsprechen im Allgemeinen den bei klinischen Prüfungen gewonnenen Erkenntnissen; sie sind oft auch von kommerziellen oder juristischen Interessen beeinflusst. So werden nicht selten aus Konkurrenzgründen bei oralen Präparaten zu niedrige Tagesdosen empfohlen, die zwar in vielen Fällen ausreichen, aber nicht die größtmögliche Sicherheit bieten. Andererseits ist z. B. das AIDS-Mittel Zidovudin (ZDV) früher wesentlich zu hoch dosiert worden (mit einem höheren Risiko von Nebenwirkungen).

Dosierung bei Kindern: Die Effekte antimikrobieller Substanzen sind abhängig von ihrer Konzentration am Wirkungsort und damit von ihrer Dosierung und Pharmakokinetik. Bei pädiatrischen Patienten haben neben krankheitsspezifischen Faktoren die Prozesse von Reifung und Entwicklung einen entscheidenden Einfluss auf die Pharmakokinetik. Grundsätzlich können deshalb pädiatrische Dosierungen nicht von Erwachsenendosierungen extrapoliert werden, sondern bedürfen separater pharmakokinetischer Untersuchungen in allen für eine Substanz absehbar relevanten Altersstufen. Bei einigen Substanzen sind für die pädiatrische Dosierung die Körperoberflächen

Tab. I-4 Tagesdosen wichtiger Antibiotika, Antimykotika und Virostatika bei Erwachsenen und Kindern.

	Applikation	Erwachsene	Dosierungen pro Tag	Kinder (außer Neugeborene)
Antibiotikum				
Penicillin G	i. v., i. m.	3–5 (–20) Mio. IE	2–3	0,04–0,1 (–1) Mio. IE/kg
Penicillin V	oral	1,5–3 Mio. IE	4 (–6)	0,05 (–0,1) Mio. IE/kg
Dicloxacillin, Flucloxacillin	oral, i. v.	2–4 (–10) g	3–4	50 (–100) mg/kg
Ampicillin	i. v.	1,5–6 (–20) g	3	60–100 (–400) mg/kg
Amoxicillin	oral	1–1,5 (–3) g	2–3	50 mg/kg
Mezlocillin, Piperacillin	i. v.	6 (–15) g	3	100 (–200) mg/kg
Cefazolin, Cefoxitin, Cefotiam, Cefotaxim, Ceftazidim	i. v.	3–6 g	2–3	60 (–150) mg/kg
Cefepim	i. v.	2–4 g	2	100–150 mg/kg[1]
Ceftriaxon	i. v.	1–2 (–4) g	1	30 (–80) mg/kg
Cefuroxim	i. v.	4,5 g	3	50–100 mg/kg
Cefadroxil	oral	2 g		50 mg/kg
Cefaclor	oral	1,5 g	2–3	50 mg/kg
Cefixim	oral	0,4 g	1–2	8–12 mg/kg
Cefuroximaxetil	oral	0,5–1 g	2	20–30 mg/kg
Cefpodoxim-Proxetil	oral	0,4 g	2	8–10 mg/kg
Imipenem	i. v.	1,5–2 (–4) g	3–4	30–60 mg/kg
Meropenem	i. v.	3–6 g	3	60 mg/kg
Ertapenem	i. v.	1 g	1	30 mg/kg
Clavulansäure/ Amoxicillin	oral	1,87 g	3	45–60 mg/kg
	i. v.	3,6 g	3	60–100 mg/kg
Tazobactam/ Piperacillin	i. v.	13,5 (–18) g	3 (–4)	200 mg/kg (< 40 KG und < 13 Jahre), sonst 13,5
Gentamicin, Tobramycin	i. v.	0,24–0,32 g	1 (–3)	3–5 mg/kg
Amikacin	i. v.	1 g	1	15 mg/kg
Doxycyclin	oral, i. v.	0,1–0,2 g	1–2	2–4 mg/kg
Erythromycin	oral, i. v.	1–2 g	2	30–50 mg/kg
Clarithromycin	oral	0,5–1 g	2	8–15 mg/kg
Roxithromycin	oral	0,3 g	2	5 mg/kg

Tab. I-4 Tagesdosen wichtiger Antibiotika, Antimykotika und Virostatika bei Erwachsenen und Kindern. *(Fortsetzung)*

	Applikation	Erwachsene	Dosierungen pro Tag	Kinder (außer Neugeborene)
Azithromycin	oral	0,5 g (für 3–5 Tage)	1	10 mg/kg (für 3–5 Tage)
Telithromycin	oral	0,8 g	1	20–30 mg/kg
Fusidinsäure	oral	1,5 (–3) g	3	20 mg/kg
Vancomycin	i. v.	2 g	2	20–40 mg/kg
Teicoplanin	i. v.	0,4 g 1.(–2.) Tag 2 × 0,4 g	1	6–10 mg/kg
Daptomycin	i. v.	4–6 (–8) mg/kg	1	4–6 mg/kg
Linezolid	oral, i. v.	1,2 g	2	20–30 mg/kg (bis max. 1,2 g)[1]
Tigecyclin	i. v.	100 mg	2	–
Clindamycin	oral, i. v.	0,6–1,2 (–2,4) g	3–4	10–20 mg/kg
Metronidazol	oral, i. v.	1,5–2,0 g	3	21 mg/kg
Rifampicin	oral, i. v.	0,6–0,75 g	1 (–2)	10–20 mg/kg
Fosfomycin	i. v.	6–15 g	3	100–240 mg/kg
Chloramphenicol	oral, i. v.	2–3 g	3–4	50 (–80) mg/kg
Colistin	oral	8 Mio. IE	3	3–6 Mio. IE
Colistinmethat-Natrium	i. v.	(3–) 6 Mio. IE	3	50–75 000 mg/kg
Levofloxacin	oral	(0,25–) 0,5–0,75 g	2	10–20 mg/kg
	i. v.	0,5–1 g	1–2	10–20 mg/kg
Ciprofloxacin	oral	0,5–1 (–1,5) g	2–3	30–40 mg/kg
	i. v.	0,4–0,8 (–1,2) g	2–3	20–30 mg/kg
Moxifloxacin	oral	0,4 g	1	–
	i. v.	0,4 g	1	–
Co-trimoxazol	oral	(0,9–) 1,9 (–2,8) g	2–3 (–4)	10–20 mg/kg (Thymidin/Sulfamethoxazol); bis 12 Jahre: 6 mg/kg (Thymidin)
Antimykotikum				
Amphotericin B	i. v.	0,5–0,75 (–1) mg/kg	1	0,5–0,75 (–1) mg/kg
liposomales Amphotericin B	i. v.	3–5 (–7,5) mg/kg	1	1–3 (–7,5) mg/kg
Fluconazol	i. v., oral	200–800 mg	2	4–6 (–12) mg/kg
Itraconazol	oral	200–600 mg	1–2	5–12 mg/kg[1]

Tab. I-4 Tagesdosen wichtiger Antibiotika, Antimykotika und Virostatika bei Erwachsenen und Kindern. *(Fortsetzung)*

	Applikation	Erwachsene	Dosierungen pro Tag	Kinder (außer Neugeborene)
Voriconazol	i. v., oral	400 mg (1. Tag 800 mg)	2	8 mg/kg (1. Tag 12–14 mg/kg)
Flucytosin	i. v., oral	100–150 mg/kg	3	100–150 mg/kg
Caspofungin	i. v.	50 mg (1. Tag 70 mg)	1	50 mg/m² KOF[1] (1. Tag 70 mg/m² KOF)
Micafungin	i. v.	150 mg	1	3 mg/kg bei KG < 40 kg, sonst 150 mg
Anidulafungin	i. v.	100 mg	1	[1]
Virostatikum (ohne Mittel gegen HIV-Infektionen und Hepatitis)				
Aciclovir	i. v.	1,5–2,5 g	1	15–30 (–60) mg/kg
Valaciclovir	oral	3 g	3	3 g
Famciclovir	oral	0,75–1,5 g	3	0,375–0,75 g[1]
Ganciclovir	i. v.	10 mg/kg (5 mg/kg Erhaltungsdosis)	2	10 mg/kg (5 mg/kg Erhaltungsdosis)[1]
Valganciclovir	oral	–	2	–
Cidofovir	i. v.	–	1	–
Foscavir	i. v.	180 mg/kg	3	180 mg/kg[1]

[1] Für Kinder nicht zugelassen, deshalb Dosisangaben dort unter Vorbehalt. KOF = Körperoberfläche.

(KOF) zu berechnen. Dies geschieht in der Regel nach der Mosteller-Formel:

$$\text{KOF in m}^2 = \sqrt{\text{Körpergröße in cm} \times \text{Körpergewicht in kg} \times \frac{1}{3600}}$$

Dosierungsintervall: Zeitabstand zwischen normalen Einzeldosen bei wiederholter Gabe, um gleichbleibende Spitzen- bzw. Talspiegel zu erhalten (nach Eintritt eines Gleichgewichts zwischen Aufnahme und Elimination). Bei Nieren- oder Leberinsuffizienz können größere Dosierungsintervalle von normalen Einzeldosen notwendig sein (s. S. 933 und 937). Antiinfektiva sind aber – im Gegensatz zu anderen Pharmaka – ebenfalls wirksam, wenn Therapiepausen eintreten. Eine intermittierende Therapie mit Antibiotika ist daher nicht grundsätzlich falsch.

E

Einmaltherapie: Viele Infektionen sind bereits durch einmalige parenterale oder orale Antibiotika-Gabe heilbar (s. auch bei Behandlungsdauer). Nicht zu verwechseln mit der einmal täglichen Gabe von Substanzen, die eine längere Halbwertszeit haben (= Einmal-täglich-Therapie).

I

Instillationen: Instillationen von Antibiotikalösungen in Körperhöhlen sind problematisch, da die topische Anwendung die Behandlungsergebnisse nicht wesentlich verbessert. Bei potenziell toxischen Substanzen können durch Resorption gefährliche Nebenwirkungen auftreten. Die meisten systemisch anwendbaren Antibiotika penetrieren gut in Körperhöhlen. Die intrathekale (intralumbale) Instillation von Antibiotika ist gefährlich und heute unnötig. Große Abszesshöhlen müssen drainiert und können mit physiologischen Lösungen gespült werden. Antibiotika-Instillationen bringen dabei keine relevanten Vorteile, eher Risiken. Die Instillation von Desinfizienzien in tiefe Abszesse (z. B. Povidon-Iod) ist schädlich.

Interventionstherapie: Wichtig für gefährliche Erkrankungen mit breitem Erregerspektrum, bei denen die Erreger noch nicht isoliert worden sind. Die Art der Interventionstherapie richtet sich nach dem typischen Erregerspektrum einer Krankheit, der vermuteten Lokalisation, den Grundkrankheiten sowie der Vortherapie. Entscheidend ist das klinische Ansprechen auf die Therapie innerhalb weniger Tage (meist erkennbar an einer Entfieberung). Auch eine Nichtverschlechterung oder eine Besserung von einzelnen Parametern kann ein günstiges Zeichen sein. Bei Nichtansprechen sollte die initiale Therapie weitergeführt und durch zusätzliche Antibiotika supplementiert werden. Die Interventionstherapie muss ggf. modifiziert werden, wenn positive Kulturergebnisse eintreffen. Eine Interventionstherapie wird häufig auch bei Gallenwegsinfektionen, Pneumonie, Peritonitis, aber auch bei der Herpes-Enzephalitis durchgeführt.

K

Kindersäfte: In Deutschland gebräuchliche (aber falsche) Bezeichnung für bestimmte galenische Zubereitungen für jüngere Kinder. Man unterscheidet die sogenannten »Trockensäfte« (aus Pulver oder Granulat durch Hinzufügen von Wasser hergestellte Suspensionen) von den sogenannten »Fertigsäften« oder »Ölsäften« (wasserfreie Suspensionen auf Triglycerid- oder Ölbasis). Nach oraler Gabe ist die Resorption von Betalactam-Antibiotika aus wässrigen Suspensionen in der Regel besser als aus öligen Suspensionen, die allerdings eine wesentlich bessere Stabilität haben. Ölsäfte können Kontraindikationen (z. B. Pankreatitis, Aspirationsgefahr) haben, die beachtet werden müssen. Zudem bedeuten die Öle auch eine erhebliche Kalorienzufuhr. Ölsäfte sind daher wieder weitgehend verlassen worden.

Kombinationstherapie: Wichtige Indikationen sind Fremdkörperinfektionen, Endokarditis, hochgradige Abwehrschwäche, Verhinderung einer Resistenzentwicklung, Mischinfektionen und Wirkungssteigerung einer Antibiotika-Therapie bei lebensbedrohenden Krankheiten. Feste Kombinationen von Antibiotika in Handelspräparaten sind prinzipiell ungünstig, da hierdurch die individuelle Dosierung erschwert wird und die Gefahr einer Unterdosierung oder falschen Schematisierung der Antibiotika-Therapie besteht. (Das gilt aber nicht für die antiretrovirale Therapie bzw. Tuberkulose-Therapie!) Zu den sinnvollen Kombinationen, die sich praktisch bewährt haben, gehören die Kombination von Trimethoprim plus Sulfamethoxazol, Amoxicillin plus Clavulansäure, Piperacillin plus Tazobactam, von einem Betalactam-Antibiotikum mit einem Aminoglykosid sowie von zwei Betalactam-Antibiotika (z. B. Piperacillin plus Cefotaxim). Antibiotika-Kombinationen können aber auch der Verhinderung einer sekundären Resistenzentwicklung dienen (z. B. wenn bei einer Staphylokokken-Infektion Rifampicin mit Vancomycin kombiniert wird).

Kosten: Man sollte die Kostenfrage bei der Antibiotika-Therapie nicht überbewerten. Im Gegensatz zu vielen anderen Erkrankungen wird eine Infektion durch den richtigen Einsatz eines Antibiotikums im Regelfall geheilt. Antimikrobielle Therapie ist so oft eine lebensrettende Therapie – und an potenziell lebensrettenden Therapieformen sollte als Letztes gespart werden. Da Antibiotika in der Regel nur über wenige Tage gegeben werden, gehört eine Antibiotika-Therapie auch nicht zu den wirklich teuren Therapieformen, jedoch zu den vielfach und in nahezu allen Fachbereichen praktizierten Behandlungen. Immerhin ist auch die lebenslange antiretrovirale Therapie ebenso wie die Hepatitis-C-Therapie so teuer, dass sie in vielen ärmeren Ländern nicht durchgeführt werden kann. Bei der Wahl eines Antiinfektivums gilt zunächst nur das Argument: »Was hilft in diesem Falle am besten?«, wenngleich diese Frage oft keinesfalls trivial ist und auch von Experten vielfach unterschiedlich beantwortet wird. Das Einsparungspotenzial der Antibiotika-Therapie liegt weniger in der Verwendung von billigen Präparaten; wichtiger sind der möglichst frühe Beginn der Therapie und die regelmäßige Kontrolle der Dauer einer Therapie. Potente Mittel können die Behandlungsdauer erheblich verkürzen und sind dadurch im Endeffekt wesentlich billiger. Die Möglichkeiten der Kurzzeittherapie von Infektionen sollten mehr als in der Vergangenheit genutzt werden. Auch die Sequenzialtherapie (Initialbehandlung parenteral, danach Behandlung mit einem billigeren oralen Antibiotikum) kann die Therapiekosten senken. Nichts kann für den Patienten und einen Kostenträger teurer werden, als wenn sich aus einer ungenügend behandelten akuten Infektion (z. B. Wundinfektion) ein chronischer Prozess (z. B. Osteomyelitis) entwickelt. Billigpräparate sollten eine gute Bioverfügbarkeit des Mittels durch Qualitätskontrollen nachweisen. Bei β-Lactamen, Tetracyclinen, Chloramphenicol und Makroliden sind ungenügende Billigpräparate in der Vergangenheit durchaus vermarktet worden. Bei den angegebenen Preisen (Tab. I-5 u. I-6) ist zu berücksichtigen, dass Kosten für eine Krankenhausapotheke durch Kauf von Großpackungen und Rabatte wesentlich niedriger ausfallen können (30–60 %). Auch sind die verglichenen Tagesdosen nicht immer äquivalent. Falsche Sparsamkeit darf nicht dazu führen, dass Patienten mit ernsten Infektionen eine minderwertige, verspätete oder gar keine Therapie erhalten.

> **Es gilt das Motto:** Nicht an Antibiotika sparen, sondern mit Antibiotika sparen.

L

Loading-Dosis: Höhere Einzeldosis bei Behandlungsbeginn, um rascher gleichbleibende Spitzen- und Talspiegel zu erreichen (nach Eintritt eines Gleichgewichts zwischen Aufnahme und Elimination). Bei Mitteln mit kurzer Halbwertszeit (z. B. Penicillin G) hat eine höhere Initialdosis wenig Sinn, da die Spiegel zwischen den Einzeldosen auch bei fortgesetzter Therapie rasch abfallen. Dagegen ist bei Mitteln mit längerer Halbwertszeit (z. B. Teicoplanin, Doxycyclin) eine höhere Anfangsdosis ratsam, damit die gewünschten Spitzen- und Talspiegel früher erreicht werden.

Lokalantibiotika: Die topische Anwendung von Antibiotika ist möglich bei oberflächlichen Hautinfektionen und bei Schleimhautulzerationen (z. B. bei Ulcus cruris, Impetigo oder Hornhautgeschwüren). Auf die Gefahr toxischer Nebenwirkungen durch Schleimhautschädigung ist zu achten. Im Vertrauen auf Lokalantibiotika darf bei gefährlichen Erkrankungen auf eine systemische Behandlung nicht verzichtet werden.

Tab. I-5 Apothekenverkaufspreise für wichtige orale Antibiotika nach der Roten Liste® (Stand: August 2012).

Antibiotikum	Tagesdosis bei Erwachsenen	Abgerundete Kosten (pro Tag in Euro)
Penicillin V	4,5 Mio. IE	1,40
Amoxicillin	3,0 g	1,90
Amoxicillin/Clavulansäure	1,87 g	6,40
Flucloxacillin	3,0 g	14,90
Cefadroxil	2 g	4,30
Cefaclor	1,5 g	2,40
Cefixim	0,4 g	2,80
Cefuroximaxetil	1 g	2,50
Cefpodoximproxetil	0,4 g	3,60
Doxycyclin	0,2 g	0,60
Minocyclin	0,2 g	1,40
Erythromycin	1,5 g	2,90
Roxithromycin	0,3 g	1,60
Clarithromycin	1 g	2,40
Azithromycin	0,5 g	4,30[1]
Telithromycin	0,8 g	7,30
Clindamycin	1,8 g	2,90
Ciprofloxacin	1 g	1,80
Levofloxacin	0,5 g	1,50
Moxifloxacin	0,4 g	7,00
Norfloxacin	0,8 g	1,40
Co-trimoxazol	1,92 g	1,20
Metronidazol	1,2 g (1,5 g)	2,40
Linezolid	1,2 g	178,20

[1] Azithromycin hat einen ausgeprägten Depoteffekt über 14 Tage.

Tab. I-6 Apothekenverkaufspreise für wichtige parenterale Antibiotika nach der Roten Liste® (Stand: August 2012).[1]

Antibiotikum	Tagesdosis bei Erwachsenen	Kosten (pro Tag in Euro)
Penicillin G	15 Mio. IE	5,00
Mezlocillin	12 g	66,00
Piperacillin	12 g	68,00
Flucloxacillin	8 g	61,00

Tab. I-6 Apothekenverkaufspreise für wichtige parenterale Antibiotika nach der Roten Liste® (Stand: August 2012). *(Fortsetzung)*

Antibiotikum	Tagesdosis bei Erwachsenen	Kosten (pro Tag in Euro)
Cefazolin	6 g	33,00
Cefuroxim	4,5 g	31,00
Cefotaxim	6 g	72,00
Ceftriaxon	2 g	22,00
Ceftazidim	6 g	72,00
Cefepim	4 g	92,00
Aztreonam	6 g	152,00
Ertapenem	1 g	67,00
Imipenem	2 g	82,00
Meropenem	3 g	128,00
Doripenem	1,5 g (3,0 g)	68,00
Sulbactam/Ampicillin	12 g	34,00
Tazobactam/Piperacillin	13,5 g	75,00
Gentamicin	0,24 g	10,00
Tobramycin	0,24 g	35,00
Amikacin	1 g	74,00
Doxycyclin	0,2 g	10,00
Tigecyclin	0,1 g	126,00
Vancomycin	2 g	67,00
Teicoplanin (ca. 6 mg/kg)	0,4 g	105,00
Daptomycin	0,5 g	174,00
Fosfomycin	15 g	106,00
Ciprofloxacin	0,8 g	98,00
Levofloxacin	1,0 g	118,00
Moxifloxacin	0,4 g	55,00
Metronidazol	1,5 g	17,00
Linezolid	1,2 g	182,00
Clarithromycin	0,5–1 g	30,00–60,00
Azithromycin	0,5 g	ca. 60,00
Erythromycin	1–2 g	14,00–28,00

[1] Grundlage für die Preisermittlung sind stets die angegebenen hohen (nicht maximalen) Tagesdosierungen – allerdings ohne Initial- oder Loading-Dosis bei entsprechend zu verordnenden Antiinfektiva – sowie die jeweils preisgünstigsten Packungsgrößen und die preisgünstigsten wirkstoffgleichen Präparate bei unterschiedlichen Herstellern. Klinikeigene Preise können aufgrund unterschiedlicher Rabattgestaltung erheblich von den hier angegebenen Richtpreisen abweichen (s. hierzu auch Lauer-Taxe).

N

Nebenwirkungen: Eine Nebenwirkung (NW) ist eine Wirkung, die prinzipiell neben der üblichen Hauptwirkung von Antiinfektiva auftreten kann und oft mit dem Begriff **unerwünschte Arzneimittelwirkung** (UAW) gleichgesetzt wird, aber auch vorteilhaft sein kann. Unerwünschte Wirkungen (oder solche Nebenwirkungen) werden gesetzlich wie folgt definiert: »als beim bestimmungsgemäßen Gebrauch eines Arzneimittels auftretende schädliche, unbeabsichtigte Reaktionen«. Generell sind übliche Antibiotika bemerkenswert gut verträglich. Es bestehen aber große Unterschiede in der Häufigkeit unerwünschter Effekte. Man unterscheidet noch toxische, allergische und biologische Nebenwirkungen:

- **Toxische Nebenwirkungen** (z. B. Ototoxizität) sind nur bei lebensbedrohenden Krankheiten in Kauf zu nehmen, wenn andere, besser verträgliche Antibiotika nicht zur Verfügung stehen. Andere gefährliche, aber prinzipiell reversible NW, wie eine Myelosuppression oder Laktatazidose unter Linezolid, bedürfen deshalb einer regelmäßigen Überprüfung.
- **Allergische Nebenwirkungen** sind bei Penicillinen und bestimmten anderen Antibiotika relativ häufig; sie müssen vor Beginn einer erneuten Anwendung anamnestisch erfragt werden. Die Erscheinungen sind vielgestaltig (polymorphe Exantheme, Urtikaria, Eosinophilie, Ödeme, Fieber, Konjunktivitis, Photodermatosen, Immunhämatopathie usw.) und können als Frühreaktion bei schon bestehender Allergie oder als Spätreaktion während oder nach einer Antibiotika-Anwendung (frühestens aber nach 9–11 Tagen) auftreten. Es gibt auch Kontaktallergien nach topischer Anwendung (z. B. von Neomycin). Nicht selten sind allergische oder toxische Nebenwirkungen durch Hilfsstoffe in den Medikamenten (z. B. Parabene als Konservierungsmittel in oralen Suspensionen oder Lokalpräparaten) verursacht.
- **Biologische Nebenwirkungen** entstehen durch Beeinflussung der normalen Bakterienflora auf der Haut oder Schleimhaut. Sie sind besonders häufig unter der Behandlung mit Breitspektrum-Antibiotika (z. B. Ampicillin). Durch Überwucherung von Pilzen (Candida albicans) oder resistenten Bakterien (z. B. Staphylokokken, Pseudomonas aeruginosa, Klebsiella pneumoniae) können schwer zu behandelnde Erkrankungen ausgelöst werden.

Es gibt auch vermutete Nebenwirkungen, die weit überschätzt wurden, z. B. die Beeinflussung der Wirkung von oralen Antikonzeptiva durch Antibiotika. Selbst wenn Warnhinweise in den meisten Präparatinformationen vorhanden sind, ist das Risiko einer Interaktion minimal (außer bei Rifampicin). Es handelt sich hierbei eher um eine »juristische« Nebenwirkung, die zum Haftungsausschluss von der Herstellerfirma aufgenommen wurde.

Nosokomiale Infektionen: Während eines Krankenhausaufenthaltes erworbene Infektionen (häufig durch mehrfach resistente Bakterien, z. B. Staphylokokken oder Pseudomonas). Übertragungen resistenter Stämme von Patient zu Patient, durch das Personal, oft auch durch Zimmerluft, Wasser, Speisen, Betten und Gegenstände sind häufig. Sie müssen durch hygienische Maßnahmen (Sauberkeit, Händewaschen), aber auch durch den sinnvollen Einsatz von Antibiotika verhindert werden.

P

Prophylaxe (Tab. I-7): Man unterscheidet zwischen folgenden Maßnahmen:

- Infektionsprophylaxe, d. h. Chemoprophylaxe in der Inkubationszeit nach erfolgter Ansteckung (z. B. Keuchhusten).

Tab. I-7 Wichtige Formen einer Prophylaxe.

Infektionsprophylaxe (nach Ansteckung)	Keuchhusten (S. 576), Tuberkulose (S. 747), Lues (S. 687), Scharlach (S. 738), Meningokokken-Meningitis (S. 538), Haemophilus-influenzae-Meningitis (S. 539)
Rezidivprophylaxe (bei Krankheiten mit Rezidivneigung)	Rheumatisches Fieber (S. 526), Endokarditis (S. 517), Harnwegsinfektionen (Reaszensionsprophylaxe, S. 616), rezidivierendes Erysipel (S. 675), Tuberkulose (z. B. bei Abwehrschwäche, S. 747), opportunistische Infektionen bei AIDS (z. B. CMV-Retinitis, S. 775)
Komplikationsprophylaxe (bei gefährlichen Infektionen)	kontaminierte Wunden (S. 502), Kolonchirurgie (S. 506), Aspiration von Erbrochenem (S. 564), Ertrinken, perioperative Prophylaxe (z. B. bei Operation in infiziertem Gebiet, S. 505), Gasbrand (S. 716)
Immunprophylaxe (Impfung)	viele Virusinfektionen, Haemophilus, Keuchhusten, Diphtherie, Tetanus u. a.
Expositionsprophylaxe	Isolierung, Hygiene, Moskitonetze u. a.

- Rezidivprophylaxe, d. h. Rezidivverhütung nach einer bestimmten Krankheit (z. B. rheumatisches Fieber).
- Komplikationsprophylaxe, d. h. Verhütung häufiger Komplikationen mit Frühbehandlung einer bereits eingetretenen Infektion (z. B. bei längeren Operationen am offenen Herzen, kontaminierten Wunden, offenen Frakturen).
- Immunprophylaxe, d. h. aktive und passive Immunisierung. Impfungen spielen eine große Rolle bei der Prophylaxe von vielen Virusinfektionen. Die Möglichkeiten von Impfungen gegen bakterielle Erreger sind begrenzt. Es gibt aber mittlerweile gut brauchbare Impfstoffe gegen fakultativ pathogene Bakterien (Haemophilus influenzae, Pneumokokken, Corynebacterium diphtheriae, Clostridium tetani, Meningokokken). Nach wie vor gibt es jedoch keine brauchbaren Impfstoffe gegen alltägliche Erreger wie Staphylokokken, Enterobakterien, Pseudomonas.
- Expositionsprophylaxe, d. h. Vermeidung einer Infektion durch hygienische Maßnahmen, z. B. Nahrungsmittelhygiene bei enteralen Infektionen, Moskitonetze bei Malaria. Isolierung bei akut Erkrankten.

Die am häufigsten durchgeführte **perioperative Komplikationsprophylaxe** in den operativen Fächern hat vor allem zwei Ziele:

- Verhütung seltener katastrophaler Komplikationen, wie Gasbrand oder Endokarditis,
- Reduktion der Häufigkeit von leichteren Wundinfektionen (s. S. 505), z. B. nach Hysterektomie.

Für jede operative Disziplin gibt es einen Katalog von Eingriffen, welche eine Antibiotika-Prophylaxe benötigen. Die Auswahl des Antibiotikums richtet sich nach den Infektionsgefahren im Operationsgebiet (s. S. 506) und der jeweiligen Hospitalismus-Situation. Wichtig ist die richtige Durchführung (nicht zu später Beginn, nicht zu lange Dauer). Eine unkritische weit gestreute prophylaktische Anwendung von Antibiotika ist abzulehnen. Eine sinnvolle Antibiotika-Prophylaxe ist ein wichtiger ökonomischer Faktor in der Medizin.

S

Selektionsdruck: Bestimmte lückenhafte Breitspektrum-Antibiotika begünstigen beim Patienten die Selektion resistenter Bakterienarten. Beispiel: Pneumokokken werden im Respirationstrakt durch ein verabreichtes Antibiotikum eliminiert; an ihrer Stelle erscheinen Klebsiellen. Einen starken Selektionsdruck haben besonders Ampicillin und Amoxicillin, während Cephalosporine einen geringeren Selektionsdruck ausüben. Die Selektion resistenter Bakterien spielt beim Auftreten von Sekundärinfektionen eine wichtige Rolle. Daher sollte man besonders im Klinikbereich nach Möglichkeit Antibiotika vermeiden, die zur schnellen Selektion von resistenten Bakterien führen (z. B. Ampicillin, Amoxicillin, Tetracycline, Erythromycin). Die Selektion resistenter Stämme spielt eine viel größere Rolle bei der Virus-Therapie. Hier kommt es meist nach wenigen Wochen zur Entwicklung resistenter Stämme. Der Ausweg ist eine möglichst obligate Kombinationstherapie. Auch bei der Therapie von Pilzen bzw. Parasiten ist die Entwicklung resistenter Spezies möglich. Resistenz ist ein generelles biologisches Phänomen.

W

Wechselwirkungen (Interaktionen): Arzneimittel können sich in ihrer Wirkung beeinflussen, z. B. durch Änderung von Resorption, Verteilung, Rezeptorbindung, Metabolismus und renaler Ausscheidung. Man unterscheidet Substanzen, die eine Wirkungsveränderung hervorrufen können, von Substanzen, deren Wirkung beeinflusst werden kann. Bei schwerwiegenden unerwünschten Wechselwirkungen ist die gleichzeitige Gabe kontraindiziert. Antiinfektiva, welche den Metabolismus anderer Medikamente induzieren (Enzym-Induktoren), sind u. a. Rifampicin, Isoniazid und Griseofulvin. Zu den Antiinfektiva, welche den Metabolismus anderer Medikamente hemmen (Enzym-Inhibitoren), gehören u. a. Erythromycin, andere Makrolide, Gyrase-Hemmer (Chinolone), Metronidazol, Ketoconazol, viele HIV-Mittel, Sulfonamide und Rifampicin. Durch die moderne Polypharmakotherapie sind Interaktionen zunehmend wichtig geworden.

Von Interaktionen abzugrenzen sind sog. Inkompatibilitäten vor allem von intravenös applizierbaren Antiinfektiva, deren Lösungseigenschaften sich vielfach von denen anderer Medikamente unterscheiden und die deshalb nicht gemeinsam über denselben Zugangsweg infundiert werden dürfen. Die Kenntnis dieser Kompatibilität und Inkompatibilität ist besonders bedeutsam für Patienten auf Intensivstationen, deren Zugangswege trotz viellumiger Katheter oft schnell begrenzt sind und für die jeweils kompatible Lösungen benannt werden sollten. Klassische Beispiele hierfür sind die strikten Inkompatibilitäten von Ceftriaxon-Lösung mit jeglicher calciumhaltigen Lösung, von Daptomycin-, Foscavir- oder Caspofungin-Infusionen zumindest mit höherprozentigen Glucose-Lösungen sowie von Amphotericin-B-Derivaten mit Elektrolytlösungen.

II Eigenschaften der Antiinfektiva

1 Antibiotika

Eine Einteilung der wichtigsten antibakteriellen Therapeutika (Antibiotika) ist nach unterschiedlichen Gesichtspunkten möglich. Aufgrund ihrer chemischen Struktur, ihrer biologischen Herkunft oder nach der therapeutischen Anwendung lassen sich verschiedene Gruppen bilden (Tab. 1.1-1). Antibiotika derselben Gruppe (z. B. die Aminoglykoside) ähneln sich in ihrem Wirkungsmechanismus und Wirkungsspektrum; sie führen in der Regel zu einer partiellen Kreuzresistenz und haben eine ähnliche Toxizität.

Tab. 1.1-1 Einteilung der antibakteriellen Antiinfektiva.

Gruppe	Wichtige Derivate	
Betalactam-Antibiotika	Penicilline, Cephalosporine, Peneme (s. Tab. 1.1-2)	
Gyrase-Hemmer (Fluorochinolone)	Norfloxacin Levofloxacin Ciprofloxacin	Moxifloxacin Gatifloxacin Garenoxacin
Tetracycline Glycylcycline	Minocyclin Tigecyclin	Doxycyclin
Chloramphenicol	Chloramphenicol	
ältere Aminoglykoside	Streptomycin Neomycin	Kanamycin
neuere Aminoglykoside	Gentamicin Tobramycin	Netilmicin Amikacin
Makrolide	Erythromycin Azithromycin Clarithromycin	Roxithromycin Telithromycin
Lincosamide	Clindamycin	Lincomycin
Glykopeptide Lipopeptide	Vancomycin Daptomycin	Teicoplanin
Streptogramine	Quinupristin/Dalfopristin	
Oxazolidinone	Linezolid	
Polymyxine	Polymyxin B	Colistin
Sulfonamide	Sulfadiazin Sulfalen	Sulfamethoxazol
Sulfonamid-Diaminopyrimidin-Kombinationen	Co-trimoxazol	Co-tetroxacin
Nitrofurane	Nitrofurantoin	Nitrofurazon
Nitroimidazole	Metronidazol Ornidazol	Tinidazol

Einige Antibiotika, welche selektiv gegen bestimmte Erreger wirken (z. B. Staphylokokken- und Pseudomonas-Antibiotika, Tuberkulostatika), werden auch Schmalspektrum-Antibiotika genannt. Breitspektrum-Antibiotika haben ein mehr oder weniger breites Erregerspektrum. Eine lückenlose »Omnispektrum-Therapie« ist jedoch mit einzelnen Mitteln kaum zu erreichen und erfordert fast immer eine Kombination. Einige Antibiotika sind wegen ihrer Toxizität nur lokal applizierbar (z. B. Neomycin, Kanamycin, Bacitracin) und gehören zur Gruppe der Lokalantibiotika.

1.1 Betalactam-Antibiotika

Penicilline, Cephalosporine und Peneme sind die wichtigsten Vertreter der Betalactam-Antibiotika (Abb. 1.1-1 u. Tab. 1.1-2). Sie haben einen prinzipiell gleichen Wirkungsmechanismus und hemmen die Peptidoglykansynthese in der Bakterienzellwand. Die Wirkungsunterschiede zwischen Penicillinen, Cephalosporinen und Carbapenemen sind bedingt durch eine unterschiedliche Affinität zu den Bindeproteinen der Bakterien, Penetrationsfähigkeit durch die Bakterienzellmembran (Kryptizität) und Betalactamase-Festigkeit. Betalactamase-Hemmer und Monobactame (monozyklische Betalactame) erweitern die Gruppe der Betalactame. Heute werden die meisten Betalactam-Antibiotika halbsynthetisch hergestellt. Der 6-Aminopenicillan-Ring und der 7-Aminocephalosporan-Ring können in verschiedener Weise substituiert werden. Inzwischen kennt man weitgehend die Struktur-Wirkungs-Relationen der Betalactam-Antibiotika. So zeigen Acylamino-Derivate (z. B. Piperacillin, Cefoperazon) eine Aktivität gegen Pseudomonas und Enterobakterien sowie eine gute Gallegängigkeit. Aminothiazol-Oxim-Cephalosporine (z. B. Cefotaxim und Cefixim) haben eine erheblich stärkere antibakterielle Aktivität mit besonderer Stabilität gegen die Betalactamasen von Enterobakterien. Oxymethyl-Derivate (z. B. Cefoxitin) sind außerdem sehr stabil gegen die Betalactamase von Bacteroides fragilis. Tetrazol-Derivate (z. B. Cefmenoxim, Cefamandol, Cefoperazon) besitzen eine gute Pharmakokinetik, führen aber zu Alkoholintoleranz und sind daher nicht mehr im Gebrauch.

Penicilline

Chemische Struktur: Alle Penicilline sind Derivate der 6-Aminopenicillansäure. An die Aminogruppe können saure Radikale (R 1)

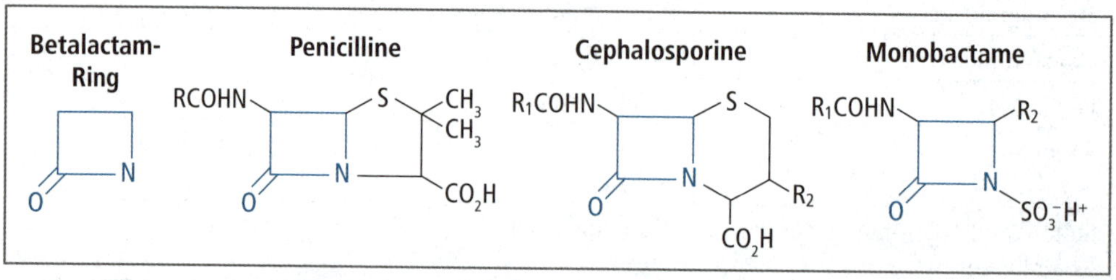

Abb. 1.1-1 Verschiedene Klassen von Betalactam-Antibiotika mit dem gleichen Betalactam-Ring. Substitutionen durch Seitenketten sind bei den Penicillinen an einer Stelle (R) möglich, bei den Cephalosporinen und Monobactamen an zwei Stellen (R_1, R_2).

Tab. 1.1-2 Einteilung der Betalactam-Antibiotika.

Gruppe	Untergruppe	Wichtige Derivate
Penicilline	Benzylpenicilline	Penicillin-G-Natrium
		Clemizol-Penicillin G
		Procain-Penicillin G
		Benzathin-Penicillin G
	Phenoxypenicilline	Penicillin V
		Propicillin
	Aminobenzylpenicilline	Ampicillin
		Amoxicillin
		Bacampicillin (außer Handel)
		Pivampicillin (außer Handel)
	Acylaminopenicilline	Azlocillin (außer Handel)
		Mezlocillin
		Piperacillin
		Apalcillin (außer Handel)
	Carboxypenicilline	Ticarcillin (außer Handel in EU)
	Isoxazolylpenicilline	Oxacillin
		Dicloxacillin
		Flucloxacillin
Cephalosporine	Cefazolin-Gruppe	Cefazolin
	Cefuroxim-Gruppe	Cefuroxim
		Cefotiam
	Cefoxitin-Gruppe	Cefoxitin
		Cefotetan
	Cefotaxim-Gruppe	Cefotaxim
		Cetriaxon
	Ceftazidim-Gruppe	Ceftazidim
		Cefepim
	Cefalexin-Gruppe	Cefalexin
		Cefadroxil
		Cefaclor
	breite Oralcephalosporine	Cefixim
		Cefpodoximproxetil
		Cefuroximaxetil
		Ceftibuten
	Ceftobiprol-Gruppe	Ceftobiprol medocaril (außer Handel in EU)
		Ceftarolin

Tab. 1.1-2 Einteilung der Betalactam-Antibiotika. *(Fortsetzung)*

Gruppe	Untergruppe	Wichtige Derivate
Carbapeneme	–	Imipenem
		Meropenem
		Ertapenem
		Doripenem
Monobactame	–	Aztreonam
Betalactamase-Hemmer	–	Clavulansäure
		Sulbactam
		Tazobactam

angehängt werden, wodurch die verschiedenen Penicilline entstehen (Abb. 1.1-2). Die Art der Seitenkette beeinflusst vor allem die antibakterielle Wirksamkeit. Die Penicilline sind als schwache Säuren unbeständig; stabiler sind die neutralen Salze (besonders das Natriumsalz) und die Ester, welche auch gut wasserlöslich sind. Nach ihrer chemischen Struktur unterscheidet man verschiedene Gruppen:

- **Benzylpenicillin** (Penicillin G) hat die stärkste Aktivität gegen grampositive Bakterien, ist aber empfindlich gegen bakterielle Betalactamasen, die zur Hydrolyse und damit zur Unwirksamkeit führen.
- **Phenoxypenicilline** (Penicillin V, Propicillin) und Azidocillin haben das gleiche Spektrum wie Penicillin G, sind aber relativ stabil gegenüber der Magensalzsäure und daher oral applizierbar.
- **Isoxazolylpenicilline** (Oxa-, Dicloxa- und Flucloxacillin) sind resistent gegen die von Staphylokokken gebildeten Betalactamasen und werden daher auch als penicillinasefeste Penicilline oder Staphylokokken-Penicilline bezeichnet. Gegen die übrigen grampositiven Bakterien haben sie eine wesentlich schwächere Aktivität als Penicillin G; sie wirken nicht gegen gramnegative Stäbchen.
- **Aminopenicilline** (Ampicillin, Amoxicillin) sind resistent gegen die von gramnegativen Stäbchen gebildete Amidase, welche die Hydrolyse der Seitenkette der Penicilline katalysiert. Ampicillin und Amoxicillin wirken daher auch auf einen Teil der gramnegativen Stäbchen und können auch als Mittelspektrum-Penicilline bezeichnet werden. Sie sind wie Penicillin G nicht penicillinasefest (d. h. empfindlich gegen die von Staphylokokken gebildete Betalactamase).
- **Acylaminopenicilline** (Mezlo-, Piperacillin) haben ein ähnliches Spektrum wie die Aminopenicilline, besitzen aber teilweise eine stärkere Aktivität gegen gramnegative Stäbchen und sind auch gegen Pseudomonas aeruginosa wirksam. Sie sind nicht penicillinasefest.
- **Carboxypenicilline** sind nur noch historisch interessant (mit den Pioniersubstanzen Carbenicillin und Ticarcillin). Sie ähneln im Spektrum den Acylaminopenicillinen und sind auch Pseudomonas-wirksam, jedoch ist die Aktivität viel geringer.

Antibakterielle Wirkung und Resistenz: Die Wirkungsunterschiede zwischen den einzelnen Penicillinen beruhen vor allem auf einer verschiedenen Affinität zu den Bindeproteinen der Bakterien, einer verschiedenen Penetrationsfähigkeit durch die Bakterienzellmembran (Kryptizität) und einer

6-Aminopenicillansäure

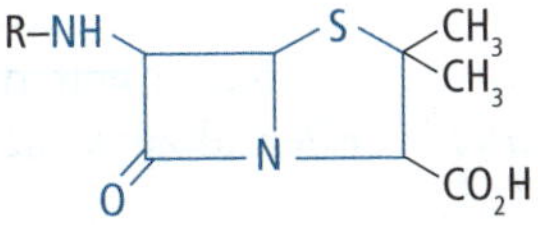

Gruppe	Derivat	R
Benzyl-, Phenoxy-Penicilline	Penicillin G	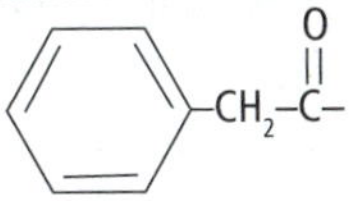
	Penicillin V	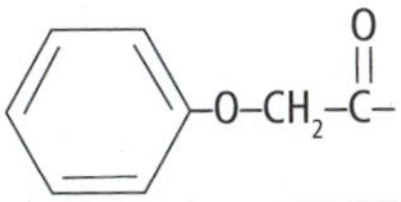
Aminopenicilline	Ampicillin	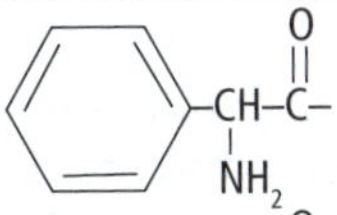
	Amoxicillin	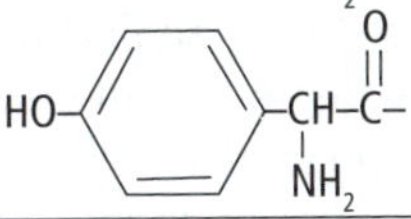
Acylaminopenicilline	Mezlocillin	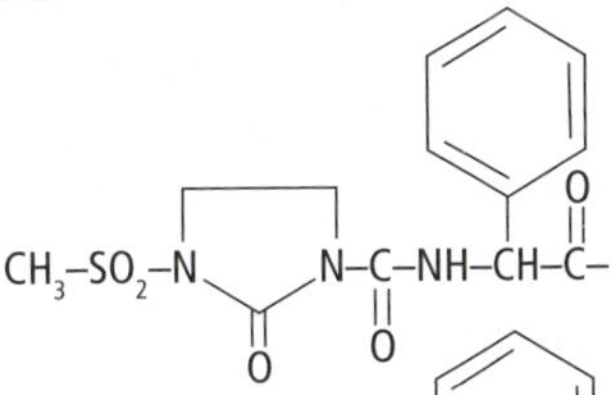
	Piperacillin	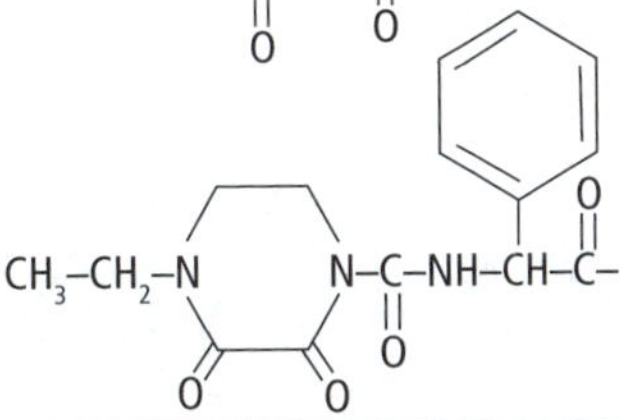
Isoxazolylpenicilline	Oxacillin	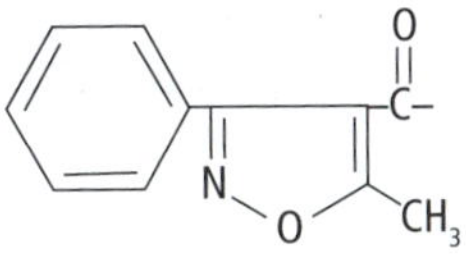
	Dicloxacillin	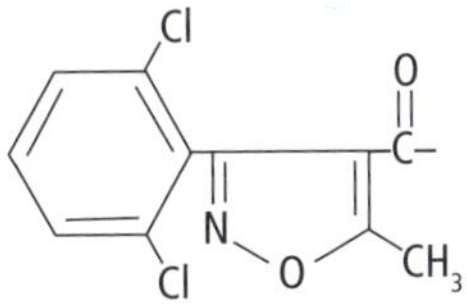
	Flucloxacillin	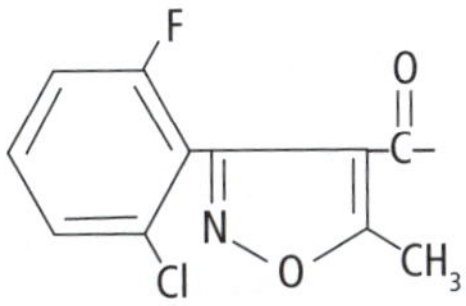

Abb. 1.1-2 Chemische Struktur der wichtigsten Penicilline.

verschiedenen Betalactamase-Festigkeit. Außerdem spielen die Beschaffenheit der Penicillin-Rezeptoren, der Peptidoglykangehalt der Bakterienzellwand (bei grampositiven Bakterien größer als bei gramnegativen Bakterien) und der Lipidgehalt der Bakterienzellwand eine Rolle.

Eine Resistenz der Bakterien gegen Penicilline kann verschiedene Gründe haben:

- **Betalactamase-Bildung:** Bakterien bilden unterschiedliche Betalactamasen, die den Betalactam-Ring des Penicillins aufbrechen können. Betalactamasen können von Betalactamase-Inhibitoren (z. B. Clavulansäure) gehemmt werden (s. S. 55).
- **Rezeptorenmangel** oder schlechte Penicillin-Penetration durch die äußeren Zellwandschichten (sodass das Penicillin die Rezeptoren nicht erreicht).
- **Toleranz der Keime**, d. h. mangelnde Aktivierung autolytischer Bakterienenzyme in der Zellwand (keine Abtötung der Bakterien).
- **Fehlen einer Bakterienzellwand** (z. B. bei Mykoplasmen oder L-Formen).
- **Mangelnde Zellwandsynthese** (im Ruhestadium der Bakterien).

Hauptindikationen (Tab. 1.1-3): Während Penicillin G nach wie vor das Mittel der Wahl bei sensiblen Streptokokken- und Pneumokokken-Infektionen ist, findet Amoxicillin in erster Linie bei Enterokokken-, Listerien- und Proteus-mirabilis-Infektionen Verwendung. Die pharmakokinetisch ungünstigen Oxacillin-Derivate (Oxacillin, Dicloxacillin, Flucloxacillin) werden wegen ihrer Stabilität gegenüber Staphylokokken-Penicillinase ausschließlich bei Staphylokokken-Infektionen verwendet. Pseudomonas-wirksame Penicilline sind Piperacillin und die heute verlassenen

Tab. 1.1-3 Hauptindikationen von Penicillinen für eine gezielte Therapie.

	Staphylokokken (ohne Penicillinasebildung)	Staphylokokken (mit Penicillinasebildung)	Pneumokokken, A-Streptokokken	Enterococcus faecalis	E. coli	Klebsiella	Proteus mirabilis	Proteus vulgaris	Pseudomonas aeruginosa	Haemophilus	Serratia marcescens
Penicillin G, Penicillin V	+++	∅	+++	++	∅	∅	∅	∅	∅	∅	∅
Amoxicillin	+	∅	+	+++	+++	∅	+++	∅	∅	+	∅
Mezlocillin	++	∅	+	+++	+++	++	+	+++	++	+	+
Piperacillin	++	∅	+	+	+	++	+	+++	+++	+	+
Oxacillin, Flucloxacillin	+	+++	+	∅	∅	∅	∅	∅	∅	∅	∅
Amoxicillin + Clavulansäure	+	+	+	+	+	++	+	+	∅	+++	∅
Piperacillin + Tazobactam	+	+	+	+	+	+	+	+	+	+	+

+++ = Mittel der 1. Wahl (Hauptindikationen); ++ = gute Wirksamkeit; + = abgeschwächte Wirksamkeit; ∅ = nicht indiziert.

Derivate Azlocillin, Ticarcillin sowie Apalcillin.
Penicillin G wird bei akuten Infektionen parenteral (als i. v. Kurzinfusion oder i. v. Injektion) in mittlerer bis hoher Dosierung (3–4 Mio. IE bzw. 10–20 Mio. IE) verabreicht. Nach Eintritt einer Besserung setzt man die Behandlung mit oralem Penicillin V (2–4 Mio. IE) fort. Bei leichteren Infektionen kann Penicillin V bereits im Anfangsstadium der Erkrankung verwendet werden. Depotpenicilline bewirken relativ niedrige Serumspiegel und eignen sich daher nur für Infektionen durch hochempfindliche Keime (Streptokokken, Pneumokokken, Treponemen), zur Rheumaprophylaxe sowie zur Behandlung von Patienten, die z. B. wegen Erbrechens ein Penicillin nicht oral erhalten können. Die lokale Anwendung von Penicillinen ist wegen häufiger Unwirksamkeit und der beträchtlichen Sensibilisierungsgefahr abzulehnen.

B **Allgemeine Beurteilung der Penicilline:** Penicilline sind die Pioniersubstanzen der Antibiotika-Therapie.
Vorteile: Bakterizide Wirkung, gute Verträglichkeit, große Dosierungsspanne, Wirkungssteigerung durch Betalactamase-Hemmer, keine oder nur langsame Resistenzentwicklung unter der Therapie.
Nachteile: Lückenhaftes Wirkungsspektrum bei ungezielter Therapie, geringe Stabilität gegen die verschiedenen Betalactamasen, Sensibilisierungsgefahr, kurze Halbwertszeit.

Benzylpenicillin (Penicillin G)

Handelsnamen:
- Benzylpenicillin-Natrium: Infectocillin.
- Benzylpenicillin-Benzathin: Pendysin, Tardocillin.
- Benzylpenicillin-Natrium/-Procain/-Benzathin: Retacillin compositum.
- Benzylpenicillin-Procain: Procain-Penicillin Steuli (nur Schweiz).

Eigenschaften: Mit dem von Fleming entdeckten Benzylpenicillin begann die Geschichte der modernen Antibiotika. Es ist als leicht wasserlösliches Natriumsalz oder als schwer wasserlösliches Depotpenicillin (Procain-Penicillin G, Benzathin-Penicillin G, Clemizol-Penicillin G) im Handel. Eine Internationale Einheit (IE) entspricht 0,6 µg (1 µg = 1,67 IE).

Wirkungsweise: Bakterizide Wirkung auf proliferierende Keime (Hemmung der Zellwandsynthese durch Blockierung der bakteriellen Transpeptidase).

Wirkungsspektrum:
- Gute bis mittlere Empfindlichkeit (minimale Hemmkonzentration 0,001–0,5 IE/ml) haben Streptococcus pyogenes, B-Streptokokken, Streptococcus pneumoniae (Pneumokokken), Streptococcus viridans, anaerobe Streptokokken, Gonokokken, Meningokokken, Diphtheriebakterien, Spirochäten (Treponemen, Borrelien), Actinomyces israelii, Pasteurella multocida. Viele gramnegative Anaerobier (z. B. Prevotella melaninogenica, Fusobakterien) sind sehr empfindlich.
- Unterschiedliche Empfindlichkeit zeigen Staphylococcus aureus und St. epidermidis, Listerien, Clostridien, Bacillus anthracis, Campylobacter-Arten. Die meisten Staphylokokken-Stämme sind resistent; Staphylokokken-Stämme ohne Penicillinasebildung sind im Allgemeinen empfindlich.
- Nur schwache Empfindlichkeit (oder Resistenz) haben Enterokokken (Enterococcus faecalis), Brucellen, Haemophilus influenzae, Bordetella pertussis.
- Resistent sind Enterobakterien, Enterococcus faecium, Salmonellen, Bacteroides fragilis, Nocardia asteroides, Vibrio cholerae, Mykobakterien u. a.

Resistenz: Die Häufigkeit von **primärer Resistenz** ist bei Staphylokokken örtlich ver-

schieden (30–50, bis 90 %). Die Resistenz von Pneumokokken und Gonokokken nimmt ständig zu. Bei den Penicillin-resistenten Pneumokokken bestehen allerdings erhebliche regionale Unterschiede. Die Rate der Penicillin-resistenten Pneumokokken ist dabei in Deutschland noch relativ gering (< 10 %), in Ungarn und Spanien dagegen sehr hoch (> 30 %). Multiresistente Pneumokokken-Stämme sind nicht nur gegen Penicillin G und andere Betalactam-Antibiotika resistent, sondern meist auch gegen Tetracycline, Erythromycin und Clindamycin, z. T. auch gegen Rifampicin. Die Pneumokokken-Resistenz hat den Wert aller Penicilline erheblich beeinträchtigt. Penicillin-G-resistente Gonokokken sind meist auch unempfindlich gegen Tetracycline, Erythromycin und Spectinomycin. Bei Meningokokken ist eine Resistenz noch selten. Penicillin-G-tolerante Stämme von Staphylococcus aureus und Streptococcus sanguis werden zwar bakteriostatisch gehemmt, aber nicht abgetötet. Penicillin-G-tolerante Staphylococcus-aureus-Stämme können gleichzeitig eine Toleranz gegen Cephalosporine und Vancomycin haben (nicht aber gegen Gentamicin) und sprechen schlecht auf eine Therapie an.
Sekundäre Resistenzentwicklung ist möglich, aber selten und langsam (Mehrstufenresistenz) durch Mutation oder Selektion resistenter Varianten. Bei Penicillinasebildnern kann eine Induktion der Penicillinasebildung unter Penicillin-Einfluss stattfinden. Durch die von bestimmten Bakterien gebildeten Penicillinasen wird der Betalactam-Ring des Penicillins hydrolytisch gespalten, wobei unwirksame Penicilloyl-Verbindungen entstehen.
Parallele Empfindlichkeit bei Penicillin-G-empfindlichen Keimen zwischen allen Penicillinen.

Pharmakokinetik:

- Orale Gabe wegen Säureinstabilität nicht sinnvoll. Resorption nach i. m. Gabe von wasserlöslichem Penicillin G rasch und vollständig, von Depotpenicillinen verzögert.
- Serumspiegel nach i. m. oder i. v. Gabe abhängig von Dosis und Dosierungsintervall, verschieden bei Penicillin-G-Natrium und Depotpenicillinen. Nach i. v. Injektion von 1 Mio. IE Penicillin-G-Natrium betragen die Serumspiegelmaxima 75 IE/ml, bei 1-stündiger Kurzinfusion 24 IE/ml. Nach entsprechender Gabe von 5 Mio. IE liegen die durchschnittlichen Maxima bei 400 IE/ml bzw. 130 IE/ml.
- Halbwertszeit 40 min.
- Plasmaeiweißbindung 50 %.
- Liquorgängigkeit gering, bei entzündeten Meningen besser. Bei eitriger Meningitis werden nach höheren Einzeldosen von Penicillin G für empfindliche Pneumo- und Meningokokken therapeutisch ausreichende Liquorkonzentrationen erreicht (bei 4 Mio. IE i. v. 0,08–0,3 IE/ml nach 1 h).
- Gewebekonzentrationen: Gute Penetration in Niere, Lunge, Leber, Haut, Schleimhäute. Schlechte Diffusion in Muskulatur, Knochen, Nervengewebe, Gehirn und Kammerwasser des Auges. Keine Penetration in Körperzellen (ungenügende Wirksamkeit bei intrazellulären Infektionen).
- Konzentrationen in Pleura-, Perikard-, Peritoneal- und Synovialflüssigkeit bei Entzündung 25–75 % der Serumkonzentration. Im fetalen Kreislauf finden sich etwa ein Viertel der Penicillin-Werte des mütterlichen Blutes wieder. Hohe Konzentration im Fruchtwasser. Geringer Übergang in die Muttermilch (5–10 % der Serumwerte).
- Ausscheidung: Mit dem Urin bei parenteraler Gabe bis zu 85–95 %. Bei Niereninsuffizienz geringere Urin-Recovery. Mit der Galle geringe Ausscheidung (Konzentrationen in der Lebergalle etwa gleich hoch wie im Blut).

Bei **Depotpenicillinen** (Procain-, Benethamin- und Clemizol-Penicillin) langsamer

Anstieg und langsamer Rückgang von relativ niedrigen Konzentrationen; diese Präparate sind nur noch schwer erhältlich.
Nach **Benzathin-Penicillin G** (1,2 Mio. IE i. m.) findet man niedrige Serumspiegel von mindestens 0,03 IE/ml über 3–4 Wochen (ausreichend zur Rezidivprophylaxe des rheumatischen Fiebers). Benzathin-Penicillin G gibt es auch als Suspension zur oralen Anwendung; nur 30 % der oral verabreichten Dosis werden resorbiert. Benzathin-Penicillin V führt zur verzögerten oralen Resorption und zu längeren gleichmäßigen Spiegeln, die eine Einnahme 2 × tgl. ermöglichen.

Nebenwirkungen:

- **Sensibilisierung durch Penicillin:** Häufigste Komplikation einer Penicillin-Therapie (0,5–1 %). Penicillin wirkt dabei als Hapten und muss sich erst mit Makromolekülen (Proteinen) verbinden, um Hapten-Protein-Komplexe zu bilden, welche die Immunantwort induzieren und später eine allergische Reaktion hervorrufen.
  Als Haptene können wirken:
  - Penicilloylsäure (Metabolit der 6-Aminopenicillansäure) und Penicillansäure (entsteht häufig in Penicillin-Lösungen bei Auflösen des Pulvers). Sie spielen bei der Entstehung der Penicillin-Allergie die Hauptrolle und heißen daher auch **Major-Determinanten**.
  - Haptene, die seltener zur Allergie führen, sind Benzylpenicilloat (entsteht durch alkalische Hydrolyse) und Benzylpenilloat (entsteht bei saurer Hydrolyse aus Penicillin G). Sie werden auch als **Minor-Determinanten** bezeichnet.
- **allergische Reaktionen durch Penicillin.**

Eine **Penicillin-Allergie** wird folgendermaßen **klassifiziert** (Tab. 1.1-4):
- Anaphylaktische Reaktionen und Reaktionen vom Soforttyp (**Typ I**) werden durch IgE-Antikörper meist gegen Minor-Determinanten hervorgerufen und führen am häufigsten zu Urtikaria und Larynxödem.
- Zytotoxische oder zytolytische Reaktionen vom **Typ II** (hämolytische Anämie, Neutropenie, Thrombozytopenie, interstitielle Nephritis) werden durch IgG- und IgM-Antikörper gegen Major-Determinanten ausgelöst.

Antiinfektiva

Tab. 1.1-4 Klassifikation der Immunreaktionen bei Betalactam-Allergie (nach Weiss ME, Adkinson NF. Clin Allergy 1988; 18: 515–40).

Typ	Bezeichnung	Antikörper	Zellen	Klinische Reaktionen
I	Anaphylaxie, Sofortreaktion	IgE	Basophile, Mastzellen	Anaphylaxie, Urtikaria
II	zytotoxische oder zytolytische Reaktion	IgG, IgM	jede Zelle mit Isoantigen	hämolytische Anämie, Neutropenie, Thrombozytopenie, Nephritis
III	Immunkomplex-Krankheit	lösliche Immunkomplexe	nicht direkt	Serumkrankheit
IV	verzögerte oder zellvermittelte Reaktion	–	sensibilisierte T-Lymphozyten	Kontaktdermatitis
V	idiopathisch	–	?	makulopapulöse Exantheme, Stevens-Johnson-Syndrom, exfoliative Dermatitis

- Eine Immunkomplex-Krankheit (**Typ III**) tritt als Serumkrankheit selten auf und beruht auf der Bildung von löslichen Immunkomplexen. Bei der Entstehung sind meist Major-Determinanten auslösend.
- Eine verzögerte Reaktion oder zellvermittelte Reaktion vom **Typ IV** äußert sich als Kontaktdermatitis und kommt heute kaum noch vor, weil Penicilline nicht mehr topisch angewendet werden. Bei der Entstehung spielen sensibilisierte T-Lymphozyten eine Rolle.
- Zu den idiopathischen Reaktionen vom **Typ V** gehören die häufigen makulopapulösen Exantheme (auch die Ampicillin-Exantheme), außerdem das Stevens-Johnson-Syndrom und das medikamentenbedingte Lyell-Syndrom (Dermatitis exfoliativa). Da alle Penicilline von der 6-Aminopenicillansäure abstammen, besteht zwischen den verschiedenen Penicillin-Präparaten meist eine Kreuzallergie. Zwischen den Penicillinen, Cephalosporinen und Carbapenemen kommt eine Kreuzallergie selten vor, sodass bei Penicillin-Allergie meist noch eine Behandlung mit Cephalosporinen oder Carbapenemen (vor allem bei nicht-IgE-vermittelter Allergie) möglich ist. Sicherheitshalber sollte der Patient jedoch vorher getestet werden (s. u.). Mit Aztreonam (einem allerdings nur gegen gramnegative Erreger wirksamen Monobactam) gibt es fast nie Kreuzreaktionen.

Das **Auftreten einer Penicillin-Allergie** hängt von verschiedenen Faktoren ab, zum Beispiel:

- **Art des Penicillins:** Bei Anwendung von Amoxicillin oder Ampicillin sind Hautreaktionen wesentlich häufiger als bei Penicillin G oder V.
- **Funktionszustand des lymphoretikulozytären Systems:** Patienten mit einer infektiösen Mononukleose erkranken sehr viel häufiger an einer Amoxicillin- bzw. Ampicillin-Allergie.
- **Applikationsweise des Penicillins:** Die lokale Anwendung von Penicillin auf der Haut oder Schleimhaut begünstigt die Entstehung einer Penicillin-Allergie.

Es wird angenommen, dass Patienten mit einer atopischen Dermatitis oder atopischen Rhinitis kein erhöhtes Risiko für die Entstehung einer Penicillin-Allergie haben.

Nach dem **Zeitpunkt des Auftretens der allergischen Erscheinungen** unterscheidet man:

- **Sofortreaktionen** (0–1 h nach Penicillin-Gabe): Sie sind fast immer IgE-vermittelt und äußern sich als Urtikaria oder anaphylaktische Reaktion. Der anaphylaktische Schock, der tödlich sein kann, ist durch einen plötzlich auftretenden Vasomotorenkollaps mit Bewusstlosigkeit, Krämpfen und Atemstörungen gekennzeichnet und erfordert eine rasche, intensive Therapie (s. u.).
- **Verzögerte Reaktionen** (1–72 h nach Penicillin-Gabe): Auch hier sind Urtikaria, Angioödeme oder Larynxödeme möglich.
- **Spätreaktionen** (> 72 h nach Penicillin-Gabe): Dazu gehören makulopapulöse Exantheme, interstitielle Nephritis, hämolytische Anämie, Neutropenie, Thrombozytopenie, Serumkrankheit, Stevens-Johnson-Syndrom und Dermatitis exfoliativa. Eine Serumkrankheit kann auch erst nach Beendigung der Penicillin-Behandlung beginnen.

Eine wirklich zufriedenstellende **Nachweismethode für das Bestehen einer Penicillin-Allergie** ist nicht bekannt. Der Nachweis spezifischer IgE im Serum (RAST-Test) kann auch bei Personen positiv sein, die niemals allergische Erscheinungen gezeigt haben. Andererseits schließt ein negatives Resultat eine Allergie nicht aus. Wenn ein Patient angibt, gegen Penicillin überempfindlich zu sein, oder der Verdacht auf eine Penicillin-Allergie besteht, können bei Notwendigkeit einer erneuten Penicillin-Therapie folgende **Vorproben** durchgeführt werden:

- **Scratch-Test:** Ein Tropfen einer Penicillin-Lösung (1 000–5 000 IE/ml) wird auf einen frischen Hautkratzer gebracht. Als positive Kontrolle dient eine Histaminlösung (1 mg/ml), als negative Kontrolle eine gepufferte NaCl-Lösung. Innerhalb von 15 min tritt eine Sofortreaktion von 4 mm Durchmesser mit Erythem und Juckreiz auf.
- **Intrakutantest** mit 0,02 ml einer Lösung von 1 000 IE/ml: Nur bei negativem Scratch-Test durchführen. Nicht ungefährlich, da hierbei schwere Reaktionen auftreten können. Falsch positive und falsch negative Reaktionen kommen vor. Als positives Ergebnis gilt eine Quaddel mit Rötung von > 4 mm Durchmesser. Bei Verdacht auf Procain-Allergie kann 0,1 ml einer 1%igen Procain-Lösung streng intrakutan injiziert werden (evtl. Auftreten einer Rötung oder Quaddel, Schockgefahr). Der Wert der Hauttestung besteht vor allem darin, Personen mit einer IgE-vermittelten Allergie zu erkennen, die kein Penicillin erhalten dürfen.
- **Expositionsversuch:** Bei negativem Scratch- und Intrakutantest ist ein Expositionsversuch gestattet. Entweder gibt man 0,4 Mio. IE Penicillin V einmalig oral und beobachtet den Patienten 1 h lang auf allergische Erscheinungen oder man lässt durch eine i. v. Infusion eine Penicillin-G-Lösung (200 000 IE in 500 ml Flüssigkeit) sehr langsam einlaufen und unterbricht sofort, wenn die ersten Zeichen einer allergischen Reaktion beobachtet werden.

! Bei Verdacht auf eine Penicillin-Allergie dürfen Depotpenicilline wegen der Gefahr einer protrahierten Allergie auf keinen Fall angewandt werden.

Therapie der Penicillin-Allergie:

- Bei **Exanthemen**, die unter der Behandlung auftreten: Absetzen des Penicillins.
- Bei **schwerer Urtikaria** gibt man ein Antihistaminikum, bei **Serumkrankheit** evtl. auch Prednison.
- Bei **allergischem Schock** (oft verbunden mit Lungen-, Larynx- oder Hirnödem): Injektion von 0,5–1 mg Adrenalin (Suprarenin) i. m. oder s. c. notfalls auch 0,5 mg langsam i. v., bei Bedarf in 5- bis 10-minütigem Abstand bis zu 3 × wiederholen. Ggf. Dauertropfinfusion mit vasokonstriktorischen Substanzen zur Aufrechterhaltung des Blutdrucks, bei Larynxödem Intubation, ggf. mechanische Beatmung. Injektionen von Penicillinase und Antihistaminika sind erfolglos.
  Eine genaue Überwachung des Patienten bis einige Stunden nach dem Eintreten der klinischen Besserung ist notwendig, da die Erscheinungen rezidivieren können.
  Bei **schwerem protrahiertem Schock** nach Injektion von Depotpenicillin (besonders nach Clemizol- oder Benzathin-Penicillin) ist eine Exzision der Injektionsstelle notwendig.

Als weitere durch Penicillin-Gabe ausgelöste **Nebenwirkungen** sind zu nennen:

- **Neurotoxische Reaktionen** mit Krampfanfällen sind möglich bei intrathekalen Instillationen oder bei Meningitis, Krampfbereitschaft (Epilepsie) und Urämie durch sehr hohe Dosen von Penicillin G (über 20 Mio. IE). Bei zu großen Mengen von Penicillin-G-Kalium drohen Hyperkaliämie, Krämpfe, Koma und Herzstillstand. In den meisten hochdosierten Penicillin-Präparaten sind jedoch – zur Prophylaxe von Elektrolytstörungen – Penicillin-G-Natrium und -Kalium in einem physiologischen Verhältnis gemischt. Im Allgemeinen sollten pro Tag nicht mehr als 20–30 Mio. IE Penicillin G (= 12–18 g), bei Kindern nicht über 12 Mio. IE gegeben werden. Bei Patienten mit schweren Ausscheidungsstörungen (im Stadium der dekompensierten Retention oder in der Urämie) genügen 50 % der üblichen Dosis von Penicillin G.

- **Herxheimer-Reaktion** zu Beginn einer Penicillin-Behandlung der Lues (diagnostisch!), besonders der konnatalen Lues. Neurolues und Lues II bei Immunsupprimierten: Fieber, Schüttelfrost, Allgemein- und Herdreaktionen. Überwachung einschl. Kreislauf erforderlich, bei schwerem Verlauf: 1 × 50–100 mg Prednison i. v.
- Versehentliche intravaskuläre Injektion von Procain-, Clemizol- oder Benzathin-Penicillin G kann sich durch vorübergehendes Auftreten von **Bewusstseinsverlust, Halluzinationen, Sehstörungen, Schwindel, Parästhesien, Stenokardien** oder **lokaler Ischämie** bis zum **Schock** äußern. Kristalle in der Blutbahn können zu **multiplen Mikroembolien** führen (Hoigné- oder Nicolau-Syndrom). Die Symptome bilden sich in 15–30 min vollständig zurück.

Interaktionen: Penicillin G kann die Wirksamkeit von Antikoagulanzien, Thrombozytenaggregationshemmern und angeblich auch von oralen Kontrazeptiva vermindern.

Indikationen: Streptokokken-, Pneumokokken-, Meningokokken-Infektionen, Lues I–III, Borreliose (Lyme-Krankheit), Diphtherie, Scharlach, Angina, Erysipel, rheumatisches Fieber, Endocarditis lenta, Erysipeloid, Milzbrand (unsicher), Tierbissinfektion (meist durch Pasteurella multocida), Leptospirose, Aktinomykose, Tetanus, Gasbrand.

Depotpenicilline (Clemizol-Penicillin, Procain-Penicillin), welche zu niedrigeren Blutspiegeln führen als das schnell resorbierbare Penicillin G, werden fast nur noch zur Lues-Therapie verwendet. Procain-Penicillin ist in Deutschland nur noch als Kombinationspräparat erhältlich und wird wie das Benzathin-Penicillin primär zur Rheumaprophylaxe eingesetzt. Zur Lues-Therapie (nur Stadien I u. II) ist mit diesen Depotpräparaten eine 3-malige, jeweils wöchentliche, doppelte Applikation (2 × 1,2 Mio. IE i. m.) erforderlich.

K **Kontraindikationen:** Penicillin-Allergie. Vorsicht mit überhöhten Dosen (> 10 Mio. IE) bei Niereninsuffizienz und Krampfbereitschaft (Gefahr der Neurotoxizität). Erhöhte Krampfbereitschaft bei Säuglingen bei zu rascher Infusionsgeschwindigkeit. Natrium- und Kaliumgehalt von Penicillin G sind bei schwerer Herz- oder Niereninsuffizienz zu beachten.

Applikation: Bei höheren Dosen und schweren Erkrankungen am besten als i. v. Kurzinfusion (über 0,5–1 h), höchstens 0,5 Mio. IE bzw. 300 mg/min. Bei i. m. Injektion eines Depotpenicillin-Präparates ist immer darauf zu achten, dass das Mittel nicht versehentlich intravenös oder intraarteriell gespritzt wird. Das Mittel darf auch nicht in der Nähe peripherer Nerven injiziert werden (daher bevorzugt die äußere Seite der Oberschenkel im mittleren Drittel).

Instillationen von Penicillin G im Prinzip möglich, jedoch wegen schneller Resorption nur kurze Zeit wirksam und daher nicht zu empfehlen.

! Intrathekale Gaben von Penicillin G sind unnötig und gefährlich (Krampfrisiko!).

Dosierung:

- Neugeborene bis 4. Lebenswoche: tgl. 0,05–0,1 Mio. IE/kg KG i. v. Bei Früh- und Neugeborenen Dosierungsintervall nicht unter 12 h.
- Säuglinge 1–12 Monate: 0,05–1 Mio. IE/kg KG in 3–4 ED.
- Kinder > 1–12 Jahre: 0,05–0,5 Mio. IE/kg KG in 4–6 ED.
- Erwachsene und Kinder > 12 Jahre (gut empfindliche Keime: 1–5 Mio. IE, schwere Infektionen, Meningitis 20–60 Mio. IE):
  - bei gut empfindlichen Keimen: Minimaldosis tgl. 1–5 Mio. IE;

- bei weniger empfindlichen Keimen und schweren Infektionen wie Septikämie und Endokarditis: tgl. 15–30 Mio. IE i. v.;
- bei schwerer Niereninsuffizienz nicht mehr als 10 Mio. IE Penicillin G (Erwachsene) bzw. 50 % der üblichen Tagesdosis, Depotpenicillin nur alle 2(–6) Tage.

Dosierungsintervall: Bei Penicillin-G-Natrium traditionelle Empfehlung alle 4–6 h. Im klinischen Alltag werden heute täglich meist 2–3 Infusionen zu 5–10 Mio. IE gegeben. Durch Gaben von Probenecid kann die tubuläre Sekretion von Penicillinen verlangsamt werden, sodass höhere Serumspiegel resultieren. Diese altertümliche Empfehlung findet sich immer wieder in der anglophonen Literatur. Die viel bessere Alternative ist jedoch eine höhere Dosierung des Penicillins. In den USA war – aus kommerziellen Gründen – über längere Zeit kein Penicillin G erhältlich. Ein Ausweichen auf weniger aktive und stärker mit Nebenwirkungen belastete Antibiotika wie Ampicillin oder Cefazolin ist nicht optimal.

Handelsformen:
- Penicillin G (Benzylpenicillin-Natrium): Ampullen à 0,5, 1, 5 und 10 Mio. IE.
- Procain-Penicillin G: Ampullen à 0,3 und 2 Mio. IE (nur Schweiz bzw. international).
- Benzathin-Penicillin G: Ampullen à 1,2 Mio. IE.
- Benzathin/Procain/Natrium-Komb.-Penicillin G: 1,2 Mio. IE.

B **Beurteilung:** Große therapeutische Breite, Erzielung maximaler Konzentrationsspitzen bei Infusion hoher Dosen, stärkere Wirkungsintensität auf Penicillin-G-empfindliche Keime als andere Penicilline, daher Mittel der Wahl bei Infektionen durch sensible Keime.

Phenoxypenicilline

Synonyma: Oralpenicilline, säurefeste Penicilline.

Handelsnamen:
- Penicillin V: Isocillin, Megacillin oral u. a.
- Propicillin: Baycillin.
- Azidocillin: InfectoBicillin H.
- Benzathin-Penicillin V: InfectoBicillin Saft.

Eigenschaften: Penicillin V (Phenoxymethyl-Penicillin) wird biosynthetisch, Propicillin (Phenoxypropyl-Penicillin) und Azidocillin (α-Azidobenzyl-Penicillin) werden halbsynthetisch gewonnen und sind gut wasserlöslich, während das Benzathinsalz des Phenoxymethyl-Penicillins wenig wasserlöslich und in der Schweiz als Sirup für Kinder im Handel ist. In Deutschland ist es üblich, Phenoxypenicilline nach Einheiten zu dosieren. 1 Mio. IE Penicillin V und Azidocillin entsprechen ca. 0,6 g (**1 g = 1,6 Mio. IE**). Bei Propicillin entsprechen 1 Mio. IE 0,7 g (**1 g = 1,42 Mio. IE**).

Wirkung: Wirkungsweise und -spektrum aller Phenoxypenicilline entsprechen Penicillin G. Die Wirkungsintensität von Propicillin auf grampositive sensible Bakterien ist zwei- bis viermal geringer als von Penicillin G und V sowie von Azidocillin, die sich in ihrer Aktivität ungefähr entsprechen. Darüber hinaus besitzt Azidocillin eine schwache Aktivität gegen Haemophilus influenzae und Enterokokken.

Resistenz: Resistenzentwicklung selten und langsam (wie bei Penicillin G). Kreuzresistenz bei penicillinasebildenden Bakterien zwischen Phenoxypenicillinen und Penicillin G bzw. Ampicillin.

Pharmakokinetik: Phenoxypenicilline sind weitgehend säurestabil. Serumspiegelmaxima in IE/ml nach oraler Gabe von:

- 1 Mio. IE Propicillin: 10,1 (nach 2,5 h),
- 1 Mio. IE Penicillin V(-Kalium): 6,4 (nach 0,75 h),
- 1 Mio. IE Azidocillin: 8,8 (nach 0,5 h).

Die Serumspiegel des Benzathinsalzes von Phenoxymethyl-Penicillin sind erheblich niedriger, verlaufen aber protrahierter als bei Phenoxymethyl-Penicillin-Kalium.

- Resorptionsrate bei Propicillin und Penicillin V gleich (ca. 50 %), wie Vergleiche der Fläche unter der Blutspiegelkurve bei intravenöser und oraler Gabe gezeigt haben. Die höheren Blutspiegel von Propicillin gegenüber Penicillin V erklären sich hauptsächlich durch die geringere Metabolisierungsrate. Bei Azidocillin werden nach oraler Gabe mind. 75 % resorbiert. Bei Dosiserhöhung der Phenoxypenicilline ist eine proportionale Steigerung der Serumkonzentration möglich. Nach einer Mahlzeit ist die Resorption von Penicillin V schlechter als bei Nüchterngabe.
- Halbwertszeit von Penicillin V, Propicillin und Azidocillin 30 min.
- Plasmaeiweißbindung: Bei Penicillin V 60 %, Propicillin 80–85 % und Azidocillin 84 %.
- Gewebediffusion und Liquorgängigkeit ähnlich Penicillin G.
- Ausscheidung mit dem Urin bei Penicillin V zu 30–50 %, Propicillin 50 %, Azidocillin 60 %. Ausscheidung von inaktiven Metaboliten (Penicilloylsäure) bei Penicillin V stärker als bei Propicillin. Bei Azidocillin sind etwa 5 % des im Harn ausgeschiedenen Antibiotikums Ampicillin, das im Organismus aus Azidocillin entsteht.

Nebenwirkungen: Nicht selten gastrointestinale Störungen. Sensibilisierungsgefahr geringer als bei parenteraler Gabe von Penicillin G. Keine neurotoxischen Reaktionen. Penicillin V ist sicher in der Schwangerschaft.

Interaktionen: Wie bei Penicillin G (s. S. 42).

Hauptindikationen: Leichtere Infektionen durch Penicillin-empfindliche Bakterien, z. B. Streptokokken-Angina, Erysipel, Scharlach, Borrelien-Infektionen, periodontale Infektionen und andere leichte Zahninfektionen, Endokarditisprophylaxe, Rezidivprophylaxe des rheumatischen Fiebers, Scharlachprophylaxe.

Falsche Indikationen: Meningitis, Sepsis, Endokarditis oder Infektionen durch schwach empfindliche Keime, bei denen eine hochdosierte i. v. Behandlung notwendig ist.

K **Kontraindikation:** Penicillin-Allergie.

Applikation: Nur orale Gabe möglich. Bei Kindern ist die Applikation einzelner Handelsformen wegen des z. T. schlechten Geschmacks oft problematisch.

Dosierung:

- Penicillin V:
  - Reife Neugeborene: 3 × tgl. 15 000–20 000 IE/kg KG.
  - Kinder bis 12 Jahre: 3–4 × tgl. 40 000–60 000 IE/kg KG (Dosisanpassung ab einer Kreatinin-Clearance < 15–30 ml/min bei einem Dosierungsintervall von 8 h).
  - Erwachsene und Kinder > 12 Jahre: 1–5 Mio. IE in 3–4 ED (bei schweren Infektionen auch Dosiserhöhung auf 10 Mio. IE tgl. und mehr möglich).
- Azidocillin:
  - Säuglinge 3–12 Monate: 40–80 mg/kg KG in 2–3 ED.
  - Kinder 1–6 Jahre: 30–60 mg/kg KG in 2–3 ED.
  - Erwachsene und Kinder ab 6 Jahre: 1,5 g in 2 ED.
- Benzathin-Penicillin V:
  - Saft, 2 × tgl. 50–100 000 IE/kg KG.

Handelsformen:
- Penicillin V:
  - Tabletten à 250 000, 300 000, 400 000, 500 000, 600 000, 800 000, 1, 1,2 und 1,5 Mio. IE.
  - Suspension mit 1 ml = 40 000 IE, 1 ml = 50 000 IE, 1 ml = 60 000 IE und 1 ml = 80 000 IE.

Aus Fertigsuspensionen auf Triglycerid- oder Ölbasis wird Penicillin V schlechter resorbiert als aus wässrigen Suspensionen (hergestellt aus Trockensubstanz oder Granulat).

B **Beurteilung:** Penicillin V ist das Standardpräparat bei Streptokokken-Angina, Scharlach, Erysipel und odontogenen Infektionen.

Isoxazolylpenicilline

Synonyma: Staphylokokken-Penicilline, Oxacillin-Derivate, penicillinasefeste Penicilline.

Handelsnamen:
- Dicloxacillin: Dichlor-Stapenor.
- Flucloxacillin: Staphylex u. a.
- Oxacillin: Stapenor.
- Cloxacillin: Standardpräparat der WHO-Liste, in Deutschland nicht im Handel.

Eigenschaften: Methicillin war das zuerst in die Therapie eingeführte penicillinasefeste Penicillin. Es war aber nur parenteral anwendbar, relativ toxisch und hatte eine geringere In-vitro-Aktivität auf penicillinasebildende Staphylokokken. Daher wurde es durch die später entwickelten penicillinasefesten Isoxazolylpenicilline Oxacillin, Cloxacillin, Dicloxacillin und Flucloxacillin abgelöst. Diese sind gut wasserlöslich, oral anwendbar und unterscheiden sich untereinander in pharmakokinetischer Hinsicht, nicht aber in ihrer antibakteriellen Aktivität. Das relativ toxische und wenig aktive Nafcillin ist in Europa nicht üblich, taucht aber immer noch in veralteten US-Empfehlungen auf.

Wirkungsspektrum: Gute In-vitro-Wirksamkeit gegen penicillinasebildende Staphylokokken. Dagegen wirken sie auf Penicillin-G-empfindliche Staphylokokken, Streptokokken, Pneumokokken und andere grampositive Keime nur so stark wie Penicillin G.

Resistenz: Methicillin wird traditionell zur Prüfung der Resistenz gegen alle penicillinasestabilen Penicilline benutzt. Daher auch die gängige Nomenklatur der zunehmend häufigen Methicillin-resistenten Staphylococcus-aureus-Stämme als MRSA. Methicillin-resistente Stämme sind immer auch Oxacillin-resistent. Eine Bezeichnung als ORSA-Stämme ist zwar nicht falsch, aber unüblich. Methicillin-resistente Staphylococcus-epidermidis-Stämme (MRSE) sind in den letzten Jahren ebenfalls häufiger geworden. In vielen Krankenhäusern sind mehr als 50 % der Isolate resistent. Die Häufigkeit von MRSA-Stämmen zeigt seit 1990 unverändert starke regionale und lokale Unterschiede in Krankenhäusern und Altersheimen (1–10 % aller Aufnahmen). Trotz erster Erfolge hinsichtlich nosokomialer Übertragungen erfordern Ausbrüche virulenter MRSA-Infektionen immer auch eine initiale (zusätzliche) Therapie mit Glykopeptiden oder vergleichbar wirksamen Substanzen (Lipopeptide/Glykopeptide, Oxazolidinone etc.). Ein heute möglicher molekularer Nachweis sollte in jedem Krankenhaus zum Standard gehören. Keine sekundäre Resistenzentwicklung während der Therapie. Es besteht bei Staphylokokken eine Kreuzresistenz zwischen den penicillinasefesten Penicillinen, Cephalosporinen und üblichen Carbapenemen (Ausnahme: Ceftarolin oder Ceftobiprol). In Australien und den USA gibt es mittlerweile eine weitverbreitete Resistenz gegen Methicillin bzw. Oxacillin, die nicht mit einer breiten Multiresistenz gekoppelt sind (sog. NORSA-Stämme). Eine heute geläufige Unterscheidung ist die zwischen ha-, ca- oder laMRSA (*hospital-, communitiy- oder livestock acquired;* s. Kap. 20.5, S. 705). Penicillin-G-empfindliche Staphylokokken sind immer gegenüber Methicillin und Oxacillinderivaten empfindlich.

Pharmakokinetik:

- Resorption nach oraler Gabe am besten bei Dicloxacillin und bei Flucloxacillin. Cloxacillin und Oxacillin, die weniger säurestabil sind als Dicloxacillin, werden schlechter resorbiert. Bei Nüchterngabe (1 h vor und 2–4 h nach der Mahlzeit) bessere Resorption als bei gefülltem Magen. Maximale Blutspiegel nach 1–2 h.
- Serumspiegel (mg/l) nach oraler Gabe von 0,5 g (1 h nach der Mahlzeit): Flucloxacillin 7,6 bzw. 2,3 (nach 1,5 bzw. 4 h), Dicloxacillin 5,9 bzw. 2,0 (nach 1,5 bzw. 4 h).
- Serumspiegel (mg/l) nach i. v. Injektion von 0,5 g: Flucloxacillin 15,7 bzw. 2,0 (nach 1 bzw. 4 h), Oxacillin 1,7 bzw. < 0,1 (nach 1 bzw. 4 h).
- Halbwertszeit von Dicloxacillin und Flucloxacillin 45 min, von Oxacillin nur 25 min.
- Plasmaeiweißbindung kritisch hoch (bei Dicloxacillin 97 %, Flucloxacillin 95 %, Oxacillin 93 %). Relativ schlechte Gewebepenetration.
- Liquorgängigkeit gering, bei Meningitis bis zu 10 % der Serumwerte. Übertritt in den fetalen Kreislauf.
- Ausscheidung mit dem Harn nach parenteraler Gabe: bei Dicloxacillin zu 65 %, bei Flucloxacillin zu 35 %, bei Oxacillin zu 25 %. Renale Ausscheidung von Oxacillin schneller als von Dicloxacillin. Oxacillin wird im Vergleich zu Dicloxacillin und Flucloxacillin stärker metabolisiert. Ausscheidung inaktiver Metaboliten (Penicilloylsäure) am stärksten bei Oxacillin, geringer bei Flucloxacillin, am geringsten bei Dicloxacillin.

Nebenwirkungen: Allergische Reaktionen wie bei Penicillin G. Das nicht mehr gebrauchte Methicillin hat vereinzelt zu allergischer Knochenmarkschädigung (Granulozytopenie) oder Nierenschädigungen geführt. Die Oxacillin-Derivate haben eine erhebliche Hepatotoxizität, die sich auch an Gewebekulturen zeigen lässt. Nach Oxacillin- und Flucloxacillin-Gaben wurden bemerkenswert oft starke Erhöhungen der Serum-Transaminasen sowie Neutropenien beobachtet. Es gibt eine dezidierte Warnung vor der Verwendung von Oxacillin im Kindesalter. In Australien wurde generell vor dem Gebrauch von Flucloxacillin gewarnt. Flucloxacillin-Saft enthält relativ viel Magnesium. Lokale Reizerscheinungen (Phlebitis) und schwerste Reaktionen bei versehentlicher intraarterieller Injektion (Amputation des Armes) waren bei i. v. verabreichtem Dicloxacillin häufig und sind ein Grund zu großer Vorsicht.

> **!** Wegen der pharmakokinetischen Nachteile (überhöhte Eiweißbindung, niedrige aktive Spiegel), diversen Interaktionen (z. B. mit Methotrexat), der schlechten lokalen Verträglichkeit, der geringen klinischen Effizienz und der relevanten Toxizität (Hepatotoxizität!) sind die gesamten Derivate der Gruppe suboptimal und sollten u. E. durch die im Prinzip weitgehend identisch wirkenden Cephalosporine wie Cefadroxil oder Cefazolin ersetzt werden.

Interaktionen: Wie bei Penicillin G (s. S. 42).

Indikationen: Nicht lebensbedrohende Staphylokokken-Infektionen (z. B. Furunkel, leichte Wundinfektionen) bei nachgewiesener Empfindlichkeit.

Falsche Indikationen: Infektionen durch Penicillin-G-empfindliche oder Methicillin-resistente Staphylokokken, **lebensbedrohende Staphylokokken-Infektionen wie Osteomyelitis, Sepsis oder Pneumonie** (hier muss immer eine Kombinationstherapie erfolgen; s. S. 496). Bei schlechter Wirksamkeit gegen nicht betalactamasebildende Bakterien, z. B. A-Streptokokken, sollte bei jeder unklaren oder nachweislichen Mischinfektion eine Kombination mit Cephalosporinen oder Chinolonen gegeben werden.

K **Kontraindikationen:** Penicillin-Allergie. Keine Gabe an Patienten mit Lebererkrankungen!

Applikation:
- Für die orale Anwendung (Nüchterngabe) sind Dicloxacillin und Flucloxacillin zu bevorzugen (bessere Resorption, höhere und länger anhaltende Serumspiegel als Oxacillin).
- Bei parenteraler Anwendung sind Oxacillin, Cloxacillin und Flucloxacillin lokal besser verträglich als Dicloxacillin. Zur heute kaum noch relevanten Instillation sollte in erster Linie Oxacillin (1%ige Lösung) verwendet werden. Die Gabe erfolgt als i. v. Kurzinfusion (innerhalb von 30 min).

Dosierung: Niedrigere Tagesdosen als hier angegeben sind nicht ratsam!
- Bei **oraler Gabe** von Dicloxacillin und Flucloxacillin (nüchtern):
  - Früh- und Neugeborene, Kleinkinder: tgl. 40–50(–100) mg/kg KG.
  - Kinder 6–10 Jahre: 0,75–1,5 g tgl.
  - Kinder 10–14 Jahre: 1,5–2 g tgl.
  - Erwachsene und Jugendliche > 14 Jahre: 3–4 g tgl.
- Bei **i. v. Gabe** von Flucloxacillin:
  - Früh- und Neugeborene, Säuglinge, Kleinkinder: 40–50(–100) mg/kg tgl. in 3–4 ED.
  - Kinder 6–10 Jahre: 0,75–1,5 g tgl. in 3 ED.
  - Kinder 10–14 Jahre: 1,5–2 g tgl. in 3–4 ED.
  - Erwachsene und Jugendliche ab 14 Jahren: 3–4(–10) g tgl.

! Aus Gründen der Hepatotoxizität keine Langzeittherapie.

Handelsformen:
- Dicloxacillin (nicht in Deutschland): Kapseln à 0,25 g.
- Flucloxacillin: Kapseln à 0,25 und 0,5 g, orale Suspension (50 mg/ml); Ampullen à 0,25, 0,5, 1 und 2 g.
- Oxacillin (nicht in Deutschland): Ampullen à 0,5 und 1 g.
- Cloxacillin: Standardsubstanz der WHO-Liste.

B **Beurteilung:** Veraltete, suboptimale, teure und bemerkenswert toxische Spezialpenicilline für leichte Infektionen durch penicillinasebildende Staphylokokken. Bei ernsten Staphylokokken-Infektionen sollten Antibiotika mit sicherer Staphylokokken-Wirksamkeit sowie besserer Pharmakokinetik und Verträglichkeit (orale und parenterale Cephalosporine, Clindamycin, Rifampicin oder Imipenem) bevorzugt werden. Bei anderen grampositiven Keimen wesentlich schwächer wirksam als Penicillin G! Während so individuell auf eine Therapie mit dieser historisch bedeutsamen Substanzgruppe verzichtet werden könnte, behält sie ihre Bedeutung gegenüber Cephalosporinen aufgrund geringerer Resistenzentwicklung bei Enterobakterien in Form eines Kollateralschadens (z. B. ESBL).

Aminopenicilline

Die im Handel befindlichen Aminopenicilline (Aminobenzyl-Penicilline, Ampicillin-Derivate) sind Ampicillin und Amoxicillin, die sich in pharmakologischen Eigenschaften, nicht aber in der antibakteriellen Aktivität voneinander unterscheiden. Ampicillin kommt als schlecht resorbierte Leitsubstanz dieser Gruppe nur noch für die parenterale Gabe infrage. Oral sollte das wesentlich besser resorbierbare Amoxicillin verwendet werden. Die Absorptionsester Bacampicillin und Pivampicillin sind nur noch von historischem Interesse.

Alle Aminopenicilline haben durch die Entwicklung besserer Betalactam-Antibiotika (Cephalosporine, Peneme) stark an Bedeutung verloren.

Ampicillin

Handelsnamen: Binotal u. a.

Eigenschaften: Pioniersubstanz der Aminopenicilline (s. Abb. 1.1-2, S. 35). Halbsynthetisches Penicillin-Derivat (α-Aminobenzyl-Penicillin) mit erweitertem Spektrum. In Lösung relativ unstabil.

Wirkungsweise: Bakterizid, Hemmung der Zellwand-Peptidoglykansynthese, inaktiviert durch Penicillinasen von Staphylokokken, Enterobakterien und Bacteroides.

Wirkungsspektrum: Wie bei Penicillin G, jedoch zusätzlich gute bis mittlere Empfindlichkeit (Hemmwerte bis 5 mg/l) von Enterokokken, Listerien, Haemophilus influenzae, Campylobacter fetus. Auf grampositive Keime wirkt Penicillin G 2- bis 4-fach stärker. Zunehmende Häufigkeit von Ampicillin-resistenten Haemophilus-Stämmen, die aber immer gegen Cefuroxim, Cefotaxim und Cefixim empfindlich sind. Gleichzeitige Resistenz von Haemophilus gegen Chloramphenicol ist selten. Enterokokken sind heute teilweise gegen Ampicillin resistent (vor allem Enterococcus faecium).
Unterschiedlich empfindlich sind Salmonellen, Shigellen, E. coli (Resistenzrate ca. 30 %) und Proteus mirabilis (nichtpenicillinasebildende Stämme). Resistent sind Klebsiella, Enterobacter, Citrobacter, Yersinia enterocolitica, Serratia marcescens, Bacteroides fragilis, Pseudomonas aeruginosa, Proteus vulgaris, Proteus rettgeri und Morganella morganii. Bei Kombination mit einem Betalactamase-Hemmer (wie Sulbactam) synergistische Wirkung auf betalactamasebildende Stämme von E. coli, Klebsiella, Bacteroides fragilis und Staphylococcus aureus.

Resistenz: Komplette Kreuzresistenz mit Amoxicillin. Penicillin-G-resistente Gonokokken-Stämme sind auch Ampicillinunempfindlich. Partielle Kreuzresistenz bei gramnegativen Stäbchen mit Mezlocillin, Piperacillin und Cephalosporinen. Resistenzentwicklung unter der Therapie selten. Während der Therapie kann es zur Selektion primär resistenter Bakterien kommen, welche von einer sekundären Resistenzentwicklung zu unterscheiden ist.

Pharmakokinetik:

- Resorption bei oraler Gabe 30–40 %.
- Maximaler Serumspiegel nach 0,5 g oral (nach einer Mahlzeit) durchschnittlich 2 mg/l nach 1,5 h, nach 0,5 g i. m. 10 mg/l nach 0,5 h.
- Halbwertszeit 1 h.
- Plasmaeiweißbindung 18 %.
- Gute Gewebediffusion. Liquorgängigkeit wie bei Penicillin G gering, bei Meningitis nach i. v. Gabe großer Dosen ausreichend. In Lebergalle Konzentrationen im Diffusionsgleichgewicht ebenso hoch wie im Serum, in Blasengalle höher. Übergang in den fetalen Kreislauf und ins Fruchtwasser.
- Ausscheidung mit dem Urin nach 24 h 20–30 % der oral und 60 % der i. v. gegebenen Menge. Außerdem geringe Ausscheidung mit der Galle und den Fäzes.

Nebenwirkungen: Toxizität ebenso gering wie von Penicillin G. Allergie in Form von Urtikaria oder anaphylaktischem Schock nicht häufiger als bei Penicillin G. In 5–20 % der Fälle makulöse Exantheme während oder nach einer 8- bis 14-tägigen Behandlung. Ein Teil der Exantheme scheint toxisch bedingt zu sein (häufiger bei höherer Dosierung) und kommt offenbar durch Zerfallsprodukte von Ampicillin in Infusionslösungen zustande.

! Vorsicht bei späterer Anwendung von anderen Penicillinen, da mit einer Kreuzallergie zu rechnen ist.

Nach einem typischen Ampicillin-Exanthem werden Penicilline nach längerem Intervall meist wieder vertragen. In 5–20 % der Fälle kommt es zu Magen-Darm-Erscheinungen (Brechreiz, Übelkeit, Durchfall), teilweise durch Störung der normalen Darmflora bedingt. Durch hohe Dosen von i. v. verabreichtem Ampicillin kann es zur Kristallurie kommen. Wie bei Clindamycin-Behandlung gibt es eine durch Ampicillin bzw. Amoxicillin ausgelöste pseudomembranöse Enterokolitis, die chronisch verlaufen kann und mit dem Vorkommen von Clostridium difficile im Darm in Zusammenhang steht. Sie wird mit Vancomycin oral (s. S. 597) behandelt. Nicht selten kommt es durch den starken Selektionsdruck von Ampicillin zu einem Infektionswechsel mit resistenten Keimen (Klebsiella oder Enterobacter). Ein breiter Einsatz von Ampicillinen im Krankenhaus ist daher bedenklich.

Interaktionen: Wie bei Penicillin G (s. S. 42), außerdem Resorptionssteigerung von Digoxin möglich.

Hauptindikationen: Enterokokken-Endokarditis (bei nachgewiesener Empfindlichkeit in Kombination mit Gentamicin), Listeriose, Haemophilus-Infektionen (nur bei nachgewiesener Empfindlichkeit). Empirische Initialtherapie infektionsverdächtiger Früh- und Neugeborener wegen der Listerien-Aktivität.

Falsche Indikationen: Typische oder nachgewiesene Staphylokokken-, Streptokokken- und Pneumokokken-Infektionen, Angina, unklares Fieber, Pneumonie (Erreger oft resistent), Wundinfektionen, äußerliche Anwendung, perioperative Prophylaxe. Ersatz von Penicillin G oder V bei sensiblen Erregern (z. B. Angina, Endocarditis lenta, Lues) durch die mit mehr Nebenwirkungen belasteten Ampicillin-Derivate.

K **Kontraindikationen:** Penicillin-Allergie, infektiöse Mononukleose und chronische lymphatische Leukämie (in > 50 % der Fälle Exantheme).

Applikation: Bei schweren Infektionen stets parenteral (als 10- bis 20%ige Lösung langsam i. v. oder hochdosiert als i. v. Kurzinfusion). Bei Dauertropfinfusion alle 6–8 h frische Lösung zubereiten, sonst zunehmende Inaktivierung; keine weiteren Zusätze! Bei oraler Gabe schlechte Resorption, daher Amoxicillin bevorzugen.

Dosierung:
- Neugeborene < 1 Woche: 50–100 mg/kg KG in 2 ED.
- Neugeborene 0–4 Wochen ab 2. Woche:
  - 1 200–2 000 g KG: 75–150 mg/kg KG in 3 ED.
  - > 2 000 g KG: 100–200 mg/kg KG in 4 ED.
- Säuglinge 3–12 Monate, Kinder 1–12 Jahre: tgl. 100(–200) mg/kg KG, bei Meningitis 200–400 mg/kg KG i. v., Tagesdosis auf 3–4 ED verteilen.
- Erwachsene und Kinder ab 6 Jahre:
  - Standarddosis für orale Gabe: (2–)3–4–6 g tgl.
  - Standarddosis für parenterale Gabe: 1,5–6 g tgl.
  - Dosissteigerungen auf 10–20 g i. v. möglich.

Bei **eingeschränkter Nierenfunktion** wird eine reduzierte Dosierung empfohlen. Bei einer Kreatinin-Clearance von 50–10 ml/min übliche ED alle 12 h geben, bei einer Kreatinin-Clearance von < 10 ml/min alle 24 h.

Handelsformen:
- Tabletten mit 1 g.
- Ampullen mit 0,5, 1, 2, 5 g.
- Suspension mit 50 mg/ml.

B **Beurteilung:** Traditionelles Mittelspektrum-Penicillin. Der klinische Wert hat mit den Jahren erheblich gelitten. E. coli und Haemophilus influenzae sind heute häufig resistent. Bevorzugter Einsatz und immer noch wichtig bei Enterokokken- und Listerien-Infektionen.

Amoxicillin

Handelsnamen: Amoxypen, Clamoxyl u. a.

Eigenschaften: Leitsubstanz der Aminopenicilline. Hydroxiderivat des Ampicillins (s. Abb. 1.1-2, S. 35), als Trihydrat in Wasser schlecht, in Phosphatpuffer (pH 8,0) besser löslich, relativ säurestabil (wie Ampicillin). Mononatriumsalz (zur Injektion) gut wasserlöslich.

Wirkung: Spektrum und In-vitro-Aktivität entsprechend Ampicillin. In Kombination mit Clavulansäure (s. S. 57) Verbreiterung des Wirkungsspektrums auf einen Teil der betalactamasebildenden Bakterien.

Pharmakokinetik:
- Nach oraler Gabe fast vollständige Resorption.
- Blutspiegelmaxima (nach 2 h) mehr als doppelt so hoch wie nach der gleichen Dosis Ampicillin per os (Abb. 1.1-3). Keine Beeinträchtigung durch die Nahrungsaufnahme. Nach i. v. Injektion von 1 g mittlere Serumspiegel von 20 mg/l (1 h) und 2 mg/l (4 h).
- Plasmaeiweißbindung 17 %.
- Urin-Recovery nach oraler Gabe in 6 h 60–70 %, nach i. v. Gabe 70–80 %.

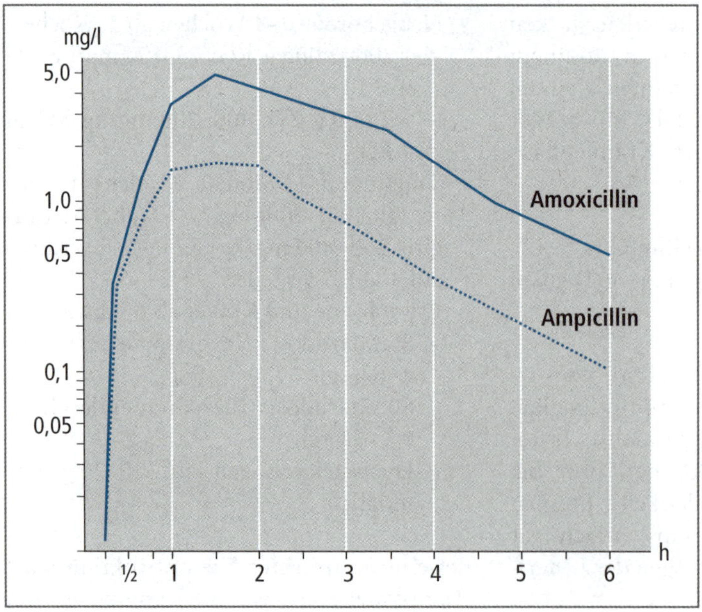

Abb. 1.1-3 Mittlere Serumspiegelkurve nach oraler Einzelgabe von 500 mg Amoxicillin und Ampicillin.

Indikationen: Orale Behandlung von Sinusitis, Otitis media und Bronchitis durch empfindliche Erreger sowie von unkomplizierten Harnwegsinfektionen bei Frauen. Die Position bei chronischer Bronchitis und Gallenwegsinfektionen ist umstritten. Endokarditisprophylaxe.

Nebenwirkungen: Wie bei Ampicillin (s. S. 48). Durch hohe Dosen von i. v. verabreichtem Amoxicillin kann es zu Kristallurie kommen. Wegen der fast vollständigen Resorption nach oraler Gabe sind intestinale Störungen seltener.

Interaktionen: Wie bei Penicillin G (s. S. 42).

Applikation und Dosierung:
- Säuglinge und Kinder < 40 kg KG: 50–100 mg/kg tgl. in 3–4 ED, Höchstdosis 2 g tgl.
- Jugendliche > 40 kg KG und Erwachsene: orale Tagesdosis je nach Erregerempfindlichkeit 1–1,5(–3) g, verteilt auf 3(–4) ED.

Bei **schweren Infektionen** ist eine höhere Dosierung durch i. v. Applikation möglich.

Handelsformen:
- Brausetabletten à 0,5, 0,75 und 1 g.
- Orale Suspension mit 50, 100 und 150 mg/ml.
- Ampullen mit 1 und 2 g.

B **Beurteilung:** Im Gegensatz zu Ampicillin fast vollständige Resorption nach oraler Gabe, daher niedrigere Dosierung möglich und geringere Gefahr von intestinalen Störungen. Wegen der hohen Resistenzrate bei Enterobakterien und Haemophilus influenzae ist Amoxicillin ohne Kombination mit einem Betalactamase-Hemmer (s. S. 57) zur ungezielten Therapie schwerer Infektionen ungeeignet.

Carboxypenicilline

Bei den Carboxypenicillinen handelt es sich um eine historisch relevante Gruppe von Penicillinen mit relativ schwacher Wirkung auf Enterobakterien und Pseudomonas, die durch neuere Derivate überholt sind. Die Pioniersubstanz war Carbenicillin. Resorptionsester des Carbenicillins wie Carindacillin und Carfecillin sind durch besser wirksame Gyrase-Hemmer überflüssig geworden. Letztes Derivat dieser Gruppe mit geringer Bedeutung war Ticarcillin; es taucht immer noch in veralteter Literatur auf.
Nachteile: Hohe Dosierung, gefährliche Nebenwirkungen (Blutungsgefahr). Durch Piperacillin überholt.

Acylaminopenicilline

Es handelt sich um Ampicillin-Derivate mit Substitution der Aminogruppe durch modifizierte Ureidoseitenketten. Darauf bezieht sich das Synonym »Ureidopenicilline«. Von den zahlreichen Derivaten waren nur wenige klinisch brauchbar. Das Pionierderivat Azlocillin wurde als gut verträgliches Schmalspektrum-Pseudomonas-Penicillin mangels Nachfrage eingestellt. Apalcillin erwies sich dagegen als relativ toxisch. Die Gruppe besteht somit nur noch aus dem relativ breit wirksamen Piperacillin und dem für Spezialindikationen brauchbaren Mezlocillin.
Alle Acylaminopenicilline wirken mehr oder weniger intensiv gegen Pseudomonas aeruginosa, Enterobakterien und Enterokokken. Sie penetrieren rasch in die Bakterienzellwand, sind aber instabil gegen die Betalactamasen von Staphylokokken sowie resistenten Enterobacter-, Serratia- und Klebsiella-Stämmen. Sie eignen sich gut für eine Kombination mit Betalactamase-Hemmern.

Antiinfektiva

Piperacillin

Handelsnamen: Pipril u. a. (s. a. Tazobactam/Piperacillin [= Tazobac], S. 62).

Eigenschaften: Acylaminopenicillin (Strukturformel s. Abb. 1.1-2, S. 35), verwandt mit Azlocillin und Mezlocillin, als Natriumsalz gut wasserlöslich, relativ stabil (10%iger Wirkungsverlust nach 24-stündiger Aufbewahrung bei 25 °C in gepufferter Lösung). Die 10%ige wässrige Lösung ist blutisoton.

Wirkungsspektrum: Piperacillin hat wie Mezlocillin eine gute Wirksamkeit gegen die meisten Enterobakterien und wie Azlocillin eine gute Pseudomonas-Wirksamkeit. Gegen Enterokokken wirkt Mezlocillin etwas stärker. Bei Haemophilus und Anaerobiern (auch Bacteroides fragilis) gibt es keine wesentlichen Unterschiede zwischen Piperacillin und Azlo- bzw. Mezlocillin. Bei penicillinasebildenden Staphylokokken ist Piperacillin wie alle Acylaminopenicilline unwirksam. Synergistische Wirkung mit Aminoglykosiden bei gramnegativen Stäbchen und Enterokokken.

Resistenz: Unvollständige Kreuzresistenz mit Azlo-, Mezlo- und Ampicillin. Vollständige Kreuzresistenz mit Penicillin G bei Staphylokokken u. a., mit Ampicillin bei Haemophilus. Piperacillin wird durch Betalactamasen von Staphylokokken und Bacteroides fragilis inaktiviert.

Pharmakokinetik:

- Nach i. v. Injektion von 2 g Serumspiegel von 40 mg/l (1 h), 3,6 mg/l (4 h) und 1 mg/l (6 h).
- Nach i. v. Infusion von 4 g (in 30 min) Serumspiegel von 60 mg/l (1 h nach Infusionsende), 8 mg/l (4 h) und 2,5 mg/l (6 h).
- Während i. v. Dauerinfusion (0,33 g/h = 8 g/24 h) konstanter Serumspiegel von 15 mg/l.
- Halbwertszeit 1 h.
- Plasmaeiweißbindung 20 %.
- Gute Gewebegängigkeit, Liquorkonzentrationen relativ niedrig.
- Harnausscheidung in aktiver Form 60–70 %. Gallekonzentrationen (Lebergalle) > 200 mg/l. Ein kleiner Anteil wird im Organismus metabolisiert.

Nebenwirkungen: Ähnlich wie bei Penicillin G. Hautexantheme seltener als bei Ampicillin. Es können gastrointestinale Störungen (Übelkeit, Durchfall), Schmerzen am Ort der i. m. Injektion und Thrombophlebitis bei wiederholter i. v. Injektion auftreten. Ein vorübergehender Anstieg der Leberenzyme wurde bei < 3 % der Patienten beobachtet. Es kann durch den relativ hohen Natriumgehalt zu einer Erniedrigung der Magnesium- und Kalium-Konzentrationen im Blut kommen. Passagere Neutropenien sind wie bei anderen Betalactam-Antibiotika möglich.

Interaktionen: Wie bei Penicillin und Mezlocillin. Acylaminopenicilline können Interaktionen mit dem Gerinnungssystem bewirken. Bei gleichzeitigen Gaben von hochdosiertem Heparin, oralen Antikoagulanzien oder Thrombozytenaggregationshemmern sollten die Gerinnungsparameter genau überwacht werden. Es können auch Interaktionen mit Probenecid, Indometacin, Phenylbutazon, Salicylaten, Sulfinpyrarazon und Methotrexat auftreten.

Indikationen: Infektionen der Harnwege, des Genitaltrakts und der Gallenwege durch empfindliche gramnegative Stäbchen, außerdem nachgewiesene oder vermutete Pseudomonas-Infektionen (bevorzugt in Kombination mit Tobramycin) sowie schwere Allgemeininfektionen (Septikämie, Meningitis, Pneumonie usw.) in Kombination mit einem Aminoglykosid oder einem Cephalosporin. Piperacillin ist besonders gut zur Kombination mit einem Betalactamase-Hemmer geeignet und wird meist in fester Kombination mit Tazobactam verabreicht.

Falsche Indikationen: Ungezielte Monotherapie bei lebensbedrohlichen bakteriellen Allgemeininfektionen (besonders wenn mit resistenten Erregern wie Staphylococcus aureus, Enterobacter und Bacteroides fragilis zu rechnen ist).

K **Kontraindikation:** Penicillin-Allergie.

Applikation: Am besten als langsame i. v. Injektion oder i. v. Kurzinfusion. Nicht mit anderen Medikamenten oder einem Aminoglykosid in der Spritze oder Infusionslösung mischen. Eine i. m. Injektion kommt nur bei Einzeldosen bis 2 g infrage (evtl. Substanz in 0,5%iger Lidocain-Lösung auflösen).

Dosierung:

- Neugeborene < 7 Tage und/oder < 2 000 g KG: 150 mg/kg tgl. in 3 ED.
- Neugeborene > 7 Tage und/oder > 2 000 g KG: 300 mg/kg in 3–4 ED.
- Säuglinge 3–12 Monate, Kinder 1–12 Jahre: 100–200 mg/kg KG tgl. in 3–4 ED.
- Erwachsene und Jugendliche: normale Dosierung 6–8(–12) g (100–200 mg/kg KG) in 3–4 ED.

Bei schweren **lebensbedrohlichen Infektionen** kann die Dosis verdoppelt werden (3–4 × 4 g tgl. bzw. 400 mg/kg KG tgl. bei pädiatrischen Patienten).
Bei **schwerer Niereninsuffizienz** (Kreatinin-Clearance < 20 ml/min) sollten höchstens 4 g alle 12 h verabreicht werden.

Handelsformen: Ampullen à 1, 2, 3 und 4 g. Die wichtigere Handelsform ist die feste Kombination mit Tazobactam (s. S. 62).

B **Beurteilung:** Breitspektrum-Penicillin besonders im gramnegativen Bereich (einschließlich Pseudomonas), jedoch mit unvollständiger Staphylokokken-Wirksamkeit. Daher bei lebensbedrohlichen Erkrankungen ungezielt nur in Kombination mit einem Betalactamase-Hemmer, ggf. ergänzt mit einem Cephalosporin, Chinolon, Vancomycin oder Aminoglykosid anwenden.

Mezlocillin

Handelsnamen: Baypen u. a.

Eigenschaften: Acylaminopenicillin (Strukturformel s. Abb. 1.1-2, S. 35). Das Natrium-Monohydrat ist gut wasserlöslich. Die ca. 10%ige wässrige Lösung (zur i. v. Injektion) ist farblos oder leicht gelblich und bei Raumtemperatur bis 24 h gut haltbar.

Wirkungsspektrum: Mezlocillin besitzt das Wirkungsspektrum von Ampicillin erweitert um einen Teil der Indol-positiven Proteus-Stämme (Proteus vulgaris u. a.), Providencia-, Serratia-, Klebsiella-, Enterobacter- und Pseudomonas-aeruginosa-Stämme. Im Vergleich zu Azlocillin ist Mezlocillin bei Enterobacteriaceae meist um 2–3 Verdünnungsstufen stärker wirksam, wirkt aber bei Pseudomonas aeruginosa schwächer (mittlere MHK von Mezlocillin 32 mg/l, von Azlocillin 8 mg/l). Ein wechselnder Prozentsatz der Stämme ist bei Mezlocillin-Konzentrationen ≥ 64 mg/l resistent: bei Providencia ungefähr 60 %, Klebsiella pneumoniae 40 %, Serratia marcescens 40 %, Enterobacter aerogenes 20–40 %, E. coli 10–20, bis 30 %, Pseudomonas aeruginosa 10–20, bis 40 %. Mezlocillin wirkt bei Konzentrationen von ≤ 32 mg/l auf den größten Teil der sporenlosen Anaerobier (Bacteroides-Arten, einschließlich Bacteroides fragilis u. a.). Resistent sind alle penicillinasebildenden Staphylokokken und Ampicillin-resistenten Haemophilus-Stämme. Durch Kombination mit Sulbactam (s. S. 60) Spektrumerweiterung auf einen Teil der betalactamasebildenden Bakterien. Mezlocillin wirkt gut gegen Borrelien. Synergistische Wirkung bei Kombination mit Aminoglykosiden gegen Pseudomonas, Klebsiella, Serratia, Proteus. In den letzten Jahren zunehmend resistente Erreger bei Gallenwegsinfektionen.

Antiinfektiva

Pharmakokinetik:
- Keine Resorption nach oraler Gabe.
- Serumkonzentrationen nach i. v. Injektion von 2 g 56 mg/l (0,5 h nach Infusionsende) und 4,4 mg/l (4 h), nach 3 g i. v. (in 30 min) im Durchschnitt 57 mg/l (1 h nach Infusionsende) und 4,4 mg/l (4 h nach Infusionsende).
- Halbwertszeit 55 min.
- Plasmaeiweißbindung 30 %.
- Ausscheidung in aktiver Form zu 55–60 % mit dem Harn und zu 25 % mit der Galle. Ein kleiner Teil wird im Organismus zu antibakteriell unwirksamen Metaboliten abgebaut.

Nebenwirkungen: Wie bei Penicillin G. Es können Diarrhoe oder weiche Stühle, Hauterscheinungen (Erythem, Exanthem) und Geschmackssensationen während der Verabreichung auftreten. Selten sind ein Anstieg der Transaminasen und alkalischen Phosphatase im Serum sowie eine Eosinophilie. Durch Harnausscheidung von Metaboliten können nicht enzymatische Harnzuckerreaktionen und die Urobilinogenprobe falsch positiv ausfallen. Hautexantheme nicht häufiger als bei Penicillin G. Passagere Neutropenien wie bei anderen Betalactam-Antibiotika sind möglich.

Interaktionen: Wie bei Penicillin G und Piperacillin. Acylaminopenicilline können Interaktionen mit der Gerinnung bewirken. Bei gleichzeitigen Gaben von hochdosiertem Heparin, oralen Antikoagulanzien oder Thrombozytenaggregationshemmern sollten die Gerinnungsparameter genau überwacht werden. Es können auch Interaktionen mit Probenecid, Indometacin, Phenylbutazon, Salicylaten, Sulfinpyrarazon und Methotrexat auftreten.

Indikationen: Infektionen des Urogenitaltrakts und der Gallenwege durch empfindliche gramnegative Stäbchen. Bei schweren Infektionen ggf. in Kombination mit einem Aminoglykosid. Mezlocillin ist geeignet zur freien Kombination mit dem Betalactamase-Hemmer Sulbactam. Kombinationen mit Metronidazol können sinnvoll sein (Verbreiterung des Wirkungsspektrums auf Anaerobier). Mezlocillin wird oft zur perioperativen Prophylaxe in der Bauchchirurgie verwendet.

Falsche Indikationen: Infektionen durch Penicillin-G-empfindliche Keime, Staphylokokken-Infektionen.

K **Kontraindikation:** Penicillin-Allergie.

Applikation: Am besten als langsame i. v. Injektion oder i. v. Kurzinfusion (in 30–60 min). Nicht mit anderen Medikamenten in der Spritze oder Infusionslösung mischen, insbesondere nicht mit einem Aminoglykosid.

Dosierung:
- Bei schweren Allgemeininfektionen:
  - Säuglinge < 3 kg KG und Frühgeborene: 2 × tgl. 75 mg/kg KG.
  - Säuglinge > 3 kg KG, Kinder 1–14 Jahre: 3 × 75 mg tgl.
  - Erwachsene und Jugendliche > 14 Jahre: 3 × 5 g tgl. oder 2 × 10 g tgl.

Bei **Harnwegsinfektionen** und nicht lebensbedrohlichen Erkrankungen (durch sensible Keime) 3 × 2 g tgl. Bei **Niereninsuffizienz** (Kreatinin-Clearance < 30 ml/min) wird die ED von 2 g alle 8 h verabreicht.

Handelsformen: Flaschen à 0,5, 1, 2 und 4 g.

B **Beurteilung:** Spezielles, relativ breites Penicillin für Gallenwegsinfektionen sowie zur perioperativen Prophylaxe in der Abdominalchirurgie. Heute durch breiter und stärker wirksame Antibiotika weitgehend überholt.

Betalactam-Kombinationen

Früher gab es eine Reihe fester Kombinationen von Ampicillin mit Oxacillin-Derivaten, die sich, mangels besserer Antibiotika, großer Beliebtheit erfreuten. Wegen geringer Aktivität und hohen Selektionsdrucks sind diese Präparate heute verlassen worden. Im Handel befinden sich noch einige fixe Kombinationen von Mezlocillin bzw. Amoxicillin mit Oxacillin-Derivaten. Wegen der relativ hohen Resistenzquote von Enterobakterien gegen Acylaminopenicilline bzw. Aminopenicilline sowie wegen der Schwächen der Oxacillin-Derivate sind derartige Kombinationen heute überholt. Sinnvoller sind Kombinationen von Piperacillin mit Betalactamase-Hemmern, die das Spektrum auf Staphylokokken, Bacteroides fragilis und einen Teil der resistenten Enterobakterien erweitern. Freie Kombinationen von Piperacillin mit Breitspektrum-Cephalosporinen (z. B. Cefotaxim) führten früher zu einem nahezu lückenlosen Wirkungsspektrum; sie spielen bei der ungezielten Initialtherapie schwerer Infektionen im Zeitalter von MRSA und VRE dort heute aber keine Rolle mehr.

Betalactamase-Hemmer

Die Resistenz von gramnegativen Stäbchen und Staphylokokken ist weitgehend durch Betalactamasen bedingt, die sich zum Teil durch Betalactamase-Hemmer durchbrechen lässt (Tab. 1.1-5). Bevorzugt zeigen aktuell verfügbare Betalactamase-Hemmer eine Wirkung gegen Penicillinasen und Cephalosporinasen der Gruppe 2 bzw. der Serin-Penicillinasen (Amblerklasse A). Das Konzept der Betalactamase-Hemmer ist auch zukünftig hinsichtlich der Entwicklung neuer Substanzen aus theoretischer und klinischer Sicht interessant. Ihr Wirkprinzip

Antiinfektiva

Tab. 1.1-5 Funktionelle und strukturelle (molekulare) Einteilung, Wirkung und Hemmung relevanter bakterieller Betalactamasen (Stand 2012; s. auch: http://www.lahey.org/Studies/).

Einteilung (Klasse)		Substrate/bevorzugte Antibiotika	Hemmung durch Betalactamase-Hemmer	Charakteristik/(funktions-)definierende Hydrolyse oder Resistenz	Enzyme (typisch und repräsentativ)
Funktion (Bush/Jacoby)	Struktur[1] (Ambler)				
1	C	Cephalosporin	nein	Hydrolyse von Cephalosporin > Benzylpenicillin; Cefamycin[2]-Hydrolyse	E. coli AmpC, P99, ACT-1, CMY-2, FOX-1, MIR-1
1e	C	Cephalosporin	nein	↑↑ Hydrolyse von Ceftazidim + oft Oxyimino-Betalactamen[3]	GC1, CMY-37
2a	A	Penicillin	ja	Hydrolyse von Benzylpenicillin > Cephalosporin	Staphylococcus aureus PC1
2b	A	Penicillin, Cephalosporin (Gruppe 1/2)	ja	Hydrolyse von Benzylpenicillin = Cephalosporin	TEM-1, -2, SHV-1

Tab. 1.1-5 Funktionelle und strukturelle (molekulare) Einteilung, Wirkung und Hemmung relevanter bakterieller Betalactamasen (Stand 2012; s. auch: http://www.lahey.org/Studies/). *(Fortsetzung)*

Einteilung (Klasse)		Substrate/bevorzugte Antibiotika	Hemmung durch Betalactamase-Hemmer	Charakteristik/(funktions-)definierende Hydrolyse oder Resistenz	Enzyme (typisch und repräsentativ)
Funktion (Bush/Jacoby)	Struktur[1] (Ambler)				
2be	A	Cephalosporin (Gruppe 3/4), Monobactam	ja	↑↑ Hydrolyse von Oxyimino-Betalactamen	TEM-3, SHV-2, CTX-M-15, PER-1, VEB-1
2br	A	Penicillin	nein	Resistenz gegen Clavulansäure, Sulbactam + Tazobactam	TEM-30, SHV-10
2ber	A	Cephalosporin (Gruppe 3/4), Monobactam	nein	↑↑ Hydrolyse von Oxyimino-Betalactam + Resistenz gegen Clavulansäure, Sulbactam + Tazobactam	TEM-50
2c	A	Carbenicillin	ja	↑↑ Hydrolyse von Carbenicillin	PSE-1, CARB-3
2ce	A	Carbenicillin, Cefepim	ja	↑↑ Hydrolyse von Carbenicillin, Cefepim + Cefpirom	RTG-4
2d	D	Cloxacillin	variabel	↑↑ Hydrolyse von Oxacillin oder Flucloxacillin	OXA-1, -10
2de	D	Cephalosporin (Gruppe 3/4)	variabel	Hydrolyse von Oxacillin/Cloxacillin + Oxyimino-Betalactamen	OXA-11, -15
2df	D	Carbapenem	variabel	Hydrolyse von Oxacillin/Cloxacillin + Carbapenemen	OXA-23, -48
2e	A	Cephalosporin (Gruppe 3/4), Monobactam	ja	Hydrolyse von Cephalosporin, Hemmung durch Clavulansäure, Sulbactam + Tazobactam – nicht Aztreonam!	CepA
2f	A	Carbapenem	variabel	↑↑ Hydrolyse von Carbapenemen + Oxyimino-Betalactamen + Cefamycin	KPC-2, IMI-1, SME-1, GES
3a	B (B1)	Carbapenem	nein	Hydrolyse aller Breitspektrum-Betalactam-Antibiotika inkl. Carbapeneme – nicht Aztreonam!	IMP-1, VIM-1, CcrA, IND-1, NDM-1/2
	B (B3)				L1, CAU-1, GOB-1, FEZ-1
3b	B (B2)	Carbapenem	nein	v. a. Hydrolyse von Carbapenemen	CphA, Sfh-1

[1] Serin-Betalactamasen: A: ESBL, C: AmpC, D: OXA; Metallo-Betalactamasen: B. [2] **Cefamycine**: Cefoxitin, Cefotetan, Cefmetazol, Flomoxef. [3] **Oxyimino-Betalactame**: Cefotaxim, Ceftriaxon, Ceftazidim und Aztreonam.

wurde zunächst vor allem von Pharmakologen und Mikrobiologen vehement empfohlen – im Gegensatz zu vielen Klinikern. Durch Blockade von Betalactamasen lässt sich prinzipiell das Wirkungsspektrum von Penicillinen erweitern. Dieses Konzept stößt jedoch schnell an seine Grenzen: Es lässt sich nur ein Teil der vielen unterschiedlichen und jährlich neu identifizierten Betalactamasen durch einen Betalactamase-Hemmer inhibieren; gegen Metallo-Betalactamasen und Oxacillinasen sind diese in verträglicher Dosis weitgehend wirkungslos. Der Hemmeffekt ist ebenso abhängig von der applizierten Dosis und dem Ausmaß der Enzymproduktion durch die Erreger. Viele wichtige Formen der Resistenz (z. B. bei Methicillin-resistenten Staphylokokken oder Pseudomonas) sind zudem nicht durch Betalactamasen bedingt. Der Betalactamase-Hemmer Clavulansäure ist nur in niedrigen Dosen verträglich (erhebliche Hepatotoxizität!). Sulbactam ist nur schwach wirksam. Betalactamase-Hemmer können bei bestimmten Bakterienarten selbst Betalactamasen induzieren und dadurch die Wirkung von Penicillinen verschlechtern. Eine Resistenzentwicklung resultiert in der Regel entweder im Rahmen einer »Hyperproduktion« primär sensitiver Betalactamasen oder einer Selektion von Betalactamase-Hemmer resistenten Varianten wie TEM oder SHV durch Änderungen weniger Aminsäuresequenzen in den Enzymen.

Wie bei jeder Kombinationstherapie kommt es auch bei Kombination mit einem Betalactamase-Hemmer zu einem stets wechselnden Mischungsverhältnis der beiden Komponenten in den Geweben. Die handelsüblichen Präparate stellen meist nicht die optimalen Kombinationen eines optimalen Penicillins mit einem optimalen Betalactamase-Hemmer in optimaler Dosis dar. Teilweise sind die Mischungsverhältnisse in verschiedenen Formen unterschiedlich. Ähnliches gilt auch für die verschiedenen Mischungsverhältnisse in einzelnen Ländern. Durch Kombination mit Ampicillin-Derivaten werden bestenfalls Effekte von veralteten Basis-Cephalosporinen (Cefazolin) erreicht. Prinzipiell sind die primär Betalactamase-festen, breit wirksamen Cephalosporine oder Carbapeneme den Kombinationen mit Betalactamase-Hemmern in der Wirksamkeit und therapeutischen Sicherheit überlegen.

Clavulansäure/Amoxicillin

Synonym: Co-Amoxiclav.

Handelsnamen: Augmentan (international: Augmentin) u. a.

Eigenschaften: Clavulansäure wird gewonnen durch Fermentation von Streptomyces clavuligerus und ähnelt in der Betalactam-Struktur dem Penicillin-Kern, hat aber keine Acylamino-Seitenkette und in Position 1 Sauerstoff anstelle von Schwefel (Abb. 1.1-4).

Aktivität: Clavulansäure besitzt nur eine schwache antibakterielle Aktivität, die bei alleiniger Anwendung therapeutisch nicht ausreicht. Die Clavulansäure ist jedoch ein starker irreversibler Betalactamase-Hemmer (besonders der Klasse 2). Gegen die Betalactamase der Klasse 1 wirkt Clavulansäure nur, wenn sie von Bacteroides fragilis gebildet wird. In Gegenwart von Clavulansäure sind Amoxicillin-resistente (betalactamasebildende) Stämme von Staphylococcus aureus und epidermidis, Haemophilus influenzae, Moraxella catarrhalis, Gonokokken, E. coli, Klebsiella pneumoniae, Proteus mirabilis, Proteus vulgaris und Bacteroides fragilis meist ebenso empfindlich wie Amoxicillin-sensible Stämme. Clavulansäure schützt Amoxicillin dagegen nicht vor einer Inaktivierung durch Betalactamasen von Pseudomonas aeruginosa, Serratia marcescens, Enterobacter-Arten, Morganella morganii und Proteus rettgeri. Es gibt aber auch E.-coli-, Klebsiella- und Staphylococcus-epidermidis-Stämme, die durch Clavulansäure

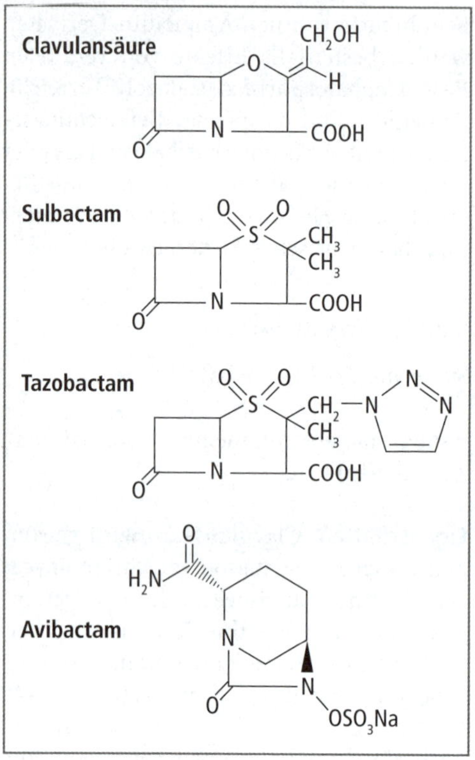

Abb. 1.1-4 Strukturformeln der Betalactamase-Inhibitoren Clavulansäure, Sulbactam, Tazobactam und Avibactam.

nicht Amoxicillin-empfindlich werden (weil sie einen anderen Betalactamase-Typ bilden). Penicillin-G-resistente Pneumokokken werden durch Clavulansäure nicht sensibel, weil die Resistenz auf veränderten Penicillin-Bindeproteinen beruht. Auch Methicillin-resistente Staphylococcus-aureus-Stämme bleiben unempfindlich.

Amoxicillin (bei oraler Gabe als Trihydrat) und Clavulansäure (als Kaliumsalz) sind in den Tabletten in verschiedenem Verhältnis gemischt, weil der Clavulansäuregehalt aus Verträglichkeitsgründen begrenzt werden muss. Bei parenteraler Gabe ist das Mischungsverhältnis ebenfalls unterschiedlich (je nach Amoxicillin-Gehalt der Ampulle). Das Mischungsverhältnis ist in den einzelnen Handelspräparaten ausgesprochen unübersichtlich. Neue Formen haben einen stark erhöhten Amoxicillin-Gehalt zur besseren Erfassung der Erreger einer Otitis.

Pharmakokinetik:

- **Clavulansäure** wird als Kaliumsalz nach oraler Gabe gut resorbiert (90 %).
  - Bei oraler Gabe von 0,125 g Clavulansäure sind die Serumspiegel nach 1,5 h am höchsten (3 mg/l) und liegen nach 4 h bei 0,6 mg/l.
  - Bioverfügbarkeit sehr variabel (30–99 %).
  - Nach i. v. Injektion von 0,2 g Clavulansäure sind nach 1 h im Serum 9,2 mg/l und nach 4 h 0,9 mg/l nachweisbar.
  - Halbwertszeit 60 min.
  - Plasmaeiweißbindung 20–25 %.
  - Liquorgängigkeit gering (ca. 6 %).
  - Urin-Recovery 40 % (bei oraler Gabe).
- **Amoxicillin** hat bei oraler und i. v. Gabe eine ähnliche Pharmakokinetik, jedoch ist die prozentuale Urin-Recovery höher (s. S. 50).

Nebenwirkungen: In 10–20 % der Fälle kommen Übelkeit, krampfartige Bauchschmerzen, Erbrechen und Durchfall vor (in erster Linie durch die Clavulansäure bedingt). Eine Überschreitung der empfohlenen oralen Dosis von Clavulansäure ist daher nicht ratsam. Selten treten eine pseudomembranöse Kolitis, ein cholestatischer Ikterus oder eine Leberfunktionsstörung auf. In seltenen Fällen sind eine vorübergehende Hepatitis und cholestatische Gelbsucht beobachtet worden. Die Symptome traten normalerweise während oder kurz nach der Therapie, in einigen Fällen jedoch erst einige Wochen nach Beendigung der Therapie auf. Die Leberfunktionsstörungen kommen vorwiegend bei Erwachsenen oder älteren Patienten vor. Sie sind im Allgemeinen reversibel. In extrem seltenen Fällen ist jedoch über letale Verläufe berichtet worden. Diese standen fast immer im Zusammenhang mit schweren Grunderkrankungen oder gleichzeitiger Gabe weiterer Arzneimittel. Über die Nebenwirkungen von Amoxicillin siehe S. 51.

Interaktionen: Bei gleichzeitiger Gabe von Allopurinol treten oft Hautexantheme auf. Die gleichzeitige Gabe von Disulfiram wird schlecht vertragen. Die Kombination von Amoxicillin und Clavulansäure kann die Wirkung von Antikoagulanzien, Thrombozytenaggregationshemmern und oralen Kontrazeptiva vermindern. Gleichzeitige Gabe von Allopurinol kann die Neigung zur Exanthembildung verstärken.

Indikationen: Infektionen durch Amoxicillin-resistente Bakterien, deren Betalactamasen durch Clavulansäure gehemmt werden. Infrage kommen leichtere Atemwegsinfektionen (Sinusitis, Otitis media und eitrige Bronchitis durch betalactamasebildende Haemophilus- und Moraxella-catarrhalis-Stämme), auch Harnwegsinfektionen durch Amoxicillin-resistente E. coli und Klebsiellen sowie Haut- und Weichteilinfektionen durch betalactamasebildende Staphylokokken.

Falsche Indikationen: Monotherapie bei lebensbedrohenden Infektionen (relativ geringe Aktivität, unsichere Wirkung). Außerdem Streptokokken- und Clostridien-Infektionen (weil hier Penicillin G, Penicillin V oder Amoxicillin allein voll wirksam sind). Aus Gründen der Toxizität keine unkritische Höherdosierung über die Maximaldosis von Clavulansäure.

K **Kontraindikationen:** Infektiöse Mononukleose und lymphatische Leukämie (Exanthembildung), Neugeborene. In der Schwangerschaft strenge Indikationsstellung (ausreichende Erfahrungen liegen nicht vor). Lebererkrankungen.

Applikation und Dosierung:
- Bei oraler Gabe:
  - Säuglinge > 3 Monate: 30–50 mg/kg KG in 3 ED.
  - Kinder 1–12 Jahre: 37,5–50 mg/kg KG in 3 ED.
  - Erwachsene und Kinder > 12 Jahre: 3 × tgl. 1 Tbl. à 0,625 g (0,5 g Amoxicillin und 0,125 g Clavulansäure).

! Bei Erwachsenen sollte die orale ED von 200 mg und die Tagesdosis von 600 mg Clavulansäure wegen Hepatotoxizität keinesfalls überschritten werden!

- Bei i. v. Injektion:
  - Kinder ab dem 3. Lebensmonat bis 12 Jahre: tgl. 60(–96) mg/kg KG in 3 ED.
  - Erwachsene und Kinder > 12 Jahre: 3 × tgl. 1,2–2,2 g. Bei schweren Erkrankungen 3 × tgl. 1,2 g (1 g Amoxicillin + 0,2 g Clavulansäure).

Bei **stärkerer Niereninsuffizienz** ist eine reduzierte Dosierung erforderlich. Bei einer Kreatinin-Clearance von 30–10 ml/min wird die normale ED oral alle 12 h verabreicht, bei einer Kreatinin-Clearance von < 10 ml/min die Hälfte der normalen ED alle 12 h. Bei i. v. Injektion gibt man 0,6 g alle 12 bzw. 24 h.

Handelsformen:
- Tabletten: à 0,625 und 1,0 g.
- Suspension: 31 mg/ml, forte 62 mg/ml.
- Tropfen: 62 mg/ml.
- Ampullen:
  - Kinder: à 0,275 g.
  - Erwachsene: à 0,6, 1,2 und 2,2 g.

B **Beurteilung:** Für die orale Antibiotika-Therapie ist die weltweit in sehr großem Umfang verwendete Kombination eine Alternative zu Oralcephalosporinen, jedoch ist die Verträglichkeit relativ schlecht (Hepatotoxizität). In parenteraler Form ist Co-Amoxiclav eine Alternative zu Cefazolin oder Cefuroxim.

Antiinfektiva

Clavulansäure/Ticarcillin

Eigenschaften: In Deutschland zurückgezogenes injizierbares Kombinationspräparat, das Clavulansäure und das veraltete Carboxypenicillin Ticarcillin enthält. Clavulansäure schützt Ticarcillin vor einer Inaktivierung durch bestimmte bakterielle Betalactamasen, nicht jedoch durch die Betalactamasen von Pseudomonas aeruginosa, anderen Pseudomonas-Arten, Serratia, Enterobacter, Citrobacter, Morganella morganii und Proteus rettgeri. Da die Pseudomonas-Aktivität von Ticarcillin im Vergleich zu Azlocillin und Piperacillin erheblich schwächer ist, bietet die Kombination von Ticarcillin und Clavulansäure keine Vorteile. Ticarcillin hat dagegen erheblich mehr Nebenwirkungen als Piperacillin, wie beispielsweise Exantheme, Eosinophilie oder zerebrale Krampfanfälle.
Die suboptimale Kombination von Ticarcillin mit Clavulansäure taucht jedoch immer noch in veralteten ausländischen Therapie-Empfehlungen auf.

Sulbactam/Ampicillin

Handelsnamen:

- Unacid.
- Unacid PD.
- Sulbactam ohne Ampicillin: Combactam.

Eigenschaften: Injizierbares Kombinationspräparat von Sulbactam (einem Betalactamase-Inhibitor) und Ampicillin (s. S. 48). Die orale Form (Unacid PD) enthält einen Ester von Sulbactam und Ampicillin (Sultamicillin), der im Körper rasch in beide Komponenten gespalten wird. Zur freien Kombination liegt Sulbactam als Monosubstanz vor. Sulbactam ist ein Penicillansäure-Sulfon (Strukturformel s. Abb. 1.1-4, S. 58). Es besitzt selbst eine geringe antibakterielle Aktivität, verbreitert aber das Spektrum von Ampicillin durch Hemmung bestimmter Betalactamasen (der Klassen 2a–e) auf einen Teil der betalactamasebildenden Stämme von Staphylococcus aureus und epidermidis, E. coli, Klebsiella pneumoniae, Proteus mirabilis, Proteus vulgaris und Bacteroides fragilis. Auch betalactamasebildende Gonokokken-, Haemophilus- und Moraxella-catarrhalis-Stämme werden durch die Kombination gehemmt. Gegen Sulbactam/Ampicillin resistent sind alle anderen nichtbetalactamasebildenden Keime, bei denen Ampicillin stets unwirksam ist (z. B. Pseudomonas, Serratia, Enterobacter, Methicillin-resistente Staphylokokken, Penicillin-G-resistente Pneumokokken) sowie alle Enterobakterien, welche den Typ I der Betalactamasen bilden. Deshalb ist vorher eine In-vitro-Testung der Erreger ratsam.

Pharmakokinetik:

- Bei 30-minütiger i. v. Infusion von 1,5 g der Kombination (0,5 g Sulbactam + 1 g Ampicillin) beträgt der mittlere Serumspiegel von Sulbactam 7 mg/l, von Ampicillin 17 mg/l (1 h nach Infusionsende).
- Bei 15-minütiger i. v. Infusion von 3 g der Kombination (1 g Sulbactam + 2 g Ampicillin) sind die mittleren Serumspiegel von Sulbactam 16 mg/l, von Ampicillin 35 mg/l (1 h nach Infusionsende).
- Halbwertszeit beider Substanzen 1 h.
- Eiweißbindung 38 %.
- Liquorgängigkeit gering.
- Urin-Recovery von Sulbactam 75 %, von Ampicillin 60 %. In den einzelnen Organen ist mit einer erheblichen Verschiebung des Mischungsverhältnisses beider Komponenten zu rechnen.

Nebenwirkungen: Selten Anämie, Thrombozytopenie, Eosinophilie und Leukozytopenie (nach Absetzen der Therapie reversibel). Vereinzelt vorübergehende Erhöhungen der Leberenzymwerte. Auch bei Sulbactam wurden – wie bei Clavulansäure – intrahepatische Cholestasen beschrieben. Selten Übelkeit, Erbrechen und Durchfälle. Bei schweren und anhaltenden Durchfällen muss an eine pseudomembranöse Enterokolitis (s. S. 599) ge-

dacht werden. Gelegentlich Hautausschlag, Juckreiz und andere Hautreaktionen.
Nach i. m. Injektion Schmerzen an der Injektionsstelle, nach i. v. Anwendung Phlebitis möglich. Bei sehr hohen Serumspiegeln zerebrale Krampfneigung. Allergische Reaktionen und anaphylaktischer Schock wie bei anderen Penicillinen möglich.

Wechselwirkungen: Die gleichzeitige Einnahme von Allopurinol begünstigt das Auftreten von allergischen Hautreaktionen. Im Übrigen wie bei Penicillin G (s. S. 42) oder Ampicillin.

Indikationen: Sinnvoll nur bei Infektionen durch Ampicillin-resistente Bakterien, deren Betalactamasen durch Sulbactam gehemmt werden. Infrage kommen leichtere Atemwegsinfektionen (Sinusitis, Otitis media und eitrige Bronchitis durch betalactamasebildende Haemophilus- und Moraxella-Keime), auch Harnwegsinfektionen durch Ampicillin-resistente E. coli und Klebsiella sowie Haut- und Weichteilinfektionen durch betalactamasebildende Staphylokokken. Die orale Gabe von Sultamicillin (Unacid PD oral) bietet gegenüber der Kombination von Clavulansäure und Amoxicillin nur wenige Vorteile.

Freie Kombinationen: Die freie Kombination von Sulbactam mit Mezlocillin oder Piperacillin ist in klinischen Studien nur relativ wenig untersucht. Die im Prinzip sinnvolle Kombination mit Penicillin G ist nicht erprobt. Zugelassen ist die Kombination mit Mezlocillin und Piperacillin. Die Kombination mit Cephalosporinen ist wenig sinnvoll, da diese selbst bereits Betalactamase-stabil sind.

Falsche Indikationen: Monotherapie bei lebensbedrohlichen Infektionen (unsichere Wirkung). Außerdem Streptokokken- und Clostridien-Infektionen (weil hier Penicillin G oder Ampicillin allein voll wirksam ist).

K **Kontraindikationen:** Infektiöse Mononukleose und lymphatische Leukämie (Exanthembildung), 1. Lebensjahr. In der Schwangerschaft strenge Indikationsstellung (ausreichende Erfahrungen liegen nicht vor).

Applikation und Dosierung von Sulbactam/Ampicillin:

- Neu- und Frühgeborene < 1 Woche: 75 mg/kg KG in 2 ED.
- Säuglinge ab der 2. Lebenswoche und Kinder: 150 mg/kg KG in 3–4 ED.
- Erwachsene: 3–4 × tgl. 0,75–3 g als i. v. Kurzinfusion.

Da die i. m. Injektion schmerzhaft sein kann, sollte hierfür die Lösung mit 0,5%iger Lidocain-Lösung zubereitet werden.
Bei **eingeschränkter Nierenfunktion** muss die Tagesdosis reduziert werden. Man gibt die normale ED bei einer

- Kreatinin-Clearance von 15–30 ml/min alle 12 h,
- Kreatinin-Clearance von 5–14 ml/min alle 24 h,
- Kreatinin-Clearance von < 5 ml/min alle 48 h.

Die Tagesdosis von **Sulbactam** (in Kombination mit einem anderen Betalactam-Antibiotikum) ist 0,5–1 g (max. 4 g).
Die orale Tagesdosis von **Sultamicillin** beträgt 2 × tgl. 375–750 mg, bei Kindern 50 mg/kg KG in 2 ED.

Handelsformen:

- Ampullen: à 0,75, 1,5 und 3 g (enthalten zu je ⅓ Sulbactam und Ampicillin).
- Ampullen: à 1 g (enthalten nur Sulbactam zur freien Kombination [Combactam]).
- Tabletten: enthalten 0,375 g Sultamicillin.
- Suspension: enthält 0,375 g Sultamicillin in 7,5 ml (1 Messlöffel).

B **Beurteilung:** Durch die Kombination mit Sulbactam wird das Ampicillin-Spektrum auf betalactamasebildende Stämme von Staphylokokken, Haemophilus, Moraxella catarrhalis, Gonokokken, E. coli, Klebsiella und einigen anderen Keimarten erweitert. Da es auch andere Resistenzmechanismen als Betalactamase-Wirkung gibt, ist immer eine vorherige Empfindlichkeitsprüfung der Erreger ratsam. Bestenfalls wird durch die Kombination die Wirkung eines Intermediär-Cephalosporins erreicht. Bei der freien Kombination von Sulbactam sind Applikations- und Dosierungsfehler möglich.

Tazobactam/Piperacillin

Handelsname: Tazobac.

Eigenschaften: Tazobactam ist eine Weiterentwicklung von Sulbactam mit stärkerer Aktivität (Strukturformel: s. Abb. 1.1-4, S. 58).

Wirkungsspektrum: Tazobactam hemmt die meisten Plasmid-übertragbaren Betalactamasen und viele chromosomal codierte Cephalosporinasen der Gruppen 2a–f (s. Tab. 1.1-5, S. 55). Gegen Gruppe 1 wird die Wirkung stark von der Enzymproduktion beeinflusst. Tazobactam wirkt selbst nicht antibakteriell. Bei Kombination mit Piperacillin werden auch betalactamaseproduzierende Piperacillin-resistente Stämme von Staphylococcus aureus, Haemophilus influenzae, Moraxella catarrhalis, E. coli, Morganella morganii und Bacteroides fragilis, außerdem betalactamaseproduzierende Pseudomonas-aeruginosa-Stämme und Acinetobacter-Spezies erfasst. Gegen Pseudomonas-Stämme mit penetrationsbedingter Resistenz wirkt die Kombination nicht.

Resistenz: Methicillin-resistente Staphylokokken (S. aureus, S. epidermidis) sowie Enterococcus faecium sind gegen Tazobactam/Piperacillin stets resistent. Bei Pseudomonas aeruginosa kommt eine Resistenz in 20 %, bei anderen Pseudomonas-Arten in 17 % der Fälle vor. Serratia marcescens, Enterobacter- und Klebsiella-Arten sind in 10–20 % der Fälle resistent, Bacteroides fragilis bei 1 %.

Pharmakokinetik:

- Nach i. v. Infusion (über 30 min) von 0,5 g Tazobactam findet man mittlere Serumspiegel von 24 mg/l, die nach 6 h auf < 1 mg/l abfallen.
- Halbwertszeit 45 min.
- Serumeiweißbindung 23 %.
- Liquorgängigkeit gering.
- Ausscheidung mit dem Harn zu 60–70 % (unverändert). Galleausscheidung gering. Der metabolisierte Anteil ist nicht bekannt.

Piperacillin und Tazobactam sind plazentagängig, sie gehen in geringen Konzentrationen in die Muttermilch über. Die Pharmakokinetik von Piperacillin unterscheidet sich bei Einzelgabe nicht von der bei kombinierter Gabe mit Tazobactam.

Nebenwirkungen: Wie bei Piperacillin (s. S. 52), am häufigsten gastrointestinale Störungen. Sehr selten sind zentralnervöse Störungen (Tremor, Krämpfe, Schwindel) und kardiovaskuläre Störungen (Tachy- oder Bradykardie, Arrhythmie, Vorhof- oder Kammerflimmern, Herzstillstand) sowie pseudomembranöse Enterokolitis (s. S. 599). Prothrombinzeit und partielle Thromboplastinzeit können verlängert sein. Selten sind vorübergehender Anstieg der Leberenzyme und des Bilirubins im Blut sowie cholestatische Hepatitis (wie bei den anderen Betalactamase-Hemmern).
In Reproduktionsstudien keine teratogenen oder embryotoxischen Wirkungen auf die Feten (Maus und Ratte), jedoch keine ausreichenden klinischen Erfahrungen.

Interaktionen: Wie bei Penicillin G oder Mezlocillin. Die gleichzeitige Gabe von Muskelrelaxanzien kann die neuromuskuläre Blockade verstärken und verlängern.

Indikationen: Wie bei Piperacillin (s. S. 52), insbesondere intraabdominelle Infektionen (Peritonitis, Appendizitis, Cholangitis, Cholezystitis) und Harnwegsinfektionen. Verwendet auch zur Interventionstherapie schwerer Infektionen durch empfindliche Erreger. In bedrohlichen Fällen evtl. in hoher Dosis, ggf. als kontinuierliche Infusion applizieren und mit einem anderen Antibiotikum kombinieren.

K **Kontraindikationen:** Penicillin-Allergie, Kinder unter 2 Jahre (keine ausreichenden Erfahrungen). In der Schwangerschaft strenge Indikationsstellung (ausreichende Erfahrungen liegen nicht vor).

Applikation und Dosierung: Wegen weiterhin fehlender Erfahrung sollten Kinder unter 2 Jahren nicht sowie zwischen 2 und 12 Jahren nur bei schweren intraabdominellen Infektionen mit Tazobactam behandelt werden.

- Kinder 2–12 Jahre:
  - < 40 kg KG: 112,5 mg/kg in 3 ED.
  - > 40 kg KG: Dosierung wie bei Erwachsenen.
- Erwachsene und Kinder > 12 Jahre: 3 × tgl. 4,5 g (4 g Piperacillin + 0,5 g Tazobactam) als i. v. Infusion (über 30 min). Eine Maximaldosierung kann bei Erwachsenen in Ausnahmefällen (hohe Resistenz) auch 4 × 4,5 g tgl. betragen.

Bei **eingeschränkter Nierenfunktion** reduzierte Dosierung durch Verlängerung des Dosierungsintervalls (wie bei Piperacillin, s. S. 53). Bei Patienten mit **Hämodialyse** 2 × tgl. 4,5 g (4 g Piperacillin + 0,5 g Tazobactam). Bei **leichteren Erkrankungen** sind auch niedrigere Dosierungen möglich (3 × tgl. 2,5 g, d. h. 2 g Piperacillin + 0,5 g Tazobactam).

Handelsform: Ampullen à 4,5 g (4 g Piperacillin + 0,5 g Tazobactam).

B **Beurteilung:** Akzeptable, beste Fix-Kombination eines Penicillins mit einem Betalactamase-Hemmer und auch gut zur initialen Therapie ohne Erregernachweis ohne ESBL-Risiko geeignet. Die Kombination mit Tazobactam verbessert jedoch nur z. T. die Piperacillin-Wirksamkeit durch Verbreiterung des Spektrums. Die hohe Aktivität vergleichbarer Carbapeneme wird allerdings kaum erreicht. Bei schweren Pseudomonas-Infektionen ist eine zusätzliche Aminoglykosid- bzw. Ciprofloxacin-Gabe sinnvoll. Bei MRSA-Risiko ggf. auch mit Vancomycin kombinieren. Bei empfindlichen Acinetobacter-Spezies Hochdosis-Therapie erwägen.

Avibactam (NXL104)

Avibactam ist ein neuer Betalactamase-Hemmer, der sich nach guten mikrobiologischen Testungen noch in klinischer Prüfung befindet (Strukturformel s. Abb. 1.1-4, S. 58). Bevorzugt werden hierbei Kombinationen mit Cephalosporinen der 3. Generation wie z. B. Ceftazidim und Cefepim, aber auch mit Carbapenemen zu erwarten sein. Im Gegensatz zu allen anderen bisher verfügbaren Betalactamase-Hemmern zeigt Avibactam in vitro eine gute Wirkung gegen die ESBL-Enzyme und Carbapenemasen der Klasse A sowie die Betalactamasen der Klasse C. In Kombination mit Avibactam zeigen Substanzen wie Ceftazidim, Ceftriaxon, aber auch Piperacillin, wieder eine hohe Aktivität gegen Enterobakterien, die KPC-2 und KPC-3 produzieren, was jedoch noch einer klinischen Überprüfung bedarf. Auch wenn in Verbindung mit Cephalosporinen vermutlich keine bzw. keine ausreichende Wirkung gegen Metallo-β-Lactamase produzierende Erreger erzielt werden kann, so weist doch zumindest in vitro die Kombination von Avibactam mit Aztreonam eine interessante Aktivität gegen viele andere Carbapenemase produzierende Enterobakterien auf, einschließlich einiger Metallo-β-

Lactamasen. Ob allerdings die dabei erforderlichen Konzentrationen mit 4 µg/ml auch später klinisch überzeugen können, bleibt fraglich. Wenngleich noch kaum geprüft, könnten zukünftig auch Carbapenem-/Avibactam-Kombinationen eine interessante Erweiterung des Spektrums darstellen. Auch gegen Betalactamase produzierende Stämme von Pseudomonas aeruginosa und Burkholderia cepacia verspricht eine nachweisliche Penetration von NLX-104 in diese Erreger eine deutliche Verbesserung der Wirkung durch Kombination, z. B. mit Ceftazidim und Cefepim. Die klinische Bedeutung bleibt abzuwarten und ist selbstverständlich auch abhängig von den Resistenzmechanismen der Nonfermenter, d. h. ob es sich eher um eine Betalactamase- oder eine Effluxpumpen-Resistenz handelt.
Die viel versprechende Betalactamase-Aktivität von NLX-104 in Kombinationstherapie gilt jedoch nicht für Acinetobacter-baumannii-Stämme mit klinisch relevanten Carbapenemasen wie OXA-23, -40, -51 sowie -58 und ist vermutlich eine Folge der fehlenden Penetration von NLX-104 in diese Bakterien.

Cephalosporine

Einteilung: Die Cephalosporine (erstmals 1945 von dem namensgebenden Schimmelpilz Cephalosporium chrysogenum isoliert) sind bizyklische Betalactam-Antibiotika mit naher Verwandtschaft zu den Penicillinen und bestehen aus einem Dihydrothiazin-Ring und einem Betalactam-Ring (s. Abb. 1.1-5). Die 7-Aminocephalosporansäure bildet den gemeinsamen Kern der Cephalosporine. Veränderungen am Grundkörper der 7-Aminocephalosporansäure erfolgen als R_1-Substitution in Position 7, als R_2-Substitution in Position 3 sowie bei den Cefamycinen durch eine zusätzliche Methoxy-Gruppe in Position 7. Nach ihren Eigenschaften kann man die Cephalosporine in folgende wichtige Gruppen einteilen:

- Cefazolin-Gruppe (Basis-Cephalosporine) (Abb. 1.1-5).
- Cefuroxim-Gruppe (Intermediär-Cephalosporine) (Abb. 1.1-5).
- Cefoxitin-Gruppe (Cefamycine) (Abb. 1.1-7).
- Cefotaxim-Gruppe (Breitspektrum-Cephalosporine) (Abb. 1.1-8).
- Ceftazidim-Gruppe (Pseudomonas-Cephalosporine) (Abb. 1.1-9).
- Ceftobiprol-Gruppe (MRSA-Cephalosporine) (Abb. 1.1-10).
- Cefalexin-Gruppe (klassische Oralcephalosporine) (Abb. 1.1-11).
- Cefixim-Gruppe (breite Oralcephalosporine) (Abb. 1.1-13).

Es gibt sehr viele verschiedene Gruppeneinteilungen (bisher 4–6 Gruppen), ohne dass diese bisher international standardisiert wurden. Eine chronologische Einteilung nach 4–5 Generationen wird nicht selten angewandt; sie ist jedoch problematisch und wird der Gesamtgruppe nicht gerecht.

Cefazolin-Gruppe

Von den Substanzen der Cefazolin-Gruppe (Basiscephalosporine, Cephalosporine der 1. Generation), zu der auch die Pioniersubstanzen Cefalothin und Cefaloridin gehören, ist in Deutschland nur noch Cefazolin im Handel (s. Abb. 1.1-5).

Handelsnamen: Cefazolin: Elzogram, Gramaxin u. a.

Wirkungsweise: Die Cephalosporine hemmen wie Penicillin die Synthese der Bakterienzellwand und wirken nur in der Wachstumsphase der Bakterien bakterizid.

Wirkungsspektrum: Das Wirkungsspektrum umfasst viele grampositive und gramnega-

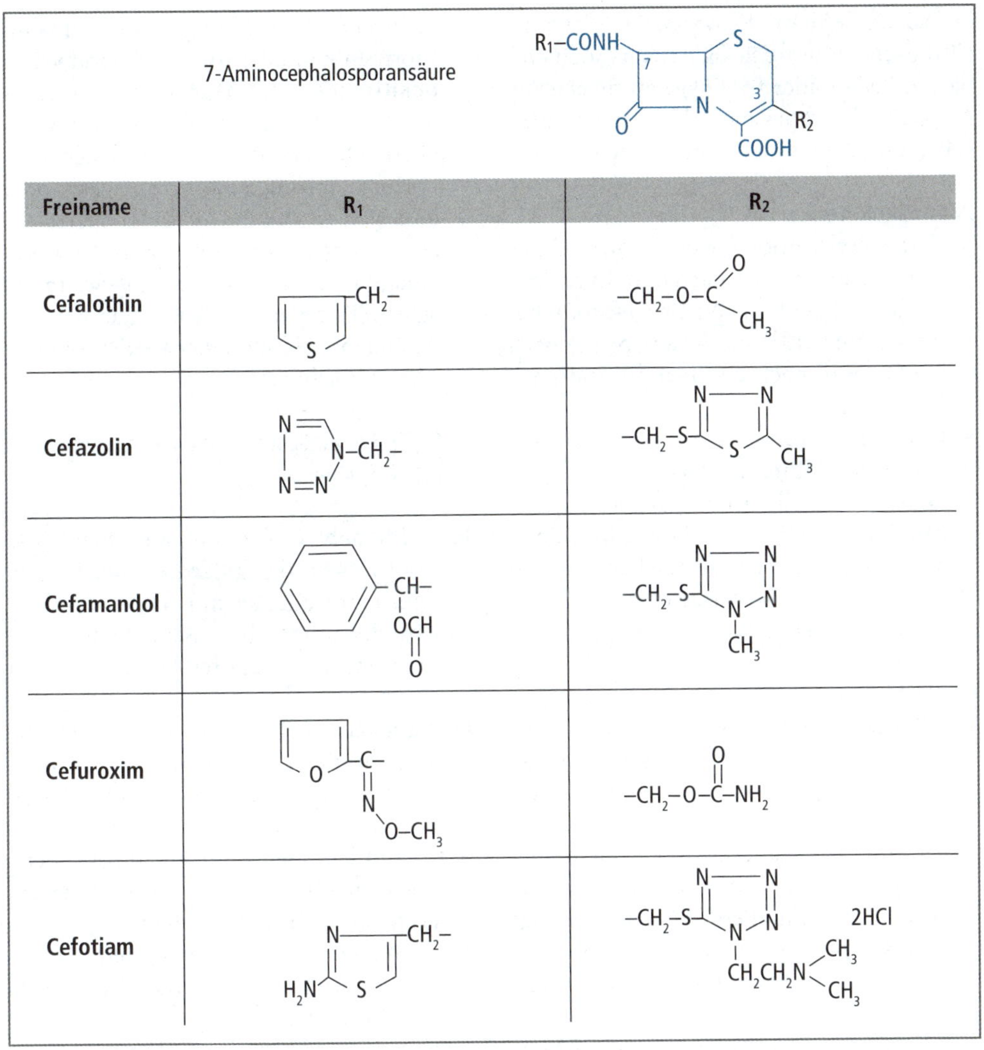

Abb. 1.1-5 Strukturformeln von parenteralen Cephalosporinen.

tive Bakterien. Im Vergleich zum historischen Cefalothin wirkt Cefazolin auf gramnegative Stäbchen stärker (besonders auf E. coli und Klebsiella pneumoniae), im Vergleich zu Cefotaxim (s. S. 72) aber wesentlich schwächer. Hervorzuheben ist die gute Staphylokokken-Aktivität (auch bei betalactamasebildenden Stämmen).

Resistenz: Primär resistente Stämme kommen bei gramnegativen Bakterien häufig, bei grampositiven Bakterien seltener vor. Eine **sekundäre Resistenzentwicklung** unter der Therapie ist langsam und selten. Es besteht eine vollständige Kreuzresistenz bei Staphylococcus aureus mit penicillinasefesten Penicillinen (z. B. Flucloxacillin).

Resistent sind Pseudomonas aeruginosa, Proteus rettgeri, Morganella morganii, Enterokokken (Enterococcus faecalis), ein Teil der Pneumokokken-Stämme, meist auch Proteus vulgaris und Haemophilus influenzae, außerdem Providencia, Serratia, Citrobacter, Edwardsiella, Arizona, Acinetobacter, Bacteroides fragilis, Campylobacter, Nocardia, Mykoplasmen, Moraxellen, Brucellen und die meisten Enterobacter-Arten.

Pharmakokinetik:

- Keine Resorption nach oraler Gabe. Schnelle Resorption nach i. m. Injektion.
- Nach i. v. Injektion von 1 g Cefazolin betragen die mittleren Serumspiegel nach 1 h 52 mg/l, nach 2 h 33 mg/l und nach 6 h 5,6 mg/l.
- Halbwertszeit 94 min.
- Plasmaeiweißbindung 84 %.
- Gute Gewebediffusion, geringe Liquorgängigkeit. Die Gallekonzentrationen sind therapeutisch ausreichend, wenn keine stärkere Cholestase besteht.
- Urin-Recovery 92 %.

Nebenwirkungen:

- **Allergische Reaktionen** (Fieber, Exantheme, Urtikaria usw.) in 1–4 % der Fälle, anaphylaktischer Schock möglich, seltener als bei Penicillin-Therapie. In der Regel keine Kreuzallergie mit Penicillinen. Die große Mehrzahl der Patienten, die gegen Penicillin allergisch sind, verträgt Cephalosporine gut, da daraus im Organismus keine Penicilloyl-Verbindungen entstehen.
- **Allergische Neutropenie**, nach Absetzen schnell reversibel. Daher bei längerer Therapie oder Auftreten von allergischen Erscheinungen oder Fieber Blutbildkontrolle ratsam.
- Die **Nierenverträglichkeit** ist bei allen im Handel befindlichen Cephalosporinen gut. Bei stark eingeschränkter Nierenfunktion kann es unter einer Therapie mit Cefazolin zu einer stärkeren **Blutungsneigung** kommen (selten). Unter Vitamin-K-Substitution normalisiert sich eine evtl. verlängerte PTT-Zeit rasch wieder. Unter Therapie mit Cefazolin können im Serum die Transaminasen vorübergehend leicht ansteigen.
- Während einer Therapie mit Cephalosporinen kann der **direkte Coombs-Test positiv** ausfallen. Man nimmt an, dass die Cephalosporine die Erythrozytenoberfläche verändern, an welche sich dann normale Serumglobuline anlagern, oder dass sich an der Erythrozytenoberfläche ein Cephalosporin-Globulin-Komplex anlagert, der mit dem Coombs-Serum reagiert. Trotzdem kommen hämolytische Anämien während einer Cephalosporin-Therapie sehr selten vor.

! Probenecid erhöht die Cefazolin-Spiegel.

Interaktionen: Cefazolin kann die Wirksamkeit von Antikoagulanzien und Thrombozytenaggregationshemmern vermindern. Es wird diskutiert, ob die Seitenkette zu Gerinnungsstörungen führen kann.

Indikationen: Die Indikationen für Cefazolin sind durch die Breitspektrum-Cephalosporine stark eingeengt worden. Cefazolin ist weiterhin indiziert

- bei Indikationen für Penicillin G, wenn eine Penicillin-Allergie vorliegt (Kreuzallergie mit Penicillinen selten),
- bei Staphylokokken-Infektionen (als bessere Alternative zu penicillinasefesten Penicillinen),
- bei leichteren Wundinfektionen,
- zur perioperativen Prophylaxe.

Falsche Indikationen: Infektionen durch Methicillin-resistente Staphylokokken-Stämme (Kreuzresistenz). Schwere Allgemeininfektionen (Sepsis), bei denen u. a. mit mehrfach resistenten Enterobakterien zu rechnen ist.

K **Kontraindikation:** Cephalosporin-Allergie.

Applikation: In der Regel i. v. Injektion oder i. v. Kurzinfusion. Auch i. m. Injektion (bis 1 g) möglich, aber schmerzhaft.

Dosierung: Bei Frühgeborenen und Säuglingen < 1 Monat nur geringe Erfahrung.

- Säuglinge 1–12 Monate: 25–50 mg/kg KG in 3–4 ED.
- Kinder > 1 Jahr: tgl. 50–100 mg/kg KG, verteilt auf 2–3 ED.
- Erwachsene und Jugendliche > 14 Jahre:
  - Bei grampositiven Erregern: 1,5–2 g in 2–3 ED.
  - Bei gramnegativen Erregern: 3–4 g in 2–3 ED.
  - Erhöhung bis 6 g möglich.

Zur **perioperativen Prophylaxe** 1 g alle 30–60 min vor dem Eingriff und 0,5–1 g alle 6–8 h intra- und postoperativ für max. 24 h. Bei **Niereninsuffizienz** Reduktion der normalen Tagesdosis auf 60 % (Kreatinin-Clearance 60–40 ml/min), auf 25 % (Kreatinin-Clearance 40–20 ml/min) bzw. auf 10 % (Kreatinin-Clearance 20–5 ml/min).

Handelsformen: Ampullen à 1 und 2 g. Nur für i. m. Injektion Auflösung in beigefügter Lidocain-Lösung.

B **Beurteilung:** Cefazolin hat unter allen Cephalosporinen die beste Staphylokokken-Aktivität (nicht MRSA), ist daher neben der gezielten Behandlung zur perioperativen Prophylaxe geeignet. Im Vergleich zu Cefotaxim gegen gramnegative Stäbchen schwächer wirksam und gegen Pseudomonas unwirksam. Daher nicht bei lebensbedrohenden Erkrankungen mit unbekanntem Erreger einsetzen.

Cefuroxim-Gruppe

Synonyma: Intermediär-Cephalosporine, Cephalosporine der 2. Generation (inkl. Cefoxitin).

Handelsnamen:

- Cefuroxim: Zinacef u. a.
- Cefotiam: Spizef.

Eigenschaften: Zu den Intermediär-Cephalosporinen gehören Cefuroxim, Cefotiam und das veraltete Cefamandol (s. Abb. 1.1-5). Die Natriumsalze von Cefuroxim und Cefamandol-Formiat sind gut wasserlöslich, ebenso das Dihydrochlorid von Cefotiam. Von Cefuroxim existiert auch ein oraler Resorptionsester (s. S. 92).

Wirkungsspektrum: Cefuroxim und Cefotiam sind weitgehend Betalactamase-stabil. Die Betalactamase-Resistenz beruht auf Molekülgruppen in der Nachbarschaft des Betalactam-Rings (beim Cefuroxim auf der Methyloximgruppe, beim Cefotiam auf der Aminothiazol-Seitenkette). Im Vergleich zu Cefazolin betrifft die Aktivitätszunahme besonders gramnegative Stäbchen (außer Pseudomonas, Proteus vulgaris und Citrobacter; s. Tab. 1.1-6).
Hervorzuheben ist die gute Wirksamkeit von Cefuroxim und Cefotiam auf Haemophilus influenzae (meist bei Konzentrationen von 0,4–1,6 mg/l), auch gegen Ampicillin-resistente Stämme und Staphylokokken. Cefuroxim und Cefotiam sind besonders gut wirksam gegen A- und B-Streptokokken, Gonokokken (auch penicillinasebildende Stämme) und Meningokokken.
Völlig resistent sind Pseudomonas aeruginosa, Enterokokken, Mykoplasmen, Chlamydien, Mykobakterien. Keine oder geringe Wirksamkeit haben Cefuroxim und Cefotiam auf Bacteroides fragilis sowie auf Methicillin-resistente Staphylococcus-aureus-Stämme.

Resistenz: Ein wechselnder Prozentsatz von Enterobakterien (nicht nur mit ESBL) ist gegen Cefuroxim und/oder Cefotiam resistent (verschieden nach Keimart, s. Tab. 5.1-1, S. 472). Es besteht eine unvollständige Kreuzresistenz mit Cefazolin bzw. Cefotaxim, aber eine weitgehende Kreuzresistenz zwischen Cefuroxim, Cefamandol und Cefotiam untereinander.

Tab. 1.1-6 Wirksamkeit gegen 449 Bakterienstämme aus menschlichem Untersuchungsmaterial nach der In-vitro-Testung mit Cefuroxim, Cefamandol, Cefotiam, Cefoxitin und Cefotetan.

Keimart	n	$MHK_{50\,\%}$				
		Cefuroxim	Cefamandol	Cefotiam	Cefoxitin	Cefotetan
E. coli	102	3,1	3,1	0,1	3,1	0,2
Proteus mirabilis	105	2,5	12,5	3,1	3,1	0,4
Proteus vulgaris	60	200,0	200,0	25,0	6,2	3,1
Klebsiella pneumoniae	65	3,1	6,2	0,2	3,1	0,2
Enterobacter aerogenes	102	12,5	0,8	0,4	50,0	50,0
Citrobacter freundii	15	12,5	25,0	25,0	50,0	3,2
Bacteroides fragilis	20	50,0	50,0	50,0	3,1	6,2

n = Zahl der untersuchten Stämme. $MHK_{50\,\%}$ = minimale Hemmkonzentration (mg/l) bei 50 % der Stämme.

Pharmakokinetik:

- Keine Resorption nach oraler Gabe.
- Serumkonzentrationen nach i. v. Injektion von je 1 g (Abb. 1.1-6) bei Cefuroxim 24,1 mg/l (1 h) und 3,7 mg/l (4 h), bei Cefamandol 16,5 mg/l (1 h) und 1,1 mg/l (4 h), bei Cefotiam 19 mg/l (1 h) und 1,1 mg/l (4 h). Während i. v. Dauerinfusion von 0,166 g/h (= 4 g/24 h) betragen die mittleren Serumspiegel von Cefuroxim 12,0 mg/l, von Cefamandol 8,1 mg/l.
- Halbwertszeit von Cefuroxim 70 min, Cefamandol 34 min und Cefotiam 45 min.
- Plasmaeiweißbindung von Cefuroxim 20 %, von Cefamandol 67 % und von Cefotiam 40 %.
- Gute Gewebegängigkeit, schlechte Liquorgängigkeit. Hautblasenspiegel (im Diffusionsgleichgewicht) im Vergleich zu Cefalothin bei Cefuroxim 8-fach, bei Cefamandol 3-fach höher.

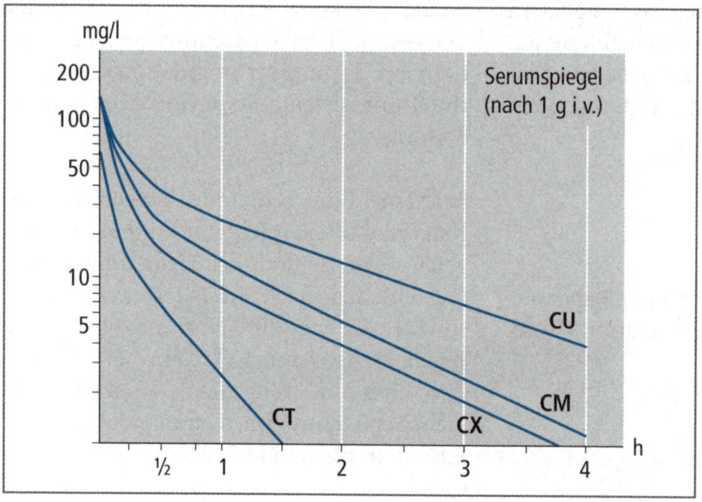

Abb. 1.1-6 Mittlere Serumspiegel von Cefuroxim (CU), Cefamandol (CM), Cefoxitin (CX) und Cefalothin (CT) nach i. v. Injektion von je 1 g bei 10 gesunden Erwachsenen im Crossover-Versuch.

- Harnausscheidung durch glomeruläre Filtration und aktive tubuläre Sekretion in 6 h zu 90 % in aktiver Form (bei Cefuroxim) und zu 70 % (bei Cefotiam). Ein kleiner Teil wird mit der Galle ausgeschieden. Geringe oder fehlende Metabolisierung. Bei Hämodialyse wird Cefuroxim fast vollständig entfernt, bei Peritonealdialyse nur ein Teil von Cefuroxim.

Nebenwirkungen: Wie bei anderen Cephalosporinen (s. S. 66). Cefamandol kann als Tetrazolderivat Alkoholunverträglichkeit sowie Hypoprothrombinämie hervorrufen, was ein Hauptgrund für seinen Rückzug aus der praktischen Therapie ist. Bei Cefuroxim, Cefamandol und Cefotiam ist wie bei anderen Betalactam-Antibiotika im Serum ein vorübergehender leichter Anstieg von Transaminasen und alkalischer Phosphatase möglich.

Interaktionen: Probenecid erhöht die Spiegel von Cefuroxim. Die Mittel sind unverträglich bei schneller Injektion.

Indikationen: Hauptindikationen sind die perioperative Infektionsprophylaxe sowie die ungezielte Therapie leichter Organinfektionen, bei denen sowohl mit grampositiven als auch mit gramnegativen Bakterien gerechnet werden muss, z. B. bei außerhalb des Krankenhauses erworbenen Pneumonien oder Wundinfektionen. Cefuroxim und Cefotiam sind außerdem indiziert zur gezielten Therapie von Haemophilus-Infektionen, auch bei Ampicillin-Resistenz. Mit Cefuroxim und Cefotiam ist eine Einmaltherapie der unkomplizierten Gonorrhö (1,5–2 g) möglich (wirksam auch bei Penicillin-G-Resistenz).

K **Kontraindikation:** Cephalosporin-Allergie.

Applikation:
- Bevorzugt als i. v. Kurzinfusion (30 min) oder i. v. Dauerinfusion.
- Nicht mit anderen Medikamenten (z. B. Aminoglykosid) in einer Lösung mischen.
- Die i. m. Injektion von Cefuroxim oder Cefotiam (0,5 oder 1 g) kann schmerzhaft sein, daher besser in 0,5 % Lidocain lösen.

Dosierung:
- **Cefuroxim:**
  - Früh- und Neugeborene: 30–100 mg/kg KG in 2 ED.
  - Kinder > 1 Jahr: 30–100 mg/kg KG in 3–4 ED.
  - Erwachsene und Jugendliche: grampositive Erreger 2–3 × tgl. 0,75–1,5 g, gramnegative Erreger 2–4 × tgl. 1,5 g.
- **Cefotiam:**
  - Früh- und Neugeborene bis 3 Lebenstag: 2–3 × 20 mg/kg KG.
  - Früh- und Neugeborene ab dem 4. Lebenstag: 3–4 × 20 mg/kg KG.
  - Säuglinge > 3. Lebensmonat, Kinder bis 12 Jahre: tgl. 50(–100) mg/kg KG in 2 ED.
  - Erwachsene und Kinder < 12 Jahre: 3 × tgl. 1–2 g.

Zur **perioperativen Prophylaxe** bei Erwachsenen 1–3 × tgl. 1,5 g (Cefuroxim) bzw. 2 g (Cefotiam) i. v. (je nach Eingriff).
Bei Patienten mit **chronischer Niereninsuffizienz** ist das Dosierungsintervall zu verlängern, und zwar bei einer Kreatinin-Clearance von 50–30 ml/min auf 8 h, von 29–10 ml/min auf 12 h, von 9–5 ml/min auf 24 h und von < 5 ml/min auf 48 h. Man gibt dann die übliche ED (angepasst der Schwere der Infektion) in einem größeren Abstand. Nur bei einer Kreatinin-Clearance unter 10 ml/min sollte die ED von 0,75–1 g nicht überschritten werden.

Handelsformen:
- Cefuroxim: Ampullen à 0,25, 0,75 und 1,5 g.

- Cefotiam: Ampullen à 0,5, 1 und 2 g (in Deutschland nicht mehr im Handel).

B **Beurteilung:** Cefuroxim und Cefotiam sind wegen ihres breiten Spektrums und der günstigen Pharmakokinetik gut für die Behandlung nicht lebensbedrohender Infektionen (z. B. von leichteren Pneumonien) sowie für die perioperative Prophylaxe geeignet. Die in vitro aktivere Substanz ist Cefotiam.

Cefoxitin-Gruppe

Die Cephalosporine dieser Gruppe, die auch als Cefamycine oder Methoxy-Cephalosporine bezeichnet werden, unterscheiden sich von den anderen Cephalosporinen durch eine Methoxy-Gruppe in 7-α-Stellung (s. Abb. 1.1-7). Dazu gehören Cefoxitin, Cefminox, Cefotetan und Cefmetazol. Alle vier Substanzen sind in Deutschland nicht mehr im Handel. Cefoxitin ist in Europa in Österreich noch im Handel und findet weiterhin verbreitet Anwendung in Asien und Südostasien. Zu der erweiterten Gruppe der Cefamycine zählen die ebenfalls nicht mehr erhältlichen Derivate Latamoxef und Flomoxef, bei denen im Cephem-Ring ein Schwefel- durch ein Sauerstoffatom ersetzt ist (Oxacefeme). Gemeinsam ist ihnen eine hochgradige Betalactamase-Stabilität. Auch gegen die von Bacteroides fragilis gebildete Lactamase sind sie meist resistent. Man kann diese Gruppe daher auch als **Anaerobier-Cephalosporine** bezeichnen.

Cefoxitin

Handelsnamen: Mefoxitin, Cefociclin (Österreich, Italien; in Deutschland nicht mehr im Handel).

Wirkungsweise: Hochgradige Stabilität gegen viele von Bakterien gebildeten Betalactamasen. Relativ geringe Kryptizität (Penetrationsfähigkeit durch die Bakterienzellwand) (s. Abb. 1.1-7).

Wirkungsspektrum: Im Vergleich zu Cefazolin wirkt Cefoxitin auf gramnegative Stäbchen, z. B. E. coli und Proteus mirabilis, um 1–2 oder mehr geometrische Verdünnungsstufen besser. Darüber hinaus hemmt es den größten Teil der Cefazolin-resistenten Keime (Proteus vulgaris, Proteus rettgeri, Morganella morganii, Klebsiella pneumoniae, Serratia marcescens, Providencia u. a.). Cefoxitin hat außerdem eine stärkere Aktivität gegen Bacteroides-Arten und ist im Allgemeinen gegen die Betalactamase von Bacteroides fragilis sehr stabil. Eine Resistenz von Bacteroides fragilis gegen Cefoxitin

7-Methoxycephalosporansäure

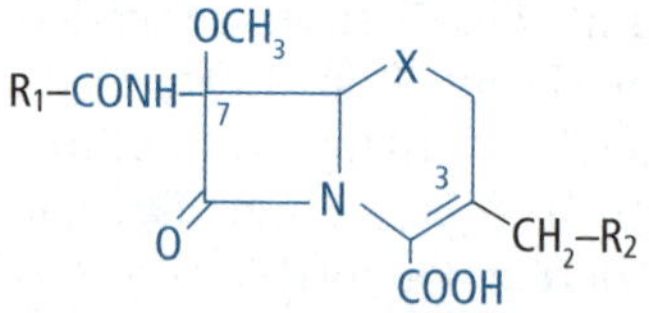

Freiname	R_1	R_2	X
Cefoxitin	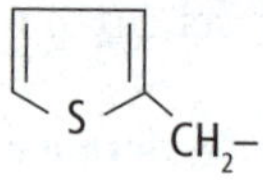	$-OCONH_2$	S

Abb. 1.1-7 Strukturformel des 7-Methoxy-Cephalosporins Cefoxitin.

kommt in etwa 15 % der Fälle vor. Cefoxitin hemmt auch Penicillin-G-resistente Gonokokken. Die Haemophilus-Wirksamkeit ist schwächer als die von Cefuroxim, Cefotiam und den Cephalosporinen der Cefotaxim-Gruppe.

Resistenz: Resistent sind Pseudomonas aeruginosa, Enterokokken, Methicillin-resistente Staphylokokken, Enterobacter-Arten, Citrobacter freundii, alle Mykoplasmen, Chlamydien und Mykobakterien. Cefoxitin kann in vitro Betalactamasen von Pseudomonas aeruginosa induzieren; die klinische Relevanz ist jedoch umstritten.

Pharmakokinetik:

- Keine Resorption nach oraler Gabe.
- Serumkonzentrationen nach i. v. Injektion von 1 g 13,2 mg/l (1 h) und 0,9 mg/l (4 h). Während i. v. Dauerinfusion von 0,166 g/h (= 4 g/24 h) beträgt der mittlere Serumspiegel 7,5 mg/l. Gute Gewebegängigkeit, geringe Liquorgängigkeit.
- Halbwertszeit 45 min.
- Plasmaeiweißbindung 50 %.
- Ausscheidung durch die Nieren in aktiver Form zu 90 % (in 6 h). Ein kleiner Teil wird mit der Galle ausgeschieden. Geringe Metabolisierung zu Decarbamoyl-Cefoxitin.

Nebenwirkungen: Wie bei allen Cephalosporinen. Meist keine Kreuzallergie mit Penicillinen (Anwendung bei Penicillin-Allergie unter sorgfältiger Überwachung des Patienten gerechtfertigt).

Indikationen:

- Ungezielte Therapie von Infektionen, bei denen auch mit Anaerobiern zu rechnen ist, z. B. Gangrän, Mundbodenphlegmone, Tonsillarabszess, abszedierende Pneumonie, Adnexitis. Zur Verbreiterung des Wirkungsspektrums kann die Kombination mit einem Aminoglykosid sinnvoll sein.
- Gezielte Therapie von Infektionen durch sensible Erreger, insbesondere Infektionen durch sonst resistente Erreger, die gegen Cefoxitin empfindlich sind (z. B. Klebsiella, Serratia, Proteus rettgeri).
- Perioperative Prophylaxe, vor allem in der Gynäkologie.

K **Kontraindikation:** Cephalosporin-Allergie.

Applikation:

- Am besten i. v. Injektion oder i. v. Kurzinfusion (in 30 min).
- Auch i. v. Dauerinfusion und i. m. Injektion möglich (zur i. m. Injektion wegen Schmerzhaftigkeit in 0,5 % Lidocain lösen).
- Nicht mit anderen Medikamenten mischen, vor allem nicht mit Aminoglykosiden (**cave:** Gefahr der Ausfällung).

Dosierung:

- Bei **schweren Infektionen:**
  - Kinder von 1–12 Jahren: tgl. 100–150 mg/kg KG in 3–4 ED.
  - Erwachsene und Jugendliche: 3–4 × tgl. 2 g.
- Bei **leichteren Infektionen:**
  - Kinder von 1–12 Jahren: tgl. 20 mg/kg KG in 3 ED.
  - Erwachsene und Jugendliche: 3 × tgl. 1 g.

Bei Patienten mit **chronischer Niereninsuffizienz** ist das Dosierungsintervall zu verlängern, und zwar bei einer Kreatinin-Clearance von 50–30 ml/min auf 8 h, von 29–10 ml/min auf 12 h, von 9–5 ml/min auf 24 h und von < 5 ml/min auf 48 h. Man gibt dann die übliche ED (angepasst der Schwere der Infektion) in einem größeren Abstand. Nur bei einer Kreatinin-Clearance unter 10 ml/min sollte die ED von 0,75 g nicht überschritten werden.
Cefoxitin ist dialysabel. Am Ende einer Hämodialyse können 2 g verabreicht werden.

Antiinfektiva

Handelsformen: Injektionsflaschen à 1 und 2 g.

B **Beurteilung:** Betalactamase-stabiles Cephalosporin mit guter Anaerobier-Wirksamkeit. Hauptindikationen sind gynäkologische Infektionen und perioperative Prophylaxe. Cefoxitin ist in Deutschland nicht mehr im Handel.

Cefotaxim-Gruppe

Synonyma: Breitspektrum-Cephalosporine, Cephalosporine der 3. Generation, parenterale Aminothiazol-Oxim-Cephalosporine.

Handelsnamen:
- Cefotaxim: Claforan u. a.
- Ceftriaxon: Rocephin u. a.
- Ceftizoxim und Cefmenoxim sind in Deutschland nicht mehr im Handel.

Eigenschaften: Die Cephalosporine der Cefotaxim-Gruppe haben ein erweitertes Spektrum, eine stärkere antibakterielle Aktivität und eine unterschiedliche Wirksamkeit gegen Pseudomonas aeruginosa. Diese Verbesserung ist erreicht worden durch eine Kombination der Aminothiazol-Seitenkette des Cefotiams mit der Oxim-Seitenkette des Cefuroxims. Cefotaxim ist die Muttersubstanz dieser Gruppe. Ceftriaxon, Ceftizoxim (und Cefmenoxim) sind Cefotaxim-Analoga mit Substitution in Position R_2 (s. Abb. 1.1-8), wodurch die Pharmakokinetik verändert wird, aber die Aktivität erhalten bleibt. Cefmenoxim hat eine Methyltetrazol-Seitenkette wie Cefamandol, Cefoperazon, Cefotetan, die zu Extra-Nebenwirkungen (Blutungen, Alkoholintoleranz) führen kann. Derivate mit dieser Struktur sind daher generell verlassen worden.

Wirkungsweise: Es gibt in dieser Gruppe Unterschiede in der Betalactamase-Stabilität, im Penetrationsvermögen der Bakterienzell-

7-Aminocephalosporansäure

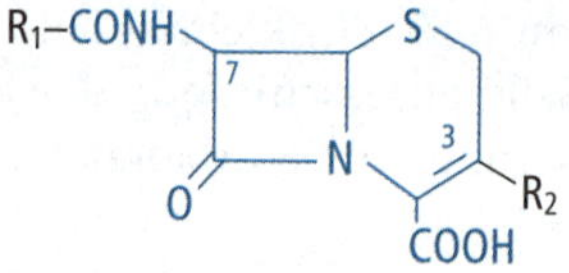

Freiname	R_1	R_2
Cefotaxim	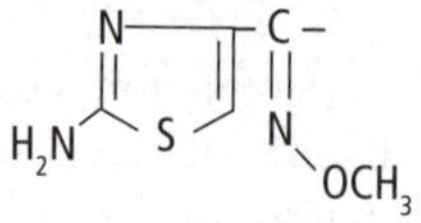	$-CH_2-OCOCH_3$
Ceftizoxim	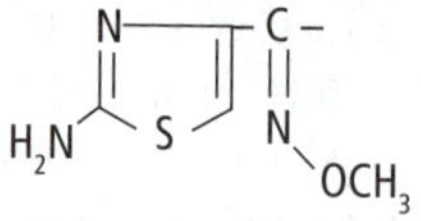	–H
Ceftriaxon	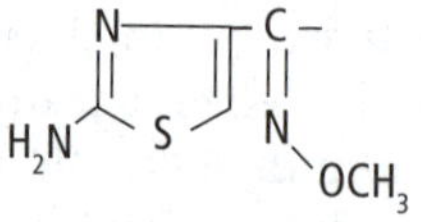	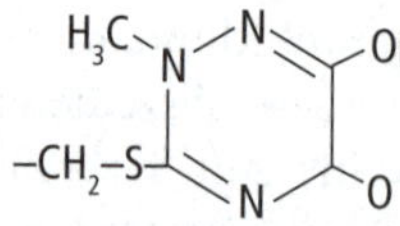

Abb. 1.1-8 Strukturformeln der parenteralen Aminothiazol-Oxim-Cephalosporine.

Tab. 1.1-7 Unterschiede der In-vitro-Wirksamkeit bei parenteralen Cephalosporinen mit erweitertem Spektrum und Cefazolin.

Mittel	In-vitro-Wirksamkeit	
	Relativ gut	**Relativ schlecht oder keine Wirksamkeit**
Cefuroxim	Klebsiella, Staphylococcus aureus	Pseudomonas, Enterobacter
Cefotaxim	Enterobakterien, Haemophilus, Neisserien, Anaerobier	Enterobacter, Enterokokken, Bacteroides
Ceftriaxon	Staphylokokken, Neisserien, Enterobakterien	Acinetobacter, Pseudomonas, Bacteroides
Ceftazidim	Pseudomonas, Enterobakterien	Staphylokokken, Enterokokken
Cefepim	Pseudomonas, Enterobakterien	Staphylokokken, Enterokokken, Anaerobier
Ceftarolin	Staphylokokken (MRSA, Koagulase-neg.), Enterobakterien	Pseudomonas, Anaerobier
Cefazolin	Staphylococcus aureus, Anaerobier	Enterobakterien, Pseudomonas, Haemophilus

wand und in der Affinität zu den sog. Penicillin-Bindeproteinen (PBP), welche mit der verschiedenen Struktur zusammenhängen.

Wirkungsspektrum: Innerhalb der Cefotaxim-Gruppe teilweise identisch und im Vergleich zu den anderen parenteralen Cephalosporinen erheblich verbreitert. Gegen Haemophilus influenzae (Ampicillin-empfindliche und -resistente Stämme) sind alle Mittel der Cefotaxim-Gruppe bei sehr niedrigen Konzentrationen wirksam.

Aktivität: Je nach Keimart verschieden (Tab. 1.1-7). Von den neueren Cephalosporinen sind Cefotaxim und analoge Antibiotika gegen Klebsiella pneumoniae am stärksten wirksam, während sie gegen Enterobacter cloacae relativ schwach wirksam sind. Gegen Staphylokokken wirken Cefotaxim und seine Derivate schwächer als Cefazolin (Tab. 1.1-8) und sind unwirksam gegen Methicillin- und Cefazolin-resistente Staphylokokken-Stämme. Ceftizoxim ist gegen Pseudomonas aeruginosa nur schwach wirksam. Die Unterschiede sind in Tab. 5.1-1 (S. 472) zu erkennen, welche die minimalen Hemmkonzentrationen bei 50 % und 90 % der untersuchten Bakterienstämme zeigt. Gegen Bacteroides fragilis wirken die Mittel der Cefotaxim-Gruppe nicht oder erst bei höheren Konzentrationen. Da der Prozentsatz resistenter Stämme wechseln kann, sind zur Schließung von Wirkungslücken Antibiotika-Kombinationen sinnvoll. Bei empfindlichen Keimen wirken Kombinationen mit einem Aminoglykosid (Gentamicin, Tobramycin) oft synergistisch, mit einem Acylaminopenicillin entweder synergistisch oder additiv, mit einem Gyrase-Hemmer additiv.

Tab. 1.1-8 Staphylococcus-aureus-Wirksamkeit von parenteralen Cephalosporinen mit erweitertem Spektrum (im Vergleich zu Cefazolin).

Mittel	GM	$MHK_{50\,\%}$	$MHK_{90\,\%}$
Cefuroxim	2,0	2,0	2,0
Cefotaxim	2,0	1,6	3,1
Ceftriaxon	4,1	3,1	6,2
Ceftazidim	6,8	4,0	8,0
Cefepim	2,0	1,6	3,1
Ceftarolin	0,3 (1,5*)	0,2 (1*)	0,5 (2*)
Cefazolin	0,2	0,1	0,4

GM = geometrisches Mittel der minimalen Hemmkonzentration (mg/l). $MHK_{50\,\%}$ und $MHK_{90\,\%}$ = minimale Hemmkonzentrationen bei 50 % bzw. 90 % der untersuchten Stämme.
* MRSA.

Resistenz: Primär resistent sind Enterokokken, Listerien, Campylobacter, Clostridium difficile, Legionella pneumophila, Mykobakterien, Mycoplasma-Arten und Chlamydien. Sekundäre Resistenzentwicklung selten. Partielle Kreuzresistenz mit Cefazolin, Cefuroxim, Cefamandol und Cefotiam bei gramnegativen Stäbchen. Vollständige Kreuzresistenz bei Methicillin-resistenten Staphylococcus-aureus-Stämmen. Ampicillin-resistente Haemophilus-Stämme und Penicillin-G-resistente Gonokokken-Stämme sind gegen die Mittel der Cefotaxim-Gruppe empfindlich (nicht aber gegen Cefazolin).

Pharmakokinetik:

- Fast keine Resorption nach oraler Gabe.
- Nach i. v. Injektion von 1 g (Tab. 1.1-9) sind die Serumspiegel nach 1 h am höchsten bei Ceftriaxon, niedriger bei Ceftizoxim, Cefmenoxim und Cefotaxim. Nach 6 h liegen die Konzentrationen bei Ceftriaxon noch relativ hoch, während sie bei Ceftizoxim auf 2 mg/l, bei Cefmenoxim auf 1 mg/l und bei Cefotaxim auf 0,3 mg/l abgefallen sind. Nach 12 h betragen die Serumspiegel von Ceftriaxon 30 mg/l, während sie bei Ceftizoxim, Cefmenoxim und Cefotaxim unterhalb der Nachweisgrenze liegen. Ceftriaxon ist so das einzige Depotpräparat dieser Gruppe, bei dem die einmal tägliche Gabe ausreicht.
- Entsprechende Konzentrationsunterschiede zwischen den einzelnen Mitteln findet man bei i. v. Kurzinfusion, i. v. Dauerinfusion und i. m. Injektion.
- Halbwertszeit bei Ceftriaxon 7–8 h, bei Ceftizoxim und Cefmenoxim 70 min sowie bei Cefotaxim 60 min (Tab. 1.1-10).
- Plasmaeiweißbindung bei Ceftriaxon 84–95 % (konzentrationsabhängig), bei Cefmenoxim 60 %, bei den anderen Mitteln < 50 %. Die hohe Eiweißbindung von Ceftriaxon bedeutet offenbar keine Inaktivierung.
- Bei allen Mitteln relativ gute Gewebegängigkeit und schlechte Liquorgängigkeit (bei nicht entzündeten Meningen). Bei eitriger Meningitis werden jedoch mit Ceftriaxon und Cefotaxim therapeutisch wirksame Liquorkonzentrationen erreicht.
- Harnausscheidung in den ersten 24 h in aktiver Form bei Cefotaxim zu 50 %, Ceftriaxon zu 40–60 %, Ceftizoxim und Cefmenoxim zu 70–80 %. Bei Ceftriaxon wird ein großer Teil mit der Galle in den Darm ausgeschieden. Die Gallenspiegel der anderen Cephalosporine sind meist höher als die Serumspiegel. Cefotaxim wird zu etwa 30 % im Organismus metabolisiert, was die relativ niedrigen Serumspiegel erklärt. Als Metaboliten wurden das schwächer antibakteriell wirksame Desacetyl-Cefotaxim und zwei unwirksame Lactone gefunden. Die renale Ausscheidung erfolgt bei Cefotaxim auch durch tubuläre Sekretion (deshalb erhöht Probenecid die Serumspiegel), bei den anderen Mitteln überwiegend durch glomeruläre Filtration. Bei Niereninsuffizienz ist die Halbwertszeit von Ceftriaxon und Cefotaxim nicht so stark verlängert wie bei den anderen Mitteln dieser Gruppe.

Tab. 1.1-9 Mittlere Serumspiegel von Mitteln der Cefotaxim-Gruppe nach i. v. Injektion von 1 g.

Mittel	Serumspiegel (mg/l) nach			
	1 h	4 h	6 h	12 h
Cefotaxim	12	1,1	0,3	0
Ceftriaxon	120	65	50	30
Ceftizoxim	30	5	2	0
Cefmenoxim	25	4	1	0

Nebenwirkungen: Wie bei anderen parenteralen Cephalosporinen. Die Nierenverträglichkeit ist gut. Bei Ceftriaxon werden bei hoher Dosierung in der Gallenblase nicht selten sonografisch erkennbare Ansammlungen von Ceftriaxon-Kalksalzen gefun-

Tab. 1.1-10 Pharmakokinetische Daten von Mitteln der Cefotaxim-Gruppe und Ceftazidim.

Mittel	Halbwertszeit (min)	Plasmaeiweißbindung (%)	Urin-Recovery (%)	Tubuläre Sekretion	Gallen-exkretion
Cefotaxim	60	40	50	+	(+)
Cetriaxon	385–480	95	40–60	∅	(+)
Ceftizoxim	70	30	80	∅	(+)
Cefmenoxim	70	60	80	∅	(+)
Ceftazidim	120	10	80	∅	(+)

+ = überwiegend; (+) = gering; ∅ = keine.

den, die meist asymptomatisch sind und in der Regel 10–60 Tage nach Therapieende verschwinden. Evtl. auftretende Schmerzen bei diesem Sludge-Phänomen (Pseudocholelithiasis) werden symptomatisch behandelt (**cave:** Operation!).

Indikationen für Ceftriaxon und Cefotaxim:

- Ungezielte Therapie lebensbedrohlicher Infektionen (Sepsis, Pneumonie, Osteomyelitis, Wund- und Gewebsinfektionen), vor allem bei schweren Grundleiden und wenn keine multiresistenten Erreger (wie ESBL, MRSA) zu erwarten sind. Die frühere, gute Eignung zur ungezielten Therapie urologischer Harnwegsinfektionen ist bei hohem ESBL-Anteil (> 10–20 %) eingeschränkt. Ist mit Bacteroides fragilis zu rechnen, kann mit Metronidazol oder Clindamycin kombiniert werden. Bei schweren Allgemeininfektionen ist zur Erfassung von Enterokokken und Pseudomonas eine kombinierte Behandlung durchzuführen (mit einem Acylaminopenicillin bzw. Aminoglykosid).
- Gezielte Therapie schwerer Allgemein- oder Organinfektionen (Pneumonie, Pyelonephritis, Gallenwegsinfektionen) durch sensible Erreger.
- Behandlung von Borreliose und Lues.
- Schwere Infektionen bei Penicillin-Allergie (vorher Kreuzallergie ausschließen).
- Andere Indikationen, besonders für Ceftriaxon, sind Meningitis durch empfindliche Erreger, Neurolues und Neuroborreliose.
- Einmalbehandlung der unkomplizierten Gonorrhö (am besten mit 0,5 g Ceftriaxon). Eine Einmalbehandlung mit Ceftriaxon ist auch bei bestimmten anderen bakteriellen Infektionen (z. B. Otitis media) möglich.
- Perioperative Prophylaxe mit 1 g Ceftriaxon einmalig präoperativ. Die lange Halbwertszeit ist hierbei offensichtlich ein Vorteil.
- Sequenzialtherapie der Pneumonie in der Praxis, initial mit 2 g Ceftriaxon einmalig, gefolgt von einer oralen Nachbehandlung mit einem Oralcephalosporin, einem Makrolid oder einem Fluochinolon.

Falsche Indikationen: Leichte bakterielle Infektionen, bei denen Penicillin G, Amoxicillin, Oralcephalosporine ebenso gut wirken.

K **Kontraindikationen:** Allergie gegen Cephalosporine. Keine Gabe von Ceftriaxon an ikterische Neu- und Frühgeborene sowie an Patienten mit akuter Hepatitis.

Applikation:

- Das bevorzugt verwandte Derivat **Ceftriaxon** wird generell 1 × tgl. in der Dosis von 1–2 g als i. v. Kurzinfusion verabreicht.
- **Cefotaxim:** Am besten 2–3 × tgl. Applikation als i. v. Kurzinfusion (20–30 min) oder langsame i. v. Injektion (5 min). Die

i. m. Injektion kann schmerzhaft sein (evtl. in 0,5%iger Lidocain-Lösung auflösen, nie mehr als 1 g).

Dosierung:

- **Ceftriaxon:**
  - Neugeborene < 2 Wochen: 20–50 mg/kg KG als 1 ED.
  - Neugeborene ab 2 Wochen, Säuglinge und Kinder < 12 Jahre bzw. < 50 kg KG: 20–80 mg/kg KG als 1 ED.
  - Erwachsene und Kinder > 12 Jahre bzw. 50 kg KG: 1–2 g (max. 4 g) tgl. in 2 oder 1 ED.

  Damit ist unter günstigen Umständen auch eine ambulante parenterale Therapie (**OPAT** = **O**ut-patient **P**arenteral **A**ntibiotic Therapy) möglich.

  Keine Dosisbeschränkung bei **Niereninsuffizienz.**

  Bei **Meningitis:**
  - Neugeborene < 2 Wochen: max. 50 mg/kg KG in 24 h.
  - Kinder bis zum 12. Lebensjahr: loading dose von 100 mg/kg KG, gefolgt von 75 mg/kg KG tgl. in 1 ED (max. Tagesdosis: 4 g in 2 ED).
  - Erwachsene und Kinder > 12 Jahre bzw. > 50 kg KG: loading dose 100 mg/kg KG, höchstens jedoch 4 g als 1 ED.
- **Cefotaxim:**
  - Frühgeborene: Die Gabe von tgl. 50 mg/kg KG sollte nicht überschritten werden.
  - Neugeborene, Säuglinge und Kinder bis 12 Jahre: tgl. 50–100–150 mg/kg KG in 3–4 ED.
  - Erwachsene und Kinder > 12 Jahre: je nach Schwere der Infektion 3–6 g in 3 ED.

  Höchstdosis (z. B. bei **Meningitis**) bei Erwachsenen tgl. 12 g, 200 mg/kg KG bei pädiatrischen Patienten aller Altersstufen. Bei stark **eingeschränkter Nierenfunktion** (Kreatinin-Clearance < 5 ml/min) gibt man Erwachsenen 0,5 g Cefotaxim alle 12 h.

Handelsformen: Ampullen à 0,5, 1 und 2 g.

B **Beurteilung:** Ceftriaxon ist das wichtigste Cephalosporin. Als Standardsubstanz dieser Gruppe wegen seiner einfachen Applikation, zuverlässigen Wirksamkeit und guten Verträglichkeit eindeutig zu bevorzugen. Standardsubstanz zur Behandlung einer Meningitis mit empfindlichen Erregern einschl. Neuroborreliose und Neurolues. Eine Alternative für Sonderindikationen ist Cefotaxim. Ceftriaxon eignet sich wegen der langen Halbwertszeit auch zur ambulanten Kurzzeitbehandlung sowie zur Sequenzialtherapie bakterieller Infektionen (Verabreichung von 1–2 g alle 24 h) und hat eine Position bei der Lues-Therapie, der perioperativen sowie der Meningokokken-Prophylaxe als Alternative zu Rifampicin.

Ceftazidim-Gruppe

Die Gruppe besteht aus den Derivaten Ceftazidim, Cefpirom und Cefepim (s. Abb. 1.1-9). Sie zeichnen sich durch eine besondere Pseudomonas-Wirksamkeit aus und haben eine ähnliche Grundstruktur wie Cefotaxim, jedoch in Position 3 der rechten Seitenkette alkalische Substituenten mit positiver Ladung. Cefepim und Cefpirom sind Zwitterion-Cephalosporine. Eine Klassifikation dieser heterogenen Sondergruppe als Cephalosporine der 4. Generation ist zwar üblich, aber problematisch. Cefpirom ist in Deutschland entwickelt worden, wurde aber hier und in den USA wegen offener Fragen hinsichtlich der Toxizität nie zugelassen und wird daher nicht mehr besprochen.

Ceftazidim

Handelsnamen: Fortum u. a.

Eigenschaften und antibakterielle Aktivität: Als Pentahydrat (mit Natriumkarbonat) gut

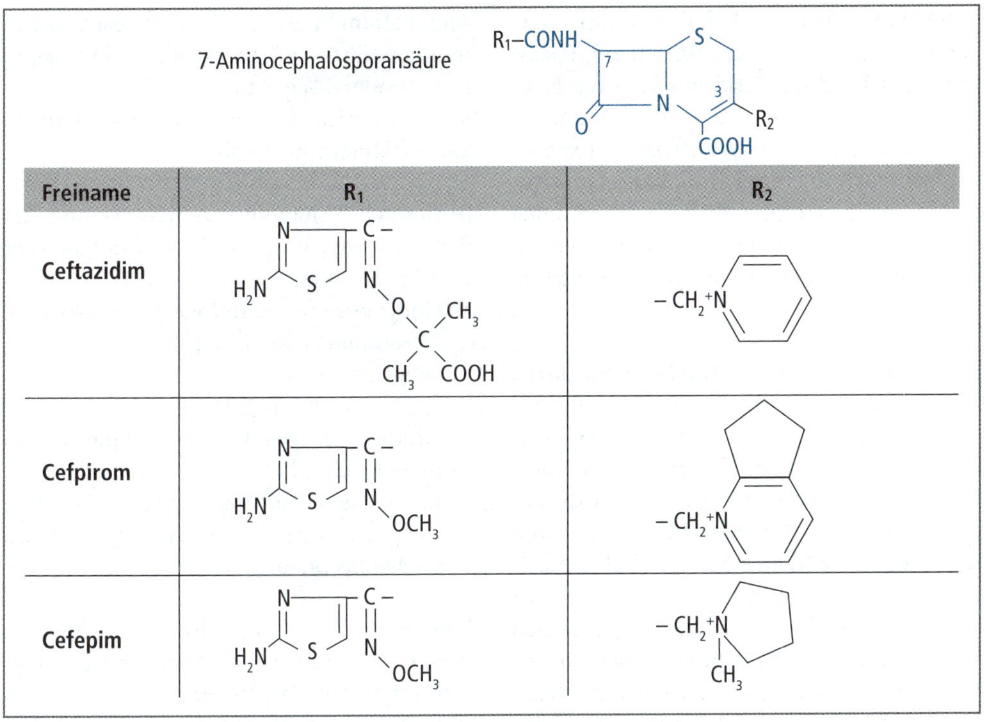

Abb. 1.1-9 Strukturformeln von Ceftazidim und verwandten Cephalosporinen.

wasserlöslich (wobei CO_2 freigesetzt wird). 1 g Ceftazidim enthält etwa 2,3 mval Natrium. Ceftazidim hat fast das gleiche Wirkungsspektrum wie Cefotaxim, wirkt aber gegen Pseudomonas aeruginosa 10-fach stärker als Cefotaxim und Ceftriaxon. Ceftazidim ist auch gut wirksam gegen Proteus vulgaris, Serratia marcescens, Acinetobacter-Arten und Enterobacter cloacae. Dagegen ist die Aktivität gegen Staphylokokken im Vergleich zu Cefotaxim/Ceftriaxon 3-fach schwächer (s. Tab. 1.1-8, S. 73), gegen Bacteroides fragilis im Vergleich zu Cefoxitin ebenfalls schwächer. Bei anderen Anaerobiern sind die Aktivitätsunterschiede geringer. Ceftazidim ist wie alle anderen Cephalosporine allein unwirksam gegen Methicillin-resistente Staphylokokken, aber auch gegen Enterococcus faecalis und faecium, Listerien, Campylobacter-Arten und Clostridium difficile. Die bisherige klinische Prüfung einer festen Kombination von Ceftazidim mit dem neuen Betalactamase-Hemmer Avibactam eröffnet eine bessere Wirksamkeit vor allem auch gegen resistente Pseudomonas-Stämme.

Pharmakokinetik:

- Mittlere Serumspiegel nach i. v. Injektion von 1 g 40 mg/l (1 h), 10 mg/l (4 h) und 0,6 mg/l (12 h).
- Halbwertszeit 2 h.
- Serumeiweißbindung 10 %.
- Relativ gute Gewebepenetration. Liquorspiegel niedrig (bei nicht entzündeten Meningen).
- Harnausscheidung unverändert (in aktiver Form) durch glomeruläre Filtration (80–90 % in den ersten 24 h). Galleausscheidung < 1 %. Metaboliten wurden in Galle und Urin nicht nachgewiesen.

Nebenwirkungen: Ähnlich Cefotaxim. Gelegentlich Kopfschmerzen, Schwindel, Parästhesien, schlechter Geschmack, selten Neurotoxizität. Die i. m. Gabe ist schmerzhaft. Kumulation bei Niereninsuffizienz. Exzessiver Gebrauch in einer Klinik kann zum Anstieg von Clostridium-difficile-Infektionen und zur Selektion von Enterococcus faecium und ESBL (»extended spectrum betalactamases«) führen.

Indikationen: Schwere Infektionen durch Ceftazidim-empfindliche Erreger. Besonders wichtig ist die gezielte Gabe bei Pseudomonas-Infektionen (am besten in Kombination mit Tobramycin, Ciprofloxacin oder Piperacillin). Ungezielt bei schweren Infektionen, bei denen Staphylokokken keine Rolle spielen. Ceftazidim wird oft zur Interventions-Therapie bei neutropenischen Patienten verwendet. Wenn eine Beteiligung von Staphylokokken oder Anaerobiern (z. B. Bacteroides) möglich ist, kann Ceftazidim mit Clindamycin kombiniert werden. Die wichtigste Sonderindikation ist Mukoviszidose (s. S. 553). Auch bei Melioidose (durch Burkholderia pseudomallei) anwendbar.

K **Kontraindikationen:** Überempfindlichkeit gegen Cephalosporine. Vorsicht bei Penicillin-Allergie (Kreuzallergie möglich, aber selten).

Applikation: Eine i. v. oder i. m. Injektion ist möglich. Für eine i. m. Injektion Auflösung in 0,5- oder 1%iger Lidocain-Lösung. Nach langem Aufbewahren in Plastikbehältern kann Ceftazidim instabil sein.

Dosierung: Abhängig von Schwere und Art der Infektion, Empfindlichkeit der Erreger und Lebensalter.

- Neugeborene, Säuglinge bis 8 Wochen: 25–60 mg/kg KG in 2 ED.
- Säuglinge ab 2 Monate bis < 1 Jahr: 50–100 mg/kg KG in 2 ED.
- Kinder > 1–14 Jahre: 30–100 mg/kg KG in 2–3 ED.
- Erwachsene und Jugendliche > 14 Jahre: 1–2 g i. v. alle 8–12 h (meist 2 g alle 12 h), höchstens tgl. 6 g.

Dosierung bei **eingeschränkter Nierenfunktion** s. Tab. 1.1-11. Während der **Hämodialyse** beträgt die Halbwertszeit 2–5 h (Erhaltungsdosis nach jeder Dialyse wiederholen).

Handelsformen: Ampullen à 0,5, 1 und 2 g.

B **Beurteilung:** Pseudomonas-Cephalosporin mit relativ breitem Spektrum, aber Schwächen bei Staphylokokken. Wichtige Sonderindikationen sind Fieber bei Neutropenie sowie Mukoviszidose. Zur Behand-

Tab. 1.1-11 Ceftazidim-Dosierung bei Niereninsuffizienz.

Kreatinin-Clearance (ml/min)	Kreatinin im Serum µmol/l (mg/dl)	Einzeldosis (g)	Dosierungsintervall (h)
50–31	150–200 (1,7–2,3)	1,0	12
30–16	200–350 (2,3–4,0)	1,0	24
15–6	350–500 (4,0–5,6)	0,5	24
< 5	> 500 (> 5,6)	0,5	48

lung invasiver Pseudomonas-Infektionen sollte immer die Maximaldosierung und ein Kombinationspartner gewählt werden.

Cefepim

Handelsname: Maxipime.

Eigenschaften: Seit mehr als zehn Jahren etabliertes parenterales Aminothiazol-Cephalosporin, das in Position 3 des Dihydrothiazin-Rings einen quaternisierten N-Methylpyrrolidin-Ring als Seitenkette hat und mit Cefpirom und Ceftazidim strukturell verwandt ist (s. Abb. 1.1-9). Cefepim besitzt wie Cefpirom Zwitterion-Charakter. Das Präparat liegt als Dihydrochlorid vor und ist gepuffert mit Arginin, gegen das Unverträglichkeiten auftreten können.

Wirkungsspektrum: Pseudomonas-Aktivität ähnlich Ceftazidim (i. v. < 1 Titerstufe), Staphylokokken-Aktivität ähnlich Cefotaxim. Keine Aktivität gegen Methicillin-resistente Staphylokokken. Resistent sind Enterococcus faecalis und faecium, Listerien, Clostridium difficile, Bacteroides fragilis, Pseudomonas cepacia, Xanthomonas maltophilia. In vitro ist Cefepim stärker wirksam als Cefpirom gegen Proteus vulgaris, Stenotrophomonas maltophilia und Clostridien. Weitgehende Kreuzresistenz mit Ceftazidim, Cefpirom und anderen Breitspektrum-Cephalosporinen. Ceftazidim-resistente Pseudomonas- und Klebsiella-Stämme (ESBL) können gegen Cefepim empfindlich sein.

Pharmakokinetik:
- Bei i. v. Infusion (30 min) von 1 g liegen die maximalen Serumspiegel bei 40 mg/l.
- Halbwertszeit 2 h.
- Plasmaeiweißbindung 20 %.
- Urin-Recovery 85 %. Kumulation bei Niereninsuffizienz.

Nebenwirkungen: Ähnlich Cefotaxim. Erhebliche Neurotoxizität bei Urämie und bei Grundkrankheiten möglich. Eine 2007 publizierte Review-Arbeit aller Studien mit Cefepim zeigte eine erhöhte Mortalität gegenüber anderen Cephalosporinen. Eine Überprüfung durch die FDA konnte bisher diese Daten nicht bestätigen. Exzessiver Gebrauch in einer Klinik kann zum Anstieg von Clostridium-difficile-Infektionen sowie zur Selektion von Enterococcus faecium und ESBL führen.

Indikationen: Ähnlich wie bei Ceftazidim. Vorwiegend schwere Infektionen, bei denen auch Pseudomonas eine Rolle spielen kann. Bei nachgewiesener Pseudomonas-Infektion ist eine Kombination mit Tobramycin sinnvoll (Synergismus!).

Dosierung:
- Säuglinge von 1–2 Monaten: 60–90 mg/kg KG in 2–3 ED. Zu dieser Altersgruppe liegen nur begrenzte Erfahrungen vor.
- Säuglinge > 2 Monate und Kinder < 40 kg KG: 100–150 mg/kg KG in 2–3 ED.
- Erwachsene und Kinder > 12 Jahre bzw. 40 kg KG: 4–6 g langsam i. v. in 2–3 ED.

Handelsformen: Ampullen à 0,5, 1 und 2 g.

B **Beurteilung:** In Deutschland nur selten gebrauchtes, unterbewertetes Pseudomonas-Cephalosporin, das auch gegen Enterobakterien und Staphylokokken gut wirksam ist. Alternative zu Ceftazidim.

Ceftobiprol-Gruppe

Schon seit Langem werden Cephalosporine gesucht und geprüft, die eine sehr viel höhere Aktivität gegen Staphylokokken haben als alle bisherigen Substanzen. Bei Staphylokokken beruht die Resistenz gegenüber Cephalosporinen (und allen anderen verfügbaren β-Lactam-Antibiotika) auf der Produktion zusätzlicher Penicillin-bindender Proteine (PBP) wie PBP 2a u. a., die eine niedrige Affinität zu β-Lactam-Antibiotika aufweisen.

PBP 2a wird durch das *mecA*-Gen codiert und bewirkte eine Kreuzresistenz gegen alle bis dahin verfügbaren β-Lactam-Antibiotika. Die Ceftobiprol-Gruppe zeichnet sich nun durch eine hohe Bindungsaktivität gegen die PBP aus, die infolge der Bindung des Cephem-Rings an einen 1,3-Thiozol-Ring entsteht (s. Abb. 1.1-10). Die Affinität der einzelnen Substanzen zur Bindung an PBP korreliert direkt mit der Wirksamkeit gegen diesen grampositiven Erreger. Unter solchen neuen Cephalosporinen befinden sich viele noch in klinischer Entwicklung, Ceftobiprol und Ceftarolin wurden als erste Vertreter dieser Substanzen 2010/2011 international bereits in vielen Ländern zugelassen – allerdings mit besonderen Einschränkungen ihrer Indikationen. Die hohe Aktivität dieser Gruppe bezieht sich allein auf grampositive Erreger einschließlich multiresistenter Staphylokokken, Streptokokken und Enterokokken, jedoch nur soweit Letztere auch Ampicillin-empfindlich sind. Die Aktivität gegen gramnegative Erreger bleibt eher vergleichbar mit der von Ceftriaxon.
Diese, auch MRSA-Cephalosporine genannten Substanzen sind ungeeignet zur Behandlung von Nonfermenter, Acinetobacter und die meisten Anaerobier.
Vermutlich sind Resistenzen gegen diese Gruppe zukünftig sowohl durch chromosomale Mutationen als auch durch Veränderungen im PBP der MRSA zu erwarten.
Da diese Substanzen bisher nicht wasserlöslich sind, werden sie zur i. v. Applikation als Prodrugs hergestellt, die dann über Plasmaphosphatasen oder -esterasen unmittelbar nach parenteraler Gabe zu bioaktiven Cephalosporinen umgewandelt werden.

Ceftobiprol medocaril

Zulassung bis auf Weiteres in Europa und den USA nicht erteilt, auch in der Schweiz und in Kanada wegen Unregelmäßigkeiten in Studienzentren der Phase-III-Studien zurückgezogen (nicht GCP-konform); keine substanzspezifischen Ursachen.

Handelsnamen: Zeftera oder Zevtera (nur in der Schweiz und in Kanada). Fa. Johnson & Johnson/Basilea. Studiennamen: BAL 9141, CID 6918430, Ro 63-9141).

Eigenschaften: Charakteristisches Merkmal von Ceftobiprol (s. Abb. 1.1-10) ist gegenüber den Vorsubstanzen eine neue Vinylpyrrolidin-Seitenkette, die vorwiegend verantwortlich ist für eine deutlich verbesserte Aktivität gegen Methicillin-resistente Staphylokokken, aber auch gegen Penicillin-resistente Pneumokokken. Ceftobiprol bindet mit hoher Affinität an das »resistente« Penicillin-bindende Protein PBP 2a von MRSA und bildet schnell einen stabilen, nicht hemmbaren Komplex.

Wirkungsspektrum: Ceftobiprol besitzt eine hohe Aktivität gegen die meisten grampositiven Erreger einschließlich MRSA, Penicillin-resistente Pneumokokken und auch gegen

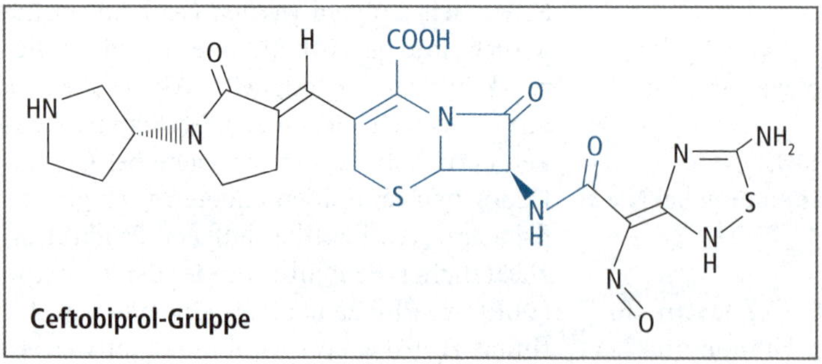

Abb. 1.1-10 Strukturformel der Ceftobiprol-Gruppe.

die meisten Ampicillin-sensiblen Enterokokken (keine Wirksamkeit gegen Vancomycin resistente Enterokokken). Zusätzlich aktiv gegen Haemophilus influenzae, Neisseria gonorrhoeae und Moraxella catarrhalis. Die Aktivität gegen gramnegative Erreger einschließlich Pseudomonas aeroginosa bleibt vergleichbar mit der von Ceftriaxon oder Ceftazidim. Eine Reihe unterschiedlicher Anaerobier sind empfindlich gegenüber Ceftobiprol, wie Propionibacterium acnes, Peptostreptokokken, Finegoldia magna, Fusobacterium nucleatum und C. perfringens.

Resistenz: Wie alle anderen Cephalosporine ist auch Ceftobiprol unwirksam gegenüber gramnegativen Erregern mit Expression von ESBL (»extended spectrum betalactamase«). Hohe Hemmkonzentrationen gegen Proteus vulgaris. Verglichen mit Ceftriaxon und auch Cefepime niedrigere Hemmkonzentrationen gegen Acinetobacter und Alcaligenes spp. Für einen therapeutischen Einsatz dennoch kaum geeignet. Insgesamt keine klinisch relevante Wirkung gegen Burkholderia und Stenotrophomonas spp. Zumeist Resistenz gegen Anaerobier wie Bacteroides, Lactobacillus und Prevotella spp., immer resistent gegen Clostridium difficile.

Pharmakokinetik:
- Maximaler Serumspiegel bzw. der AUC nach Infusion von 500/750 mg: C_{max} 35,5/59,6 mg/l und AUC 76,6/135 mg × h/l.
- Halbwertszeit 3,5 h.
- Serumeiweißbindung gering und unabhängig von der Konzentration 16 %.
- Verteilungsvolumen: 0,26 l/kg, entspricht etwa 18 l.
- Wenige gesicherte Kenntnisse über Gewebepenetration. Anreicherung in Lungenepithelien (ELF) ca. 60–90 % der Serumkonzentration. Liquorspiegel niedrig (bei nicht entzündeten Meningen).
- Harnausscheidung unverändert (in aktiver Form) vorwiegend durch glomeruläre Filtration (> 70 % von Ceftobiprol in aktiver Form). Die systemische Clearance entspricht etwa der renalen Clearance, weshalb Dosisanpassungen nach Kreatinin-Clearance erforderlich sind.
- Galleausscheidung < 1 %.
- Metaboliten wurden in Galle und Urin nicht nachgewiesen.

Synergismus: In vitro zeigt sich ein synergistischer Effekt durch Kombination von Ceftobiprol mit Amikacin oder Levofloxacin bei Pseudomonas aeroginosa und mit Aminoglykosiden bei Enterococcus faecalis. Sowohl eine klinische Prüfung dieser Kombinationen als auch Prüfungen der Kombination mit anderen MRSA-wirksamen Substanzen stehen noch aus.

Nebenwirkungen: Ähnlich Cefotaxim bzw. Cefepim. Gelegentlich Kopfschmerzen, Schwindel, Parästhesien, selten Krampfanfälle (vor allem bei Patienten mit zerebraler Vorschädigung). Kumulation bei Niereninsuffizienz. Bei exzessivem Gebrauch in einer Klinik Zunahme der Clostridium-difficile-Infektionen und Selektion von Enterococcus faecium möglich.

Interaktionen: Ceftobiprol ist kein P-Glycoprotein-(P-gp-)Substrat oder auch -Hemmer. Kein Effekt von Probenicid auf die Elimination von Ceftobiprol. Keine Induktion der CYP-Isoenzyme und vernachlässigbare minimale Hemmung dieser in subtherapeutischen Konzentrationen.

Indikationen: Ungezielte Behandlung schwerer Infektionen, bei denen auch MRSA eine Rolle spielen könnte. Bevorzugte Indikationen bis auf Weiteres Haut- und Weichteilgewebsinfektionen und diabetischer Fuß. Interessante bakterizide Substanz zur Behandlung schwerer MRSA-Infektionen, evtl. auch Endokarditiden, vermutlich in vivo vergleichbar beste Wirkung gegen (pvl)-caMRSA. Bei gramnegativen Erregern keine Verbesserung gegenüber Ceftazidim oder Cefepim, jedoch ca. eine Titerstufe besser (in vitro) im Vergleich zu Ceftarolin.

K **Kontraindikationen:** Überempfindlichkeit gegen Cephalosporine. Vorsicht bei Penicillin-Allergie (Kreuzallergie möglich, aber selten). Tierexperimentelle Untersuchungen ergaben keine direkten oder indirekten schädlichen Einflüsse auf die Schwangerschaft, die embryonale/fetale Entwicklung sowie die Geburt und die postnatale Entwicklung. Bei der Verschreibung von Ceftobiprol für Schwangere ist Vorsicht geboten. Auch ist davon auszugehen, dass, wie im Tierversuch nachgewiesen, Ceftobiprol in die Muttermilch übertritt.

Applikation:

- Ceftobiprol wird ausschließlich in parenteraler Form appliziert. Das wasserlösliche Prodrug Ceftobiprol wird in wenigen Minuten in die aktive Substanz Ceftobiprol umgewandelt.
- In Studien führte die Applikation von 750 mg Ceftobiprol 2 × tgl. zu einer Plasmakonzentration von > 2 µg/ml in 80 % des Dosierungsintervalls (> 9,5 h). Ein höherer bakterizider Effekt (50 % $fT_{>MHK}$) kann erzielt werden, wenn Ceftobiprol 500 mg alle 8 h appliziert wird (in etwa 90 % aller MRSA).

Dosierung: Die Anwendung von Ceftobiprol bei Kindern und Jugendlichen wird zurzeit geprüft.

- Erwachsene: Grundsätzlich beträgt die Dosierung 0,5 g alle 8 h als i. v. Infusion über 2 h. Abhängig von der Schwere der Infektion und Empfindlichkeit der Erreger ist ggf. bei sehr niedrigen MHKs und geringer Gewebeinfiltration auch eine Dosierung von 2 × tgl. 500–750 mg möglich.
- Dosierung bei **eingeschränkter Nierenfunktion** (für eine 2-stündige Infusion):
  - Renale Clearance, mild (50–80 ml/min): 500 mg alle 8 h.
  - Renale Clearance, mittel (30–49 ml/min): 500 mg alle 12 h.
  - Renale Clearance, schwer (< 30 ml/min): 250 mg alle 12 h.

Während der **Hämodialyse** beträgt die Halbwertszeit 2–5 h (Erhaltungsdosis nach jeder Dialyse wiederholen).

Handelsformen: Ampullen à 0,5, 1 und 2 g.

B **Beurteilung:** Zuerst entwickeltes MRSA-wirksames Staphylokokken-Cephalosporin mit relativ breitem Spektrum, aber Schwächen bei Anaerobiern und keinen Verbesserungen bei gramnegativen Erregern gegenüber Ceftazidim. Es erweitert prinzipiell die wenigen bakteriziden Optionen bei MRSA-Therapie. Bis auf Weiteres keine Zulassung in EU und USA aufgrund von Unregelmäßigkeiten (Monitoring, Auswertung) in mind. 10 von 40 Zentren der Zulassungsstudien. Eine Bewertung klinischer Daten im Vergleich zu Vancomycin oder Vancomycin und Ceftazidim ist nicht möglich.

Ceftarolin

Ceftarolinfosamil wurde von Forest Laboratories, USA, entwickelt und wird von AstraZeneca, Schweiz, in Europa vermarktet. Ein Jahr nach der Zulassung in den USA erfolgte die Zulassung 2012 in Europa zur Behandlung von Wundinfektionen auch mit MRSA sowie leichter, ambulant erworbener Pneumonien (nicht intensiv behandlungspflichtig). Weitere Indikationserweiterungen, ggf. in Kombination mit Betalactamase-Hemmern, werden geprüft.

Handelsnamen: Zinforo (Europa); Teflaro (USA). Studienbez.: PPI-0903M, T-91825.

Eigenschaften: Ceftarolinfosamil ist ein neues Breitspektrum-Cephalosporin mit besonderer Wirkung gegen Staphylokokken. Seine chemische Struktur ist dem alten Cefozopran-HCL verwandt, das als Mexidol nur noch in China zur Anwendung kommt.

Wirkungsspektrum: Ceftarolin besitzt eine hohe Aktivität gegen grampositive Kokken, einschließlich MRSA, MRSE, Penicillin-resistente Pneumokokken und auch gegen die meisten Ampicillin-sensiblen Enterokokken (nicht gegen Vancomycin-resistente E. faecium!). Zusätzlich aktiv gegen Haemophilus influenzae, Neisseria gonorrhoeae und Moraxella catarrhalis. Keine bedeutsame Aktivität gegen Nonfermenter und viele Anaerobier. Wirksamkeit gegen Enterobakterien entspricht z. B. Ceftriaxon, bei fehlender Aktivität gegen ESBL-Bildner und schneller Resistenzentwicklung – im Gegensatz zu grampositiven Erregern und MRSA! Gegenüber Ceftobiprol etwa eine Titerstufe bessere In-vitro-Wirksamkeit gegen aerobe grampositive Kokken. Kaum eine Wirkung (MHK_{90} ≥ 4 µg/ml) hat Ceftarolin gegen Enterobacter spp., Klebsiella oxytoca, Serratia marcescens, Pseudomonas aeruginosa, Stenotrophomonas maltophilia und Acinetobacter baumannii.

Pharmakokinetik:

- Maximaler Serumspiegel bzw. der AUC nach einmaliger Infusion von 500/1 000 mg: C_{max} 16,5/30,2 mg/l und AUC 44,8/80,5 mg × h/l. Nach mehrmaliger Infusion kein Hinweis auf Akkumulation.
- Halbwertszeit 2,6 h (median).
- Serumeiweißbindung gering (< 20 %), auch unabhängig von der Konzentration.
- Verteilungsvolumen 0,37 l/kg, entspricht etwa 28 l.
- Wenige gesicherte Kenntnisse über Gewebepenetration. Anreicherung in Lungenepithelien (ELF) ca. 40 % der Serumkonzentration.
- Harnausscheidung unverändert (als aktiver Metabolit) vorwiegend durch glomeruläre Filtration (95,6 ml/min nach einmaliger und 86,7 ml/min nach multiplen Dosen). Bei normaler Nierenfunktion sind 46 % der Dosis im Urin zu erwarten. Renale Clearance bereits bei moderater Niereninsuffizienz stark eingeschränkt mit deutlichem Anstieg der Halbwertszeit, C_{max} und AUC. Eine Dosisanpassung ist deshalb schon bei moderat ausgeprägter Niereninsuffizienz erforderlich (Kreatinin-Clearance < 50 ml/min).
- Galleausscheidung < 1 %.
- Metaboliten wurden in Galle und Urin nicht nachgewiesen

Applikation:

- Ceftarolin wird ausschließlich in parenteraler Form appliziert. Das wasserlösliche Prodrug Ceftarolinfosamil wird in wenigen Minuten durch Plasmaphosphatasen in die aktive Substanz Ceftarolin umgewandelt.
- In Phase II und der ersten Phase-III-Studie gute Verträglichkeit von Ceftarolin, mit 5,7 % war Übelkeit die häufigste Nebenwirkung. Keine Hinweise auf QT-Verlängerung.

Dosierung:

- Kinder > 1 Jahr: in Prüfung; vermutl. 2 × tgl. 15 mg/kg; für 2012 keine zugelassene Dosis!
- Erwachsene: 600 mg i. v. über 1 h alle 12 h für alle Indikationen. Höhere Dosierungen vermutlich möglich.
- Bei **Niereninsuffizienz** mit Kreatinin-Clearance:
  - 30–50 ml/min: 2 × 400 mg/Tag
  - ≥ 15 bis ≤ 30 ml/min: 2 × 300 mg/Tag
  - < 15 ml/min und Dialyse: bis auf Weiteres 2 × 200 mg/Tag oder 1 × 400–600 mg/Tag

B **Beurteilung:** Ohne Ceftobipol-Zulassung bisher einziges MRSA-wirksames Staphylokokken-Cephalosporin mit relativ breitem Spektrum; in vitro im grampositiven Bereich Vorteile gegenüber Ceftobiprol, nicht jedoch bei gramnegativen Erregern. Nachweisliche MRSA-Pneumonien werden vermutlich deutlich effektiver mit Ceftarolin als z. B. mit Vancomycin behandelt, eine Überprüfung der MRSA-Wirksamkeit bei Pneumonie konnte jedoch in den Zulassungsstudien nicht erfolgen und steht noch aus. Prinzipiell für empirische Monotherapie geeignet, die ein breites Spektrum gramnegativer und -positiver Erreger einschließlich MRSA erfassen soll. In vitro schwache Resistenzentwicklung über mehrere Mechanismen gegen gramnegative wie grampositive Erreger einschl. MRSA nachgewiesen und bei breiter Anwendung zu beachten. Mit Erweiterungen der Indikationen ist zu rechnen; vor allem zusammen mit einer geplanten Kombination mit Betalactamase-Hemmern (Tazobactam) und einer damit zu erwartenden besseren Wirkung im gramnegativen Bereich hat Ceftarolin das Zeug zu einem universell einsetzbaren Cephalosporin.

Weitere Cephalosporine

Es gibt in anderen Ländern eine Reihe wenig angewandter parenteraler Cephalosporine (Cefapirin, Ceforanid, Cefonicid, Cefbuperazon, Cefpiramid, Cefpimizol, Cefminox u. a.), die keine relevanten Vorteile haben. Hinzu kommen auch die früher in Deutschland zugelassenen Mittel Cefodizim, Cefsulodin und Cefoperazon. Keines dieser Derivate hat besondere Eigenschaften, die z. B. einen Import rechtfertigen.

Oralcephalosporine

Oralcephalosporine sind generell sehr sichere und nebenwirkungsarme Antibiotika. Patienten mit einer Vorgeschichte einer IgE-vermittelten allergischen Reaktion gegen ein Penicillin (Anaphylaxie, Urtikaria, angioneurotisches Ödem) sollten kein Oralcephalosporin erhalten. Problem vieler Oralcephalosporine ist deren mangelnde Resorption – oft verbundenen mit einer gastrointestinalen Unverträglichkeit und einer schnellen Resistenzentwicklung (ESBL). Auch wegen der meist immer noch hohen Preise sollten sie vorwiegend nur gezielt (bekannte Erreger, bessere Verträglichkeit) eingesetzt werden (Tab. 1.1-12).

Cefalexin-Gruppe (Oralcephalosporine der 1. Generation)

Die Oralcephalosporine der Cefalexin-Gruppe haben eine weitgehend ähnliche Struktur (Aminocephalosporine) und ähneln sich in ihrem Wirkungsspektrum (mit guter Aktivität gegen grampositive Bakterien und einer relativ geringen Aktivität gegen gramnegative Bakterien). Sie zeichnen sich durch eine günstige Pharmakokinetik ohne stärkere Metabolisierung und eine meist hohe Urin-Recovery aus. Weiterentwicklungen in dieser Gruppe sind Loracarbef (das Carbacephem-Analogon des Cefaclors) und Cefprozil (in Deutschland nicht im Handel). Cefadroxil unterscheidet sich in der chemischen Struktur vom Cefalexin nur durch eine zusätzliche Para-Hydroxyl-Gruppe am aromatischen Ring (s. Abb. 1.1-11, S. 86). Cefaclor ist dem Cefalexin sehr ähnlich, jedoch ist eine Methylgruppe durch eine Chlorgruppe substituiert. Die chlorierten Derivate (Cefaclor, Loracarbef) sind offenbar weniger gut verträglich als die chlorfreien Substanzen (Cefalexin, Cefadroxil). Alle Verbindungen sind gut wasserlöslich und relativ stabil; nur Cefaclor ist in wässriger Lösung weniger stabil als Cefalexin.

Cefalexin, Cefadroxil, Cefaclor

Handelsnamen:

- Cefalexin: Cephalex-CT, Cephalexin-ratiopharm.
- Cefadroxil: Grüncef u. a.
- Cefaclor: Panoral u. a.
- Cefradin (in Deutschland nicht mehr im Handel).

Wirkungsspektrum: Ähnlich dem von Cefazolin (s. S. 64), jedoch ist die Aktivität meist wesentlich schwächer (besonders bei gramnegativen Stäbchen). Ein Teil der E.-coli-, Klebsiella- und Proteus-Stämme ist resistent. Unwirksam gegen Enterobacter aerogenes, Serratia marcescens, Pseudomonas aeruginosa, Bacteroides fragilis und Enterokokken. Nur schwache Wirksamkeit gegen Bordetella pertussis und Haemophilus influenzae. Dagegen wirkt Cefaclor auf Strepto- und Pneumokokken sowie auf empfindliche gramnegative Stäbchen (E. coli, Klebsiella pneumoniae, Proteus mirabilis) vier- bis achtmal stärker als die übrigen Oralcephalosporine. Cefaclor hemmt Haemophilus influenzae (Ampicillin-empfindlich) bei 1,6–3,2 mg/l, Ampicillin-resistente Stämme bei 3,2–6,4 mg/l (im therapeutischen Bereich). Der Anteil Cefaclor-resistenter Haemophilus-Stämme ist in den letzten Jahren angestiegen.

Tab. 1.1-12 Pharmakokinetische Daten und Dosierungen von Oralcephalosporinen.

INN (Einzeldosis)	Handelsname	Bioverfügbarkeit (%)	Max. Plasmakonzentration C_{max} (mg/l)	Halbwertszeit $t_{1/2}$ (h)	Gaben/Tag	Gesamtdosis/Tag Erwachsene (g)	Gesamtdosis/Tag Kinder (mg/kg)
Gruppe 1							
Cefalexin (500 mg)	Oracef u. a.	95	12–15	0,9–1,2	3	3,0–4,0	25–100
Cefadroxil (500 mg)	Bidocef u. a.	90	12–16	1,2–1,6	2	2,0	50–100
Cefaclor (500 mg)	Panoral u. a.	90–95	15	0,75	3	1,5–3,0	50–100
Gruppe 2							
Cefprozil[1] (500 mg)	Cefzil	80–90	11–13	1,0–1,3	2	0,5–1,0	30
Loracarbef (400 mg)	Lorafem	90	19	0,8–1,2	2	0,4–0,8	15–30
Cefuroxim (250 mg)	Elobact u. a.	40–45[2]	4–6	1,3–1,6	2	0,5–1,0	20–30
Gruppe 3							
Cefpodoxim (200 mg)	Orelox u. a.	50[2]	2,5–4	2,6	2	0,4–0,8	5–12
Cefetamet (500 mg)	Globocef	40–50[2]	5	2,3	2	1,0	10–20
Ceftibuten (200 mg)	Keimax	70–90	10	2,5	1	0,4–0,8	9
Cefixim (200 mg)	Cephoral u. a.	40–50	2,5–3	3,2–3,9	1–2	0,4–0,8	8–12

[1] In Deutschland nicht zugelassen. [2] Bei gleichzeitiger Nahrungsaufnahme erhöht sich der Wert um 10–30 %.

7-Aminocephalosporansäure

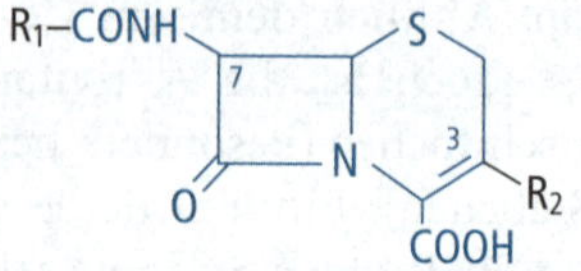

Freiname	R_1	R_2
Cefalexin	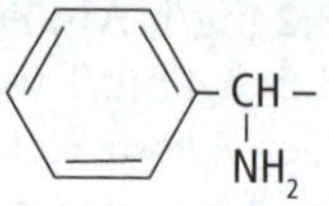	$-CH_3$
Cefradin	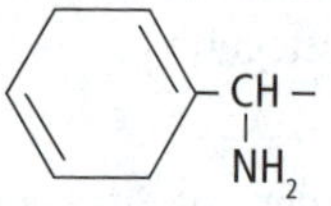	$-CH_3$
Cefadroxil	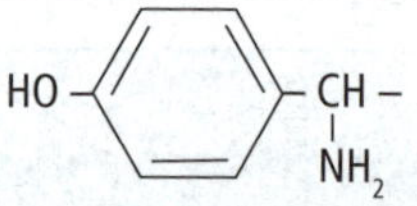	$-CH_3$
Cefaclor	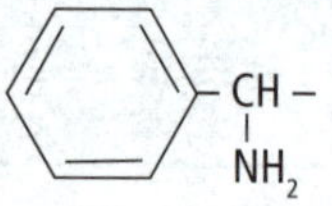	– Cl

Abb. 1.1-11 Strukturformeln der Oralcephalosporine der Cefalexin-Gruppe.

Pharmakokinetik (Abb. 1.1-12):

- **Cefalexin**
  - Weitgehend vollständige Resorption nach oraler Gabe mit Blutspiegelmaxima nach 1,5 h. Serumspiegel nach 1 g maximal 24,7 mg/l, nach 4 h 7,5 mg/l.
  - Halbwertszeit 60 min.
  - Eiweißbindung im Blut 12 %.
  - Ausscheidung durch die Nieren zu > 90 % in unveränderter Form.
- **Cefadroxil**
  - Maximale Serumspiegel nach 1 g oral höher (28 mg/l) als nach 1 g Cefalexin.
  - Wegen der längeren Halbwertszeit (1,5 h) fallen die Serumspiegel langsamer ab als bei Cefalexin (daher nach 6 h 4-fach höhere Konzentration).
  - Plasmaeiweißbindung 20 %.
  - Urin-Recovery 85 %.
- **Cefaclor**
  - Serumspiegel nach 0,5 g oral 17 mg/l (1 h) und 3,1 mg/l (3 h), nach 1 g 27 mg/l (1 h) und 5,1 mg/l (3 h). Dabei ist Cefaclor in wässrigen Lösungen instabil, sodass es Unklarheiten über die relevanten Spiegel gibt.
  - Halbwertszeit 1 h.
  - Plasmaeiweißbindung 50 %.
  - Urin-Recovery (in 8 h) 60 %. Ein Teil wird im Organismus metabolisiert.

Nebenwirkungen: Wie bei parenteral anwendbaren Cephalosporinen, außerdem Magen-Darm-Störungen (Erbrechen, Diarrhoe) in 1–3 % der Fälle. Bei Cefalexin, Cefadroxil und Cefaclor vorübergehende Erhöhung der SGOT, SGPT und alkalischen Phosphatase im Serum möglich, cholestatischer Ikterus selten. Chlorierte Oralcephalosporine wie Cefaclor haben im Prinzip unerwünschte immunmodulatorische Nebenwirkungen. Bei Cefaclor können so relativ häufig serumkrankheitsähnliche Symptome auftreten. Cefaclor kann auch zu vorübergehender Hyperaktivität, Unruhe und anderen ZNS-Erregungsstörungen führen.

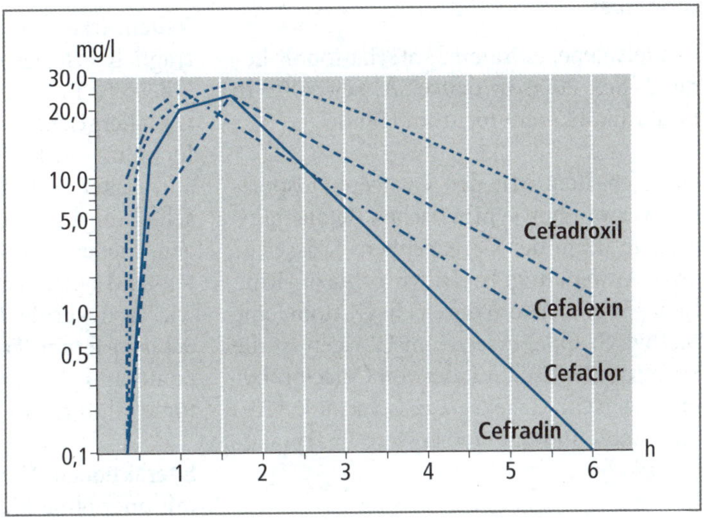

Abb. 1.1-12 Mittlere Serumspiegel bei 10 gesunden Erwachsenen (Freiwilligen) nach oraler Gabe von je 1 g Cefadroxil, Cefalexin, Cefaclor und Cefradin 1 h nach Standardfrühstück.

Interaktionen: Keine relevanten Wechselwirkungen.

Indikationen: Vor allem Haut- und Harnwegsinfektionen durch empfindliche Erreger (insbesondere Staphylokokken). Cefadroxil eignet sich gut zur Therapie der Tonsillitis und von Hautinfektionen. Ein Einsatz in niedriger Dosis zur Reaszensionsprophylaxe von Harnwegsinfektionen ist möglich. Cefalexin und Cefadroxil sind gut geeignet zur oralen Therapie von leichteren Staphylokokken-Infektionen (Ersatz der Oxacillin-Derivate).

K **Kontraindikation:** Cephalosporin-Allergie.

Applikation und Dosierung:

- Neugeborene > 1 Monat: 50 mg/kg KG in 2 ED (Cefadroxil). Bei Streptokokken-Pharyngitis die halbe Dosis 1 × tgl.
- Kinder > 1–12 Jahre: 20–40 mg/kg KG in 3 ED (Cefalexin, Cefaclor) bzw. 50–100 mg/kg KG in 2 ED (Cefadroxil).
- Erwachsene und Jugendliche: Cefalexin und Cefaclor tgl. 1,5–3,0 g in 3 ED, Cefadroxil 2–4 g in 2 ED.

Bei **eingeschränkter Nierenfunktion** ist ab einer Kreatinin-Clearance von < 25 ml/min bei Gabe von Cefalexin oder Cefadroxil eine Verlängerung des Dosisintervalls erforderlich:

- CrCl 10–25 ml/min: 1 g/24 h,
- CrCl < 10 ml/min: 1 g/36 h.

Bei Cefaclor ist wegen der geringeren Ausscheidung durch die Nieren keine Dosisanpassung erforderlich.

Handelsformen:

- Cefalexin: Tabletten à 0,5 und 1 g, Suspension (50 mg/ml).
- Cefadroxil: Kapseln à 0,5 g, Tabletten à 1 g, Suspension (50 und 100 mg/ml).
- Cefaclor: Kapseln à 0,25 und 0,5 g, Tabletten à 0,5 g, Suspension (25 und 50 mg/ml).

B **Beurteilung:** Oralcephalosporine (Cefalexin-Gruppe) sind grundsätzlich schwächer als alle parenteralen Cephalosporine, jedoch die bessere Alternative bei Staphylokokken als penicillinasefeste Penicilline. Unter allen Oralcephalosporinen beste Bioverfügbarkeit (100 %) und preiswert. Die Saftform aller Derivate schmeckt gut. In der Gesamtbilanz kommt Cefadroxil vor Cefalexin.

Antiinfektiva

Loracarbef

Handelsname: Lorafem. International: Lorabid. Seit 2006 in den USA, seit 2009 in Deutschland nicht mehr im Handel.

Eigenschaften: Mit den Oralcephalosporinen verwandtes synthetisches Betalactam-Antibiotikum der Carbacephem-Klasse für orale Anwendung. Im Dihydrothiazin-Ring ist das Schwefelatom durch ein C-Atom (eine Methyl-Gruppe) ersetzt. Im Übrigen ist die Struktur identisch mit der von Cefaclor. Loracarbef ist im Gegensatz zu Cefaclor in vitro sehr stabil und hat eine bessere Pharmakokinetik.

Wirkungsspektrum: Loracarbef wirkt bakterizid auf die meisten Stämme von Streptokokken (Streptococcus pyogenes, Streptococcus pneumoniae u. a.), Staphylokokken (mit Ausnahme von Methicillin-resistenten Staphylokokken), E. coli, Klebsiella pneumoniae, Moraxella catarrhalis, Haemophilus influenzae (auch betalactamasebildende Stämme), Neisseria meningitidis (Meningokokken). Resistent sind die meisten Stämme von Acinetobacter, Enterobacter, Morganella morganii, Proteus vulgaris, Providencia, Pseudomonas, Serratia, Enterokokken, Anaerobier, Mykoplasmen, Chlamydien und Legionellen. Die antibakterielle Aktivität entspricht ungefähr der von Cefaclor, ist jedoch gegen Haemophilus influenzae, Moraxella catarrhalis und einige Enterobakterien z. T. stärker (besonders bei betalactamasebildenden Stämmen).

Pharmakokinetik:

- Fast vollständige Resorption nach oraler Gabe. Nach 0,2 g und 0,4 g sind die mittleren Serumspitzenspiegel 9 bzw. 14 mg/l.
- Halbwertszeit 60 min.
- Plasmaeiweißbindung 25 %.
- Gute Gewebegängigkeit. In Mittelohrflüssigkeit betragen die Loracarbef-Konzentrationen bei Kindern nach 2 h etwa die Hälfte der Serumspiegel.
- Urin-Recovery 90 %. Gut dialysierbar.

Nebenwirkungen: Im Allgemeinen gut verträglich. Gelegentlich treten Durchfälle, Übelkeit, Erbrechen, Bauchschmerzen sowie allergische Reaktionen (Hautrötungen, Juckreiz, Urtikaria, Erythema multiforme) auf, selten serumkrankheitsähnliche Erscheinungen (Ödeme, Gelenkschwellungen, Fieber, schwere Hautreaktionen). Selten sind auch anaphylaktische Reaktionen, wie Tachykardie, Dyspnoe, Blutdruckabfall, Schock, ferner Thrombozytopenie, Leukopenie und Eosinophilie, sowie ZNS-Symptome (ähnlich wie bei Cefaclor).

Interaktionen: Verlängerte Prothrombinzeit mit oder ohne Blutungen bei Patienten, die gleichzeitig blutgerinnungshemmende Medikamente vom Cumarin-Typ erhalten (selten).

Indikationen: Bakterielle Infektionen der oberen und unteren Atemwege (Tonsillitis, akute Otitis media, Sinusitis, akute Exazerbation einer chronischen Bronchitis, leichtere Pneumonie), außerdem Staphylokokken-Infektionen der Haut und Weichteile sowie unkomplizierte Harnwegsinfektionen von Frauen (dort aber nicht Mittel der 1. Wahl).

K **Kontraindikationen:** Überempfindlichkeit gegen Loracarbef und Parallelallergie gegen andere Betalactam-Antibiotika (Penicilline, Cephalosporine).

Applikation und Dosierung:

- Bei **schweren Infektionen und akuter Otitis media:**
  - Säuglinge > 6 Monate und Kinder bis 12 Jahre: 2 × tgl. 15–30 mg/kg KG.
  - Erwachsene und Kinder > 12 Jahre: 2 × tgl. 0,4 g.
- Bei **leichteren Infektionen:**
  - Säuglinge und Kinder bis 12 Jahre: 2 × tgl. 7,5 mg/kg KG.
  - Erwachsene und Jugendliche: 2 × tgl. 0,2 g.

Bei unkomplizierten Infektionen der unteren Harnwege von Frauen kann die Gabe von 0,2 g 1 × tgl. ausreichen. Bei **Niereninsuffizienz** (Kreatinin-Clearance 49–10 ml/min) verabreicht man die erforderliche ED alle 24 h, bei einer Kreatinin-Clearance unter 10 ml/min jeden 4. oder 5. Tag. Bei **Hämodialyse** wird nach jeder Dialyse eine zusätzliche ED gegeben.

Handelsformen:
- Kapseln à 0,2 und 0,4 g.
- Suspension (20 und 40 mg/ml).

B **Beurteilung:** Derivat von Cefaclor mit besserer Resorption und Stabilität, aber mit den Grundproblemen eines chlorierten Derivats. Für bakterielle Atemwegsinfektionen durch Pneumokokken, Haemophilus und Moraxella gut geeignet.

Oralcephalosporine mit erweitertem Spektrum

Nach der Entwicklung von breiter wirkenden parenteralen Cephalosporinen wie Cefotaxim wurden orale Präparate mit erweitertem Spektrum entwickelt, die eine wesentlich stärkere Aktivität gegen gramnegative Stäbchen besitzen. Sie haben aber z. T. eine schwächere Aktivität gegen Staphylokokken sowie eine inkomplette Resorption. Dabei entstanden vier Untergruppen:
- Orale Cefotaxim-Derivate wie Cefixim, Cefdinir (in Deutschland nicht vorhanden) (Cefixim-Gruppe).
- Resorptionsester von Cefotaxim-Derivaten, wie Cefpodoximproxetil und Cefetamet (nicht mehr vorhanden).
- Resorptionsester von Intermediär-Cephalosporinen, wie Cefuroximaxetil.
- Sondergruppe mit verminderter Aktivität: Ceftibuten.

De facto hat der Arzt in Deutschland die Auswahl zwischen den drei weitgehend gleichwertigen Derivaten Cefixim, Cefpodoxim und Cefuroximaxetil, die sich aber in eher sekundären Eigenschaften wie dem Geschmack des Saftes unterscheiden.

Cefixim

Handelsnamen: Cephoral, Suprax u. a.

Eigenschaften: Cefixim gehört zu den Oralcephalosporinen mit erweitertem Spektrum und ist ein nichtverestertes Cefotaxim-Derivat (Abb. 1.1-13). Schlecht wasser-, gut methanol-/ethanollöslich sowie in Phosphatpuffer (0,1 mol/l; pH 7,0).

Wirkungsspektrum: Ähnlich dem von Cefalexin und Cefaclor, jedoch erheblich stärkere In-vitro-Aktivität (bei einer Reihe von Keimarten). Im Vergleich zu Cefaclor wirkt Cefixim gegen Haemophilus influenzae 6-fach stärker (Tab. 1.1-13), gegen Streptococcus pyogenes (A-Streptokokken) 10-fach, gegen Klebsiella pneumoniae 30-fach und gegen

Tab. 1.1-13 Vergleich der In-vitro-Aktivität von älteren und neueren Oralcephalosporinen, Cefuroxim und Cefotaxim bei Haemophilus influenzae.

Mittel	Haemophilus influenzae	
	$MHK_{50\,\%}$	$MHK_{90\,\%}$
Cefalexin	25	100
Cefaclor	3,1	12,5
Loracarbef	3,1	12,5
Cefixim	0,05	0,4
Ceftibuten	0,05	0,2
Cefpodoxim	0,1	0,2
Cefetamet	0,25	0,5
Cefuroxim	0,8	0,8
Cefotaxim	0,02	0,02

$MHK_{50\,\%}$ und $MHK_{90\,\%}$ = minimale Hemmkonzentration bei 50 % bzw. 90 % der Stämme.

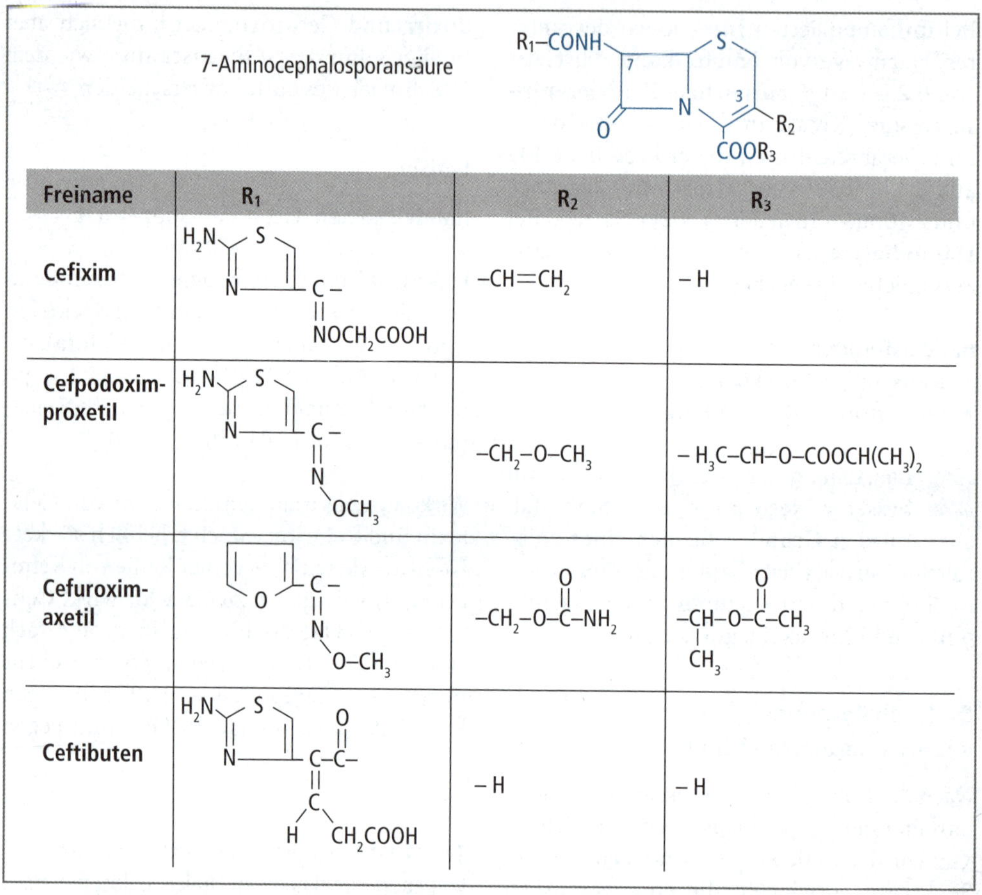

Abb. 1.1-13 Strukturformeln der Oralcephalosporine mit erweitertem Spektrum.

Proteus mirabilis 130-fach (Tab. 1.1-14). Starke Aktivität auch gegen Moraxella catarrhalis, Meningo- und Gonokokken. Gegen Proteus vulgaris, Morganella morganii und Enterobacter cloacae ist Cefixim gut wirksam, während Cefaclor und Cefalexin unwirksam sind. Bei Pneumokokken ist die Wirksamkeit gleich gut, bei Staphylokokken schwächer. Immer resistent sind Methicillin-resistente Staphylokokken, Penicillin-G-resistente Pneumokokken, Enterokokken, Pseudomonas aeruginosa, Mykoplasmen, Chlamydien, Mykobakterien, Clostridium difficile und häufig auch Bacteroides fragilis. Es besteht eine partielle Kreuzresistenz mit den anderen Oralcephalosporinen.

Pharmakokinetik (Tab. 1.1-15):

- Cefixim wird unvollständig resorbiert (zu etwa 40 %). Nach oraler Gabe von 0,1, 0,2 und 0,4 g liegen die Serumspitzenspiegel nach 4–5 h bei 1,3 bzw. 2,7 bzw. 3,7 mg/l und sind nach 12 h auf 0,4 bzw. 0,7 bzw. 1,1 mg/l abgefallen.
- Halbwertszeit 2,5 h.
- Plasmaeiweißbindung 63 %.
- Urin-Recovery 20 %. Relativ hohe Gallenkonzentrationen.

Nebenwirkungen: Gelegentlich Magen-Darm-Störungen (Übelkeit, Erbrechen, Durchfall), selten allergische Reaktionen.

Indikationen: Atemwegs- und Harnwegsinfektionen durch empfindliche Erreger (Haemophilus, Pneumokokken, Moraxella, Enterobakterien), auch akute Otitis media und A-Streptokokken-Tonsillitis (besonders bei Penicillin-Unverträglichkeit oder -Versagen) sowie unkomplizierte Gonorrhoe, besonders bei Patienten, die die Infektion in Südostasien erworben haben, wo die Resistenz gegen Fluorochinolone hoch ist. Es gibt auch Erfahrungen bei Shigellose.

Dosierung:
- Säuglinge und Kinder bis 12 Jahre: 8–12 mg/kg KG tgl. in 1–2 ED.
- Erwachsene und Kinder > 12 Jahre: 0,4 g in 1–2 ED.

Handelsformen:
- Tabletten à 0,2 und 0,4 g.
- Suspension (20 mg/ml).

Tab. 1.1-14 Vergleich der In-vitro-Aktivität von älteren und neueren Oralcephalosporinen bei verschiedenen gramnegativen Keimarten.

Keimart	n	$MHK_{50\,\%}$					
		Cefixim	Cefpodoxim	Cefetamet	Ceftibuten	Cefaclor	Cefalexin
E. coli	102	0,1	0,2	0,2	0,2	0,8	6,2
Enterobacter aerogenes	54	0,2	3,1	0,4	0,4	1,6	6,2
Enterobacter cloacae	16	1,6	1,6	1,6	0,8	100	100
Klebsiella pneumoniae	48	0,05	0,2	0,2	< 0,006	1,6	6,2
Proteus mirabilis	48	< 0,006	0,05	0,05	< 0,006	0,8	12,5
Proteus vulgaris	10	0,006	0,1	0,1	< 0,006	50	50
Serratia marcescens	46	1,6	100	0,8	0,4	100	100
Bordetella pertussis	38	3,1	1,6	50	–	25	100
Moraxella catarrhalis	50	0,05	0,4	0,8	1,6	0,4	3,1

n = Zahl der Stämme. $MHK_{50\,\%}$ = minimale Hemmkonzentration bei 50 % der Stämme.

Tab. 1.1-15 Pharmakokinetische Parameter der Oralcephalosporine mit erweitertem Spektrum.

Mittel	Einzeldosis (g)	Mittlere Serumspitzenspiegel (mg/l)	Serumproteinbindung (%)	Halbwertszeit (h)	Mittlere Urin-Recovery (%)
Cefetamet	0,5	4,5	20	3,0	50
Cefixim	0,2	2,7	63	2,5	20
Cefpodoxim	0,2	2,4	40	2,3	35
Ceftibuten	0,4	17,0	63	2,5	65
Cefuroximaxetil	0,25	4,2	20	1,2	35
Cefdinir	0,6	3,0	60–70	1,7	18

B **Beurteilung:** Wegen des breiteren Spektrums und der stärkeren Wirksamkeit ist Cefixim den Cephalosporinen der Cefalexin-Gruppe bei bakteriellen Atemwegsinfektionen überlegen und kann erheblich niedriger dosiert werden. Eine wichtige Sonderindikation ist die orale Therapie der Gonorrhoe. Vorteile sind das längere Dosierungsintervall und die wohlschmeckenden Formen für Kinder. Die Aktivität gegen grampositive Erreger ist allerdings nicht besonders ausgeprägt.

Cefpodoximproxetil

Handelsnamen: Orelox, Cefpodoxim u. a.

Eigenschaften: Cefpodoximproxetil ist der Resorptionsester des 3-Methoxymethyl-Derivats von Ceftizoxim (s. S. 72), der in der Darmwand vollständig zum aktiven Cefpodoxim hydrolysiert wird (Strukturformel s. Abb. 1.1-13). Durch Nieren und Leber werden in geringer Menge zwei inaktive Metaboliten ausgeschieden.

Wirkungsspektrum: Ähnlich Cefixim. Gegen Streptococcus pyogenes und Streptococcus pneumoniae ist Cefpodoxim 10- bis 20-fach stärker wirksam als Cefaclor, gegen Haemophilus influenzae 30-fach stärker (s. Tab. 1.1-13). Methicillin-empfindliche Staphylokokken und Moraxella catarrhalis sind gegen Cefpodoxim und Cefaclor gleich empfindlich. Cefpodoxim ist gegen viele gramnegative Bakterien aktiver als Cefaclor (s. Tab. 1.1-14) und wirkt auch gegen Proteus vulgaris und Citrobacter freundii (nicht dagegen Cefaclor). Immer resistent sind Pseudomonas aeruginosa, Serratia marcescens, Bacteroides-Arten, Enterokokken, Methicillin-resistente Staphylokokken und Penicillin-G-resistente Pneumokokken. Mit den anderen Oralcephalosporinen besteht eine partielle Kreuzresistenz.

Pharmakokinetik:
- Cefpodoxim wird unvollständig resorbiert (nach einer Mahlzeit etwas besser als nüchtern).
- Maximale Serumspiegel nach 0,2 g oral 2–2,4 mg/l, die nach 12 h auf 0,1 mg/l abgefallen sind.
- Halbwertszeit 2,3 h.
- Plasmaproteinbindung 40 %.
- Urin-Recovery 30–40 %.
- Gallenkonzentrationen 3–4 mg/l (nach 4–8 h).

Nebenwirkungen: Diarrhoe und weiche Stühle kommen gelegentlich vor; allergische Erscheinungen sind selten.

Indikationen: Bakterielle Atem- und Harnwegsinfektionen durch empfindliche Keime, auch Hautinfektionen durch Staphylokokken.

Dosierung: Ungenügende Erfahrungen bei Säuglingen < 15 Lebenstagen.
- Säuglinge ab 3 Monate und Kinder < 12 Jahre: 8–10 mg/kg KG in 2 ED.
- Erwachsene und Kinder ab 12 Jahre: tgl. 0,2–0,4 g oral in 2 ED.

Handelsformen:
- Tabletten à 0,1 und 0,2 g.
- Suspension (8 mg/ml).

B **Beurteilung:** Cefpodoxim hat ein breiteres Spektrum als Cefaclor und kann wegen der stärkeren Wirksamkeit erheblich niedriger dosiert werden. Es wirkt auch gegen Staphylokokken.

Cefuroximaxetil

Handelsnamen: Elobact, Cefuroxim u. a.

Eigenschaften: Acetoxyethylester von Cefuroxim (s. Abb. 1.1-13), der in der Darmwand hydrolysiert wird, wobei Acetaldehyd und Essigsäure freigesetzt werden. Nach Resorption erscheint das freie Cefuroxim im Blut.

Wirkungsspektrum: Cefuroxim (s. S. 67) ist weitgehend Betalactamase-stabil und wirkt außer gegen Pneumokokken, Streptokokken und Staphylokokken auch gegen Ampicillin-resistente Haemophilus- und Penicillin-G-resistente Gonokokken-Stämme. Im Vergleich zu Cefalexin und Cefaclor ist Cefuroxim stärker wirksam gegen E. coli, Proteus mirabilis und Klebsiella pneumoniae. Cefuroxim ist jedoch unwirksam gegen Pseudomonas, Enterobacter-Arten, Proteus vulgaris und Methicillin-resistente Staphylokokken sowie Penicillin-G-resistente Pneumokokken.

Pharmakokinetik:
- Unvollständige Resorption.
- Nach 0,5 g oral ist der Serumspitzenspiegel im Durchschnitt 8,6 mg/l. Er ist bei Nüchterngabe niedriger als bei Gabe mit einer Mahlzeit.
- Halbwertszeit 1,2 h.
- Urin-Recovery 30–40 %.

Nebenwirkungen: Gelegentlich treten weiche Stühle oder Durchfälle auf, selten allergische Reaktionen.

Indikationen: Bakterielle Atemwegsinfektionen (auch Otitis media), Haut- und Harnwegsinfektionen durch empfindliche Erreger. Geeignet zur Sequenzialtherapie (z. B. mit Cefuroxim i. v.).

Dosierung:
- Säuglinge ab dem 3. Monat und Kinder bis 12 Jahre: tgl. 20–30 mg/kg KG in 2 ED.
- Erwachsene und Kinder > 12 Jahren: tgl. 0,5–1 g in 2 ED.

Für Kinder von 3 Monaten bis 2 Jahren sollte eine Tagesdosis von 250 mg, für Kinder von 2–12 Jahren eine Tagesdosis von 500 mg nicht überschritten werden.

Handelsformen:
- Tabletten à 0,125, 0,25 und 0,5 g.
- Suspension (25 mg/ml).
- Pulver oder Granulat (0,125 g).

B **Beurteilung:** Orales Cefuroxim-Derivat mit stärkerer Aktivität als Cefaclor, daher geringere Dosierung. Im Vergleich zu Cefuroxim i. v. klinisch schwächer wirksam.

Ceftibuten

Handelsnamen: Keimax (in Deutschland nicht mehr im Handel); international (z. B Schweiz): Cedax.

Eigenschaften: Aminothiazolyl-Cephalosporin mit einer Butenoylamino-Seitenkette. Ceftibuten hat im Vergleich zu den sonstigen Oralcephalosporinen ein anderes Wirkungsspektrum; es hemmt in niedrigen Konzentrationen Streptococcus pyogenes, Haemophilus influenzae und Moraxella catarrhalis, aber nicht Staphylokokken und Anaerobier. Pneumokokken sind wenig empfindlich. Durchbruchsinfektionen mit Pneumokokken wurden mehrfach beschrieben. Die Vorteile von Ceftibuten bestehen in der günstigen Pharmakokinetik sowie in der starken Aktivität gegen die meisten Enterobacteriaceae (E. coli, Klebsiella, Proteus-Arten, Morganella, Providencia, Citrobacter). Ein Teil der Enterobacter-, Serratia- und Acinetobacter-Stämme ist resistent. Pseudomonas ist stets resistent. Die klinische Effektivität bei Harnwegsinfektionen ist geringer als die von Fluorochinolonen.

Pharmakokinetik:
- Ceftibuten wird nach oraler Gabe gut resorbiert.
- Die Serumspitzenspiegel liegen nach 0,2 g und 0,4 g oral bei 10 mg/l bzw. 17 mg/l.
- Halbwertszeit 2,5 h.
- Urin-Recovery 60–70 %.

Nebenwirkungen: Gelegentlich Übelkeit, Erbrechen, Durchfall.

Indikationen: Harnwegsinfektionen durch empfindliche Keime. Zugelassen auch zur Therapie von Otitis media, A-Streptokokken-Tonsillitis (bei Kindern), Sinusitis und Bronchitis.

Dosierung: Ungenügende Erfahrung bei Säuglingen < 3 Monate.

- Säuglinge ab 3 Monate und Kinder bis 12 Jahre: tgl. 9 mg/kg KG in 1–2 ED.
- Erwachsene und Kinder >12 Jahre: tgl. 0,4 g oral in 1–2 ED.

Handelsformen:

- Kapseln à 0,2 und 0,4 g.
- Suspension (18 und 36 mg/ml).

B **Beurteilung:** Spezialcephalosporin für Harnwegsinfektionen durch empfindliche Erreger. Unwirksam gegen Staphylokokken und oft auch gegen Pneumokokken. Vor einer ungezielten Therapie bei Atemwegsinfektionen wird wegen der ungenügenden Wirkung gegen Pneumokokken gewarnt.

Carbapeneme

Ein wesentlicher Fortschritt in der Antibiotika-Therapie wurde mit der klinischen Entwicklung der Carbapeneme (Peneme) erzielt. Es handelt sich um Betalactam-Antibiotika, die weder Penicilline noch Cephalosporine sind. Sie vereinigen in sich die Wirkung breiter Penicilline mit der Wirkung breiter Cephalosporine. Es wird fast das gesamte Erregerspektrum erfasst. Carbapeneme haben prinzipiell den gleichen Wirkungsmechanismus wie Penicilline. Ohne Metallo-Betalactamasen (VIM, IMP) und andere Serin-β-Lactamasen (z. B. KPC oder OXA-Typen) wirken alle Carbapeneme auch gegen ESBL-bildende gramnegative Bakterien. Gegen Oxacillin-resistente Erreger sind allerdings auch Carbapeneme bisher nicht wirksam. Die Pioniersubstanz war Thienamycin, aus dem Imipenem entwickelt worden ist. Die neueren Carbapeneme gehören alle zu den stabileren C1-Methyl-Penemen. Über die Entwicklung neuer Carbapeneme s. S. 101. Die zunehmende weltweite Verbreitung von Carbapenemasen schränkt zunehmend die Wirksamkeit dieser universell und vielfach hochwirksamen Klasse zur empirischen bzw. kalkulierten Behandlung ein.

Imipenem

Handelsnamen: ZIENAM, Tienam, Primaxin u. a.

Eigenschaften: Imipenem (N-Formimidoyl-Thienamycin) ist ein Amidin-Derivat des Thienamycins und 5- bis 10-fach stabiler als das natürlich vorkommende Thienamycin (Abb. 1.1-14).
Die Substitution des Schwefelatoms durch eine Methylgruppe verstärkt die Bakterizidie. Die Anheftung einer Hydroxyethyl-Seitenkette an den Betalactam-Ring in Transorientation ist verantwortlich für die außergewöhnliche Betalactamase-Stabilität. Die alleinige Gabe von Imipenem erwies sich als nicht möglich, da es in den Nieren durch das körpereigene Enzym Dehydropeptidase-I rasch abgebaut wird. Es muss daher mit Cilastatin (s. u.) kombiniert werden.

Das handelsübliche Imipenem enthält immer auch gleiche Teile von Cilastatin und ist genau genommen Imipenem/Cilastatin. Im gesamten Text dieses Buchs bezieht sich die Bezeichnung Imipenem stets auf die **Kombination** (außer mikrobiologische Angaben).

Cilastatin ist ein reversibler kompetitiver Inhibitor der Dehydropeptidase-I, eines renalen Enzyms, welches Imipenem metabolisiert und inaktiviert. Cilastatin ist ein Heptankarbonsäure-Derivat ohne eigene antimikrobielle Eigenschaften (Abb. 1.1-14). Cilastatin hat zwei Funktionen:

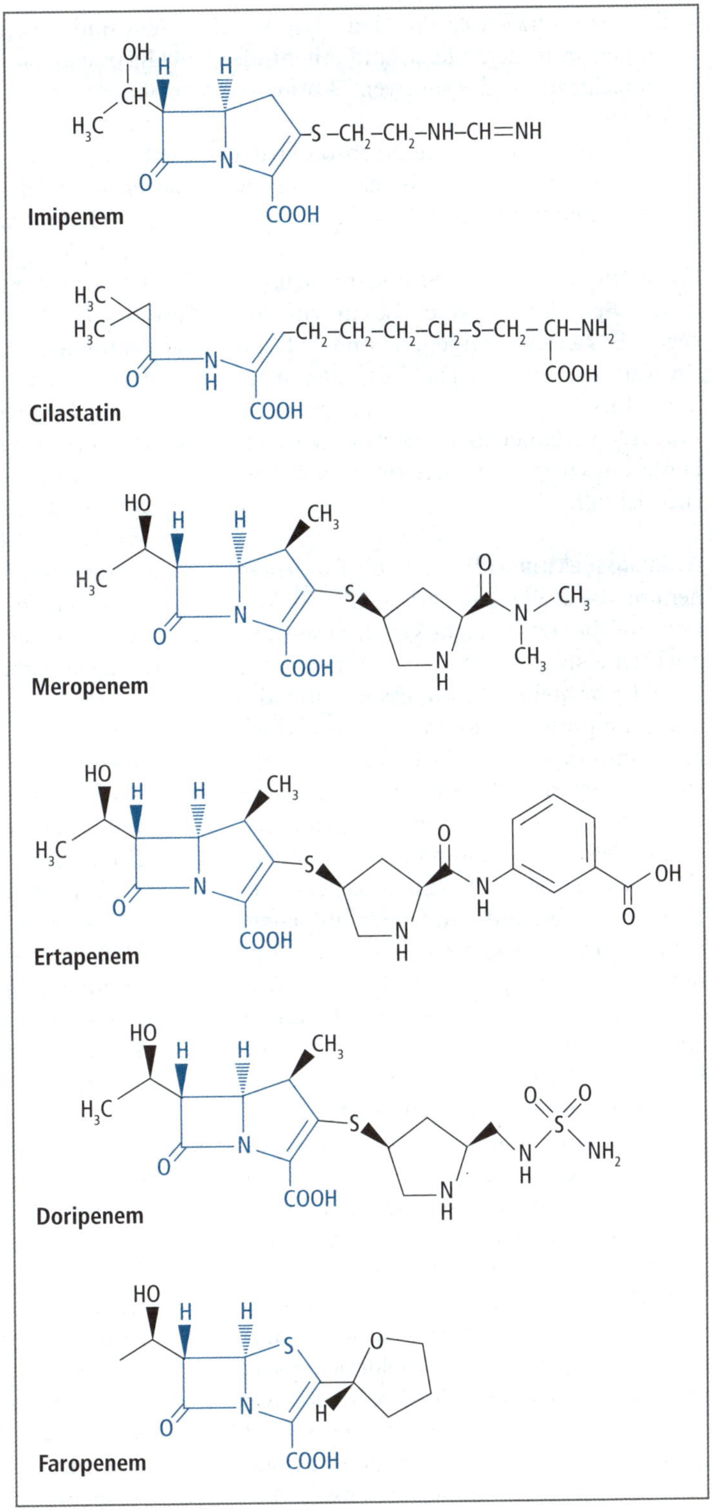

Abb. 1.1-14 Strukturformeln von Imipenem, Cilastatin, Meropenem, Ertapenem, Doripenem und Faropenem.

- Erstens reduziert es die Hydrolyse von Imipenem in den Nieren und erhöht die Konzentration des aktiven Antibiotikums.
- Zweitens hemmt es die Nephrotoxizität des Imipenems bei höherer Dosierung (bei Tieren nachweisbar).

Cilastatin wirkt nicht auf andere menschliche Dipeptidasen und ist unwirksam gegen Bakterien. Imipenem und Cilastatin-Natrium sind im Handelspräparat im Verhältnis 1:1 gemischt. Die Menge des im Präparat enthaltenen Cilastatins wird bei Dosierungsangaben üblicherweise nicht berücksichtigt.

Wirkungsspektrum (Tab. 1.1-16): Imipenem hemmt die Zellwandsynthese der Bakterien und besitzt in niedrigen Konzentrationen eine starke bakterizide Wirkung. Es hat ein sehr breites Wirkungsspektrum, das alle grampositiven Keime (einschließlich Actinomyces israelii, Listerien, Nocardien, Myobacterium fortuitum, M. chelonae, M. abscessus) und gramnegative Bakterien (einschließlich Pseudomonas aeruginosa, Citrobacter, Serratia, Acinetobacter- und Enterobacter-Arten) umfasst. Imipenem hemmt auch betalactamasebildende Stämme von Haemophilus influenzae und Neisseria gonorrhoeae. Es wirkt stärker als Clindamycin und Metronidazol gegen Bacteroides fragilis und die meisten anderen Anaerobier (Clostridien, Peptostreptococcus, Actinomyces, Fusobakterien-Arten etc.). Die Aktivität gegen Proteus vulgaris und Proteus mirabilis ist schwächer als gegen die anderen Enterobakterien. Imipenem ist unwirksam gegen Methicillin-resistente Staphylococcus-aureus- und -epidermidis-Stämme, gegen Enterococcus faecium, Corynebacterium jeikeium, Burkholderia cepacia und Stenotrophomonas maltophilia sowie gegen Clostridium difficile. Dagegen sind Penicillin-empfindliche Enterococcus-faecalis-Stämme gegen Imipenem sensibel. Resistent sind außerdem Mykoplasmen, Chlamydia trachomatis, Chlamydia pneumoniae, Legionella-Arten und Mykobakterien-Arten. Eine Kreuzresistenz mit Penicillinen und Cephalosporinen ist selten, mit Meropenem häufig. Eine sekundäre Resistenzentwicklung von Pseudomonas aeruginosa während der Therapie ist möglich. Primär resistente Stämme von Pseudomonas aeruginosa und Serratia marcescens kommen in zunehmender Häufigkeit vor. Imipenem kann in vitro Betalactamasen der Klasse 1 induzieren; das hatte aber lange keine klinische Relevanz. Betalactamasen der Ambler-Klasse A (KPC) bei Enterobakterien, der Klasse D (OXA) bei Enterobakterien und Acinetobacter sowie der Klasse B (VIM, IMP) bei Acinetobacter und Pseudomonaden sind typische Carbapenemasen, die sowohl eine komplette Imipenem-Resistenz wie auch anderer Carbapeneme bewirken.

Pharmakokinetik:

- Imipenem:
  - Nach i. v. Infusion von 250 mg, 500 mg und 1 000 mg Imipenem (über 20 min) findet man maximale Serumspiegel von 14–24 mg/l bzw. 20–60 mg/l bzw. 40–80 mg/l.
  - Halbwertszeit 60 min.
  - Serumeiweißbindung 25 %.
  - Liquorgängigkeit gering (1–2 h nach 1 g i. v. mittlerer Liquorspiegel 2,1 ± 1,4 mg/l).
  - Urin-Recovery 15–20 %.
- Cilastin:
  - Cilastatin führt nach i. v. Infusion von 250 mg und 500 mg (über 20 min) zu maximalen Serumspiegeln von 15–25 mg/l bzw. 30–50 mg/l.
  - Halbwertszeit 45 min.
  - Serumeiweißbindung 25 %.
  - Urin-Recovery 55 % (in unveränderter Form) und ca. 15 % (als N-Acetyl-Metabolit, der eine ähnliche Hemmwirkung wie die Muttersubstanz hat). Nach Elimination von Cilastatin aus

Tab. 1.1-16 Vergleichende Aktivität der Carbapeneme gegen aerobe und anaerobe Bakterien.

Keimart	$MHK_{90\,\%}$			
	Imipenem (mg/l)	Meropenem (mg/l)	Ertapenem (mg/l)	Doripenem (mg/l)
Staphylococcus aureus[a, b]	0,016	0,12	0,12	0,06
Koagulase-negative Staphylokokken[a, b]	≤ 0,03	0,12	0,5	0,06
Streptococcus pyogenes	≤ 0,008	≤ 0,008	≤ 0,008	≤ 0,008
Streptococcus pneumoniae (Penicillin-empfindlich)	≤ 0,008	≤ 0,008	≤ 0,008	≤ 0,008
Streptococcus pneumoniae (Penicillin-resistent)	0,5	0,5	1,0	0,5
Enterococcus faecalis	1,0	8,0	8,0	4,0
Enterococcus faecium	> 16	> 16	> 16	> 16
Listeria monocytogenes	0,03	0,12	0,25	?
Haemophilus influenzae	2	0,12	–	0,25
N. meningitidis	0,1	0,01	0,1	0,1
E. coli (mit und ohne ESBL-Resistenz)	0,12	0,03	0,06	0,03
Klebsiella pneumoniae	0,25	0,03	0,03	0,06
Enterobacter cloacae	1	0,03	0,12	0,06
Citrobacter freundii	1	0,1	0,12	0,06
Proteus mirabilis	1	0,06	0,12	0,12
Proteus vulgaris	4	0,12	≤ 0,06	0,5
Morganella morganii	4	0,12	2,0	0,5
Acinetobacter spp.	4	8	> 32	> 8
Serratia marcescens	1,0	0,12	≤ 0,06	0,03
Pseudomonas aeruginosa	2,0	1	> 16,0	0,5
Stenotrophomonas maltophilia	> 50	> 50	–	–
Bacteroides fragilis	0,25	0,12	0,25	0,5
Bacteroides ovatus	0,25	0,25	0,5	0,5
Bacteroides thetaiotaomicron	0,5	0,25	0,5	0,5
Fusobacterium species	0,12	0,031	0,031	0,031
Pevotella spezies	0,031	0,062	0,062	0,062
anaerobe Streptokokken	0,062	0,031	0,031	0,031
Clostridium difficile	4,0	2,0	4,0	1,0

[a] = auch betalactamasebildende Stämme; [b] = ohne Methicillin-resistente Stämme. $MHK_{90\,\%}$ = minimale Hemmkonzentration bei 90 % der untersuchten Bakterienstämme.

Antiinfektiva

dem Blut normalisiert sich die Dehydropeptidase-I-Aktivität in den Nieren rasch.

- Gleichzeitige Gabe von Imipenem und Cilastatin:
  - Serumspiegel in geringem Maße erhöht.
  - Halbwertszeit und Proteinbindung sind im Vergleich zur Einzelgabe fast identisch, jedoch sind die Harnkonzentrationen von Imipenem höher (> 10 mg/l für 8 h nach 500 mg Imipenem + 500 mg Cilastatin).
  - Urin-Recovery von Imipenem (nach kombinierter Behandlung): 70 % (der Rest sind inaktive Metaboliten).
  - Imipenem wird in geringer Menge mit der Galle ausgeschieden.
  - Keine Kumulation von Imipenem in Plasma und Urin nach wiederholter Gabe der Kombination.

! Bei Niereninsuffizienz kumuliert Cilastatin stärker als Imipenem.

Sowohl Imipenem als auch Cilastatin sind dialysierbar.

Nebenwirkungen: Ernste Nebenwirkungen sind selten. In 5–10 % der Fälle treten leichte gastrointestinale Reaktionen (Übelkeit, Erbrechen, Durchfall) auf, in ≤ 5 % der Fälle lokale Reaktionen (Thrombophlebitis) und in ≤ 3 % der Fälle allergische Reaktionen (Exantheme). Bei 1–2 % werden zentralnervöse Nebenwirkungen (fokaler Tremor, Myoklonus, Krämpfe, Verwirrtheitszustände, psychische Störungen, Somnolenz, Schwindel) beobachtet, insbesondere bei höherer Dosierung, eingeschränkter Nierenfunktion, Intensivpflege und Vorschädigung des ZNS. Als hämatologische Reaktionen wurde häufiger eine Eosinophilie festgestellt, seltener eine Leukozytopenie, Thrombozytopenie und ein Hb-Abfall. Der direkte Coombs-Test kann positiv ausfallen. Eine vorübergehende Verlängerung der Prothrombinzeit kommt in < 2 % der Fälle vor. Nierenfunktionsstörungen (Oligurie, Harnstoff- und Kreatininanstieg im Serum) sind selten. Gelegentlich treten leichte Erhöhungen der Serumtransaminasen, des Bilirubins und/oder der alkalischen Phosphatase auf.

! Bei rascher i. v. Injektion sind Kreislaufreaktionen möglich. Daher sollte Imipenem immer langsam infundiert und nicht direkt injiziert werden.

Interaktionen: Bei gleichzeitiger Gabe von Ganciclovir können Krampfanfälle auftreten.

Indikationen: Mischinfektionen und schwere Infektionen (vor dem Erregernachweis), besonders bei gleichzeitiger Abwehrschwäche, Sepsis, intraabdominellen und gynäkologischen Infektionen, Knochen- und Gelenkinfektionen, außerdem bei Versagen einer Therapie mit anderen Breitspektrum-Antibiotika oder einer Allergie gegen Penicilline und Cephalosporine. Die Kombination mit einem Aminoglykosid ist möglich, aber meist unnötig. Nur bei schweren Pseudomonas-Infektionen immer mit einem Aminoglykosid oder Ciprofloxacin kombinieren. Derartige Kombinationen werden im Allgemeinen gut vertragen. Durch Kombination mit anderen Antibiotika (z. B. Rifampicin) lassen sich evtl. vorhandene Lücken (Chlamydien, Mykoplasmen und Legionellen) schließen.

K **Kontraindikationen:** Überempfindlichkeit gegen Imipenem oder Cilastatin. Bei nachgewiesener Penicillin-Allergie ist eine nur selten vorhandene Kreuzallergie gegen Imipenem auszuschließen. Es gibt noch keine kontrollierten Studien bei Schwangeren; deshalb sollte Imipenem in der Schwangerschaft nur angewandt werden, wenn der mögliche Nutzen das sehr geringe Risiko für den Fetus rechtfertigt. Keine schnelle Bolusinjektion.

Applikation und Dosierung: Auflösung der Substanzen nur in geeignetem Lösungsmittel (darf z. B. kein Lactat enthalten). Nach wie vor erlauben die sehr niedrigen MHKs der meisten grampositiven und gramnegativen Keime gegenüber Imipenem eine Dosierung von 3 × 500 mg tgl. bei Erwachsenen. Schwere und noch empfindliche gramnegative und vor allem Pseudomonas-Infektionen sollten jedoch stets mit 4 × 500 mg tgl. behandelt werden. Pharmakologisch gibt es keinen Vorteil einer Dosierung von 3 × 1 000 mg vs. 4 × 500 mg tgl.

- Säuglinge unter 3 Monaten und Frühgeborene: 50 mg/kg KG in 2–3 ED entsprechend der Reife der Nierenfunktion.
- Kinder ab dem 4. Lebensmonat: tgl. 30–60 mg/kg KG (in 4 ED). Die ED von 1 g sollte in 60 min infundiert werden.
- Erwachsene und Jugendliche: Tagesdosis 1,5–2 g Imipenem (in 3 oder 4 i. v. Kurzinfusionen über 30 min), maximal 50 mg/kg KG bzw. 4 g.

Bei **Niereninsuffizienz** mit einer Kreatinin-Clearance von 20–30 ml/min gibt man 500 mg alle 12 h, bei einer Kreatinin-Clearance von < 5 ml/min 250 mg alle 12 h. Ein Maximum von tgl. 1 g oder 12,5 mg/kg darf nicht überschritten werden. Nach jeder **Hämodialyse** 500 mg zusätzlich geben. Wegen der geringen Stabilität der Infusionslösung unter Raumtemperatur ist eine kontinuierliche Infusionsbehandlung mit Imipenem auch auf Intensivstationen kaum möglich.

Handelsformen: Ampullen von ZIENAM 500 enthalten 500 mg Imipenem + 500 mg Cilastatin. Die Dosisangaben beziehen sich stets auf den antibiotisch aktiven Imipenem-Teil.

B **Beurteilung:** Imipenem ist die Standardsubstanz der Carbapeneme mit starker Aktivität gegen fast alle grampositiven und gramnegativen Bakterien einschließlich der Anaerobier. Es ist nach wie vor eines der wichtigsten Antibiotika für die Initialtherapie lebensbedrohender bakterieller Infektionen (besonders in der Intensivmedizin). Die lange Zeit universelle Bedeutung wird durch zunehmendes Auftreten von Carbapenemasen eingeschränkt. Bei meist lokalen Ausbrüchen (Intensivstationen), auch z. B. von Stenotrophomonas maltophilia, sollte der Einsatz auf dringend erforderliche Indikationen reduziert werden.

Meropenem

Handelsnamen: Meronem, Merrem.

Eigenschaften: Carbapenem mit einer Methylgruppe an C1 (bessere Resistenz gegen die menschliche renale Dehydropeptidase 1), weshalb eine Kombination mit Cilastatin (wie bei Imipenem) entfallen kann (s. Abb. 1.1-14). Durch die Seitenkette an C2 wird die Aktivität gegen Pseudomonas und andere gramnegative Bakterien verstärkt. Im Handelspräparat liegt Meropenem als Trihydrat vor (die Ampulle mit 1 g Meropenem enthält zur besseren Löslichkeit außerdem 208 mg Natriumcarbonat).

Wirkungsspektrum: Meropenem hemmt ähnlich wie Imipenem fast alle grampositiven und gramnegativen Bakterien außer Methicillin-resistenten Staphylokokken, Enterococcus faecium und Stenotrophomonas maltophilia. Auch Penicillin-G-resistente Pneumokokken sind in vitro gegen Meropenem empfindlich. Stets resistent sind Mykoplasmen, Chlamydien, Legionellen und die meisten Mykobakterien-Arten sowie Corynebacterium jeikeium. Im Vergleich zu Imipenem wirkt Meropenem bei aeroben gramnegativen Bakterien (auch Pseudomonas aeruginosa) meistens stärker, bei aeroben grampositiven Bakterien schwächer (s. Tab. 1.1-16). Gegen sporenlose Anaerobier (z. B. Bacteroides fragilis) und die meisten Clostridien-Arten (z. B. Clostridium perfringens) ist die Aktivität gleich. Eine Kombination von Meropenem mit einem Aminoglykosid oder Ciprofloxacin kann gegen Pseudomonas aeruginosa synergistisch wirken, eine Kombination mit Vancomycin oder Teicoplanin gegen Staphylokokken. Auch bei Anaerobiern kann durch Kombination mit Metronidazol ein Synergismus eintreten.

Resistenz: Meropenem ist sehr stabil gegen viele bakterielle Betalactamasen. Wie bei Imipenem wird auch die Wirksamkeit von Meropenem durch Carbapenemasen (KPC, OXA und Metallo-Betalactamasen) gramnegativer Erreger eingeschränkt. Ein kleiner Teil der Pseudomonas-aeruginosa- und Burkholderia-cepacia-Stämme ist resistent. Auch Enterococcus faecalis ist teilweise resistent. Es gibt eine unvollständige Kreuzresistenz mit Imipenem bei Pseudomonas aeruginosa und Methicillin-resistenten Staphylokokken (d. h., einige Pseudomonas-Stämme sind Meropenem-empfindlich, aber Imipenem-resistent, einige Staphylokokken-Stämme umgekehrt).

Pharmakokinetik:
- Bei i. v. Infusion von 0,5 g und 1,0 g (in 30 min) betragen die mittleren Serumspiegel 23 bzw. 49 mg/l, bei langsamer i. v. Injektion von 0,5 g und 1,0 g 30 min danach 25 bzw. 50 mg/l.
- Halbwertszeit 60 min.
- Plasmaeiweißbindung 2 %.
- Gute Gewebegängigkeit (Verteilung auf den Extrazellulärraum).
- Mittlerer Liquorspiegel bei Kindern mit Meningitis 2–3 h nach i. v. Gabe von 40 mg/kg 2,8 ± 2,3 mg/l.
- Urin-Recovery: 70 % als aktive Substanz, etwa 20 % als inaktiver Metabolit.

Nebenwirkungen: Im Allgemeinen gut verträglich. Gelegentlich treten leichte gastrointestinale Störungen auf. Seltener sind Entzündungen an der Injektionsstelle (Phlebitis), Hautreaktionen (Ausschlag, Juckreiz, Urtikaria), zentralnervöse Nebenwirkungen (Kopfschmerzen, Schläfrigkeit, Parästhesien, Verwirrtheitszustände, Krampfanfälle) und Störungen der Nierenfunktion (Erhöhung von Serum-Kreatinin und Blut-Harnstoff). Hämatologische Nebenwirkungen können sich als Thrombozythämie, Thrombozytopenie sowie Verlängerung der partiellen Thromboplastinzeit und Prothrombinzeit mit Blutungsneigung äußern (selten).

Interaktionen: Bei gleichzeitiger Gabe von Ganciclovir sind generalisierte Krampfanfälle möglich.

Indikationen: Ähnlich Imipenem, d. h. Mischinfektionen und schwere Infektionen (vor dem Erregernachweis), besonders bei gleichzeitiger Abwehrschwäche, Sepsis, intraabdominellen und gynäkologischen Infektionen, Knochen- und Gelenkinfektionen, auch bei Versagen einer Therapie mit anderen Breitspektrum-Antibiotika oder bei Allergie gegen Penicilline und Cephalosporine (nach Ausschluss einer Parallelallergie). Bei schweren Pseudomonas-Infektionen immer mit einem Aminoglykosid (evtl. auch mit empfindlich getestetem Ciprofloxacin) kombinieren. Auch ist die Anwendung bei Meningitis durch sonst resistente Keime (z. B. Pseudomonas aeruginosa oder andere gramnegative Stäbchen) indiziert (evtl. in Kombination).

K **Kontraindikationen:** Schwangerschaft und Kinder in den ersten 3 Lebensmonaten (trotz einiger praktischer Erfahrung) sowie Meropenem-Allergie. Bei bekannter Überempfindlichkeit gegen Imipenem, Penicilline, Cephalosporine oder ähnliche Wirkstoffe muss mit einer Parallelallergie gerechnet werden; hier ist Meropenem unter besonderen Vorsichtsmaßnahmen anzuwenden.

Applikation: Langsame i. v. Injektion (in 5 min) oder als i. v. Infusion (über 30 min).

! Meropenem darf nicht mit anderen Arzneimitteln gemischt oder zu diesen hinzugegeben werden.

Dosierung:

- Früh-/Neugeborene > 7 Tage, Kinder < 3 Monate: 2 × 10 mg/kg (> 1,2–2 kg KG: 2 × 20 mg/kg; > 2 kg KG: 3 × 20 mg/kg).
- Kinder 3 Monate bis 12 Jahre: 10–20–40 mg/kg KG alle 8 h, je nach Typ und Schweregrad der Infektion, Empfindlichkeit der Erreger und Zustand des Patienten.
- Erwachsene und Kinder > 12 Jahre: Tagesdosis bei schweren Infektionen 3 g (1 g alle 8 h). Bei Kindern < 50 kg KG 20 mg/kg alle 8 h. (Bei intermediär empfindlichen Erregern in Ermangelung besserer Alternativen evtl. höhere Dosierung erforderlich: 3 × 2 g tgl.)
- Bei Meningitis:
  - Kinder unter 12 Jahren: tgl. 120 mg/kg.
  - Erwachsene: tgl. 6 g (2 g alle 8 h).
- Nicht lebensbedrohende Erkrankungen:
  - Kinder unter 12 Jahren: tgl. 30 mg/kg.
  - Erwachsene: tgl. 1,5–3 g.

Bei **Niereninsuffizienz** das Dosierungsintervall für die benötigte ED auf 12 h verlängern (bei einer CrCl von 26–50 ml/min). Bei einer CrCl von 10–25 ml/min gibt man die halbe ED alle 12 h, bei einer CrCl von < 10 ml/min alle 24 h. Bei der **Hämodialyse** wird Meropenem eliminiert. Deshalb wird nach Beendigung der Dialyse eine neue ED verabreicht und alle 24 h wiederholt; bei CRRT 1 g alle 12 h. Bei **eingeschränkter Leberfunktion** ist keine Dosisanpassung notwendig.

Handelsformen: Ampullen à 0,5 und 1,0 g.

B **Beurteilung:** Meropenem ist eine Alternative zu Imipenem mit leicht verbesserter Aktivität gegen gramnegative Bakterien (Pseudomonas spp.), aber schwächerer Aktivität gegen grampositive Bakterien. Meropenem ist vor allem auch ein Breitspektrum-Antibiotikum zur (ungezielten) Therapie einer Meningitis. Das lange sichere, universelle Spektrum wird im Krankenhaus durch die zunehmende Zahl klinisch relevanter, gramnegativer Erreger mit Carbapenemasen wie auch durch Methicillin-resistente Staphylokokken beschränkt.

Neuere Carbapeneme

Carbapeneme mit anderen pharmakologischen Eigenschaften sowie stärkerer antibakterieller Aktivität sind in Entwicklung. Dabei handelt es sich um 1-β-Methyl-Carbapeneme mit verschiedenen Seitenketten, die im Gegensatz zu den 1-H-Carbapenemen (z. B. Imipenem und Panipenem) gegen die renale Dehydropeptidase des Menschen stabil und weniger nephrotoxisch sind. Sie haben eine stärkere Aktivität gegen gramnegative Bakterien, sind aber nur z. T. Pseudomonas-wirksam. Sie wirken teilweise auch gegen Enterobakterien mit ESBL (»extended spectrum betalactamase«) und gegen Methicillin-resistente Staphylokokken (MRSA, MRSE). Nach Imipenem und Meropenem wurde intensiv nach verbesserten Derivaten gesucht, wobei eine Verbesserung dieser doch nahezu optimalen Breitspektrum-Antibiotika schwierig erscheint. Es gibt jedoch neue parenterale Derivate und neue orale Peneme.

Ertapenem

Handelsname: Invanz.

Eigenschaften: Das parenterale Präparat Ertapenem (früher L-749,345 und MK 826) (s. Abb. 1.1-14) ist ein 1-β-Methyl-Carbapenem und ähnelt in seiner Struktur dem Meropenem mit dem Unterschied einer meta-substituierten Benzoesäure-Gruppe an Position 2. Diese Substitution erhöht das Molekulargewicht und die Lipophilie des Moleküls – die Ionisation des Benzol-Rings führt zur sehr hohen Proteinbindung und der langen Halbwertszeit der Substanz (im Vergleich zu anderen Carbabenemen)

(s. Abb. 1.1-14). Wegen seiner Stabilität gegen die renale Dehydropeptidase 1 des Menschen ist eine Kombination mit Cilastatin nicht erforderlich.

Wirkungsspektrum (s. Tab. 1.1-16): Ertapenem hat den prinzipiell gleichen Wirkungsmechanismus aller Peneme und auch ein sehr ähnliches Wirkungsspektrum. Es ist hochaktiv gegen multiresistente Enterobakterien und sehr stabil gegen Betalactamasen mit erweitertem Spektrum (ESBL). Es ist stärker wirksam als Imipenem gegen Klebsiella pneumoniae, E. coli und Morganella morganii und wirkt in sehr niedrigen Konzentrationen gegen Haemophilus influenzae, Moraxella catarrhalis, Streptococcus pyogenes und Streptococcus pneumoniae (bei Penicillin-G-resistenten Stämmen allerdings schwächer als Imipenem). Es besitzt auch eine starke Aktivität gegen nahezu alle Anaerobier. Gegen Staphylokokken wirkt es erheblich stärker als Ceftriaxon, mit dem es die lange Halbwertszeit gemeinsam hat. Resistent sind Enterokokken (E. faecalis, E. faecium), Methicillin-resistente Staphylokokken, Stenotrophomonas, Pseudomonas aeruginosa und ein großer Teil der Acinetobacter-Stämme. Ertapenem ist gegen alle gramnegativen Carbapenemase-bildenden Enterobakterien und Acinetobacter resistent.

Pharmakokinetik:
- Nach i. v. Infusion von 1 g in 30 min liegen die mittleren Serumspiegel (C_{max}) über 130 mg/l, nach 12 h bei ca. 10 mg/l.
- Halbwertszeit 4–5 h.
- Plasmaeiweißbindung 97 %.
- Urin-Recovery 40 % (unverändert).
- Fast keine Metabolisierung im Blut und der Leber; es erfolgt jedoch eine erhebliche Metabolisierung in der Niere bei der Ausscheidung.
- Ertapenem hat eine gute Penetration in das Gewebe. So finden sich erhebliche und lang andauernde Spiegel in Hautblasen.
- Bei gesunden Probanden findet auch bei Gabe von 2 g tgl. keine wesentliche Kumulation statt. Jedoch führt die überwiegend renale Ausscheidung zu einer Kumulation bei Niereninsuffizienz. Die Ausscheidung verringert sich bei gleichzeitiger Gabe von Probenecid. Bei Leberinsuffizienz braucht die Dosierung dagegen nicht verändert werden.
- Ertapenem geht in die Muttermilch über.

Nebenwirkungen: Wie bei allen Betalactam-Antibiotika biologische Selektionseffekte (sehr selten Enterocolitis, selten Vaginitis) und Überempfindlichkeiten (meist als Exantheme) sowie harmlose Anstiege der Leberenzyme.

Interaktionen: Es sind keine Interaktionen mit anderen Pharmaka bekannt. Ertapenem hemmt nicht den Stoffwechsel, der durch Cytochrom P-450 vermittelt wird.

Indikationen: Wegen seiner sehr guten Anaerobier-Wirksamkeit ist die Gabe bei polymikrobiellen Infektionen (Peritonitis, gynäkologische Infektionen, intraabdominale Abszesse, schwere Zahninfektionen) besonders sinnvoll. Ertapenem ist gut geeignet zur Therapie folgender Infektionen:
- untere Atemwegsinfektionen, die außerhalb des Krankenhauses erworben sind (jedoch keine Pseudomonas-spp.-Infektionen!),
- intraabdominelle und gynäkologische Infektionen (inklusive postpartale Infektionen),
- Harnwegsinfektionen durch resistente Bakterien (z. B. ESBL-Bildner),
- schwere Wund- und Gewebsinfektionen,
- schwere Infektionen im Mund- und Halsbereich.

Wegen des breiten Spektrums und der Langzeitwirkung ist Ertapenem vielseitig verwendbar. Es kann durch die Möglichkeit der einmaligen Injektion pro Tag (ähnlich wie Ceftriaxon) vor allem zur Therapie bei ambulanten Patienten eingesetzt werden. Prinzipiell besteht somit ein erhebliches Einsparpotenzial: Einerseits kann ggf. eine Hospitalisierung vermieden werden, andererseits kann nach klinischer Besserung die i. v. Antibiotika-Therapie ambulant fortgesetzt werden. Der interessante Einsatz zur perioperativen Prophylaxe vieler operativer Eingriffe wurde zumindest für elektive kolorektale Operationen bei Erwachsenen erfolgreich geprüft.

K **Kontraindikationen:** Überempfindlichkeiten gegen Peneme. Vorsicht bei Überempfindlichkeit gegen andere Betalactam-Antibiotika. Bis zum Vorliegen genauer Daten darf Ertapenem noch nicht bei schwerer Niereninsuffizienz, bei Schwangeren und bei Kindern unter 3 Monate gegeben werden. Die i. m. Form enthält Lidocain; Vorsicht daher bei Lidocain-Allergie. Da Carbapeneme Krämpfe auslösen können (wie auch andere Betalactam-Antibiotika), ist bei Patienten mit vorbestehender ZNS-Erkrankung und/oder eingeschränkter Nierenfunktion Vorsicht geboten.

Dosierung: Unzureichende Erfahrungen bei Säuglingen bis zu 3 Monaten. Erfahrungen in der Gravidität gibt es ebenfalls noch nicht. Es liegen jedoch keine Hinweise vor, dass Ertapenem hier nachteilig wirkt.

- Säuglinge, Kleinkinder ab 3 Monate und Kinder bis 12 Jahre: 15 mg/kg KG (max. 1 g Tagesdosis) 2 × tgl.
- Erwachsene und Jugendliche 13–17 Jahre: Standarddosierung 1 g als Kurzinfusion über 30 min.

Tagesdosen von 1–1,5 g werden gut vertragen.

Niereninsuffizienz: Eine Dosisanpassung ist erst bei einer fortgeschrittenen Niereninsuffizienz ab einer Kreatinin-Clearance < 30 ml/min/1,73 m² auf 50 % der Dosis erforderlich, i. d. R. 1 × tägl. 500 mg. Nach PK/PD-Berechnungen wäre auch eine Dosierung mit 1 × 1 g/48 h adäquat! Unter **intermittierender Dialyse** gibt man 1 × tägl. 500 mg (an Dialysetagen nach Beendigung der Dialyse, bei Applikation bis 6 h vorher zusätzlich noch 1 × 150–200 mg Ertapenem post Dialyse). Die empfohlene Halbierung der Dosis führt vermutlich bei kritisch Kranken unter der Dialyse zu einer kaum ausreichenden Wirkkonzentration ungebundener Substanz über 24 h, deshalb sollte hier – vor allem bei CVVHD – eine 2 × tägliche 500-mg-Dosis erwogen werden.

Zur **Prophylaxe postoperativer Infektionen** (des Bauchraumes) sollte die ED von 1 g eine Stunde vor dem Eingriff beendet sein.

Weniger relevant für deutsche Verhältnisse ist die i. m. Gabe; hierfür muss Ertapenem in geeigneten Lösungen aufgelöst werden und darf nicht in glucosehaltigen Flüssigkeiten zugeführt werden. Die i. m. Form muss in einer lidocainhaltigen Lösung aufgelöst werden, da sie sonst schmerzhaft ist.

Handelsform: Ampullen à 1 g.

B **Beurteilung:** Ertapenem ergänzt als gut verträgliches und hochaktives Depotpenem (»Einmal-täglich-Penem«) die Therapiemöglichkeiten mit Betalactam-Antibiotika. Gegenüber Ceftriaxon hat es bei gleicher Halbwertszeit eine verbesserte Wirksamkeit bei Mischinfektionen und Resistenz von Enterobakterien. Gegenüber anderen Carbapenemen – mit Ausnahme einer längeren Halbwertszeit klinisch keine relevanten Vorteile – in vitro eine Titerstufe bessere Aktivität gegen Proteus-Spezies und Gonokokken als Imipenem. Die fehlende Wirksamkeit gegenüber vielen Enterokokken und allen Pseudomonas- und Stenotrophomonas-Infektionen verbietet den Einsatz dort, wo diese Erreger mitbehandelt werden sollen. Unter der empfohlenen Einmalgabe ist bei einer hierfür kritisch kurzen Halbwertszeit von 4 h, zumindest bei nur mäßig empfindlichen Erregern, die Entwicklung vermeid-

barer Resistenzentwicklungen möglich. Der breite Einsatz im Krankenhaus sollte bei klaren Alternativen deshalb kritisch bedacht werden.
Mikrobiologisch interessante Substanz zur frühzeitigen Identifikation von Carbapenem-resistenten Erregern!

Doripenem

Handelsnamen: Doribax; Finibax (Japan).

Eigenschaften: Chemisch ist Doripenem ein 1-β-Methyl-Carbapenem, das im Gegensatz zu den 1-H-Carbapenemen (z. B. Imipenem und Panipenem) gegen die renale Dehydropeptidase des Menschen stabil und weniger nephrotoxisch ist. Doripenem (s. Abb. 1.1-14) wurde als zusätzliches Carbapenem weiterentwickelt, da man aufgrund der Sulfamoylaminomethylpyrrolidinylthio-Gruppe in der Seitenkette an Position 2 eine besondere Aktivität gegen Nonfermenter (z. B. Pseudomonas spp.) erwartete, aber auch eine Wirksamkeit gegen Staphylokokken, die der von Imipenem entspricht. Bei sonst mit Meropenem vergleichbaren Penicillin-Bindungsprotein(PBP)-Profilen hat Doripenem eine besonders hohe Affinität zu den PBP-2 und -3 von P. aeruginosa und dem PBP-2 von E. coli.

Wirkungsspektrum: Doripenem hemmt ähnlich wie Imi- und Meropenem fast alle grampositiven und gramnegativen Bakterien außer Methicillin-resistenten Staphylokokken, Enterococcus faecium und Stenotrophomonas maltophilia. Stets resistent sind atypische Erreger, die meisten Mykobakterien und Corynebacterium jeikeium. Im Vergleich zu Imipenem, aber auch Meropenem, wirkt Doripenem bei aeroben gramnegativen Bakterien (auch Pseudomonas aeruginosa) meistens stärker, bei aeroben grampositiven Bakterien wiederum schwächer als Imipenem (s. Tab. 1.1-16). Gegen sporenlose Anaerobier (z. B. Bacteroides fragilis) und die meisten Clostridien-Arten (z. B. Clostridium perfringens) ist die Aktivität gleich. Inwieweit die subtilen Unterschiede von maximal meist nur einer Titerstufe in den Resistenztestungen zwischen Doripenem und den anderen Carbapenemen klinisch überhaupt eine Bedeutung hat, ist unklar und blieb bisher auch zwischen Imipenem und Meropenem weitgehend offen. Eine Kombination von Doripenem kann wie Meropenem mit einem Aminoglykosid oder Ciprofloxacin gegen Pseudomonas aeruginosa synergistisch wirken, eine Kombination mit Vancomycin oder Teicoplanin gegen Staphylokokken. Auch bei Anaerobiern kann durch Kombination mit Metronidazol ein Synergismus eintreten.
Doripenem ist sehr stabil gegen fast alle bakteriellen Betalactamasen. Ein kleiner Teil der Pseudomonas-aeruginosa- und Burkholderia-cepacia-Stämme ist resistent. Auch Enterococcus faecalis ist teilweise resistent. Es gibt eine unvollständige Kreuzresistenz mit Imipenem und Meropenem bei Pseudomonas aeruginosa (d. h., einige Pseudomonas-Stämme sind Doripenem-empfindlich, aber Imipenem-resistent). In der Regel kann man aber davon ausgehen, dass bei Resistenz gegen ein Carbapenem (nicht Ertapenem!) auch die anderen Carbapeneme klinisch unwirksam sind. Methicillin-resistente Staphylokokken sind immer als Doripenem-resistent anzusehen!

Pharmakokinetik:
- Im Bereich von 0,5–1,0 g lineare Pharmakokinetik auch unabhängig von der Infusionsdauer.
- Je nach Infusionsdauer und -menge lassen sich folgende mittlere Serumspiegel (C_{max} und AUC) für Doripenem ermitteln:
  - 0,5 g 3 × tägl. über 30 min: C_{max} 31,5 µg/ml; AUC 35,8 µg/ml × h;
  - 0,5 g 3 × tägl. über 4 h : C_{max} 7,3 µg/ml; AUC 27,5 µg/ml × h;
  - 1,0 g 3 × tägl. über 4 h: C_{max} 10,0 µg/ml; AUC 38,5 µg/ml × h.

- Halbwertszeit 60 min.
- Plasmaeiweißbindung 8,1 %.
- Verteilungsvolumen im Steady State: 16,8 l (entspricht extrazellulärem Flüssigkeitsvolumen des Menschen).
- Gute Gewebegängigkeit (Verteilung auf den Extrazellulärraum), z. B. Ascites, uterines, Prostata-, Gallenblasengewebe.
- Eliminationshalbwertszeit ca. 1 h.
- Plasma-Clearance 15,9 l/h, renale Clearance 190,3 h.
- Mittlerer Liquorspiegel bei Kindern mit Meningitis 2–3 h nach i. v. Gabe von 40 mg/kg 2,8 ± 2,3 mg/l.
- Urin-Recovery: 71 % als aktive Substanz, etwa 15 % als inaktiver, Ring-offener Metabolit.
- Zeitraum, in dem die Plasmakonzentration von Doripenem oberhalb der MHK des infizierenden Erregers liegt = % T > MHK (korreliert am besten mit der Wirksamkeit von Doripenem) entspricht 35 % (wurde von über 90 % der Erreger in den Pneumoniestudien erreicht). Eine Verlängerung der Infusionsdauer maximiert die % T > MHK und damit die Möglichkeit, z. B. innerhalb einer 4- vs. 1-stündigen Infusionsdauer Erreger mit etwas höheren MHK-Werten effektiver zu behandeln!

Nebenwirkungen: Im Allgemeinen ist Doripenem gut verträglich. Gelegentlich treten leichte gastrointestinale Störungen auf. Seltener sind Entzündungen an der Injektionsstelle (Phlebitis), Hautreaktionen (Ausschlag, Juckreiz, Urtikaria), zentralnervöse Nebenwirkungen (Kopfschmerzen, Schläfrigkeit, Parästhesien, Verwirrtheitszustände, Krampfanfälle) und Störungen der Nierenfunktion (Erhöhung von Serum-Kreatinin und Blut-Harnstoff). Hämatologische Nebenwirkungen können sich als Thrombozythämie, Thrombozytopenie sowie Verlängerung der partiellen Thromboplastinzeit und Prothrombinzeit mit Blutungsneigung äußern (selten).

Interaktionen: Doripenem unterliegt keiner relevanten Cytochrom-P-450-(CYP450-) Metabolisierung. Es sind daher keine Wechselwirkungen zu erwarten. Die Serumspiegel von Valproinsäure können durch Antibiotika vom Carbapenem-Typ gesenkt und müssen bei gleichzeitiger Gabe mit Doripenem kontrolliert werden.

Indikationen: Nosokomiale und Beatmungspneumonien. Komplizierte intraabdominelle Infektionen und komplizierte Infektionen des Urogenitaltraktes einschließlich Pyelonephritis.

K **Kontraindikationen:** Schwangerschaft (mangels ausreichender Erfahrungen) sowie Doripenem-Allergie. Doripenem und Metabolite treten zumindest in Tierversuchen in die Muttermilch über, weshalb hinsichtlich des Abstillens bei Behandlung der Mutter eine Nutzen-Risiko-Abwägung erfolgen muss. Bei bekannter Überempfindlichkeit gegen Imipenem, Penicilline, Cephalosporine oder ähnliche Wirkstoffe muss mit einer Parallelallergie gerechnet werden; hier ist Doripenem unter besonderen Vorsichtsmaßnahmen anzuwenden.

Applikation: Als Infusion über 60 min oder auch über 4 h (im Gegensatz zu den anderen Carbapenemen bleibt Doripenem auch bei 25 °C über 8 h in 0,9 % NaCl-Lösung stabil!). Dies ist vor allem bei nosokomialen und Beatmungspneumonien und ggf. Therapie von Nonfermenter von Bedeutung. Doripenem darf nicht mit anderen Arzneimitteln gemischt oder zu diesen hinzugegeben werden.

Dosierung:

- Kinder und Jugendliche: Studien zur Behandlung von Kindern und Jugendlichen sind nicht abgeschlossen. Bis dahin sollte der Einsatz von Doripenem nur bei Patienten ab 18 Jahren erfolgen.
- Erwachsene: Tagesdosis bei den genannten schweren Infektionen 0,5–1 g alle 8 h.

Bei **leichter Niereninsuffizienz** (Kreatinin-Clearance 51–79 ml/min) ist keine Dosisanpassung erforderlich. Bei **mäßiger Niereninsuffizienz** mit einer Kreatinin-Clearance von 30–50 ml/min sollte die Doripenem-Dosis halbiert werden (3 × tgl. 250 mg). Bei **schwerer Niereninsuffizienz** (Kreatinin-Clearance < 30 ml/min) sollte die Dosierung zusätzlich auf ein 12-h-Intervall reduziert werden (2 × tgl. 250 mg). Bei der **Hämodialyse** wird Doripenem eliminiert. Noch liegen keine ausreichenden Erfahrungen und Daten zur Behandlung bei **Nierenversagen** vor, deshalb sollte bis dahin Doripenem nicht bei Hämofiltration oder -dialyse eingesetzt werden. Bei **eingeschränkter Leberfunktion** ist keine Dosisanpassung notwendig.

Handelsform: Ampullen à 0,5 g.

B **Beurteilung:** Mit Doripenem steht seit 2008 ein weiteres Carbapenem zur Verfügung, das allerdings in seinem Wirkungsspektrum und in seiner Applikationsweise dem Imipenem und Meropenem gleicht, ohne die z. T. 20-jährige Erfahrung mit diesen Substanzen. Bei sonst dem Imi- und Meropenem vergleichbaren Wirkspektrum hat die etwas verbesserte Pseudomonas-Aktivität vermutlich nur mit einer weit höheren als der primär empfohlenen Dosierung eine klinische Bedeutung. Der Einsatz von Doripenem erscheint dann mit der möglichen langen Infusionsdauer auf Intensivstationen zumindest bei Pneumonien mit relevanter Wahrscheinlichkeit oder Nachweis von noch empfindlichen Pseudomonas aeroginosa gerechtfertigt. Für diese Indikationen sind jedoch valide Daten zur Behandlung bei Nierenversagen dringlich, wie auch ggf. die Prüfung der Verträglichkeit höherer Dosierungen (tgl. 3–6 g).

Orale Carbapeneme

Seit mehr als einem Jahrzehnt wird an der Entwicklung von oralen Carbapenemen gearbeitet. Einige Derivate wurden präsentiert, dann aber aus unterschiedlichen Gründen wieder eingestellt. In den letzten Jahren hat das Thema mit Tacapenem und Faropenem reale Konturen bekommen. Orale Peneme, die weitgehend breiten Oralcephalosporinen (z. B. Cefpodoxim) ähneln, erscheinen in Zukunft als Ergänzung der Palette, aber auch zur Durchführung einer Sequenzialtherapie sinnvoll.

Weitere im Prinzip ähnliche orale 1-β-Methyl-Carbapeneme sind in der Entwicklung. Generell schwierig dürfte die stets sehr aufwendige chemische Synthese sein. Es kann aber kein Zweifel daran bestehen, dass es eines Tages auch einmal orale Carbapeneme geben wird, die jedoch die wesentlich aktiveren parenteralen Derivate nicht ersetzen können.

Tacapenem

Eigenschaften: Das oral anwendbare Tacapenem CS-834 (Sankyo) ist der Pivaloyloxymethylester (Prodrug) des aktiven Metaboliten R-95 867 (einem 1-β-Methyl-Carbapenem mit einem Pyrrolidinon-Ring).

Wirkungsspektrum: Tacapenem ist das erste orale Betalactam-Antibiotikum mit starker Wirksamkeit gegen Penicillin-G-resistente Pneumokokken (orales Anti-Pneumokokken-Carbapenem) und wirkt außerdem gegen andere Erreger von bakteriellen Atemwegsinfektionen: Streptokokken, Haemophilus influenzae (auch Ampicillin-resistente Stämme), Moraxella catarrhalis, Staphylokokken (außer Methicillin-resistente Stämme), Klebsiella pneumoniae und die meisten Anaerobier. Die Mehrzahl der gramnegativen Enterobakterien ist ebenso empfindlich wie gegen Imipenem. Resistent sind Pseudomonas aeruginosa, Burkholderia cepacia, Stenotrophomonas maltophilia und Enterokokken (E. faecalis, E. faecium), Methicillin-resistente Staphylokokken, z. T. auch Serratia marcescens und Citrobacter freundii.

Pharmakokinetik:
- Der Pivaloyloxymethylester wird oral gut resorbiert (unabhängig von der Mahlzeit) und rasch in die aktive Substanz R-95 867 umgewandelt.
- Halbwertszeit 45 min.
- Urin-Recovery 35 %.
- Eine gleichzeitige Gabe von Cilastatin ist nicht erforderlich.

Nebenwirkungen: Wie bei anderen Pivaloylestern von Betalactam-Antibiotika (z. B. Pivampicillin) können die Carnitin-Spiegel im Plasma erniedrigt sein, was (wenn überhaupt) nur bei einer Langzeitgabe relevant wäre. Tacapenem führt relativ oft initial zu milden Diarrhoen (vergleichbar mit der Rate bei breiten Oralcephalosporinen oder Co-Amoxiclav [Freisetzung von Endotoxin im Darm?]).

Dosierung:
- Kinder und Jugendliche: Hier gibt es noch keine Empfehlungen.
- Erwachsene: 200 und 300 mg tgl.

B **Beurteilung:** Tacapenem ist in einer Reihe von Studien bei leichteren Atemwegs- und Harnwegsinfektionen erfolgreich eingesetzt worden.

Faropenem

Eigenschaften: Faropenem ist ein ursprünglich von der Firma Asubio Pharma (Suntory) entwickeltes 1-β-Methyl-Penem, das durch seine Stabilität keine Gabe von Cilastatin o. Ä. erfordert. Es liegt ebenfalls ein Absorptionsester als Prodrug von Faropenem unter den Namen Faropenem medoxomil oder Faropenem daloxat vor. Bereits seit 1997 ist das Salz des Faropenem zur oralen Behandlung in Japan unter dem Namen Farom® zugelassen. In den USA und Europa wurde wegen unzureichend durchgeführter Vergleichsstudien die Zulassung für das bisher einzig in Japan verfügbare orale Penem (Faropenem) und auch für das Faropenem medoxomil nicht erteilt bzw. bei der EMEA auch nicht beantragt (s. Abb. 1.1-14).

Wirkungsspektrum: Es hat eine ähnlich gute In-vitro-Aktivität wie Tacapenem mit guter Wirkung gegen grampositive Erreger, Haemophilus und Enterobakterien, jedoch fehlender Wirkung gegen Pseudomonas aeruginosa, Stenotrophomonas-Spezies und Methicillin-resistente Staphylokokken. Nur eingeschränkt wirksam ist Faropenem in vitro gegen eine Reihe von Providencia und Enterobacter-Stämme sowie gegen Serratia marcescens. Faropenem kann von allen bekannten Betalactamasen nicht hydrolysiert werden, ist jedoch nicht carbapenemasestabil. Wie andere parenterale Carbapeneme hat auch Faropenem eine gute Anaerobieraktivität, vor allem gegen die Erreger in Mund- und Rachenflora wie z. B. Prevotella spp., Fusobakterien und Actinomyces spp. Insgesamt ist es das orale Betalactam-Antibiotikum mit der höchsten In-vitro-Aktivität gegen übliche fakultativ pathogene Bakterien.

Pharmakokinetik:
- Faropenem wird nur partiell resorbiert, Bioverfügbarkeit des Medoximil-Esters aber 4-fach besser (80 %).
- Halbwertszeit 0,9 h.
- Erhebliche Metabolisierung mit Ringöffnung.
- Urin-Recovery ca. 20 % in aktiver Form.
- Faropenem hat – wie viele andere Betalactam-Antibiotika auch – einen üblen Eigengeschmack, der die Entwicklung von pädiatrischen Formen erschwert.

Dosierung:
- 3 × 150 mg oder 2 × 300 mg Faropenem.

Eine Dosierung mit 600 mg soll bei guter Verträglichkeit geprüft werden.

B **Beurteilung:** Faropenem wurde in ausgedehnten Studien bei ambulant erworbener Pneumonie, Sinusitis und akuten

Exazerbationen der chronischen Bronchitis mit Erfolg eingesetzt. Eine überlegene Wirkung zeigte sich jedoch nicht. Der Effekt bei Tonsillitis war suboptimal. Die Nebenwirkungsrate war gering. Faropenem ist in etwa äquivalent mit oralen breiten Cephalosporinen, die sich jedoch einfacher und billiger herstellen lassen. Zur Behandlung der häufigsten ESBL-Infektionen (Urogenitaltrakt) nicht geprüft.

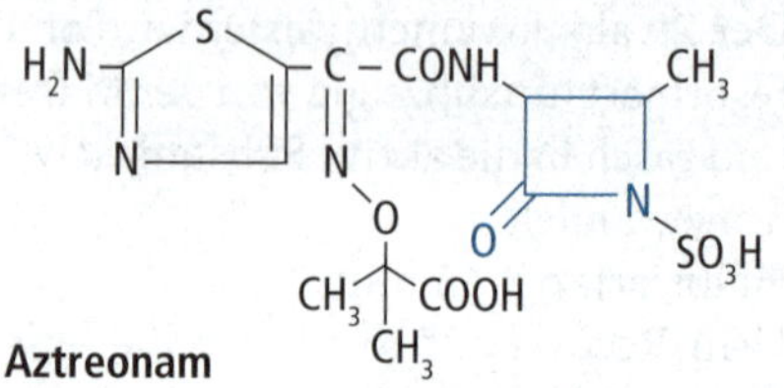

Abb. 1.1-15 Strukturformel von Aztreonam.

Monobactame

Anfangs war es eine ausgesprochene Überraschung, dass Betalactam-Antibiotika gefunden werden konnten, die nur aus einem Betalactam-Ring bestanden und dennoch antimikrobielle Wirksamkeit zeigten. Besonderes Interesse erfuhren diese natürlichen Monobactame, da sie nicht wie andere Betalactam-Antibiotika von Pilzen und Actinomyces, sondern von Bakterien produziert werden. Man erhoffte sich hiervon eine ganze Klasse neuer Antibiotika. Diese Hoffnung war bisher leider vergeblich; es blieb bei einem Derivat (Aztreonam) mit geringer klinischer Bedeutung. Ein vergleichbares Derivat Carunonam unterscheidet sich kaum von Aztreonam und erreichte keine Zulassung.

Aztreonam

Handelsnamen: Azactam und Cayston (zum Halbieren).

Eigenschaften: Aztreonam ist das erste klinisch angewandte Monobactam, das zu den monozyklischen Betalactam-Antibiotika gehört und nur den Betalactam- ohne anellierten Dihydrothiazid-Ring hat. Der Kern des Aztreonams ist die α-Methyl-3-aminomonobactamsäure, die mit einer Seitenkette des Ceftazidims verbunden ist (Abb. 1.1-15). Zu weiteren Entwicklungen innerhalb der Substanzgruppe kam es nicht.

Wirkungsweise: Aztreonam hemmt als Betalactam-Antibiotikum die bakterielle Zellwandsynthese. Seine starke Affinität zum Penicillin-Bindeprotein 3 erklärt die ausschließliche Wirksamkeit gegen gramnegative Bakterien. Es ist sehr stabil gegenüber Betalactamasen von gramnegativen Bakterien.

Wirkungsspektrum: Aztreonam wirkt auf fast alle gramnegativen Stäbchen, auch Pseudomonas aeruginosa, Serratia marcescens, Enterobacter und Citrobacter, nicht aber gegen Anaerobier (Bacteroides-Arten u. a.), Acinetobacter, Burkholderia cepacia und Stenotrophomonas maltophilia. Aztreonam wirkt auch auf Gonokokken und Haemophilus influenzae. Ein Teil der Pseudomonas-aeruginosa-, Enterobacter- und Citrobacter-Stämme ist resistent. Aztreonam ist völlig unwirksam gegen grampositive Bakterien (im Gegensatz zu anderen Penicillinen und Cephalosporinen). Mit Gentamicin wirkt Aztreonam synergistisch gegen Pseudomonas aeruginosa und Klebsiella pneumoniae. Keine Kreuzresistenz mit anderen Betalactam-Antibiotika. In Japan gibt es Aztreonam-resistente Gonokokken-Stämme.

Pharmakokinetik:

- Nach i. v. Infusion (in 30 min) von 0,5, 1 und 2 g werden mittlere Serumspiegel von 54, 90 bzw. 204 mg/l erreicht. Nach i. v. Injektion von 1 g und 2 g fallen die initialen Serumspiegel von 125 bzw. 242 mg/l nach 8 h auf 1,3 bzw. 6 mg/l ab.

- Nach Inhalation von 75 mg sehr variable Konzentrationen im Sputum, über 14 Tage und auch nach mehrmaliger täglicher Inhalation keine Kumulation.
- Halbwertszeit 1,7 h.
- Plasmaeiweißbindung 56 %.
- Urin-Recovery 70 % (ein kleiner Teil wird als inaktiver Metabolit im Urin ausgeschieden).
- Gallenausscheidung gering.
- Liquorgängigkeit schlecht.

Nebenwirkungen: Ähnlich wie bei anderen Betalactam-Antibiotika (gastrointestinale Störungen, Hautreaktionen). Meist keine Kreuzallergie mit anderen Betalactam-Antibiotika. Vorübergehender Anstieg der Prothrombin- und partiellen Thromboplastinzeit möglich, selten Anämie und Thrombozytopenie. Gelegentlich Thrombophlebitis bei wiederholter i. v. Gabe. Der Arginingehalt im Aztreonam erhöht die Arginin-Serumspiegel von Neugeborenen mit geringem Geburtsgewicht.

Indikationen: Komplizierte Harnwegsinfektionen durch sonst resistente Keime und bei Allergie gegen andere Betalactam-Antibiotika. Bei der ungezielten Therapie anderer Organinfektionen ist eine Kombination mit Clindamycin, Vancomycin, Metronidazol oder einem Aminoglykosid möglich. Bei Mukoviszidose kann Aztreonam im Wechsel mit anderen Pseudomonas-wirksamen Mitteln angewendet werden. Einmaltherapie der unkomplizierten Gonorrhö (1 × 1 g i. m.). Da keine immunogene Kreuzreaktion mit Penicillinderivaten und sehr selten Kreuzreaktion mit anderen Betalactam-Antibiotika, ist Aztreonam eine mögliche Alternative zu Cephalosporinen bei der Behandlung und Prophylaxe gramnegativer Erreger.
Weiterhin geeignet zur inhalativen suppressiven Behandlung chronischer Pseudomonas-aeruginosa-Infektionen über geeignete Vernebler bei Patienten mit Mukoviszidose (CF).

Falsche Indikationen: Monotherapie bei bakteriellen Infektionen mit unbekanntem Erreger. Aztreonam ist kein Ersatz für Aminoglykoside (auch wenn es eine Zeit lang dafür propagiert wurde).

K **Kontraindikationen:** Wegen geringer Erfahrungen vorsichtige Anwendung bei Schwangeren und Neugeborenen. Unzureichende klinische Erfahrung bei Neugeborenen < 1 Woche.

Applikation: Sehr langsame i. v. Injektion, besser als i. v. Kurzinfusion, auch i. m. Injektion möglich. Aztreonam ist als Infusionslösung u. a. nicht mit Metronidazol kompatibel.

Dosierung:
- Früh-/Neugeborene: 2–3 × tgl. 30 mg/kg.
- Säuglinge > 1 Woche und Kinder bis 2 Jahre: 2–3 × tgl. 50 mg/kg.
- Kinder > 2 Jahre: 3–4 × tgl. 50 mg/kg.
- Erwachsene: Normaldosierung 2–3 × tgl. 1–2 g.
- Sepsis/Menigitis: 3–4 × tgl. 2 g.

! Infusionslösung nicht mit anderen Antibiotika mischen.

Bei **Niereninsuffizienz** reduzierte Dosierung (CrCl 10–50 ml/min, bei CVVHD: die Hälfte der Tagesdosis; < 10 ml/min: ¼ der Tagesdosis). Am Ende jeder **Hämodialyse** eine Normaldosis.
- Inhalation:
  - Kinder (< 18 Jahre): Bisher keine Zulassung; ab 12 Jahre Erwachsenendosis vermutlich unbedenklich.
  - Erwachsene > 18 Jahre: Nach Bronchodilatation tgl. 3 × 75 mg für 1 Monat (Mindestabstand zwischen den Inhalationen 4 h).

Handelsformen:
- Ampullen à 0,5, 1 und 2 g.
- Pulver à 75 mg (zum Herstellen einer Lösung für Vernebler).

B **Beurteilung:** Theoretisch interessantes, unübliches Betalactam-Antibiotikum mit sehr beschränkter Brauchbarkeit zur gezielten Therapie bei Infektionen durch gramnegative Erreger (auch Pseudomonas aeruginosa). Alleinige Behandlung schwerer Pseudomonas-Infektionen (z. B. Pneumonien) möglichst in Kombination; v.a. beim inhalativen Einsatz bei beatmeten Patienten (nicht CF). Fehlende Metallo-Betalactamase-(Klasse-B-)Resistenz kann nach Prüfung ggf. einen Einsatz rechtfertigen.

1.2 Chinolone (Gyrase-Hemmer)

Die Bezeichnung dieser Gruppe ist uneinheitlich. Die Substanzen werden z. T. als Chinolone (engl. quinolones) oder Fluochinolone (Fluorochinolone, Fluoquinolones) bezeichnet. Da nicht alle Substanzen Chinolin-Derivate sind, erscheint die Gruppenbezeichnung »Gyrase-Hemmer« besser, denn alle Verbindungen hemmen die bakteriellen DNA-Topoisomerasen (oder Gyrasen), welche zur Nukleinsäure-Synthese benötigt werden. Die Hemmung von Säugetier-Topoisomerasen ist weniger ausgeprägt.

Verwendung: Alle herkömmlichen Substanzen haben in hohen Konzentrationen ein zytotoxisches Potenzial, was die Verwendung als topische Antibiotika erschwert.
Die Entwicklung der Gruppe begann 1962 im Rahmen der Chloroquinsynthese mit der »beiläufigen« Entdeckung und Einführung der Nalidixinsäure als Therapeutikum von Harnwegsinfektionen. Wegen ihrer ungünstigen Pharmakokinetik, geringen Aktivität und Tendenz zur schnellen Resistenzentwicklung hat die Nalidixinsäure heute keine klinische Bedeutung mehr (sie spielt aber immer noch eine große Rolle in Indien). Auch die anderen geringfügig verbesserten Gyrase-Hemmer aus der Nalidixinsäure-Gruppe (Pipemidsäure, Cinoxacin und Rosoxacin) sind den fluorierten Gyrase-Hemmern in ihrer Aktivität und in ihrem Wirkungsspektrum deutlich unterlegen und werden daher praktisch nicht mehr verwendet.
Mit der Gruppe der Chinolone sind zweifellos auch die Diarylchinoline verwandt, unter denen die erste Substanz, das TMC207 (Bedaquilin), ein Hemmer der bakteriellen ATP-Synthase, seine ersten klinischen Prüfungen bestanden hat und eine Zulassung zu erwarten ist. Aufgrund der strukturellen Unterschiede und des spezifischen Wirkmechanismus gegen Mykobakterien wird dieses Diarylquinolin im Tuberkulosekapitel besprochen (s. Kap. 22, S. 741).
Das erste moderne fluorierte Derivat (Fluochinolon) war das heute nur noch als Harnwegsdesinfiziens gebrauchte Norfloxacin. Die ersten systemischen Derivate waren die mittlerweile ebenfalls veralteten Derivate Pefloxacin und Ofloxacin. Im Laufe der Jahre ist eine erhebliche Anzahl von Gyrase-Hemmern entwickelt und häufig nach nur kurzer Anwendung zurückgezogen worden. Eine noch größere Zahl von Derivaten wurde wegen schlechter Verträglichkeit nicht weiter entwickelt bzw. nur im Veterinärbereich verwendet. Daneben gibt es auch exotische Derivate, die z. B. in Japan eine kleine regionale Bedeutung haben und die nie in Europa verwandt wurden.

Gyrase-Hemmer (aufgrund von Nebenwirkungen zurückgezogen oder in der Indikation stark reduziert):
- Nalidixinsäure: Neurotoxizität, Interaktionen,
- Piromidsäure: Nephrotoxizität,
- Temafloxacin: Multiorganversagen,
- Fleroxacin: Photodermatose,
- Sparfloxacin: Herzrhythmusstörungen, Photodermatose,

- Grepafloxacin: Herzrhythmusstörungen,
- Trovafloxacin: starke Lebertoxizität,
- Clinafloxacin: Hypoglykämie, Phototoxizität, Pankreasschädigung u. a.,
- Gatifloxacin: Hypoglykämie, Hyperglykämie.

Sonstige Gyrase-Hemmer:
- Veterinärpräparate: Flumequin, Oxolinsäure, Enrofloxacin, Marbofloxacin, Difloxacin u. a.,
- historische Präparate: Pipemidsäure, Nalidixinsäure, Pefloxacin,
- veraltete suboptimale Präparate: Norfloxacin, Ofloxacin, Enoxacin, Fleroxacin,
- exotische Präparate: Lomefloxacin, Sitafloxacin.

Eine weitere Verwendung dieser meist auch gar nicht mehr erhältlichen Präparate ist nicht oder nur in genau dokumentierten Ausnahmen (TBC und Sparfloxacin) gerechtfertigt.

Gyrase-Hemmer mit möglichem zukünftigem Potenzial:
- Gemifloxacin,
- Wockhardt-Chinolone,
- nicht fluorierte Derivate (NFQs): Garenoxacin u. a.,
- Diarylchinoline: Bedaquilin (TMC207).

Einteilung: Eine Expertengruppe der Paul-Ehrlich-Gesellschaft hatte 1998 eine pragmatische Einteilung der Fluochinolone nach vier Gruppen vorgenommen, die auf der unterschiedlichen In-vitro-Aktivität beruht. Entgegen dieser widersprüchlichen und mittlerweile veralteten Einteilung verwenden wir – wie bereits in früheren Auflagen – eine eigene überarbeitete Einteilung aller Gyrase-Hemmer (Tab. 1.2-1).
Die Einteilung der Chinolone ist jedoch eher akademisch. Es hat sich eine kleine Gruppe von drei bewährten Substanzen herausgestellt, mit denen man derzeit alle infrage

Tab. 1.2-1 Einteilung der Gyrase-Hemmer.

Gyrase-Hemmer	Merkmale
Nalidixinsäure[1]	Muttersubstanz (nicht mehr im Handel)
Pipemidsäure[1], Cinoxacin[1], Rosoxacin[1]	verbesserte Pharmakokinetik, geringe Aktivität
Norfloxacin, Enoxacin, Pefloxacin[1]	erste Fluorochinolone (stärkere Aktivität als Nalidixinsäure gegen gramnegative Stäbchen), beschränkte Indikationen
Ciprofloxacin, Levofloxacin, Ofloxacin, Fleroxacin[1]	Standard-Chinolone mit erweitertem Spektrum
Grepafloxacin[1], Sparfloxacin, Gatifloxacin	verbesserte Wirkung gegen Pneumokokken, Chlamydien und Mykoplasmen
Gemifloxacin, Moxifloxacin, Trovafloxacin[1]	erhebliche Spektrumerweiterung (z. T. auch gegen Anaerobier wirksam)
Clinafloxacin[1]	Wirkung z. T. auch gegen Ciprofloxacin-resistente Bakterien (Pseudomonas, Methicillin-resistente Staphylococcus-aureus-Stämme)
Garenoxacin	keine Fluoridierung des Rings, gute Aktivität gegen grampositive Erreger, geringe Toxizität

[1] Wegen Hepatotoxizität in Europa aus dem Handel gezogen.

kommenden Infektionen optimal behandeln kann. Praktisch bedeutet das, dass man zurzeit nur mit drei relevanten Fluochinolonen alle therapierbaren Erkrankungen behandeln kann:

- Standardsubstanz: Ciprofloxacin,
- Alternative: Levofloxacin (bei Atemwegsinfektionen mit Vorteilen),
- Atemwegs-Chinolon: Moxifloxacin.

Die vor einigen Jahren recht komplizierte Therapie mit Fluochinolonen ist somit hinsichtlich der Substanzen, nicht aber in Bezug auf deren Resistenzen relativ einfach geworden:

> Alles, was man derzeit mit Fluochinolonen erreichen kann, ist mit den drei Derivaten Ciprofloxacin, Levofloxacin und Moxifloxacin möglich.
> Es gibt keinen Grund, exotische Derivate aus dem Ausland oder hochveraltete Derivate zu verwenden. Immerhin ist das therapeutische Potenzial der Fluochinolone noch nicht komplett ausgeschöpft. Mit positiven Überraschungen wie bei dem Diarylchinolin Bedaquilin (TMC207) ist weiter zu rechnen.

Chemische Struktur: Die fluorierten Chinolone (Abb. 1.2-1a) besitzen meist eine Piperazinyl-Seitenkette. Pefloxacin, Ofloxacin und Fleroxacin haben einen N-Methylpiperazin-Ring, der die verlängerte Halbwertszeit erklärt. Ciprofloxacin, Grepafloxacin, Clinafloxacin, Moxifloxacin und Sparfloxacin haben keine Ethyl-Gruppe in Position 1,

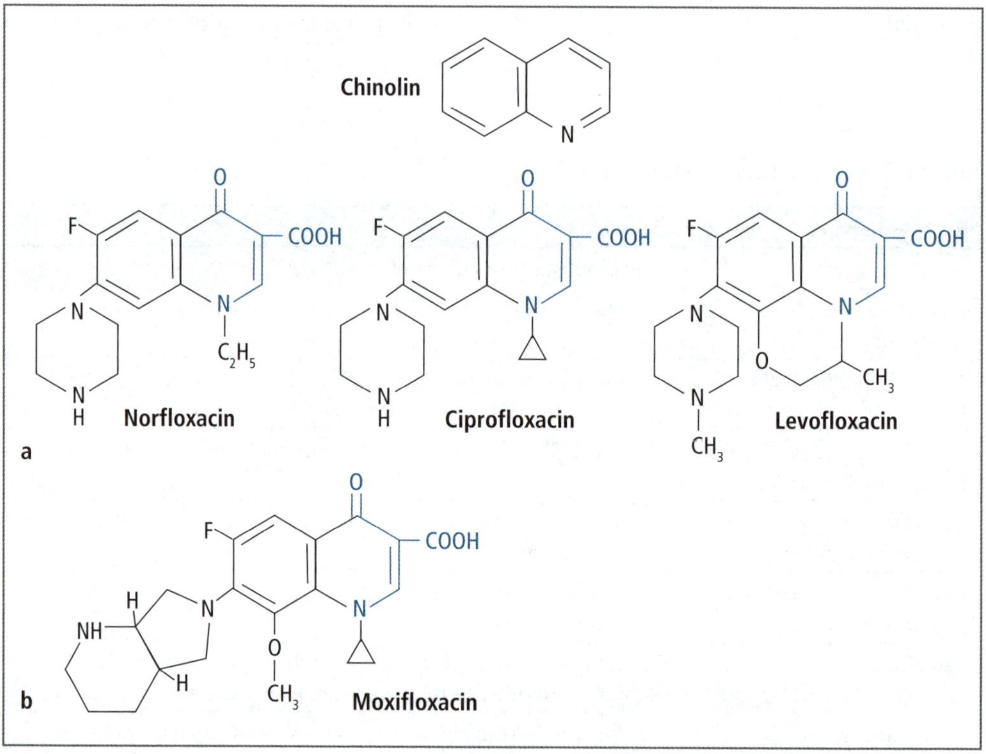

Abb. 1.2-1 Strukturformeln **(a)** der klassischen Gyrase-Hemmer und **(b)** des 8-Methoxy-Fluochinolons Moxifloxacin.

sondern an dieser Stelle einen Cyclopropyl-Rest, wodurch die antibakterielle In-vitro-Wirksamkeit verstärkt wird. Nalidixinsäure, Enoxacin und Trovafloxacin sind keine eigentlichen Fluochinolone, sondern Naphthyridin-Derivate; sie haben daher offenbar auch mehr Nebenwirkungen.
Die Strukturunterschiede bei den neuen Gyrase-Hemmern mit verbreitertem Spektrum zeigt Abb. 1.2-1b. Clinafloxacin, Moxifloxacin und Trovafloxacin weisen anstelle der Piperazinyl-Seitenkette modifizierte Pyrrolidin-Seitenketten (5-Ring-Gyrase-Hemmer) auf. Die Substanzen können mehrfach fluoriert sein. Lomefloxacin und Sparfloxacin sind 2-fach fluoriert, Fleroxacin, Trovafloxacin und Temafloxacin 3-fach. Clinafloxacin und Sitafloxacin haben zusätzlich ein Chlor-Atom. Eine neue Gruppe sind die 8-Methoxy-Derivate, die eine besonders hohe Aktivität haben (Moxifloxacin; s. Abb. 1.2-1b). Es gibt somit bei den Fluochinolonen ein ausgeprägtes Baukastensystem, bei dem wenige Strukturprinzipien immer wieder neu variiert werden.

Wirkungsspektrum: Alle Substanzen haben eine lange Halbwertszeit und eine bakterizide Wirkung, vor allem gegen gramnegative (Stäbchen und Kokken) wie Enterobakterien, Haemophilus, Neisserien und Moraxella. Die modernen Gyrase-Hemmer haben ein bemerkenswert breites Wirkungsspektrum auf fast alle fakultativ pathogenen Bakterien einschließlich Mykoplasmen, Chlamydien, Rickettsien, meist auch Mykobakterien. Eine Orientierungshilfe zur Auswahl der infrage kommenden Chinolone zeigt Tab. 1.2-2 mit erreger- und substanztypischen minimalen Hemmkonzentrationen (MHK). Problematisch ist die Wirkung auf Methicillin-resistente Staphylokokken, Enterokokken, Pseudomonas (gilt nicht für Ciprofloxacin). Während anfangs kaum resistente Erreger vorkamen, hat die Resistenz gegen ältere Chinolone in den letzten Jahren stark zugenommen. Die Gründe für den Anstieg der Resistenz, vor allem auch der Enterbakterien, sind nicht vollständig geklärt. Zusammen mit vielfältigem Einsatz und oft geringer Dosis am Wirkort sind vermutlich chromosomal codierte Genmutationen (DNA-Gyrase/Topoisomerase) und Multidrug-Effluxpumpen hierfür mit verantwortlich. Ein Abusus der Wirkstoffgruppe im Veterinär- und Tierzuchtbereich dürfte dabei neben dem breiten medizinischen Einsatz in der Vergangenheit eine wichtige Rolle gespielt haben. Zum Beispiel hat eine breit gestreute Anwendung der Nalidixinsäure als Diarrhoe-Mittel in Indien dort zu einer erheblichen Chinolon-Resistenz von Enteritis-Erregern, aber auch von Salmonella typhi geführt. Es gibt also gute Gründe gegen einen ausufernden Einsatz der gesamten Gruppe.

Nebenwirkungen: Das Nebenwirkungsprofil der Gyrase-Hemmer ist im Prinzip ähnlich, kann sich aber in der Ausprägung erheblich unterscheiden. So musste Temafloxacin nach kurzem Gebrauch wegen schwerer systemischer Nebenwirkungen (Hämolyse, ARDS, Hypoglykämie) aus dem Handel genommen werden. Das gleiche Schicksal ereilte das hepatotoxische Trovafloxacin, nachdem erste fatale Lebernekrosen bei damit behandelten Patienten auftraten. Hepatotoxische Effekte waren zunächst bei anderen Fluochinolonen selten, am ehesten treten sie bei den Derivaten auf, die massiv biliär eliminiert werden (Moxifloxacin). Enoxacin, Pefloxacin, Lomefloxacin und Sparfloxacin führten häufig zu Photosensibilisierung. Enoxacin hat zusätzlich eine besonders starke Interaktion mit Coffein und Theophyllin. Sparfloxacin und Grepafloxacin können ausgeprägt kardiotoxisch wirken (Verlängerung der QT-Zeit mit Auslösung schwerer Arrhythmien). ZNS-Nebenwirkungen (Krämpfe, Unruhe, Schlaflosigkeit, Depression) kommen in unterschiedlicher Häufigkeit vor (am häufigsten bei Lomefloxacin, Enoxacin und der klassischen Substanz Nalidixinsäure).

Tab. 1.2-2 Vergleich der In-vitro-Aktivität von Chinolonen[1] (zusammengestellt aus drei Studien: Eliopoulos 1995[2]; García et al. 2000[3]; Jones u. Pfaller 2000[4]).

	Repräsentative $MHK_{90\,\%}$ (µg/ml)		
	Nalidixinsäure	**Norfloxacin**	**Pefloxacin**
Gramnegative Bakterien			
Acinetobacter spp.	(32–256)	(8–64)	(1–8)
Aeromonas spp.	0,5	0,03	0,03
Burkholderia cepacia	16	(8–50)	–
Campylobacter jejuni	8	(0,25–2)	0,5
Chlamydia pneumoniae	–	–	–
Citrobacter spp.	8	(< 0,25–50)	0,4–1
Enterobacter cloacae	8	(< 0,25–2)	0,5
E. coli	4	0,12	0,12–0,25
H. influenzae	1	0,06	0,06
Klebsiella pneumoniae	8–16	0,5	2
Legionella spp.	1	(0,2–2)	–
Moraxella catarrhalis	2	0,4	0,25
Mycoplasma hominis	> 256	8–16	4
Mycoplasma pneumoniae	–	12	4
Neisseria gonorrhoeae	1	0,06	0,06
Neisseria meningitidis	0,5	0,03	0,03
Proteus mirabilis	8	0,1	0,25
Proteus vulgaris	8	0,1	0,25
Pseudomonas aeruginosa	16	2–16	2
Salmonella spp.	2–4	≤ 0,06–0,25	0,12
Serratia marcescens	≥ 100	1 (0,025–50)	1 (1–8)
Shigella spp.	8	≤ 0,06–0,12	0,25
Stenotrophomonas maltophilia	16	2 (2–25)	4
Yersinia enterocolitica	2	≤ 0,12	0,25
Grampositive Bakterien			
Staph. aureus – Methicillin-empfindlich	100	2	0,5
Staph. aureus – Methicillin-resistent	–	–	–

Ciprofloxacin	Ofloxacin	Levofloxacin	Gatifloxacin	Moxifloxacin	Gemifloxacin
(0,25 bis > 128)	0,25 bis > 8	0,05–32	0,03–8	> 0,25–16	(0,008–32)
0,015	0,03	0,015	0,03	0,03	0,03
(2 bis > 256)	4–25	4–256	12,5–256	4–256	64
0,12–64	0,25–32	0,12–32	0,25–4	0,06–0,13	–
2	1	0,5–1	0,12	0,06–1	0,25
0,06–0,25	0,25–1	0,13–0,5	0,25–2	0,25–2	(0,004–16)
(0,025–2)	(0,12–1)	(0,05–2)	(0,06–1)	(0,06–2)	(0,008–16)
0,25	0,25	0,5	0,25	0,25	0,12
≤ 0,015–0,06	0,05–0,12	0,015 bis ≤ 0,5	0,013–0,03	0,03–0,06	≤ 0,004–0,03
0,5	2	0,5	1	1	0,25
0,016–0,06	0,03–0,12	0,016–0,03	0,03	0,06	0,003–0,03
≤ 0,015–0,12	0,06–0,12	≤ 0,03 bis ≤ 0,5	≤ 0,03–0,05	≤ 0,015–0,12	≤ 0,004–0,015
0,5–4	0,5–8	0,5–2	0,12	0,06–0,12	–
1-5	1	0,5–2,5	0,13–0,5	0,12–0,3	0,25
0,001–2	0,03–2	≤ 0,008–2	0,004–0,025	0,015–1	–
0,004–0,008	0,03	≤ 0,008–0,016	≤ 0,008	≤ 0,008–0,016	0,002
0,12	0,25	0,12	0,25	0,5	0,12–0,5
0,06	0,5	0,12	0,39	1	0,12
0,5–128	4 bis > 128	2–128	> 4–32	8 bis > 128	4–8 (0,03–256)
0,01–0,25	0,12–0,5	0,03–0,25	0,06–0,25	0,12–0,25	0,015–0,12
2 (0,5–12,5)	4 (1–25)	2 (0,25–8)	4 (2–12,5)	4 (0,5–8)	1–2 (0,008–4)
0,008 bis ≤ 0,06	0,06–0,12	0,016–0,03	0,016–0,03	0,03–0,06	≤ 0,015–0,25
> 2–32	8–64	2–32	2–32	1–128	4 (0,016–16)
0,016–0,06	0,12–0,25	0,03–0,06	0,06	0,06–0,12	0,015–0,03
0,5	0,5	0,25	0,12	0,12	0,06
≥ 32	32	16	16	4	8

Antiinfektiva

Tab. 1.2-2 Vergleich der In-vitro-Aktivität von Chinolonen[1] (zusammengestellt aus drei Studien: Eliopoulos 1995[2]; García et al. 2000[3]; Jones u. Pfaller 2000[4]). *(Fortsetzung)*

	Repräsentative $MHK_{90\,\%}$ (µg/ml)		
	Nalidixinsäure	**Norfloxacin**	**Pefloxacin**
ConS – Methicillin-empfindlich	100	2	1
ConS – Methicillin-resistent	–	–	–
Streptococcus pneumoniae	> 128	16	12
Streptococcus pyogenes	> 100	4	8
Streptococcus agalactiae	> 128	16	32
Streptococcus spp.	> 64	16	> 12,5
Enterococcus faecalis	> 64	4–32	4–8
Enterococcus faecium	> 64	≥ 12,5	–
Listeria monocytogenes	> 64	8	6–8
Corynebacterium spp.	–	(4 bis > 128)	(8 bis > 128)
Bacillus spp.	–	1	–
Nokardien	> 128	64	64
Anaerobe Bakterien und Mykobakterien			
Bacteroides fragilis	512	> 128	16
Bacteroides spp.	512	128	–
Fusobacterium spp.	256	16	32
Clostridium spp.	256	2	1
Clostridium perfringens	64	8	8
Clostridium difficile	> 128	128	64
anaerobe grampositive Kokken	256–512	16–64	16
M. tuberculosis	–	8	8
M.-avium-Komplex	–	≥ 16	> 64
M. chelonae	–	> 16	> 64
M. fortuitum	–	2	2
M. kansasii	–	8	4

[1] Chinolon-Aktivität wird nicht im Serum, aber im Urin gehemmt, oft eine Folge der eingeschränkten Aktivität bei einem pH < 7 sowie der Anwesenheit von Magnesium in Konzentrationen von 8–16 mM. Die minimale bakterizide Konzentration entspricht bei Chinolonen in der Regel der 2- bis 4-fachen MHK und das Ausmaß der Abtötung von Bakterien steigt linear mit weiterem Anstieg der Chinolon-Konzentration bis zu 30-fach über die MHK. Darüber paradoxe Reaktion mit Reduktion der Abtötungskurve vermutlich wegen Hemmung der Proteinsynthese durch die hohen Chinolon-Konzentrationen. Der postantibiotische Effekt der Chinolone ist unter diesen mit durchschnittlich 1–2 h gleich, aber auch abhängig von Konzentration und Dauer der Applikation.

Ciprofloxacin	Ofloxacin	Levofloxacin	Gatifloxacin	Moxifloxacin	Gemifloxacin
2	0,5	1	1	0,13	0,3
> 16	32	8	4	4	2
2	2	1	0,5	0,25	0,06
2	2	1	0,5	0,25	0,06
2	4	1	0,5	0,5	0,12
4	4	2	0,5	0,25	0,12
1–128	2–32	2–50	1 bis > 4	0,5–16	2–4
(2 bis > 128)	(4–100)	(2–64)	(3 bis > 32)	(4 bis ≥ 32)	8
1	4	1	0,5	0,5	0,25
(0,05–128)	(0,5–64)	(2 bis > 16)	> 4	2	(0,5–16)
0,25	0,5	0,25	0,25	–	–
(1,4 bis > 25)	(2,6 bis > 25)	–	–	8	–
4–64	2–12,5	2 bis > 16	0,25–8	0,5–8	0,5–4
16 bis > 64	2–32	4–16	2–8	8	–
2–4	2–16	0,39	–	2	0,5
1–16	1–8	(0,12–4)	–	–	–
0,5–1,56	0,5–8	0,39	0,39–1	1	0,12
6,25–12,5	12,5–16	6,25–128	1,56–2	2–16	2
2–6,25	2–8	0,39–0,78	2	1–2	0,125–0,5
1	0,8–1,3	0,5–1	0,12–0,5	0,125	8
16	10–100	(1–8)	–	–	–
8	> 20	(1–4)	–	–	–
0,3	1–3,2	0,25	–	–	–
8	1–3,2	0,25	–	–	–

[2] Eliopoulos GM. In vitro activity of fluoroquinolones against gram-positive bacteria. Drugs 1995; 49 (Suppl 2): 48–57.

[3] García MT et al. In vitro activities of gemifloxacin versus five quinolones and two macrolides against 271 Spanish isolates of Legionella pneumophila: influence of charcoal on susceptibility test results. Antimicrob Agents Chemother 2000; 44: 2176–8.

[4] Jones RN, Pfaller MA. In vitro activity of newer fluoroquinolones for respiratory tract infections and emerging patterns of antimicrobial resistance: data from the SENTRY antimicrobial surveillance program. Clin Infect Dis 2000; 31 (Suppl 2): 16–23.

Schwere Knorpelschäden bei jungen Beagle-Hunden führten bisher zu einem generellen Verzicht der Anwendung von Gyrase-Hemmern bei Kindern vor Abschluss der Wachstumsphase.
Die generelle Warnung vor Gyrase-Hemmern **bei Kindern und Schwangeren** ist in den letzten Jahren relativiert worden, insbesondere für den Einsatz von Ciprofloxacin bei Kindern und von Levofloxacin gegen Anthrax (USA). Die Bedenken fokussieren derzeit weniger auf Knorpelschäden, sondern auf die Epidemiologie der Fluochinolon-Resistenz bei breiter ungezielter Gabe bei Atemwegsinfektionen. Fluochinolone können bei verlängerter und besonders bei gleichzeitiger Gabe von Glucocorticoiden zu Achillessehnenrissen führen. Das Risiko für Sehnenschädigungen ist somit eher relevant für Sportler. Bei topischer Gabe als Augentropfen sind reversible Kristallablagerungen in der Cornea möglich.

! Historische Erfahrungen mit neuen Chinolonen erlauben daher die generelle Aussage: Bei neu zugelassenen Gyrase-Hemmern ist stets besondere Vorsicht geboten! Der breite Einsatz eines neuen Derivats setzt eine mehrjährige Bewährungsphase voraus.

Ciprofloxacin

Handelsnamen: Ciprobay u. a.

Eigenschaften: Fluoriertes Chinolincarbonsäure-Derivat mit einer Piperazinyl- und einer Cyclopropyl-Gruppe. Die Tabletten enthalten Ciprofloxacinhydrochlorid, die Fertiginfusionen Ciprofloxacinlactat (beide sind in Wasser löslich). Ein weitgehend identisches Methylderivat wird als Enrofloxacin in großem Umfang in der Veterinärmedizin verwendet.

Wirkungsspektrum: Wirksam gegen die meisten aeroben grampositiven und gramnegativen Bakterien. Die In-vitro-Aktivität ist bei gramnegativen Stäbchen stärker als die von Levofloxacin, bei grampositiven Bakterien schwächer. Ciprofloxacin wirkt auf gramnegative Bakterien generell stärker als auf grampositive. Streptokokken, Mycoplasma pneumoniae, Chlamydia pneumoniae und Chlamydia trachomatis sind nur schwach empfindlich. Ciprofloxacin hat auch eine Aktivität gegen Mycobacterium tuberculosis, M. fortuitum, M. kansasii und einige Stämme von M. chelonae.
Ciprofloxacin ist z. T. unwirksam bei Stenotrophomonas maltophilia, Burkholderia cepacia, Serratia- und Acinetobacter-Arten und Campylobacter jejuni. Resistent sind ein Teil der Clostridien- (z. B. Clostridium difficile) und Bacteroides-Stämme (z. B. Bacteroides fragilis), zudem Nocardia asteroides, Ureaplasma urealyticum, Borrelien und Spirochäten.

Resistenz: Lokal unterschiedliche Anteile der Pseudomonas-, Staphylokokken- und Enterokokken-Stämme sind resistent. Mit über 50 % resistenter Gonokokken ist auch in Deutschland zu rechnen. Eine sekundäre Resistenzentwicklung ist bereits während einer längeren Ciprofloxacin-Behandlung bei Infektionen durch Staphylokokken, Pseudomonas, Enterobacter cloacae und Klebsiella pneumoniae möglich. Dabei hat vor allem der Prozentsatz resistenter, gramnegativer Keime in den letzten Jahren erheblich zugenommen, die in einzelnen Bereichen kaum noch Sicherheit, z. B. in der ungezielten Behandlung von Harnwegsinfektionen, bietet (20–40 % Escherichia-coli-Resistenz!). Es besteht eine partielle Kreuzresistenz zwischen Ciprofloxacin und den anderen Fluochinolonen.

Pharmakokinetik:
- Ciprofloxacin wird nach oraler Gabe zu 70–80 % resorbiert.
- Nach 0,25 g, 0,5 g und 0,75 g oral finden sich nach 60–90 min mittlere Serum-

spiegel von 1,3 bzw. 2,5 bzw. 3,5 mg/l (Tab. 1.2-3). Nach i. v. Kurzinfusion von 0,1 g und 0,2 g liegen die Serumspiegel 30 min nach Infusionsende bei 1,8 bzw. 3,4 mg/l.
- Halbwertszeit (nach oraler und i. v. Gabe) 3–5 h.
- Plasmaeiweißbindung 20–30 %.
- Liquorgängigkeit gering (Liquorkonzentrationen bei nicht entzündeten Meningen etwa 20 % der Serumspiegel).
- Gute Gewebepenetration (höhere Konzentration vor allem in Genitalgewebe, Muskel, Haut, Lunge, Leber, Darmwand, Gallenblasenwand, Prostata, auch in Bronchial- und Samenflüssigkeit sowie Augenkammerwasser). Ciprofloxacin wird im Körper teilweise metabolisiert.
- Ausscheidung durch die Nieren nach oraler Gabe zu 44,7 %, nach i. v. Gabe zu 61,5 % (in unveränderter Form). Ciprofloxacin wird im Wesentlichen unverändert ausgeschieden, wobei der größere Anteil renal eliminiert wird. Über die Galle wird 1 % der verabreichten Dosis ausgeschieden. Da Ciprofloxacin nicht nur renal, sondern auch zu einem beträchtlichen Teil über den Darm ausgeschieden wird,

Antiinfektiva

Tab. 1.2-3 Pharmakokinetische Daten von Gyrase-Hemmern (nach der Literatur).

Mittel	Maximaler Serumspiegel (mg/l)	Zeit (h)	Halbwertszeit (h)	Urin-Recovery (%)	Serumeiweißbindung (%)
Levofloxacin					
0,25 g oral	2,8	1,6	7	75	25
0,5 g oral	5,1	1,3		75	
0,5 g i. v.	6,2	Infusionsende		80	
Ciprofloxacin					
0,25 g oral	1,4	1,0	4–5	56	20–30
0,5 g oral	2,8	1,2			
0,75 g oral	3,6	1,3			
0,1 g i. v.	~ 3,0	Infusionsende		71	
0,2 g i. v.	~ 4,0				
Moxifloxacin					
0,4 g oral	3,1 (ED) 3,2 (Steady State)	0,5–4	ca. 12	19 (unveränderte Substanz)	40–42
0,4 g i. v.	4,1 (ED) 4,4 (Steady State)	Infusionsende		22 (unveränderte Substanz)	
Gatifloxacin					
0,4 g oral	3,3	1,0	7–8	85	20
Norfloxacin					
0,4 g oral	1,5	1	4	40	14

führt erst eine erheblich eingeschränkte Nierenfunktion zu erhöhten Serumeliminations-Halbwertszeiten von bis zu 12 h. Es sind geringe Konzentrationen von vier Metaboliten im Körper gefunden worden, deren Aktivität allerdings deutlich niedriger als die von Ciprofloxacin ist.

Nebenwirkungen: Ciprofloxacin ist im Allgemeinen gut verträglich. Gesamthäufigkeit aller Nebenwirkungen ca. 6 %. Am häufigsten sind gastrointestinale Reaktionen (Übelkeit, Erbrechen, Diarrhoe, Magenschmerzen). Seltener sind zentralnervöse Reaktionen (Schwindel, Kopfschmerzen, Müdigkeit, Erregtheit, Ängstlichkeit, periphere Empfindungsstörungen, Sehstörungen, Krampfanfälle). Die bei allen Gyrase-Hemmern beobachteten zentralnervösen Nebenwirkungen wie Unruhe und Schlaflosigkeit sprechen prompt auf niedrig dosierte Benzodiazepine an. Andere Nebenwirkungen sind Überempfindlichkeitsreaktionen (Exantheme, Juckreiz, Gesichtsödeme) und Kreislaufreaktionen (Blutdruckabfall, Tachykardie, Hautrötung). Während einer Behandlung mit Ciprofloxacin kann – wie bei allen Gyrase-Hemmern – das Reaktionsvermögen im Straßenverkehr und bei Maschinenbedienung beeinträchtigt sein. Selten treten Gelenkbeschwerden, Schmerzen und Rötung an der Infusionsstelle und gelegentlich nach i. v. Gabe eine Phlebitis auf. Vereinzelt wurde eine Achillessehnenentzündung beobachtet, die zum Sehnenriss führen kann. Sehr selten sind Leberzellnekrosen bis hin zum lebensbedrohenden Leberausfall sowie der Erhöhung des Schädelinnendrucks. Phototoxische Reaktionen sind besonders nach Exposition von UVA (320–400 nm) möglich. Vorübergehender Anstieg von Transaminasen, alkalischer Phosphatase und Bilirubin im Serum ist möglich, auch Blutbildveränderungen (z. B. Eosinophilie) und Kristallurie. Von den möglichen Nebenwirkungen sind nur die Magen-Darm-Störungen dosisabhängig (bei Tagesdosen von ≥ 1,5 g häufiger). Die nach tierexperimentellen Befunden befürchteten Sehnen- und Gelenkschäden bei Kindern haben sich auch bei breiter klinischer Anwendung nicht bestätigt.

Interaktionen: Mineralische Antazida vermindern die Resorption von Ciprofloxacin aus dem Magen-Darm-Kanal. Die Theophyllin-Spiegel im Blut können bei gleichzeitiger Gabe von Ciprofloxacin leicht erhöht sein. Ciprofloxacin verzögert auch die Ausscheidung von Coffein. Erhöhte Krampfbereitschaft bei Kombination mit nichtsteroidalen Antirheumatika (nicht Aspirin). Metoclopramid erhöht die Plasmakonzentrationen von Ciprofloxacin. Bei gleichzeitiger Gabe von Ciclosporin können die Ciclosporin-Plasmaspiegel erhöht sein, bei gleichzeitiger Gabe von oralen Antikoagulanzien (Warfarin) kann deren Wirkung verstärkt werden. Wird gleichzeitig Glibenclamid gegeben, kann in Einzelfällen eine stärkere Hypoglykämie auftreten.

Indikationen: Aufgrund hoher Resistenz gegen Enterobakterien auch im ambulanten Bereich nur noch eingeschränktes Standardmittel bei Infektionen der Harnwege, der Gallenwege und des Darmtrakts, weshalb Resistenztestungen wünschenswert sind. Eine parenterale Anwendung ist unkompliziert. Auch wegen besserer Chinolon-Alternativen sollte die Anwendung bei Atemwegsinfektionen aufgrund nicht ausreichender Wirkung gegen Pneumokokken nur noch speziellen Indikationen vorbehalten bleiben (zystische Fibrose, Kinder). Spezielle Indikationen sind Prostatitis, Legionellose, Milzbrand, Salmonellose und Reisediarrhoe, wegen mittlerweile 40- bis 50%iger Resistenzrate jedoch nicht mehr zur Therapie der Gonorrhoe geeignet. Hinzu kommt die Prophylaxe und Behandlung der rezidivierenden Zystitis bei Frauen (z. B. einmalig 250 mg postkoital). Eine wichtige Sonderindikation ist die gezielte Therapie nachgewiesener Pseudomonas-Infektionen.

Ciprofloxacin ist somit ein wichtiges Mittel bei Mukoviszidose und kann hier auch bei Kindern und Jugendlichen im Alter von 5–17 Jahren angewandt werden.

Bei schweren Pseudomonas-Infektionen sollte Ciprofloxacin mit einem Aminoglykosid oder mit einem Betalactam-Antibiotikum kombiniert werden (wegen der besseren Wirkung und gegen die Gefahr einer Resistenzentwicklung). Ciprofloxacin eignet sich auch zur Behandlung von Typhus, zur Sanierung von Salmonellen-Dauerausscheidern und zur selektiven Darmdekontamination bei immunsuppressiv behandelten Patienten. Mit weiter zunehmenden Salmonellen-Resistenzen ist dabei zu rechnen. Ferner ist es zuverlässig wirksam zur Behandlung von Meningokokken-Trägern in der Umgebung Erkrankter (einmalig 0,5 g oral). Bei Mykobakterien-Infektionen ist Ciprofloxacin zwar wirksam und kann in Kombination mit anderen Mitteln zur Verhinderung einer Resistenzentwicklung verabreicht werden; Moxi- und Levofloxacin sind aber generell die hierfür besser geeigneten Substanzen. Nur in Kombination mit Rifampicin bei der Therapie der Brucellose der Wirksamkeit von Tetracyclinen vergleichbar.

Falsche Indikationen: Meningitis, Endokarditis, Erysipel, Tonsillitis, Sepsis (als Monotherapie), Streptokokken- und Pneumokokken-Infektionen der Atemwege, des Mittelohres und der Nebenhöhlen. Monotherapie von Infektionen mit Anaerobier-Komponente (z. B. Peritonitis). Im Allgemeinen keine Dauertherapie mit Ciprofloxacin durchführen (aus Gründen der Verträglichkeit, der Gefahr eines Achillessehnenrisses und wegen möglicher Resistenzentwicklung). Keine unkritische, breit gestreute Anwendung als Universalmittel (wegen der Gefahr einer Resistenzentwicklung). Unwirksam bei Lues und Borreliose. Nachgewiesene Staphylokokken-Infektionen sollten nicht mit Ciprofloxacin behandelt werden.

K **Kontraindikationen:** Gravidität (viele bisher beobachtete Schwangerschaften mit Cipro- und Norfloxacin in den ersten Trimestern bisher ohne teratogene Hinweise!), Stillzeit. Vorsicht bei Epileptikern und Patienten mit vorgeschädigtem ZNS. Bislang Zurückhaltung bei Kindern und Jugendlichen in der Wachstumsperiode (im Tierversuch Schädigungen an den großen, gewichtstragenden Gelenken juveniler Tiere). Bei akuten, durch Pseudomonas aeruginosa induzierten Infektionsschüben einer zystischen Fibrose ist die Verwendung von Ciprofloxacin im Kindes- und Jugendalter (5–17 Jahre) jedoch zugelassen. Vorsicht bei **akuter Leberinsuffizienz** (akute Hepatitis!) oder starker Cholestase (besser Chinolone verwenden, die überwiegend renal ausgeschieden werden). Vorsicht mit Besonnung oder UV-Exposition (Gefahr einer Photodermatose). Vorsicht bei Leistungssportlern (Achillessehnenriss).

Applikation und Dosierung:
- Kinder und Jugendliche:
  - < 5 Jahre nicht empfohlen. Wenn dennoch erforderlich: 3 × tgl. 10–15 mg oral (Suspension) (schnellere Elimination in jungem Alter!).
  - 5–17 Jahre: bei zystischer Fibrose durch Pseudomonas aeruginosa 2 × tgl. 20 mg/kg, max. 1,5 g/Tag. Übliche Behandlungsdauer: 10–14 Tage.
- Erwachsene:
  - Oral (0,25–)0,5–0,75 g alle 12 h.
  - Einmalbehandlung der Gonorrhö mit 0,5 g. **Cave:** Resistenz!
  - Kurzinfusion von 0,2–0,4 g in 30–60 min alle 8–12 h.

! Nicht mit anderen Medikamenten in der Infusionslösung mischen. Ausreichende Flüssigkeitszufuhr ist notwendig (sonst Gefahr der Kristallurie).

Behandlungsdauer in der Regel 1–2 Wochen (bei chronischen Infektionen auch länger).

Prostatitis, schwere Gastroenteritis, Haut- und Weichteilinfektionen 0,5 g alle 12 h. Bei schweren Infektionen – insbesondere durch nur intermediär empfindliche Erreger (z. B. Pseudomonas spp.) – sollte die Maximaldosis von 2 × 750 mg oral oder 3 × 400 mg i. v. nicht unterschritten werden.
Bei **Niereninsuffizienz** Reduktion der Dosis ab Kreatinin-Clearance < 50–60 ml/min/1,73 m^2 stets mit 2-maliger Applikation. Wegen hoher interindividueller und infektionsbedingter Unterschiede in der renalen Elimination existieren nur ungenaue Empfehlungen: Dosisreduktion bei CrCl 10–50 ml/min um 25–50 % (max. 1 g/Tag), bei CrCl < 10 ml/min um 50 %. Bei CVVH/CVVHD 2 × tgl. 200/400 mg. Hinsichtlich neuer Retardformen zur Einmalgabe liegen immer noch zu wenige Erfahrungen für eine Bewertung vor.

! So wie die früher vor allem zur Kostensenkung propagierten Dosierungen von 2 × tgl. 100 mg unverantwortlich waren, sind heute auch die 2 × 250-mg-Dosierungen bei bekannter Resistenzentwicklung kaum noch vertretbar und gefährlich. Die orale Standarddosis bei Erwachsenen ist und bleibt 2 × tgl. 0,5 g.

Handelsformen:
- Tabletten à 0,1, 0,25, 0,5 und 0,75 g.
- Infusionsflaschen à 0,1, 0,2 und 0,4 g.
- Saft 5 %/10 %, Granulat und Lösungsmittel zur Herstellung einer Suspension.
- Augentropfen.

B **Beurteilung:** Wegen des breiten Spektrums und der guten Verträglichkeit vielseitig verwendbares aktives, bewährtes antibakterielles Therapeutikum (auch bei schwer zu behandelnden Infektionen). Klassische Standardsubstanz der Fluochinolone, bei der allerdings die zunehmende Resistenz im bevorzugten Einsatzbereich bei gramnegativen Erregern und als Harnwegstherapeutikum die Anwendung zunehmend limitiert.

Levofloxacin

Handelsnamen: Tavanic u. a.
Das klassische, Levofloxacin in niedriger Dosis enthaltende Racemat Ofloxacin ist als Tarivid im Handel; ebenso gibt es viele Generika von Ofloxacin und mittlerweile von Levofloxacin.

Eigenschaften: Fluochinolon mit einem sekundären Oxazin-Ring (verantwortlich für die bessere Pharmakokinetik). Bitterer Geschmack, leicht löslich in Eisessig, schwer löslich in Wasser, Ethylalkohol und Aceton. Levofloxacin ist die eigentliche Wirkkomponente des schon lange bekannten Ofloxacin. Dabei liegt Ofloxacin als Racemat vor; die antibakterielle Wirkung beruht auf dem Gehalt an der linksdrehenden Form (Levofloxacin). Die kaum untersuchte rechtsdrehende Form (Dextrofloxacin) ist antibakteriell inaktiv, hat aber offensichtlich Nebenwirkungen. Levofloxacin kann somit als die gereinigte und höher dosierte Form von Ofloxacin aufgefasst werden. Ofloxacin ist daher nur noch von historischem Interesse, selbst wenn es weiterhin zahlreiche Generika von Ofloxacin gibt und viele pharmakologische Erkenntnisse von Levofloxacin dem Ofloxacin zu verdanken sind.

Wirkungsspektrum: Klassische Erfahrungen mit dem Wirkstoff wurden in der Vergangenheit bereits mit dem unterdosierten Racemat Ofloxacin gemacht. Ofloxacin hat ein breites Spektrum, das die meisten aeroben grampositiven und gramnegativen Bakterien umfasst. Die In-vitro-Aktivität von Ofloxacin in üblicher Dosierung war jedoch bei gramnegativen Stäbchen etwa 4-fach schwächer als die von Ciprofloxacin. Bei grampositiven Bakterien ist die Wirksamkeit teilweise schwächer als bei gramnegativen. Pneumokokken wurden von Ofloxacin nur ungenügend erfasst; die höhere Dosierung von Levofloxacin führt zu wesentlich höheren Spiegeln, die nun auch für Pneumokokken in der Regel noch ausreichen. Mykoplasmen

(außer Ureaplasma) und Chlamydien sind nur schwach empfindlich. Ofloxacin ist z. T. unwirksam auf Pseudomonas aeruginosa, Acinetobacter calcoaceticus, Serratia, Campylobacter jejuni, Burkholderia cepacia und Stenotrophomonas maltophilia sowie Enterokokken (E. faecium). Methicillin-resistente Staphylococcus-aureus-Stämme sind unempfindlich. Resistent sind unter den Anaerobiern bestimmte Clostridien- (z. B. Clostridium difficile) und Bacteroides-Arten (z. B. Bacteroides thetaiotaomicron und B. vulgatus). Levofloxacin und Ofloxacin haben eine relativ gute Aktivität gegen Mykobakterien (M. tuberculosis, M. fortuitum, M. kansasii, M. leprae).
Levofloxacin wirkt in vitro mehr als doppelt so stark wie Ofloxacin (das Racemat). Durch die höhere Dosierung erfasst das im Prinzip identische Antibiotikum Levofloxacin damit ein breiteres Wirkungsspektrum. Die de facto um das 5-Fache gesteigerte Wirkung ist besonders relevant bei Pneumokokken und anderen Erregern von Atemwegsinfektionen. Die weitgehend renale Ausscheidung von Levofloxacin ist ein Vorteil bei Harnwegsinfektionen, ein Nachteil jedoch bei Gallenwegsinfektionen. Levofloxacin ist ein Tuberkulostatikum der Reserve, allerdings dort schwächer wirksam als Moxifloxacin.

Resistenz: Ein Teil der Pneumokokken- und Enterokokken-Stämme ist gegen Ofloxacin resistent. Durch die 2-fach stärkere Aktivität von Levofloxacin und die 2,5- bis 5-fach höhere Dosierung werden jedoch Pneumokokken durch Levofloxacin meist erfasst. Durch die höhere Dosierung und die günstigere Pharmakokinetik wirkt Levofloxacin auch auf Pseudomonas aeruginosa. Die Häufigkeit einer Resistenz gegen alle Chinolone ist jedoch jetzt bei Pseudomonas aeruginosa beträchtlich angestiegen. Eine sekundäre Resistenzentwicklung ist bei Pseudomonas aeruginosa, Pneumokokken und Staphylokokken in vitro und während einer Behandlung möglich. Dabei besteht eine weitgehende Kreuzresistenz mit Ciprofloxacin und alten Gyrase-Hemmern.

Pharmakokinetik:

- Levofloxacin:
  - Die Pharmakokinetik von Levofloxacin ist mit der von Ofloxacin prinzipiell identisch. Nach oraler Gabe von 0,25 g und 0,5 g liegen wie nach der i. v. Gabe die Serumspitzenspiegel nach 1–2 h zwischen 2,5 und 3 mg/l bzw. 5 und 6 mg/l (fast vollständige Resorption). Wenn 0,5 g alle 12 h oral gegeben werden, sind die Serumspitzenspiegel um 42 % höher als bei Gabe alle 24 h (im Mittel 9,3 mg/l). Nach i. v. Infusion von 0,25 g und 0,5 g (in 60 min) betragen die mittleren Serumspiegel 3 bzw. 6 mg/l (bei Infusionsende).
  - Halbwertszeit 7–8 h.
  - Plasmaeiweißbindung 25 %.
  - Liquorgängigkeit schlecht, bei bakterieller Meningitis besser.
  - Gute Gewebediffusion (z. B. in Lungen-, Knochen-, Knorpel- und Prostatagewebe). Hohe Konzentrationen auch in Speichel und Samenflüssigkeit.
  - Levofloxacin wird in geringem Maße zu Desmethyl- und N-Oxid-Metaboliten umgewandelt.
  - Urin-Recovery 75 % in 48 h (in aktiver Form). Nicht dialysabel.
- Ofloxacin:
  - Die Pharmakokinetik von Ofloxacin gleicht weitgehend der von Levofloxacin; es erfolgt jedoch eine wesentlich niedrigere, oft nicht ausreichende Dosierung. Halbwertszeit, Liquorgängigkeit und Gewebediffusion mit Levofloxacin vergleichbar. Gute Resorption von Ofloxacin nach oraler Gabe.
  - Nach den niedrigen Dosierungen von 0,2 g und 0,4 g Ofloxacin oral finden sich mittlere Serumspitzenspiegel von 2,2 bzw. 3,5 mg/l (nach 1,1 bzw. 1,9 h),

Antiinfektiva

die nach 12 h auf 0,4 bzw. 1,0 mg/l abgefallen sind. Nach i. v. Infusion von 0,1 g und 0,2 g (in 30 min) betragen die mittleren Serumspiegel 2,9 bzw. 5,2 mg/l (bei Infusionsende) und 0,15 bzw. 0,3 mg/l (nach 12 h).

- Ausscheidung unverändert durch die Nieren nach oraler Gabe zu 74 %, nach i. v. Gabe zu 77 % (in 24 h) und zu 86 % (in 72 h). Im Urin sind zwei Metaboliten nachweisbar: Desmethyl-Ofloxacin (1,6 % der verabreichten Dosis) und Ofloxacin-N-Oxid (0,9 %), in Galle und Stuhl als weiterer Metabolit das Glucuronid-Derivat (4 %).

Nebenwirkungen: Levofloxacin ist – wie Ciprofloxacin – im Allgemeinen gut verträglich. Unter den verschiedenen Nebenwirkungen sind am häufigsten gastrointestinale Beschwerden (Übelkeit, Erbrechen, Bauchschmerzen, Durchfall). Nicht selten sind leichte zentralnervöse Störungen wie Kopfschmerzen, Schwindel und Schlafstörungen (bei psychotischen Reaktionen: Benzodiazepine). Nach langem Einsatz von Levofloxacin wurde 2012 erstmals über schwere, Chinolon-typische Nebenwirkungen wie hypoglykämisches Koma, ventrikuläre Arrythmien, Torsade de pointes und Leberversagen berichtet, die seinen breiten Einsatz nun erheblich einschränken werden. Gelegentlich können auch schwere allergische Reaktionen (Exanthem, Photosensibilisierung, Vaskulitis und selten Schock) auftreten; auch diese sind ein Grund, das Mittel sofort abzusetzen. Selten wurde über Gelenkschmerzen, insbesondere bei hoher Dosierung, und Tendinitis berichtet. Besonders bei Sportlern oder in Kombination mit Glucocorticoiden kann es zu einer Achillessehnenruptur kommen. (Frühsymptom: Schmerzen und Schwellung der Achillessehne). In Einzelfällen wurden Blutbildveränderungen (Leukozytopenie, Thrombozytopenie, Anämie) und vorübergehender Anstieg der Leberenzyme und des Bilirubins festgestellt.

Interaktionen: Bei gleichzeitiger Gabe von mineralischen Antazida ist mit verminderter Resorption von Levofloxacin zu rechnen. Levofloxacin kann die Wirkung von oralen Antikoagulanzien verstärken. Bei gleichzeitiger Gabe von Glibenclamid kann eine stärkere Hypoglykämie auftreten. Unter nichtsteroidalen Antiphlogistika (z. B. Fenbufen) kann es zu Krämpfen und ZNS-Stimulation kommen. Keine Wechselwirkung mit Coffein, geringe mit Theophyllin. Glucocorticoide erhöhen das Risiko einer Achillessehnenruptur! Die Kombination von Levofloxacin plus Pyrazinamid zur Therapie der resistenten Tuberkulose ist schlecht verträglich.

Indikationen (Levofloxacin): Organinfektionen durch nachgewiesene oder vermutete empfindliche Erreger (auch Pneumonie). Da Levofloxacin als gereinigtes Ofloxacin höher dosiert werden kann, erfolgt auch eine Wirkung auf weniger empfindliche Keime (z. B. Pneumokokken). Bei nachgewiesener schwerer Pneumokokken-Pneumonie ist Levofloxacin jedoch keinesfalls die optimale Therapie. Weitere Hauptindikationen sind: Akuter Schub einer chronischen Bronchitis, komplizierte Harnwegsinfektionen, Haut- oder Weichteilinfektionen sowie im großen Umfang die Antibiotikaprophylaxe bei neutropenem Fieber. Spezielle Indikationen sind Gonorrhö, Chlamydien- und Mykoplasmen-Infektionen, außerdem Legionellose und Salmonellose – unter Beachtung der Resistenzsituation. Für Levofloxacin gelten selbstverständlich auch die klassischen Indikationen des Ofloxacin, wie Typhus, Enteritis, Lepra. Bei Mykobakterien-Infektionen, z. B. multiresistenter Tuberkulose, muss Levofloxacin stets zusammen mit anderen wirksamen Tuberkulostatika gegeben werden. Reservepräparat in Kombination zur Behandlung bzw. Eradikation von Helicobacter pylori.

Falsche Indikationen: Meningitis, Endokarditis, Sepsis (als Monotherapie), auch Streptokokken-Angina, Erysipel, Scharlach. Im Allgemeinen keine Dauertherapie durchführen (aus Gründen der Verträglichkeit und wegen möglicher Resistenzentwicklung). Keine unkritische, breit gestreute Anwendung als Universalmittel. Vorsicht bei Patienten, die gleichzeitig Glucocorticoide erhalten, sowie bei Sportlern (Gefahr eines Achillessehnenrisses). Keine Kombination mehrerer Gyrase-Hemmer.

K **Kontraindikationen:** Epilepsie, Gravidität, Stillzeit. Traditionell auch Kinder und Jugendliche in der Wachstumsphase (wegen der – wohl nur tierexperimentell relevanten – Gefahr einer Arthropathie).

Applikation und Dosierung: Bei dem niedrig dosierten und in Deutschland obsoleten Ofloxacin wurden keine Studien für eine einmal tägliche Dosierung durchgeführt.
Derartige Studien liegen für Levofloxacin vor und sind ein weiterer Grund, die moderne gereinigte Form zu bevorzugen.
Bei **komplizierter Harnwegsinfektion** und **akuter Pyelonephritis** werden 1 × tgl. 0,5 g Levofloxacin oral empfohlen (nicht länger als 14 Tage). Bei den anderen Indikationen gibt man 1–2 × tgl. 0,25 oder 0,5 g (bei Pneumonie besser 1,0 g) oral oder durch i. v. Infusion (über 1 h).
Levofloxacin hat somit eine breite Dosierungsspanne (der Standarddosis von 0,4 g Ofloxacin äquivalent sind 0,2 g Levofloxacin = knapp ½ Tbl.) von 0,25–1 g 1–2 × tgl., höchste Dosis 2 × tgl. 0,5 g. Zur Prophylaxe bei neutropenem Fieber gibt man in dieser Zeit täglich 500 mg.
Bei **eingeschränkter Nierenfunktion** ist eine reduzierte Dosierung erforderlich (Tab. 1.2-4).

Handelsformen:
- Levofloxacin: Tabletten à 0,25 und 0,5 g, Fertiginfusionen à 0,5 g (zur i. v. Infusion).
- Ofloxacin: Tabletten à 0,1, 0,2 und 0,4 g, Ampullen à 0,1, 0,2 und 0,4 g (zur i. v. Infusion), Augensalbe, Augentropfen.

B **Beurteilung:** Levofloxacin ist eines der beiden Standardpräparate der Fluochinolone. Das linksdrehende Levofloxacin wirkt erheblich stärker als das Racemat (Ofloxacin), wird besser vertragen und kann höher dosiert werden. Hierdurch wird das

Tab. 1.2-4 Dosierung von Levofloxacin bei Patienten mit eingeschränkter Nierenfunktion (Kreatinin-Clearance 50 ml/min).

Kreatinin-Clearance	Dosierungsschema		
	250 mg/24 Stunden	500 mg/24 Stunden	500 mg/12 Stunden
	Erstdosis: 250 mg	Erstdosis: 500 mg	Erstdosis: 500 mg
50–20 ml/min	dann: 125 mg/ 24 Stunden	dann: 250 mg/ 24 Stunden	dann: 250 mg/ 12 Stunden
19–10 ml/min	dann: 125 mg/ 48 Stunden	dann: 125 mg/ 24 Stunden	dann: 125 mg/ 12 Stunden
< 10 ml/min (einschl. Hämodialyse und CAPD)[1]	dann: 125 mg/ 48 Stunden	dann: 125 mg/ 24 Stunden	dann: 125 mg/ 24 Stunden

[1] Nach Hämodialyse oder kontinuierlich ambulanter Peritonealdialyse (CAPD) sind keine zusätzlichen Dosen erforderlich.

Wirkungsspektrum erheblich verbreitert. Das ungereinigte und unterdosierte Racemat Ofloxacin sollte nicht verwandt werden. Besser als Ciprofloxacin und schlechter als Moxifloxacin im grampositiven Bereich sowie besser als Moxifloxacin und schlechter als Ciprofloxacin im gramnegativen Bereich ist Levofloxacin weiterhin eine wichtige Alternative zu den anderen Standard-Chinolonen. Der breite Einsatz wird jedoch bei sonst guter Verträglichkeit durch seltene, z. T. tödliche Nebenwirkungen eingeschränkt.

Moxifloxacin

Handelsname: Avalox.

Eigenschaften: 8-Methoxy-Fluorochinolon mit einer Cyclopropyl-Gruppe in Position 1 (wie bei Ciprofloxacin), einer Methoxy-Gruppe in Position 8 (wie bei Gatifloxacin) und einer modifizierten Pyrrolidin-Seitenkette. Die 1%ige wässrige Lösung ist sauer (pH 4,4) und schwach lichtempfindlich (Strukturformel s. Abb. 1.2-1b, S. 112).

Wirkungsspektrum (Tab. 1.2-5): Moxifloxacin gehört zu den Gyrase-Hemmern mit guter Pneumokokken-Wirksamkeit und erweitertem Spektrum. Es besitzt eine starke Aktivität gegen fast alle Erreger von bakteriellen Atemwegsinfektionen (Streptococcus pneumoniae, Streptococcus pyogenes, Haemophilus influenzae, Moraxella catarrhalis, Staphylokokken, Chlamydia trachomatis und Chlamydia pneumoniae, Mycoplasma pneumoniae sowie Legionellen und Mykobakterien). Resistent sind unter den grampositiven Bakterien ein Teil der Methicillin-resistenten Staphylokokken (bei Ciprofloxacin-Resistenz) sowie ein Teil der Enterokokken-Stämme (besonders E. faecium bei Vancomycin-Resistenz) und ein Teil der Stämme von Corynebacterium jeikeium. Im Gegensatz zu Ciprofloxacin und Levofloxacin hat Moxifloxacin eine gute Anaerobierwirksamkeit (gegen Bacteroides fragilis, einige andere Bacteroides-Arten und Clostridium perfringens). Gegen Enterobakterien ist Moxifloxacin im Vergleich zu Ciprofloxacin in vitro z. T. etwas schwächer wirksam; die klinische Wirksamkeit ist jedoch gegeben. Weitgehend resistent sind Pseudomonas aeruginosa sowie einige Serratia- und Acinetobacter-Arten.

Resistenz: Sekundäre Resistenzentwicklung ist möglich, aber durch einen dualen Wirkungsmechanismus eher selten. Eine Plasmid-vermittelte Resistenz gibt es nicht. Unvollständige Kreuzresistenz mit anderen Gyrase-Hemmern (auch solchen mit ebenfalls guter Pneumokokken-Wirksamkeit).

Pharmakokinetik:

- Nach oraler Gabe von 0,4 g betragen die mittleren Serumspitzenspiegel 3,2 mg/l, nach i. v. Infusion von 0,4 g (in 30 min) 4,4 mg/l.
- Halbwertszeit ca. 12(–15) h.
- Bioverfügbarkeit: 86 %.
- Liquorgängigkeit 50–80 % der Plasmakonzentration bei entzündlichen Meningen.
- Plasmaeiweißbindung 40–42 %. Moxifloxacin unterliegt einer Phase-II-Biotransformation und wird renal und biliär unverändert und in Form einer Sulfo-Verbindung ausgeschieden.
- Urin-Recovery nach oraler Gabe 20 % (unverändert). Ein Teil wird als inaktive Metaboliten ausgeschieden.

Nebenwirkungen: Im Allgemeinen gut verträglich. Am häufigsten sind gastrointestinale Störungen wie Bauchschmerzen, Übelkeit, Erbrechen, Durchfall, Geschmacksstörungen, Benommenheit. Gelegentlich zentralnervöse Nebenwirkungen wie Schwindel, Tremor, Verwirrtheit, Depression und Amblyopie sowie QT-Zeitverlängerung im EKG. Abnorme Leberfunktionstests (Transaminasenanstieg) kommen gelegentlich vor.
Aufgrund einzelner Fälle einer fulminanten Hepatitis sowie Fällen von Stevens-Johnson-

Tab. 1.2-5 Minimale Hemmkonzentrationen ($MHK_{90\,\%}$) von neueren Gyrase-Hemmern (nach der Literatur).

Keimart	$MHK_{90\,\%}$ (mg/l)					
	Clina-floxacin	Trova-floxacin	Moxi-floxacin	Grepa-floxacin	Spar-floxacin	Gati-floxacin
Streptococcus pneumoniae	0,25	0,25	0,25	0,25	0,25	0,25
Streptococcus pyogenes	0,25	0,25	0,25	0,25	0,5	0,25
Enterococcus faecalis (Vanc.-s.)	0,5	1,0	0,5	4,0	1,0	2,0
Enterococcus faecalis (Vanc.-r.)	2,0	8,0	16,0	16,0	16,0	8,0
Enterococcus faecium (Vanc.-s.)	0,5	4,0	4,0	8,0	0,12	4,0
Enterococcus faecium (Vanc.-r.)	8,0	8,0	> 16,0	> 16,0	> 16,0	8,0
Staphylococcus aureus (Meth.-s.)	0,06	0,06	0,12	0,12	0,25	0,5
Staphylococcus aureus (Meth.-r.)	0,12 (1,0)[1]	0,25 (16,0)[1]	4,0 (8,0)[1]	16,0 (> 16,0)[1]	16,0 (> 16,0)[1]	8,0 (> 16,0)[1]
Staphylococcus epidermidis (Meth.-s.)	0,06	0,12	0,12	0,25	0,5	0,25
Staphylococcus epidermidis (Meth.-r.)	0,06	4,0	4,0	8,0	4,0	0,25
Haemophilus influenzae	0,03	0,06	0,06	0,06	0,06	0,06
E. coli	0,03	0,06	0,03	0,06	0,03	0,06
Klebsiella pneumoniae	0,25	0,12	0,5	0,25	0,25	0,25
Enterobacter aerogenes	0,12	0,12	0,12	0,5	0,06	0,12
Proteus mirabilis	0,03	0,25	0,25	0,5	0,5	0,25
Proteus vulgaris	0,06	0,5	0,5	0,5	0,5	0,25
Pseudomonas aeruginosa	1,0	8,0	8,0	8,0	8,0	8,0
Serratia marcescens	0,25	4,0	2,0	4,0	1,0	4,0
Acinetobacter calcoaceticus	0,03	8,0	16,0	16,0	0,12	0,5
Bacteroides fragilis	0,25	0,5	0,25	8,0	4,0	2,0
Legionella pneumophila	0,015	0,06	0,015	0,015	0,03	0,015
Chlamydia pneumoniae	0,25	0,5	0,06	0,5	0,12	0,25
Chlamydia trachomatis	0,06	0,03	0,06	0,06	0,06	0,06
Mycoplasma pneumoniae	0,03	0,25	0,12	0,25	0,12	0,06
Mycobacterium tuberculosis	0,25	32,0	0,25	> 8,0	0,25	0,25

[1] Ciprofloxacin-resistente Stämme. Meth.-r. = Methicillin-resistent; Meth.-s. = Methicillin-sensibel; Vanc.-r. = Vancomycin-resistent; Vanc.-s. = Vancomycin-sensibel.

Syndrom bzw. toxisch-epidermaler Nekrolyse wurde im Februar 2008 eine Beschränkung für die orale Anwendung von Moxifloxacin erlassen. Danach soll Moxifloxacin bei akuter exazerbierter chronischer Bronchitis und akuter bakterieller Sinusitis nur noch eingesetzt werden, wenn andere, üblicherweise für die Behandlung dieser Infektionen eingesetzte Antibiotika für ungeeignet erachtet werden oder versagt haben. Unter Therapie mit Moxifloxacin kann ferner eine Rhabdomyolyse auftreten, eine bestehende Myasthenia gravis kann sich verschlechtern.
Im Übrigen entsprechen die Nebenwirkungen weitgehend den bei Ciprofloxacin und Levofloxacin beschriebenen Störungen (s. S. 120 u. S. 124).

Interaktionen: Bei gleichzeitiger Gabe von mineralischen Antazida oder Aktivkohle ist die Resorption von Moxifloxacin vermindert. Keine Interaktion mit Ranitidin, Probenecid, oralen Kontrazeptiva, Itraconazol und Theophyllin. Vorsichtshalber keine gleichzeitige Gabe von Medikamenten, die eine QT-Zeitverlängerung im EKG hervorrufen können, selbst wenn das Risiko bei Moxifloxacin offenbar gering ist. Besondere Vorsicht bei gleichzeitiger Gabe von Medikamenten, die eine Hypokaliämie hervorrufen können, sowie bei erhöhtem Risiko für Herzrhythmusstörungen (z. B. Myokardischämie) und gleichzeitiger Anwendung von anderen Medikamenten, die die QT-Zeit verlängern können. Vor allem bei Frauen und älteren Patienten soll ein erhöhtes Risiko für Herzrhythmusstörungen im Zusammenhang mit Moxifloxacin bestehen.
Moxifloxacin kann die maximalen Digoxin-Plasmaspiegel um 33 % erhöhen.

Indikationen: Zunächst als Atemwegs-Chinolon propagiert: Ambulant erworbene Pneumonie, akute Exazerbation der chronischen Bronchitis, akute bakterielle Sinusitis – durch die Anwendungsbeschränkung hat die Bedeutung stark abgenommen. Auch bei schweren Haut- oder Weichteilinfektionen, Gallenwegsinfektionen, intraabdominellen Infektionen anwendbar. Weitere mögliche Einsatzgebiete sind odontogene Infektionen sowie mit Abstrichen gynäkologische Infektionen und solche bei neutropenischen Patienten. Reservemittel zur Kombinationsbehandlung der Tuberkulose bei Unverträglichkeit der Standardsubstanzen (wie Isoniazid, Rifampicin und Streptomycin) sowie Kombinationspartner zur Therapie der MDR-Tuberkulose. Gezielte Therapie von Infektionen durch sonst resistente Bakterien.

Falsche Indikationen: Meningitis, Endokarditis oder Sepsis (als Monotherapie). Im Allgemeinen keine Dauertherapie durchführen (aus Gründen der Verträglichkeit und wegen möglicher Resistenzentwicklung). Behandlung von Infektionen mit bevorzugt gramnegativen Erregern wie Enterobakterien und Pseudomonas-Infektionen. Keine unkritische, breit gestreute Anwendung als Universalmittel. Vorsicht bei Patienten, die gleichzeitig Glucocorticoide erhalten, sowie bei Sportlern (Gefahr eines Achillessehnenrisses). Keine Kombination mehrerer Gyrase-Hemmer.

K **Kontraindikationen:** Gravidität, Stillzeit, Kinder und Jugendliche in der Wachstumsphase bzw. unter 18 Jahren (Standardwarnung wegen Gefahr einer Arthropathie im Tierexperiment). Stark eingeschränkte Leberfunktion. QT-Zeitverlängerung im EKG. Hypokaliämie. Schwere Herzinsuffizienz, klinisch relevante Bradykardie. Vorsicht bei Epilepsie. Keine Kombination mit einem anderen Gyrase-Hemmer!

Applikation und Dosierung:
- Oral: 1 × tgl. 0,4 g für 5–10 Tage.
- Intravenös: 1 × tgl. 400 mg als gleichmäßige Infusion über 60 min.

Bei Niereninsuffizienz und bei Dialysepatienten, d. h. bei Hämodialyse oder kontinuierlich ambulanter Peritonealdialyse, keine Dosisreduzierung.

Handelsformen:
- Tabletten à 0,4 g.
- Fertiginfusionsflaschen à 0,25 und 0,4 g.

B **Beurteilung:** Oral und i. v. applizierbarer Gyrase-Hemmer mit erweitertem Spektrum und bester Chinolonwirkung gegen Pneumokokken und andere grampositive Erreger sowie gegen Anaerobier. Wichtiges Fluochinolon, das aufgrund der Anwendungsbeschränkung leider deutlich an Bedeutung verloren hat.

Norfloxacin

Handelsnamen: BARAZAN u. a.

Eigenschaften: Fluochinolon mit einer Piperazinyl-Gruppe. Muttersubstanz der neuen Gyrase-Hemmer.

Wirkungsspektrum: Norfloxacin wirkt gegen die meisten Erreger einer Harnwegsinfektion (vor allem gramnegative Stäbchen einschließlich Pseudomonas aeruginosa). Gegen Staphylokokken und Enterokokken ist die Aktivität schwächer. A- und B-Streptokokken (Streptococcus pyogenes bzw. agalactiae) sind unempfindlich. Resistent sind außerdem Anaerobier (z. B. Bacteroides fragilis), Mykoplasmen und Chlamydien.

Resistenz: Resistente Stämme von Pseudomonas-, Acinetobacter-, Serratia-, Providencia- und Klebsiella-Arten sowie von Proteus rettgeri und Enterokokken kommen vor. Partielle Kreuzresistenz mit den neuen Gyrase-Hemmern aus der Gruppe der Fluochinolone. Eine sekundäre Resistenzentwicklung ist möglich.

Pharmakokinetik:
- Norfloxacin wird nach oraler Gabe zu 35–40 % resorbiert.
- Nach 0,4 g oral beträgt der mittlere Serumspiegel 1,5 mg/l (nach 1 h).
- Halbwertszeit 4 h (s. Tab. 1.2-3, S. 119).
- Plasmaeiweißbindung 14 %.
- Ausscheidung durch die Nieren zu 30–40 % (unverändert), zu etwa 20 % als Metabolite. Maximale Harnkonzentrationen nach 0,4 g oral etwa 600 mg/l (nach 6–12 h > 60 mg/l).

Nebenwirkungen: Häufigkeit insgesamt 5 %. Am verbreitetsten sind gastrointestinale Beschwerden (etwa 3 %). Zentralnervöse Störungen (Kopfschmerzen, Schwindel, Benommenheit, Stimmungsveränderungen, Verwirrtheitszustände, Halluzinationen, Parästhesien, Sehstörungen) kommen in < 1 % der Fälle vor. Hierdurch kann das Reaktionsvermögen im Straßenverkehr oder bei Maschinenbedienung beeinträchtigt sein. Allergische Reaktionen (Urtikaria, Exantheme) sowie Gelenkschmerzen, Achillessehnenentzündung und Tendovaginitis sind selten, ebenfalls ein Anstieg von Leberenzymen und Bilirubin im Serum sowie Blutbildveränderungen (Leukozytopenie, Eosinophilie). In Einzelfällen wurden eine Polyneuropathie und ein Guillain-Barré-Syndrom festgestellt. Augentropfen können zu lokalen Ablagerungen mit Hornhauttrübung führen.

Interaktionen: Mineralische Antazida vermindern die Resorption von Norfloxacin. Theophyllin und Coffein sind bei gleichzeitiger Gabe von Norfloxacin im Blut länger in erhöhter Konzentration nachweisbar. Die gleichzeitige Gabe von Norfloxacin und Ciclosporin erhöht die Ciclosporin-Plasmaspiegel. Die gleichzeitige Gabe von Norfloxacin und Fenbufen verstärkt die Neigung zu Krampfanfällen. Durch gleichzeitige Gabe von oralen Antikoagulanzien kann deren Wirkung verstärkt werden.

Indikationen: Infektionen der oberen und unteren Harnwege (Pyelonephritis, Zystitis, Urethritis), Prostatitis. Bakterielle Enteritis.

K **Kontraindikationen:** Schwangerschaft, Laktationsperiode, Epilepsie, Kinder und Adoleszente in der Wachstumsperiode (aufgrund der bei jungen Versuchstieren beobachteten Gelenkveränderungen).

Dosierung:
- 0,4 g oral alle 12 h (für 7 Tage).

Bei Frauen mit unkomplizierter Zystitis ist eine einmalige Behandlung mit 0,8 g ausreichend. Bei älteren Frauen ist eine 3-tägige Behandlung sicherer.
Bei **eingeschränkter Nierenfunktion** (Kreatinin-Clearance < 30 ml/min) gibt man 0,4 g alle 24 h.

Handelsformen:
- Tabletten à 0,4 g.
- Augentropfen.

B **Beurteilung:** Wirksames Therapeutikum für Harnwegsinfektionen mit geringen Blut- und Gewebespiegeln. Durch zunehmende Resistenz der dort vorwiegend zu behandelnden Enterobakterien weitgehender Bedeutungsverlust. Norfloxacin ist kein Ersatz für systemisch wirksame Fluochinolone, sondern Ersatz für Harnwegsdesinfizienzien.

In Europa nicht zugelassene und neue Gyrase-Hemmer

Die Entwicklung der Gyrase-Hemmer ist offensichtlich noch nicht abgeschlossen. Die Euphorie der Anfangszeit bei der Entwicklung neuer Substanzen wurde allerdings durch ein doch erhebliches Toxizitätspotenzial auch bereits schon zugelassener Substanzen deutlich gebremst. Neue Chinolone müssen deshalb vor Zulassung neben ihrem besonderen Wirkungsprofil vor allem zunächst ihr exzellentes Nebenwirkungsprofil beweisen.

Gatifloxacin

Handelsnamen: Bonoq (Europa), Tequin (USA); in Europa und den USA nicht mehr im Handel.

Eigenschaften: Gatifloxacin ist ein 6-Fluoro-8-Methoxy-Chinolon mit einer Methylpiperazin-Gruppe in Position 8. Es wird als Racemat verwendet.

Wirkungsspektrum: Gatifloxacin gehört wie Moxifloxacin zur Gruppe der Gyrase-Hemmer mit verbesserter Pneumokokken-Wirksamkeit. Im Vergleich zu Ciprofloxacin ist die Aktivität gegen grampositive Bakterien stärker. Es wirkt auch gegen Penicillin-G-resistente Pneumokokken, aber nur z. T. gegen Enterokokken, Bacteroides fragilis und andere Anaerobier-Arten. Gatifloxacin ist stärker wirksam als Ciprofloxacin und Levofloxacin gegen Chlamydia trachomatis und Chlamydia pneumoniae, Mycoplasma pneumoniae und Legionella pneumophila. Gegen Enterobakterien ist die Aktivität schwächer als die von Ciprofloxacin. Gegen Haemophilus influenzae und Moraxella catarrhalis wirkt es gleich stark wie Ciprofloxacin. Die meisten Pseudomonas-aeruginosa- und Serratia-marcescens-Stämme sind resistent (s. Tab. 1.2-5, S. 127). Resistent sind ebenfalls Burkholderia cepacia, Enterococcus gallinarum und Clostridium difficile.

Resistenz: Sekundäre Resistenzentwicklung möglich. Unvollständige Kreuzresistenz mit anderen Gyrase-Hemmern.

Pharmakokinetik (s. Tab. 1.2-3, S. 119):
- Gatifloxacin wird aus dem Magen-Darm-Kanal fast vollständig resorbiert.
- Nach oraler Gabe von 0,2 g und 0,4 g sind die mittleren Serumspitzenspiegel 2 bzw. 4 mg/l.
- Halbwertszeit 7–8 h.
- Plasmaeiweißbindung 20 %.
- Urin-Recovery 85 % (unverändert). Etwa 6 % werden unverändert mit den Fäzes

ausgeschieden. Erhebliche Kumulation bei Niereninsuffizienz. Der Grad der offenbar geringen Metabolisierung ist nicht genau bekannt.

Nebenwirkungen: Im Prinzip das Nebenwirkungsspektrum aller Fluochinolone. Vorwiegend gastrointestinale Störungen, Kopfschmerzen und Schwindel sowie Geschmacksstörungen. Die Erfahrungen sind noch gering. Eine massive Hepatotoxizität wurde in Einzelfällen beschrieben. Unter Gatifloxacin wurden Störungen des Blutglucosespiegels einschließlich Hyper- und Hypoglykämien berichtet, in der Regel bei Diabetikern, die gleichzeitig orale Antidiabetika erhielten. Dem entsprechen tierexperimentelle Schädigungen der β-Insel-Zellen bei Ratten. Gatifloxacin kann bei Ratten und Hunden Verlängerungen des QT-Intervalls hervorrufen. Dieser Effekt ist auch beim Menschen beobachtet worden. Die Nebenwirkungen führten zur Rücknahme des Präparats.

Interaktionen: Im Prinzip wie bei den meisten anderen Gyrase-Hemmern. Ein additiver Effekt von Gatifloxacin mit anderen Arzneimitteln auf die Verlängerung des QT-Intervalls kann nicht ausgeschlossen werden (z. B. Amiodaron, Sotalol, Phenothiazine, Haloperidol, Malariamittel, bestimmte Antihistaminika). Eine derartige Kombination ist daher kontraindiziert; von der Gabe an herzkranke Patienten wird abgeraten. Die Gabe von aluminium- bzw. magnesiumhaltigen Antazida sowie Eisensalzen vermindert die Resorption von Gatifloxacin. Gatifloxacin führt zu einer Erhöhung von Digoxin-Spiegeln und verändert Gerinnungsparameter unter Warfarin.

Indikationen: Ambulant erworbene Pneumonie (primäre Pneumonie ohne schweres Grundleiden). Komplizierte Harnwegsinfektionen.

K **Kontraindikationen:** Überempfindlichkeit, Epilepsie, Gravidität, Stillzeit, Kinder und Jugendliche in der Wachstumsphase (wegen Gefahr einer Arthropathie). Frühere Sehnenerkrankungen (durch Chinolone verursacht), schwere Leberfunktionsstörungen, angeborene oder erworbene QT-Intervall-Verlängerungen, klinisch relevante Bradykardie bzw. Herzinsuffizienz. Unkorrigierte Hypokaliämie, gleichzeitige Gabe von Klasse-I-A- oder -III-Antiarrhythmika. Keine Erhöhung der Tagesdosis!

Applikation und Dosierung:
- Oral 1 × tgl. 0,4 g (für 1–2 Wochen).

Bei **Niereninsuffizienz** ist eine Dosisreduzierung erforderlich. Keine i. v. Form vorhanden.

B **Beurteilung:** 2001 eingeführtes, breit wirksames, orales Fluochinolon mit verbesserter Aktivität gegen Pneumokokken, Chlamydia pneumoniae, Mycoplasma pneumoniae und Legionellen. Das Spektrum der Nebenwirkungen und Interaktionen erwies sich jedoch als so problematisch, dass der Vertrieb in Europa (seit 2004) und in den USA wieder eingestellt wurde, der Wirkstoff dort nur noch in Form von Augentropfen zur Verfügung steht. Vertrieb nur noch in China.

Sparfloxacin

Handelsnamen: Zagam. In Europa und den USA nicht mehr im Handel.

Eigenschaften: Aminofluoro-Chinolon mit 2 Fluor-Atomen, das Ciprofloxacin in der Struktur ähnelt.

Wirkungsspektrum: Ähnlich dem von Ciprofloxacin, aber stärkere Aktivität gegen Staphylokokken (Methicillin-empfindlich), Pneumokokken (auch Penicillin-G-resistente Stämme), Haemophilus influenzae und

Antiinfektiva

Moraxella catarrhalis, schwächere Aktivität gegen Pseudomonas aeruginosa und Serratia marcescens (s. Tab. 1.2-5, S. 127). Stark wirksam gegen Legionellen, Chlamydia trachomatis, Chlamydia pneumoniae und Mykoplasmen (auch M. pneumoniae) sowie gegen Mycobacterium tuberculosis. Resistent sind Listerien, Clostridium difficile, Bacteroides-Arten und ein Teil der Pseudomonas-, Providencia-, Serratia-, Proteus-vulgaris- und Enterokokken-Stämme sowie Methicillin-resistente Staphylokokken. Sekundäre Resistenzentwicklung möglich. Unvollständige Kreuzresistenz mit den anderen Gyrase-Hemmern.

Pharmakokinetik:

- Mittlere Serumspitzenspiegel nach oraler Gabe von 0,2 g und 0,4 g 0,7 mg/l bzw. 1,4 mg/ml (unabhängig von der Nahrungsaufnahme).
- Halbwertszeit 20 h.
- Plasmaeiweißbindung 45 %.
- Urin-Recovery 10 % (unverändert). Etwa 60 % der verabreichten Dosis werden mit den Fäzes ausgeschieden.

Nebenwirkungen: Sparfloxacin wurde initial sehr intensiv in Frankreich propagiert, bis sich – auch durch Fehlanwendungen – die Nebenwirkungen häuften. Am häufigsten sind Hautreaktionen (Erytheme, phototoxische Reaktionen, Photosensibilisierung) und gastrointestinale Störungen (Übelkeit, Erbrechen, Durchfälle), seltener ZNS-Störungen (Schwindel, Schlaflosigkeit, Parästhesien, Halluzinationen u. a.), Transaminasenerhöhung im Serum, Leukozytopenie, Thrombozytopenie, Eosinophilie. Möglich sind auch kardiovaskuläre Störungen, z. B. Sinusbradykardie, Arrhythmie und QT-Verlängerung im EKG, Tendinitis (z. T. mit Sehnenruptur), Angioödem und anaphylaktischer Schock. Durch ZNS-Störungen kann die Sicherheit im Straßenverkehr und bei Maschinenbedienung beeinträchtigt sein.

Interaktionen: Die gleichzeitige Gabe von Aluminium- oder Magnesiumhydroxid sowie von Zink- und Eisensalzen vermindert die Resorption von Sparfloxacin. Keine Veränderung des Theophyllin-Metabolismus durch Sparfloxacin. Da Sparfloxacin die QT-Zeit im EKG verändern kann, darf gleichzeitig kein Terfenadin oder Astemizol gegeben werden. Das gilt auch für andere Medikamente, die eine QT-Verlängerung hervorrufen können (Erythromycin, Cisaprid, Pentamidin, Probucol, Antiarrhythmika der Klasse Ia und III, z. B. Amiodaron, außerdem Bepridil, trizyklische Antidepressiva, einige Neuroleptika und Phenothiazine).

Indikationen: Wegen der Gefahr schwerer Nebenwirkungen wurden die Indikationen für Sparfloxacin zunächst stark eingeschränkt (z. B. Penicillin-G-resistente Pneumokokken-Pneumonie). Eine Sonderindikation waren auch Infektionen durch multiresistente Mykobakterien.

K **Kontraindikationen:** Schwangerschaft (im Tierversuch teratogen), Stillperiode, Kinder und Jugendliche (bis zum Abschluss des Längenwachstums), Epilepsie und schwere zerebrale Arteriosklerose. Keine Anwendung bei Patienten mit bekannter QT-Verlängerung im EKG oder bei Patienten, die bereits QT-verlängernde Medikamente erhalten. Kontraindiziert bei Photosensibilisierung in der Anamnese.

Dosierung:

- Initial: 1 × tgl. 0,4 g oral.
- Ab dem 2. Tag: 1 × tgl. 0,2 g (in der Regel 1–2 Wochen).

! Während der Therapie sind Sonnenlichtexposition und Besuche von Solarien strikt zu vermeiden (bis zu 5 Tagen nach Therapieende).

Handelsform: Tabletten à 0,2 g.

B **Beurteilung:** Von Beginn an Reservechinolon-Antibiotikum mit einer Vielzahl von ernsten Verträglichkeitsproblemen für den sparsamen Gebrauch bei nachgewiesenen Infektionen durch resistente Pneumokokken. Tuberkulostatikum der Reserve. Seit 2001 in Deutschland und den USA nicht mehr im Handel.

Gemifloxacin

Handelsname: Factive.

Eigenschaften: Gemifloxacin (SB-265 805 = LB 20 304) ist ein in Korea von der Firma Lucky Goldstar (LG) Chemical Ltd. entdecktes Fluoronaphthyridon mit einer Aminomethyl-Pyrrolidin-Seitenkette, die zusätzlich eine 8-Methoxy-Gruppe aufweist. Es wurde von der Firma Glaxo weiterentwickelt und von der Firma Menarini vermarktet.

Wirkungsspektrum: Gemifloxacin wirkt in vitro ähnlich wie das nie eingeführte Clinafloxacin gegen grampositive Bakterien stärker als Ciprofloxacin und gegen gramnegative Bakterien etwa gleich stark. Pseudomonas-aeruginosa-Stämme sind teilweise resistent. Es ist wirksam gegen Penicillin-G-resistente Pneumokokken, Methicillin-resistente Staphylokokken (MRSA, MRSE) und betalactamasebildende Haemophilus-influenzae- und Moraxella-catarrhalis-Stämme. Die Aktivität gegen Listerien, Korynebakterien, Legionellen, Chlamydia pneumoniae, Chlamydia trachomatis und Mykoplasmen (einschließlich M. hominis und Ureaplasma) ist besser als die von Levofloxacin und Ciprofloxacin. Corynebacterium jeikeium, die meisten Enterokokken und Campylobacter jejuni sind resistent.

Pharmakokinetik: Gemifloxacin kann oral appliziert werden und hat eine lange Halbwertszeit.

Nebenwirkungen: Die Standarddosierung von 320 mg Gemifloxacin hat offenbar wenige Effekte auf die QT-Zeit im EKG. Hinweise auf verstärkte genotoxische Effekte im Vergleich zu anderen Gyrase-Hemmern. Fünftägige Therapie in Zulassungsstudie nicht überlegen, siebentägige Therapie aufgrund von Nebenwirkungen nicht vertretbar.

Dosierung:
- 320 mg 1 × tgl. oral.

B **Beurteilung:** Aufgrund des Spektrums schien Gemifloxacin besonders zur Therapie von bakteriellen Atemwegsinfektionen geeignet. So wurde es mit Erfolg bei der Exazerbation einer chronischen Bronchitis sowie bei primären Pneumonien eingesetzt. Die Nebenwirkungen entsprachen zunächst denen anderer Chinolone. Im Juni 2009 wurde die Substanz von der Firma vom Markt genommen.

Garenoxacin

Handelsnamen: Inforce; Geninax (Zulassung nur in Japan).
Zulassungsantrag wurde von Schering-Plough Europa bei der EMEA 2007 zurückgezogen.

Eigenschaften: Das von der japanischen Firma Toyama entdeckte und von der Firma BMS weiterentwickelte Chinolon hat gewisse strukturelle Ähnlichkeiten mit Moxifloxacin; es enthält jedoch kein Fluor in Position 6 am Chinolon-Ring, dafür zwei Fluorgruppen an der Oxymethyl-Seitenkette (deshalb die Bezeichnung Des-Fluor-Chinolon bzw. Non-Fluorinated Quinolone = NFQ). Ursprünglich hatte man angenommen, dass eine derartige Struktur unbedingt mit einer hohen Aktivität verbunden sein müsse.

Wirkungsspektrum: Garenoxacin hat ein breites Wirkungsspektrum gegen vorwiegend grampositive Erreger sowie Legionellen, Gardnerella, Mykoplasmen und Chla-

Antiinfektiva

mydien sowie fast alle Anaerobier. Auch Fluochinolon-resistente Pneumokokken, Staphylokokken sowie Enterococcus faecalis sind sensibel. Enterococcus faecium ist weitgehend resistent. Die Aktivität gegen gramnegative Stäbchen ist ebenfalls hoch; Garenoxacin nimmt jedoch bei Enterobakterien - im Gegensatz zur Lage bei grampositiven Erregern - nicht die Position der aktivsten Substanz ein. Die Aktivität gegen Pseudomonas aeruginosa und Burkholderia cepacia ist dagegen nur marginal.

Pharmakokinetik:

- Gute orale Resorption.
- Lange Halbwertszeit von 14–16 h.
- Urin-Recovery ca. 40 %.

Nebenwirkungen: Garenoxacin zeigte keine auffallenden Ergebnisse im Tierexperiment. Insbesondere die Toxizität auf Sehnen und Gelenkknorpel war bemerkenswert gering, wesentlich geringer als bei herkömmlichen Gyrase-Hemmern. Keine Interaktion mit Cytochrom P-450. Keine selektive Fetotoxizität. Keine Hinweise auf Phototoxizität oder ZNS-Aktivität. In ausgedehnten klinischen Studien der Phasen I–III wurden keine Effekte auf die QT-Zeit im EKG gefunden. Die Verträglichkeit bei Probanden und Patienten war gut. Am ehesten traten leichte Kopfschmerzen und geringfügige Transaminasenerhöhungen auf. Deutliche Kumulationseffekte. Hypotonieneigung, evtl. Auswirkung auf Blutzuckerregelung.

Indikation: Die Substanz erfüllt die Grundkriterien für ein Atemwegs-Chinolon. Dementsprechend wurden die ersten Studien auch bei Atemwegsinfektionen durchgeführt. Es wurde mit gutem bakteriologischem und klinischem Erfolg bei unterschiedlichen Atemwegsinfektionen geprüft. Weitere klinische Studien laufen.

Applikation und Dosierung:

- Oral 400 mg/Tag.

Auch eine i. v. Form war in Vorbereitung. Durch die geringe Gelenktoxizität erscheinen auch pädiatrische Studien sinnvoll.

B **Beurteilung:** Garenoxacin ist einer der aktivsten, zuletzt breit geprüften Gyrase-Hemmer. Kurz vor der geplanten klinischen Einführung wurde 2007 der Zulassungsantrag von der Firma Schering-Plough für Europa zurückgezogen.

Sonstige Gyrase-Hemmer

Die Gyrase-Hemmer Enoxacin (Enoxor), Pefloxacin (Peflacin), Fleroxacin (Quinodis) und Lomefloxacin (Maxaquin, Uniquin) wirken vorwiegend auf gramnegative Enterobakterien und nur schwach auf grampositive Bakterien. Sie werden im Ausland nur noch selten bei unkomplizierten Harnwegsinfektionen verwendet und haben oft ZNS-Nebenwirkungen. Auch Photosensibilisierung und Phototoxizität kommen häufig vor. Sie sind lediglich von historischem Interesse und sollten unbedingt durch bessere Mittel ersetzt werden.

1.3 Aminoglykoside

Chemische Struktur: Gemeinsamer Bestandteil der Aminoglykoside ist Streptamin oder ein ähnlicher zyklischer Aminoalkohol, der mit zwei Aminozuckern glykosidisch verbunden ist. Aminoglykoside werden auch als Aminocyclitole bezeichnet. Als Beispiel eines typischen Aminoglykosids ist die Strukturformel von Tobramycin in Abb. 1.3-1 dargestellt. Zu den Aminoglykosiden gehören u. a. Streptomycin, Neomycin, Spectinomycin, Gentamicin, Tobramycin, Netilmicin, Amikacin. Daneben gibt es viele nur noch historisch bedeutsame bzw. weniger wichtige Aminoglykoside: z. B. Kanamycin, Sisomy-

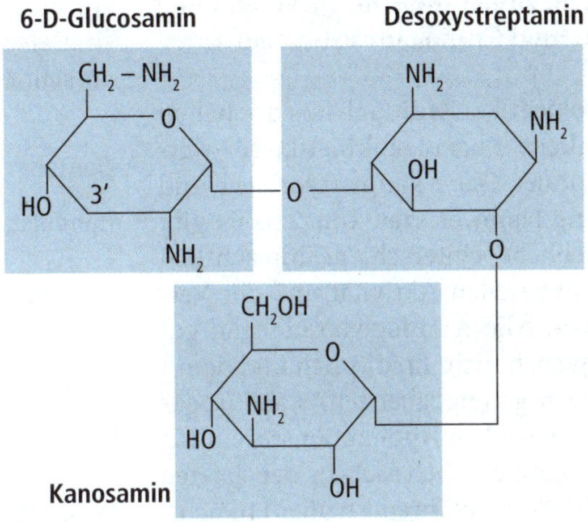

Abb. 1.3-1 Strukturformel von Tobramycin, einem typischen Aminoglykosid.

cin, Paromomycin, Isepamicin. Die einzelnen Verbindungen unterscheiden sich durch die Zahl und Art der Aminozucker. Die von Streptomyces-Arten gebildeten Aminoglykoside haben die Endsilbe »mycin«, die von Micromonospora-Arten gebildeten Aminoglykoside die Endsilbe »micin«.

Wirkungsspektrum: Aminoglykoside wirken besonders gut gegen Enterobakterien, die neueren, d. h. später zugelassenen Substanzen, auch gegen Pseudomonas. Gegen Streptokokken, Haemophilus und Anaerobier (Bacteroides-Arten, Clostridien) wirken alle Aminoglykoside schlecht. Alle Aminoglykoside haben eine mehr oder weniger ausgeprägte Wirkung gegen Mykobakterien. Die älteren Aminoglykoside, wie Streptomycin, Neomycin und Kanamycin, haben eine erheblich schwächere antibakterielle Aktivität als die neueren Aminoglykoside, wie Gentamicin, Tobramycin und Amikacin. Aminoglykoside wirken im Gegensatz zu Betalactam-Antibiotika nicht nur in der Proliferationsphase der Bakterien, sondern auch in der Ruhephase. In Kombination mit bestimmten Betalactam-Antibiotika können Aminoglykoside bei einigen Bakterienarten (Pseudomonas, Enterobakterien, Enterokokken) stark synergistisch wirken. Keine Wirkung auf Anaerobier, die eine intrinsische Resistenz gegen Aminoglykoside aufweisen.

> Da auch Enterokokken fakultativ einen anaeroben Stoffwechsel haben, lässt sich bei diesen immer eine intrinsische Resistenz mit unterschiedlicher Ausprägung gegen Aminoglykoside nachweisen (»low- oder high-level resistance«).

Resistenz: Die Aminoglykoside hemmen neben anderen Wirkungsmechanismen vor allem die ribosomale Proteinsynthese in der Bakterienzelle. Der wichtigste Resistenzmechanismus gegen Aminoglykoside beruht auf bakteriellen Enzymen, welche die Aminoglykosidwirkung aufheben. So haben bestimmte Bakterien Acetylasen, andere Bakterien Phosphorylasen oder Adenylasen, welche die Resistenz erklären. Von den Aminoglykosiden ist Amikacin gegen enzymatische Inaktivierung am widerstandsfähigsten und kann nur an einer Stelle des Moleküls enzymatisch verändert werden. Daher kann Amikacin Bakterien hemmen, welche gegen Gentamicin und Tobramycin resistent sind. Mit weiter zunehmender Aminoglykosidresistenz vor allem gramnegativer Erreger ist zu rechnen, zumal diese oft in Verbindung mit ESBL- und Chinolonresistenz auftritt.

Pharmakokinetik: Aminoglykoside haben eine ähnliche Pharmakokinetik; sie werden bei oraler Gabe kaum resorbiert und haben eine Halbwertszeit von 2 h. Es gibt aber erhebliche Unterschiede hinsichtlich der antibakteriellen Aktivität und der Verträglichkeit. Alle Aminoglykoside sind gut wasser-, jedoch nicht lipidlöslich und damit kaum gewebegängig, aber sehr stabil (sogar autoklavierbar). Die Applikationsregeln für Aminoglykoside haben sich in den letzten Jahren geändert. Während früher ein acht- bis zwölfstündiges Dosierungsintervall für notwendig gehalten wurde, wird heute empfohlen, besonders bei der Kombinationstherapie mit Betalactam-Antibiotika, die Aminoglykosid-Tagesdosis nur einmal alle 24 h zu geben. Dabei sind die nephro- und ototoxischen Nebenwirkungen geringer und offensichtlich gewährleistet der lange postantibiotische Effekt der Aminoglykoside (Antibiotika-Nachwirkung in den Bakterien) eine gleiche Wirkung wie bei mehrfach täglicher Gabe. Sie kann sogar besser sein, da die bakterizide Wirksamkeit bei Aminoglykosiden konzentrationsabhängig ist.

Verwendung: Das erste klinisch angewandte Aminoglykosid Streptomycin spielt heute nur noch bei der Therapie der Tuberkulose eine Rolle. Die anderen älteren Aminoglykoside werden wegen ihrer Toxizität nicht mehr systemisch, sondern ausschließlich zur Lokalbehandlung verwendet. Die neueren Aminoglykoside sind bei schweren Infektionen (vor allem bei Abwehrschwäche) weiterhin wichtig, jedoch hat ihre Bedeutung durch die Entwicklung anderer Antibiotika stark abgenommen. Die Anwendung wird durch häufige Blutspiegelkontrollen erheblich verteuert. Hinzu kommt, dass Aminoglykoside in Monotherapie nur relativ schlecht auf eine bakterielle Infektion (auch mit in vitro empfindlichen Keimen) wirken und kurativ eingesetzt werden können. Aminoglykoside sind also in erster Linie und heute nahezu ausschließlich Kombinationsantibiotika.

Gentamicin

Handelsnamen: Refobacin u. a.

Eigenschaften: Gentamicin ist ein Aminoglykosidkomplex aus verschiedenen aktiven Einzelfraktionen (vorwiegend C_1, C_{1a} und C_2), wasserlöslich, schlecht lipidlöslich, stabil.

Wirkungsweise: Rasche bakterizide Wirksamkeit sowohl im Proliferations- als auch im Ruhestadium der Bakterien. Gentamicin verstärkt in vitro die Bakterizidie von Penicillinen und Cephalosporinen bereits in niedrigen Konzentrationen.

Wirkungsspektrum: Gute Wirksamkeit gegen Pseudomonas aeruginosa, Methicillin-(Oxacillin-)empfindliche Staphylokokken, auf Enterobacter aerogenes, Klebsiella pneumoniae, E. coli, Proteus vulgaris und seltene Enterobakterien, Serratia, Yersinien, Pasteurellen, Brucellen, Campylobacter fetus. Mäßige Wirksamkeit gegen Gonokokken, Listerien, Haemophilus influenzae, Proteus mirabilis, Salmonellen. Relativ unempfindlich sind A-Streptokokken, Pneumokokken, Enterokokken, Meningokokken, Clostridien, Nocardia asteroides sowie Burkholderia cepacia, Stenotrophomonas maltophilia und Burkholderia pseudomallei. Bacteroides-Arten sind stets resistent. Starke synergistische Wirkung mit Azlo- und Piperacillin auf Pseudomonas, mit Ampicillin auf Listerien, mit Penicillin G auf Streptococcus viridans, mit Cephalosporinen auf Klebsiellen.

Resistenz: Während früher primär resistente Bakterien selten waren, sind heute in manchen Krankenhäusern Staphylococcus-aureus- und -epidermidis-Stämme, Serratia und Pseudomonas aeruginosa in zunehmender Häufigkeit resistent, nicht selten auch Klebsiella, Enterobacter und Proteus. Enterokokken sind z. T. hochgradig Gentamicin-resistent (»high-level resistance«); dann ist auch die Kombination mit einem Penicillin sinnlos. Resistenzentwicklung unter der Therapie selten. Weitgehende Kreuzresistenz mit Tobramycin, Netilmicin und Amikacin. Gentamicin-resistente Enterobakterien-Stämme sind manchmal noch gegen Amikacin, selten gegen Netilmicin sensibel.

Pharmakokinetik:

- Resorption nach oraler und lokaler Gabe minimal (bei Enteritis bis zu 2 %), nach i. m. Gabe rasch. Maximale Blutspiegel nach 1 h.
- Serumkonzentrationen (Abb. 1.3-2a): Nach 40 mg i. m. maximal 2,8 mg/l (nach 6 h 0,5 mg/l), nach 80 mg i. m. maximal 5,1 mg/l (nach 6 h 0,6 mg/l) ähnlich wie bei i. v. Infusion in 30–60 min. Nach i. v. Infusion von 4,5 mg/kg in 30 min (einmalige Gabe in 24 h) betragen die mittleren Serumspiegel nach 1, 8 und 24 h 10,9, 1,8 bzw. 0,16 mg/l.
- Halbwertszeit 1,5–2 h, bei Neugeborenen in der 1. Lebenswoche 5 h, bei Frühgeborenen 8–11 h.
- Keine Plasmaeiweißbindung.
- Liquorgängigkeit sehr gering. Gentamicin diffundiert in Bronchialsekret und geht z. T. in den fetalen Kreislauf über. In Pleura-, Perikard-, Peritoneal- und

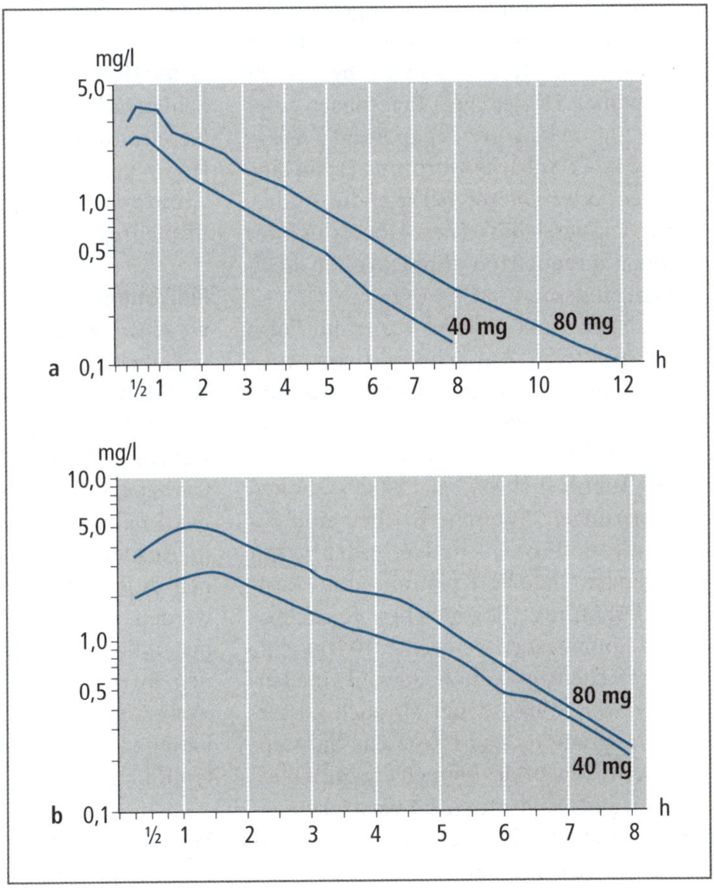

Abb. 1.3-2 Mittlere Serumspiegelkurve bei Erwachsenen nach i. m. Injektion von **(a)** 80 mg und 40 mg Tobramycin und nach i. m. Injektion von **(b)** 80 mg und 40 mg Gentamicin.

Synovialflüssigkeit findet man 30–50 % der Serumspiegel, in der Muttermilch nur sehr niedrige Konzentrationen. Schlechte Penetration in das Auge und die Knochen.
- Ausscheidung: Durch die Nieren in 24 h zu etwa 85–95 % in aktiver Form (vorwiegend durch glomeruläre Filtration). Gentamicin wird (wie andere Aminoglykoside) in niedrigen Konzentrationen bis zu 1 Monat nach Therapieende mit dem Harn ausgeschieden (Nierenspeicherung). Ein kleiner Teil wird mit der Galle ausgeschieden (Gallenspiegel niedriger als Serumspiegel).

Nebenwirkungen:
- Es kann zu **Vestibularisschädigung** (Schwindel, Ohrenklingen, Spontan- oder Provokationsnystagmus, Menière-Syndrom) und **Akustikusschädigung** kommen, besonders bei eingeschränkter Nierenfunktion (Überschreiten der Serumkonzentration von 12 mg/l) oder bei hoher Dosierung (Tagesdosen über 0,45 g) und längerer Behandlung. Die kalorische Erregbarkeitsprüfung ergibt eine Unter- oder Unerregbarkeit, die Audiometrie zuerst nur einen Hörverlust der hohen Frequenzen (Sprachgehör noch nicht eingeschränkt).
- Die **Nephrotoxizität** ist vor allem Folge der selektiven Anreicherung von Aminoglykosiden in der Nierenrinde mit möglicher langsamer Schädigung der proximalen Tubuli oder auch einer akuten Tubulusnekrose nach sehr hohen Dosierungen. Typische Zeichen sind zunehmende Protein- und Zylindrurie mit folgender Oligurie, Kreatinin- und Harnstofferhöhung. Bei gleicher Tagesdosis sind Einmalgaben weniger toxisch als eine mehrfache Applikation. Sowohl eine längere Behandlungsdauer als auch zusätzlich applizierte nephrotoxische Substanzen (Glykopeptide) können die prinzipiell reversible Nephrotoxizität verstärken.
- Allergische Reaktionen (Exantheme, Urtikaria, Larynxödem) sind selten. Eine Kreuzallergie mit anderen Aminoglykosiden (z. B. Neomycin) ist möglich. Ein Teil der Präparate für parenterale Anwendung enthält Natriumdisulfit, andere Konservierungsmittel oder Stabilisatoren, die Allergien auslösen können.
- Selten sind auch Parästhesien, Tetanie und Muskelschwäche (infolge Hypokalzämie, Hypomagnesiämie und Hypokaliämie).
- Bei rascher i. v. Injektion einer hohen Dosis von Gentamicin ist eine neuromuskuläre Blockade mit Atemstillstand möglich, besonders bei gleichzeitiger Anwendung von Anästhetika und Muskelrelaxanzien sowie bei Transfusion größerer Mengen Citratblut. Als Antidot dient Calciumgluconat; evtl. ist eine mechanische Beatmung erforderlich.

Interaktionen: Durch potenziell oto- oder nephrotoxische Medikamente (z. B. Amphotericin B, Ciclosporin, Cisplatin, Foscarnet, Schleifendiuretika) kann die Oto- und/oder Nephrotoxizität verstärkt werden. Methoxyfluran kann die Nephrotoxizität verstärken. Curare-artige Muskelrelaxanzien können die neuromuskuläre Blockade verstärken.

Indikationen: Ungezielte und gezielte Therapie schwerer Infektionen durch gramnegative Stäbchen (Sepsis, Endokarditis, Peritonitis etc.) immer in Kombination mit einem zweiten wirksamen Antibiotikum, z. B. einem Acylaminopenicillin, Cephalosporin oder Carbapenem, auch bei schweren Pseudomonas-Infektionen. Eine Monotherapie kann in Ausnahmefällen bei Harnwegsinfektionen durch sonst resistente Keime erwogen werden. Gentamicin dient auch zur Lokalbehandlung von bakteriellen Augeninfektionen, infizierten Wunden und kleinflächigen Verbrennungswunden sowie bei Spezialindikationen (z. B. Knochenzement bei infizierten Endoprothesen, s. S. 516).

Falsche Indikationen: Parenterale Gabe bei Infektionen, die auf weniger toxische Antibiotika ansprechen. Monotherapie bei lebensbedrohlichen Infektionen. Intrathekale oder ventrikuläre Applikation auch bei Kindern, wie früher üblich.

K **Kontraindikationen:** Für parenterale Anwendung: Gravidität, terminale Niereninsuffizienz, Vorschädigung des Vestibular- oder Cochlearorgans. Keine Kombination mit potenziell nephrotoxischen Antibiotika (z. B. anderen Aminoglykosid-Antibiotika oder Amphotericin B), mit Cisplatin und mit rasch wirkenden Diuretika, z. B. Furosemid oder Ethacrynsäure i. v., welche die Ototoxizität potenzieren können. Vorsicht bei Patienten mit Myasthenia gravis und Parkinsonismus, da Aminoglykoside hier wegen Curare-ähnlicher Wirkungen die Symptome verstärken können. Als Antidot wirkt Calciumgluconat.

Applikation und Dosierung: Langsame i. v. Injektion (bei ED bis 80 mg) oder i. v. Kurzinfusion (bei höheren Dosen), notfalls auch i. m. Injektion in der Regel als Einmaldosis pro Tag.

- Neugeborene: 4–7 mg/kg KG in 1, max. 2 ED (s. auch Tab. 27-1, S. 890).
- Säuglinge > 1 Monat: 4,5–7,5 mg/kg KG in 1, max. 2 ED.
- Erwachsene, Jugendliche, Kinder: Tagesdosis 3–4–7 mg/kg KG.

Therapiedauer: 7–10 Tage, notfalls länger. Es gibt heute gute Argumente für die einmalige Applikation der üblichen Tagesdosis in einer 30- bis 60-minütigen Infusion alle 24 h (s. S. 136). Bei **lebensbedrohlichen Infektionen** sollten initial die hohe Dosis von 7 mg/kg KG und mindestens für 2–3 Tage Tagesdosen von 5 mg/kg KG gegeben werden. Diese Dosierungen sind vor allem bei Patienten mit Capillary-Leak-Syndrom, Ödemen, Aszites etc. erforderlich, um überhaupt ausreichende Spitzenspiegel zu erreichen. Bei **Adipositas** dosiert man nach dem Sollgewicht + 40 % des Übergewichts.

Bei höher dosierter und längerer Therapie, auch bei schon bestehender Einschränkung der Nierenfunktion, sind die Nieren- und Vestibularisfunktion sowie das Hörvermögen zu überwachen.
Serumspiegelbestimmungen sind zur Therapiekontrolle 1 h nach i. m. oder i. v. Injektion oder 0,5 h nach Beendigung der i. v. Kurzinfusion (Spitzenspiegel) und unmittelbar vor der nächsten Gabe (Talspiegel) wichtig. Der Spitzenspiegel (bei 8-stündlicher Gabe im Allgemeinen 4–10 mg/l) hilft, eine Unterdosierung zu vermeiden, der Talspiegel (er soll nach 8 h nicht über 2 mg/l liegen) eine Überdosierung zu erkennen. Wenn die Tagesdosis 1 × tgl. verabreicht wird, sollte der Serumspiegel 8 h danach zwischen 1,5 und 6 mg/l und der Talspiegel nach 24 h unter 1 mg/l liegen. Weitere Kontrollen sind bei Erreichen der gewünschten Gentamicin-Serumspiegel und bei normalem Kreatinin nicht notwendig.

! Wegen Inaktivierung und Interaktionen sollte Gentamicin nicht mit anderen Medikamenten (z. B. Azlocillin, Cephalosporinen, Heparin, Vitaminen) gemischt werden.

Bei **Niereninsuffizienz** muss die ED von 1 mg/kg (bei sonst 8-stündlicher Gabe) je nach Grad der Nierenfunktionseinschränkung in größeren Abständen gegeben werden (Tab. 1.3-1). Serumspiegelbestimmungen sind ratsam, um Talspiegel (unmittelbar vor der nächsten Gabe) von 2 mg/l nicht zu überschreiten. Bei **eingeschränkter Nierenfunktion** muss auch die lokale Gabe von Gentamicin (z. B. durch Inhalation oder endotracheale Instillation) bei gleichzeitiger und systemischer Anwendung berücksichtigt werden. Gentamicin ist dialysierbar und kann bei wöchentlich zweimaliger Hämodialyse am Ende jeder Dialyse in der Dosierung von 1 mg/kg gegeben werden.
Bei **intraperitonealer Gabe** besteht die Gefahr einer neuromuskulären Blockade mit Atemstillstand.

Tab. 1.3-1 Gentamicin- und Tobramycin-Dosierungen bei Niereninsuffizienz.

Gentamicin-/Tobramycin-Dosierungen, Spiegel in Abhängigkeit von der Nierenfunktion				Erwartete Serumspiegel nach Applikation (µg/ml)		
Kreatinin-Clearance (ml/min)	**Dosierungs-intervall (h)**	**Dosis (mg/kg)**	**Halbwertszeit (h)**	**1 h**	**12/24 h[1]**	**24/48 h[1]**
> 70	24	5 (7)	2,5–3,4	20 (28)	1–2,5 (1,4–2,9)	< 1
> 50–70	24	4 (5,5)	3,9–4,5	16	2,0–3,0	< 1
> 40–50	24	3,5 (5,0)	5,3	14	3,5	< 1
> 30–40	24	2,5 (3,5)	6,5–8,4	10	3,0–4,0	1,5
20	48	4,0 (5,5)	11,9	16	4,0[1]	1,0[1]
10	48	3,0 (4,0)	20,4	12	5,0[1]	2,0[1]
Hämodialyse	48	2,0 (4,0)	69,3	8	7,0[1]	5,0[1]

[1] Richtwerte für tägliche Dialyse (abhängig von Effektivität!), Applikation nach Dialyse.

Die **intralumbale Instillation** ist heute nicht mehr erforderlich. Sollte sie dennoch durchgeführt werden, sind die alten Erfahrungen mit notwendig langsamer Instillation von 5 mg bei Erwachsenen und 0,5–1 mg Gentamicin (ohne Hilfsstoffe) bei Kleinkindern und Säuglingen zu berücksichtigen!

Bei Patienten, die eine mechanische Langzeitbeatmung benötigen, kann bei **bronchopulmonalen Infektionen** eine Gentamicin-Lösung **intratracheal** eingebracht werden. Dosierung:

- Erwachsene: 2–3 × tgl. 40 mg.
- Kinder: 2–3 × tgl. 15 mg in je 2 ml physiologischer NaCl-Lösung.

Eine **subkonjunktivale Injektion** ist bei Pseudomonas-Infektionen des Auges möglich (10–20 mg). Eine unspezifische Sonderindikation ist die transtympanale Gabe zur Behandlung eines Morbus Menière.

Zur **Lokalbehandlung** von Knochen- und Weichteilinfektionen stehen Gentamicin-PMMA-Kugeln zur Verfügung, die aus dem gewebefreundlichen Kunststoff Polymethylmethacrylat und dem Kontrastmittel Zirconiumdioxid bestehen (Septopal). Die in einem Knochen- oder Weichteildefekt implantierten Kugeln enthalten je 7,5 mg Gentamicinsulfat, das allmählich freigesetzt wird. Die Kugeln sind auf Draht zu einer Kette aufgereiht, die man in die Knochenhöhle einlegt. Die letzte Kugel ragt aus der durch Naht verschlossenen Wunde heraus. Eine Redondrainage ohne Sog dient als Überlaufdrain. In den ersten 2 Wochen kann die Kette ohne Narkose entfernt werden. Die Kugeln können in bestimmten Fällen ständig im Knochen bleiben. Anwendung bei chronischer oder posttraumatischer Osteomyelitis und infizierten Osteosynthesen. Die lose oder als Kette erhältlichen Kugeln können auch in Abszesshöhlen und infizierte Weichteilverletzungen eingelegt werden. Für die Kiefer- und Handchirurgie gibt es Miniketten. Toxische Nebenwirkungen sind nicht zu erwarten, da im Serum nur sehr geringe Gentamicin-Konzentrationen nachweisbar sind. Da die Kugeln auf chrom- und nickelhaltigem Draht aufgezogen sind, können hierdurch lokale Überempfindlichkeitsreaktionen ausgelöst werden.

Es gibt auch Gentamicin-haltigen **Knochenzement** für Endoprothesen (Refobacin-Palacos R). Die Basis ist ein Methacrylat-Kunststoff, der im Wundgebiet abhärtet. Er dient zur Fixation von Prothesen der Hüfte, des Knies oder anderer Gelenke. Gentamicin wird an der Implantationsstelle freigesetzt und reduziert das Risiko einer Infektion der Prothese.
Bei **Vergiftungen** (Überdosierung) wird Gentamicin durch Hämodialyse doppelt so schnell entfernt wie durch Peritonealdialyse. Durch eine 6- bis 8-stündige Hämodialyse werden etwa 50 % des Gentamicins aus dem Körper entfernt.

Handelsformen:
- Ampullen à 160, 120, 80, 40 und 10 mg.
- Ampullen zur intrathekalen Instillation à 5 und 1 mg (Refobacin-L).
- Hautsalbe, Hautcreme.
- Augentropfen und -salbe.
- Gentamicin-PMMA-Kugeln, -Ketten und -Miniketten (Septopal).
- Gentamicin-haltiger Knochenzement (Refobacin Palacos R).

B **Beurteilung:** Die Vorteile von Gentamicin bestehen in der raschen bakteriziden Wirksamkeit gegen die meisten gramnegativen Stäbchen (einschließlich Pseudomonas aeruginosa). Zunehmende Aminoglykosid-resistente Erreger schränken jedoch die Wirksamkeit im Krankenhaus heute beträchtlich ein. Eine Anwendung in Kombination kommt bei Sepsis, Endokarditis und gramnegativer Pneumonie sowie bei Pseudomonas-Infektionen infrage. Ein Nachteil ist die geringe therapeutische Breite. Gentamicin spielt eine große Rolle bei der Lokaltherapie bakterieller Infektionen.

Tobramycin

Handelsnamen: Gernebcin u. a.

Eigenschaften: Aminoglykosid-Antibiotikum (Strukturformel s. Abb. 1.3-1, S. 135), als Sulfat gut wasserlöslich.

Wirkungsspektrum: Gleiches Wirkungsspektrum wie Gentamicin, jedoch stärkere Aktivität gegen Pseudomonas aeruginosa. Auf Serratia marcescens wirkt Tobramycin schwächer, auf andere Keimarten etwa gleich stark wie Gentamicin. Die Kombination mit Penicillinen (z. B. Piperacillin) oder Cephalosporinen (z. B. Ceftazidim) hat eine potenzierende Wirkung (Synergismus).

Resistenz: Weitgehende Kreuzresistenz mit Gentamicin und anderen Aminoglykosiden. Tobramycin-resistente Pseudomonas-Stämme sind oft noch Amikacin-empfindlich.

Pharmakokinetik:
- Blutspiegelmaxima nach 80 mg i. m. bei 3,7 mg/l (nach 6 h 0,56 mg/l), nach 40 mg i. m. 2,4 mg/l (nach 6 h 0,26 mg/l; s. Abb. 1.3-2b, S. 137). Ähnlich sind die Serumspiegel nach i. v. Infusion von 80 mg und 40 mg in 30–60 min.
- Halbwertszeit 1,5–2 h.
- Keine Eiweißbindung.
- Ausscheidung durch die Nieren in 24 h zu 93 % in aktiver Form.

Nebenwirkungen und Interaktionen: Wie bei Gentamicin (s. S. 138). In der Nephro- und Ototoxizität bestehen keine klinisch relevanten Unterschiede zwischen Tobramycin und Gentamicin. Überschreiten der Normaldosis kann Schwerhörigkeit oder Taubheit hervorrufen. Selten sind Krämpfe, Kopfschmerzen, Verwirrung, Lethargie. Im Blut Abnahme von Kalzium, Magnesium und Kalium möglich. Bei Transfusion einer größeren Menge Citratblut kann Apnoe auftreten. Durch den Sulfitgehalt können Überempfindlichkeitsreaktionen ausgelöst werden (Brechreiz, Asthmaanfall, Bewusstseinsstörungen, Schock).

Indikationen: Nachgewiesene oder klinisch vermutete Infektionen mit empfindlichen Pseudomonas-Spezies (möglichst in Kombination mit einem Pseudomonas-wirksamen Penicillin, Cephalosporin, Carbapenem oder Gyrase-Hemmer). Durch die synergistische Wirkung der Kombination kann Dosis eingespart werden (kein Überschreiten der Normaldosierung erforderlich, wichtig wegen der Oto- und Nephrotoxizität von Tobramycin). Seit einigen Jahren wird Tobramycin mit guten klinischen Resultaten zur Inhalation bei Mukoviszidose verwendet.

K **Kontraindikationen:** Wie bei Gentamicin. Keine Kombination mit Gentamicin oder anderen Aminoglykosid-Antibiotika, mit Cisplatin oder rasch wirkenden Diuretika.

Applikation und Dosierung:
- Frühgeborene: 2 mg/kg alle 12 h, entsprechend tgl. 4 mg/kg KG.
- Neugeborene: 2,5 mg/kg KG alle 12 h, Gesamttagesdosis tgl. 5 mg/kg KG.
- Säuglinge > 1 Monat: 1,5–2,5 mg/kg KG alle 8 h, entsprechend tgl. 4,5–7,5 mg/kg KG.
- Kleinkinder: 1,5–2 mg/kg KG alle 8 h, entsprechend tgl. 4,5–6 mg/kg KG.
- Kinder: 6–7,5 mg/kg KG in 3–4 ED.
- Erwachsene: Als i. m. Injektion (alle 6–12 h) oder i. v. Kurzinfusion tgl. 3–4, bis 6 mg/kg KG je nach Schwere der Infektion, im Allgemeinen nicht länger als 10 Tage.

Bei Höherdosierung sind Blutspiegelkontrollen (Talspiegel, s. S. 139) und Überwachung des Hörvermögens (Audiometrie) unverzichtbar. Prinzipiell erscheint es auch bei Tobramycin sinnvoll, die Tagesdosis 1 × tgl. als i. v. Kurzinfusion über 30–60 min zu geben (s. S. 136). Dosisbeschränkung bei **Niereninsuffizienz** analog Gentamicin (s. S. 139). Wünschenswerte Spitzen- und Talspiegel wie bei Gentamicin (s. Tab. 1.3-1).

! Tobramycin darf wie alle Aminoglykoside in der Lösung nicht mit anderen Medikamenten gemischt werden (Inaktivierung).

Handelsformen:
- Ampullen à 20, 40 und 80 mg.
- Augentropfen, Augensalbe.

Die Ampullen enthalten Sulfit und z. T. Phenol als Konservierungsmittel.

B **Beurteilung:** Gentamicin-ähnliches Aminoglykosid mit etwas besserer Pseudomonas-Aktivität, das ein wichtiger Kombinationspartner bei Pseudomonas-Infektionen ist.

Netilmicin

Handelsname: CERTOMYCIN.

Eigenschaften: N-Ethyl-Derivat von Sisomicin, als Sulfat im Handel, gut wasserlöslich.

Wirkungsspektrum: Weitgehend identisch mit dem von Gentamicin. Darüber hinaus ist ein Teil von Gentamicin-resistenten Enterobakterien (E. coli, Proteus mirabilis, Enterobacter-Arten, Klebsiella pneumoniae, Citrobacter freundii, Serratia marcescens) gegen Netilmicin empfindlich. Dieser Unterschied beruht darauf, dass Netilmicin nur von vier der neun vorkommenden Bakterienenzyme inaktiviert wird, Gentamicin indessen von sechs Enzymen. Dagegen sind Gentamicin-resistente Pseudomonas-Stämme meistens Netilmicin-resistent. Die Aktivität gegen Pseudomonas aeruginosa ist schwächer, gegen Serratia marcescens stärker als die von Gentamicin.
Es besteht eine nicht vollständige Kreuzresistenz mit Gentamicin und eine partielle (einseitige) Kreuzresistenz mit Amikacin (Amikacin-resistente Stämme sind stets Netilmicin-resistent, nicht aber umgekehrt).

Pharmakokinetik und Nebenwirkungen: Wie bei Gentamicin (s. S. 137). Im Tierversuch ist die Oto- und Nephrotoxizität im Vergleich zu Gentamicin geringer, jedoch wurden beim Menschen unter der Therapie ebenfalls Hör-, Gleichgewichts- und Nierenstörungen beobachtet.

Dosierung: Sollte entsprechend Gentamicin (s. S. 139) erfolgen. Wichtig sind die Überwachung der Funktion von Nieren und VIII. Hirnnerv während der Therapie sowie das Erreichen von Serumspitzenkonzentrationen von 4–10 mg/l und das Vermeiden von Talspiegeln von > 2 mg/l (bei 8-stündlicher Gabe). Bei einmaliger Gabe in 24 h sollen die Serumspiegel nach 8 h 1,5–6 mg/l betragen.
Reduzierte Dosierung bei **Niereninsuffizienz** (analog Gentamicin, s. S. 139).

Handelsformen:
- Ampullen à 15, 50, 100, 150, 200 mg.

Die Ampullen enthalten mehrere Konservierungsmittel mit einem gewissen Risiko von Nebenwirkungen.

B **Beurteilung:** Netilmicin hat im Vergleich zu Gentamicin nur geringe Vorteile (in der antibakteriellen Aktivität und Verträglichkeit). Bei Gentamicin-Resistenz ist Netilmicin dem Amikacin deutlich unterlegen.

Amikacin

Handelsnamen: Biklin u. a.

Eigenschaften: Halbsynthetisch gewonnenes Kanamycin-Derivat, als Sulfat im Handel, farblose bis leicht gelbliche Lösung, stabil bei Zimmertemperatur für mindestens 2 Jahre.

Wirkungsspektrum: Da Amikacin von den meisten Aminoglykosid-inaktivierenden Bakterienenzymen nicht angegriffen wird, hat es ein breiteres Spektrum als Gentamicin, Tobramycin und Netilmicin. Es hemmt die meisten Gentamicin-resistenten Stämme von E. coli, Klebsiella-, Enterobacter-Arten, Serratia, Proteus-Arten (einschließlich Proteus rettgeri), Providencia, Acinetobacter und Citrobacter freundii sowie Staphylococcus aureus. Viele Mykobakterien (z. B. M. tuberculosis, M. avium, M. fortuitum) und Nocardia asteroides sind ebenfalls sensibel. Synergistische Wirkung von Amikacin mit Azlocillin und Piperacillin bei Pseudomonas aeruginosa und anderen Enterobakterien. Bezogen auf das Gewicht hat Amikacin eine geringere Aktivität als Gentamicin und muss daher wesentlich höher dosiert werden. Streptokokken (einschließlich Pneumokokken) und Haemophilus influenzae sind nur schwach empfindlich. Amikacin ist unwirksam auf Bacteroides und die meisten anderen Anaerobier, Burkholderia-cepacia- und Stenotrophomonas-maltophilia-Stämme.

Resistenz: Eine Resistenzentwicklung während Behandlung ist nicht so selten wie früher angenommen. Teilweise Kreuzresistenz (ein- oder beidseitig) mit anderen Aminoglykosiden.

Pharmakokinetik:
- Resorption nach oraler Gabe gering, nach i. m. Injektion etwas langsamer als bei Gentamicin (Serumspiegelmaxima nach 1,5 h).
- Serumkonzentrationen: Nach 0,5 g (0,75 mg/kg) i. m. 21 mg/l (1 h) und 2,1 mg/l (10 h). Bei i. v. Kurzinfusion von 0,5 g (in 0,5 h) Serumkonzentration im Durchschnitt 38 mg/l (Infusionsende), 18 mg/l (1 h später) und 0,75 mg/l (10 h später). Bei i. v. Kurzinfusion von 1 g (einmalige Gabe in 24 h) beträgt der mittlere Serumspiegel 40 mg/l (0,5 h später) und 1,8 mg/l (nach 24 h). Keine Kumulation bei fortgesetzter Therapie und intakter Nierenfunktion.

- Halbwertszeit 2,3 h (bei Neugeborenen in der 1. Lebenswoche 7 h).
- Plasmaeiweißbindung 4–10 %. Liquorgängigkeit gering (10–20 % der Serumspiegel, bei Meningitis bis zu 50 %). Plazentapassage möglich (Anreicherung im Fruchtwasser).
- Ausscheidung: Durch die Nieren zu mehr als 90 % in den ersten 8 h in aktiver Form (vorwiegend glomeruläre Filtration), zu 95–100 % in 24 h.

Nebenwirkungen: Wie andere Aminoglykoside ist Amikacin potenziell nephro-, oto- und neurotoxisch.

- **Nephrotoxizität** (Harnausscheidung von Eiweiß, Zellen und Zylindern, Azotämie, Oligurie) bei üblicher Dosierung und intakter Nierenfunktion sowie ausreichender Flüssigkeitszufuhr meist reversibel und relativ selten.
- **Ototoxizität** (Innenohrschwerhörigkeit, Schwindel) vor allem bei Überschreiten der empfohlenen Dosierung (s. u.), längerer Behandlung (mehr als 10 Tage) und Niereninsuffizienz (ohne Dosisreduzierung). Der Talspiegel im Serum von 10 mg/l sollte nicht überschritten werden. Bleibende Hörschäden sind selten. Bezogen auf die übliche therapeutische Dosis ist die Ototoxizität von Amikacin (tgl. 1 g) mit der von Gentamicin (tgl. 0,24–0,32 g) vergleichbar.
- **Neurotoxizität** (neuromuskuläre Blockade und Atemlähmung) bei Kombination mit Anästhetika und Muskelrelaxanzien, auch bei gleichzeitiger Transfusion einer größeren Menge Citratblut. Eine neuromuskuläre Blockade ist außerdem möglich nach rascher i. v. Gabe von Amikacin und bei lokaler Instillation (in die Bauch- oder Brusthöhle).
- Seltene Nebenwirkungen sind Hautexantheme, Medikamentenfieber, Tremor, Übelkeit, Erbrechen, Eosinophilie u. a.

Indikationen: Schwere infektiöse Erkrankungen bei Versagen anderer Aminoglykoside und in Kliniken mit häufigem Vorkommen Gentamicin-resistenter gramnegativer Stäbchen. Gezielte Therapie schwerer Infektionen durch Gentamicin-resistente Bakterien (insbesondere Proteus rettgeri oder stuartii, Serratia marcescens, Pseudomonas aeruginosa). Initialbehandlung von Septikämien und schweren Organinfektionen besonders bei hochgradiger Abwehrschwäche (Malignomen, Leukämie), auch bei Peritonitis, Neugeborenensepsis oder Säuglingsmeningitis (stets in Kombination). Amikacin kann zur Behandlung von Infektionen durch sonst resistente Mykobakterien verwandt werden – nicht selten sind Streptomycin-resistente TB-Stämme noch Amikacin-empfindlich. Es wird auch kombiniert zur Therapie von Infektionen durch Mycobacterium avium intracellulare bei AIDS eingesetzt.

Falsche Indikationen: Leichtere Erkrankungen sowie schwere Infektionen, bei denen auch Gentamicin oder Tobramycin wirksam wäre. Streptokokken-, Pneumokokken-, Enterokokken-Infektionen. Monotherapie schwerer Infektionen.

K **Kontraindikationen:** Schwangerschaft. Vorsicht bei Niereninsuffizienz und unmittelbar vorausgegangener Behandlung mit einem Aminoglykosid und bei bereits bestehender Innenohrschwerhörigkeit. Keine Kombination mit anderen potenziell nephro- oder ototoxischen Medikamenten oder mit anderen Aminoglykosiden, auch nicht mit schnell wirkenden Diuretika, wie Ethacrynsäure, Furosemid oder Mannit (wegen erhöhter Gefahr von Ototoxizität). Eine Unverträglichkeit anderer Aminoglykoside (Gentamicin usw.) schließt eine Anwendung von Amikacin aus. Weitere Wechselwirkungen (wie bei allen anderen Aminoglykosiden) s. S. 139.

Applikation: In der Regel i. v. Infusion. Auch eine i. m. Injektion ist möglich.

! Keine rasche i. v. Injektion (wegen Gefahr von Kreislaufreaktionen und Atemlähmung). In Infusionslösungen (am besten 5%ige Glucose) nicht mit anderen Medikamenten mischen.

Dosierung:
- Neugeborene: In der 1. Lebenswoche 7,5 mg/kg KG alle 12 h (dabei keine Kumulation).
- Kleinkinder < 6 Jahre: 15 mg/kg KG in 2 ED.
- Erwachsene und Kinder ab 6 Jahre: Tagesdosis 10–15 mg/kg KG (nie mehr als 1,5 g), früher verteilt auf 2 oder 3 i. v. Infusionen (7,5 mg/kg KG alle 12 h oder 5 mg/kg KG alle 8 h).

Wie bei allen Aminoglykosiden ist auch bei Amikacin die einmalige Applikation der Tagesdosis von 1 g als i. v. Infusion über 60 min alle 24 h sinnvoll (s. S. 136). **Behandlungsdauer:** 7–10 Tage. Falls längere Therapie notwendig, regelmäßige Kontrolle von Nierenfunktion, Hörvermögen (Audiogramm) und Vestibularisfunktion.
Bei **eingeschränkter Nierenfunktion** größeres Dosierungsintervall wählen (bei üblicher ED von 7,5 mg/kg KG) nach der Regel: Serum-Kreatinin-Wert des Patienten mit 9 multiplizieren, ergibt richtiges Dosierungsintervall in Stunden (z. B. Kreatininwert von 2 mg/dl × 9 = 18, d. h., es sind alle 18 h 7,5 mg/kg KG zu verabreichen).
Durch käufliche Testbestecke lassen sich bei **stärkerer Niereninsuffizienz** die Serumspiegel während der Therapie kontrollieren. Die Talspiegel vor der nächsten Applikation sollen bei 8-stündlicher Gabe nicht über 10 mg/l liegen. Wenn die Tagesdosis 1 × tgl. verabreicht wird, sollte der Serumspiegel vor der nächsten Gabe 2 mg/l nicht übersteigen. Eine Kontrolle der Spitzenspiegel ist nicht notwendig. Am Ende einer Hämo- oder Peritonealdialyse gibt man einmalig die Hälfte der gewöhnlichen ED (7,5 mg/kg).

Bei **Überdosierung** oder toxischen Reaktionen ist eine Entfernung von Amikacin durch Hämodialyse (bei Neugeborenen durch Austauschtransfusion) möglich.

Handelsformen: Ampullen (nicht gelistet) à 0,5 g (enthalten z. T. Natriumdisulfit).

B **Beurteilung:** Aminoglykosid der Reserve, das bei schweren Allgemeininfektionen – vor allem bei Patienten mit Abwehrschwäche – in Kombination mit einem Betalactam-Antibiotikum lebensrettend sein kann. Wirkt z. T. noch bei Gentamicin-Resistenz. In Kombination und bei Nachweis der Wirksamkeit zur Behandlung typischer und atypischer Mykobakteriosen geeignet.

Spectinomycin

Handelsname: Stanilo.

Eigenschaften: Mit den Aminoglykosiden nahe verwandt. Als Hydrochlorid wirksamer und lokal besser verträglich als das früher verwendete Sulfat.

Wirkungsspektrum: Breitspektrum-Antibiotikum mit relativ geringer Aktivität. Von klinischem Interesse ist lediglich die Wirkung auf Gonokokken (minimale Hemmkonzentrationen 7,5–20 mg/l). Empfindlich ist auch Ureaplasma urealyticum, nicht dagegen Chlamydia trachomatis (Erreger der nichtgonorrhoischen Urethritis).

Resistenzentwicklung: Bei Gonokokken möglich. Primär resistente Gonokokken-Stämme kommen in zunehmender Häufigkeit vor.

Pharmakokinetik:
- Nach 2 g i. m. Serumkonzentrationen von 100 mg/l (1 h) und 15 mg/l (8 h), nach 4 g i. m. 160 mg/l (2 h) und 31 mg/l (8 h).
- Halbwertszeit 2,5 h.

- Keine oder sehr geringe Serumeiweißbindung. Hohe Harnkonzentrationen.
- Urin-Recovery > 80 %.

Nebenwirkungen (bei einmaliger Gabe in < 1 %): Kopfschmerzen, Schwindel, Übelkeit, Erbrechen, Temperaturanstieg, Schmerzen an der Injektionsstelle.

Einzige Indikation: Einmaltherapie der unkomplizierten Gonorrhoe (besonders bei Penicillin-Allergie und Penicillin-Versagen). Unwirksam bei gonorrhoischer Pharyngitis.

Dosierung: Bei unkomplizierter Gonorrhoe des Mannes und der Frau einmalig 2 g (in 3,5 ml Aqua dest.) tief i. m. Eine Lues wird durch Spectinomycin nicht beeinflusst (und daher auch nicht maskiert).

Handelsform: Ampullen à 2 g (mit Zusatz von Benzylalkohol).

B **Beurteilung:** Veraltetes, nicht optimal wirksames Antibiotikum, ausschließlich für die Einmalbehandlung der Gonorrhoe (nicht selten Therapieversager). Klarer Kandidat für das Museum der Antibiotika.

1.4 Tetracycline

Die Gruppe der Tetracycline sind untereinander sehr ähnliche Breitspektrum-Antibiotika mit einem Naphthacen-Ringsystem. Tetracyclin, Oxytetracyclin und Doxycyclin unterscheiden sich zwar in der Zusammensetzung der Seitenketten (Abb. 1.4-1), haben jedoch ein identisches Wirkungsspektrum. Die Standardsubstanz ist heute **Doxycyclin**. Die älteren Derivate, wie Tetracyclin und Oxytetracyclin, haben wegen ihrer schlechten Resorption heute nur noch historische Bedeutung. Die z. T. erheblichen Nebenwirkungen der alten Tetracycline werden aber immer noch zu Unrecht auf die neueren Derivate übertragen. Alte Tetracycline sind nach wie vor in vielen Präparaten zur topischen Behandlung enthalten, sollten aber aus Resistenzgründen nur noch bei bestimmten engen Indikationen (z. B. Akne, Rosacea, Haemophilus-Konjunktivitis) verwendet werden. **Minocyclin** hat interessante Sondereigenschaften und ein etwas breiteres Wirkungsspektrum als Doxycyclin.

Wirkungsweise und Wirkungsspektrum: Die bakteriostatische Wirkung der Tetracycline beruht auf einer Hemmung der Proteinsynthese in der Bakterienzelle; es wird die Umacylierung neu ins Ribosom eintretender Aminosäuren auf die wachsende Peptidkette verhindert. Die Wirkung erstreckt sich auf extra- und intrazellulär gelagerte Keime. Die Wirkung der Tetracycline ist stark medienabhängig. So gibt es erhebliche Wirkungsverluste in bestimmten Körperflüssigkeiten (z. B. Galle).

Zu den Tetracyclinen gehören auch die **Glycylcycline**, deren Erforschung bereits Ende der 1990er Jahre mit zwei N,N-Dimethylglycylamido-Derivaten begann, nachdem sich zeigte, dass das Hinzufügen einer modifizierten Glycylamino-Gruppe in vitro sowohl eine Efflux- als auch die ribosomal bedingte Resistenz überwinden konnte. Weiter zum Tigecyclin wurde aber das t-Butylglycylamino-Derivat von Minocyclin entwickelt. Mit Tigecyclin steht nun seit Langem erstmals wieder ein Breitspektrum-Antibiotikum zur Verfügung, das sowohl aerobe als auch anaerobe grampositive und gramnegative Erreger einschließlich der multiresistenten Problemkeime MRSA, VRE und ESBL-bildende Enterobakterien erfasst (s. Tab. 1.4-1). In den letzten 20 Jahren war eine weitgehende Zurückhaltung gegenüber Doxycyclin vorhanden. Dabei wurde offenbar – in der Begeisterung über neue Cephalosporine, Fluorchinolone und Makrolide – »das Kind

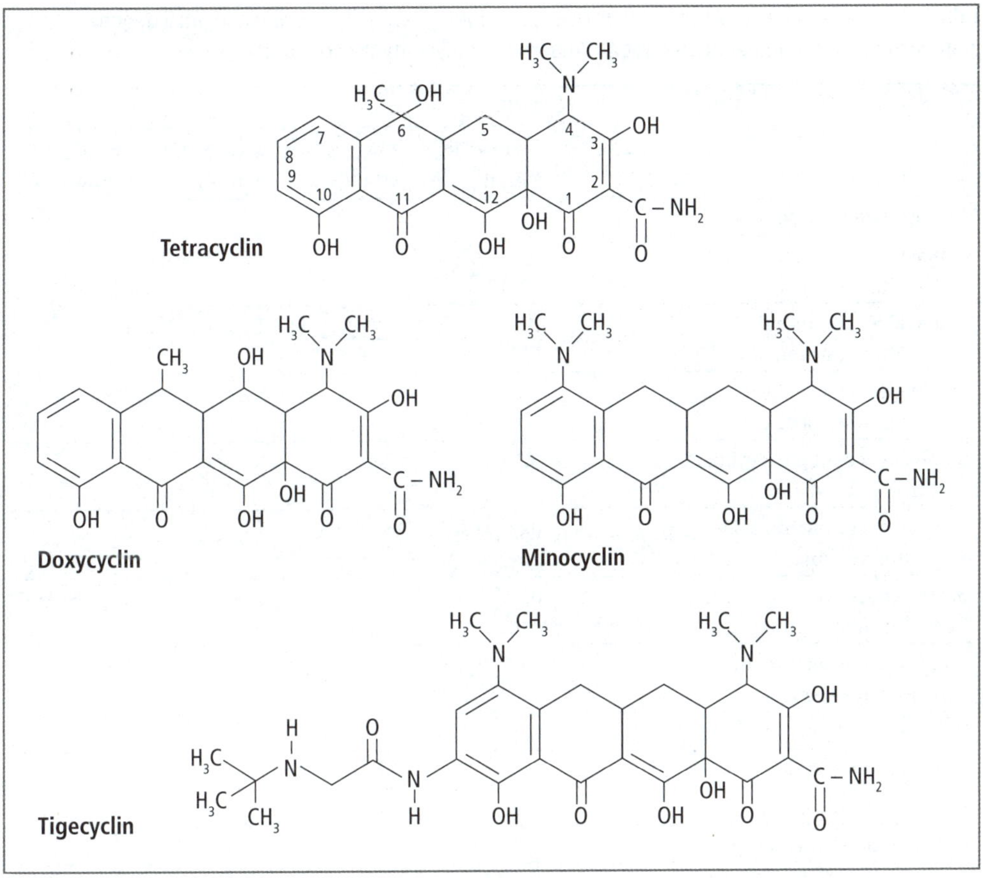

Abb. 1.4-1 Strukturformeln von Doxycyclin, Minocyclin und dem Glycylcyclin Tigecyclin.

mit dem Bade ausgeschüttet« und die Qualitäten von Doxycyclin, z. B. die geringen Nebenwirkungen und die Aktivität gegen atypische Erreger von Atemwegsinfektionen, wurden vergessen.

Verwendung: An dieser Stelle soll noch einmal darauf hingewiesen werden, dass Tetracycline eine erhebliche antiinflammatorische, immunsuppressive sowie Anti-Lipase- und Anti-Kollagenase-Wirkung haben, die sowohl in den Anfängen der Rheumatherapie als auch z. B. zur intrapleuralen Behandlung maligner Ergüsse genutzt wurde und heute noch in der Akne- und Parodontose-Therapie Verwendung findet.

> Doxycyclin ist nach wie vor eine wichtige und kostengünstige Standardsubstanz in der Antibiotika-Therapie.

Doxycyclin

Handelsnamen: Vibramycin u. a.

Wirkungsspektrum: **Gute bis mittlere Empfindlichkeit** haben Streptokokken, Pneumokokken, Gonokokken, Meningokokken, Listerien, Aktinomyzeten, Pasteurella multocida, Yersinien, Haemophilus, Brucellen, Burkholderia mallei und pseudomallei, Vibrio cholerae und Vibrio parahaemolyticus, Campylobacter jejuni, Treponema pallidum,

Tab. 1.4-1 Vergleichende Aktivität von Tigecyclin und anderen Tetracyclinen in vitro gegen grampositive und gramnegative Erreger, Anaerobier sowie atypische Erreger.

	$MHK_{90\,\%}$			
	Tigecyclin (µg/ml)	Tetracyclin (µg/ml)	Doxycyclin (µg/ml)	Minocyclin (µg/ml)
Grampositive Erreger				
Staphylococcus aureus, Methicillin-sensibel	0,12–0,5	1	0,5	0,12
Staphylococcus aureus, Methicillin-resistent	0,25–5	32	2	2
Staphylococcus epidermidis, Methicillin-sensibel	0,5	2	NA	0,5
Staphylococcus epidermidis, Methicillin-resistent	0,5	> 8	NA	4
Streptococcus pneumoniae, Penicillin-sensibel	0,06–0,125	32	8	8
Streptococcus pneumoniae, Penicillin-intermediate	0,06	64	8	16
Streptococcus pneumoniae, Penicillin-resistent	0,06–0,125	64	8	16
Streptococcus pyogenes	0,06	4	0,5	0,25
Enterococcus faecalis	0,12–0,25	128	16	32
Enterococcus faecium	0,12–0,25	64	16	16
Gramnegative Erreger				
Acinetobacter-baumannii-Gruppe	2	> 32	NA	1
Burkholderia cepacia	32	4	NA	2
Citrobacter freundii	0,5–2	8	NA	8
Enterobacter aerogenes	1	4	NA	2
Enterobacter cloacae	0,5–4	> 8	NA	> 8
Escherichia coli	0,5	> 8	NA	8
Klebsiella pneumoniae	1–2	4	NA	4
Moraxella catarrhalis	0,12	0,25	NA	0,06
Morganella morganii	4–8	16	NA	4
Proteus mirabilis	8	32	NA	16
Pseudomonas aeruginosa	16	> 32	NA	32
Stenotrophomonas maltophilia	2–4	32	NA	1
Serratia marcescens	2	> 8	NA	8
Haemophilus influenzae	0,5–1	0,5	NA	8
Anaerobier				
Bacteroides fragilis	2–4	32	8	8
Clostridium difficile	0,125–0,5	0,125	0,125	0,032

Antiinfektiva

Tab. 1.4-1 Vergleichende Aktivität von Tigecyclin und anderen Tetracyclinen in vitro gegen grampositive und gramnegative Erreger, Anaerobier sowie atypische Erreger. *(Fortsetzung)*

	MHK$_{90\,\%}$			
	Tigecyclin (µg/ml)	Tetracyclin (µg/ml)	Doxycyclin (µg/ml)	Minocyclin (µg/ml)
Clostridium perfringens	0,25–0,5	8	0,125	0,125
Peptostreptococcus spp.	0,125–0,25	16	4	8
Atypische Erreger				
Chlamydia pneumoniae	0,125	NA	0,25	NA
Legionella pneumophila	NA	1–8	4	4
Mycoplasma pneumoniae	0,25	1	1,6	1
Schnell wachsende Mykobakterien				
Mycobacterium fortuitum	≤ 0,12	32	NA	32
Mycobacterium abscessus	0,25	> 128	NA	> 64
Mycobacterium chelonae	≤ 0,12	> 128	NA	> 64

MHK$_{90\,\%}$ = minimale Hemmkonzentration bei 90 % der untersuchten Bakterienstämme; NA = *not analysed* (nicht untersucht).

Leptospiren, Borrelien, Francisella tularensis und Keuchhustenbakterien. Weiterhin gute Wirkung auf Mykoplasmen, Chlamydien (Chlamydia-pneumoniae-Infektionen, Ornithose, Trachom, Lymphogranuloma inguinale), Ehrlichia-Arten, Rickettsien (Q-Fieber, Fleckfieber). Doxycyclin wirkt auch auf Plasmodium falciparum.

Unterschiedliche Empfindlichkeit haben Enterokokken, Staphylokokken, E. coli, Klebsiella, Enterobacter, Acinetobacter, Salmonellen, Shigellen, Bacteroides-Arten, Clostridien, Korynebakterien, Nocardien, Bacillus anthracis.

Unwirksam gegen Pseudomonas aeruginosa, Proteus-Arten, Serratia marcescens u. a.

Resistenz: Die Tendenz zu einer Resistenzentwicklung unter der Therapie ist gering. Der Anteil resistenter Staphylokokken-Stämme ist örtlich verschieden (10–30 %). Auch unter hämolysierenden Streptokokken, Pneumokokken und Gonokokken sowie Clostridien und Haemophilus influenzae kommen resistente Stämme vor (bei A-Streptokokken z. B. in 10–35 %, bei Pneumokokken in 10–30 % und bei Haemophilus influenzae 3 % der Fälle). Nur 40–60 % der Bacteroides-fragilis-Stämme sind Doxycyclin-empfindlich. Penicillin-G-resistente Gonokokken-Stämme sind meist auch resistent gegen Doxycyclin. Keine Kreuzresistenz mit Antibiotika anderer Gruppen.

Pharmakokinetik:

- Resorption nach oraler Gabe zu etwa 75 %.
- Nach der Gabe von 1 × tgl. 0,1 g Doxycyclin oral werden maximale Serumspiegel von 3 mg/l gemessen (Abb. 1.4-2). Bei wiederholter Gabe findet eine geringe, nicht toxisch wirkende Kumulation statt, sodass nach der Initialdosis von 0,2 g eine Erhaltungsdosis von 0,1 g ausreichend sein kann.
- Mittlere Serumspiegel nach einmaliger i. v. Injektion von 200 mg Doxycyclin (Abb. 1.4-3). Bei 1-stündiger i. v. Infusion von 0,2 g Doxycyclin werden im Serum 3,6 mg/l, von 0,1 g 2,5 mg/l erreicht.

- Halbwertszeit 15 h. Die Halbwertszeit von Doxycyclin wird bei gleichzeitiger Gabe von Phenytoin oder einem Barbiturat auf 7 h verkürzt (infolge Enzyminduktion in der Leber).
- Eiweißbindung im Serum 96 %.
- Gute Gewebediffusion in Leber, Niere, Milz, Knochen, Lunge, Genitalorgane. Hohe Gallenkonzentrationen. Im Nabelschnurblut 50–75 % der mütterlichen Serumkonzentrationen, im Fruchtwasser 20 %, in der Muttermilch 50–100 %.
- Liquorgängigkeit gering (1–6, bis 10 % der Serumwerte).
- Urin-Recovery 70 % und 40 % (nach i. v. bzw. oraler Gabe).
- Bei Niereninsuffizienz findet bei wiederholter Applikation in üblicher Dosierung keine stärkere Kumulation statt.

Nebenwirkungen: Doxycyclin gehört zu den am besten verträglichen Antibiotika. Übelkeit bei Gabe auf leeren Magen ist jedoch nicht selten. Eine pseudomembranöse En-

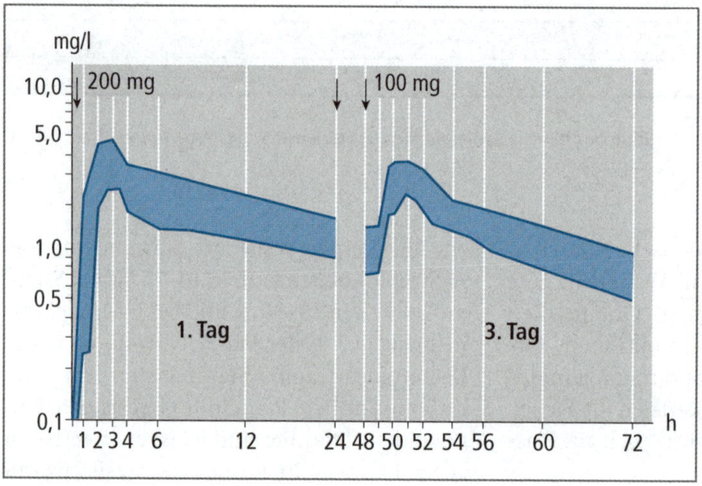

Abb. 1.4-2 Bereich der bei 8 Erwachsenen gemessenen Serumspiegel nach oraler Einzelgabe von 200 mg Doxycyclin (links) und nach wiederholter oraler Gabe von 100 mg Doxycyclin (alle 24 h) am 3. Tag (rechts).

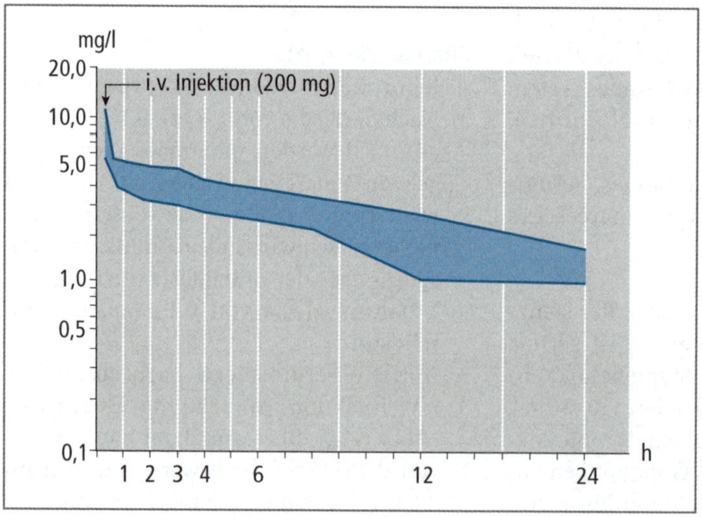

Abb. 1.4-3 Bereich der bei 8 Erwachsenen gemessenen Serumspiegel nach i. v. Injektion von 200 mg Doxycyclin.

terokolitis durch Selektion von Clostridium difficile ist während einer Doxycyclin-Behandlung sehr selten. Photodermatose (Photosensibilisierung) mit Hauterythem und Ödemen an belichteten Körperstellen. Langsame Rückbildung (nach 2–4 Wochen), evtl. Restpigmentierung und Nagelablösungen.

! Keine Sonnenbäder unter Doxycyclin-Therapie!

Allergien (Exantheme, anaphylaktischer Schock) sind nur ganz vereinzelt beobachtet worden. Dabei besteht eine Kreuzallergie zwischen allen Tetracyclinen. Lokale Reizerscheinungen sind bei i. v. Gabe möglich. Nach Einnahme von Doxycyclin-Kapseln (nicht Tabletten) wurden als lokal toxischer Effekt Schleimhautulzerationen im Ösophagus beobachtet.

Es gibt eine Reihe von weitgehend historischen Nebenwirkungen, die besonders für klassische Tetracycline galten, die jedoch immer wieder bei Doxycyclin angeführt werden: Bei Kleinkindern kann nach Gabe von Tetracyclinen eine Gelbfärbung der Zähne (irreversibel), evtl. mit Schmelzdefekten und erhöhter Kariesanfälligkeit, auftreten. Gelbe Zähne sind in den letzten Jahrzehnten aber nicht mehr aufgetreten, u. a. weil heute kaum noch Doxycyclin an Kleinkinder gegeben wird.

Unter Tetracyclin-Behandlung kann sehr selten eine reversible intrakranielle Drucksteigerung auftreten, die sich bei Säuglingen durch eine Vorwölbung der großen Fontanelle äußert, bei älteren Kindern und Erwachsenen durch Papillenödem mit Sehstörungen und schweren Kopfschmerzen.

Eine Leberschädigung ist bei erheblicher Überdosierung von Tetracyclinen möglich (meist nach parenteraler Gabe klassischer Tetracycline im letzten Schwangerschaftsdrittel). Aus diesem Grund sollte die Dosis von 0,2 g (bis 0,3 g) Doxycyclin pro Tag nicht überschritten werden. Möglichst keine Kombination mit anderen potenziell lebertoxischen Medikamenten (z. B. Chlorpromazin-, Phenylhydantoin-, Phenylbutazon-Derivate). Herzrhythmusstörungen können bei digitalisierten Patienten durch den Magnesiumgehalt des Injektionspräparates von Doxycyclin hervorgerufen werden. Sie sind durch Einhaltung der vorgeschriebenen Injektionsdauer (2 min) vermeidbar. Bei Myasthenia gravis ist die i. v. Gabe von Doxycyclin wegen des Magnesiumgehaltes kontraindiziert.

Interaktionen: Da Tetracycline (auch Doxycyclin) die Plasma-Prothrombinaktivität vermindern können, kann bei einer Antikoagulanzientherapie eine Reduktion der Antikoagulanziendosierung erforderlich sein. Bei gleichzeitiger Gabe von Sulfonylharnstoff-Derivaten (orale Antidiabetika) kann die Blutzuckersenkung verstärkt werden. Bei gleichzeitiger Gabe von Doxycyclin und Ciclosporin A kann die toxische Wirkung von Ciclosporin A verstärkt werden. Außerdem gibt es Interaktionen mit Methoxyfluran (verstärkte Nephrotoxizität), mineralischen Antazida (verminderte Doxycyclin-Resorption), Amethopterin (verstärkte Amethopterin-Toxizität) und Digoxin (erhöhte Digoxin-Plasmaspiegel).

Indikationen: Doxycyclin ist nach wie vor das Mittel der Wahl für intrazelluläre Infektionen, z. B. durch Chlamydien (Chlamydia-pneumoniae-Pneumonie, Ornithose), sowie die nichtgonorrhoische Urethritis (durch Chlamydia trachomatis oder Ureaplasma urealyticum). Weitere Indikationen sind Pelveoperitonitis und Salpingitis (Adnexitis) sowie Lues, Lymphogranuloma inguinale, Mykoplasmen-Pneumonie, Infektionskrankheiten, wie Brucellose, Q-Fieber, Yersinien-Infektionen, Ehrlichiose, Tularämie, Pest, Leptospirose, Bartonellen-Infektionen (bazilläre Angiomatose), Donovanosis, Borrelien-Infektionen, Aktinomykose, Trachom, Cholera, Rickettsiosen (Fleckfieber u. a.), Melioidose (durch Burkholderia pseudomallei), Akne und Rosacea, Morbus Whipple, außerdem leichtere Atemwegsinfektionen (vor allem durch Haemophilus), akuter Schub einer chronischen Bronchitis, Sinusitis sowie Chloroquin-resistente Malaria – allerdings nur in Kombinationstherapie! Doxycyclin ist wichtig zur Therapie und Prophylaxe einer Zeckenbiss-Borreliose. Eine neue Indikation für Doxycyclin ist die Therapie der Filariasis; dabei werden Rickettsien-artige Endosymbionten (Wolbachia) supprimiert und die Fertilität der Würmer reduziert. Mit zunehmender Resistenz von Helicobacter pylori gegen Makrolide sind auch Tetracycline eine Behandlungsoption.

Falsche Indikationen: Klinisch typische oder nachgewiesene Infektionen durch Staphylokokken, Streptokokken oder Pneumokokken (häufig resistent). Basisantibiotikum in der Klinik.

K **Kontraindikationen:** Gravidität (außer vitale Indikation), Kinder bis zu 7 Jahren (wegen möglicher Gelbfärbung der Zähne). Eine Anwendung bei kleinen Kindern kommt nur bei vitaler Indikation infrage (z. B. bei Ornithose). Myasthenia gravis (gilt nur für i. v. Präparate, die zusätzlich Magnesium enthalten). Vorsicht bei schweren Lebererkrankungen (besonders bei akuter Hepatitis). Starke Sonnenlichteinwirkung und UV-Licht sind zu vermeiden.

Applikation: In der Regel als Filmtabletten oder Kapseln nach dem Essen, am besten mit einem Schluck Wasser, um ein Festkleben der Tabletten im Ösophagus zu verhindern; bei Kindern auch als Suspension. Es genügt 1 Gabe pro Tag. Nur bei Schwerkranken oder Patienten, die das Antibiotikum oral nicht einnehmen können, kommt die i. v. Applikation von Doxycyclin in 1–2 ED in Betracht.

Dosierung:

- Oral:
  - Kinder: (z. B. bei Rickettsiosen) prinzipiell 2 × tgl. 2,2 mg/kg. Ab 8 Jahren besser 1 × tgl. 4 mg/kg KG (Tag 1), dann 1 × tgl. 2 mg/kg KG.
  - Jugendliche und Erwachsene > 50 kg KG und < 70 kg KG: Am 1. Tag 200 mg (4 mg/kg KG), dann Reduktion auf 100 mg (2 mg/kg KG); in schweren Fällen bzw. bei unklaren Erregern stets Dauerbehandlung mit tgl. 200 mg (4 mg/kg KG) bevorzugen.
  - Erwachsene > 70 kg KG: 200 mg regelmäßig.
- Intravenös:
  - Kinder: 1 × tgl. 4 bzw. 2 mg/kg.
  - Erwachsene: 1 × tgl. 200 mg (Initialdosis) und 100 mg (bis 200 mg) (Erhaltungsdosis) als langsame i. v. Injektion.

Keine Dosisanpassung bei **Nieren- oder Leberinsuffizienz** erforderlich; nur geringe (< 10 %) Elimination durch Hämodialyse.

Handelsformen:

- Kapseln und Tabletten à 0,1 und 0,2 g.
- Zur i. v. Injektion: Ampullen à 0,1 g.

B **Beurteilung:** Nebenwirkungsarme, kostengünstige und gut verträgliche Standardsubstanz zur Therapie von leichteren Atemwegsinfektionen wie Bronchitis oder Sinusitis, aber auch Erythema migrans, Lues und vielen intrazellulären Infektionen (z. B. durch Chlamydien, Mykoplasmen, Rickettsien, Coxiellen, Brucellen und Borrelien). Langzeittherapie möglich.

Minocyclin

Handelsnamen: Klinomycin, Minoclir u. a.

Eigenschaften: Minocyclin ist ein besonders lipophiles Spezialtetracyclin mit durchaus interessanten, speziellen Eigenschaften.

Wirkungsspektrum: Wie bei Doxycyclin (s. S. 147). Minocyclin wirkt außerdem auf Burkholderia cepacia, Mycobacterium leprae, M. marinum und M. fortuitum und hat offenbar auch eine Wirkung auf Toxoplasmen. Die Resistenzsituation entspricht weitgehend der von Doxycyclin (s. S. 149). Es gibt aber Doxycyclin-resistente Erreger, die noch gegen Minocyclin sensibel sind. Gegenüber den gramnegativen Problemkeimen Stenotrophomonas maltophilia und Acinetobacter spp. zeigt Minocyclin zumindest in vitro nicht selten die beste Aktivität, ein Vergleich mit Tigecyclin ist erst bei sicher ermittelten Breakpoints für diese Erreger möglich.

Pharmakokinetik:

- Nach oraler Gabe fast vollständige Resorption.
- Maximale Serumspiegel nach 0,2 g oral 3 mg/l. Nach 1-stündiger i. v. Infusion von 0,2 g sinkt der Serumspiegel von 3,5 mg/l (bei Infusionsende) auf 1 mg/l (nach 12 h) und 0,6 mg/l (nach 24 h) ab.
- Halbwertszeit 15 h.
- Plasmaeiweißbindung 75 %.
- Gute Gewebediffusion. Starke Lipophilie. Die Liquorkonzentrationen betragen 20–40 % der Serumwerte.
- Urin-Recovery nach oraler Gabe 5,5 %, nach i. v. Gabe 5,9 %. Ausscheidung mit der Galle zu 35 %. Es werden > 40 % im Organismus metabolisiert. Bei Niereninsuffizienz erfolgt keine Kumulation.

Minocyclin hat offenbar unspezifische immunmodulierende Eigenschaften, die z. T. genutzt werden.

Nebenwirkungen: Ähnlich wie bei Doxycyclin (s. S. 150), jedoch keine Herzrhythmusstörungen bei i. v. Gabe. Relativ häufig tritt zu Behandlungsbeginn zentraler Schwindel auf, der manchmal mit Benommenheit und Übelkeit verbunden ist und die Verkehrstüchtigkeit beeinträchtigen kann. Bei Langzeittherapie sind Verfärbungen der Knorpel, selten auch andere schwere Nebenwirkungen (z. B. allergische Alveolitis, Lupus erythematodes) möglich (regelmäßige Kontrollen notwendig).

Interaktionen: Wie bei Doxycyclin (s. S. 151).

Indikationen: Lues (bei Penicillin-Allergie), evtl. auch Lepra (s. S. 761) und andere Mykobakterien-Infektionen (z. B. Schwimmbad-Granulome durch M. marinum). In niedriger Dosierung gut wirksam bei Acne vulgaris (s. S. 681). Wirksam auch bei Nocardiose (z. B. von AIDS-Patienten). Manche Tetracyclin-resistenten Erreger können noch sensibel gegen Minocyclin sein. Minocyclin gilt auch als Basisantirheumatikum (unspezifischer Effekt). Bei invasiven Infektionen mit Acinetobacter- oder Stenotrophomonas-Spezies ist nach Resistenztestung Minocyclin in der Kombinationstherapie anstelle von Tigecyclin zu erwägen.

K **Kontraindikationen:** Gravidität und Kinder bis zu 8 Jahren (wegen möglicher Gelbfärbung der Zähne). Vorsicht bei Lebererkrankungen (besonders bei akuter Hepatitis, Leberzirrhose).

Dosierung:

- Kinder ab 8 Jahre: initial 4 mg/kg KG, danach alle 12 h 2 mg/kg KG.
- Erwachsene: initial 200 mg, danach alle 12 h 100 mg.

Bei Akne gibt man 2 × tgl. 50 mg oral (Jugendliche und Erwachsene).

Handelsformen: Kapseln und Tabletten à 0,05 und 0,1 g.

B **Beurteilung:** Lipophiles Tetracyclin für Sonderindikationen (Akne) mit stärkerer Aktivität, aber auch mehr Nebenwirkungen als Doxycyclin. Durch Wirkungsspektrum und Empfindlichkeit auch bei sonst hochresistenten Erregern ist Minocyclin ein wenig klinisch geprüfter und dennoch wieder zunehmend interessanter Kombinationspartner zur Behandlung von Hospitalinfektionen.

Glycylcycline

Die schon länger bekannten Glycylcycline sind halbsynthetische Derivate von Minocyclin mit einer Glycylamido-Gruppe, die an die neunte Position des D1-Ringes des Basismoleküls gebunden wird. Diese Modifikation bewahrt die antibakterielle Wirkung, sorgt aber zusätzlich für Stabilität gegen die Tetracyclin-Resistenzmechanismen. Glycylcycline besitzen eine starke Aktivität gegen Staphylokokken (auch Methicillinresistente Stämme) und wirken außerdem gegen Minocyclin- und Tetracyclin-resistente Bakterienstämme. Von besonderem Interesse ist die Aktivität gegen Penicillin-G-resistente Pneumokokken, Vancomycinresistente Enterococcus faecalis bzw. E. faecium und Acinetobacter baumannii. Die Entwicklung mehrerer Derivate wurde immer wieder wegen ungenügender Verträglichkeit eingestellt.

Tigecyclin

Handelsname: Tygacil.

Eigenschaften: Das zu den Glycylcyclinen gehörende Minocyclin-Derivat Tigecyclin (ehemals GAR-936; Fa. Wyeth-Ayerst) zeichnet sich durch eine sehr hohe Aktivität (MHK 0,06–1) und ausgeprägte Bakterizidie gegen sensible, aber auch multiresistente Pneumokokken, Staphylokokken, Legionellen, Haemophilus und Gonokokken aus. Prinzipiell besteht auch eine gute In-vitro-Wirksamkeit gegen Acinetobacter-Spezies, wenngleich die notwendigen Hemmkonzentrationen für eine sichere Behandlung noch nicht ermittelt wurden. Es gibt keine vollständige Kreuzresistenz zwischen Glycylcyclinen und den übrigen Tetracyclinen (beruhend auf genetischen Unterschieden bei der Resistenzentstehung). Doxycyclinresistente Stämme sind noch gegen Tigecyclin sensibel. Tigecyclin wirkt auch auf MRSA und Vancomycin-resistente Stämme von Staphylococcus aureus. Resistenz-Entwicklung gegen Tigecyclin ist möglich.
Tigecyclin bindet an die 30S-Untereinheit der Bakterienribosomen und hemmt dadurch die Translation bei der bakteriellen Proteinbiosynthese. Die Anlagerung der Aminoacyl-tRNA-Moleküle an die ribosomale Akzeptorstelle (A-Site) wird blockiert, wodurch der Einbau von Aminosäuren in die wachsende Peptidkette verhindert wird. Glycylcycline binden im Vergleich zu Tetrazyklinen mit einer 5-fach höheren Affinität. Diese besonderen Wirkungsmechanismen haben eine gute In-vitro-Wirksamkeit gegenüber Tetracyclin-resistenten und anderen multiresistenten Erregern zur Folge. Organismen mit Effluxpumpen-bedingter Tetracyclin-Resistenz (Tet A bis Tet E für Enterobacteriaceae- und Acinetobacter-Resistenz sowie Tet K für Staphylokokken-Resistenz) können die Wirksamkeit von Tigecyclin nicht beeinträchtigen. Tigecyclin wirkt bakteriostatisch. Es konnte ein erregerspezifischer, postantibiotischer Effekt nachgewiesen werden.

Wirkungsspektrum (Tab. 1.4-1): Tigecyclin wirkt gegen ein breites Spektrum grampositiver wie auch gramnegativer Erreger. Tigecyclin wird nicht inaktiviert durch Betalactamasen (einschließlich »extended spectrum betalactamases«, ESBL), Makrolid- oder Tetracyclin-Effluxpumpen, ribosomale Protektion oder Zielenzymveränderungen (z. B. Gyrase/Topoisomerase) und bleibt somit stabil gegenüber einer Vielzahl von Resistenzmechanismen. Die Substanz verfügt dadurch über ein erweitertes Wirkungsspektrum gegen grampositive (Staphylokokken, Enterokokken, Streptokokken) und mit Einschränkungen gegen gramnegative Erreger (Enterobacteriaceae und Acinetobacter spp.) einschließlich der meisten Anaerobier. Bedeutsam ist die meist gute In-vitro-Wirksamkeit gegen klassische Problemkeime mit Resistenz gegen vielfach eingesetzte Antibiotika wie Methicillin

oder Vancomycin intermediär, resistente Staphylococcus aureus (MRSA, VISA, GISA), Vancomycin-resistente Enterokokken (VRE) und multiresistente Enterobacteriaceae (z. B. ESBL-bildende Klebsiellen und Fluorchinolon-resistente E. coli). Auch Stenotrophomonas maltophilia ist in der Regel Tigecyclin-empfindlich. Aufgrund der gewählten Vergleichssubstanzen waren diese resistenten Erreger in den Zulassungsstudien allerdings ausgeschlossen, weshalb vielfach verlässliche klinische Daten hier immer noch fehlen! Tigecyclin besitzt keine hohe Aktivität gegen Acinetobacter spp. ($MHK_{90\,\%}$: 2 mg/l) bei zunehmender Resistenzentwicklung. Hierfür sind die auch bei Pseudomonas-Spezies und Enterobakterien wirksamen Multidrug-Effluxpumpen (RND-Typ: AdeABC) verantwortlich, die über einfache Punktmutationen eingeschaltet werden können. Nicht erfasst werden deshalb immer Erreger wie Pseudomonas aeruginosa, Proteus spp. und Morganella morganii! Gegen therapeutisch wichtige Anaerobier, wie Clostridium- oder Bacteroides-Arten, besteht eine ausreichende Aktivität. Die zur Hemmung von Bacteroides fragilis notwendigen Konzentrationen sind variabel ($MHK_{90\,\%}$-Werte zwischen 0,25 und 16 mg/l).
Die Tigecyclin-Aktivität in vitro bei den atypischen Erregern Mycoplasma pneumoniae, Mycoplasma hominis und Chlamydia pneumoniae ist gut, gegen Legionella pneumophila vermutlich ausreichend. Alle schnell wachsenden Mykobakterien-Isolate sind meist auch hochempfindlich gegen Tigecyclin mit niedrigen $MHK_{90\,\%}$-Werten, wie z. B. bei Mycobacterium abscessus, M. chelonae und der Mycobacterium-fortuitum-Gruppe.

Pharmakokinetik: Tigecyclin steht ausschließlich parenteral applizierbar zur Verfügung. Tigecyclin erreicht schnell intrazellulär oft vielfach höhere Konzentrationen als in freien Flüssigkeiten. Die In-vivo-Elimination von Erregern hängt sehr stark davon ab, wie lange die Konzentration oberhalb der MHK liegt. Als Zielkriterium gilt hier für Tigecyclin: t > MHK > 50 %, d. h., in der Hälfte eines Dosisintervalls sollte die Serumkonzentration von Tigecyclin klar die MHK-Werte überschreiten.

- Nach oraler Gabe nur sehr geringfügige Resorption (Bioverfügbarkeit).
- Maximale Serumspiegel nach 100 mg i. v. 0,930 mg/l. Nach 1-stündiger i. v. Infusion von 0,2 g sinkt der Serumspiegel von 3,5 mg/l (bei Infusionsende) auf 1 mg/l (nach 12 h) und 0,6 mg/l (nach 24 h) ab.
- Plasmahalbwertszeit (dosisabhängig) von 18 h (50 mg) bis 50 h (300 mg), jedoch mit bisher noch nicht ermittelten individuellen Unterschieden (± 13 h Unterschied). Prinzipiell wäre deshalb eine 1 × tägliche Applikation der Gesamtdosis möglich, die aber vor allem wegen Unverträglichkeit auf 2 × täglich gesplittet wird.
- Plasmaeiweißbindung 71–89 % (konzentrationsabhängig).
- Gute Gewebediffusion, am besten in Knochen, Knochenmark, Schild- und Speicheldrüse, Niere und Milz. Gemessene Anreicherung im Gewebe gegenüber Serum: 38-fach in Gallenblase, 6-fach in der Lunge und 2-fach im Kolon. Verteilungsvolumen 7–9 l/kg. Starke Lipophilie. Die Liquorkonzentrationen betragen 20–40 % der Serumwerte.
- Die Elimination erfolgt primär und vorwiegend unverändert über die Gallenflüssigkeit. Weniger als 10 % des Tigecyclin wird glucuronidiert oder als Epimer metabolisiert ausgeschieden. Nur ein geringer Teil wird über die Niere eliminiert. Bei Niereninsuffizienz erfolgt keine Kumulation. Tigecyclin wird nicht über Hämodialyse eliminiert. Abhängig von der Leberfunktion verzögerte Elimination: Halbwertszeit bei Child-Pugh B um 23 % und bei Child-Pugh C um 43 % verlängert!

Nebenwirkungen: Die häufigsten Tigecyclin-Nebenwirkungen sind gastrointestinale Störungen mit z. T. erheblicher Übelkeit und Erbrechen (bis zu 25 % aller Patienten in Studien), die vermehrt während der ersten beiden Therapietage auftreten, im Verlauf leicht bis mittelschwer sind und immer wieder zu Therapieabbrüchen führen können. Diese Beschwerden können zumeist mit Antiemetika wie Metoclopramid oder Prochlorperazin kupiert werden. Gute Venenverträglichkeit bei i. v. Gabe. Es wurden unter Tigecyclin keine klinisch signifikanten Verlängerungen der QTc beobachtet. Wegen der vorwiegenden biliären Ausscheidung von Tigecyclin sollten Patienten mit ausgeprägter Cholestase besonders überwacht werden. Wegen der Ähnlichkeit zu Minocyclin sollte auf die dort bekannten Nebenwirkungen wie Hepatitis, Pankreatitis, Schwindel, und Hörstörungen, LE-ähnliche Syndrome und Hyperpigmentation geachtet werden.

Interaktionen: Tigecyclin hat nur ein geringes Interaktionspotenzial. Es gibt in vitro keine Hinweise auf relevante Interaktionen mit dem Cytochrom-P-450-System. Aus In-vitro-Studien ist kein Antagonismus mit anderen Antibiotika-Gruppen bekannt. Wie bei allen Antibiotika kann durch Tigecyclin die Wirksamkeit von oralen Kontrazeptiva beeinträchtigt werden. Die gleichzeitige Gabe von Tigecyclin und Warfarin (Coumadin) kann zu einer Erhöhung der Plasmakonzentrationen von R- und S-Warfarin (AUC-Werte) um 68 % bzw. 29 % führen – bisher jedoch ohne direkte Auswirkung auf die Blutgerinnung. Bei gemeinsamer Gabe von Tigecyclin und vergleichbaren gerinnungshemmenden Substanzen sollten die Gerinnungsparameter (PT, aPTT, INR) überwacht werden.

Indikationen: Vor allem komplizierte Haut- und Weichteilinfektionen sowie intraabdominelle Infektionen, bei denen resistente Erreger (MRSA, ESBL, VRE) eine Rolle spielen. Eventuell auch zur Behandlung des diabetischen Fußes geeignet (soweit keine Pseudomonas-aeruginosa-Infektion vorliegt!). Die Wirkung der Substanz bei immunsupprimierten Patienten wurde bisher noch unzureichend untersucht. Gleiches gilt für Patienten mit schweren abszedierenden oder nekrotisierenden und länger als 2 Wochen behandlungsbedürftigen Infektionen einschl. Septikämien. Die Zulassung von Tigecyclin zur Behandlung ambulant erworbener Pneumonien in den USA erfolgte in Europa zu Recht nicht, es gibt aber sicher gute Gründe, bei nachweislich hochresistenten, jedoch Tigecyclin-empfindlichen Pneumonieerregern ggf. Beatmungspneumonien damit erfolgreich zu behandeln.

> **!** **Beschränkung der Indikationen:** Tigecyclin konnte bisher in klinischen Studien hinsichtlich vergleichbarer Wirksamkeit bei Infektionserkrankungen mit hochresistenten Erregern nur unzureichend untersucht werden. Auch aufgrund des Spektrums möglicher gramnegativer Erreger mit zu erwartender eingeschränkter oder fehlender Wirksamkeit ist ein primärer Einsatz von Tigecyclin zur Behandlung von im Krankenhaus erworbenen Pneumonien nicht sinnvoll und unzulässig. Ausnahmen hiervon können und sollten, unter engmaschiger Erfolgskontrolle, gezielte Therapien von nachweislich empfindlichen Erregern sein (z. B. MRSA, Acinetobacter, Stenotrophomonas), für die klinisch nur wenige bessere Alternativen zur Verfügung stehen.

Auf der Grundlage einer Metaanalyse vergleichender Studien nach Zulassung wurde eine erhöhte Mortalität unter Tigecyclin gegenüber den Vergleichsantibiotika festgestellt, weshalb mittels **Rote-Hand-Brief vom 17.3.2011** eine Indikationsbeschränkung für die Behandlung mit Tigecyclin auf diejenigen Infektionen erfolgte, bei denen, bekannt oder vermutet, andere Antibiotika nicht geeignet sind! Dies gilt auch für die bisher zugelassenen Indikationen wie Haut- und Weichteilinfektionen. Selbst der Hersteller kann eine vergleichsweise schlechtere Wirksamkeit und Sicherheit nicht ausschließen!

K **Kontraindikationen:** Wie für alle Tetracycline gilt für Tigecyclin die Einschränkung der Behandlung erst ab dem 8. Lebensjahr wegen der Gefahr von Zahnverfärbungen in der Wachstumsphase und bis auf Weiteres auch erst ab dem 18. Lebensjahr wegen möglicher Hemmung des Knochenwachstums. Tigecyclin kann die Plazentaschranke überwinden und möglicherweise fetale Schäden hervorrufen. Der Einsatz während der Schwangerschaft ist deshalb nur unter sorgfältiger Nutzen-Risiko-Abwägung durchzuführen. Tigecyclin geht auch in die maternale Milch über. Nur mit großer Vorsicht sollte Tigecyclin bei stillenden Müttern angewendet werden, auch wenn wegen der schlechten oralen Bioverfügbarkeit eine systemische Exposition bei oraler Aufnahme zu vernachlässigen ist.

Applikation und Dosierung: Die Behandlung mit Tigecyclin erfolgt ausschließlich intravenös. Bisher keine Empfehlung für Kinder unter 8 Jahren (keine Zulassung) sowie für Erwachsene mit sehr niedrigem KG.

- Erwachsene: Initialdosis von 100 mg, gefolgt von einer Erhaltungsdosis mit 50 mg alle 12 h (Infusionsgeschwindigkeit 30–60 min).

Keine Dosisanpassung bei **Niereninsuffizienz** und **Hämodialyse** erforderlich (Tigecyclin ist nicht in relevanten Mengen dialysierbar).
Bei **leichter bis mittelschwerer Leberfunktionsstörung** (Child-Pugh-Stadien A, B) ist keine Dosisanpassung erforderlich.
Patienten mit **schweren Leberfunktionsstörungen** (Child-Pugh-Stadium C) sollten nach 100 mg Anfangsdosis eine auf 25 mg reduzierte Erhaltungsdosis (alle 12 h) erhalten.

B **Beurteilung:** Neues Breitspektrum-Antibiotikum mit sehr guter mikrobiologischer Wirksamkeit gegen grampositive Erreger einschl. MRSA und VRE. Neben guter Wirksamkeit gegen Anaerobier und atypische Erreger (Mykoplasmen, Legionella pneumophila) ist im empirischen Einsatz die schlechte oder ungenügende Wirkung gegen einige gramnegative Erreger zu beachten (Pseudomonas spp., Proteus spp., Providencia spp.). Der Einsatz von Tigecyclin entsprechend der Zulassung für intraabdominelle, schwere Weichteilinfektionen und ambulant erworbene Pneumonien sollte nur dann in Erwägung gezogen werden, wenn auch resistente Erreger wie MRSA, VRE oder auch ESBL-Resistenz wahrscheinlich sind – oder z. B. eine Allergie gegen sonst wirksame Betalactam-Antibiotika besteht. Bei ausreichender In-vitro-Wirksamkeit wichtige Substanz und Kombinationspartner zur Behandlung auch hochresistenter Acinetobacter-Infektionen. Mit zunehmender Anwendung ist aber auch hier mit Resistenzentwicklung wie bei anderen gramnegativen Erregern (Enterobakterien), aber auch bei Vancomycin-resistenten Enterokokken zu rechnen! Die Bedeutung hoher Gewebespiegel, hoher intrazellulärer und geringer Plasma-Konzentrationen von Tigecyclin für die Eradikation der Erreger und Behandlung schwerer septikämisch verlaufender Infektionen muss noch geklärt werden. Die erheblichen gastrointestinalen Nebenwirkungen führen zu einer geringen Akzeptanz bei den Patienten.
Zulassung, klinischer Einsatz und nachfolgende Zulassungsbeschränkung von Tigecyclin sind ein gutes Beispiel für die Schwierigkeit und unzulässige Übertragung der Studienergebnisse von Patienten mit kompliziert genannten, aber dennoch eher leichten Haut- und Weichteilinfektionen auf Patienten mit schweren, oft unübersichtlichen traumatologischen oder abdominalchirurgischen prä- und postoperativen Infektionserkrankungen, oft begleitet von Pneumonien und Septikämien, die niemals Studienkriterien erfüllen können. Zusammen mit Fehleinschätzungen der Wirksamkeit von Tigecyclin gegen gramnegative Erreger waren

mit dessen zunehmendem Einsatz als Breitspektrumantibiotikum - oft ohne sicheren Erregernachweis - die nun festgestellten Misserfolge vorprogrammiert.
Dies sollte zukünftig nicht die Bedeutung der Substanz mindern, die bei resistenten grampositiven und Acinetobacter-Infektionen sowie bei speziellen Organinfektionen auch wegen der einzigartigen Pharmakokinetik in der Klinik gebraucht wird, aber zumeist eines Kombinationspartners bedarf.

1.5 Chloramphenicol

Die aktive Substanz Chloramphenicol wird von Streptomyces venezuelae produziert. Sie wurde 1947 erstmals von einem Acker bei Caracas von Ehrlich und Burkholder isoliert. Chloramphenicol ist eine Pioniersubstanz der Antibiotika-Therapie, da ihre chemische Synthese erstmalig eine preiswerte »Massenproduktion« von Antibiotika ermöglichte. Nach der Zulassung 1949 geriet diese Substanz nach Berichten über aplastische Anämien sehr schnell wieder in Verruf, bis zur erneuten vermehrten Anwendung wegen zunehmender Ampicillin-Resistenz. Heute ist Chloramphenicol in Industrienationen nur noch als Lokaltherapeutikum in zahlreichen Lösungen und Salben weitverbreitet. Seine Verfügbarkeit wird vermutlich noch eine Weile erhalten bleiben, da es bei sehr guter Gewebepenetration, breitem Wirkungsspektrum und preiswerter Produktion immer noch die Reservesubstanz auch für hochresistente Erreger ist. Wenn auch vermutlich nur zu geringem Prozentsatz (< 25 %), so sind doch einige klinisch relevante, Carbapenem-resistente Enterobakterien noch Chloramphenicol-empfindlich, sodass ohne bessere Alternative zumindest eine Testung und ggf. auch deren Einsatz geprüft werden kann.

Handelsnamen: Chloromycetin (Monarch Pharmaceuticals, Inc., Bristol, bzw. Parkedale Pharmaceuticals, Inc., Rochester; nur über Internationale Apotheke!).
Lokal: Posifenicol C 1 % Augensalbe.

Eigenschaften: Phenylalanin-Derivat (Abb. 1.5-1). Keine Verwandtschaft mit anderen Antibiotika (außer mit dem in manchen Ländern noch gebrauchten Thiamphenicol und dem in der Veterinärmedizin relativ häufig verwendeten Florphenicol). Chloramphenicol ist stark bitter, sehr stabil, schlecht wasserlöslich, aber gut fettlöslich. Durch Veresterung der Alkoholgruppe mit bestimmten höheren Fettsäuren entstehen Ester, wie Palmitat (im Granulat enthalten) und Succinat (in der Injektionsform). Die Ester wirken selbst nicht antibakteriell, jedoch wird aus ihnen nach hydrolytischer Spaltung durch körpereigene Esterasen und Lipasen das wirksame Chloramphenicol freigesetzt. Chloramphenicol-Succinat ist im Gegensatz zum freien Chloramphenicol gut wasserlöslich und daher für die parenterale Anwendung geeignet. Das wasserlösliche Azidamphenicol wird nur in Augentropfen verwendet.

Wirkungsweise: Bakteriostatisch. Hemmung der Proteinsynthese der Bakterien (Blockade der Übertragung von löslicher Ribonukleinsäure auf die Ribosomen).

Wirkungsspektrum: Das Wirkungsspektrum umfasst viele grampositive und gramnegative Bakterien sowie die meisten sporenlosen Anaerobier (Bacteroides-, Fusobakterien- und

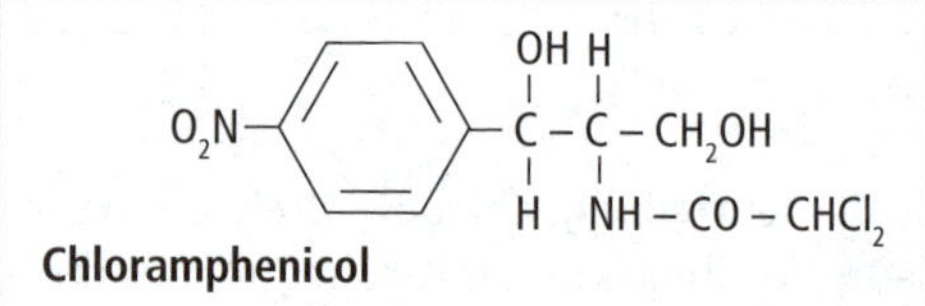

Abb. 1.5-1 Strukturformel von Chloramphenicol.

Peptostreptokokken-Arten). Chloramphenicol wirkt besonders gegen Salmonellen, Rickettsien (bei Fleckfieber), Chlamydien, Mykoplasmen (auch Mycoplasma hominis) und Leptospiren. Unempfindlich sind Mykobakterien, Nocardien und Pseudomonas aeruginosa. Die in vitro bestimmten minimalen Hemmkonzentrationen werden bei empfindlichen Keimen in vivo gerade eben erreicht.

Resistenz: Salmonellen- und Shigellen-Stämme sind zunehmend gegen Chloramphenicol resistent. Der Anteil resistenter Bakterienstämme bei gramnegativen Darmbakterien variiert von Ort zu Ort und von Klinik zu Klinik. Man muss damit rechnen, dass etwa 20 % der Escherichia-coli-Stämme gegen Chloramphenicol resistent sind, etwa die Hälfte der Klebsiella- und Enterobacter-Stämme und 30 % der Proteus-Stämme. Bei Serratia marcescens sind 20–40 % der Stämme unempfindlich. Chloramphenicol-resistente Stämme von Haemophilus influenzae können gleichzeitig gegen Ampicillin unempfindlich sein. Auch Chloramphenicol-resistente Pneumokokken und Enterokokken kommen in zunehmender Häufigkeit vor.

Pharmakokinetik:

- Resorption nach oraler Gabe rasch und fast vollständig (90 %). Maximale Blutspiegel nach 2–4 h. Das antibakteriell inaktive Chloramphenicol-Palmitat (im Granulat) wird vor der Resorption im Magen-Darm-Trakt durch Esterasen und Lipasen gespalten, wodurch das aktive Chloramphenicol freigesetzt wird.
- Serumkonzentrationen nach wiederholter oraler Einzelgabe von 0,5 g 4–6 mg/l, nach wiederholter Einzelgabe von 1 g 10–16 mg/l.
- Nach i. v. Injektion von 0,5 g erhält man Werte von 5–9 mg/l (nach 1–2 h), 4–6 mg/l (nach 3–4 h), 3–4 mg/l (nach 5–7 h) und 3 mg/l (nach 8–10 h).
- Halbwertszeit 3 h. Bei gleichzeitiger Gabe von Phenobarbital ist die Halbwertszeit infolge Enzyminduktion in der Leber verkürzt. Bindung an Serumproteine etwa 50 %.
- Der größte Teil des Chloramphenicols kommt im Blut in aktiver Form vor. Im Organismus findet eine teilweise Inaktivierung durch Bindung an Glucuronsäure statt, ferner durch Hydrolyse und durch Reduktion der Nitroverbindung zum Amin. Gute Gewebepenetration in alle Organe (auch in Zellen). Im Liquor sind etwa 50 % der Serumkonzentration enthalten, ebenfalls in der Pleura-, Peritoneal- und Synovialflüssigkeit. Bei Meningitis können die Liquorspiegel bis auf die Höhe der Serumkonzentrationen ansteigen. Auch im Kammerwasser und Glaskörper des Auges werden therapeutisch wirksame Konzentrationen erreicht. Im Nabelschnurblut und in der Amnionflüssigkeit finden sich 30–80 % der mütterlichen Serumwerte, in der Muttermilch bis zu 50 %.
- Ausscheidung: Vorwiegend durch die Nieren (bis zu 90 %), und zwar durch glomeruläre Filtration des freien Chloramphenicols zu etwa 5–12 % und durch tubuläre Sekretion des inaktiven Glucuronids zu etwa 80 %. Bei schwerer Leberschädigung ist die Halbwertszeit des freien Chloramphenicols infolge der herabgesetzten Bindung an Glucuronsäure bis zu 6 h verlängert. Ausscheidung mit der Galle gering.

Nebenwirkungen:

- **Aplastische Blutschäden** manifestieren sich als oft irreversible Panzytopenie oder aplastische Anämie, Neutropenie, Thrombozytopenie (isoliert oder kombiniert). Meist treten sie erst nach 2–8 Wochen langer Latenzzeit auf und gingen früher in mehr als 50 % der Fälle tödlich aus. Häufigkeit 1 : 10 000 bis 1 : 40 000. Die Häufigkeit nimmt mit einer Steigerung der verabreichten Gesamtdosis zu, jedoch kommen Blutbildungsstörungen

Antiinfektiva

auch bei relativ kurzer Behandlungsdauer vor. Es gibt auch eine reversible Depression der Erythrozytopoese (hyporegeneratorische Anämie), begleitet von einem Absinken der Retikulozyten und des Hämoglobins, einer Vakuolisierung der Proerythroblasten und Granulozytenvorstufen sowie einer Neutropenie. Sie tritt regelmäßig bei Serumkonzentrationen über 25 mg/l auf.

- **Gastrointestinale Symptome** leichterer Art, wie Aufstoßen und dünne Stühle, sind nicht selten, aber ungefährlich.
- **Gray-Syndrom:** Neugeborene und Frühgeborene, die mit höheren Dosen (über 5 mg/kg) behandelt werden, können mit Erbrechen, Meteorismus, Hypothermie, Atemstörungen, grauer Hautverfärbung und unbeherrschbarem Kreislaufkollaps reagieren. Diese Erscheinungen führen oft in wenigen Stunden zum Tode und gehen auf eine Kumulation des toxisch wirkenden Chloramphenicols zurück, das die unreife Leber nicht ausreichend an Glucuronsäure koppeln und mit dem Harn ausscheiden kann (Halbwertszeit 6- bis 7-fach verlängert). Ein Gray-Syndrom kann auch bei älteren Kindern und Erwachsenen mit erhöhten Chloramphenicol-Blutspiegeln auftreten (infolge Überdosierung oder eingeschränkter Leberfunktion).
- **Neuritis nervi optici und periphere Neuritis:** Früher beobachtete Nebenwirkungen einer Langzeitbehandlung bei Kindern mit Mukoviszidose.

Interaktionen: Durch Kombination von Chloramphenicol mit potenziell hämatotoxischen Medikamenten werden häufiger Blutschäden hervorgerufen. Bei Kombination mit einem Sulfonylharnstoff-, Cumarin- oder Phenytoinpräparat kann die Wirkung dieser Substanzen verstärkt werden. Durch gleichzeitige Gabe von Chloramphenicol und Methotrexat kann die Toxizität von Methotrexat erhöht, durch gleichzeitige Gabe von Chloramphenicol und Paracetamol die Halbwertszeit des Chloramphenicols verlängert werden.

Indikationen: Chloramphenicol ist wegen seiner Toxizität heute bei keiner Infektion mehr Mittel der 1. Wahl. Eine Anwendung kommt evtl. bei Unverträglichkeit anderer Mittel infrage, z. B. bei Typhus, Paratyphus, Salmonellen-Meningitis sowie lebensbedrohlichen intraokulären Infektionen durch Chloramphenicol-empfindliche Erreger, für die risikoärmere und aktivere Antibiotika (z. B. Gyrase-Hemmer) unwirksam oder klar kontraindiziert sind. Invasive Infektionen mit hochresistenten Enterobakterien ohne wirksame Behandlungsalternative könnten bei geprüfter Empfindlichkeit von Chloramphenicol ebenfalls eine Indikation sein. Eine Anwendung kann in bestimmten Fällen noch bei Hirnabszess, Melioidose und Rickettsiose erwogen werden. Chloramphenicol ist nach wie vor gut geeignet zur kurzzeitigen Lokalbehandlung von Augeninfektionen.

K **Kontraindikationen:** Ungenügende Indikation. Aplastische Blutkrankheiten. Schwere Leberinsuffizienz mit Ikterus. Schwangerschaft und Stillperiode. Längere Behandlung.

Applikation: In der Regel oral, bei Kindern als Suspension. Bei Bewusstlosen und bei Schwerkranken i. v. (als 10- bis 20%ige Chloramphenicol-Succinatlösung). Topische Anwendung von freiem Chloramphenicol bei Augen- und Ohreninfektionen möglich.

Dosierung:

- Früh- und Neugeborene:
  - 1.–2. Lebenswoche: tgl. 25 mg/kg KG.
  - 3.–4. Lebenswoche: tgl. 50 mg/kg KG.
- Säuglinge > 4 Wochen: 50–100 mg/kg KG in 4 ED
- Kinder 2–6 Jahre: 50–100 mg/kg KG in 3–4 ED.

- Kinder 7–12 Jahre: tgl. 50 (bis 80) mg/kg KG, meist als Suspension oder parenteral.
- Erwachsene: tgl. 1,5–2, bis 3 g (40–80 mg/kg KG) in 3–4 ED. Gleiche Dosierung bei oraler und parenteraler Applikation, da Chloramphenicol nahezu vollständig resorbiert wird.

Häufigere Bestimmungen der Serumspiegel, die zwischen 5 und 20 mg/l liegen sollen, sind ratsam bei Patienten, die gleichzeitig mit einem Barbiturat, mit Diphenylhydantoin oder Paracetamol behandelt werden. In der Regel muss die Gesamtdosis auf 25–30 g bei Erwachsenen und 700 mg/kg bei Kindern begrenzt werden.
De facto kann also eine Chloramphenicol-Therapie nicht länger als 14 Tage durchgeführt werden.
Für die topische Anwendung gilt keine Begrenzung der Therapiedauer.

Handelsformen:
- Für **orale Applikation** Kapseln mit 0,25 g und 0,5 g.
- **Parenterale Gabe** als Chloramphenicol-Succinat in 10- bis 20%iger Lösung (langsame i. v. Injektion, keine i. v. Infusion). Chloramphenicol wurde in den meisten Industriestaaten mittlerweile zurückgezogen (auch in der Schweiz). Die Beschaffung von Chloramphenicol kann somit zunehmend schwierig werden. Auch in den USA gibt es kein orales Derivat mehr.
- Es spielt aber als hitzebeständiges, stabiles und billiges Antibiotikum immer noch eine Rolle in den Tropen sowie eine unrühmliche Rolle verbotenerweise in der Tierzucht/Veterinärmedizin.
- Gegen eine **lokale Anwendung** als Augensalbe (1 %) und Augentropfen sowie als Ohrentropfen (5 %) bestehen keine relevanten Bedenken.

B **Beurteilung:** Schwach wirksames Antibiotikum von historischer Bedeutung. Eine systemische Anwendung kommt wegen der zwar seltenen, aber zumeist irreversiblen Panmyelophthise heute nur noch bei exquisit seltenen Indikationen in der Klinik in Betracht. Die Verabreichung von Chloramphenicol ohne ausreichende Indikation sowie eine Überschreitung der Gesamtdosis von 25–30 g bei Erwachsenen sind als Kunstfehler anzusehen. Es gibt auch unter zunehmender Multiresistenz gramnegative Erreger aktuell **keinen Grund** für eine Chloramphenicol-Renaissance.

1.6 Makrolide

Chemische Struktur: Makrolide sind kompliziert aufgebaute zyklische Antibiotika mit einem Lacton-Ring und glykosidischen Bindungen an Zucker und/oder Aminozucker. Die einzelnen Makrolide unterscheiden sich in der Größe des Zyklus, dem Grundgerüst sowie der Natur der Zucker. Der zugrunde liegende Lacton-Ring kann 14, 15, 16 und sogar 18 Glieder enthalten. In der Gruppe der Makrolide sind semisynthetische Derivate (2. Generation) entwickelt worden (Clarithromycin, Azithromycin u. a.). In Deutschland nicht zugelassene Makrolide sind Midekamycin, Miocamycin, Oleandomycin, Rokitamycin, Rosaramycin, Fluri- und Fludrithromycin sowie Dirithromycin, die keine relevanten Vorteile haben. Ringsubstituierte Derivate mit gleichem oder ähnlichem Wirkungsmechanismus werden auch als **Azalide** bezeichnet. **Ketolide** sind eine andere Unterklasse (3. Generation) von Makroliden, bei denen die Cladinose durch eine Ketogruppe ersetzt ist. Eine Weiterentwicklung dieser Gruppe zu Fluoro-Ketoliden (4. Generation) verspricht mit der ersten Substanz dieser Gruppe, dem Solithromycin, eine gegenüber Ketoliden verbesserte Wirkung (z. B. auch gegen MRSA) bei geringeren Nebenwirkungen (Lebertoxizität).

Wirksamkeit und Wirkungsspektrum: Alle Makrolide werden in starkem Maße in den Geweben (auch im Lungengewebe) gespeichert und reichern sich auch in Körperzellen an (z. B. in Granulozyten und Makrophagen). Das erklärt die schlechte Korrelation zwischen den gemessenen Blutspiegeln und ihrer klinischen Wirksamkeit. Daher haben die Behandlungsergebnisse besondere Bedeutung. Makrolide sind trotz schneller Resistenzentwicklung weiter unverzichtbare Antibiotika, da sie ein breites Spektrum von Erregern einschließlich sog. atypischer und/oder intrazellulärer Bakterien erfassen. Gleichzeitig weisen sie einen nachweislichen antiinflammatorischen Effekt auf und sind bedeutsam durch ihre Zulassung und den vielfachen Einsatz bei pädiatrischen Patienten.

Resistenz: Makrolide sind bisher wegen schneller Resistenzentwicklung bei grampositiven Kokken fast ausschließlich Antibiotika für die ambulante Praxis, im Krankenhaus sind sie bis auf Weiteres Sonderindikationen vorbehalten.

Erythromycin

Handelsnamen: Weit überwiegend Generika (unterschiedliche Formen).

Eigenschaften: Beim Erythromycin ist der makrozyklische Lacton-Ring mit den Zuckern Desosamin und Cladinose verknüpft (Abb. 1.6-1). Erythromycin ist eine schwache Base, die mit organischen Säuren leicht Salze und Ester bildet. Therapeutisch verwendet werden die Erythromycin-Base, der Ester Erythromycin-Ethylsuccinat und die Salze Erythromycin-Estolat, Erythromycin-Stearat, Erythromycin-Stinoprat, Erythromycin-Glucoheptonat sowie Erythromycin-Lactobionat. Dabei können in gleich lautenden Handelsformen z. T. unterschiedliche Derivate enthalten sein.
Aus den Erythromycin-Salzen und dem Ester entsteht im Blut die Erythromycin-Base. Diese löst sich nur gering in Wasser, aber leicht in Ethylalkohol und anderen organischen Lösungsmitteln. Dabei gibt es eine verwirrende Vielzahl von unterschiedlichen Formen. Die Erythromycin-Base wird durch Säure inaktiviert, weshalb sie oral in Form von magensaftresistenten Tabletten verwendet werden muss. Auch Erythromycin-Stearat und Erythromycin-Ethylsuccinat sind säurelabil und werden mit einem Pufferzusatz oder als Filmtabletten gegeben. Erythromycin-Estolat (Propionyl-Erythromycin-Ester-Laurylsulfat) ist gegenüber saurem Magensaft resistenter. Aus dem Erythromycin-Stinoprat (Acetylcysteinsalz des Erythromycin-Propionats), das ebenfalls säurestabiler ist, werden im Organismus die freie Erythromycin-Base, Erythromycin-Propionat und Acetylcystein freigesetzt. Zur intravenösen Anwendung stehen die wasserlöslichen Salze Erythromycin-Glucoheptonat und Erythromycin-Lactobionat zur Verfügung, zur intramuskulären Applikation das gut wasserlösliche Ethylsuccinat.

Wirkungsspektrum (s. Tab. 1.6-1): **Sehr empfindlich** sind Streptococcus pneumoniae (Pneumokokken), Streptococcus pyogenes (hämolysierende Streptokokken der Gruppe A) und andere Streptokokken, Corynebacterium diphtheriae, Bordetella pertussis, Mycoplasma pneumoniae, Ureaplasma urealyticum, Legionella-Arten, Bacillus anthracis, Chlamydia trachomatis und Chlamydia pneumoniae, Actinomyces israelii, Erysipelothrix rhusiopathiae (Rotlaufbakterien) und Listeria monocytogenes.
Mäßig empfindlich sind Campylobacter jejuni, Helicobacter pylori, Moraxella catarrhalis, Treponema pallidum und Rickettsien sowie unter den Anaerobiern Clostridien, Peptostreptokokken und Propionibacterium acnes.
Unterschiedlich empfindlich (teilweise resistent) sind Staphylokokken, Enterococcus faecalis (Enterokokken), Neisseria gonorrhoeae (Gonokokken), Neisseria meningi-

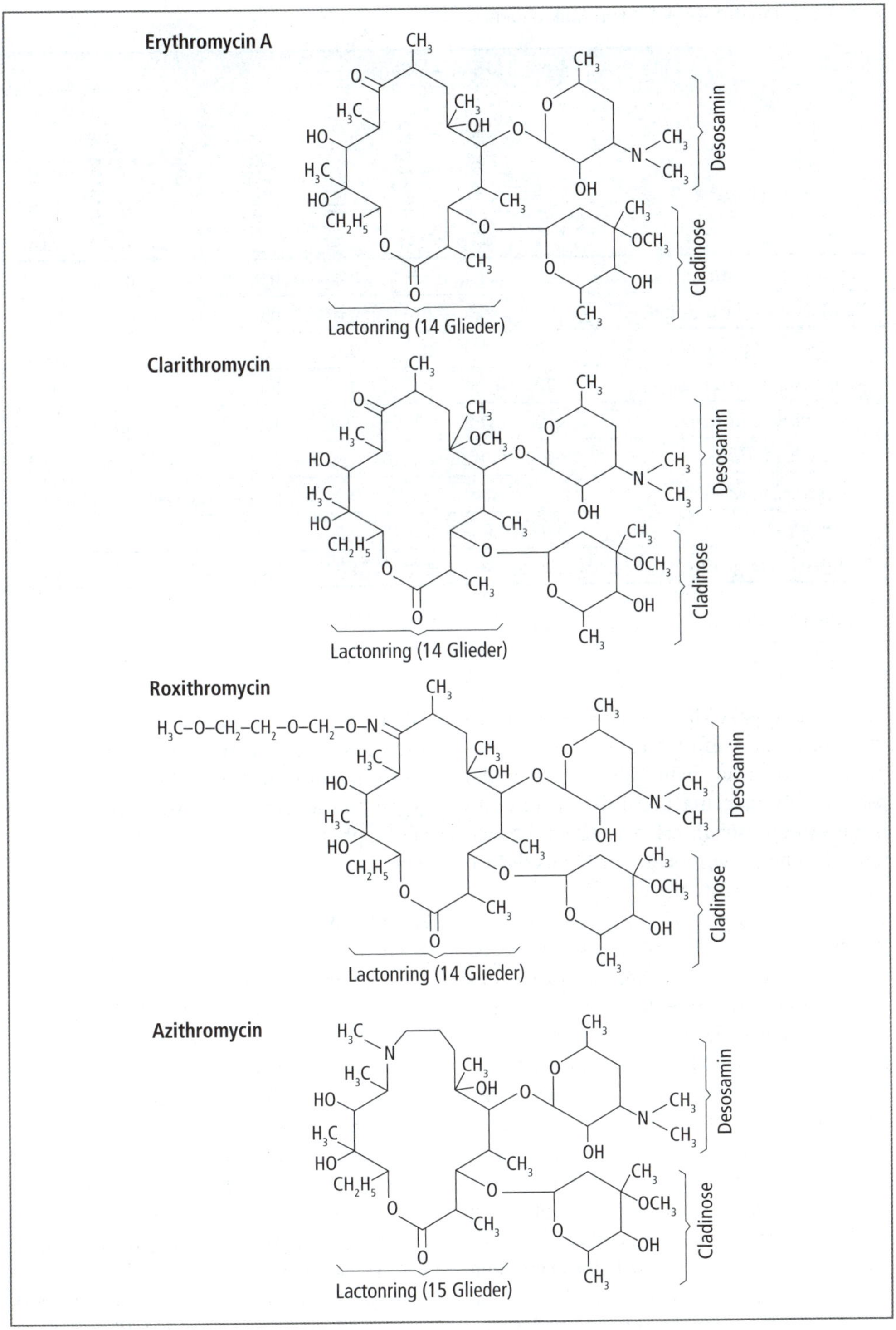

Abb. 1.6-1 Strukturformeln von gebräuchlichen Makroliden.

Antiinfektiva

Tab. 1.6-1 In-vitro-Aktivität von Makroliden.

Spezies	n	MHK$_{90\,\%}$ (mg/l)						
		Erythromycin	Dirithromycin	Roxithromycin	Azithromycin	Clarithromycin	14-Hydroxy-Clarithromycin	Spiramycin
Staphylococcus aureus	21	0,4	0,8	0,4	0,8	0,2	0,4	6,2
Streptococcus pneumoniae[1]	13	0,05	0,1	0,05	0,05	0,025	0,025	0,1
Streptococcus pyogenes	10	0,05	0,1	0,1	0,1	0,025	0,05	0,4
Streptococcus agalactiae	10	0,05	0,2	0,1	0,1	0,05	0,05	0,4
Haemophilus influenzae	27	6,2	12,5	25	1,6	12,5	6,2	> 100
Bordetella pertussis	13	0,012	0,025	0,025	0,012	0,006	0,006	0,02
Moraxella catarrhalis	40	0,1	0,1	0,2	0,025	0,05	0,05	1,6
Legionella-Arten	16	1,0	1,0	0,5	0,2	0,2	–	1,0
Campylobacter jejuni	20	2,0	1,0	4,0	0,2	8,0	–	12,5

[1] Penicillin-empfindlich.

tidis (Meningokokken) und Haemophilus influenzae. Fast immer resistent sind Brucellen, Nocardia asteroides, Chlamydia psittaci, Mycoplasma hominis, Bacteroides fragilis und Fusobakterien. Enterobakterien und Mykobakterien sowie Corynebacterium jeikeium sind resistent.

Resistenz: Eine primäre Resistenz gegen Erythromycin kommt bei Streptococcus pneumoniae und Streptococcus pyogenes in 5–12 % der Fälle vor, bei Staphylokokken häufiger (20–50 %). Bei Enterococcus faecalis beträgt der Prozentsatz von resistenten Stämmen heute 20–50 %. Bei Campylobacter jejuni, Mycoplasma pneumoniae und Ureaplasma urealyticum ist eine Resistenz selten. Penicillin-G-resistente Gonokokken sind meist resistent gegen Erythromycin. Es gibt eine teilweise Kreuzresistenz zwischen Erythromycin und den anderen Makroliden sowie zwischen Erythromycin und Clindamycin. Erythromycin-resistente Staphylokokken und Streptokokken sind immer auch resistent gegen Clarithromycin, Roxithromycin und Azithromycin, nicht aber gegen Telithromycin. Resistenzentwicklung bei Staphylokokken nach kurzer Zeit möglich.

Pharmakokinetik:

- Die Resorption der einzelnen oralen Formen wird kontrovers beurteilt. Oral appliziertes Erythromycin wird überwiegend im Duodenum resorbiert. Die orale Bioverfügbarkeit ist variabel und u. a. abhängig von der Erythromycin-Verbindung, der Säurestabilität der Substanz, dem Füllungszustand des Magen-Darm-Trakts und der galenischen Zubereitung. Die Erythromycin-Base ist sehr säureempfindlich, wird aber als magensaftresistente Tablette nach Passage durch den Magen aus dem Dünndarm relativ gut resorbiert. Diese Resorption unterliegt allerdings erheblichen interindividuellen Schwankungen. Erythromycin-Stearat ist ebenfalls sehr säureempfindlich, wird z. T. inaktiviert und im Darm zur Base gespalten. Erythromycin-Ethylsuccinat wird als undissoziierter Ester resorbiert. Im Blut wird der Ester teilweise hydrolysiert. Hierbei entsteht die freie aktive Erythromycin-Base. Erythromycin-Estolat ist säurestabil. Es dissoziiert im oberen Dünndarm und setzt den inaktiven Propionatester frei, der nach Resorption im Blut teilweise zu freier Erythromycin-Base hydrolysiert wird. Ähnliches gilt für Erythromycin-Stinoprat (s. o.). Einzelne orale Dosen der Erythromycin-Verbindungen führen innerhalb von 2–3 h zu Spitzenkonzentrationen im Serum. Die Spitzenkonzentrationen sind bei wiederholter Gabe höher als nach einer Einzeldosis.

- Serumkonzentrationen: Nach einmaliger Gabe von 0,5 g Erythromycin-Ethylsuccinat per os liegt der Serumspiegel bei 1,8 mg/l, nach Gabe von 1 g bei 2,4 mg/l (Abb. 1.6-2). Bei einmaliger oraler Gabe von 0,5 g Erythromycin-Estolat werden im Serum Spitzenkonzentrationen von 2–3 mg/l erreicht, von denen jedoch nur 20 % als antibakteriell aktive Base und 80 % als inaktiver Ester vorliegen. Nach oraler Gabe von 0,5 g Erythromycin-Base findet sich nach 3 h ein Konzentrationsmaximum von 1,7 mg/l. Erythromycin-Stearat wird individuell sehr unterschiedlich resorbiert (von einigen Individuen überhaupt nicht). Wenn man Erythromycin-Laktobionat als einstündige i. v. Infusion verabreicht, findet man nach 0,5 g bei Infusionsende Serumspiegel von 10 mg/l, nach 2 h von 3 mg/l und nach 5 h von 1 mg/l. Ähnliche Werte erhält man bei i. v. Infusionen von Erythromycin-Ethylsuccinat.
- Halbwertszeit 2 h, bei Anurie 6 h.
- Eiweißbindung im Serum: Etwa 60 %.
- Liquorgängigkeit: Gering (2–5 %), bei entzündeten Meningen 10–20 % der Serumwerte. Gute Gewebepenetration (auch hohe intrazelluläre Konzentrationen). Rascher Übertritt in den Mundspeichel (konstantes Verhältnis zum Serum 1:2). In Bronchialsekret sind 30 % der Serumspiegel nachweisbar, in der Pleura-, Peritoneal- und Synovialflüssigkeit 15–30 % der Serumwerte. Nur 10 % des mütterlichen Blutspiegels sind im Nabelschnurblut nachweisbar. Die Erythromycin-Konzentrationen in der Muttermilch betragen etwa 50 % der Serumwerte.
- Ausscheidung (je nach Präparat verschieden): Mit der Galle 20–30 %, mit dem Urin 2–5 % nach oraler Gabe und 12–15 % nach i. v. Gabe. Hohe Metaboli-

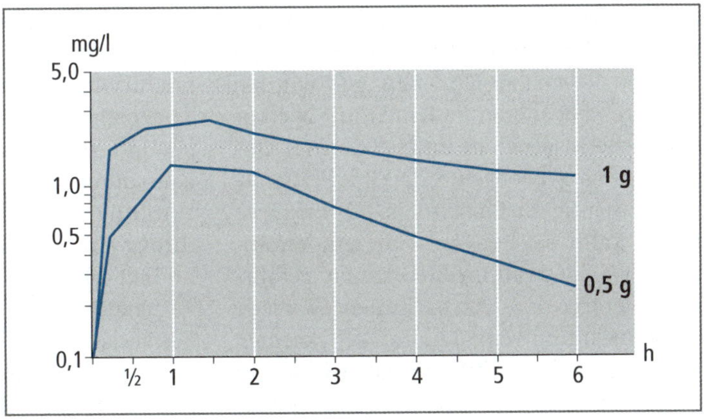

Abb. 1.6-2 Mittlere Serumspiegelkurve nach oraler Gabe von 0,5 g und 1 g Erythromycin-Ethylsuccinat 1 h nach Standardfrühstück bei 10 gesunden Erwachsenen.

sierungsrate (Demethylierung zu antibakteriell unwirksamen Metaboliten).

Nebenwirkungen: Erythromycin hat eine vergleichbare Wirkung wie Motilin (ein prokinetisches Intestinalhormon, das die Peristaltik steuert). Bei oraler Gabe treten daher häufig gastrointestinale Störungen auf (Leibschmerzen, Übelkeit, dünne Stühle). Die Motilin-artige Wirkung wird gelegentlich sogar zur Therapie einer schweren Obstipation genutzt (Intensivstation). Meist sind die Durchfälle jedoch eher lästig.

! Bei anhaltenden Durchfällen und Koliken ist eine Therapie mit Erythromycin abzubrechen (Differenzialdiagnose: pseudomembranöse Enterokolitis!).

Selten sind Hautexantheme. Erythromycin-Estolat(-Laurylsulfat) kann vor allem bei Erwachsenen bei 2–3 Wochen dauernder Therapie infolge Sensibilisierung zu einer intrahepatischen Cholestase mit oder ohne Ikterus, z. T. mit kolikartigen Leibschmerzen – besonders bei schon vorher bestehender Leberschädigung, bei Wiederholungskuren und bei Allergikern –, führen. Die Leibschmerzen können so heftig sein, dass eine Gallenkolik, Pankreatitis oder Ulkusperforation vorgetäuscht wird. Nach Weglassen des Estolats bilden sich alle Symptome rasch zurück. Bei den anderen Erythromycin-Derivaten sind ebenfalls Störungen der Leberfunktion und Transaminasenerhöhungen möglich, aber wesentlich seltener. Reversible Hörstörungen wurden vereinzelt bei älteren Patienten mit Nieren- oder Leberinsuffizienz und bei höherer Dosierung (> 4 g) beobachtet. Die i. v. Präparate führen häufig zu Phlebitis (s. u.). Erythromycin kann bei Personen, die ein verlängertes QT-Intervall im EKG haben, gefährliche ventrikuläre Arrhythmien (Torsade de pointes) und ventrikuläre Tachykardien hervorrufen. Die kardialen Nebenwirkungen sollten bei gleichzeitiger Gabe von potenziell arrhythmogenen Substanzen beachtet werden.

Interaktionen: Makrolide lassen sich hinsichtlich der Interaktion mit CYP3A4 in die folgenden drei Gruppen einteilen:

- Troleandomycin, Erythromycin und Clarithromycin als potente **CYP3A4-Hemmer** mit großem Potenzial zu Medikamenten-Interaktionen.
- Furithromycin, Midecamycin, Josamycin und Roxithromycin mit **geringerem Potenzial, CYP3A4 zu beeinflussen.**
- Azithromycin, Dirithromycin, Spiramycin und Fidaxomicin, die **CYP3A4 nicht hemmen** und so keinen Einfluss auf die Pharmakokinetik anderer Substanzen haben.

Durch die Vielzahl neuer Substanzen sollte deren gegenseitiger Einfluss auf die jeweilige Pharmakokinetik vor dem Einsatz von Makroliden aktualisiert überprüft werden.

Bei gleichzeitiger Gabe von Erythromycin und Theophyllin sind die Theophyllin-Spiegel erhöht, sodass Nebenwirkungen durch Theophyllin auftreten können. Bei gleichzeitiger Gabe von Erythromycin und Dihydroergotamin oder einem nicht hydrierten Mutterkornalkaloid kann es zu einer verstärkten Vasokonstriktion kommen. Erythromycin kann die nephrotoxischen Wirkungen von Ciclosporin A (vor allem bei Niereninsuffizienz) durch erhöhte Spiegel verstärken. Die Elimination von Methylprednisolon, Carbamazepin, Valproinsäure, Triazolam, Midazolam, Alfentanil, Felodipin und Antikoagulanzien vom Cumarintyp kann durch Erythromycin verzögert und die Wirkung dadurch verstärkt werden. Erythromycin kann die Digoxin-Spiegel (10 %) im Blut erhöhen. Die gleichzeitige Gabe von Terfenadin oder Astemizol kann zu QT-Zeitverlängerung und z. T. schwerwiegenden Herzrhythmusstörungen (Torsade de pointes) führen. Die gleichzeitige Gabe von

Cholesterinsenkern wie Lovastatin kann eine Rhabdomyolyse hervorrufen, die gleichzeitige Gabe von Pentamidin i. v. schwere Herzreizleitungsstörungen. Die gleichzeitige Gabe von Erythromycin, vermutlich auch anderen Makroliden, und Cimetidin oder Corticosteroiden vermag Spiegel und Wirkung zu erhöhen. Rifampicin und Rifabutin erniedrigen die Spiegel von Erythromycin und anderen Makroliden.

Indikationen: Vor Einführung besserer Makrolide indiziert bei Infektionen des Respirationstraktes, besonders Mykoplasmen-Pneumonie, Chlamydia-pneumoniae-Pneumonie, Chlamydia-trachomatis-Pneumonie und -Konjunktivitis, Hautinfektionen durch empfindliche Keime, Erythrasma, Rosacea, Acne vulgaris sowie Campylobacter-Enteritis. Ersatz bei Penicillin-Allergie. Wegen der schlechten Resorption sollte Erythromycin heute durch die besser wirksamen neuen Makrolide Azithromycin, Clarithromycin und Roxithromycin ersetzt werden. Erythromycin i. v. ist mit Clarithromycin i. v. immer noch Mittel der Wahl bei Legionellose. Bei Penicillin-Allergie wurde Erythromycin früher oft bei Scharlach, Erysipel und Diphtherie verwendet. Wirksam bei Trachom, Lymphogranuloma inguinale und nichtgonorrhoischer Urethritis durch Chlamydien sowie zur Keuchhusten-Prophylaxe (bei Exposition).

Falsche Indikationen: Septische Allgemeininfektionen und Osteomyelitis, bei denen Penicilline, Cephalosporine oder Aminoglykoside rascher und sicherer wirken. Ornithose (Psittakose).

K **Kontraindikationen:** Bei Lebererkrankungen sollten Erythromycin-Verbindungen mit Vorsicht, Erythromycin-Estolat überhaupt nicht gegeben werden. Nicht gleichzeitig mit Terfenadin oder Astemizol verabreichen! Vorsicht bei Gebrauch von Antiarrhythmika!

Applikation: Es gibt unterschiedliche Meinungen über die optimale Erythromycin-Verbindung für die orale Anwendung. Nach unserer Auffassung sollten Erythromycin-Ethylsuccinat bzw. Erythromycin-Base bevorzugt werden (Stearat wird unzuverlässig resorbiert; Estolat kann – zumindest bei Erwachsenen – die Leberfunktion stärker beeinträchtigen). Die parenterale Gabe von Erythromycin-Glucoheptonat oder Erythromycin-Laktobionat kommt nur ausnahmsweise bei schweren Infektionen (Legionella-Pneumonie) infrage (als i. v. Kurzinfusion, nicht als i. v. Injektion). Bei i. v. Gabe treten häufig Venenschmerzen, Erbrechen, Übelkeit und Kreislaufreaktionen auf. Auflösung der Substanz in Aqua bidest. und Verdünnung mit 5%iger Traubenzuckerlösung genau nach Vorschrift (zu starke Lösungen führen zu Thrombophlebitis). Intramuskuläre Injektion oft schmerzhaft, nicht ratsam. Alle Saftformen von Erythromycin haben keinen guten Geschmack. Eine rektale Gabe (durch Suppositorien) ist wegen der schlechten Resorption abzulehnen. Erythromycin gibt es auch als Lösung, Salbe und Gel zur topischen Aknebehandlung und als Augensalbe.

Dosierung (Tab. 1.6-2, Tab. 1.6-3):

- Orale Gabe von Erythromycin:
  - Säuglinge und Kinder bis 8 Jahre: 30(–50) mg/kg KG in 2–4 ED.
  - Kinder von 8–14 Jahren (ab 30 kg KG): 1–2 g in 3–4 ED.
  - Erwachsene > 50 kg KG, Jugendliche > 14 Jahre: tgl. 1,5–2 g, max. 4 g.
- Intravenöse Gabe von Erythromycin-Glucoheptonat oder -Lactobionat als Kurzinfusion (250–500 mg in 30 min) oder Dauertropfinfusion (1–2 g in 500–1 000 ml Flüssigkeit):
  - Kinder: 20–30 mg/kg.
  - Erwachsene: tgl. 1–2 g.

Keine Dosisreduzierung bei **Niereninsuffizienz**.

Antiinfektiva

Tab. 1.6-2 Auswahl und Dosierung von Makrolid-Antibiotika (1. Wahl) zur Behandlung wichtiger »atypischer« Erreger und ihrer Erkrankungen (nach Studien).

Erreger/Erkrankung	Erythromycin	Clarithromycin	Azithromycin
Bartonella henselae (Katzenkratz-Erreger)	1 g alle 6 h i. v. für 7–14 Tage	–	Tag 1: 500 mg p. o. Tage 2–5: 250 mg p. o.
Bartonella henselae oder B. quintana (bazilläre Angiomatose)	0,5 g 4 × tgl. p. o. für 12 Wochen	–	500 mg tgl. p. o. für 4–6 Wochen (Endokarditis 4–6 Monate!)
Bordetella pertussis (Keuchhusten)	250 mg 4 × tgl. p. o. für 14 Tage	500 mg 2 × tgl. p. o. für 7 Tage	Tag 1: 500 mg p. o. Tage 2–5: 250 mg p. o.
Campylobacter jejuni	250 mg 4 × tgl. p. o. für 5–7 Tage	–	Tag 1: 500 mg p. o. Tage 2–5: 250 mg p. o.
Chlamydophila (Chlamydia) pneumoniae	0,5 g 3–4 × tgl. p. o. für 7–10 Tage	250–500 mg 2 × tgl. p. o. für 7–10 Tage	1–2 Tage: 500 mg tgl. p. o./i. v. 7–10 Tage: 500 mg tgl. p. o. komplett
Chlamydia trachomatis (Einschlusskonjunktivitis)	50 mg/kg KG 4 × tgl. p. o. für 14 Tage	–	ED von 20 mg/kg KG Maximaldosis 1 g
Chlamydia trachomatis (Pneumonie)	40–50 mg/kg i. v. tgl. bis zu 2 g tgl. (125–500 mg 4 × tgl.) für 14 Tage	500 mg 2 × tgl. i. v./p. o. für 14 Tage	–
Chlamydia trachomatis (Trachom)	–	–	1 g p. o. als ED
Chlamydia trachomatis (Urethritis oder Zervizitis)	–	–	1 g p. o. als ED
Diphtherie (Infektion; Antitoxin-essenzielle Primärtherapie!)	40–50 mg/kg KG i. v. bis zu 2 g tgl. (125–500 mg 4 × tgl.) für 14 Tage	–	–
Diphtherie (Träger)	250 mg 4 × tgl. p. o. für 7–10 Tage	–	–
Helicobacter pylori	–	500 mg 2 × tgl. p. o. für 7–10 Tage (+ Amoxicillin + Omeprazol)	–
Haemophilus ducreyi (weicher Schanker)	–	–	1 g als ED
Legionella spp. (Pneumonie)	–	500 mg 2 × tgl. i. v./p. o. für 5–10 Tage (± Rifampicin)	500 mg tgl. i. v./p. o. für 5–10 Tage (± Rifampicin)

Tab. 1.6-2 Auswahl und Dosierung von Makrolid-Antibiotika (1. Wahl) zur Behandlung wichtiger »atypischer« Erreger und ihrer Erkrankungen (nach Studien). *(Fortsetzung)*

Erreger/Erkrankung	Erythromycin	Clarithromycin	Azithromycin
Mycobacterium-avium-Komplex (MAC) (disseminiert/pulmonal)	–	500 mg 2 × tgl. p. o./i. v. (+ Ethambutol ± Rifabutin)	500 mg p. o. 1 × tgl. (+ Ethambutol ± Rifabutin)
Mycobacterium-avium-Komplex (Prophylaxe)	–	500 mg 1 × tgl.	1 200 mg 1 × wöchentlich
Mycobacterium-fortuitum/chelonae-Komplex	–	500 mg 2 × tgl. p. o. für 4–6 Mon. (+ Amikacin)	–
Mycoplasma pneumoniae	500 mg p. o. 3–4 × tgl. für 14–21 Tage	250 mg 2 × tgl. p. o. für 14 Tage	500 mg 1 × tgl. p. o. für 5–10 Tage
Urethritis bei Männern (sine Gonorrhoe: C. trachomatis/Ureaplasma urealyticum)	500 mg p. o. 4 × tgl. für 7 Tage	–	1 g p. o. als ED

ED = Einzeldosis.

Handelsformen:

- Tabletten à 0,5 g Ethylsuccinat.
- Suspension oder Tropfen mit 40 mg/ml und 80 mg/ml Ethylsuccinat.
- Tabletten à 0,5 und 1,0 g Stearat.
- Suspension mit 25, 40, 100 und 120 mg/ml als Estolat.
- Ampullen à 0,5 und 1 g als Laktobionat.

Außerdem Gel, Lösung, Salbe sowie Augensalbe zur topischen Anwendung.

B **Beurteilung:** Veraltete Standardsubstanz der Makrolid-Gruppe mit einer verwirrenden Vielfalt schwer überschaubarer Formen. Wegen ungünstiger Pharmakokinetik sollte Erythromycin durch neue Makrolide wie Clarithromycin, Roxithromycin oder Azithromycin ersetzt werden. Gefährliche Interaktionen (z. B. mit Terfenadin) sind möglich.

Clarithromycin

Handelsnamen: Biaxin, Cyllind, Klacid, Mavid.

Eigenschaften: Clarithromycin ist ein Erythromycin-Derivat mit verbesserter Säurestabilität und Resorbierbarkeit, weshalb es niedriger dosiert werden kann. Es ist in Wasser schlecht, in Ethanol und Methanol gut löslich. Das seit 2003 auch in Deutschland zugelassene i. v. Präparat von Clarithromycin ist als Laktobionat vollständig wasserlöslich (Strukturformel s. Abb. 1.6-1, S. 163).

Wirkungsspektrum: Ähnlich Erythromycin (s. S. 162). Im Vergleich zu Erythromycin ist Clarithromycin stärker wirksam gegen Legionella pneumophila, Chlamydia trachomatis, Chlamydia pneumoniae, Helicobacter pylori, Borrelia burgdorferi, Mycobacterium avium und Mycobacterium intracellulare. Teilweise resistent sind Staphylokokken (wie gegen Erythromycin), Haemophilus influenzae und Moraxella catarrhalis, stets

Tab. 1.6-3 Auswahl und Dosierungen von Makrolid-Antibiotika als therapeutische Alternative (allein oder in Kombination), wenn eine Behandlung mit Mitteln der 1. Wahl nicht möglich ist (z. B. Unverträglichkeit).

Erreger/Erkrankung	Makrolid	Dosierung Erwachsene	Mittel der Wahl
Streptokokken-Infektion Gruppen A, C, G	• Erythromycin • Clarithromycin • Azithromycin	• 250–500 mg 4 × tgl. p. o. • 500 mg 2 × tgl. p. o. • 500 mg 1 × tgl., dann 250 mg 1 × tgl. p. o.	Penicillin G oder V
Pneumokokken-Pneumonie	• Erythromycin • Clarithromycin • Azithromycin	• 250–500 mg 4 × tgl. p. o. • 500 mg 2 × tgl. p. o. • 500 mg 1 × tgl. p. o.	Penicillin G, Ceftriaxon oder Cefotaxim
Moraxella catarrhalis	• Erythromycin • Clarithromycin • Azithromycin	• 250–500 mg 4 × tgl. p. o. • 250–500 mg 2 × tgl. p. o. • 500 mg 1 × tgl., dann 250 mg 1 × tgl. p. o.	Cefuroxim, Fluorchinolon
Haemophilus influenzae (Infektionen obere Atemwege)	• Clarithromycin • Azithromycin	• 250–500 mg 2 × tgl. p. o. • 500 mg 1 × tgl., dann 250 mg 1 × tgl. p. o.	Trimethoprim-Sulfamethoxazol
Salmonella typhi (Typhus)	Azithromycin	500 mg tgl. p. o. für 5–7 Tage	Fluorchinolon oder Ceftriaxon
Shigella (Ruhr)	Azithromycin	Tag 1: 500 mg Tage 2–5: 250 mg p. o.	Fluorchinolon
Infektionsprävention nach kolorektalen Operationen	Erythromycin	1 g p. o. 1, 2 und 11 h vor OP mit Neomycin	Cefoxitin oder Cefotetan
Prophylaxe rheumatisches Fieber	Erythromycin	250 mg 2 × tgl. p. o.	Penicillin G
Anthrax (Milzbrand)	Erythromycin	500 mg 4 × tgl. i. v./p. o. für 10 Tage	Ciprofloxacin, Doxycyclin, Penicillin G
Lymphogranuloma venereum	Erythromycin	500 mg 4 × tgl. p. o. für 21 Tage	ein Tetracyclin
Acne vulgaris	Erythromycin	250 mg 4 × tgl. p. o. oder topisch	Tetracyclin p. o. + div. topische Antibiotika
Borrelia burgdorferi (Lyme-Borreliose)	Azithromycin	500 mg p. o. für 7–10 Tage	Ceftriaxon, Doxycyclin, Cefuroximaxetil
Babesia microti	Azithromycin	500 mg 1 × tgl., dann 250 mg tgl. für 7 Tage + Atovaquon 750 mg alle 12 h	Clindamycin + Chinin

resistent sind Penicillin-G-resistente Pneumokokken und Enterokokken sowie Bacteroides fragilis. Es gibt zunehmend resistente Helicobacter-Stämme. Eine Resistenz von Streptococcus pyogenes (A-Streptokokken) ist in Deutschland noch selten. Erythromycin-resistente Bakterien (z. B. Mycobacterium avium/intracellulare) können gegen Clarithromycin empfindlich sein. Dagegen sind Erythromycin-resistente Staphylokokken und Streptokokken gegen Clarithromycin stets resistent.

Pharmakokinetik:

- Unvollständige Resorption (aber erheblich besser als Erythromycin).
- Serumspitzenspiegel, Serumeiweißbindung, Halbwertszeit und Urin-Recovery siehe Tab. 1.6-4. Nach i. v. Infusion von 0,5 g Clarithromycin (über 60 min) betragen die mittleren Serumspiegel 5,2 mg/l (bei Infusionsende) und die Urin-Recovery 37 % (zu 18 % unverändert). Relativ gute Penetration in die Lungen und andere Gewebe, auch in Körperzellen (vor allem Makrophagen und Granulozyten), wobei die Gewebekonzentrationen höher sind als die Plasmakonzentrationen. Relativ starke Metabolisierung zum antibakteriell wirksamen 14-Hydroxy-Metaboliten und zu anderen inaktiven Metaboliten. Ausscheidung vorwiegend mit den Fäzes, zum Teil mit dem Harn (unverändert und als Metabolit).

Nebenwirkungen: In etwa 5 % der Fälle gastrointestinale Störungen (Übelkeit, Erbrechen, Leibschmerzen, Durchfälle), selten Hautausschlag, z. T. tödliche Leberfunktionsstörungen mit Nekrose, Cholestase und Pankreatitis. Bei höherer Dosierung von Clarithromycin sind reversible Hörstörungen und Halluzinationen beschrieben. Die seit 2003 auch in Deutschland erhältliche i. v. Infusion von Clarithromycin ruft häufig Irritationen an der Infusionsstelle (Schmerzen, Phlebitis) hervor.

Interaktionen (s. auch Erythromycin, S. 166): Bei gleichzeitiger Gabe von Theophyllin oder Carbamazepin oder oralen Antikoagulanzien vom Cumarintyp kann die Ausscheidung dieser Mittel durch Clarithromycin vermindert sein. Ergotamin-haltige Medikamente

Tab. 1.6-4 Pharmakokinetische Parameter von neueren Makroliden und von Erythromycin nach oraler Gabe.

Mittel	Einzeldosis oral (g)	Resorptionsrate (%)	Mittlere Serumspitzenspiegel (mg/l)	Serumeiweißbindung (%)	Halbwertszeit (h)	Urin-Recovery (%)
Clarithromycin	0,25	50	1,0	72	4–5	20
Roxithromycin	0,15	60	6,0	96	10	7
Azithromycin	0,5	35	0,4	20	12	5
Erythromycin	0,5	20	1,8	60	2	2–5
Telithromycin	0,4	57	2,0	65	2–3	17

und nicht hydrierte Mutterkornalkaloide sollten nicht gleichzeitig gegeben werden (Gefahr von Durchblutungsstörungen durch verstärkte Vasokonstriktion, besonders an Fingern und Zehen). Clarithromycin kann die Digoxin-Blutspiegel erhöhen. Die gleichzeitige Gabe von Terfenadin oder Astemizol (kontraindiziert) kann durch QT-Zeitverlängerung lebensbedrohliche Herzrhythmusstörungen hervorrufen. Wechselwirkungen sind auch möglich zwischen Clarithromycin und Omeprazol bzw. Triazolam, Midazolam, Ciclosporin, Disulfiram (Antabus).
Clarithromycin kann die Serumkonzentration von Zidovudin bei gleichzeitiger Gabe aus bisher unbekannten Gründen erniedrigen. Ein Abstand von 2 h sollte deshalb eingehalten werden.

Indikationen: Akute bakterielle Atemwegsinfektionen, auch Otitis media und Sinusitis, besonders Mykoplasmen-Pneumonie, Chlamydia-pneumoniae-Infektionen, Chlamydia-trachomatis-Pneumonie und -Konjunktivitis, Legionella-Pneumonie, Pertussis, unkomplizierte Hautinfektionen durch empfindliche Keime, Erythrasma, Rosacea, Acne vulgaris. Wirksam auch bei Campylobacter-Enteritis. Bei Penicillin-Allergie indiziert bei Scharlach, Erysipel, A-Streptokokken-Tonsillitis, Diphtherie. Wirksam bei Trachom, Lymphogranuloma inguinale und nichtgonorrhoischer Urethritis durch Chlamydien und Ureaplasma sowie zur Keuchhustenprophylaxe (bei Exposition). Clarithromycin ist indiziert bei Helicobacter-pylori-Infektionen (in Kombination mit zwei anderen Mitteln, s. Tab. 1.6-2). Clarithromycin ist in hoher Dosierung und in Kombination mit anderen Mitteln bei Mycobacterium-avium-intracellulare-Infektionen von AIDS-Patienten wirksam. In niedriger Dosis auch zur Behandlung der Obstipation.

Unklare Aspekte: Es sind vieldeutige Wirkungen von Clarithromycin, z. B. als Anorektikum, beschrieben worden. Bei aktiven multiplen Myelomen kann Clarithromycin zu einer dramatischen Besserung führen. Bei nicht kleinzelligen inoperablen Lungenkarzinomen verlängerte Clarithromycin als adjuvante Therapie die durchschnittliche Überlebenszeit fast um das Doppelte (von 277 auf 533 Tage). Es ist bekannt, dass sich MALT-Lymphome im Magen, die mit einer Helicobacter-pylori-Infektion in Zusammenhang stehen, durch eine Clarithromycin-Behandlung zurückbilden können. Hohe Dosen von Clarithromycin bei Infektionen durch Mykobakterien führen zu einer unerklärten erhöhten Sterblichkeit.

Falsche Indikationen: Septische Allgemeininfektionen und Osteomyelitis, bei denen Penicilline, Cephalosporine oder Aminoglykoside rascher und sicherer wirken. Ornithose (Psittakose).

K **Kontraindikationen:** Clarithromycin (im Tierversuch teratogen, auch Wachstumsverzögerung möglich) soll nicht an Schwangere verabreicht werden. Bei eingeschränkter Leberfunktion ist Clarithromycin nur mit Vorsicht anwendbar (regelmäßige Kontrollen erforderlich). Bei stärkerer Niereninsuffizienz ist die Dosis zu reduzieren (s. unten). Bei Erythromycin-, Roxithromycin- und Azithromycin-Allergie besteht eine Kreuzallergie mit Clarithromycin. Keine gleichzeitige Gabe von Terfenadin oder Astemizol. Vorsicht bei Gebrauch von Antiarrhythmika!

Dosierung (s. Tab. 1.6-2, Tab. 1.6-3):
- Säuglinge < 6 Monate: Für die Behandlung liegen nur begrenzte Erfahrungen vor.
- Kinder bis 12 Jahre: 2 × tgl. 7,5 mg/kg KG.
- Erwachsene: Bei oraler Gabe 2 × tgl. 0,25 g (bis 0,5 g).

Bei **Niereninsuffizienz** (Kreatinin-Clearance < 30 ml/min, Serumkreatinin > 3,3 mg/dl) nur 1–2 × tgl. 0,25 g geben (nicht länger als 2 Wochen).

Bei **Mycobacterium-avium-intracellulare-Infektionen** gibt man Erwachsenen tgl. 2 × 500 mg oral oder i. v., immer in Kombination mit Ethambutol.

Handelsformen:
- Tabletten à 0,25 und 0,5 g.
- Suspension 25 und 50 mg/ml.
- Ampullen mit 0,5 g.

Einzelne Handelspräparate sind für unterschiedliche Indikationen zugelassen.

B **Beurteilung:** Spezialmakrolid mit besserer Resorption und niedrigerer Dosierung als Erythromycin, bevorzugt für Helicobacter-Therapie bzw. Therapie von Mycobacterium-avium-intracellulare-Infektionen. Vieldeutige, unklare, z. T. gefährliche Nebeneffekte.

Roxithromycin

Handelsnamen: Rulid, Roxigrün u. a.

Eigenschaften: Roxithromycin ist ein Erythromycin-Derivat mit verbesserter Säurestabilität und Resorbierbarkeit, weshalb es niedriger dosiert werden kann. Es ist in Wasser schlecht, in Ethanol und Methanol gut löslich (Strukturformel s. Abb. 1.6-1, S. 163). Wegen fehlender Zulassung in den USA erscheint Roxithromycin nur selten in internationalen Empfehlungen.

Wirkungsspektrum: Ähnlich Erythromycin (s. S. 162). Roxithromycin wirkt in vitro gegen Haemophilus influenzae schwächer als Erythromycin. Roxithromycin hat auch eine Aktivität gegen Toxoplasmen. Ansonsten bestehen im Vergleich zu Erythromycin keine größeren Unterschiede im Wirkungsspektrum und in der antibakteriellen Aktivität. Teilweise resistent sind Staphylokokken (wie gegen Erythromycin), Haemophilus influenzae und Moraxella catarrhalis, stets resistent sind Penicillin-G-resistente Pneumokokken und Enterokokken. Eine Resistenz von Streptococcus pyogenes (A-Streptokokken) ist in Deutschland noch relativ selten.

Pharmakokinetik:
- Unvollständige Resorption (aber erheblich besser als die von Erythromycin).
- Serumspitzenspiegel, Serumeiweißbindung, Halbwertszeit und Urin-Recovery siehe Tab. 1.6-4.
- Relativ gute Penetration in die Lungen und andere Gewebe, auch in Körperzellen (vor allem Makrophagen und Granulozyten), wobei die Gewebekonzentrationen höher sind als die Plasmakonzentrationen. Relativ starke Metabolisierung zu drei antibakteriell unwirksamen Metaboliten.
- Ausscheidung vorwiegend mit den Fäzes, zum Teil mit dem Harn (unverändert und als Metabolit).

Nebenwirkungen: In etwa 5 % der Fälle gastrointestinale Störungen (Übelkeit, Erbrechen, Leibschmerzen, Durchfälle), selten Hautausschlag, Leberfunktionsstörungen mit Cholestase und Pankreatitis. In Einzelfällen Störungen des Geschmacks- und Geruchssinns.

Interaktionen: Bei gleichzeitiger Gabe von Theophyllin oder oralen Antikoagulanzien vom Cumarintyp kann die Ausscheidung dieser Mittel durch Roxithromycin vermindert sein. Ergotamin-haltige Medikamente und nicht hydrierte Mutterkornalkaloide sollten nicht gleichzeitig gegeben werden (Gefahr von Durchblutungsstörungen durch verstärkte Vasokonstriktion, besonders an den Fingern und Zehen). Roxithromycin kann die Disopyramid-, Theophyllin- bzw. Digoxin-Blutspiegel erhöhen. Die gleichzeitige Gabe von Terfenadin oder Astemizol (kontraindiziert) kann durch QT-Zeitverlängerung lebensbedrohende Herzrhythmusstörungen hervorrufen. Durch Roxithromycin kann die Wirkung von Midazolam verstärkt werden.

Indikationen: Akute bakterielle Atemwegsinfektionen, auch Otitis media und Sinusitis durch empfindliche Keime, besonders Mykoplasmen-Pneumonie, Chlamydia-pneumoniae-Pneumonie, Chlamydia-trachomatis-Pneumonie und -Konjunktivitis, Pertussis, unkomplizierte Hautinfektionen durch empfindliche Keime, Erythrasma, Rosacea, Acne vulgaris. Bei Penicillin-Allergie indiziert bei Scharlach, Erysipel, Streptokokken-Tonsillitis, Diphtherie. Wirksam bei Trachom, Lymphogranuloma inguinale und nichtgonorrhoischer Urethritis durch Chlamydien und Ureaplasma sowie zur Keuchhustenprophylaxe (bei Exposition). Es laufen Studien zur Therapie bei Arteriosklerose.

Falsche Indikationen: Septische Allgemeininfektionen und Osteomyelitis, bei denen Penicilline, Cephalosporine oder Aminoglykoside rascher und sicherer wirken. Ornithose (Psittakose). Gonorrhoe und Lues. Keine höhere Dosierung als die empfohlenen 0,3 g/Tag.

K **Kontraindikationen:** Der Tierversuch ergab keine Hinweise auf embryotoxische oder teratogene Wirkungen, jedoch liegen beim Menschen keine ausreichenden Erfahrungen in der Schwangerschaft vor. Roxithromycin wird nur in minimalen Mengen in der Muttermilch ausgeschieden.
Bei fortgeschrittener Lebererkrankung ist eine Dosishalbierung ratsam (unter laufender Kontrolle der Leberwerte). Bei Erythromycin-, Clarithromycin- und Azithromycin-Allergie besteht eine Kreuzallergie mit Roxithromycin. Nie gleichzeitig mit Terfenadin oder Astemizol geben. Vorsicht bei Gebrauch von Antiarrhythmika!

Dosierung:
- Kinder < 40 kg KG: 2 × tgl. 2,5 mg/kg KG oder 1 × tgl. 5 mg/kg KG.
- Erwachsene, Kinder und Jugendliche > 40 kg KG: 2 × tgl. 0,15 g oder 1 × tgl. 0,3 g.

Nach Herstellerangaben sollte Roxithromycin von Erwachsenen nicht länger als 4–6 Wochen genommen werden. Da bei Jungtieren bei höheren Plasmakonzentrationen u. a. Anomalien im Wachstumsknorpel gefunden wurden, wird empfohlen, bei Kindern die Dosis auf tgl. 5–8 mg/kg KG für maximal 10 Tage zu begrenzen.

Handelsformen: Tabletten à 0,15 und 0,3 g.

B **Beurteilung:** Standard-Makrolid mit besserer Resorption und niedrigerer Dosierung als Erythromycin.

Azithromycin

Handelsnamen: Zithromax, Ultreon und zahlreiche Generika; im Ausland oft auch Sumamed.

Eigenschaften: Azithromycin ist ein Azalid und unterscheidet sich von Erythromycin A durch ein methylsubstituiertes Stickstoffatom in Position 9a des Aglykon-(Azalid-)Ringes (s. Abb. 1.6-1, S. 163), wodurch die Säurestabilität erheblich verbessert wird. In Wasser ist es schlecht löslich, aber gut löslich in Ethanol und Methanol.

Wirkungsspektrum: Ähnlich dem von Erythromycin, jedoch erweitert auf E. coli, Salmonellen, Shigellen und Yersinia enterocolitica. Im Vergleich zu Erythromycin ist die In-vitro-Aktivität von Azithromycin bei Haemophilus influenzae 4- bis 8-fach, bei Moraxella catarrhalis 4-fach und bei Gonokokken 8-fach stärker (s. Tab. 1.6-1, S. 164). Im Gegensatz dazu wirkt Azithromycin auf Staphylococcus aureus und S. epidermidis 4-fach schwächer, auf Streptococcus pyogenes und Streptococcus pneumoniae (Pneumokokken) 7- bis 16-fach schwächer. Bei den übrigen Keimarten (auch Campylobacter jejuni, Helicobacter pylori, Legionellen, Chlamydia pneumoniae, Chlamydia psittaci und Chlamydia trachomatis) bestehen keine größeren Unterschiede zwischen Azithromycin und Erythromycin. Azithromycin wirkt auch gegen Mycobacterium avium, M. kansasii und M. xenopi sowie gegen Ureaplasma urealyticum und Borrelia burgdorferi. Resistent sind die meisten Stämme von Enterococcus faecalis sowie Methicillin-resistente Staphylococcus-aureus-Stämme. Im Mäuseversuch wird eine Toxoplasmose durch hohe Dosen Azithromycin geheilt. In Monotherapie moderate Wirkung auf Plasmodium falciparum, aber hohe Aktivität gegen Plasmodium vivax.

Pharmakokinetik (s. Tab. 1.6-4, S. 171):

- Nach oraler Gabe von 0,25 g und 0,5 g Azithromycin betragen die mittleren Serumspitzenspiegel nach 2 h 0,2 bzw. 0,4 mg/l. Der Vergleich zwischen i. v. und oraler Gabe ergibt eine Resorptionsrate von 35 %. Hohe Gewebespiegel (mehrfach höher als die gleichzeitigen Plasmaspiegel). Relativ starke Metabolisierung zu zehn antibakteriell unwirksamen Metaboliten. Gute Penetration, u. a. auch in atherosklerotische Plaques.
- Halbwertszeit im Blut 12 h, terminale Halbwertszeit 68 h.
- Plasmaeiweißbindung 20 %.
- Ausscheidung vorwiegend mit den Fäzes. Urin-Recovery in den ersten 24 h 4–5 % (nach oraler Gabe) bzw. 10 % (nach i. v. Gabe). Infolge der ungewöhnlich starken Speicherung in den Geweben und der langsamen Freisetzung wird Azithromycin im Urin noch bis zur 4. Woche nach Therapieende ausgeschieden.

Nebenwirkungen: Bei **Kurzzeittherapie** in etwa 5 % der Fälle leichte gastrointestinale Störungen (Durchfall, Erbrechen, Bauchschmerzen), selten Angioödeme, cholestatischer Ikterus, Hautausschlag, Photosensibilisierung, Schwindel und Somnolenz. Bei längerer Anwendung höherer Dosen (tgl. 0,6 g) sind reversible Hörstörungen und Tinnitus beschrieben. Selten schwere allergische Reaktionen.

Bei **Langzeitgaben** wurden im Tierversuch in verschiedenen Geweben histopathologische Veränderungen gefunden, die als Phospholipidose bezeichnet wurden (intrazelluläre Aufnahme von Azithromycin in Gewebslysosomen mit Auftreten von zytoplasmatischen Vakuolen). Elektronenmikroskopisch sah man in den vergrößerten Vakuolen lamellenartig angeordnete Muster von Myelinkörpern. Die Ausprägung war dosisabhängig und nach Absetzen von Azithromycin reversibel. Bei Prüfung der Reproduktionstoxizität fand man bei Ratten Störungen der fetalen Ossifikation (bei hohen Dosen von 100 und 200 mg/kg/Tag). Azithromycin übt offenbar auch einen erheblichen Selektionsdruck auf Keime der Mundflora aus.

Interaktionen: Es besteht wie bei anderen Makroliden die Möglichkeit von erhöhten Digoxin-Spiegeln, peripheren Gefäßspasmen und Empfindungsstörungen (bei gleichzeitiger Gabe von Ergotamin oder Dihydroergotamin) sowie verstärkter Triazolam-Wirkung (wegen verzögerter Triazolam-Clearance). Möglicherweise sind auch die Blutspiegel von Carbamazepin, Phenytoin, Hexobarbital und Ciclosporin erhöht (Cytochrom-P-450-abhängige Metabolisierung). Bei Azithromycin sind bisher noch keine Wechselwirkungen mit Cimetidin, Methylprednisolon, Theophyllin und Warfarin beobachtet worden (dennoch ist Vorsicht geboten).

! Vorsicht auch bei gleichzeitiger Gabe von Terfenadin oder Astemizol oder Antiarrhythmika (EKG-Kontrolle).

Mineralische Antazida sollten nicht gleichzeitig gegeben werden. Azithromycin beeinflusst die endotheliale Funktion. Azithromycin hat einen geringeren Effekt auf die QT-Zeit im EKG als Erythromycin und Clarithromycin.

Indikationen: Bakterielle Atemwegsinfektionen, besonders Haemophilus-Infektionen (z. B. bei eitriger Otitis media und eitriger Bronchitis), auch leichtere Pneumonie durch Mykoplasmen, Chlamydien, Legionellen, Haemophilus und Pneumokokken (außerhalb des Krankenhauses erworben), A-Streptokokken-Tonsillitis (bei Penicillin-Unverträglichkeit oder -Versagen), Hautinfektionen durch empfindliche Keime und nichtgonorrhoische Urethritis. Eventuell Toxoplasmose (bei AIDS in Kombination mit Pyrimethamin). Es wird in großem Umfang in den Tropen als Einzeittherapie zur Behandlung des Trachoms eingesetzt. Azithromycin hat positive Effekte bei Kindern mit Mukoviszidose, die als unspezifisch-antiinflammatorisch interpretiert werden. Azithromycin ist ein Mittel der Reserve bei Akne, Syphilis, Meningokokken-Prophylaxe, Katzenkratz-Krankheit, Babesiose, Malaria, Typhus sowie Tularämie. Azithromycin ist ebenfalls effektiv zur Eradikation von Helicobacter im Rahmen einer Kombinationstherapie. Azithromycin ist wirksam zur Therapie und Prophylaxe von Mycobacterium avium und schützt dabei auch vor einer Pneumocystis-Infektion. Aufgrund der Aktivität gegen Malaria und des guten Sicherheitsprofils bei Schwangeren wurde Azithromycin bei diesen in Kombination mit Sulfadoxin-Pyrimethamin gegen Artesunat mit guter Wirkung und Verträglichkeit getestet.

K **Kontraindikationen:** Schwere Lebererkrankungen. In der Schwangerschaft darf Azithromycin nur verabreicht werden, wenn es keine anderen adäquaten Therapiemöglichkeiten gibt.

Dosierung (s. Tab. 1.6-2, Tab. 1.6-3):

- Kinder: 1 × tgl. 10 mg/kg (für 3 Tage) oder am 1. Tag 1 × 10 mg/kg KG, 2.–5. Tag 1 × tgl. 5 mg/kg. Gesamtdosis Kinder > 1–18 Jahre: 30 mg/kg KG.
- Erwachsene: 1 × tgl. 0,5 g (für 3 Tage) oder Tag 1 1 × 0,5 g, Tage 2–5 1 × tgl. 0,25 g.

Die Behandlung über 3–5 Tage ergibt Wirkspiegel über 2 Wochen.
Bei **Mycobacterium-avium-intracellulare-(MAI-)Infektionen** und **Toxoplasmose-Enzephalitis** sind längere Behandlungen über 4 Wochen durchgeführt worden. Die Dosierung bei MAI-Infektionen beträgt zur Therapie 1 × tgl. 600 mg (nur in Kombination mit Ethambutol) und zur Prophylaxe 1 × 1,2 g/Woche. Zur Therapie unkomplizierter **Genitalinfektionen** durch Chlamydien ist auch die Einmalgabe von 1 g (4 Kps. à 0,25 g) 1 h vor oder 2 h nach der Mahlzeit zugelassen.

Handelsformen:

- Tabletten und Kapseln à 0,25 g, Tabletten à 0,5 g.
- Suspension 40 mg/ml ; Flaschen mit 15, 30 und 37,5 ml Suspension.
- Seit 2003 500 mg zur i. v. Applikation, zur langsamen Infusion: 1–2 mg/ml gelöste Substanz über 1–3 h.

B **Beurteilung:** Depot-Makrolid mit erweitertem Spektrum und breiterem Indikationsspektrum als herkömmliche Makrolide. Vorteile: bessere Haemophilus-Wirksamkeit, gute Verträglichkeit (auch in der Schwangerschaft), lange Halbwertszeit und starke Gewebepenetration, weshalb meist eine Einnahmedauer von 3–5 Tagen mit Wirkspiegeln über 14 Tage genügt. Bei Unverträglichkeit von β-Lactam-Antibiotika, Tetracyclinen und in der Schwangerschaft ggf. Alternative zur Behandlung der Borreliose.

Spiramycin

Handelsnamen: Rovamycine, Selectomycin.

Eigenschaften: Spiramycin hat einen 17-gliedrigen Lacton-Ring. In Wasser ist es schlecht, in organischen Lösungsmitteln gut löslich.

Wirkungsspektrum: Spiramycin wirkt wie alle Makrolide bakteriostatisch gegen grampositive Bakterien, wie Staphylococcus aureus, Staphylococcus epidermidis, Streptococcus pyogenes (A-Streptokokken), Streptococcus pneumoniae (Pneumokokken) und Enterococcus faecalis (Enterokokken) sowie gegen Moraxella catarrhalis, teilweise auch gegen Neisseria gonorrhoeae (Gonokokken) und Neisseria meningitidis (Meningokokken). Im Vergleich zu Erythromycin wirkt Spiramycin gegen Staphylococcus aureus 16- bis 32-fach schwächer, gegen Streptococcus pyogenes 8- bis 16-fach schwächer und gegen Streptococcus pneumoniae 4- bis 8-fach schwächer (s. Tab. 1.6-1, S. 164). Resistent sind Haemophilus influenzae und alle anderen gramnegativen Stäbchen (einschließlich Enterobakterien). Spiramycin ist im Tierversuch gegen Toxoplasma gondii wirksam (bei sehr hoher Dosierung).

Resistenz: 20–50 % der Staphylokokken sind gegen Spiramycin resistent. Die Mehrzahl der Meningokokken-Stämme ist heute resistent.

Pharmakokinetik:
- Spiramycin wird bei oraler Applikation unvollständig resorbiert.
- Die höchsten Serumspiegel werden nach 2–3 h erreicht. Nach wiederholter oraler Gabe von 1 g Spiramycin alle 6 h werden Serumspiegel von 2–3 mg/l (nach 2 h) und von 1–2 mg/l (nach 6 h) gefunden.
- Halbwertszeit 2–3 h. Im Speichel sind die Konzentrationen von Spiramycin 2- bis 3-fach höher als im Serum.
- Im Harn werden 5–10 % der oral gegebenen Dosis ausgeschieden. Das oral resorbierte Spiramycin wird zum größeren Teil im Organismus durch Metabolisierung inaktiviert.

Nebenwirkungen: Ähnlich Erythromycin (s. S. 166).

Interaktionen: Wie bei Erythromycin (s. S. 166).

Frühere Indikationen:
- Streptokokken-Infektionen der Mundhöhle (odontogene Infektionen).
- Bei Toxoplasmose der Augen und anderer Organe wird die therapeutische Wirksamkeit kontrovers beurteilt. Umstritten ist auch die Prophylaxe einer diaplazentaren Übertragung von Toxoplasmen (nach Serokonversion der Mutter während der Schwangerschaft).
- Bei schwerer Cryptosporidien-Infektion des Darmes kann ein Behandlungsversuch mit Spiramycin gerechtfertigt sein. Die Erfolgsaussichten sind gering.

Dosierung:
- Bakterielle Infektionen im Bereich der Mundhöhle:
  - Kinder bis zu 6 Jahren: 4 × tgl. 12,5 mg/kg KG.
  - Kinder > 12 Jahre: tgl. 6 Mio. IE in 4 ED.
  - Erwachsene: 4 × tgl. 0,25–0,5 g per os; tgl. 12 Mio. IE.

Zur Behandlung der **Toxoplasmose** erhalten Erwachsene tgl. 9 Mio. IE.

B **Beurteilung:** Veraltetes, schwach wirksames Makrolid mit ungünstiger Pharmakokinetik, das heute allenfalls noch zur Toxoplasmose-Therapie in der Schwangerschaft gebraucht wird.

Fidaxomicin

Synonyma: OPT-80, PAR-101.

Handelsnamen: Dificlir (Deutschland); Dificid (USA).

Eigenschaften: Fidaxomicin ist ein Fermentationsprodukt des Aktinomyzeten Dactylosporangium aurantiacum. Prinzipiell gehört auch Fidaxomicin zur Klasse der Makrolide. Es unterscheidet sich aber von den Erythromycin-Derivaten mit ihren 14- und 15-gliedrigen Lacton-Ringen durch einen 18-gliedrigen makrozyklischen Ring und damit offensichtlich verbundenen sehr unterschiedlichen Eigenschaften. Zumindest in den USA wird dieser neue RNA-Polymerase-Hemmer als erster Repräsentant einer neuen Klasse von »Macrocycles« angesehen. Fidaxomicin besteht aus einer Mixtur der Tiacumicin-B-Isomere (Lipiarmicin A3) mit einem hohen Molekulargewicht (1 058 g/mol) und ist in Wasser nur schlecht, in organischen Lösungsmitteln gut löslich. Entsprechend gering wird die Substanz nach oraler Gabe absorbiert mit einer Bioverfügbarkeit, die sicher unter 3 % liegt. Nahezu die gesamte Substanz verbleibt im Darm bzw. Stuhl, nur weniger als 0,5 % konnten im Urin oder in der Galle nachgewiesen werden. Dies gilt auch für an Clostridium difficile erkrankte Patienten.

Wirkungsspektrum: Fidaxomicin wirkt bakterizid über eine Hemmung der RNA-Synthese bzw. der bakteriellen RNA-Polymerase. Diese Wirkung erfolgt bei Clostridium difficile bereits mit einer 20-fach geringeren Dosis, als sie z. B. für Escherichia coli erforderlich wäre. Dies erklärt die sehr spezielle Wirkung von Fidaxomicin. Neben seiner außerordentlichen Wirkung gegen Clostridium difficile zeigt Fidaxomicin noch eine gute In-vitro-Wirkung gegen viele grampositive Anaerobier und zahlreiche Clostridium-Spezies (Tab. 1.6-5). Patienten mit Vancomycin-resistenten Enterokokken zeigten nach Fidaxomicin eine wesentlich geringere Besiedlung mit diesen Erregern.

Resistenz: Keine Kreuzresistenz mit anderen RNA-Polymerase-Hemmern (anderer Angriffspunkt) wie Rifampicin. Zusammen mit Rifamyxin besteht sogar ein Synergismus. Es bleibt abzuwarten, ob es auch schon kurzfristig nach breitem Einsatz zu Resistenzen bzw. MHK-Erhöhungen bei endemischen Clostridium-difficile-Stämmen oder nach mehreren Therapiezyklen zu Rezidiven kommen kann. In mehreren Passagen zeigte sich erst ab der 13. Passage ein leichter Anstieg der MHK, jedoch nie über 4 µg/ml. Immerhin wurden schon mit der Zulassung von Fidaxomicin erste resistente Stämme bei Patienten mit Clostridium-difficile-Rezidiven entdeckt – mit einem Anstieg der MHK von 0,125–16 µg/ml und Nachweis einer *rpoB*-Gen-Mutation mit Aminosäureaustausch VA > Gly an Position 1 143.
Fidaxomicin wirkt nicht gegen gramnegative Anaerobier (z. B. Bacteroides und Fusobakterien-Gruppe), gramnegative Enterobakterien (E. coli, Klebsiellen, Proteus spp.), Pseudomonas spp. und gegen grampositive Kokken, wenngleich hier die MHKs bei Enterokokken und Staphylococcus aureus recht niedrig sind.

Pharmakokinetik:

- Fidaxomicin wird bei oraler Applikation nahezu nicht resorbiert und zum Teil auch dort primär in den aktiven Hauptmetaboliten OP-1118 durch Hydrolyse umgewandelt.
- Die Exkretion beginnt zumindest bei gesunden Probanden nach der ersten Stuhlpassage innerhalb von wenigen Stunden nach Einnahme mit einer maximalen Konzentration nach 24 h. Noch 5 Tage nach Applikation ist Fidaxomicin (bzw. Metaboliten) im Stuhl nachweisbar. Gemessene unterschiedliche Stuhlkonzentrationen korrelierten bei gleicher Dosis nicht mit Therapieansprechen.
- Pharmakologisch waren keine relevanten Einschränkungen sowohl bei nüchterner als auch zusammen mit fetthaltiger Nahrung zu erkennen.

Nebenwirkungen: Typische, dem Fidaxomicin zuzuordnende unerwünschte Wirkungen wurden bisher nicht beschrieben. Alle dokumentierten Nebenwirkungen wie Er-

Tab. 1.6-5 In-vitro-Aktivität von Fidaxomicin.

Erreger	MHK-Bereich	$MHK_{50\,\%}$	$MHK_{90\,\%}$
Grampositive Anaerobier			
Peptostreptococcus tetradius	0,25–2	1	1
Peptostreptococcus asaccharolyticus	0,25–1	0,5	1
Peptostreptococcus anaerobius	≤ 0,016–0,03	≤ 0,016	≤ 0,016
Finegoldia magna	0,25–2	1	1
Micromonas micros	≤ 0,016–0,06	0,03	0,06
Peptostreptococcus prevotii	0,25–1	n. u.	n. u.
Propionibacterium acnes	0,5–4	4	4
Eggerthella lenta	≤ 0,016–0,06	≤ 0,016	0,03
nicht sporenbildende Anaerobier	0,06 bis > 1024	1	32
anaerobe Kokken (Peptostreptococcus u. a.)	0,06–1024	0,5	2
Clostridium difficile (800 Stämme aus klinischen Phase-II/III-Studien)	0,007–1	0,125	0,25
Clostridien-Spezies (nicht Clostridium difficile)			
Clostridium bifermentans	0,06–0,06	n. u.	n. u.
Clostridium bolteae	1–64	n. u.	n. u.
Clostridium clostridioforme	4–128	n. u.	n. u.
Clostridium glycolicum	0,06–1	n. u.	n. u.
Clostridium innocuum	32–128	n. u.	n. u.
Clostridium paraputrificum	0,06–8	n. u.	n. u.
Clostridium perfringens	0,06–0,06	0,062	0,062
Clostridium ramosum	256–512	512	512
Clostridium sordellii	0,06–0,06	n. u.	n. u.

n. u. = nicht untersucht.

brechen, Übelkeit, abdominelle Schmerzen sowie Anämie und gastrointestinale Blutungen (unter 5 %) sind typische Befunde und Symptome einer Clostridien-Kolitis und waren in beiden Studienarmen gleich häufig.

Interaktionen: Mit Interaktionen wäre in jedem Fall wie bei anderen Makroliden und systemischer Gabe zu rechnen. Wegen alleiniger oraler Verfügbarkeit und fehlender Resorption sind jedoch keine Interaktionen zu erwarten.

Indikationen: Schwere Clostridien-difficile-Kolitis, Rezidiv einer Clostridien-Kolitis vor allem bei Vorbehandlung mit Metronidazol oder Vancomycin, Unverträglichkeit von Metronidazol und Vancomycin bei Clostridien-difficile-Kolitis.

Dosierung:

- Kinder (2–18 Jahre): vermutlich 32 mg/kg pro Tag in 2 ED (max. 400 mg/Tag).
- Erwachsene (> 18 Jahre): 2 × tgl. 200 mg über 10 Tage.

B **Beurteilung:** Erstes, allein zur Behandlung der Clostridium-difficile-Kolitis entwickeltes Antibiotikum. Ohne nennenswerte Absorption und Nebenwirkungen. Da Fidaxomicin zudem aktuell den verfügbaren Alternativen wie Metronidazol und Rifamyxin in der Wirksamkeit überlegen ist und auch gegenüber Vancomycin geringere Rezidivraten zeigt, ist dieses Makrolid nun bis auf Weiteres die Standardsubstanz zur Heilung der Clostridium-difficile-Kolitis und auch für die langfristige Eradikation der Clostridien. Bedenklich ist die mögliche Gefahr einer schnellen Resistenzentwicklung, vor allem gegen epidemisch auftretende Clostridien-Stämme wie BI/NAP/027. Je breiter und uniformer der Einsatz von Fidaxomicin erfolgen wird, desto früher sind Resistenzen zu erwarten.

Ketolide

Ketolide sind eine weitere Klasse von Makroliden (3. Generation), bei denen die Cladinose (ein Zucker) substituiert ist durch eine Ketogruppe in Position 3 des 14-gliedrigen Lacton-Ringes. Abgeleitet vom Erythromycin wurden Ketolide vor allem in der Hoffnung auf ein geringeres Resistenzpotenzial entwickelt. Nach vielen Jahren und neben einer Reihe von Substanzen wie Cethromycin, Modithromycin (Acetidinyl-Ketolid) oder auch Solithromycin (fluoronidiertes Ketolid) wurde bisher nur Telithromycin anwendungsreif entwickelt. Dennoch zeigt diese Entwicklung, dass das therapeutische Potenzial der Makrolide als effektive 23S-Ribosom-Proteinsynthese-Hemmer noch nicht ausgeschöpft ist.

Telithromycin

Handelsname: Ketek.

Eigenschaften: Das Ketolid Telithromycin (HMR 3647, früher RU 66 647) ist charakterisiert durch eine Pyridinium- und Imidazol-Gruppe, welche durch eine Aryl-Kette mit dem C11-C12-Carbamat verbunden ist.

Wirkungsspektrum: Telithromycin ist wie andere Ketolide säurefest und hat ein ähnliches Spektrum wie Erythromycin A, wirkt aber darüber hinaus z. T. gegen Erythromycin-resistente grampositive Bakterienstämme. Von besonderem Interesse ist die starke Aktivität gegen Penicillin-G- und Erythromycin-resistente Pneumokokken, unabhängig davon, ob es sich um eine induzierbare oder um eine primäre (konstitutive) Erythromycin-Resistenz handelt. Erythromycin-resistente Streptococcus-pyogenes-(A-Streptokokken-) Stämme sind ebenfalls sensibel. Methicillin-resistente Staphylokokken (MRSA, MRSE) sind empfindlich, wenn die Erythromycin-Resistenz nicht konstitutiv, sondern induzierbar ist. Bei Erythromycin-empfindlichen Keimen ist die antibakterielle Aktivität beträchtlich stärker als die von Erythromycin. So wirkt Telithromycin in vitro gegen Haemophilus influenzae, Moraxella catarrhalis und Bordetella pertussis 2- bis 4-fach stärker als Erythromycin, gegen Methicillin-empfindliche Staphylococcus-aureus-Stämme 4-fach stärker und gegen Vancomycin- und Erythromycin-empfindliche Enterokokken (E. faecalis) 5- bis 10-fach stärker (nicht jedoch gegen E. faecium). Es ist ebenfalls in vitro stark wirksam gegen Chlamydien (C. pneumoniae, C. trachomatis), Mycoplasma pneumoniae und Legionella pneumophila. Gute Aktivität gegen Propionibacterium und Peptostreptokokken; kaum Wirkung auf Bacteroides fragilis und Fusobakterien. Telithromycin hat aber nicht das erweiterte Wirkungsspektrum von Azithromycin.

Resistenz: Resistent sind Methicillin-resistente Staphylokokken, Enterobakterien und gramnegative Anaerobier (Bacteroides u. a.).

Pharmakokinetik:

- Resorption nach oraler Gabe schnell. Die mittlere maximale Plasmakonzentration von 2 mg/ml wird innerhalb von 1–3 h erreicht. Absolute Bioverfügbarkeit oral 57 %. Die Resorption wird nicht durch Nahrung beeinflusst. Proteinbindung 60–70 %. Gute Gewebepenetration mit hohem Verteilungsvolumen (2,9 l/kg). Hohe Spiegel in der Lunge. Erhebliche Konzentrationen auch in Granulozyten.

- Metabolismus: Vorwiegend in der Leber. Zwei Drittel werden als weitgehend inaktive Metaboliten, der Rest unverändert ausgeschieden. Telithromycin wird sowohl durch CYP-450-Isoenzyme (meist CYP2D6) als auch durch Nicht-CYP-Enzyme metabolisiert.
- Ausscheidung: Radioaktiv markierte Substanz wurde nach oraler Gabe nur zu 17 % im Urin wiedergefunden. Die Serum-Halbwertszeit beträgt 2–3 h. Deutliche Kumulation bei Nieren- und Leberinsuffizienz. Ältere Probanden hatten im Vergleich zu jungen Probanden wesentlich höhere Plasmakonzentrationen. Ausreichende Daten zu Kindern liegen noch nicht vor.
- Tierexperimentell erwies sich die Leber als primäres Zielorgan der Toxizität. Mehrere Fälle von akutem Leberversagen unter Therapie mit Telithromycin (auch mit tödlichem Ausgang oder Lebertransplantation [LTX]) wurden beschrieben. Ebenso wie andere Makrolide (aber auch Chinolone) verursacht Telithromycin sowohl im Tierexperiment als auch experimentell bei Probanden eine Verlängerung des QT-Intervalls im EKG.

Nebenwirkungen: Die Verträglichkeit erwies sich in den klinischen Studien als vergleichbar mit der anderer Makrolide. Am häufigsten waren Diarrhoen, ferner Übelkeit, Erbrechen, Bauchschmerzen, Anstieg der Leberenzyme, Schwindel, Geschmacksstörungen und Vaginalmykose. Selten waren Überempfindlichkeitsreaktionen, cholestatischer Ikterus, aber auch Vorhofarrhythmien, Hypotonie, Bradykardie. Offenbar kann es auch zu reversiblem, verschwommenem Sehen (Akkommodationsstörung) kommen. Lebensbedrohende Verschlechterungen sind bei Myasthenia gravis mit Atemnot und Muskelschwäche oft kurzfristig nach Einnahme möglich. Bei Patienten mit Myasthenia gravis ist deshalb Telithromycin seit 2007 kontraindiziert. Gut dokumentierte und publizierte Fälle von akutem Leberversagen auch mit Todesfolge, vor allem bei vorbestehender Leberschädigung, führten gleichzeitig zu einer »black box warning« der FDA und weiteren Beschränkungen der Indikationen. Zusammen werden diese als »Ketek-Effekt« bezeichneten Nebenwirkungen auf die Pyridinium-Seitenkette von Telithromycin zurückgeführt, die an die nACh-Rezeptoren der Leber (α7), des ziliaren Ganglions (α7, α3β4) und der neuromuskulären Junction (α3β2, αβ2de) bindet.

Interaktionen: Im Grunde hat Telithromycin weitgehend die gleichen Wechselwirkungen, die auch bei Erythromycin bestehen (s. S. 166). Telithromycin interferiert mit dem Cytochrom-P-450-System. So darf Telithromycin nicht gleichzeitig mit Mutterkornalkaloiden (z. B. Ergotamin), Pimozid, Astemizol, Cisaprid, Terfenadin angewandt werden. Die Therapie mit den gängigen Lipidsenkern Simvastatin, Atorvastatin, Lovastatin muss während der Einnahme unterbrochen werden. Große Vorsicht ist ebenfalls geboten bei der gleichzeitigen oder vorausgegangenen Behandlung mit bekannten CYP3A4-Induktoren, wie Rifampicin, Phenytoin, Carbamazepin, Johanniskraut, Benzodiazepine, Ciclosporin, Tacrolimus, Sirolimus, Digoxin, Theophyllin, Warfarin, Ketoconazol und Protease-Hemmern.

Indikationen: Telithromycin wurde zunächst zugelassen für die Therapie von

- leichten bis mittelschweren ambulant erworbenen Pneumonien,
- akuter Exazerbation einer chronischen Bronchitis,

- akuter Sinusitis und Tonsillitis/Pharyngitis durch A-Streptokokken sowie

als Alternative zu Betalactam-Antibiotika.

Wegen der potenziellen Schwere der Nebenwirkungen wurde in den USA und auch in Deutschland die Indikation weitgehend auf Pneumonien und Pneumokokkensepsis beschränkt. Für Patienten mit eingeschränkter Leber- und Nierenfunktion ist Telithromycin nicht Mittel der ersten Wahl! Es liegen mittlerweile ausreichende Erfahrungen zur praktischen Therapie von Infektionen mit Legionella pneumoniae, Chlamydia und Mycoplasma pneumoniae vor (In-vitro-Testung korreliert nicht immer mit klinischer Wirkung).
Die besondere Stärke von Telithromycin ist offenbar seine Aktivität gegen Erythromycin-resistente Pneumokokken, die in manchen Ländern mittlerweile sehr häufig sind. Hier ist es allen anderen Makroliden klar überlegen. Die sonstigen Indikationen für orale Makrolide (z. B. Haut- und Gewebsinfektionen, Ersatz bei Penicillin-Allergie, pädiatrische Indikationen) sind aufgrund fehlender Studien nicht gegeben. Das Fehlen einer intravenösen Form bedingt den derzeit weitgehend ambulanten Einsatz von Telithromycin.

Falsche Indikationen: Genereller Ersatz der billigeren und bewährten Makrolide. Gezielte Therapie von Staphylokokken-Infektionen.

K **Kontraindikationen:** Telithromycin ist kontraindiziert bei angeborenem QT-Syndrom und bei Patienten mit erworbener QT-Verlängerung. Es muss vorsichtig angewandt werden bei Patienten mit koronarer Herzkrankheit, bei ventrikulären Arrhythmien, Hypokaliämie oder Hypomagnesiämie.
Bislang keine Anwendung bei Kindern unter 12 Jahren. Es liegen auch noch keine Erfahrungen zur Anwendung in der Schwangerschaft vor. Telithromycin konzentriert sich um das 5-Fache in der Muttermilch. Kontraindiziert bei Myasthenia gravis. Keine Anwendung bei Patienten mit vorbestehender Lebererkrankung, Hepatitis oder Alkoholabusus sowie Niereninsuffizienz mit CrCl < 30 ml/min.

Dosierung:
- Kinder < 12 Jahre: Bis auf Weiteres keine Anwendung wegen fehlender Daten.
- Erwachsene und Kinder > 12 Jahre: 1 × tgl. 800 mg (1 × tgl. 2 Tbl. à 400 mg).

Therapiedauer bei Pneumonien 7–10 Tage, bei Bronchitis, Sinusitis, Tonsillitis 5 Tage. Bei **schwerer Nierenfunktionseinschränkung** (CrCl < 30 mg/min) ist Telithromycin nicht indiziert; ggf. Dosisreduktion auf 1 × tgl. 600 mg bzw. hälftige tägliche Dosis bei kombiniertem Nieren- und Leberversagen.

Handelsformen: Filmtabletten à 400 mg. Die Tabletten enthalten zusätzlich Lactose.

B **Beurteilung:** Neues Makrolid, das auch gegen Erythromycin-resistente Pneumokokken wirkt. Derzeit ausschließlich als Atemwegsantibiotikum für Erwachsene propagiert – bei Betalactam-Resistenz oder -Unverträglichkeit. Nebenwirkungen, die angeblich erst beim klinischen Einsatz nach Zulassung bemerkt wurden, haben die ursprünglichen Indikationen und eine Weiterentwicklung der Substanz weitgehend eingeschränkt. Erhebliche Unregelmäßigkeiten bei Patientenrekrutierung und Dokumentation in einer Zulassungsstudie, die erst nach Publikation aufgeklärt wurden und u. a. zur Verurteilung einer maßgeblichen Studienärztin führten, lassen zudem weiter Zweifel an der Wirksamkeit und vor allem der Verträglichkeit von Telithromycin offen. Bei ausreichenden Alternativen bleibt Telithromycin nur Mittel der zweiten Wahl.

Solithromycin

Handelsname: In klinischer Prüfung (CEM-101); 2012 Phase II.

Eigenschaften: Das Fluoroketolid Solithromycin ist eine Weiterentwicklung von Telithromycin mit dem Ziel einer verbesserten Aktivität unter Ausschluss des sog. »Ketek-Effekts« (Leberversagen + Exazerbation der Myasthenia gravis + reversible visuelle Akkommodationsstörungen), für die maßgeblich eine Pyridinium-Seitenkette von Telithromycin verantwortlich gemacht wird. Als Ersatz hat Solithromycin einen stabilisierenden Triazol-Ring, eine Aminophenylgruppe ohne Pyridineffekt und mit verbesserter Wirksamkeit, ergänzt durch eine Fluorogruppe als dritte ribosomale Bindungsstelle, die zusätzliche Aktivität gegen Makrolid-resistente Erreger verspricht.

Wirkungsspektrum: Solithromycin hat prinzipiell ein ähnliches Spektrum wie Azithromycin bzw. Telithromycin, wirkt aber darüber hinaus in vitro sehr viel besser gegen resistente grampositive Bakterienstämme wie Streptococcus pneumoniae und Streptococcus pyogenes. Von besonderem Interesse ist die starke Aktivität gegen Penicillin-G- und Erythromycin-resistente Pneumokokken, unabhängig davon, ob es sich um eine induzierbare oder um eine primäre (konstitutive) Erythromycin-Resistenz handelt. Pneumokokken mit ermβ-, mefA-, ermB- und mefA- sowie L4-Mutationen sind auch nach seriellen Passagen noch Solithromycin-empfindlich. Die In-vitro-Wirksamkeit gegen Legionella-, Mycoplasma- und Clamydophilia-Spezies ist im Vergleich zu Levofloxacin oder Azithromycin besser bzw. vergleichbar. Gegen Haemophilus influenzae, Mycobacterium avium und extrem arzneimittelresistente Tuberkulose (XDR-TB) hat Solithromycin eine dem Azithromycin vergleichbare Wirkung und zeigt zusätzlich Aktivität gegen Azithromycin-resistente Plasmodien. Das generelle Spektrum von Solithromycin schließt auch CA-MRSA und Enterokokken mit ein, bedarf aber weiterer Prüfung.

Resistenz: Resistent sind eine Reihe Methicillin-resistenter Staphylokokken, Enterobakterien und gramnegative Anaerobier (Bacteroides u. a.).

Pharmakokinetik:

- Resorption nach oraler Gabe schnell. Die mittlere maximale Plasmakonzentration von 2 mg/ml wird innerhalb von 1–3 h erreicht. Absolute Bioverfügbarkeit oral 57 %. Die Resorption wird nicht durch Nahrung beeinflusst. Proteinbindung 60–70 %. Gute Gewebepenetration mit hohem Verteilungsvolumen (2,9 l/kg). Hohe Spiegel in der Lunge. Erhebliche Konzentrationen auch in Granulozyten.
- Halbwertszeit: 7–8 h.
- Bioverfügbarkeit mit 67 % besser als bei Telithromycin (57 %).
- Nach oraler Applikation von 800 mg oral: C_{max} 1,3 µg/ml, AUC_{1-24} 13,7 µg/ml.
- Metabolismus: Vorwiegend in der Leber. Zwei Drittel werden als weitgehend inaktive Metaboliten, der Rest unverändert ausgeschieden. Telithromycin wird sowohl durch CYP450-Isoenzyme (meist CYP2D6) als auch durch Nicht-CYP-Enzyme metabolisiert.
- Nahrung und Eiweißspiegel haben keinen relevanten Effekt auf Solithromycin.

Nebenwirkungen: Die Verträglichkeit erwies sich in Phase-I-Studien als vergleichbar mit der anderer Makrolide mit entsprechenden gastrointestinalen Effekten. Der sehr bittere Geschmack vergleichbarer Substanzen in Entwicklung ist akzeptabel.

Interaktionen: Wie andere Makrolide ist Solithromycin ein CYP34A-Hemmer. Die Prüfung der Interaktion mit z. B. Midazolam, Rifampicin, Ketoconazol oder Protease-Hemmer ist noch nicht abgeschlossen.

Antiinfektiva

Applikation und Dosierung: Solithromycin wird gleichzeitig zur intravenösen wie auch zur oralen Applikation geprüft. Nach PK-/PD-Modell wird eine Dosis von 1 × 800 mg als Initialdosis, gefolgt von 1 × tgl. 400 mg geprüft.

B **Beurteilung:** Neues Ketolid in klinischer Prüfung, das mit anderen Ketoliden neben der Vermeidung Telithromycin-typischer ernster Nebenwirkungen eine verbesserte Aktivität, vor allem auch gegen sonst Makrolid-resistente Erreger, verspricht.

1.7 Lincosamide

Lincosamide sind Antibiotika, die sich von den Makroliden chemisch deutlich unterscheiden, aber hinsichtlich Wirkungsmechanismus, Wirkungsspektrum und Pharmakologie viele Gemeinsamkeiten haben. Der erste Vertreter dieser Gruppe war Lincomycin, von dem das semisynthetische Derivat Clindamycin abgeleitet wurde. Lincomycin besteht aus einer Aminosäure, die mit dem Zucker Pyranosid durch eine Amidfunktion verknüpft ist, wirkt in vitro schwächer und wird schlechter resorbiert als Clindamycin und ist daher nur noch von historischer Bedeutung.

Clindamycin

Handelsnamen: Sobelin u. a.

Eigenschaften: Clindamycin ist ein halbsynthetisches Derivat des Lincomycins, von dem es sich durch die Substitution einer 7-Hydroxyl-Gruppe durch ein Chloratom unterscheidet (Chlordesoxy-Lincomycin). Clindamycin ist für die orale Anwendung als Hydrochlorid (Kapseln) und Palmitat (Suspension) im Handel, für die parenterale und topische Anwendung als Phosphat.

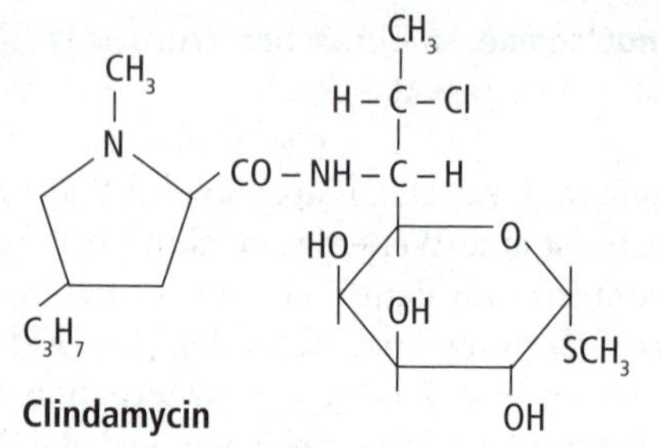

Abb. 1.7-1 Strukturformel von Clindamycin (Base).

Das Palmitat und das Phosphat sind antibakteriell unwirksam und werden erst im Organismus rasch zum wirksamen Clindamycin umgewandelt (durch Hydrolyse) (Abb. 1.7-1).

Wirkungsweise: Clindamycin hemmt die Proteinsynthese empfindlicher Bakterien und wirkt bakteriostatisch oder bakterizid (abhängig von der Konzentration am Ort der Infektion und von der Empfindlichkeit der Erreger).

Wirkungsspektrum: Clindamycin ist besser wirksam als Lincomycin gegen Staphylokokken, Pneumokokken und Bacteroides fragilis. Clindamycin wirkt gut gegen A-Streptokokken (Streptococcus pyogenes), Streptococcus viridans, Streptococcus durans und Streptococcus bovis, außerdem gegen Diphtheriebakterien, Gardnerella vaginalis, Milzbrandbazillen (Bacillus anthracis) und Mycoplasma hominis. Unter den Anaerobiern sind meist empfindlich Bacteroides-, Fusobacterium- und Actinomyces-Arten, anaerobe Streptokokken (Peptostreptokokken) und anaerobe Staphylokokken sowie Propionibakterien (Propionibacterium acnes), Campylobacter fetus und die meisten Clostridium-perfringens-Stämme. Resistent sind andere Clostridien-Arten, Enterokokken, Listerien, Neisserien

(Gonokokken, Meningokokken), aerobe gramnegative Stäbchen (meist auch Haemophilus) sowie Mycoplasma pneumoniae und Ureaplasma urealyticum. Clindamycin hat auch eine Wirkung gegen Plasmodien, Pneumocystis und Toxoplasmen, die bei ZNS-Erkrankungen von AIDS-Patienten genutzt wird.

Resistenz: 15–20 % aller Staphylokokken-Stämme sind resistent gegen Clindamycin (auch die meisten Methicillin-resistenten Staphylokokken-Stämme). Eine Resistenz von A-Streptokokken (Streptococcus pyogenes) und Pneumokokken (Streptococcus pneumoniae) kommt in zunehmender Häufigkeit vor. Penicillin-G-resistente Pneumokokken sind meist auch gegen Clindamycin unempfindlich. Ein Teil der Streptococcus-viridans-Stämme ist gegen Clindamycin resistent. 10–20 % der Stämme von Bacteroides fragilis sind resistent, außerdem Fusobacterium-Arten und Clostridien (außer Clostridium perfringens). Eine Resistenzentwicklung von Streptokokken und Staphylokokken sowie von Bacteroides fragilis während der Behandlung ist möglich (vor allem bei Erythromycin-Resistenz). Partielle Kreuzresistenz mit Makroliden (z. B. Erythromycin) und mit Lincomycin.

Pharmakokinetik:

- Resorption nach oraler Gabe unabhängig von der Nahrungsaufnahme zu 75 % (Blutspiegelmaxima nach 45–60 min, nach einer Mahlzeit später). Nach 0,15 g (Abb. 1.7-2) und 0,3 g oral werden Maxima von 2,8 mg/l bzw. 4,5 mg/l erreicht, die nach 8 h auf Werte von 0,2 mg/l bzw. 0,7 mg/l abgefallen sind. Nach i. v. Infusion von 0,3 g (in 30 min) betragen die mittleren Serumspiegel 15 mg/l, nach 8 h 4 mg/l. Keine Kumulation bei wiederholter Anwendung.
- Nach i. m. Injektion von 0,3 g betragen die maximalen Serumspiegel 6 mg/l (nach 3 h).
- Nach i. v. Kurzinfusion von 0,6 g finden sich im Serum nach 1 h 10 mg/l, nach 8 h 1,5 mg/l.
- Halbwertszeit 2,5 h.
- Plasmaeiweißbindung 84 %.
- Gute Gewebegängigkeit, relativ gute Penetration in den Knochen. Übertritt in den fetalen Kreislauf, aber nicht in den Liquor. Starke Metabolisierung. Im Urin sind außer Clindamycin aktive Metaboliten (besonders N-Demethyl-Clindamycin und Clindamycin-Sulfoxid) nachweisbar.
- Urin-Recovery 20–40 % bei i. v. Gabe (gegenüber 15–35 % bei oraler Gabe). Nicht dialysierbar.

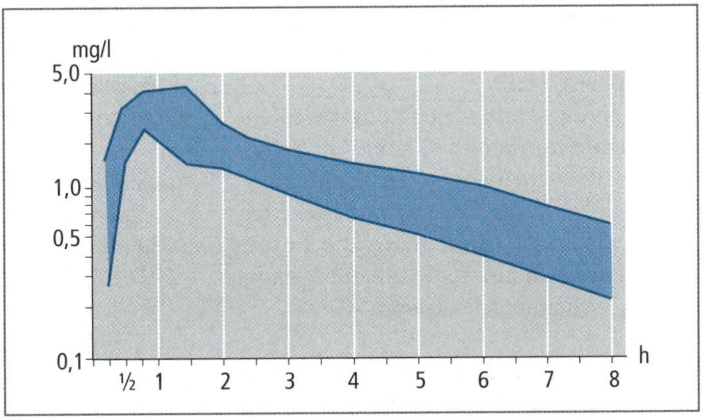

Abb. 1.7-2 Bereich der bei Erwachsenen gemessenen Clindamycin-Serumspiegel nach einmaliger oraler Applikation von 0,15 g Clindamycin.

Antiinfektiva

Nebenwirkungen:

- In 5–20 % der Fälle treten weiche Stühle auf, manchmal verbunden mit Übelkeit, Erbrechen und Bauchschmerzen.
- Die **pseudomembranöse Enterokolitis** (s. S. 599) ist eine bei Erwachsenen nicht seltene, gefährliche Komplikation einer Clindamycin-Therapie. Sie wird hervorgerufen durch toxinbildende Clostridien (Clostridium difficile), die sich im Darm anreichern können. Die Kolitis ist durch persistierende schwere Durchfälle und starke krampfartige Leibschmerzen mit Abgang von Blut und Schleim im Stuhl charakterisiert. Zur Behandlung (auch bei einem Rezidiv) gibt man Vancomycin oral oder Metronidazol oral und beendet die Clindamycin-Behandlung sofort. Die Gefährlichkeit einer pseudomembranösen Enterokolitis erfordert eine Therapie schon bei klinischem Verdacht.
- **Allergische Reaktionen** durch Clindamycin sind selten. Am häufigsten sind makulopapulöse juckende Exantheme 1–2 Wochen nach der Behandlung; auch Urtikaria, Erythema multiforme und anaphylaktische Reaktionen sind möglich.
- Nach i. v. Gabe von Clindamycin können (selten) ein Ikterus oder pathologische Leberfunktionswerte auftreten. Bei intramuskulärer Injektion wurden Schmerzen oder Indurationen an der Injektionsstelle beobachtet, bei intravenöser Injektion Thrombophlebitiden, bei rascher intravenöser Injektion einer größeren Dosis ein Blutdruckabfall.
- Das in der Akne-Lösung zusätzlich enthaltene Propylenglycol kann Unverträglichkeitserscheinungen hervorrufen. Der außerdem in der Lösung enthaltene Isopropylalkohol kann, wenn die Lösung versehentlich auf Schleimhäute gelangt, Reizerscheinungen auslösen.

Interaktionen: Clindamycin kann bei gleichzeitiger Gabe von Substanzen, die eine neuromuskuläre Blockade hervorrufen, deren Wirkung verstärken.

Indikationen: Nachgewiesene oder klinisch typische Anaerobier-Infektionen (Empyem, Lungenabszess, Peritonitis, intraabdominelle Abszesse, Zahninfektionen, Becken-, Tuben- und Ovarialabszess, Endometritis). Staphylokokken-Infektionen bei Penicillin-Allergie oder Penicillin-Resistenz, auch nekrotisierende Fasziitis durch Streptokokken sowie Aktinomykose. Orale Nachbehandlung bei Staphylokokken-bedingter Osteomyelitis. Ggf. Kombination mit einem Gyrase-Hemmer oder Betalactam-Antibiotikum (zur Schließung der Anaerobier- und Staphylokokken-Lücke bei diesen Mitteln). Auch zur Therapie der ZNS- und Augen-Toxoplasmose, besonders bei AIDS, verwendet. Clindamycin kann bei Chloroquin-resistenter Malaria in Kombination mit Chinin gegeben werden, bei Pneumocystis-Pneumonie von AIDS-Patienten in Kombination mit Primaquin, bei Babesiose in Kombination mit Chinin.

Falsche Indikationen: Infektionen, bei denen Penicilline oder Cephalosporine besser wirken.

K **Kontraindikationen:** Schwangerschaft, Stillzeit. Im 1. Lebensmonat Clindamycin nicht parenteral geben, da die Lösung als Konservierungsmittel relativ viel Benzylalkohol enthält, wodurch schwere Atemstörungen und Angioödeme hervorgerufen werden können. Vorsicht bei Myasthenia gravis.

Applikation und Dosierung:

- Kinder und Säuglinge > 4 Wochen: 10–20 mg/kg KG, 8–25 mg/kg KG p. o. in 3–4 ED, 15–40 mg/kg KG in 3–4 ED.

! Wegen des Gehaltes an Benzylalkohol sind Clindamycin i. v. Lösungen bei Früh- und Neugeborenen kontraindiziert.

- Erwachsene und Jugendliche: oral tgl. 0,6–1,2 g (bis 1,8 g) in 3–4 ED, i. v. 3–4 × 200–600 mg. Gleiche Dosierung bei parenteraler Gabe (i. m. Injektion, i. v. Kurz- oder Dauerinfusion, nicht als rasche i. v. Injektion).

Bei Akut-Behandlung der **Toxoplasmose-Enzephalitis** sollte immer die Hochdosis-Therapie mit 4 × tgl. 600 mg oder 3 × tgl. 900 mg (Erwachsene) z. B. innerhalb der ersten 6 Wochen eingesetzt werden.
Bei **eingeschränkter Leberfunktion** ist die Halbwertszeit verlängert und die Serum- und Gewebespiegel sind erhöht, sodass bei schwerer Leberfunktionsstörung die maximale Tagesdosis 1,6–1,8 g nicht überschritten werden und die Applikation alle 8 h erfolgen sollte.
Bei **schwerer Niereninsuffizienz** (Kreatinin-Clearance < 30 ml/min) und **Anurie** wird die Eliminationshalbwertszeit von Clindamycin verlängert. Erst dann ist eine – wenn auch nur mäßige – Dosisreduktion bzw. vermutlich besser eine Ausweitung des Dosisintervalls (mind. 8–12 h) vorzunehmen (halbe bis ein Drittel der Normaldosis).
Mittels Hämo- oder Peritonealdialyse werden die Clindamycin-Spiegel nicht beeinflusst (nicht dialysierbar!), sodass hier keine Dosisanpassung vor oder nach Dialyse erforderlich ist.
Eine **topische** Hautbehandlung mit Clindamycin-Akne-Präparationen ist weitverbreitet.
Clindamycin-Vaginalcreme reduziert die Frequenz von Frühgeburten.

Handelsformen:
- Kapseln und Tabletten à 0,3, 0,15 und 0,075 g.
- Suspension (15 mg/ml).
- Ampullen à 0,3, 0,6 und 0,9 g.
- Gel und Lösung zur äußerlichen Anwendung (bei schwerer Akne), Vaginalcreme.

B **Beurteilung:** Wichtiges Antibiotikum für schwere Anaerobier- und Staphylokokken-Infektionen, jedoch hat die Resistenzhäufigkeit zugenommen. Dennoch nach wie vor gut geeignet für Knochen- und Gewebsinfektionen, am besten in Kombinationstherapie, sowie zur systemischen Behandlung der Periodontitis. Nach wie vor unverzichtbare Reservesubstanz bei der Kombinationsbehandlung der Toxoplasmose-Enzephalitis und ggf. der hochresistenten Malaria. Antibiotikum mit einer hohen Gefahr für eine pseudomembranöse Enterokolitis.

1.8 Fusidinsäure

Handelsnamen: Fucidine, Fucidin u. a.

Eigenschaften: Die Fusidinsäure ist eine oberflächenaktive Substanz mit Steroidstruktur und lipophilen Eigenschaften (ein Cyclopentanperhydrophenantren). Keine Verwandtschaft mit anderen gebräuchlichen Antibiotika. Als Natriumsalz gut wasser- und lipidlöslich, stabil.

Wirkungsweise: Vorwiegend bakteriostatische Wirkung (in therapeutisch erreichbaren Konzentrationen) durch Hemmung der Proteinsynthese.

Wirkungsspektrum: Wirksam gegen Staphylokokken, auch penicillinasebildende Stämme und einen Teil der Methicillin-resistenten Stämme (in sehr niedrigen Konzentrationen), ferner auf Diphtheriebakterien, Gonokokken, Meningokokken, Clostridien, z. T. auch Bacteroides fragilis, während die meisten Streptokokken-Stämme sowie Pneumokokken schwach empfindlich, gramnegative Bakterien resistent sind. Fusidinsäure wirkt gegen Mycobacterium tuberculosis und M. leprae; die klinische Bedeutung ist unklar.

Resistenz: Rasche Resistenzentwicklung vor allem unter Monotherapie möglich; sie lässt sich durch gleichzeitige Gabe eines anderen Antibiotikums (z. B. Cephalosporin, Vancomycin) verzögern oder verhindern. Primär resistente Staphylokokken-Stämme sind insgesamt selten, jedoch hat unter den Methicillin-resistenten Stämmen die Resistenzhäufigkeit zugenommen. Keine Kreuzresistenz mit handelsüblichen Antibiotika. In den letzten Jahren gibt es eine zunehmende Tendenz zum Auftreten resistenter Stämme, vermutlich in Zusammenhang mit der weitverbreiteten topischen Therapie. In Skandinavien ist z. B. eine epidemische Häufung durch einen resistenten Klon zu verzeichnen.

Pharmakokinetik:
- Nach oraler Gabe etwas verzögerte Resorption mit Maxima nach 2–4 h.
- Serumkonzentrationen bei kontinuierlicher Therapie (3 × tgl. 0,5 g) 20–30 mg/l. Nach i. v. Infusion von 0,5 g Fusidinsäure über 2 h findet man im Serum 20 mg/l.
- Halbwertszeit 4–6 h.
- Plasmaeiweißbindung 90–97 %.
- Gute Gewebediffusion. Relativ gute Penetration in entzündetes und nicht entzündetes Knochengewebe. Konzentration in der Synovialflüssigkeit 70–80 % der Serumspiegel, in Eiter fast 100 %.
- Geringe bis fehlende Liquorgängigkeit bei nicht entzündeten Meningen. Im Augenkammerwasser bei kontinuierlicher Gabe von 3 × tgl. 0,5 g therapeutisch ausreichende Spiegel (bis 1,2 mg/l). Bei wiederholten Gaben Kumulation durch enterohepatischen Zyklus.
- Ausscheidung vorwiegend über die Galle in hohen Konzentrationen. Nur sehr geringe Ausscheidung mit dem Harn (etwa 1 %). Der größte Teil wird in der Leber zu antibakteriell inaktiven Metaboliten umgewandelt. Fusidinsäure ist nicht oder kaum dialysierbar. Bei topischer Anwendung gute Penetration in oberflächliche Hautschichten.

Nebenwirkungen: Bei oraler Gabe Magenschmerzen, manchmal mit Brechreiz oder Erbrechen, die bei Verabreichung mit einer Mahlzeit seltener auftreten. Selten Leberschädigung mit Ikterus (reversibel). Nach i. v. Infusion können Venenspasmen und Thrombophlebitiden auftreten. Bei Anwendung auf der Haut Kontaktdermatitis möglich (selten).

Indikationen: Staphylokokken-Infektionen (Osteomyelitis, Sepsis, Staphylokokken-Pneumonie, Haut- und Wundinfektionen) bei Penicillin-Allergie und bei Versagen anderer Staphylokokken-Antibiotika, immer in Kombination mit Vancomycin, Rifampicin oder einem Betalactam-Antibiotikum. In Kombination mit Rifampicin Möglichkeit der oralen Langzeittherapie auch ggf. empfindlicher MRSA-Infektionen (Osteomyelitis, chronische Haut- und Weichteilinfektionen). Topische Anwendung bei oberflächlichen Staphylokokken-Infektionen der Haut sowie Erythrasma durch Corynebacterium minutissimum. Die systemische Gabe ist offenbar ungeeignet zur Eradikation von Staphylokokken in der Nase.

K **Kontraindikationen:** Nicht bei **Neugeborenen mit Ikterus** verabreichen (aufgrund sehr starker Proteinbindung von Fusidinsäure Gefahr der Verdrängung des Bilirubins aus der Albuminbindung mit nachfolgendem Kernikterus [Billirubinenzephalopathie]).

Applikation: Oral. Eine Form als (schlecht verträgliche) i. v. Infusion ist nicht mehr erhältlich. Während die Tabletten nur relativ selten angewandt werden, gibt es einen großen Verbrauch der unterschiedlichen topischen Formen (Fucidine-Salbe, -Creme, -Gel, -Gaze, -Puder oder Augentropfen).

Dosierung: Oral jeweils 3–4 × tgl.
- Kinder: < 1 Jahr tgl. 50 mg/kg; 1–5 Jahre tgl. 750 mg; 6–12 Jahre: tgl. 1,5 g.

- Erwachsene: < 70 kg tgl. 1,5 g; ab 70 kg tgl. 2 g.
- Sofern parenterale neue und besser venenverträgliche Form international erhältlich: Kinder tgl. 20–30 mg/kg; Erwachsene tgl. 1,5 g, jew. alle 8 h.

Tabletten nicht gleichzeitig mit alkalisierenden Substanzen (Natriumbikarbonat, Antazida) geben. **Therapiedauer** 2–3 Wochen. In schweren Fällen kann die Dosis verdoppelt werden.
Bei **eingeschränkter Leberfunktion** vorsichtige Anwendung (Bilirubin- und Transaminasenkontrolle). Keine Dosisreduzierung bei **Niereninsuffizienz**.

Handelsformen:
- Tabletten à 0,25 g.
- Salbe (2%ig).
- Creme, Gel, Gaze, Puder, Trockensubstanz zur topischen Anwendung (als Lösung), Augentropfen.

B **Beurteilung:** Mittlerweile nur noch wenig bekanntes und in manchen Ländern nicht mehr lizensiertes, aber dennoch erhaltenswertes Staphylokokken-Antibiotikum der Reserve zur kombinierten Anwendung bei schweren Staphylokokken-Infektionen (auch bei Penicillin-Allergie oder Methicillin-Resistenz). Massiver Abusus der topischen Formen hat offenbar zu zunehmender Resistenz geführt, weshalb beim Einsatz von Fusidinsäure eine mikrobiologische Resistenztestung obligat sein sollte.

1.9 Glyko- und Lipopeptide

Glykopeptide

Es handelt sich um eine Gruppe großmolekularer Glykopeptide mit ausschließlicher Wirkung auf grampositive Erreger, die mit Untergruppen eine eigene Antibiotikaklasse glykosylierter, zyklischer oder polyzyklischer nicht ribosomaler Peptide darstellen. Die Substanzen haben durch die starke Zunahme von Hospitalinfektionen durch Methicillin-resistente Staphylokokken sowie von Fremdkörperinfektionen durch Staphylococcus epidermidis größere Bedeutung erlangt. Die Pioniersubstanz ist Vancomycin, die Alternative ist Teicoplanin; neuere Derivate sind vor allem Lipoglykopeptide wie Telavancin, Dalbavancin und Oritavancin.

Vancomycin

Handelsnamen: Vancomycin, Vancomycin CP, Vancomycin 500/1 000, Vancomycin Enterocaps (früher Lilly, heute frei).

Eigenschaften: Großmolekulares Glykopeptid. Die Herstellung erfordert aufwendige Reinigungsverfahren. Ursprünglich aus Schlamm von Borneo isoliert, den ein Missionar 1952 dem Chemiker Kornfeld der Fa. Lilly schickte. Vancomycin ist als Hydrochlorid gut wasserlöslich und stabil.

Wirkungsweise: Vancomycin hemmt mit der Peptidoglykansynthese den Aufbau der Bakterienzellwand und wirkt bakterizid.

Wirkungsspektrum: Staphylokokken (auch Methicillin-resistente Staphylococcus-aureus- und Staphylococcus-epidermidis-Stämme), Streptokokken (einschließlich Enterokokken und Penicillin-G-resistente Pneumokokken), Clostridium difficile, Diphtheriebakterien und grampositive Anaerobier (z. B. Propionibakterien) haben eine gute bis mittlere Empfindlichkeit, während gramnegative Keime völlig resistent sind. Die Aktivität von Vancomycin wird durch die Anwesenheit von Biofilmen nachweislich eingeschränkt.

Resistenz: Keine Resistenzentwicklung unter der Therapie. Vorkommen resistenter Staphylokokken (Koagulase-negativ) selten, von resistenten Enterokokken (besonders Enterococcus faecium) und Viridans-Streptokokken häufiger. In Japan und den USA sind 1997 zum ersten Mal bei Patienten Staphylococcus-aureus-Stämme gefunden worden, die eine intermediäre Resistenz (verminderte Sensibilität) gegen Vancomycin hatten. Sie werden als VISA bezeichnet (= **V**ancomycin-**I**ntermediate **S**. **a**ureus). Weitgehende Kreuzresistenz mit Teicoplanin und anderen Glykopeptid-Antibiotika, aber keine Kreuzresistenz mit anderen Gruppen von Antibiotika. Bei Enterokokken ist von den drei Resistenz-Genen (Van A, Van B, Van C) Van A am häufigsten und bedingt gleichzeitige Resistenz gegen Vancomycin und Teicoplanin. Van-B-Stämme sind meist Vancomycin-resistent, aber Teicoplanin-sensibel, Van-C-Stämme schwach Vancomycin-empfindlich und voll Teicoplanin-sensibel.

Pharmakokinetik:

- Fast keine Resorption nach oraler Gabe.
- Serumkonzentrationen nach i. v. Infusion von 1 g 30 mg/l bzw. 1 mg/l (1 h bzw. 24 h nach Infusionsende).
- Halbwertszeit 6 h. Bei mehrfachen Gaben Kumulation möglich.
- Plasmaeiweißbindung 55 %.
- Bei Ausscheidungsstörung starker Anstieg auf toxische Serumkonzentrationen (bei wiederholter Gabe).
- Liquorgängigkeit gering, bei Meningitis Spiegel von 1–7 mg/l. In Pleura-, Perikard- und Gelenkflüssigkeit 50–100 % der Serumwerte. Relativ gute Penetration in Herz, Leber, Nieren, entzündliche Ergüsse und Aszites, aber auch in Abszesseiter, nicht jedoch in die Knochen. Mäßige Gewebespiegel in Lunge und Epithelflüssigkeit (16–20 % der Serumspiegel).
- Ausscheidung nach i. v. Gabe durch die Nieren zu 80–90 %. Geringe Ausscheidung mit der Galle (Gallenkonzentrationen bis zu 50 % der Serumwerte). Bei Hämo- und Peritonealdialyse werden nur kleine Mengen Vancomycin entfernt, bei Hämofiltration größere Mengen.

Nebenwirkungen: Gelegentlich Thrombophlebitis. Nicht selten Allergie mit Fieber, Urtikaria, Exanthem; auch anaphylaktischer Schock möglich. Ototoxizität bei höherer Dosierung und besonders bei Kumulation infolge Niereninsuffizienz, daher unbedingt Nierenfunktion vor Therapiebeginn kontrollieren! Selten ist eine reversible Neutropenie, evtl. auch Thrombozytopenie, die 1 Woche oder später nach Behandlungsbeginn und nach Überschreiten der Gesamtdosis von 25 g auftreten kann (Blutbild kontrollieren). Bei zu rascher Gabe kann durch Freisetzung von Mediatoren vorübergehend eine Hautrötung auftreten (»Red-neck-« oder »Red-man-Syndrom«), was häufig als Allergie fehlgedeutet wird. Bei rascher i. v. Injektion sind Blutdruckabfall und Herzstillstand möglich. Nierenversagen oder interstitielle Nephritis sind sehr selten (meist bei gleichzeitiger Gabe von Aminoglykosiden oder bei bereits bestehender Nierenfunktionseinschränkung).

Interaktionen: Heparin kann in höheren Konzentrationen Vancomycin in der Infusionslösung inaktivieren.

! Vorsicht bei Kombination mit einem anderen potenziell ototoxischen und nephrotoxischen Medikament (z. B. Cisplatin)!

Indikationen: Schwere Staphylokokken-Infektionen, wie Sepsis, Endokarditis, Osteomyelitis, die wegen Penicillin-Allergie oder Methicillin-Resistenz nicht mit penicillinasefesten Penicillinen, Cephalosporinen oder Carbapenem behandelt werden können, sowie Pneumokokken-Meningitis (bei Penicillin-G-Resistenz in Kombination mit Rifampicin und Ceftriaxon) und Staphylokokken-Infektionen implantierter Fremdkörper (Prothesen, Venenkatheter, Liquor-Shunts usw.). Bei therapieresistenter

Staphylokokken- oder Enterokokken-Endokarditis kann eine Behandlung mit Vancomycin erfolgreich sein (bei Staphylokokken-Infektion in Kombination mit Rifampicin, bei Enterokokken-Endokarditis in Kombination mit Gentamicin). Bei Verdacht auf septische Endokarditis sowie bei Endokarditis mit Kunstklappe ist eine ungezielte Behandlung gerechtfertigt. Vancomycin kann auch zur Therapie von Fremdkörperinfektionen durch hochresistente Korynebakterien (Corynebacterium jeikeium), Propionibakterien oder Staphylokokken indiziert sein (z. B. bei Peritonitis während kontinuierlicher ambulanter Peritonealdialyse). Bei Infektionen durch multiresistente Rhodococcus equi von AIDS-Patienten und Nierentransplantierten ist Vancomycin in Kombination mit Rifampicin wirksam. Vancomycin kann bei Penicillin- und Cephalosporin-Allergie zur Endokarditis-Prophylaxe (s. S. 517) verwendet werden, auch zur perioperativen Prophylaxe bei der Implantation von Herzklappenprothesen und dergleichen. Die orale Gabe ist indiziert bei pseudomembranöser Enterokolitis (durch Clostridium difficile), evtl. auch zur selektiven Darmdekontamination bei onkologischen Patienten (immer in Kombination).

Falsche Indikationen: Parenterale Gabe bei Enterokolitis. Gabe der nicht resorbierbaren Kapseln zur systemischen Therapie oder zur intestinalen Dekontamination. Prophylaxe bei Frühgeborenen.

K **Kontraindikationen:** Akutes Nierenversagen sowie bereits bestehende Schwerhörigkeit.

Applikation: Da Vancomycin bei oraler Gabe kaum resorbiert wird, muss es zur systemischen Behandlung durch i. v. Infusionen über mindestens 60 min zugeführt werden (Venenreizungen und »Red-neck-Syndrom« möglich).

! Eine i. v. Injektion ist nicht erlaubt (Wärmegefühl, Brechreiz, Parästhesien, erhöhte Gefahr einer Ototoxizität durch Konzentrationsspitzen). Die intramuskuläre Gabe ist sehr schmerzhaft und kann zu Nekrosen führen (Kontraindikation!).

Oral als Kapseln bei Enterokolitis. Bei Vermischen von Vancomycin mit Ticarcillin oder Hydrocortison oder Heparin kann es zu sichtbaren Niederschlägen in der Infusionslösung kommen.

! Generell darf Vancomycin nicht mit anderen Pharmaka gemischt werden.

Dosierung:

- Säuglinge und Neugeborene: 15 mg/kg KG als Anfangsdosis, dann 10 mg/kg KG alle 12 h in der 1. Lebenswoche und alle 8 h bis zum vollendeten 1. Lebensmonat.
  - In der 1. Lebenswoche: höchstens 20 mg/kg KG (in 2 ED).
  - In der 2.–4. Lebenswoche: höchstens 30 mg/kg KG (in 3 ED).
- Kinder bis 12 Jahre: tgl. 40 mg/kg KG in 4 ED.
- Kinder ab 12 Jahre und Erwachsene: tgl. 2 g in 2–4 i. v. Kurzinfusionen (0,5 g in mind. 200 ml 0,9%iger Kochsalz- oder 5%iger Glucose-Lösung) über mindestens 30 min (1 g in 60 min). Auch zur kontinuierlichen Infusion (2 g über 24 h) geeignet.

Brandverletzte benötigen in der Regel höhere Dosierungen (nach Vancomycin-Spiegel dosieren!).
Die Vancomycin-Clearance korreliert direkt mit dem postkonzeptionellen Lebensalter, weshalb bei Frühgeborenen evtl. längere Dosisintervalle angezeigt sind.
Bei **Schwangerschaft** ist keine Dosisanpassung erforderlich.
Da erst in späteren Studien gezeigt werden konnte, dass ein besserer Erfolg mit dem schnellen Erreichen der Zieldosis von ei-

Antiinfektiva

ner AUC_{24}/MHK-Ratio > 400 verbunden ist, sollte hierzu mit einer Initial- und besser gewichtadaptierten Dosis begonnen werden:

- Initialdosis bei < 60 kg: 1 000 mg.
- Initialdosis bei 60–90 kg: 1,5 g.
- Initialdosis bei > 90 kg: 2 g.

Die **Therapiedauer** beträgt in der Regel nicht mehr als 14 Tage, bei Endokarditis bis zu 6 Wochen.
Wenn bei Enterokokken-Endokarditis Vancomycin mit Gentamicin kombiniert werden muss, sind wegen der erhöhten Gefahr einer Ototoxizität regelmäßige Blutspiegel- und Audiometriekontrollen erforderlich. Vancomycin gibt man dabei 0,5 g alle 8 h, Gentamicin 1 mg/kg alle 8 h.
Bei Ausscheidungsstörungen von Anfang an Dosisreduzierung, audiometrische Untersuchungen und Blutspiegelkontrollen von Vancomycin (Spitzenspiegel nicht über 40 mg/l, Talspiegel vor der nächsten Gabe sollten entgegen früheren Empfehlungen auch bei 12-stündlicher Gabe zwischen 10 und 15 mg/l liegen, die anzustrebenden konstanteren Spiegel sind durch Aufteilung der Tagesdosis in 3–4 ED besser zu erreichen und zu steuern). Die zum Teil in amerikanischer Literatur zu findenden Talzielspiegel von 20 mg/l, sogar bis zu 25 mg/l, können mit hohem Prozentsatz nur mit einer damit verbundenen nachweislichen erheblichen Nephrotoxizität erreicht werden – um so mehr bei Kombinationstherapie mit Aminoglykosiden.
Unter den vielen Empfehlungen zur Berechnung der geeigneten Dosierung oder des Dosierungsintervalls haben sich die folgenden zwei Empfehlungen bewährt:

- Dosierung nach Moellering: Vancomycin-Dosis (mg/Tag) = 15,4 × Kreatinin-Clearance (ml/min).
- Alternatives Dosierungsintervall: Nach fixer Initialdosis von 25 mg/kg KG Erhaltungsdosis mit 19 mg/kg KG, dann normales Dosierungsintervall × (86 ml/min + [0,689 × Kreatinin-Clearance ml/min + 3,66]) mit Spitzen- und Talspiegeln von 30 bzw. 7,5 µg/ml.

Bei i. v. Dauerinfusion sollte die Konzentration von 15 mg/l nicht weit überschritten werden. Die empfohlene Tagesdosis hängt von der Kreatinin-Clearance ab (Tab. 1.9-1). Wenn nur der Serumkreatininwert bekannt ist, lässt sich bei Männern die **Kreatinin-Clearance** wie folgt berechnen:

$$\frac{\text{Gewicht (kg)} \times (140 - \text{Lebensjahre})}{72 \times \text{Serumkreatininwert (mg/dl)}}$$

Bei Frauen wird der errechnete Wert mit 0,85 multipliziert. Danach sollte aber die Kreatinin-Clearance in üblicher Weise bestimmt werden, um einen genaueren Wert zu erhalten. Bei anurischen Patienten, die regelmäßig mit Hämodialyse behandelt werden, ergibt die i. v. Gabe von 1 g Vancomycin alle 1, manchmal 2 Wochen ausreichende Blutspiegel.
Bei **Peritonitis** durch grampositive Bakterien während kontinuierlicher ambulanter Peritonealdialyse (CAPD) gibt man entweder 1 × wöchentlich Vancomycin intraperitoneal, und zwar 30 mg/kg in 2 l Dialysat über 6 h, oder kontinuierlich intraperitoneal 25 mg/l Dialysat.
Bei **intraventrikulärer Applikation** zur Behandlung der Ventrikulitis oder von Shunt-Infektionen gibt man tgl. 10–20 mg/kg KG bei Kindern und Erwachsenen (tgl. 5–10 mg/kg KG bei Kleinkindern) mit optimalen Liquor-Talspiegeln von 10–20 µg/ml.
Bei **oraler Gabe** genügen 4 × tgl. 0,125 g, bei Kindern 4 × tgl. 5 mg/kg (als Lösung oder Kapseln), um ausreichende Darmspiegel bei Clostridium-difficile-Infektionen zu erreichen. Wenn dabei ein Ileus besteht, werden 0,5 g Vancomycin alle 6 h durch eine nasogastrale Sonde oder als Vancomycin-Lösung (0,2–0,5 g/l) durch einen bei Koloskopie installierten Katheter zugeführt.

Tab. 1.9-1 Neue Vancomycin-Dosierung.[1]

Alte Dosierung				Neue Dosierung		
Clearance CL_{CR}[2] (ml/min)	Körpergewicht 60 kg	Körpergewicht > 60 kg	Intervall (h)	Clearance CL_{CR}[2] (ml/min)	Dosis (mg)	Intervall (h)
< 20	1 000 mg	1 000 mg	nach 24 h Spiegelmessung	< 20	500	48
20–29	1 000 mg	1 000 mg	48	20–29	500	24
30–49	750 mg	750 mg	24	30–39	750	24
50–59	1 000 mg	1 000 mg	24	40–54	500	12
60–69	500 mg	1 000 mg	12/24	55–74	750	12
70–79	750 mg	750 mg	12	75–89	1 000	12
80–100	750 mg	1 000 mg	12	90–110	1 250	12
> 100	1 250 mg	1 250 mg	12	> 110	1 500	12

[1] Neue Vancomycin-Dosierung auf der Grundlage einer Populationsanalyse von in der Praxis ermittelten Daten unter Berücksichtigung einer einfachen Zubereitung und Applikation. Wegen hoher Variabilität der Spiegel unter den Patienten sollte auf Spiegelmessungen nicht verzichtet werden.

[2] CL_{CR}-Werte nach Cockcroft-Gault-Bestimmung.

Handelsformen:

- Ampullen à 0,5 und 1 g.
- Kapseln: Zur Therapie der Enterokolitis sind in Deutschland nur Kapseln à 0,25 g im Handel, in Österreich und der Schweiz auch Kapseln à 0,125 g.

B **Beurteilung:** Gut wirksames und bestens untersuchtes Staphylokokken-Antibiotikum (besonders bei Methicillin-Resistenz). Vancomycin ist seit Langem Leitsubstanz, an der sich neue Staphylokokken-Antibiotika nach wie vor messen müssen. Verwendung zur oralen Therapie der pseudomembranösen Enterokolitis, bei der es aber wegen höherer Rezidivrate als Leitsubstanz von Fidaxomicin abgelöst wurde. Reserve-Antibiotikum gegen Enterokokken.

Teicoplanin

Handelsname: Targocid.

Eigenschaften: Teicoplanin ist mit Vancomycin eng verwandt und stellt eine Mischung aus sechs hochmolekularen Glykopeptiden dar. Der Einbau von langen Fettsäureketten verleiht Teicoplanin eine besondere Lipophilie.

Wirkungsweise: Bakterizid (Hemmung der bakteriellen Zellwandsynthese).

Wirkungsspektrum: Identisch mit dem von Vancomycin. Stärkere In-vitro-Aktivität bei Streptokokken (auch Pneumokokken), nicht aber bei Staphylococcus aureus und Staphylococcus epidermidis. Teicoplanin wirkt auf sämtliche aerobe grampositive Bakterien (auch Methicillin-resistente Staphylokokken, Enterokokken, Corynebacterium jeikeium und Listerien), nicht aber auf gramnegative Bakterien. Die In-vitro-

Aktivität gegen Clostridium difficile ist zehnmal stärker als die von Vancomycin. Mit Rifampicin wirkt Teicoplanin synergistisch auf Staphylococcus epidermidis, mit Gentamicin synergistisch auf Enterokokken und Streptococcus viridans. Es gibt erste resistente Staphylokokken-Stämme. Unter den Vancomycin-resistenten Enterokokken sind diejenigen vom Van-A-Typ Teicoplanin-resistent, der Van-D-Typ ist intermediär Teicoplanin-empfindlich und die Typen Van B, Van E und Van G sind Teicoplanin-empfindlich (niedrige MHK). Wegen vermutlich niedriger Resistenzbarriere sollte Teicoplanin hier ggf. nur Kombination zum Einsatz kommen

Resistenz: Bei Staphylokokken (auch Staphylococcus aureus) sind vereinzelt, bei Enterokokken (besonders E. faecium) häufiger resistente Stämme gefunden worden (s. o.). Dabei besteht eine inkomplette Kreuzresistenz mit Vancomycin (s. S. 189). So können Staphylococcus-epidermidis- und Staphylococcus-haemolyticus-Stämme gegen Teicoplanin resistent, aber gegen Vancomycin sensibel sein.

Pharmakokinetik:

- Nach i. v. Injektion von 0,2 g und 0,4 g betragen die mittleren Serumspiegel 14 bzw. 32 mg/l (nach 1 h) und 2,1 mg/l bzw. 5,4 mg/l (nach 24 h).
- Halbwertszeit 3,6 h (in den ersten 12 h) mit einer längeren Abklingphase. Bei wiederholten i. v. Gaben liegen die Serumspiegel fast doppelt so hoch wie nach Einzelgabe und die Halbwertszeit ist 2- bis 4-fach verlängert.
- Plasmaeiweißbindung 90 %.
- Gute Gewebediffusion. Die Konzentrationen in Hautblasenflüssigkeit sind 80 % der gleichzeitigen Serumspiegel. Kein Übergang in den Liquor.
- Ausscheidung unverändert durch die Nieren zu etwa 50 % (in 4 Tagen). Teicoplanin ist nicht dialysierbar.

Nebenwirkungen: Teicoplanin wird im Allgemeinen gut vertragen. In 4–5 % der Fälle treten meist leichte Nebenwirkungen auf. Relativ häufig sind allergieähnliche Erscheinungen (Juckreiz, Urtikaria, Exanthem) oder Schmerzen an der Injektionsstelle, selten Tremor. Selten sind Hörverlust, Tinnitus und Gleichgewichtsstörungen sowie Schwindel. Keine ausgeprägte Mediatorfreisetzung (wie bei Vancomycin).

Interaktionen: Die Kombination mit potenziell ototoxischen Medikamenten (z. B. Aminoglykosiden) kann die Ototoxizität verstärken.

Indikationen: Schwere Staphylokokken- oder Enterokokken-Infektionen (z. B. bei Fremdkörperinfektionen oder Endokarditis mit Erregernachweis), vor allem bei Unwirksamkeit oder Unverträglichkeit von Cephalosporinen (am besten in Kombination mit Rifampicin). Enterokolitis.

K **Kontraindikationen:** Akutes Nierenversagen und bereits bestehende Schwerhörigkeit. Dosisreduzierung bei Niereninsuffizienz. Ausreichende Erfahrungen über die Anwendung in der Schwangerschaft liegen nicht vor.

Applikation und Dosierung:

- Neugeborene und Säuglinge bis zu 2 Monaten: Initialdosis einmalig 16 mg/kg KG, dann 1 × tgl. 8 mg/kg.
- Kinder bis 12 Jahre: initial 3 × 10 mg/kg (im Abstand von 12 h), Weiterbehandlung mit 1 × 6–10 mg/kg alle 24 h, je nach Schweregrad der Infektion.
- Erwachsene: langsame i. v. Injektion oder i. m. Injektion der Initialdosis von 2(–4) × 400 mg (im Abstand von 12 h), dann Weiterbehandlung mit 1 × 400 mg alle 24 h; bei ambulanter Nachbehandlung ggf. auch alle 48 h.

Zur angepassten Dosierung können Talspiegel hilfreich sein. Sinnvoll erst zu messen im Steady State nach ca. 4 Tagen. Die Talspiegel sollten bei schweren Infektionen über 10 ml/l liegen.
Bei einer **Kreatinin-Clearance** von 40–60 ml/min Tagesdosis ab dem 4. Tag halbieren.
Bei längerer Behandlung (> 3 Wochen) sind regelmäßig die Nieren-, Leber- und Hörfunktion zu kontrollieren.

Handelsformen: Ampullen à 0,1, 0,2 und 0,4 g.

B **Beurteilung:** Weiterentwicklung von Vancomycin mit teilweise stärkerer Aktivität, größerem Dosierungsintervall und besserer Verträglichkeit. Bei langer Halbwertszeit gut zur ambulant notwendigen Glykopeptid-Therapie geeignet. Wegen fehlender Zulassung in den USA wesentlich geringerer Einsatz und Publikationen weltweit.

Neue Glykopeptide (Lipoglykopeptide)

Unter mehreren neuen Glykopeptiden sind 4 Substanzen bisher klinisch geprüft worden: die semisynthetischen Lipoglykopeptide Telavancin und Oritavancin als Analoga von Vancomycin und Dalbavancin mit der Grundstruktur von Teicoplanin – jeweils mit einer neuen lipophilen Seitenkette. Von diesen unterscheidet sich das Ramoplanin, das als neues Glykolipodepsipeptid auch die Peptidoglykansynthese blockiert, aber im Blut unstabil ist und deshalb ausschließlich zur enteralen, intraluminären Behandlung zur Verfügung steht. Alle neuen Glykopeptide haben gemeinsam eine bessere In-vitro-Wirksamkeit gegen MRSA und GISA, aber auch gegen VRE, als die alten Glykopeptid-Antibiotika.

Dalbavancin

Handelsnamen: Exulett (Fa. Pfizer; Zulassungsantrag ruht seit September 2008 bis zur Vorlage weiterer Studien).

Eigenschaften (Tab. 1.9-2): Zweitgenerations-Glykopeptid, von Teicoplanin abgeleitet. Dem gegenüber unterschiedliche Änderungen an einigen Zuckermolekülen, Methyl- und Hydroxyl-Gruppen sowie eine lipophile Seitenkette, die für eine hohe Proteinbindung und lange Halbwertszeit verantwortlich ist.

Wirkungsweise: Wie andere Glykopeptide Hemmung der finalen Zellwandsynthese durch Störung der Peptidoglykan-Kette, sodass die Bakterien durch Änderung des osmotischen internen Drucks zerstört werden. Zusätzliche Wirksamkeit durch Verbesserung der Bindungsaktivität an die Zielmoleküle.

Wirkungsspektrum: Strikt gegen aerobe und anaerobe grampositive Erreger wirksame Substanz. Bessere Staphylokokken-Aktivität als Vancomycin, vielfach auch noch (in vitro) wirksam gegen Vancomycin und Linezolid-resistente Erreger. Sehr gute Wirksamkeit gegen Anaerobier: Clostridium difficile, Peptostreptokokken, Propionibakterien und Actinomyces spp; nicht jedoch gegen Lactobacillus spp.

Resistenz: Dalbavancin wurde zunächst speziell entwickelt, um die Van-A-Resistenz bei Enterokokken zu überwinden. Anders als z. B. Daptomycin und Telavancin zeigt Dalbavancin allerdings hier eine Resistenz. Bei Mehrfachpassagen unter subinhibitorischen Konzentrationen von Dalbavancin lässt sich zwar eine zunehmende Resistenz (MHK 2- bis 4-fach) bei Staphylokokken induzieren, jedoch geringer als bei Vancomycin oder Teicoplanin.

Antiinfektiva

Tab. 1.9-2 Aktivität von Dalbavancin und Vergleichssubstanzen gegen klinische Isolate von Staphylokokken (2003, weltweit).

	Staphylococcus aureus				Koagulase-negative Staphylokokken			
	MSSA		MRSA		ConS		ConR	
	$MHK_{90\,\%}$	MHK-Bereich	$MHK_{90\,\%}$	MHK-Bereich	$MHK_{90\,\%}$	MHK-Bereich	$MHK_{90\,\%}$	MHK-Bereich
Dalbavancin	0,06	≤ 0,008–0,25	0,06	0,015–0,25	0,06	≤ 0,008–1	0,12	≤ 0,008–1
Teicoplanin	≤ 2	≤ 2–4	4	≤ 2–8	4	≤ 2–16	4	< 2–8
Vancomycin	1	0,5–2	2	0,25–2	2	0,5–2	2	< 0,12–4
Linezolid	2	0,12–8	2	0,25–2	1	0,25–2	1	0,25–2
Daptomycin	0,25	0,12–1	0,5	0,12–1	0,5	0,12–1	0,5	0,12–2
Clindamycin	0,12	< 0,06 bis > 8	> 8	< 0,06 bis > 8	0,12	< 0,06 bis > 8	> 8	< 0,06 bis > 8

ConR = Methicillin-resistente Koagulase-negative Staphylokokken; ConS = Methicillin-sensible Koagulase-negative Staphylokokken; MHK = minimale Hemmkonzentration; $MHK_{90\,\%}$ = minimale Hemmkonzentration bei 90 % der untersuchten Bakterienstämme; MRSA = Methicillin-resistenter S. aureus; MSSA = Methicillin-sensibler S. aureus.

Pharmakokinetik:

- Fast keine Resorption nach oraler Gabe.
- Höchste Serumkonzentrationen sofort nach Ende der Infusion. Linearer Anstieg der C_{max} von 140 mg = 40,1 µg/ml bis 1 120 mg = 312 µg/ml. Dem entspricht auch der Anstieg der AUC von 3 234 auf 27 103 mg/l. Triphasisches Verteilungsmodell: Zunächst initialer schnellerer Konzentrationsabfall (Distributionsphase 24–48 h) mit $T_{1/2}$ = 2,5 h, dann über 600–800 h langsame Eliminationsphase: $T_{1/2}$ = 5 Tage und terminale Eliminationsphase mit $T_{1/2}$ = 16 Tage.
- Halbwertszeit bis zu 7 Tage. Bei mehrfachen Gaben Kumulation möglich.
- Verteilungsvolumen 11,2–18,5 l.
- Hohe Plasmaeiweißbindung 93–98 %. Nur das freie Dalbavancin ist bakterizid wirksam. Dalbavancin hat eine hohe Kapazität, aber niedrige Affinität zu Plasmaproteinen. Die hohe Kapazität ist verantwortlich für die hohen Konzentrationen und lange Halbwertszeit, die niedrige Proteinaffinität ermöglicht hingegen genug freies Dalbavancin für lange bakterizide Aktivität.
- Dalbavancin reichert sich sehr gut in Hautgewebe an (auch nach 7 Tagen nach 1 × 1 g i. v. immer noch über 30 mg/l in Hautblasen) und zeigt höchste Konzentrationen in Leber und Niere mit Werten < 5 % nach 5 Tagen. Auch nach 14 und 70 Tagen ist Dalbavancin immer noch in diesen Organen nachweisbar. Höhere Konzentrationen in Makrophagen als Vancomycin und Teicoplanin, jedoch geringer als Oritavancin.
- 33,5 % unveränderte Urin-Ausscheidung und mittlere renale Clearance von 0,0157 l/h zeigen, dass eine Anpassung an die Nierenfunktion nur bei schwerer Niereninsuffizienz erforderlich ist. Elimination über den Stuhl ca. 20 %. Nur gering niedrigere AUC bzw. höhere Clearance bei leichter und schwerer Leberinsuffizienz.
- Dalbavancin passiert die Plazentarschranke und wird in der Muttermilch

angereichert (allerdings ist von einer sehr geringen gastrointestinalen Resorption der Säuglinge auszugehen!).

- Synergistische Aktivität mit Oxacillin, partieller Synergismus oder additiver Effekt mit Gentamycin und Vancomycin. Ausscheidung nach i. v. Gabe durch die Nieren zu 80–90 %. Geringe Ausscheidung mit der Galle (Gallenkonzentrationen bis zu 50 % der Serumwerte). Bei Hämo- und Peritonealdialyse werden nur kleine Mengen Vancomycin entfernt, bei Hämofiltration größere Mengen.

Nebenwirkungen: Aus 5 unterschiedlichen Studien bisher keine schwerwiegenden Nebenwirkungen. Gastrointestinale Beschwerden stehen mit Übelkeit, Diarrhoe, Obstipation und Erbrechen in 5–3,5 % der Fälle im Vordergrund und sind bei Initialdosis häufiger. Kaum Hauterscheinungen und bisher keine zentralen oder kardialen Beeinträchtigungen (QT-Intervall). Bisher keine Hinweise auf Nephrotoxizität, die aber ein Klasseneffekt aller Glykopeptide ist (in Studien wurden allerdings Patienten mit relevanter Niereninsuffizienz ausgeschlossen).

Interaktionen: Bisher wurden keine relevanten Medikamenteninteraktionen bekannt. Keine Metabolisierung durch Cytochrom P 450.

Indikationen: Vorwiegend Haut- und Weichteilinfektionen mit grampositiven, auch resistenten Erregern (MRSA). Ambulante Anschlussbehandlung auch von schweren grampositiven Infektionen.

Falsche Indikationen: Parenterale Gabe. Monotherapie bei möglichen Mischinfektionen mit gramnegativen Erregern. Behandlung Vancomycin-resistenter Enterokokken mit Van-A-Resistenz.

K **Kontraindikationen:** Bis auf Weiteres akutes Nierenversagen sowie Anwendung bei bisher noch nicht untersuchten Patientenkollektiven (Kinder, Schwangere).

Applikation: Dalbavancin wird bei oraler Gabe kaum resorbiert und muss zur systemischen Behandlung durch i. v. Infusionen über mindestens 60 min zugeführt werden (Venenreizungen möglich).

! Intravenöse und i. m. Injektionen sind nicht erlaubt. Generell darf Dalbavancin nicht mit anderen Pharmaka gemischt werden.

Dosierung:

- Erwachsene: 1 000 mg an Tag 1, gefolgt von 500 mg an Tag 8 und ggf. im weiteren Verlauf wöchentlich 1 × (ca. 15 mg/kg Initial- und 7,5 mg/kg Folgedosis/Woche).

Bei **stark eingeschränkter Niereninsuffizienz** (ohne Hämodialyse) mit Kreatinin-Clearance < 30 ml/min vermutlich Reduktion der Dosis auf 750 mg (Tag 1), gefolgt von 375 mg an Tag 8.

B **Beurteilung:** In vitro mit Vancomycin und Teicoplanin vergleichbares Wirkungsspektrum, wenn auch vermutlich dort potenter. Zukünftig gute Alternative zur Behandlung von grampositiven Infektionen, die ambulant durchgeführt werden sollen und/oder einer Langzeitbehandlung bedürfen. Die wöchentliche Einmal-Gabe ermöglicht einfache Behandlungen, die vergleichbar nur z. B. mit anderen Glykopeptiden stationär möglich wären. Als problematisch könnte sich nach Beendigung der Behandlung die lange Halbwertszeit hinsichtlich einer Resistenzentwicklung erweisen – ebenso wie nach Auftreten toxischer unerwünschter Wirkungen.

Telavancin

Handelsname: Vibativ (Fa. Telavance und Astellas). Seit Mai 2011 von der EMEA zur

Zulassung der Behandlung von MRSA-Pneumonien empfohlen (nicht Haut- und Weichteilinfektionen wie in den USA!).

Eigenschaften: Telavancin ist ein neues Lipoglykopeptid-Antibiotikum mit einer sehr schnellen bakteriziden Wirkung gegen die meisten klinisch bedeutsamen grampositiven Erreger.

Wirkungsweise: Im Gegensatz zu anderen Glykopeptiden zusätzliche andere Wirkmechanismen, die auf verminderte Resistenzentwicklung hoffen lassen. Nicht nur Hemmung der Zellwandbiosynthese wie andere Glykopeptide, sondern auch komplexe Störung (Zunahme) der Permeabilität der bakteriellen Plasmamembran über eine Depolarisierung.

Wirkungsspektrum: Gute Wirksamkeit gegen alle grampositiven Erreger, die zumeist für Haut- und Weichteilinfektionen wie auch Pneumonien verantwortlich sind (Streptokokken, Staphylokokken). Hier auch Aktivität gegen Methicillin-, Daptomycin- und Linezolid-resistente Erreger einschließlich VISA (Vancomycin-intermediate Staphylococcus aureus). Zusätzlich wirksam gegen Clostridium perfringens und Clostridium difficile sowie Peptokokken, Actinomyces und Bacillus anthracis.

Resistenz: Keine Wirksamkeit gegen gramnegative Erreger und natürliche Resistenz bei Vancomycin-resistenten Enterokokken vom Van-A- und Van-B-Typ.

Pharmakokinetik:

- Fast keine Resorption nach oraler Gabe.
- Lineare Pharmakokinetik mit maximalen Serumkonzentrationen nach 10 mg/kg über 120 min von 87,5 µg/ml und einer AUC von 858 µg (h × ml).
- Halbwertszeit dosisabhängig (> 5 mg/kg) 7–9 h. Bei mehrfachen Gaben Kumulation möglich. Mit einem zu erwartenden postantibiotischen Effekt von 1–4 h ist 1 × tgl. Gabe möglich.
- Plasmaeiweißbindung > 92 %.
- Bei Ausscheidungsstörung starker Anstieg auf toxische Serumkonzentrationen (bei wiederholter Gabe).
- Pharmakodynamische Untersuchungen zeigen eine höhere bakterizide Aktivität von Telavancin gegen Erreger im Liquor und in Biofilmen gegenüber Vancomycin. Im Osteomyelitis-Modell vergleichbar mit Linezolid und Vancomycin. Relativ gute Penetration in Lungen, Herz, Leber, Nieren.
- Bei moderater Leberinsuffizienz (Child-Pugh B) unveränderte Pharmakokinetik.
- Ausscheidung nach i. v. Gabe unverändert durch die Nieren zu 65–72 %. Bei Hämo- und Peritonealdialyse werden nur kleine Mengen Telavancin entfernt (4 h Hämodialyse 6 %), bei Hämofiltration größere Mengen – je nach Filtrationsrate.

Nebenwirkungen: Vermutlich kaum geringer als bei Vancomycin. Infusionsassoziierte, anaphylaktoide Reaktion mit Kopfschmerzen, Urtikaria, Übelkeit und Pruritus. Verlängerung der QT-Zeit bei einer Dosis > 10 mg/kg. Im Gegensatz zu Vancomycin zusätzlich Geschmacksstörungen (Metall, Seife) und in milder Form Übelkeit und Erbrechen möglich. Transiente Verlängerungen der Prothrombinzeit und der partiellen Thromboplastinzeit wurden beobachtet. Gegenüber Vancomycin vermutlich höhere Nephrotoxizität.

Interaktionen: Keine Interaktionen bisher bekannt. Telavancin interagiert nicht mit Cytochrom-P-450-Enzymen.

Indikationen: Aktuell in Europa nur nosokomiale MRSA-Pneumonien, wenn Alternativen eher ungeeignet sind. Alle anderen, auch ehemals geprüften Indikationen wie Therapie der Haut- und Weichteilinfektionen wurden bis auf Weiteres zurückgezogen!

K **Kontraindikationen:** Bis auf Weiteres akutes Nierenversagen sowie Anwendung bei bisher noch nicht untersuchten Patientenkollektiven (Kinder, Schwangere).

Applikation: Da Telavancin bei oraler Gabe kaum resorbiert wird, muss es zur systemischen Behandlung durch i. v. Infusionen zugeführt werden. Generell sollte Telavancin nicht mit anderen Pharmaka gemischt werden.

Dosierung:

- Kinder: bisher keine Dosierungsempfehlung.
- Erwachsene: 10 mg/kg 1 × tgl. als i. v. Kurzinfusionen bei Kreatinin-Clearance > 50 ml/min. Bei Einschränkung der Clearance auf 30–50 ml/min 1 × tgl. 7,5 mg/kg; bei einer Clearance von < 30 ml/min 10 mg/kg alle 48 h.

B **Beurteilung:** Interessante Weiterentwicklung unter den Glykopeptiden mit einer Ausweitung der Behandlungsmöglichkeiten resistenter grampositiver Erreger. Die in vitro etwas verbesserte Wirksamkeit gegenüber Teicoplanin konnte klinisch bisher nicht bestätigt werden. Da aktuell keine weitere Studie zur Indikationserweiterung geplant und das Nebenwirkungspotenzial nicht unerheblich ist sowie Alternativen verfügbar sind, bleibt Telavancin bis auf Weiteres ein verzichtbares Nischenprodukt.

Oritavancin

Handelsnamen: RAMVOCID (Präparat der Firma Targanta Therapeutics Corp., Medicines Company; [LY 333328]; Zulassungsantrag ruht seit August 2009).

Eigenschaften: Unter den Vancomycin-Analoga hat das zunächst von der Fa. Lilly entwickelte Derivat Oritavancin (LY 333328), das halbsynthetisch gewonnen wird, die stärkste Aktivität. Die natürlich vorkommende Muttersubstanz Chloroeremomycin (LY 264826) unterscheidet sich vom Vancomycin dadurch, dass der Vancosamin-Zucker durch 4 Epivancosamine ersetzt und ein zusätzliches Epivancosamin in das Molekül eingebaut wurde. Beim LY 333328 führt die Einführung einer Alkylgruppe zur Verlängerung der Halbwertszeit und weitere Modifikationen der Struktur zu erheblicher Verstärkung der antibakteriellen Aktivität und Erweiterung des Spektrums auf Vancomycin-resistente Enterokokken, Staphylokokken und Pneumokokken. Die klinischen Prüfungen sind noch nicht abgeschlossen.

Wirkungsweise: Wie andere Glykopeptide Hemmung des letzten Schrittes der Biosynthese von Peptidoglykan.

Wirkungsspektrum: Im Vergleich zu Vancomycin ist LY 333328 in vitro gegen Vancomycin-resistente Enterokokken (E. faecalis, E. faecium) 50- bis 100-fach stärker wirksam als Vancomycin gegen Vancomycin-sensible Enterokokken. Gegen Methicillin-resistente Staphylokokken wirkt es 10-fach stärker als Vancomycin, gegen Penicillin-G-resistente Pneumokokken 100-fach stärker. Im Vergleich zu anderen Glykopeptiden auch therapeutisch nutzbare Aktivität gegen Van A und Van-Typ Enterococcus faecium, die in der Regel Teicoplanin-, Telavancin- und Dalbavancin-resistent sind. In vitro empfindlich sind Clostridium difficile und Clostridium perfringens, Peptostreptokokken und Propionibakterien, wie auch Korynebakterien, Listerien und Bazillus-Spezies. Keine Wirksamkeit gegen gramnegative Bakterien.

Pharmakokinetik:

- Fast keine Resorption nach oraler Gabe (wegen des großen Molekulargewichts).
- Lineare Pharmakokinetik. Vorwiegend konzentrationsabhängige Aktivität, weshalb für Oritavancin vor allem die Spitzenkonzentration und AUC von Bedeutung sind, weniger die Zeit > MHK.

- Halbwertszeit > 24 h und > 300 h jeweils für β- und γ-Phase. Bei mehrfachen Gaben Kumulation möglich.
- Plasmaeiweißbindung 86–90 %.
- Keine In-vitro- oder In-vivo-Hinweise auf eine Metabolisierung.
- Elimination unverändert sehr langsam, über 14 Tage vorwiegend renal (< 5 %) und biliär über Fäzes (< 1 %) mit deshalb erheblicher Anreicherung im Gewebe und verzögerter Retention und Clearance über das retikuloendotheliale System der Leber (60 %), Niere (2,7 %), Milz (1,8 %) und Lunge (1,7 %).
- Wirksam gegen Bakterien in stationärer Phase und Biofilmen sowie intrazellulär.
- Vermutlich kein Übertritt in Plazenta, allerdings Exkretion in Muttermilch.
- Ausscheidung nach i. v. Gabe durch die Nieren zu 80–90 %. Geringe Ausscheidung mit der Galle (Gallenkonzentrationen bis zu 50 % der Serumwerte). Bei Hämo- und Peritonealdialyse werden nur kleine Mengen Vancomycin entfernt, bei Hämofiltration größere Mengen.

Nebenwirkungen: In Studien Kopfschmerzen, Übelkeit, Schwindel, Erbrechen. Keine Hinweise auf Nieren- oder Lebertoxizität. Wie bei Vancomycin allergische Reaktionen möglich und ebenso abhängig von Dosis- und Infusionsgeschwindigkeit.

Resistenz: In Studien bisher kaum Resistenzentwicklung. Ab einer MHK > 1 μg/ml vor allem bei sonst hochresistenten Enterokokken möglich.

Interaktionen: Bei nur geringer Metabolisierung von Oritavancin bisher keine Hinweise auf Interaktionen mit anderen Substanzen oder Cytochrom P 450.

Indikationen: Haut- und Weichteilinfektionen mit grampositiven Erregern, auch bei Abwehrschwäche (HIV und AIDS, Diabetes).

K **Kontraindikationen:** Unverträglichkeit von Oritavancin. **Cave:** bei Unverträglichkeit anderer Glykopeptide und Glykolipopeptide.

Applikation: Da Oritavancin bei oraler Gabe kaum resorbiert wird, muss es zur systemischen Behandlung durch i. v. Infusionen über mindestens 60 min zugeführt werden.

> **!** Eine i. v. oder i. m. Injektion ist nicht erlaubt. Generell darf Oritavancin nicht mit anderen Pharmaka gemischt werden.

Dosierung:
- Kinder: bisher keine Dosierungsempfehlungen.
- Erwachsene: tgl. 200 mg i. v. (300 mg für Patienten > 110 kg KG!). Zur Bakteriämiebehandlung ggf. tgl. 3–5 mg/kg mit vorangehender doppelter Initialdosis.

B **Beurteilung:** Oritavancin ist unter den neuen Glykopeptiden eine hochwirksame Alternative zur Behandlung ebenso hochresistenter, grampositiver Infektionen. Seine hohe Gewebegängigkeit und besondere Elimination versprechen im Vergleich zu anderen Glykopeptiden eine bessere Wirksamkeit bei tiefen Gewebeinfektionen und auch bei intrazellulären Erregern mit verkürzter Behandlungsdauer. Die lange Persistenz der Substanz bedarf jedoch hinsichtlich der Langzeittoxizität und ggf. der Resistenzentwicklung einer aufmerksamen Beobachtung. Bei fehlender Resorption ggf. auch zur Clostridium-difficile-Behandlung geeignet.

Ramoplanin

Handelsnamen: Studiensubstanzen: A16686, A16686A, MDL 62198.

Eigenschaften: Ramoplanin ist ein Glykolipodepsipeptid, das im Rahmen der Fermentation von Actinoplanes sp. entsteht.

Wirkungsweise: Ramoplanin blockiert die Zellwandsynthese von Bakterien im Rahmen der Peptidoglykan-Produktion, wenn auch anders als andere Glykopeptide. Es hemmt die Biosynthese des Peptidoglykans hierbei enzymatisch in zwei Schritten, vorwiegend aber im Rahmen der Transglykosylierung, und wirkt damit ähnlich den als Lantibiotika bekannten Peptiden wie Mersacidin oder Nisin.

Wirkungsspektrum: Ramoplanin ist in vitro hochaktiv gegen grampositive aerobe und anaerobe Bakterien. Es ist auch bakterizid wirksam gegen Vancomycin- und Teicoplanin-resistente Enterokokken ($MHK_{90\,\%}$: 0,5 mg/ml). Ramoplanin wirkt gegen Listerien und sehr gut gegen Clostridien bzw. viele Anaerobier mit Ausnahme von Cl. clostridioforme und Bacteroides fragilis, Fusobakterien und Prevotella spp.

Resistenz: Keine Wirkung gegen gramnegative Erreger. Bisher wurden auch innerhalb mehrerer Passagen unter subinhibitorischen Konzentrationen von Ramoplanin keine Ramoplanin-resistenten Enterokokken beobachtet.

Pharmakokinetik:

- Keine Resorption nach oraler Gabe – auch nicht bei entzündetem Darm. Die mittleren fäkalen Dosen entsprechen in etwa linear der oralen Applikation nach 4 Tagen Behandlung (2 × tgl.):
  - 200 mg: 950 mg,
  - 400 mg: 1 500 mg,
  - 800 mg: 2 700 mg.
- Keine systemische Absorption. Keine systemische i. v. Gabe möglich.
- Ramoplanin ist noch 4 Tage nach der letzten Applikation im Stuhl nachweisbar.

Nebenwirkungen: Vor allem vermutlich gastrointestinal: Diarrhoe, abdominelle Schmerzen und Übelkeit.

Interaktionen: Bisher keine bekannt. Wegen fehlender Resorption auch nicht systemisch zu erwarten.

Indikationen: Orales Mittel zur selektiven Dekontamination von Enterokokken – speziell von Vancomycin-resistenten Enterokokken (VRE). Gleichzeitig wirksam entsprechend anderen Glykopeptid-Antibiotika zur oralen Behandlung der Cl.-difficile-Diarrhoen.

Applikation: Allein orale Applikation möglich.

Dosierung:

- Erwachsene: zwischen 100 und 400 mg 2 × tgl. p. o. (in Erprobung).

B **Beurteilung:** Interessanter besonderer Wirkungsmechanismus unter den Glykopeptiden, wegen alleiniger oraler, nicht resorbierbarer Applikation als Behandlungsalternative für pseudomembranöse Kolitis von Bedeutung. Als Eradikationsmittel einer VRE-Besiedlung vermutlich ungeeignet. Geprüft wird der Einsatz zur nasalen MRSA-Eradikation und als antimikrobielle Beschichtung von Kathetern.

Zyklische Lipopeptide

Unter der großen Zahl von bekannten zyklischen Lipopeptiden, die vor allem als antibakterielle Substanzen von Bazillus-Arten (Bacillus brevis, B. subtilis) produziert werden und schon seit Ende der 1960er Jahre bekannt sind (Gramicidin, Surfactin, Tauramid), konnte bisher als erste antiinfektive Substanz das Daptomycin zu Behandlung schwerer Infektionen mit grampositiven Erregern eine Zulassung finden. Daptomycin ist ein semisynthetisches Antibiotikum, das ursprünglich aus dem Fermentationsprodukt von Streptomyces roseosporus isoliert wurde und aus einem hydrophilen Ring mit 13 Aminosäuren sowie einer lipophilen Seitenkette besteht und ein hohes Molekulargewicht (1620,67 Da) aufweist. Diese bisher einzigartige Struktur und der damit verbundene Wirkungsmechanismus unterscheiden sich von allen anderen Antibiotika und rechtfertigen deshalb eine eigene Gruppe.

Daptomycin

Handelsname: Cubicin (Firma Novartis Pharma, Europa; Firma Cubist, USA).

Eigenschaften: Großmolekulares zyklisches Lipopeptid. Die Substanz ist bereits seit den frühen 1980er Jahren bekannt und wurde damals von der Firma Ely Lilly bis zu klinischen Phase-II-Studien entwickelt. Eine erhebliche Muskeltoxizität der damals 2-mal täglich applizierten Substanz führte zur Einstellung der Entwicklung. Zehn Jahre später erfolgten neue Studien – diesmal mit einer einmal täglichen Applikation – mit erfolgreicher Zulassung 2003. Daptomycin wirkt im Vergleich zu Glykopeptiden, Linezolid oder PiP/TAZ wesentlich bakterizider mit einem ausgeprägten postantibiotischen Effekt. Die gute Gewebepenetration von Daptomycin ist allerdings im entzündeten Gewebe geringer. Durch Interaktion mit Alveolarsurfactant nicht für respiratorisch erworbene Pneumonien geeignet!

Wirkungsweise: Nach wie vor ist der exakte Mechanismus der Aktivität von Daptomycin nicht bekannt, sicher ist aber, dass er sich von anderen Substanzen unterscheidet: Daptomycin-Moleküle binden an die Zytoplasmamembran grampositiver Bakterien in einem Kalzium-abhängigen Prozess, ohne in das Zytoplasma einzudringen, und bilden mit der lipophilen Seitenkette Ionenkanäle (Abb. 1.9-1). Dies führt zu einem Kaliumausstrom und -verlust aus der Zelle mit Depolarisierung der Membran und nachfolgendem Zelltod. Bei der Abtötung der Bakterien erfolgt keine vollständige Zersetzung der Zellmembran, weshalb Bakterientoxine nicht in gleichem Umfang wie bei anderen Antibiotika freigesetzt werden und somit Vorteile bei der Behandlung toxinbildender Bakterien vermutet werden.

Wirkungsspektrum: Das Spektrum der antibakteriellen Aktivität entspricht hinsichtlich der Erreger zunächst dem der Glykopeptide, allerdings mit der bedeutenden Ausnahme deutlich besserer Empfindlichkeit gegenüber relevanten Erregern mit eingeschränkter Aktivität von Glykopeptiden. Durch seine Abhängigkeit von Kalzium-Kationen ist Daptomycin nicht einfach zu testen und zeigt z. B. ohne Kalziumzugabe zum Testmedium 2- bis 4-fach schlechtere MHKs.
Daptomycin zeigt eine schnelle, konzentrationsabhängige bakterizide Aktivität gegen Staphylokokken, Pneumokokken, Enterokokken (E. faecalis und E. faecium), MRSA, Vancomycin-intermediate Staphylococcus aureus (VISA) und Vancomycin-resistente Isolate von Enterokokken. Es zeigt sich aber eine Korrelation zwischen der MHK von Vancomycin und Daptomycin bei Staphylococcus-aureus-Stämmen und ein hoher Prozentsatz der VISA-Stämme (80 % mit Vancomycin-MHK: 4 µg/ml) war nicht Daptomycin-empfindlich (MHK ≥ 2 µg/ml).
Mit hohen Konzentrationen erreicht Daptomycin auch eine bakterizide Aktivität gegen Staphylococcus aureus in stationärer Wachstumsphase – vermutlich ein Effekt der Membrandestabilisierung.
Daptomycin wirkt gegen MRSA, MSSA, Koagulase-negative Staphylokokken, Streptococcus agalactiae, Streptococcus pyogenes, β-hämolysierende Streptokokken Gruppe C, G, F, Streptococcus pneumoniae, Bacillus spp., Corynebacterium spp. und viele Spezies der vergrünenden Streptokokken einschließlich Streptococcus bovis sehr gut in schon geringer Konzentration (MHK_{90}: 0,06–1 µg/ml). Deutlich eingeschränkter zeigt sich die Aktivität gegenüber Enterokokken mit MHK_{90}: 1–2 µg/ml

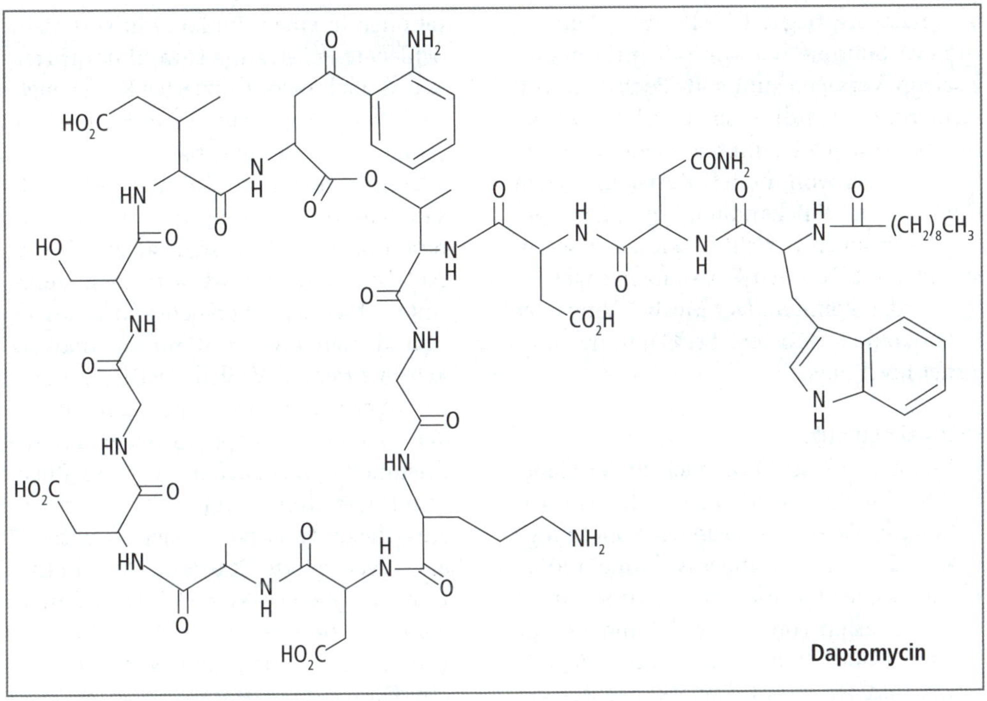

Abb. 1.9-1 Strukturformel von Daptomycin.

bei Enterococcus faecalis und 4 µg/ml bei Enterococcus faecium, unabhängig von der Vancomycin-Empfindlichkeit. Die MHK_{90} anderer Enterokokken liegt in der Regel auch bei 4 µg/ml.

Auch wenn noch keine Standards zur Testung von Anaerobiern etabliert wurden (EUCAST, FDA), hat Daptomycin doch eine sichere Aktivität gegen grampositive Anaerobier wie Peptostreptococcus spp., Clostridium perfringens und Clostridium difficile. Die Wirkung gegen Actinomyces erscheint variabel, ebenso wie gegen einige Lactobacillus spp., wenngleich die meisten Propionibacterium spp. und Vancomycin-resistenten Spezies von Leuconostoc und Pediococcus noch ausreichend von Daptomycin erfasst werden.

Resistenz: Bei MRSA zeigt sich eine Abnahme der Daptomycin-Empfindlichkeit vom Grad der Vancomycin-Empfindlichkeit und hVISA-Stämme entwickeln eher eine Daptomycin-Heteroresistenz. Es wird vermutet, dass Daptomycin aufgrund des hohen Molekulargewichts durch die bekannte dickere Zellmembran von hVISA- und VISA-Stämmen seinen Zielort nicht mehr ausreichend erreichen kann. Stämme mit hoher Daptomycin-MHK zeigen phänotypische Veränderungen der Zellmembran hinsichtlich Durchlässigkeit, Polarisierung und Oberflächenbindung. Eingeschränkt Daptomycin-empfindliche Staphylococcus-aureus-Stämme zeigen auch Gen-Mutationen wie bei *mprF* (Membranladung), *yycG* (Histidin-Kinase-Gen), *rpoB* und *rpoC* (RNA-Polymerase). Beachtenswert ist die Beobachtung einer Daptomycin-Resistenzentwicklung in vivo, da es in vitro jeweils nur schwer gelingt, über viele Passagen eine Resistenzentwicklung nachzuweisen. In einer großen Staphylococcus-aureus-Bakteriämiestudie zeigten sich 6 % der Stämme mit einem Anstieg der MHK auf > 2 µg/ml, zumeist Stämme bei klinisch mikrobiologischem Versagen und z. B. Persistenz von nicht drainierten/drainierbaren Eiterherden. In Kasuistiken wird immer wieder über die Entwicklung von hoher Resistenz gegen Daptomycin bei Behandlung von Enterokokken-Infektionen berichtet, wie auch schon Stämme mit De-novo-Resistenz nachgewiesen werden konnten. Der Mechanismus der Enterokokken-Resistenz bei Daptomycin ist bisher noch ungeklärt.

Pharmakokinetik:

- Fast keine Resorption nach oraler Gabe. Bei einmaliger Gabe lineare Pharmakokinetik bis zu Dosierungen von 12 mg/kg KG und nur geringer Akkumulation.
- Serumkonzentrationen maximal nach i. v. Infusion von 4, 6, 8, 10 und 12 mg/kg KG über 30 min: jeweils 55, 86, 116, 130 und 165 µg/ml. Dauerkonzentration bei 1 × täglicher Gabe (AUC24): 500–750 (bis 850) µg/ml bei einer Dosis von tgl. 4–6 (bis 8) mg/kg KG.
- Halbwertszeit 7,3–9,6 h. Bei mehrfachen Gaben Kumulation möglich.
- Plasmaeiweißbindung sehr hoch (90–93 %), aber nur schwach und reversibel an Albumin und gering an Gewebeproteine. Daptomycin ist in Anwesenheit von Proteinen 2- bis 4-fach besser wirksam.
- Geringes Verteilungsvolumen (92–117 ml/kg KG), weshalb Verteilung vorwiegend in Plasma und interstitielle Flüssigkeiten erfolgt.
- Liquorgängigkeit gering, keine Überwindung der Blut-Hirn-Schranke bei Gesunden (Penetration nur etwa 6 %). Über effektive Behandlung einer Meningitis (S. pneumoniae bei Kaninchen und MRSA bei einem Patient) mit Daptomycin und Rifampicin wurde berichtet.
- Mittlere Gewebekonzentration etwa 50 % der Plasmakonzentration zu erwarten (68 % in Hautbläschen-Untersuchungen und ca. 50 % homogen verteilt in Vegetationen in einem Endokarditis-Modell). Schlechte Penetration sowohl in infiziertes als auch nicht infiziertes Knochengewebe zeigt sich ebenfalls im Kaninchenmodell für Osteomyelitis.
- Wesentliche Einschränkung der Wirksamkeit von Daptomycin durch die Interaktion mit Alveolarsurfactant. Dieser Aktivitätsverlust lässt sich auch durch unterschiedliche Versuchsanordnungen reproduzieren, wie z. B. im Pneumokokken-Pneumonie-Modell. Gleichzeitig aber Erhalt der Wirksamkeit bei hämatogener verursachter Staphylococcus-aureus-Pneumonie, aber auch bei Anthrax-Pneumonie nach Inhalation.
- Ausscheidung nach i. v. Gabe vorwiegend als unveränderte Substanz über Exkretion der Nieren. Keine aktive tubuläre Sekretion bzw. keine Auswirkungen von Probenecid auf die Kinetik von Daptomycin. Die Plasma-Clearance liegt bei etwa 7–9 ml/h/kg KG, die renale Clearance bei 4–7 ml/h/kg KG.
- Bei Ausscheidungsstörung starker Anstieg auf toxische Serumkonzentrationen (bei wiederholter Gabe) möglich.

Nebenwirkungen: Im Allgemeinen ist Daptomycin gut verträglich. In Studien nur gelegentlich Obstipation (6,2 %), Übelkeit (5,8 %), Hautreaktion an Injektionsstelle (5,8 %) und Kopfschmerzen (5,4 %). Charakteristisch und ggf. überwachungspflichtig ist bei der Behandlung mit Daptomycin die bekannte Fähigkeit der Substanz, (in der Regel reversible) CK-Wert-Erhöhungen und Rhabdomyolyse verursachen zu können. Diese Nebenwirkungen sind vermutlich dosisabhängig, in jedem Fall aber applikationsabhängig, da diese sowohl in früher Phase-I-Studie als auch in Häufigkeit und Schwere reproduzierbar in tierexperimentellen Studien vom Dosisintervall (2 × tgl.) abhängig waren. Daneben kann es selten auch zu erhöhten Transaminasenwerten kommen, die ebenfalls im Zusammenhang

mit den Wirkungen auf die Skelettmuskulatur gesehen werden.
Eine regelmäßige Überwachung der Patienten auf Anzeichen einer Myopathie und eine Kontrolle der CK-Werte sollte mindestens 1 × pro Woche bei Daptomycin-Therapie erfolgen. Gegebenenfalls höhere Frequenz bei indizierter höherer Dosierung als 4–6 mg/kg KG oder bei Niereninsuffizienz.

Interaktionen: Keine nennenswerten Interaktionen mit den mischfunktionellen Oxidasen der Leber (Cytochrom-P-450-Oxidasen, CYPs). Bei überwiegend renaler Elimination von Daptomycin kann gleichzeitige Gabe nichtsteroidaler Antirheumatika oder COX-2-Hemmer, die die renale Filtration vermindern, zu erhöhten Plasmaspiegeln führen. Die gleichzeitige Behandlung mit Arzneimitteln, die eine Myopathie auslösen können, sollte unbedingt vermieden bzw. ausgesetzt werden (s. o.).

Indikationen: Haut- und Weichteilinfektion, Septikämie, Endokarditis und andere hämatogen verursachten schweren Infektionen mit resistenten grampositiven Erregern. Behandlung von Vancomycin-resistenten Enterokokken-Infektionen wenn möglich in Kombination.

Falsche Indikationen: Behandlung von Infektionen mit grampositiven Erregern, die z. B. noch gute Empfindlichkeit gegen β-Lactam-Antibiotika aufweisen. Aufgrund niedriger Spiegel bisher keine überprüfte Behandlung von Meningitis und Osteomyelitis. Alleinige Behandlung von Infektionen mit potenziell gramnegativen Erregern (Mischinfektionen).

K **Kontraindikationen:** Behandlung von allen nicht hämatogen erworbenen Pneumonien. Behandlung von Patienten mit bekannten Myopathien.

Applikation: Daptomycin wird ausschließlich intravenös verabreicht. Keine i. m. oder s. c. Applikation. Daptomycin sollte in physiologischer Kochsalzlösung über etwa 30 min in der Regel 1 × tgl. appliziert werden, i. v. Injektion prinzipiell auch möglich. Keine Lösung der Substanz in glucosehaltigen Lösungen. Rekonstituierte Lösungen sind in der Durchstechflasche über eine Dauer von 12 (24) h bei 25 °C (2–8 °C) haltbar und auch aus mikrobiologischer Sicht anwendbar.

Dosierung:

- Kinder und Jugendliche < 18 Jahre: Noch keine Zulassung für Kinder. Vermutlich anzuwendende und in Prüfung befindliche Dosierung (Dosierung entspricht 4 mg/kg KG bei Erwachsenen wegen höherer Clearance bei Kindern!):
  - Kinder 3–12 Monate: 1 × tgl. 6 mg/kg KG.
  - Kinder 1–6 Jahre: 1 × tgl. 9 mg/kg KG.
  - Kinder 7–11 Jahre: 1 × tgl. 7 mg/kg KG.
  - Kinder 12–17 Jahre: 1 × tgl. 5 mg/kg KG.
- Erwachsene: 1 × tgl. 4–6 mg/kg KG in Abhängigkeit von Ort und Art der Infektionserkrankung. Bei schweren Gewebeinfektionen oder grenzwertig hohen MHK wären höhere Dosierungen wünschenswert und wurden auch schon vielfach eingesetzt (8–10 mg/kg).

Bei **Haut- und Weichteilinfektionen** mit 4 mg/kg KG über 7–14 Tage und bei **Bakteriämien** mit 6 mg/kg KG über 2–6 Wochen. Länger dauernde Behandlungen optional. Höhere Dosierung nach MHK und Art der Erkrankung nicht zugelassen, im individuellen Fall aber zu prüfen.
Bei **Niereninsuffizienz:** Bei Einschränkung der Nierenleistung bis zu einer CrCl von > 30 mg/min keine Dosisanpassung erforderlich. Ab einer CrCl von < 30 mg/min Verlängerung des Dosisintervalls von 24 auf 48 h bei gleicher Dosierung. Dies gilt ebenso für alle Dialyseverfahren einschließlich

CAPD, CVVH und CVVHD, auch wenn vom Hersteller empfohlen wird, bei intermittierender Dialyse die jeweilige Dosis erst im Anschluss zu applizieren. Zur Sicherheit sollten unter Daptomycin bei niereninsuffizienten Patienten vermehrt CK-Kontrollen durchgeführt werden.
Bei **Leberinsuffizienz:** Child-Pugh B: Normaldosierung; Child-Pugh C: hierzu liegen keine Daten vor.
Während **Schwangerschaft und Stillzeit:** Für Daptomycin liegen keine klinischen Daten zur Sicherheit der Substanz bei Schwangeren und unter dem Stillen vor. Auch wenn Daptomycin nicht plazentagängig ist und sich tierexperimentell bisher keine Hinweise hinsichtlich schädlicher Auswirkungen auf Schwangerschaft, embryonale, fetale oder postnatale Entwicklung zeigten, sollte Daptomycin bis auf Weiteres nicht in der Schwangerschaft und während der Stillzeit eingesetzt werden. Noch ist auch unbekannt, ob Daptomycin beim Menschen über die Muttermilch ausgeschieden wird.

Handelsformen: Daptomycin-Pulver 350 oder 500 mg in Durchstechflasche zur Herstellung einer Infusionslösung (i. v.).

B **Beurteilung:** Sehr gut wirksames, aber immer noch Reservetherapeutikum für Infektionen durch hochresistente grampositive Bakterien, besonders MRSA. Um seine volle bzw. mögliche bakterizide Wirkung zu entfalten, sind die zulassungsbedingt empfohlenen Dosierungen nicht nur nach Meinung des Autors zu niedrig. Dies gilt insbesondere zur Behandlung von resistenten Enterokokken-Infektionen. Eine vorsichtige Prüfung von tgl. 8–10 mg/kg KG hinsichtlich der Verträglichkeit (Myopathie), aber auch bezüglich einer Verzögerung der Resistenzentwicklung unter Behandlung (Daptomycin-Creep!) erscheint dringlich. Daptomycin könnte auch als Lokaltherapeutikum eine Bedeutung erlangen.

1.10 Streptogramine

Chemische Struktur: Die Streptogramine sind eine Gruppe von zyklischen Peptid-Antibiotika, welche wie die Makrolide und Lincosamide die bakterielle Proteinsynthese hemmen. Sie werden auch als MLS-Gruppe (Makrolid-Lincosamid-Streptogramin-Gruppe) bezeichnet. Die Streptogramine der Gruppe A sind mehrfach ungesättigte Makrolaktone, die Streptogramine der Gruppe B zyklische Hexadepsipeptide. Beide Gruppen enthalten verschiedene Pristinamycine.

Eigenschaften: Das natürlich vorkommende Pristinamycin wurde aus einer Streptomyces-Art isoliert und – da es wasserunlöslich war – als orales Staphylokokken-Antibiotikum (unter dem Namen Pyostacine) vor längerer Zeit in Frankreich in den Handel gebracht. Es besteht aus zwei Hauptkomponenten (Pristinamycin I_A und I_B), welche synergistisch wirken.
Die später entwickelten Derivate Quinupristin und Dalfopristin sind wasserlöslich und daher parenteral anwendbar. Sie sind in dem Kombinationspräparat Synercid enthalten und wirken gegen empfindliche Keime synergistisch (auch bei Erythromycin-Resistenz). Die Kombination zeichnet sich durch eine unterschiedlich schnelle Bakterizidie aus und verhindert in der Regel eine sekundäre Resistenzentwicklung der Bakterien. Sie besitzt eine starke Aktivität gegen Staphylokokken, Streptokokken und Pneumokokken.

Quinupristin/Dalfopristin

Handelsname: Synercid (Aventis Pharma).
Quinupristin/Dalfopristin wurde in Ermangelung wirksamer Alternativen vor allem zur Behandlung von Vancomycin-resistenten Enterokokken nach den USA auch in einem beschleunigten EU-Verfahren (UK/H/0337/001) für Deutschland zugelassen. Deshalb und infolge der später zugelas-

senen und besser geprüften Substanzen wie Linezolid, Daptomycin etc. hat diese Substanz sehr schnell an Bedeutung verloren und wurde auch nicht mehr intensiv klinisch untersucht und eingesetzt.

Wirkungsweise: Das parenteral anwendbare Präparat ist die Kombination von einem Streptogramin der Gruppe B mit einem Streptogramin der Gruppe A. Es besteht zu 30 % aus Quinupristin (Derivat des Pristinamycins I_A) und zu 70 % aus Dalfopristin (Derivat des Pristinamycins II_A). Quinupristin (Q) und Dalfopristin (D) sind allein nur schwach antibakteriell wirksam, wirken aber gemeinsam stark synergistisch. Quinupristin und Dalfopristin binden an bakterielle Ribosomen und hemmen über Elongation die Proteinbiosynthese bzw. die Bildung der Peptidbindung, wodurch unvollständige Peptidketten entstehen. Die synergistische antibakterielle Wirkung ist in Kombination etwa 10-fach höher als die der Einzelkomponenten.

Wirkungsspektrum: Das Wirkungsspektrum umfasst fast alle grampositiven Kokken einschließlich Methicillin-resistente Staphylokokken, Vancomycin-resistente Enterokokken (Enterococcus faecium) und Penicillin-G-resistente Pneumokokken. Die In-vitro-Aktivität gegen Enterococcus faecalis ist erheblich schwächer als die gegen Enterococcus faecium. Außerdem ist Q/D wirksam gegen Moraxella catarrhalis, Legionellen, Mycoplasma pneumoniae und Chlamydien sowie gegen Anaerobier, wie Prevotella, Fusobakterien, Peptostreptokokken und die meisten Clostridien, während Bacteroides fragilis resistent ist. Die Kombination von Q/D mit Vancomycin wirkt gegen Staphylokokken synergistisch. Die minimalen Hemmkonzentrationen der grampositiven Erreger liegen bei 1 mg/l oder darunter.

Resistenz: Primär resistente Staphylokokken- und Pneumokokken-Stämme sind selten. Der größte Teil der Haemophilus-influenzae- und Enterococcus-faecalis-Stämme ist resistent. Es besteht keine Kreuzresistenz zwischen Streptograminen und Antibiotika anderer Klassen. Eine Resistenzentwicklung während der Therapie ist bei Enterococcus-faecium-Infektionen möglich. Die In-vitro-Resistenztestung der Kombination ist schwierig.

Pharmakokinetik:

- Nach i. v. Infusion von 5 mg/kg, 10 mg/kg und 15 mg/kg (über 1 h) sind die mittleren Quinupristin-Serumspiegel bei Infusionsende 1,2, 2,3 bzw. 3,5 mg/l, die mittleren Dalfopristin-Serumspiegel 4,5, 6,3 bzw. 8,1 mg/l.
- Halbwertszeit von beiden Substanzen sehr kurz: Quinupristin 0,9–1 h, Dalfopristin 0,5 h. Mit einer länger dauernden Wirkung ist jedoch aufgrund erheblicher intrazellulärer Anreicherung zu rechnen (in Makrophagen und Leukozyten zum Teil 70-fache Plasmakonzentration!).
- Plasmaeiweißbindung von Quinupristin 82 %, von Dalfopristin 48 % (nicht metabolisierter Anteil bei Infusionsende).
- Urin-Recovery von Quinupristin < 5 %, von Dalfopristin < 2 %. Überwiegend extrarenale Elimination. Nicht liquorgängig. Gute Penetration in Makrophagen und entzündete Herzklappen. Quinupristin und Dalfopristin werden in der Leber z. T. metabolisiert (Quinupristin zu konjugiertem Q-Glutathion und Q-Cystein, Dalfopristin zu Pristinamycin II_A). Bei stärkerer Leberfunktionsstörung und Zirrhose sind die Serumspiegel erhöht und die Halbwertszeit verlängert (Dosisreduzierung erforderlich; s. u.). Bei Niereninsuffizienz ist eine normale Dosierung möglich.

Nebenwirkungen: Venenwandreizungen sind sehr häufig und konzentrationsabhängig, jedoch bei zentralen Venenkathetern selten. Wegen dieser Nebenwirkung wird eine stärkere Verdünnung der ED mit wenigstens 250 ml 5%iger Glucose-Lösung empfohlen. Andere Nebenwirkungen sind Juckreiz, Brennen, Erythem im Gesicht, im Nacken und am Oberkörper sowie Übelkeit und Erbrechen. Seltener sind reversible Arthralgien und Myalgien. Häufig steigen direktes Bilirubin, Transaminasen und die alkalische Phosphatase im Blut vorübergehend an.

Interaktionen: Da Quinupristin/Dalfopristin in der Leber durch das Isoenzym CYP3A4 teilweise metabolisiert werden, sind viele Wechselwirkungen möglich (mit Kalziumantagonisten, Terfenadin, Astemizol, Ciclosporin, Cyclophosphamid, antiretroviralen Virostatika wie NNRTI und Protease-Hemmern, einigen Benzodiazepinen und Cholesterinsynthese-Hemmern).

Indikationen: Nachgewiesene Infektionen durch Synercid-empfindliche Erreger wie multiresistente Staphylokokken, Enterokokken und Pneumokokken (bei Sepsis, Endokarditis, Peritonitis usw.). Bei Staphylokokken- und E.-faecium-Infektionen ist u. U. eine Kombination mit Vancomycin bzw. Gentamicin sinnvoll.
Auch laut Hersteller beschränkte Indikation: Synercid soll nur verabreicht werden, wenn dokumentiert ist, dass kein anderes Antibiotikum gegen den/die Erreger wirksam und kein anderes Arzneimittel für die Behandlung der Infektion der betreffenden Patienten geeignet ist. Synercid ist für die Behandlung der folgenden drei Infektionserkrankungen angezeigt, wenn bekannt ist, dass diese durch einen Synercid-empfindlichen grampositiven Erreger verursacht werden und eine i. v. Therapie angemessen ist: nosokomiale Pneumonie, Haut- und Weichteilinfektionen, klinisch relevante Infektionen durch Vancomycin-resistente E. faecium. Wenn eine Mischinfektion vorliegt oder vermutet wird, darf Synercid nur in Kombination mit einem oder mehreren gramnegative Erreger wirksam bekämpfenden Antibiotikum gegeben werden.

K **Kontraindikationen:** Gravidität. Schwere Leberinsuffizienz. Gleichzeitige Gabe von Medikamenten, welche die QT-Zeit im EKG verlängern.

Applikation und Dosierung:
- Kinder < 12 Jahre: keine Daten.
- Kinder 12–18 Jahre: 3 × 7,5 mg/kg.
- Erwachsene:
  - Intravenöse Infusion über 60 min 3 × tgl. 7,5 mg/kg (über ZVK oder in ausreichender Verdünnung, z. B. mit mind. 250 ml Glucose 5 %).
  - Bei schwerer Leberinsuffizienz oder Leberzirrhose: 2–3 × tgl. 5 mg/kg.

B **Beurteilung:** Wegen ehemals vorzeitiger Zulassung immer noch schlecht geprüftes Reserve-Antibiotikum für hochresistente grampositive Erreger. Alternative oder Kombinationspartner bei schweren Infektionen durch Vancomycin-resistente E. faecium. Die klinischen Erfahrungen bei anderen Infektionen (MRSA) sind gering. Im Gegensatz zu Europa in den USA keine Zulassung zur Pneumoniebehandlung! Aufgrund später folgender Zulassungen besser geprüfter Monosubstanzen wie Linezolid und Daptomycin wenig eingesetzte Substanz mit pharmakologischen Problemen.

1.11 Oxazolidinone

Oxazolidinone sind eine Klasse von synthetischen antibakteriellen Therapeutika, welche die bakterielle Proteinsynthese hemmen und sowohl oral als auch parenteral anwendbar sind. Sie haben keine Verwandtschaft mit herkömmlichen Antiinfektiva. Sie wirken fast ausschließlich gegen grampositive Bakterien sowie gegen Mykobakterien. Neben der ersten Pioniersubstanz Linezolid hat sich eine Reihe von neuen Derivaten dieser Gruppe (z. B. Eperezolid) bisher in der Entwicklung noch nicht bewährt.

Linezolid

Handelsname: ZYVOXID, international Zyvox.

Eigenschaften: Von der Fa. Upjohn 1995 entwickelt (U 100766), wird das Derivat Linezolid nun von der Fa. Pfizer vermarktet. Wie alle Oxazolidinone bindet Linezolid an die 50S-ribosomale Untereinheit und hemmt die Proteinsynthese der Bakterien ohne relevante Kreuzresistenz mit anderen Antiinfektiva (Abb. 1.11-1).

Wirkungsspektrum: Linezolid hemmt die bakterielle Proteinsynthese am Ribosom. Es wirkt bakteriostatisch. Von besonderem Interesse ist die Aktivität gegen Methicillin-resistente Staphylokokken (MRSA, MRSE: MHK 1–2, bis 4 mg/l), gegen Vancomycin-resistente Enterokokken (VRE: MHK 1–4 mg/l) und gegen Penicillin-G-resistente Pneumokokken (MHK 0,5–2 mg/l). Linezolid wirkt außerdem gegen Corynebacterium jeikeium, Clostridien, Nocardien, Listerien, Pasteurella multocida und diverse Mykobakterien, z. B. Mycobacterium chelonei, Mycobacterium fortuitum oder Mycobacterium tuberculosis (auch MDR-Tuberkulose). Linezolid hat keine klinisch relevante Wirkung gegen gramnegative Bakterien.

Resistenz: Primär resistente Stämme sind selten, aber möglich. Eine sekundäre Resistenzentwicklung bei Enterokokken wurde bereits beobachtet, besonders bei vorangehender oder langer Dauer einer Linezolid-Therapie.

Pharmakokinetik:

- Linezolid wird mit einer Bioverfügbarkeit von nahezu 100 % schnell und komplett aus dem Gastrointestinaltrakt resorbiert (mit und ohne Nahrung). Orale und i. v. Dosierungen sind deshalb (bei intakter gastrointestinaler Passage) äquivalent.
- Serumeiweißbindung maximal 30 %, bei Intensivpatienten deutlich geringer.
- Halbwertszeit bei Erwachsenen 5–7 h, bei Kindern mit 2–3 h deutlich kürzer.
- Nach oraler Applikation von 600 mg Spitzenspiegel (T_{max}) nach ca. 1,5 h.
- Verteilungsvolumen (Vd): 0,6–0,7 l/kg.
- Hohe Gewebekonzentrationen in Lunge (vergleichbar mit Plasma) und befriedigend in Knochen (ca. 40 %). Gute Liquorgängigkeit mit höheren Talspiegeln, aber niedrigeren Spitzenspiegel bei längerer Halbwertszeit dort.
- Urin-Recovery nach i. v. Gabe 30 % (unverändert), nach oraler Gabe 27 %.
- Dialysabel. Keine relevante Kumulation bei Niereninsuffizienz, jedoch steigt die Verweildauer von zwei unwirksamen

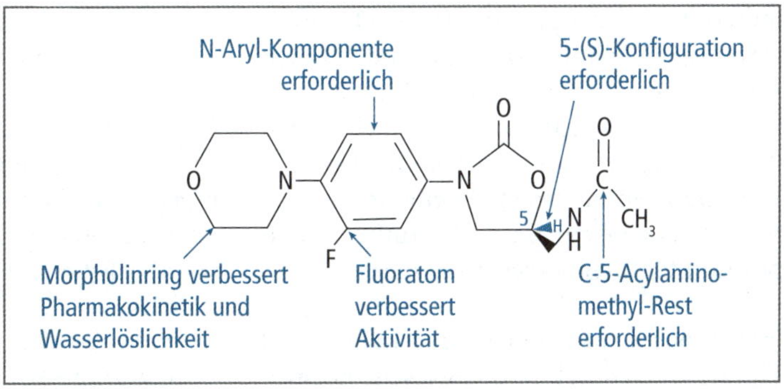

Abb. 1.11-1 Strukturformel von Linezolid mit Struktur-Wirkungs-Beziehungen (blau hervorgehoben).

Metaboliten an. Die klinische Bedeutung dieser Beobachtung ist unklar.

- Keine unterschiedliche Clearance bei Hämofiltration oder Hämodialyse.
- Bei Kindern erfolgt eine raschere Elimination von Linezolid, weshalb bis auf Weiteres eine 3 × tägliche Dosis empfohlen wird.

Nebenwirkungen: Linezolid hemmt in gewissem Umfang die menschliche Monoaminoxidase, wodurch es zu Blutdrucksteigerungen, Hyperthermie und ZNS-Störungen kommen kann. Insbesondere bei längerer Behandlungsdauer periphere und Opticus-Neuropathie möglich!
Weitere Nebenwirkungen sind Durchfall, Kopfschmerzen, Schwindel und Blutdrucksteigerung. Häufig tritt eine reversible Blutbilddepression aller Systeme auf, bevorzugt Anämie und Thrombopenie. Diese ist zumeist nach einer Behandlungsdauer von 10–14 Tagen schon zu erwarten. Bei Kindern wurden die hämatologischen und neurologischen Nebenwirkungen trotz hoher Dosierung seltener beobachtet – vermutlich als Folge der bei Kindern bekannt geringeren Empfindlichkeit für eine mitochondriale Toxizität. Häufiger wurden jedoch bei Kindern Übelkeit und Erbrechen beschrieben (10–15 %). Verfärbung der Zunge unter der Therapie und Anaphylaxie sind möglich. In Studien musste Linezolid bei ca. 10 % der Patienten wegen Nebenwirkungen abgesetzt werden.

Interaktionen: Aufgrund der MAO-inhibitorischen Wirkung von Linezolid können Interaktionen mit Sympathomimetika und anderen Arzneimitteln wie trizyklischen Antidepressiva und Serotonin-Uptake-Hemmern vorkommen. Phenylpropanolamin, Pseudoephedrin und Tyramin (z. B. in bestimmten alten Käsesorten) u. a.

Indikationen: Infektionen bei Kindern und Erwachsenen durch nachgewiesene hochresistente grampositive Erreger (Methicillin-resistente Staphylokokken, Vancomycin-resistente Enterokokken, Corynebacterium jeikeium). Unverträglichkeit von Betalactam-Antibiotika und Glykopeptiden. War die Indikation aufgrund der ersten Studien zunächst auf Haut- und Weichteilinfektionen sowie Pneumonien beschränkt, so wurde diese sukzessive auf Sepsis, Endokarditis, febrile Neutropenie, Katheter- und ZNS-Infektionen ausgeweitet. Hinzu kommen mykobakterielle Infektionen nach Resistenztestung, zumeist mit einer deutlich verlängerten Dauer der Behandlung. Schwere Infektionen mit resistenten, aber Linezolid-empfindlichen Nocardien auch zur oralen Behandlung.
In Kombinationsbehandlung mit anderen Reservesubstanzen bei multiresistenter Tuberkulose und nachweislicher Empfindlichkeit.

K **Kontraindikationen:** Patienten unter Monoaminoxidase-Hemmern, Serotonin-Wiederaufnahmehemmern (z. B. Fluoxetin), Triptanen, Sympathomimetika, Vasopressiva, dopaminergen Agenzien, Pethidin, Buspiron. Klinische Kontraindikationen sind unkontrollierte Hypertonie, Phäochromozytom, Karzinoid, Thyreotoxikose, bipolare Depression, schizoaffektive Störungen, akuter Verwirrtheitszustand.
Vorsicht bei schwerer Leber- oder Niereninsuffizienz. Wegen der möglichen Myelosuppression muss das Blutbild inklusive Thrombozyten jede Woche überprüft werden. Nicht in der Schwangerschaft verabreichen (außer bei vitaler Indikation).

Applikation und Dosierung: Linezolid wird bei schweren Infektionen im Regelfall i. v. gegeben; es kann bei leichten Infektionen oder sicherer oraler Applizierbarkeit auch per os gegeben werden (ggf. frühzeitige Umstellung).

- Frühgeborene und Säuglinge bis 7 Tage: 10 mg/kg KG i. v. alle 12 h.

- Kinder bis 11 Jahre: 10 mg/kg KG i. v. oder oral alle 8 h.
- Kinder 12–16 (18) Jahre: 10 mg/kg KG i. v. oder oral (max. 600 mg) alle 12 h.
- Erwachsene: 2 × tgl. 600 mg/kg KG i. v. Die Infusionsdauer sollte dabei 30–120 min betragen.

Eine endgültige und zufriedenstellend geprüfte Dosierung zur Behandlung einer **Tuberkulose einschließlich einer MDR-TB** in Kombination mit anderen Substanzen wurde noch nicht gefunden bzw. etabliert. Allein aufgrund der hohen Toxizität in üblicher Dosierung bei Langzeitgabe (über viele Monate) ist eine Dosisreduktion wünschenswert. Auch bei reduzierter Dosis wurden nach 8 Wochen bis zu 40 % hämatologische Nebenwirkungen gefunden. Aufgrund erster Studienergebnisse und pharmakodynamischer Untersuchungen ist bei Erwachsenen vermutlich eine Halbierung der Dosis mit gleicher Wirksamkeit gegen Tuberkulose, aber weniger Nebenwirkungen möglich.
Unterschiedlichste Regime wurden für Erwachsene zur **Behandlung der Tuberkulose** bisher beschrieben:
- 2 × tgl. 300 mg,
- 1 × tgl. 600 mg und auch
- 1 × tgl. 300 mg.

Wenn verträglich, empfiehlt der Autor bis auf Weiteres eine 1 × tägliche Dosierung von 600 mg Linezolid, die auch für Kinder (maximal) nicht höher sein sollte. Es ist zu befürchten, dass zumindest mit niedrigeren Dosierungen die dringend zu vermeidende Resistenzentwicklung gefördert wird.
Bei **Niereninsuffizienz** ist keine Dosisanpassung erforderlich, ebenso bei Hämodialyse oder -filtration – hier sollte jedoch Linezolid im Anschluss an die Nierenersatztherapie appliziert werden. Allein bei CVVH (kontinuierliche veno-venöse Hämofiltration) mit hoher Filtrationsrate sollte zur Sicherheit die Dosis ggf. erhöht werden (z. B. 3 × 400–600 mg).

Insbesondere bei notwendiger langer Therapiedauer kann bei Nebenwirkungen nach Empfindlichkeitstestung eine Dosisreduktion versucht werden, z. B. 800–900 mg tgl. (bei neurologischen unerwünschten Wirkungen ggf. plus Vitamin B_6).
Therapiedauer 10–14 Tage. Im Off-label-Gebrauch bei Endokarditis, Osteomyelitis oder Tuberkulose ggf. länger.

Handelsformen:
- Ampullen und Tabletten, jeweils à 600 mg.
- Granulat 100 mg/5 ml.

B **Beurteilung:** Mittlerweile bewährtes, aber immer noch neues Spezialantibiotikum für Infektionen durch hochresistente grampositive Erreger. Ermöglicht erstmals orale bzw. sequenzielle Behandlung z. B. systemischer MRSA-Infektionen. Erhebliche Nebenwirkungen. Eine erhebliche, meist erst nach 10 Therapietagen auftretende und reversible Myelotoxizität mindert nicht die Bedeutung der Substanz im Vergleich zu den Glykopeptiden – bei vergleichbarer und z. T. besserer Aktivität gegen Pneumonien oder resistente Enterokokken. Bei Aktivität von β-Lactam-Antibiotika sollten diese aber dem Linezolid vorgezogen werden.
Gut wirksame Reservesubstanz zur Kombinationsbehandlung der multiresistenten Tuberkulose in geringerer Dosierung.
Zu beachten ist die notwendig höhere Dosierung für Kinder unter 12 Jahren im Vergleich zu Erwachsenen!

1.12 Fosfomycin

Handelsnamen:
- Parenteral: Infectofos, früher Fosfocin (nur in Deutschland, Spanien, Frankreich, Italien und Japan erhältlich).
- Oral: Monuril 3 000 Granulat.

Eigenschaften: In den USA entwickeltes, aber dort nie eingeführtes Breitspektrum-Antibiotikum mit einzigartiger niedrigmolekularer Struktur (Abb. 1.12-1). Epoxid ohne chemische Verwandtschaft mit anderen Antibiotika. Als Natriumsalz hat Fosfomycin zur intravenösen Infusion einen hohen Natriumgehalt (pro g 14,5 mval Natrium) und ist gut löslich in Wasser, aber unlöslich in Ethanol. Nur zusammen mit TRIS-Puffer (Trometamol) wird eine ausreichende orale Resorption erreicht, die zur Behandlung leichter Harnwegsinfektionen ausreichend ist. Zum Teil unterschiedliche Schreibweisen gebräuchlich wie Phosphomycin und Phosphonomycin.

Wirkungsweise: Bakterizid in der Wachstumsphase der Bakterien. Hemmung der Zellwandsynthese eine Stufe vor den Betalactam-Antibiotika durch Inaktivierung des Enzyms Enol-Pyruvat-Transferase und Blockierung der Peptidoglykansynthese.

Wirkungsspektrum: Wirksam gegen Staphylokokken, Streptokokken, Gonokokken, Haemophilus influenzae, E. coli, Proteus mirabilis, Salmonellen, Shigellen, z. T. gegen Pseudomonas aeruginosa und Serratia marcescens. Bei Morganella morganii, Acinetobacter, Klebsiella pneumoniae und Enterobacter-Arten sowie bei Staphylococcus epidermidis ist ein relativ hoher Prozentsatz von Bakterienstämmen resistent. Fosfomycin ist bei Anaerobiern meist wirksam (Peptostreptokokken, Fusobakterien, Veillonellen und Clostridien, jedoch nicht bei Bacteroides-Arten). Aktivität stark abhängig von Nährboden, Keimeinsaat und Testtechnik. Der Zusatz von Glucose-6-Phosphat zum Nährboden verbessert die In-vitro-Wirksamkeit. Fosfomycin gehört somit zu den Antibiotika mit schlechter Korrelation zwischen Testergebnissen in vitro und klinischer Wirksamkeit und bedarf beim Einsatz zur Behandlung resistenter, klinisch relevanter Erreger einer besonderen mikrobiologischen Prüfung. Unter über 5 000 in vitro getesteten Enterobakterien mit ESBL-Produktion waren zwischen 85 und 95 % der Stämme noch Fosfomycin-empfindlich – die resistenteren stammen aus dem Krankenhausmilieu!

Fosfomycin

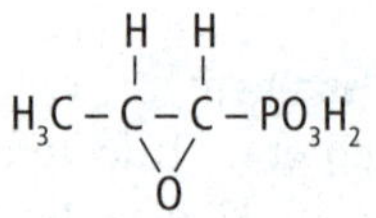

Abb. 1.12-1 Strukturformel von Fosfomycin.

Resistenz: **Schnelle sekundäre Resistenzentwicklung möglich** (in vitro und in vivo). Ursachen sind der gestörte aktive Transport von Fosfomycin in die Bakterienzellwand (chromosomale Mutation) sowie eine direkte Inaktivierung (plasmidgesteuert). Keine Kreuzresistenz mit anderen Antibiotika. Unwirksam gegen Indol-positive gramnegative Erreger.

Pharmakokinetik:

- Resorption nach oraler Applikation des Fosfomycin mit knapp 30 % unzureichend; zusammen mit dem Puffer Trometamol etwa 40 % von Fosfomycin.
- Serumspiegel nach i. v. Infusion von 3 g 40 mg/l und von 5 g 70 mg/l (2 h nach Infusionsende).
- Halbwertszeit nach parenteraler Gabe 1,5–2 h, nach oraler Gabe zusammen mit Trometamol 3 h.
- Keine Plasmaeiweißbindung.
- Hohes Verteilungsvolumen mit > 20 l.
- Gute Gewebegängigkeit. Guter Übergang in den Liquor und fetalen Kreislauf.
- Urin-Recovery 90 %, hohe Harnkonzentrationen. Geringe oder fehlende Metabolisierung. Gut dialysabel.

Nebenwirkungen: Lokale Schmerzhaftigkeit bei i. m. Injektion, Venenreizung bei i. v. Gabe, in 8 % der Fälle Brechreiz und Magendruck, seltener Erbrechen, Durchfall, Dyspnoe, Kopfschmerzen und allergische Reaktionen sowie vorübergehende Erhöhung der alkalischen Phosphatase und der Transaminasen. Gastrointestinale Nebenwirkungen häufiger bei oraler Applikation von Fosfomycin-Trometamol beschrieben.

! Die starke Natriumbelastung muss bei höherer Dosierung beachtet werden.

Interaktionen: Die gleichzeitige Gabe von Metoclopramid verschlechtert die Resorption von Fosfomycin-Trometamol!

Indikationen: Bakterielle Infektionen durch empfindliche Keime (z. B. bei Osteomyelitis und ZNS-Infektionen). Bei bedrohlichen Erkrankungen möglichst in Kombination mit einem Penicillin oder Cephalosporin.
Orale Gabe von Fosfomycin-Trometamol in der Regel nur zur Einmaltherapie unkomplizierter Harnwegsinfektionen der Frau; dabei auch bisher noch gute Wirksamkeit gegen ESBL-produzierende Erreger.
Schwere, länger zu behandelnde und hochresistente Infektionen sollten wegen unsicherer oraler Resorption stets parenteral behandelt werden!

K **Kontraindikationen:** Gravidität. Zur oralen Behandlung nicht bei Kindern und Patienten mit eingeschränkter Niereninsuffizienz einsetzen.

Dosierung:

- Parenteral:
  - Früh- und Neugeborene (bis 4 Wochen): 100 mg/kg KG in 2 ED.
  - Säuglinge bis 1 Jahr (10 kg KG): 200–250 mg/kg KG in 3 ED.
  - Kinder 1–12 Jahre bzw. mit einem Körpergewicht von 10–40 kg: 100–200 (bis 300) mg/kg KG in 3 ED.
  - Jugendliche und Erwachsene: 3 × tgl. 3–5 (bis 8) g, max. 20 g (je nach Empfindlichkeit der Erreger – hochresistente Keime sollten mit mind. 3 × 5 g tgl. behandelt werden).
- Enteral:
  - 1 × 3 g Fosfomycin (1 Beutel à 8 g Granulat) – nicht zur Mahlzeit. Kann bei komplizierten Infektionen ggf. alle 3 Tage wiederholt werden (s. aber Indikationen!).

Bei **Niereninsuffizienz** reduzierte parenterale Dosierung (Tab. 1.12-1). Applikation als i. v. Kurzinfusion (in 30 min). Bei höherer Dosierung Serumelektrolyte kontrollieren (wegen der Gefahr einer Hypernatriämie), besonders bei Herzinsuffizienz, Ödemneigung und sekundärem Hyperaldosteronismus. Dabei kann sekundär auch die Kaliumausscheidung vermehrt sein (evtl. ist eine Kaliumsubstitution erforderlich).

Handelsformen:

- Fosfomycin i. v.: Ampullen à 2, 3, 5 und 8 g.
- Fosfomycin-Trometamol: Beutel mit 8,0 g Granulat (entspricht 5,6 g Fosfomycin-Trometamol bzw. 3 g Fosfomycin zur oralen Einmaltherapie).

B **Beurteilung:** Antibiotikum der Reserve (z. B. bei Staphylokokken-Osteomyelitis) mit relativ guter Verträglichkeit und guter Gewebepenetration. Beste Wirkung ge-

Tab. 1.12-1 Dosierung von Fosfomycin bei Niereninsuffizienz.

Plasma-Kreatinin (mg/dl)	Dosis (g)	Dosierungs-intervall (h)	% der Norm-dosis
0,8	3	8	100
2,0	3	12	66
3,5	1,5	8	50
6,0	1,5	12	33
15,0	1,5	24	16

gen grampositive Erreger! Die Wirksamkeit zur Behandlung resistenter Pseudomonas-Infektionen auf der Grundlage einer Erfolg versprechenden In-vitro-Testung ist fraglich. Möglichst nur im Rahmen einer Kombinationstherapie. Auf eine Resistenzentwicklung während der Therapie sowie auf eine Hypernatriämie ist zu achten.
Nach wie vor auch ein bei Urologen beliebtes, zwar veraltetes, aber gleichsam erhaltenswertes orales Harnwegstherapeutikum, das dort mit zunehmender Resistenzentwicklung (ESBL) eine Renaissance in der Behandlung der Harnwegsinfektionen erlebt. Aufgrund der In-vitro-Wirksamkeit gegen viele ESBL-Stämme und zum Teil gegen Carbapenemase-produzierende Enterobakterien zumindest parenteral wieder ein wichtiger Kombinationspartner bei der Behandlung hochresistenter Erreger.

1.13 Antimikrobielle Folat-Antagonisten

Im Jahre 1932 entdeckte G. Domagk, dass ein schon länger bekannter Farbstoff (Prontosil = Sulfachrysoidin) Mäuse gegen eine Streptokokken-Infektion schützte. Die Schutzwirkung beruhte auf der Freisetzung von Sulfanilamid im tierischen Organismus. Durch Modifikation von synthetisiertem Sulfanilamid wurde eine Reihe besser wirksamer Derivate mit weniger Nebenwirkungen gefunden (z. B. Sulfadiazin, Sulfisoxazol und Sulfamethoxazol). Die Sulfonamide hemmen die bakterielle Folsäuresynthese auf andere Weise als die später entdeckten Diaminopyrimidine, z. B. Trimethoprim, welche die bakterielle Dihydrofolat-Reduktase inhibieren. Im Jahre 1968 erkannten Bushby und Hitchings, dass Diaminopyrimidine die Sulfonamid-Aktivität gegen Bakterien erheblich verbessern können. So gibt es heute eine Reihe von Folat-Antagonisten, die zur Behandlung bakterieller Infektionen allein oder in Kombination anwendbar sind. Selbst wenn die Gruppe in den letzten Jahrzehnten wenig Aufmerksamkeit fand, gibt es dennoch neue experimentelle und auch schon klinisch geprüfte Diaminopyrimidine mit interessanten antibakteriellen Eigenschaften (z. B. Iclaprim). Zumindest sind die Sulfonamide historisch interessant, da die wesentlichen Parameter der antibakteriellen Wirkung und Therapie an den Sulfonamiden entwickelt wurden (Abb. 1.13-1).

Sulfonamide

Sulfonamide sind wichtige Pioniersubstanzen der antimikrobiellen Therapie. Wesentliche Prinzipien der antibakteriellen Chemotherapie sind seit 1935 an Sulfonamiden erarbeitet worden. Die geringe Aktivität sowie die schnelle Resistenzentwicklung sind Gründe, die Sulfonamide in Monotherapie nahezu vollständig zu verlassen. Sulfonamide sind jedoch weiterhin wichtig als Kombinationspartner mit einem Folat-Antagonisten wie Trimethoprim oder Pyrimethamin zur Therapie von bakteriellen Infektionen bzw. Protozoen-Infektionen (Toxoplasmose, Malaria). Aus der großen Zahl früherer Sulfonamide sind nur noch wenige Derivate erwähnenswert, die sich in erster Linie in ihrer Halbwertszeit unterscheiden.

Einteilung:

- Kurzzeit-Sulfonamide: Sulfamethizol (USA), Sulfisoxazol (USA).
- Mittelzeit-Sulfonamide: Sulfadiazin, Sulfamethoxazol (USA), Sulfadimidin (England), Sulfamerazin, Sulfametrol (Schweiz).
- Langzeit-Sulfonamide: Sulfamethoxydiazin (nicht mehr im Handel).
- Ultralangzeit-Sulfonamide: Sulfalen (Longum, mittlerweile nur noch in China etc.), Sulfadoxin (enthalten in Fansidar; Zulassung ruht).

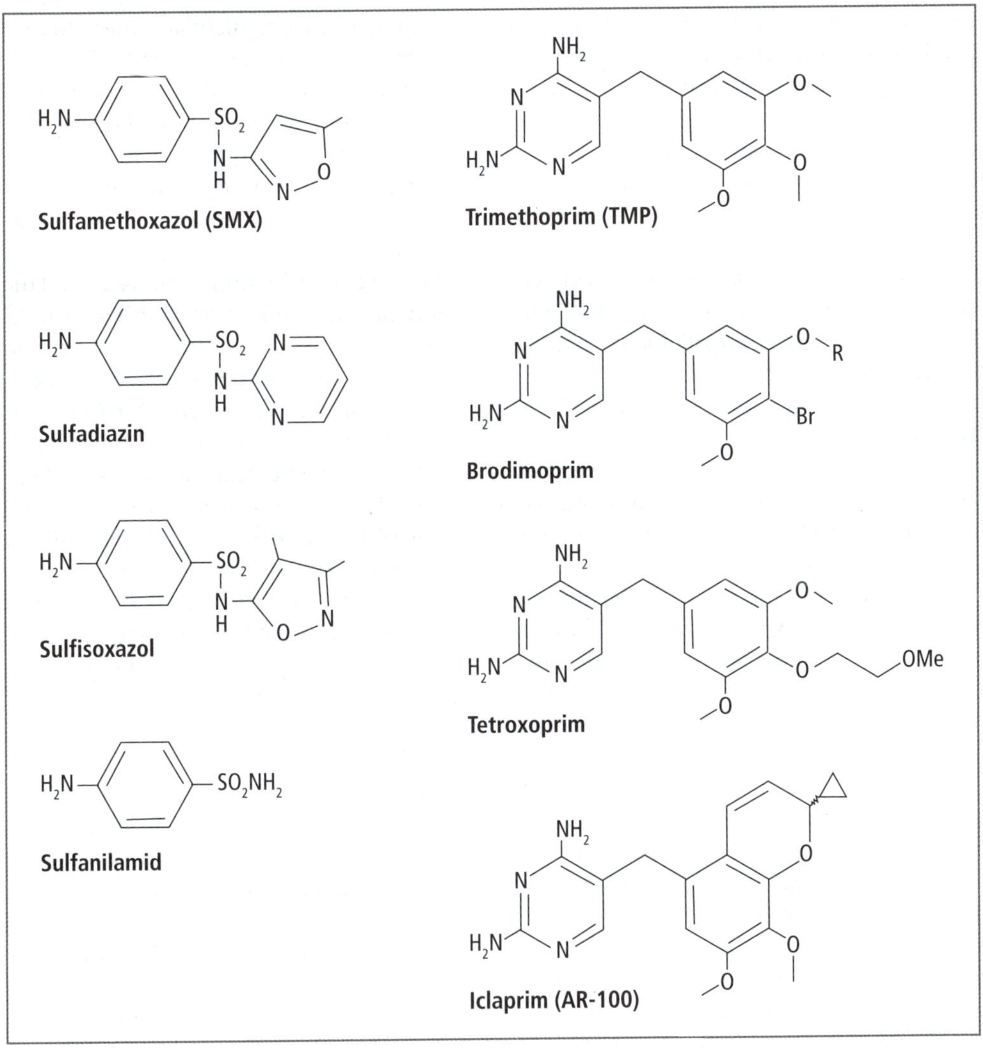

Abb. 1.13-1 Strukturformeln von Sulfamethoxazol (SMX), Sulfadiazin, Sulfisoxazol, Sulfanilamid, Trimethoprim (TMP), Brodimoprim, Tetroxoprim und Iclaprim (AR-100).

- Topische Sulfonamide: Silber-Sulfadiazin, Sulfacetamid.

In Deutschland ist als Einzelsubstanz zur systemischen Behandlung nur noch das Intermediär-Sulfonamid **Sulfadiazin** im Handel.

Handelsnamen: Sulfadiazin-Heyl, Cotrim (Deutschland); Fansidar (USA, Australien).

Eigenschaften: Sulfonamide sind Derivate des p-Amino-Benzol-Sulfonamids (Sulfanilamid) und bestehen aus einem Benzolkern mit einer Amino-(NH_2-) und einer Sulfamid-(SO_2NH_2-)Gruppe (s. Abb. 1.13-1).

Wirkungsweise: Bakteriostatische Wirkung auf proliferierende Keime durch Hemmung der Folsäuresynthese (Blockierung des Ferments, welches unter Verwendung von

Paraamino-Benzoesäure die Bildung von Folsäure bewirkt), teilweise auch durch Inaktivierung von anderen Fermenten, z. B. Dehydrogenase oder Carboxylase (Hemmung der Bakterienatmung). Da alle Bakterien einen gewissen Vorrat an Folsäure haben, tritt eine Sulfonamid-Wirkung stets verzögert ein.

Wirkungsspektrum: **Gute Wirksamkeit** gegen Streptokokken (außer Enterokokken), Pneumokokken, Meningokokken, Aktinomyzeten, Nocardien, Chlamydien.
Mittlere, geringe oder unterschiedliche Wirksamkeit gegen E. coli, Proteus, Klebsiella pneumoniae, Enterobacter aerogenes, Haemophilus influenzae, Pseudomonas aeruginosa, Brucellen, Enterokokken, Gonokokken, Staphylokokken, Shigellen u. a.
Sulfonamide wirken auch auf bestimmte Protozoen wie Toxoplasmen und Malariaplasmodien oder auch gegen die als Pilze klassifizierten Pneumozysten. Resistent sind Rickettsien, Spirochäten, Mykobakterien, Pilze u. a.

Resistenz: Schnelle Resistenzentwicklung von Streptokokken, Pneumokokken, Gonokokken u. a. während einer Behandlung über 2–3 Wochen möglich. Die ursprünglich sensiblen Meningokokken sind heute zum großen Teil gegen Sulfonamide resistent, auch Shigellen, Proteus, E. coli u. a. Fast völlige Kreuzresistenz zwischen den einzelnen Sulfonamid-Präparaten, keine Kreuzresistenz mit Antibiotika. Die In-vitro-Testung mit dem Blättchentest ist bei Sulfonamiden unzuverlässig (Inokulum-Effekt, Antagonisten im Nährboden).

Pharmakokinetik:

- Gute Resorption der üblichen Sulfonamide nach oraler Gabe im Magen und Dünndarm (80–100 %), maximale Blutspiegel nach 4–6 h.
- Blutspiegel nach oraler Gabe bei den einzelnen Präparaten verschieden (zwischen 50 und 150 mg/l); entscheidend ist der Gehalt an freiem, nicht acetyliertem und nicht an Eiweiß gebundenem Sulfonamid.
- Halbwertszeit im Blut bei den Kurzzeit-Sulfonamiden weniger als 8 h, bei den Mittelzeit-Sulfonamiden 8–15 h, bei den Langzeit-Sulfonamiden zwischen 24 und 48 h, bei Sulfalen etwa 65 h, bei Sulfadoxin 5 Tage.
- Plasmaeiweißbindung: Ein Teil der Sulfonamide ist im Blut reversibel an Eiweiß gebunden und hat keine antibakterielle Aktivität, ebenso der irreversibel acetylierte Sulfonamid-Anteil. Der Grad der Eiweißbindung ist je nach Blutspiegel verschieden und bei Kurzzeit-Sulfonamiden im Allgemeinen geringer als bei den meisten Mittel- und Langzeit-Sulfonamiden (70–90 % und darüber). Bei dem Ultralangzeit-Sulfonamid Sulfalen allerdings beträgt die Eiweißbindung nur 34 %. Der Acetylierungsgrad der Sulfonamide im Blut differiert meist zwischen 5 und 20 %.
- Liquorgängigkeit: Relativ gut bei Sulfadiazin. Bei entzündeten Meningen und erhöhtem Eiweißgehalt des Liquors treten die Sulfonamide leichter in den Liquor über.
- Gewebekonzentrationen: Höhere Sulfonamid-Konzentrationen finden sich in Magen, Niere, Haut; mittlere Konzentrationen in Leber, Lunge, Uterus, Muskulatur; niedrige Konzentrationen in Hirn, Knochen, Nebenniere und Darm. Gute Diffusion in das Kammerwasser des Auges, leichter Übertritt in den fetalen Kreislauf, geringe Konzentrationen in der Muttermilch. Im Pleuraexsudat, Aszites oder Perikarderguss werden 50–70 % der Serumwerte gefunden. Konzentrationen in der Galle gering.
- Ausscheidung: Hauptsächlich mit dem Urin (bei den meisten Präparaten zwischen 60 und 90 %), der Rest mit den Fäzes. Im Urin als freies Sulfonamid, antibakteriell inaktiv als Acetylderivat und als Glucuronid. Vorwiegend glomeruläre Filtration, teilweise tubuläre Sekretion, Rück-

resorption von freiem Sulfonamid durch die Tubuli möglich. Bei den Kurzzeit-Sulfonamiden erfolgt eine rasche Ausscheidung und fast keine Rückresorption durch die Nieren, während bei den Langzeit-Sulfonamiden die Ausscheidung verzögert ist und eine stärkere Rückresorption stattfindet (z. B. bei Sulfamethoxydiazin zu 60–85 %). Urinkonzentrationen bei Kurzzeit-Sulfonamiden (Tagesdosis 3 g) etwa 1–2 g/l, bei Langzeit-Sulfonamiden (Tagesdosis 0,5 g) etwa 0,1–0,5 g/l.

Nebenwirkungen:

- **Allergische Reaktionen** (Häufigkeit 1–3 %) können sich in Fieber, einer Konjunktivitis und einem Exanthem (makulös, nodulär oder urtikariell) äußern und treten meist zwischen dem 5. und 9. Behandlungstag auf. Sie verlaufen bei Mittel- und Langzeit-Sulfonamiden schwerer als bei den rasch ausgeschiedenen Kurzzeit-Sulfonamiden und kamen früher, als Sulfonamide oft zur Lokalbehandlung der Haut verwandt wurden, häufiger vor. Schwere Photosensibilisierungen der Haut, bullöse Dermatitis, Stevens-Johnson-Syndrom, Erythema exsudativum multiforme, Erythema nodosum, Dermatitis exfoliativa oder Epidermolysis toxica (Lyell-Syndrom) können tödlich verlaufen. HIV-Patienten haben häufig Hautreaktionen durch Sulfonamide, die allerdings durch die zumeist erforderlichen hohen Dosierungen bedingt sind.
- **Nierenschädigung:** Eine Auskristallisation der schwer löslichen Sulfonamide, besonders ihrer Acetylderivate in den Nieren, kann zu kolikartigen Nierenschmerzen, Hämaturie, Albuminurie, Zylindrurie, Oligurie bis Anurie führen. Das Auftreten dieser Nebenwirkungen hängt von der Löslichkeit des Sulfonamidpräparates in dem normalerweise sauren Urin (pH 5,5–6,5), von der Acetylierungsrate im Harn, ferner von der Dosierung und der Flüssigkeitszufuhr ab. Bei den Langzeit-Sulfonamiden besteht wegen des niedrigen Acetylierungsgrades und der besseren Löslichkeit kaum noch die Gefahr einer Nierenschädigung durch Auskristallisation. Nur bei dem schlecht löslichen Sulfadiazin ist auch weiterhin eine Kristallurie möglich. Vorsicht ist jedoch weiterhin bei Exsikkose und Niereninsuffizienz geboten. Auch Früh- und Neugeborene sollen wegen der noch unreifen Nieren- und Leberfunktion keine Sulfonamide erhalten (außer zur Toxoplasmosebehandlung).
- **Gastrointestinale Beschwerden** mit Übelkeit und Erbrechen sind bei den Langzeit-Sulfonamiden infolge der geringeren Dosierung selten.
- Bei Früh- und Neugeborenen besteht die Gefahr einer **Hyperbilirubinämie** mit Kernikterus, da das Bilirubin während einer Sulfonamid-Behandlung nicht in genügendem Maße an Glucuronsäure gekoppelt und in dieser Form ausgeschieden wird. Daneben wird das Bilirubin durch Sulfonamide aus der Bindung an Albumin verdrängt und kann leichter durch die Gefäßwände diffundieren.
- **Blutbildungsstörungen** durch toxische oder allergische Knochenmarkschädigungen (Agranulozytose, aplastische Anämie) sind selten; sie treten meist erst nach längerer Behandlung (ab 3. Woche) auf und sind auch nach Einnahme von Langzeit-Sulfonamiden möglich.
- **Zyanose** als Folge von Sulf- oder Methämoglobinämie kommt heute praktisch nicht mehr vor.
- **Cholestatische Hepatose** (selten).

Interaktionen: Sulfonamide können bei gleichzeitiger Gabe von Cumarin-Derivaten die Prothrombinzeit verlängern, bei gleichzeitiger Gabe eines Sulfonylharnstoffpräparates die blutzuckersenkende Wirkung verstärken und bei gleichzeitiger Gabe von Amethopterin (Methotrexat) durch Verdrängung aus der Serumeiweißbindung die Toxizität von Amethopterin erhöhen.

Sulfonamide können die Wirkung von Thiazid-Diuretika, Phenytoin und Allopurinol sowie von Thiopental verstärken.

Verbliebene Indikationen: Toxoplasmose (in Kombination mit Pyrimethamin), Pneumocystis-Pneumonie (in Kombination mit Trimethoprim), topische Therapie des Trachoms, Nocardiose (am besten in Kombination mit Trimethoprim), Chloroquin-resistente Malaria (in Kombination mit Pyrimethamin u. a.), südamerikanische Blastomykose. Therapie bakterieller Infektionen nur in Kombination mit Trimethoprim wie z. B. nach Austestung zur Behandlung von Stenotrophomonas-Infektionen. Andere Indikationen sind überholt. Die topische Anwendung von Sulfonamiden ist (abgesehen von Augenpräparaten) heute nicht mehr gerechtfertigt. Das gilt auch für Blaseninstillationen von Sulfonamiden. Für die lokale Behandlung von Verbrennungen wird manchmal Silber-Sulfadiazin (Flammazine Creme 1 %) verwendet, das aber erhebliche Nebenwirkungen hat. Die antibakterielle Wirkung beruht hauptsächlich auf der Freisetzung von Silberionen.

K **Kontraindikationen:** Sulfonamid-Überempfindlichkeit, schwere Niereninsuffizienz, akute Hepatitis, Leberzirrhose, 1. Schwangerschaftsdrittel (im Tierversuch sind Sulfonamide teratogen) und die letzten 4 Wochen vor dem errechneten Entbindungstermin, außerdem Stillen im 1. Lebensmonat, Früh- und Neugeborene (außer bei Toxoplasmose), angeborener Glucose-6-Phosphat-Dehydrogenase-Mangel, bestimmte Hämoglobinanomalien.

Dosierung: Für Kurz-, Mittel- und Langzeit-Sulfonamide verschieden (Tab. 1.13-1). Die obere Dosierungsgrenze, besonders bei den Langzeit-Sulfonamiden, muss beachtet werden (Kumulationsgefahr). Für ausreichende Flüssigkeitszufuhr muss gesorgt werden.
Die **Dosierungsintervalle** hängen von der Ausscheidungsgeschwindigkeit ab:
- Bei Kurzzeit-Sulfonamiden 4–6 h.
- Bei Mittelzeit-Sulfonamiden 12 h.
- Bei Langzeit-Sulfonamiden 24 h.

Bei **Sulfalen** ergibt eine Einmaldosis von 2 g ausreichende Spiegel für eine Woche. Bei **Niereninsuffizienz** (Kreatinin-Clearance

Tab. 1.13-1 Dosierung der Sulfonamide.

Mittel	Alter	Mittlere Tagesdosis	Dosierungsintervall
Kurzzeit-Sulfonamide (z. B. Sulfisoxazol)	Kinder	120–150 mg/kg KG	4–6 h
	Erwachsene	2,0–4,0 (bis 6,0) g	6–8 h
Mittelzeit-Sulfonamide (z. B. Sulfadiazin, Sulfamethoxazol)	Kinder	65–100 (bis 150) mg/kg KG	6 h
	Erwachsene	2,0 g[1]	12 h
Langzeit-Sulfonamide (z. B. Sulfamethoxydiazin)	Kinder von:		
	• 0–1 Jahren	0,06–0,12 g[1]	24 h
	• 1–6 Jahren	0,25 g[1]	
	• 6–12 Jahren	0,37 g[1]	
	Erwachsene	0,5 g[1]	24 h
Ultralangzeit-Sulfonamid (Sulfalen)	Erwachsene	2,0 g 1 ×/Woche	7 Tage

[1] Initial doppelte Dosis.

< 30 ml/min) Dosishalbierung, aber keine Anwendung bei einer Kreatinin-Clearance unter 10 ml/min.

Sulfadiazin zur Behandlung der Toxoplasmose-Enzephalitis:

- Kinder > 2 Monate: 65–150 mg/kg KG tgl.
- Erwachsene: tgl. 3–4 g in 2–3 ED oral für 3–6 Wochen (immer in Kombination mit Pyrimethamin, Clindamycin oder Azithromycin).

Handelsformen:

- Tabletten à 0,5 g.
- Augentropfen (Sulfacetamid).

B **Beurteilung:** Wegen der schwachen Wirksamkeit und hohen Resistenzrate werden Sulfonamide zur Monotherapie nicht mehr verwendet und kommen nur noch zur Kombinationstherapie für bestimmte Indikationen infrage (z. B. bei schwerer Toxoplasmose-Infektion in Kombination mit Pyrimethamin). Empfohlene Dosierungen und Behandlungsdauer sind in der Regel wegen Toxizität kaum einzuhalten!

Co-trimoxazol

Handelsnamen: Kepinol, Cotrim, Eusaprim, TMS.

Eigenschaften: Kombination des Chemotherapeutikums Trimethoprim mit dem Sulfonamid Sulfamethoxazol. Trimethoprim ist eine schwache Base (schlecht wasserlöslich) und gehört wie das Malariamittel Pyrimethamin zu den Diaminopyrimidinen.
Sulfamethoxazol ist ein Mittelzeit-Sulfonamid. An seiner Stelle können andere Sulfonamide (Sulfadiazin, Sulfamerazin, Sulfametrol) als Kombinationspartner verwendet werden (s. S. 214).

Wirkungsweise: Doppelte Hemmung der bakteriellen Folsäuresynthese, wobei Sulfamethoxazol die Verwendung der p-Amino-Benzoesäure inhibiert und Trimethoprim die Reduktion der Dihydrofolsäure zu Tetrahydrofolsäure verhindert. Während Sulfamethoxazol und Trimethoprim allein nur bakteriostatisch wirken, besitzt die Kombination teilweise einen bakteriziden Effekt und steigert die Aktivität um ein Vielfaches. Für die Wirkungssteigerung ist bei den meisten Erregern ein Konzentrationsverhältnis von 1 Teil Trimethoprim zu 20 Teilen Sulfamethoxazol optimal, das im Organismus am ehesten nach oraler Verabreichung der beiden Substanzen im Mischungsverhältnis 1:5 erreicht wird. Die synergistische (potenzierte) Wirkung erklärt sich durch den unterschiedlichen Angriffspunkt im Bakterienstoffwechsel. Der Synergismus ist am stärksten, wenn die Erreger gegen beide Substanzen empfindlich sind. Die Potenzierung der Trimethoprim-Wirkung durch das Sulfonamid (und umgekehrt) variiert in der Stärke je nach Bakterienart und auch innerhalb einer Art (von Stamm zu Stamm). Manchmal fehlt ein Synergismus (trotz Bakterienempfindlichkeit gegen beide Mittel). Beim Menschen entsteht im Allgemeinen kein Folsäuremangel, da die benötigte Folsäure aus der Nahrung aufgenommen wird und die menschliche Folsäure-Reduktase durch Trimethoprim erst bei 50 000-fach höheren Konzentrationen gehemmt wird.

Wirkungsspektrum: Trimethoprim allein ist wirksam gegen die meisten aeroben Bakterien, jedoch unwirksam gegen Clostridien, andere Anaerobier-Arten, Treponema pallidum, Leptospiren, Rickettsien, Chlamydia psittaci, Tuberkelbakterien und Pseudomonas aeruginosa sowie Mykoplasmen und Pilze. Durch die Kombination wird das Wirkungsspektrum des Sulfonamids verbreitert. Allerdings ist heute ein wachsender Anteil der Erreger von Atem- und Harnwegsinfektionen gegen Co-trimoxazol resistent, weshalb vor Therapiebeginn eine Empfindlichkeitsprüfung ratsam ist. Teilweise resistent sind u. a. Staphylococcus aureus, Enterokokken und Pneumokokken, unter den Enterobakterien Klebsiella- und Enterobacter-Arten. Auch therapeutisch nutzbar ist häufig noch eine erhaltene Wirkung gegen ca MRSA! Bei Haemophilus influenzae kommen resistente Stämme selten vor. Co-trimoxazol wirkt gegen Burkholderia cepacia und Stenotrophomonas maltophilia, Nocardia asteroides, Isospora belli, Cyclospora cayetanensis und Mikrosporidien (Enterocytozoon bieneusi) sowie Mycobacterium marinum. Es ist in höherer Konzentration auch gegen Pneumocystis jirovecii wirksam.

Resistenz: In vitro lässt sich eine sekundäre Resistenz durch Kulturpassagen in Trimethoprim-haltigen Medien hervorrufen. Während der Behandlung ist eine Resistenzentwicklung bei Escherichia-coli- und Haemophilus-Infektionen beobachtet worden. In den letzten Jahren ist es durch die häufige Verwendung von Co-trimoxazol bei Enterobakterien sowie Salmonellen und Shigellen zu einem Anstieg der Resistenzhäufigkeit gekommen. Zur In-vitro-Testung der Bakterienempfindlichkeit sind antagonistenfreie Nährböden zu verwenden, die einen geringen Thymidin-Gehalt haben.

Pharmakokinetik:

- Trimethoprim:
  - Nach oraler Gabe nahezu vollständige Resorption von Trimethoprim. Blutspiegelmaxima nach 1,5–3,5 h (nach 0,1 g oral 0,9–1,2 mg/l, nach 0,16 g ungefähr 2 mg/l). Bei i. v. Infusion von 0,16 g Trimethoprim + 0,8 g Sulfamethoxazol (über 1 h) alle 8 h liegen die Serumspiegel von Trimethoprim bei 2 mg/l, von freiem Sulfamethoxazol bei 30 mg/l.
  - Plasmaeiweißbindung 45 %.
  - Halbwertszeit 12 h.
  - Hohe Gewebespiegel (besonders in den Lungen und Nieren). Relativ gute Diffusion in Speichel, Bronchialsekret, Augenkammerwasser, Galle und Prostatasekret. Liquorkonzentrationen niedrig.
  - Glomeruläre und tubuläre Ausscheidung durch die Nieren bis zu 60 % (in 24 h), davon 8 % in konjugierten unwirksamen Formen. Harnkonzentrationen etwa 100-fach höher als Serumspiegel. Ein kleiner Teil wird mit der Galle ausgeschieden, ein Teil im Organismus metabolisiert. Bei Hämodialyse wird unverändertes Trimethoprim entfernt, nicht aber bei Peritonealdialyse.
- Sulfamethoxazol:
  - Das Sulfonamid ähnelt Trimethoprim in den pharmakokinetischen Eigenschaften, sodass in der Regel die günstige Wirkungsrelation der beiden Komponenten im Organismus erhalten bleibt.
  - Halbwertszeit 10 h.
  - Plasmaeiweißbindung 70 % (keine Verdrängung durch Trimethoprim oder umgekehrt).
  - Im Harn werden in 24 h 80–90 % ausgeschieden, davon ein Drittel in unkonjugierter Form. Bei Hämodialyse wird nur unverändertes Sulfamethoxazol entfernt, während die Metaboliten in den Nieren abgelagert werden.

Nebenwirkungen: Häufigkeit auch dosisabhängig, insgesamt etwa 6–8 %. Bei kurzfristiger Anwendung keine Hämatotoxizität, bei längerer Anwendung reversible Knochenmarkdepression (Granulo- oder Thrombozytopenie) möglich. Co-trimoxazol kann die Granulozytopenie nach Zytostatika-Gaben verlängern. Sehr selten sind eine Agranulozytose mit tödlichem Ausgang oder Anämien (aplastisch, hämolytisch oder megaloblastär). Bei älteren Menschen, die gleichzeitig Diuretika, besonders Thiazide, erhalten, kann es zu Thrombozytopenie mit Purpura kommen. Hyperkaliämie (besonders bei AIDS oder eingeschränkter Nierenfunktion). Allergische Reaktionen durch Sulfamethoxazol kommen wie bei anderen

Sulfonamiden vor, auch das gefährliche Stevens-Johnson-Syndrom bzw. Lyell-Syndrom. Bei schon bestehender Nierenfunktionseinschränkung oder Exsikkose wurde eine Verschlechterung der Nierenleistung infolge Kristallurie beobachtet, die nach Absetzen in der Regel reversibel war. Relativ häufig treten Magenbeschwerden (Übelkeit, Erbrechen) auf. Bei Infusionen sind Venenschmerzen oder Phlebitis möglich. Nach i. m. Injektion treten nicht selten Schmerzen und eine Infiltration an der Injektionsstelle auf. Bei i. v. Applikation zur Behandlung einer Pneumocystis-Pneumonie von AIDS-Patienten beobachtet man häufig Exantheme, Fieber, Neutropenie, Thrombozytopenie und erhöhte Leberenzymwerte, die eine Therapiepause oder -umstellung erzwingen bzw. eine Weiterbehandlung unmöglich machen.

Interaktionen: Bei gleichzeitiger Gabe von Antikoagulanzien vom Dicumaroltyp kann die Hypoprothrombinämie verstärkt, bei gleichzeitiger Gabe von Phenytoin der Phenytoin-Blutspiegel erhöht und bei gleichzeitiger Gabe von Ciclosporin A die Nierenfunktion verschlechtert sein. Hypoglykämien sind möglich bei gleichzeitiger Gabe von oralen Antidiabetika aus der Gruppe der Sulfonylharnstoffe. Die gleichzeitige Gabe von Pyrimethamin kann zu Blutbildveränderungen führen. Die Toxizität von Trimethoprim kann durch gleichzeitige Gabe von p-Amino-Salicylsäure, Barbituraten oder Primidon verstärkt werden. Sulfamethoxazol kann Amethopterin (Methotrexat) aus der Serumeiweißbindung verdrängen und dessen Toxizität verstärken. Antazida können die Resorption des Sulfonamid-Anteils vermindern. Durch Co-trimoxazol kann die antileukämische Wirkung von Mercaptopurin eingeschränkt werden. Trimethoprim und Sulfonamide interferieren mit dem Cytochrom-P-450-abhängigen Metabolismus; mit dementsprechenden Interaktionen ist zu rechnen.

Indikationen: Akute und chronische Harnwegsinfektionen (einschließlich Pyelonephritis), chronische bakterielle Prostatitis und Prostataabszess. Bei eitriger Bronchitis und Sinusitis wirkt Co-trimoxazol z. T. gegen Haemophilus, Moraxella und Pneumokokken. Bei leichten Staphylokokken-Infektionen einschließlich z. B. caMRSA nur in Kombination mit einer anderen wirksamen Substanz. Bei Typhus und Paratyphus ist Co-trimoxazol wirksam. Auch bei Enteritiden (Ruhr, Cholera, Salmonellosen, Yersiniose, Isospora-belli-Infektionen) hat sich die Kombination bewährt, z. T. auch bei Brucellose und Nocardiose sowie bei Hautgranulomen durch Mycobacterium marinum. Bei der Wegener-Granulomatose hat Co-trimoxazol eine unerklärte günstige Wirkung, die als unspezifischer Effekt gedeutet wird, aber auch ein Hinweis auf noch unbekannte Erreger sein kann.
Die **wichtigste Sonderindikation** ist die Prophylaxe und Therapie der Pneumocystis-Pneumonie (zur Therapie 3- bis 4-fach höhere Dosierung erforderlich). Die Wirkung von Co-trimoxazol bei Toxoplasmose ist weiter umstritten, zumindest mit der PCP-Prophylaxedosis vermag Co-trimoxazol auch wirksam eine Toxoplasmose-Enzephalitis zu verhindern. Es wird auch zur selektiven Darmdekontamination verwendet. Bei angeborener chronischer Granulomatose kann Co-trimoxazol die Häufigkeit von bakteriellen Infektionen verringern. Zur Behandlung invasiver Stenotrophomonas-Infektionen muss ebenfalls die notwendige Hochdosis beachtet werden.

Falsche Indikationen: Viruspneumonie, Infektionen durch Pseudomonas aeruginosa, Staphylokokken oder Bacteroides-Arten, Ornithose/Psittakose, Lues, Tuberkulose, Angina, Wundinfektionen, Sepsis.

K **Kontraindikationen:** Megaloblastäre Anämie durch Folsäuremangel, akute Hepatitis und schwere Lebererkrankungen,

Antiinfektiva

Blutdyskrasien, 1. Schwangerschaftsdrittel (Co-trimoxazol ist im Tierversuch teratogen und erhöht das Risiko meist leichter Missbildungen, aber offenbar auch von Neuralrohrdefekten) und die letzten 4 Wochen vor dem errechneten Geburtstermin, Früh- und Neugeborene. Glucose-6-Phosphat-Dehydrogenase-Mangel, bestimmte Hämoglobinanomalien und akute hepatische Porphyrie. Vorsicht bei Granulozytopenie und schwerer Niereninsuffizienz sowie bei einer Langzeittherapie (regelmäßige Blutbildkontrollen einschließlich Thrombozytenzählung notwendig). Eine akzidentelle kurze Einnahme in der Frühschwangerschaft wird nicht als Grund für eine Interruptio angesehen; ggf. sofortige Gabe von Folsäure.

Applikation und Dosierung: Oral als Tabletten, Sirup oder Suspension (Sirup: 1 Messlöffel = 5 ml = 1 Erwachsenentablette; Forte-Tabletten = 2 Erwachsenentabletten).

- Säuglinge von 6 Wochen bis 5 Monaten: 2 × tgl. 120 mg Co-trimoxazol.
- Kinder von 6 Monaten bis 6 Jahren: 2 × tgl. 240 mg Co-trimoxazol.
- Kinder von 6–12 Jahren: 2 × tgl. 480 mg Co-trimoxazol.
- Erwachsene und Jugendliche ab 13 Jahren:
  - 2 × tgl. 2 Tbl. à 0,48 g (max. 2 × tgl. 3 Tbl.).
  - Langzeitbehandlung: 2 × tgl. 1 Tbl. à 0,48 g (**cave:** Dosierungsfehler!).

Zur **Reaszensionsprophylaxe** von häufig rezidivierenden Harnwegsinfektionen erhalten Frauen 1 × tgl. (abends) je 0,48 g oral.

Zur Einmaltherapie der **unkomplizierten Zystitis der Frau** verabreicht man 1 × 4 Erwachsenentabletten oder 2 Forte-Tabletten (d. h. einmalig die übliche Tagesdosis von 1,92 g).

Anwendung auch als 1-stündige **i. v. Infusion**:

- Kinder: Parenteral tgl. 10 mg/kg Trimethoprim und 50 mg/kg Sulfamethoxazol (verteilt auf 3–4 i. v. Infusionen).
- Erwachsene und Jugendliche ab 13 Jahren: 2 × tgl. 2 Amp. in ausreichender Verdünnung.

Keine rasche i. v. Injektion. Die Ampullen enthalten je nach Herstellerfirma unterschiedliche Zusatzstoffe (z. B. Ethanol, Aminoethanol, Natriumdisulfit, Prophylenglycol und Benzylalkohol). Der hohe Gehalt an Zusatzstoffen erscheint – besonders bei hoher Dosierung – bedenklich. Die Vermischung der Ampullenlösung mit der Infusionslösung muss unmittelbar vor Gebrauch erfolgen. Bei längerer Therapie (> 10 Tage) ist regelmäßig das Blutbild (einschließlich Thrombozyten) zu kontrollieren.

Bei **Pneumocystis-Pneumonie** behandelt man schwere Erkrankungen i. v. (3 × tgl. 5 Ampullen à 480 mg in 500 ml 0,9%iger NaCl-Lösung) für 3 Wochen (ca. 1 Amp. à 480 mg pro 4 kg KG; max. 18 Amp. pro Tag). Eine orale Therapie kommt nur bei leichteren Erkrankungen infrage (4 × tgl. 2 Tbl. à 960 mg). Zur Prophylaxe gibt man entweder täglich 480 mg oder jeden 2. Tag bzw. 3 × pro Woche 960 mg oral.

Zur Therapie der **Pneumocystis-jirovecii-Infektion** erhalten Kinder < 12 Jahren 20 mg Trimethoprim und 100 mg Sulfamethoxazol/kg KG verteilt auf 4 ED. Die Ampullen enthalten Benzylalkohol, daher nicht anzuwenden bei Kindern unter 3 Jahren. Außerdem ist der Natriumgehalt zu beachten.

Bei **Niereninsuffizienz** (Kreatinin-Clearance 15–30 ml/min) gibt man die halbe Tagesdosis (1 × tgl. 2 Tbl.) oder (vermutlich besser) man verdoppelt das Dosierungsintervall (Tab. 1.13-2); bei stärkerer Niereninsuffizienz (Kreatinin-Clearance < 15 ml/min) sollte man auf Co-trimoxazol verzichten – nach Angaben der Hersteller kontraindiziert! Bei schweren lebensbedrohlichen Infektionen ist jedoch eine Applikation (auch in hoher Dosis) auch bei Nierenversagen oft unumgänglich, zu empfehlen ist dann die Nierenersatzbehandlung mit kontinuierlicher Hämodialyse, bei der vermutlich

Tab. 1.13-2 Dosierungen von Trimethoprim und Sulfamethoxazol bei Niereninsuffizienz.

	Trimethoprim	Sulfamethoxazol
Kreatinin-Clearance/Nierenersatzverfahren > 30 ml/min	Standarddosis	Standarddosis
Kreatinin-Clearance/Nierenersatzverfahren 15–30 ml/min	Hälfte der Standarddosis	Hälfte der Standarddosis
Kreatinin-Clearance/Nierenersatzverfahren < 15 ml/min	kontraindiziert (Hyperkaliämie)	kontraindiziert (unklare Akkumulation von Metaboliten)
intermittierende Hämodialyse (Therapie der Pneumocystis-Pneumonie)	15–20 mg/kg vor Dialyse und 7–10 mg/kg nach Dialyse (TMP-Anteil!)	–
kontinuierliche Dialyse (CVVHD)	wie Standarddosierung	wie Standarddosierung

eine Applikation der normalen Dosierungen möglich ist (aufgrund einzelner vorliegender Spiegelmessungen).
Trimethoprim wird mit einer Hämodialyse zu ca. 44 % eliminiert, über Peritonealdialyse nahezu überhaupt nicht und über kontinuierliche Hämofiltration oder -dialyse mit einer Clearance zwischen 20 und 40 ml/min.

Handelsformen:

- Tabletten und Infusionsflaschen mit 80 mg Trimethoprim und 400 mg Sulfamethoxazol, Sirup oder Suspension für Erwachsene (1 Messlöffel à 5 ml mit 80 mg Trimethoprim und 400 mg Sulfamethoxazol).
- Forte-Tabletten à 160 mg Trimethoprim und 800 mg Sulfamethoxazol (Eusaprim forte u. a., beispielsweise Kepinol forte).
- Kindersirup oder Kindersuspension (1 Messlöffel à 5 ml mit 40 mg Trimethoprim und 200 mg Sulfamethoxazol).

B **Beurteilung:** Nach wie vor unverzichtbares und viel verwandtes Therapeutikum mit breitem Wirkungsspektrum, relativ schwacher Wirksamkeit und zunehmenden Resistenzproblemen. Gängiges Mittel bei unkomplizierten Harnwegsinfektionen. Mittel der Wahl bei Pneumocystis-Pneumonie. Therapeutische Alternative bei chronischer Bronchitis und Enteritiden.

Andere Diaminopyrimidin-Sulfonamid-Kombinationen

Kombinationen von Trimethoprim mit anderen Sulfonamiden (Tab. 1.13-3):

- **Sulfamerazin**, das im Organismus zu 8–25 % acetyliert wird, hat bei Schnell-Acetylierern eine Halbwertszeit von 12 h, bei Langsam-Acetylierern von 25 h, es ist zu 50–80 % an Serumeiweiß gebunden und wird zu 80 % mit dem Harn ausgeschieden, davon 15 % unverändert.
- **Sulfametrol** besitzt eine Halbwertszeit von 8 h, ist zu 80 % an Serumeiweiß gebunden und wird zu 80 % mit dem Harn ausgeschieden (15 % in unveränderter Form).
- Demgegenüber ist bei **Sulfadiazin** bei gleicher Halbwertszeit die Serumeiweißbindung geringer (50 %) und es werden im Harn 65 % unverändert ausgeschieden. In vitro ist die Wasserlöslichkeit (abhängig von Temperatur und pH) bei Sulfamethoxazol, Sulfamerazin und Sulfametrol besser als bei Sulfadiazin.

Tetroxoprim (enthalten in Sterinor) hat im Vergleich zu Trimethoprim eine kürzere Halbwertszeit (6 h), niedrigere Serumeiweißbindung (15 %) und eine höhere Nierenausscheidungsrate von 50 % (in aktiver Form); 30 % der verabreichten Dosis werden mit den Fäzes ausgeschieden. Tetroxoprim wirkt in vitro auf gramnegative Stäbchen schwächer als Trimethoprim und in der Kombination (Co-tetroxazin) 2- bis 3-mal schwächer als Co-trimoxazol. Tetroxoprim/Sulfadiazin ist für Harn- und Atemwegsinfektionen zugelassen.

Dosierung: Von den Herstellerfirmen werden unterschiedliche Dosierungsempfehlungen (s. Tab. 1.13-3) gegeben. Bei Co-trimoxazol wird außerdem zur Langzeitbehandlung eine niedrigere Dosierung von 2 × tgl. 1 Tablette (tgl. 0,96 g) empfohlen. Es ist die Frage, ob die geringere Sulfonamid-Dosierung, z. T. auch Trimethoprim-Dosierung, bei einigen Kombinationspräparaten die Behandlungsergebnisse und Verträglichkeit beeinflusst. In der DDR war die Kombination von niedrig dosiertem Sulfamerazin mit Trimethoprim für viele Jahre Standardpräparat und findet heute nur noch in der Veterinärmedizin Anwendung.

Diaminopyrimidine

Trimethoprim

Handelsnamen: Infectotrimet, Trimethoprim.

Eigenschaften: Trimethoprim allein wirkt in vitro schwächer als die Kombination mit einem Sulfonamid und ist nur zur Behandlung von unkomplizierten Harnwegsinfektionen bei Frauen zugelassen.

Pharmakokinetik: Nach 0,1 g oral werden Serumspitzenspiegel von 1 mg/l erreicht. Weitere Angaben s. S. 220.

Nebenwirkungen: Seltener als bei Co-trimoxazol (s. S. 220). Es fehlen die typischen Sulfonamid-Nebenwirkungen (Hautreaktionen) und die Magenunverträglichkeit.

Interaktionen: Trimethoprim kann die Halbwertszeit von Phenytoin verlängern und dessen Wirkung verstärken. Bei gleichzeitiger Gabe von Paraaminosalizylsäure, einem Barbiturat oder Primidon kann die Toxizität von Trimethoprim verstärkt werden. Bei gleichzeitiger Gabe von oralen Antikoagulanzien kann deren Wirkung verstärkt wer-

Tab. 1.13-3 Diaminopyrimidin-Sulfonamid-Kombinationen.

Handelsname	Kombination	Empfohlene Tagesdosis				
		Trimethoprim	Tetroxoprim	Sulfonamid	Insgesamt	Tabletten
Eusaprim u. a.	Trimethoprim + Sulfamethoxazol	0,32	–	1,6	1,92	2 × 1 (forte)
Berlocombin	Trimethoprim + Sulfamerazin	0,32	–	0,48	0,8	2 × 2
Maderan (Schweiz)	Trimethoprim + Sulfametrol	0,32	–	1,6	1,92	2 × 1
Sterinor	Tetroxoprim + Sulfadiazin	–	0,2	0,5	0,7	2 × 1

den. Trimethoprim kann zu Hyperkaliämie führen.

Indikationen: Trimethoprim wird zur Behandlung von unkomplizierten Harnwegsinfektionen und zur Reaszensionsprophylaxe benutzt. Eine Anwendung kann bei der Pneumocystis-Pneumonie zusammen mit Dapson erwogen werden, wenn eine Sulfonamid-Allergie besteht.

K **Kontraindikationen:** Entsprechend Co-trimoxazol (s. S. 221).

Dosierung:

- Kinder 6–12 Jahre:
  - 2 × tgl. 0,05 g (entsprechend 6 mg/kg KG tgl.).
  - Langzeittherapie: 0,05 g (bzw. 2 mg/kg KG tgl.)
- Erwachsene:
  - 2 × tgl. 0,1 g für 1 Woche.
  - Langzeittherapie: abends 0,1 g.

Bei **eingeschränkter Nierenfunktion** (Kreatinin-Clearance 15–30 ml/min): 2 × tgl. 0,05 g. Weitere Informationen siehe auch Co-trimoxazol (S. 222).

Handelsformen:

- Tabletten à 0,05, 0,1, 0,15 und 0,2 g.
- Suspension: 1 Messlöffel à 5 ml enthält 0,05 g oder 0,1 g.

B **Beurteilung:** Bei unkomplizierten Harnwegsinfektionen eine Alternative zu Co-trimoxazol mit besserer Verträglichkeit. Viele unterschiedliche, häufig auftretende und übertragbare Resistenzmechanismen beschränken wesentlich die Wirksamkeit von Trimethoprim.

Pyrimethamin

Handelsnamen:

- Daraprim.
- Als Kombinationspräparate vorwiegend zur Prophylaxe und Therapie der Malaria (Kinder), nur international:
  - Pyrimethamin, Daraprim 25 mg, Tabletten.
  - Pyrimethamin + Sulfadoxin, Fansidar 25/500 mg, Tabletten + Ampulle à 2,5 ml.
  - Pyrimethamin + Dapson, Maloprim 12,5/100 mg, Tabletten.
  - Sulfadoxin + Mefloquin, Fansimef 500/25/250 mg, Tabletten.
  - Sulfadoxin + Amodiaquin, Fansidar + Flavoquine 500/25/200 mg, Tabletten.
  - Sulfadoxin + Artesunat, Malosunate 500/25/100 mg, Tabletten.

Eigenschaften: Pyrimethamin ist ein Folsäure-Antagonist aus der Gruppe der Diaminopyrimidine, der selektiv in den parasitären Stoffwechsel der Kernteilungsphase eingreift und so eine Vermehrung der Parasiten verhindert.

Wirkungsspektrum: Pyrimethamin wirkt gegen Toxoplasmen (Tachyzoiten, nicht Zysten) und gegen Malariaerreger (vorwiegend die erythrozytären Formen von Plasmodium falciparum) sowie gegen Pneumocystis jirovecii und Isospora belli. Wegen der verstärkten Wirkung kombiniert man Pyrimethamin bei Toxoplasmose meistens mit einem Sulfonamid oder mit Clindamycin, bei Malaria früher mit Sulfadoxin (als Kombinationspräparat Fansidar in Europa nicht mehr im Handel) bzw. Sulfadiazin.

Resistenz: Eine Pyrimethamin-Resistenz von Plasmodium falciparum, Pl. vivax und Pl. malariae kommt in unterschiedlicher Häufigkeit vor und ist bei Plasmodium-falciparum-Infektionen teilweise mit einer Chloroquin-Resistenz gekoppelt. Pyrimethamin wirkt bei Malaria tropica nicht gametozid und es tötet nicht die Gewebeformen von Pl. vivax und Pl. ovale (keine Radikalheilung möglich). Eine Resistenzentwicklung von

Toxoplasmen und Pneumocystis jirovecii ist während einer Prophylaxe oder Therapie mit Pyrimethamin bisher nicht festgestellt worden.

Pharmakokinetik:

- Gute Resorption nach oraler Gabe.
- Maximale Serumspiegel 0,13–1,7 mg/l (nach 0,25 g).
- Halbwertszeit 80–90 h.
- Plasmaeiweißbindung 87 %.
- Gute Diffusion der lipophilen Substanz in die inneren Organe, auch ins Gehirn (mit Speicherung in Nieren, Lungen, Leber und Milz).
- Liquorspiegel 10–25 % der gleichzeitigen Serumspiegel.
- Urin-Recovery 20–40 %. Der größte Teil wird in der Leber metabolisiert. Keine Dosisreduzierung bei Niereninsuffizienz. Pyrimethamin ist nicht dialysabel.

Nebenwirkungen: Überempfindlichkeitsreaktionen sind Dermatitis, Hautpigmentationen und eosinophiles Lungeninfiltrat. Häufig sind Blutbildungsstörungen (Leukopenie, megaloblastäre Anämie, Thrombozytopenie) und gastrointestinale Störungen (Übelkeit, Erbrechen, Koliken, Durchfall). Selten sind ZNS-Störungen (Kopfschmerzen, Schwindel, Krämpfe, Schlaflosigkeit, Depression). Bei Neugeborenen kann es zu einer Erhöhung der Phenylalaninspiegel im Blut kommen.

Interaktionen: Die gleichzeitige Gabe von Co-trimoxazol (oder anderen Folat-Antagonisten) kann eine Megaloblastenanämie hervorrufen. Die gleichzeitige Gabe von Lorazepam kann lebertoxisch wirken, die gleichzeitige Gabe von Zytostatika die toxische Wirkung auf das Knochenmark verstärken. Pyrimethamin kann bei Kindern mit Leukämie und ZNS-Beteiligung Krampfanfälle auslösen. Durch Verdrängung aus der Plasmaeiweißbindung kann es bei gleichzeitiger Gabe von Warfarin zu einer Blutungsneigung kommen. Bei gleichzeitiger Gabe von Chinin kann der Chininspiegel erhöht sein.

Indikationen: Angeborene oder erworbene Toxoplasmose (s. S. 855), Therapie der Malaria tertiana und quartana (s. S. 867), primäre oder sekundäre Prophylaxe der Pneumocystis-Pneumonie (s. S. 826), Therapie der chronischen Enteritis durch Isospora belli (bei Co-trimoxazol-Unverträglichkeit).

K **Kontraindikationen:** Megaloblastäre Anämie durch Folsäuremangel. In der Schwangerschaft ist das Risiko einer Pyrimethamin-Therapie bei aktiver Toxoplasmose abzuwägen gegen die Gefahr eines Abortes und einer kindlichen Missbildung durch die Infektion. Am Ende der Schwangerschaft ist Fansidar kontraindiziert, weil das darin enthaltene Sulfadoxin die Plazenta passieren und beim Neugeborenen einen Kernikterus hervorrufen kann.

Dosierung: Zur Therapie und Prophylaxe der **Toxoplasmose** gibt es verschiedene Empfehlungen (s. S. 856). Wichtig ist die regelmäßige Kontrolle des Blutbildes, um irreversible Blutbildungsstörungen zu vermeiden. Immer sind gleichzeitige tägliche Gaben von 15 mg Folinsäure (nicht Folsäure – z. B. Lederfolat-Tabletten) notwendig. Auf eine Kombination mit einem Sulfonamid (Sulfadiazin) oder mit Clindamycin darf nicht verzichtet werden. Bei AIDS ist zur Rezidivprophylaxe einer Toxoplasmose eine lebenslange Erhaltungstherapie (unter 250 CD4-Zellen/μl) notwendig (Dosierung: s. S. 858).
Zur Therapie der Chloroquin-resistenten **Malaria tropica** (durch Pl. falciparum) besteht Erfahrung bei wiederholter Gabe von Chinin mit einer einmaligen oralen Gabe von 3 Tabletten Fansidar (Pyrimethamin + Sulfadoxin), die am letzten Tag der Chiningabe kombiniert appliziert wird (s. S. 867). Da Fansidar nicht mehr erhältlich ist (in Afrika jedoch noch in jedem Supermarkt zu

erhalten), kann ersatzweise eine äquivalente Kombination von insgesamt 75 mg Pyrimethamin und 1 500 mg Sulfadiazin angewendet werden. Kinder erhalten eine geringere Dosis.

Zusätzliche in Afrika erprobte Kombinationen sind Pyrimethamin mit Sulfadoxin (SP) und Artesunat (AS) oder Amodiaquin (AQ), die beide zu etwas 95 % zur Parasitenelimination führen – mit Artesunat schneller, mit Amodiaquin erwartungsgemäß länger (geringere Reinfektionen oder Rezidive).

Zur primären Prophylaxe der **Pneumocystis-Pneumonie** von AIDS-Patienten hat sich die 1 × wöchentliche orale Gabe von 50 mg Pyrimethamin, kombiniert mit der 1 × täglichen oralen Gabe von 50 mg Dapson zusammen mit tgl. 15 mg Folinsäure, als wirksam erwiesen. Über andere Möglichkeiten der Prophylaxe s. S. 826.

Bei **Isospora-belli-Infektionen** mit chronischer Enteritis kann bei Sulfonamid-allergischen Patienten, die kein Co-trimoxazol vertragen, oral tgl. 50–75 mg Pyrimethamin + tgl. 10 mg Folinsäure für 2–4 Wochen gegeben werden; zur Erhaltungstherapie genügen tgl. 25 mg Pyrimethamin + 5 mg Folinsäure.

Handelsform: Tabletten à 0,025 g.

B **Beurteilung:** Wichtiges Therapeutikum bei aktiver Toxoplasmose und Chloroquin-resistenter Malaria (stets in Kombination mit mindestens einem zweiten Mittel). Bei Langzeitanwendung verteuert die zusätzlich notwendige Gabe von Folinsäure die Behandlung erheblich.

Iclaprim

Handelsnamen: Vorgesehen waren Mersarex und Iclaprim Arpida (früher AR-100, Ro-48-2622).

Arpida hat 2008/2009 nach negativem Votum der FDA und EMA den Antrag auf Zulassung von i. v. Iclaprim für komplizierte Weichteilinfektionen zurückgezogen. Möglicherweise wird es nach neuerlicher Prüfung oder als Generikum international erhältlich sein.

Eigenschaften: Iclaprim gehört wie Trimethoprim zur Gruppe der Diaminopyrimidine und wirkt ebenso durch Hemmung der bakteriellen Dihydrofolat-Reduktase (DHFR), ohne dabei das humane Enzym zu inhibieren. Iclaprim ist ein Produkt der Erkenntnis, dass vor allem Punktmutationen im DHFR-Enzym für die Trimethoprim-Resistenz z. B. von Staphylococcus aureus und Streptokokken verantwortlich sind und durch Methotrexat gehemmt werden können. Iclaprim wirkt bakterizid, vorwiegend zeit-, aber nicht konzentrationsabhängig.

Wirkungsspektrum: Wirksam gegenüber mehr als 95 % aller getesteten Staphylokokken (MSSA, MRSA und ConS) wie auch β-hämolysierende Streptokokken. Geringere Wirksamkeit (wie Trimethoprim) gegen Viridans-Streptokokken. Iclaprim erscheint in vitro deutlich wirksamer als Trimethoprim gegen Pneumocystis jirovecii. In vitro mit Clarithromycin vergleichbare Wirksamkeit gegen Legionellen und Haemophilus spp. Auch in mehreren Studien zu Haut- und Weichteilinfektionen mit Staphylokokken inkl. MRSA zeigte sich Iclaprim dem Linezolid stets an Wirksamkeit unterlegen.

Resistenz: Iclaprim zeigt gegenüber gramnegativen Erregern das gleiche Resistenzmuster wie Trimethoprim.

Pharmakokinetik:

- Iclaprim ist sowohl i. v. als auch oral bioverfügbar. Studien zur oralen Applikation befinden sich in Phase I und Phase II.
- Lineare Exposition (C_{max} und AUC) mit zunehmender Dosis bei gleicher Infusionsgeschwindigkeit. Mittlere C_{max}: 0,8 μg/ml bei einer Dosis von 0,8 mg/kg über 30 min am Ende der Infusion.
- Proteinbindung etwa 93 %.

- Halbwertszeit ca. 2,5 h (keine Akkumulation unter wiederholten Dosierungen)
- Verteilungsvolumen: Schnelle Anreicherung im Gewebe und vor allem in der Lunge. In Studien zeigte sich in der epithelialen Flüssigkeit und den alveolären Makrophagen eine 20- bis 40-fach höhere Konzentration als im Plasma.
- Vor Ausscheidung nahezu komplette Biotransformation (nur 2 % werden unverändert mit dem Urin ausgeschieden). Zunächst hepatische Metabolisierung vorwiegend über die CYP450-Enzyme: CYP3A4 und CYP2C19 mit nachfolgender Glucuronidierung; wesentlicher Nachweis von 3 unter 30 verschiedenen Metaboliten in Urin und Fäzes. Keiner der Metaboliten hat antiinfektive Aktivität.

Nebenwirkungen: Mögliche QT-Verlängerung (dosisabhängig, am stärksten am Ende der Infusion) besonders bei Patienten mit Leberinsuffizienz und gleichzeitiger Einnahme von CYP450-Hemmern.

Interaktionen: Trotz Metabolisierung über die CYP450-Enzyme keine wesentliche Erhöhung des Iclaprim-Spiegels durch entsprechende Inhibitoren. Mit Ketoconazol ca. 20–60 % C_{max}- und AUC-Erhöhung. Interaktionen mit Omeprazol, Marcumar und Digoxin (Hemmung des P-Glykoproteins durch Iclaprim) werden geprüft. Wie von Trimethoprim bekannt, so zeigt sich erwartungsgemäß auch bei Iclaprim eine starke synergistische Wirkung mit Sulfonamiden (Sulfamethoxazol, SMX; s. Abb. 1.13-1, S. 215) und kein klassenspezifischer Antagonismus bei anderen Antiinfektiva. Auf eine Prüfung von Iclaprim mit einem Sulfonamidbestandteil wurde jedoch bisher verzichtet.

Indikationen: Behandlung von Haut- und Weichteilinfektion mit resistenten, grampositiven Erregern und ggf. auch Mischinfektionen mit empfindlichen gramnegativen Erregern. Ungeprüft aber von großem Interesse wäre zusätzlich die Behandlung der Pneumocystis-Pneumonie.

K **Kontraindikationen:** Bis auf Weiteres keine Applikation bei Patienten mit schwerer Leberinsuffizienz. Kontraindiziert bei bekannter QT-Verlängerung oder Begleittherapie mit Substanzen, die potenziell zu QT-Streckenverlängerung führen.

Applikation: Siehe Angaben des Herstellers (sofern doch noch Zulassung erfolgt). Absehbar nur i. v. Applikation. Eine orale Applikation ist möglich und in Vorbereitung.

Dosierung: Siehe Angaben des Herstellers (sofern doch noch Zulassung erfolgt).

- Erwachsene: In der Regel 0,8 mg/kg alle 12 h mittels Kurzinfusion über 60 min. Maximaldosis von 100 mg 2 × tgl.

Bei milder **Leberfunktionsstörung** keine Dosisreduktion, bei moderater/mittlerer **Leberinsuffizienz** halbe Iclaprim-Dosis (0,4 mg/kg alle 12 h über 30 min).

B **Beurteilung:** Interessanter neuer, bisher in vitro wirksamster Folsäure-Antagonist. Iclaprim hat gegenüber Linezolid ein breiteres Wirkungsspektrum, aber ist nach Studienlage vermutlich schwächer wirksam als Linezolid und auch Daptomycin bei Staphylokokken und Enterokokken (die bisherigen klinischen Studien zu Haut- und Weichteilinfektionen konnten dies nicht eindeutig klären und sind deshalb auch mit Ursache der Einstellung des Zulassungsverfahrens). Wie Linezolid auch potenziell oral verfügbar und somit ein neuer Kandidat zur oralen Behandlung resistenter grampositiver Erreger (MRSA, evtl. auch VRE). Es gibt Hinweise auf eine bessere Pneumocystis-Aktivität zusammen mit Sulfonamiden als Trimethoprim/Sulfamethoxazol. Leider stehen Studien hierzu noch aus.

1.14 Nitrofurane

Nitrofurantoin

Handelsnamen: Furadantin u. a.

Eigenschaften: Nitrofurantoin ist ein experimentell nur ungenügend untersuchtes, toxisches Harnwegs-Chemotherapeutikum aus der in den 1940er Jahren eingeführten Gruppe der Nitrofurane. Die Weiterverwendung dieses Chemotherapeutikums ist ein warnendes Beispiel für die Perpetuierung historischer Irrtümer in der Medizin.

Wirkungsweise und Wirkungsspektrum: Nitrofurantoin wirkt vorwiegend bakteriostatisch, vermutlich durch Enzymhemmung im Kohlenhydratstoffwechsel der Bakterien. Es ist schwach wirksam gegen die meisten üblichen Erreger von Harnwegsinfektionen. E. coli, Citrobacter und fast alle Stämme von Klebsiella und Enterobacter werden durch im Harn erreichbare Konzentrationen gehemmt. Providencia und Serratia sind oft resistent. Proteus, Pseudomonas aeruginosa und Acinetobacter sind fast immer unempfindlich. Nitrofurantoin ist wirksam gegen grampositive Kokken, wie Enterococcus faecalis, Staphylococcus aureus, Staphylococcus epidermidis und Staphylococcus saprophyticus, und auch gegen Enterococcus faecium einschl. Vancomycin-resistenter Spezies.

Pharmakokinetik:

- Nitrofurantoin wird rasch und nahezu vollständig im Darm resorbiert und in alle Gewebe und Körperflüssigkeiten verteilt.
- Halbwertszeit: ca. 20–30 min.
- Spitzenkonzentration im Plasma: ca. 1 m/l – es werden weder im Serum noch im Gewebe therapeutisch wirksame Spiegel erreicht!
- Die Elimination erfolgt hauptsächlich renal (zu 40 %), ein kleiner Teil wird durch die Galle ausgeschieden und der Rest zu inaktiven Metaboliten abgebaut.
- Bei normaler Nierenfunktion liegen die Urinspiegel zwischen 50 und 250 mg/l. Bei eingeschränkter Nierenfunktion nehmen die Urinspiegel ab und die Serumkonzentrationen steigen auf toxische Werte an. In den Fäzes werden nur 2 % des aktiven Nitrofurantoins wiedergefunden.

Nebenwirkungen:

> **!** Nitrofurantoin kann zu schweren, z. T. tödlichen Reaktionen führen.

- Die **häufigsten Nebenwirkungen** sind gastrointestinale Störungen und allergische Hautreaktionen, ferner Polyneuropathien sowie Lungenreaktionen. Übelkeit, Appetitlosigkeit und Erbrechen werden ebenfalls vermehrt beschrieben. Diese Nebenwirkungen beruhen auf einer direkten toxischen ZNS-Wirkung von Nitrofurantoin und sind stark dosisabhängig.
- Die **Nitrofurantoin-Polyneuropathie** ist eine gefürchtete Komplikation nach einer Nitrofurantoin-Behandlung, die besonders bei Langzeittherapie auftreten kann. Prädisponierende Faktoren sind hierbei chronische Niereninsuffizienz und Diabetes mellitus. Nach Therapieabbruch bildet sich die Symptomatik nur teilweise zurück. Es sind Todesfälle beschrieben worden.
- Gelegentlich kommt es im Verlauf einer Nitrofurantoin-Therapie zu gefährlichen **Lungenreaktionen** (immerhin mehr als 1 %). Die häufigere akute Form tritt einige Stunden nach der letzten Nitrofurantoin-Einnahme unter dem Bild eines allergischen Lungenödems auf – mit plötzlicher Atemnot, Husten und Fieber sowie Lungeninfiltrationen (»Nitrofurantoin-Pneumonie«). Das Krankheitsbild ist nach

Absetzen von Nitrofurantoin reversibel. Chronische Lungenreaktionen in Form von interstitieller Pneumonie und Lungenfibrose entstehen nach Langzeittherapie (> 6 Monate) und sind nur partiell reversibel.

- **Allergische Reaktionen**, besonders Hautreaktionen wie Pruritus oder urtikarielle Hautveränderungen, auch Arzneimittelfieber oder angioneurotisches Ödem sind häufig, aber in der Regel harmlos. Einzelfälle von Stevens-Johnson- oder Lyell-Syndrom sowie von anaphylaktischem Schock nach Nitrofurantoin sind beschrieben.
- Unter Nitrofurantoin kann es in seltenen Fällen zu **Leberreaktionen** verschiedenen Schweregrades kommen. Das Spektrum dieser Reaktionen reicht von einer reversiblen Cholestase bei Kurzzeittherapie bis zur chronisch aktiven oder granulomatösen Hepatitis mit z. T. letalem Ausgang bei Langzeittherapie.
- Bei Patienten mit Glucose-6-Phosphat-Dehydrogenase-Mangel können hämolytische Krisen auftreten. Vereinzelt sind eine Leukopenie, Thrombozytopenie, **aplastische Anämie**, Agranulozytose oder megaloblastäre Anämie beobachtet worden. In Einzelfällen sind **Autoimmunreaktionen** nach Nitrofurantoin (meistens im Zusammenhang mit chronischen Lungen- oder Leberreaktionen) aufgetreten. Leitsymptome dieses »Lupus-like syndrome« waren Fieber, Hautausschlag, Arthralgien und Eosinophilie. Im Serum waren mindestens drei der folgenden Parameter positiv: antinukleäre Antikörper, Antikörper gegen glatte Muskulatur oder Glomeruli, Coombs-Test. Auch transitorische Alopezie, Kristallurie, Parotitis, Pankreatitis, Asthmaanfälle oder Erythema nodosum sind möglich.
- In hohen Dosen (10 mg/kg KG) kann Nitrofurantoin zu einer reversiblen **Hemmung der Spermatogenese** führen.
- Nitrofurantoin wirkt als Mutagen in Bakterien- und menschlichen Fibroblastenkulturen durch Hemmung der DNA-Synthetase und ist stark positiv im Ames-Test (Salmonella/Microsome-Test). Eine karzinogene Wirkung von Nitrofurantoin wurde nicht beobachtet; allerdings wird Nitrofurantoin im Organismus zu einem Metaboliten mit potenziell karzinogenen Eigenschaften abgebaut (Aminofurantoin). Im Tierexperiment wurde eine erhöhte Missbildungsrate nachgewiesen. Wegen seiner Toxizität und seiner Nebenwirkungen würde eine Substanz wie Nitrofurantoin heute keineswegs mehr zugelassen.

Interaktionen: Nitrofurantoin antagonisiert in vitro die Wirkung von Nalidixinsäure und anderen Gyrase-Hemmern. Weiterhin kann Nitrofurantoin zur Leberenzyminduktion führen, wodurch die Wirksamkeit von z. B. Diphenylhydantoin reduziert wird. Die gleichzeitige Gabe von Propanthelinbromid fördert die Resorption von Nitrofurantoin. Bestimmte Laborwerte (Glucose, Harnstoff, alkalische Phosphatase, Bilirubin oder Kreatinin) können durch Nitrofurantoin falsch erhöht sein. Es gibt auch eine Interaktion mit magnesiumhaltigen Antazida.

Indikationen: Bei Berücksichtigung der Vor- und Nachteile von Nitrofurantoin erscheint es dringend notwendig, die Indikationen von Nitrofurantoin stark zu reduzieren und dieses Präparat allenfalls nur noch als **Reserve-Chemotherapeutikum der letzten Wahl** für therapieresistente Formen von Harnwegsinfektionen zu verwenden (VRE). Problematisch ist besonders die Suppressivtherapie chronisch-obstruktiver Harnwegsinfektionen bei Patienten mit angeborener oder erworbener Abflussbehinderung der Harnwege.

K Kontraindikationen:

- Niereninsuffizienz jeden Grades, weil die Kumulation von Nitrofurantoin die Gefahr einer Polyneuropathie erhöht.
- Bei Schwangeren und stillenden Müttern ist Nitrofurantoin als schlecht verträgliche und potenziell mutagene Substanz kontraindiziert.
- Früh- und Neugeborene bis zum Ende des 3. Lebensmonats (wegen der Gefahr einer hämolytischen Anämie).
- Bekannte Überempfindlichkeit gegenüber Nitrofurantoin und anderen Nitrofuranen.
- Äußerste Vorsicht ist geboten bei Krankheitsbildern, die auch als Nebenwirkung von Nitrofurantoin auftreten können: chronische Lungenfibrose, Cholestase oder chronische Hepatitis, hämolytische Anämie, Polyneuropathie.

Applikation: Nitrofurantoin wurde oral als Tabletten, Kapseln oder Dragees gegeben, bevorzugt in makrokristalliner Form (bei Kindern auch als Suspension, Perlen oder Tropfen).

Dosierung: Folgende Dosierungen waren üblich:

- Kinder ab 1 Jahr: tgl. 3–5 mg/kg KG, verteilt auf 2 ED während 1–2 Wochen.
- Erwachsene: tgl. 300 mg/kg KG, verteilt auf 3 ED während 1–2 Wochen.

Zur **Suppressivtherapie chronisch-obstruktiver Harnwegsinfektionen** wurden empfohlen: tgl. 100–150 mg/kg KG (Kinder: 1 mg/kg KG), verteilt auf 1 bzw. 2 (Kinder) ED.

! Vorsichtsmaßnahmen: Unter Nitrofurantoin-Therapie sind regelmäßige (wöchentliche) Kontrollen von Blutbild, Leber- und Nierenwerten notwendig. Bei Auftreten von lebensbedrohlichen Nebenwirkungen, wie Atemnot, Fieber, Exanthemen, Cholestase oder Polyneuropathiezeichen, muss Nitrofurantoin sofort abgesetzt werden. Die unkontrollierte Selbstmedikation ist ein häufiger Risikofaktor für schwere Nebenwirkungen. Während Nitrofurane in der Veterinärmedizin und der Agrartechnologie wegen Karzinogenität und Mutagenität verboten sind, werden sie in der Medizin, insbesondere von Pädiatern, leider weiter verwendet.

B Beurteilung: Gefährliches Harnwegs-Chemotherapeutikum mit negativem Kosten-Nutzen-Risiko. Auch für schwere Harnwegsinfektionen mit hochresistenten Enterokokken gibt es bessere Alternativen. Kann aus dem Handel gezogen werden.

Nitrofurazon (Nitrofural)

Handelsname: Furacin.

Eigenschaften: Problematisches, bei systemischer Gabe hochtoxisches Lokaltherapeutikum, das von intakter Haut nicht, von Wunden aber in geringen Mengen resorbiert werden kann.

Wirkungsspektrum: Bei lokaler Anwendung bakterizide Wirkung auf Staphylokokken, Streptokokken, E. coli, Enterobacter, Klebsiella und Proteus, nicht dagegen auf Pseudomonas aeruginosa und Candida albicans.

Anwendung und Indikationen: Allenfalls nur bei Versagen weniger toxischer Lokalpräparate zur kurz dauernden Anwendung bei schweren Haut- und Wundinfektionen. Ungeeignet als Mittel zur routinemäßigen Wundbehandlung.

Nebenwirkungen: Allergisierung (Kontaktekzem) möglich. Keine Dauertherapie wegen möglicher Onkogenität und anderer Nebenwirkungen (wie bei Nitrofurantoin!).

K Kontraindikationen: Schwangerschaft. Die generellen Bedenken gegen Nitrofurane gelten auch für die Lokalformen.

1.15 Nitroimidazole

Metronidazol

Handelsnamen:

- Metronidazol: Clont, Flagyl, Anilin; Metronidazol-Infusionslösung u. a. (für Kinder: Flagyl-Suspension, nur über Internationale Apotheke).
- Tinidazol: Simplotan, Fasigyn, Tiniba.
- Ornidazol: Tiberal (in Deutschland nicht mehr im Handel).
- Nimorazol: Naxogin, Esclama.

Mit Ausnahme von Metronidazol sind mittlerweile alle anderen Nitroimidazol-Präparate (Tinidazol, Ornidazol, Azanidazol, Propenidazol und Nimorazol) in Deutschland nur noch über Internationale Apotheken zu beziehen.

Eigenschaften: Nitroimidazole sind eine Gruppe heterozyklischer Verbindungen mit einem 5er-Ring (Abb. 1.15-1), ähnlich den Nitrofuranen. Sie haben eine Wirkung auf den anaeroben Stoffwechsel, was ihre Aktivität gegen Protozoen und Anaerobier und auch die Steigerung der Strahlenempfindlichkeit bei Tumorpatienten erklärt. Alle Mittel dieser Gruppe können bei Versuchstieren karzinogen wirken und wurden mithilfe des Ames-Tests als potenzielle Mutagene identifiziert; entsprechende Beobachtungen beim Menschen liegen aber auch nach langer Anwendung nicht vor (Metronidazol seit 1959 erhältlich). Dennoch sollten Nitroimidazole nur streng indiziert eingesetzt werden.

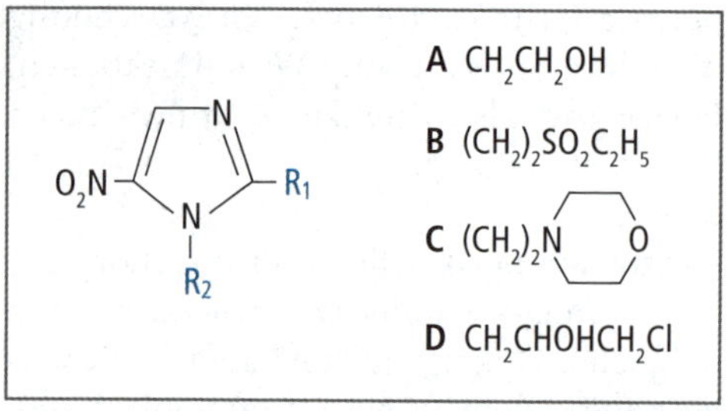

Abb. 1.15-1 Strukturformeln von Metronidazol (R_1 = CH_3; R_2 = A); Tinidazol (R_1 = CH_3; R_2 = B); Nimorazol (R_1 = H; R_2 = C) und Ornidazol (R_1 = H; R_2 = D).

Wirkungsweise: Hemmung der Nukleinsäuresynthese (bei anaeroben Bakterien). Stark bakterizide Wirkung.

Wirkungsspektrum: Die Protozoen Entamoeba histolytica, Trichomonas vaginalis, Giardia lamblia (Lamblien) werden von Metronidazol, Tinidazol, Ornidazol und Nimorazol bei niedrigen Konzentrationen gehemmt. Diese Mittel wirken außerdem gegen fast alle obligat anaeroben Bakterien (Clostridien und sporenlose Anaerobier), außer gegen Propionibakterien und Aktinomyzeten. Empfindlich sind auch Campylobacter fetus, Helicobacter pylori und Gardnerella vaginalis. Helicobacter-Stämme sind jedoch z. T. resistent. Metronidazol, Tinidazol und Ornidazol haben eine ähnliche antibakterielle Aktivität, während Nimorazol schwächer wirkt. Resistent sind aerobe und fakultativ anaerobe Bakterien.

Resistenz: Bei Trichomonas vaginalis und Entamoeba histolytica ist eine Resistenz bzw. ein Therapieversagen möglich (3–9 %). Auch bei Giardia sind bis zu 20 % Therapieversagen beschrieben, wenngleich nicht immer eine Resistenz nachweisbar war. Primär resistente Bakterienstämme kommen unter empfindlichen Anaerobier-Arten (z. B. Bacteroides fragilis) selten vor. Ein Teil der Helicobacter-pylori-Stämme ist heute resistent. Fast komplette Kreuzresistenz zwischen den vier Nitroimidazolen. Keine Kreuzresistenz mit anderen Antibiotika. Resistenzentwicklung während der Behandlung selten. Nach wie vor selten Metronidazol-resistente Clostridium-difficile-Stämme, allerdings bei abnehmender Empfindlichkeit durch Mutation und Selektion.

Pharmakokinetik:

- Gute Resorption nach **oraler** Gabe.
- Bei Metronidazol Serumspiegelmaxima von 8 mg/l (nach 0,4 g), 12 mg/l (nach 0,5 g) und 40 mg/l (nach 2,0 g), bei Tinidazol von 40 mg/l und bei Ornidazol von 37 mg/l (jeweils nach 2 g). Nach 1 g Nimorazol oral sind im Serum maximal 16 mg/l nachweisbar. Die **rektale** Anwendung von 0,5 g Metronidazol ergibt Serumspitzenspiegel von 4–5 mg/l (nach 3–8 h). Nach **intravaginaler** Applikation von 0,2 g und 0,5 g Metronidazol finden sich Serumspiegel bis 0,4 bzw. 1 mg/l.
- Nach 0,5 g Metronidazol i. v. (Kurzinfusion in 20 min) werden Serumspiegel von 13–15 mg/l erreicht (keine Kumulation bei wiederholter Gabe). Nach i. v. Infusion von 0,8 g und 1,6 g Tinidazol finden sich bei Infusionsende mittlere Serumspiegel von 15 bzw. 32 mg/l.
- Halbwertszeit 7 h (Metronidazol), 13 h (Tinidazol, Ornidazol), 10 h (Nimorazol).
- Plasmaeiweißbindung 15 % (Metronidazol), 12 % (Tinidazol, Ornidazol), 15 % (Nimorazol).
- Sehr gute Gewebepenetration (besonders in Hirn, Leber, Uterus, Fett, Haut, auch Abszesshöhlen). Hohe Konzentrationen in Liquor, Speichel, Peritonealflüssigkeit, Vaginalsekret, Muttermilch. Metronidazol wird in der Leber in starkem Maße umgewandelt. Das entstehende Hydroxymetronidazol hat eine starke antibakterielle Aktivität, während die anderen Metaboliten nur schwach wirken. Tinidazol wird in der Leber geringer metabolisiert als Metronidazol.
- Ausscheidung überwiegend durch die Nieren (unverändert und als Metaboliten).
- Urin-Recovery (insgesamt) 30 % (Metronidazol), 15 % (Tinidazol), 63 % (Ornidazol), 55 % (Nimorazol). Bei Metronidazol rotbraune Harnverfärbung. Metronidazol ist gut dialysierbar. Galleausscheidung von Metronidazol etwa 10 %.

Nebenwirkungen: Dosisabhängig. Nach Tinidazol und Ornidazol anscheinend nicht so häufig wie nach Metronidazol. In 3 % der Fälle gastrointestinale Störungen (Übelkeit, Erbrechen, Diarrhoe), selten Pankreatitis. Einige Patienten klagen über einen unangenehmen Metallgeschmack. Bei längerer Therapie und bei höherer Dosierung kommen eine periphere Neuropathie (mit Parästhesien) sowie z. T. ernste zentralnervöse Störungen mit Schwindel, Ataxie, Bewusstseinsstörungen und Krämpfen vor. Zu rechnen ist damit vor allem bei Kumulativdosen ab 35 bis zu 80 g. Alle bisher beschriebenen Fälle waren 6–8 Wochen nach Absetzen der Nitroimidazol-Derivate im Verlauf reversibel. Verantwortlich hierfür könnten RNA- und DNA-Bindungen von Metaboliten oder auch Anionen-Radikale sein. Die Läsionen sind im MRT immer bilateral und symmetrisch – bevorzugt im Mittelhirn und immer im Nucleus caudatus zu finden – mit den Zeichen vasogener oder zytotoxischer Ödeme. Außerdem finden sich Glossitis, Stomatitis, Urtikaria, Exantheme, Juckreiz, Dysurie, Pankreatitis, Druckgefühl im Becken und reversible Neutropenie. Ausgeprägte Alkoholintoleranz (gilt nicht für Ornidazol). Bei i. v. Gabe Thrombophlebitis möglich. Bei Einnahme in verschiedenen Stadien der Schwangerschaft wurde keine Häufung von Missbildungen, Frühgeburten oder postnatalen Störungen beobachtet. Wegen mutagener und karzinogener Wirkung im Tierversuch sollten Nitroimidazole jedoch nicht in der Schwangerschaft und möglichst nicht über längere Zeit gegeben werden.

Interaktionen: Die Wirkung oraler Antikoagulanzien kann verstärkt werden. Bei gleichzeitiger Gabe von Phenytoin oder Phenobarbital kann die Ausscheidung von Metronidazol beschleunigt sein (durch Induktion mikrosomaler Leberenzyme). Cimetidin kann durch Abnahme der Leberenzymaktivität die Halbwertszeit von Metronidazol verlängern (durch verlangsamte Plasma-Clearance). Gleichzeitige Gabe eines Lithium-Präparates kann zu einer Lithiumvergiftung führen.

Indikationen (für Metronidazol):

- Anaerobier-Infektionen (oft Mischinfektion mit aeroben Bakterien), z. B. Thrombophlebitis, Aspirationspneumonie, Leber-, Hirn-, Lungen-, Beckenabszess, andere intraabdominelle Abszesse, Peritonitis, Beckeninfektionen, Endometritis, Puerperalsepsis, fieberhafter Abort, Gangrän, fötide Nekrosen. Stets in Kombination mit Aerobier-wirksamen Breitspektrum-Antibiotika geben (Piperacillin, Cephalosporin, Ciprofloxacin). **Tripeltherapie** bei Helicobacter-pylori-Infektionen mit Clarithromycin plus Omeprazol. Außerdem indiziert bei ulzerierender Stomatitis, schwerer Gingivitis und Periodontitis, Mundbodenphlegmone, Gasbrand (kombiniert mit Penicillin G).
- Prophylaktisch vor großen gynäkologischen Operationen und Dickdarmoperationen (zusammen mit einem zweiten Mittel).
- Trichomoniasis und Vaginitis durch Gardnerella vaginalis (infizierten Partner mitbehandeln). Auch Tinidazol ist geeignet.
- Amöbenruhr (alle Formen, auch Leberabszess).
- Darminfektionen durch Giardia (Lamblien) und Balantidien. Auch Nimorazol ist geeignet.
- Eventuell bei Antibiotika-induzierter pseudomembranöser Enterokolitis (durch Clostridium difficile), falls Vancomycin oral nicht gegeben werden kann.
- Bei Morbus Crohn kann eine Langzeitbehandlung mit Metronidazol die Symptome bessern, jedoch kommt es dabei in 10–20 % der Fälle zu einer peripheren Neuropathie (meist reversibel).

K **Kontraindikationen:** ZNS-Erkrankungen, Blutdyskrasien, Schwangerschaft. Vorsicht bei schweren Lebererkrankungen (häufige Blutspiegelkontrollen erforderlich). Keine alkoholischen Getränke während der Behandlung. Bei Therapie der Mutter in der Stillperiode Muttermilch vorübergehend durch Kuhmilchpräparate ersetzen.

Applikation und Dosierung (Tab. 1.15-1):

- Bei **Amöbenruhr** (alle Formen):
  - Kinder: 3 × tgl. etwa 10 mg/kg KG Metronidazol für 5–10 Tage nach der Mahlzeit einnehmen.
  - Erwachsene: 3 × tgl. 0,75 g Metronidazol für 5–10 Tage nach der Mahlzeit einnehmen. Bei Ornidazol sind 0,5 (bis 1) g alle 12 h ausreichend.

  Eine Nachbehandlung mit dem nicht resorbierbaren Amöbenmittel Diloxanid-Furoat (3 × tgl. 0,5 g für 10 Tage) ist ratsam, um alle Amöben im Darmlumen abzutöten (s. S. 595); Diloxanid ist jedoch in Deutschland schwer erhältlich.

Tab. 1.15-1 Internationale Dosierungsempfehlungen für Erwachsene zur oralen Behandlung von Lamblien und Amöben mit unterschiedlichen Nitroimidazolen.

Nitroimidazol	Giardia intestinalis (Lamblien)	Entamoeba histolytica
Ornidazol	2 × tgl. 1 Tbl. (500 mg) für 5 Tage oder 1 × tgl. 3 Tbl. (1 500 mg) für 2 Tage	2 × tgl. 1 Tbl. (500 mg) für 5–10 Tage
Tinidazol	1 × 4 Tbl. (2 000 mg) einmalig	1 × tgl. 4 Tbl. (2 000 mg) für 3–6 Tage
Metronidazol	3 × tgl. 1 Tbl. (250 mg) für 5 Tage	3 × tgl. 500–750 mg für 7–10 Tage

- Bei **Trichomoniasis und Giardiasis:**
  - Kinder: 3 × tgl. etwa 3 mg/kg KG Metronidazol.
  - Erwachsene: 3 × tgl. 0,25 g Metronidazol für 6 Tage.
  - **Einmaltherapie** der Trichomoniasis mit Metronidazol, Tinidazol oder Nimorazol:
    -- Kinder: 50–75 mg/kg KG in einer Dosis (am besten nach der Mahlzeit).
    -- Erwachsene: 4 Tbl. à 0,5 g in einer Dosis (am besten nach der Mahlzeit).
  - Zur **Eindosistherapie** der Trichomoniasis mit Ornidazol sollen 3 Tbl. à 0,5 g (insgesamt 1,5 g) genügen.
- **Orale Kurztherapie** mit Metronidazol:
  - Tag 1: 2 × je 1 g (im Abstand von 6 h).
  - Am nächsten Morgen: noch einmal 1 g (Gesamtdosis 3 g).
  - Wiederholungskur: frühestens nach 4–6 Wochen.

  Eine zusätzliche lokale Behandlung mit Vaginaltabletten (Vaginalzäpfchen/-paste) wird zwar empfohlen, ist aber nicht unbedingt erforderlich. Behandlung abbrechen, wenn Ataxie oder andere Unverträglichkeitserscheinungen auftreten.
- Bei **bakterieller Vaginose** (Aminkolpitis):
  - Erwachsene: oral 2 × tgl. 0,5 g Metronidazol für 7 Tage.

  Auch die orale Einnahme von Tinidazol (ED von jeweils 2 Filmtabletten à 1 g unzerkaut mit reichlich Flüssigkeit an 2 aufeinanderfolgenden Tagen) ist wirksam.
- Bei **Anaerobier-Infektionen:**
  - Metronidazol oral, i. v. oder rektal. Keine rasche i. v. Injektion, sondern i. v. Kurzinfusion bei ausreichender Verdünnung (in 20–30 min).
    -- Neugeborene und Kinder: 3 × tgl. 10–15 mg/kg oral oder 3 × tgl. 7,5 mg/kg i. v. (Neugeborene halbe Dosis).
    -- Erwachsene: 3–4 × tgl. 500 mg oral oder i. v. Bei rektaler Dosis 3 × 1 g Suppositorien.

Zur **Prophylaxe bei Dickdarmoperationen** oder **gynäkologischen Operationen** kann man 2 h präoperativ 0,5–1 g Metronidazol und nach der Operation 2–3 × tgl. 0,5 g für 3–5 Tage langsam infundieren. Suppositorien appliziert man alle 8 h je 1 g (für 3 Tage), dann alle 12 h je 1 g (nicht länger als 1 Woche).

Bei **eingeschränkter Nierenfunktion** keine Dosisreduktion notwendig, bei **stark eingeschränkter Leberfunktion** Dosishalbierung.

Bei **Tinidazol** werden zur Prophylaxe postoperativer Infektionen einmalig 2 g oral ca. 12 h vor der Operation gegeben. Zur Therapie von Anaerobier-Infektionen wird nach Initialdosis von 2 g oral 1 × tgl. 1 g (oder 2 × tgl. 0,5 g) empfohlen, bei **Ornidazol** 2 × tgl. 0,5 g. Die Behandlung mit einem Nitroimidazol-Präparat soll im Allgemeinen nicht länger als 10 Tage dauern.

Handelsformen:
- Tabletten und Kapseln à 0,25, 0,4 und 0,5 g (Metronidazol), à 0,5 g (Ornidazol, Nimorazol), à 1 g (Tinidazol).
- Vaginaltabletten oder -kapseln (Metronidazol).
- Infusionsflaschen à 0,5 g (Metronidazol).

B **Beurteilung:** Seit über 40 Jahren zuverlässig wirkende Therapeutika bei Anaerobier-, Helicobacter-, Trichomonaden- und Amöben-Infektionen mit einem im Tierversuch nachgewiesenen Karzinomrisiko und Gefahr von z. T. schweren Nebenwirkungen. Geringe Unterschiede bei In-vitro-Anaerobiertestungen der Nitroimidazol-Derivate sind bisher klinisch nicht relevant. Der Einsatz von Ornidazol anstelle des Metronidazols kann in Einzelfällen aufgrund des fehlenden Antabus-Effektes gerechtfertigt sein. Die zunehmende Resistenz von Clostridium difficile gegen Metronidazol beschränkt zusätzlich zu unerwünschten Wirkungen dessen Einsatz bei pseudomembranöser Kolitis.

1.16 Lokalantibiotika

Lokalantibiotika sind eine sehr heterogene Gruppe unter den Antiinfektiva, ebenso wie vergleichbare Lokalantimykotika und Lokalvirustatika. Abhängig vom bevorzugten Wirkort werden diese dann auch zur Behandlung der Haut und Wunden mit Salben, Lösungen, Cremes und Schaum, der Schleimhäute einschließlich intestinalem, vesikalem oder bronchialem Einsatz per Saft, Lösung etc., zur schnellen Resorption am Wirkort per Ingestion, Instillation und Inhalation sowie zur intraoperativen oder lokalen Behandlung und Prophylaxe in verschiedenen Anwendungsformen angeboten. Soweit diese Antiinfektiva auch systemisch verfügbar sind und sich ihr lokaler Einsatz nicht wesentlich von der systemischen Anwendung unterscheidet, werden diese »Lokalantibiotika« auch unter den jeweiligen Substanzklassen besprochen. Eine Ausnahme bilden die Polymyxine und Colistin, die in Deutschland bis auf Weiteres ausschließlich als »Lokaltherapeutika« verfügbar sind (allerdings in der zur Inhalation angebotenen Formulierung gut auch zur systemischen Anwendung geeignet).

Einteilung: Es gibt vier Hauptgruppen von Lokalantibiotika (Tab. 1.16-1):

- die Polypeptide Bacitracin, Tyrothricin, Colistin, Polymyxin B,
- die topischen Aminoglykoside Neomycin, Kanamycin und Paromomycin,
- Mupirocin (Pseudomoninsäure),
- Retapamulin (semisynthetisches trizyklisches Pleuromutilin-Derivat).

Die **therapeutische Wirkung** von topisch angewandten Antibiotika ist abhängig:

- vom Wirkstoff (Löslichkeit, Wirkungsweise, Wirkungsspektrum, Aktivität, Diffusionseigenschaften),
- von der Galenik (Freisetzung, Wirkungsdauer, Hilfsstoffe usw.) und
- von der Gefahr einer raschen sekundären Resistenzentwicklung.

Resistenz: Lokalantibiotika sollten bei vorhandener lokaler bzw. systemischer Toxizität und Gefahr einer sekundären Resistenzentwicklung der Bakterien mit großer Zurückhaltung angewandt werden. Es werden oft Lokalantibiotika verwandt, die im Prinzip wegen schneller Resistenzentwicklung weitgehend ungeeignet sind, z. B. Fusidinsäure, Tetracycline, Makrolide. Besonders die Anwendung von Antibiotika in der Mundhöhle ist wegen Unwirksamkeit und möglicher Selektion resistenter Keime bedenklich. Ein übles Beispiel waren die heute nicht mehr vertriebenen Penicillin-Lutschtabletten.

Verträglichkeit: Die Verträglichkeit ist bei Mitteln begrenzt, die von Wunden und lädierten Schleimhäuten resorbiert werden können und dann toxisch wirken (z. B. Bacitracin). Einige Mittel führen sehr häufig zur Allergisierung (z. B. Betalactam-Antibiotika und Neomycin). So sind bis zu 80 % der Patienten gegen eines oder mehrere Produkte sensibilisiert, wenn sie sich einer langfristigen topischen Behandlung (z. B. bei chronischen Beinulzera) unterzogen haben. Auch andere topisch angewendete Antiinfektiva wie Bacitracin, Gentamicin, Fusidinsäure und Sulfonamide können Kontaktdermatitiden verursachen.

Zur Lokalbehandlung werden auch oft **Desinfektionsmittel** propagiert. Die Konzentrationen am Ort der Wirkung sind schwer abschätzbar. Resorption und Konzentrierung durch Eintrocknung sind gefährlich. Von den an der Haut anwendbaren Desinfektionsmitteln sind weitverbreitet: Alkohol (hautreizend, wenig wirksam), Chlorhexidin (noch die beste Alternative, schlechter Geschmack, kann Kontaktdermatitis hervorrufen), Hexachlorophen (Gefahr der Photosensibilisierung) und Povidon-Iod (wenig wirksam, schnelle Inaktivierung, Resorption

Tab. 1.16-1 Ausgewählte, klinisch anwendbare Lokalantibiotika.

Lokalantibiotika (Wirkstoff)	Konzentration	Häufigkeit der Anwendung	Indikation
Azelainsäure	20 % Salbe	2 × tgl.	Acne vulgaris
Bacitracin	300 IE pro 1 g Salbe (nur in Kombination)	3–5 × tgl.	Monosubstanz nur noch in Veterinärmedizin; nur grampositive Erreger Neisserien und Haemophilus influenzae
Benzoylperoxid	2,5–10 %	1–2 × tgl.	Acne vulgaris
Clindamycin	1 %, 2 %	2 × tgl.	Acne vulgaris, bakterielle Vaginose
Clindamycin – Benzoylperoxid	1–5 %	2 × tgl.	Acne vulgaris
Erythromycin	2 %	2 × tgl.	Acne vulgaris
Erythromycin – Benzoylperoxid	3–5 %	2 × tgl.	Acne vulgaris
Fusidinsäure (Fucidine)	2 %	3 × tgl.	Hautinfektionen, nasopharyngeale Eradikation von Staphylococcus aureus
Mafenid	2 %	2 × tgl.	Verbrennungen, Nekrosen; keine Wirkung gegen MRSA und Pilze
Metronidazol	0,075 %	1–2 × tgl.	entzündliche Pusteln, Rosacea, bakterielle Vaginose
Mupirocin	2 % Salbe	3 × tgl. (5–7 Tage)	Hautinfektionen, Impetigo, nasopharyngeale Eradikation von Staphylococcus aureus (MRSA)
Neomycin-Sulfat (Lösung und Salbe)	450 mg/30 ml 5 mg/1 g	2–3 × tgl.	Blasenspülung; Staphylococcus aureus und einige Enterobakterien (kein Pseudomonas), Impetigo, kleine Wunden
Paromomycin (Kapseln und Pulver für Lösung)	250 mg/Kps.	3–4 × tgl.	nur noch intestinal: Prophylaxe der portosystemischen Enzephalopathie; Amöben im Darmlumen
Polymyxin B Bacitracin – Neomycin	7 500/3 500 IE/1 g 7 500/300 IE/1 g	3–5 × tgl.	Infektionsprophylaxe bei kleinen Wunden und Verbrennungen, Otitis externa (Augeninfektion)
Polymyxin B Neomycin – Dexamethason	6 000/3 500 IE/ 1 mg/g Salbe, Tropfen	2–4 × tgl.	Corticosteroid-empfindliche Dermatosen mit sekundärer Infektion, entzündliche Augenerkrankungen
Retapamulin	1 % Salbe	2 × tgl. (5 Tage)	Impetigo durch S. aureus oder S. pyogenes
Silber-Sulfadiazin	1 %	1–2 × tgl.	Verbrennungen
Tyrothricin (Gel und Pulver, Lutschtabletten)	1 mg/g	2–3 × tgl.	kleine superinfizierte Riss- oder Schürfwunden (vorwiegend grampositive Erreger, z. T. auch Candida)

Tab. 1.16-2 Wirkung von Antiseptika, soweit diese zur Wund- und Händedesinfektion eingesetzt werden (deshalb ohne Hexachlorophen).

	Grampositive Bakterien	Gramnegative Bakterien	Mykobakterien	Pilze	Viren	Wirkungs-eintritt	Anmerkungen
Alkohole	+++	+++	+++	+++	+++	schnell	optimale Konzentration 60–95 %, keine anhaltende Wirkung
Chlorhexidin (2–4 %)	+++	++	+	+	+++	mittel	anhaltende Wirkung, selten Allergie
Iod-Verbindungen	+++	+++	+++	++	+++	mittel	Hautverätzungen, zur Hautdesinfektion nicht geeignet
Iodophor-PVP	+++	+++	+	++	++	mittel	geringere Hautveränderung als Iodverbindungen
Phenolderivate	+++	+	+	+	+	mittel	nichtionische Tenside neutralisieren Wirkung
Triclosan (TCC)	+++	++	+	–	+++	mittel	unterschiedlich individuelle Akzeptanz
quartäre Ammoniumverbindungen (QAV)	+	++	–	–	+	langsam	nur in Verbindung mit Alkoholen

+++ = sehr gut; ++ = gut, jedoch mit Ausnahmen; + = befriedigend; – = keine (ausreichende) Wirksamkeit.
PVP = Polyvinylpyrrolidon; TCC = Triclocarban.

von Iod). Zusammensetzung sowie therapeutische und unerwünschte Wirkungen der Substanzen sind – soweit überhaupt hinreichend untersucht – in Tab. 1.16-2 dargestellt.

Generell ist zur lokalen antiinfektiven Wundbehandlung Folgendes zu sagen:

- Auch große Wunden heilen gewöhnlich von selbst.
- Eine »Sterilisierung« von Wunden ist mit lokalen Antiinfektiva kaum möglich und auch unnötig.
- Feuchtigkeit und Wärme beschleunigen die Wundheilung; Feuchtkammern sind zu vermeiden.
- Sauber erscheinende Wunden sind nur mit Elektrolyt- bzw. Ringer-Lösung zu spülen.
- Sollen kontaminierte Wunden mit Antiseptikum gereinigt oder gespült werden, dann am ehesten mit Silbernitratlösung 0,2 %.
- Wundverbände sind oft unumgänglich. Um die Hautverletzung zu schützen, diese feucht und warm unter ausreichender Sauerstoff- und Wasserdampfdurchlässigkeit halten. Um die Möglichkeit einer Wundinfektion zu vermeiden oder diese zu heilen, sollten die Verbände nicht die Wunde verkleben sowie weder toxische und allergene Bestandteile noch Antibiotika enthalten!

- Wundinfektionen mit klinischen Hinweisen auf eine Ausbreitung und Allgemeininfektion (Fieber, Leukozytose, Lymphangitis/-adenitis etc.) sind immer systemisch mit Antibiotika zu behandeln.
- Allein zwei topische Antiinfektiva haben sicher überprüfte Indikationen zur Lokaltherapie: **Metronidazol Gel** (0,8 %) zur schnelleren Behandlung von (stinkenden) Wundinfektionen mit Anaerobiern sowie der Einsatz von **Sulfadiazin-Silber** zur Infektionsprävention bei großflächigen Verbrennungen.
- Der direkte Einsatz von Enzympräparaten wie **Varidase** oder **Fibrolan**, die entweder Streptokinase oder Plasmin mit Desoxyribonuklease enthalten, ist immer noch üblich – jedoch nicht nur kaum verständlich (Wirkung von DNAse in der Wunde?), sondern auch keinesfalls sicher belegt, was die Wirkung betrifft, und zudem teuer. Gleiches gilt im Übrigen ebenso für den indirekten Einsatz von proteolytisch wirkenden Enzymen wie Kollagenase der Schmeißfliegen-Maden von Lucilla-Spezies. Ein Teil dieser Enzyme ist zudem hochallergen!

Polypeptide

Bacitracin

Handelsnamen: Polyspectran Salbe (Kombination: Polymyxin, Bacitracin, Neomycin), Polyspectran Tropfen, Polyspectran HC Salbe (Kombination: Polymyxin, Bacitracin, Hydrocortison).

Eigenschaften: Ausschließlich lokal anwendbares, sehr toxisches Polypeptid-Antibiotikum.

Wirkungsspektrum: Bakterizide Wirkung auf grampositive Bakterien (auch Staphylokokken und Enterokokken), Neisserien, Haemophilus influenzae. Nicht wirksam auf die übrigen gramnegativen Bakterien und auf Pilze.

Resistenz: Resistenzentwicklung sehr langsam, keine Kreuzresistenz mit anderen Antibiotika.

Pharmakokinetik:
- Nach oraler Gabe keine Resorption.
- Parenterale Anwendung wegen erheblicher Nephrotoxizität nicht mehr erlaubt.

Anwendung: In Kombination mit Neomycin in Form von Hautsalbe, Puder, Lösung, Wundgaze, Augen- und Nasensalbe. Instillationen von Bacitracin (in Kombination mit Neomycin) sind wegen der Gefahr von Nebenwirkungen abzulehnen und durch systemische Anwendung besser wirksamer Antibiotika zu ersetzen. Die Anwendung von Lutschtabletten ist wegen ungenügender Wirksamkeit bedenklich.
In Kombination mit Polymyxin-B-Sulfat und Hydrocortisonacetat als Salbe erhältlich. Weitere Anwendungsformen nur noch in der Schweiz und Österreich.

Tyrothricin

Handelsnamen: Dorithricin Halstabletten, Tyrosur Gel, Tyrosur Puder.

Eigenschaften: Das durch Schädigung der Zytoplasmamembran bakterizid wirkende Lokalantibiotikum Tyrothricin (Gramicidin und Tyrocidin enthaltend) aus der Gruppe der Polypeptid-Antibiotika ist nur z. T. wasserlöslich, aber löslich in Alkohol und Propylenglycol.

Wirkungsspektrum: Wirksam gegen grampositive Kokken und Stäbchen.

Resistenz: Keine Kreuzresistenz mit anderen Antibiotika.

Nebenwirkungen: Wegen starker Toxizität (Hämolyse) keine parenterale Anwendung und keine Instillation in Körperhöhlen möglich.

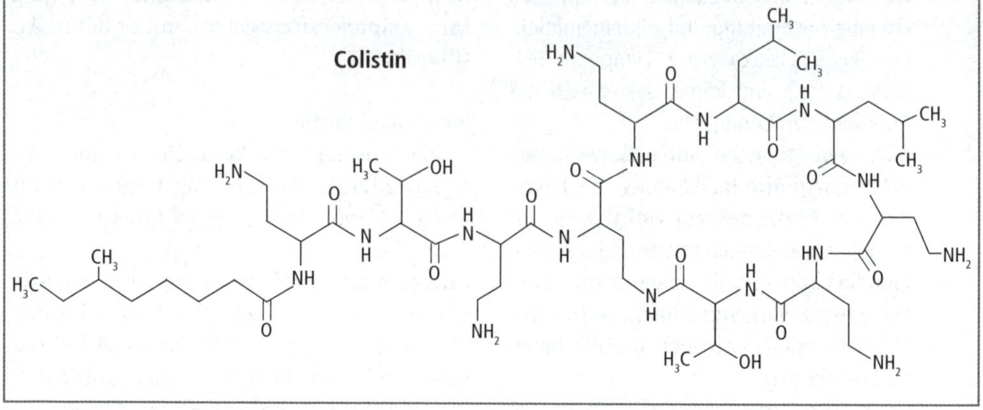

Abb. 1.16-1 Strukturformel von Colistin.

Anwendung: Nur äußerlich bei oberflächlichen Infektionen in Form von Lutschtabletten, Gel oder Puder. Die alleinige topische Behandlung einer Streptokokken-Angina mit Tyrothricin als Lutschtabletten ist keine vollwertige Therapie und verhütet keine Spätkomplikationen.

Polymyxine (Colistin, Polymyxin B)

Handelsnamen: Colomycin, Coly-Mycin M parenteral, Colistin CF.

Eigenschaften: Basische zyklische Polypeptide (keine Verwandtschaft mit anderen Antibiotika). Colistin (Abb. 1.16-1) ist nahezu identisch mit Polymyxin E und unterscheidet sich von Polymyxin B allein durch eine Aminosäure, sodass beide wegen dieser Ähnlichkeit gemeinsam besprochen werden können. Colistin gibt es zur oralen und topischen Anwendung als Colistinsulfat und zur parenteralen und inhalativen Verabreichung als Colistinmethansulfat. Wegen ihrer Toxizität, schlechten Verträglichkeit (s. u.) und ungünstigen Pharmakokinetik (schlechte Gewebediffusion) wurde in den vergangenen 20 Jahren bei besseren Alternativsubstanzen fast völlig auf eine systemische Anwendung verzichtet. Colistin ist deshalb in Deutschland nur noch als Colistimethat-Natrium zur Aerosoltherapie im Handel, welches nun ggf. bei notwendiger systemischer Anwendung gegen multiresistente gramnegative Erreger wie Pseudomonas aeruginosa, Acinetobacter baumannii, Stenotrophomonas maltophilia und Klebsiella pneumoniae zum Einsatz kommen muss.
Hinsichtlich der Pharmakokinetik von Colistin bestehen weiterhin große Wissenslücken, da sich alle bekannten Daten auf alte Untersuchungen beziehen, die mit wenig spezifischen, mikrobiologischen Messmethoden gewonnen wurden. Weiterhin besteht deshalb noch Unklarheit hinsichtlich einer optimalen Dosierung mit der Folge international sehr unterschiedlicher Dosierungsempfehlungen – vor allem auch bei Niereninsuffizienz und Dialyse.
Colistin und Polymyxin B werden nach Gewicht und in Deutschland nach Einheiten dosiert (1 IE = 0,033 µg Colistin-Base, 1 mg Colistin-Base = ca. 30 000 IE; 1 mg Polymyxin-Base = 10 000 IE), international in der Regel allerdings nach Milligramm (Tab. 1.16-3). Die Sulfate von Colistin und Polymyxin B sind gut wasserlöslich und relativ stabil.

Wirkungsweise: Bakterizide Wirkung auf ruhende und sich vermehrende Keime mit

Tab. 1.16-3 Colistin-Präparate mit Präparation und Dosierungsempfehlungen.

	Colomycin (Dumex-Alphapharm A/S, Dänemark)	**Coly-Mycin M parenteral** (Parkdale Pharmaceuticals, USA)	**Colistin CF** (Grünenthal, Deutschland)
Colistimethat-Natrium	0,5, 1, 2 Mio. IE/Flasche	5 Mio. IE	1 Mio. IE/Flasche
	40, 80, 160 mg/Flasche	400 mg/Flasche	80 mg/Flasche
Colistimethat-Base	–	150 mg	33,3 mg
empfohlene Dosis	37 500–75 000 IE/kg alle 12 Std. i. v. z. B. 3 × tgl. 1–2 Mio. IE	–	keine Empfehlung zur i. v. Applikation (s. S. 242)
	240–480 mg tgl.	6,67–13,3 mg/kg KG tgl. in 2–4 ED	–
Maximaldosis (Colistimethat-Natrium für Patienten > 60 kg KG mit normaler Nierenfunktion)	480 mg (10 Mega IE) tgl.	400–800 mg tgl.	–

Angriffspunkt an der Zytoplasmamembran (als Kationendetergenzien). Die Polymyxine beeinflussen vorwiegend extrazellulär gelegene Keime, nicht oder nur in schwachem Maße intrazellulär gelegene Bakterien.

Wirkungsspektrum: Wirkung ausschließlich auf gramnegative Bakterien, wie Pseudomonas aeruginosa, Acinetobacter spp., Stenotrophomonas maltophilia, Escherichia coli, Enterobacter, Klebsiella und Brucellen. Hier zumeist auch noch wirksam bei sonst multiresistenten und ESBL-produzierenden Erregern. Stets empfindlich sind Salmonellen, Shigellen, Pasteurellen, Haemophilus influenzae, während Proteus, Gonokokken, Meningokokken und grampositive Bakterien resistent sind.

Resistenz: Nur langsame Resistenzentwicklung zumeist durch Mutation in vitro, unter der Therapie selten. Von klinischer Bedeutung ist die Beobachtung der Entwicklung einer Heteroresistenz von klinischen Colistin-empfindlichen, multiresistenten Isolaten von Acinetobacter baumannii, jedoch weniger bei Pseudomonas aeruginosa. Komplette Kreuzresistenz zwischen Colistin und Polymyxin B. Für die Resistenztestung sollte wegen hydrolysebedingter variabler Ergebnisse ausschließlich Colistinsulfat zur Anwendung kommen. Trotz der von CLSI festgelegten Grenzen (≤ 2 mg/l empfindlich, > 2 mg/l resistent) sind hierfür die optimalen Werte noch nicht evaluiert.

Pharmakokinetik: Resorption nach oraler Gabe sehr gering, daher hohe Konzentrationen im Darmlumen, jedoch kann bei starker Entzündung der Darmschleimhaut ein Teil der verabreichten Dosis resorbiert werden und toxisch wirken. Bei Haut- und Schleimhautinfektionen mit Geschwürbildung ist ebenfalls eine Resorption möglich.
Bei parenteraler Anwendung wird Colistimethat-Natrium zu einem geringeren Teil schnell zu Colistin hydrolysiert, um dann vorwiegend nicht renal eliminiert zu werden. Der größere Teil des Colistimethats wird renal eliminiert, hier eher durch Filtration als tubuläre Sekretion.
Pharmakokinetische Daten von **Colistimethat**:
- Halbwertszeit: 23,6 min (Colistin: 74,6 min).

- Verteilungsvolumen: 299 ml/kg (Colistin: 496 ml/kg).
- Kreatinin-Clearance: 11,7 ml/min/kg (Colistin: 5,2 ml/min/kg).
- Urin-Ausscheidung (unverändert): 0,611 (Colistin: 0,0018).
- Renale Clearance: 7,2 ml/min/kg (Colistin: 0,010 ml/min/kg).)

Nebenwirkungen: Bei der parenteralen Anwendung stehen die Neuro- und Nephrotoxizität im Vordergrund, die zumeist dosisabhängig sind, ein engmaschiges klinisches Monitoring erfordern und in der Regel bei schnellem Absetzen reversibel sind. Auch sind allergische Reaktionen und neuromuskuläre Blockaden möglich. Die Inhalation von Polymyxin-Aerosol kann zur Histaminfreisetzung und zu Bronchospasmen führen.

Indikation: Orale Gabe zur Darmdekontamination (bei Leukämikern). Polymyxin B ist in vielen Lokalpräparaten für die Dermatologie, HNO- und Augenheilkunde enthalten. Inhalation zur Prophylaxe und zusätzlichen Behandlung schwerer gramnegativer Pneumonien vor allem bei chronischen Lungenerkrankungen wie Mukoviszidose. Systemische intravenöse Applikation nahezu ausschließlich zur Behandlung von multiresistenten gramnegativen Erregern wie Acinetobacter, Pseudomonas-, Stenotrophomonas spp. und Carbapenem-resistenten Enterobakterien – wenn möglich in Kombination mit anderen noch wirksamen Substanzen.

K **Kontraindikationen:** Systemische Behandlung, wenn eine andere wirksame und zugelassene Therapie möglich ist. Kontraindiziert für Instillation in Körperhöhlen (außer Harnblase) und eingeschränkt zur Lokalbehandlung von offenen Wunden und Verbrennungen (wegen Resorptionsmöglichkeit Gefahr von toxischen Nebenwirkungen), von wenig resistenten Infektionserregern mit Empfindlichkeit gegenüber anderen, besser geprüften Substanzen.

Applikation: Orale Gabe zur Darmdekontamination. Anwendung in Salben- oder Pulverform bei Verbrennungen, Wundinfektionen usw. sowie bei Augen- und Ohrentropfen. Instillation in die Harnblase, Pleurahöhle und in Gelenke möglich. Intrathekale und intraventrikuläre Applikation unter strenger Indikation (Salvagetherapie) und größter Vorsicht wegen der Gefahr eines Cauda-equina-Syndroms. Aerosoltherapie und intravenöse Infusionsbehandlung.

Dosierung:

- Orale Gabe **Colistinsulfat**:
  - Säuglinge: 0,25 Mio. IE/kg.
  - Kinder von 1–12 Jahren: 4 Mio. IE.
  - Erwachsene: 8 Mio. IE.
- Orale Gabe **Polymyxin-B-Sulfat**:
  - Säuglinge: 20 mg/kg.
  - Kinder von 2–5 Jahren: 150–225 mg.
  - Erwachsene und Kinder von 6–12 Jahren: 300–400 mg.
- **Aerosoltherapie**: 2 × tgl. 1 Mio. IE bis zu 3 × tgl. 2 Mio. IE Colistimethat-Natrium.
- **Kurzinfusion i. v.**:
  - Kinder: In der Regel zur systemischen Behandlung schwerer Infektionen tgl. Dosis von 5 mg/kg (62 500 IE/kg) in gleichen Dosen alle 8 h.
  - Erwachsene: Colistimethat-Natrium 50 000–75 000 IE/kg KG in 2–3 ED tgl. Bei Übergewicht Dosierung in Bezug auf das ideale Körpergewicht (max. 10 Mio. IE tgl.!). Dies entspricht dann etwa folgenden täglichen Dosierungen Colistimethat-Natrium (bei hochresistenten Erregern und faktisch unumgänglicher Monotherapie sollten maximale Serumspiegel angestrebt werden):
    - 50 kg KG: 3 × 1,25 Mio. IE; max. 3 × 1,5 Mio. IE (3 × 120 mg).
    - 60 kg KG: 3 × 1,5 Mio. IE; max. 3 × 2 Mio. IE (3 × 160 mg).

-- 70 kg KG: 3 × 1,75 Mio. IE; max. 3 × 2,5 Mio. IE (3 × 200 mg).
-- > 80 kg KG: 3 × 2,0 Mio. IE; max. 3 × 3 Mio. IE (3 × 240 mg).

Zur Dosierung bei **Niereninsuffizienz** liegen keine gesicherten Erkenntnisse und Dosierungsempfehlungen vor.
Anhaltspunkte für eine Dosierung bei **eingeschränkter Nierenfunktion**:

- Clearance > 70 %: 75 000 IE/kg KG tgl. in 2–3 ED.
- Clearance 40–70 %: 37 500–57 000 IE/kg KG in 2 ED.
- Clearance 25–40 %: 37 500 IE/kg KG tgl. in 2 ED.
- Clearance 10–25 %: 24 000 IE/kg KG alle 2 Tage in 1 ED.
- Clearance < 25 %: Anurie 75 000 IE/kg KG einmalig (ohne Filtration wirksame Spiegel bis zu 5 Tagen).

Bei **kontinuierlicher Hämofiltration** wurden 75 000 IE alle 48 h ohne Erfolg angewendet, bei einer Clearance von 11,2 ml/min durch CVVHD erscheint deshalb diese Dosis in kürzerem Intervall bis zu minimal alle 12 h möglich.
Intraventrikuläre Gabe: Beispielsweise tgl. 5 mg (62 500 IE). Über erfolgreiche Behandlungen auch mit tgl. 10 mg wurde berichtet.

Handelsformen:

- Colistinsulfat Tabletten à 0,5 Mio. IE und 2 Mio. IE (= 16,7 oder 95 mg).
- Colistimethat-Natrium Pulver zur Inhalation 1 Mio. IE (= 80 mg).
- Wenn nicht Colistimethat-Natrium zur Inhalation – wie zumeist in Deutschland außerhalb der Zulassung üblich – für die i. v. Applikation angewendet werden soll, steht international hierfür »Colomycin« 0,5, 1 und 2 Mio. IE (= 40, 80 und 160 mg) oder »Coly-Mycin M parenteral« 5 Mio. IE (= 400 mg) jeweils als Colistimethat-Natrium zur Verfügung.
- Polymyxin B ist Bestandteil von Salben, Creme, Gel, Puder, Spray, Augensalbe und -tropfen, Ohrentropfen, Nasenspray, Vaginalkapseln und Lösung für Blasenspülung (oft zusammen mit Neomycin oder Bacitracin oder einem Corticosteroid).

B **Beurteilung:** In der Lokaltherapie erprobte Substanz zur Behandlung bei Infektionen durch gramnegative Stäbchen. Zur systemischen Behandlung lange vergessene und deshalb auch pharmakologisch schlecht untersuchte Substanz mit großen Lücken hinsichtlich der Sicherheit adäquater Dosierungen vor allem auch bei Kindern und Organinsuffizienz. Bei schweren Infektionen mit multiresistenten, gramnegativen Erregern zunehmend häufig einzig verbleibende Behandlungsoption. Anwendung erfordert eine individuelle Anpassung der Dosierungen an neueste Erkenntnisse und ein aufmerksames klinisches Monitoring zur Vermeidung von Resistenz und Toxizität.

Topische Aminoglykoside

Neomycin

Handelsnamen: Cysto-Myacyne N Lösung, Myacyne Salbe, Vagicillin Vaginalzäpfchen und zahlreiche Kombinationspräparate.

Eigenschaften: Neomycin B ist mit Framycetin identisch. Nur noch zur Lokaltherapie brauchbares toxisches Aminoglykosid.

Wirkungsspektrum und Resistenz: Die Wirkung richtet sich vor allem gegen gramnegative Bakterien einschließlich Salmonellen und Shigellen, teilweise auch gegen Proteus und E. coli, außerdem gegen einen Teil der Staphylokokken-Stämme. Resistent sind Streptokokken und Enterokokken sowie Pseudomonas-Spezies. Stufenweise langsame Resistenzentwicklung möglich. Komplette Kreuzresistenz mit Kanamycin und

Paromomycin, teilweise auch mit Streptomycin und Gentamicin.

Pharmakokinetik: Keine oder geringfügige Resorption nach oraler Gabe.

Nebenwirkungen: Wegen erheblicher **Oto- und Nephrotoxizität** parenterale Anwendung kontraindiziert. Bei Resorption aus großen Wundflächen oder Darmgeschwüren Gefahr von Nebenwirkungen. Wenn bei Leberkoma Neomycin oral in hoher Dosierung über lange Zeit gegeben wird, können kleine Mengen aus dem Darm resorbiert werden, die bei gleichzeitiger Niereninsuffizienz kumulieren und zur Ertaubung führen können. **Allergische Nebenwirkungen** an der Haut sind bei lokaler Anwendung nicht selten (Kontaktdermatitis). In vitro und in vivo setzt Neomycin Histamin aus Mastzellen frei. Bei oraler Gabe kann es zum Überwuchern von Candida (Soor-Enteritis) kommen, daher prophylaktische Gabe von Nystatin ratsam. Nach oraler Gabe wurden schwere Enterokolitiden durch Neomycin-resistente Staphylokokken beobachtet. Neomycin kann bei hochdosierter oraler Behandlung über längere Zeit durch Schleimhautschädigung ein **Malabsorptionssyndrom** mit Diarrhoe und Steatorrhoe hervorrufen, das nach Absetzen meist reversibel ist.

Applikation:
- **Topische Anwendung:** In Form von Salbe, Creme, Spray, Lösung, Augensalbe, Augentropfen und Vaginalzäpfchen bei oberflächlichen Haut- und Schleimhautinfektionen. Bei topischer Anwendung wegen Resorptionsgefahr Gesamtdosis von tgl. 15 mg/kg nicht überschreiten, Therapiedauer 1–3 Tage, bei längerer Dauer Dosis reduzieren. Es besteht die Gefahr einer Kontaktdermatitis und Sensibilisierung.
- **Instillation:** Heute nicht mehr empfohlen, seitdem hochwirksame Antibiotika zur systemischen Anwendung zur Verfügung stehen, welche gut in Körperhöhlen penetrieren. Bei intraperitonealer und intrapleuraler Instillation Gefahr der neuromuskulären Blockade (Atemstillstand), besonders bei gleichzeitiger Gabe von Muskelrelaxanzien. Gegenmittel: Prostigmin und Calciumgluconat i. v.
- **Orale Gabe** bei bakteriellen Darminfektionen nicht mehr gerechtfertigt (klinisch wenig wirksam, Gefahr von Nebenwirkungen). Auf keinen Fall bei Ileus und Niereninsuffizienz anwenden (Kumulation kleiner, vom Darm resorbierter Neomycin-Mengen möglich). Neomycin wird manchmal noch vor Darmoperationen, bei Leukämie und Leberkoma benutzt.

Dosierung:
- Kinder: 30–60 mg/kg, verteilt auf 4–6 ED, eventuell in Kombination mit Nystatin (gegen Candida).
- Erwachsene: 2–4 g oral zur Darmdekontamination.

B **Beurteilung:** Veraltetes toxisches Aminoglykosid, das wegen häufiger Unwirksamkeit, Resistenzentwicklung und Allergisierungsgefahr nicht mehr verwendet werden sollte.

Kanamycin

Handelsnamen: Kanamycin-POS und Kanamytrex (Augensalbe, Augentropfen).

Wirkungsspektrum: Bei lokaler Anwendung wirksam gegen Staphylokokken, E. coli, Enterobacter aerogenes, Klebsiella pneumoniae, teilweise auch Proteus und Serratia.

Resistenz: Resistent sind Streptokokken (einschließlich Enterokokken), Pseudomonas, Bacteroides, Clostridien, Pilze. Primäre Resistenz bei E. coli und anderen gramnegativen Stäbchen häufig. Resistenzentwicklung unter der Therapie möglich. Komplette Kreuzresistenz mit Neomycin und Paromomycin, teilweise auch mit Streptomycin und Gentamicin.

Nebenwirkungen: Wegen der **Ototoxizität** heute nicht mehr systemisch angewandt. Nur noch als Augentropfen und -salbe im Handel.

Paromomycin

Handelsname: Humatin (Kapseln, Pulver).

Eigenschaften: Nur lokal (z. B. zur Darmdekontamination) anwendbares Aminoglykosid-Antibiotikum, identisch mit Aminosidin und Catenulin, als Paromomycin-Base gut wasserlöslich.

Wirkungsspektrum: Gegen Escherichia coli, Enterobacter aerogenes, Klebsiella pneumoniae, Salmonellen, Shigellen, Proteus, Staphylokokken wirksam. Gegen Entamoeba histolytica und Leishmanien schwach wirksam. Keine Wirkung bei Cryptosporidien-Infektion des Menschen (was initial erhofft wurde). In Kombination auch zum Teil wirksam gegen Leishmania major; als Monosubstanz fraglicher Effekt.

Resistenz: Resistent sind Clostridien, Pilze, Viren. Primär resistente Darmbakterien kommen vor. Kreuzresistenz mit Kanamycin und Neomycin, teilweise auch mit Streptomycin.

Pharmakokinetik: Resorption nach oraler Gabe sehr gering.

Nebenwirkungen: Wegen **Oto- und Nephrotoxizität** parenterale Anwendung kontraindiziert. Bei oraler Gabe können **gastrointestinale Störungen** auftreten. Auch ein Malabsorptionssyndrom und ein Überwuchern von Pilzen sind möglich.

! Vorsicht bei Patienten mit Geschwüren im Magen-Darm-Trakt (stärkere Resorption, Gefahr einer Nierenschädigung).

Dosierung:
Bei bakterieller Enterokolitis heute nicht mehr gerechtfertigt.

- Erwachsene erhielten früher tgl. 1–2 g, Kinder würden tgl. 25–35 mg/kg erhalten, verteilt auf 3–4 ED, Dauer 7 Tage.
- Zur **Prophylaxe hepatischer Enzephalopathie und bei Coma hepaticum:** Nach Schwere des Krankheitsbildes Kinder und Erwachsene 35–75 mg/kg KG tgl. (max. 3 g/Tag).

B **Beurteilung:** Zur lokalen topischen Behandlung wegen möglicher Allergien, lokaler Hautreizungen und vereinzelter Hyperpigmentierungen nicht mehr erforderlich. Vermag die ammoniakbildende Darmflora deutlich zu reduzieren. WHO-Orphan-Drug zur Behandlung der Leishmaniose (i. m.) – bei entsprechender topischer Behandlung allein nur geringe Wirkung.

Mupirocin

Handelsnamen: Turixin, InfectoPyoderm (Salbe).

Eigenschaften: Keine Verwandtschaft mit anderen Antibiotika.

Wirkungsspektrum und Wirkung: Von Pseudomonas fluorescens gebildetes Antibiotikum (Pseudomoninsäure) mit ausschließlicher Wirkung gegen Staphylokokken und Streptokokken. Bedeutsam ist die geringere Wirkung gegen Keime der natürlichen Hautflora. Zunächst vorwiegend bakteriostatische Wirkung (Hemmung der Proteinsynthese der Bakterien), jedoch bakterizid in Konzentrationen, die bei topischer Anwendung erreicht wird (20 000 µg/ml in 2%iger Formulierung nach 24–36 Stunden) und im sauren Milieu.

Resistenz: Bei längerer Anwendung Gefahr von sekundärer Resistenzentwicklung. Primär resistente Staphylokokken-Stämme kommen wechselnd häufig vor. Von großer Bedeutung ist die mögliche Resistenzentwicklung unter Langzeitanwendung (mehrere Monate) mit bis zu 60–70 % Mupirocin-resistenten Staphylococcus-aureus-Stämmen. Niedrig resistente Stämme entstehen vermutlich durch eine Störung der Bindung an die Isoleucyl-tRNA-Synthetase, während eine hohe Resistenz Plasmid-vermittelt ist. Mit kommerziellen E-Tests lassen sich diese Resistenzen zuverlässig nachweisen.

Nebenwirkungen: Als seltene Nebenwirkung können Brennen, Jucken oder Prickeln in der Nase auftreten, auch Niesen und vermehrte Sekretion. In Einzelfällen kommt es zu Überempfindlichkeitsreaktionen (Behandlung abbrechen). Nicht in der Schwangerschaft anwenden, auch nicht im 1. Lebensjahr (Aspirationsgefahr). Keine Salbe in die Augen bringen!

Applikation und Dosierung: Als Nasensalbe zur Elimination von Methicillin-resistenten Staphylokokken auf der Nasenschleimhaut. Mit einer Rekolonisierung in der Nase ist in 40 % der Fälle zu rechnen.

- Bei Erwachsenen und Kindern: 2–3 × tgl. eine streichholzkopfgroße Menge in den vorderen Bereich der Nase einbringen, Dauer 5–7 Tage.

Eine präoperative Applikation in die Nase der Patienten kann die Rate postoperativer Staphylokokken-Infektionen reduzieren, aber nicht sicher eliminieren.

B **Beurteilung:** Nach wie vor Standardsubstanz zur Elimination von MRSA bei asymptomatischen Trägern. Auch zur Behandlung von Impetigo, infizierten Ekzemen, Beinulzerationen geeignet, wenn Läsionen nicht zu groß sind und die Anwendung zeitlich begrenzt werden kann. Keine Langzeitanwendung und in MRSA-hochendemischer Situation.

Retapamulin

Handelsname: Altargo 1 % Salbe.

Eigenschaften: Aus dem Pilz Pleurotus mutilus abgeleitetes semisynthetisches Derivat, das wie ähnliche Derivate (Tiamulin, Valnemulin) zur Therapie von bakteriellen Infektionen in der Veterinärmedizin eingesetzt wird.

Wirkungsweise: Retapamulin hemmt die bakterielle Proteinbiosynthese an der 50S-Untereinheit.

Wirkungsspektrum: Wirkung gegen grampositive Keime wie Staphylokokken und Streptokokken (in vitro auch gegen Mupirocin oder Fusidinsäure-resistente MRSA-Stämme).

Resistenz: Keine Kreuzresistenz mit anderen Antibiotika bekannt.

Nebenwirkungen: Die 1%ige Retapamulin-haltige Salbe wird bei 2 × täglicher Applikation gut vertragen und ist besonders gut bei Kindern untersucht. Allein in 1 % der Fälle ist mit »Irritationen am Behandlungsort« zu rechnen.

Anwendung: In Form der 1%igen Salbenzubereitung bei begrenzter Impetigo und kleinen sekundär infizierten Wundinfektionen. Trotz nachweislicher Aktivität klinisch nicht zur Behandlung von MRSA-Infektionen geeignet. Wirksamkeit bei Mupirocin- und Fusidinsäure-Resistenz bisher nicht geprüft. Anwendung auch bei Kindern ab 9 Monate zulässig.
Keine systemische Exposition bei topischer Anwendung.

B **Beurteilung:** Im direkten Vergleich mit Mupirocin oder Fusidin-Salbe zeigt Retapamulin keinen Vorteil. Bei größeren Hautläsionen und Abszessen wirken systemisch applizierte Cephalosporine deutlich besser. Enttäuschend ist bisher die Wirkung gegen MRSA-Infektionen und es ist fraglich, ob Retapamulin zur nasopharyngealen MRSA-Eradikation dem Vergleich mit Mupirocin standhält.

Aknemittel

Clindamycin

Handelsnamen: Basocin u. a.

Wirkungsspektrum: Clindamycin wirkt bakteriostatisch bis bakterizid auf Propionibakterien, die meisten Staphylokokken, A-Streptokokken und anaerobe Streptokokken.

Nebenwirkungen: Gelegentlich Hautreizung. Systemische Nebenwirkungen z. B. im Sinne einer Enterokolitis aufgrund möglicher Resorption nicht sicher auszuschließen. Bei Monotherapie Gefahr der Resistenzentwicklung. Nicht anzuwenden bei Antibiotika-assoziierter Enterokolitis in der Vorgeschichte oder bei Überempfindlichkeit gegenüber dem Wirkstoff oder weiteren Bestandteilen der jeweiligen Präparate.

Anwendung: Als Gel oder Lösung zur Behandlung der papulopustulösen Akne.

Erythromycin

Handelsnamen: Aknemycin, Eryaknen, Sanasepton u. a.

Wirkungsspektrum: Erythromycin wirkt bakteriostatisch gegen an der Entstehung von Akne beteiligte Bakterien, insbesondere Propionibacterium acnes, Staphylokokkus aureus und Staphylokokkus epidermidis.

Nebenwirkungen: Bei Monotherapie Gefahr der Resistenzentwicklung bzw. Selektion resistenter grampositiver Keime und Verschlechterung des Hautbefundes. Gramnegative Follikulitis. Gelegentlich Überempfindlichkeitsreaktion gegen Einzelbestandteile der jeweiligen Zubereitungen.

Anwendung: Als Lösung, Salbe, Gel zur Reduktion der bakteriellen Besiedlung in der Therapie der papulopustulösen Akne leichter bis mittelschwerer Ausprägung.

1.17 Antimykobakterielle Mittel

Einteilung: Medikamente zur Behandlung mykobakterieller Infektionen können nach den folgenden drei Gesichtspunkten eingeteilt werden (Tab. 1.17-1):

- Substanzen vorwiegend für die Therapie von Infektionen durch Mycobacterium tuberculosis (Tuberkulostatika oder Antituberkulotika),
- Therapeutika gegen Infektionen durch andere Mykobakterien,
- Substanzen für die Behandlung der Lepra.

Man unterscheidet bei den Tuberkulostatika Substanzen der 1. Wahl mit höherer Effektivität und niedriger Toxizität und Reservesubstanzen mit geringerer Effektivität und/oder größerer Toxizität. Tuberkulostatika der 1. Wahl sind Isoniazid, Rifampicin, Streptomycin, Pyrazinamid und Ethambutol, von denen nur Ethambutol nicht bakterizid wirkt.

Isoniazid (INH)

Handelsnamen: ISOZID, Tebesium.
In Kombinationen: Rifater, Rifinah, Tebesium-Duo, Tebesium-Trio, ISO-EREMFAT.

Eigenschaften: Isonicotinsäurehydrazid, synthetisch hergestelltes Chemotherapeu-

Antiinfektiva

Tab. 1.17-1 Antimykobakterielle Substanzen einschließlich wirksamer Antibiotika, die zur Behandlung von Tuberkulose, MDR-Tuberkulose und Lepra sowie bei unterschiedlichsten atypischen Mykobakteriosen eingesetzt werden.

Antimykobakterielle Substanz	Abkürzung	Mycobacterium tuberculosis	Mycobacterium leprae	Atypische Mykobakterien (langsam wachsend)	Atypische Mykobakterien (schnell wachsend)
Isoniazid	INH	xxx	–	–	–
Rifampicin	RMP	xxx	xxx	–	–
Rifabutin	RFB	xxx	xx?	xx	?
Rifapentin	RFP	xx	xx?	x	?
Ethambutol	EMB	xx	–	xxx	xx
Pyrazinamid	PZA	xxx	–	–	–
Streptomycin	SM	xxx	–	–	–
Amikacin	AM	xxx	–	xx	xx
Capreomycin	CM	xx	–	–	–
Tebesium	TB	xx	–	–	–
Protionamid	PTH	xx	–	–	x
Cycloserin	CS	xx	–	–	–
Moxifloxacin	MOX	xxx	xx	–	xx
Levofloxacin	LEV	xx	x	–	x
TMC	TMC	xxx	xxx	xx	xx
Clarithromycin	CLM	–	–	xxx	xx
Azithromycin	AZM	–	–	xxx	x
Dapson	–	–	xxx	–	–
Clofazimin	CLZ	–	xx	x	–
Minocyclin	–	–	x	xx	x
Tigecyclin	–	–	–	xx	x

xxx = sehr gut wirksam; xx = gut wirksam; x = in vitro und in Kombination wirksam; ? = Wirksamkeit nicht geprüft.

tikum, wasserlöslich. Bakterizide Wirkung auf extra- und intrazellulär gelagerte Keime.

Wirkungsweise: Hemmung der bakteriellen Nukleinsäure- und Mykolsäuresynthese. Bei niedrigen Konzentrationen bakteriostatische Wirkung auf Tuberkelbakterien, bei 4- bis 5-fach höheren Konzentrationen bakterizide Wirkung (in der Wachstumsphase der Bakterien).

Wirkungsspektrum: Ausschließlich auf Tuberkelbakterien wirksam (Mycobacterium tuberculosis, Mycobacterium bovis), nicht auf andere Mykobakterien (außer einige Stämme von Mycobacterium kansasii).

Resistenz: Primär resistente Tuberkelbakterien in Westeuropa selten (1–4 %), bei AIDS-Patienten häufiger (oft mehrfach resistent). Bei Patienten aus Endemiegebieten sollte immer eine mögliche INH-Resistenz mit bedacht werden! Rasche Resistenzentwicklung unter Monotherapie, keine Kreuzresistenz mit anderen Tuberkulostatika.

Pharmakokinetik: Isoniazid wird in der Leber zu 75 % acetyliert und in geringerem Umfang enzymatisch zu Isonicotinsäure hydrolysiert. Vor allem die N-Acetylhydrazin-Metaboliten werden für die mögliche Lebertoxizität verantwortlich gemacht. Umfang und Rate der Acetylierung sind genetisch determiniert, haben aber keinen Einfluss auf die Wirksamkeit von Isoniazid: 50 % aller Schwarzen und Kaukasier sind sog. »Langsam-Acetylierer«, die überwiegende Mehrzahl der asiatischen Bevölkerung und auch der Inuit sind »Schnell-Acetylierer«. Zwar sind bei langsamer Acetylierung und Dauermedikation auch höhere Serumkonzentrationen zu erwarten, erfahrungsgemäß tritt aber bei »Schnell-Acetylierern« mit hohen toxischen Blutspiegeln des Metaboliten Acetylisoniazid sehr viel häufiger (250-mal) eine toxische Hepatitis auf als bei »Langsam-Acetylierern«.

- Resorption nach oraler Gabe innerhalb von 1–2 h.
- Serumkonzentrationen bei Langsam-Inaktivierern (nach 200 mg oral) 2–3 mg/l (nach 1–2 h) und 1,1 mg/l (nach 6 h); nach 300 mg oral 3–9 mg/l (nach 1–2 h) und 1,4 mg/l (nach 6 h). Bei Schnell-Inaktivierern sind die Serumspiegel nach 1 und 2 h um 30–40 % niedriger.
- Halbwertszeit 3 h (bei Langsam-Inaktivierern) und 1 h (bei Schnell-Inaktivierern). Im Organismus teilweise Umbau des INH zu Acetyl-INH, Isonicotinsäure, Isonicotinursäure, Hydrazin- und Hydrazon-Derivaten, die – bis auf die Hydrazone – inaktiv sind. Rasche Inaktivierung durch Acetylierung (besonders häufig bei Japanern und Inuit): sog. **Schnell-Inaktivierer** (niedrigere Blutspiegel, kürzere Halbwertszeit, seltener Neuritis als bei den Langsam-Inaktivierern). Etwa die Hälfte der weißen und schwarzen Bevölkerung gehört zu den **Langsam-Inaktivierern.** Halbwertszeit bei Leberfunktionsstörungen verlängert. Vom Gesamt-INH sind im Organismus nur etwa 30–60 % als aktives INH wirksam.
- Eiweißbindung im Blut 20–30 %.
- Gute Liquorgängigkeit, bei Meningitis im Liquor 50–80 % der Serumwerte. In Pleura-, Peritoneal- und Synovialflüssigkeit 50–100 % der Serumwerte. Übergang in den fetalen Kreislauf zu etwa 50 %. Gute Gewebediffusion. Eindringen auch in verkästes Gewebe und Makrophagen.
- Ausscheidung vorwiegend durch die Nieren (glomeruläre Filtration), fast ausschließlich als Metaboliten, in geringer Menge mit den Fäzes. Harnkonzentrationen an aktivem INH 20–80 mg/l.

Nebenwirkungen (relativ selten bei Tagesdosen bis 300 mg):

- **Zentralnervöse Störungen und periphere Neuritiden** (Schwindel, Kopfschmerzen, Benommenheit, Unruhe, psychische Störungen, Muskelzittern, Krämpfe, Parästhesien, Optikusneuritis), häufiger bei alten Menschen, Alkoholikern, Diabetikern und Langsam-Inaktivierern sowie bei höherer Dosierung. Gegen INH-Neuritis stets (auch prophylaktisch) Pyridoxin (Vitamin B_6). Bei gleichzeitiger Verabreichung von Barbituraten oder Diphenylhydantoin (verzögerter Abbau) treten oft Somnolenz oder Koordinationsstörungen auf. Nicht selten kommt es zu Alkoholintoleranz.
- **Gastrointestinale Störungen** und vorübergehender Transaminasenanstieg, in 1 % der Fälle Hepatitis mit oder ohne Ikterus, selten mit tödlichem Ausgang (am ehesten bei Personen über 50 Jahren), bei

Kombination mit Rifampicin häufiger als bei gleichzeitiger Gabe von Ethambutol. Bei Initialsymptomen einer Hepatitis Mittel sofort absetzen.
- Allergische Exantheme, Fieber, Gelenkbeschwerden sowie Lupus-erythematodes-ähnliches Syndrom.
- Blutbildungsstörungen (Neutropenie, selten Agranulozytose, Anämie, Thrombozytopenie).
- Blutungsbereitschaft (durch Gefäßwandschädigung), Herz-Kreislauf-Störungen, Pellagrasymptome, Akne.

Interaktionen: Bei gleichzeitiger Gabe von Phenytoin kann die Phenytoin-Wirkung durch Isoniazid verstärkt sein (infolge verlangsamter Ausscheidung). Auch Primidon-, Carbamazepin- oder Theophyllinspiegel können während einer Isoniazid-Behandlung erhöht sein. Bei gleichzeitiger Gabe von Disulfiram ist die Wirkung dieses Medikamentes verstärkt. Alkohol ist zu meiden (wegen Alkoholintoleranz). Symptome einer Histaminintoxikation können nach Genuss von Käse, Rotwein, Thunfisch und tropischen Fischen auftreten (infolge Hemmung der Diamin- und Monoaminoxidase durch INH). Es können Unverträglichkeiten bei Patienten auftreten, die Serotonin-Wiederaufnahmehemmer einnehmen.

Indikationen: Wichtiges Medikament bei der Kombinationsbehandlung der Tuberkulose, Präventivbehandlung gefährdeter Personen bei festgestellter Tuberkulinkonversion oder Tuberkulinpositivität (besonders bei immunsuppressiver Therapie, Leukämie, M. Hodgkin, AIDS, Gefängnis-Aufenthalt), Chemoprophylaxe bei Exponierten (besonders im 1. Lebensjahr).

Falsche Indikationen: Initiale Monotherapie mit INH bei klinisch manifester Tuberkulose. Behandlung sog. atypischer Mykobakteriosen (mit Ausnahme von Mycobacterium kansasii nach Resistenztestung).

K **Kontraindikationen:** Akute Lebererkrankungen, Psychosen, Epilepsie, periphere Neuropathien. Vorsicht bei Störungen der Hämatopoese und bei Niereninsuffizienz von Langsam-Acetylierern (lebertoxische Metaboliten können weiter umgewandelt werden und kumulieren). Vorsichtige Dosierung bei alten Menschen, Alkoholikern und Diabetikern sowie Patienten mit chronischen Lebererkrankungen.

Applikation: In der Regel orale Applikation; i. v. Gabe selten erforderlich.

Dosierung:
- Bei **oraler Gabe:**
  - Erwachsene: 1 × tgl. 4–5 mg/kg bzw. 200–300 mg (bei intermittierender Gabe, z. B. 3 × pro Woche, entsprechend höhere Dosierung).
  - Säuglinge, Kinder und Jugendliche: Maximale Tagesdosis 300 mg. Bezogen auf die Körperoberfläche, 200 mg/m^2 KOF:
    - 0–5 Jahre: 10–9 mg/kg.
    - 6–9 Jahre: 8–7 mg/kg.
    - 10–14 Jahre: 7–6 mg/kg.
    - 15–18 Jahre: 6–5 mg/kg.

  Dosisreduzierung auf tgl. 100–200 mg bei **chronischen Lebererkrankungen** und bei **Niereninsuffizienz** von Langsam-Acetylierern. Bei Niereninsuffizienz, älteren Menschen, Diabetikern und Alkoholikern zusätzliche Gabe von Pyridoxin (tgl. 20 mg). Regelmäßige Kontrollen von Leberfunktion, Blutbild und neurologischem Status.
- Bei **i. v. Gabe:** Erwachsene: Langsame Injektion der 2- bis 5%igen Lösung. ED nicht über 200 mg, am besten als Dauertropfinfusion über 1 h.
- **Lokale Instillation:** Intrapleural etwa 300 mg alle 2–4 Tage, intraartikulär und intravesikulär jeweils 50–100 mg. Menge des instillierten INH bei Berechnung der Gesamtdosis berücksichtigen.

Handelsformen:
- Tabletten à 0,05, 0,1 und 0,2 g (Tabletten auch als Kombinationspräparate mit Pyridoxin sowie zusätzlich mit Rifampicin und Pyrazinamid im Handel).
- Lösung (0,5 g).
- Ampullen mit 0,1 und 0,25 g (Tebesium).

B **Beurteilung:** Gut wirksames Standard-Tuberkulostatikum und klassischer Kombinationspartner von Rifampicin mit relativ guter Verträglichkeit. Wegen Tendenz zu rascher Resistenzentwicklung nur in Kombination mit anderen Tuberkulostatika anwenden.

Rifampicin

Handelsnamen: Eremfat, Rifa, Rimactan u. a. In Kombinationspräparaten: Rifater, Rifinah, Tebesium-Duo, Tebesium-Trio, ISO-EREMFAT.

Eigenschaften: Zur Gruppe der Ansamycine gehörendes Antibiotikum, gut löslich in organischen Lösungsmitteln, bei saurem pH auch in Wasser löslich, gelbrote Farbe, keine Verwandtschaft mit anderen Antibiotika-Gruppen. International oft auch Rifampin genannt.

Wirkungsweise: Hemmung der bakteriellen RNA-Polymerase. Ausgeprägte bakterizide Wirkung auf proliferierende Keime einschließlich Tuberkelbakterien.

Wirkungsspektrum: Starke Empfindlichkeit von Tuberkelbakterien und grampositiven Bakterien (Staphylokokken, Streptokokken, Enterokokken u. a.), Bacteroides, Gonokokken und Meningokokken, auch Haemophilus influenzae, Legionella pneumophila, Brucellen und Chlamydien. Mäßige Empfindlichkeit von bestimmten Mykobakterien (M. leprae, M. kansasii, M. avium intracellulare, M. scrofulaceum u. a.) und relativ geringe Empfindlichkeit von gramnegativen Enterobakterien. Mykoplasmen sind resistent. Auch bei Lepra wirksam. Methicillin-resistente Staphylokokken sowie Penicillin-G-resistente Pneumokokken sind meist empfindlich gegen Rifampicin.

Resistenz: Primäre Resistenz von Tuberkelbakterien in Europa selten, bei Patienten mit AIDS und aus den ehemaligen Ostblock-Staaten häufiger. Rasche Resistenzentwicklung vom Streptomycin-Typ (Einstufenresistenz) durch Monotherapie bei Infektionen durch Staphylokokken, Meningokokken, Gonokokken und andere Keime, auch Tuberkelbakterien. Meningokokken können gegen Rifampicin primär resistent sein. Keine Kreuzresistenz mit anderen Tuberkulostatika (außer Rifabutin).

Pharmakokinetik:
- Resorption nach oraler Gabe gut.
- Blutspiegelmaxima nach 2–4 h. Serumkonzentrationen nach 0,6 g oral 7–14 mg/l (2 h) und 2 mg/l (12 h). Nach 3-stündiger i. v. Infusion von 0,3 g und 0,6 g liegen die Serumspiegel bei Infusionsende bei 4 bzw. 13 mg/l.
- Halbwertszeit 3 h, bei kontinuierlicher Therapie kürzer (infolge verstärkter Metabolisierung), bei gestörter Leberfunktion auf 4–7 h verlängert, bei Niereninsuffizienz im Normbereich. Keine Kumulation.
- Plasmaeiweißbindung 75–80 %.
- Rasche Diffusion des stark lipophilen Antibiotikums in die Lungen, Nieren, Nebennieren, Leber (Konzentrationen teilweise höher als im Blut, abhängig vom Zeitpunkt der Gabe). Penetration auch in Körperzellen (z. B. Makrophagen) sowie in Bronchialsekret, Pleura- und Peritonealflüssigkeit. Liquorgängigkeit gering (0–11 %), bei Meningitis besser (10–50 % der Serumspiegel). Regelmäßige Orangefärbung von Speichel, Sputum, Tränenflüssigkeit, Schweiß, Stuhl und Harn, worauf die Patienten vorab hinzuweisen sind (im Übrigen einfacher Parameter zur Überprüfung der Compliance).

- Ausscheidung (nach 750 mg oral) zu etwa 40 % mit der Galle und bis zu 30 % mit dem Harn (davon 30–50 % in unveränderter Form). Hauptmetabolit ist das antibakteriell wirksame Desacetyl-Rifampicin. Bei kleineren Dosen verringert sich die Urin-Recovery, und ein größerer Teil wird mit der Galle ausgeschieden. Das in hohen Konzentrationen mit der Galle ausgeschiedene Rifampicin wird teilweise aus dem Darm zurückresorbiert. Dialysierbar.

Nebenwirkungen: In etwa 5–20 % der Fälle lässt sich ein Transaminasenanstieg feststellen. Oft kommt es trotz Fortsetzen der Therapie wieder zur Normalisierung der Werte. Bei Anstieg der Transaminasen über 100 U/l, Bilirubinvermehrung oder entsprechender klinischer Symptomatik ist sofortiges Absetzen des Rifampicins geboten, da tödliche Leberdystrophien beobachtet wurden. Nach längerer Pause wird die erneute Gabe von Rifampicin von den meisten Patienten vertragen. Wegen der hepatotoxischen Nebenwirkungen sind unter jeder Therapie mit Rifampicin regelmäßige Bilirubin- und Leberenzymkontrollen notwendig. Selten sind gastrointestinale Störungen, Zyklusstörungen, Hautsymptome (Pigmentierung, Gesichtsödem, Juckreiz) und vorübergehende Neutropenie oder Thrombozytopenie (regelmäßig Blutbild kontrollieren). Zentralnervöse Störungen äußern sich durch Schläfrigkeit, Ataxie, Sehstörungen, Muskelschwäche, Schmerzen in den Extremitäten und Taubheitsgefühl. Ein grippeähnliches Syndrom (z. T. mit Thrombozytopenie) ist wahrscheinlich immunologisch bedingt und kommt besonders bei intermittierender Therapie (2 × wöchentlich 0,6 g Rifampicin) vor, außerdem bei unregelmäßiger Einnahme und bei Wiederbeginn einer unterbrochenen Behandlung. Rifampicin führt sehr selten – offenbar durch Überempfindlichkeit – zu Nierenversagen, das durch eine interstitielle Nephritis, durch akute Tubulusnekrosen oder schwere Rindennekrosen bedingt ist. Auslösend kann eine Unterbrechung und Wiederaufnahme der Behandlung sein. Verfärbung von weichen Kontaktlinsen möglich.

Interaktionen: Durch Wirkung von Rifampicin auf Cytochrom-P-450-abhängige Stoffwechselvorgänge in der Leber wird der Metabolismus vieler Pharmaka beeinflusst. Der Konzeptionsschutz durch Ovulationshemmer kann während einer Rifampicin-Therapie unsicher sein. Auch die Wirksamkeit von Antikoagulanzien ist manchmal vermindert; daher sind bei gleichzeitiger Dicumarol-Langzeitbehandlung häufige Gerinnungskontrollen erforderlich. Durch Enzyminduktion kann der Abbau von zahlreichen Medikamenten, z. B. oralen Antidiabetika, Digitalis-Präparaten, Chinidin und Corticosteroiden, Protease-Inhibitoren und NNRTI, während einer Rifampicin-Behandlung beschleunigt sein; ebenso können bei Personen, die regelmäßig Methadon erhalten, Entzugserscheinungen auftreten, welche auf einem gesteigerten Abbau von Methadon in der Leber beruhen. Durch Rifampicin kann auch die Wirkung von Dapson, Ciclosporin und Mexiletin vermindert sein. Bei gleichzeitiger Gabe von hepatotoxischen Substanzen, z. B. Ketoconazol und Halothan, besteht ein erhöhtes Risiko für eine Leberschädigung. Antazida vermindern die Resorption von oral gegebenem Rifampicin.

Indikationen: Tuberkulose aller Stadien (auch Erstbehandlung in Kombination mit Pyrazinamid, INH und Ethambutol oder Streptomycin), außerdem Infektionen durch empfindliche andere Mykobakterien, Lepra. Bei anderen Infektionen ist – trotz guter Aktivität bei grampositiven Kokken und Neisserien – die Gefahr einer raschen Resistenzentwicklung so groß, dass stets ein zweites wirksames Mittel gegeben werden sollte. Rifampicin wird häufig bei Fremdkörperinfektionen durch Staphylokokken (z. B. Herzklappenprothese oder Hydrozephalus-Shunt) und bei Infektionen durch Methicillin-resistente Staphylokokken (MRSA) in Kombination mit Vancomycin, Clindamycin und/oder Co-trimoxazol eingesetzt. Rifampicin ist ein vollwertiges Mittel bei Legionellose sowie bei Rickettsiosen. Bei Brucellose sind Rifampicin-haltige Kombinationen gut wirksam (z. B. Rifampicin + Doxycyclin). Rifampicin kann evtl. auch bei Leukämie und bei AIDS zur Therapie bakterieller Infektionen im Rahmen einer Kombination eingesetzt werden. In Kombination mit Vancomycin ist es bei Meningitis durch Penicillin-resistente Pneumokokken wirksam. Bei empfindlichen Erregern Prophylaxe der Meningokokken- und Haemophilus-Meningitis, aber nicht zur Therapie verwenden (wegen der Gefahr einer Resistenzentwicklung).

K **Kontraindikationen:** Akute Hepatitis, schwere Lebererkrankungen, Verschlussikterus, Gravidität im 1. Trimenon (vor Behandlungsbeginn Schwangerschaft ausschließen). Strenge Indikationsstellung im 2. und 3. Trimenon der Schwangerschaft. Bei Anwendung in den letzten Schwangerschaftswochen kann es zu postnatalen Blutungen bei der Mutter und dem Neugeborenen kommen. Kontraindiziert ist auch die parenterale Gabe in den ersten 2 Lebensmonaten.
Vorsicht bei Kombination mit hepatotoxischen Tuberkulostatika (Protionamid, Pyrazinamid), Vorschädigungen der Leber, Alkoholismus und früherer Unverträglichkeit von Rifampicin. Die Wirksamkeit von Ovulationshemmern wird beeinträchtigt.
In Kombination mit HIV-Therapeutika, wie Protease- oder nichtnukleosidischen Reverse-Transkriptase-Inhibitoren (NNRTI), nur, wenn dort Dosisanpassung bzw. besser Pharmaspiegelmessungen möglich sind.

Applikation und Dosierung:
- Säuglinge > 2 Monate und Kleinkinder: 15 mg/kg KG.
- Kinder von 6–12 Jahren: 10–20 mg/kg KG, langfristig nicht über 450 mg tgl.
- Erwachsene und Kinder > 12 Jahre: 10 mg/kg KG, maximal 750 mg (oral) oder 600 mg i. v., möglichst nicht unter 450 mg.

Bei Erwachsenen und Kindern zur Behandlung der Tuberkulose in der Regel 1 × tägliche Gabe, sonst 2 × täglich; bei oraler Applikation am besten 1 h vor dem Essen. Bei Neugeborenen nur bei strenger Indikationsstellung (Blutungsgefahr!) oral anwenden und einschleichend dosieren (bis auf tgl. 10 mg/kg). Maximaldosis bei Erwachsenen 0,75 g (oral) und 0,6 g (i. v.).
Keine Dosisreduzierung bei **Niereninsuffizienz**.
Bei **Wiederaufnahme einer Behandlung** nach Langzeittherapie ist zur Vermeidung von Nebenwirkungen eine einschleichende Dosierung ratsam (Initialdosis tgl. 75 mg, Steigerung um tgl. 75 mg bis zur gewünschten Dosis). Dabei sollte vor allem die Nierenfunktion überwacht werden.
- Zur **Prophylaxe** einer **Haemophilus-Meningitis** wird bei exponierten jüngeren Kindern die orale Gabe von 2 × tgl. 10 mg/kg für 4 Tage empfohlen.
- Zur **Prophylaxe** einer **Meningokokken-Meningitis** gibt man Erwachsenen 600 mg, Kindern von 1–12 Jahren 10 mg/kg alle 12 h für 2 Tage.

Handelsformen:
- Kapseln, Dragees und Tabletten à 0,15, 0,3, 0,45 und 0,6 g.
- Sirup (20 mg/ml).
- Ampullen à 0,3 und 0,6 g.
- Kombinationspräparate mit 0,3 g Rifampicin + 0,15 g INH oder 0,15 g Rifampicin + 0,1 g INH sowie 0,12 g Rifampicin + 0,05 g INH + 0,3 g Pyrazinamid.

B **Beurteilung:** Rifampicin ist ein hochaktives Tuberkulostatikum der 1. Wahl, das immer in Kombination mit einem oder zwei weiteren Tuberkulostatika zu geben ist. Die therapeutischen Qualitäten von Rifampicin können auch bei schweren oder schwer zugänglichen Infektionen (z. B. Fremdkörperinfektionen) sowie bei Legionellose und zur Prophylaxe der Meningokokken-Meningitis genutzt werden.

Rifabutin

Handelsnamen: Mycobutin u. a.

Eigenschaften: Rifabutin ist ein halbsynthetisches Ansamycin (Derivat des Rifamycin S), das ein teilweise anderes Wirkungsspektrum hat als Rifampicin. Es ist leicht wasserlöslich, wenig löslich in Ethanol und gut löslich in Chloroform und Methanol.

Wirkungsspektrum: Rifabutin wirkt gegen Mycobacterium avium intracellulare in vitro und in vivo erheblich stärker als Rifampicin. Seine Aktivität auch gegen Rifampicin-resistente Stämme beruht auf dem zweiten Wirkungsmechanismus (der Hemmung der bakteriellen DNA-Synthese), während Rifampicin nur die DNA-abhängige RNA-Polymerase hemmt. So sind gegen Rifabutin nur 20 % der M.-avium-intracellulare-Stämme resistent, gegen Rifampicin 94 % der Stämme. Rifabutin wirkt gegen Rifampicin-empfindliche M.-tuberculosis-Stämme ebenfalls stärker als Rifampicin, darüber hinaus (in etwa 50 % der Fälle) auch gegen Rifampicin-resistente Stämme. Rifabutin ist außerdem wirksam gegen die meisten Stämme von M. fortuitum, z. T. auch gegen M. kansasii, M. marinum, M. ulcerans und M. leprae. In der Kombination mit anderen Mitteln (Amikacin, Clofazimin, Ethambutol und Clarithromycin) wirkt Rifabutin gegen M. avium intracellulare in vitro additiv oder synergistisch. Unvollständige Kreuzresistenz zwischen Rifabutin und Rifampicin. Rifabutin ist auch aktiv gegen Helicobacter.

Pharmakokinetik:

- Bioverfügbarkeit: nach oraler Applikation nur geringe und variable Resorption. Intraindividuelle Bioverfügbarkeit von 12–20 %. Nach oraler Gabe von 0,3 oder 0,6 g werden im Serum Spitzenspiegel von 0,4–0,7 mg/l nach 2–4 h erreicht.
- Plasmaeiweißbindung 80 %.
- Die Gewebekonzentrationen liegen erheblich über den Plasmakonzentrationen (auch in den Lungen). Rifabutin penetriert in Makrophagen.
- Terminale Halbwertszeit 40 h. Hauptmetabolit ist das aktive Desacetyl-Rifabutin. Langsame Elimination (biphasisch).
- Wie Rifampicin induziert auch Rifabutin den eigenen Metabolismus, sodass die AUC nach Einmalgabe höher ist als nach Mehrfachgabe.
- Ausscheidung teils renal, teils biliär.

Nebenwirkungen: Ähnlich Rifampicin. Am häufigsten sind Übelkeit, Erbrechen, Anstieg der Leberenzyme und Gelbsucht, seltener Leukopenie, Thrombozytopenie und Anämie sowie Gelenk- und Muskelschmerzen. Als Überempfindlichkeitsreaktionen sind Eosinophilie, Bronchospasmus und Schock beschrieben. Zusätzlich wurde über eine leichte bis schwere Uveitis (reversibel) berichtet (zuerst erkennbar an Augenschmerzen und verschwommenem Sehen). Sie tritt häufiger bei Kombination mit Clarithromycin bei der M.-avium-intracellulare-Infektionsbehandlung auf. Auch Fluconazol und verwandte Substanzen scheinen das Risiko einer Uveitis zu erhöhen.

Interaktionen: Wie bei Rifampicin (s. S. 252). Fluconazol und Clarithromycin erhöhen die Plasmaspiegel von Rifabutin. Durch Rifabutin können die Plasmaspiegel von Azidothymidin (Zidovudin) erniedrigt werden. Rifabutin beeinflusst ebenso wie Rifampicin den Stoffwechsel von Protease-Inhibitoren und NNRTI, allerdings in deutlich geringerem Umfang. Dosisanpassungsrichtlinien sind zu berücksichtigen. Die Wirkung von hormonellen Kontrazeptiva kann aufgehoben werden.

Indikationen:
- Prophylaxe einer M.-avium-intracellulare-(MAI-)Infektion bei AIDS-Patienten mit einer CD4-Zellzahl von < 100/µl Blut (Erfolgsrate 50–60 %).
- Therapie einer MAI-Infektion bei AIDS-Patienten in Kombination mit Ethambutol und Clarithromycin oder Azithromycin.
- Behandlung einer multiresistenten Tuberkulose in Kombination mit anderen noch wirksamen Mitteln (nicht aber mit Rifampicin).
- Behandlung der Tuberkulose bei HIV-Infektion in Kombination mit Protease-Hemmern und NNRTI, soweit deren Plasmaspiegel weniger und kontrollierbarer beeinflusst werden als durch Rifampicin.

K **Kontraindikationen:** Überempfindlichkeit gegen Rifabutin oder Rifampicin. Schwangerschaft, Stillzeit, Kindesalter. Schwere Lebererkrankungen (z. B. Leberzirrhose, akute Hepatitis, Verschlussikterus). Keine Kombination mit Rifampicin.

Dosierung:
- Zur **Prophylaxe** einer MAI-Infektion: tgl. 0,3 g oral.
- Zur **Therapie** einer MAI-Infektion: tgl. 0,45–0,6 g, bei Kombination mit Clarithromycin tgl. nur 0,3 g oral.
- Zur Therapie einer **multiresistenten Tuberkulose**: stets in Kombination mit anderen noch wirksamen Mitteln 1 × tgl. 0,3 g Rifabutin, bei vorbehandelten Patienten Dosissteigerung auf tgl. 0,45 g möglich.

Bei Neigung zu Übelkeit und Erbrechen kann die Tagesdosis auf 2 ED verteilt werden. Anwendungsdauer zur Therapie mindestens 6 Monate nach Erreichen negativer Kulturen, z. T. länger (je nach Rezidivgefahr). Regelmäßige Überwachung des Blutbildes, der Leberwerte und der Augen (besonders bei Kombination mit Clarithromycin) erforderlich. Wie bei Rifampicin rotorange Färbung des Urins, evtl. auch von weichen Kontaktlinsen.
Keine Dosisreduktion bei leichter Verschlechterung der **Leberwerte** und bei leichter **Niereninsuffizienz**, aber Dosishalbierung bei **mäßig eingeschränkter Leberfunktion** und bei einer Kreatinin-Clearance von < 30 ml/min.

Handelsform: Kapseln à 0,15 g.

B **Beurteilung:** Wichtiges Mittel zur Prophylaxe und Therapie von Mycobacterium-avium-intracellulare-Infektionen, besonders bei AIDS-Patienten. Aus pharmakodynamischen Erkenntnissen und Empfindlichkeitsprüfungen wäre vermutlich eine höhere Dosis als tgl. 300 mg, vor allem zur Behandlung der M.-avium-Infektionen, wünschenswert, diese ist allerdings mit deutlich höherer Toxizität verbunden.

Rifapentin

Handelsname: Priftin (USA). Kapseln (China).

Eigenschaften: Rifamycin-SV-Derivat (Cyclopentyl-Rifampicin), das bereits 1965 synthetisiert und 1998 zugelassen, aber bald wieder vom Markt genommen wurde (Abb. 1.17-1). Spektrum und antibakterielle Aktivität ähnlich wie bei Rifampicin (s. S. 251). Fast vollständige Kreuzresistenz zwischen Rifapentin und Rifampicin (bei Mycobacterium tuberculosis). Sekundäre Resistenzentwicklung auch bei Kombinationstherapie möglich.

Pharmakokinetik:
- Gute Resorption nach oraler Gabe (ca. 70 %). Zusammen mit fettreicher Mahlzeit können AUC und C_{max} um 40 %

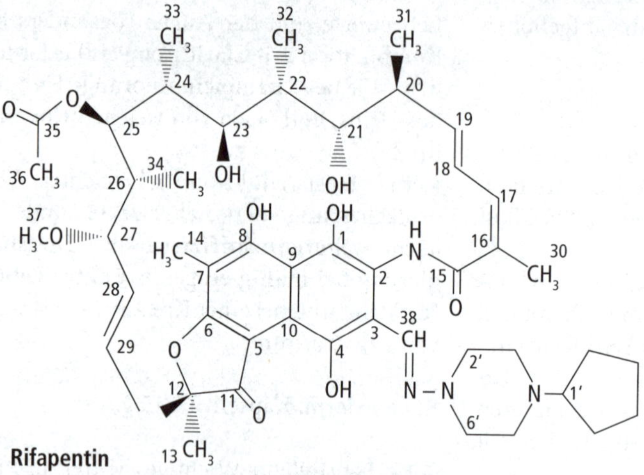

Abb. 1.17-1 Strukturformel von Rifapentin.

gegenüber nüchterner Einnahme erhöht werden.

- Serumspitzenspiegel nach 0,6 g oral 15 mg/l (des aktiven Metaboliten Desacetyl-Rifapentin 6 mg/l).
- Halbwertszeit 13 h (auch des Metaboliten). Rifapentin wird in der Leber zu Desacetyl-Rifapentin metabolisiert. Starke Kumulation in Makrophagen.
- Plasmaeiweißbindung 98 % (des Metaboliten 93 %).
- Urin-Recovery 17 %. Ausscheidung mit den Fäzes zu 70 %.

Nebenwirkungen und Interaktionen: Wie bei Rifampicin (s. S. 252).

Indikationen: Kombinationstherapie der Tuberkulose. Verwendung bei der Initialtherapie in der Regel zusammen mit Isoniazid, Pyrazinamid, Ethambutol oder Streptomycin für 2–3 Monate, bei der Konsolidierungstherapie (2. Phase) zusammen mit Isoniazid (bei Resistenz mit einem anderen Mittel) für 4 Monate oder länger. Rezidivrate etwa 10 % (in der Vergleichsgruppe mit Rifampicin etwa 5 %). Der Grund für die höhere Rezidivrate könnte bei 1–2 × wöchentlicher Applikation von Rifapentin die schlechtere Compliance sein (daher sollte die Einnahme am besten überwacht werden).

K **Kontraindikationen:** Wie bei Rifampicin (s. S. 253). Vorsicht bei Kombination mit hepatotoxischen Tuberkulostatika (Protionamid, Pyrazinamid), Vorschädigung der Leber, Alkoholismus und früherer Unverträglichkeit von Rifampicin oder Rifapentin. Bei HIV-Patienten keine Kombination mit Protease- und NNRT-Inhibitoren, da bisher noch keine ausreichenden pharmakologischen Untersuchungen zu Dosisanpassungen vorliegen (niedrigere Serumspiegel bei Kombination mit Rifapentin). Ovulationshemmer wirken unsicher.

Applikation und Dosierung:

- Erwachsene und Kinder ab 12 Jahre:
  - Initialbehandlung: oral 0,6 g alle 3 Tage.
  - Konsolidierungstherapie: oral 0,6 g alle 7 Tage (bei HIV-Patienten weiterhin alle 3 Tage).
  - Prophylaxe bei latenter Tuberkulose: 1 × wöchentlich Rifapentin (0,9 g) in Kombination mit Isoniazid (0,9 mg) für 12 Wochen.

Die gleichzeitige Gabe von Pyridoxin (Vitamin B_6) wird empfohlen bei Adoleszenten, bei Unterernährung und Disposition für Neuropathie (z. B. bei Alkoholikern und Diabetikern). Klinische Prüfungen zu anderen Dosierungsschemata (z. B. 10 mg/kg KG tgl.) und Kombinationen (mit Moxifloxacin) werden untersucht.

Handelsform: Tabletten à 0,15 g.

B **Beurteilung:** Rifampicin-ähnliches Tuberkulostatikum mit längerer Halbwertszeit (besonders für Patienten mit schlechter Compliance).

Ethambutol

Handelsnamen: EMB, Myambutol.

Eigenschaften: Rechtsdrehendes Ethylendiamin-Derivat, synthetisch gewonnen, gut wasserlöslich, stabil.

Wirkungsweise: Nur bakteriostatische Wirkung auf proliferierende Keime (nicht im Ruhestadium).

Wirkungsspektrum: Gegen Tuberkelbakterien, teilweise auch gegen Mycobacterium kansasii, M. avium intracellulare und M. marinum. Langsame Resistenzentwicklung unter der Therapie. Kreuzresistenz mit anderen Tuberkulostatika selten (außer bei multiresistenter Tuberkulose durch INH- und Rifampicin-resistente Bakterien). Primär resistente Tuberkelbakterien kommen in etwa 4 % vor, bei AIDS-Patienten häufiger.

Pharmakokinetik:

- Resorption nach oraler Gabe zu 70–80 %, maximale Blutspiegel nach 2 h.
- Serumkonzentrationen (nach 15 mg/kg per os) 2–4 mg/l (nach 2 h).
- Halbwertszeit 4 h. Speicherung in den Erythrozyten, die zwei- bis dreimal soviel Ethambutol enthalten wie das Plasma.
- Geringe Plasmaeiweißbindung.
- Liquorkonzentration bei tuberkulöser Meningitis 1–2 mg/l.
- Langsame Ausscheidung zu 50 % unverändert und zu 8–15 % als inaktive Metaboliten mit dem Harn, zu etwa 20 % mit den Fäzes. Durch Hämodialyse wird Ethambutol wenig, durch Peritonealdialyse in stärkerem Maße entfernt.

Nebenwirkungen: Retrobulbäre Neuritis nervi optici (zuerst Störung des Grünsehens, dann Sehschwäche, Gesichtsfeldausfälle, Sehnervatrophie), häufiger bei höherer Dosierung. Beginnende Störung meist reversibel, langsame Rückbildung, selten irreversibel. Häufigkeit bei der Normaldosierung von tgl. 15 mg/kg oral 0–3 (bis 6) %. Selten sind periphere Neuritis, zentralnervöse Störungen, allergische Exantheme, Gichtanfälle (Harnsäureanstieg) und vorübergehende Leberfunktionsstörungen.

Indikationen: Kombinationsbehandlung der Lungentuberkulose, auch bei therapieresistenten Erkrankungen, Infektionen durch empfindliche andere Mykobakterien.

K **Kontraindikationen:** Optikusatrophie, früher überstandene Neuritis nervi optici. Reduzierte Dosierung bei Niereninsuffizienz und bei Hyperurikämie.

Applikation und Dosierung: Orale Gabe von 1 × tgl. 15 mg/kg, jedoch stets in Kombination mit einem oder zwei anderen wirksamen Tuberkulostatika. Höherdosierung (tgl. 25 mg/kg) bei Notwendigkeit erneuter Behandlung für 2 Monate möglich, danach Tagesdosis auf 15 mg/kg reduzieren. Bei i. m. Injektion oder i. v. Infusion gleiche Dosierung wie bei oraler Gabe. Augenärztliche Untersuchung vor der ersten Gabe und während der Behandlung alle 4 Wochen: Prüfung des Farbensinns, des Gesichtsfeldes, der Sehschärfe und des Fundus (eine Fundusprüfung allein genügt nicht). Bei einer

Kreatinin-Clearance von 10–15 ml/min gibt man 15 mg/kg alle 36 h, bei einer Kreatinin-Clearance von < 10 ml/min alle 48 h.
Die Dosierung bei **Kindern** ab 6 Jahren und bis zum vollendeten 15. Lebensjahr erfolgt nach Berechnung der Körperoberfläche. Die Tagesdosis beträgt 850 mg/m^2 KOF, die Höchstdosis 1 600 mg.

Handelsformen:
- Tabletten à 0,5, 0,4, 0,25 und 0,1 g.
- Kombinationspräparat mit 0,5 g Ethambutol und 0,1 g INH (Myambutol-INH-I) und mit 0,3 g Ethambutol und 0,1 g INH (Myambutol-INH-II).
- Ampullen à 1 und 0,4 g.

B **Beurteilung:** Gut verträgliches Tuberkulostatikum der 1. Wahl. Im Vergleich zu INH und Rifampicin allerdings schwächer wirksam.

Pyrazinamid

Handelsnamen: Pyrafat, Pyrazinamid.

Eigenschaften: Pyrazinkarbonsäureamid, bakterizides Tuberkulostatikum, mäßig wasserlöslich, stabil. Im Rahmen einer wirksamen Vierfach-Initalbehandlung unter Einschluss von Pyrazinamid konnte erstmals die früher übliche und notwendige Therapie der unkomplizierten Lungentuberkulose über 9 Monate auf 6 Monate beschränkt werden – mit gleicher geringer Rezidivrate < 5 %.

Wirkungsspektrum und Resistenz: Bakterizide Wirkung auf humane, nicht jedoch auf bovine Tuberkelbakterien und andere Mykobakterien. Wirkung pH-abhängig (im sauren Bereich stärker, d. h. besonders gut in verkäsenden Nekrosen und in Makrophagen). Primäre Resistenz bei M. tuberculosis sehr selten (außer bei Mehrfachresistenz bzw. MDR- und XDR-Tuberkulose). Keine Kreuzresistenz mit anderen Tuberkulostatika.

Pharmakokinetik:
- Resorption: Nach oraler Applikation schnelle und vollständige Resorption. Maximale Blutspiegel nach 1–2 h.
- Serumproteinbindung: ca. 50 %.
- Serumkonzentrationen (nach einmaliger oraler Gabe von 1 g) etwa 20 mg/l (nach 2 h).
- Eine einmalige Applikation der gesamten Tagesdosis (1–2 g) führt zu höheren und therapeutisch länger wirksamen Serumkonzentrationen als nach Unterteilung der täglichen Dosis.
- Halbwertszeit 10–12 h aufgrund langsamer renaler Elimination. Hohe Metabolisierungsrate.
- Gute Gewebediffusion und Liquorgängigkeit. In Lunge, Leber und Liquor nach 5 h gleiche Konzentrationen wie im Serum!
- Ausscheidung einschließlich des Hauptmetaboliten (Pyrazincarbonsäure) ausschließlich renal via glomeruläre Filtration. Mehr als 90 % Pyrazinamid werden in der Niere rückresorbiert, nicht aber der Metabolit Pyrazincarbonsäure. Ausscheidung durch die Nieren deshalb unverändert nur zu 5–10 %.
- Bei Hämo- und Peritonealdialyse gut dialysierbar.

Eine Störung im Purinstoffwechsel mit verminderter renaler Ausscheidung der Harnsäure ist vermutlich durch den Metabolit Pyrazincarbonsäure bedingt. Die passagere, schnelle und reversible Harnsäureretention führt zu keiner Nierenschädigung (3 g Pyrazinamid führen zu einer kompletten Hemmung der Harnsäuresekretion über 24 h).

Nebenwirkungen: Bei normaler Dosierung geringe Gefahr einer Leberschädigung. Außer einem Ikterus können gastrointestinale Beschwerden, Hyperurikämie mit Gichtanfällen, Thrombozytopenie oder sideroblastische Anämie auftreten. Photosensibilisierung möglich.

Interaktionen: Es sind verschiedene metabolische Interaktionen möglich. So kann die Wirksamkeit einer Gicht-Therapie mit Allopurinol durch gleichzeitige Gabe von Pyrazinamid vermindert sein. Bei gleichzeitiger Gabe eines oralen Antidiabetikums kann durch Pyrazinamid die Blutzuckersenkung verstärkt sein. Vor Kombination mit Rifampicin zur Behandlung einer latenten Tuberkulose wird wegen Hepatotoxizität gewarnt.

Indikation: Initialtherapie einer verkäsenden Tuberkulose (im Rahmen einer Viererkombination). Eine längere Behandlung als 2 Monate ist nicht sinnvoll (Ausnahme: multiresistente Tuberkulose).

K **Kontraindikationen:** Schwere Leberschäden sowie Gicht. Dosisreduktion bei Niereninsuffizienz.

Applikation und Dosierung:

- Kinder 4–10 Jahre: tgl. 30 mg/kg KG (in 1 oder max. 2 Einzelgaben), höchstens 1 g tgl.
- Erwachsene und Jugendliche ab 10 Jahre:
  - < 50 kg KG: oral 1 × tgl. 1,5 g; bei intermittierender, 2 × wöchentlicher Gabe: 1 × 3 g.
  - 50–75 kg KG: oral 1 × tgl. 2 g; bei intermittierender, 2 × wöchentlicher Gabe: 1 × 4 g.
  - > 75 kg KG: oral 1 × tgl. 2,5 g; bei intermittierender, 2 × wöchentlicher Gabe: 1 × 4 g.

Während der Therapie Kontrolle der Serumtransaminasen im Abstand von 2–3 Wochen, sofortiges Absetzen bei beginnender Leberschädigung. Auch intermittierende Gaben sind möglich (2 × wöchentlich je 3 g).

Handelsformen: Tabletten à 0,1 und 0,5 g.

B **Beurteilung:** Wichtiges bakterizides Standard-Tuberkulostatikum für die initiale Kombinationstherapie. Ohne Pyrazinamid verlängert sich jeweils die notwendige Behandlungsdauer!

Streptomycin

Handelsnamen: Strepto-Fatol, Strepto-Hefa.

Eigenschaften: Aminoglykosid, gut wasserlöslich, stabil.

Wirkungsweise: Im Proliferationsstadium der Bakterien bakterizide Wirkung stärker als im Ruhestadium (bei vorhandener Stoffwechselaktivität). Unwirksam auf intrazellulär gelegene Tuberkelbakterien.

Wirkungsspektrum: Gute bis mittlere Empfindlichkeit von Tuberkelbakterien, Brucellen, Francisella tularensis, Yersinia pestis. Unterschiedliche Empfindlichkeit (teils sensibel, teils resistent) von Mycobacterium xenopi und M. ulcerans, Staphylokokken, E. coli, Klebsiellen, Proteus-Arten, Pseudomonas aeruginosa, Actinomyces israelii u. a. Resistent sind andere Mykobakterien-Arten, Clostridien, Bacteroides und Rickettsien.

Resistenz: Primär resistente Tuberkelbakterien kommen in wechselnder Frequenz (2–30 %) vor, bei AIDS-Patienten in den USA häufiger. Bei multiresistenter Tuberkulose oft gleichzeitige Resistenz gegen INH und Rifampicin. Rasche Resistenzentwicklung innerhalb weniger Tage (Einstufenresistenz). Einseitige Kreuzresistenz bei Tuberkelbakterien zwischen Streptomycin und Kanamycin, Amikacin, Capreomycin: Streptomycin-resistente Tuberkelbakterien sind i. d. R. gegen diese Mittel noch empfindlich, nicht aber umgekehrt.

Pharmakokinetik:

- Resorption nach oraler Gabe minimal.
- Serumkonzentrationen nach i. m. Gabe von 0,5 g: 14–30 mg/l (nach 1–2 h), 2–3 mg/l (nach 11–12 h); 1 g: 20–45 mg/l (nach 1–2 h), 4–6 mg/l (nach 11–12 h) (Abb. 1.17-2).

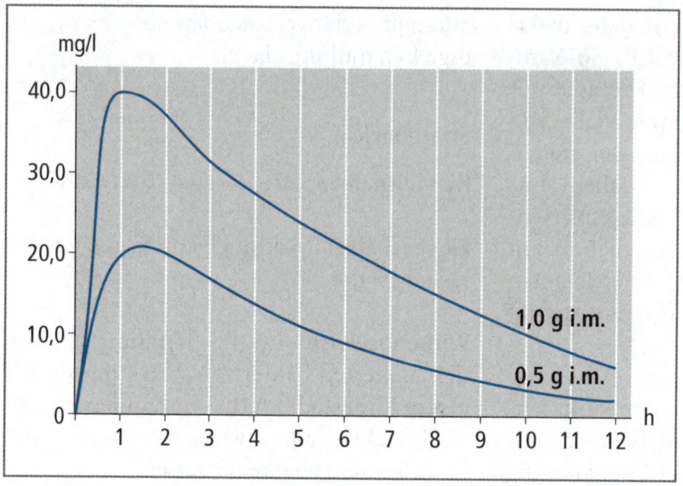

Abb. 1.17-2 Blutspiegel nach einmaliger i. m. Gabe von Streptomycin.

- Halbwertszeit 2,5 h, verlängert bei Ausscheidungsstörungen und Neugeborenen.
- Eiweißbindung im Serum 30 %.
- Liquorgängigkeit gering (2–4 %, bei Meningitis 10–20 % der Serumwerte).
- Gewebediffusion: Ausreichende Konzentrationen in Lungengewebe, Muskulatur, Uterus, Darmschleimhaut, Nebennieren, Lymphknoten. Schlechte Diffusion in Knochen, Gehirn, Kammerwasser des Auges. In Pleura-, Peritoneal-, Perikard- und Synovialflüssigkeit bei wiederholter Gabe ansteigende Konzentrationen (30–50 [bis 100] % der Plasmaspiegelmaxima). Keine Penetration in Körperzellen. Muttermilch hat den gleichen Gehalt wie Serum. Im Nabelschnurblut und in der Amnionflüssigkeit des Kindes finden sich 50 % der mütterlichen Serumwerte.
- Ausscheidung mit dem Urin: 50–60 % (vorwiegend glomeruläre Filtration), Ausscheidung mit der Galle und den Fäzes: etwa 2 % der verabreichten Menge. Streptomycin wird durch Hämo- und Peritonealdialyse entfernt.

Nebenwirkungen:

- **Neurotoxizität:** Durch Streptomycinsulfat kann vor allem eine Vestibularisschädigung (in etwa 30 % der Fälle), durch Dihydrostreptomycin eine Kochlearisschädigung (in etwa 26 % der Fälle) hervorgerufen werden, die von der Dosierung und von der Behandlungsdauer abhängen. Sie sind bei Überschreiten der Tagesdosis von 1 g und der Gesamtdosis von 60 g häufiger. Dihydrostreptomycin wird wegen seiner stärkeren **Ototoxizität** heute nicht mehr verwendet. Streptomycinsulfat kann ebenfalls, allerdings wesentlich seltener (in ungefähr 6 % der Fälle), zu Schwerhörigkeit führen. Während einer Streptomycin-Therapie müssen daher regelmäßig (alle 2 Wochen) die Nieren- und Vestibularisfunktion sowie die Hörfähigkeit (Audiometrie) kontrolliert werden. Falls eine Audiometrie nicht möglich ist (z. B. bei jüngeren Kindern), sollte nach Möglichkeit eine Streptomycin-Blutspiegelbestimmung durchgeführt werden, um eine Kumulierung von Streptomycin durch eine Ausscheidungsstörung rechtzeitig zu erkennen. Vorsichtige Dosierung, regelmäßige oto- und neurologische Untersuchungen und rechtzeitiges Absetzen von Streptomycin bei den ersten Anzeichen einer Gleichgewichts- oder Hörstörung schützen den Patienten vor einem Dauerschaden. Wenn Streptomycin in der Schwangerschaft gegeben wird, kann es zu Schwerhörigkeit des Kindes kommen, weswegen das Mittel in der Gravidität nur bei vitaler Indikation angewandt werden sollte.

- **Nephrotoxische Wirkungen** (akut bei Überdosierung auftretend) sind an einer Harnstoffsteigerung, Zylindrurie, Proteinurie und Mikrohämaturie zu erkennen.
- **Allergische Reaktionen**, die relativ häufig sind, äußern sich als Eosinophilie, Exanthem, selten als anaphylaktischer Schock oder Dermatitis exfoliativa; beim Pflegepersonal tritt manchmal ein Kontaktekzem auf.
- **Sofortreaktionen** (periorale Parästhesien, Schleiersehen, Schwindel, Benommenheit) sind harmlos und beruhen wahrscheinlich auf einer Freisetzung von Histamin aus Gewebsmastzellen.
- Eine **neuromuskuläre Blockade** mit Atemstillstand kann durch intraperitoneale Injektion ausgelöst werden, aber auch im Rahmen einer Narkose bei Gabe von Muskelrelaxanzien oder bei Myasthenia gravis auftreten. Zur Therapie kommen künstliche Beatmung sowie i. v. Injektion von Prostigmin (alle 2 min 0,1 mg bis zur Gesamtdosis von 1 mg) und Calciumgluconat infrage.

Interaktionen: Die Nephro- und Ototoxizität kann durch gleichzeitige Gabe nephro- oder ototoxischer Mittel (z. B. Amphotericin B, Ciclosporin, Cisplatin, Schleifendiuretika) verstärkt werden. Durch Methoxyfluran kann bei gleichzeitiger Gabe von Streptomycin die nierenschädigende Wirkung verstärkt werden, durch Halothan und curareartige Muskelrelaxanzien die neuromuskuläre Blockade.

Indikationen: Kombinationsbehandlung der Tuberkulose. Traditionelles Mittel bei Pest und Tularämie.

K **Kontraindikationen:** Anurie und schwere Niereninsuffizienz, Vorschädigung des Vestibular- oder Kochlearorgans, Gravidität. Vorsicht in höherem Lebensalter (Tagesdosis reduzieren)! Keine Kombination von Streptomycin mit anderen Aminoglykosiden (Capreomycin, Gentamicin u. a.), auch nicht mit rasch wirkenden Diuretika, wie Ethacrynsäure (ebenfalls ototoxisch) oder Furosemid.

Applikation: Bevorzugt als langsame i. v. Infusion 1 × tgl. Auch i. m. Injektion möglich. Keine intraperitoneale Instillation von Streptomycin (Gefahr von Atemstillstand!).

Dosierung:

- Säuglinge bis < 3 Monate: tgl. 10 mg/kg KG, nicht mehr als 50 mg.
- Säuglinge 3–6 Monate: tgl. 15–25 mg/kg KG.
- Kinder 6 Monate bis 12 Jahre: tgl. 20 mg/kg KG (nie mehr als 1 g).
- Erwachsene und Kinder > 12 Jahre: tgl. 0,5–1 g (15 mg/kg KG) i. v. oder i. m.
- Erwachsene > 50 Jahre: tgl. nicht mehr als 0,5 g. Auch 2–3 × wöchentliche Gabe von je 1 g ist möglich.

Behandlungsdauer bei **Tuberkulose** 1–2 Monate (Gesamtdosis im Allgemeinen nicht mehr als 30 g [max. 60 g] bei Erwachsenen, 15 g bei Kindern, 5 g im 1. Lebensjahr). Bei regelmäßiger Audiometrie und Vestibularisprüfung auch längere Behandlung (z. B. Erwachsene 60 g) möglich bis zur Feststellung einer beginnenden Innenohrschädigung, die meist noch reversibel ist.
Geprüft und möglich ist auch eine alternierende Applikation mit z. B. Ethambutol über 3 Monate.
Bei **nicht zu schwerer Niereninsuffizienz** Dosierungsintervall verlängern auf:

- 48 h (Kreatinin-Clearance 60 ml/min).
- 72 h (Kreatinin-Clearance 40 ml/min).
- 96 h (Kreatinin-Clearance 30 ml/min).

! Eine **intralumbale Gabe** ist gefährlich und unnötig.

Handelsform: Ampullen à 1 g.

Antiinfektiva

B **Beurteilung:** Bakterizide Wirksamkeit gegen Tuberkelbakterien. Rasche Resistenzentwicklung, Ototoxizität und Sensibilisierung möglich. Heute nur noch selten gebraucht. Wegen des unterschiedlichen Nebenwirkungsprofils zu INH, Rifampicin und Pyrazinamid ggf. aber zur Beibehaltung einer Vierfach-Kombinationsbehandlung bei Pausieren der Substanzen wegen Toxizität oder Interaktionen geeignet.

Protionamid

Handelsnamen: ektebin, PETEHA.

Eigenschaften: Derivat der Isonicotinsäure. Schlecht wasserlöslich. Das nahe verwandte Ethionamid ist in den USA, nicht aber in Deutschland im Handel.

Wirkungsweise: In therapeutischen Konzentrationen bakteriostatisch, in höheren Konzentrationen bakterizid.

Wirkungsspektrum: Wirksam gegen Tuberkelbakterien, M. leprae und einige andere Mykobakterien (z. B. M. kansasii).

Resistenz: Rasche Resistenzentwicklung. Keine Kreuzresistenz mit INH.

Pharmakokinetik:

- Serumspiegel nach 0,5 g oral 5,7 mg/l (1 h) und 0,9 mg/l (6 h).
- Halbwertszeit 3 h.
- Gute Gewebediffusion und Liquorgängigkeit (30–60 %). Starke Penetration in Körperzellen. Fast vollständige Metabolisierung (> 95 %). Einer der zahlreichen Metaboliten ist Sulfoxid, das zu Ethionamid zurückverwandelt oder zum inaktiven Nicotinamid abgebaut wird.
- Ausscheidung hauptsächlich durch die Nieren, jedoch in aktiver Form < 1 %; durchschnittliche Harnkonzentrationen 10–20 mg/l (nach 0,5 g oral).

Nebenwirkungen: Gastrointestinale Störungen sind bei Protionamid nicht so häufig wie bei Ethionamid, außerdem neurotoxische und psychische Störungen (Kopfschmerzen, Schwindel, Unruhe, Schlafstörungen, periphere Neuritis, Optikusneuritis, Depressionen, Krämpfe bei Epileptikern), Akne und Pellagrasymptome, Photosensibilisierung der Haut, Leberschädigung (besonders bei Diabetikern), Hypoglykämie bei Diabetikern, Hypothyreose, Eosinophilie, Neutropenie, Gynäkomastie, Menstruationsstörungen.

Interaktionen: Bei gleichzeitiger Gabe von INH wird die Neigung zu Psychosen, Pellagroiden und Photodermatose verstärkt. Verminderte Alkoholtoleranz.

Indikationen: Kombinationsbehandlung der Tuberkulose (besonders bei INH-Resistenz) sowie der Lepra.

K **Kontraindikationen:** Gravidität, schwere Leberschäden, Magenleiden. Vorsicht bei Epilepsie und Psychosen. Kein Alkoholgenuss. Möglichst keine Kombination mit Isoniazid und Cycloserin (Potenzierung der Nebenwirkungen).

Dosierung:

- Orale Gabe (einschleichende Dosierung):
  - Kinder: 8–10 mg/kg KG, verteilt auf 2–3 ED, tgl. Höchstdosis 500 mg.
  - Erwachsene: tgl. 15 mg/kg KG, entsprechend 0,5–0,75 (bis 1) g in 3 ED.

Gleichzeitige Gabe von Pyridoxin ist ratsam (zur Verminderung von neurologischen Nebenwirkungen). Bei jeder Therapie mit Protionamid sind häufige Kontrollen der Serumtransaminasen auf eine beginnende **Leberschädigung** notwendig.

Handelsform: Tabletten à 0,25 g.

B **Beurteilung:** Tuberkulostatikum der Reserve mit guter Gewebediffusion, jedoch häufigen Nebenwirkungen und der Gefahr einer raschen Resistenzentwicklung. Daher nur bei Versagen oder Unverträglichkeit anderer Mittel in vorsichtiger Dosierung und in Kombination anwenden.

Terizidon

Handelsnamen: Terizidon Kapseln; Terivalidin (Österreich).

Eigenschaften: Cycloserin-ähnliche Struktur (Prodrug von Cycloserin). Bakteriostatisch wirksam gegen Mycobacterium tuberculosis, M. bovis und M. avium. Keine Kreuzresistenz mit anderen Tuberkulostatika (außer Cycloserin).

Pharmakokinetik:
- Nach oraler Gabe fast vollständige Resorption.
- Halbwertszeit: 21 h, Früh- und Neugeborenen sowie Patienten Niereninsuffizienz verlängert.
- Plasmaproteinbindung: Es liegen keine Angaben vor.
- Ausscheidung überwiegend renal. Hämodialysierbar.

Nebenwirkungen: Häufig treten zentralnervöse Störungen in Form von Kopfschmerzen, Schwindelgefühl, Erregbarkeit, Zittern, Schlaflosigkeit und Trunkenheitsgefühl auf. Selten sind epileptoide Krampfanfälle und an Psychosen erinnernde Zustände sowie gastrointestinale Störungen (Bauchschmerzen, Meteorismus und Durchfälle).

Interaktion: Bei gleichzeitiger INH- und Protionamid-Gabe ist mit erhöhter Krampfbereitschaft zu rechnen.

Indikation: Anwendung bei Tuberkulose in Kombination mit anderen wirksamen Mitteln nur, wenn infolge Resistenz oder Unverträglichkeit nicht genügend Kombinationspartner zur Verfügung stehen.

K **Kontraindikationen:** Überempfindlichkeit gegen Cycloserin. Vorsichtig dosieren bei Niereninsuffizienz, Zerebralsklerose, Alkoholismus, Epilepsie, psychischen Störungen. Zur Behandlung in der Schwangerschaft liegen keine ausreichenden Erfahrungen vor.

Dosierung: Erwachsene und Jugendliche ab 14 Jahren erhalten oral tgl. 0,75–1 g in 3–4 ED (am besten mit der Mahlzeit) unter laufender Überwachung des Patienten (hinsichtlich Nebenwirkungen).

Handelsform: Kapseln à 0,25 g.

B **Beurteilung:** Relativ schwach wirksames Tuberkulostatikum der Reserve mit erheblicher Neurotoxizität.

Dapson

Handelsname: Dapson-Fatol.
Dapson wurde bereits 1934 von den IG-Farben entwickelt und patentiert. Noch heute werden aus Epoxidharzen mithilfe von Dapson als Härter sehr beständige Kunststoffe hergestellt.

Eigenschaften: Diaminodiphenylsulfon (DDS) (Abb. 1.17-3). Pioniersubstanz der Chemotherapie der Lepra. Wirkung auch auf andere Mykobakterien (auch Pneumocystis und Malariaerreger), vor allem durch die antimetabolische Hemmung der Folsäuresynthese des Mykobakteriums. Kristallines Pulver (unlöslich in Wasser). Sekundäre Resistenzentwicklung nach langer alleiniger Anwendung bei niedriger Dosierung mög-

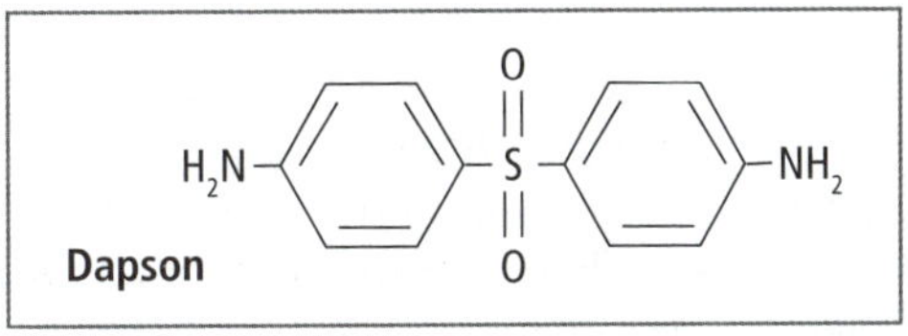

Abb. 1.17-3 Strukturformel von Dapson.

lich und vielfach beobachtet. Daher heute möglichst nur noch in Kombination mit Rifampicin, Clofazimin (Lepra) oder anderen Mitteln anwenden. Einsatz auch zur dermatologischen Behandlung der Dermatitis herpetiformis und anderer blasenbildender Hauterkrankungen.

Pharmakokinetik:

- Gute Resorption nach oraler Gabe mit maximalen Serumkonzentrationen nach 4–8 h.
- Plasmakonzentrationen von 0,4–1,2 µg/ml werden bei Gabe von 100 mg nach 24 h erreicht.
- Plasmaeiweißbindung: ca. 70 %.
- Bei langer Halbwertszeit von 1–2 Tagen und langsamer Ausscheidung durch den Urin (als wasserlösliche Metaboliten) nahezu konstante Blutspiegel und hohe Gewebekonzentrationen (besonders in erkrankter Haut).

Nebenwirkungen: Häufig. Wegen der Gefahr einer Hämolyse (besonders bei Glucose-6-PDH-Mangel), Methämoglobinämie oder Blutdyskrasie sind regelmäßige Blutkontrollen erforderlich. Gelegentlich treten Magen-Darm-Störungen und allergische Reaktionen auf. Selten sind eine periphere Neuropathie und eine Nierenschädigung. Oft kommt es zu einem sog. Erythema nodosum leprosum, das meist Corticosteroid-Gaben (bei Fortsetzung der Dapson-Behandlung) erfordert.

Interaktionen: Rifampicin erniedrigt die Dapson-Blutspiegel (infolge verminderter Plasma-Clearance). Pyrimethamin erhöht die Gefahr von Blutschäden. Weitere Interaktionen wie bei den Sulfonamiden (s. S. 217).

Indikationen: Lepra. Die Kombination von Dapson mit Trimethoprim ist eine Alternative zur Prophylaxe und Therapie der Pneumocystis-Pneumonie bei Sulfonamid-Allergie. Das Kombinationspräparat Dapson + Pyrimethamin (Maloprim) wird in den Tropen zur Malariaprophylaxe verwandt. Unspezifisches Therapeutikum bei der Dermatitis herpetiformis.

K **Kontraindikationen und Anwendungsbeschränkungen:** Wie bei Sulfonamiden (s. S. 218).

Dosierung: Bei **Lepra** gibt man tgl. 100 mg Dapson oral, kombiniert mit 600 mg Rifampicin. Kurzfristig ist eine tägliche Gabe bis zu 300 mg möglich. Dauer der Behandlung unterschiedlich (je nach Krankheitsbild; meist jahrelang, unter Umständen lebenslang).

WHO-Dosierungsempfehlung zur Behandlung der pauci- und multibazillären Lepra in Kombination mit Dapson:

- **6-Monats-Regime** zur Therapie der **paucibazillären Lepra** (PB) mit Dapson – wenn keine Einmaltherapie mit Rifampicin (600 mg) + Minocyclin (100 mg) + Ofloxacin (400 mg) möglich ist:
  - Kinder < 10 Jahre: Dapson: 25 mg tgl.; Rifampicin: 300 mg 1 × pro Monat.
  - Kinder 10–14 Jahre: Dapson: 50 mg tgl.; Rifampicin: 450 mg 1 × pro Monat.
  - Erwachsene 50–70 kg KG: Dapson: 100 mg tgl.; Rifampicin: 600 mg 1 × pro Monat.
- **12-Monats-Regime** zur Behandlung der **multibazillären Lepra** (MB):
  - Kinder < 10 Jahre: Dapson: 25 mg tgl.; Rifampicin: 300 mg 1 × pro Monat; Clofazimin: 50 mg alle 2 Tage ± 100 mg 1 × pro Monat.
  - Kinder 10–14 Jahre: Dapson: 50 mg tgl.; Rifampicin: 450 mg 1 × pro Monat; Clofazimin: 50 mg alle 2 Tage ± 150 mg 1 × pro Monat.
  - Erwachsene 50–70 kg KG: Dapson: 100 mg tgl.; Rifampicin: 600 mg 1 × pro Monat; Clofazimin: 50 mg tgl. ± 300 mg 1 × pro Monat.

Handelsform: Tabletten à 50 mg.

B **Beurteilung:** Sulfon für Lepra und Spezialindikationen.

Clofazimin

Handelsname: Lampren (in der Schweiz und in den USA).

Eigenschaften: Phenazin-Farbstoff mit relativ schwacher In-vitro-Wirkung gegen Leprabakterien (Mycobacterium leprae), der nur in Kombination mit einem oder zwei anderen Lepramitteln gegeben werden sollte. Während einer Langzeitbehandlung mit Dapson dient Clofazimin bei Lepra zur Verhinderung einer sekundären Resistenzentwicklung der Erreger. Clofazimin hat auch eine entzündungshemmende Wirkung bei Erythema nodosum leprosum. Es wirkt in vitro außerdem gegen M. avium intracellulare. Keine Kreuzresistenz mit Dapson und Rifampicin.

Pharmakokinetik:
- Unvollständige Resorption.
- Serumspitzenspiegel nach 0,1 g und 0,3 g oral 0,7 bzw. 1,0 mg/l.
- Halbwertszeit 70 Tage.
- Die lipophile Substanz reichert sich in Fett, Knochenmark, Haut und RES an, auch in Makrophagen, penetriert aber nicht in das Gehirn.
- Ausscheidung in geringer Menge mit dem Harn und Schweiß, in größerer Menge mit der Galle.

Nebenwirkungen: Clofazimin ist in niedriger Dosis (tgl. 100 mg) im Allgemeinen gut verträglich. Häufig sind rote bis braunschwarze Verfärbungen der Haut und der leprösen Läsionen, besonders an lichtexponierten Stellen bei hellhäutigen Patienten, Verfärbung der Haare, der Augenbindehaut und der Tränen, Verfärbung von Schweiß, Sputum, Urin und Stuhl. Seltener sind trockene Haut, Ichthyosis, Photosensibilität, akneähnliche Eruptionen, andere Hautausschläge. Nicht selten sind Nausea, Erbrechen, heftige Bauchschmerzen, Durchfall, Appetitlosigkeit, Gewichtsverlust, vor allem wenn hohe Dosen über längere Zeit (> 3 Monate) verabreicht werden. Es können ein Milzinfarkt, ein Darmverschluss oder Magen-Darm-Blutungen auftreten. Auch Sehstörungen, zentralnervöse Störungen und Depressionen sind möglich.

Indikationen:
- Initialbehandlung einer multibazillären Lepra in Dreierkombination über mindestens 2 Jahre (zur Verhinderung einer Bakterienresistenz).
- Behandlung einer lepromatösen Lepra, auch Sulfon-resistenten Lepra (im Rahmen einer Kombinationstherapie).
- Behandlung eines Erythema nodosum leprosum (nicht wirksam bei anderen Lepra-assoziierten Entzündungsreaktionen). Stets in Kombination mit einem oder zwei Antilepramitteln anwenden (jahrelang).
- Therapie von Infektionen durch empfindliche Mykobakterien (z. B. M. avium).

K **Kontraindikationen:** Schwangerschaft, schwere Leber- oder Niereninsuffizienz.

Applikation und Dosierung:
- Zur **Initialbehandlung** einer multibazillären Lepra gibt man tgl. 50 mg oral und zusätzlich 1 × im Monat 0,3 g (während der ersten Monate der Langzeittherapie mit Dapson). WHO-Schema siehe unter Dapson (S. 264).
- Bei **Dapson-Resistenz** der Lepra sind tgl. 100 mg oral in Kombination mit einem oder zwei Antilepramitteln für 3 Jahre zu nehmen, danach nur noch Clofazimin (tgl. 100 mg).
- Bei **Erythema nodosum leprosum** ist die Anti-Lepratherapie fortzusetzen und bei drohender Nervenschädigung oder Hautulzeration zusätzlich ein Cortico-

steroid erforderlich. Wenn dieses über längere Zeit gegeben werden muss, kann die tägliche Gabe von 100 (bis 200) mg Clofazimin nützlich sein, um die Corticosteroid-Dosis zu reduzieren oder um auf das Corticosteroid verzichten zu können. Sobald die Leprareaktion unter Kontrolle ist, reduziert man bis zur gerade noch wirksamen Suppressivdosis.
- Bei **disseminierten Infektionen** durch M. avium intracellulare (bei AIDS-Patienten) gibt man täglich 0,1–0,3 g oral (stets in Kombination mit mindestens einem zweiten wirksamen Mittel).

Die Kapseln sollten immer mit der Mahlzeit oder mit etwas Milch eingenommen werden. Bei Magen-Darm-Beschwerden sollte die Dosis reduziert werden. Bei Langzeitbehandlung und bei vorausgegangenen Leber- und Nierenerkrankungen sind die Leber- und Nierenfunktion in vierwöchigen Abständen zu kontrollieren.

B **Beurteilung:** Lepratherapeutikum mit zahlreichen Nebenwirkungen.

TMC207 (Bedaquin)

Handelsnamen: Bedaquin (vormals TMC207 und R207910); Tibotec (von Janssen Pharmaceuticals entwickelt).

Eigenschaften: Bedaquin ist der erste Vertreter einer neuen Substanzklasse, der Diarylchinoline, mit einer breiten Wirkung gegen viele Spezies der Mykobakterien. Zwar sind Diarylchinoline mit der Substanzklasse der Chinolone verwandt, durch ihre strukturellen Unterschiede ergeben sich jedoch auch unterschiedliche Wirkungsweisen. Bedaquin eröffnet neue Möglichkeiten vor allem in der Behandlung multiresistenter Tuberkuloseerkrankungen. Hinzu kommen erste vielversprechende Versuche, das alte tuberkulostatische Standardregime durch Verminderung der Substanzkombinationen und/oder Verkürzung der Therapiedauer zu revolutionieren.

Wirkung: Bakterizide Wirkung auf humane Tuberkelbakterien und andere Mykobakterien wie M. leprae auch in der latenten (nicht replikativen Phase). Diarylchinoline hemmen mit einem neuen Wirkungsmechanismus sehr spezifisch eine oligomere Untereinheit C (Protonenpumpe) der mykobakteriellen ATP-Synthase und damit die ATP-Synthese, in deren Folge es zum Absterben der Bakterien kommt. Die Wirkung von Bedaquin entspricht der von drei Standardtuberkulosemittel zusammen und potenziert in Kombination deren Effekte.

Pharmakokinetik:
- Resorption: Maximale Blutspiegel nach 4 h.
- Mittlere MHK von M. tuberculosis einschließlich von MDR-Stämmen: 0,03 µg/ml.
- Bedaquin zeigt in vitro eine zeitabhängige Aktivität (T > MHK), die in vollem Umfang erst nach siebentägiger Behandlung erreicht werden kann.
- Maximale Serumkonzentrationen (nach einmaliger oraler Gabe von 25, 100 oder 400 mg dosisunabhängig) etwa 4 h (t_{max}) mit jeweils im Mittel 320, 1,210 und 5,500 ng/ml (C_{max}).
- Halbwertszeit etwa 24 h mit linearer Pharmakokinetik (C_{max} und AUC) bis 700 mg Bedaquin.
- Hohe Metabolisierungsrate. Gute Gewebediffusion und Liquorgängigkeit.

Nebenwirkungen: Unter Studienbedingungen mit wenigen Patienten bisher gute Verträglichkeit. Im Vordergrund bisheriger Untersuchungen stehen lediglich eine leichte Übelkeit und eine geringe, aber signifikante Verlängerung der QT-Zeit (< 500 ms). Bisher keine Hinweise auf Leber- oder Nierentoxizität sowie Blutbildveränderungen.

Interaktionen: Im Rahmen einer Interaktionsstudie konnte gezeigt werden, dass die gleichzeitige Gabe von Rifampicin (10 mg/kg KG) bei einer einmaligen Gabe von 300 mg Bedaquin diese Serumspiegel erniedrigt, mit einer Halbierung der AUC (0–336 h). Hieraus ergeben sich Anhaltspunkte dafür, dass der Metabolismus von Bedaquin durch Rifampicin induziert wird. In Kombination mit einem NNRTI (Sustiva) zeigten sich keine relevanten Veränderungen der Wirkspiegel im Blut.

Indikation: Initial- oder Folgebehandlung einer multiresistenten Tuberkulose. Hohes Potenzial zur Verkürzung der Behandlungsdauer gegenüber der Standardbehandlung in Kombinationstherapie.

K **Kontraindikationen:** Bekannte Unverträglichkeit. Vorsicht bei vorbestehender QT-Zeit-Verlängerung!

Applikation und Dosierung: Oral bei Erwachsenen in einer Einmaldosis von tgl. 400 mg. Unterschiedliche Dosierungsschemata befinden sich noch in klinischer Prüfung, einschl. der Dosierung für Kinder. Bei nachweislich auch dosisabhängiger Aktivität wird sich die Erhaltungsdosis (zzt. tgl. 200 mg nach einer doppelten, z. B. 14-tägigen Initialdosis) wesentlich nach dem Spektrum der unerwünschten Begleitwirkungen in der Kombinationstherapie richten.

B **Beurteilung:** Vielversprechende, bakterizide Substanz der Tuberkulosebehandlung mit hohem Potenzial, die Behandlungsdauer zu verkürzen und evtl. noch zu wählende Kombinationspartner einzusparen. Wegen des neuartigen Wirkmechanismus bisher die beste Alternative zur Behandlung der MDR-Tuberkulose! Bisher beste Ergebnisse in Kombination mit Moxifloxacin.

2 Virostatika

Einteilung: Die systemisch anwendbaren Virostatika gehören je nach Wirkungsmechanismus verschiedenen Gruppen an (Tab. 2-1). Sie hemmen spezifisch das Einschleusen der Viren in die Zelle oder bestimmte Schritte der Virusvermehrung in den Zellen, wie z. B. die Penetration und Entfernung der Eiweißhülle (Amantadin), die Replikation und Synthese von DNA-Strängen (Nukleosidanaloga), die Zusammensetzung des Virus vor oder mit dem Ausschleusen aus der Zelle. Ihre Wirksamkeit richtet sich stets auch nach der Art einer Virusinfektion.

Es gibt keine Universalmittel gegen Viren und es wird vermutlich auch nie etwas Ähnliches geben!

Prinzipiell kann man Virusinfektionen wie folgt unterscheiden (auch wenn Übergänge möglich sind):

- **lytische Infektionen**, bei denen virusinfizierte Zellen absterben,
- **persistierende Infektionen**, bei denen sich die Viren in der Zelle vermehren, die Zelle aber überlebt,
- **latente Infektionen**, bei denen die Virusvermehrung ruht.

Tab. 2-1 Übersicht über die Gruppen verfügbarer, systemisch wirksamer Virostatika.

Gruppe	Generischer Name	Handelsname	Hauptindikation
Nukleosidanaloga	Aciclovir	Zovirax	HSV-Infektion, Varizella-zoster-Infektion
	Valaciclovir	Valtrex	
	Famciclovir	Famvir	
	Brivudin	Helpin	nur HSV-1-Infektion
	Ganciclovir	Cymeven	CMV-Infektion
	Valganciclovir	Valcyte	
	Cidofovir	Vistide	
	Ribavirin	Virazole, Rebetol	Hepatitis C, Arenaviren u. a.
	Entecavir	Baraclude	Hepatitis B
	Adefovir	Hepsera	
	Zidovudin (ZDV)	Retrovir	HIV-Infektion
	Didanosin (DDI)	Videx	
	Zalcitabin (DDC)	Hivid	
	Stavudin (D4T)	Zerit	
	Lamivudin (3TC)	Epivir	HIV-Infektion, Hepatitis B
	Abacavir	Ziagen	
Nukleotidanaloga	Emtricitabin	Emtriva, Coviracil	HIV-Infektion
	Tenofovir	Viread	HIV-Infektion, Hepatitis B

Antiinfektiva

Tab. 2-1 Übersicht über die Gruppen verfügbarer, systemisch wirksamer Virostatika. *(Fortsetzung)*

Gruppe	Generischer Name	Handelsname	Hauptindikation
Protease-Inhibitoren	Saquinavir	INVIRASE, FORTOVASE	HIV-Infektion
	Indinavir	Crixivan	
	Ritonavir	Norvir	
	Nelfinavir	Viracept	
	Amprenavir	Agenerase	
	Fosamprenavir	Tipranavir	
	Atazanavir	Reyataz	
	Lopinavir	Kaletra	
	Tipranavir	Aptivus	
	Darunavir	Prezista	
	Telaprevir	Incivo	Hepatitis C
	Boceprevir	Victrelis	
nichtnukleosidische Reverse-Transkriptase-Inhibitoren	Delavirdin	Rescriptor	HIV-Infektion
	Nevirapin	Viramene	
	Efavirenz	Sustiva, Atripla	
	Etravirin	Intelence	
	Edurant	Eviplera	
	Rilpivirin		
Eintritts-Inhibitoren (Fusions-Hemmer)	Enfuvirtid	Fuzeon	HIV-Infektion
Pyrophosphatanaloga	Foscarnet	Foscavir	CMV-Infektion
Neuraminidase-Inhibitoren	Zanamivir	Relenza	Influenza A, B
	Oseltamivir	Tamiflu	
Zytokine	Alpha-Interferon	Roferon	Hepatitis B, C (chronisch)
		IntronA	
Penetrations-Inhibitoren	Amantidin	Grippin u. a.	Influenza A

CMV = Zytomegalie-Virus; HSV = Herpes-simplex-Virus; HIV = humanes Immundefizienz-Virus.

Bei lytischen Virusinfektionen (z. B. Influenza) kommt es sehr darauf an, die Penetration des Virus in die Zelle zu verhindern. Bei persistierenden Virusinfektionen (z. B. AIDS) kann ein Virostatikum zwar die Virusvermehrung hemmen, ggf. auch Infektionen von neu gebildeten Zellen verhindern, die in den Zellen vorhandenen Viren aber nicht abtöten. Um latente Virusinfektionen ohne absehbaren Zelltod zu behandeln bzw. zu eliminieren, müssten Viruspartikel aus der Zelle (Genmaterial) herausgeschnitten werden – eine derzeit noch futuristische Möglichkeit der Heilung und gleichwohl ehrgeiziges Feld der Virusforschung.

Im Allgemeinen werden recht spezielle metabolische Schritte der Viren inhibiert. Im Gegensatz zur antibakteriellen Therapie

gibt es derzeit noch nahezu keine Virostatika mit breiterem Wirkungsspektrum – immerhin vermögen Substanzen wie Ribavirin, Aciclovir und Tenofovir schon zwei unterschiedliche Virusarten zu hemmen. Gegen die jeweiligen Virusinfektionen helfen nur ganz spezielle Mittel und oft langfristig nur in Mehrfach-Kombinationen. Die antivirale Therapie ist mit ihren vielen neu zugelassenen Substanzen wesentlich verbessert worden, wurde aber auch so zu einem unübersichtlichen und hochkomplizierten Gebiet. Aus **praktischen Gründen** lässt sich die antivirale Therapie derzeit in eine Therapie der HIV-Infektion, eine Therapie der Hepatitiden sowie eine Therapie der Herpesvirus-Infektionen und der anderer Virusinfektionen (Influenza, Lassa etc.) unterscheiden.
Die HIV-Therapeutika gliedern sich bislang in folgende vier sehr uneinheitliche Gruppen:

- nukleosidische Reverse-Transkriptase-Inhibitoren (NRTI, Nukleoside oder Nukes),
- nichtnukleosidische Reverse-Transkriptase-Inhibitoren (NNRTI, Non-Nukleoside oder Non-Nukes),
- Protease-Inhibitoren (PI),
- Substanzen mit unterschiedlichen Wirkungsmechanismen wie z. B. Eintritts- und Fusions-Inhibitoren, Attachment-Inhibitoren wie CCR5-/CXCR4-Antagonisten, Integrase- und Maturations-Inhibitoren.

Die antiretrovirale Therapie und die dafür benötigten Substanzen sind im letzten Jahrzehnt ein spezielles Thema geworden. Es werden in diesem Kapitel daher zuerst die allgemeinen Virostatika abgehandelt. Da es zurzeit sehr viele experimentelle Substanzen gibt, werden nur zugelassene bzw. bereits sehr weit entwickelte und geprüfte Substanzen behandelt. Mit einer Vielzahl neuer Derivate und Zulassungen ist noch zu rechnen.

Resistenz: Die Resistenzentwicklung spielt bei der Therapie chronischer Virusinfektionen eine wesentlich größere Rolle als bei bakteriellen Infektionen. Eine Resistenz kann während der Therapie bereits nach kurzer Behandlungsdauer entstehen. Die Entwicklung einer Resistenz beruht in der Regel auf Mutationen im viralen Genom. Der Selektionsdruck des Virostatikums führt dann zur Vermehrung der resistent gewordenen Subpopulation. Resistente Subpopulationen sind übertragbar, können unterschiedlich in verschiedenen Kompartimenten auftreten und auch schon vor Behandlungsbeginn vorhanden sein, ohne dass diese Resistenzen immer durch herkömmliche Tests erkennbar sind. Resistenzen sind mithin heute die häufigste Ursache für die Unwirksamkeit einer Behandlung.

> Faktoren, die eine Resistenzentwicklung begünstigen, sind eine besonders starke Virusvermehrung, eine hohe intrinsische Mutationsrate (bei RNA-Viren häufiger als bei DNA-Viren) und der Grad des Selektionsdrucks durch das Medikament (v. a. bei längerer oder wiederholter Gabe). Erfahrungsgemäß kommt eine Virostatika-Resistenz bei immunsupprimierten Patienten häufiger vor als bei immunkompetenten Patienten. Resistenzphänomene sind mittlerweile das Hauptproblem bei der antiviralen Therapie.

Kombinationstherapie: Eine kombinierte Anwendung von Virostatika mit verschiedenen Angriffspunkten hat bei lang dauernden Virusinfektionen den Zweck, die antivirale Wirkung zu verstärken, Dosierung einzusparen (Verminderung der Toxizität) und v. a. eine Resistenzentwicklung der Viren zu verhindern. Durch eine Kombination kann die Wirksamkeit auch dadurch verbessert werden, dass die Kombinationspartner auf resistente Subpopulationen in einem Virusstamm unterschiedlich und auf bestimmte Körperzellen und Gewebe besser wirken. Schließlich können Resistenzmutationen mit verminderter Wirksamkeit einer Substanz gleichzeitig zu einer verbesserten Wirksamkeit bei einer anderen Substanz führen.

Topische Anwendung: Durch die topische Anwendung von Virostatika auf der Kornea, Haut oder Schleimhaut können am Wirkungsort höhere Konzentrationen erreicht werden als bei systemischer Anwendung - vorausgesetzt, dass das Virostatikum natürliche Barrieren wie verhorntes Epithel oder Sekrete überwinden kann. Positive Erfahrungen gibt es z. B. bei der topischen Behandlung der Herpes-simplex-Keratitis und bei der inhalativen Applikation eines Neuraminidase-Inhibitors zum Schutz gegen Influenzaviren. Da Virusinfektionen und -replikationen stets intrazellulär ablaufen, sind die Möglichkeiten einer topischen Therapie begrenzt.

2.1 Reverse-Transkriptase-Inhibitoren

Nukleoside (NRTI)

Alle Nukleosidanaloga basieren auf unterschiedlichen Nukleinsäure-Bausteinen wie Thymidin oder Cytidin und müssen - um wirksam zu werden - erst intrazellulär durch mehrfache Phosphorylierung zu Triphosphat-Derivaten umgebaut werden. Sie hemmen dann die reverse Transkriptase, das Umschreiben der viralen RNA in die DNA der Viren. Durch Einbau der »falschen« anstelle der physiologischen Nukleoside entstehen keine intakten Phosphodiesterbrücken zur Doppelstrangbildung mit der Folge des DNA-Kettenabbruchs. Trotz genereller Ähnlichkeiten der Nukleoside sind ihre Wirkungsmechanismen nicht genau identisch und es besteht keine komplette Kreuzresistenz.
Substanzen zur Behandlung der Hepatitis B sind in Tab. 2.1-1 aufgelistet.

Zidovudin

Synonyma: Azidothymidin, AZT, ZDV.

Handelsname: Retrovir.

Eigenschaften: Zidovudin ist die Pioniersubstanz der antiretroviralen Therapie. Auch wenn mittlerweile nur noch eine Reservesubstanz, so sind doch die wichtigsten Prinzipien der HIV-Therapie mit dieser Substanz innerhalb von 20 Jahren seit 1987 entwickelt worden. Zidovudin ist ein Analogon des Nukleosids Thymidin (Strukturformeln s. Abb. 2.5-1, S. 344), bei dem die 3'-Hydroxy-Gruppe durch eine Azido-(N_3H-)Gruppe ersetzt ist. Es wirkt als Virostatikum, aber auch unter hohen Dosierungen bis tgl. 1 g muss bei Monotherapie spätestens nach 6 Monaten mit Resistenz und Wirkverlust gerechnet werden.

Wirkungsweise: Nach Resorption wird Zidovudin von den Körperzellen aufgenommen und dort von körpereigenen zellulären Kinasen durch dreifache Phosphorylierung aktiviert. Das Zidovudintriphosphat lagert sich an die reverse Transkriptase an, für die es eine 100-fach stärkere Affinität hat als für die körpereigenen zellulären DNA-Polymerasen. Bei der Transkription der viralen RNA in die virale DNA, die Thymidin-abhängig ist, wird Zidovudin von der reversen Transkriptase als Thymidin anerkannt und in das DNA-Molekül eingebaut. Hierdurch wird die Replikation der Virus-DNA abgebrochen. In Zellkulturen wirkt Zidovudin in Kombination mit Zalcitabin, Didanosin, Lamivudin, Saquinavir, Indinavir, Ritonavir, Nevirapin, Delavirdin und Alpha-Interferon additiv oder synergistisch. Ein Antagonismus ist in vitro vorhanden zwischen Zidovudin und Stavudin.

Resistenz: Primäre Resistenzen sind immer selten. Eine sekundäre Resistenz entwickelt sich bei den meisten AIDS-Patienten nach sechsmonatiger oder längerer Behandlung

Tab. 2.1-1 Zur Behandlung der chronischen Hepatitis B zugelassene antivirale Substanzen.

	IFN-α	PEG-IFN	LAM	ADV	ETV	TBV	TDF
Dosis	5 Mio. IE/Tag	180 µg/Woche	100 mg/Tag	10 mg/Tag	0,5 mg/Tag	600 mg/Tag	300 mg/Tag
Applikation	s. c.	s. c.	oral	oral	oral	oral	oral
Dauer der Studien (Zul.)	4 Monate	48 Wochen	48–52 Wochen	48 Wochen	48 Wochen	52 Wochen	48 Wochen
Verträglichkeit	schlecht	schlecht	sehr gut	mäßig	sehr gut	gut	gut
HBeAg-Serokonversion	18–20 %	27 %	16–21 %	12 %	21 %	22 %	21 %
log_{10}-HBV-DNA, Reduktion:							
• HBeAg-positiv	?	4,5	5,5	3,5	6,9	6,5	6,2
• HBeAg-negativ	?	4,1	4,7	3,9	5,0	5,2	4,6
HBV-DNA, PCR-negativ:							
• HBeAg-positiv	?	25 %	44 %	21 %	67 %	60 %	76 %
• HBeAg-negativ	?	63 %	73 %	64 %	90 %	88 %	93 %
ALT-Normalisierung:							
• HBeAg-positiv	?	39 %	75 %	61 %	68 %	77 %	68 %
• HBeAg-negativ	?	38 %	79 %	77 %	78 %	74 %	76 %
HBsAg-negativ unter Therapie	bis zu 8 %	3–4 %	≤ 1 %	0 %	2 %	< 1 %	3 %
virale Resistenz:							
• 1. Jahr	keine	keine	10–32 %	keine	keine	3–5 %	0 %
• 2. Jahr	keine	keine	22–42 %	3–20 %	≤ 1 %	9–22 %	0 %
• 3. Jahr	–	–	bis 53 %	11 %	≤ 1 %	–	–
• 5. Jahr	–	–	bis 70 %	29 %	–	–	–
Kosten	100 %	300 %	30 %	110 %	150 %	100 %	100 %

ADV = Adefovir; ETV = Entecavir; IFN = Interferon; LAM = Lamivudin; PEG-IFN = Peginterferon-α; TBV = Telbivudin; TDF = Tenofovir.

allein mit Zidovudin. Die Resistenzzunahme erfolgt relativ langsam und stufenweise. Eine Monotherapie führt nach klinischem Ansprechen zu einem klinischen Therapieversagen nach 6–12 Monaten. Grad und Häufigkeit der Resistenz sind nicht nur von der Virämie, sondern auch vom CD4-Gehalt des Blutes und von der Therapiedauer abhängig. Nach einjähriger Monotherapie haben etwa 90 % der Patienten eine verminderte Virusempfindlichkeit gegen Zidovudin. Zidovudin-resistente HIV-Stämme können gleichzeitig gegen Didanosin, Zalcitabin, Lamivudin und Stavudin resistent sein (inkomplette Kreuzresistenz). Ribavirin antagonisiert die antivirale Wirkung von Zidovudin.
Resistenz gegen Zidovudin ist anzunehmen bei einer (!) oder mehreren Mutationen, vor allem am Reverse-Transkriptase-Codon: 41, 67, 69 (!), 70, 151, 210, 215 (!) und 219 (typische Resistenzmutationen).

Pharmakokinetik:

- Zidovudin wird bei oraler Gabe gut resorbiert (Bioverfügbarkeit etwa 65 %). Bei Aufnahme mit der Nahrung ist die Resorption verzögert. Nach wiederholter oraler Verabreichung von 0,25 g (alle 4 h) werden mittlere Serumspitzenspiegel von 0,6–1,2 mg/l gefunden.
- Halbwertszeit im Serum 1 h; intrazelluläre Halbwertszeit viel länger.
- Plasmaeiweißbindung 35 %.
- Die Liquorspiegel betragen 25–50 % der Serumspiegel. Gute Penetration in Hirngewebe. Zidovudin passiert die Plazenta (Plasmaspiegel von Mutter und Kind bei der Geburt etwa gleich).
- Ausscheidung überwiegend durch die Nieren (durch glomeruläre Filtration und tubuläre Sekretion), und zwar nach oraler Gabe zu 14 % unverändert, zu 75 % als Glucuronid. Bei Niereninsuffizienz kumuliert der nicht antiviral wirksame Hauptmetabolit (das Glucuronid GZDV) stärker als Zidovudin. Bei Hämo- und Peritonealdialyse wird nur wenig Zidovudin entfernt.
- Bei Neugeborenen beträgt die Halbwertszeit in den ersten Lebenstagen 13 h, in der 2. Lebenswoche 3 h, in der 3.–4. Lebenswoche 2 h.

Nebenwirkungen: Eine dosisabhängige Knochenmarkdepression findet regelmäßig statt. Eine ausgeprägte makrozytäre Anämie tritt nach etwa sechswöchiger Behandlung fast regelhaft, eine Neutropenie nach vierwöchiger Behandlung hingegen selten auf. Die Blutbildveränderungen sind bei fortgeschrittener HIV-Infektion häufiger, aber zumeist nach Absetzen schnell reversibel. Bei starker Anämie und Neutropenie sollte auf vergleichbare Substanzen umgestellt werden. Gelegentlich sind Bluttransfusionen erforderlich. Dann kann auch die Gabe von G-CSF (Granulozyten-stimulierender Faktor) oder Erythropoetin sinnvoll sein. Während der Behandlung sind regelmäßige Blutbildkontrollen notwendig – ein erhöhtes MCV (> 100) allein ist pathognomonisch bei regelmäßiger Einnahme. Als weitere Nebenwirkungen kommen Übelkeit, Erbrechen, Diarrhoen, Bauchschmerzen, Haut-, Schleimhaut- und Nagelpigmentationen, Fieber, Myalgien, Parästhesien, epileptiforme Krämpfe und Gewichtsabnahme vor. Vor allem mit den gastrointestinalen Beschwerden muss innerhalb der ersten Wochen der Einnahme gerechnet werden, die dann nicht selten zu Therapieabbrüchen führen. Bei längerer Therapie mit Zidovudin kann sich eine Myopathie oder Myositis entwickeln. Eine starke Hepatomegalie mit Leberverfettung und Laktatazidose ist selten, kann aber tödlich ausgehen. Das Nebenwirkungsrisiko ist bei gestörter Leberfunktion generell erhöht.

Interaktionen: Die gleichzeitige Gabe von Paracetamol kann die Hämatotoxizität von Zidovudin verstärken. Eine Verstärkung der Zidovudin-Nebenwirkungen ist durch

Medikamente möglich, welche in der Leber glucuronidiert oder durch andere Leberenzyme abgebaut werden. Dazu gehören u. a. Acetylsalicylsäure, Morphin, Indometacin, Ketoprofen, Oxazepam, Cimetidin und Clofibrat. Auch potenziell nephrotoxische oder knochenmarkschädigende Medikamente (z. B. Ganciclovir, Alpha-Interferon, Dapson, Pyrimethamin, Sulfadiazin, Flucytosin, Zytostatika) können das Risiko von Zidovudin-Nebenwirkungen erhöhen. Eventuell besteht eine Alkoholintoleranz. Interaktionen mit anderen Medikamenten, die in der Leber stark metabolisiert werden, sind möglich. Methadon, Fluconazol und Valproinsäure können die Plasmaspiegel von Zidovudin erhöhen, während Phenobarbital und Rifampicin die Plasmaspiegel erniedrigen (durch verstärkten Abbau). Verstärkte Neurotoxizität (Somnolenz usw.) ist bei gleichzeitiger Gabe von Zidovudin und Aciclovir möglich.

Indikationen: Kombinationstherapie der HIV-Infektion (AIDS oder AIDS-related complex), insbesondere bei:

- T4-Lymphozytopenie < 350/µl,
- klinischem Fortschreiten der HIV-Infektion und Manifestation von AIDS,
- starker Virämie,
- HIV-Enzephalopathie und/oder nachweislich hoher »Viruslast« im Liquor.

Das Auftreten einer M184 V-Resistenz (vor allem isoliert oder mit wenigen zusätzlichen TAMs) bewirkt eine besondere Resensitivierung und damit Wirksamkeit von Zidovudin.
Wegen guter Penetration ins Hirngewebe und akzeptablen Liquorspiegeln ist Zidovudin (ohne Resistenz) immer noch 1. Wahl zur Behandlung der ZNS-Infektionen mit HIV.
Eine i. v. Applikation kann bei fortgeschrittenen Erkrankungen und bei Stichverletzungen notwendig sein.

Grundregel der antiretroviralen Therapie: Zidovudin darf grundsätzlich nur in Kombination mit zwei weiteren antiretroviralen Mitteln angewandt werden.

K **Kontraindikationen:** Gravidität in den ersten 14 Wochen, Neugeborene mit stark erhöhten Transaminasespiegeln im Serum (mehr als 5-fach über der Norm), Terminalstadium von AIDS, Neutropenie (< 750/µl), Hämoglobingehalt unter 7,5 g/dl. Frauen dürfen während der Behandlung nicht schwanger werden, Männer sollen während und nach der Behandlung keine Kinder zeugen. Wegen Antagonismus keine Kombination mit Stavudin (d4T) und Ribavirin. Vorsicht mit Ganciclovir, Co-trimoxazol, Pyrimethamin und anderen myelosuppressiven Medikamenten.

Applikation und Dosierung: In der Frühzeit von AIDS wurde Zidovudin häufig viel zu hoch dosiert, woraus verstärkte Nebenwirkungen resultierten.
Oral gelten aktuell folgende Dosierungen je nach *Körpergewicht*:

- Kinder:
  - 4–9 kg KG: 12 mg/kg KG 2 × tgl.
  - 9–30 kg KG: 9 mg/kg KG 2 × tgl., höchstens 300 mg 2 × tgl.
- Erwachsene und Kinder > 30 kg KG: 2 × tgl. 0,25 g oder 2 × tgl. 0,3 g.

Für Kinder mit einem Körpergewicht < 4 kg liegen keine ausreichenden Daten für eine spezifische Dosierungsempfehlung vor. Entsprechende Dosierung nach der *Körperoberfläche*:

- Kinder > 3 Monate: 180 mg/m² KOF alle 12 h (max. 200 mg/m² alle 12 h) als Lösung, Sirup oder Kapseln.

Bei Hb-Werten zwischen 7,5 und 9 g/dl und bei Neutrophilenzahlen zwischen 750 und 1 000/µl wird die Tagesdosis reduziert, bei weiterem Absinken der Werte die Therapie unterbrochen. Im Allgemeinen bessert sich dann das Blutbild nach 2 Wochen und die Behandlung kann mit einer niedrigen Dosis fortgesetzt werden. Dabei kann Erythropoetin oder G-CSF (Granulozyten-stimulierender Faktor) zusätzlich gegeben werden. Eine normale Zidovudin-Dosierung ist oft erst 2–4 Wochen nach Besserung des Blutbildes wieder möglich.

Eine Zidovudin-Therapie ist grundsätzlich eine Langzeit-Therapie (Ausnahme: Postexpositions- bzw. akute Transmissionsprophylaxe).

Bei **schwerer Niereninsuffizienz** (Kreatinin-Clearance < 20 ml/min und Hämodialyse) wird die orale Tagesdosis auf 0,3 g reduziert. Bei **Leberinsuffizienz** Reduktion der Dosis auf 3 × 0,1 g.
Bei **i. v. Applikation** von Zidovudin:
- Kinder: 80–160 mg/m^2 KOF alle 6 h.
- Erwachsene (70 kg KG): 1,9 mg/kg KG alle 4 h.

Sobald wie möglich geht man auf eine orale Applikation über. Zidovudin muss verdünnt und langsam über 1 h infundiert werden.
Dosierung zur **Vermeidung einer maternofetalen HIV-Transmission:**
- Nach der 14. Schwangerschaftswoche und bis zum Einsetzen der Wehen tgl. 500 mg in 5 ED à 100 mg Zidovudin als Kapsel oder Lösung.
- Nach Einsetzen der Wehen und während der Entbindung wird Zidovudin als i. v. Infusion von initial 2 mg/kg KG über 1 h, gefolgt von 1 mg/kg KG als Dauerinfusion bis zur Durchtrennung der Nabelschnur gegeben.
- Dann erhält das Neugeborene oral 2 mg/kg KG alle 6 h, beginnend innerhalb 12 h nach der Geburt (für 6 Wochen).
- Ist eine orale Gabe nicht möglich, wird Zidovudin in einer Dosierung von 1,5 mg/kg KG über 30 min als Infusion (ebenfalls alle 6 h) verabreicht.

Handelsformen:
- Kapseln à 0,1 und 0,25 g.
- Filmtabletten à 0,3 g.
- Lösung für orale Gabe (10 mg/ml), in der Schweiz auch Sirup für Kinder (10 mg/ml).
- Infusionsflasche mit 0,2 g.
- In fester Kombination mit Lamivudin in Combivir® und mit Lamivudin plus Abacavir in Trizivir® mit jeweils 0,3 g Zidovudin.

B **Beurteilung:** Zidovudin war die klassische Standard- und Pioniersubstanz der antiretroviralen Chemotherapie. Keine andere Substanz wurde innerhalb von 20 Jahren so oft hinsichtlich Mono-, Kombinations- und Langzeitbehandlung überprüft. In der unkomplizierten Erstbehandlung der HIV-Infektion hat Zidovudin seinen Platz vor allem wegen des ungünstigen Wirkung-Nebenwirkung-Verhältnisses verloren – auch aufgrund der notwendigen 2 × tgl. Gabe. Als einziges (neben Enfuvirtid) i. v. applizierbares HIV-Medikament und wegen seines guten pharmakologischen »Neuroprofils« ist Retrovir aber weiterhin unverzichtbar bei der antiretroviralen Kombinationsbehandlung spezieller Erkrankungen und Patienten. In Therapieformen wie mit dem Dreifachkombinationspräparat Trizivir und nahezu keinen Interaktionen sowie zur Verhinderung einer maternofetalen Übertragung sollte es weiterhin enthalten sein.

Didanosin

Synonyma: Didesoxyinosin, DDI.

Handelsname: Videx (Bristol-Myers Squibb).

Eigenschaften: Ebenso wie Zidovudin ein gut untersuchter, aber mittlerweile selten verwendeter NRTI der ersten Stunde.

Wirkungsweise: Didanosin ist ein Nukleosidanalogon, das die Replikation von HIV in Zellkulturen hemmt. Durch verschiedene körpereigene Enzyme wird Didanosin intrazellulär in das aktive Didesoxyadenosintriphosphat (ddATP) umgewandelt. Die Inkorporation von ddATP in die virale Desoxyribonukleinsäure terminiert die DNA-Kettenverlängerung und damit die Virusreplikation. Zusätzlich kann ddATP die Aktivität der reversen Transkriptase von HIV hemmen (durch Verdrängung des natürlichen Nukleosidtriphosphats). Didanosin wirkt klinisch ähnlich wie Zidovudin, es gibt Hinweise darauf, dass es in Monotherapie sogar wirksamer als Zidovudin ist. Es ist meist auch noch bei Resistenz gegen Zidovudin wirksam. Didanosin und Zidovudin können in vitro und in vivo synergistisch wirken.

Resistenz: Bei Patienten unter Monotherapie, die zuerst Zidovudin erhalten haben, kann bei einer anschließenden Didanosin-Behandlung die Empfindlichkeit von HIV gegen Didanosin in vitro allmählich abnehmen, während die Zidovudin-Empfindlichkeit z. T. wieder zunimmt. Bei Zidovudin-Versagen ist Didanosin vermutlich wirksamer als Stavudin.
Resistenz gegen Didanosin ist anzunehmen bei einer (L74V/I, Q151M) oder mehreren kombinierten Mutationen wie M41L + T69D + 215Y/F + K219Q/E – K70R – M184 V/I und K65R sowie Insertion am Codon 69.

Pharmakokinetik:

- Da Didanosin säureinstabil ist, müssen alle oralen Präparationen zusätzlich Puffersubstanzen enthalten, die den pH im Magen erhöhen.
- Die Bioverfügbarkeit ist bei Nüchterngabe 30–40 %, bei Aufnahme mit einer Mahlzeit schlechter.
- Halbwertszeit 1,6 h (aber intrazellulär 8–24 h). Liquorkonzentrationen ungefähr 20–40 % der Serumspiegel.
- Serumeiweißbindung < 5 %.
- Urin-Recovery etwa 20 % (unverändert). Als Metaboliten werden im Harn Hypoxanthin, Xanthin und Harnsäure ausgeschieden. Die weitere Umwandlung des aktiven Metaboliten Didesoxyadenosin ist nicht bekannt.

Nebenwirkungen: Nebenwirkungen sind stark dosisabhängig und treten bei geringerer Dosis meist erst nach längerer Einnahme auf.

- Eine **Pankreatitis** kommt bei längerer Therapie in bis zu 9 % der Fälle vor und äußert sich dann meist mit Bauchschmerzen, Übelkeit, Erbrechen, verminderter Glucosetoleranz und erhöhten Amylasewerten im Serum; sie kann tödlich enden! Auf eine beginnende Pankreatitis können ansteigende Triglyceridspiegel und abnehmende Kalziumspiegel im Serum hinweisen.
- Eine periphere **Neuropathie** wird in 30–40 % der Fälle beobachtet (nach Therapieunterbrechung werden von den meisten Patienten niedrigere Dosen wieder vertragen). Die Neuropathie wird an distalem Taubheitsgefühl, Prickeln und Schmerzen in den Füßen oder Händen erkannt. Das Risiko einer Pankreatitis und Neuropathie ist bei gestörter Nieren- oder Leberfunktion sowie bei Alkoholabusus erhöht.
- Mitochondriale Toxizität und Laktatazidosen mit z. T. tödlichem Ausgang wurden unter Didanosin-Kombinationstherapie beobachtet. Relativ häufig sind auch Durchfälle (18 %), selten dagegen Hautausschläge, ZNS-Depression, Stomatitis, Myalgien, Arthritis, Alopezie, Diabetes mellitus, Depigmentierung der Retina (bisher nur bei Kindern beobachtet), Hyperurikämie, Erhöhung der Transaminasen, des Bilirubins und der alkalischen Phosphatase im Serum sowie Leukopenie, Anämie oder Thrombozytopenie.

Interaktionen: Der Gehalt der Tabletten an Puffersubstanzen kann die Resorption eines gleichzeitig verabreichten Tetracyclin-Präparates oder Gyrase-Hemmers beeinträchtigen (daher erst 2 h später verabreichen). Vorsicht bei gleichzeitiger Gabe von Medikamenten, die als Nebenwirkung ebenfalls eine Pankreatitis hervorrufen können (Pentamidin i. v., evtl. auch Furosemid, Cimetidin, Sulfonamide u. a.). Medikamente, die als Nebenwirkungen eine periphere Neuropathie haben können (z. B. Cisplatin, Dapson, Isoniazid, Metronidazol, Vincristin, Phenytoin), sind gleichzeitig nur mit großer Vorsicht anzuwenden. Durch Ganciclovir ist eine Verstärkung der myelosuppressiven Wirkung möglich. Die gleichzeitige Einnahme von Didanosin mit Alkohol kann das Reaktionsvermögen stark beeinflussen (Alkoholverbot).

! Wegen möglicher Kreuzresistenz keine Kombination mit Stavudin (D4T). Eine Kombination mit Tenofovir sollte vermieden werden. Tenofovir erhöht C_{max} und AUC von Didanosin um 28–64 %. Die Didanosin-Dosis müsste deshalb rechnerisch mind. auf 250 mg reduziert werden, ohne dass dennoch Nebenwirkungen gut kalkulierbar sind. Auch Ganciclovir und Allopurinol erhöhen die Didanosin-Spiegel, während Methadon den Didanosin-Spiegel senkt (AUC).

Indikation: Kombinationstherapie der HIV-Infektion bei ausgewählten Resistenzproblemen (auch bei Zidovudin-Resistenz). Didanosin ist geeignet für Therapieformen, die nur 1 × tgl. eingenommen werden sollen oder die z. B eine gute Liquorpenetration erfordern.

K **Kontraindikationen:** Phenylketonurie (die Tabletten enthalten auch Phenylalanin). Vorsicht oder keine Anwendung bei bereits bestehender Pankreaserkrankung, Alkoholismus, Neuropathie, Leber- oder Niereninsuffizienz, bei Ribavirin-Therapie sowie bei Gravidität und in der Laktationsperiode.

Applikation und Dosierung:

Orale Nüchterngabe (mindestens 30 min vor oder > 2 h nach einer Mahlzeit) 1 × tgl. oder in 12-stündigem Intervall.

- **Kinder** (Dosierung nach der *Körperoberfläche;* empfohlene Tagesdosis 240 mg/m² KOF, in Kombination mit Zidovudin 180 mg/m² KOF):
  - 0,5 m² KOF: tgl. Gesamtdosis 120 mg/m² KOF. In Kombination mit Zidovudin tgl. Gesamtdosis 90 mg/m² KOF.
  - 1,0 m² KOF: tgl. Gesamtdosis 240 mg/m² KOF. In Kombination mit Zidovudin tgl. Gesamtdosis 180 mg/m² KOF.
  - 1,5 m² KOF: tgl. Gesamtdosis 360 mg/m² KOF. In Kombination mit Zidovudin tgl. Gesamtdosis 270 mg/m² KOF.
- **Erwachsene:**
  - > 60 kg KG: tgl. 400 mg als Tabletten (1 × 400 mg oder 2 × 200 mg).
  - < 60 kg KG: tgl. 250 mg als Tabletten (1 × 250 mg oder 2 × 125 mg).

Bei **Niereninsuffizienz** muss die Dosis angepasst werden:
- **> 60 kg KG**:
  - Kreatinin-Clearance > 60 ml/min: 2 × tgl. 200 mg oder 1 × tgl. 400 mg.
  - Kreatinin-Clearance 30–59 ml/min: 2 × tgl. 100 mg oder 1 × tgl. 200 mg.
  - Kreatinin-Clearance 10–29 ml/min: 1 × tgl. 150 mg.
  - Kreatinin-Clearance < 10 ml/min: 1 × tgl. 100 mg.
- **< 60 kg KG**:
  - Kreatinin-Clearance > 60 ml/min: 2 × tgl. 125 mg oder 1 × tgl. 250 mg.
  - Kreatinin-Clearance 30–59 ml/min: 2 × tgl. 75 mg oder 1 × tgl. 150 mg.
  - Kreatinin-Clearance 10–29 ml/min: 1 × tgl. 100 mg.
  - Kreatinin-Clearance < 10 ml/min: 1 × tgl. 75 mg.

Antiinfektiva

! Bei ersten Anzeichen für Pankreatitis Didanosin absetzen und prüfen, ob eine Pankreasschädigung vorliegt. Der Natriumgehalt von Tabletten und Pulver muss berücksichtigt werden. Regelmäßige Kontrollen der Serumamylase, der Leberwerte, der Harnsäure, des Blutbildes sowie bei Kindern des Augenfundus sind notwendig. Bei Niereninsuffizienz (CrCl ≤ 60 ml/min) Dosisreduktion beachten. Wegen Gefahr schwerer Nebenwirkungen bei gestörter Leberfunktion sollte der Einsatz von Didanosin vermieden werden!

Handelsformen:
- Magensaft-resistente Hartkapseln zu 125, 200, 250 und 400 mg.
- Als Pulver für Kinder Flaschen mit 2 g.

B **Beurteilung:** Gut überprüftes und wirksames Nukleosid zur Kombinationstherapie der HIV-Infektion. Geeignet zur Einmaldosierung. Wegen erheblicher Toxizität (Pankreatitis und Neuropathie) heute jedoch zur Langzeittherapie nicht mehr Mittel der ersten Wahl. Ohne Not muss – bei besseren Alternativen – heute auf den Einsatz von Didanosin gerade in Kombination mit anderen NRTIs verzichtet werden! Reservesubstanz für spezielle Therapie-(Resistenz-)Probleme.

Zalcitabin

Synonyma: Didesoxycytidin, DDC.

Handelsname: Hivid.

Eigenschaften: Zalcitabin war mit Zidovudin und Didanosin eines der ersten antiretroviralen Mittel. Es gehört zur Gruppe der Nukleosidanaloga und ist ein Analogon von 2'-Desoxycytidin.

Wirkungsweise: Nach Umwandlung durch körpereigene Enzyme zum Didesoxycytidintriphosphat (ddCTP) wird die reverse Transkriptase von HIV gehemmt und die virale DNA-Synthese durch Kettenabbruch beendet. Dagegen ist die menschliche DNA-Polymerase gegen die Wirkung des phosphorylierten Didesoxynukleosids (ddCTP) weniger empfindlich. Zalcitabin und Zidovudin wirken in vitro und in vivo auf HIV synergistisch. Die meisten Zidovudin-resistenten HIV-Stämme sind in vitro gegen Zalcitabin sensibel.

Resistenz: Unter der Therapie kommt es häufig und schnell zu einer Empfindlichkeitsabnahme der Erreger gegen Zalcitabin. Zalcitabin-resistente Stämme sind oft gleichzeitig gegen Didanosin resistent, z. T. auch gegen Stavudin (s. S. 282) und Lamivudin (s. S. 279). Durch die Kombination von Zidovudin mit Zalcitabin wird eine sekundäre Resistenzentwicklung gegen Zidovudin nicht verzögert. Resistenz gegen Didanosin ist anzunehmen allein bei T69D- und -65-Mutationen, vor allem aber bei Q151M-Mutationen in Kombinationen wie auch bei den TAMS: 184, 75, 74, 69 und 219, 215, 210, 118, 116, 77, 70, 67, 62, 44 sowie 41.

Pharmakokinetik:
- Zalcitabin wird nach oraler Nüchterngabe zu > 80 % resorbiert, bei Aufnahme mit einer Mahlzeit beträchtlich weniger.
- Nach 0,03 mg/kg oral finden sich Spitzenspiegel im Serum von 0,02–0,04 mg/l.
- Die Halbwertszeit im Blut ist 1–2 h, die intrazelluläre Halbwertszeit beträgt 3–4 h.
- Plasmaeiweißbindung < 4 %.
- Die Liquorspiegel betragen 10–35 % der Serumspiegel.
- Urin-Recovery 60 % (unverändert). Der Hauptmetabolit ist Didesoxyuridin, welches zu 15 % in Urin und Fäzes ausgeschieden wird.

Nebenwirkungen: In den ersten Wochen der Behandlung sind eine mäßige Dermatitis und Mukositis häufig, die auch ohne Therapieunterbrechung zurückgehen können. Im 2. und 3. Monat treten dosisabhängig oft

Zeichen einer schweren peripheren Neuropathie auf (Taubheitsgefühl, Kribbeln, Schmerzen an Füßen und Händen), die auch nach Therapieunterbrechung noch fortschreiten können und z. T. irreversibel sind. Eine Pankreatitis ist selten. Weitere seltene Nebenwirkungen sind orale Geschwüre, Geschwüre in der Speiseröhre, Anämie, Leukozytopenie, Neutropenie, Thrombozytopenie. Eine Lebertoxizität kann sich in einer Laktatazidose, in starker Lebervergrößerung (mit Leberverfettung) oder tödlichem Leberversagen äußern. Deshalb ist große Vorsicht bei schon bestehender Lebererkrankung, Hepatitis, erhöhten Leberwerten und Alkoholismus geboten. Sehr selten ist eine Kardiomyopathie, die zu Herzversagen führen kann.

Interaktionen: Bei gleichzeitiger Anwendung von potenziell neurotoxischen Medikamenten (z. B. Isoniazid, Metronidazol, Nitrofurantoin) ist Vorsicht geboten. Die gleichzeitige Gabe von Didanosin und von Medikamenten, die eine Pankreatitis hervorrufen können, ist zu vermeiden. Wenn Pentamidin i. v. gegeben werden muss, ist die Therapie mit Zalcitabin zu unterbrechen. Die gleichzeitige Gabe von Amphotericin B, Foscarnet oder einem Aminoglykosid interferiert mit der renalen Clearance von Zalcitabin und erhöht die Gefahr von Nebenwirkungen. Probenecid und Cimetidin vermindern ebenfalls die Elimination von Zalcitabin (durch Hemmung der renalen tubulären Sekretion). Zalcitabin soll nicht mit Didanosin kombiniert werden (additive Toxizität). Mineralische Antazida und Metoclopramid verschlechtern die Resorption.

Indikation: Kombinationsbehandlung der HIV-Infektion, auch bei Zidovudin-Intoleranz oder -Versagen.

K **Kontraindikationen:** Periphere Neuropathie, Pankreatitis, Gravidität, Kinder < 13 Jahre. Vorsicht bei Kardiomyopathie und Herzinsuffizienz. Frauen sollten während der Therapie mit Zalcitabin wirksame Methoden der Empfängnisverhütung anwenden (Zalcitabin kann Chromosomenveränderungen hervorrufen und wirkt im Tierversuch teratogen).

Dosierung: Oral 3 × tgl. 0,75 mg, Gesamttagesdosis 2,25 mg. Dosisreduktion bei **eingeschränkter Nierenfunktion**. Bei einer Kombinationstherapie werden z. T. andere Dosierungen empfohlen. Regelmäßige Kontrollen von Blutbild, Pankreas- und Leberfunktion sind erforderlich.

Handelsformen: Tabletten à 0,375 und 0,75 mg.

B **Beurteilung:** Im Vergleich zu anderen antiretroviralen Nukleosiden ist Zalcitabin schwach wirksam. Aufgrund von Resorptionsproblemen und häufigen Nebenwirkungen war Zalcitabin bereits 2003 in Deutschland nur noch von historischer Bedeutung. In Deutschland und den USA seit 2006 zu Recht nicht mehr im Handel.

Lamivudin

Synonyma: 3TC.

Handelsnamen (alle Präparate Fa. Glaxo SmithKline):

- Epivir (HIV-Mittel, Monosubstanz).
- Combivir (HIV-Mittel mit Zidovudin).
- Trizivir (HIV-Mittel mit Zidovudin und Abacavir).
- Kivexa (HIV-Mittel mit Abacavir).
- Zeffix (Hepatitis-Mittel).

Eigenschaften: Lamivudin ist ein gut verträglicher NRTI, dem Emtricitabin sehr ähnlich. Es ist ein Cytidin-Nukleosidanalogon und wird intrazellulär in das aktive Triphosphat umgewandelt.

Wirkungsweise: Lamivudin hemmt die reverse Transkriptase von HIV und beendet

Antiinfektiva

durch Kettenabbruch die virale DNA-Synthese. Außerdem hemmt es die RNA- und DNA-abhängige DNA-Polymerase der reversen Transkriptase. Es hat in vitro eine ähnliche Aktivität gegen HIV wie Zidovudin (ZDV), die jedoch durch schnelle Resistenzentwicklung (6 Wochen Monotherapie) durch eine Punktmutation (M184 V) aufgehoben werden kann. Es wirkt in Kombination mit Zidovudin synergistisch und verzögert eine Resistenzentwicklung von HIV. Durch Lamivudin kann die Empfindlichkeit gegen Zidovudin zurückgewonnen werden. Lamivudin hemmt auch die Vermehrung von Hepatitis-B-Viren.

Resistenz: Klinische Isolate können gleichzeitig gegen Lamivudin und Zidovudin resistent sein. Auch bei Hepatitis B existiert ein klinisch relevantes Resistenzproblem.
Primäre Resistenzen (gegen HIV) bei behandlungsnaiven Patienten sind sehr selten. Resistenzen gegen Zidovudin, Lamivudin, Zalcitabin, Stavudin und Didanosin wurden vorwiegend gefunden bei z. B. Vorbehandlung mit Zidovudin und Didanosin, wobei hier die Mutation in Position 151 wohl eine wesentliche Rolle in der Entwicklung einer Multiresistenz spielt. Wesentlich ist hier auch die Möglichkeit der Kreuzresistenz (Lamivudin, Didanosin, Stavudin) über die 184-Mutation. Die auch häufig durch Lamivudin erworbenen Mutation M184 V führt nachweislich zu einer Verminderung der viralen Fitness um etwa ½ log-Stufe.
Auch gegen HBV werden zunehmend primäre Resistenzen beschrieben. Im Hinblick auf die Geschichte der antiviralen Hepatitis-B-Therapie ist auch Lamivudin eine alte Substanz mit niedriger Resistenzbarriere.
Eine HIV-Resistenz gegen Lamivudin ist wie gegen Emtricitabin hoch und sicher bei einer Mutation am Reverse-Transkriptase-Codon M184V. Zusätzliche Resistenzmutationen sind Q151M, K65R und eine Insertion am Codon 69.
Häufig zu beobachtende und typische HBV-Gen-Mutationen treten unter Epivir bei M204VI/S mit hoher Resistenz auf. Daneben führen auch Mutationen bei L80V/I, V173L und andere Änderungen der Aminosäure-Sequenz dort zur HBV-Resistenz.

Pharmakokinetik:

- Lamivudin wird nach oraler Gabe gut resorbiert – die Bioverfügbarkeit beträgt dann 80–88 % bei Erwachsenen, bei Kindern aber nur 66–68 %! Die Resorption wird durch gleichzeitige Nahrungsaufnahme verzögert, die Bioverfügbarkeit aber nicht wesentlich beeinflusst.
- Die Zeit bis zum Spitzenspiegel (T_{max}) beträgt etwa 0,5–2 h nach einer Dosis von 100 mg und verlängert sich mit Nahrung auf etwa 3,2 h.
- Die maximalen Serumkonzentrationen liegen nach üblicher Dosierung (2 × tgl. 2 mg/kg KG) bei 1,5–1,9 mg/l.
- Mit 36 % nur geringe Eiweißbindung von Lamivudin.
- Das Verteilungsvolumen liegt bei 1,3 l/kg KG und lässt vermuten, dass Lamivudin sich im Extrazellularraum anreichert.
- Lamivudin hat eine lange Eliminationshalbwertszeit (5–7 h), welche eine 1–2 × tgl. Anwendung erlaubt.
- Die intrazelluläre Halbwertszeit von Lamivudin beträgt etwa 11–15 h. Die Serumhalbwertszeit bei Erwachsenen (Kindern) hingegen 2,6 (1,9) h.
- Die Penetration in das Zentralnervensystem ist gut.
- Etwa 60 % der verabreichten Dosis werden unverändert im Harn ausgeschieden, nur etwa 5 % überhaupt als Metabolit – einem Trans-Sulfoxid.

Nebenwirkungen: Lamivudin wird relativ gut vertragen. Gelegentlich treten Hautausschläge, Übelkeit, Schlaflosigkeit, Kopfschmerzen, Fieber, Abgeschlagenheit, Diarrhoe, abdominelle Schmerzen auf. Sehr selten sind Vaskulitiden, Neuropathien, Neutropenien, Haarausfall, Lebervergrößerung und Pankreatitis. Lamivudin allein führt ebenso sehr selten zu einer gefährlichen Laktatazidose. Bei Anwendung als Hepatitis-Mittel Risiko einer Exazerbation nach Absetzen; der Effekt kann auch bei doppelinfizierten Patienten auftreten.

Interaktionen: Bei gleichzeitiger Gabe von Zidovudin steigen die Spitzenkonzentrationen von Zidovudin um 40 % an, jedoch sind die Flächen unter der Blutspiegelkurve und die totale Clearance nicht verschieden. Die gleichzeitige Gabe von Co-trimoxazol erhöht die Blutspiegel von Lamivudin.

Indikationen: Kombinationsbehandlung der HIV-Infektion mit einem anderen Nukleosid. Auch bei nachgewiesener Resistenz (Punktmutation: M184V) kann eine Lamivudin-Therapie weiter sinnvoll sein, um eine hierdurch verminderte virale Fitness nicht zu verlieren. Therapie der chronischen Hepatitis B in geringerer Dosierung und nur in Kombinationstherapie.

K **Kontraindikationen:** Schwangerschaft (in den ersten 14 Wochen). Schwere Anämie oder Neutropenie. Vorsicht bei Pankreatitis in der Vorgeschichte (häufige Kontrollen erforderlich). Keine Kombination mit Emtricitabin (Antagonismus).

Dosierung:
- Bei **HIV-Infektion**:
  - Säuglinge < 3 Monate: 2 × tgl. 2–4 mg/kg in aufsteigender Dosierung (max. 2 × tgl. 150 mg).
  - Kinder (3 Monate bis 13 Jahre): 2 × tgl. 4 mg/kg KG, Höchstdosis tgl. 300 mg. Einmal tägliche Dosis nur bei Kindern > 16 Jahre und > 50 kg KG.
  - Erwachsene und Kinder > 13 Jahre: 2 × tgl. 150 mg oder 1 × tgl. 300 mg oral (4 mg/kg/Tag unter 50 kg KG).
- Bei **Niereninsuffizienz**:
  - Reduzierte Dosis bei Erwachsenen (jew. beginnend mit einmalig doppelter Initialdosis!) ab einer Kreatinin-Clearance von:
    - 30–49 ml/min: 1 × tgl. 150 mg,
    - 15–29 ml/min: 1 × tgl. 100 mg,
    - 5–14 ml/min: 1 × tgl. 50 mg,
    - < 5 ml/min: 1 × tgl. 25 mg.
  - Unter Dialyse wie bei CrCl < 5 ml/min.
  - Bei Kindern mit eingeschränkter Nierenfunktion wird eine Dosisreduktion im gleichen Verhältnis wie bei Erwachsenen empfohlen.
- Bei **Leberinsuffizienz**: Keine Anpassung erforderlich.
- Bei **Hepatitis-B-Infektion**:
  - Kinder mit Hepatitis-B-Monoinfektion: 1 × tgl. 3 mg/kg KG (max. 100 mg/Tag).
  - Erwachsene: 1 × tgl. 100 mg (mit HIV-Infektion 1 × tgl. 300 mg!).

Handelsformen:
- Epivir: Tabletten à 150 oder 300 mg; Lösung zum Einnehmen (10 mg/ml).
- Combivir: Tabletten (fixe Kombination von Lamivudin 150 mg, Zidovudin 300 mg).
- Trizivir: Tabletten (Lamivudin 150 mg, Zidovudin 300 mg, Abacavir 300 mg).
- Kivexa: Tabletten (Lamivudin 300 mg, Abacavir 600 mg).
- Zeffix: Die Tabletten zur Therapie der Hepatitis enthalten nur 100 mg Lamivudin und sind zur HIV-Therapie deshalb in der Regel nicht geeignet!

B **Beurteilung:** Wichtiges, sehr gut verträgliches Nukleosidanalogon mit günstigen Kombinationseigenschaften vor allem mit Zidovudin. Gut geeignet in Nukleosid-Kombination bei der hochaktiven antiretroviralen Therapie (HAART). Als Einzelsubstanz und in Kombination dem Emtricitabin vergleichbar und klinisch nicht unterlegen. Wichtiges Mittel gegen Hepatitis B in niedrigerer Dosierung als bei HIV-Infektion, deshalb auch hierfür bestens verträglich – allerdings bei HIV und Hepatitis

B mit zunehmender Resistenzproblematik. Bei jeglichem Therapieversagen ist auch unter Kombinationstherapie mit sehr hoher Wahrscheinlichkeit eine Resistenz zu erwarten.

Stavudin

Synonyma: D4T

Handelsname: Zerit (Fa. Bristol-Myers Squibb).

Eigenschaften: Wie Zidovudin bereits vor 1966 synthetisiertes zweites Thymidin-Nukleosidanalogon mit Wirkung gegen HIV-1 und -2.

Wirkungsweise: Stavudin wird durch körpereigene zelluläre Kinasen in Stavudintriphosphat umgewandelt und hemmt kompetitiv durch Konkurrenz mit dem natürlichen Deoxythymidintriphosphat die reverse Transkriptase von HIV. Die Inkorporation in die virale DNA führt zum Kettenabbruch, da Stavudin nicht über die essenzielle 3-OH-Gruppe verfügt. Eine Stavudin-Konzentration von 0,009–4 μM führt in vitro zu einer 50%igen Hemmung der HIV-Replikation; dieses Potenzial entspricht genau der Zidovudin-Wirkung. Die Kombination von Stavudin mit Didanosin kann in vitro additiv wirken, die Kombination mit Zidovudin teils additiv, teil antagonistisch.
Stavudintriphosphat hemmt die zelluläre DNA-Polymerase β und γ und vermindert deutlich die Synthese der mitochondrialen DNA.

Resistenz: Mit der Entwicklung einer Resistenz muss wie bei allen Nukleosidanaloga gerechnet werden. Zidovudin-resistente Stämme können in vitro Stavudin-empfindlich sein, aber auch eine verminderte Sensibilität gegen Stavudin haben und vice versa: So wurden bei Stavudin-monotherapierten Patienten nach 6–29 Monaten sowohl die Zidovudin-Resistenzmutationen T215Y und K219E, aber auch die NRTI-Multiresistenzmutation Q151M gefunden. Es gibt auch eine partielle Kreuzresistenz zwischen Stavudin und Didanosin (in vitro). Zusätzlich mögliche Stavudin-Resistenzmutationen: M41L, D67N, K70R, L210W.

Pharmakokinetik:

- Gute Resorption nach oraler Gabe mit einer Bioverfügbarkeit von 86 % bei Erwachsenen und 77 % bei Kindern. Nach 1 mg/kg KG oral sind die mittleren Serumspitzenspiegel 1,4 mg/l und werden etwa nach 1 h erreicht.
- Die gleichzeitige Nahrungsaufnahme reduziert zwar den Spitzenspiegel (C_{max}) wie auch die Zeit bis zu C_{max}, hat aber keinen Einfluss auf die AUC!
- Halbwertszeit im Blut 1 h, intrazellulär 3–4 h.
- Plasmaeiweißbindung < 1 %.
- Stavudin verteilt sich etwa gleichmäßig zwischen Zelle und Plasma im Blut. Gute Überwindung der Blut-Liquor-Schranke mit Liquorspiegel von ca. 59 %.
- Studienergebnisse lassen vermuten, dass Stavudin im Ejakulat etwa gleiche Konzentrationen erreicht wie im Plasma.
- Verteilungsvolumen bei Erwachsenen 46 l und 0,73 l/kg bei Kindern zwischen 5 Wochen und 15 Jahren.
- Urin-Recovery 40 % (unverändert). Bei Niereninsuffizienz verzögerte renale Elimination (Dosisreduzierung erforderlich).

Nebenwirkungen: Stavudin hat eine wesentlich geringere Knochenmarkstoxizität als Zidovudin. Hauptnebenwirkungen sind eine dosisabhängige **sensorische periphere Neuropathie** (bei einer Dosierung von tgl. 0,5–1 mg/kg KG in < 5 % der Fälle; Anstieg bei höherer Dosierung) und eine von der Behandlungsdauer abhängige **mitochondriale Toxizität** mit Hyperlaktatämie und auch tödlichen Laktatazidosen (Frauen eher betroffen). Die neurologischen Symptome sind nach frühzeitigem Absetzen des Medikamentes reversibel, es kann danach eine Weiterbehandlung in reduzierter Dosierung erfolgreich versucht werden. Selten sind andere neurologische Symptome (Guillain-Barré-Syndrom), Magen-Darm-Störungen und Hautreaktionen. Eine leichte bis mäßige Transaminasenerhöhung im Blut verschwindet in der Regel nach Therapieende. Unter allen Nukleosidanaloga, vor allem in Kombination mit Didanosin, ist es am häufigsten für Lipoatrophien verantwortlich.

Interaktionen: Die gleichzeitige Gabe von potenziell neurotoxischen Substanzen (s. S. 276) wie Chloramphenicol, Cisplatin, Dapson, Didanosin, Ethambutol, Protionamid, Hydralazin, Isoniazid, Lithium, Metronidazol, Nitrofurantoin, Phenytoin, Vincristin und Zalcitabin ebenso wie auch Didanosin kann die neurologischen Symptome verstärken. Zidovudin kann die intrazelluläre Phosphorylierung von Stavudin hemmen. Eine Kombination von Stavudin mit Zalcitabin ist wegen additiver Neurotoxizität obsolet.

Indikation: Kombinationsbehandlung der HIV-Infektion, besonders bei Unverträglichkeit von Zidovudin, Tenofovir oder Abacavir.

K **Kontraindikationen:** Vorangegangene Neuropathie oder Pankreatitis. Gravidität. Keine Kombination mit Zidovudin, solange nicht in vivo der in vitro nachweisliche Antagonismus zwischen Zidovudin und D4T ausgeräumt werden kann! Dringende Vorsicht bei Kombination mit Didanosin, aber auch mit anderen Substanzen, die Neuropathien, Pankreatits verursachen können! Keine Applikation in der Schwangerschaft (FDA-Kategorie C). Es ist unbekannt, ob Stavudin in Plazenta und Milch übergeht – im Tierversuch bei Ratten in jedem Fall.

Applikation und Dosierung:

- Kinder: Für Kinder gibt es keine klinisch geprüften Dosierungen, jedoch eine generelle WHO-Empfehlung:
  - Neugeborene (< 15 Tage): 0,5 mg/kg KG alle 12 h.
  - Kinder > 14 Tage bis < 15 Jahre:
    - < 30 kg KG: 1 mg/kg KG alle 12 h.
    - > 30 kg KG: 30 mg alle 12 h.
- Erwachsene: Auch bei Erwachsenen bleibt es bisher bei einer *gewichtsabhängigen* Dosierung, wenngleich eine Studie ausschließlich mit einer Dosis von 2 × 30 mg bei gleicher Wirkung deutlich weniger Nebenwirkungen zeigte.
  - < 60 kg KG: 30 mg alle 12 h.
  - > 60 kg KG: 40 mg alle 12 h.
- Dosierung bei **Nierenfunktionsstörung**:
  - Erwachsene < 60 kg KG:
    - Kreatinin-Clearance 26–50 ml/min: 2 × tgl. 15 mg.
    - Hämodialyse (intermittierend) 10–25 l/min: 1 × tgl. 15 mg.
    - Nach Dialyse und an dialysefreien Tagen: 1 × tgl. 15 mg.
  - Erwachsene > 60 kg KG:
    - Kreatinin-Clearance 26–50 ml/min: 2 × tgl. 20 mg.
    - Hämodialyse (intermittierend) 10–25 l/min: 1 × tgl. 20 mg.
    - Nach Dialyse und an dialysefreien Tagen: 1 × tgl. 20 mg.

Stavudin ist kaum dialysabel und kann so Dialyse-unabhängig appliziert werden.
Es gibt keine Erfahrungen bei älteren Patienten (> 65 Jahre). Der Autor empfiehlt jedoch eine Dosis von 2 × tgl. 30 mg.
Stavudin soll zwar nach Herstellerangaben 1 h vor dem Essen (nüchtern) appliziert werden, die Bioverfügbarkeit wird jedoch durch Mahlzeiten nicht beeinflusst.
Patienten, die mit dem Depotpräparat Zerit XR behandelt werden sollen, erhalten tgl. 1 × 100 mg bei ≥ 60 kg KG oder 75 mg bei < 60 kg KG.

Keine Dosisanpassungen bei **schwerer Leberinsuffizienz** erforderlich.

Handelsformen:
- Kapseln à 20, 30 und 40 mg.
- Pulver 0,2 g zur Bereitung einer oralen Lösung (1 mg/ml).

Eine Depotkapsel (Zerit XR) ist in Deutschland nicht erhältlich, aber in den USA zugelassen.

B **Beurteilung:** Wichtiges antiretrovirales Nukleosid **(Basis-NRTI)** aus der Frühzeit der HIV-Kombinationstherapie. Wegen Langzeitunverträglichkeit sollte bei gleicher oder besserer Wirksamkeit Zidovudin, Tenofovir oder Abacavir vor Stavudin eingesetzt werden. Nur noch Reservesubstanz für spezielle Resistenzprobleme und ggf. bei Niereninsuffizienz ohne Alternativen.

Abacavir

Synonyma: ABC.

Handelsnamen (alle Präparate Fa. Glaxo SmithKline):
- Ziagen.
- Kivexa (in Kombination mit Lamivudin).
- Trizivir (in Kombination mit Lamivudin und Zidovudin).

Eigenschaften: Abacavir ist ein carbozyklisches Nukleosid, das intrazellulär nach Phosphorylierung in ein Nukleosidanalogon des Guanosin umgewandelt wird. Als Carbovirtriphosphat hat es eine lange Halbwertszeit: Intrazellulär wird es durch Adenosinphosphotransferase zu Abacavirmonophosphat umgewandelt und durch ein Zytosolenzym in Carbovirmonophosphat übergeführt, aus dem durch zelluläre Kinasen das aktive Carbovirtriphosphat entsteht.

Wirkungsweise: Abacavir wirkt durch Hemmung der reversen Transkriptase von HIV-1 und HIV-2 mit Senkung der Viruslast als Monotherapie in 4 Wochen um 1,4 log-Stufen etwa gleich stark wie Zidovudin und stärker als Didanosin, aber schwächer als Zalcitabin und Lamivudin. Die Kombination von Abacavir mit Zidovudin, Nevirapin sowie Amprenavir hat in vitro eine synergistische Wirkung, die Kombination mit Didanosin, Zalcitabin, Stavudin und Lamivudin eine additive Wirkung. Abacavir hemmt mit schwacher Wirkung die DNA-Polymerasen α, β und γ.

Resistenz: Eine Resistenzentwicklung tritt in vitro und in vivo relativ langsam ein. Sie wird durch Kombination mit anderen antiretroviralen Mitteln verzögert. HIV-Isolate, die gegen mehrere Nukleosidanaloga hochgradig resistent sind, sind auch gegen Abacavir unempfindlich. HIV-Isolate, die allein gegen Zidovudin oder gegen Lamivudin resistent sind, sind meist gegen Abacavir empfindlich. In vitro ist eine Kreuzresistenz zwischen Abacavir und Didanosin, Zalcitabin oder Lamivudin häufiger als zwischen Abacavir und Stavudin oder Zidovudin.
Unter Abacavir ist wie unter Didanosin mit den Resistenzmutationen L74V/I, K65R, Q151M zu rechnen. Die Mutation am Codon Y115F ist ABC-spezifisch; weitere mögliche Mutationen sind, gemeinsam auftretend (3–6), resistenzbestimmend wirksam.

Pharmakokinetik:
- Abacavir wird nach oraler Gabe gut resorbiert und dringt rasch in Erythrozyten, T-Lymphozyten und Makrophagen ein.
- Abacavirsulfat hat eine Bioverfügbarkeit von etwa 83 %, die nicht durch gleichzeitige Nahrung beeinträchtigt wird.
- Die maximalen Plasmakonzentrationen sind bei Nüchterngabe dosisproportional.
- Nach oraler Gabe von 300 mg alle 12 h oder 600 mg einmalig sind die mittleren Spitzenspiegel im Serum (C_{max}) 3,0 ± 0,89 bzw. 4,26 ± 1,19 µg/ml und die Fläche un-

ter der Konzentrations-Zeit-Kurve (AUC) 6,02 ± 1,73 bzw. 11,95 ± 2,5 µg/ml.

- Nach i. v. Applikation von Abacavirsulfat beträgt das Verteilungsvolumen 0,86 ± 0,15 l/kg, weshalb eine hohe Verteilung in den Extrazellularraum anzunehmen ist.
- Abacavir zeigt eine Plasmaeiweißbindung von ca. 50 %, die unabhängig von der Substanzkonzentration besteht.
- Die Halbwertszeit beträgt 0,8–1,5 h; als Carbovirtriphosphat intrazellulär jedoch weitaus länger.
- Als gut wasserlösliche und lipophile Substanz diffundiert Abacavir gut in den Liquorraum. Die Liquorkonzentrationen sind etwa 18 % der Plasmakonzentrationen (nach Gabe von 3 × tgl. 0,2 g oral) und doppelt so hoch wie die IC_{50} von klinischen HIV-Isolaten (das Verhältnis der AUC von Liquor und Plasma schwankt zwischen 27 und 33 %).
- Abacavir wird über die Leber durch die Alkoholdehydrogenase und Glucuronyltransferase zu 5'-Carboxylsäure und 5'-Glucuroniden metabolisiert, die beide keinerlei antiretrovirale Aktivität haben.
- Durch die vorwiegend hepatische Metabolisierung werden weniger als 1 % unverändert renal ausgeschieden. Mit hochpermeablen Membranfiltern werden jedoch etwa 25 % der Substanz über Dialyse eliminiert.

Nebenwirkungen: Abacavir wird relativ gut vertragen. Am häufigsten sind Übelkeit, Erbrechen, Durchfall oder Kopfschmerzen. Das größte Problem sind ätiologisch unklare, schwere Hypersensitivitätsreaktionen (HSR) bei 2–3 % der Patienten in den ersten 4 Wochen der Behandlung, die sich durch Fieber, Erbrechen und Hautausschlag äußern. Sie erfordern ein sofortiges Absetzen. In der Regel gehen danach die Symptome rasch zurück, lassen sich aber durch Steroidgabe nicht beeinflussen. Patienten mit dem HLA-Typ B5701 sind gefährdeter als andere – bei ihnen tritt die HSR in bis zu 80 % der Fälle auf. Allerdings ist eine HSR auch ohne diesen HLA-Typ möglich, vor allem nach Therapiepausen und Reexposition.

! Alarmzeichen für eine Abacavir-Hypersensitivitätsreaktion (HSR):

- Fieber,
- Atemnot,
- Exantheme (Rötung, Juckreiz), Übelkeit, Erbrechen, Diarrhoe, Bauchschmerzen, Müdigkeit, allgemeines Krankheitsgefühl, generelle oder insbesondere Gliederschmerzen.

Die Patienten müssen vor einer Behandlung immer auf die Möglichkeit dieser Hypersensitivitätsreaktionen hingewiesen werden und sollten bei ersten Symptomen einen Arzt aufsuchen. Abacavir muss dann sofort abgesetzt und darf auch zu keinem späteren Zeitpunkt noch einmal gegeben werden, da hierdurch schwere, sogar tödliche Reaktionen auftreten können.
Durch große Kohortenstudien weitgehend belegt, erhöht eine Therapie mit Abacavir das Risiko für Myokardinfarkte leicht.

Interaktionen: Es wurden keine klinisch signifikanten Interaktionen zwischen Abacavir und z. B. Amprenavir, Zidovudin oder Lamivudin festgestellt. Da Abacavir in der Leber nicht durch Cytochrom-P-450-Isoenzyme metabolisiert wird, sind auch keine wesentlichen Interaktionen mit Medikamenten zu erwarten, welche durch diese Enzyme umgewandelt werden. Allerdings kann Alkohol die Halbwertszeit von Abacavir deutlich verlängern (z. B. 0,7 l Wein: AUC um ca. 50 %, Halbwertszeit um > 30 %!), ohne dass dies therapeutisch nutzbar ist.

Indikation: Kombinationstherapie der HIV-Infektion bei initialer oder nachfolgender Behandlung. Einsatz vor allem, wenn hohe

HI-Viruslast im Liquor oder bei Lipoatrophie durch Vorbehandlung und nicht nachgewiesener ABC-Resistenz.

Um ein Hypersensitivitätssyndrom weitgehend auszuschließen, sollte regelmäßig vor Behandlungsbeginn eine entsprechende HLA-Typisierung (mit Ausschluss HLA-Typ B5701) erfolgen.

K **Kontraindikationen:** HLA-Typ-B5701-Test positiv. Überempfindlichkeit gegen Abacavir. In der Schwangerschaft liegen keine Erfahrungen vor (FDA-Kategorie C). Abacavir ist nach Tierversuchen potenziell embryotoxisch, es überwindet die Plazentaschranke und kann sich auch in der Milch anreichern.

Applikation und Dosierung:

- Säuglinge > 3 Monate und Kinder bis 16 Jahre: 2 × tgl. 8 mg/kg KG oder ggf. 1 × tgl. doppelte Gabe; Maximaldosis tgl. 600 mg.
- Erwachsene: 2 × tgl. 300 mg oder 1 × tgl. 600 mg oral, mit oder ohne Nahrung.

Bei **Niereninsuffizienz** bis zu einer CrCl < 20 mg/min ist keine Dosisreduktion erforderlich. Die Applikation sollte stets am Ende der Dialyse erfolgen.
Bei **schwerer Leberinsuffizienz** (Child-Pugh 5–6) Reduktion der Abacavir-Dosis auf 2 × 150 mg (nach Hersteller aber kontraindiziert!).

! Vorsicht bei Hypersensitivitätsreaktionen von Säuglingen und Kleinkindern, da diese schwer diagnostizierbar sind.

Handelsformen:

- Ziagen: Tabletten à 300 mg und Lösung zum Einnehmen (20 mg/ml).
- Kivexa: Tabletten (Abacavir 600 mg als Sulfat, Lamivudin 300 mg).
- Trizivir: Tabletten (Abacavir 300 mg als Sulfat, Lamivudin 150 mg, Zidovudin 300 mg).

B **Beurteilung:** Gut wirksamer, wichtiger Nukleosid-Kombinationspartner in der HIV-Kombinationstherapie mit möglicher Gabe 1 × tgl. Nach Ausschluss des HLA-Allels B5701 meist gut verträgliches Nukleosid – mit der relevanten Einschränkung eines erhöhten kardiovaskulären Risikos. Zumindest bei zusätzlichen entsprechenden Risikofaktoren sollte auf die Substanz verzichtet werden. Mit Lamivudin zusammen als Kivexa und mit Tenofovir und Emtricitabin zusammen als Truvada in Wirksamkeit vergleichbare und gut geprüfte klassische Standardkombinationen von Nukleosidanaloga zur Kombination mit Protease-Inhibitoren, NNRTIs oder neueren Eintritts- oder Fusionsinhibitoren.

Emtricitabin

Synonyma: FTC.

Handelsnamen (alle Präparate Fa. GILEAD):

- Emtriva (früher Coviracil).
- Truvada (in Kombination mit Tenofovir).
- ATRIPLA (in Kombination mit Tenofovir und Efavirenz).

Eigenschaften: Seit Ende 2003 eingeführter nukleosidischer Inhibitor der reversen Transkriptase (Deoxycytidin), der zur Kombinationstherapie der HIV-Infektion bei Erwachsenen zugelassen ist. Emtricitabin ist wie Lamivudin ein Cytidinanalogon und diesem biochemisch sehr ähnlich. Ein Vorteil ist die relativ lange Halbwertszeit, die eine Therapie mit 1 × tgl. 200 mg erlaubt. Wie Lamivudin ist Emtricitabin offenbar gut verträglich und ohne wesentliche mitochondriale Toxizität.

Wirkung: Wirkungsspektrum und Resistenz bei HIV (einschließlich Punktmutation M184 V) entsprechen weitgehend denen von Lamivudin, aber auch der bei Hepatitis-B-Therapie (s. S. 279).

Das Triphosphat von Emtricitabin hemmt die HBV-Polymerase in einer täglichen Einmaldosis mit gleicher Reduktion der Hepatitis-B-Virämie wie Lamivudin. Mit einer Dosis von 100 mg zeigt sich ein schneller antiviraler Effekt mit Reduktion der HBV-DNA (Viruslast) um ca. 3 log_{10}-Stufen.

Resistenz: Wie bei Lamivudin wurden auch unter Emtricitabin-Behandlung HIV-Isolate mit eingeschränkter Empfindlichkeit gegen Emtricitabin gefunden. Bei ca. 40 % virologischem Therapieversagen zeigt sich die Resistenz durch eine M184 V/I-Mutation im Reverse-Transkriptase-Gen von HIV. Hierbei ist dann zumeist auch eine Kreuzresistenz gegen Lamivudin und Zalcitabin zu erwarten, nicht jedoch gegen Abacavir, Didanosin, Stavudin, Tenofovir und Zidovudin. HIV-Mutationen mit Resistenz gegen Stavudin, Didanosin oder Zidovudin sind hingegen noch Emtricitabin-empfindlich – mit Ausnahme der Stämme mit einer nachweislichen K65R-Mutation!
Gegen Hepatitis-B-Virus zeigte sich unter Monotherapie bei etwa 19 % der über zwei Jahre behandelten Patienten eine Resistenzentwicklung auch mit Therapieversagen.

Pharmakokinetik:

- Nach oraler Gabe wird Emtricitabin schnell und nahezu vollständig resorbiert. Zumindest nach längerer Applikation wird eine Bioverfügbarkeit von 93 % erreicht.
- Innerhalb von 1–2 h werden die Spitzenspiegel im Plasma erreicht (C_{max} 1,8 µg/ml). Bei einem 24-Stunden-Dosierungsintervall beträgt die AUC 10 µg/h/ml und der Talspiegel vor der nächsten Gabe 0,09 µg/ml.
- Kein relevanter Einfluss von gleichzeitiger Nahrungsapplikation bei leicht reduzierter C_{max}, aber unveränderter AUC sowohl mit fettarmer als auch fettreicher Mahlzeit.
- Geringe Eiweißbindung mit etwa 4 %, die auch unabhängig von der Medikamentenkonzentration in Bereichen von 0,02–200 µg/ml liegt.
- Plasmahalbwertszeit ca. 10 h. Die intrazelluläre Halbwertzeit des Triphosphats (in Monozyten) wurde mit über 30 h bestimmt und rechtfertigt aufgrund dieser langen Verweildauer eine Dosierung 1 × tgl.
- Der Abbau bzw. die Biotransformation erfolgt nahezu ausschließlich über Oxidation und Glucuronidierung und nicht über das Cytochrom-P-450-Enzymsystem.
- Elimination vorwiegend renal mit 86 % über glomeruläre Filtration wie auch über tubuläre Sekretion. 14 % werden über Fäzes ausgeschieden. Nur etwa 13 % der renal eliminierten Substanz sind nicht HIV-wirksame Metaboliten.

Nebenwirkungen: Hauptnebenwirkungen sind Kopfschmerzen, Diarrhoe, Übelkeit und Hautauschläge. Patienten mit Nierenfunktionsstörungen müssen sorgfältig überwacht werden, ggf. Dosisanpassung. Bei Behandlung einer Hepatitis B mit Emtricitabin wurden Exazerbationen der chronischen Hepatitis nach Absetzen von Emtricitabin beobachtet.

Interaktionen: Keine wesentlichen zu erwarten.

Indikationen: Kombinationstherapie der HIV-Infektion und Behandlung der Hepatitis B. Geeignet für die tägliche Einmalgabe.

K **Kontraindikationen:** Keine wesentlichen bekannt.

Applikation und Dosierung:

- Neugeborene und Säuglinge < 4 Monate: unzureichende Daten.
- Säuglinge > 4 Monate, Kleinkinder, Kinder und Jugendliche < 18 Jahren: Lösung 1 × tgl. 6 mg/kg KG bis max. 240 mg (entsprechend 24 ml).

- Erwachsene, Jugendliche und Kinder > 33 kg KG: 1 × tgl. 200 mg, d. h. 1 Kapsel tgl. jeweils als Einzelsubstanz (selten) oder in den Kombinationspräparaten.

Bei **Niereninsuffizienz** sollten Einzelpräparate verwendet werden (s. Tab. 2.1-2).
Die Applikation erfolgt ggf. stets nach Dialyse!
Kinder erhalten derzeit nach Studien eine Dosis von 1 × tgl. 6 mg/kg KG (max. tgl. 200 mg).
Bei **Leberinsuffizienz** sind vermutlich keine Dosisanpassungen erforderlich.

Handelsformen:
- Emtriva: Kapseln à 200 mg und Lösung zum Einnehmen (10 mg/ml).
- Truvada: Tabletten (Emtricitabin 200 mg, Tenofovir 300 mg).
- ATRIPLA: Tabletten (Efavirenz 600 mg, Emtricitabin 200 mg, Tenofovir 245 mg).

B **Beurteilung:** Emtricitabin ist ein wichtiger Partner in der HIV-Therapie geworden, vor allem in der festen Kombination mit Tenofovir (Truvada) bzw. Tenofovir und Efavirenz (ATRIPLA). Die Einzelsubstanz Emtricitabin spielt dagegen nur eine untergeordnete Rolle. Wie Lamivudin ebenfalls ein wichtiges Mittel zur Behandlung der Hepatitis B. Vor jeder Behandlung mit Emtricitabin ist deshalb stets der Hepatitis-B- oder HIV-Status zu klären, um die adäquate Dosierung und Dauer der Therapie zu klären. Auch eine zukünftige Behandlung der Hepatitis B sollte mit Emtricitabin in der Regel in Kombination mit einem anderen wirksamen Präparat erfolgen.

Tab. 2.1-2 Emtricitabin-Dosierung bei Niereninsuffizienz.

CrCl (mg/min)	Emtricitabin-Dosis (mg/Tag)	
	Tabletten	Saft
> 50	200 mg/24 h	240 mg/24 h
30–49	200 mg/48 h	120 mg/24 h
15–29	200 mg/72 h	80 mg/24 h
< 15	200 mg/96 h	60 mg/24 h

Tenofovir

Synonyma: Tenofovirdisoproxilfumarat, Tenofovir DF, TDF.

Handelsnamen (alle Präparate Fa. GILEAD):
- Viread.
- Truvada (in Kombination mit Emtricitabin).
- ATRIPLA (in Kombination mit Efavirenz und Emtricitabin).

Eigenschaften: Tenofovirdisoproxilfumarat ist ein oral bioverfügbares Prodrug des azyklischen Nukleotidanalogons Tenofovir. Es wird zunächst über eine Diesterhydrolyse zu Tenofovir und dann über Phosphorylierung zu dem pharmakologisch aktiven Tenofovirdiphosphat metabolisiert. Es ist mit den ebenfalls phosphorylierten Derivaten Cidofovir und Adefovir verwandt, die sich zwar in der HIV-Therapie als ungeeignet erwiesen, aber als Zytomegalie- bzw. Hepatitis-Mittel Verwendung finden.

Wirkung: Tenofovirdiphosphat hemmt kompetitiv die reverse Transkriptase und führt nach Inkorporation in die HIV-DNA zum Kettenabbruch. Neben seiner antiretroviralen Wirkung hat es ebenfalls eine hervorragende Wirkung gegen das Hepatitis-B-Virus. In vitro aktiv gegen HIV-Stämme mit Resistenzen gegen andere Nukleoside. Es durchbricht auch klinisch Resistenzen gegen andere NRTI. Aus Kombinationsstudien ist die Wirksamkeit der von Stavudin vergleichbar – mit Tenofovir kann zusätzlich zur Kombinationsbehandlung eine durchschnittliche Senkung der Virämie um 0,6 log-Stufen erwartet werden. Im Affenmodell wirkt Tenofovir als SIV-(simian-immune-deficiencyvirus-)Transmissionsprophylaxe, allerdings traten auch Wachstumsstörungen auf. Tenofovirdiphosphat hemmt schwach die DNA-Polymerasen α, β und γ sowie die mitochondriale DNA-Polymerase.

Resistenz: Das virologische Ansprechen von Tenofovir wird nicht durch eine Lamivudin/Abacavir-assoziierte Mutation (M184V) beeinflusst. Ebenso sind Kreuzresistenzen zwischen Tenofovir und Protease-Inhibitoren sehr unwahrscheinlich. Hingegen sind Kreuzresistenzen bei z. B. vorbestehenden Zidovudin-Resistenzen auch in Abhängigkeit der Zahl der erworbenen Mutationen zu erwarten: Spätestens ab drei reversen Transkriptase-Mutationen unter Einschluss entweder von einer M41L- oder L210W-Mutation kommt es zu einer 3-fach verminderten Empfindlichkeit gegenüber Tenofovir. Viel mehr gilt dies noch für die Multinukleosid-resistenten HI-Viren mit der T69S-Mutation. Eine durch Tenofovir selektierte K65R-Mutation führt auch zur Einschränkung der Emfindlichkeit von Emtricitabin und Lamivudin.

Pharmakokinetik:

- Tenofovir DF wird nur mäßig nach oraler Gabe resorbiert mit einer Bioverfügbarkeit von etwa 25 %. Durch eine gleichzeitige fetthaltige Mahlzeit kann (und sollte) die Bioverfügbarkeit (AUC) auf 40 % gesteigert werden und die maximale Plasmakonzentration (C_{max}) um 14 %, wenngleich damit die Zeit bis zur C_{max} um etwa 1 h verlängert wird.
- Die Pharmakokinetik von Tenofovir ist innerhalb großer Dosierungsunterschiede dosisproportional und wird nicht durch Vielfachdosierungen verändert.
- C_{max} und AUC-Werte entsprechen annähernd 296 µg/ml und 2,287 µg/h/ml.
- Nach einer i. v. Applikation mit Dosierungen von 1 und 3 mg/kg zeigt sich ein Verteilungsvolumen von etwa 1,3 und 1,2 l/kg.
- Die Plasmaeiweißbindung ist gering und liegt zwischen 0,7 und 7,2 % bei Tenofovir-Konzentrationen zwischen 0,01 und 25 µg/ml.
- Halbwertszeit 12–18 h. Renale Elimination.
- Sowohl Tenofovir DF als auch Tenofovir werden nicht hepatisch metabolisiert und sind kein Substrat des Cytochrom-P-450-Systems. Eine Dosisanpassung an die Leberfunktion ist deshalb nicht erforderlich.
- Nach i. v. Gabe werden etwa 70–80 % unverändert innerhalb von 72 h über den Urin ausgeschieden. Bei vielfachen Dosierungen mit fetter Begleitmahlzeit werden täglich etwa 32 % der applizierten Dosis sowohl durch glomeruläre Filtration als auch durch tubuläre Sekretion eliminiert. Eine Dosisanpassung ist spätestens ab einer Einschränkung der Kreatinin-Clearance < 50 ml/min erforderlich.
- Tenofovir kann mittels Hämodialyse mit einem Extraktionskoeffizient von ca. 54 % eliminiert werden (nach Einmaldosierung mittels 4-stündiger Dialyse 10 % der Substanz).

Nebenwirkungen: Gastrointestinale Intoleranz mit Bauchschmerz, Diarrhoe, Übelkeit, Flatulenz. Häufig CPK-Anstiege, Transaminasen-Anstiege, Amylase-Erhöhung und Neutropenie. Vor Laktatazidose und schwerer Hepatomegalie wird besonders gewarnt (bei Frauen häufiger beobachtet). Auf osteoporotische Veränderungen ist vor allem bei Langzeitanwendung zu achten. Tenofovir ist auch dosisabhängig potenziell nephrotoxisch und dann meist assoziiert mit einer milden bis moderaten Nierenfunktionsstörung (1,5 % der Patienten). Nierenversagen wurde auch im Rahmen eines Fanconi-Syndroms, einem Defekt des proximalen Tubulustransports, beobachtet. Wie bei allen Nukleotiden bleibt abzuwarten, ob sich auch bei Tenofovir bei Langzeitanwendung Zahl und Ausmaß nephrotoxischer Effekte verstärken.

Interaktionen: Konkurrenz mit anderen Medikamenten, die ebenfalls durch tubuläre Sekretion ausgeschieden werden (z. B. Cidofovir, Aciclovir, Ganciclovir, Valaciclovir, Valganciclovir). Tenofovir erhöht die Spiegel von Didanosin. Bei gleichzeitiger Gabe von Tenofovir steigen die C_{max} und AUC von Didanosin um 28 % bzw. 44 % an. Eine gleichzeitige Gabe sollte unbedingt vermieden werden – wenn unabdingbar: Didanosin-Dosisreduktion auf 250 mg und Einnahme im Abstand von 1–2 h zu Tenofovir (unter der reduzierten Dosis allerdings erhöhtes Risiko von virologischem Therapieversagen!).
Tenofovir senkt die Plasmaspiegel von Atazanavir, deshalb in Kombination immer Atazanavir entsprechend der Zulassungsvorschrift (in Deutschland) mit 100 mg Ritonavir boostern.

! Gleichzeitig erhöhen Atazanavir, Lopinavir und Darunavir die Tenofovir-Spiegel – **cave:** Nephrotoxizität!

In Kombination mit Indinavir erniedrigte Indinavir- und erhöhte Tenofovir-Spiegel (C_{max}). In Kombination mit Saquinavir/Ritonavir Erhöhung aller Spiegel, ohne dass dies vermutlich therapeutisch relevant ist.
Die gleichzeitige Gabe von Substanzen mit aktiver tubulärer Sekretion wie Adefovirdipivoxil, Cidofovir, Aciclovir, Valaciclovir, Ganciclovir und Valganciclovir kann über Konkurrenz um den gleichen Eliminationsweg zu jeweiligen Dosiserhöhungen führen.

Indikationen: Kombinationstherapie der HIV-Infektion und Therapie der Hepatitis B. Bei Hepatitis-B-Therapie auch wirksam bei Vorliegen der YMDD-Mutante, die zu Lamivudin-Resistenz führt.

K **Kontraindikationen:** Tenofovir sollte nicht bei Patienten mit einer Kreatinin-Clearance von weniger als 60 ml/min eingesetzt werden. Vorsicht bei Leberinsuffizienz. Die Sicherheit in der Schwangerschaft und bei Kindern ist nicht erwiesen (FDA-Kategorie B). In Tierversuchen auch bei 20-facher Dosierung keine Hinweise auf Störungen der Fertilität oder Embryotoxizität.
Bei leichteren Nierenfunktionsstörungen sollte vorsichtshalber eine monatliche Kontrolle der Retentionsparameter erfolgen. Größere, kontrollierte Studien zum Einsatz von Tenofovir bei Schwangeren stehen aus.

Dosierung: Zur Behandlung von **HIV-Infektion** und **Hepatitis B:** 1 × tgl. 300 mg zusammen mit einer Mahlzeit.
Kinder im Alter von 6 bis 16 Jahren wurden bisher in Studien mit 1 × 200 mg/m² bei guter Verträglichkeit behandelt; allerdings sind hier eher Knochenmineralisierungsprobleme zu erwarten!
Bei **Einschränkung der Nierenfunktion** sollte Tenofovir möglichst vermieden werden. Wenn unumgänglich, Dosierung wie folgt:
- Kreatinin-Clearance 50–30 ml/min: 300 mg alle 2 Tage.
- Kreatinin-Clearance < 30 ml/min: 300 mg alle 4 Tage.
- Bei Hämodialyse: 1 × 300 mg/Woche oder nach insgesamt 12 h Dialyse im Anschluss.

Handelsformen:
- Viread: Filmtabletten à 245 mg.
- Truvada: Tabletten (Emtricitabin 200 mg, Tenofovir 245 mg als Fumarat).
- ATRIPLA: Tabletten (Efavirenz 600 mg, Emtricitabin 200 mg, Tenofovir 245 mg).

B **Beurteilung:** HIV-Basistherapeutikum mit der Möglichkeit der täglichen Einmalgabe, das sowohl in der Erst- als auch in der Zweitlinientherapie einsetzbar ist. Limitierend ist die vor allem bei lang dauernder Behandlung nicht zu unterschätzende Nephrotoxizität sowie die unter Tenofovir bei Therapieversagen häufig auftretende, problematische Resistenz-K65R-Mutation.

Sowohl bei immunkompetenten als auch -supprimierten Patienten konnten Studien sowohl bei naiven wie auch bei Lamivudin-resistenten Patienten mit Hepatitis B eine eindrucksvolle Wirksamkeit zeigen. Die Reduktion der HBV-Viruslast um mehr als 6 $\log_{10}$-Stufen, eine schnelle, komplette und anhaltenden HBV-DNA-Suppression mit bisher geringer Resistenzentwicklung macht Tenofovir (auch in Kombination mit Emtricitabin als Truvada) zum idealen Hepatitis-Therapeutikum und sollte Adefovir ersetzen.

Telbivudin

Handelsname: Sebivo (Fa. Novartis Pharma).

Eigenschaften: Telbivudin ist ein 2006/2007 zugelassenes synthetisches Thymidin-Nukleosidanalogon. Es unterscheidet sich vom natürlichen Nukleosid nur durch eine geringe chemische Modifikation und ist ein β-L-Enantiomer des natürlichen Nukleosids D-Thymidin.

Wirkungsweise: Telbivudin wird durch zelluläre Kinasen in ein aktives Triphosphat umgewandelt, das die DNA-Polymerase (reverse Transkriptase) der Hepatitis-B-Viren durch kompetitiven Antagonismus hemmt. Der Einbau des Telbivudin-Triphosphats in die virale DNA führt zudem zum Kettenabbruch und so zusätzlich zur Hemmung der viralen Replikation (bereits in sehr niedrigen Konzentrationen!).

Wirkung: Telbivudin ist ausschließlich zur Behandlung der Hepatitis B geeignet und wirkt in vitro nicht gegen HIV. Aufgrund einzelner Berichte ist jedoch eine klinische Wirkung gegen HIV zu bedenken. In klinischen Studien (zumeist asiatische Patienten) deutlich bessere Wirkung und geringere Resistenzentwicklung als bei Lamivudin oder Adefovir.

Resistenz: Telbivudin zeigt grundsätzlich eine Kreuzresistenz mit Lamivudin oder auch mit anderen Nukleosidanaloga, gegen die HBV resistent ist. Üblicherweise tragen Telbivudin-resistente Viren die M204I-Resistenzmutation mit oder ohne die rtL801/V-Mutanten. Innerhalb des ersten Behandlungsjahres ist eine Telbivudin-Resistenz deutlich geringer als eine Lamivudin-Resistenz, nach zwei Therapiejahren ist jedoch bei HBeAg-positiven und HBeAg-negativen Patienten mit einer Komplettresistenz zu rechnen (Anstieg von 22 auf 99 %!)! Auch andere Resistenzmutationen wurden beobachtet, wie z. B. L80I/V, A181T, L180M oder L229W/V.

Pharmakokinetik:

- Nach oraler Aufnahme wird Telbivudin aus dem Magen-Darm-Trakt gut resorbiert. Die Resorption wird durch Nahrung nicht beeinflusst.
- Nach einmaliger oraler Dosis von 600 mg liegt der Spitzenspiegel nach 1,5–4 h im Plasma bei 3,2–3,7 mg/l mit einem berechneten AUC-Wert von 28 mg/l × h.
- Nur sehr geringe Plasmaproteinbindung mit ca. 3 %.
- Terminale Halbwertszeit im Plasma von etwa 40 h. Intrazelluläre Halbwertszeit des aktiven Triphosphats ca. 14 h.
- Bei einmal täglicher Applikation wird das Steady State nach 5–7 Tagen erreicht mit Talspiegeln von 0,2–0,3 mg/l.
- Etwa 42 % der Dosis werden über den Urin und etwa 50 % über die Fäzes ausgeschieden. Eine Dosisanpassung ist deshalb unter einer Kreatinin-Clearance von 50 ml/min erforderlich.
- Aufgrund der bisher vorliegenden Daten ist bei Patienten mit eingeschränkter Leberfunktion keine Anpassung der Dosierung notwendig.

Nebenwirkungen: Im Allgemeinen gut verträglich. Immer zu beachten ist das nicht unerhebliche Potenzial, Kreatinkinase-Erhöhungen (ca. 10–13 %) wie auch Myalgien und Myopathien zu verursachen. Erhöhte Ausgangswerte (Kreatinkinase) und kaukasische Abstammung sind prädiktive Faktoren. Asymptomatische Kreatinkinase-Erhöhungen sind oft ohne Therapieunterbrechungen reversibel und können deshalb in moderatem Umfang toleriert werden. Bei Auftreten von Myopathien muss die Telbivudin-Behandlung beendet werden. Wie bei anderen Nukleosidanaloga ist auch unter Telbivudin eine Laktatazidose möglich und es wurden periphere Neuropathien beschrieben, besonders in Kombination mit Interferonen. Vermutlich treten Hautausschlag, Schwindel, Kopfschmerzen und Müdigkeit selten auf.

Interaktionen: Keine wesentlichen Interaktionen. Telbivudin sollte jedoch nicht oder nur mit großer Vorsicht gleichzeitig mit Arzneimitteln angewandt werden, die ebenfalls eine Myopathie verursachen können (Statine, Fibrate, Cyclosporin u. a.).

Indikationen: Behandlung der chronischen Hepatitis B erwachsener Patienten mit Nachweis einer Virusreplikation und Nachweis persistierender Erhöhung der Serumtransaminasen (ALT bzw. AST) oder einer histologisch aktiven Erkrankung. Eine Telbivudin-Behandlung ist besonders bei einer Adefovir- oder Tenofovir-Resistenz indiziert.

K **Kontraindikationen:** Behandlung während der Stillzeit und in der Schwangerschaft. Monotherapie einer chronischen Hepatitis B mit einer M204I-Mutation.

Dosierung:
- Kinder und ältere Patienten: Bisher keine besondere Dosierungsempfehlung.
- Jugendliche > 16 Jahre und Erwachsene: 1 × tgl. 600 mg.

Dosierung bei **Nierenfunktionsstörung**:
- Kreatinin-Clearance > 50 ml/min: 600 mg alle 24 h.
- Kreatinin-Clearance 49–30 ml/min: 600 mg alle 48 h.
- Kreatinin-Clearance < 30 ml/min ohne Dialyse: 600 mg alle 72 h.
- Terminale Niereninsuffizienz: 600 mg alle 96 h bzw. jeweils nach Dialyse.

Therapiedauer: HBeAg-negative Patienten werden dauerhaft behandelt, Patienten mit Leberzirrhose mindestens bis zur HBsAg-Serokonversion (Anti-HBs-Titer > 100 IE/l). HBeAg-positive Patienten in jedem Fall über eine HBeAg-Serokonversion hinaus für mindestens weitere 12 Monate.

Handelsform: Filmtabletten à 600 mg.

B **Beurteilung:** Telbivudin ist zur Behandlung der chronischen Hepatitis B wirksamer als Lamivudin und Adefovir, jedoch vermutlich nicht dem Entecavir überlegen. In der Monotherapie ist die Resistenzentwicklung langsamer und Telbivudin ist in vitro noch wirksam gegen Lamivudin-resistente Viren mit der M204V-Mutation. Wegen der Ähnlichkeit der Telbivudin-Resistenz-Mutation M204I ist jedoch die klinische Bedeutung fraglich. Anders als Lamivudin, Tenofovir, Entecavir, Adefovir und Emtricitabin hat Telbivudin keine relevante Wirkung gegen HIV. Die Bedeutung von Telbivudin in der Sequenz- und/oder Kombinationstherapie ist noch nicht geklärt, wenn auch in Analogie zur HIV-Therapieerfahrung vermutlich sinnvoll und gerechtfertigt.

Adefovir

Handelsname: Hepsera (Fa. GILEAD).

Eigenschaften: Adefovir wurde ursprünglich zur Behandlung der HIV-Infektion entwickelt und geprüft. Die klinische Zulassung wurde allerdings 1999 für diese Indikation nicht weiter verfolgt, da in den erforderlichen Dosierungen bei einer Vielzahl der Patienten (30 %) tubuläre Nierenschädigungen mit Protein- und Glucosurie auftraten, die trotz Absetzen oder Dosisreduktion bei ca. 5 % der Patienten irreversibel waren. 2003 erfolgte die Zulassung von Adefovir zur Behandlung der chronischen Hepatitis B, allerdings in deutlich geringerer Dosierung. Adefovir ist ein azyklisches Nukleotidphosphonat-Analogon und gehört zusammen mit dem weiterentwickelten Tenofovir und dem Cidofovir zur Behandlung von Zytomegalie-Virus-Infektionen (CMV) zur Gruppe der Nukleotidanaloga.

Wirkungsweise: Adefovir ist in vitro aktiv gegen eine Vielzahl von RNA- und DNA-Viren wie Herpes- und Pockenviren, HI- und Hepadnaviren (= Hepatitis-assoziierte DNA-Viren) einschließlich Lamivudin-resistenter Hepatitis-B-Viren. Adefovir wird intrazellulär durch Wirtsenzyme zweifach phosphoryliert und entspricht dann dem biologisch aktiven Desoxyadenosintriphosphat. In dieser Form hemmt es die viralen Polymerasen durch Bindungskonkurrenz mit dem natürlichen Substrat und verursacht nach Einbau in die Virus-DNA einen Kettenabbruch.

Resistenz: Eine Adefovir-Resistenz ist in vitro nur schwer nachzuweisen bzw. zu reproduzieren. Auch zeigen sich innerhalb von 48–60 Behandlungswochen bei Patienten mit chronischer Hepatitis B kaum Resistenzmutationen. Innerhalb einer 2–3 Jahre dauernden Behandlung ist in Studien bei etwa 4 % der Patienten mit neuen Resistenzmutationen zu rechnen, die auch mit verminderter Empfindlichkeit einhergehen (N236T oder A181V). Diese Mutationen werden zum Teil durch Kombination mit Lamivudin verhindert (Tab. 2.1-3).

Tab. 2.1-3 Resistenzwahrscheinlichkeit (%) von Adefovir und Lamivudin im Verlauf von 1–4 Jahren.

Jahre	Lamivudin	Adefovir	Adefovir (Komb.)
1	24	0	0
2	38	3	2
3	50	11	7
4	67	18	15

Pharmakokinetik:

- Adefovir hat eine schlechte Bioverfügbarkeit von < 12 %, während das Ester-Prodrug Adefovirdipivoxil schnell resorbiert und zu Adefovir in Darm und Blut hydrolysiert wird. Im Blut ist regelhaft kein Prodrug mehr zu finden.
- Die Bioverfügbarkeit von Adefovir schwankt zwischen 30–60 %. Nach Gabe von 10 mg Adefovirdipivoxil liegt die maximale Serumkonzentration zwischen 0,01–0,03 µg/ml. Die Resorption wird durch Nahrung nicht wesentlich beeinflusst.
- Adefovir hat eine niedrige Eiweißbindung von weniger als 5 %. Das Verteilungsvolumen entspricht etwa dem Körperwasser von annähernd 0,4 l/kg.
- Adefovir wird unverändert über die Niere eliminiert, in einer Kombination aus glomerulärer Filtration und tubulärer Sekretion. Nach i. v. Applikation erscheinen 98 % der Substanz nach 24 h im Urin – nach oraler Gabe von Adefovirdipivoxil nur 30–45 % im gleichen Zeitraum.
- Die Serumhalbwertszeit beträgt etwa 5–7,5 h (Kinder haben vermutlich eine höhere Clearance als Erwachsene).
- Die intrazelluläre Halbwertszeit von Adefovirdiphosphat beträgt in unterschiedlichen Zellsystemen zwischen 5–18 h wie in Lymphozyten bis zu 36 h.
- Die Plasmaspiegel steigen und die Clearance sinkt mit Einschränkung der Nierenfunktion. Etwa 35 % der Substanz werden in einer 4-stündigen Hämodialyse eliminiert.

Nebenwirkungen: Adefovir ist potenziell nephrotoxisch. Bei allen Patienten mit bestehender Nierenfunktionsstörung oder bei gleichzeitiger Behandlung mit anderen potenziell nephrotoxischen Arzneimitteln muss dieses Risiko besonders berücksichtigt werden. Mit einer Dosierung von tgl. 30 mg ist bei Langzeitbehandlung regelmäßig mit einer tubulären Nierenschädigung zu rechnen. Deshalb sollte die tägliche Dosis von 10 mg Adefovir nicht überschritten werden, unter der die Therapie mit Adefovir meist gut verträglich ist und nur selten mit einer Kreatininerhöhung einhergeht. Die häufigsten Nebenwirkungen sind gastrointestinale Beschwerden (Übelkeit, Diarrhoe) und Kopfschmerzen.
In hoher Dosierung kann Adefovirdipivoxil zur Verminderung des freien Carnitin-Spiegels führen. Bei der niedrigen Dosierung von tgl. 10 mg ist eine L-Carnitin-Substitution nicht erforderlich. Adefovir ist in präklinischen Studien genotoxisch und in Tierversuchen embryotoxisch mit fetalen Malformationen (Ratten).

Interaktionen: Es sind keine klinisch relevanten Interaktionen mit anderen Arzneimitteln bekannt. Substanzen mit dem Potenzial, die Nierenfunktion einzuschränken oder die tubuläre Sekretion zu stören, können zur Verminderung der Adefovir-Clearance führen. Ibuprofen erhöht leicht die Adefovir-Spiegel (AUC > 23 %), keine Interaktionen mit Lamivudin, Acetaminophen oder Cotrimoxazol. Erhöhtes Risiko für Steatose und Laktatazidose bei gleichzeitiger Behandlung mit anderen Nukleosidanaloga.

Indikationen: Behandlung der chronischen Hepatitis B bei Erwachsenen mit dekompensierter Lebererkrankung oder bei erhöhten Transaminasen (AST, ALT), aktiver Leberentzündung bzw. Leberfibrose und nachweislicher aktiver Virusreplikation. Lamivudin- und/oder Telbivudin-Resistenz auch im Rahmen einer Lebertransplantation.

K **Kontraindikationen:** Niereninsuffizienz, Behandlung in der Schwangerschaft und Stillperiode.

Dosierung:

- Kinder (ohne Zulassung, aber nach Studien; jeweils max. 10 mg/Tag!):
  - 2–6 Jahre: 0,3 mg/kg/Tag.
  - 7–11 Jahre: 0,25 mg/kg/Tag.
  - > 12 Jahre: 10 mg/Tag.
- Erwachsene > 18 Jahre: 1 × tgl. 10 mg.

Wenn trotz **Niereninsuffizienz** eine Behandlung unbedingt durchgeführt werden soll, gelten folgende Dosierungseinschränkungen:

- Jeweils 10 mg Adefovir bei CrCl:
  - < 50 ml/min: 1 × tgl.,
  - 20–49 ml/min: 1 × alle 2 Tage,
  - 10–19 ml/min: 1 × alle 3 Tage.
- Intermittierende Dialyse: 1 ×/Woche nach Dialyse.
- Kontinuierliche veno-venöse Hämodialyse (CVVHD; keine Daten): ca. 10 mg alle 48 h.

Bei **Leberinsuffizienz** ist keine Dosis-Anpassung erforderlich.
Therapiedauer in der Regel 48–96 Wochen.

Handelsform: Tabletten à 10 mg.

B **Beurteilung:** Adefovir war ab 2002 eine bedeutsame Substanz zur Behandlung der Hepatitis B – vor allem bei Versagen und Resistenz von Lamivudin. Da es in der Hepatitis-Dosierung nur unzureichend gegen HIV wirkt, ist eine Behandlung der Koinfektionen mit Adefovir weitgehend ausgeschlossen und heute unnötig. Adefovir ist im Vergleicht zu Tenofovir und anderen Hepatitis-B-Therapeutika am schwächsten wirksam und am meisten toxisch. Wie in der HIV-Behandlung, so ist auch in der Hepatitis-B-Therapie das Adefovir heute nur noch von historischem Interesse und sollte in den Behandlungsleitlinien keine Rolle mehr spielen.

Entecavir

Handelsname: BARACLUDE (Fa. Bristol-Myers Squibb).

Eigenschaften: Entecavir hemmt in vitro (HepG2-Zellkulturen) die HBV-DNA-Synthese deutlich aktiver als Lamivudin (gleiche Reduktion allein mit 4 nM gegenüber 116 nM Lamivudin!). Dementsprechend niedrig sind die empfohlenen Dosierungen von Entecavir. In ersten Studien zeigte sich neben der Hemmung von Hepatitis B keine Wirkung auf HIV, in späteren Studien dann allerdings in vitro und in vivo Nachweis einer Wirkung von Entecavir auch auf HIV. Eine Monotherapie mit Entecavir ist deshalb bei HIV-HBV-koinfizierten Patienten obsolet.

Wirkungsweise: Nach Aufnahme wird Entecavir zum Triphosphat phosphoryliert. Entecavir hemmt kompetitiv die Funktion der viralen Polymerase und blockiert die reverse Transkription des negativen DNA-Strangs aus der prägenomischen mRNA und die Synthese des positiven Strangs der HBV-DNA.

Resistenz: Eine Resistenz unter Entecavir-Behandlung ist möglich, aber bisher selten. Partielle Kreuzresistenz mit Lamivudin: Lamivudin-resistente Stämme sind auch 8- bis 30-mal geringer empfindlich gegen Entecavir. Patienten mit Lamivudin-Versagen entwickeln zu ca. 7–10 % nach 48 Wochen Entecavir-Behandlung eine Entecavir-Resistenz. Patienten mit Entecavir-Versagen sind in der Regel Lamivudin-resistent. Liegen Mutationen an Codon L180M und M204V isoliert vor, so ist Entecavir zwar noch wirksam, aber mit geringer Effektivität. Die Polymerase-Varianten T184/GS, S202I und M250V sind nur mit einer Entecavir-Resistenz verbunden, wenn gleichzeitig eine L180M- und M204V-Mutation vorliegt.

Pharmakokinetik:

- Nach oraler Aufnahme wird Entecavir von Erwachsenen gut resorbiert mit einer Bioverfügbarkeit von mindestens 70–100 %. Die Spitzenspiegel werden bereits nach 1 h erreicht.
- Die gleichzeitige Nahrungsaufnahme zusammen mit einer Dosis Entecavir von 0,5 mg reduziert die Spitzenkonzentration um 45 % und die AUC um 20 % mit bis zu 1 h verzögerter Absorption!
- Ein Steady State wird bei 1 × tgl. Gabe nach 6–10 Tagen erreicht. Im Steady State beträgt bei einmaliger Dosis von 0,5 mg (1 mg) Entecavir die Spitzenkonzentration bzw. der Talspiegel 4,2 (8,2) ng/ml bzw. 0,3 (0,5) ng/ml.
- Geringe Eiweißbindung mit ca. 13 %.
- Terminale Eliminationshalbwertszeit (nach Spitzenspiegel) zwischen 128–150 h.
- Vorwiegende Elimination der Substanz über die Niere – zu 75 % unverändert.
- AUC-Werte sind bei gleicher Dosis im Durchschnitt bei Frauen um 14 % höher als bei Männern. Gegenüber jüngeren Patienten sind bei älteren Patienten die AUC-Werte um 29 % erhöht – als Folge von geringerem Gewicht und eingeschränkter Nierenfunktion.
- Kein Einfluss von Leberfunktionsstörungen auf die Pharmakokinetik von Entecavir.

Nebenwirkungen: Bisher geringe unerwünschte Wirkungen und gut verträgliche Substanz, dem Lamivudin ähnlich. Selten Kopfschmerzen und Schwindel, Appetitlosigkeit, Erbrechen und Übelkeit. Sehr geringe Wahrscheinlichkeit einer Laktatazidose (meist abhängig von Begleitmedikation!).

Interaktionen: Keine Interaktionen mit anderen Substanzen (auch Nukleosidanaloga) bekannt. In vitro auch keine Hinweise auf Antagonismus mit Zidovudin, Abacavir, Tenofovir, Didanosin, Lamivudin oder Stavudin.

Indikationen: Behandlung der chronischen Hepatitis B bei erwachsenen Patienten mit aktiver Erkrankung (Virus-replikativ, histologisch und/oder ALT- bzw. AST-Erhöhung). Therapie von Patienten mit HBeAg-positiver oder HBeAg-negativer HBV-Infektion sowie mit Lamivudin-refraktärer und ggf. Adefovir-resistenter Hepatitis B.

K **Kontraindikationen:** Unverträglichkeit von Entecavir, Resistenz oder Kreuzresistenz gegen Entecavir. Behandlung von Hepatitis-B- und HIV-koinfizierten Patienten ohne ausreichenden Resistenzschutz (angepasste HAART!).

Applikation und Dosierung:
- Nukleosid-naive Patienten: 1 × tgl. 0,5 mg p. o.
- Patienten mit Lamivudin-resistenten Viren: 1 × tgl. 1 mg p. o.

Jede Einnahme sollte nüchtern erfolgen (2 h vor oder nach dem Essen)!

- Dosierung bei **Nierenfunktionsstörung**:
  - **Nukleosid-naive** Patienten:
    -- Kreatinin-Clearance > 50 ml/min: 1 × tgl. 0,5 mg.
    -- Kreatinin-Clearance 49–30 ml/min: 1 × tgl. 0,25 mg oder 1 × tgl. 0,5 mg alle 2 Tage.
    -- Kreatinin-Clearance 29–10 ml/min: 1 × tgl. 0,15 mg oder 1 × tgl. 0,5 mg alle 3 Tage.
    -- Kreatinin-Clearance < 10 ml/min, Hämodialyse, CAPD, CVVHD (hier keine Daten): 1 × tgl. 0,05 mg oder 1 × tgl. 0,5 mg alle 5–7 Tage.
  - **Lamivudin-refraktäre** Patienten:
    -- Kreatinin-Clearance > 50 ml/min: 1 × tgl. 1 mg.
    -- Kreatinin-Clearance 49–30 ml/min: 1 × tgl. 0,5 mg.
    -- Kreatinin-Clearance 29–10 ml/min: 1 × tgl. 0,3 mg oder 1 × tgl. 0,5 mg alle 2 Tage.
    -- Kreatinin-Clearance < 10 ml/min, Hämodialyse, CAPD, CVVHD (hier keine Daten): 1 × tgl. 0,1 mg oder 1 × tgl. 0,5 mg alle 3 Tage.

Handelsformen:
- Tabletten à 0,5 oder 1 mg.
- Trinklösung 0,05 mg/ml (210 ml).

B **Beurteilung:** Entecavir ist eine gut verträgliche Substanz und deutlich besser wirksam zur Behandlung der chronischen Hepatitis B als Lamivudin. Auch wenn die Resistenzbarriere von Entecavir höher ist als von Lamivudin und die Substanz auch zur Monotherapie zugelassen ist, sollte Entecavir nach Möglichkeit besser in Kombination eingesetzt werden. Dies gilt vor allem für Patienten mit hoher Viruslast. Problematisch ist der Einsatz bei HIV-koinfizierten Patienten wegen der Gefahr von Kreuzresistenzen, wenn nicht ausreichender Schutz durch HAART gewährt wird. Schwierig kann auch eine niedrige Dosierung sein, wenn der zeitliche Abstand zum Essen nicht regelmäßig eingehalten wird!

Non-Nukleoside (NNRTI)

Die nichtnukleosidischen Inhibitoren der reversen Transkriptase (NNRTI, sog. Non-Nukleoside) sind die dritte Klasse von antiretroviralen Medikamenten, die auch ab 1996 – nach den Nukleosidanaloga und Protease-Inhibitoren – eingeführt wurden. Sie haben eine unterschiedliche chemische Struktur ohne erkennbare Gemeinsamkeiten und besitzen eine starke Aktivität gegen HIV-1, nicht aber gegen HIV-2. Sie benötigen keinen zellulären Metabolismus, um aktiviert zu werden, und binden die reverse Transkriptase. Lang eingesetzte, relevante Verbindungen sind Nevirapin und Efavirenz, neuere Etravirin und Rilpivirin. Zusammen mit Delavirdin zeigten sich die alten Präparate in Kombination mit NRTIs zunächst schnell und gut wirksam; problematisch war und ist das in vitro und in vivo rasche Auftreten von Virusmutanten mit der Punktmutation K103N, die einer kompletten Klassenresistenz entsprach, die nun durch Etravirin und Rilpivirin zunächst aufgehoben wird. Diese K103-Mutationen werden im Übrigen zunehmend bereits ohne Behandlung bei Neuinfektionen entdeckt und untermauern die Notwendigkeit einer Resistenztestung bereits vor Primärbehandlung. Die Verträglichkeit ist im Allgemeinen gut, einige Nebenwirkungen zwingen allerdings zum Absetzen der Substanzen (Exantheme, Depressionen).

Nevirapin

Synonyma: NVP.

Handelsnamen: Viramune und Viramune Retardtablette (XR; Fa. Boehringer Ingelheim). International in vielen fixen NRTI/Nevirapin-Kombinationen.

Eigenschaften: Nichtnukleosidischer Inhibitor der reversen Transkriptase (Non-Nukleosid, NNRTI).

Wirkungsweise: Als Dipyridodiazepinon wirksam gegen HIV-1 durch direkte Bindung an die reverse Transkriptase und Blockierung der RNA- und DNA-abhängigen Polymeraseaktivität.

Wirkung: Nevirapin eignet sich prinzipiell auch zur täglichen Einmalgabe. Wirksamkeit und Verträglichkeit der neuen 1 × täglich zu verabreichenden Retardtablette (400 mg) unterscheiden sich nicht von der 2 × täglich zu verabreichenden, vorangegangenen Dosierungstablette (200 mg). In Zellkulturen additive oder synergistische Aktivität bei Kombination mit Zidovudin, Didanosin, Stavudin, Lamivudin und Saquinavir.

Resistenz: Rasche Resistenzentwicklung bei Monotherapie mit Nevirapin (Punktmutation K103N). Stets in Kombination anwenden, z. B. mit Zidovudin und Lamivudin als Tripeltherapie, welche die Virusbeladung des Blutes stark senkt. Vollständige Kreuzresistenz mit anderen NNRTIs, nicht aber Etravirin und Rilpivirin; teilweise Kreuzresistenz mit Nukleosidanaloga. Eine Kreuzresistenz mit Protease-Inhibitoren ist unwahrscheinlich (wegen anderer Wirkungsweise). Bevorzugte Resistenzmutationen: K103N und Y181C. Einzelne zusätzliche Mutationen wie an Codon V106A, Y188C und L100I, V108I oder P225H entsprechen einer kompletten Resistenz von HIV gegen Nevirapin.

> **Zu beachten ist:** Funktionelle Monotherapie bei Absetzen der HAART durch lange Halbwertszeit von Nevirapin, vor allem bei Retardformulierung Viramune XR.

Pharmakokinetik:

- Fast vollständige Resorption nach oraler Gabe (unabhängig von der Mahlzeit und der gleichzeitigen Gabe von Antazida oder Didanosin). Nach oraler Gabe von 50 mg (Tbl. oder Susp.) Bioverfügbarkeit von 93 % bzw. 91 %.
- Plasmaeiweißbindung 60 % bei einer Plasmakonzentration zwischen 1–10 µg/ml.
- Nach i. v. Applikation beträgt das Verteilungsvolumen 1,21 l/kg.
- Gute Gewebegängigkeit (starke Lipophilie) und relativ hohe Liquorspiegel (ca. 45 % der Serumspiegel).
- Plasmaspitzenkonzentration wird mit 2 µg/ml (C_{max}) etwa 4 h (T_{max}) nach oraler Gabe von 200 mg erreicht.
- Starke Umwandlung in der Leber durch Cytochrom-P-450-abhängige Enzyme (vorwiegend CYP3A) zu mehreren hydroxylierten Metaboliten, die zu > 80 % renal eliminiert werden (als Glucuronidkonjugat).
- Etwa 10 % werden über die Fäzes ausgeschieden. Weniger als 5 % der ver-

Antiinfektiva

abreichten Dosis werden unverändert im Harn ausgeschieden, weshalb die renale Exkretion nur eine geringe Rolle bei der Elimination von Nevirapin spielt.
- Nevirapin wird in der Muttermilch hoch angereichert. Nach Gabe von 100–200 mg einige Stunden vor der Geburt lassen sich post partum 25–122 % der Serumkonzentration in der Muttermilch nachweisen!
- Retardtablette mit 400 mg unterscheidet sich von der alten 1 × täglich zu verabreichenden doppelten 200-mg-Nevirapin-Dosierung im Wesentlichen nur durch die gesichert lang dauernde regelmäßige Freisetzung der Substanz über 24 h.

Nebenwirkungen (Tab. 2.1-4):
- Am häufigsten sind **Hautreaktionen** (30–40 %), Fieber, Übelkeit und Kopfschmerzen (in je 3–5 % der Fälle). Die makulopapulösen Hautexantheme sind meist generalisiert, z. T. juckend und können lebensbedrohlich sein (Stevens-Johnson-Syndrom, toxische epidermale Nekrolyse). Sie treten typischerweise in den ersten 6 Wochen der Behandlung auf. Vermutlich gibt es eine genetische Prädisposition, in Studien waren vermehrt untergewichtige Frauen und Patienten mit relativ hohen CD4-Zellzahlen bei Therapiebeginn (Frauen > 250/µl, Männer > 400/µl) betroffen. Leichtere Formen ohne Transaminasenanstieg können mit Antihistaminika behandelt werden. Glucocorticoide sind nicht wirksam zur Prophylaxe, können aber bei schweren Formen eingesetzt werden.
- Die zweite Hauptnebenwirkung ist eine **Hepatotoxizität** mit Hepatitis. Eine Transaminasenkontrolle alle 14 Tage in den ersten 8 Wochen der Therapie ist erforderlich. Bei Transaminasenerhöhung muss die Therapie unterbrochen werden, kann aber später unter Vorsichtskautelen wiederholt werden (nicht wenn zusätzlich Exanthem!).
- Eine Erhöhung der Serumtransaminasen kommt in 2–4 % der Fälle vor, eine Neutropenie (< 750/mm^3) bei 11 %. Alleinige γ-GT-Erhöhungen bei Langzeitgabe sind sehr häufig, unter 150 U/l jedoch nicht therapielimitierend. Granulozytopenien treten selten und vorwiegend bei Kindern auf.

Interaktionen: Als starker Induktor der Cytochrom-P-450-abhängigen Enzyme kann Nevirapin zur Erniedrigung der Plasmaspiegel von Rifampicin, Rifabutin oder Protease-Inhibitoren (Saquinavir, Indinavir) führen.

Tab. 2.1-4 Häufigkeit der wichtigsten Nebenwirkungen von Nevirapin, Efavirenz und Rilpivirin.

	Nevirapin	Efavirenz	Rilpivirin
ZNS-Nebenwirkungen	selten	58–66 %	selten
schwere ZNS-Nebenwirkungen	sehr selten	5–7 %	keine
Depression	sehr selten	–	8 % (1 % schwer)
Hepatotoxizität	17 %	8 %	–
Teratogenität	nein	ja	unbekannt
Dyslipidämie	nein	häufig	–
Gynäkomastie	nein	gelegentlich	bisher nicht
Rash-Ausschlag	15 %	5 %	5 %

Dies gilt nicht für Ritonavir und Nelfinavir, die zusammen mit Nevirapin gegeben werden können. Nevirapin kann die Plasmakonzentrationen von oralen Kontrazeptiva reduzieren (unsicherer Konzeptionsschutz). Medikamente wie Cimetidin und Makrolide, welche bestimmte Leberenzyme hemmen, können im Steady State die Nevirapin-Spiegel im Plasma erhöhen. Die gleichzeitige Gabe von Ketoconazol führt zu einer Abnahme der Ketoconazol-Konzentrationen und zu einem Anstieg der Nevirapin-Konzentrationen. Johanniskraut kann die Plasmaspiegel von Nevirapin therapeutisch relevant erniedrigen.

Indikation: Kombinationstherapie der HIV-Infektion, wenn keine K103N-Resistenz vorliegt. Geeignet auch zur peripartalen Prophylaxe.

K **Kontraindikationen:** Sofortiger Therapieabbruch bei ersten Zeichen für Hautreaktionen, schwerer Hepatotoxizität und vieldeutigen Allgemeinsymptomen. Nach Möglichkeit keine gleichzeitige Gabe von Rifampicin, Rifabutin oder Ketoconazol. Auch Fluconazol erhöht Nevirapin-Spiegel. Bei Methadon, Lopinavir und Indinavir sind Dosisanpassungen (-erhöhungen) ggf. nach Spiegelbestimmungen erforderlich. Keine Anwendung bei eingeschränkter Leber- und/oder Nierenfunktion.

Applikation und Dosierung: Von Kindern wird Nevirapin meist gut vertragen (selten Hepatotoxizität, ca. 15 % Exantheme). Eine einschleichende Dosierung, wie früher stets üblich, ist aktuell nur noch bei therapienaiven Patienten notwendig; Therapieumstellungen bedürfen in der Regel nicht mehr einer verringerten Startdosis!

- Kinder aller Altersstufen:
  - 1 × 150 mg/m² KOF, einschleichende Dosierung über 14 Tage (nicht mehr erforderlich bei direkten Therapieumstellungen!), danach 2 × 150 mg/m² oder 1 × 300 mg/m² KOF (max. 2 × 200 mg).
  - Vermutlich ist eine Gesamttagesdosis von > 300 mg/m² KOF wirksamer als < 300 mg/m² KOF und kann so auch mit gutem Erfolg 1 × tgl. appliziert werden.
- Erwachsene:
  - 1 × tgl. 0,2 g oral, einschleichende Dosierung für 2 Wochen (nicht mehr erforderlich bei direkten Therapieumstellungen!). Bei Auftreten einer Hautreaktion Therapie sofort abbrechen!
  - Ab 3. Woche 2 × tgl. 0,2 g oral.

Nevirapin wurde in Studien schon als »Normaltablette« erfolgreich mit 1 × tgl. 400 mg nach »Einschleichen« eingesetzt. Mit der neuen XR-Formulierung entspricht dies nun auch einer sicheren, zugelassenen 1 × täglichen Applikationsform. Keine Dosisanpassung bei **Niereninsuffizienz** erforderlich, jedoch Gabe im Anschluss an eine Dialyse. Eine regelmäßige Kontrolle der **Leberfunktion** ist erforderlich. Bei Patienten, bei denen es zu einer mäßigen oder starken Abweichung der Leberwerte kommt – mit Ausnahme der γ-Glutamyltransferase (γ-GT) –, ist die Nevirapin-Therapie so lange zu unterbrechen, bis die Leberwerte wieder auf die Ausgangswerte zurückkehren. Die Behandlung kann dann mit 0,2 g Nevirapin tgl. wieder aufgenommen werden. Die Anhebung der Dosierung auf 2 × tgl. 0,2 g bzw. 1 × tgl. 0,4 g sollte mit besonderer Vorsicht und nur nach ausgedehnter Überwachungszeit erfolgen. Falls es erneut zu mäßigen oder starken Abweichungen der Leberwerte kommt, ist Nevirapin definitiv abzusetzen.

Handelsformen:

- Viramune Tabletten à 0,2 g.
- Viramune Suspension mit 10 mg/ml.
- Viramune Retardtabletten à 0,4 g.
- Viramune Retardsuspension u. a.

B **Beurteilung:** Gut wirksames und schon viel erprobtes Non-Nukleosid zur Kombinationstherapie der HIV-Infektion sowie zur Vermeidung der perinatalen HIV-Übertragung. Mittlerweile auch offiziell zur 1 × täglichen Behandlung zugelassen. Problematisch ist schnelle Resistenzentwicklung durch Einpunkt-Mutation mit Efavirenz-Kreuzresistenz. In der Regel keine Kreuzresistenz mit Nukleosiden, die vorher noch nicht gegeben worden sind. Hauptnebenwirkung: schwere Hautreaktionen. Wegen seines guten Lipidprofils, der Möglichkeit einer Einmalgabe und wegen Sonderindikationen weiterhin unverzichtbarer Kombinationspartner von HAART. Nevirapin hat sich als weitgehend sicher in der späten Schwangerschaft erwiesen.

Delavirdin

Synonyma: DLV.

Handelsname: Rescriptor (USA) (nur von FDA, nicht mehr von EMEA zugelassen!).

Eigenschaften: Nichtnukleosidischer Inhibitor der reversen Transkriptase von HIV-1. Nicht gegen HIV-2 wirksam, nur gegen HIV-1; auch hier ist zu vermuten, dass Delavirdin nicht oder nur ungenügend gegen HIV-1 der sehr heterogenen Gruppe 0 wirkt, die allerdings in USA kaum verbreitet ist. Bei Monotherapie (kontraindiziert) rasche Kreuzresistenzentwicklung. Keine Kreuzresistenz mit Nukleosiden und Protease-Inhibitoren. Additive oder synergistische Wirkung von Delavirdin mit Nukleosidanaloga (z. B. Didanosin) und Protease-Inhibitoren. Wenig untersuchte, aber hinsichtlich der Wirksamkeit dem Nevirapin vergleichbare Substanz, jedoch mit ungünstiger Pharmakokinetik.

Pharmakokinetik:

- Gute Resorption nach oraler Gabe. Die Bioverfügbarkeit der 100-mg-Tablette wird nach Auflösen in einem Glas Wasser noch um 20 % verbessert. Die 200-mg-Tablette lässt sich allerdings nicht komplett lösen.
- Bei oraler Nüchterngabe von tgl. 0,4 g findet man im Steady State mittlere Serumspiegel von 35 µM.
- Nach fettreicher Mahlzeit wird die Bioverfügbarkeit um 25 % vermindert, jedoch bleiben die AUC von annähernd 82,8 µg/ml und der Talspiegel von 6,9 µg/ml (C_{min}) davon unberührt. Bei Frauen ist die AUC um ca. 30 % höher als bei Männern.
- Plasmahalbwertszeit 6 h. Starke Metabolisierung in der Leber durch Cytochrom-P-450-Isoenzym und andere Isoenzyme (N-Desalkylierung und Pyridin-Hydroxylierung).
- Plasmaproteinbindung 98 %. Konzentrationsunabhängig zwischen 0,23–89,5 µg/ml.
- Bei einer Dosis von tgl. 600–1 200 mg werden Liquorspiegel von 0,4 % der Plasmakonzentration erreicht, dies entspricht etwa 20 % des nicht proteingebundenen Delavirdin. Konzentrationen in Speichel und Samenflüssigkeit etwa 2–6 %; dies entspricht etwa der Plasmakonzentration vor erneuter Gabe (C_{min}).
- Delavirdin wird primär über CYP3A (vermutlich auch über CYP2D6) metabolisiert. Delavirdin reduziert die Aktivität von CYP3A und hemmt damit die eigene Metabolisierung!
- Die Pharmakokinetik de Elimination ist nicht linear: Mit Anstieg der Dosis von tgl. 60–1 200 mg kann sich die orale Clearance um mehr als das 20-fache vermindern.
- Etwa 50 % von Delavirdin werden über den Urin und annähernd 45 % über Fäzes ausgeschieden. Urin-Recovery der unveränderten Substanz 5 %

Nebenwirkungen: Häufig sind bei der Kombinationstherapie **Hautreaktionen** (z. B. Angioödem, Dermatitis, Erythema multiforme, Urtikaria, Stevens-Johnson-Syndrom), seltener Übelkeit, Erbrechen und Durchfall. In < 2 % der Fälle kommen vor: kardiovaskuläre Störungen, respiratorische, metabolische und ZNS-Störungen sowie Blutbildveränderungen und, nicht so selten, Transaminasenerhöhungen im Serum. Ausgedehnte Hautexantheme beginnen meist nach 1–3 Wochen und verschwinden wieder nach 3–14 Tagen. Eine Therapieunterbrechung ist stets erforderlich, wenn die Hautreaktionen begleitet sind von hohem Fieber, Blasenbildung, Schleimhautbeteiligung, starken Muskel- oder Gelenkschmerzen.

Interaktionen: Da Delavirdin mehrere Isoenzyme in der Leber hemmt, können durch folgende Medikamente z. T. schwere oder lebensbedrohende Nebenwirkungen auftreten:

- HIV-Protease-Inhibitoren: Indinavir, Saquinavir,
- Antihistaminika: Terfenadin, Astemizol,
- Antiinfektiva: Clarithromycin, Rifabutin, Dapson,
- Migränemittel: Ergotamin-Derivate,
- Benzodiazepine: Alprazolam, Midazolam, Triazolam,
- Kalziumantagonisten: Dihydropyridine, z. B. Nifedipin,
- Magen-Darm-Motilität-beeinflussende Medikamente: Cisaprid,
- andere: Chinidin, Warfarin u. a.

Durch enzymhemmende Wirkung bestimmter Medikamente können die Delavirdin-Plasmakonzentrationen ansteigen, z. B. durch Fluoxetin und Ketoconazol; durch enzymstimulierende Wirkung kann die Delavirdin-Plasmakonzentrationen abnehmen, z. B. durch Didanosin, Phenytoin, Phenobarbital, Carbamazepin, Rifampicin und Rifabutin. Mineralische Antazida können die Resorption von Delavirdin beeinträchtigen.

Indikation: Kombinationstherapie der HIV-Infektion.

K **Kontraindikationen:** Gravidität, Stillzeit, Kinder und Jugendliche unter 16 Jahren, schwere Leberinsuffizienz. Gleichzeitige Gabe von Rifabutin, Rifampicin, Carbamazepin, Phenytoin, Alprazolam, Astemizol, Phenobarbital, Cisaprid, Midazolam, Terfenadin und Triazolam.

Applikation und Dosierung: Oral 3 × tgl. 0,4 g in Kombination mit geeigneten anderen HIV-wirksamen Mittel.

Handelsformen: Tabletten à 0,1 und 0,2 g (in Wasser auflösbar).

B **Beurteilung:** Altes und wenig untersuchtes Non-Nukleosid zur Kombinationstherapie einer HIV-1-Infektion, das im Organismus stark metabolisiert wird. In Wirksamkeit dem Nevirapin vermutlich nicht unterlegen, jedoch noch zahlreichere Interaktionen mit anderen Medikamenten und Exantheme als Nebenwirkung. Problematisch waren aber vor allem die notwendig häufige Einnahme von mindestens 3 × 2 Tabletten und die ungünstige Pharmakokinetik. Von der FDA in den USA, jedoch nicht mehr von der EMEA in Europa zugelassene Substanz.

Efavirenz

Synonyma: EFZ.

Handelsnamen:

- SUSTIVA (Fa. Bristol-Myers Squibb) oder Stocrin (MSD).
- ATRIPLA (in Kombination von Efavirenz 600 mg, Emtricitabin 200 mg und Tenofovir 300 mg) (Fa. Bristol-Myers Squibb, Fa. GILEAD).

Eigenschaften: 1998 zugelassener, gegen HIV-1 hochwirksamer nichtnukleosidischer Reverse-Transkriptase-Inhibitor (NNRTI), der mit Zidovudin, Lamivudin und Stavudin synergistisch wirkt. Unwirksam gegen

HIV-2. Als Kombinationspartner meist besser als Abacavir und viele Protease-Inhibitoren.

Resistenz: Bei Monotherapie rasche sekundäre Resistenzentwicklung. Kreuzresistenz der häufigen Einpunktmutation K103N mit anderen Non-Nukleosiden wie Nevirapin und Delavirdin, nicht jedoch mit Etravirin, möglich. Zidovudin-resistente Isolate sind meist gegen Efavirenz empfindlich.
Wie die beiden vergleichbaren NNRTI Nevirapin und Delavirdin kann Efavirenz ebenso zu Mutationen in den Regionen der reversen Transkriptase führen (Positionen 98–108 und 179–190). Zusätzlich sind Mutationen an Position 225 möglich. Bereits eine einzelne der Mutationen kann zur Resistenz gegen Efavirenz bei gleichzeitiger Resistenz auch gegen Nevirapin und Delavirdin führen. Bei den seltenen Resistenzmutationen anderer NNRTI wie Y181C oder P236L zeigt Efavirenz noch antiretrovirale Aktivität. Neben einer gut wirksamen Begleittherapie ist deshalb die Aufrechterhaltung eines noch wirksamen Talspiegels von großer Bedeutung.

Pharmakokinetik:

- Unvollständige Resorption nach oraler Gabe. Normale Mahlzeiten haben nahezu keinen Einfluss auf die Bioverfügbarkeit, die allerdings mit fettreichem Essen um bis zu 50 % gesteigert werden kann.
- Nach oraler Gabe von 100–600 mg Efavirenz dosisproportionale Plasmaspitzenkonzentration (C_{max}) zwischen 0,51–2,9 µg/ml, ebenso wie AUC zwischen 200–600 mg, mit höherer Dosierung geringere Spiegel als Folge vermutlich geringerer Resorption.
- C_{max} wird etwa innerhalb von 3–5 h (T_{max}) erreicht und ein Steady State nach 6–10 Tagen.
- Halbwertszeit 40–55 h nach mehrfacher Dosierung im Gegensatz zur einmaligen Dosierung mit 52–76 h. Halbwertszeit und Elimination kann bei Lebererkrankungen deutlich verlangsamt sein mit bis zu 152 h.
- Plasmaeiweißbindung 99 %, vor allem Albumin.
- Verteilungsvolumen von Efavirenz ist nicht gut untersucht – nach Tierversuchen ist eine hohe Anreicherung im Gewebe zu erwarten. Nach 3-monatiger Gabe einer normalen Dosis werden im Liquor 0,26–1,19 % der korrespondierenden Plasmakonzentration gefunden – dies entspricht etwa dem 3-fachen der nicht an Protein gebundenen Plasmafraktion.
- Metabolisierung erfolgt primär hepatisch über Cytochrom-P-450-Isoenzyme CYP3A4 und 2B6 in verschiedene hydroxylierte und inaktive Metaboliten mit anschließender Glucuronidierung.
- Urin-Recovery < 1 % (unverändert). Ausscheidung hauptsächlich durch den Darm sowohl als unveränderte Substanz (16–61 %) und auch als Metaboliten. Von den 14–34 % der über die Nieren ausgeschiedenen Substanz ist nur maximal 1 % unverändertes Efavirenz, das nicht dialysabel ist.

Nebenwirkungen (s. Tab. 2.1-4, S. 298): Sehr häufig sind **zentralnervöse Störungen** verschiedenen Schweregrades (Schwindel, Konzentrationsstörungen, Benommenheit, Albträume, psychotische Störungen) mit bis zu 50 % in den ersten 4 Wochen, die aber nur bei etwa jedem fünften Patienten persistieren und dann zum Absetzen zwingen. Intensität und Häufigkeit sind wohl genetisch bedingt (Schwarzafrikaner häufiger), aber auch dosisabhängig und können durch Medikamentenspiegel-kontrollierte Anpassung vermindert werden. Hautausschläge treten besonders bei Kindern auf. Selten sind Pankreatitis, Hepatitis, gastrointestinale und allergische Reaktionen. Alkoholintoleranz. Nach vorangegangener Hepatitis B oder C treten häufig Transaminasenerhöhungen im Serum auf (regelmäßige Leberfunktionsprüfungen erforderlich). Nach Langzeitbehandlung häufiger Dyslipidämien, selten auch schmerzhafte Gynäkomastie.

Interaktionen: Durch Enzyminduktion in der Leber verminderter Abbau (mit erhöhten Serumspiegeln) von Antihistaminika (Astemizol u. a.), Benzodiazepinen (Midazolam u. a.), Cisaprid und Ergotamin-Derivaten, welche nicht gleichzeitig gegeben werden dürfen. Eine Dosisanpassung ist erforderlich bei gleichzeitiger Gabe einiger Protease-Inhibitoren. Eine Verminderung der Efavirenz-Konzentrationen im Plasma mit eventuell erforderlicher Dosisanpassung (zusätzlich 200 mg) ist möglich bei gleichzeitiger Gabe von Rifampicin, Rifabutin und Clarithromycin.

Indikation: Kombinationstherapie einer fortgeschrittenen HIV-Infektion ohne K103N-Resistenz. Mittel der 1. Wahl in der Primärbehandlung. Gut geeignet für Patienten mit schlechter Compliance (Einmalgabe alle 24 h).

K **Kontraindikationen:** Schwangerschaft (Efavirenz ist teratogen). Patientinnen in gebärfähigem Alter müssen unbedingt aufgeklärt werden, da Pille und die gleichzeitige Gabe von Ergotaminen, Astemizol, Cisaprid, Midazolam, Terfenadin und Triazolam kontraindiziert sind. Keine Gabe bei stärkeren Leberfunktionsstörungen. Bei Kombination mit Lopinavir/r (2 × tgl. 3 Tbl.), Atazanavir/r (tgl. 400/100 mg), Rifabutin (1 × 450 mg), Methadon (ca. 25 % erhöhen) und ggf. Maraviroc (2 × 600 mg) erhöhte Dosis beachten! Kontraindiziert bei Patienten, die unbedingt und stets verkehrsfähig sein müssen. Zusätzlich auch kaum auf Dauer mit einem Schichtdienst vereinbar.

Applikation und Dosierung:
- Kinder:
  - 10–15 kg KG: 1 × tgl. 200 mg.
  - 15–20 kg KG: 1 × tgl. 250 mg.
  - 20–25 kg KG: 1 × tgl. 300 mg.
  - 25–33 kg KG: 1 × tgl. 350 mg.
  - 33–40 kg KG: 1 × tgl. 400 mg.
  - > 40 kg KG: 1 × tgl. 600 mg.
- Erwachsene > 40 kg KG: oral 1 × tgl. 0,6 g.

Die Suspension sollte um ca. 20 % höher dosiert werden als die Kapseln. Applikation nüchtern, zumindest keine fettreiche Mahlzeit, und bevorzugt abends vor dem Schlafengehen. Keine Dosisreduktion bei **Nieren- und Leberinsuffizienz** erforderlich. Bei Leberzirrhose sind aber höhere Spiegel zu erwarten. Bei Absetzen von Atripla unterschiedliche Halbwertszeiten der Kombinationspartner beachten!

Handelsformen:
- Filmtabletten à 0,6 g.
- Hartkapseln à 0,05 und 0,2 g.
- Lösung zum Einnehmen (30 mg/ml).

B **Beurteilung:** Stärker wirksam als andere Non-Nukleoside und viele Protease-Inhibitoren. Ein Mittel der 1. Wahl bei der Primärbehandlung der HIV-Infektion. Wichtiges Therapeutikum zur täglichen Einmalgabe auch in einer Kombinationstablette. Sehr häufige und vielfältige ZNS-Störungen sind oft nach den ersten Wochen rückläufig, jedoch für viele Patienten nicht akzeptabel. Zusätzlich kann eine auch unter therapienaiven Patienten zunehmende K103N-Kreuzresistenz zukünftig den Einsatz von Efavirenz einschränken. Wegen niedriger Resistenzbarriere sollten bei Unsicherheiten hinsichtlich der Dosierung in jedem Fall die Plasmaspiegel (Talspiegel) überprüft werden.

Etravirin

Synonyma: TMC 125

Handelsname: Intelence (Fa. Janssen-Cilag).

Eigenschaften: Etravirin wurde 2008 zugelassen und ist ein Diarylpyrimidin-(DAPY-)

Antiinfektiva

Analogon, das sich in seiner Substanzklasse erstmalig deutlich von seinen Vorgängern, den »Erstgenerations-NNRTI«, unterscheidet, indem es neben Wildtypen auch gegen die meisten der klassisch resistenten NNRTI-Mutanten wie K103N wirksam ist. Allerdings ist dort bei Mehrfach-Resistenz die Wirksamkeit auch schon um ca. die Hälfte geringer als beim Wildtyp mit Senkung der Viruslast um knapp 2 log-Stufen in 1 Woche. Auch das Nebenwirkungsspektrum ist zumindest in Studien deutlich geringer und unspektakulärer als das der anderen NNRTI – dies muss sich aber erst mit dem breiteren Einsatz bei Ausweitung der Indikation auch auf therapienaive Patienten erweisen.

Resistenz: Eine Resistenz gegen Etravirin kann bereits mit einer Mutation assoziiert sein, bedarf aber in der Regel mehrerer Mutationen. Virologisches Versagen meist bereits vorher bekannter resistenter Viren zeigte sich vor allem bei den folgenden Mutationen: L100I, E138G, V179F, V179I, Y181C, Y181I und H221Y. Die mit Etravirin selektierten Resistenzmutationen führen gewöhnlich zu einer Resistenz gegen Nevirapin. Eine Reihe anderer NNRTI-Mutationen kann zu einer verminderten Empfindlichkeit von Etravirin führen (> 3 Mutationen), nicht jedoch die »typische« NNRTI-Mutation K103N.

Pharmakokinetik:
- Etravirin ist zu 99,9 % an Plasmaeiweiße gebunden. Die Verfügbarkeit ist bei Einnahme nach einer Mahlzeit um 50 % besser als bei Nüchterneinnahme.
- Die Metabolisierung erfolgt in der Leber, überwiegend durch das CYP3A4-Isoenzym, zu einem geringeren Teil auch über die CYP2C-Familie (CYP2C9 und CYP2C19).
- Die Ausscheidung erfolgt zu einem ganz überwiegenden Teil (unverändert) mit den Fäzes, nur ein sehr geringer Teil wird mit dem Urin ausgeschieden.

Nebenwirkungen: Ähnlich Nevirapin ist bei etwas mehr als 10 % der Patienten mit einem Exanthem zu rechnen, das aber in der Regel milder – meist in der zweiten Behandlungswoche – auftritt und sich zumeist nach 2 Wochen zurückbildet. Bei Generalisation bzw. schwerem Hautausschlag sollte die Substanz jedoch unverzüglich abgesetzt werden (ein Stevens-Johnson-Syndrom ist mit < 0,1 % selten – mit Rote-Hand-Brief wurde jedoch vor der Möglichkeit einer toxischen epidermalen Nekrolyse gewarnt). Weitere selten berichtete unerwünschte Wirkungen wie Durchfall, Übelkeit und Kopfschmerzen, Thrombozytopenie und Anstieg der Blutfette sind nicht immer sicher auf die Medikation zurückzuführen.

Interaktionen: Als Substrat des Cytochrom-P-450-Systems (schwacher Induktor von CYP3A4 und Inhibitor von CYP2C9 und CYP2C19) erhebliches Interaktionspotenzial, das im Einzelnen noch nicht sicher ermittelt wurde. Etravirin verringert die Serumkonzentrationen von Atazanavir, Maraviroc und Raltegravir und erhöht die von Fosamprenavir. Etravirin-Spiegel werden verringert durch Tipranavir, Efavirenz und Nevirapin, mäßig verringert durch Darunavir, Saquinavir und Tenofovir und erhöht durch Lopinavir und Delavirdin. Zusätzlich Interaktionen mit anderen Protease-Inhibitoren und NNRTI sowie Rifampicin, Rifabutin, Carbamazepin, Phenobarbital, Phenytoin, Johanniskraut, Clarithromycin, Dexamethason, Statinen, Antiarrhythmika, Diazepam, Marcumar, Itraconazol, Ketoconazol, Voriconazol, Sildenafil.

Indikation: Kombinationstherapie der HIV-Infektion **bei vorbehandelten**, erwachsenen Patienten mit nachweisbaren Resistenzen gegen NNRTI und andere antiretrovirale Medikamente. Behandlung von Kindern mit ähnlicher Indikation in Beobachtungsstudien.

K **Kontraindikationen:** Bekanntes schweres Arzneimittelexanthem auf Etravirin. Bis auf Weiteres keine Kombination von Etravirin mit Atazanavir, Fosamprenavir, Tipranavir, Efavirenz, Nevirapin, Rifampicin, Carbamazepin, Phenobarbital, Phenytoin und Johanniskraut. Gestörte Leberfunktion.

Applikation und Dosierung: 2 × tgl. 200 mg nach einer Mahlzeit – nicht nüchtern. Die Tabletten können prinzipiell auch in Wasser aufgelöst werden.

Handelsform: Tabletten à 100 mg.

B **Beurteilung:** Gut wirksamer, nichtnukleosidischer Reverse-Transkriptase-Inhibitor, der in der Lage ist, wesentliche Resistenzen der Klasse zu überwinden. Bei vorbestehender Nevirapin- und/oder Efavirenz-Resistenz sollte jedoch neben NRTI zusätzlich noch eine andere wirksame Substanzklasse kombiniert werden. Bei ähnlicher Wirksamkeit wie andere NNRTIs bei HIV-infizierten Patienten ohne Resistenzen hatte die Substanz bei attraktiverem Nebenwirkungsprofil das Potenzial zum Ersteinsatz in der Kombinationsbehandlung, wenn die Studienergebnisse nicht so bescheiden ausgefallen wären und eine Einmalgabe möglich wird.

Rilpivirin

Synonyma: RPV, R278474, Rilpivirin-hydrochlorid, TMC278.

Handelsnamen (USA):
- EDURANT (Tibotec Therapeutics).
- COMPLERA (in Kombination von 200/25/300 mg Emtricitabin 200 mg, Rilpivirin 25 mg und Tenofovir DF 300 mg) (Tibotec Therapeutics).

Eigenschaften: Im Mai 2011 in den USA erstmals zugelassener, gegen HIV-1 wirksamer nichtnukleosidischer Reverse-Transkriptase-Inhibitor (NNRTI), der nun auch in Europa – zusammen mit Tenofovir und Emtricitabin – in einer 1 × täglichen Dosierung und Tablette zur Verfügung steht. Unwirksam gegen HIV-2. Bei Monotherapie rasche sekundäre Resistenzentwicklung. Im Vergleich mit Efavirenz zeigte sich nur bei Patienten mit mehr als 100 000 HIV-Kopien/ml eine signifikant schlechtere antiretrovirale Wirkung, weshalb sie bis auf Weiteres nicht primär mit einer Rilpivirin-Kombination behandelt werden sollten. Mit COMPLERA steht neben dem ATRIPLA eine zweite, 1 × tägliche Kombinationstablette zur Behandlung der HIV-Infektion zur Verfügung, deren Profil sich gegenüber ATRIPLA durch geringere Nebenwirkungen (vor allem ZNS-Störung) auszeichnet, allerdings im direkten Vergleich auch durch eine eingeschränkte Wirksamkeit.

Resistenz: Wie bei den vergleichbaren NNRTIs Nevirapin, Delavirdin und Efavirenz ist die Resistenzbarriere von Rilpivirin niedrig und es ist bei Monotherapie sehr schnell mit einer kompletten Resistenz zu rechnen. Auch in klinischen Studien mit einer Kombinationstherapie ist die Gefahr einer Resistenzentwicklung unter Rilpivirin höher als z. B. bei Efavirenz. Die Schlüsselmutationen E138K und M184V treten zumeist gemeinsam auf und führen dann auch sehr schnell zur Resistenz der Kombinationspartner Tenofovir und Emtricitabin mit M184I/V und/oder K65R/N. Zusätzlich sind Mutationen an den Positionen V90I, K101E/P/T, E138K/G, V179I/L, Y181I/C, V189I, H221Y, F227C/L und M230L möglich. Rilpivirin-Resistenzen, die zu einem Therapieversagen führen, sind in der Regel mit einer kompletten Klassenresistenz (Efavirenz, Nevirapin und Delavirdin) verbunden, während eine Einzelresistenz bei Efavirenz mit Therapieversagen häufig noch nicht eine Rilpivirin-Resistenz impliziert. Die klinische Bedeutung hinsichtlich eines wirksamen Wechsels von Efavirenz- zu Rilpivirin-Kombinationen ist nicht abschließend untersucht, jedoch eher kritisch einzuschätzen.

Pharmakokinetik:

- Die absolute Bioverfügbarkeit ist nicht bekannt. Nüchtern oder nur mit einer proteinreichen Trinklösung eingenommen, ist sie jedoch um 40 bzw. 50 % geringer als mit einer fettreichen, hochkalorischen Mahlzeit.
- Nach oraler Gabe von 25–75 mg Rilpivirin werden dosisproportionale Plasmaspitzenkonzentrationen (T_{max}) nach 4–5 h erreicht. Mit dem Erreichen eines Steady State ist etwa nach 5–8 Tagen zu rechnen.
- Bei orale Applikation von 25 mg 1 × täglich wurde eine $AUC_{24\,h}$ von 2 400 ng/ml und eine C_0 von 80 ng/ml ermittelt.
- Halbwertszeit ca. 50 h nach mehrfacher Dosierung. Halbwertszeit und Elimination können bei Lebererkrankungen deutlich verlangsamt sein (bei leichter, moderater Leberinsuffizienz Erhöhung der Plasmaspiegel um 5–50 %, ohne dass hier eine Dosisanpassung erforderlich ist).
- Plasmaeiweißbindung 99,7 %, vor allem Albumin.
- Verteilungsvolumen von Efavirenz ist noch nicht gut untersucht. Insbesondere gibt es noch keine Daten zu Anreicherung der Substanz in Gewebe wie Liquor und Urogenitalgewebe. Prinzipiell ist jedoch eine hohe Anreicherung im Gewebe zu erwarten.
- Metabolisierung erfolgt primär hepatisch und oxidativ über Cytochrom-P-450-Isoenzyme CYP3A.
- Urin-Recovery < 6,1 %. Ausscheidung hauptsächlich durch den Darm (85 %) sowohl als unveränderte Substanz (22 %) und auch als Metaboliten. Von den 6 % der über die Nieren ausgeschiedenen Substanz ist nur maximal 1 % unverändertes Rilpivirin. Aufgrund der hohen Proteinbindung ist kaum zu erwarten, dass Rilpivirin sowohl über Peritoneal- als auch Hämodialyse eliminiert werden kann.

Nebenwirkungen (s. Tab. 2.1-4, S. 298): Die häufigsten Nebenwirkungen bei der Behandlung mit Rilpivirin sind auf **psychischem Gebiet** zu erwarten: Depressionen bis hin zu Suizidalität (1 %) und Stimmungsschwankungen (insgesamt 8 % in Studien). Die Schwierigkeiten der Zuordnung zur Medikation oder zu anderen Ursachen erfordern bei Weiterbehandlung in jedem Fall eine fachspezifische Abklärung. Zusätzlich können Kopfschmerzen und ein Exanthem auftreten (1 %), sie zwingen jedoch selten zum Absetzen der Substanz. Nur bei Hochdosis-Therapie mit 75 mg/Tag konnte eine QT-Verlängerung festgestellt werden, weshalb dennoch vor Beginn einer Behandlung die QT-Strecke vermessen werden sollte. Begleitmedikationen, die Torsaden auslösen können, sollten vermieden werden.

Interaktionen: Durch CYP3A-Enzyminduktion in der Leber ist eine erhebliche Reduktion der Plasmaspiegel von Rilpivirin bei gleichzeitiger Applikation folgender, vergleichbarer Substanzen zu erwarten: Carbamazepin, Oxcarbazepin, Phenobarbital, Phenytoin, Rifabutin, Rifampicin, Rifapentin und Johanniskraut. Diese dürfen deshalb nicht gleichzeitig gegeben werden. Gleiches gilt wegen der Erhöhung des gastralen pH für Protonenpumpen-Hemmer wie Esomeprazol, Lansoprazol, Omeprazol, Pantoprazol und Rabeprazol. Auch die gleichzeitige Gabe von Dexamethason (mehr als 1 Einmaldosis) führt zu relevanten Spiegelveränderungen.

Indikation: HIV-Kombinationstherapie bei erwachsenen Patienten mit Primärbehandlung (Therapie-naiv) ohne massive Virämie (HIV-1 RNA < 100 000 Kopien/ml). Indikation für die Kombinationstablette vor allem bei notwendigem einfachem Therapieregime und z. B. auch Unverträglichkeit von ATRIPLA.

K **Kontraindikationen:** Schwangerschaft (auch wenn in Tierversuchen kein fetales Risiko festgestellt werden konnte). Keine Gabe bei stärkeren Leberfunktionsstörungen. Bei Kombination mit Lopinavir/r (2 × tgl. 3 Tbl.), Atazanavir/r (tgl. 400/100 mg), Rifabutin (1 × 450 mg), Methadon (ca. 25 % erhöhen) und ggf. Maraviroc (2 × 600 mg) erhöhte Dosis beachten! Kontraindiziert bei Patienten, die unbedingt und stets verkehrsfähig sein müssen. Zusätzlich auch kaum auf Dauer mit einem Schichtdienst vereinbar.

Applikation und Dosierung:
- Kinder: bisher weder geprüfte Formulierung noch Dosisempfehlungen.
- Erwachsene: oral 1 × tgl. 25 mg.

Die Tabletten sollten stets zusammen mit einer Mahlzeit eingenommen werden – je fettreicher, um so besser. Keine Dosisreduktion bei **Niereninsuffizienz**.

Handelsformen:
- Filmtabletten EDURANT à 25 mg (entspricht 27,5 mg Rilpivirin-Hydrochlorid).
- Filmtabletten COMPLERA à 200 mg, Emtricitabin 200 mg plus 25 mg Rilpivirin plus 300 mg Tenofovir DF.

B **Beurteilung:** Nicht besser als vergleichbare Substanzen wirksamer nichtnukleosidischer Reverse-Transkriptase-Inhibitoren (NNRTI) und mit eingeschränkter Wirksamkeit bei Patienten mit hoher Virämie. Dennoch wichtige Substanz vor allem aufgrund der Möglichkeit einer täglichen Einmalgabe in einer Kombinationstablette, für die bisher nur ATRIPLA zur Verfügung stand. Für den Einsatz spricht deshalb vor allem das gegenüber anderen Substanzen zum Teil geringere und andere Nebenwirkungsspektrum. Das Ausmaß von Depression bis hin zur Suizidalität als Folge der Medikation erfordert weitere Abklärung und gute Beobachtung der Patienten und könnte zukünftig den Einsatz von Rilpivirin einschränken. Gleiches gilt für die niedrige Resistenzbarriere, die im Fall eines Therapieversagens meist eine komplette Klassenresistenz und auch Resistenzgefahr bei den Kombinationspartnern zur Folge hat.

2.2 Protease-Inhibitoren (PI)

Die Protease-Inhibitoren hemmen spezifisch die **HIV-Protease**, die in einer Spätphase des Vermehrungszyklus für die Spaltung des gag-pol-Proteins (p24) in seine Komponenten verantwortlich ist. Durch die Hemmung der HIV-Protease kommt es zu einem Verlust des gag-Proteins (p24) und zur Bildung defekter HIV-Partikel (auch in chronisch infizierten Zellen). Hierdurch wird die Ansammlung und Freisetzung von Viruspartikeln verhindert. Die vorhandenen Protease-Inhibitoren haben als Inhibitoren der Aspartylprotease eine ähnliche chemische Struktur. Generell sollen Protease-Inhibitoren nur in Kombination gegeben werden. Auch sog. Doppel-Protease-Inhibitor-Kombinationen sind möglich. Bei der Kombination mit Nukleosidanaloga sind synergistische Wirkungen zu erwarten (Tab. 2.2-1). Protease-Inhibitoren zeichnen sich durch eine starke antiretrovirale Wirkung (auch gegen Zidovudin-resistente Isolate) aus. Eine Resistenzentwicklung ist möglich. Es besteht eine erhebliche Kreuzresistenz untereinander. Die drei ersten Protease-Inhibitoren waren Saquinavir, Ritonavir und Indinavir. Später kamen Nelfinavir, Amprenavir, Lopinavir, Atazanavir und zuletzt Darunavir hinzu. Eine Reihe weiterer Protease-Inhibitoren wird zurzeit geprüft, so auch z. B. spezifische Substanzen zur Hepatitis-Therapie. Die

Tab. 2.2-1 Protease-Inhibitoren und ihre Dosierungen.

Substanz	Handelsname	Orale Bioverfügbarkeit (%)	Serum-HWZ (h)	Elimination	Dosis (Erwachsene)	Zubereitung (Handel)
Saquinavir	INVIRASE	4	1–2	hepatisch + intestinal über CYP450, CYP3A4	• 1 000 mg p. o. 2 × tgl. mit Ritonavir • 100 mg p. o. 2 × tgl.	Filmtbl. 500 mg
Ritonavir	Norvir	70	3–5	hepatisch über CYP450, CYP3A4, CYP2D6	• 300 mg p. o. 2 × tgl. für 5 Tage Aufsättigung dann • 600 mg p. o. 2 × tgl.	Kps. 100 mg Lsg. 80 mg/ml
Ritonavir-Booster	Norvir	70	3–5	hepatisch über CYP450, CYP3A4, CYP2D6	• bisher mit jeder Gabe eines anderen PIs in 100 mg (unabhängig von Dosis des PIs)	Kps. 100 mg Lsg. 80 mg/ml
Indinavir	CRIXIVAN	60–65	1,8	hepatisch über CYP450, CYP3A4	• 800 mg p. o. 3 × tgl. oder • 800 mg p. o. 2 × tgl. mit Ritonavir • 100 mg p. o. 2 × tgl. dazu ≥ 1,5 l Flüssigkeit tgl.	Hartkps. 200, 400 mg
Nelfinavir	VIRACEPT	70–80	3,5–5	hepatisch über CYP450, CYP2C19, CYP3A4, CYP2D6	• 1 250 mg p. o. 2 × tgl. oder • 750 mg p. o. 3 × tgl.	Tbl. 250, 625 mg Granulat(?) 50 mg
Fosamprenavir	Lexiva Telzir	–	7–11	hepatisch über CYP450, CYP3A4, biliäre Exkretion	ohne PI-Vorbehandlung: • 1 400 mg p. o. 2 × tgl. oder • 700 mg p. o. + 100 mg Ritonavir 2 × tgl. nach PI-Vorbehandlung: • 700 mg p. o. + 100 mg Ritonavir 2 × tgl.	Tbl. 700 mg Susp. 50 mg/ml

Tab. 2.2-1 Protease-Inhibitoren und ihre Dosierungen. *(Fortsetzung)*

Substanz	Handelsname	Orale Bioverfügbarkeit (%)	Serum-HWZ (h)	Elimination	Dosis (Erwachsene)	Zubereitung (Handel)
Lopinavir + Ritonavir	Kaletra	–	5–6	hepatisch über CYP450, CYP3A4	• 400 mg/100 mg 2 × tgl.	Lopinavir/Ritonavir: Tbl. 100 mg/25 mg + 200 mg/50 mg + Lsg. 80 mg/20 mg/ml
Atazanavir	REYATAZ	–	7	hepatisch über CYP450, CYP3A4	ohne PI-Vorbehandlung: • 400 mg 1 × tgl. mit einer Mahlzeit oder • 300 mg 1 × tgl. mit Ritonavir • 100 mg 1 × tgl. mit PI-Vorbehandlung (und/oder mit Tenofovir): • 300 mg 1 × tgl. mit Ritonavir • 100 mg 1 × tgl.	Kps. 100, 150, 200, 300 mg
Tipranavir	Aptivus	–	5–6	hepatisch über CYP450, CYP3A4	• 500 mg 2 × tgl. mit Ritonavir • 200 mg 2 × tgl. mit einer Mahlzeit	Kps. 250 mg Lsg. 100 mg/ml (USA)
Darunavir	PREZISTA	–	15 (mit Ritonavir)	hepatisch über CYP450, CYP3A4	ohne PI-Vorbehandlung: • 800 mg mit Ritonavir 100 mg 1 × tgl. und mit einer Mahlzeit mit PI-Vorbehandlung: • 600 mg mit Ritonavir 100 mg 2 × tgl. und mit einer Mahlzeit	Tbl. 75, 150, 400, 600 mg

HWZ = Halbwertszeit; PI = Protease-Inhibitor.

Pharmakokinetik der Gruppe ist nicht unproblematisch und auch nicht uniform. Protease-Inhibitoren können sich gegenseitig in ihrer Wirkung verstärken (»boostern«) und werden bei HIV-Infektion heute meist mit Norvir geboostert angewandt. Erst mit der Einführung der Protease-Inhibitoren 1996 wurde die moderne, hochaktive antiretrovirale Therapie (HAART) sicher möglich. Ähnlich wie für die Hepatitis-B- und HIV-Infektion befinden sich nun auch für die **Hepatitis C** seit einigen Jahren direkt antiviral wirksame Substanzen in der Entwicklung, die den Replikationszyklus des HC-Virus direkt hemmen und von denen seit 2011 erstmals zur Kombinationstherapie mit Interferon und Ribavirin die Protease-Inhibitoren Boceprevir und Telaprevir zur Verfügung stehen. Diese **NS3/4A-Protease-Inhibitoren** greifen in den Stoffwechsel der viralen Serin- und Cystein-Proteasen ein, die virale Vorläuferproteine in strukturelle und nicht strukturelle Proteine spalten. Über eine Hemmung dieser Proteasen wird die Replikation der Viren verhindert. In großen klinischen Prüfungen haben sich die gegen die HCV-Protease gerichteten Peptidylketoamide Telaprevir und Boceprevir bewährt; auf ähnlichem Prinzip beruhen die makrozyklischen Sulfonamide TMC-435350 und ITMN-191. NS3/4A-Protease-Inhibitoren haben sich auch in Monotherapie als hochwirksam erwiesen, allerdings mit der relativ schnellen Selektion von resistenten Mutanten nach viralem Rebound, sodass bis auf Weiteres Kombinationsbehandlungen notwendig sind (PEG-IFN; Ribavirin). Mit der Einführung von Tela- und Boceprevir ist nach erfolgreichem Abschluss der Phase-III-Studien aufgrund von ersten »Proof of concept«-Studien zu erwarten, dass in Zukunft eventuell zusammen mit neuen Nukleosidanaloga Kombinationsbehandlungen der Hepatitis C auch ohne Interferon möglich und erfolgreich sein werden.

Saquinavir

Handelsnamen:
- INVIRASE 500 (Fa. Roche).
- Früher INVIRASE und FORTOVASE.

Eigenschaften: Saquinavir war der erste zugelassene Protease-Inhibitor (1995) mit guter antiviraler Wirkung gegen HIV-1 und -2 (auch gegen Zidovudin-resistente Stämme). Saquinavir-Mesilat (INVIRASE) muss mit Ritonavir kombiniert werden, um annähernd gleiche Plasmaspiegel wie Fortovase zu erreichen. Saquinavir ist als INVIRASE-500-Tablette erhältlich. Saquinavir wird heute ausschließlich geboostert zusammen mit Ritonavir verwendet (zur Boosterung s. Abschnitt »Ritonavir«, S. 316), da der Hersteller 2006 den Vertrieb von Saquinavir-Hartgel (INVIRASE) und Saquinavir-Softgel-Kapseln (FORTOVASE) aufgrund einer zu geringen Nachfrage eingestellt hat. INVIRASE erforderte eine geringere Anzahl Kapseln, war besser gastrointestinal verträglich und bedurfte einer weniger komplizierten Aufbewahrung.

Wirkungsweise: Saquinavir hemmt selektiv, kompetitiv und reversibel die HIV-1/2-Protease und ist sowohl wirksam in akut und chronisch infizierten Zellen. Wie alle Protease-Inhibitoren wirkt Saquinavir nicht im frühen Reproduktionszyklus von HIV, sondern vielmehr bei der Produktion neuer infektiöser Partikel mit Wirkung auf die weitere Ausbreitung der Infektion.

Resistenz: Eine Resistenzentwicklung ist nach längerer Behandlung möglich. In genotypischen Analysen zeigt sich klar, dass Mutationen an den Aminosäure-Positionen G48V und/oder L90M der HIV-Protease-Gene typischerweise mit einer Saquinavir-Resistenz (Schlüsselmutationen) assoziiert sind und vorher nicht von PI-naiven Patienten isoliert werden konnten. Mutationen an weiteren Positionen 10, 20, 36, 46, 48, 53,

54, 63, 71, 73, 77, 82, 84, 90 und 93 können ebenfalls mit einer verminderten Saquinavir-Wirkung assoziiert sein. Es besteht eine teilweise Kreuzresistenz zwischen Saquinavir und anderen Protease-Inhibitoren (Nelfinavir, Indinavir, Ritonavir und Amprenavir).

Pharmakokinetik:

- Nach oraler Gabe von Saquinavir in der Hartgelatine-Kapsel (INVIRASE) ist die Bioverfügbarkeit mit 4 % sehr gering, diese war von Saquinavir in der Weichgelatine-Kapsel (FORTOVASE) mehrfach besser. Sie ist zudem sehr variabel zwischen 1 und 9 % und bei gleichzeitiger Nahrungsaufnahme etwas besser. Die Filmtabletten INVIRASE 500 verhalten sich zu den Hartkapseln bioäquivalent. Auch ist die Bioverfügbarkeit bei HIV-infizierten Versuchspersonen besser als bei gesunden Probanden. Als Gründe für die schlechte Bioverfügbarkeit kommen sowohl eine unvollständige Resorption als auch ein ausgeprägter First-pass-Metabolismus in der Leber zu inaktiven Derivaten infrage.
- Die Eliminationshalbwertszeit beträgt etwa 2 h.
- Plasmaeiweißbindung ca. 97 % in Konzentrationen bis zu 30 µg/ml.
- Das Verteilungsvolumen wurde mit 10 l/kg berechnet.
- Die Verteilung von Saquinavir in Gewebe und Flüssigkeiten ist noch nicht gut charakterisiert. Es ist allerdings von einer nur geringen Liquorgängigkeit auszugehen.
- Urin-Recovery nach Gabe von Hart- und Weichgelatine-Kapseln 1 % (unverändert). Die in Monotherapie ungünstigen pharmakokinetischen Werte verbessern sich erheblich in einer Kombination mit Ritonavir.

Nebenwirkungen: Saquinavir ist im Allgemeinen gut verträglich. Gelegentlich treten Durchfall, Übelkeit, Schwindel, Reizbarkeit, Depression oder häufiges Wasserlassen und in etwa 4 % eine periphere Neuropathie auf. Bei hämophilen Patienten ist eine Zunahme von Blutungen bei der Behandlung mit Protease-Inhibitoren berichtet worden.

Interaktionen: Rifampicin und Rifabutin verringern die Plasmakonzentrationen von Saquinavir um 80 bzw. 40 %. Zu einer Erhöhung der Saquinavir-Spiegel kommt es bei gleichzeitiger Gabe von Ketoconazol und Ritonavir. Da Saquinavir die P-450-Isoenzyme in der Leber hemmt, kann es bei gleichzeitiger Gabe von Terfenadin, Astemizol oder Cisaprid zu erhöhten Plasmaspiegeln dieser Medikamente, zu QT-Verlängerung im EKG und Arrhythmien kommen. Knoblauch antagonisiert Saquinavir. Ritonavir erhöht die Konzentrationen erheblich. Die Spiegel oraler Kontrazeptiva auf Östrogenbasis sind vermindert. Die gleichzeitige Einnahme von Efavirenz birgt ein erhöhtes Lebertoxizitätsrisiko. Bei gleichzeitiger Gabe von Digoxin sollten die Serumspiegel kontrolliert und möglicherweise reduziert werden.

Indikation: Kombinationstherapie von HIV-Infektionen. Saquinavir kann in der zugelassenen Form aus pharmakokinetischen Gründen praktisch nur noch mit Ritonavir kombiniert eingesetzt werden.

K **Kontraindikationen:** Schwangerschaft (FDA-Kategorie B), da hierzu keine Studien und Erfahrungen vorliegen. In Tierversuchen nur minimaler Übertritt der Substanz in Plazenta. Stark eingeschränkte Leberfunktion. Gleichzeitige Gabe von Rifampicin. Bei gleichzeitiger Applikation von Saquinavir/Ritonavir und Rifampicin 40 % ist eine Hepatotoxizität zu erwarten. Bei unumgänglicher Gabe von Rifabutin wird eine Dosisreduktion auf 150 mg Rifabutin alle 3 Tage empfohlen. Auch Terfenadin, Astemizol, Amiodaron, Flecainid, Propafenon, Ergotamin, Statine, Johanniskraut, Midazolam p. o., Triazolam, Pimozid oder Cisaprid dürfen nicht gleichzeitig verabreicht werden. Be-

sondere Vorsicht ist bei gleichzeitiger Gabe von Midazolam i. v. geboten (ggf. verlängerte Atemdepression).
Wenn dennoch ein Statin gleichzeitig angewendet werden soll, sind unbedingt Pravastatin und Fluvastatin vor Atorvastatin, Simvastatin und Lovastatin zu bevorzugen.

Applikation: Wegen schlechter Bioverfügbarkeit wurde zunächst die Galenik der Hartgelform (INVIRASE) zur Softgelform (FORTOVASE) verbessert, die leider schlechter verträglich ist. Inzwischen ist Saquinavir in Deutschland nur noch als Filmtablette erhältlich, Hart- und Softgelkapseln sind verlassen worden. Die Tabletten sollen unzerkaut geschluckt und gleichzeitig mit Ritonavir während oder nach einer Mahlzeit eingenommen werden. Wenn Saquinavir nicht mit anderen Protease-Inhibitoren kombiniert wird, muss es zu den Mahlzeiten eingenommen werden. Die Tabletten enthalten Lactose.

Dosierung:

- Kinder < 2 Jahre: nicht geprüft.
- Kinder > 2 Jahre: nach Gewicht mit Saquinavir/Ritonavir:
  - 5–15 kg: 50/5 mg/kg 2 × tgl.
  - 15–40 kg: 50/2,5 mg/kg 2 × tgl.
  - > 40 kg: 50 mg/kg Saquinavir + 100 mg Ritonavir 2 × tgl.
- Erwachsene und Jugendliche > 16 Jahre: 2 × tgl. 1 000 mg Saquinavir plus 2 × 100 mg Ritonavir (ausschließlich in Kombination mit Ritonavir).

In jedem Fall sollten bei Salvage-Therapien wie auch beim Einsatz mit anderen Protease-Inhibitoren (außer Ritonavir) und unvermeidbaren Kombinationstherapien, die die Pharmakokinetik von Saquinavir beeinflussen können, im Steady State individuelle Plasmaspiegelbestimmungen vorgenommen werden.

Handelsform: Ausschließlich als INVIRASE-Filmtabletten à 0,5 g Saquinavir-Mesilat.

B **Beurteilung:** Relativ gut verträglicher Protease-Inhibitor zur antiretroviralen Kombinationstherapie, der nur noch mit Ritonavir verwendet werden kann. Die Kombination mit dem niedrig dosierten Protease-Inhibitor Ritonavir (Boosterung) verbessert die Pharmakokinetik und Wirksamkeit erheblich. Unter speziellen Voraussetzungen gut zur Kombination mit einem anderen Protease-Inhibitor geeignet (sog. »Doppel-PI-Therapie«). Das hohe Interaktionspotenzial, die notwendige 2 × tgl. Applikation und die schlechte, da auch variable Bioverfügbarkeit haben diesen sonst gut wirksamen und verträglichen Protease-Inhibitor zu einem Zweitlinientherapeutikum degradiert.

Indinavir

Handelsname: CRIXIVAN (Fa. MSD).

Eigenschaften: Gut wirksamer Protease-Inhibitor gegen HIV-1, der nach eindrucksvollen Studien 1996 schnell zugelassen wurde. In einer Kombination mit zwei Nukleosidanaloga konnte eine deutliche Senkung der Viruslast und ein Anstieg der CD4-Zellen beobachtet werden, wie auch bei zumeist mit NNRTI und NRTI vorbehandelten Kindern. Die Kapseln enthalten Indinavirsulfat (250 mg und 500 mg Indinavirsulfat entsprechen 200 mg bzw. 400 mg Indinavir).

Wirkungsweise: Indinavir hemmt selektiv, kompetitiv und reversibel die Funktion der HIV-Protease mit der Folge einer Störung der Virusproduktion und Herstellung nichtinfektiöser Partikel. Indinavir wirkt auf akut und chronisch infizierte Zellen sowohl mit HIV-1 als auch HIV-2.

Resistenz: Sekundäre Resistenzentwicklung findet bei einer Monotherapie nach 3–6 Monaten statt, bei Kombinationstherapie später.

Indinavir-resistente HIV-Stämme sind meist auch resistent gegen Nelfinavir und Ritonavir, z. T. auch gegen Saquinavir (während Saquinavir-resistente Stämme gegen Indinavir häufig noch empfindlich sind).
Auch wenn bis heute die Mechanismen der Resistenzentwicklung oder der verminderten Wirksamkeit von Indinavir nicht vollständig aufgeklärt wurden, so bleibt doch festzuhalten, dass vor allem mit Indinavir die wesentlichen virologischen zukunftsweisenden Untersuchungen stattgefunden haben, wie sie bei kaum einem anderen Protease-Inhibitor später durchgeführt wurden. So bedarf es wohl der Entstehung mehrerer HIV-Protease-Mutationen, bevor es zu einer Unwirksamkeit der Substanz (High-level-Resistenz) kommt. In genotypischen Analysen zeigt sich klar, dass neben der Schlüssel-Mutationen V82A auch andere Mutationen an den Aminosäure-Positionen M46I, I84V und/oder L90M der HIV-Protease-Gene typischerweise mit einer Indinavir-Resistenz assoziiert sind und vorher nicht von PI-naiven Patienten isoliert werden konnten. Mutationen an weiteren Positionen 10, 20, 36, 46, 48, 53, 54, 63, 71, 73, 77, 82, 84, 90 und 93 können zusätzlich mit einer verminderten Indinavir-Wirkung assoziiert sein. NRTIs wirken nachweislich synergistisch mit Indinavir. Es konnte nachgewiesen werden, dass es künftig ein Ziel der Therapie sein muss, die Replikation unter der Nachweisgrenze zu halten, da dann Mutationsrate und Resistenzentwicklung umso geringer sind.

Pharmakokinetik:

- Bei oraler Nüchterngabe rasche Resorption zu etwa 60 %, nach fettreicher Mahlzeit erheblich schlechter. Leichte Mahlzeiten verringern die Resorption jedoch kaum.
- Nach oraler Einnahme nüchtern von 800 mg Indinavir werden nach etwa 1 h die Plasmaspitzenkonzentrationen erreicht mit 11,7 µM (= 8,3 mg/l). Bei HIV-positiven Patienten schwankten die Plasmakonzentrationen bei 3 × tgl. Einnahme von 800 mg im Mittel zwischen 7,9 und 14,0 mg/l.
- Indinavir wird nur mäßig an Plasmaproteine gebunden: etwa zu 50–60 % bei Konzentrationen zwischen 0,05 und 10 µg/ml.
- Die Plasmahalbwertszeit beträgt bei Erwachsenen 1,8 h und 1,1 h bei Kindern.
- Die Verteilung von Indinavir in Gewebe und Gewebeflüssigkeiten einschließlich Liquor ist nicht hinreichend untersucht. Zwar lässt sich Indinavir im Liquor behandelter Patienten einschl. Kindern nachweisen, allerdings nur in niedriger Konzentration.
- Starke Metabolisierung durch Cytochrom-P-450-Enzyme (CYP3A4) in der Leber zu insgesamt 7 oxidativen Metaboliten.
- Indinavir wird vorwiegend (83 %) über die Fäzes ausgeschieden – sowohl als nicht absorbierte Substanz (19,1 %) als auch in Form von Metaboliten. Etwa 19 % werden über den Urin ausgeschieden, davon ca. 10 % als unveränderte Substanz.
- Im Urin finden sich oft eindrucksvolle, relativ große nadelförmige Kristalle der Substanz.
- Es gibt keine Daten zur Elimination von Indinavir über Hämo- oder Peritonealdialyse.
- Bei leichter bis mäßiger Leberfunktionsstörung höhere Serumspiegel und verlängerte Halbwertszeit (3 h), daher Dosisreduzierung empfohlen (s. u.). Bei Niereninsuffizienz keine Dosisreduzierung erforderlich.
- Plasmaspiegeluntersuchungen bei schwangeren Frauen (14.–28. Gestationswoche) zeigten bei gleicher Dosierung (3 × 800 mg) gegenüber 6 Wochen post partum nur absolut ungenügende Spiegel mit einer um 74 % verminderten AUC in der 30.–32. Gestationswoche. Mehr als die Hälfte aller Patientinnen hatte keine nachweisbaren Talspiegel mehr. Wegen dieser inakzeptab-

Antiinfektiva

len niedrigen Plasmaspiegel sollte Indinavir bei Schwangerschaft nicht eingesetzt werden.

Nebenwirkungen: Die häufigste Nebenwirkung ist eine vorübergehende Erhöhung des indirekten Bilirubins im Blut (ohne klinische Relevanz). Durch Indinavir kann es relativ häufig zu schmerzhafter **Kristallurie** kommen, gelegentlich auch zur Bildung von Nierensteinen und zum Auftreten von Nierenkoliken (bis zu 25 %). Meist sind die Nierenschmerzen Ausdruck einer Kristallurie und nicht einer echten Nephrolithiasis. Bei Kindern kommt es jedoch stärker als bei Erwachsenen auch zur Nierensteinbildung. Gelegentlich kommen Übelkeit, Erbrechen, Durchfall, Bauchschmerzen, Schwindel, Parästhesien, Myalgien und Hautexantheme vor. Zusätzliche Hautmanifestationen wie Alopezie, trockene Haut und Lippen sowie eingewachsene Nägel sind möglich. Das Auftreten einer akuten hämolytischen Anämie erfordert ein sofortiges Absetzen. Patienten, die Indinavir erhalten, entwickeln vermutlich in Abhängigkeit von Dauer und Begleitmedikation gelegentlich eine ausgeprägte Lipodystrophie mit auffälliger Fettverschiebung, Insulinresistenz und Hyperlipidämie. Die pathogenetisch nach wie vor noch rätselhafte Lipodystrophie ist zuerst bei Patienten unter Indinavir aufgefallen (»Crixi Belly«); sie tritt aber bei viele Patienten auch ohne Indinavir auf und ist eine häufige Nebenwirkung der HAART auch mit anderen Substanzen und mit unterschiedlichsten Ausprägungen.

Interaktionen: Didanosin reduziert die Resorption von Indinavir (daher im Abstand von mindestens 1 h geben). Ritonavir erhöht die Spiegel von Indinavir, was auch therapeutisch genutzt wird (boostern). Rifampicin beschleunigt den Abbau von Indinavir (kontraindiziert). Indinavir führt zur Plasmaspiegelerhöhung von Rifabutin (daher Rifabutin-Dosis halbieren). Ketoconazol hemmt den Abbau von Indinavir (daher nur 0,6 g Indinavir alle 8 h geben). Hemmung des Abbaus von Indinavir auch durch Ritonavir, Itraconazol, Methadon, Phenobarbital, Phenytoin, Carbamazepin und Dexamethason. Kontraindiziert ist der Gebrauch zusammen mit Rifampicin, Astemizol, Terfenadin, Cisaprid, Triazolam, Ergotaminen, Simvastatin, Lovastatin und Johanniskraut.

Indikationen: Indiziert in Kombination mit antiretroviralen Nukleosidanaloga bei fortgeschrittener oder fortschreitender Immunschwäche von HIV-Infizierten zur Behandlung sowohl therapienaiver als auch vorbehandelter Patienten. Hierdurch ist wie mit vergleichbaren Substanzen eine starke und anhaltende Reduktion der Virämie bei vorbehandelten und nicht vorbehandelten Patienten möglich.

K **Kontraindikationen:** Gravidität (FDA-Kategorie C). Schwere Leberinsuffizienz. Vorher bestehende Nephrolithiasis. Keine gleichzeitige Gabe von Astemizol, Terfenadin, Cisaprid, Alprazolam, Triazolam, Statinen, Ergotamin-Derivaten, Johanniskraut und Midazolam.

Applikation und Dosierung:
- Kinder < 4 Jahre: keine Studien.
- Kinder und Jugendliche 4–17 Jahre: 500 mg/m^2 KOF alle 8 h, max. 800 mg alle 8 h.
  - KOF 0,5 m^2: 300 mg alle 8 h.
  - KOF 0,75 m^2: 400 mg alle 8 h.
  - KOF 1,00 m^2: 500 mg alle 8 h.
  - KOF 1,25 m^2: 600 mg alle 8 h.
  - KOF 1,5 m^2: 800 mg alle 8 h.
- Erwachsene: 3 × tgl. 0,8 g oral.

Die Einnahme sollte unbedingt zwischen den Mahlzeiten erfolgen (1 h vor und 2 h nach einer Mahlzeit – zumindest wenn diese fettreich ist). Auf ausreichende Flüssigkeitszufuhr ist zu achten (tgl. mind. 1,5 l,

besser 2–3 l), besonders bei Patienten mit **Nephrolithiasis** oder **Hyperurikämie** in der Anamnese. Bei leichter und mäßiger **Leberfunktionsstörung** Dosis auf 3 × tgl. 0,6 g reduzieren.
Bei **Boosterung** mit Ritonavir kann die Dosierung von Indinavir auf 2 × 400 mg plus 2 × 100 mg Ritonavir reduziert werden. Die Einnahme ist dann unabhängig von bzw. zu den Mahlzeiten möglich.

Handelsform: Hartkapseln à 0,2 und 0,4 g (entspricht 250 mg/500 mg Indinavirsulfat).

B **Beurteilung:** Früher oft angewendeter und gut wirksamer Protease-Inhibitor zur Kombinationstherapie der HIV-Infektion. Wesentliche und gut untersuchte Piosubstanz von HAART, mit der die bis heute gültigen Prinzipien von HAART erforscht wurden. Das mit Indinavir entdeckte Lipodystrophie-Syndrom ist nicht nur diesem Protease-Inhibitor als Langzeitnebenwirkung vorbehalten. Die notwendige Einnahme zwischen den Mahlzeiten ist heute bei besseren Alternativen problematisch, ebenso wie die häufig auftretende Kristallurie. Indinavir sollte ausschließlich geboostert mit Ritonavir gegeben werden. Für die aktuelle HIV-Therapie ist Indinavir nur noch von historischer Bedeutung und wurde von verträglicheren Alternativen weitgehend abgelöst.

Ritonavir

Handelsnamen (beide Präparate Fa. Abbott):
- Norvir.
- Kaletra (in Kombination mit Lopinavir).

Eigenschaften: Ritonavir ist ein synthetischer peptidomimetischer HIV-Protease-Inhibitor, der in Kenntnis der chemischen Struktur der HIV-Protease entwickelt und designt wurde und hochselektiv und aktiv gegen HIV-1 und mit etwas geringerer Aktivität gegen HIV-2 wirksam ist. Löslich in Alkohol, unlöslich in Wasser. Bitterer metallischer Geschmack. Als Kapseln und als orale Lösung (mit Geschmackskorrigenzien) im Handel. Ritonavir wurde zwar zur direkten Behandlung der HIV-Infektion entwickelt und bereits im März 1996 zugelassen, aufgrund der mäßigen Verträglichkeit in der erforderlichen hohen Dosierung und Compliance-Problemen ist die antivirale Therapie mit Ritonavir heute aber obsolet. Es wird ausschließlich in niedriger Dosierung zur Verbesserung der Pharmakokinetik anderer Protease-Inhibitoren benutzt. Bei niedriger Dosierung wird Ritonavir besser vertragen; es erhöht die Bioverfügbarkeit und verzögert die Elimination der anderen Protease-Inhibitoren. Daraus resultieren höhere Spitzen- und Talspiegel der Wirkstoffe; das Einnahmeschema wird vereinfacht, die Compliance verbessert. Jede »Boosterung« mit Ritonavir wird durch ein »/r« im Anschluss an den Substanznamen gekennzeichnet (z. B. Lopinavir/r).

Resistenz: Hinsichtlich der mittlerweile ausschließlichen Indikation zur Boosterung ist eine Ritonavir-Resistenz für diese Behandlung unerheblich. Eine sekundäre Resistenzentwicklung ist möglich. Ritonavir-resistente HIV-Stämme bleiben gegen Saquinavir empfindlich. Eine Kreuzresistenz mit Indinavir und Nelfinavir ist beschrieben. Zidovudinresistente HIV-Stämme sind meist gegen Ritonavir empfindlich.

Pharmakokinetik:
- Ritonavir wird gut nach oraler Gabe resorbiert und tritt als unverändertes Ritonavir in die Zirkulation ein. Die Resorption von Ritonavir aus Kapseln ist besser als aus der Lösung. Eine gleichzeitige Mahlzeit verbessert die Resorption der Kapseln (15 %) und verschlechtert die der Lösung.
- Die Plasmaspitzenspiegel werden so nach 2–4 h erreicht und betragen im Steady State nach 2 × tgl. 0,6 g 11 µg/ml.

- Plasmahalbwertszeit zwischen 3 und 5 h.
- Verteilungsvolumen von Ritonavir nach einmaliger oraler Dosis von 600 mg liegt bei 0,4 l/kg. Zusammen mit Saquinavir ließen sich im Liquor Ritonavir-Konzentrationen von 1,9–23 µg/ml nachweisen.
- Plasmaeiweißbindung 99 %. Starke Metabolisierung in der Leber (5 verschiedene Metaboliten lassen sich aus Urin und Fäzes isolieren).
- Ausscheidung mit den Fäzes zu 86,4 %, davon als unverändertes Ritonavir zu 34 % und zu 52 % nachweislich als Metaboliten. 11,3 % werden über den Urin ausgeschieden, davon 3,5 % als unveränderte Substanz.
- Ritonavir-Clearance ist bei Kindern zwischen 2 und 14 Jahren vermutlich um das 1½-fache erhöht.

Nebenwirkungen: Bei der Kombination von Ritonavir mit Zidovudin treten häufig Schwächegefühl (Asthenie) auf, auch gastrointestinale Störungen (Übelkeit, Durchfall, Erbrechen, Anorexie, Bauchschmerzen, Geschmacksveränderungen) und neurologische Störungen (periorale und periphere Parästhesien, Schwindel und Schlaflosigkeit). Nicht selten kommt es zu einem Anstieg der Transaminasen, Triglyceride und Glucose im Blut und zu Hämatokritabfall und Anämie. Selten sind Leberfunktionsstörungen und Hepatitis durch Ritonavir, ebenso allergische Reaktionen (Urtikaria, Bronchospasmen, Angioödem). Als niedrig dosierte Booster-Substanz (100–200 mg tgl.) verbleiben von Ritonavir in Kombination mit anderen Protease-Hemmern zumeist nur noch leichte gastrointestinale Störungen als Nebenwirkung.

Interaktionen: Da Ritonavir in starkem Maße in der Leber durch Cytochrom-P-450-Enzyme metabolisiert wird, kommt es bei gleichzeitiger Gabe enzymstimulierender Medikamente, wie Rifampicin, Rifabutin, Phenobarbital, Carbamazepin und Phenytoin, zur Verminderung der Ritonavir-Plasmakonzentrationen. Ritonavir kann die Plasmaspiegel von Ethinylestradiol und Theophyllin erniedrigen, die Plasmaspiegel von Desipramin und Clarithromycin erhöhen.

> Norvir ist ausschließlich ein Protease-Inhibitor zur Boosterung.

Boosterung: Auch die Spiegel von Saquinavir, Indinavir, Amprenavir, Lopinavir, Atazanavir, Darunavir werden bei gleichzeitiger Gabe bereits von relativ kleinen Dosen Ritonavir erheblich erhöht. Diese metabolische Interaktion wird in großem Umfang zur Wirkungssteigerung (Boosterung) mit anderen Protease-Inhibitoren therapeutisch genutzt. Protease-Inhibitoren, die in Monotherapie nur ungenügende Spiegel erreichen (wie Saquinavir), werden in Kombination mit Ritonavir zu vollwertigen Medikamenten. Bei anderen können in erheblichem Umfang Dosierungen eingespart und so 2 × bzw. 1 × tgl. Dosierungen ermöglicht werden.

Interaktionen: Da bei einer Behandlung mit Ritonavir Ovulationshemmer unsicher wirken, werden zum Konzeptionsschutz alternative Methoden empfohlen. Wegen gefährlicher Interaktionen ist die gleichzeitige Gabe vieler Medikamente kontraindiziert, und zwar unter anderem von:

- Antiarrhythmika: Flecainid, Propafenon u. a.,
- Antihistaminika: Astemizol und Terfenadin,
- Antiemetika: Cisaprid,
- Ergotamin-Präparaten: Ergotamin, Dihydroergotamin,
- Analgetika: Piroxicam u. a.,
- Kalziumantagonisten: Bepridil,
- Sedativa und Hypnotika: Alprazolam, Diazepam, Flurazepam, Midazolam, Triazolam, Zolpidem u. a.,
- Potenzmitteln: Sildanefil (VIAGRA).

Diese Liste erhebt keinen Anspruch auf Vollständigkeit. Weitere Angaben finden sich in der Gebrauchsinformation von Ritonavir. Vor einer Verwendung von Ritonavir muss sich der Arzt genau über potenzielle Interaktionen informieren!

Indikation: Einsatz heute ausschließlich zum Boostern anderer Protease-Inhibitoren (Saquinavir, Indinavir, Ritonavir, Amprenavir, Lopinavir, Tipranavir, Darunavir, Atazanavir, Fosamprenavir – nicht aber mit Nelfinavir!).

K **Kontraindikationen:** Gestörte Leberfunktion, gleichzeitige Gabe bestimmter Medikamente (s. o.), auch von Rifabutin und Ritonavir (Gefahr einer Uveitis). Bei Schwangerschaft liegen keine Erfahrungen vor (FDA-Kategorie B). In Tierversuchen keine Hinweise auf Embryotoxizität. Bei Kindern unter 2 Jahren liegen unzureichende Erfahrungen vor. Vorsicht bei Hämophiliepatienten (evtl. Verstärkung der Blutungsneigung). Da Ritonavir-Lösung 43 % Ethanol enthält, sollten Disulfiram und Medikamente mit Disulfiram-ähnlicher Wirkung (z. B. Metronidazol) vermieden werden. Bereits die niedrigen Dosierungen, die zur Boosterung verwendet werden, können multiple Interaktionen verursachen! Kontraindiziert sind daher: Rifampicin, Amiodaron, Astemizol, Bepridil, Terfenadin, Encainid, Flecainid, Cisaprid, Triazolam, Ergotamine, Simvastatin, Lovastatin, Chinidin, Johanniskraut und Sildenafil (VIAGRA).

Applikation und Dosierung:
- Kinder:
  - Einschleichende Dosierung von 350 mg/m² KOF, beginnend mit 250 mg/m² KOF.
  - Steigerung alle 2–3 Tage um 50 mg/m² KOF.
- Erwachsene:
  - Bei heute nicht mehr angewandter hochdosierter Monotherapie: oral 2 × tgl. 0,6 g (mit der Mahlzeit).
  - Eventuell einschleichende Dosierung (um die Verträglichkeit zu verbessern): zuerst 2 × tgl. 0,3 g, dann jeden Tag um 2 × tgl. 0,1 g steigern (bis zur Normaldosis).

! Da Ritonavir Benommenheit und Schwindel hervorrufen kann, ist die Sicherheit im Straßenverkehr und bei der Bedienung von Maschinen nicht gewährleistet (dies gilt nicht für die geringe Booster-Dosis!).

Die Behandlung mit Ritonavir als einzigem Protease-Inhibitor ist heute obsolet, umso häufiger findet aber Ritonavir in niedriger Dosierung mit anderen Protease-Inhibitoren (Boosterung) Verwendung:
- Dosierung als Booster: 100 mg/Tag in meist 2-, aber auch zunehmend nur in 1-maligen Einzeldosen (s. hierzu die jeweilige Fachinfo der zu boosternden Substanzen).

Die Kombination Lopinavir/Ritonavir ist für Kinder ab 2 Jahren zugelassen.

Ein Protease-Inhibitor mit Ritonavir-Booster zählt in einer Kombinationstherapie nur als **ein Medikament**, sodass in einer Dreierkombination neben Lopinavir plus Ritonavir noch zwei weitere Partner hinzugegeben werden müssen!

Handelsformen:
- Orale Lösung mit schlechtem Geschmack (80 mg/ml).
- Kapseln à 0,1 g.
- In fester Kombination mit Lopinavir als Kaletra.

B **Beurteilung:** Gut wirksamer Protease-Inhibitor, aber mit erheblichen Interaktions-, Verträglichkeits- und deshalb Compliance-Problemen. Wichtiges Medikament zur pharmakologischen Kombinationstherapie (Boosterung) mit anderen Protease-Inhibitoren zur HIV-Behandlung. Leider aus patentrechtlichen und nichtpharmakologischen Gründen bisher nur in Verbindung mit Lopinavir in einer Kapsel verpackt.

Nelfinavir

Handelsname: VIRACEPT (Fa. Pfizer und Roche in Europa).

Eigenschaften: Nelfinavir wurde 1997 zur Kombinationsbehandlung der HIV-Infektion bei Erwachsenen und Kindern ab 2 Jahren zugelassen.
Als Folge einer produktionsprozessbedingten Verunreinigung wurden 2007 zuerst in der europäischen Produktion und später in der US-Produktion durch Pfizer hohe Konzentrationen von Ethylmethansulfonat (EMS) in Nelfinavir gefunden. EMS ist beim Menschen potenziell karzinogen (Klasse 2B) und Tierversuche legen nahe, dass EMS teratogen, mutagen und karzinogen ist. Die führte zum Rückruf der Substanz und zur Produktionsumstellung einschließlich einer Vereinbarung auch mit der FDA, sodass seit März 2008 Nelfinavir wieder sicher auch für Kinder und ggf. schwangere Frauen verabreicht werden kann.

Wirkung: Es verhindert wie andere Protease-Inhibitoren die Spaltung des viralen gag-pol-Proteins und wirkt so gegen HIV-1 und -2. In vitro wurden verschiedene Stämme von HIV-1 und HIV-2 bei Konzentrationen von < 200 nmol (ca. 0,1 mg/l) zu 95 % gehemmt. Wirksam auch gegen Zidovudin- und Non-Nukleosid-resistente Stämme. Synergistische oder additive Wirkung mit Zidovudin (Zidovudin), Lamivudin, Zalcitabin, Didanosin und Stavudin. Nur teilweise Kreuzresistenz mit den Protease-Inhibitoren Saquinavir, Ritonavir und Indinavir. In den Tabletten und im Pulver als Nelfinavirmesilat enthalten. Klinisch in vergleichbaren Kombinationen nachweislich etwas geringer wirksam als z. B. Kaletra oder auch Efavirenz.

Resistenz: Sekundäre Resistenzentwicklung findet bei einer Monotherapie nach 3–6 Monaten statt, bei Kombinationstherapie später. Die Schlüsselmutationen bei Nelfinavir treten bei HIV-Subtyp-B-infizierten Patienten (Europa) zunächst am meisten in Form einer Einzelmutation D30N auf. Diese Mutation ist Nelfinavir-spezifisch und bedeutet in der Regel keine Kreuzresistenz mit anderen Protease-Hemmern – im Gegensatz zu den selteneren Mutationen L90M und V82A. Andere Mutationen an den Positionen 10, 20, 36, 46, 48, 53, 54, 63, 71, 73, 77, 82, 84, 90 und 93 können zusätzlich mit einer verminderten Nelfinavir-Wirkung einhergehen. So sind Resistenzmutationen mit Versagen der Behandlung von anderen Protease-Hemmern in der Regel auch mit einer Kreuzresistenz von Nelfinavir verbunden.

Pharmakokinetik:
- Nach oraler Gabe langsame, aber gute Resorption mit Spitzenspiegel nach 2–4 h.
- Serumspiegel nach einer Mahlzeit ca. zwei- bis dreimal höher als bei Nüchterngabe. Die Bioverfügbarkeit der Substanz wurde noch nicht bestimmt.
- Die Pharmakokinetik bei einer Applikation 2 × oder 3 × tgl. ist ähnlich, AUC 0–24: 2 × tgl. 1 250 mg = 52,8 ± 15,7 µg(h)/ml und 3 × tgl. 750 mg = 43,68 ± 17,8 µg(h)/ml. Die minimale Nelfinavir-Konzentration bleibt in allen Regimen mindestens 20-mal höher als die mittlere IC_{95}.
- Das Verteilungsvolumen wurde mit 2–7 l/kg KG berechnet und lässt auf eine hohe Penetration ins Gewebe schließen. Keine Liquorgängigkeit!
- Starke Plasmaeiweißbindung mit über 98 %.
- Plasmaeliminationshalbwertszeit bei Erwachsenen ca. 3,5–5 h, bei Kindern von 2–14 Jahren erheblich schneller (2- bis 3-fach!). Zusammen mit nahrungsabhängigen unterschiedlichen Spiegeln führt dies bei Kindern häufig zu sehr variablen und kaum berechenbaren Plasmaspiegeln!

- Metabolisierung vorwiegend über die Leber in viele unterschiedliche oxidative Metaboliten. Der Abbau erfolgt über sehr unterschiedliche Enzyme des Cytochrom-P-450-Systems.
- Ausscheidung hauptsächlich mit den Fäzes z. T. als unveränderte Substanz wie auch Metaboliten.
- Urin-Recovery 1–2 %.

Nebenwirkungen: Sehr häufig sind dünne Stühle (2–6 × tgl.), die nicht selten auch die Therapie limitieren können; selten Müdigkeit, Konzentrationsschwäche und Übelkeit. Auch Lipodystrophie, Dyslipidämie und eine reduzierte Glucosetoleranz sind möglich.

Interaktionen: Da Nelfinavir in der Leber durch Cytochrom-P-450-Enzyme metabolisiert wird, sind Interaktionen mit vielen Medikamenten möglich (s. Gebrauchsinformation). Nelfinavir darf nicht gleichzeitig mit Terfenadin, Astemizol, Cisaprid, Triazolam oder Midazolam verabreicht werden (Gefahr lebensbedrohender Herzrhythmusstörungen). Rifampicin vermindert die Nelfinavir-Blutspiegel. Orale Kontrazeptiva wirken unsicher.

> Eine Kombination mit Ritonavir erhöht die Spiegel von Nelfinavir nur unerheblich; eine Boosterung ist daher nicht sinnvoll!

Indikation: Kombinationstherapie einer HIV-Infektion bei Erwachsenen, Jugendlichen und Kindern ab 3 Jahren.

K **Kontraindikationen:** Vorsicht bei eingeschränkter Leberfunktion. Bei Hämophilie A und B können verstärkte Blutungen auftreten. Patienten mit Phenylketonurie sind darauf hinzuweisen, dass das Oralpulver von Nelfinavir Aspartam enthält (20 mg/g Pulver; dies entspricht 11,2 mg Phenylalanin/g Pulver). Kein Einsatz in der Schwangerschaft und in der Stillzeit (FDA-Kategorie B). Es ist nicht bekannt, ob Nelfinavir plazentagängig ist oder sich in der Milch anreichert.

Dosierung:
- Kinder 3–13 Jahre: 3 × tgl. 25–30 mg/kg KG oder 2 × tgl. 50–55 mg/kg KG.
- Erwachsene und Kinder > 13 Jahre: 3 × tgl. 0,75 g oral mit der Mahlzeit (als Tabletten à 0,25 g oder als orales Pulver mit 50 mg/g), oder 1 250 mg 2 × tgl.

Handelsformen:
- Pulver zum Einnehmen (50 mg/g).
- Tabletten à 0,25 g.
- Tabletten à 0,625 g (sind leider nur international [Pfizer] erhältlich).

B **Beurteilung:** Kombinationstherapie bei fortgeschrittenen HIV-Infektionen, besonders bei Resistenz gegen andere antiretrovirale Mittel. Aufgrund der schlechten Verträglichkeit dieses Protease-Inhibitors (Diarrhoen!) und der hohen, täglich erforderlichen Tablettenzahl, der hierdurch bedingten schlechten Compliance, der Abhängigkeit der Substanz von Mahlzeiten und einer im Vergleich zu manch anderen »geboosterten« Protease-Inhibitoren schwächeren Wirkung wird Nelfinavir in Europa spätestens nach dem Rückruf der Substanz kaum noch eingesetzt. Einziger, heute noch ungeboostert eingesetzter Protease-Inhibitor mit schlechterem Wirkungsprofil. Vor allem auch bei Kindern kritisch stark schwankende Plasmaspiegel.

Amprenavir

Handelsname: Agenerase (Fa. Glaxo SmithKline; Vertex Pharmaceuticals Inc.).

Eigenschaften: Amprenavir ist ein relativ schwach wirksamer HIV-Protease-Inhibitor. Es wirkt in vivo synergistisch mit Ritonavir, sodass meist eine Kombinationstherapie erfolgt. Protease-Inhibitor mit vergleichbar schneller Resistenzentwicklung in vitro.

Antiinfektiva

Amprenavir ist in Europa wie auch in den USA nicht mehr im Handel und wurde durch Fosamprenavir ersetzt, das eine wesentlich bessere Bioverfügbarkeit besitzt.

Wirkung: Selektiver und potenter Hemmer der Replikation von HIV-1 und -2. Im Prinzip identisch mit anderen Protease-Inhibitoren. Es gibt jedoch Unterschiede im Resistenzprofil.

Pharmakokinetik:
- Gute und schnelle Resorption mit hoher Bioverfügbarkeit.
- Hohes Verteilungsvolumen, mittellange Halbwertszeit von 9 h, weitgehende Metabolisierung in der Leber, minimale Ausscheidung durch die Niere.
- Bei Leberfunktionsstörungen verlängert sich die Ausscheidung. Bei HIV-infizierten Patienten werden abhängig von der Dosierung die Viruslast deutlich gesenkt und die CD4-Zahlen im Blut signifikant erhöht.

Nebenwirkungen: Amprenavir wird gut vertragen (auch in Kombination mit Ritonavir). Am häufigsten treten Diarrhoe, Hautausschlag und Kopfschmerzen auf. Selten Entwicklung eines Diabetes.

Interaktionen: Amprenavir ist sowohl ein Substrat als auch ein Hemmer für das Cytochrom-P-450-Isoenzym CYP3A4. Eine Kombination mit Terfenadin, Astemizol, Cisaprid, Pimozid, Diazepam, Flurazepam, Midazolam, Ergotamin-Derivaten und Johanniskraut ist daher zu vermeiden. Rifampicin senkt die Plasmaspiegel von Amprenavir. Die Kombination mit Ritonavir erhöht die Spiegel von Amprenavir.

Indikationen: Kombinationstherapie der HIV-Infektion, bevorzugt in Kombination (Boosterung) mit Ritonavir.

K **Kontraindikationen:** Monotherapie, Kombination mit unverträglichen Pharmaka. Schwere Leberfunktionsstörungen. Kinder unter 4 Jahren. Keine zusätzliche Gabe von Vitamin E, da die Kapseln dies bereits in relevanten Mengen enthalten.

Applikation und Dosierung:
- Kinder ab 4 Jahre: 17 mg/kg KG als Saft bzw. wenn möglich als Kapseln à 50 mg.
- Erwachsene:
  - 2 × tgl. 1 200 mg in einer Kombination ohne Ritonavir.
  - Da die Einnahme von 2 × 8 Tabletten schwer praktikabel ist, wird meist Amprenavir 2 × 600 mg plus Ritonavir 2 × 200 mg verabreicht.

Handelsformen:
- Weichkapseln mit 50 und 150 mg (enthalten relativ viel Vitamin E).
- Lösung zum Einnehmen mit 15 mg/ml (enthält Propylenglycol).

B **Beurteilung:** Relativ gut verträglicher Protease-Inhibitor mit erheblichen Metabolisierungsproblemen, der auch stets mit Ritonavir gegeben werden sollte. In Deutschland und Europa nicht mehr im Handel (s. Fosamprenavir).

Fosamprenavir

Handelsnamen:
- Telzir (Fa. Glaxo SmithKline).
- Lexiva (Fa. Vertex Pharmaceuticals Inc.).

Eigenschaften: Fosamprenavir ist als Kalziumphosphat-Ester ein Prodrug von Amprenavir (s. o.), ein Protease-Inhibitor, mit verbesserter Bioverfügbarkeit und Wirksamkeit. Fosamprenavir wurde 2003 für Erwachsene und 2007 zur Behandlung von Kindern zugelassen. Fosamprenavir selbst ist gegenüber HIV unwirksam. Nur Amprenavir hemmt die HIV-1-Protease und verhindert eine Synthese virusspezifischer Proteine. Bei akut infizierten Zellen liegt die 50%ige Hemmkonzentration (IC_{50}) bei

< 0,1 µM, bei chronisch infizierten Zellen ist diese Hemmkonzentration mit 0,4 µM (= 0,2 mg/l) wesentlich höher.

Wirkungsweise: Fosamprenavir wird schnell und vollständig zu Amprenavir und anorganischem Phosphat durch Phosphatasen des Darmepithels hydrolysiert, sobald es resorbiert wurde. Amprenavir bindet an die aktive Seite der HIV-Protease und verhindert die Bildung der viralen pol- und gag-Proteine, sodass keine neuen funktionsfähigen infektiösen Viruspartikel mehr gebildet werden können.

Resistenz: In vitro wie auch in vivo konnten sowohl bei Patienten mit als auch ohne Fosamprenavir-Vorbehandlung Viren mit eingeschränkter Empfindlichkeit isoliert werden: Die Schlüssel-Resistenzmutation erfolgt dabei vermutlich am Codon I50V, wie dann auch zusammen mit weiteren Protease-Mutationen an den Codons V32I, M46I/L, I54L/M und I84V. Auch Mutationen an anderen Positionen, wie z. B. 47, haben einen substanziellen Effekt auf die Wirksamkeit von Amprenavir. Amprenavir-resistente Viren sind vor allem bei einer Einzelmutation am Codon I50V teilweise kreuzresistent gegen Ritonavir, z. T. jedoch noch empfindlich auf Lopinavir, Indinavir und Saquinavir.

Pharmakokinetik:

- Nach oraler Gabe einer Dosis Fosamprenavir werden die Plasmaspitzenspiegel etwa nach 1,5–4 h (Mittel: 2,5 h) erreicht. Die absolute Bioverfügbarkeit von Amprenavir wurde für Fosamprenavir noch nicht untersucht.
- Die Plasmakonzentrationen von Amprenavir liegen nach mehrfacher 2 × tgl. Gabe von 700 mg Fosamprenavir plus 100 mg Ritonavir zwischen 6 mg/l (C_{max}) und 2 mg/l (C_{min}). Die AUC wird im Mittel mit 40 mg/l × h berechnet. Eine gleichzeitige Nahrungsaufnahme beeinflusst die Pharmakokinetik der Substanz nicht. Gegenüber den Tabletten werden mit gleicher Dosis Fosamprenavir-Suspension 14 % höhere Plasmaspiegel erzielt.
- Amprenavir besitzt ein hohes Verteilungsvolumen (ca. 6 l/kg).
- Die Plasmaproteinbindung beträgt etwa 90 % und liegt konzentrationsabhängig zwischen 1–10 µg/ml.
- Fosamprenavir bindet primär an das Alpha-1-Glykoprotein. Mit Zunahme der Konzentration kommt es gleichzeitig zu einer Steigerung von ungebundenem Amprenavir.
- Bei gleichzeitiger Gabe von Ritonavir verlängert sich die Eliminationshalbwertszeit von etwa 7 h auf mehr als das Doppelte.
- Amprenavir wird über das Cytochrom-P-450-System CYP3A4 in zwei wesentliche Metaboliten über Oxidation metabolisiert.
- Die Plasmaeliminationshalbwertszeit beträgt etwa 7,7 h.

Nebenwirkungen: Am häufigsten (über 10 %) ist mit **Diarrhoen** zu rechnen, bei unerwünschten Befunden tritt als zweithäufigste Nebenwirkung eine **Hypertriglyceridämie** auf. Auch wurden unter Amprenavir eher Hypercholesterinämien beobachtet als unter anderen modernen Protease-Hemmern wie z. B. Atazanavir. Mittlerweile warnen sowohl die Firma Glaxo SmithKline als auch die FDA vor einer potenziellen Assoziation von Fosamprenavir und dem Auftreten von Myokardinfarkten und Dyslipidämien. Die entsprechenden Werte sollten stets vor und während der Behandlung gut kontrolliert werden. Es wird auch die Bedeutung eines Lipidmanagements betont! Daneben sind folgende unerwünschte Nebenwirkungen häufig zu beobachten: Kopfschmerzen, Schwindel, Müdigkeit, Übelkeit, Erbrechen und Hautausschläge (19 %!). Die Exantheme bilden sich in der Regel spontan ohne Unterbrechung der Behandlung zurück. Lebensbedrohliche Hautreaktionen mit Beteiligung der Schleimhäute und systemischer Reaktion sind Raritäten. Vereinzelt wird über das Auftreten von Nierensteinen berichtet.

Interaktionen: Fosamprenavir und Amprenavir sind potente Inhibitoren des Cytochrom-P-450-Systems, das durch die notwendige Mitbehandlung mit Ritonavir noch deutlich verstärkt wird. Ritonavir hemmt zusätzlich noch CYP2D6 und induziert CYP1A2, CYP2C9 und die Glucuronyltransferase. Hieraus ergeben sich komplexe, vielseitige (s. Fachinfo!) und variable Interaktionsmöglichkeiten mit anderen Stoffen. In jedem Fall sollte Fosamprenavir nicht mit Lopinavir/r kombiniert werden. Sowohl die Amprenavir- als auch die Lopinavir-Talspiegel sinken bei gleichzeitiger Einnahme um 40 %!

Indikationen: Kombinationstherapie der HIV-Erkrankung, immer geboostert mit Ritonavir. Sowohl zur Primärbehandlung therapienaiver Patienten als auch zur Salvage-Therapie vorbehandelter Patienten.

K **Kontraindikationen:** Bekannte Überempfindlichkeit gegen Fosamprenavir. Amprenavir ist ein Sulfonamid und das Ausmaß einer möglichen Kreuzallergie, beispielsweise mit Co-trimoxazol, ist unbekannt – deshalb relative Kontraindikation und große Vorsicht bei Sulfonamidallergie! Bekannte schwere vaskuläre Erkrankung mit Diabetes mellitus und deutlicher Hypercholesterinämie und Hypertriglyceridämie (s. auch Warnung der FDA).

Dosierung:
- Kinder < 6 Jahre bzw. < 25 kg KG: keine ausreichenden Daten.
- Kinder 6–17 Jahre:
  - 25–38 kg KG: 2 × tgl. 18 mg/kg KG.
  - > 39 kg KG: 2 × tgl. 700 mg bzw. 14 ml Suspension.
- Erwachsene und Jugendliche über 17 Jahre: 2 × tgl. 700 mg bzw. 14 ml Suspension.

Die Maximaldosis beträgt 2 × tgl. 700 mg. Bei Kindern wird die Einnahme mit einer Mahlzeit empfohlen, um Geschmack und Compliance zu verbessern. Bei Erwachsenen kann die Einnahme auf nüchternen Magen erfolgen. Die international auch übliche 1 × tägliche Dosis von Fosamprenavir mit 1 × 1 400 mg plus 200 mg Ritonavir wurde zwar auch in einer Studie als gleichwertig überprüft, ist aber in Deutschland nie zugelassen worden.

Handelsformen:
- Filmtabletten à 0,7 g.
- Suspension 50 mg/ml.

B **Beurteilung:** Das nach Amprenavir neu entwickelte Derivat Fosamprenavir wird nach oraler Gabe besser resorbiert, weshalb mit Ritonavir die Anzahl der einzunehmenden Tabletten reduziert und die Compliance verbessert werden konnte. In den Studien zur klinischen Wirksamkeit weist Fosamprenavir/Ritonavir in Kombination mit NRTIs eine Nutzen-Risiko-Relation auf, die mit der von vorangehenden anderen Protease-Inhibitoren vergleichbar ist, aber gegenüber Lopinavir und sicher im Vergleich mit den neueren Protease-Inhibitoren keine Vorteile zeigt.
Aufgrund des noch immer nicht sicher aufgeklärten Lipodystrophie-Syndroms und der noch nicht vorliegenden Untersuchungen bei Patienten > 65 Jahre sollte eine Anwendung von Fosamprenavir zuvor kritisch gegenüber vergleichbaren Substanzen geprüft werden. Als einziger Vorteil der Substanz erscheint die Unabhängigkeit der Einnahme von der Nahrungsaufnahme.

Atazanavir

Handelsname: REYATAZ (Fa. Bristol-Myers Squibb).

Eigenschaften: Atazanavir ist ein 2003 eingeführter und 2008 auch für therapienaive

Patienten zugelassener Azapeptid-Protease-Inhibitor, für den als erste Substanz der Gruppe die 1 × tägliche Gabe ausreicht.

Wirkung und Wirkungsweise: Im Prinzip gleich wie bei allen Protease-Inhibitoren durch Hemmung eines viruseigenen Enzyms, der HIV-Protease. Die Blockierung dieser »Eiweiß-Schere« führt zur Bildung unreifer, nichtinfektiöser Viruspartikel, die keine weiteren Zellen mehr infizieren. Zwischen den einzelnen Protease-Inhibitoren besteht eine weitgehende Kreuzresistenz: Gegen Viren, die gegen eine Substanz unempfindlich geworden sind, nützen auch die anderen Medikamente dieser Substanzklasse nicht mehr zuverlässig. Der antivirale Effekt von Atazanavir entspricht in etwa dem des Nelfinavir. Es hemmt in vitro die HIV-1-Replikation bereits in einer Konzentration von 2–5 μM (EC_{50}-Werte; 1 μM = 0,7 μg/l). Im Vergleich zu geboosterten Protease-Inhibitoren wirkt Atazanavir allein etwas schwächer, hat jedoch eine günstigere Wirkung auf die Serumlipide.

Resistenz: Resistente Mutanten wurden bereits in vitro gefunden und konnten vielfach auch aus dem Blut von Patienten isoliert werden. Dabei handelte es sich in den meisten Fällen um den Austausch von Isoleucin gegen Leucin an Position 50 (I50L), einer Schlüsselmutation in der Aminosäuresequenz der Protease mit 100 % Resistenz gegen Atazanavir, aber nicht selten mit einer erhöhten Empfindlichkeit der Viren gegen andere Protease-Inhibitoren! Die Mutation I50L führt mit einer oder zwei weiteren primären PI-Mutationen in vitro zumeist zu einer niedrigen Resistenz gegen Indinavir oder Fosamprenavir, einer höheren Resistenz gegen Nelfinavir und Saquinavir, während Lopinavir und Darunavir noch empfindlich sind. Wenn fünf weitere Mutationen an den Positionen 10, 16, 33, 37, 46, 54, 57, 62, 63, 71, 82, 84, 85 oder 90 vorliegen, ist eine Wirkung von geboostertem Atazanavir unwahrscheinlich.

Pharmakokinetik:

- Atazanavir wird schnell resorbiert und erreicht innerhalb von 2–2,5 h seine maximale Plasmakonzentration. Die Einnahme mit einer leichten (nicht fetten!) Mahlzeit erhöht die Bioverfügbarkeit und vermindert die pharmakokinetische Variabilität: Eine ED von 400 mg Atazanavir mit einer Mahlzeit führt zu einem 70%igen Anstieg der AUC und zu einem 57%igen Anstieg der C_{max} gegenüber Nüchterneinnahme!
- Atazanavir hat eine nichtlineare Pharmakokinetik mit über einem dosisproportionalen Anstieg von C_{max} und AUC zwischen 200 und 800 mg Atazanavir (bei Kindern noch nicht evaluiert!). Ein Steady State wird mit einer 2- bis 3-fachen Akkumulation am 4. bis 8. Tag erreicht.
- Atazanavir wird zu 86 % unabhängig von der Substanzkonzentration an Plasmaprotein (Alpha-1-Glykoprotein und Albumin) gebunden.
- Nach multiplen Gaben über 3 Monate konnte Atazanavir im Liquor und in der Samenflüssigkeit mit einer Liquor-Plasma-Ratio zwischen 0,0021–0,0226 und Samenflüssigkeit-Plasma-Ratio zwischen 0,11–4,42 nachgewiesen werden.
- Atazanavir wird wesentlich über das Cytochrom-P-450-System CYP3A metabolisiert und hemmt CYP3A sowie UGT1A1. Der Abbau erfolgt vorwiegend über Mono- und Deoxygenierung und geringer über Glucuronidierung, Dealkylierung und Hydrolyse. Unter mehreren Metaboliten haben zwei hierbei noch antivirale Aktivität.
- Die Eliminationshalbwertszeit ist bei einer Dosis von 400 mg nahezu 7 h.
- Atazanavir wird primär über Fäzes (79 %), davon zu 20 % unverändert, und sekundär über den Urin (13 %), dabei zu 7 % unverändert, ausgeschieden.

Nebenwirkungen: Relativ häufig ist ein Anstieg des unkonjugierten Bilirubins (ca. 50 %)

Antiinfektiva

mit leichtem Sklerenikterus bzw. Grad 3–4 (ca. 10 %), was aber die Therapie meist nicht beeinträchtigt. Dabei normale Leberenzyme. Ebenfalls recht häufig Diarrhoe (ca. 21 %), häufig auch Übelkeit, Erbrechen, Kopf- und Bauchschmerzen. Diese Beschwerden treten initial häufiger auf und verringern sich nach den ersten Wochen der Behandlung. Im Gegensatz zu anderen Protease-Inhibitoren bisher keine Hinweise auf Dyslipidämie. Der Effekt auf eine Lipodystrophie oder das Auftreten von kardiovaskulären Erkrankungen ist noch unklar. Möglicherweise QT-Zeit-Verlängerung. Besondere Vorsicht bei bestehenden Reizleitungsstörungen. Hinweise auf vermehrte Blutungsneigung bei Hämophilie. Eine Nephrolithiasis wurde beschrieben.

Interaktionen: Die gleichzeitige Gabe von Efavirenz und anderen NNRTIs reduziert die Plasmaspiegel von Atazanavir. Keine Kombination mit Medikamenten, die die QT-Zeit verlängern können. Keine gleichzeitige Anwendung von Simvastatin oder Lovastatin. Die Kombination mit Voriconazol wird nicht empfohlen. Die gleichzeitige Anwendung von Glucocorticoiden, die über CYP3A4 verstoffwechselt werden, sollte nur nach sorgfältiger Nutzen-Risiko-Erwägung erfolgen. Aufgrund verminderter Resorption von Atazanavir bei erhöhtem pH-Wert im Magen sollten keine Protonenpumpen-Inhibitoren verabreicht werden. Die Kombination mit Tenofovir sollte vermieden werden, da die Zugabe von Tenofovir den Talspiegel von Atazanavir auf 70 % reduziert. Zusammen mit Ritonavir und Tenofovir werden jedoch gut ausreichende, 5-mal höhere Talspiegel als unter ATV allein erreicht.

Indikationen: Kombinationstherapie der HIV-Infektion sowohl von therapienaiven als auch vorbehandelten Patienten. Günstiges Derivat für Therapieprogramme, die nur einmal täglich durchgeführt werden. In klinischen Studien war Atazanavir etwa gleichwertig mit Saquinavir/Ritonavir. Die Virusreplikation wird vergleichbar schnell und anhaltend gestoppt und unter die Nachweisgrenze gebracht.

K **Kontraindikationen:** Mäßige bis schwere Leberinsuffizienz, Bilirubinerhöhungen (> 5- bis 6-fache der Norm), Dialysepflichtigkeit. Keine gleichzeitige Anwendung von Atazanavir und Astemizol, Terfenadin, Cisaprid, Pimozid, Chinidin, Bepridil, Triazolam, oral angewendetem Midazolam, Mutterkornalkaloiden. Atazanavir ist nicht indiziert in der Schwangerschaft (FDA-Kategorie B), jedoch sind im fetalen Kompartiment keine relevanten Wirkspiegel zu erwarten. Bisher ergaben sich jedoch keine Hinweise auf Teratogenität in beobachteten Einzelfällen wie auch in Tierversuchen (lediglich Laktatazidose bei gleichzeitiger Gabe von NRTIs!). Bis auf Weiteres nicht unter Atazanavir stillen.

Dosierung:
- Kinder < 6 Jahre, Patienten < 25 kg KG: keine verlässlichen Daten zur Sicherheit und Wirksamkeit (< 25 kg KG nur für behandlungsnaive Patienten!).
- Kinder ab 6 Jahren:
  - 5–25 kg KG: 1 × tgl. 150 mg Atazanavir mit 80 mg Ritonavir.
  - 25–32 kg KG: 1 × tgl. 200 mg Atazanavir mit 100 mg Ritonavir.
  - 32–39 kg KG: 1 × tgl. 250 mg Atazanavir mit 100 mg Ritonavir.
- Erwachsene und Jugendliche:
  - > 39 kg KG: 1 × tgl. 300 mg Atazanavir mit 100 mg Ritonavir.
  - Atazanavir ohne Ritonavir: 1 × tgl. 400 mg.

Keine Dosisanpassung bei **Niereninsuffizienz** (**cave:** Hämodialyse: AUC um 25–40 % erniedrigt). Die Verabreichung sollte möglichst mit einer Mahlzeit erfolgen.

> Wenn gleichzeitig ein NNRTI gegeben wird, muss die Dosis von Atazanavir und Ritonavir auf 400 mg bzw. 200 mg erhöht werden.

Handelsform: Hartkapseln à 0,15, 0,2 und 0,3 g.

B **Beurteilung:** Protease-Inhibitor mit dem Vorteil der 1 × täglichen Dosierung. Atazanavir ist geeignet zur Behandlung aller HIV-Patienten, sofern keine spezifischen Resistenzen anzunehmen sind. Die antivirale Aktivität ist mit der anderer modernerer Protease-Inhibitoren vergleichbar, es besteht nur teilweise eine Kreuzresistenz. Die günstige Pharmakokinetik wie auch das bisher bekannte Lipidstoffwechselprofil stellen einen wesentlichen Fortschritt in der Entwicklung von Protease-Inhibitoren dar. Hinsichtlich des Interaktionspotenzials besteht kein wesentlicher Unterschied zu anderen Protease-Inhibitoren. Lediglich der häufig symptomlose, aber für manche Patienten belästigende Anstieg des Bilirubins und eines Sklerenikterus limitiert gelegentlich den Einsatz von Atazanavir. Wenn auch außerhalb der aktuellen Zulassung, bestehen mit Atazanavir die meisten Erfahrungen beim Einsatz von Protease-Inhibitoren in der Schwangerschaft.

Lopinavir

Synonyma: ABT 378/R, Lopinavir/Ritonavir, Lopinavir/r, LPV/RTV.

Handelsname: Kaletra bzw. Aluvia (in fixer Kombination mit Ritonavir) (Fa. Abbott).

Eigenschaften: Relativ spät entwickelter, gut wirksamer Protease-Inhibitor (Zulassung 2000, pädiatrische Dosierung 2008), der stets zusammen mit Ritonavir gegeben werden muss. Herstellerbedingt der einzige in einer Tablette fix geboosterte Protease-Inhibitor. Lopinavir/Ritonavir ist eine fixe Kombination zweier Protease-Inhibitoren. Wenngleich aufgrund von Studien mit gleicher Verträglichkeit und Wirksamkeit mittlerweile auch eine Zulassung zur 1 × täglichen Applikation erfolgte, gibt es publizierte Hinweise auf eine höhere Versagerquote bei der Einmalgabe. Die hohe Resistenzbarriere von Lopinavir/r verleitete in der Vergangenheit immer wieder dazu, Kaletra-Monotherapien durchzuführen. Die keinesfalls überzeugenden Erfolge einer solchen Applikation sprechen jedoch gegen diese Einmalgabe.

Wirkung: Als hochwirksamer Hemmer der Cytochrom-P-450-Isoenzyme CYP3A verzögert Ritonavir den Metabolismus und erhöht die Plasmakonzentrationen von Lopinavir. In vitro etwa 10-fach stärker wirksam als Ritonavir gegen Wildtypen von HIV. Wirkung im Prinzip identisch mit anderen Protease-Inhibitoren. Lopinavir/Ritonavir wirkt gut als Salvage-Therapie bei Patienten, die auf andere Protease-Inhibitoren nicht mehr ansprechen. Wird heute vielfach in der Primärtherapie der HIV-Infektion eingesetzt. Lopinavir/Ritonavir ist für die Behandlung von Kindern ab 2 Jahren und Kleinkindern zugelassen.

Resistenz: Selten wird bei therapienaiven Patienten und erster Kombinationsbehandlung mit Lopinavir/r eine Lopinavir-Resistenz gefunden. Auch konnte bisher keine spezielle Schlüsselmutation gefunden werden, die mit einer bedeutsamen Lopinavir-Resistenz assoziiert ist. Es müssen in der Regel schon fünf PI-Resistenzmutationen vorhanden sein, damit mit jeder weiteren Mutation, dann allerdings deutlich, die Behandlung mit Lopinavir/r versagt. Von Interesse ist die Beobachtung, dass auch bei mehr als sechs Resistenzmutationen eine Kombination von Lopinavir/r mit NNRTIs eine gute antiretrovirale Wirkung entfaltet – allerdings unter der Voraussetzung, dass keine NNRTI-Resistenz vorliegt. Sowohl vor einer Behandlung mit Lopinavir/r als auch bei Wechsel der Protease-Inhibitoren erscheint es sehr sinnvoll, eine geno- und/oder phänotypische Resistenzanalyse durchzuführen, um die Wahrscheinlichkeit eines Therapieversagens kalkulieren zu können.

Pharmakokinetik:

- Bei alleiniger Gabe von Lopinavir extrem schnelle Metabolisierung durch Monooxygenase der Leber wie z. B. CYP3A4, sodass ohne Ritonavir keine ausreichenden Konzentrationen erzielt werden können.
- Resorption deutlich abhängig von gleichzeitiger Nahrungsaufnahme: Bioverfügbarkeit bei nüchterner Einnahme ca. 48 %, mit einer Mahlzeit etwa 80 %. Entsprechend steigen mit einer gleichzeitigen fettreichen Mahlzeit die AUC und C_{max} bei Tabletten um 97 % bzw. 43 % und bei Einnahme der Lösung sogar um 130 % bzw. 56 %.
- Die Plasmaspitzenspiegel von Lopinavir bei einer Dosierung von 400/100 mg nach 3–4 Wochen betragen 9,6 ± 4,4 mg/l, unabhängig von der Formulierung (Tbl./Lsg.). Die durchschnittlichen Talspiegel lagen bei 5,5 ± 4 mg/l. Die hohen Standardabweichungen der Mittelwerte weisen auf eine ausgeprägte individuelle Variabilität der Konzentrationen hin.
- Nach multiplen 1 × tgl. Dosierungen von Lopinavir/r (800/200 mg) zeigte sich ein mittlerer Spitzenspiegel nach etwa 6 h von 11,8 ± 3,7 mg/l (C_{max}). Interessanterweise erreichten damit therapienaive Patienten nach 48 Wochen gegenüber 2 × tgl. dosierten Patienten zu 71 % versus 65 % eine anhaltende Viruslast < 50 Kopien/ml.
- Die Plasmaproteinbindung von Lopinavir ist mit 98–99 % sehr hoch, dabei überwiegend Bindung an Alpha-1-Glykoprotein und geringer an Albumin. Die Proteinbindung ist im Wesentlichen auch konzentrationsunabhängig.
- Halbwertszeit 5–6 h.
- Lopinavir wird nahezu ausschließlich über Cytochrome und hier Isoenzym CYP3A metabolisiert – bisher konnten insgesamt 13 oxidative Metaboliten von Lopinavir identifiziert werden.
- Etwa 83 % von Lopinavir werden über Fäzes und ca. 12 % über den Urin, vorwiegend als Metaboliten, ausgeschieden. Etwa 19 % der ausgeschiedenen Substanzen sind in den Fäzes unverändertes Lopinavir, wie etwa 2 % im Urin.

Nebenwirkungen: Lopinavir wird generell gut vertragen. Am häufigsten sind gastrointestinale Beschwerden mit Diarrhoe in 15–25 % der Fälle. Gelegentlich Kopfschmerzen, Transaminasenerhöhung, relativ häufig Erhöhung von Cholesterin und Triglyceriden. Bei Langzeitbehandlungen wurde das Auftreten von Diabetes mellitus, Fettumverteilungsstörungen oder Lipodystrophie beschrieben, ohne dass sich dies von älteren PI-haltigen HIV-Therapien bisher wesentlich unterschied. Lopinavir/r kann zu QT-Zeit-Verlängerungen führen. Sowohl das Auftreten von AV-Blockierungen als auch von Torsade des pointes wurde beschrieben, bisher konnte Lopinavir/r jedoch nicht als direkte Ursache bestimmt werden.

Interaktionen: Durch die Inhibition von CYP3A4 viele Interaktionen mit Medikamenten, die über den gleichen Weg verstoffwechselt werden. Daher keine Kombination mit Astemizol, Midazolam, Triazolam, Cisaprid, Pimozid, Ergotamin-Derivaten und Rifampicin. Diverse andere Interaktionen, u. a. mit Kontrazeptiva, Statinen, Methadon und anderen AIDS-Mitteln.

Indikationen: Kombinationstherapie der HIV-Infektion von Erwachsenen und Kindern sowohl bei therapienaiven als auch bei therapieresistenten Patienten und mit anderen Protease-Inhibitoren – ggf. auch NNRTIs – als Salvage-Therapie.

K **Kontraindikationen:** Unverträglichkeit. Kombination mit Medikamenten, die metabolisch interferieren. Vorsicht bei Schwangerschaft (FDA-Kategorie C). Schwere Leberinsuffizienz. Gleichzeitige Einnahme von Terfenadin, Astemizol, Midazolam p. o., Triazolam, Cisaprid, Pimozid, Amio-

daron, Mutterkornalkaloiden, Vardenafil, Johanniskraut. Wegen möglicher QT-Zeit-Verlängerungen unter Lopinavir/r sollte der Einsatz bei kongenitaler QT-Zeit-Verlängerung, Hypokaliämie und bei Begleitmedikation mit bekannter möglicher QT-Zeit-Verlängerung vermieden werden.
Aufgrund des Gehalts der Kaletra-Lösung an Propylenglycol ist besondere Vorsicht bei Kleinkindern < 2 Jahren, Schwangeren, Patienten mit schwerer Leber- oder Niereninsuffizienz und unter Einnahme von Disulfiram oder Metronidazol geboten.

Applikation und Dosierung:

- Säuglinge, Kinder, Jugendliche:
  - 14 Tage bis 6 Monate: Lsg. 2 × tgl. 16/4 mg/kg KG bzw. 300/75 mg/m^2.
  - 6 Monate bis 18 Jahre:
    - 7–10 kg KG: 2 × tgl. 1,25 ml/m^2 Lsg.
    - > 10 bis < 15 kg KG: 2 × tgl. 1,75 ml/m^2 Lsg.
    - 15–20 kg KG: 2 × tgl. 2,25 ml/m^2 Lsg. oder 2 × tgl. 1 Tbl. (200/50 mg).
    - > 20–25 kg KG: 2 × tgl. 2,75 ml/m^2 Lsg. oder 2 × tgl. 1 Tbl. (200/50 mg).
    - > 25–30 kg KG: 2 × tgl. 3,5 ml/m^2 Lsg. oder 2 × tgl. 3 Tbl. (100/25 mg).
    - > 30–35 kg KG: 2 × tgl. 4 ml/m^2 Lsg. oder 2 × tgl. 3 Tbl. (100/25 mg).
    - > 35–40 kg KG: 2 × tgl. 4,75 ml/m^2 Lsg. oder 2 × tgl. 2 Tbl. (200/50 mg).
    - > 40 kg KG: 2 × tgl. 5 ml/m^2 Lsg. oder 2 × tgl. 2 Tbl. (200/50 mg).
- Erwachsene: 2 × tgl. 400 mg Lopinavir mit 100 mg Ritonavir (entspricht tgl. 800 mg Lopinavir plus 100 mg Ritonavir), also 2 × tgl. 2 Tbl. mit 200 mg Lopinavir plus 50 mg Ritonavir.

Kaletra ist auch zur 1 × täglichen Applikation zugelassen: 1 × tgl. 800 mg Lopinavir mit 200 mg Ritonavir (entspricht also 1 × tgl. 4 Tbl. mit 200 mg Lopinavir plus 50 mg Ritonavir).
Nach Ansicht des Autors sollte dies jedoch bei hierfür kritischer Pharmakokinetik und Indizien auf verminderte Wirkung bis auf Weiteres zumindest Patienten mit niedriger Viruslast vorbehalten bleiben – z. B. als Option nach erfolgreicher 2-facher Initialtherapie oder ggf. auch bei therapienaiven Patienten mit nachweislich hoher Empfindlichkeit gegen Protease-Inhibitoren. Die flüssige Formulierung enthält 80 mg Lopinavir und 20 mg Ritonavir/ml. Sollte in der Salvage-Therapie Lopinavir/r mit Nevirapin oder Sustiva kombiniert werden, so erfolgt die Verabreichung immer zu den Mahlzeiten!

> Für Kinder wird aufgrund der genaueren Dosierungsmöglichkeit die Verwendung der Kaletra-Lösung empfohlen.

Handelsformen:

- Filmtabletten à 100 mg/25 mg und 200 mg/50 mg (Lopinavir 100 mg/200 mg in Kombination mit 25 mg/50 mg Ritonavir).
- Lösung (Lopinavir 400 mg in Kombination mit 100 mg Ritonavir).

B **Beurteilung:** Weltweit am häufigsten eingesetzter geboosterter Protease-Inhibitor mit entsprechender Erfahrung und großer Therapiesicherheit. Hohe Resistenzbarriere unter vergleichbaren Protease-Inhibitoren ermöglicht ggf. auch Salvage-Therapie bei Versagen anderer PI-Kombinationen. Relativ gute Verträglichkeit, aber auch erhebliche Interaktionsprobleme. Guter Kandidat für geboosterte Doppel-PI-Therapie.

Darunavir

Synonyma: TMC-114.

Handelsname: PREZISTA (Fa. Janssen-Cilag).

Eigenschaften: Darunavir wurde 2006 zur Sekundärbehandlung und 2008 zur Primärbehandlung der HIV-Infektion zugelassen und ist chemisch dem Amprenavir nahe verwandt (s. o.). Durch eine zusätzliche Tetrahydrofurangruppe im Amprenavir-Molekül ließen sich die hydrophilen Bindungen mit zwei Asparaginsäureresten der Protease verstärken, wodurch eine neue und verbesserte antivirale Wirkung erzielt wird. Die hohe Wirksamkeit dieses Protease-Inhibitors der 2. Generation auch gegen vielfach resistente Viren wird in einer Kombination aus hoher Flexibilität, Affinität und Passgenauigkeit in der Substrathülle vermutet und übertrifft auch Lopinavir/r. Hohe Resistenzbarriere, in vitro dauerte die Bildung Darunavir-resistenter Viren ausgehend vom Wildtyp mehr 3 Jahre, weshalb Darunavir auch in der Monotherapie der HIV-Infektion untersucht wird.

Wirkungsweise: Darunavir hemmt wie die anderen Protease-Inhibitoren selektiv die Spaltung HIV-codierter gag-pol-Polyproteine in virusinfizierten Zellen und verhindert somit die Bildung infektiöser Viruspartikel und die Neuinfektion von Zellen. In vitro zeigt sich eine Wirkung gegen HIV in verschiedenen Zellkultursystemen mit EC_{50}-Werten im Bereich zwischen 1,2–8,5 µM (0,7–5,0 µg/ml).

Resistenz: Die In-vitro-Selektion von Darunavir-resistenten Viren vom Wildtyp HIV-1 dauert sehr lange. Es sind mindestens acht unter Darunavir selektierte Mutationen der HIV-1-Protease erforderlich, um HIV gegen Darunavir resistent zu machen (zum Vergleich: 6 bei Lopinavir). Insgesamt wurden in den klinischen Prüfungen mehr als elf Resistenzmutationen identifiziert – mit zum Teil überlappendem Resistenzprofil mit Amprenavir, dem Darunavir chemisch verwandt ist. Am häufigsten waren die Mutationen V11I, V32I, I50V, I54L, L33F, G73S, L76V, I84V, I47V und L89V. Eine Vorbehandlung mit Amprenavir oder Fosamprenavir allein scheint die Wirkung von Darunavir nicht zu beeinträchtigen, jedoch ist die Wirkung vermindert bei gleichzeitiger Resistenz noch gegen Saquinavir. Bei einer Resistenz gegen die meisten Protease-Inhibitoren kann immer noch mit einer Wirksamkeit von Darunavir gerechnet werden (eine geno- oder phänotypische Resistenztestung ist aber zu empfehlen!).

Pharmakokinetik:

- Darunavir wird nach oraler Applikation gut resorbiert und maximale Plasmakonzentrationen (mit Ritonavir) werden nach 2,5–4 h erreicht.
- Die absolute orale Bioverfügbarkeit von Darunavir liegt bei 37 %, in Kombination mit niedrigdosiertem Ritonavir (Boosterung) bei 82 %.
- Das pharmakokinetische Profil von Darunavir allein ist deutlich schlechter als in Kombination mit Ritonavir: In vergleichbar gesteigerten Dosierungen ohne Ritonavir werden für C_{min} 14–142 µg/ml und für C_{max} 2,168–8,040 µg/ml erreicht, mit Ritonavir hingegen für C_{min} 480–1,486 µg/ml und für C_{max} 1,569–5,453 µg/ml.
- Da die Bioverfügbarkeit bei Nüchterneinnahme um 30 % niedriger ist, sollten Darunavir und Ritonavir zusammen mit einer Mahlzeit eingenommen werden – der Anteil Fett spielt hierbei eine unwesentliche Rolle.
- Die Plasmaeiweißbindung beträgt etwa 95 % mit vorwiegender Bindung an Alpha-1-Glykoprotein und nur gering an Albumin.
- Metabolisierung über das Cytochrom-P-450-System der Leber, fast ausschließlich über das Isoenzym CYP3A4. Hierbei entstehen oxidative Metaboliten, von denen bisher drei identifiziert wurden – alle mit einer nur noch marginalen Wirkung auf HIV.
- Ausscheidung erfolgt zu etwa 79,5 % über Fäzes und zu etwa 14 % über den Urin.
- Plasmahalbwertszeit von Darunavir liegt vermutlich bei 15 h bei Einnahme mit Ritonavir. Bei täglich zweimaliger Gabe von Darunavir liegt die Clearance bei 32,8 l/h,

bei zusätzlicher Gabe von Ritonavir bei 5,9 l/h.

- Es liegen keine Daten über die Elimination durch Hämo- oder Peritonealdialyse vor. Wegen der hohen Eiweißbindung ist jedoch nicht mit schneller Elimination zu rechnen.

Nebenwirkungen: Kopfschmerzen, periphere Neuropathie, Schlafstörungen, Diarrhoe, Leberwerterhöhung (allerdings im Vergleich zu anderen Protease-Inhibitoren eher weniger). Exanthemhäufigkeit wie bei Sulfonamid-Allergie, über Einzelfälle eines Stevens-Johnson-Syndroms wurde berichtet. Wie bei vergleichbaren anderen Protease-Inhibitoren auch gelegentliche, aber nicht vermehrte Erhöhung der Triglycerid-, Cholesterin- und Transaminasenwerte. Darunavir ist chemisch ein Sulfonamid, weshalb Kreuzallergien mit anderen Medikamenten wie Co-trimoxazol und Amprenavir möglich sind. Hinsichtlich Lipidprofil und Diarrhoe ist Darunavir vermutlich etwas besser als Lopinavir, hinsichtlich metabolischer Veränderungen mit Atazanavir vergleichbar.

Interaktionen: Die gleichzeitige Gabe von Darunavir in Kombination mit Lopinavir/r senkt die Plasmaspiegel von Darunavir. Die Kombination Darunavir und Lopinavir/Ritonavir ist daher kontraindiziert. Johanniskraut führt gleichfalls zu einem Abfall der Darunavir-Konzentration. Darunavir/r erhöht die Dosis von Rifabutin. Bis auf Weiteres bei gleichzeitig notwendiger Gabe Reduktion der Rifabutin-Dosis auf 1 × 150 mg alle 2 Tage.

Indikationen: Kombinationstherapie von Jugendlichen und Erwachsenen mit jeglicher behandlungsbedürftigen HIV-Infektion (sowohl Primär- als auch Zweitbehandlung). Besonders bewährt und geeignet zur Therapie von vorbehandelten Patienten mit hohem Resistenzpotenzial und eingeschränkten Optionen. Bis auf Weiteres wie andere Protease-Inhibitoren nur als Kombinations- und nicht als Monotherapie.

K **Kontraindikationen:** Überempfindlichkeit gegenüber Darunavir oder einen sonstigen Bestandteil. Schwere Leberinsuffizienz. Gleichzeitige Anwendung von Rifampicin. Gleichzeitige Einnahme von Terfenadin, Astemizol, Midazolam p. o., Triazolam, Cisaprid, Pimozid, Amiodaron, Mutterkornalkaloiden, Vardenafil, Phenobarbital, Phenytoin. Vorsicht bei gleichzeitiger Einnahme von Carbamazepin. Keine Kombination mit Lopinavir/Ritonavir (Kaletra). Keine gleichzeitige Gabe von Voriconazol (Darunavir-Spiegel < 40 %!).

Dosierung: Einnahme stets zu einer Mahlzeit.

- ART-erfahrene Kinder von 6–17 Jahren und mindestens 20 kg KG:
  - 20–30 kg KG: 375 mg Darunavir/50 mg Ritonavir.
  - 30–40 kg KG: 450 mg Darunavir/60 mg Ritonavir.
  - > 40 kg KG: 600 mg Darunavir/100 mg Ritonavir.
- Erwachsene und Jugendliche:
  - 2 × tgl. 600 mg Darunavir (2 × tgl. 1 Tbl. à 600 mg) mit je 100 mg Ritonavir.
  - Nicht vorbehandelte Patienten: 1 × tgl. 800 mg Darunavir (1 × tgl. 2 Tbl. à 400 mg) mit 100 mg Ritonavir.

Handelsformen: Filmtabletten à 300, 400 und 600 mg.

! Richtige Verschreibung der unterschiedlichen (400/600 mg) Tablettendosierungen für 1 × und 2 × tägliche Applikation!

B **Beurteilung:** Darunavir ist vor allem auch bei hoher Resistenz gegenüber vielen Protease-Inhibitoren häufig noch wirksam, daher Einsatz in der und zur

Salvage-Therapie der HIV-Infektion. Möglicherweise in Zukunft Erweiterung der Indikationen. Wegen der hohen Resistenzbarriere, der Möglichkeit der einmal täglichen Gabe und des vertretbaren Nebenwirkungsprofils zählt Darunavir/r mit zu den Erstliniensubstanzen von HAART. Die Notwendigkeit von Ritonavir und einer gleichzeitigen Mahlzeit sind Nachteile, die sich evtl. auf die Compliance auswirken können. Noch zu prüfen bleiben Hinweise auf individuell sehr **unterschiedliche Plasmaspiegel bei gleicher Dosierung**. Ein Protease-Inhibitor mit weiterem Zukunftspotenzial, um HAART zu vereinfachen.

Tipranavir

Synonyma: PNU-140690, TPV.

Handelsname: Aptivus (Fa. Boehringer Ingelheim).

Eigenschaften: Erster nichtpeptidischer Protease-Inhibitor (NPPI) mit guter Wirksamkeit gegen PI-resistente Viren. Zulassung erfolgte erstmals 2005. Zwischen den bisher zugelassenen Protease-Inhibitoren besteht eine weitgehende Kreuzresistenz; zusammen mit Darunavir wird Tipranavir gelegentlich auch als »Second generation«-Protease-Inhibitor bezeichnet, da beide vielfach, zumindest noch partiell, bei Viren mit multipler Resistenzmutation wirken.

Wirkung: Tipranavir hemmt die HIV-1-Aspartyl-Protease. Bei der Testung von HIV-Isolaten in T-Zell-Infektionsmodellen lagen die wirksamen Konzentrationen (EC_{90}) in einem Bereich von 0,07–0,18 µM, dies entspricht 42–108 µg/ml. Diese antivirale Aktivität wird allerdings durch Humanserum um das 3- bis 4-fache vermindert.

Resistenz: Eine verminderte Empfindlichkeit von Tipranavir erfordert üblicherweise eine Reihe von HIV-Mutationen. Erst ab fünf bis sieben Mutationen besteht eine verminderte Empfindlichkeit von Tipranavir und bei Vorliegen von acht oder mehr Mutationen eine vollständige Resistenz. Soweit in Studien bisher gefunden, sind folgende Mutationen in Kombinationen mit einer Tipranavir-Resistenz assoziiert: L10V, I13V, K20M/R/V, L33F, E35G, M36I, K43T, M46L, I47V, I54A/M/V, Q58E, H69K, T74P, V82L/T, N83D, I84V.

Pharmakokinetik:

- Nach oraler Gabe mäßige Resorption, wenn auch bisher nicht sicher bestimmt. Gleiches gilt auch für die Bioverfügbarkeit. Um ausreichende Plasmaspiegel zu erhalten, ist eine 2 × tgl. Gabe in Kombination mit einer vergleichbar hohen Dosis von Ritonavir (200 mg) erforderlich.
- Fast 100%ige Bindung an Plasmaeiweiß.
- Keine Hinweise auf Anreicherung von Tipranavir im Liquor oder in der Samenflüssigkeit.
- Plasmaspitzenspiegel 1–5 h nach Einnahme zusammen mit einer Mahlzeit (im Mittel 3 h).
- Mittlerer Steady-State-Talspiegel vor morgendlicher Dosis 41,6 ± 24,3 µM bei Frauen und 35,6 ± 16,7 µM bei Männern. AUC von Tipranavir bei 12-h-Dosierungsintervall im Mittel 851 ± 309 µM/h (CL = 1,15 l/h) bei Frauen und 710 ± 207 µM/h (CL = 1,27 l/h) bei Männern.
- Antazida führen zu einer verminderten Resorption von Tipranavir.
- Die Metabolisierung erfolgt vermutlich vorwiegend über das Cytochrom-P-450-System und hier über CYP3A4.
- Mit der Hinzugabe von Ritonavir wird die Clearance von Tipranavir nach oraler Gabe vermindert, vermutlich ein Effekt der verminderten First-pass-Clearance im Gastrointestinaltrakt und in der Leber. Untersuchungen zum Steady State zeigen, dass auch nach 3, 8 und 12 h im Wesentlichen unverändertes Tipranavir (98,4 %) und nur geringfügig Metaboliten nachweisbar sind. Tipranavir wird etwa

zu 82 % über Fäzes ausgeschieden und nur zu 4–5 % über den Urin.
- Die mittlere Eliminationshalbwertszeit liegt bei 5–6 h.

Nebenwirkungen: Wesentliche unerwünschte Wirkungen sind Dyslipidämien, die gegenüber unterschiedlichen Vergleichs-Protease-Inhibitoren in Studien deutlich ausgeprägter waren (22 % vs. 13 % Grad-3-/-4-Erhöhungen). Vielfach (7 %) auch Transaminasenerhöhungen, weshalb unter Behandlung regelmäßig Lipid- und Transaminasenkontrollen erfolgen sollten!

Interaktionen: Da Tipranavir/r die Spiegel von Lopinavir, Saquinavir, Atazanavir und Amprenavir deutlich senkt, kommt es als Kombinationspartner einer Doppel-PI-Therapie nicht infrage. Auch die Spiegel von Abacavir, Zidovudin und Etravirin sinken problematisch in Kombination mit Tipranavir. Eher zu vernachlässigen ist, dass Didanosin in zweistündigem Abstand eingenommen werden muss und die Kombination mit Delavirdin kontraindiziert ist.

Indikation: Kombinationstherapie der HIV-Infektion bei mehrfach antiretroviral vorbehandelten Patienten ab 2 Jahren mit Viren, die gegen mehrere Protease-Inhibitoren resistent sind. Tipranavir ist noch nicht zur Behandlung therapienaiver Patienten zugelassen. Auch das Nutzen-Risiko-Verhältnis bei der Behandlung von Kindern wird gegenwärtig erst noch in Studien geklärt.

K **Kontraindikationen:** Gestörte Leberfunktion. Bei deutlich erhöhten Transaminasen (5- bis 10-fach) sollte Tipranavir abgesetzt bzw. gar nicht erst gegeben werden. Bei leichtgradiger Einschränkung Therapie nur unter guter Überwachung der Leberwerte. Keine gleichzeitige Einnahme von Johanniskraut, Statinen (v. a. Simvastatin und Lovastatin), Rifampicin und oralem Midazolam. In tierexperimentellen Untersuchungen zeigte Tipranavir eine Reproduktionstoxizität, beim Menschen liegen diesbezüglich keine Daten vor. Daher ist Tipranavir in der Schwangerschaft und während des Stillens nur nach sorgfältiger Nutzen-Risiko-Abwägung anzuwenden (FDA-Kategorie C).

Dosierung: Die Einnahme mit einer Mahlzeit wird empfohlen.
- Kinder 2–12 Jahre: 2 × tgl. 375 mg/m^2 KOF in Kombination mit Ritonavir 150 mg/m^2 KOF.
- Erwachsene: 2 × tgl. 500 mg Tipranavir mit 200 mg Ritonavir.

Die Maximaldosis sollte 2 × tgl. 500 mg/200 mg nicht überschreiten. Eine ED von 150 mg Ritonavir sollte aufgrund verminderter Wirksamkeit von Tipranavir nicht unterschritten werden.

Handelsformen:
- Weichkapsel à 250 mg.
- Orale Lösung 100 mg/ml (nur in den USA; über Internationale Apotheke erhältlich).

B **Beurteilung:** Gut wirksamer nichtpeptidischer Protease-Inhibitor mit guter Wirksamkeit bei PI-resistenten HI-Viren. Eine begonnene klinische Vergleichsuntersuchung mit Darunavir steht weiter aus – die erste wurde frühzeitig ohne Ergebnis abgebrochen. Wegen des problematischen Interaktions- und Nebenwirkungsprofils nicht geeignet zur Primärbehandlung. Ein weiterer Nachteil ist das außergewöhnliche Interaktionspotenzial mit neueren antiretroviral aktiven Medikamenten. So ist eine Kombination mit Raltegravir oder Etravirin nicht möglich, eine Kombination mit Maraviroc scheint aus pharmakologischer Sicht jedoch unproblematisch.

Telaprevir

Handelsnamen: Incivo (Fa. Tibotec, Fa. Vertex, Janssen-Cilag GmbH), VX-950.

Eigenschaften: Telaprevir ist wie Boceprevir ein oral applizierbarer peptidomimetischer NS3/4A-Protease-Inhibitor. Telaprevir ist ein α-Keto-Amidderivat, das kovalent, aber reversibel an das Enzym bindet. Die meisten Phase-III-Studien sind weitgehend abgeschlossen, zusätzliche Prüfungen für den Einsatz bei Kindern werden durchgeführt. Die überwiegende Zahl der Patienten zeigte in den Dosisfindungsstudien einen schnellen Abfall der Viruslast in 14 Tagen von bis zu 4,4 $\log_{10}$ bei einer Dosis von 3 × tgl. 750 mg. Bereits innerhalb dieser Zeit viele Therapieversager mit Resistenzselektion, vor allem unter den viralen Quasispezies (HCV-RdRp).

Wirkungsweise: Ein NS3/4A-Serin-Protease-Hemmer, der reversibel an die NS3-Protease bindet. Die Serin-Protease ist essenziell für eine effektive Replikation der Hepatitis-C-Viren.

Resistenz: Sehr schnelle Resistenzentwicklung bei Monotherapie (innerhalb von 3–4 Tagen wie auch Boceprevir!). Bisher bekannte Resistenzmutationen: in vitro: V36M/G/A, T54A/S, R155K/T, A156S/V/T; in vivo: V36M/A, T54A/S, R155K/T, A156S/V/T, V170A. Insbesondere sind die Mutationen A156S/V/T, V36M und R155 für eine hohe Resistenz der Viren (> 25-fache IC_{50} von Telaprevir) verantwortlich.

Pharmakokinetik:

- Bei oraler Aufnahme wird Telaprevir von Erwachsenen gut resorbiert, gute Bioverfügbarkeit.
- Die Halbwertszeit des Enzym-Inhibitor-Komplexes beträgt nur 58 min.
- C_{max} zwischen 3 300 und 3 700 µg/ml.
- Halbwertszeit im Steady State ca. 9–11 h.
- Plasmakonzentration wird mit fettreicher Mahlzeit (gegenüber normokalorischer) um ca. 20 % erhöht.
- Plasmaproteinbindung: 60–75 %.
- Verteilungsvolumen (Vd): 252 l.
- Metabolisierung hauptsächlich in der Leber über Oxidation, Hydrolyse und Reduktion – vor allem über die CYP-Isoform CYP3A4. Telaprevir wirkt vor allem als CYP3A4-Inhibitor.
- Bei Einschränkung der renalen Clearance auf < 30ml/min Erhöhung von C_{max} um 10 % und AUC um 21 %.

Nebenwirkungen: Bisher in Studien registrierte Nebenwirkungen von Telaprevir sind vor allem Arzneimittelexantheme, meist verbunden mit Pruritus, und in geringerem Umfang Anämie sowie gastrointestinale Störungen mit Erbrechen, Übelkeit und Appetitlosigkeit. Auch wenn bis zu 10 % der Arzneimittelexantheme als mittel bis schwer eingestuft wurden und zum Therapieabbruch zwangen, waren diese schnell reversibel.

Interaktionen: Telaprevir kann bei gleichzeitiger Gabe von Tenofovir dessen Serumspiegel um 30 % erhöhen. Die gleichzeitige Gabe von Ritonavir erhöht die Telaprevir-AUC um mehr als das 15-fache und den Spitzenspiegel nach 8 h sogar um das 50-fache (im Tierversuch)!

Indikationen: Hepatitis-C-Infektion (ohne Koinfektion), Genotyp 1, therapienaive Patienten und vermutlich später auch vorbehandelte Patienten, jeweils in Kombination mit Peginterferon und Ribavirin für mindestens 12 Wochen mit Anschlusstherapie oder auch länger.

K **Kontraindikationen:** Bis auf Weiteres nicht in Schwangerschaft und Stillzeit (hormonelle Verhütungsmittel sind zusammen mit Telaprevir nicht verlässlich!).

Dosierung: Mehrere Dosierungen sind noch in der klinischen Prüfung. Es bleibt abzuwarten, ob auch eine Boosterung über CYP450-relevante Substanzen möglich ist.

- Erwachsene:
  - 3 × tgl. 750 mg (ggf. mit Initialdosis von 1 150 mg).
  - 2 × tgl. 1 150 mg (noch in Prüfung).

Verabreichung jeweils in Kombination mit Peginterferon α und Ribavirin (zusammen nach Studie 12 Wochen).

Handelsform: Incivo 375 mg Filmtabletten.

B **Beurteilung:** Vielversprechender neuer Therapieansatz zur Behandlung der Hepatitis-C-Infektion. In Kombination mit Interferon und Ribavirin deutlich verbessertes Therapieansprechen – auch bei bisher schwer behandelbaren Hepatitis-Typen und behandlungsrefraktären Patienten. Häufig therapielimitierendes Nebenwirkungsprofil.

Boceprevir

Handelsname: SCH 503034 (Fa. Schering-Plough).

Eigenschaften: Boceprevir ist wie Telaprevir ein oral applizierbarer peptidomimetischer NS3/4A-Protease-Inhibitor. Boceprevir ist ein α-Keto-Amidderivat, das kovalent, aber reversibel an die aktive Seite der NS3-Protease bindet. Allein und in Kombination mit Interferon α_{2b} zeigt Boceprevir eine hohe Aktivität bei der Replikationshemmung. Sowohl in Dosisfindungsstudien als auch in den aktuell abgeschlossenen Phase-III-Studien zeigten die meisten Patienten einen schnellen Abfall der Viruslast in 14 Tagen von bis zu 2,4 $\log_{10}$ bei einer Dosis von zunächst 3 × tgl. 400 mg und in der klinischen Prüfung mit 3 × 800 mg mit besserer Wirkung. Bereits innerhalb erster Prüfungen kam es allerdings auch zu einer Reihe von Therapieversagern mir Resistenzselektion bei Monotherapie, vor allem unter den viralen Quasispezies (HCV-RdRp). Um diese Monotherapie in der Kombination mit Interferon und Ribavirin zu vermeiden, sollte Boceprevir erst im voll ausgebildeten Steady State der beiden Kombinationspartner nach ca. 4 Wochen eingesetzt werden.

Wirkungsweise: Kompetitiver NS3/4A-Serin-Protease-Hemmer des Hepatitis-C-Virus (Genotyp 1), der reversibel und langsam an die NS3-Protease (Aminosäure Ser^{139}) bindet. Diese ist essenziell für die virale Replikation. Keine signifikante Wirksamkeit gegenüber anderen HCV-Genotypen.

Resistenz: Sehr schnelle Resistenzentwicklung bei Monotherapie (innerhalb von 3–4 Tagen mit überlappendem Resistenzprofil zu Telaprevir)! Bisher bekannte Resistenzmutationen: in vitro: T54A, A156S/T, V170A; in vivo: V36M/A, T54A/S, R155K/T, A156S/T.

Pharmakokinetik:
- Bisherige Daten deuten auf eine lineare Pharmakokinetik hin.
- Absorption: Bei oraler Aufnahme wird Boceprevir von Erwachsenen gut resorbiert. Die Einnahme von Boceprevir zusammen mit einer Mahlzeit erhöht allerdings die Absorption um 65 %!
- Maximale Plasmakonzentrationen von Boceprevir wurden nach 1,5–2 h gemessen mit 261 bzw. 520 ng/ml nach Einnahme von 200 bzw. 400 mg Boceprevir.
- Wirkstoffexposition im Steady State unter 3 × täglich 800 mg Boceprevir: AUC 6 147 ng × h/ml, C_{max} 1,91 ng/ml und C_{min} 90 ng/ml.
- Halbwertszeit: 3,4 h.
- Verteilungsvolumen (Vd): ca. 772 l.
- Plasmaeiweißbindung: ca. 75 %.
- Ausscheidung erfolgt zu 79 % über den Stuhl und zu 9 % über den Urin.
- Keine relevante Dosisakkumulation auch bei schwerer Niereninsuffizienz. Keine Elimination mittels Dialyse.
- Keine Änderung der Pharmakokinetik bei chronischer Leberfunktionsstörung.

Nebenwirkungen: Bisher in Studien registrierte Nebenwirkungen von Boceprevir waren vor allem gastrointestinale Symptome mit Erbrechen, Übelkeit und Appetitlosigkeit, in geringerem Umfang Kopfschmerzen, Myalgien und Fieber und Anämie. Keine Hinweise auf relevante Arzneimittelexantheme.

Interaktionen: Boceprevir kann bei gleichzeitiger Gabe von Tenofovir dessen Serumspiegel um 30 % erhöhen. Die gleichzeitige Gabe von Ritonavir erhöht die Teleprevir-AUC um mehr als das 15-fache und den Spitzenspiegel nach 8 h sogar um das 50-fache (im Tierversuch)!

Indikationen: Hepatitis-C-Infektion (ohne Koinfektion), Genotyp 1, therapienaive Patienten und vermutlich später auch vorbehandelte Patienten, jeweils in Kombination mit Peginterferon und Ribavirin für mindestens 12 Wochen mit Anschlusstherapie oder auch länger.

K **Kontraindikationen:** Boceprevir darf nicht während der Schwangerschaft und Stillzeit eingesetzt werden. Im Tierversuch ist Boceprevir in der Muttermilch nachweisbar. Bekannte Überempfindlichkeit und in Kombination mit CYP3A4/5-Substraten. Autoimmunhepatitis.

Dosierung: Mehrere Dosierungen sind noch in der klinischen Prüfung. Es bleibt abzuwarten, ob auch eine Boosterung über CYP450-relevante Substanzen möglich ist.

- Erwachsene: 3 × tgl. 800 mg (ggf. mit Initialdosis von 1 200 mg), jeweils in Kombination mit Peginterferon α und Ribavirin.

B **Beurteilung:** Wie Telaprevir vielversprechender neuer Therapieansatz zur Behandlung der Hepatitis-C-Infektion. In Kombination mit Interferon und Ribavirin deutlich verbessertes Therapieansprechen – auch bei bisher schwer behandelbaren Hepatitis-Typen und behandlungsrefraktären Patienten.

2.3 Eintritts-Hemmer, Fusions-Hemmer, Integrase-Inhibitoren

In diesem Kapitel werden bis auf Weiteres weitgehend neue Substanzen mit unterschiedlichem Wirkungsmechanismus – wie Fusions- und Eintritts-Hemmer sowie Integrase-Inhibitoren – zusammengefasst, solange diese bisher nur alleinige Vertreter einer neuen Gruppe sind. Das erste wie auch älteste Derivat dieser nicht einheitlichen Gruppen ist der Fusions-Hemmer Enfuvirtid.

Enfuvirtid

Synonyma: T20.

Handelsname: Fuzeon (Fa. Roche).

Eigenschaften: Enfuvirtid ist der erste und bisher einzige Vertreter dieser Klasse der Fusions-Hemmer. Enfuvirtid hemmt den Eintritt von HIV-1 in die CD4-Zelle. Es ist ein kompliziert gefaltetes Peptid aus 36 Aminosäuren, dessen Herstellung sehr aufwendig ist.

Wirkungsmechanismus: Enfuvirtid wirkt als ein Inhibitor der räumlichen Umstrukturierung von HIV-gp41 und verhindert die Fusion zwischen der viralen Zellwand und der Zellmembran der Zielzelle. Der Eintritt von HIV-1 in die Zielzelle wird über zwei virale Hüllproteine, gp12 und gp41, vermittelt, die Proteinkomplexe bilden, um das Einschleusen zu ermöglichen: Das Hüllprotein gp120 vermittelt dabei CD4- und

Korezeptorbindung, während die Aufgabe des Transmembranproteins gp41 darin besteht, den gp120-gp41-Glykoproteinkomplex mit der Virushülle zu verbinden und damit die Fusion in die Wirtszelle zu ermöglichen. Es benötigt keine intrazelluläre Aktivierung.

Resistenz: Durch seinen besonderen Wirkungsmechanismus besteht keine Kreuzresistenz mit Nukleosiden, Non-Nukleosiden und Protease-Inhibitoren. Eine Resistenzentwicklung unter der Therapie wurde aber auch mit Enfuvirtid in den ersten klinischen Studien bei Patienten mit Therapieversagen registriert. Hierbei ist die verminderte Wirksamkeit zumeist mit genotypischen Veränderungen an den Aminosäurenpositionen 36, 38, 40, 42, 43 und 45 der gp41-HR1-Domaine verbunden.

Pharmakokinetik:

- Als kleineres Peptid wird es oral nicht resorbiert und muss injiziert werden.
- Die absolute Bioverfügbarkeit betrug nach 90 mg s. c. ca. 85 %, unabhängig von der Stelle der Gabe (Oberarm, Bein oder Abdomen).
- Maximale Plasmakonzentration nach Einmalgabe (C_{max}) 4,59 µg/ml innerhalb von 3–12 h (T_{max}), im Mittel 8 h. AUC ca. 55,8 µg/h/ml. Entsprechende Werte im Steady State mit C_{max} 5,0 µg/ml und AUC 48,7 µg/ml.
- Halbwertszeit 3–8 h.
- Das Verteilungsvolumen ist niedrig (5,5 l). Zwischen einer Konzentration von 2–10 µg/ml ist Enfuvirtid zu etwa 92 % an Eiweiß gebunden, überwiegend an Albumin und nur gering an Alpha-1-Glykoprotein.
- Enfuvirtid wird wie andere exogen zugeführte Peptide weitgehend in seine einzelnen Aminosäuren verstoffwechselt.
- Die Elimination wird bei einer Clearance von > 35 ml/min nicht beeinflusst.
- Keine Dosisanpassung bei Niereninsuffizienz erforderlich. Keine Studien zur Elimination von Enfuvirtid bei Leberinsuffizienz.

Klinische Erfahrungen: Enfuvirtid wurde nach zwei großen Studien (TORO 1 und 2) an Patienten mit therapieresistenten HIV-Infektionen zugelassen. Es zeigte sich eine ausgeprägte und signifikante Besserung der Virämie im Vergleich zum Kontrollkollektiv, das mit herkömmlicher optimierter Kombinationstherapie behandelt wurde. Die Zugabe von Enfuvirtid zur sogenannten Salvage-Therapie führt zu besseren klinischen Ergebnissen.

Nebenwirkungen: Das parenterale Peptid hat offenbar ein gewisses allergenes Potenzial. Als einzig relevant erhöhter Laborwert fand sich dementsprechend eine Eosinophilie. Bei Patienten, die mit Enfuvirtid behandelt wurden, zeigte sich eine erhöhte Inzidenz einiger bakterieller Infektionen, vor allem Pneumonien; hierfür gibt es eine komplizierte immunologische Erklärung. Relativ häufig und mit langer Behandlungsdauer finden sich regelmäßig zunehmende Lokalreaktionen an der Einstichstelle (Rötungen, Verhärtungen, Knoten und Zysten, Schmerzen), seltener Pruritus, Kopfschmerzen, Schlaflosigkeit, Fieber, Übelkeit, Schüttelfrost und Immunkomplexreaktionen.

Interaktionen: Es gibt keine Hinweise auf metabolische Interaktionen. Bei Gabe von Enfuvirtid bei Nicht-HIV-infizierten Patienten können sich Antikörper ausbilden, die einen falsch positiven HIV-ELISA-Test verursachen können.

Indikationen: Kombinationstherapie mit anderen antiretroviralen Therapeutika bei HIV-infizierten Patienten, die mit herkömmlichen Kombinationen ein Therapieversagen oder eine Unverträglichkeit gegen herkömmliche Regime gezeigt haben.

Aufgrund des Wirkungsmechanismus und der selten zu erwartenden Resistenz sollte die Substanz Partner bei der Postexpositions-Prophylaxe sein.

K **Kontraindikationen:** Überempfindlichkeit gegen Enfuvirtid. Die Sicherheit bei Schwangeren ist noch nicht erwiesen.

Applikation und Dosierung: Die Anwendung von Enfuvirtid erfordert eine 2 × tgl. subkutane Injektion.

- Kinder:
  - < 6 Jahre: noch keine Erfahrungen.
  - > 6 Jahre: 2 × 2 mg/kg KG bis max. 90 mg/kg KG. Aufgrund der noch sehr begrenzten Erfahrungen bei Kindern gibt es vom Hersteller eine genaue Tabelle.
- Erwachsene und Jugendliche ab 16 Jahren: 90 mg (1 Amp.) als s. c. Injektion in den Oberarm, den vorderen Oberschenkel oder in den Bauch.

Handelsform: Durchstechflaschen mit Pulver und Lösungsmittel (Durchstechfl. mit Pulver enthält 108 mg Enfuvirtid; 1 ml der Lsg. enthält 90 mg Enfuvirtid).

! Die Handhabung der Injektionsflaschen ist nicht einfach. Die Patienten müssen vom medizinischen Personal genau in den Gebrauch von Enfuvirtid eingewiesen werden. Die Substanz darf nur exakt nach den Vorschriften des Herstellers aufgelöst werden. Die mit 1,1 ml Wasser aufgelöste Durchstechflasche darf niemals geschüttelt oder umgedreht werden; dieses Vorgehen führt zu exzessivem Schäumen und Wirkungsverlust. Es kann 45 min dauern, bis das Pulver gelöst ist! Die Lösung darf keine Partikel enthalten.

B **Beurteilung:** Mittlerweile schon lange erprobtes, sehr teures, kompliziertes und schwer praktikables antiretrovirales Mittel für die parenterale Salvage-Behandlung bei HIV-Patienten mit versagenden anderen Kombinationen. Durch viele neu zugelassene Substanzen hat Enfuvirtid wesentlich an Bedeutung verloren. Die Behandlung setzt eine gute Compliance der Patienten voraus, ist aber auch da interessant, wo die zu applizierende orale Kombinationstherapie unmöglich ist oder an ihre Grenzen stößt (20 und mehr Tbl.). Gute Eignung auch zur Überbrückung notwendiger Therapiepausen anderer Substanzen, bei Intensivbehandlung oder auch bei Resistenz und HIV-Postexpositions-Prophylaxe.

Maraviroc

Synonyma: MVR, UK-427, 857.

Handelsname: CELSENTRI (Fa. Pfizer Pharma).

Eigenschaften: Maraviroc wurde 2007 als der erste CCR5-Rezeptor-Antagonist zugelassen. Er gehört zur Substanzklasse der Eintritts-Hemmer. Weitere Substanzen dieser Klasse sind Vicriviroc und Apalaviroc (noch in klinischer Entwicklung).

Wirkungsweise: Maraviroc bindet allosterisch an den menschlichen CCR5-Korezeptor und führt dadurch zu einer räumlichen Strukturveränderung des Rezeptormoleküls. Die Bindung von HIV an die Zelle wird dadurch erschwert. Da für HIV prinzipiell zwei Korezeptoren, CCR5 und CXCR4, zur Verfügung stehen, um an CD4-Zellen zu binden, wird mit Maraviroc nur CCR5-tropen Viren der Eintritt in die Zelle verwehrt. Maraviroc ist nicht wirksam gegen Viren mit CXCR4-, dualem und variablen Tropismus.

Resistenz: Eine Resistenz gegen Maraviroc ist einerseits möglich auf der Basis eines Korezeptor-Switches (von CCR5 auf CXR4) und andererseits durch virale Mutationen, die dazu führen, dass das Virus wieder die veränderte Virusandockstelle erkennt.

Pharmakokinetik:
- Maraviroc wird hinreichend – allerdings sehr variabel – nach oraler Gabe resorbiert.
- Die Bioverfügbarkeit liegt deshalb auch zwischen 23–33 %. Mediane Spitzenplasmakonzentrationen werden 0,5–4 h nach Einnahme erreicht.
- Bei Plasmakonzentrationen von 95 µg/ml (21,4–478,0) werden im Mittel Liquorkonzentrationen von 3,6 µg/ml (1,83–12,2) erreicht. Diese Liquorspiegel sind für eine ausreichende Virussuppression ca. 3-fach höher als erforderlich.
- Die Halbwertszeit beträgt 13 h, die Plasmaproteinbindung 76 %. Das Verteilungsvolumen wird mit 2,8 ± 0,9 l/kg berechnet.
- Maraviroc wird vorwiegend über CYP3A4 und in geringem Umfang über andere Isoenzyme, wie CYP2C9, CYP2D6 und CYP2C19, verstoffwechselt. Bisher wurde aber keine relevante Induktion oder Inhibition von Maraviroc auf diese Enzyme nachgewiesen.
- Bei leichter oder mittlerer Leberinsuffizienz (Child-Pugh A und B) sind die Plasmaspiegel und die AUC um 25–46 % erhöht.
- Wichtigstes Stoffwechselprodukt ist ein Stickstoff, dessen pharmakologische Aktivität gering ist. Die Substanz wird hauptsächlich als desalkylierter Metabolit mit den Fäzes eliminiert (etwa 25 % unverändert), nur 8 % einer Dosis sind unverändert im Urin zu finden.

Nebenwirkungen: Durchfall, Übelkeit, Kopfschmerzen, Erhöhung der Leberwerte, Schwindel, Hautausschlag, Husten, Schlaflosigkeit. Insgesamt ist Maraviroc sehr gut verträglich. Erhöhte Transaminasen und CK-Werte in ca. 2–3 % der Fälle.

Interaktionen: Maraviroc ist ein Substrat des CYP3A4. Die gleichzeitige Einnahme von Induktoren von CYP3A4 (Rifampicin, Carbamazepin und Phenytoin, Efavirenz) kann zu erniedrigten Plasmaspiegeln von Maraviroc führen, die Einnahme von CYP3A4-Hemmern (z. B. alle Protease-Inhibitoren ohne Tipranavir/r und Fosamprenavir, Itraconazol, Telithromycin, Clarithromycin) kann die Maraviroc-Spiegel erhöhen.

Indikation: Kombinationstherapie der HIV-Erkrankung bei vorbehandelten Erwachsenen, bei denen ausschließlich CCR5-trope Viren nachgewiesen wurden. Bisher gibt es keine Daten zur Sicherheit und Wirksamkeit bei Kindern.

K **Kontraindikationen:** Überempfindlichkeit gegen Maraviroc, Erdnüsse, Soja.

Applikation und Dosierung: Die Dosis muss in Abhängigkeit von der Komedikation angepasst werden. Je nachdem, ob gleichzeitig CYP3A4-Hemmer oder CYP3A4-Induktoren eingenommen werden, wird folgende Dosierung empfohlen:
- Erwachsene: 2 × tgl. 150 mg, 300 mg oder 600 mg, entweder zu einer Mahlzeit oder unabhängig davon.
  - Normaldosis: 2 × tgl. 300 mg in Kombination mit Lamivudin, Tenofovir, Zidovudin, Raltegravir, Nevirapin, Tipranavir/Ritonavir, Fosamprenavir/Ritonavir, Trimethoprim/Co-trimoxazol, Peginterferon, Ribavirin, Methadon, Buprenorphin, Statinen, oralen Kontrazeptiva, Midazolam.
  - Dosisverringerung auf 2 × tgl. 150 mg in Kombination mit Protease-Inhibitoren (außer Tipranavir/Ritonavir und Fosamprenavir/Ritonavir), Efavirenz plus Protease-Inhibitor (außer Fosamprenavir/Ritonavir), Etravirin plus Protease-Inhibitor (außer Fosamprenavir/Ritonavir), Rifabutin plus Protease-Inhibitor (außer Fosamprenavir/Ritonavir), Telithromycin, Clarithromycin, Ketoconazol, Itraconazol.
  - Dosiserhöhung auf 2 × tgl. 600 mg in Kombination mit Efavirenz ohne Pro-

Antiinfektiva

tease-Inhibitor (außer Fosamprenavir/Ritonavir), Rifampicin.

Bei **eingeschränkter Nierenfunktion** ist ohne Komedikation mit CYP3A4-Hemmern keine Anpassung des Dosierungsintervalls nötig. Bei Komedikation mit starken CYP3A4-Inhibitoren (Lopinavir/Ritonavir, Darunavir/Ritonavir, Atazanavir/Ritonavir, Ketoconazol) wird das Dosierungsintervall auf 24 h verlängert. Bei Komedikation mit Saquinavir/Ritonavir wird das Dosierungsintervall wie folgt verlängert:

- Kreatinin-Clearance 80–50 ml/min: auf 24 h.
- Kreatinin-Clearance 50–30 ml/min: auf 48 h.
- Kreatinin-Clearance < 30 ml/min: auf 72 h.

Handelsformen: Filmtabletten à 150 und 300 mg.

B **Beurteilung:** Neue, gut verträgliche Behandlungsoption bei einer durch notwendigen CCR5-Tropismus ausgewählten Patientengruppe. Bisher einzige und Pionier-Substanz unter den Rezeptor-Antagonisten, die eine entsprechend teure Alternative bei Resistenzen gegen Substanzen der Hauptgruppen antiretroviraler Medikamente ist. Interaktionen, variable Dosierungen und fehlende Zulassung für Kinder schränken neben dem notwendigen Nachweis eines CCR5-Tropismus die Anwendung ein. Maraviroc allein kann nicht zu einer Elimination von HIV beim Menschen führen.

Raltegravir

Synonyma: RGV, MK-0518.

Handelsname: ISENTRESS (Fa. MSD Sharp & Dohme).

Eigenschaften: Raltegravir wurde 2007 als erster Integrase-Inhibitor zugelassen. Es handelt sich um ein Dihydropyrimidin-Derivat, das die virale Integrase sowohl von CXCR4- als auch CCR5-tropen HI-Viren hemmt.

Wirkungsweise: Die Integration der viralen DNA in das Genom der Zelle nach reverser Transkription erfolgt in unterschiedlichen Schritten mit Bildung eines Präintegrationskomplexes, der in den Zellkern transportiert wird, um dort mittels der an die Zell-DNA gebundenen Integrase irreversibel und kovalent die virale in die Wirts-DNA zu integrieren. Dieser letzte, auch Strangtransfer genannte Schritt wird durch Raltegravir spezifisch gehemmt.

Resistenz: Eine HIV-Resistenz gegen Raltegravir wird durch Aminosäure-Substitutionen verursacht, die mit einer deutlichen Reduktion der Empfindlichkeit der Integrase einhergehen. Bereits einzelne Mutationen (Q148H und N155H) reichen aus, um einen 10-fachen Wirkungsverlust zu verursachen. In Kombination mit anderen Mutationen wie z. B. L74M, E92Q, G163R, E138K, S230R oder G140S/A sorgen diese für eine komplette Kreuzresistenz auch gegenüber anderen Integrase-Inhibitoren. Raltegravir hat somit eine **niedrige genetische Resistenzbarriere**, die deshalb immer eine Begleittherapie mit anderen wirksamen Substanzen erfordert.

Pharmakokinetik:

- Raltegravir wird schnell resorbiert, unabhängig von der Nahrung. Jedoch erhöht (verdoppelt) im Mittel die Aufnahme der Substanz mit einer Mahlzeit – vor allem fettreich – die Wirkspiegel (AUC und C_{max}) bei gleichzeitig zunehmender Variabilität.
- Spitzenspiegel werden ca. 3 h nach Einnahme erreicht mit C_{max} 4,5 µmol/l. Talspiegel liegen bei 0,14 µmol/l und die AUC-Werte wurden innerhalb von 12 h mit 14,2 µmol/l × h berechnet.
- Terminale Halbwertszeit: ca. 8–9 h.
- Plasmaproteinbindung 83 %.

- Das pharmakokinetisch wichtige Steady State wird sehr schnell nach 2 Tagen 2 × täglicher Gabe erreicht.
- Nach Metabolisierung in der Leber zu einem Glucuronid (UGT1A1-Glucuronidierung) erfolgt die Ausscheidung zu ca. 53 % über die Fäzes und zu 32 % über den Urin, 9 % davon als unverändertes Raltegravir.
- Raltegravir ist nur in geringem Umfang plazentagängig und passiert kaum die Blut-Hirn-Schranke.
- Bisher keine Unterschiede in der Pharmakokinetik bei Patienten mit leichter und mittlerer Leber- oder Niereninsuffizienz, sodass keine Dosisanpassung bei Patienten mit reduzierter UGT1A1-Aktivität oder bei Niereninsuffizienz erforderlich ist. Wegen fehlender Daten sollte Raltegravir immer im Anschluss an eine Dialyse appliziert werden.

Nebenwirkungen: Übelkeit, Erbrechen, Diarrhoe, Schwindel, Schlaflosigkeit, Hautausschlag, erhöhte Leberwerte.

Interaktionen: Rifampicin erniedrigt ebenso wie Efavirenz die Plasmaspiegel von ISENTRESS. Wenn Kombination unvermeidbar sind, sollte eine Verdopplung der Raltegravir-Dosis dringend erwogen werden. Tenofovir und Atazanavir erhöhen die Plasmaspiegel von Raltegravir – werden deshalb oft kombiniert. Auch Protonenpumpen-Hemmer erhöhen im Plasma die Raltegravir-Spiegel, die Wirkung eines erhöhten gastrischen pH auf die Resorption ist jedoch nicht bekannt.

Indikation: Kombinationstherapie der HIV-Infektion bei erwachsenen Patienten sowohl zur Primär- als auch zur Sekundärbehandlung. Besonders gute Ergebnisse zeigten sich in der Kombination mit Enfuvirtid und Darunavir auch bei Patienten mit multiplen Resistenzen nach Vortherapien. In Kombination mit Raltegravir kann eine sehr schnelle Senkung der Viruslast erreicht werden, vermutlich besser als z. B. mit Efavirenz.

Kontraindikationen: Überempfindlichkeit gegen Raltegravir oder einen sonstigen Bestandteil. Schwangerschaft, Kinder aufgrund unzureichender Daten. Versehentlich appliziertes Raltegravir sollte dem »Antiretroviral Pregnancy Registry« gemeldet werden. Während der Einnahme sollte nicht gestillt werden. Zumindest im Tierversuch fanden sich fetal 3-fach höhere Konzentrationen als im mütterlichen Plasma.

Dosierung:
- Kinder < 2 Jahre: nicht geprüft.
- Kinder 2–6 Jahre: nach Gewicht (jeweils mit Kautablette!):
  - 10–14 kg: 75 mg 2 × tgl.
  - 14–20 kg: 100 mg 2 × tgl.
  - 20–28 kg: 150 mg 2 × tgl.
  - 28–40 kg: 200 mg 2 × tgl.
  - < 40 kg: 300 mg × tgl.
- Kinder > 12 Jahre oder > 25 kg: 400 mg 2 × tgl.
- Erwachsene: 2 × tgl. 400 mg, unabhängig von der Nahrungsaufnahme.

Handelsform: Filmtabletten à 400 mg und Kautabletten (CT) für Kinder.

Beurteilung: Als Vertreter einer relativ neuen Substanzklasse ist Raltegravir eine wichtige Option zur Salvage-Therapie. Bei eher besserer Wirksamkeit als Efavirenz und besserem Nebenwirkungsprofil (ZNS und Lipidstoffwechsel) ist auch Raltegravir ein guter Kombinationspartner zur Primärbehandlung der HIV-Infektion, wenn eine sichere Begleittherapie die niedrige Resistenzbarriere aufwiegt. Das überschaubare Interaktionspotenzial in Verbindung mit gutem pharmakokinetischem Profil prädestiniert Raltegravir zur HIV-Therapie mit unterschiedlichst notwendigen Begleitbehandlungen. Die notwendige 2 × tgl. Gabe, eine schnelle Resistenzentwicklung und der unnötig hohe Preis sind allerdings Barrieren für eine breite Anwendung.

Antiinfektiva

2.4 Immunmodulatoren

Seit der Entdeckung der Interferone 1957 als Mediatoren der zellulären Interaktion wurde die komplexe Wirkung dieser Zytokine als antivirale, immunmodulierende und antiproliferative Substanzen zunehmend erkannt. Interferone sind Proteine, die von eukaryonten Zellen durch vielfältige Stimuli (auch viral) produziert werden und nachfolgend mit biochemischen Veränderungen einen unselektiven, antiviralen (Abwehr-) Status exponierter Zellen erwirken. Bis heute sind drei Klassen von Interferonen bekannt: **Typ I** mit Alpha-Interferon (IFN-α) und 13 humanen Subtypen sowie mit Beta-Interferon (IFN-β). **Typ II** besteht bisher nur aus dem Gamma-Interferon (IFN-γ). **Typ III** wurde erst kürzlich entdeckt und besteht aus dem Delta-Interferon (IFN-λ).
Alle Interferone sind immunologisch verschieden, werden von unterschiedlichen Zellen produziert und haben verschiedenartige biologische Effekte und physikalisch-chemische Charakteristika.
Wenngleich Interferone mittlerweile bei vielen Tumor- und chronisch entzündlichen Erkrankungen zum Einsatz kommen, bleibt deren Anwendung bei Infektionen doch noch immer auf wenige Infektionserkrankungen beschränkt und erfolgt dort nahezu ausschließlich mit Alpha-Interferon.

Alpha-Interferon

Synonyma: IFN-α.

Handelsnamen:
- IFN-α_{2a}: Roferon-A (Fa. Roche).
- IFN-α_{2b}: IntronA (Fa. Essex Pharma).
- Peginterferon α_{2a}: Pegasys (Fa. Roche).
- Peginterferon α_{2b}: PegIntron (Fa. Essex Pharma).
- IFN-α_{n3}: Alferon N (Fa. Hemispherx Biopharma Inc.).
- IFN-α_{n1}: Wellferon (Fa. Glaxo Smith Kline).
- IFN-Alfacon-1: INFERGEN (Fa. Inter Mune Inc.).

Eigenschaften: Interferone sind natürlich vorkommende, von vielen Körperzellen gebildete, artspezifische Zytokine mit komplexen Wirkungen auf die Immunität und Zellfunktion. Das von infizierten Körperzellen gebildete Interferon schützt die Nachbarzellen und auf humoralem Weg auch weiter entfernte Zellen vor der fortschreitenden Virusinfektion.

Wirkung und Wirkungsweise: Interferone haben ein breites antivirales Wirkungsspektrum. IFN-α wirkt nicht direkt antiviral, sondern führt zur Ausbildung von Effektorproteinen in Virus-exponierten Zellen, wodurch die Abwehrleistung der Zellen gestärkt wird. Der erste Schritt ist die Interferonbindung an Rezeptoren an der Zelloberfläche.
Nach ein paar Stunden werden über zwei Dutzend Zellproteine gebildet, von denen einige bestimmte Virusarten spezifisch hemmen (Hemmung der Viruspenetration, der Entfernung der Eiweißhülle, der Synthese oder Methylierung der Messenger-RNA sowie der Virusansammlung und Freisetzung). Von klinischem Nutzen bei Infektionen ist die Anwendung von IFN-α (gentechnisch hergestellt) bei chronischer Hepatitis C, in geringerem Umfang auch bei Hepatitis B, bei Condylomata acuminata (intraläsional 1 × 0,25 Mio. IE/Woche) sowie bei onkologischen Indikationen. IFN-β und IFN-γ haben bislang keine Bedeutung bei Infektionen.

Pharmakokinetik:
- Parenteral zugeführtes Interferon ist nur wenige Stunden im Blut nachweisbar (Halbwertszeit 2–4 h), jedoch hält die antivirale Aktivität in den Geweben bis zu 24 h an.
- Die Serumspitzenspiegel von IFN-α werden 8–10 h nach s. c. Injektion erreicht.
- Die Penetration in den Liquor ist gering.

- Durch Pegylierung (Verbindung mit großen Polyethylenglycol-Molekülen) werden Präparate mit einer um den Faktor 100 längeren Eliminationsdauer gewonnen, die die Therapie überhaupt erst praktikabel gemacht haben.

Nebenwirkungen: Fieberreaktionen, Schüttelfrost und grippeähnliche Symptome sind sehr häufig (> 90 %). Nicht selten kommen Übelkeit, Erbrechen, Diarrhoe vor, auch Kopf- und Muskelschmerzen. Selten sind Magen-Darm-Blutungen, Wiederauftreten eines Magengeschwürs, Ödeme, Blutdruckabfall, Hyper- oder Hypothyreose, Thyreoiditis, hämolytische Anämie, systemischer Lupus erythematodes, rheumatoide Arthritis, vorübergehende Impotenz. Passagere Blutbildveränderungen (Neutropenie, Thrombozytopenie, Retikulozyten- und Hb-Abfall), auch Verlängerung der partiellen Thromboplastinzeit und Anstieg der Leberenzyme im Serum sind möglich und erfordern regelmäßige Kontrollen. Bei höheren Dosen von IFN-α (in der klassischen Form) sind neurotoxische Reaktionen beobachtet worden (Persönlichkeitsveränderung, Verwirrtheit, paranoide Störungen). Sämtliche Nebenwirkungen sind bei der pegylierten Form wesentlich seltener und weniger ausgeprägt.

Interaktionen: Neurotoxische, hämatotoxische und kardiotoxische Nebenwirkungen von zuvor oder gleichzeitig gegebenen Arzneimitteln können durch IFN-α verstärkt werden. IFN-α verringert die Theophyllin-Clearance und erhöht mit Ribavirin das Risiko einer Anämie. In Kombination mit Zidovudin kann das Risiko Zidovudin-bedingter Nebenwirkungen erhöht sein. In Kombination mit d4T (Stavudin) besteht ein erhöhtes Risiko einer Pankreatitis und Laktatazidose. Daher sollte diese Kombination vermieden werden.

> Die Kombinationstherapie führt außerdem zur Wachstumshemmung bei Kindern und Jugendlichen.

Indikationen:

- **Chronische Hepatitis C:**
  - Therapie der zuvor unbehandelten chronischen Hepatitis C bei Erwachsenen. Aus Gründen der Praktikabilität und Nebenwirkungen sollten nur noch die pegylierten Interferone verwendet werden.
  - Die Patienten dürfen keine Leberdekompensation aufweisen und die chronische Hepatitis C muss durch Serummarker (erhöhte Transaminasen, Anti-HCV-Antikörper, HCV-RNA) gesichert sein. In der Regel sollte die Diagnose histologisch bestätigt sein.
  - Die beste Art, Peginterferon bei dieser Indikation anzuwenden, ist in Kombination mit Ribavirin.
  - Eine Monotherapie ist hauptsächlich bei einer Intoleranz oder bei Kontraindikationen gegen Ribavirin indiziert.
- **Chronische Hepatitis B:**
  - Therapie der histologisch nachgewiesenen chronischen Hepatitis B bei nachgewiesener Virusreplikation, z. B. HBV-DNA bzw. HBe-Antigen (HBe-Ag).
- **Sonstige Indikationen:** IFN-α wird auch intraläsional in Papillome injiziert. Es ist weiterhin anwendbar bei onkologischen Indikationen, z. B. Therapie des Kaposi-Sarkoms. IFN-β wird in großem Umfang mit Erfolg bei der Therapie der multiplen Sklerose verwandt, was als immunmodulatorischer Effekt interpretiert wird. Der Effekt von Interferonen bei HIV ist schwach.

K **Kontraindikationen:** Gravidität, Herzkrankheiten (auch in der Anamnese), ZNS-Krankheiten (auch Epilepsie), schwere Leberfunktionsstörungen (dekompensierte Leberzirrhose), Niereninsuffizienz, schwere Knochenmarkschäden, Schilddrüsenfunktionsstörungen, außerdem Überempfindlichkeit gegen humane Proteine. Früh- und Neugeborene, Kinder bis zu 3 Jahren sowie

Antiinfektiva

Patienten, bei denen eine allogene Knochenmarktransplantation vorgesehen ist, sollten kein Interferon erhalten. Bei gleichzeitiger immunsuppressiver Therapie (z. B. bei Transplantatempfängern) muss die immunstimulierende Wirkung von Alpha-Interferon bedacht werden.

Applikation und Dosierung:

- **Hepatitis C:**
  - Interferon α_{2b} (IntronA):
    - Kinder ab 3 Jahre: 3 Mio. IE/m^2 3 × pro Woche s. c.
    - Erwachsene: 3 Mio. IE 3 × pro Woche s. c.
  - Peginterferon α_{2b} (PegIntron):
    - Erwachsene: 1,5 μg/kg KG 1 × pro Woche. In einer vergleichenden Studie zeigte sich zumindest bei Hepatitis C Typ 1 auch eine niedrigere Dosis von 1,0 μg/kg KG 1 × pro Woche gleichwertig (immer in Kombination mit Ribavirin!).
  - Peginterferon α_{2a} (Pegasys):
    - Erwachsene: 180 μg 1 × pro Woche s. c.
  - Standard-Interferone:
    - Erwachsene: 3–4,5 Mio. IE 3 × pro Woche. Die Dosierung muss bei Unverträglichkeit ggf. gesenkt werden.

  Im Allgemeinen sind Patienten, die mit HC-Viren vom Genotyp 4, 5 oder 6 infiziert sind, schwer zu behandeln.
  Die empfohlene Dauer der Peginterferon-Monotherapie beträgt unabhängig vom Genotyp des Virus 48 Wochen. Prognostische Beurteilung des virologischen Ansprechens nach 12 Wochen.
  Bei Patienten mit HC-Viren vom Genotyp 1, die nicht innerhalb von 12 Wochen auf die Behandlung mit Pegasys allein oder in Kombination mit Ribavirin ansprechen (kein Abfall der HCV-RNA auf weniger als 50 IE/ml [entsprechend 100 Kopien/ml] oder um mindestens den Faktor 100 [2 $\log_{10}$] vom Ausgangswert), sollte der Abbruch der Therapie erwogen werden. Diese Empfehlungen berücksichtigen noch nicht die Kombinationsbehandlung mit Protease-Inhibitoren und in Entwicklung befindlichen anderen, direkt gegen Hepatitis C wirkenden Substanzen!
- **Hepatitis B:**
  - Erwachsene: Bei chronisch-aggressiver Hepatitis B erwachsener Patienten können durch IFN-α die HBV-DNA und das HBe-Antigen rasch abnehmen, es kommt zur Bildung von HBe-Antikörpern und zu einer anhaltenden Besserung der biochemischen und histologischen Veränderungen. Um einen Rückfall zu verhüten, ist es notwendig, die Therapie über 4–6 Monate mit 3 × wöchentlich 2,5–5 Mio. IE/m^2 Körperoberfläche IFN-α s. c. durchzuführen. Die Erfolgsrate beträgt 30–40 %.
  - Peginterferon α_{2a} (Pegasys): 180 μg 1 × pro Woche für 48 Wochen.
  - Interferon α_{2a} (Roferon): 2,5–5 Mio. IE/m^2 Körperoberfläche 3 × pro Woche für 4–6 Monate.
  - Interferon α_{2a} (IntronA): 5–10 Mio. IE 3 × pro Woche (jeden 2. Tag) s. c. für 4–6 Monate.

Insgesamt spielt IFN-α nur noch eine geringe Rolle in der Therapie der Hepatitis B.

Blutbild zunächst alle 2 Wochen kontrollieren, später monatlich mit Standardlaboruntersuchungen. TSH alle 3 Monate.

Interferone müssen im Kühlschrank gelagert werden.

Handelsformen:

- Interferon α_{2a}: Roferon 3, 4,5, 6, 9, 18 Mio. IE Injektionslösung.
- Interferon α_{2b}: IntronA Injektionslösung 18/25 Mio. IE, Pen mit 18/30/60 Mio. IE.

- Peginterferon α_{2a}: Pegasys 135/180 µg Fertigspritze.
- Peginterferon α_{2b}: PegIntron 50/80/100/120/150 µg Injektionslösung.

B **Beurteilung:** Durch Pegylierung erheblich verbessertes Zytokin mit beträchtlichen Nebenwirkungen und mäßiger Effizienz bei chronischer Hepatitis C, bevorzugt in Kombination mit Ribavirin und Protease-Inhibitoren. Weniger gut wirksam bei Hepatitis B und D. In Zukunft dürften weit überwiegend nur noch die pegylierten Depotpräparate verwendet werden.

2.5 DNA-Polymerase-Inhibitoren

Es gibt eine Gruppe von nahe verwandten Nukleosid-Antagonisten, die alle gegen Viren der Herpes-Gruppe wirksam sind und die Transkription/Translation der Viren hemmen (Tab. 2.5-1, Abb. 2.5-1). Nur bedingt gehört auch das Nukleosidanalogon Ribavirin zu dieser Gruppe, das über eine GPT-Synthese-Hemmung aber auch die DNA-Synthese hemmt und zumindest in Kombination mit anderen Substanzen gegen eine Reihe unterschiedlicher Viren wirksam ist.

Ribavirin

Handelsnamen:
- Virazole (Fa. MEDA Pharma).
- REBETOL (Fa. Essex Pharma).
- Copegus (Fa. Roche).

Eigenschaften: Ribavirin (1-β-D-Ribofuranosyl-1,2,4-Thiazol-3-Carboxamid) ist ein schon lange bekanntes Nukleosid-(Guanosin-)Analogon. In seiner chemischen Struktur ist vor allem der basische und D-Ribose-Zucker-Anteil für seine antiviralen Eigenschaften verantwortlich.

Wirkungsweise: Ribavirin wird nach Aufnahme in die Körperzellen phosphoryliert und hemmt dann ein virales Enzym (Inosin-Monophosphat-Dehydrogenase), das zur Synthese des Guanosintriphosphats benötigt wird. Dadurch kommt es zur Verarmung des intrazellulären Nukleotid-Pools. Das phosphorylierte Ribavirin kann außerdem verhindern, dass bei der Virusvermehrung am Ende der Transkription ein modifiziertes Guanosin-Molekül an die neu gebildete virale mRNA angehängt wird. Die

Tab. 2.5-1 Repräsentative Hemmkonzentrationen wesentlicher Nukleosidanaloga zur Behandlung von Herpes-Viren im Vergleich (Daten aus unterschiedlichen In-vitro-Studien in humanen Zellsystemen).

Virus	In-vitro-Hemmkonzentration in humanen Zellen (µg/ml)			
	Aciclovir (Valganciclovir)	Penciclovir (Famvir)	Ganciclovir (Valganciclovir)	Cidofovir
Herpes-simplex-Virus Typ 1	0,02–1,9	0,2–1,8	0,05–0,6	0,4–3
Herpes-simplex-Virus Typ 2	0,3–2,9	0,3–2,4	0,05–0,6	0,4–3
Varicella-zoster-Virus	0,8–5,2	0,9–5,1	0,2–2,8	0,25
Zytomegalie-Virus	2–57	52	0,2–2,8	0,2–0,9
Epstein-Barr-Virus	1,6	–	1,5	< 0,03

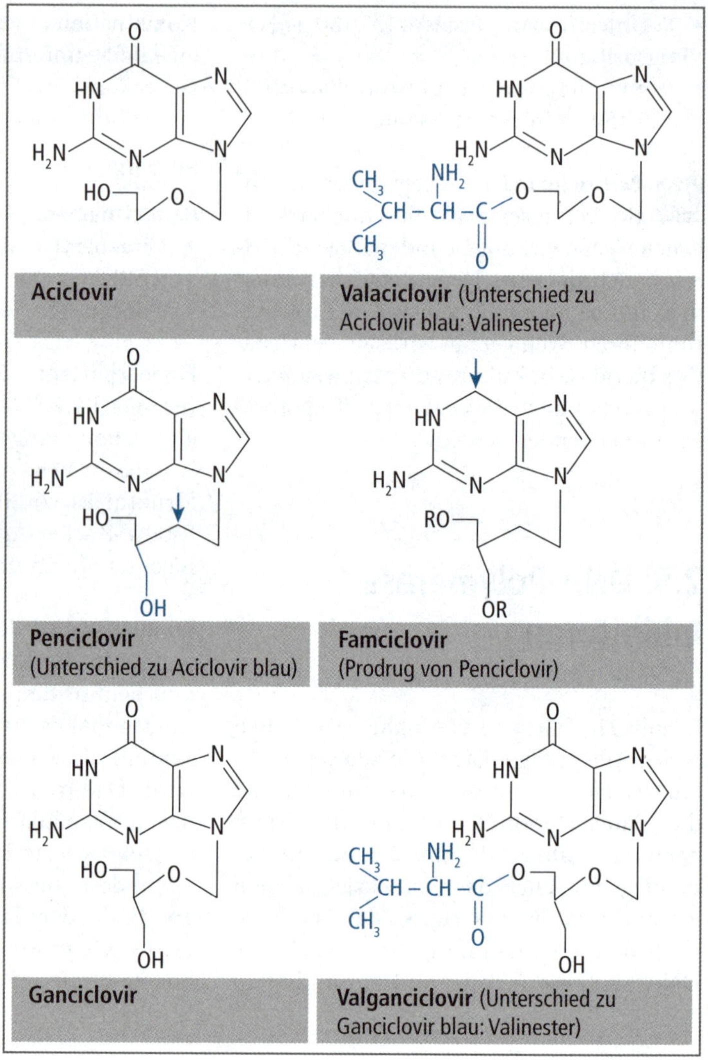

Abb. 2.5-1 Strukturformeln von Nukleosidanaloga zur Behandlung von Herpesinfektionen.

Hemmung der Verkappung viraler mRNA beeinträchtigt die Bildung viraler Proteine und wirkt auf diese Weise virustatisch. Die Verkappung menschlicher mRNA dagegen wird nur wenig beeinflusst. Ribavirin wirkt zumindest im Tiermodell immunsuppressiv mit nachweislicher Aktivität gegen virusinduzierte Tumoren und bestimmte Autoimmunerkrankungen. Ribavirin verstärkt die Cytokin-Typ-1-vermittelte Immunantwort, wie es sich auch ex vivo in peripheren mononukleären Zellen von Patienten mit chronischer Hepatitis C zeigt.

Wirkungsspektrum und Wirkung: Ribavirin hat ein relativ breites Wirkungsspektrum und hemmt in Gewebekulturen sowohl DNA- als auch RNA-Viren, hat aber keine Aktivität gegen HI-Viren. Sowohl Myxoviren, Paramyxoviren, Arenaviren, Flaviviren, Bunyaviren, Coronaviren (nicht SARS!), Togaviren, Reoviren, Herpesviren, Adenoviren,

Poxviren und Retroviren können von Ribavirin gehemmt werden. Von klinischem Interesse ist allerdings vor allem seine Aktivität gegen Hepatitis-C-Virus, Pockenvirus, Respiratory-Syncytial-Virus (RSV, RS-Virus), Arenavirus (Erreger des Lassafiebers) und Flaviviren (Erreger des West-Nil-Fiebers). Zu beachten ist, dass Ribavirin gegenüber einer parenteralen Applikation als Aerosol eine höhere Wirksamkeit gegen Influenza und RSV-Infektionen zeigt. Eine parenterale Applikation ist jedoch stets als Basistherapie bei Erkrankungen durch Lassa-, andere Arena- und Bunyaviren erforderlich. In Kombination mit Immunglobulinen wirkt Ribavirin synergistisch gegen RSV wie auch in Kombination mit M2- oder Neuraminidase-Hemmern gegen Influenza.

Resistenz: Trotz des langen und intensiven Gebrauchs wurden Resistenzen bisher ausschließlich bei Sindbisviren und beim Hepatitis-C-Virus festgestellt. Die HCV-RNA-Polymerase-Variante F415Y führt bei Hepatitis C, Genotyp-1a-infizierten und mit Ribavirin behandelten Patienten zu einer in vitro nachweisbaren Resistenz. Unter Aerosoltherapie konnte (bei Kindern) nie eine Resistenz nachgewiesen werden.

Pharmakokinetik:

- Bei oraler Aufnahme wird Ribavirin von Erwachsenen gut resorbiert, wegen First-pass-Metabolismus schwankt die Bioverfügbarkeit jedoch zwischen 45–65 %. Zusammen mit Nahrung kann die Plasmakonzentration auf 70 % erhöht werden.
- Nach einmaliger oraler Dosis von 600, 1 200 oder 2 400 mg werden nach 1–2 h Plasmakonzentrationen von 1,3, 2,5 und 3,2 µg/ml erreicht. Nach i. v. Gabe von 1 g und 500 mg können Konzentrationen von 24 µg/ml und 17 µg/ml erreicht werden. Mit Dauer der Anwendung kommt es zu einem Anstieg der Plasmakonzentration mit einem Steady State nach ca. 4 Wochen: 1–4 µg/ml.
- Unter Steady-State-Bedingungen beträgt die Liquorkonzentration 70 % der Plasmakonzentration.
- Bei Inhalation wird Ribavirin nur geringfügig resorbiert. Im Tracheal- und Bronchialsekret werden oft Konzentrationen von 1 000 µg/ml und mehr für 1,4–2,5 h erreicht. Allerdings ist ein spezieller Aerosolgenerator (SPAG-2) erforderlich, um entsprechend kleine Partikelgrößen zu produzieren. Die notwendige Dosis ist bei Kindern mehr als doppelt so hoch.
- Nach initialer schneller Verteilung lange Halbwertszeit im Blut (ca. 9 h), in Erythrozyten (ca. 40 Tage), errechnete terminale Halbwertszeit von 37–79 h.
- Der Stoffwechsel von Ribavirin ist komplex mit renaler Elimination (30–60 % Clearance), davon nur 5–10 % unverändert, und Metabolisation.
- Die Plasma-Clearance ist bei Niereninsuffizienz um mehr als das Dreifache eingeschränkt (Kreatinin-Clearance < 30 ml/min). Unter Hämodialyse und Hämofiltration nur geringe Elimination von Ribavirin. Deutlich höhere Blutspiegel bei schwerer Leberinsuffizienz.

Nebenwirkungen: Am wichtigsten ist eine mit längerer Therapiedauer zunehmende **hämolytische Anämie**, die eine Therapie limitieren kann. Eine Langzeitanwendung mit Dosierungen > 800 mg/Tag führt in der Regel zu einem Hämoglobinabfall von 2–4 g/dl. Zusammen mit IFN ist bei 25–30 % der behandelten Patienten mit einem HB < 11 g/l zu rechnen. Auch Neutropenie und Thrombopenie sind möglich. Ein reversibler Anstieg von Bilirubin, Serum-Eisen und Harnsäure ist häufig bei kurzer Anwendung. Es gibt nicht selten vieldeutige Effekte unter Beteiligung des ZNS (Kopfschmerzen, Anorexie, Depression, Konfusion, Suizid). Transaminasenanstieg und Veränderung der Gerinnungswerte sind möglich. Es können Gichtanfälle provoziert werden. Dabei ist zu berücksichtigen, dass üblicherweise Ribavi-

Antiinfektiva

rin zusammen mit Alpha-Interferon gegeben wird, das ähnliche Effekte hervorrufen kann. Bei kurz dauernder systemischer Gabe bei Arenaviren wird Ribavirin relativ gut vertragen. Dort kommt es wegen Hochdosis vermehrt zu Hypomagnesiämie und -kalzämie. Ribavirin wirkt im Tierversuch teratogen, karzinogen und kann Mutationen hervorrufen. Auch eine Hodenatrophie ist tierexperimentell nachgewiesen worden. Frauen müssen sicher vor einer Schwangerschaft geschützt werden und dürfen auch bis 6 Monate nach Therapieende nicht schwanger werden. Zeitweilig wurde Ribavirin bei pädiatrischen und immunsupprimierten Patienten mit RSV-Infektionen inhaliert, allerdings mit wechselndem bzw. zweifelhaftem Erfolg.
Bei Kindern tritt in der Kombinationstherapie der HCV-Infektion mit Ribavirin und Alpha-Interferon eine Wachstumshemmung auf. Es ist unklar, ob diese nach Absetzen der Therapie reversibel ist. Aus diesem Grund muss sorgfältig geprüft werden, ob der Nutzen einer Therapie vor Abschluss des Längenwachstums gegenüber dem Risiko der Wachstumshemmung überwiegt.

Interaktionen: Es sind unterschiedliche Interaktionen möglich. Antazida vermindern leicht die Bioverfügbarkeit von Ribavirin. Ribavirin interferiert mit der Phosphorylierung von Zidovudin und Stavudin: Es muss damit gerechnet werden, dass die Wirkung dieser HIV-Therapeutika beeinträchtigt wird. Zusätzlich besteht in der Kombination von Ribavirin und Zidovudin ein erhöhtes Risiko einer Anämie und in Kombination mit Stavudin ein erhöhtes Risiko einer Laktatazidose. Die Wirkung von Didanosin wird jedoch durch Ribavirin verstärkt, sodass diese Kombination vermieden werden sollte. Unter Einnahme von Ribavirin ist die Verfügbarkeit von Didanosin und seinem Metaboliten stark erhöht, sodass mit schwerwiegenden Nebenwirkungen (Leberversagen, periphere Neuropathie, Laktatazidose) gerechnet werden muss. Ribavirin konkurriert mit Abacavir um den gleichen Aktivierungsweg der intrazellulären Phosphorylierung. Daher kann es zu einem verminderten Ansprechen der HCV-Therapie kommen. Die Kombination von Ribavirin und Atazanavir führt vermehrt zu Hyperbilirubinämien, am ehesten bedingt durch die Hämoglobinabnahme unter Ribavirin. Ribavirin kann die Wirkung von Marcumar (Warfarin) beeinträchtigen.

Indikationen: Eine wichtige Indikation ist Hepatitis C (stets in Kombination mit IFN-α und Protease-Inhibitoren ohne Resistenz). Das klinische Ansprechen hängt vom Genotyp des Virus ab. Die Therapie einer Hepatitis C bei HIV-Infektion ist schwierig, da sich Nebenwirkungen gegenseitig verstärken können. Indiziert bei hämorrhagischem Fieber (z. B. Lassa, Krim-Kongo, Ebola) sowie zur Inhalation bei schweren RSV-Infektionen von Kindern (nach Stammzell-TX in Kombination mit Immunoglobulinen oder Palivizumab).

K **Kontraindikationen:** Ribavirin ist kontraindiziert bei schwerer Herzerkrankung, Niereninsuffizienz, dekompensierter Leberzirrhose, Hämoglobinopathien. Kein Einsatz während der Schwangerschaft. Wegen des teratogenen Potenzials ist eine zuverlässige Empfängnisverhütung erforderlich. Aufgrund fehlender Wirksamkeit auch kein Einsatz (Inhalation) mehr bei Erwachsenen (besonders Frauen im gebärfähigen Alter).

- Bei Hämoglobin-Werten < 10 g/dl oder einem Hämoglobin-Abfall von mehr als 2 g/dl Dosis auf tgl. 600–800 mg reduzieren; eventuell zusätzlich Erythropoetin-Gabe.
- Bei Hämoglobin-Werten < 8,5 g/dl Ribavirin absetzen.
- Gleichzeitige Therapie mit anderen myelosuppressiven Medikamenten nach Möglichkeit vermeiden.
- Schwangere (**cave:** Ärztinnen, Krankenschwestern) sollten den Kontakt mit Patienten meiden, die Ribavirin inhalieren.

- Eine i. v. Anwendung ist gerechtfertigt bei gesicherten Infektionen durch Arenaviren (Lassa, Junin, Machupo, lymphozytäre Choriomeningitis). Beim Hantavirus-Lungensyndrom wird Ribavirin i. v. im Rahmen experimenteller Therapieregime eingesetzt.

Applikation und Dosierung:

- **Hepatitis C**:
  - Kinder ab 3 Jahren und Jugendliche: Lösung mit 40 mg/ml Ribavirin.
    -- 2 × tgl. 15 mg/kg KG alle 12 h.
  - Erwachsene: Die Kapseln werden auf 2 Tagesgaben verteilt und mit Nahrung eingenommen.
    -- < 65 kg KG: 2 × tgl. 800 mg oral.
    -- 65–85 kg KG: 2 × tgl. 1 000 mg.
    -- > 85 kg KG: 2 × tgl. 1 200 mg.

Die Dosierung ist abhängig von Genotyp und Therapieerfolg:

- Genotyp 1: oral 2 × tgl. 1,0 g (< 75 kg KG) oder 1,2 g (> 75 kg KG).
- Genotyp 2 oder 3: oral 2 × tgl. 800 mg.

Die Verabreichung erfolgt zusammen mit Alpha- bzw. Peginterferon für die Dauer von 6–12 Monaten.

Die **Therapiedauer** der HCV-Infektion nach Genotypen (1–3) und Virusload in den Wochen 4/12/24 ist in Tab. 2.5-2 dargestellt.

- **Arenavirus:** Bei Lassafieber und anderen Arenavirus-Infektionen ist eine i. v. Applikation von Ribavirin erforderlich: 4 × tgl. 1 g für 4 Tage, anschließend 3 × tgl. 0,5 g für 6 Tage.
- **Krim-Kongo-Virus:** Bei schweren Infektionen Versuch mit Ribavirin:
  - 30 mg/kg KG initial,
  - anschließend 15 mg/kg KG alle 6 h für 4 Tage,
  - dann 7,5 mg/kg alle 8 h für 6 Tage,
  - Gesamtdauer der Therapie: 10 Tage.
- **Respiratory-Syncytial-Virus (RSV):** Aufgrund keiner nachweislichen Wirksamkeit, des hohen technischen Aufwandes und des erforderlichen Schutzes des Behandlungspersonals ist die Inhalationsbehandlung bei Kindern und Erwachsenen mit RSV-Infektion weitgehend verlassen worden und wird nicht mehr empfohlen, aber dennoch im Einzelfall der Beurteilung des behandelnden Arztes überlassen. Die Dosierung von Ribavirin erfolgt dann unabhängig vom Körpergewicht heute zumeist als intermittierende Behandlung:
  - 3 × tgl. 2 g in 60–100 ml aqua über jeweils 2 h.

Antiinfektiva

Tab. 2.5-2 Therapiedauer der HCV-Infektion in Abhängigkeit vom Genotyp.

Genotyp	Woche	HCV-RNA (IU/ml)	Therapiedauer
1	4	negativ	24 Wochen
	12	negativ	48 Wochen
		Reduktion < 2 log oder > 30 000	Abbruch
	24	negativ	72 Wochen
		positiv	Abbruch
2 + 3	4	negativ: vor Therapie < 8 × 10^5	16 Wochen
		negativ	23 Wochen
	12	Reduktion > 2 oder 2 log	48 Wochen (Dauer unklar)
		Reduktion < 2 log	Abbruch

- Sie setzt eine genaue Technik voraus (spezieller Aerosolgenerator, SPAG-2). Bei transplantierten Patienten sollte zur Aerosoltherapie eine kombinierte Behandlung mit Immunglobulinen oder Palivizumab erfolgen.

Eine i. v. Therapie wurde mit wechselndem Erfolg mit einer Startdosis an Tag 1 von 33 mg/kg KG, gefolgt von 20 mg/kg KG, jeweils geteilt auf 3 ED alle 8 h, durchgeführt. Wichtig ist vor allem ein früher Therapiebeginn der Inhalation (möglichst in den drei ersten Krankheitstagen).

Handelsformen:
- Copegus: 200 mg/400 mg Filmtabletten.
- REBETOL: Hartkapseln à 200 mg, Lösung (40 mg/ml).
- Virazole: Trockensubstanz zur Herstellung einer Inhalationslösung.

B **Beurteilung:** Auch mit Protease-Inhibitoren bis auf Weiteres unverzichtbares antivirales Nukleosid mit ebenso breitem Wirkungs- wie Nebenwirkungsspektrum. Standardsubstanz zur systemischen Behandlung der Hepatitis-C-Infektion. Einzig bekanntes Mittel zur Therapie der Arenavirus-Infektionen. Vor allem bei Therapie mit hoher Dosierung, langer Dauer und bei Patienten mit Begleiterkrankungen und -therapie sollte allein schon zur adäquaten Dosisanpassung die Behandlung nur durch einen »Ribavirin-erfahrenen« Arzt erfolgen.

Aciclovir/Valaciclovir

Handelsnamen:
- Aciclovir: Zovirax u. a.
- Valaciclovir: Valtrex, Zelitrex.

Eigenschaften: Synthetisches Nukleosidanalogon (Guanin-Derivat mit einer azyklischen Seitenkette), das seit 1982 unverändert zur Behandlung von Herpes-Infektionen eingesetzt wird. **Valaciclovir** ist ein Resorptionsester (L-Valyl-Ester) von Aciclovir, der in der Darmwand und der Leber durch Esterasen rasch und fast vollständig zu L-Valin und Aciclovir gespalten wird. Die Aminosäure L-Valin dient wie bei Valganciclovir allein der höheren Bioverfügbarkeit nach oraler Applikation als »Einschleusester«.

Wirkungsweise: Aciclovir wird nach Aufnahme in die infizierte Zelle durch eine virale Thymidinkinase in Azyklo-Guanosin-Monophosphat umgewandelt. Aus dem Monophosphat entsteht durch zelleigene Kinasen das Triphosphat. Dieses Triphosphat ist die eigentliche Wirksubstanz. Die virale DNA-Polymerase, welche die Synthese der viralen DNA katalysiert, lagert das Medikament an, als wäre es ein normales Nukleosidtriphosphat (der natürliche DNA-Baustein), und hängt es an das Ende einer wachsenden DNA-Kette. Eine der Phosphat-Gruppen am Aciclovir geht eine Bindung mit der 3'-Hydroxyl-Gruppe (OH) am letzten Zucker-Ring der DNA-Kette ein, während die beiden anderen Phosphat-Reste abgespalten werden. Im Gegensatz zu einem normalen Nukleosid besitzt Aciclovir keinen Zucker-Ring und keine 3'-Hydroxyl-Gruppe. Damit kann kein weiteres Nukleotid mehr an die Kette angefügt werden. So wirkt Aciclovir als »Chain-Terminator«. Außerdem bleibt die virale DNA-Polymerase, die normalerweise den Zusammenbau weiterer Ketten katalysieren würde, fest in dem Komplex mit der DNA und dem Medikament gebunden und wird auf diese Weise inaktiviert.
Bis heute gibt es keine Standardtestung, die eine Quantifizierung und einen Vergleich der In-vitro-Empfindlichkeit mit der klinischen Wirksamkeit ermöglicht. Aciclovir hat keine Wirkung bei latenten Infektionen (wenn die Herpesviren sich nicht vermehren) und reduziert nicht die Rezidivhäufigkeit.
Auf nicht infizierte Körperzellen wirkt Aciclovir deshalb so wenig toxisch, weil es nur in geringer Menge in die Zellen aufgenom-

men und dort nur ein kleiner Teil in die aktive Form umgewandelt wird; außerdem ist die menschliche DNA-Polymerase gegen Aciclovir weniger empfindlich als die virale DNA-Polymerase.

Wirkung: Wirksam nur gegen Herpes-simplex-Virus (HSV-1 und HSV-2) und Varicella-zoster-Virus (VZV). Die Aktivität gegen HSV ist in vitro und in vivo erheblich stärker als gegen VZV.

Aciclovir ist nur schwach wirksam gegen Zytomegalie- und Epstein-Barr-Viren. Mit sehr hohen Dosen von 10 mg/kg i. v. alle 4 h kann ein CMV-suppressionswirksamer Spiegel erreicht werden. Die ungenügende Wirksamkeit gegen Zytomegalie- und Epstein-Barr-Viren wird u. a. mit dem Fehlen einer viralen Thymidinkinase bei diesen Virusarten erklärt (Strukturformel s. Abb. 2.5-1, S. 344).

Resistenz: Primär resistente Herpes-simplex- und Varicella-zoster-Isolate sind relativ selten. Bei AIDS-Patienten kamen und bei Transplantatempfängern kommen resistente Stämme zunehmend häufiger vor und werden auch bei Patienten während der Behandlung gefunden. Die Resistenz beruht entweder auf einem Fehlen der viralen Thymidinkinase oder auf Veränderungen der viralen Thymidinkinase oder der viralen DNA-Polymerase. Aciclovir-resistente Herpes-simplex-Viren sind meist gegen Foscarnet (s. S. 359) empfindlich.

Pharmakokinetik:

- Aciclovir wird nach oraler Gabe nur zu 20 % resorbiert.
- Nach 0,2, 0,4 und 0,8 g oral liegen die Serumspitzenspiegel bei 0,6, 1,2 bzw. 1,6 mg/l, nach 1-stündiger i. v. Infusion von 5 und 10 mg/kg bei 10 mg/l bzw. 20 mg/l (Infusionsende).
- Durch die orale Gabe von Valaciclovir wird die Bioverfügbarkeit 3- bis 5-fach verbessert (ca. 55 %). Valaciclovir unterliegt einer schnellen und vollständigen intestinalen und hepatischen First-pass-Hydrolyse zu Aciclovir und L-Valin. Nahrung hat hierbei keinen Einfluss auf die Resorption.
- Valaciclovir 250 mg 4 × tgl. entspricht (gleiche AUC!) Aciclovir oral 800 mg 5 × tgl.
- Valaciclovir 1 g 4 × tgl. entspricht (gleiche AUC!) Aciclovir i. v. 5 mg/kg 3 × tgl.
- Valaciclovir 2 g 4 × tgl. entspricht (gleiche AUC!) Aciclovir i. v. 10 mg/kg 3 × tgl.
- Aciclovir i. v. führt allerdings immer zu höheren Spitzenspiegeln als Valaciclovir.
- Halbwertszeit 2,5 h (bei Anurie 5-fach verlängert).
- Plasmaeiweißbindung 9–33 %.
- Die Liquorspiegel betragen 50 % der Serumspiegel. Gute Gewebediffusion (hohe Spiegel auch in Gehirn, Uterus, Vaginalschleimhaut, Sekreten).
- Bei Neugeborenen (0–3 Monate), die mit einer 1-stündigen Infusion von 10 mg/kg behandelt werden, liegen die maximalen Serumspiegel bei 14 mg/l, die Halbwertszeit beträgt im Durchschnitt 4 h.
- Ausscheidung überwiegend durch die Nieren (durch glomeruläre Filtration und tubuläre Sekretion), und zwar unverändert zu 15 % (nach oraler Gabe) und zu 75 % (nach i. v. Gabe), der Rest als Metabolit (9-Carboxymethoxymethyl-Guanin). Aciclovir wird durch Hämodialyse zu 60 %, durch Peritonealdialyse weniger entfernt.

Nebenwirkungen: Aciclovir ist im Allgemeinen gut verträglich. Bei oraler Gabe kommt es in weniger als 3 % der Fälle zu Übelkeit und Erbrechen, selten zu Durchfall, Kopfschmerzen, Schwindel und Hautausschlag sowie Haarausfall. Bei i. v. Gabe sind Phlebitis (an der Infusionsstelle), vorübergehender Kreatininanstieg im Serum, Hautausschlag oder Urtikaria möglich. Zentralnervöse Wirkungen bei i. v. Gabe höherer Dosen kommen in etwa 1 % der Fälle vor (Schläfrigkeit, Tremor, Verwirrtheit, Halluzinationen, Krämpfe). Eine vorübergehende Nierenfunktionsstörung (mit Kreatininerhöhung und evtl. Hämaturie) beruht auf einer Auskristallisation von Aciclovir in den renalen Tubuli, lässt sich aber durch langsame Infusion einer ausreichend verdünnten Lösung und reichliche Flüssigkeitszufuhr vermeiden.

! Auf keinen Fall darf Aciclovir rasch i. v. injiziert werden.

In der empfohlenen Dosis von 3 × 1 g ist Valaciclovir sehr gut verträglich, bei einer Maximaldosis von 3 × tgl. 2 g muss mit dem Auftreten von thrombotischer Mikroangiopathie (hämolytisch-urämisches Syndrom) gerechnet werden.
Die **Hautcreme**, welche zusätzlich Propylenglycol und Cetylstearylalkohol enthält, kann an den behandelten Hautstellen zu Brennen, Rötung, Eintrocknung und Abschuppung führen. Bei längerer Anwendung der **Augensalbe** können oberflächliche entzündliche Reaktionen des unteren Hornhautrandes und der angrenzenden Bindehaut auftreten.

Interaktionen: Bei gleichzeitiger Gabe von Zidovudin (Azidothymidin) kann Somnolenz auftreten, bei gleichzeitiger Gabe von Ciclosporin oder anderen nephrotoxischen Substanzen kann die Nephrotoxizität verstärkt werden. Probenecid verringert die renale Elimination von Aciclovir und verlängert dadurch die Halbwertszeit.

Indikationen:

- **Aciclovir i. v.:**
  - Herpes-simplex-Enzephalitis (Therapiebeginn schon bei Verdacht).
  - Zoster, Varizellen und Herpes simplex bei allen HIV-infizierten Patienten.
  - Herpes-simplex- und Varicella-zoster-Infektionen bei immunsupprimierten Patienten (z. B. Leukämie, Lymphom, Organtransplantation).
  - Schwere erstmalige Erkrankung an Herpes genitalis bei nicht immunsupprimierten Patienten.
  - Herpes-simplex-Virus-Infektionen des Neugeborenen.
  - Prophylaxe von Varicella-zoster-Infektionen bei Neuinfektion nach Organtransplantation (evtl. zusammen mit spezifischem Hyperimmunglobulin).
  - Schwere erstmalige Varizellen-Infektion (z. B. Varizellen-Pneumonie).
- **Aciclovir oral oder Valaciclovir:**
  - Primärer Herpes genitalis oder Rezidiv (besser: Valaciclovir).
  - Prophylaxe von Herpes-simplex-Infektionen nach Organtransplantation.
  - Therapie persistierender Herpes-Erkrankungen bei AIDS.
  - Ekzema herpeticatum.
  - Zoster bei nicht immunsupprimierten Patienten (zur Verkürzung der Krankheitsdauer: wird dort nur erreicht, wenn Therapiebeginn innerhalb von 72 h nach erster Symptomatik). Kein sicherer Effekt auf Post-Zoster-Schmerzen! Die Erfahrungen bei idiopathischer Fazialislähmung sind nicht eindeutig. Aciclovir wirkt offenbar auch bei der Primärinfektion, der akuten Stomatitis aphthosa der Kinder.
- **Aciclovir (Augensalbe):**
  - Herpes-simplex-Keratitis.
  - Zoster der Hornhaut.
- **Aciclovir (Hautcreme):**
  - Unterstützende Behandlung bei Herpes genitalis und labialis (unsichere Wirkung). Die alleinige Behandlung der Haut mit Aciclovir genügt bei onkologischen Patienten mit Zoster nicht.

Die Erfahrungen bei idiopathischer Fazialislähmung sind nicht eindeutig. Aciclovir wirkt offenbar auch bei der Primärinfektion, der akuten Stomatitis aphthosa der Kinder.

K **Kontraindikationen:** Ausreichende Erfahrungen in der Schwangerschaft liegen nicht vor (Anwendung nur bei vitaler Indikation). Die Hautcreme darf nicht am Auge, im Mund und in der Scheide angewandt werden.

Applikation und Dosierung:
- Als **i. v. Infusion** (in 60 min):
  - Erwachsene und Jugendliche:
    - 10 mg/kg KG alle 8 h für 10 Tage (bei Herpes-Enzephalitis, bei Varicella-zoster-Infektionen von immunsupprimierten Patienten sowie bei allen Neugeboreneninfektionen für 14–21 Tage).
    - Bei den übrigen Indikationen (s. o.) 5 mg/kg KG alle 8 h für 5 Tage.
- Bei **eingeschränkter Nierenfunktion** Dosis reduzieren:
  - Kreatinin-Clearance 50–25 ml/min: 5 mg/kg KG (max. 10 mg/kg) alle 12 h.
  - Kreatinin-Clearance 25–10 ml/min: 5 mg/kg KG (max. 10 mg/kg) alle 24 h.
  - Kreatinin-Clearance < 10 ml/min: 2,5 mg/kg KG alle 24 h.
- Als **Tabletten:**
  - Kinder < 2 Jahren: 5 × tgl. 0,1 g.
  - Erwachsene und Kinder ab 3 Jahren: 5 × tgl. 0,2 g (bei immunsupprimierten Patienten 0,4 g) für 5–10 Tage.

Zur Prophylaxe bei häufig rezidivierendem Herpes genitalis können 2 × tgl. 0,4 g ausreichen.
Zur Vorbeugung von schweren Herpes-simplex-Infektionen bei stark immunsupprimierten Erwachsenen mit erhöhtem Risiko werden 4 × tgl. 0,4 g oral empfohlen (unter Umständen bis zu 12 Monate oder länger).
Bei Zoster von nicht immunsupprimierten Patienten kann man 5 × tgl. 0,8 g oral für 7 Tage geben. Bei Valaciclovir genügt 3 × tgl. 1 g oral.
Bei einer Kreatinin-Clearance < 10 ml/min genügt die normale orale ED alle 12 h.

Handelsformen:
- Aciclovir:
  - Tabletten à 0,2, 0,4 und 0,8 g.
  - Ampullen à 0,25 und 0,5 g.
  - Suspension (40 mg/ml).
  - Augensalbe, Hautcreme.
- Valaciclovir: Tabletten à 0,5 g.

B **Beurteilung:** Bei i. v. Gabe zuverlässig wirkendes, gut verträgliches Virostatikum für schwere Herpes-simplex- und Varicella-zoster-Infektionen. Zur oralen Therapie sind bei allen HSV- und Zoster-Infektionen auf dem Boden einer Immunsuppression Valaciclovir und Famciclovir besser geeignet. Mit zunehmender Resistenz bei HSV-1 und -2 ist vor allem bei immunsupprimierten Patienten zu rechnen.

Famciclovir/Penciclovir

Handelsnamen:
- Famciclovir: Famvir.
- Penciclovir: Denavir (nur zur topischen Anwendung).

Penciclovir ist in Deutschland nicht im Handel.

Eigenschaften: Famciclovir ist der Diacetylester von Penciclovir, das nach oraler Gabe in der Darmwand durch Desacetylierung und Oxidation entsteht. Famciclovir selbst (ein Prodrug) hat keine antivirale Aktivität (Strukturformel s. Abb. 2.5-1, S. 344).

Wirkungsweise: Penciclovir wird durch eine virale Thymidinkinase zum Monophosphat phosphoryliert und durch zelleigene Kinasen zum Triphosphat umgewandelt, das die DNA-Synthese von Herpes-simplex-Virus (HSV) Typ 1 und Typ 2 sowie Varicella-zoster-Virus (VZV) in infizierten Zellen hemmt. Dabei wirkt es als kompetitiver Inhibitor der viralen DNA-Polymerase.

Wirkungsspektrum: Penciclovir ist wie Aciclovir unwirksam gegen Thymidinkinasedefiziente (Aciclovir-resistente) Stämme von HSV und VZV, kann aber gegen Thymidinkinase-veränderte Stämme oder Polymerase-Mutanten wirken, gegen die Aciclovir unwirksam ist, d. h., ein Teil der Aciclovir-resistenten Stämme von HSV ist Penciclovir-empfindlich (infolge teilweise verschiedener Resistenzmechanismen). Die Häufigkeit des Vorkommens Penciclovir-resistenter HSV-Stämme ist gering. Famciclovir hat eine Aktivität gegen Hepatitis-B-Virus wie auch in vitro gegen CMV und Epstein-Barr-Virus, die vermutlich auch dosisabhängig ist und klinisch nicht untersucht wurde.

Pharmakokinetik:

- Famciclovir wird nach oraler Gabe vollständig zu Penciclovir umgewandelt. Die biologische Verfügbarkeit von Penciclovir liegt zwischen 70–77 % (also wesentlich besser als nach oraler Gabe von Aciclovir). Nach 0,25 und 0,5 g oral sind die mittleren Serumspitzenspiegel 1,9 bzw. 3,5 mg/l.
- Eine gleichzeitige Nahrungsaufnahme hat keinen wesentlichen Einfluss auf die Resorption (geringere Spitzenkonzentration, aber gleiche AUC).
- Plasmahalbwertszeit 2 h, Halbwertszeit in HSV-infizierten Zellen 10–20 und in VZV-infizierten Zellen 7–14 h (zum Vergleich: Aciclovir hat eine intrazelluläre Halbwertszeit von max. 1 h!).
- Plasmaeiweißbindung < 20 %. Verteilungsvolumen etwa doppelt so hoch wie das Körperwasser.
- Ausscheidung vorwiegend renal. Urin-Recovery von Penciclovir: 70 % (zum größten Teil unverändert). Etwa 30 % werden mit den Fäzes ausgeschieden. Bei Niereninsuffizienz verzögerte Harnausscheidung (Dosisreduktion erforderlich). Penciclovir kann vollständig durch Hämodialyse entfernt werden.

Nebenwirkungen: Gelegentlich Kopfschmerzen und Übelkeit.

Interaktionen: Die gleichzeitige Gabe von Theophyllin erhöht die Blutspiegel von Penciclovir durch Abnahme der renalen Clearance (ohne klinische Bedeutung). Famciclovir führt zu um 20 % höheren Serumspitzenspiegeln von gleichzeitig verabreichtem Digoxin.

Indikationen: Bei immunkompetenten Patienten Frühbehandlung des akuten Herpes zoster (Besserung der Symptome, Verkürzung der Schmerzdauer und der postherpetischen Neuralgie) und Frühbehandlung des Herpes genitalis. Ebenso gut wirksam wie orales Aciclovir, das höher dosiert werden muss. Nachweisliche Wirksamkeit bei Patienten mit Hepatitis B, jedoch kein Erstlinienmedikament.

K **Kontraindikationen:** Disseminierter Herpes zoster (i. v. Gabe von Aciclovir erforderlich), Herpes zoster mit Augenbeteiligung, Herpes zoster wie auch HSV mit Enzephalitis oder mit zusätzlichen Störungen motorischer Nerven. Gravidität und Kindesalter (mangels Erfahrungen).

Applikation und Dosierung:

- Die Anwendung bei Kindern und Jugendlichen ist aufgrund mangelnder Erfahrung nicht empfohlen.
- Erwachsene:
  - Herpes zoster: 3 × tgl. 0,25 g für 1 Woche.
  - Primärer Herpes genitalis: oral tgl. 0,75 g.
  - Rezidiv tgl. 0,25 g.

Dosierung bei **Niereninsuffizienz** siehe Tab. 2.5-3.
Bei **leichter bis mittlerer Leberinsuffizienz** keine Dosisanpassung erforderlich (die Gabe von Famciclovir bei schwerer Leberinsuffizienz wurde nicht untersucht).

Handelsformen: Tabletten à 0,125, 0,25 und 0,5 g.

Tab. 2.5-3 Dosierung von Famciclovir bei Niereninsuffizienz.

Kreatinin-Clearance	Standarddosis	Angepasste Dosis
59–40 ml/min	500 mg 2–3 × tgl. (Herpes zoster oder HSV-1/2-Infektion bei HIV)	500 mg 2 × tgl.
39–20 ml/min		500 mg 1 × tgl.
< 20 ml/min		250 mg 1 × tgl.
≥ 40 ml/min	250 mg 2 × tgl. (Suppression rez. Herpes genitalis)	250 mg 2 × tgl.
39–20 ml/min		125 mg 2 × tgl.
< 20 ml/min		125 mg 1 × tgl.
≥ 40 ml/min	125 mg 2 × tgl. (HSV-Rezidiv-Prophylaxe)	125 mg 2 × tgl.
39–20 ml/min		125 mg 1 × tgl.
< 20 ml/min		125 mg 1 × tgl.

B **Beurteilung:** Wegen besserer Bioverfügbarkeit Vorteile bei Herpes zoster sowie bei schweren HSV-Infektionen gegenüber oralem Aciclovir (niedrigere Dosierung möglich). Potenzielles Medikament gegen Hepatitis B (allerdings in Wirksamkeit auch dem Lamivudin unterlegen) und EBV.

Brivudin

Handelsname: Zostex (ehemals: Helpin).

Eigenschaften: Brivudin (5-Bromvinyl-2'-Desoxyuridin) ist ein bereits 1975 in der DDR und später in England synthetisiertes, systemisch anwendbares Virostatikum (halogeniertes Thymidin-Nukleosidanalogon) mit guter oraler Resorption und Verträglichkeit. Es wirkt in vitro gegen Varicella-zoster-Virus (VZV) und gegen Herpes-simplex-Virus (HSV) vom Typ 1 erheblich stärker als Aciclovir, während es gegen HSV vom Typ 2 unwirksam ist (infolge des Fehlens einer viralen Thymidinkinase). Brivudin hemmt Epstein-Barr-Viren (EBV) in vitro erst bei 10-fach höheren Konzentrationen als VZV. Die Hemmung der Virusvermehrung beruht auf dem Einbau abgeänderter Nukleotidbasen infolge eines kompetitiven Antagonismus zu Thymidin und einer direkten Hemmung der viralen Thymidinkinase.

Wirkungsweise: Brivudin wird erst nach Penetration in eine VZV- oder HSV-1-infizierte Körperzelle aktiviert. Die Umwandlung des Brivudin zu Monophosphat bewirkt eine virale Thymidinkinase, die Umwandlung zum Diphosphat eine virale Thymidilatkinase. Die Umwandlung zum allein wirksamen Triphosphat erfolgt durch eine zelluläre Kinase des Menschen. Nach Aktivierung akzeptiert die virale DNA-Polymerase das Brivudin-Triphosphat als Substrat und baut es in die virale DNA ein, wodurch es zum Kettenabbruch kommt. Im Vergleich mit Aciclovir oder Penciclovir bzw. Famciclovir besitzt Brivudin in vitro eine mehr als 100-fach höhere antivirale Aktivität gegen Varicella-zoster-Viren mit Hemmkonzentrationen von 0,0033 µmol gegen klinische Isolate.

Resistenz: Aciclovir-resistente HSV- und VZV-Stämme (selten) sind auch Brivudin-resistent, aber Foscarnet-empfindlich, wenn die Resistenz auf dem Fehlen der viralen Thymidinkinase beruht. Eine Selektion von HSV-1-resistenten Stämmen kann einfach in vitro bei Replikation unter Brivudin erzielt werden.

Pharmakokinetik:

- Brivudin wird nach oraler Gabe fast vollständig resorbiert und in der Leber in starkem Maße zum inaktiven Hauptmetaboliten Bromvinyluracil (BVU) abgebaut (First-pass-Effekt). Bromvinyluracil interferiert mit Fluoruracil! Deshalb beträgt die biologische Verfügbarkeit von Brivudin nur 30 %. Man vermutet, dass aus dem antiviral inaktiven BVU Brivudin z. T. resynthetisiert wird. Nach einmaliger oraler Gabe von 125 mg Brivudin betragen die maximalen Serumspiegel 1,2 mg/l (nach 1 h).

- Die Aufnahme wird durch Nahrung leicht verzögert, aber insgesamt nicht beeinflusst (AUC).
- Halbwertszeit 12 h.
- Plasmaeiweißbindung 96–99 %. Verteilungsvolumen ca. 75 l.
- Ausscheidung zu 65 % durch die Nieren (unverändert und als Metaboliten), zu 20 % durch den Darm. Brivudin wird durch Hämodialyse und durch Peritonealdialyse teilweise entfernt.
- Eine Anpassung der Dosierung ist bei Patienten mit Niereninsuffizienz wie auch bei Leberinsuffizienz nicht erforderlich (Child-Pugh A, B).

Nebenwirkungen: Gelegentlich treten Übelkeit, Erbrechen, Durchfall, Bauchschmerzen, Kopfschmerzen, Schwindel und Müdigkeit auf. Vereinzelt sind Überempfindlichkeitsreaktionen der Haut beschrieben worden. Gelegentlich kommt es zu Proteinurie, Glucosurie, Erhöhung des Serumkreatinins, Anstieg der Transaminasen und der alkalischen Phosphatase im Serum sowie zu reversiblen Blutbildveränderungen.

Interaktionen: Bei gleichzeitiger Gabe von Fluoruracil und fluorierten Pyrimidinen wie Tegafur erhöht sich die Gefahr von Nebenwirkungen dieser Substanzen (infolge Verlängerung der Halbwertszeit und erhöhter Blutspiegel). Zwischen der Gabe beider Substanzen sollte ein Abstand von 4 Wochen liegen! Wegen der starken Plasmaeiweißbindung von Brivudin besteht die Gefahr der Verdrängung aus der Eiweißbindung bei gleichzeitiger Gabe anderer Medikamente mit ebenfalls starker Eiweißbindung.

Indikationen:

- Zoster und Varizellen bei immunsupprimierten Patienten (besonders wegen der Gefahr der Disseminierung und des Fortschreitens). Bei nicht immunsupprimierten Patienten ist nur bei Frühbehandlung eine Verkürzung der Krankheitsdauer zu erwarten.
- Schwere mukokutane Erkrankungen durch Herpes-simplex-Virus Typ 1 (nicht jedoch Typ 2) bei immunsupprimierten Patienten. Allerdings ist eine sichere Unterscheidung zwischen HSV-1- und HSV-2-Erkrankungen nach dem klinischen Bild nicht möglich.

K **Kontraindikationen:** Schwangerschaft. Stillzeit. Keine gleichzeitige Gabe oder Verabreichung im Abstand von 4 Wochen von Fluoruracil, Tegafur und ähnlichen Antimetaboliten! Daher ist Brivudin nicht zur Behandlung von immunsupprimierten und Tumor-Patienten zugelassen! Anwendungsbeschränkung bei Nierenfunktionsstörungen (hier liegen noch keine ausreichenden Erfahrungen vor).

Applikation und Dosierung:

- Kinder: nicht empfohlen.
- Erwachsene: oral 1 × tgl. 0,125 g für 5–7 Tage.

Tabletten unzerkaut mit reichlich Flüssigkeit einnehmen. Keine Langzeittherapie!

Handelsform: Tabletten à 0,125 g.

B **Beurteilung:** Bei Zoster und Varizellen Alternative zu Aciclovir, Valaciclovir und Famvir. Soweit Studien vorliegen, vergleichbare Wirksamkeit mit den genannten Substanzen bei Zoster. Bei Frühbehandlung sogar geringere Ausbildung neuer Läsionen bei gleicher Wirkung auf Schmerzen und Heilungsrate wie Aciclovir-Derivate. Wegen der begrenzten Zulassung auf einige wenige europäische Länder vermutlich unterbewertete gut wirksame Substanz zur Behandlung des Herpes zoster. Für eine seit 20 Jahren zugelassene Substanz wenig kritisch untersuchtes Nebenwirkungs- und Interaktionsprofil!

Ganciclovir

Synonyma: DHPG.

Handelsnamen:
- Cymeven.
- Virgan Augengel.

Eigenschaften: Ganciclovir ist ein azyklisches Nukleosidanalogon von 2'-Desoxy-Guanosin (Strukturformel s. Abb. 2.5-1, S. 344). Chemisch handelt es sich um Dihydroxy-Propoxymethyl-Guanin (DHPG). Ganciclovir hemmt in der phosphorylierten Form die Nukleinsäure-(DNA-)Synthese von Zytomegalie-Viren (CMV) in der infizierten Zelle. Die antivirale Aktivität von Ganciclovir gegen CMV ist im Vergleich zum nahe verwandten Aciclovir 8- bis 20-fach stärker, aber gegen Herpes-simplex- und Varicella-zoster-Virus schwächer. Außerdem hat Ganciclovir eine Wirkung gegen HHV-6, Adenoviren und Epstein-Barr-Virus. Die Ampulle enthält Ganciclovir-Natrium als lyophilisiertes Pulver.

Wirkungsweise: Ganciclovir wird erst antiviral wirksam, wenn es in virusinfizierten Körperzellen durch körpereigene zelluläre Kinasen phosphoryliert (d. h. in das Triphosphat umgewandelt) worden ist. Das gebildete Ganciclovir-Triphosphat, welches einem echten Nukleosid ähnelt, wird von der viralen DNA-Polymerase, welche die DNA-Synthese katalysiert, gebunden und nach Abspaltung von zwei Phosphat-Gruppen als Monophosphat an eine wachsende DNA-Kette angehängt. Da Ganciclovir aber keine 3'-Hydroxyl-Gruppe hat wie ein normales Nukleotid, fehlt ihm die Ankopplungsstelle für das nächste Nukleotid. Dadurch kann die DNA-Kette nicht weiter wachsen. Eine andere Wirkung von Ganciclovir besteht darin, dass es sich als gefälschtes Nukleotid dauerhaft mit der viralen Polymerase verbindet, welche nun zur DNA-Synthese nicht mehr zur Verfügung steht. Die bessere CMV-Wirksamkeit von Ganciclovir wird auch damit erklärt, dass das phosphorylierte Ganciclovir in den virusinfizierten Zellen langsamer abgebaut wird und damit länger wirksam bleibt als Aciclovir. Ganciclovir und Foscarnet können bei Zytomegalie synergistisch wirken.

Resistenz: Primär resistente CMV-Stämme sind selten. Ganciclovir-resistente CMV wurden während der Behandlung bei persistierender Virämie gefunden. Als Mechanismus der Resistenzentwicklung wurde eine reduzierte intrazelluläre Ganciclovir-Phosphorylierung durch Punktmutation oder Deletion im UL97-Gen gefunden sowie durch Punktmutation in der viralen DNA-Polymerase (UL54). Geringer Ganciclovir-resistente CMV können gegen Foscarnet und Cidofovir empfindlich sein (in der Regel nur UL97-Mutation). Bei hochresistenten CMV-Stämmen mit gemeinsamer UL97- und UL54-Mutation ist aber auch eine Kreuzresistenz zwischen Ganciclovir und diesen Mitteln wahrscheinlich.

Pharmakokinetik:
- Resorption bei oraler Gabe gering (zu 6–9 % bei Nüchterngabe), etwas besser mit einer fettreichen Mahlzeit. Nach 3 × tgl. 1 g oral werden im Serum mittlere Spitzenspiegel von 1,1 mg/l gemessen. Die orale Form ist durch die Einführung von Valganciclovir obsolet. Nach 1-stündiger i. v. Infusion von 5 mg/kg betragen die mittleren Serumspiegel 10 mg/l (bei

Infusionsende), 5 mg/l (1 h danach) und 1,5 mg/l (7 h danach).
- Halbwertszeit 3–4 h (bei eingeschränkter Nierenfunktion bis zu 28 h verlängert).
- Plasmaeiweißbindung 1–2 %.
- Liquorspiegel 20–70 % der Serumspiegel. Die Konzentrationen im Augenkammerwasser liegen bei 1 mg/l.
- Nach i. v. Gabe Ausscheidung zu > 90 % durch die Nieren (unverändert), nach oraler Gabe zu 5 %.
- Eine einzige Hämodialyse reduziert die Plasmaspiegel um 50–60 %.

Nebenwirkungen: Reversible Neutropenie (bei 50 % der Patienten), Thrombozytopenie (24 %), Anämie (4 %), Exantheme (7 %), Fieber (6 %), Übelkeit, Erbrechen und Durchfälle (4 %), Krämpfe und Denkstörungen (je 3 %), Kopfschmerzen und Psychosen (je 2 %). Auch nach oraler Gabe kommen Neutropenien vor (in etwa 15 % der Fälle). Durchfälle sind häufiger. Bei i. v. Gabe können an der Infusionsstelle Phlebitis und Schmerzen auftreten. Im Serum können die Transaminasen, die alkalische Phosphatase und das Kreatinin vorübergehend ansteigen. Selten kommt es zu Amylase- und Lipaseerhöhung im Serum und zu Pankreatitis. Im Tierversuch ist Ganciclovir karzinogen, teratogen und hemmt die Spermatogenese (bei höheren Dosen kommt es zu Hodenatrophie). Bei weiblichen Tieren wird die Fertilität unterdrückt.

Interaktionen: Unter der Therapie zusammen mit Mycophenolatmofetil kann eine Pseudo-Pelger-Anomalie der Granulozyten auftreten. Bei Kombination mit zytotoxischen und nephrotoxischen Medikamenten kann die Hämatotoxizität von Ganciclovir verstärkt werden. Zidovudin soll wegen ähnlicher Nebenwirkungen nicht gleichzeitig mit Ganciclovir gegeben werden. Ganciclovir erhöht die Plasmaspiegel von gleichzeitig verabreichtem Didanosin. Probenecid verlangsamt die renale Clearance von Ganciclovir. Hochdosierte Betalactam-Antibiotika (z. B. Meropenem) können bei gleichzeitiger Gabe von Ganciclovir Krämpfe auslösen.

Indikationen: Zytomegalie-Retinitis und andere schwere CMV-Infektionen bei immunsupprimierten Patienten (z. B. AIDS, Zytostatikatherapie, Zustand nach Transplantation), außerdem Prävention einer Zytomegalie bei Transplantationspatienten mit erhöhtem CMV-Risiko. Die ätiologische Diagnose sollte vor Behandlungsbeginn gesichert sein. Zunehmend werden bei Hochrisikosituationen die Patienten auch prophylaktisch behandelt.
Ein großer Teil der Patienten erleidet 2–14 Wochen nach Therapieende ein **Rezidiv**, weshalb bis zum Rückgang der Abwehrschwäche eine Erhaltungstherapie notwendig ist. Die meisten Patienten sprechen bei einem Rezidiv auf die erneute Behandlung mit Ganciclovir an. Nach neueren Untersuchungen scheint die Kombinationstherapie mit Ganciclovir und Foscarnet bei CMV-Retinitis länger wirksam zu sein und besser vertragen zu werden. Bei stark immunsupprimierten Patienten mit schwerer Kolitis oder Pneumonie kann Ganciclovir zusammen mit intravenösem CMV-Immunglobulin gegeben werden. Bei anderen CMV-Erkrankungen (auch angeborener Zytomegalie) ist die Wirkung von Ganciclovir unsicher.
Das nur schwach wirksame orale Ganciclovir sollte prinzipiell durch Valganciclovir ersetzt und ausschließlich zur Nachbehandlung verwendet werden (evtl. anstelle der i. v. Erhaltungstherapie, wenn die Retinitis nach der i. v. Einleitungsbehandlung zum Stillstand gekommen ist) sowie zur Prophylaxe der CMV-Retinitis bei AIDS-Patienten.

K **Kontraindikationen:** Überempfindlichkeit gegen Ganciclovir oder Aciclovir. Stärkere Neutropenie (< 500 Neutrophile/µl) und Thrombozytopenie (< 25 000/µl). Gravidität. Wegen möglicher Teratogenität sind bei weiblichen und männlichen Patienten konzeptionsverhütende Maßnahmen während der Behandlung und bis zu 90 Tage nach Therapieende ratsam. Bei Kindern liegen noch keine größeren Erfahrungen vor.

Applikation und Dosierung:

- Kinder: Wird Ganciclovir außerhalb der Zulassung bei Kindern verwendet, werden gleiche Dosierungen wie bei Erwachsenen in Relation zum Körpergewicht eingesetzt.
- Erwachsene: 5 mg/kg KG initial alle 12 h als 1-stündige i. v. Infusion für 14–21 Tage.

Die Stammlösung in der Ampulle muss mit geeigneter Infusionslösung nach Vorschrift verdünnt werden. Dabei sind beim medizinischen Personal Vorsichtsmaßnahmen wie beim Umgang mit Zytostatikalösungen erforderlich (Tragen von Schutzbrillen, Handschuhen usw.). Die Infusionslösung ist mit einem pH von 11 stark alkalisch und sollte deshalb nur in ausreichend große Venen appliziert werden. Die tägliche ambulante i. v. Dauerinfusion erfordert oft das Anlegen eines Infusionssystems (Port). Für ausreichende Flüssigkeitszufuhr während der Behandlung ist zu sorgen. Regelmäßige Blutbildkontrollen und eine Überwachung der Nierenfunktion sind obligat. Beim Absinken der Neutrophilen unter 500/µl und bei stärkerer Abnahme der Thrombozyten sollte die Behandlung unterbrochen werden. Die Neutropenie kann durch Gabe von GM-CSF oder G-CSF (Granulozyten-stimulierende Faktoren) gebessert werden.

- Zur **Erhaltungstherapie** gibt man entweder 1 × tgl. 5 mg/kg KG an 7 Tagen in der Woche oder 1 × tgl. 6 mg/kg KG an 5 Tagen in der Woche als 1-stündige i. v. Infusion (Rezidivprophylaxe für die Dauer der Immunsuppression).
- Zu den Dosierungen bei **Niereninsuffizienz** siehe Tab. 2.5-4.
- Zur **Prävention einer CMV-Erkrankung** bei Transplantatempfängern sind verschiedene Anfangs- und Erhaltungsdosierungen bei unterschiedlicher Anwendungsdauer geprüft worden. Eine endgültige Beurteilung ist noch nicht möglich. Die meist empfohlene Initialdosis für Patienten mit normaler Nierenfunktion ist 5 mg/kg KG alle 24 h (an 7 Tagen in der Woche) oder 6 mg/kg KG alle 24 h (an 5 Tagen in der Woche). Die Dauer der Verabreichung ist abhängig von Dauer und Grad der Immunsuppression (teilweise bis zu 120 Tage nach Transplantation).
- Die **orale Gabe** ist heute durch die Einführung von Valganciclovir überholt. Oral gab man tgl. 3 g, verteilt auf 3–4 ED (zusammen mit der Mahlzeit). Die Kapseln dürfen nicht zerkaut werden. Sie sind in Deutschland nicht mehr erhältlich.
- Eine **intravitreale Injektion** erfolgt mit 200–400 µg pro 0,1 ml 2 × und später 1 × pro Woche.
- Die **intraokuläre Implantation** eines Ganciclovir-haltigen Medikamententrä-

Tab. 2.5-4 Dosisanpassung von Ganciclovir (i. v.) bei Niereninsuffizienz.

Kreatinin-Clearance	Induktionsdosis	Erhaltungsdosis
≥ 70 ml/min	5 mg/kg KG 2 × tgl.	5 mg/kg KG 1 × tgl.
69–50 ml/min	2,5 mg/kg KG 2 × tgl.	2,5 mg/kg KG 1 × tgl.
49–25 ml/min	2,5 mg/kg KG 1 × tgl.	1,25 mg/kg KG 1 × tgl.
24–10 ml/min	1,25 mg/kg KG 1 × tgl.	0,625 mg/kg KG 1 × tgl.
< 10 ml/min	1,25 mg/kg KG 3 × pro Woche nach Dialyse	0,625 mg/kg KG 3 × pro Woche nach Dialyse

gers erfolgt bei spezieller Indikation wie einem Lokalrezidiv.

Handelsformen:
- Cymeven: Ampullen à 0,5 g.
- Virgan Augengel.

Die Kapseln à 0,25 g sind durch das wesentlich besser resorbierte, aber sonst identische Valganciclovir überholt und in Deutschland auch nicht mehr erhältlich.

B **Beurteilung:** Nach wie vor wichtigstes Standardtherapeutikum bei schwerer Zytomegalie-Virus-Infektion. Wegen Toxizität nur bei strenger Indikationsstellung mit großer Vorsicht anzuwenden. Aufgrund der erprobten Wirksamkeit und der guten Überwachungsmöglichkeiten der reversiblen Myelotoxizität Mittel der 1. Wahl zur Behandlung schwerer CMV-Infektionen. Bei Langzeitanwendungen und notwendig häufigem Gebrauch sollten Resistenztests angestrebt werden. Anwendung und Nutzen einer Ganciclovir-Behandlung bei HHV-6-Meningoenzephalitis, Epstein-Barr-Virusinfektion, Castleman-Tumor sowie ZNS-Lymphomen sind weder Erfolg versprechend noch geprüft.

Valganciclovir

Handelsname: Valcyte.

Eigenschaften: Prodrug (Valinester) von Ganciclovir mit gleichem Wirkungsspektrum (Strukturformel s. Abb. 2.5-1, S. 344). Es wird im Körper schnell in Ganciclovir und die Aminosäure Valin gespalten und ist somit das erste, hinreichend wirksame CMV-Medikament, das gut resorbiert wird und daher oral gegeben werden kann. Eine Resistenzentwicklung unter der Therapie ist in gleicher Weise wie bei Ganciclovir i. v. möglich (s. o.). Wegen der besseren Bioverfügbarkeit hat Valganciclovir weltweit Ganciclovir in oraler Form weitgehend ersetzt.

Pharmakokinetik:
- Gute Resorption mit einer Bioverfügbarkeit von etwa 60 %. Diese wird allerdings nur im Zusammenhang mit einer fettreichen Mahlzeit erzielt, mit der die AUC um etwa 30 % gesteigert werden kann.
- Hinsichtlich Verteilung, Bindung und Elimination gelten vergleichbare Daten wie bei Ganciclovir (s. o.).

Nebenwirkungen: Valganciclovir hat ähnliche Nebenwirkungen wie Ganciclovir. Häufig Leukopenie, aber auch Thrombozytopenie, Anämie. Gastrointestinale Beschwerden mit Übelkeit, Erbrechen, Diarrhoe sind häufiger als bei i. v. Therapie mit Ganciclovir. Valganciclovir ist potenziell teratogen und karzinogen; eine sichere Empfängnisverhütung ist daher notwendig.

Interaktionen: Valganciclovir hat die gleichen metabolischen Interaktionen wie Ganciclovir.

> ! Vorsicht bei gleichzeitiger Gabe von Didanosin, da Valganciclovir die Didanosin-Spiegel verdoppelt (erhöhte Toxizität!).

Indikationen: Orale Induktions- und Erhaltungstherapie der CMV-Retinitis und anderer schwerer CMV-Infektionen.

K **Kontraindikationen:** Kontraindiziert in der Schwangerschaft. Keine Erfahrungen bei Kindern. Ferner kontraindiziert bei Neutropenie < 500/µl, Thrombopenie < 25 000/µl sowie gleichzeitiger Chemotherapie (Kaposi-Sarkom, Non-Hodgkin-Lymphom).

Dosierung und Applikation:
- Kinder: keine Erfahrungen.
- Erwachsene:
  - Induktionstherapie: 2 × tgl. 900 mg über 3 Wochen (oder bis zur Vernarbung der CMV-Läsionen).
  - Suppressionstherapie: 1 × tgl. 900 mg.

Während der Induktionstherapie mindestens 2–3 × pro Woche Blutbildkontrolle. Absetzen bei Neutrophilen unter 500/µl (ggf. G-CSF). Wenn durch die antiretrovirale Therapie eine Immunrekonstitution erreicht worden ist, sollte Valganciclovir abgesetzt werden.

Valganciclovir muss zu den Mahlzeiten eingenommen werden.

Zu den Dosierungen bei **Nierenfunktionseinschränkung** siehe Tab. 2.5-5.

Handelsformen: Tabletten à 450 mg.

B **Beurteilung:** Vollwertiges, aber teures orales CMV-Medikament. Bei der Anweisung der Patienten immer auf die Applikation mit ausreichender Mahlzeit hinweisen!

Foscarnet

Handelsnamen:
- Foscavir.
- Triapten.

Eigenschaften: Foscarnet (Phosphonoformat) ist ein Analogon von Pyrophosphat (Abb. 2.5-2). Die Infusionsflaschen enthalten eine wasserklare isotone Lösung (24 mg/ml) mit einem pH von 7,4. Mit 1 g Foscarnet (Trinatriumsalz) werden 0,6 g NaCl zugeführt.

Wirkungsweise: Foscarnet hemmt direkt (ohne vorhergehende Phosphorylierung) die DNA-Polymerase des Zytomegalie-Virus (CMV) und anderer Herpesviren (Herpes-simplex-Virus [HSV] Typ 1 und Typ 2, humanes Herpesvirus [HHV] Typ 6, Varicella-zoster-Virus und Epstein-Barr-Virus).

Foscarnet

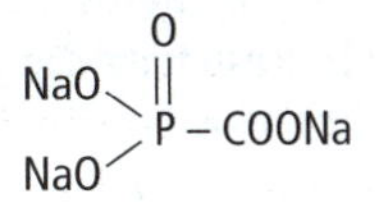

Abb. 2.5-2 Strukturformel von Foscarnet.

Wirkungsspektrum und Wirkung: Foscarnet ist zur Behandlung von Infektionen durch Ganciclovir-resistente CMV und Aciclovir-resistente Herpes- und Varicella-zoster-Viren geeignet. Es gibt aber auch Virusisolate, die gleichzeitig gegen Foscarnet resistent sind. Zumindest in vitro zeigt sich eine synergistische Wirkung zwischen Foscarnet und Ganciclovir gegen CMV. Unter der Behandlung kann eine Verminderung der CMV-Empfindlichkeit gegen Foscarnet stattfinden (selten). Zytomegalie-Viren können während einer Foscarnet-Behandlung gegen Ganciclovir wieder empfindlich werden.

Resistenz: Foscarnet-Resistenz wird bei HSV und CMV durch Punktmutationen in der DNA-Polymerase ausgelöst, ebenso wie es bei HIV als Reverse-Transkriptase-Inhibitor (RTI) zu einer schnellen Resistenz der reversen Transkriptase in klinischen Iso-

Tab. 2.5-5 Dosierung von Valganciclovir bei Niereninsuffizienz.

Kreatinin-Clearance	Induktionstherapie	Suppressionstherapie
> 60 ml/min	900 mg 2 × tgl.	900 mg 1 × tgl.
59–40 ml/min	450 mg 2 × tgl.	450 mg 1 × tgl.
39–25 ml/min	450 mg 1 × tgl.	450 mg alle 2 Tage
24–10 ml/min	450 mg alle 2 Tage	450 mg 2 × pro Woche
< 10 ml/min, Hämodialyse	geringere Dosis als 450 mg benötigt, deshalb möglichst i. v. Gabe	geringere Dosis als 450 mg benötigt, deshalb möglichst i. v. Gabe

laten kommt. Bemerkenswert ist, dass eine Foscavir-Resistenz die Zidovudin-Resistenz (und auch Lamivudin-Resistenz) zumindest phänotypisch wieder aufheben kann. In der klinischen Praxis wurden Foscarnet-resistente Viren nach langer Behandlung einer HSV-Infektion (mukokutan und Enzephalitis) bei gleichzeitiger Aciclovir-Resistenz und vielfach bei progredienter CMV-Retinitis beobachtet. Während HSV-Stämme dann zumeist auch Cidofovir-resistent sind, sprechend CMV-Infektionen oft noch auf Cidofovir und Ganciclovir an.

Pharmakokinetik:

- Geringe Resorption nach oraler Gabe mit einer Bioverfügbarkeit von 7–9 %.
- Nach 1-stündiger i. v. Infusion von 60 mg/kg alle 8 h liegen die Serumspiegel bei 500 mmol/l (Spitzenspiegel) und 100 mmol/l (Talspiegel). Bei 90 mg/kg/Tag liegen die Spitzenspiegel zwischen 490–2 600 mmol/l.
- Halbwertszeit 2–3 h bei nierengesunden Probanden, bei einer Kreatinin-Clearance < 25 % aber weit mehr als 100 h!
- Plasmaeiweißbindung 15 %. Mittleres Verteilungsvolumen 0,4–0,7 l/kg.
- Relativ gut liquorgängig (bei HIV-Patienten), aber auch sehr variabel mit im Mittel etwa 66 % des Plasmaspiegels im Steady State.
- Zu 80–90 % wird Foscarnet renal und unverändert über glomeruläre Filtration wie auch tubuläre Sekretion ausgeschieden. Dialysabel.

Nebenwirkungen: Foscarnet ist stärker nephrotoxisch, aber weniger hämatotoxisch als Ganciclovir und kann daher gleichzeitig mit Zidovudin gegeben werden (im Gegensatz zu Ganciclovir). In etwa 30 % der Fälle werden – meist reversible – Nierenfunktionsstörungen beobachtet: Anstieg des Serumkreatinins, Abnahme der Kreatinin-Clearance, metabolische Azidose, Polyurie, akutes Nierenversagen (in 2 % der Fälle) und Urämie (in 1 % der Fälle). Nierenfunktionsstörungen können auch noch 1–4 Wochen nach Beendigung der Foscarnet-Behandlung auftreten. Elektrolytstörungen kommen in ca. 15 % der Fälle vor (Hypokalzämie, Hypomagnesiämie und Hypokaliämie, seltener Hypophosphatämie oder Hyperphosphatämie). Foscarnet cheliert mit Metallionen (Ca, Mg, Fe, Zn). Die Verminderung von ionisiertem Kalzium im Blut kann zu Parästhesien und tetanischen Krämpfen führen und steht in Beziehung zur Infusionsgeschwindigkeit. Krämpfe können sich auch als Grand mal äußern. Andere Nebenwirkungen sind Hämoglobinabfall, Thrombophlebitis (bei Infusion in periphere Venen), Übelkeit, Erbrechen, Kopfschmerzen, Tremor, unwillkürliche Muskelkontraktionen oder Schüttelfrost. Problematisch sind schmerzhafte Ulzerationen am Penis bzw. in der Vulva (lassen sich durch sorgfältiges Waschen nach jeder Miktion verhindern). Leukopenie (in 9 % der Fälle) und Granulozytopenie (in 17 % der Fälle) sind möglich, aber bei AIDS-Patienten oft schon vor der Behandlung mit Foscarnet vorhanden. Sehr selten sind eine Kardiomyopathie mit Herzrhythmusstörungen und ein nephrogener Diabetes insipidus.

Interaktionen: Foscarnet ist chemisch unverträglich in Mischung mit folgenden i. v. Präparaten: ≥ 30%ige Glucose-Lösung, Ringer-Acetat-Lösung, Amphotericin B, Aciclovir, Ganciclovir, Pentamidindiisetionat, Co-trimoxazol und Vancomycin. Überhaupt soll Foscarnet in der Infusionslösung nicht mit anderen Medikamenten gemischt werden.

> **!** Die Infusionslösung darf auf keinen Fall Kalzium, Magnesium oder andere zweiwertige Kationen enthalten.

Die gleichzeitige Gabe von anderen nephrotoxischen Medikamenten (z. B. Cisplatin, Ciclosporin, Aminoglykosiden) verstärkt die Nephrotoxizität, die gleichzeitige Gabe von Pentamidin i. v. das Risiko einer symptomatischen Hypokalzämie. Bei Kombination mit Zidovudin kann eine Anämie verstärkt werden. Bei gleichzeitiger Gabe von Cotrimoxazol ist eine stärkere Abnahme der Hämoglobin- und Thrombozytenkonzentration möglich.

Indikationen: CMV-Retinitis bei immunsupprimierten und AIDS-Patienten (auch bei Ganciclovir-Resistenz). Eine Kombination mit Zidovudin ist möglich. Außerdem indiziert bei mukokutanen Infektionen durch Aciclovir-resistente Herpesviren (HSV) von AIDS-Patienten. Alternative für Ganciclovir zur CMV-Therapie bei schwerer Myelophthise. Wegen des breiten Spektrums auch zur Interventionsbehandlung bei noch unklarer systemischer Virusinfektion (CMV, HSV, VZV) geeignet. Neben dem Einsatz bei lebens- u. augenlichtbedrohenden Erkrankungen durch CMV auch zur Behandlung von akuten mukokutanen Infektionen durch Aciclovir-resistente Herpesviren HSV bei immunsupprimierten Patienten.

K **Kontraindikationen:** Schwere Niereninsuffizienz, Gravidität und Laktationsperiode. Keine Anwendung bei Patienten unter 18 Jahren. Männer sollten während und bis zu 6 Monate nach der Behandlung kein Kind zeugen. Foscarnet darf wegen Nephrotoxizität nicht während einer Therapie mit Pentamidin i. v. oder Amphotericin B i. v. oder einem Aminoglykosid oder anderen nephrotoxischen Medikamenten gegeben werden.

Applikation und Dosierung:

- Kinder und Jugendliche: Keine Anwendung bei Patienten unter 18 Jahren.

Foscarnet wird langsam i. v. infundiert (entweder unverdünnt über einen zentralen Venenkatheter oder notfalls nach ausreichender Verdünnung durch eine periphere Vene). Die Verdünnung der Infusionslösung erfolgt mit 5%iger Glucose- oder physiologischer NaCl-Lösung bis zur Konzentration von 12 mg/ml. Die Dosierung richtet sich nach dem Körpergewicht des Patienten.

Eine gute Hydratation ist wichtig. Mindestens 2,5 l Flüssigkeitszufuhr täglich! Um Hypokalzämien zu vermeiden, ist es ratsam, unmittelbar vor der Foscarnet-Infusion eine Ampulle 10%ige Kalzium-Lösung in 100 ml 5%ige Glucose zu infundieren. Vor oder nach der Foscarnet-Gabe 500–1 000 ml 5%ige Glucose geben. Infusionen nicht mischen.

- Die **Induktionstherapie** bei CMV-Infektion besteht aus 1- bis 2-stündigen i. v. Infusionen von je 60 mg/kg KG alle 8 h oder einer i. v. Dauerinfusion von 200 mg/kg KG über 24 h (zur Vermeidung einer zu hohen Infusionsgeschwindigkeit immer Infusionspumpe benutzen). In der Praxis hat sich allerdings die z. T. auch in AIDS-Studien erprobte Dosierung von 90 mg/kg KG alle 12 h bewährt. Behandlungsdauer 2–3 Wochen. Die renale Toxizität kann durch ausreichende Hydrierung des Patienten reduziert werden. Bei i. v. Dauerinfusion von Foscarnet gibt man zusätzlich 2,5 l physiologische NaCl-Lösung über 24 h, bei alle 8 h wiederholten i. v. Infusionen jeweils 0,5 l physiologische NaCl-Lösung oder 5%ige Glucose-Lösung. Alle 2 Tage sind der Kreatinin- und Kalzium-Gehalt im Serum zu kontrollieren. Auch die Kreatinin-Clearance ist wiederholt zu bestimmen.
- Zur **Erhaltungstherapie** bei CMV-Infektion erhält der Patient 1 × tgl. eine i. v. Infusion von 90 mg/kg KG über 2 h. Dabei sind Kreatinin und Kalzium im Serum mindestens 1 × wöchentlich zu kontrollieren.
- Bei **Niereninsuffizienz** ist die Tagesdosis sowohl bei der Induktionstherapie als auch bei der Erhaltungstherapie genau nach Kreatinin-Clearance und Körpergewicht zu reduzieren (Tab. 2.5-6).
- Bei **Herpes-Infektion von AIDS-Patienten** (häufig Aciclovir-Resistenz) gibt

Tab. 2.5-6 Dosierung von Foscarnet zur Behandlung schwerer CMV-Infektionen bei Niereninsuffizienz.

Kreatinin-Clearance	Induktionsdosis (Wochen 1–3)		Erhaltungsdosis (Folgewochen)	
	Schema 1	Schema 2	Mittlere Dosis	Hochdosis
> 1,4 ml/min	60 mg/kg 3 × tgl.	90 mg/kg 2 × tgl.	90 mg/kg 1 × tgl.	120 mg/kg 1 × tgl.
> 1–1,4 ml/min	45 mg/kg 3 × tgl.	70 mg/kg 2 × tgl.	70 mg/kg 1 × tgl.	90 mg/kg 1 × tgl.
> 0,8–1 ml/min	50 mg/kg 2 × tgl.	50 mg/kg 2 × tgl.	50 mg/kg 1 × tgl.	65 mg/kg 1 × tgl.
> 0,6–0,8 ml/min	40 mg/kg 2 × tgl.	80 mg/kg 1 × tgl.	80 mg/kg alle 2 Tage	105 mg/kg alle 2 Tage
> 0,5–0,6 ml/min	60 mg/kg 1 × tgl.	60 mg/kg 1 × tgl.	60 mg/kg alle 2 Tage	80 mg/kg alle 2 Tage
≥ 0,4–0,5 ml/min	50 mg/kg 1 × tgl.	50 mg/kg 1 × tgl.	50 mg/kg alle 2 Tage	65 mg/kg alle 2 Tage
< 0,4 ml/min	keine Empfehlungen			

man 3 × tgl. eine 1-stündige Infusion von 40 mg/kg KG alle 8–12 h für 2–3 Wochen.

Topische Formen von Foscarnet (Creme) werden lindernd bei Herpes labialis eingesetzt.

Handelsformen:
- Foscavir: Infusionslösung.
- Triapten: Antiviralcreme (2 %).

! Foscarnet darf nicht unter 8 °C gelagert werden.

B **Beurteilung:** Schwer applizierbare Alternative zu Ganciclovir bei Behandlung invasiver CMV-Infektionen. Besonders bei Ganciclovir-Resistenz kann Foscarnet das Fortschreiten einer Retinitis und eine Erblindung verhindern. Einsatz bei Ganciclovir-Resistenz und wenn potenzielle Nephrotoxizität eher akzeptabel ist als Myelotoxizität. Eine Foscavir-Behandlung sollte nur von erfahrenen Ärzten unter guter Überwachung der Patienten durchgeführt werden und kann selten zur probatorischen Behandlung schwer kranker intensivpflichtiger Patienten indiziert sein, bei denen eine sichere Abgrenzung ursächlich verantwortlicher Herpes-Infektionen noch nicht gesichert ist.

Cidofovir

Synonyma: HPMPC.

Handelsname: VISTIDE.

Eigenschaften: Cidofovir ist ein Desoxycytidin-Nukleosid (S-1-[3-Hydroxy-2-Phosphomethoxy-Propyl]-Cytosindihydrat, HPMPC) und wirkt als Nukleosidanalogon.

Wirkungsweise: Es wird durch zelleigene Enzyme von infizierten und nicht infizierten menschlichen Zellen zum Cidofovir-Monophosphat und weiter zum aktiven Cidofovir-Diphosphat umgewandelt. Dieses hemmt die virale DNA-Polymerase und DNA-Synthese. Außerdem wird es als alternatives Substrat (in Konkurrenz mit Desoxycytidin-Triphosphat) in die wachsende DNA-Kette eingebaut, was zum Kettenabbruch führt.

Wirkungsspektrum und Wirkung: Cidofovir wirkt in vitro gegen Zytomegalie-Virus (CMV) 5-fach stärker als Ganciclovir und besitzt in vitro eine antivirale Aktivität auch gegen Aciclovir-resistente Herpes-simplex- und Varicella-zoster-Viren sowie gegen Epstein-Barr-Viren und humanes Herpes-Virus Typ 6. Die klinische Bedeutung der In-vitro-Aktivität von Cidofovir gegen andere DNA-Viren wie Adenoviren und humanes Papillomavirus, Polyomaviren und Adenoviren ist nach wie vor noch nicht geprüft. Eine synergistische Wirkung von Zidovudin und Cidofovir gegen CMV ist möglich. Ganciclovir wirkt in niedrigen Konzentrationen mit Cidofovir gegen CMV synergistisch, in höheren Konzentrationen antagonistisch. Cidofovir wirkt experimentell auch gegen Viren der Pockengruppe; es gibt aber noch keine Erfahrungen bei Impfkomplikationen, diversen Tierpocken oder gar bei den offiziell ausgerotteten echten Pocken.

Resistenz: Eine sekundäre Resistenzentwicklung bei CMV, Adenoviren und Pockenvirus ist in vitro möglich und Folge von Punktmutationen in der viralen DNA-Polymerase. Ganciclovir- und Foscarnet-resistente CMV-Stämme mit der UL54-Mutation sind meist auch gegen Cidofovir resistent; es gibt dabei aber auch CMV-Stämme, die gegen Cidofovir empfindlich sind. Die Entwicklung einer Cidofovir-Resistenz unter Therapie ist bisher sehr selten (in etwa 5 % der Fälle) beobachtet worden.

Pharmakokinetik:

- Geringe orale Bioverfügbarkeit mit unter 5 %.
- Das nephrotoxisch wirkende Cidofovir muss aus Verträglichkeitsgründen immer mit Probenecid kombiniert werden, wodurch die aktive tubuläre Sekretion von Cidofovir vermindert wird. Nach 1-stündiger i. v. Infusion von 3–5 mg Cidofovir/kg KG werden mittlere Serumspiegel von 7,5–11,5 µg/ml erreicht.
- Über 80 % der Substanz werden unverändert mit dem Urin innerhalb von 24 h ausgeschieden (Halbwertszeit 2,4–3,2 h).
- Die intrazelluläre Halbwertszeit von Cidofovir-Diphosphat ist biphasisch (24 und 65 h). Außer dem Diphosphat entsteht im Körper aus Cidofovir ein weiterer Metabolit (ein Monophosphoryl-Cholinderivat).
- Die Plasmaeiweißbindung ist < 6 %. Cidofovir ist nicht liquorgängig!
- Urin-Recovery 90–100 % in 24 h (unverändert), bei gleichzeitiger Gabe von Probenecid 70–85 %.
- Etwa 50 % der Dosis können über Hämodialyse oder auch CAPD eliminiert werden.
- Nach Applikation eines Cidofovir-Gels auf der Haut nur sehr geringe Resorption (< 0,5 µg/ml).

Nebenwirkungen: Die ausgeprägte **Nephrotoxizität** von Cidofovir (Häufigkeit > 40 %) äußert sich zuerst durch Proteinurie und später durch Kreatininanstieg im Serum, Glucosurie und metabolische Azidose mit Verminderung des Bicarbonats im Blut (wie beim Fanconi-Syndrom). Akutes Nierenversagen ist möglich.
Fieber, Schüttelforst, Kopfschmerzen, Hautausschlag, Übelkeit und Erbrechen sind in der Regel durch Probenecid bedingt und sistieren zumeist innerhalb von 12 h. Die Beschwerden werden durch Nahrungsaufnahme oder durch Antipyretika bzw. Antiemetika gelindert. Eine Neutropenie wurde bei etwa 20 % der Behandelten beobachtet. Eine okuläre Hypotonie (Erniedrigung des Augeninnendrucks) kommt in 12 % der Fälle vor (häufiger bei gleichzeitigem Diabetes mellitus). Im Tierversuch ist Cidofovir karzinogen, mutagen und vermindert die Fertilität.

Interaktionen: Bisher nicht bekannt. Auf mögliche Interaktionen von Probenecid mit anderen Medikamenten ist zu achten (z. B. Betalactam-Antibiotika, nichtsteroidale Antirheumatika, Lorazepam, Furosemid, Methotrexat, Theophyllin und Rifampicin mit Dosisanpassung bzw. -reduktion). Da Probenecid die metabolische Clearance von gleichzeitig verabreichtem Zidovudin (Azidothymidin) reduziert, wird empfohlen, Zidovudin am Tage der Cidofovir-Applikation wegzulassen oder die Dosis von Zidovudin um 50 % zu reduzieren. Eine gleichzeitige

Therapie mit Tenofovir erhöht vermutlich die Nephrotoxizität.

Indikationen: CMV-Retinitis bei AIDS (zur Verhinderung einer Progression des Augenleidens und zur Erhaltung der Sehkraft). Es gab eine Reihe von Versuchen zur Therapie der progressiven multifokalen Leukenzephalopathie (PML) sowie von Adenovirus-Infektionen bei Immunsuppression. Ferner wurden topische Präparationen z. B. gegen Papovavirus-Infektionen eingesetzt. Viele dieser experimentellen Behandlungen basieren allein auf In-vitro-Ergebnissen bei fehlenden Alternativen und waren in der Regel bisher in vivo nicht erfolgreich. Der Einsatz bei PML wurde durch einige klinisch positive Berichte gefördert – aufgrund fehlender In-vitro-Wirksamkeit gegen JC-Virus, mangelnder Liquorgängigkeit und fehlender Reproduzierbarkeit positiver Effekte sollte Cidofovir allerdings nicht mehr für diese Indikation eingesetzt werden.

K **Kontraindikationen:** Gravidität, Stillzeit, Unverträglichkeit von Probenecid, Niereninsuffizienz, Proteinurie > 2 g oder Kreatinin > 1,5 mg/dl. Keine Anwendung bei Neugeborenen und Kindern. Keine gleichzeitige Gabe anderer nephrotoxischer Medikamente. Vorsicht bei Diabetes mellitus (Augeninnendruck kontrollieren).

Applikation und Dosierung:

- Dosierungsschema von Cidofovir bei **normaler Nierenfunktion**:
  - 3 h davor: 2 g Probenecid (4 Tbl. zu 500 mg), evtl. vorher 20 Tr. Novaminsulfon plus 50 mg Prednisolon.
  - 3–1 h davor: 1 000–2 000 ml NaCl 0,9 %.
  - 0–2 h danach: Cidofovir in 500 ml NaCl 0,9 % über 1–2 h. Parallel 1 000 ml NaCl 0,9 %.
  - 4 h danach: 1 g Probenecid (2 Tbl. zu 500 mg), evtl. vorher 20 Tr. Novaminsulfon.
  - 10 h danach: 1 g Probenecid (2 Tbl. zu 500 mg), evtl. vorher 20 Tr. Novaminsulfon.

Bei **Anstieg des Serumkreatinins** um mehr als 0,3 mg/dl Dosisreduktion auf 3 mg/kg KG. Bei Anstieg des Serumkreatinins um mehr als 0,5 mg/dl über den Vortherapiewert sollte Cidofovir abgesetzt werden.

! Cidofovir ist prinzipiell kontraindiziert bei Serumkreatinin > 1,5 mg/dl oder einer Kreatinin-Clearance von weniger als 55 ml/min oder Proteinurie > 100 mg/dl.

Probenecid wird oral mit jeder Cidofovir-Dosis gegeben, und zwar 2 g 3 h vor der Infusion von Cidofovir und dann je 1 g 2 und 8 h nach der Infusion von Cidofovir (am besten nach einer Mahlzeit, evtl. zusammen mit einem Antiemetikum). Als Nebenwirkungen von Probenecid können Fieber, Hautausschlag, Übelkeit und Erbrechen auftreten.

- **Hydrierung:** 1–2 h vor der Cidofovir-Infusion infundiert man 1 l 0,9%ige physiologische NaCl-Lösung (ohne Medikament) und – wenn möglich – zusätzlich 1 l 0,9%ige NaCl-Lösung (ohne Medikament) über 1–3 h (beginnend während der Cidofovir-Infusion oder sofort danach).
- **Kontrollen:** Vor und nach jeder Cidofovir-Gabe ist die Nierenfunktion zu prüfen (durch Harnuntersuchung und Kreatinin-Bestimmung im Serum). Bei Patienten, deren Nierenfunktion sich während der Therapie verschlechtert, ist die Cidofovir-Dosierung zu reduzieren (von 5 mg/kg KG auf 3 mg/kg KG bei einem Kreatininanstieg um 0,3–0,4 mg/dl vom Ausgangswert). Bei einem Kreatininanstieg um > 0,5 mg/dl ist die Therapie mit Cidofovir zu unterbrechen.

Ein **Konzeptionsschutz** ist bei Frauen und Männern während der Therapie mit Cidofovir und darüber hinaus bei Frauen bis zu 1 Monat nach Therapieende notwendig, bei

Männern bis zu 3 Monate nach Therapieende (wegen Mutagenität bzw. Embryotoxizität).
Während der Therapie kann die Sicherheit im Straßenverkehr und bei Maschinenbedienung eingeschränkt sein.
Die ED ist bei der Einleitungstherapie 1 × wöchentlich für 2 Wochen und bei der Erhaltungstherapie 1 × alle 2 Wochen zu infundieren.

Handelsform: Konzentrat mit 0,375 g in 5 ml (entspricht 75 mg/ml) zur Herstellung einer Infusionslösung (genau nach Vorschrift).

> Angebrochene Ampullen müssen verworfen werden. Medizinisches Personal muss sich vor Hautkontakt mit Cidofovir (durch Handschuhe) und vor Inhalation (durch Mundschutz) schützen.

B **Beurteilung:** Stark wirksames, aber nephrotoxisches Virostatikum gegen schwere nekrotisierende CMV-Infektionen wie Retinitis bei AIDS. Exakte Dosierung von Cidofovir und gleichzeitige Gabe von Probenecid sind zwingend erforderlich (bei reichlicher i. v. Flüssigkeitszufuhr). Cidofovir ist vor allem eine interessante Alternative zu Foscarnet bei notwendiger ambulanter bzw. lang dauernder Therapie. Cidofovir wird zur Therapie der Pocken diskutiert. Die vielfache Anwendung bei progressiver multifokaler Leukenzephalopathie (PML) in vergangenen Jahren war eher eine Folge der Hilflosigkeit als durch den Nachweis einer klinischen Wirksamkeit bedingt – eine Besserung wird dort in der Regel ausschließlich durch gute Immunrekonstitution erzielt.

Fomivirsen

Handelsname: Vitravene (ausschließlich zur intravitrealen Injektion).

> Fomivirsen wurde 2002 vom Hersteller aus kommerziellen Gründen in der EU vom Markt genommen. Es kann über die Fa. Novartis, Schweiz, importiert werden.

Eigenschaften: Ein Phosphorthioat-Oligonukleotid mit starker Aktivität gegen das Zytomegalie-Virus (CMV). Im Vergleich molarer Konzentrationen 40-mal stärker wirksam als z. B. Ganciclovir!

Wirkungsweise: Drei verschiedene Wirkungsmechanismen werden diskutiert:
- Antisense-vermittelte Hemmung der Target-Gen-Expression,
- Sequenz-abhängige Hemmung der Virusreplikation,
- Sequenz-unabhängige Hemmung der Virusadsorption an die Wirtszellen.

Nebenwirkungen: Häufig vorübergehende Zunahme des intraokulären Drucks und Uveitis einschließlich Iritis und Vitritis. In 5–20 % der Fälle verschiedenartige Sehstörungen, Photophobie, Konjunktivablutungen, Katarakt, Netzhautablösung, -ödem, -blutungen, -pigmentveränderungen.

Indikationen: CMV-Retinitis von AIDS-Patienten (bei CMV-Resistenz gegen Ganciclovir, Foscarnet und Cidofovir). Eventuell indiziert bei Unverträglichkeit von Ganciclovir, Foscarnet und Cidofovir oder bei Kontraindikation für diese Mittel. Keine Anwendung bei Patienten, die in den letzten 4 Wochen Cidofovir systemisch oder topisch erhalten haben. Keine Beeinflussung einer CMV-Infektion in anderen Organen.

Applikation und Dosierung: Intravitreale Injektion (330 µg/0,05 ml) anfangs in 2-wöchentlichen Abständen, zur Erhaltungstherapie in 4-wöchentlichen Abständen. Exakte Dosierung erforderlich. Regelmäßige Kontrollen des intraokulären Drucks und von Nebenwirkungen am Auge sind notwendig. Nach intravitrealer Injektion längere Verweildauer im Auge und Elimination durch Metabolisierung.

Idoxuridin

Handelsnamen: Virunguent (Salbe), Virexen (Lösung), IDU (Zostrum-Lösung), Ophtal Augensalbe u. a.

Idoxuridin ist in Deutschland nicht mehr erhältlich, kann jedoch z. B. über die Schweiz bezogen werden.

Eigenschaften: Idoxuridin (5-Iod-2'-Desoxyuridin) war das erste klinisch angewandte Virostatikum gegen das Herpes-simplex-Virus.
Da es auch in nicht infizierten Zellen eine ähnlich toxische Wirkung hat und im Körper schnell abgebaut wird, kommt es nur für die topische Therapie infrage. Es ist in der Schwangerschaft generell kontraindiziert.

Wirkungsweise: Es ist ein halogeniertes Nukleosidanalogon und hemmt die Virussynthese infolge eines kompetitiven Antagonismus zu Thymidin durch den Einbau abgeänderter Nukleotidbasen.

Applikation und Dosierung: Eine Hautsalbe mit 0,2 % Idoxuridin (Virunguent) ist zur Therapie von **Herpes-simplex-Infektionen der Haut** und des **Übergangsepithels** im Handel, aber wegen der schlechten Löslichkeit von Idoxuridin problematisch und bei der meist selbstheilenden Erkrankung unnötig.
Bei **Zoster der Haut** kann eine 5%ige Idoxuridin-Lösung in Dimethylsulfoxid 4 × tgl. auf die erkrankten Hautstellen gepinselt werden (Nebenwirkung: starkes Brennen). Nie länger als 4 Tage anwenden (sekundäre Resistenzentwicklung möglich).
Idoxuridin wird auch zur topischen Behandlung der oberflächlichen **Herpes-simplex-Keratitis** angewendet: Man bringt die Augensalbe alle 4 h (etwa 5 × tgl.) in den Konjunktivalsack. Bei zu häufiger Anwendung können Reizerscheinungen auftreten (Schmerzen, Jucken, Ödem, Lichtscheu, sogar kleine oberflächliche Ulzerationen). Da Aciclovir, Vidarabin und Trifluridin von der Hornhaut besser vertragen werden als Idoxuridin, kann dieses Mittel zur Keratitis-Behandlung heute nicht mehr empfohlen werden.

Handelsformen:

- Augensalbe (0,1 %).
- Hautsalbe (0,2 %).
- Lösung zur topischen Hautbehandlung bei Zoster (5 %).

B **Beurteilung:** Schlecht lösliches und schlecht verträgliches Pionierderivat der antiviralen Nukleoside zur topischen Behandlung von Herpes-Virus-Infektionen.

Trifluridin

Handelsname: Triflumann Augentropfen.

Eigenschaften: Trifluridin (Trifluorothymidin; Visoptic 1 %; 7,5 ml) ist ein halogeniertes Nukleosid mit ähnlicher Struktur wie Idoxuridin und Thymidin.

Nebenwirkungen: Als Nebenwirkungen können leichte Konjunktivareizungen und Epithelschäden auftreten. Trifluridin ist als Augentropfen (1 %) im Handel (früher auch als Augensalbe, 2 %). Vorsicht ist geboten bei gleichzeitiger lokaler Anwendung von Corticosteroiden (Beeinträchtigung der Regenerationsfähigkeit möglich). Während der topischen Anwendung muss eine Konzeption sicher vermieden werden.

Indikationen: Es ist bei herpetischen Hornhautgeschwüren stärker und rascher wirksam als Idoxuridin und daher zu bevorzugen. Trifluridin kommt wegen seiner Toxizität nur zur lokalen Therapie einer Herpes-simplex-Keratitis infrage.

Handelsform:
- Augensalbe (0,1 %); 1 ml entspricht 10 mg Trifluridin.

Maribavir

Synonyma: 1263W94, NTBC (Fa. ViroPharma).

Eigenschaften: Zytomegalie-Viren encodieren eine spezielle Proteinkinase (UL 97), die spezifisch durch ein neues Virostatikum, Maribavir, inhibiert werden kann. Die In-vitro-Aktivität ist ca. 10-fach stärker als die von Ganciclovir. Maribavir wirkt auch auf das Epstein-Barr-Virus, aber nicht auf Herpes- und Varicella-Viren. Durch einen andersartigen Wirkungsmechanismus ist es auch aktiv bei Resistenz gegen Ganciclovir, Foscarnet oder Cidofovir. Präklinische Studien ergaben bisher eine fehlende Mutagenität. Die Weiterentwicklung der Substanz wurde bis auf Weiteres 2010 eingestellt bei schneller Resistenzentwicklung und unerwarteter klinisch unzureichender Wirkung.

Pharmakokinetik:
- Nach oraler Gabe gute Resorption und Bioverfügbarkeit. Der Spitzenspiegel von C_{max} = 22,6 μg/ml wird in ca. 1,8 h erreicht.
- Halbwertszeit etwa 5,5 h.
- Die hohe Proteinbindung erschwert sicher eine Penetration ins Gewebe.
- Verteilungsvolumen: 25,5 l/h.
- Maribavir wird über eine N-Dealkylierung zu dem Metaboliten VP44469 und dann über Glucuronidierung verstoffwechselt. Bei der Metabolisierung spielt die renale Clearance eine untergeordnete Rolle, wie auch Untersuchungen an Probanden mit eingeschränkter Nierenfunktion keine wesentliche Änderung der Pharmakokinetik zeigen.

Nebenwirkungen: Hauptnebenwirkung sind erhebliche **Geschmacksstörungen** (metallischer Geschmack), die bei 30–90 % der Studienteilnehmer – je nach Dauer der Einnahme – auftreten. Seltener sind Kopfschmerzen, Müdigkeit und gastrointestinale Beschwerden. In Studien wurden Dosen von 300–1 200 mg/Tag gegeben, die einen Abfall der Zytomegalie-Titer in Sperma und Urin bewirkten. In Studien ergaben sich bisher keine myelotoxischen Effekte wie bei Ganciclovir.

Indikationen: Bisher sind nur wenige mögliche Indikationen für Maribavir geprüft. Die bislang einzige klinische Phase-III-Studie untersuchte die Vermeidung von CMV-Erkrankungen bei allogen stammzelltransplantierten Patienten durch prophylaktische Gabe von Maribavir und ergab keinen Unterschied im Vergleich zu Placebo. Eine weitere Indikation wäre die Behandlung von Ganciclovir-resistenten CMV-Infektionen.

B **Beurteilung:** Neuartiges interessantes Mittel bei Zytomegalie-Virus-Infektionen. In einer ersten abgeschlossenen Prophylaxe- und Dosisfindungsstudie (Dosierungen: 2 × tgl. 100 oder 2 × tgl. 400 und 1 × tgl. 400 mg) zeigten sich keine klinisch zu erwartenden Ergebnisse, aber virologisch signifikante Vorteile gegenüber Placebo. Problematisch sind sicher die erheblichen Geschmacksstörungen für eine längere Einnahme und die bereits früh in vitro festgestellte und später in klinischen Studien bestätigte schnelle Resistenzentwicklung durch Mutationen an unterschiedlichsten Codons. Maribavir wäre aber ein möglicher guter Partner zur Kombinationsbehandlung von CMV-Infektionen.

2.6 Neuraminidase-Inhibitoren

Die Aktivität der viralen Neuraminidase ist eine wesentliche Voraussetzung für die Replikation des Influenza-Virus. Als Bestandteil der Virushülle beeinflusst die Neuraminidase durch Spaltung von Sialinsäure-Bindungen die Ausbreitung des Virus im Respirationstrakt. Ihre Hemmung ist wirksam bei der Frühbehandlung von Grippe-Erkrankungen. Mit den beiden strukturell ähnlichen Substanzen Zanamivir und Oseltamivir stehen seit 2000 erstmals klar gegen Influenza wirksame Substanzen zur Verfügung, die die beiden alten Mittel Amantadin und Rimantadin weitgehend ersetzt haben (Abb. 2.6-1). Die ehemals euphorische Beurteilung von Oseltamivir nach erster Zulassung durch den Namensgeber dieses Buchs zeigt retrospektiv zwar auch eine falsche Beurteilung, aber vor allem den ungebrochen bestehenden Wunsch nach einer ersten wirksamen Influenzatherapie: »Oseltamivir ist der Durchbruch bei der Influenzatherapie ... Vorerst bleibt Oseltamivir der Geheimtipp für Ärzte, Apotheker und hochgestellte Persönlichkeiten mit Leibarzt ...« Dieser Durchbruch blieb dann doch leider aus, auch wenn die Wirklichkeit die Studienergebnisse nicht widerlegt hat: Weder konnten Neuraminidase-Inhibitoren beweisen, dass sie die Letalität der Influenza oder Hospitalisierungen verringern können, noch konnten sie trotz zögerlichen Einsatzes – wenn auch nicht nur auf Apotheker und Leibärzte beschränkt – eine erhebliche Resistenzentwicklung verhindern.

Zanamivir

Handelsname: Relenza.

Eigenschaften: Zanamivir wurde zuerst in Schweden und Australien zur Frühtherapie der Influenza A und B, seit 1999 auch in Deutschland zugelassen.

Wirkungsspektrum und Wirkung: Zanamivir ist ein spezifisch gegen Influenza A und B wirksamer Inhibitor der viralen Neuraminidase (Sialidase). Er wirkt durch Unterbrechung der Influenza-Virusreplikation. Die Hemmung der Influenza-Neuraminidase erfolgt mit nanomolaren Konzentrationen (1–10 nM), allerdings in Zellkulturen mit einer großen Variabilität der Hemmkonzentrationen (Strukturformel s. Abb. 2.6-1).
Zanamivir ist gegenüber Influenza B im Vergleich zu Oseltamivir die etwas wirksamere Substanz, wie dies auch klinisch zumindest bei Kindern nachweisbar war. Zanamivir hemmt eine Reihe von Influenza-A-Neuraminidase-Varianten, die resistent gegen Oseltamivir sind, ist aber schlechter wirksam gegen Influenza-A/N2-Isolate. In Kombination mit Rimantadin in vitro sowohl synergistische als auch antagonistische Effekte mit unklarer Bedeutung für die Klinik. Zanamivir ist derzeit nur zur Inhalation zugelassen und muss mit einem speziellen Gerät inhaliert werden (Diskhaler).
In Prüfung befindet sich i. v. applizierbares Zanamivir, das aktuell schon von der Firma Glaxo SmithKline zur Behandlung bei schweren Influenza-Erkrankungen z. B. mit Oseltamivir-Resistenz oder Unverträglichkeit bereitgestellt wird.

Resistenz: Zwar sind die Mechanismen der Resistenzentwicklung wie die antivirale Wirkung bei den Neuraminidase-Inhibitoren gleich, jedoch haben die so entstandenen Mutationen eine sehr spezifische Wirkung auf die inhibitorischen Effekte von Oseltamivir und Zanamivir. Eine Zanamivir-Resistenz ist zumeist mit einer verminderten Infektiosität (im Tierversuch!) durch eine veränderte Neuraminidase mit geringerer Aktivität und Stabilität (Arg152Lys und Arg292Lys) verbunden. Viele Oseltamivir-resistente Stämme der Influenza A/H1N1

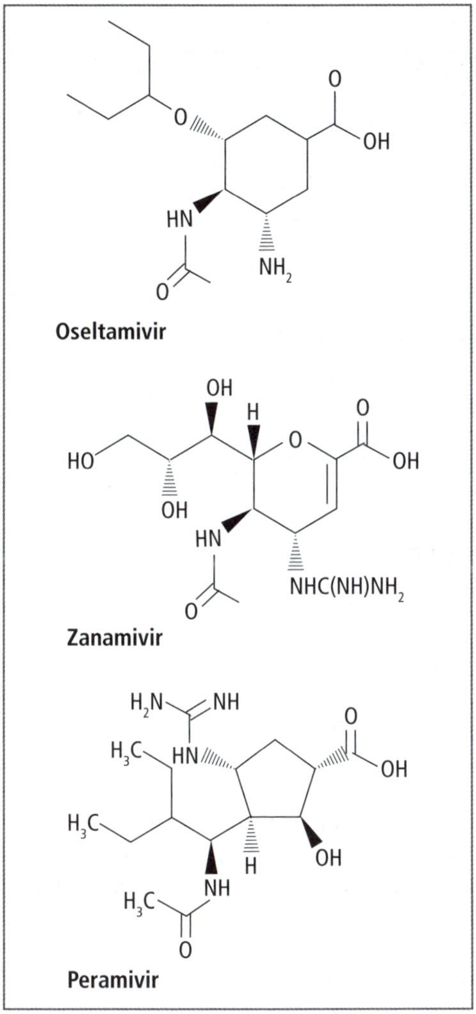

Abb. 2.6-1 Strukturformeln der Neuraminidase-Inhibitoren Oseltamivir, Zanamivir und Peramivir.

(2008/2009) waren fast ausnahmslos noch Zanamivir-sensibel. Bei langem und vielfältigem Gebrauch, auch mit niedriger Dosis zur Prophylaxe, ist mit einer zunehmenden Resistenz zu rechnen.

Pharmakokinetik:

- Nach oraler Gabe wird Zanamivir nur minimal zwischen 1–5 % resorbiert. Nach Inhalation ist die Resorption etwa 10-fach höher, liegt im Mittel aber auch nur zwischen 10–20 %. Die Wirkung wird deshalb vorwiegend lokal an den Schleimhäuten durch hohe Konzentrationen erzielt.
- Nach oraler Inhalation verteilen sich 90 % auf den Oropharynx und der Rest im unteren Respirationstrakt; 10–20 % werden resorbiert und unverändert mit dem Urin ausgeschieden.
- Der Wirkstoff liegt als Pulver mit einem Lactose-»Carrier« vor – mit jeweils 5 mg Zanamivir als ED auf der Scheibe des Inhalers, wovon pro Dosis jeweils 3,6 mg abgegeben werden.
- Nach 6, 12 und 24 h finden sich Zanamivir-Spiegel im Sputum von 1,34, 0,30 und 0,05 µg/ml. 0,05 µg/ml entsprechen auch dem maximal über Inhalation zu erreichenden Serumspiegel.
- Wegen der geringen Bioverfügbarkeit ist eine Dosisanpassung bei Niereninsuffizienz und Inhalation nicht erforderlich, jedoch muss in jedem Fall die an das Gewicht angepasste Dosis bei Niereninsuffizienz vermindert werden.

Indikation: Eine Behandlung ist möglich ab dem 5. Lebensjahr. Hochrisikopatienten sind während einer Grippeepidemie infizierte Personen über 65 Jahre, Personen mit kardiovaskulären Krankheiten, Lungenstoffwechsel- und Hormonkrankheiten sowie immunsupprimierte Patienten. Die Behandlung sollte möglichst in den ersten 24 h nach Krankheitsbeginn einsetzen und besteht in der oralen Inhalation von 2 × tgl. 5 mg Zanamivir durch ein mitgeliefertes Inhalationsbesteck, was zu einer Verkürzung der Krankheitsdauer führt.

Dosierung und Applikation: Die Dosierung ist bei Erwachsenen und Kindern ab 5 Jahren gleich (Tab. 2.6-1). **Behandlungsdauer** 5 Tage. Die Therapie ist schwierig und setzt ein Training mit dem Inhalationssystem voraus. In der Schwangerschaft liegen keine Erfahrungen vor. Im Tierversuch ist

Tab. 2.6-1 Intravenöse (nicht zugelassene) mögliche Dosierung von Zanamivir.

	Initialdosis	Erhaltungsdosis (i. v. Behandlung)				
		Kreatinin-Clearance (ml/min)				
		≥ 80	79–50	49–30	29–15	< 15
Erwachsene und Jugendliche (> 37 kg KG)	600 mg	600 mg	400 mg	250 mg	150 mg	60 mg
Kinder ≥ 6 Monate						
• 37–20 kg KG	16 mg/kg	16 mg/kg	11 mg/kg	6,5 mg/kg	4 mg/kg	1,5 mg/kg
• < 19–11 kg KG	20 mg/kg	20 mg/kg	13 mg/kg	8 mg/kg	5 mg/kg	2 mg/kg
• < 11 kg KG	24 mg/kg	24 mg/kg	16 mg/kg	10 mg/kg	6 mg/kg	2,5 mg/kg

Zanamivir plazentagängig und wird in die Muttermilch ausgeschieden. Bei schwerem Asthma ist Vorsicht geboten, da gefährliche Obstruktionen auftreten können.
Bei i. v. Applikation sind unbedingt die Gewichts- und nierenfunktionsabhängigen Dosiseinschränkungen zu berücksichtigen (s. Tab. 2.6-1).

B **Beurteilung:** Bedingt durch die Schwierigkeiten mit der Inhalation hat sich die Therapie der Influenza mit Zanamivir nur wenig durchsetzen können (auch innerhalb einer Studie konnten gut aufgeklärte Erwachsene nur zu etwa 50 % adäquat inhalieren!). Bis zur nächsten Influenza-Saison zeigte sich Zanamivir, auch vermutlich wegen der geringen Anwendung, immer noch dort empfindlich (saisonale und Schweinegrippe), wo zunehmende Oseltamivir-Resistenz registriert wurde. Durch die Möglichkeit der i. v. Gabe in Verbindung mit Inhalation bei schweren Verläufen einer Influenza-Infektion gegebenenfalls als wirksame Behandlungsalternative einsetzbar. Grundsätzlich vermögen Zanamivir und Oseltamivir nur eine Verkürzung der Erkrankungszeit um ein bzw. zwei Tage zu erreichen, wenn bis spätestens 30 h nach Krankheitsbeginn behandelt wird!

Oseltamivir

Synonyma: GS4104.

Handelsname: Tamiflu.

Eigenschaften: Oseltamivir wurde bereits 1999 in den USA, der Schweiz und Kanada und später in Deutschland zur Behandlung und Prophylaxe der Influenza A und B bereits ab dem 1. Lebensjahr, in Pandemiezeiten auch unter einem Jahr, zugelassen.

Wirkungsspektrum und Wirkung: Oseltamivir ist ein kompetitiver Inhibitor der Influenza-A- und -B-Neuraminidase (ein Sialinsäure-Analogon) und wirkt gegen alle menschlichen Influenza-Virusstämme, nicht aber gegen andere Viren (Strukturformel s. Abb. 2.6-1).
Oseltamivircarboxylat hemmt kompetitiv in nanomolaren Konzentrationen (Influenza A: 0,1–1,3 nM; Influenza B: ca. 2 nM) die virale Neuraminidase, jedoch mit hoher Variabilität in Zellkulturen (bis > 1 000-fach). Influenza-B-Viren sind 10- bis 20-fach weniger empfindlich gegen Oseltamivir als Influenza-A-Viren. Prinzipiell ist Oseltamivir wirksam gegen pathogene aviare Virusstämme, Amantadin-resistente Virusstämme und

gegen den pandemischen Schweinegrippe-virusstamm (H5N1, H7N7, H9N2, H1N1S-OIV). Zusammen mit Amantadin und Ribavirin zeigt Oseltamivir (wie auch Zanamivir) eine höhere Wirksamkeit in der Zellkultur und im Tierversuch.

Resistenz: Resistente Virusvarianten mit Punktmutationen in den viralen Hämagglutin- oder Neuraminidase-Genen sind in vitro leicht zu selektieren, wenn diese auch schnell wieder in vivo empfindlich werden. Eine Oseltamivir-Resistenz bei Influenza A ist Subtyp-spezifisch und meist mit Veränderungen an den Neuraminidasen Arg-292Lys (N2) und His274Try (N1) verbunden. Diese resistenten Viren können noch empfindlich gegenüber Zanamivir sein. Eine Oseltamivir-Resistenz wird auch zunehmend beobachtet bei prophylaktischer Gabe und bei langer Virusausscheidung, z. B. bei infizierten immunsupprimierten Patienten. Im Rahmen der H1N1-Endemie waren in USA und Europa nahezu alle Stämme Oseltamivir-resistent – jedoch nicht als Folge eines unkritischen Einsatzes von Oseltamivir, sondern vielmehr in Folge einer mit der Oseltamivir-Resistenzmutation H274Y verbundenen gesteigerten »viralen Fitness« des Influenzavirus.

Pharmakokinetik:

- Die Substanz wird als Prodrug (Ethylester) nach oraler Gabe gut resorbiert und durch nahezu vollständige enzymatische Umwandlung im Gastrointestinaltrakt, der Leber und im Blut zu einer 50-fach aktiveren, d. h. wirksamen Substanz, dem metaboliten Oseltamivircarboxylat, verändert. Bioverfügbarkeit von Oseltamivircarboxylat ca. 80 %.
- Die Plasmaspiegel von Oseltamivir steigen dosisproportional an, Plasmaspitzenspiegel nach 2–4 h. Auch unter maschineller Beatmung werden gleiche Serumspiegel über nasogastrale Sonden erreicht. Gleichzeitige Nahrungsaufnahme vermindert zwar leicht die Spitzenspiegel, nicht aber die AUC.
- Spitzen- und Talspiegel werden bei gesunden Erwachsenen zwischen 0,35 und 0,14 µg/ml nach 75 mg Oseltamivir gemessen. Die Spiegel sind bei vergleichbarer Dosierung bei älteren Erwachsenen um ca. 25 % höher als bei jüngeren, vermutlich als Folge der unterschiedlichen renalen Elimination.
- Die Plasmaproteinbindung von Oseltamivirphosphat (Prodrug) und von Oseltamivircarboxylat ist mit 42 % bzw. 3 % sehr niedrig.
- Oseltamivir hat eine lange Halbwertszeit: Nach 12 h betragen die Plasmaspiegel etwa 35 % der Spitzenspiegel. Oseltamivir diffundiert gut in die Lungen und andere Gewebe des Respirationstraktes. Es gibt keine Kumulation bei wiederholter oraler Anwendung.
- Mittleres Verteilungsvolumen zwischen 23–26 l/h. Gleiche Spiegel in der ELF wie auch in Sekreten des Mittelohrs oder Sinus maxillaris wie im Blut. Nachweis im Liquor unsicher (bisher bei Kindern kein Nachweis, bei Erwachsenen ca. 2–3 % der Plasmakonzentration).
- Die Ausscheidung erfolgt vorwiegend unverändert über die Niere (über Probenecid-sensible Anionentransporter!), sowohl durch tubuläre Sekretion als auch durch glomeruläre Filtration. Die lineare Clearance erfordert bei Nierenfunktionsstörung eine entsprechende Dosisanpassung. Oseltamivir wird durch Hämodialyse eliminiert.

Nebenwirkungen: Die Verträglichkeit ist im Allgemeinen gut. Gelegentlich treten Übelkeit und Erbrechen auf. Selten beobachtete Hautausschläge und Stevens-Johnson-Syndrome, Anaphylaxie und Thrombozytopenien sind bisher nicht sicher auf Oseltamivir zurückzuführen. Keine mutagenen, onkogenen oder teratogenen Effekte bekannt.

Indikationen: Akut einsetzende Influenza mit Fieber. Tracheitis mit schwerem Krankheitsgefühl. Therapiebeginn in den ersten 36 h, am besten in den ersten 12 h. Dies setzt gute Kenntnisse der Frühsymptomatik einer akuten Influenza, der epidemiologischen Lage und eine ständige häusliche Bevorratung voraus! Wenn auch immer wieder empfohlen, so steht der Autor einer prophylaktischen Gabe bei allen Patienten in Epidemiezeiten – auch solchen mit schwerer Neutropenie oder mit Mukoviszidose – aufgrund der schnellen Resistenzentwicklung sehr skeptisch gegenüber.

- Oseltamivir ersetzt **nicht** die Grippe-Impfung.

Oseltamivir ist ebenfalls indiziert bei einer Grippe-Enzephalitis. Diese ist zwar insgesamt sehr selten, es gibt aber Influenza-Epidemien mit erhöhter Enzephalitis-Frequenz. Oseltamivir wirkt auch bei Vogelgrippe (Hühnerpest).

Falsche Indikationen: Einsatz bei uncharakteristischen grippalen Infekten außerhalb einer Grippe-Epidemie. Therapie bei späteren Grippe-Komplikationen. Oseltamivir ist nicht wirksam bei SARS.

Klinische Wirksamkeit: Bei frühzeitiger Anwendung wird die Dauer der Virusausscheidung verkürzt und die klinischen Symptome bessern sich rascher als bei unbehandelten Personen. Offenbar verringern sich auch die typischen Komplikationen einer Influenza.

Dosierung:
- Kinder ab 1 Jahr:
  - < 15 kg KG: 2 × tgl. 30 mg.
  - 15–23 kg KG: 2 × tgl. 45 mg.
  - 23–40 kg KG: 2 × tgl. 60 mg.
  - > 40 kg KG: Erwachsenendosierung.
- Erwachsene und Jugendliche ab 13 Jahren: 2 × tgl. 0,075 g für 5 Tage.

Eine Dosisreduktion erfolgt erst unter einer Kreatinin-Clearance von 30–10 ml/min auf 1 × tgl. 75 mg Oseltamivir und < 10 ml/min, bei Dialysepflichtigkeit existiert keine Dosisempfehlung.

Außerhalb der aktuellen Zulassung hat sich eine Dosierung von 2 × tgl. 150 mg bei **schweren Krankheitsverläufen** und **erhaltener Nierenfunktion** praktisch etabliert, die vermutlich bisher unproblematisch von den meist intensivpflichtigen Patienten auch über eine längere Behandlungsdauer gut vertragen wurde.

Bei **prophylaktischer Gabe** kann die Übertragungsrate bei Erwachsenen wirksam mit halber Dosierung gesenkt werden: 1 × tgl. 75 mg über 7 Tage (Kinder vergleichbar reduzierte Dosierungen).

! Eine zunehmende Resistenzentwicklung unter niedrigen Dosierungen im Rahmen einer Influenzaprophylaxe z. B. von immunsupprimierten Patienten muss beachtet werden!

B **Beurteilung:** Wie alle Neuraminidase-Inhibitoren stellt auch Oseltamivir keinen Durchbruch bei der Influenzatherapie dar, zeigt jedoch unter allen insgesamt mäßig wirksamen Neuraminidase-Hemmern die beste Wirkung. Als oral einfach zu applizierende Substanz hat Oseltamivir die breiteste Verbreitung gefunden bis hin zur höchst teuren und zumindest mit seiner Wirkung kaum zu rechtfertigenden öffentlichen Bevorratung. Der erforderliche schnelle Einsatz innerhalb von 30 h nach Beginn der ersten Symptomatik limitiert mögliche Erfolge erheblich, desgleichen eine zunehmend beobachtete Resistenz. Eine prophylaktische Gabe erscheint besonders bei gefährdeten Patienten (Kleinkinder, Immunsupprimierte) für einen begrenzten Zeitraum bei Erkrankungen in der näheren Umgebung indiziert, sollte nach Meinung des Autors dann aber eher in therapeutischer Dosis erfolgen.

Peramivir

Synonyma: PVR, Rapiacta. PeramiFlu in Korea.

Eigenschaften: Zulassung bisher nur in Japan (Fa. Shionogi). In den USA begrenzte Notfallzulassung bis Ende 2010; weitere Entwicklung dort durch Fa. BIOCYST mit NIH-Grand von 180 Mill. US$! Vertrieb in Europa vermutlich Fa. Merck.
Peramivir wurde gezielt als ähnliche, aber doch zu Zanamivir und Oseltamivir strukturell unterschiedliche Substanz entwickelt, um eine Kreuzresistenz gegenüber resistenten Stämmen gegen diese bisher zugelassenen Substanzen zu verhindern (Strukturformel s. Abb. 2.6-1, S. 369). Aufgrund seiner schlechten oralen Bioverfügbarkeit wurde Peramivir als i. v. oder i. m. applizierbare Substanz entwickelt. Im Rahmen der Ende 2009 pandemischen H1N1-Infektionen hat die FDA Peramivir in den USA zum Einsatz unter speziellen Bedingungen (»Compassionate Use«) auf Anforderung unter www.cdc.gov zugelassen (s. hierzu auch Zanamivir i. v.). Diese Notfall-Zulassung wurde allerdings Ende 2010 zugunsten einer Phase-III-Studie aufgehoben.

Wirkungsspektrum und Wirkung: Peramivir ist ein bisher noch nicht zugelassener und klinisch noch unzureichend geprüfter, hoch wirksamer Neuraminidase-Hemmer, der selektiv gegen alle neun avianen NA-Subtypen von Influenza A und B wirkt.
Wie die beiden anderen Neuraminidase-Hemmer inhibiert auch Peramivir die Enzyme in nanomolaren Konzentrationen, ist aber noch aktiver und besser wirksam in Zellkulturen. Zusammen mit Ribavirin wirkt Peramivir in vitro synergistisch.

Resistenz: In vitro können über Passagen Peramivir-resistente Influenzastämme selektiert werden. Während vermutlich Peramivir-resistente Stämme auch gegen Oseltamivir und Zanamivir resistent sind, besteht zunächst keine Kreuzresistenz umgekehrt bei Peramivir.

Pharmakokinetik:
- Keine ausreichende Bioverfügbarkeit nach oraler Gabe (2 %).
- Halbwertszeit von 7,8–21 h, nimmt mit der Dosis von 1 × tgl. 0,5 mg/kg KG bis zu 8 mg/kg KG wie auch bei 2 × tgl. 4 mg/kg KG zu, weshalb eine Einmalgabe pro Tag möglich ist.
- Großes Verteilungsvolumen mit ca. 2 l/kg, systemische Clearance von 85 ml/h/kg.
- Die Plasmaeiweißbindung ist geringer als 30 %. Die Plasmakonzentrationen von Peramivir sind 10- bis 50-fach höher als die gemessenen Konzentration im Rachenspülwasser oder nasalen Spülwasser, dort nach 24 h immer noch höher als die von Zanamivir oder Oseltamivir.
- Zumindest im Tierversuch keine relevante Anreicherung in der Muttermilch.
- Die Ausscheidung erfolgt vordringlich als unveränderte Substanz durch glomeruläre Filtration, weshalb eine Dosisanpassung bei Niereninsuffizienz erforderlich ist.

Nebenwirkungen: Bisher wurde Peramivir in den Studien gut vertragen. Die nephrotoxische Dosis wurde mit > 200 mg/kg KG ermittelt. Bei einem Patienten wurde mit einer Dosis von 1 × 80 mg und Influenza B eine dilatative Kardiomyopathie diagnostiziert. Diarrhoen traten in ca. 13 % der Fälle bei einer Dosis von 200–400 mg auf, ebenso wie etwa 11 % psychiatrische Nebenwirkungen (Depression, Albträume, Schwindel).

Dosierung und Applikation:
- Standarddosis für Erwachsene: 1 × tgl. 600 mg über 30 min i. v. für 5–10 Tage.

Bis zur Zulassung ist unter den erneuten Voraussetzungen einer Notfall-Indikation

Antiinfektiva

(pandemische Grippe) die Auslieferung und Applikation der Substanz an die folgenden Kriterien gebunden:

- Ausschließliche Gabe an stationär behandelte und behandlungsbedürftige Patienten (Kinder und Erwachsene) mit:
  - keinem Ansprechen auf Oseltamivir und Zanamivir,
  - Unmöglichkeit einer enteralen oder inhalativen Applikation,
  - (nur bei Erwachsenen) der ärztlichen Entscheidung, dass eine i. v. Applikation erforderlich ist.

Angaben zur Dosierung bei **Kindern** sowie bei **Niereninsuffizienz** können Tab. 2.6-2 entnommen werden.

Handelsform: Peramivir wird vor der Zulassung in Europa (bis 2012 nur Japan, BioCryst Pharmaceuticals) nur in Pandemiezeiten auf Anfrage in Ampullen à 20 ml mit je 200 mg ausgeliefert.

B **Beurteilung:** Ohne notwendige Phase-III-Studien ist keine abschließende Beurteilung dieses neuen Neuraminidase-Inhibitors sinnvoll. Die Möglichkeit der i. v. Applikation eröffnet den Einsatz bei schweren Erkrankungen, limitiert ihn aber bei leichten Erkrankungen. Hierbei erscheint die Prüfung der Wirksamkeit in Abhängigkeit zur Zeit zwischen Beginn der Erkrankung und der Peramivir-Behandlung wesentlich. Bisher vielversprechendes Resistenzmuster, das auch Behandlungserfolg bei Oseltamivir- und Zanamivir-Resistenz ermöglicht. In vitro ist Peramivir dem Zanamivir und Oseltamivir an Wirksamkeit überlegen. Die klinische Bedeutung ist vermutlich erst nach Prüfung in Pandemiezeiten unter realen Bedingungen beurteilbar.

2.7 Freisetzungs-Inhibitoren

Amantadin

Handelsnamen (Auswahl):

- Amantadin 100 – 1 A Pharma (Amantadinsulfat).
- Amantadin AbZ, Amantadin-CT (Amantadin-HCl).
- Amantadin AL (Amantadinhemisulfat).
- Amantadin-ratiopharm, Infusionslösung (Amantadinhemisulfat).

Eigenschaften: Amantadin (1-Adamantanamin-Hydrochlorid) (Amantadinhemisulfat) und das in Deutschland nicht vorhandene Rimantadin verhindern die Penetration von Viren in die Zelle und wirken bei rechtzeitiger Gabe prophylaktisch gegen eine Influenza-A-Virusinfektion (nicht gegen Influenza-B-Viren).

Tab. 2.6-2 Peramivir: Dosierungsempfehlungen der US Food and Drug Administration (FDA) für Kinder und bei Niereninsuffizienz in mg/kg KG (max.: 1 × 600 mg/Tag für 5–10 Tage).

Alter	CrCl in ml/min			
	80–50	49–31	30–10	< 10[1]
< 1 Monat	6	1,5	1	0,15
1–3 Monate	8	2	1,3	0,2
> 3–6 Monate	10	2,5	1,6	0,25
> ½–5 Jahre	12	3,0	1,9	0,3
6–17 Jahre	10	2,5	1,6	0,25

[1] Tag 1 oder Post-Dialyse wie bei CrCl 30–10!

Wirkungsweise und Wirkung: Der Wirkungsmechanismus ist noch nicht völlig geklärt. Anscheinend beruht die prophylaktische Wirkung darauf, dass Influenza-A-Viren daran gehindert werden, beim Eindringen in die Zelle ihre Eiweißhülle abzustreifen. Ob Amantadin auch noch in den ersten 2 Tagen einer Influenza-Erkrankung wirkt, ist sehr fraglich. Primär resistente Virusstämme kommen vor. Eine sekundäre Resistenzentwicklung während der Anwendung ist möglich. Das Mittel wird sonst wegen seiner ZNS-Wirkung in erster Linie zur Therapie des Parkinson-Syndroms verwendet. Der sehr selektive Effekt auf Influenza-A-Viren geht sehr schnell verloren, wenn die Substanz aus ihrem umgebenden Medium entfernt wird. Dies lässt vermuten, dass sich die Substanz zur Entfaltung ihrer Wirksamkeit sehr schnell und früh in der replikativen Phase der Viren in der extrazellulären Flüssigkeit angereichert haben muss.

Resistenz: Die Entwicklung einer Amantadin-Resistenz lässt sich einfach durch Viruspassagen unter Anwesenheit der Substanz in vitro nachweisen. Resistenzen mit mehr als 100-fachem Anstieg der Hemmkonzentrationen sind in der Regel mit Aminosäure-Substitutionen an kritischer Stelle der Transmembranregion des M2-Proteins verbunden (Positionen: 26, 27, 30, 31, 34). Bis 2003 war eine Amantadin-Resistenz selten und die meisten Stämme z. B. der epidemischen Influenza AH1N1 oder AH3N2 waren M2-Inhibitoren-empfindlich. AH3N2-Stämme waren 2005 dann schon zu 91 % resistent. AH1N1-Stämme waren noch bis März 2009 fast alle empfindlich, während Monate später der pandemische AH1N1-Schweinevirus-Stamm (S-OIV) schon komplett resistent war.

Pharmakokinetik:

- Amantadin wird nach oraler Gabe gut resorbiert, jedoch bei unterschiedlicher Bioverfügbarkeit zwischen 55–100 %.
- Die Blutspiegelmaxima werden nach 4 h erreicht, mit Spitzenspiegeln nach 200 mg/Tag von C_{max} 475 ± 110 ng/ml und Talspiegeln C_{min} 302 ± 80 ng/ml.
- Halbwertszeit 15 h.
- Plasmaproteinbindung etwa 67 % und großes Verteilungsvolumen bei 200 mg/Tag zwischen 4–5 l/kg.
- Die Konzentrationen im Nasensekret oder Speichel entsprechen etwa dem Serumspiegel. Mit 52–90 % des Plasmaspiegels finden sich auch hohe Konzentrationen im Liquor.
- Die Urin-Recovery beträgt 90 % (unverändert).
- Amantadin wird nur gering bei CAPD oder Hämodialyse eliminiert.

Nebenwirkungen: Unruhe, Tremor, Ataxie, Konzentrationsschwäche, Mattigkeit, Depression, paranoid gefärbte Psychosen, Trockenheit im Mund, Sprach- oder Sehstörungen. Bei längerer Anwendung kann es zu Livedo reticularis, peripheren Ödemen, Herzinsuffizienz, Blutdruckabfall und Harnretention kommen.

Interaktionen: Durch die gleichzeitige Gabe von Anticholinergika oder L-Dopa werden die anticholinergischen Nebenwirkungen verstärkt, durch gleichzeitige Gabe von Sympathikomimetika die zentralnervösen Wirkungen. Diuretika (Triamteren, Hydrochlorothiazid) können die ZNS-Toxizität von Amantadin verstärken. Amantadin vermindert die Alkoholtoleranz.

Indikation: Amantadin kommt nur bei besonders gefährdeten Personen unter strenger Überwachung und Resistenz oder Unverträglichkeit z. B. von Neuraminidase-Hemmern zur Prophylaxe der Influenza A während einer Epidemie infrage. In Prüfung sind Kombinationstherapien mit Ribavirin oder auch Neuraminidase-Hemmern für den Einsatz bei schwer verlaufenden Erkrankungen, z. B. beatmungspflichtigem Lungenversagen.

Tab. 2.7-1 Amantadin-Dosierung für 200 mg/Tag in Abhängigkeit von Alter und Nierenfunktion.

Alter/Nierenfunktion	Dosierungsempfehlung
Ohne Einschränkung der Nierenfunktion	
Kinder 1–9 Jahre	5 mg/kg/Tag in 2 geteilten Dosen ≤ 150 mg/Tag
Erwachsene 10–64 Jahre	100 mg 2 × tgl.
Erwachsene > 65 Jahre	100 mg 1 × tgl.
Alter < 65 Jahre und Kreatinin-Clearance (ml/min/1,73 m²)	
≥ 80	100 mg (1,4 mg/kg KG) 2 × tgl.
79–35	100 mg 1 × tgl.
34–25	100 mg 1 × alle 2 Tage
24–15	100 mg 1 × alle 3 Tage
< 15	100 mg 1 × alle 7 Tage
Alter > 65 Jahre und Kreatinin-Clearance (ml/min/1,73 m²)	
≥ 80	100 mg 1 × tgl.
79–60	100 mg und 50 mg 1 × tgl. alternativ
59–40	100 mg 1 × alle 2 Tage
39–30	100 mg 2 × pro Woche
29–20	50 mg 2 × pro Woche
19–10	100 mg und 50 mg 1 × pro Woche alternativ

K **Kontraindikationen:** Gravidität, Stillperiode, Engwinkelglaukom, Prostatahypertrophie, Niereninsuffizienz. Vorsicht bei Patienten mit Epilepsie und Rechtsherzinsuffizienz sowie Nierenkrankheiten.

Dosierung:

- Kinder 5–9 Jahre und Erwachsene ab 65 Jahre: 1 × tgl. 0,1 g per os (in 1–2 Einzelgaben) für mindestens 10 Tage nach einer Ansteckung.
- Kinder ab 10 Jahre und Erwachsene bis 64 Jahre: 1 × tgl. 0,2 g (2 × tgl. 0,1 g) für mindestens 10 Tage nach einer Ansteckung.

Wenn bei Behandlungsbeginn aktiv geimpft wurde, setzt man die Behandlung bis zum Eintritt des Impfschutzes nach 3 Wochen fort.

Bei **Niereninsuffizienz** muss die Dosis entsprechend den Angaben des Herstellers angepasst werden (Tab. 2.7-1).

B **Beurteilung:** Eine Grippeprophylaxe mit Amantadin ist unsicher wirksam und schlecht verträglich. Spätestens bei breitem Einsatz ist auch mit hoher Resistenz zu rechnen. Gefährdete Personen sollten rechtzeitig geimpft werden. Welche Rolle Amantadin in einer Kombinationsbehandlung zur Verbesserung der Wirksamkeit oder als Resistenzschutz spielen könnte, ist ungeklärt. Amantadin wurde in verschiedenen Studien zur Behandlung der chronischen Hepatitis C mit schlechtem Erfolg geprüft. Allein die zusätzliche Gabe zu Ribavirin und Interferon vermochte die Rezidivrate nur minimal zu verbessern. Berichte über eine wirksame Aktivität gegen Bornavirus-Infektionen bedürfen sicher erst einer Bestätigung.

Pleconaril

Handelsnamen: VP63843, Picovir (Fa. Schering-Plough).

Pleconaril ist in Deutschland nicht im Handel.

Eigenschaften: Neues Virostatikum für die experimentelle Behandlung von Picornavirus-Infektionen (vor allem Entero- und Rhinoviren). Pleconaril ist ein fluoriertes Oxadiazol-Derivat ohne Verwandtschaft mit anderen Virustherapeutika und ein sog. Kapsid-Hemmer oder Canyon-Blocker.

Wirkungsweise und Wirkung: Pleconaril bindet an ein hydrophobes Pocket am Viruskapsid und verhindert das virale Uncoating. In vitro gute antivirale Aktivität gegen 214 von 215 geprüften Enteroviren und bei 95 % aller Picornaviren. Bisherige klinische Prüfungen zeigten gute Wirkungen bei entsprechenden Erkältungskrankheiten mit einer Reduktion von Kopfschmerzen und einer früheren Besserung des Allgemeinbefindens um ca. 2 Tage (Arbeitfähigkeit 2 Tage früher).

Pharmakokinetik:

- Pleconaril hat eine gute orale Bioverfügbarkeit; es werden Serumkonzentrationen erreicht, die 90 % der klinischen Rhino- und Enterovirus-Isolate in vitro inhibieren.
- Pleconaril hat die günstige Eigenschaft, mehrfach höhere Konzentrationen im Liquor und in Nasensekreten als im Serum zu erreichen. Nach oraler Gabe werden Serummaxima nach 1,5–5 h erreicht; die terminale Halbwertszeit liegt bei ca. 25 h. Ungefähr 80 % einer oralen Dosis sind binnen 18 h im Stuhl nachweisbar. Der Rest wird mit dem Urin ausgeschieden.

Nebenwirkungen: Abdominale Schmerzen, Brechreiz, Übelkeit, Durchfall und Kopfschmerzen.

Indikationen: Picornavirus-Infektionen, z. B. Virusmeningitis, schwere Infektionen bei Neugeborenen.
Es gibt erste günstige klinische und virologische Therapieergebnisse mit Pleconaril bei der seltenen chronischen Enterovirus-Meningoenzephalitis im Rahmen einer Abwehrschwäche sowie bei Frühgeborenen mit Coxsackie-Virusinfektionen. Ferner wurden Patienten mit relativ leicht verlaufenden Picornavirus-Infektionen des Respirationstrakts mit Erfolg behandelt. Diverse andere Phase-II-Studien laufen derzeit.

Dosierung: In Studien kamen 200–400 mg bzw. 5 mg/kg KG bei Kindern zur Anwendung.

B **Beurteilung:** Vielversprechendes Mittel bei Enterovirus- bzw. Picornavirus-Infektionen. Weiterhin in klinischer Prüfung auch als inhalativ applizierbares Präparat.

3 Antimykotika

3.1 Polyene

Amphotericin B

Handelsnamen:
- Amphotericin B, Ampho-Moronal.
- Liposomales Amphotericin B: AmBisome.
- Amphotericin-B-Lipid-Komplex: ABLC, Abelcet.
- Amphotericin-B-Kolloidal-Dispersion: ABCD, Amphocil bzw. Amphotec (in Deutschland nicht zugelassen).

Eigenschaften: Amphoteres Heptaen, das wie Nystatin und Pimaricin zur Gruppe der Polyene gehört (Abb. 3.1-1). Amphotericin B wird aus Kulturfiltraten von Streptomyces nodosum isoliert und ist in Wasser praktisch unlöslich. Deshalb steht seit über 40 Jahren Amphotericin-B-Natriumdesoxycholat zur i. v. Gabe zur Verfügung, das nach Auflösung als kolloidale Dispersion vorliegt, nach therapeutischer Applikation aus der Salzbindung gelöst wird und sich dann zu 90–95 % an Cholesterin in Lipoproteinen bindet. Daneben gibt es eine liposomale Formulierung von Amphotericin B (AmBisome) und zwei weitere Lipid-Formulierungen (Amphotericin-B-Lipidkomplex [ABLC] und Amphotericin-B-Kolloidal-Dispersion [ABCD]). Liposomales Amphotericin B, ABLC und ABCD haben eine im Vergleich zu konventionellem Amphotericin B reduzierte Nephrotoxizität und erlauben die Verabreichung höherer Tagesdosen von Amphotericin B. Eine Reduktion der mit der Gabe von Amphotericin B verbundenen infusionsassoziierten Reaktionen ist nur für liposomales Amphotericin B belegt. Im Gegensatz zu den durch zahlreiche Studien geprüften Dosierungen von liposomalem Amphotericin B variieren die eingesetzten Tagesdosen der anderen lipidbasierten Amphotericin-B-Formulierungen erheblich und sind nur für wenige, spezielle Indikationen geprüft, sodass hier deshalb keine abgesicherten bzw. klaren Empfehlungen möglich sind.

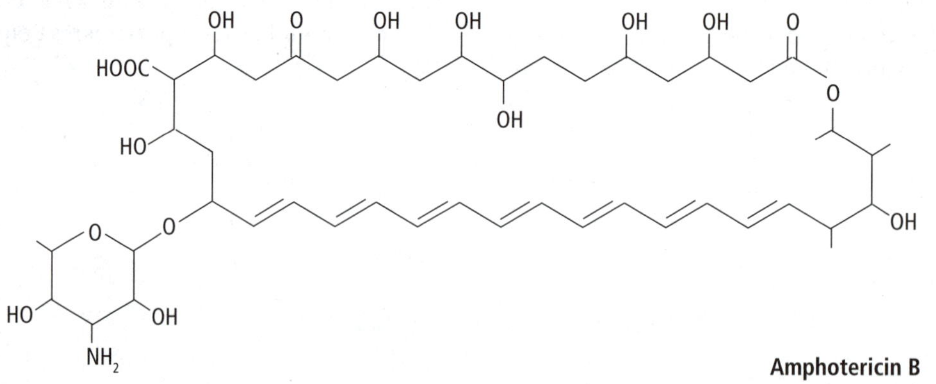

Abb. 3.1-1 Strukturformel von Amphotericin B.

Wirkungsweise: Die Polyene binden an Ergosterol, dem Hauptsterol in der Zellmembran von Pilzen, und führen über die Bildung von Ionenkanälen zum Ausstrom von Kationen, zur Störung des Zellmembranpotenzials und letztlich zum Zelluntergang. Als sekundärer Wirkungsmechanismus wird eine oxidative Schädigung der Zelle diskutiert.

Wirkungsspektrum: Wirksam bei Candida-Infektionen (Candida albicans und andere Candida-Arten), Kryptokokkose, Aspergillose, Mucormykose, Histoplasmose, Blastomykose, Kokzidioidomykose und Sporotrichose), weniger wirksam gegen Dermatophyten (Microsporum, Trichophyton- und Epidermophyton-Arten), Malassezia furfur, Fusarium-Arten, Pseudallescheria boydii und die Erreger der Chromoblastomykose sowie unwirksam gegenüber Bakterien, Viren und den meisten Protozoen. Die Kombination mit Flucytosin wirkt bei Candida spp. und Cryptococcus neoformans in vitro synergistisch und zusammen mit Fluconazol vermutlich additiv. Hohe In-vitro-Wirksamkeit gegen Leishmania tropica, donovani und mexicana vor allem in der Lipidformulierung!

Resistenz: Eine Resistenzentwicklung unter der Therapie ist sehr selten. Primär resistente Candida-Stämme kommen selten vor (vor allem Candida lusitaniae). Eine Primärresistenz von pathogenen Pilzen gegen Amphotericin B wird sehr selten gefunden – damit zu rechnen ist bei Aspergillus terreus, Scedosporium und Trichosporon-Spezies. Die wenigen bekannten Amphotericin-B-resistenten Varianten sonst empfindlicher Pilze weisen in ihrer Membran kein Ergosterol, sondern andere Steroide mit geringerer Komplexaffinität zu Amphotericin B auf. Auch bei langfristigem Einsatz von Amphotericin B muss kaum mit einer Resistenzentwicklung gerechnet werden.

Pharmakokinetik:

- Nach oraler Gabe vernachlässigbare Resorption.
- Nach i. v. Infusion Serumkonzentrationen von etwa 2–3 mg/l (bei einer Dosierung von 0,7–1 mg/kg KG).
- Halbwertszeit 24–48 h, terminale Eliminations-Halbwertszeit 15 Tage und länger.
- Plasmaeiweißbindung > 90 %.
- In der Leber höhere, in den Lungen und Nieren niedrigere Konzentrationen. Bei einer Entzündung betragen die Konzentrationen in der Pleura-, Peritoneal- und Synovialflüssigkeit weniger als 50 % gleichzeitig gemessener Plasmakonzentrationen. Geringe Penetration in Augenkammer- und Fruchtwasser. Liquorgängigkeit gering (1/10–1/40 der max. Serumwerte), bei Meningitis besser (0,1–0,5 mg/l).
- Der Abbau von Amphotericin B erfolgt überwiegend im Gewebe, ca. 40 % werden über die Galle ausgeschieden.
- Ausscheidung durch die Nieren sehr langsam (5 % in 24 h, 20–40 % in 1 Woche), Harnkonzentrationen zwischen 1 und 5 mg/l. Trotz schwerer Niereninsuffizienz Serumspiegel nicht erhöht (daher Blutspiegelkontrollen nicht sinnvoll). Nicht dialysabel.
- Aufgrund der durch die Carrier bedingten unterschiedlichen physikochemischen Eigenschaften haben die neuen Lipid-Formulierungen von Amphotericin B eine andere Pharmakokinetik als konventionelles Amphotericin B. Während sich die Plasma-Pharmakokinetik von ABCD nicht grundsätzlich von der von konventionellem Amphotericin B unterscheidet, wird ABLC wesentlich rascher aus dem Blutstrom eliminiert und erreicht geringere Spitzenspiegel und eine geringere Exposition. Im Gegensatz dazu werden nach Gabe von liposomalem Amphotericin B vergleichsweise höhere Spitzenspiegel und eine erheblich höhere Exposition während des Dosierungsintervalls gemessen.

Nebenwirkungen:

- **Nephrotoxizität:** Die Leitsymptome der Amphotericin-B-assoziierten Nephrotoxizität sind ein Anstieg der harnpflichtigen Substanzen sowie eine Hypokaliämie und Hypomagnesiämie. Eine tubuläre Azidose bzw. Harnkonzentrierungsstörungen sind selten von klinischer Relevanz. Die Gabe von Amphotericin B kann zu akutem Nierenversagen und Dialysepflichtigkeit führen, insbesondere bei renaler Vorschädigung oder gleichzeitiger Gabe anderer nephrotoxischer Medikamente, besonders Ciclosporin A. Außerhalb dieser Risikosituationen stabilisieren sich Serum-Kreatinin und -Harnstoff häufig auf erhöhtem Niveau unter Fortführung der Therapie und fallen nach Beendigung der Therapie auf Normalwerte ab. Vermeiden der gleichzeitigen Gabe anderer nephrotoxischer Medikamente, ausreichende Hydrierung und Kochsalzinfusionen (10–15 ml 0,9 % NaCl/kg KG/Tag) vor der Amphotericin-B-Gabe können Häufigkeit und Schwere der Amphotericin-B-assoziierten Azotämie mindern. Sollte eine kontinuierliche i. v. Applikation über einen notwendigen eigenen Zugang (mehrlumiger Katheter) und 24 h möglich sein, so kann auch hierdurch die Nephrotoxizität von Amphotericin B, bei jedoch nicht sicher geprüfter vergleichbarer Wirkung, erheblich vermindert werden.
- **Infusionsassoziierte Reaktionen:** Fieber, Schüttelfrost, Übelkeit, Erbrechen, Glieder- und Gelenkschmerzen durch Zytokin-Freisetzung werden bei bis zu 75 % der behandelten Patienten während der ersten Dosis beobachtet, nehmen jedoch an Häufigkeit und Ausprägung unter Fortführung der Therapie in der Regel ab. Infusionsassoziierten Reaktionen kann durch Verlangsamung der Infusionsrate oder durch Gabe von Paracetamol (10–15 mg/kg KG), Hydrocortison (0,5–1,0 mg/kg KG) oder Meperidin (0,5–1,0 mg/kg KG) begegnet werden. Echte allergische Reaktionen sind selten. Bei zu schneller Infusion (< 60 min) können kardiale Arrhythmien bzw. ein Herzstillstand durch akute Kaliumfreisetzung im Myokard auftreten, insbesondere bei Vorliegen einer Hyperkaliämie bzw. einer Niereninsuffizienz.
- **Thrombophlebitis** auch an der Infusionsstelle. Venenschmerzen an der Infusionsstelle sind sehr häufig.
- **Selten:** Anämie, Thrombozytopenie, Konvulsionen, Bilirubinanstieg, reversible Paresen, Leukozytenstase bei gleichzeitiger Leukozytentransfusion (kann plötzliche Atemstörungen und Lungeninfiltrate hervorrufen). Die Inhalation eines Amphotericin-Aerosols kann Bronchospasmen auslösen (durch den Gehalt an Desoxycholat).
- Alle drei Lipid-Formulierungen von Amphotericin B sind im Vergleich zu konventionellem Amphotericin B weniger nephrotoxisch; allerdings bezieht sich diese reduzierte Nephrotoxizität nur auf die glomerulären Funktionsstörungen. Eine Reduktion der infusionsassoziierten Reaktionen ist nur für liposomales Amphotericin B eindeutig belegt; für ABCD wurde sogar eine erhöhte Rate dieser den Patienten sehr belastenden, aber letztendlich nicht vital bedrohlichen Reaktionen beobachtet. Für liposomales Amphotericin B wurden bei einem Teil (5 %) der Patienten Rücken- und Brustschmerzen unter Infusion beschrieben. Die Ursache dieser nach Beendigung der Infusion reversiblen Reaktion ist unbekannt; bei betroffenen Patienten kann diese mit einer Verlangsamung der Infusionsrate während weiterer Infusionen vermieden werden.

Interaktionen: Die Wirkung von Herzglykosiden, Muskelrelaxanzien und Antiarrhythmika kann bei einer durch Amphotericin B ausgelösten Hypokaliämie verstärkt werden. Eventuell kommt es zu einer verstärkten Nephrotoxizität und Hyperkaliämie bei gleichzeitiger Gabe anderer nephrotoxischer Substanzen (z. B. Aminoglykoside). Durch Corticosteroide oder ACTH ist die Verstärkung einer Hypokaliämie möglich.

Indikationen: Vermutete bzw. dokumentierte lebensbedrohende invasive Pilzinfektionen, wie invasive Aspergillose und Mucormykose, Candidämie, Candida-Meningitis und andere invasive Candida-Infektionen, Kryptokokkenmeningitis, Kokzidioidomykose, Blastomykose, Histoplasmose, Sporotrichose (extrakutane Formen) und viszerale Leishmaniose. Bei Candida- und Cryptococcus-Infektionen, die als Meningitis, Endokarditis, Pneumonie oder mit Leber- und Milzbeteiligung verlaufen, ggf. in Kombination mit Flucytosin. Empirische antimykotische Therapie bei Fieber und Granulozytopenie.

! Vermutete oder nachweisliche Infektion mit den nachfolgenden Pilzen sind wegen partieller oder kompletter Resistenz mit Amphotericin B nur schlecht zu behandeln: Pseudallescheria boydii, Candida lusitaniae und auch Candida dublinensis.

Lipid-Formulierungen von Amphotericin B (liposomales Amphotericin B, ABLC, ABCD) sind indiziert bei Versagen bzw. Unverträglichkeit oder auch nur erwarteter Unverträglichkeit von konventionellem Amphotericin B und als empirische antimykotische Therapie bei Fieber und Neutropenie (liposomales Amphotericin B). Bei Fehlen vergleichender klinischer Studien ist zu beachten, dass in nahezu allen Tiermodellen höhere Dosen der Lipid-Formulierungen (um Faktor 3 bis Faktor 5) für einen zum konventionellen Amphotericin B äquivalenten Effekt benötigt wurden.

Falsche Indikationen: Nicht lebensbedrohliche Infektionen, die durch besser verträgliche Substanzen mit dokumentiert gleicher klinischer Wirksamkeit behandelt werden können.

K **Kontraindikationen:** Klinisch relevante Einschränkungen der Nierenfunktion und schwere Leberfunktionsstörung. Unter den Lipid-Formulierungen von Amphotericin B darf nur liposomales Amphotericin B mit einem Inline-Filter behandelt werden, dieser muss hierzu jedoch eine Porengröße von mindestens 1,0 µm aufweisen.

Applikation und Dosierung:

- **Intravenöse Infusion** von konventionellem Amphotericin B streng nach Vorschrift:
  - Zunächst Stammlösung herstellen durch Zugabe von 10 ml Aqua dest.
  - Weiter verdünnen mit 5%iger Glucose-Lösung bis zur Konzentration von 0,1 mg/ml, keine anderen Lösungen als Verdünnungsmittel verwenden.
  - Infusionsdauer mindestens 2–4 h, auch eine kontinuierliche Applikation ist möglich.
  - Zubereitung der Lipid-Formulierungen nach Angaben der Hersteller.
- **Parenterale Anwendung:** Konventionelles Amphotericin B war über Jahrzehnte die Substanz der 1. Wahl für die Initialtherapie lebensbedrohlicher invasiver Pilzinfektionen. Die größere therapeutische Breite der Lipid-Formulierungen und deren Verträglichkeit sowie neue Triazole und die Echinocandine stellen dieses historische Konzept zunehmend infrage.
  - In Abhängigkeit von Art der Infektion und Immunstatus des betroffenen Patienten liegt die empfohlene Dosierung von konventionellem Amphotericin B unabhängig vom Lebensalter zwischen 0,5–1,5 mg/kg KG und Tag, infundiert über 2–4 h je nach Toleranz.
  - Die Standarddosis für die empirische Therapie fiebernder granulozytopener Patienten beträgt 0,5–0,6 mg/kg KG und Tag.

- Empfohlene Dosierung bei:
  - Kryptokokkenmeningitis: tgl. 0,8 mg/kg KG,
  - invasiven Candida-Infektionen durch C. albicans: tgl. 0,6 mg/kg KG,
  - invasiven Candida-Infektionen durch C. glabrata, C. tropicalis und C. krusei: tgl. 1 mg/kg KG,
  - invasiven Aspergillus-Infektionen und Zygomykosen: tgl. 1,0–1,5 mg/kg KG.
- Kinder erhalten initial eine Gesamttagesdosis von 1–2 mg (entsprechend < 0,25 mg/kg KG), die dann langsam auf 0,25 mg/kg KG gesteigert werden kann.

Die Therapie mit Amphotericin B sollte mit der vollen Zieldosis beginnen, unter sorgfältigem Monitoring während der ersten Infusion und prompter Intervention bei Auftreten infusionsassoziierter Reaktionen. Die über Generationen tradierte Testdosis ist obsolet. Eine kontinuierliche Infusion der Zieldosis über 24 h mag mit geringerer Toxizität verbunden sein, widerspricht jedoch allen Erkenntnissen zur Pharmakodynamik der Polyene und die Wirksamkeit dieser Applikationsart ist nicht belegt.

> **!** Auf keinen Fall sollen mehr als 1,5 mg/kg KG pro Tag gegeben werden.

- **Intralumbale Gaben** von Amphotericin B sind aufgrund potenziell schwerer Nebenwirkungen (Parästhesien, passagere Lähmungen, Arachnitis oder Radikulitis), in Anbetracht verfügbarer Alternativen nicht zu empfehlen. Dies trifft prinzipiell ebenfalls für andere Formen der Instillation zu, wenngleich auch vereinzelt schwere zerebrale, abszedierende Mykosen erfolgreich über lokal appliziertes Amphotericin B (Ommaya-Shunt) behandelt wurden. Die Wirksamkeit von aerosolisiertem Amphotericin B zur Prävention bzw. Therapie pulmonaler Pilzinfektionen ist nicht belegt und mit einer hohen Rate von Therapieabbrüchen belastet.
- Die **verminderte Nephrotoxizität der Lipid-Formulierungen** macht diese Substanzen zu einer validen Option zur Primärtherapie von Patienten mit hohem Risiko für Nierenfunktionsstörungen oder auch zur Sekundärbehandlung bei beginnender Toxizität durch konventionelles Amphotericin B. Während für liposomales Amphotericin mittlerweile ausreichende klinische Studien auch zur Dosierung vorliegen, gilt dies für die anderen Formulierungen nicht.
  - Der Autor und die meisten Experten betrachten eine Dosis von tgl. 5 mg/kg KG der Lipid-Formulierungen als äquivalent zu der Standarddosis von tgl. 1 mg/kg KG von konventionellem Amphotericin B.
  - Eine initiale Dosis von tgl. 5 mg/kg KG wird deshalb zur Behandlung vermuteter bzw. gesicherter lebensbedrohlicher invasiver Pilzinfektionen empfohlen und, beschränkt auf liposomales Amphotericin B, 1–3 mg/kg KG nur zur empirischen Therapie persistierend granulozytopener Patienten.
  - Liposomales Amphotericin B wurde über kürzere Zeiträume in Dosen bis zu 15 mg/kg KG und Tag ohne Erreichen einer dosislimitierenden Toxizität verabreicht – wenn es auch für diese Dosis keine Anwendung gibt. Äquieffektive Dosierungen sind von ABLC und ABCD nicht bekannt. Das in Deutschland zugelassene Abelcet sollte vermutlich wie AmBisome dosiert werden – höhere Dosierungen bis 7 mg/kg KG konnten sicher appliziert werden.
- **Lokale Anwendung:** Eine lokale Anwendung ist als Salbe, Creme, Tabletten möglich.
  - Ampho-Moronal gibt man bei Darmsoor bzw. zur partiellen Dekontami-

nation 4 × tgl. 1 Tablette (im 1. Lebensjahr 4 × tgl. 1 ml Suspension), bei Mundsoor 4 × tgl. 1 Lutschtablette.
  - Bei einer intraokulären Applikation zur Behandlung der Pilzendophthalmitis sollte wegen retinaler Toxizität eine Dosis von 10 µg nicht überschritten werden.
  - Kornealbäder zur Behandlung der Pilzkeratitis mit einer Dosis von 1 mg/ml in sterilem Wasser können wirksam sein.
  - Für die früher oft angewendete Blasenspülung mit 50 µg/ml in sterilem Wasser zur Behandlung der Zystitis gibt es heute bessere Alternativen.
- **Inhalation:** Immer wieder wird Amphotericin B sowohl zur Prophylaxe als auch zur adjuvanten Therapie von Schimmelpilzinfektionen eingesetzt, wenn auch hierfür zumeist überzeugende Daten fehlen. Außerhalb von maschineller Beatmung hat sich hierbei eher die Vernebelung von Lipid-Formulierungen durchgesetzt, da diese wegen des bitteren Geschmacks von Amphotericin B besser toleriert werden. Zudem wird eine Surfactant-artige Funktion des phospholipid- und cholesterolhaltigen liposomalen Amphotericin B diskutiert, was eine über viele Tage länger anhaltende Wirksamkeit vor Ort zur Folge hätte.
  - Dosis: z. B. 50 mg liposomales Amphotericin B in 12 ml sterilem Wasser lösen und tgl. 6 ml (25 mg) über Vernebler inhalieren (vorab ggf. Beta-Mimetika). Dauer und Intervalle sind je nach Studie, Leitlinien und Indikation unterschiedlich.

Handelsformen:
- Ampullen à 0,05 g.
- Zur Lokalbehandlung:
  - Tabletten à 0,1 g.
  - Lutschtabletten à 0,01 g.
  - Suspension (100 mg/ml).
  - Creme und Salbe.
  - Auch in Kombination mit Triamcinolon (Ampho-Moronal V).
- Amphotericin-B-Lipid-Komplex:
  - Schweiz: Abelcet, Ampullen à 0,05 und 0,1 g.
  - Deutschland: Abelcet, Ampullen à 20 ml (5 mg/ml; Firma Cephalon)
- Liposomales Amphotericin B: AmBisome in Ampullen à 0,05 g.

B **Beurteilung:** Parenterales Standard-Antimykotikum mit dem größten antimykotischen Wirkungsspektrum zur Therapie lebensbedrohlicher invasiver Pilzinfektionen. Trotz Einführung und erfolgreicher klinischer Prüfung von neuen Azolen und Echinocandinen verbleibt Amphotericin B bzw. seinen Lipid-Formulierungen hinsichtlich der Wirksamkeit weiterhin die Position als Referenzsubstanz auch bei der Behandlung unklarer Pilzinfektionen und erhöhter Resistenzrate. Vor allem bei der Notwendigkeit lang dauernder Applikationen (> 14 Tage) sollte aufgrund der Nephrotoxizität von Amphotericin B die liposomale oder Lipid-Formulierung bevorzugt eingesetzt werden. Auf Nebenwirkungen ist zu achten.

Nystatin

Handelsnamen: Moronal u. a.

Eigenschaften: Amphoteres Dien-Tetraen aus der Gruppe der Polyene, in Wasser fast unlöslich.

Wirkungsweise: Nystatin bindet wie das nahe verwandte Amphotericin B an Ergosterol, dem Hauptsterol in der Zellmembran von Pilzen, und führt über die Bildung von Ionenkanälen zum Ausstrom von Kationen, zur Störung des Zellmembranpotenzials und letztlich zum Zelluntergang.

Wirkungsspektrum: Breites Wirkungsspektrum gegen Hefe- und Fadenpilze unter Einschluss von Candida, Cryptococcus neoformans, Aspergillus, Zygomyzeten sowie der meisten Hyalohyphomyzeten, Phäohyphomyzeten und der dimorphen, endemischen Pilze. Unwirksam gegen Dermatophyten, Bakterien, Viren, Aktinomyzeten.

Resistenz: Resistenzentwicklung unter der Therapie selten. Primär resistente Candida-albicans-Stämme sind selten. Nahezu komplette Kreuzresistenz mit Amphotericin B.

Pharmakokinetik: Keine oder nur sehr geringe systemische Resorption nach oraler und lokaler Gabe.

Nebenwirkungen: Gering und sehr selten (bei hoher oraler Dosierung Brechreiz, Erbrechen, dünne Stühle). Hautpräparate können Parabene und andere Konservierungsmittel enthalten, die zu Überempfindlichkeit führen können.

Indikationen: Candidiasis der Haut (Tinea) bzw. Schleimhäute von Mundhöhle (Soor) und Vagina. Partielle Darmdekontamination und Prävention oberflächlicher Candida-Infektionen bei Patienten mit hämatologischen Neoplasien.

Falsche Indikationen: Sogenannte Darmsanierung von Candida bei immunkompetenten Personen (Candida gehört zur normalen Dickdarmflora); Prävention invasiver Candida-Infektionen (fehlender Wirksamkeitsnachweis).

Applikation: Als Suspension, Mundgel, Tropfen, Tabletten oder Dragees bei oraler Gabe, als Creme, Salbe oder Paste zur Anwendung an der Haut, als Ovula, Vaginaltabletten oder Genitalcreme bei Candida-Vulvovaginitis.

Dosierung:

- Bei **oraler Gabe** zur Behandlung eines intestinalen Soor-Befalls mit Nystatin-Suspension:
  - Säuglinge: tgl. 600 000–800 000 IE, verteilt auf 3 ED (z. B 4 × 1–2 ml Suspension).
  - Erwachsene und Kinder: tgl. 400 000–600 000 IE, verteilt auf 3 ED (z. B. 3–4 × 1 ml Suspension).
- Bei **Candida-Vaginitis** tgl. 1–2 Ovula für mindestens 2 Wochen, in der Gravidität (zur Prophylaxe des Neugeborenen-Soors) 3–6 Wochen vor dem Geburtstermin.

Handelsformen: Filmtabletten, Dragees, Suspension, Tropfen, Mundgel, Salbe, Creme, Paste, Ovula, Vaginaltabletten, Genitalcreme.

B **Beurteilung:** Nur lokal anwendbares, nicht resorbierbares Antimykotikum bei Candidiasis der Haut und Schleimhäute mit geringer Gefahr von Nebenwirkungen. Eine intravenös applizierbare, multilamelläre liposomale Formulierung von Nystatin wurde in den 1990er Jahren entwickelt. Liposomales Nystatin (Nyotran) zeigte eine vielversprechende Wirksamkeit in der Behandlung invasiver Candida- und Aspergillus-Infektionen bei tolerabler Verträglichkeit. Die weitere Entwicklung der Substanz wurde jedoch aufgrund von strategischen Fehlern im Design des klinischen Entwicklungsprogramms eingestellt.

Natamycin

Handelsnamen: Pimafucin, Pima-Biciron.

Eigenschaften: Gehört als fungistatisch wirkendes Tetraen zur Gruppe der Polyene. Lichtempfindlich, wasserunlöslich, nicht resorbierbar.

Wirkungsspektrum: Bei Pilzinfektionen der Haut durch Candida-, Trichophyton- und Microsporum-Arten anwendbar. Auch gegen Trichomonaden wirksam.

Applikation und Indikation: Als Lutschpastillen, Augensalbe (Pima-Biciron), als Lotion und Salbe in Kombination mit Neomycin und Hydrocortison (Pimafucort) bei durch Bakterien oder Pilze infizierten Hauterkrankungen.

3.2 Azole

Eine wichtige Gruppe der Antimykotika sind die Azole – chemisch unterschiedliche synthetische Derivate mit Imidazol- oder Triazol-Struktur, aber gleicher Wirkungsweise (Hemmung der Ergosterolsynthese der Pilze) (Tab. 3.2-1). Die zuerst entwickelte Substanz war Clotrimazol, das erste auch systemisch anwendbare Pionierderivat war Miconazol, das heute nur noch topisch angewandt wird. Wirkungsspektrum und Nebenwirkungen sind verschieden. Alle Azole hemmen auch mehr oder weniger ausgeprägt das Cytochrom-P-450-System und z. T. auch die Steroidsynthese des Menschen. Ein Teil der Derivate ist systemisch anwendbar. Aus praktischen Gründen ist eine Unterscheidung in systemische und topische Azole (Tab. 3.2-2) sinnvoll. Systemische Azole können grundsätzlich auch lokal angewendet werden.

Tab. 3.2-1 Vergleich der minimalen Hemmkonzentrationen (MHK) von drei Azol-Derivaten gegen unterschiedliche Spross- und filamentöse Pilze sowie Zygomyzeten (Daten aus sechs Studien).

Candida-Spezies, filamentöse Pilze und Zygomyzeten	Anzahl Isolate	Posaconazol MHK µg/ml		Voriconazol MHK µg/ml		Itraconazol MHK µg/ml	
		50	90	50	90	50	90
Candida albicans	922	–0,06	–0,25	0,03	0,06	–0,06	–0,5
Candida glabrata	533	–1	–2	0,25	1	–1	–4
Candida parapsilosis	430	–0,12	–0,13	0,03	0,06	–0,13	–0,25
Candida tropicalis	379	–0,12	–1	0,06	2	–0,13	–1
Candida krusei	101	–0,5	0,5	0,5	1	0,5	–1
Candida lusitaniae	44	–0,12	–0,13	0,03	0,06	–0,25	0,25
Aspergillus fumigatus	256	0,25	0,5	0,25	0,5	1	2
Aspergillus flavus	30	0,25	0,5	0,5	1	0,5	1
Aspergillus niger	29	0,5	1	1	2	2	2
Aspergillus versicolor	20	0,5	1	0,5	1	1	2
Aspergillus terreus	16	0,12	0,25	0,25	1	0,5	0,5
Penicillium-Spezies	35	0,5	1	0,5	2	1	2
Fusarium-Spezies	11	> 8	> 8	4	> 8	> 8	> 8
Paecilomyces-Spezies	6	0,12	–	0,25	–	0,25	–
Rhizopus-Spezies	5	2	–	2	–	4	–
Mucor-Spezies	13	0,5–1		1–8		32 bis > 64	
Rhizopus-Spezies	25	0,25–1		0,5–1		8 bis > 64	
Absidia-Spezies	15	0,03–0,06		0,06		16 bis > 64	

Tab. 3.2-2 Systemische und topische Azole.

Systemische Behandlung	Nur topische Behandlung
Ketoconazol	Clotrimazol
Fluconazol	Econazol
Itraconazol	Isoconazol
Voriconazol	Oxiconazol
Posaconazol	Bifonazol
	Miconazol
	Sertaconazol
	weitere

Azole zur systemischen Therapie

Ketoconazol

Handelsnamen: Nizoral, Terzolin.

Eigenschaften: Imidazol-Derivat, schwer wasserlöslich (außer bei pH < 3,0), stark lipophil (Abb. 3.2-1).

Wirkungsspektrum: Mit ähnlichem Wirkungsspektrum wie Miconazol (s. S. 400; gegen Dermatophyten, Candida-Arten und andere pathogene Pilze). Unwirksam gegen Schimmelpilze und Cryptococcus. Bei Candida albicans ist eine sekundäre Resistenzentwicklung möglich.

Pharmakokinetik:

- Resorption am besten nüchtern, vermindert bei Anazidität.
- Nach 0,2 g oral maximaler Serumspiegel 1,5–4 mg/l (nach 1–2 h).
- Halbwertszeit in den ersten 10 Stunden 1–4 h, danach 6–10 h.
- Plasmaeiweißbindung 99 %.
- Urin-Recovery 2–4 % (unverändert). Ausscheidung mit der Galle in den Darm zu 20–65 %. Starke Metabolisierung. Liquorgängigkeit gering. Keine Resorption nach topischer Anwendung.
- Keine Veränderung der Plasma-Pharmakokinetik bei Niereninsuffizienz und leichter bis mittelschwerer Leberinsuffizienz. Die Substanz ist nicht dialysierbar.

Nebenwirkungen: Häufig sind Juckreiz, Übelkeit, Erbrechen und Bauchschmerzen sowie Urtikaria. Seltener Kopfschmerzen, Schwindel, Somnolenz, Photophobie, Fieber mit Schüttelfrost, Diarrhoe. Vorübergehender Anstieg der Leberenzyme und cholestatischer Ikterus möglich. Auch schwere, tödlich endende Leberschädigungen wurden beschrieben. Daher **Monitoring der Leberfunktion** erforderlich. Bei stärkerem Anstieg der Transaminasen Ketoconazol sofort absetzen. Höhere Dosen von Ketoconazol können die Synthese von Cortisol und den Geschlechtshormonen hemmen und so einen Hypocortisolismus, eine Oligospermie und Gynäkomastie bzw. Alopezie und Unregelmäßigkeiten der Menstruation erzeugen. Selten sind eine Anämie, Leukozytopenie und Thrombozytopenie. Bei lokaler Anwendung der Creme können Reizerscheinungen (Brennen, Jucken usw.) auftreten. Das darin enthaltene Sulfit kann schwere allergische Reaktionen und Asthmaanfälle auslösen.

Interaktionen: Antazida, Anticholinergika und H_2-Blocker beeinträchtigen die Resorption von Ketoconazol. Ketoconazol beeinflusst Cytochrom-P-450-abhängige Stoffwechselvorgänge in der Leber, wodurch die Wirkung von Antikoagulanzien, Phenytoin und oralen Antidiabetika verstärkt werden kann. Ketoconazol kann die Blutspiegel von Ciclosporin A und Theophyllin erhöhen. Die gleichzeitige Gabe von Rifampicin oder Isoniazid kann die Blutspiegel von Ketoconazol erniedrigen. Alkoholintoleranz möglich (Disulfiram-ähnliche Reaktionen).

Indikationen: Früher leichte bis mittelschwere Erkrankungen an Blastomykose, Histoplasmose und Kokzidioidomykose (bei die-

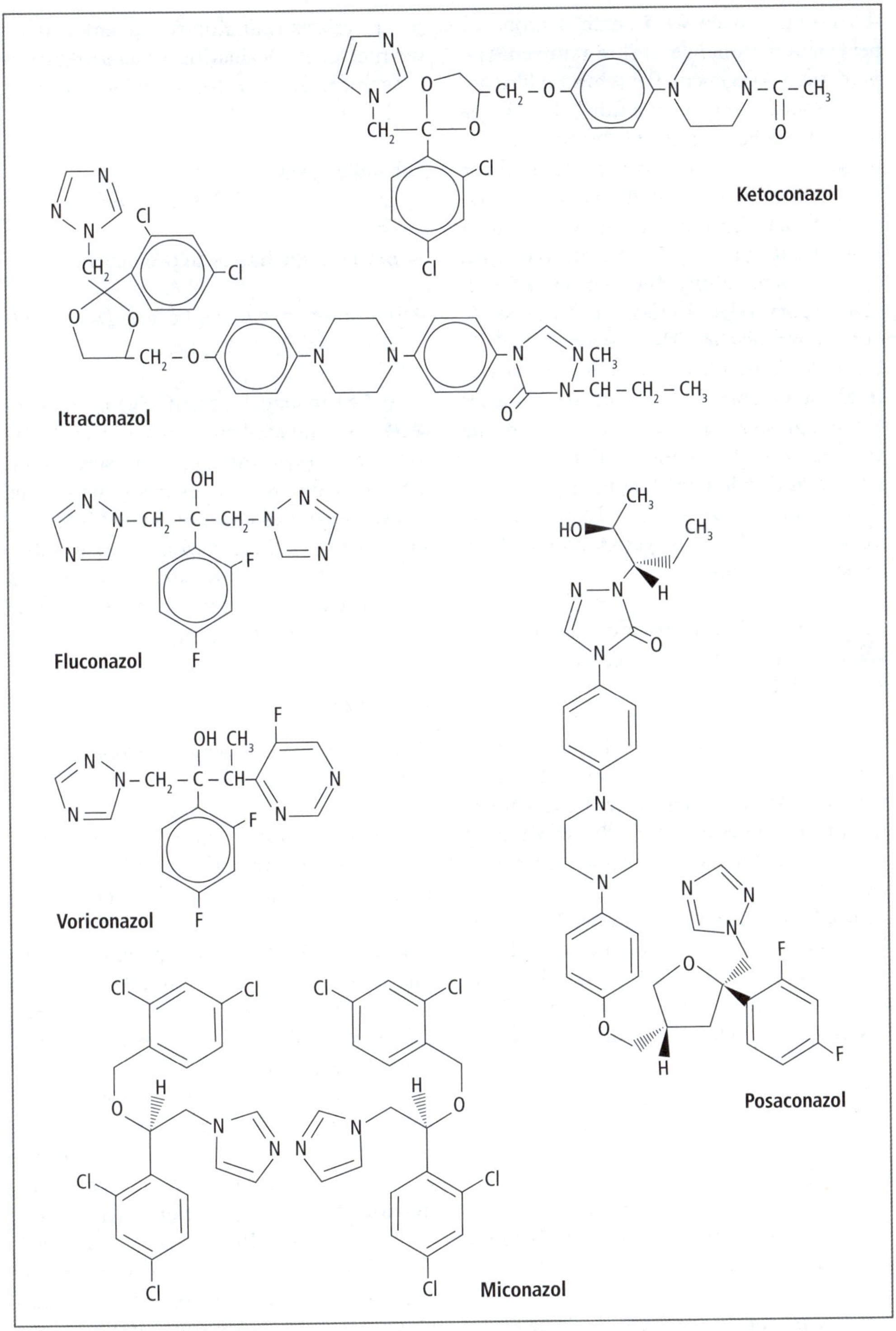

Abb. 3.2-1 Strukturformeln von systemisch anwendbaren Azolen.

sen Erkrankungen wird heute Itraconazol, bei lebensbedrohenden Erkrankungen Amphotericin B gegeben). Bei **schwerer Trichophytie** sollte Ketoconazol nur bei Versagen der Lokalbehandlung angewandt werden; besser evaluierte und besser verträgliche Alternativen bestehen in der Gabe von Itraconazol bzw. Terbinafin. Die Creme oder Waschlösung (Terzolin) wirkt zuverlässig bei der Lokalbehandlung einer schweren **Tinea**, **Mikrosporie** oder Pityriasis versicolor sowie der **seborrhoischen Dermatitis** (s. S. 843). Bei oraler Candidiasis sollten die besser verträglichen Azole (Fluconazol, Itraconazol) bevorzugt werden. Gleiches trifft für die chronische mukokutane Candidiasis sowie schwere rezidivierende Vaginalmykosen zu. Eine unspezifische Sonderindikation ist die Verwendung als **Androgen-Antagonist** bei Prostatakarzinom.

K **Kontraindikationen** (systemische Gabe): Überempfindlichkeit gegen Ketoconazol. Gravidität (im Tierversuch wirkt Ketoconazol teratogen und embryotoxisch), Lebensalter < 18 Jahre (fehlende pädiatrische Dosis bzw. Zulassung) und Stillzeit (Übertritt in die Muttermilch). Vorsicht bei Patienten mit bereits bestehender Leberschädigung und bei Patienten, die in den letzten 4 Wochen Griseofulvin erhalten haben. Nicht systemisch bei unkomplizierten oberflächlichen Infektionen, die auf die topische Behandlung ansprechen! Kontraindiziert ist die gleichzeitige Einnahme von Terfenadin, Astemizol, Cisaprid, Midazolam (oral) und Triazolam.

Applikation und Dosierung:
- Bei topisch nicht behandelbarer Epidermophytie: 1 × tgl. 200 mg per os (stets mit der Mahlzeit).
- Bei schweren Erkrankungen: Dosissteigerung auf 1 × tgl. 400 mg (6 mg/kg KG) möglich.

Die Creme soll 1 × tgl. auf die infizierten Hautflächen aufgetragen werden.

Bei Pityriasis (mit Kopfschuppen) und seborrhoischer Dermatitis ist eine Behandlung mit Ketoconazol-Lösung (Terzolin) gut wirksam.

Behandlungsdauer:
- Bei Tinea je nach Lokalisation: 2–4 Wochen.
- Bei Tinea pedis: bis zu 6 Wochen.

Handelsformen: Creme, Lösung (zur Lokaltherapie von Kopfschuppen).

B **Beurteilung:** Wegen der Nebenwirkungen und starken metabolischen Interaktionen bei systemischer Gabe ist Ketoconazol heute durch zum Teil besser wirksame, in jedem Fall besser verträgliche Mittel, wie Fluconazol und Itraconazol, ersetzbar. Intravenöse, systemisch anwendbare Formen sind in Deutschland nicht mehr im Handel und werden auch nicht benötigt.

Itraconazol

Handelsnamen: Sempera, Itraconazol (verschiedene).

Eigenschaften: Oral und intravenös verfügbares, stark lipophiles, systemisch wirksames Triazol (Strukturformel s. Abb. 3.2-1).

Wirkungsspektrum: Aktiv gegenüber Dermatophyten, Candida-Arten (Ausnahme: C. krusei), Cryptococcus neoformans, Trichosporon asahii und anderen seltenen Hefepilzen, Histoplasma capsulatum, Coccidioides immitis, Blastomyces dermatitidis, Paracoccidioides brasiliensis und Sporothrix schenkii. Itraconazol ist aktiv gegenüber Aspergillus spp. und zahlreichen Phäohyphomyzeten (pigmentierte Fadenpilze, »Schwärzepilze«). Itraconazol hat nur variable Aktivität gegenüber Zygomyzeten und ist inaktiv gegenüber den meisten Hyalohyphomyzeten wie z. B. Fusarium spp.

Pharmakokinetik:

- Itraconazol ist verfügbar in Kapselform, als orale Lösung in Hydroxypropyl-β-Cyclodextrin (HP-β-CD) und als parenterale Formulierung mit HP-β-CD als intravenösem Lösungsvermittler.
- Die Resorption der Kapsel-Form ist sehr variabel; die Einnahme sollte mit Nahrung bzw. einem Cola-Getränk erfolgen. Die orale HP-β-CD-Lösung hat eine verbesserte orale Bioverfügbarkeit und sollte in nüchternem Zustand eingenommen werden. Nach oraler Gabe werden Plasma-Spitzenspiegel nach 1–4 h erreicht; die systemische Absorption des Cyclodextrin-Carriers ist minimal. Bei täglicher Einmalgabe wird ein Steady State nach etwa 1 Woche erreicht; durch Verteilung der Tagesdosis auf 2 orale Einzelgaben und Verdoppelung der Tagesdosis in den ersten 2–3 Tagen kann der Steady State früher erreicht werden. Nach Gabe von intravenösem HP-β-CD-Itraconazol trennen sich Substanz und Carrier rasch und folgen jeweils ihrer eigenen Pharmakokinetik. Bei normaler Nierenfunktion wird HP-β-CD unverändert und nahezu vollständig innerhalb von 24 h durch glomeruläre Filtration eliminiert.
- Itraconazol weist eine hohe Plasmaeiweißbindung auf (> 99 %) und besitzt ein großes Verteilungsvolumen. Während Konzentrationen in nicht proteinhaltigen Körperflüssigkeiten niedrig sind, übertreffen Konzentrationen in vielen Geweben einschließlich des Gehirns gleichzeitige Plasmaspiegel um das 2- bis 10-fache.
- Itraconazol unterliegt einem ausgeprägten hepatischen Metabolismus und wird in metabolisierter Form über Gallenflüssigkeit und Urin ausgeschieden. Der Hauptmetabolit, Hydroxy-Itraconazol, besitzt die gleiche antimykotische Aktivität wie die Muttersubstanz. Nach oraler Gabe übersteigen Plasmakonzentration von Hydroxy-Itraconazol die von Itraconazol um das 1,5- bis 2-fache; nach i. v. Gabe sind die Konzentrationen des bioaktiven Metaboliten dagegen beträchtlich niedriger als die von Itraconazol. Die Elimination von Itraconazol verläuft biphasisch mit einer terminalen Halbwertszeit von 20–40 h; im Vergleich zur Einmalgabe ist die Halbwertszeit im Steady State etwa doppelt so lang, vereinbar mit saturablen Exkretionsmechanismen.
- Bei Niereninsuffizienz bzw. Hämodialyse ist bei oraler Gabe keine Dosisanpassung erforderlich. Aufgrund der ausschließlich renalen Elimination ist i. v. Itraconazol bei Patienten mit einer Kreatinin-Clearance von 30 ml/min kontraindiziert. Bei schwerer Leberinsuffizienz kann die Elimination von Itraconazol verzögert sein.
- Trotz beträchtlicher interindividueller Unterschiede scheint die Pharmakokinetik der oralen HP-β-CD-Itraconazol-Lösung bei pädiatrischen Patienten jenseits des Neugeborenenalters nicht fundamental verschieden von der Erwachsener zu sein. Daten zur Pharmakokinetik der Kapselform und der intravenösen Formulierung existieren für pädiatrische Patienten nur vereinzelt.

Nebenwirkungen: Itraconazol ist zumeist gut verträglich; bei oraler Dosierung bis 400 mg täglich ist mit ernsthafte Nebenwirkungen in etwa 4 % der Fälle zu rechnen. Die häufigsten Nebenwirkungen sind Übelkeit, Erbrechen, Leibschmerzen, Hautausschläge, Kopfschmerzen, Schwindel und Herzschmerzen. Bei längerer Behandlung mit hohen Dosen (tgl. 0,6 g) können Hypokaliämie, Bluthochdruck und reversible Nebennierenrindeninsuffizienz auftreten. Gaben der oralen HP-β-CD-Lösung in Dosen > 400 mg scheinen mit einer gastrointestinalen Unverträglichkeit assoziiert zu sein. Transaminasenerhöhungen treten in einer Häufigkeit von < 5 % auf; schwere Leberschädigungen wurden kasuistisch berichtet. Itraconazol kann negativ inotrop wirken; aufgrund dieser potenziellen

Kardiotoxizität sollten Patienten mit ventrikulären Funktionsstörungen Itraconazol nicht erhalten.

Interaktionen: Bei gleichzeitiger Gabe von Terfenadin sind ernste kardiovaskuläre Störungen (ventrikuläre Tachykardie mit tödlichem Ausgang) beschrieben. Keine gleichzeitige Gabe von Cisaprid, Midazolam (oral) und Triazolam! Durch enzyminduzierende Arzneimittel (z. B. Phenytoin und Rifampicin) kann Itraconazol beschleunigt abgebaut werden. Arzneimittel, die durch Enzyme der Cytochrom-3A4-Familie metabolisiert werden (z. B. Ciclosporin A, Warfarin, Digoxin), können infolge Hemmung durch Itraconazol länger wirken (evtl. Dosisreduktion erforderlich). Magensaft-reduzierende Medikamente (z. B. Antazida und H_2-Blocker) vermindern die Resorption von Itraconazol und sollten frühestens 2 h nach der Gabe von Itraconazol genommen werden.

Indikationen: Pityriasis versicolor, Dermatomykosen, Onychomykosen und alle Formen mukokutaner Candida-Infektionen. Konsolidierungs- und Erhaltungstherapie der AIDS-assoziierten Kryptokokkenmeningoenzephalitis, Second-line-Therapie invasiver Aspergillus-Infektionen, Infektionen durch bestimmte Phäohyphomyzeten, lymphokutane Sporotrichose, nicht lebensbedrohliche, nicht meningeale Parakokzidioidomykose, Blastomykose, Histoplasmose und Kokzidioidomykose. Prophylaxe invasiver Pilzinfektionen bei Hochrisikopatienten mit hämatologischen Neoplasien und nach allogener Blutstammzelltransplantation; empirische antimykotische Therapie bei Fieber und Granulozytopenie.

K **Kontraindikationen:** Schwangerschaft (wegen Teratogenität in Tierversuchen), Laktationsperiode, schwere Leberfunktionsstörungen. Bei gleichzeitiger Gabe von Ciclosporin A müssen die Serumspiegel von Ciclosporin A kontrolliert werden. Keine gleichzeitige Gabe von Terfenadin, Astemizol, Cisaprid und Statinen.

Applikation und Dosierung:

- **Dermatomykosen**: tgl. 100–400 mg (Kapselform) in 1 oder 2 ED für in Abhängigkeit von der Indikation unterschiedlich lange Zeiträume.
- **Oroösophageale Candida-Infektionen:** HP-β-CD-Itraconazol-Lösung 200–400 mg in 1 bzw. 2 ED und 2 × 2,5 mg/kg KG zur Prophylaxe invasiver Pilzinfektionen.
- **Lebensbedrohliche Infektionen**: Aufsättigung von 600–800 mg über 3–5 Tage, gefolgt von einer Erhaltungsdosis von 400–600 mg und einem Monitoring der Talspiegel.
- Die zugelassene Dosierung der **intravenösen** HP-β-CD-Itraconazol-Formulierung ist 200 mg 2 × tgl. über 2 Tage, gefolgt von 1 × 200 mg für insgesamt maximal 14 Tage.

! Itraconazol ist für Kinder und Jugendliche unter 18 Jahren nicht zugelassen.

- Basierend auf publizierten Daten zu Verträglichkeit und Pharmakokinetik kann eine initiale Dosierung von 2 × 2,5 mg/kg KG der **oralen** HP-β-CD-Lösung empfohlen werden. Der empfohlene Dosierungsbereich für die Kapselform beträgt 5–8, max. 12 mg/kg KG mit einer Aufsättigung von 4 mg/kg KG 3 × tgl. über 3 Tage.
- Soweit bei Kindern > 4 Jahre untersucht, ist eine Dosis von 2 × 2,5 mg/kg oral gut wirksam; mit 2,5 mg/kg i. v. haben Kinder den Erwachsenen vergleichbare Serumspiegel.

Monitoring: Rasches Erreichen und Aufrechterhalten von Talspiegeln von ≥ 0,5 μg/ml Itraconazol (HPLC-Analytik) wird empfohlen, wenn Itraconazol zur Therapie oder Prophylaxe invasiver Pilzinfektionen eingesetzt wird.

Handelsformen:
- Kapseln à 0,1 g.
- HP-β-CD-Lösung (10 mg/ml) zur oralen Anwendung.
- Intravenöse Formulierung in HP-β-CD. Die wesentlich besser als Kapsel resorbierte Suspension schmeckt schlecht, am besten noch eiskalt aus dem Kühlschrank.
- Itraconazol-Konzentrat zur Herstellung einer Infusionslösung (10 mg/ml), 1 Amp. à 25 ml entspricht 250 mg Itraconazol.

B **Beurteilung:** Oral und intravenös verfügbares, unterbewertetes Breitspektrum-Antimykotikum mit systemischer Wirkung. Nützlich in der Therapie von Dermatophytosen und mukokutanen Candida-Infektionen, zur Therapie nicht unmittelbar lebensbedrohlicher invasiver Pilzinfektionen durch empfindliche Erreger und zur Prophylaxe bzw. empirischen antimykotischen Therapie bei Fieber und Granulozytopenie.

Fluconazol

Handelsnamen: Diflucan, Flucobeta, Flucoderm, Fluconazol (verschiedene).

Eigenschaften: Systemisch wirksames Azol-Derivat (Triazol) mit guter Aktivität gegen Candida-Arten und Cryptococcus neoformans. Gut wasserlöslich (Strukturformel s. Abb. 3.2-1, S. 387).

Wirkungsspektrum: In vitro wirksam gegen Candida-Arten (Ausnahme: C. krusei), Cryptococcus neoformans, Trichosporon asahii und andere seltene Hefepilze. Im Vergleich zu Itraconazol geringere Aktivität gegenüber Histoplasma capsulatum, Coccidioides immitis, Blastomyces dermatitidis, Paracoccidioides brasiliensis und Sporothrix schenkii. Resistent sind Aspergillus-Arten, Zygomyzeten und Dermatophyten.

Resistenz: Primäre Resistenz von Candida albicans, C. tropicalis, C. glabrata und Cryptococcus neoformans ist selten. Mit sekundärer Resistenzentwicklung von Candida (in 5–10 % der Fälle) und Cryptococcus spp. ist bei längerer Anwendung zunehmend zu rechnen (besonders auch bei AIDS oder prophylaktischer Gabe). Unter Langzeitgabe fast regelhafte Selektion Fluconazol-resistenter C. glabrata. Es gibt eine partielle Kreuzresistenz zwischen Fluconazol und Itraconazol.

Pharmakokinetik:
- Verfügbar in oraler und intravenöser Form, sehr gute orale Bioverfügbarkeit. Lineare Pharmakokinetik. Bei täglicher Einmalgabe Erreichen des Steady State nach 4–7 Tagen, rascher nach Aufsättigung mit der doppelten Zieldosis am ersten Tag.
- Mittlerer maximaler Serumspiegel nach Einmalgabe von 100 bzw. 400 mg oral oder parenteral zwischen 2 und 7 µg/ml, im Steady State um etwa das 2,5-fache höher.
- Halbwertszeit 25–40 h; Plasmaeiweißbindung 12 %.
- Gute Gewebegängigkeit (auch in die Haut). Relativ hohe Konzentrationen in Urin, Speichel, Sputum, Augenkammerwasser und Liquor (Liquorkonzentrationen fast so hoch wie im Serum).
- Elimination überwiegend (90 %) renal in unveränderter (80 %) Form bzw. als inaktive Metaboliten (10 %). Dosisreduktion auf 50 % bei einer Kreatinin-Clearance von 50 ml/min, auf 25 % bei einer Kreatinin-Clearance von < 21 ml/min. Fluconazol ist dialysierbar; bei hämodialysierten Patienten werden 100 % der Zieldosis jeweils nach der Dialyse verabreicht. Leberinsuffizienz erfordert keine Dosisanpassung, jedoch ein sorgfältiges Monitoring der Leberfunktionsparameter zur Vermeidung zusätzlicher Toxizität.

Nebenwirkungen: Im Allgemeinen sehr gut verträglich: Aus verschiedenen klinischen Studien kompilierte Daten von erwachsenen

Patienten, die mit 100–400 mg behandelt wurden, ergaben eine durch Unverträglichkeit bedingte Abbruchrate von insgesamt etwa 3 %. Tagesdosen bis 1 200 mg wurden über längere Zeit ohne dosislimitierende Toxizität vertragen. Gastrointestinale Störungen (Übelkeit, Bauchschmerzen, Durchfall) sind häufiger als Hautausschläge und ZNS-Störungen (Kopfschmerzen, Schwindel, Krämpfe, Somnolenz) sowie periphere Nervenstörungen. Transaminasenerhöhungen werden bei < 10 % der Patienten beobachtet; selten sind schwerwiegendere Leberfunktionsstörungen, die bei AIDS- und Tumorpatienten zum Leberversagen führen können, sowie blasenbildende Exantheme. Verträglichkeitsdaten von pädiatrischen Patienten, die Fluconazol in Dosierungen bis 12 mg/kg KG tgl. erhalten hatten, zeigen keine Unterschiede bezüglich Häufigkeit und Spektrum von Nebenwirkungen.

Interaktionen: Fluconazol unterliegt nur in geringem Ausmaß einer oxidativen Metabolisierung, es hemmt jedoch CYP3A4 und einige andere CYP450-Isoenzyme und interferiert auch mit Glucuronidierungsvorgängen, was zu einigen klinisch relevanten Arzneimittelinteraktionen führen kann, u. a. einer Wirkungsverstärkung von Cumarin-Derivaten, Theophyllin, Phenytoin und oralen Antidiabetika vom Sulfonylharnstoff-Typ. Bei gleichzeitiger Gabe klassischer Enzyminduktoren wie Rifampicin, Phenobarbital, Phenytoin und Carbamazepin können die Fluconazol-Plasmakonzentrationen auf subtherapeutische Werte erniedrigt sein.

Indikationen: Oberflächliche und invasive akute Candida-Infektionen durch Fluconazol-empfindliche Candida-Arten unter Einschluss neutropenischer Patienten. Bei klinisch instabilen Patienten, solchen mit vorausgegangener Azol-Prophylaxe und komplizierten Candida-Infektionen sollten alternative Substanzen zur Anwendung kommen. Konsolidierungstherapie der chronisch disseminierten Candidiasis und der Kryptokokkenmeningoenzephalitis, Infektionen durch Trichosporon asahii, Tinea corporis, cruris, unguinum und Pityriasis versicolor. Fluconazol ist die Substanz der Wahl bei Coccidioides-immitis-Meningitis und ist effektiv in der Behandlung nicht meningealer Infektionen durch diesen Erreger. In der Behandlung der Parakokzidioidomykose, der Blastomykose, der Histoplasmose und der Sporotrichose scheint Fluconazol gegenüber Itraconazol eine geringere Wirksamkeit zu haben. Bei prophylaktischer Gabe hat Fluconazol eine nachgewiesene präventive Wirksamkeit bei Hochrisikopatienten mit akuten Leukämien, nach allogener Blutstammzell- und Lebertransplantation. Es ist effektiv in der Primärprophylaxe der Kryptokokkose und Histoplasmose wie auch in der Sekundärprophylaxe von Kryptokokkose und Kokzidioidomykose bei HIV-infizierten Patienten mit niedrigen $CD4^+$-Lymphozytenzahlen. Eine Sonderindikation ist die kutane Leishmaniose.

K **Kontraindikationen:** Schwangerschaft, Laktationsperiode, schwere Leberfunktionsstörung, gleichzeitige Medikation mit bestimmten Antihistaminika (z. B. Terfenadin), Statinen und Cisaprid (Gefahr der QT-Zeit-Verlängerung und tödlicher Arrhythmien). Überempfindlichkeit gegen die Substanz.

Applikation und Dosierung: Fluconazol hat eine große Dosierungsbreite (50–400–800–1 200 mg tgl. bei Erwachsenen).

- **Oberflächliche Infektionen:** 50–100 mg 1 × tgl.
- **Mundsoor** bei AIDS: 2 × tgl. 100 mg.
- **Vaginalmykose:** 150–200 mg ED.
- **Invasive Infektionen:**
  - Reife Neugeborene: In den ersten 2 Lebenswochen wird aufgrund der verzögerten Ausscheidung von Fluconazol das Dosierungsintervall auf 72 h verlängert, in der 3. und 4. Lebenswoche

auf 48 h. Die Maximaldosis von 12 mg/kg KG darf dabei nicht überschritten werden.
- Kinder und Jugendliche:
  - Für systemische Infektion (Septikämie, Meningitis): 2 × tgl. 3–6 mg/kg.
  - Für mukosale Infektionen: 2 × tgl. 1–3 mg/kg, jeweils mit doppelter Initialdosis!
- Erwachsene: 2 × tgl. 200–400 mg.
  - Candidämie, Histoplasmose, Kryptokokkose: 2 × tgl. 400 mg.
  - Candida-Ösophagitis: 2 × tgl. 200 mg.
  - Zur Prophylaxe: 1 × 200–400 mg.

Nach initialem Erfolg (z. B. nach 1–2 Wochen) kann eine Dosisreduktion und Umstellung auf orale Behandlung erwogen werden. Bei **eingeschränkter Nierenfunktion** wird ab einer Kreatinin-Clearance < 50 ml/min entweder die Dosis halbiert oder das Dosierungsintervall verdoppelt. Bei 3 h Hämodialyse wird ca. ¼ der Serumkonzentration entfernt, deshalb Dosierung post Dialyse! Nicht aber bei CVVHD.

Behandlungsdauer:
- Haut- und Schleimhautinfektionen: 7–14 Tage.
- Unkomplizierte Fungämie: bis 14 Tage nach der letzten positiven Blutkultur.
- Für alle anderen invasiven Infektionen: individualisierte Therapie bis zur Resolution aller klinischen und radiologischen Befunde.
- Bei persistierender Immundefizienz (CD4$^+$-Zellzahlen ≤ 200/µl): lebenslang als Sekundärprophylaxe nach AIDS-assoziierter Kryptokokkenmeningitis.

Handelsformen:
- Kapseln à 0,05, 0,1, 0,15 und 0,2 g.
- Suspension für orale Anwendung (0,5 und 1 %).
- Infusionsflaschen à 0,1, 0,2 und 0,4 g.

B **Beurteilung:** Wirksam bei invasiven Candida-Infektionen durch Fluconazol-empfindliche Candida-Arten und in der Konsolidierungs- und Erhaltungstherapie von Cryptococcus-Infektionen. Intravenös und oral anwendbar, lineare Pharmakokinetik, sehr gute Verträglichkeit. Nachgewiesene Wirksamkeit in der Prävention invasiver Candida- und Cryptococcus-neoformans-Infektionen bei definierten Hochrisikopopulationen. Zunehmende Resistenz von Candida-Spezies gegen Fluconazol im Krankenhaus beschränkt den Einsatz vor allem auch bei der ungezielten Behandlung und Prophylaxe von Candida-Infektionen bei immunsupprimierten Patienten.

Voriconazol

Handelsname: VFEND (Firma Pfizer).

Eigenschaften: Voriconazol ist ein systemisch wirksames, synthetisches Triazol mit struktureller Verwandtschaft zu Fluconazol. Es besitzt eine verbesserte Targetaffinität und Spezifität. Im Vergleich zu Fluconazol ist Voriconazol in niedrigeren Konzentrationen wirksam und besitzt ein erweitertes antimykotisches Spektrum.

Wirkungsspektrum: Voriconazol ist aktiv gegenüber Candida-Arten (einschließlich C. krusei), Trichosporon asahii, Cryptococcus neoformans, Aspergillus spp., Pseudallecheria, Scedosporium, Fusarium und anderen Hyalohyphomyzeten sowie vielen Phäohyphomyzeten und den außereuropäischen (endemischen) Pilzen. Voriconazol ist nicht wirksam gegenüber den Zygomyzeten (z. B. Mucor, Rhizopus, Absidia u. a.; Strukturformel s. Abb. 3.2-1, S. 387).

Pharmakokinetik:
- Voriconazol ist oral und intravenös verfügbar. Nach oraler Gabe werden Spitzenspiegel 1–2 h nach Ingestion gemessen; die orale Bioverfügbarkeit beträgt > 90 %

im Nüchternzustand (Nahrungsaufnahme reduziert die Resorption um 20 %).

- Voriconazol hat eine nicht lineare Pharmakokinetik.
- Die Proteinbindung im Plasma ist 58 %, das mittlere Verteilungsvolumen liegt bei 2 l/kg.
- Die Gewebespiegel z. B. in Lunge und Hirnparenchym übertreffen die Plasma-Talspiegel um ein Vielfaches. Die Konzentrationen in Liquor und intraokulären Kompartimenten entsprechen etwa 50 % der Plasmaspiegel.
- Die dosierungsrelevante Halbwertszeit ist 6 h.
- Voriconazol unterliegt einem ausgeprägten oxidativen Metabolismus und wird in Form inaktiver Metabolite überwiegend über den Urin ausgeschieden; nur 2 % einer Dosis erscheinen unverändert im Urin. Voriconazol wird überwiegend über CYP2C19 metabolisiert, jedoch sind auch andere Isoenzyme wie CYP2C0 und CYP3A4 beteiligt. Es besteht eine ausgeprägte interindividuelle Variabilität der Plasmakonzentrationen von Voriconazol, die zumindest teilweise durch einen genetischen Polymorphismus in der Expression von CYP2C19 erklärt werden kann.

Nebenwirkungen: Voriconazol hat eine insgesamt akzeptable Verträglichkeit. Das Nebenwirkungsprofil der Substanz erstreckt sich im Wesentlichen auf vier Bereiche: vorübergehende Veränderungen der Leberenzyme (10–20 %), Exantheme (< 10 %) und gelegentlich Photodermatosen bei Langzeitanwendungen, Verwirrtheitszustände und Halluzinationen (< 10 %) sowie vorübergehende, offensichtlich dosisabhängige Sehstörungen (veränderte Licht- und Farbwahrnehmung in 25–40 % der Fälle) ohne morphologische Korrelate in Tiermodellen – vor allem im Zusammenhang mit der Infusion.

Zudem kann es zu Haarausfall kommen. Ernsthafte, zum Therapieabbruch führende, mit der Gabe von Voriconazol assoziierte Nebenwirkungen wurden in klinischen Studien mit Vergleichssubstanzen in 2–13 % der Fälle registriert.

Interaktionen: Voriconazol ist Substrat und Inhibitor von CYP2C19, CYP2C9 und CYP3A4. Voriconazol erhöht die Konzentrationen von Ciclosporin, Tacrolimus, Benzodiazepinen, Vinca-Alkaloiden, Statinen, Omeprazol, Warfarin, Sulfonylharnstoffen, Phenytoin und Protease-Inhibitoren, mit Ausnahme von Indinavir und nichtnukleosidischen Reverse-Transkriptase-Inhibitoren (NNRTI), und erfordert ggf. eine Dosisanpassung und ein klinisches Monitoring. Klassische Enzyminduktoren wie Phenytoin, Rifabutin, Phenobarbital, Carbamazepin und Rifampicin führen zu einer signifikanten Erniedrigung der Voriconazol-Plasmakonzentrationen. Die gleichzeitige Gabe der drei letztgenannten Medikamente ist ebenso kontraindiziert (subtherapeutische Konzentrationen von Voriconazol) wie auch die gleichzeitige Gabe von Terfenadin, Astemizol, Cisaprid, Chinidin, Pimozid (QT-Zeit-Verlängerung), Ergotamin (Ergotismus) und Sirolimus (erhöhte Plasmakonzentrationen). Über eine erfolgreiche Komedikation von Voriconazol und Sirolimus wurde bei sorgfältiger Dosisüberwachung und -anpassung berichtet. Eine Dosisanpassung von Voriconazol ist erforderlich bei gleichzeitiger Gabe von Phenytoin oder Rifabutin.

Indikationen:

- Oropharyngeale Candidiasis und Candida-Ösophagitis.
- Refraktäre invasive Infektionen durch Candida spp., Aspergillus spp. und seltene Hyalohyphomyzeten wie Fusarium spp. und Scedosporium spp.
- Primärtherapie invasiver Aspergillus-Infektionen.
- Empirische antimykotische Therapie bei Fieber und Granulozytopenie.

K **Kontraindikationen:** Schwangerschaft, Laktationsperiode, Kinder unter 2 Jahre, schwere Leberfunktionsstörungen (Child-Pugh C). Regelmäßige Kontrollen der Leber- und Nierenfunktion. Bei Nierenfunktionsstörung sollte, wenn möglich, nur oral therapiert werden, da es bei parenteraler Gabe unter eingeschränkter Filtrationsrate zur Akkumulation des Carriers Sulfobutylether-β-Cyclodextrin (SBE-β-CD) kommen kann. Unerwünschte klinische Effekte bei eingeschränkter Filtrationsrate wurden bisher jedoch noch nicht beschrieben.

Applikation und Dosierung:
Im Gegensatz zu Jugendlichen und Erwachsenen wird bei Kindern < 11 Jahre keine intravenöse oder orale Aufsättigung, jedoch aufgrund einer rascheren Elimination der Substanz in dieser Altersstufe eine höhere Erhaltungsdosis empfohlen! Keine sichere Dosierungsempfehlung für Neugeborene und Kleinkinder.

- **Kinder 2–11 Jahre:**
  - Intravenös: 2 × tgl. 7 mg/kg KG.
  - Oral: 2 × 200 mg, bevorzugt als Suspension.
- **Jugendliche (> 11 Jahre) und Erwachsene:**
  - Intravenös:
    - Aufsättigungsdosis Tag 1: 2 × 6 mg/kg.
    - Darauf folgende Erhaltungsdosis: 2 × tgl. 4 mg/kg (max. Infusionsgeschwindigkeit: 3 mg/kg KG/h für die Dauer von 1–2 h).
  - Oral: Aufsättigungsdosis Tag 1:
    - < 40 kg KG: 2 × 200 mg,
    - > 40 kg KG: 2 × 400 mg,

    gefolgt von einer Erhaltungsdosis:
    - < 40 kg KG: 2 × 100 mg/Tag,
    - > 40 kg KG: 2 × 200 mg/Tag

    (Maximaldosis: 2 × tgl. 300 mg).

Bei **Niereninsuffizienz** ist eine Dosisanpassung bei oraler Gabe nicht erforderlich; aufgrund der renalen Clearance des Cyclodextrin-Carriers von intravenösem Voriconazol sollten Patienten mit einer Kreatinin-Clearance von < 50 ml/min auf orale Gabe umgestellt werden. Bei Patienten mit **milder bis mäßiger Leberfunktionsstörung** (Child-Pugh-Kategorien A und B) wird eine Halbierung der täglichen Erhaltungsdosis nach initialer Aufsättigung empfohlen.
Bei langfristig erforderlicher Behandlung, mangelhaftem Ansprechen, toxischen Reaktionen oder bei Kindern sollten ggf. Bestimmungen der Serumspiegel erfolgen.

Handelsformen:
- Tabletten à 50 mg und 200 mg.
- 10 ml Fertigsuspension à 400 mg (40 mg/ml Voriconazol).
- Ampullen à 200 mg zur Herstellung von Infusionslösungen.

B **Beurteilung:** Systemisch gut wirksames Breitspektrum-Antimykotikum zur Primär- und Sekundärtherapie invasiver Aspergillus-, Fusarium- und Scedosporium-Infektionen. Gegen Aspergillus bessere Erfolge als Amphotericin B. Zugelassen auch zur Sekundärtherapie invasiver Candida-Infektionen. Die klinischen Erfahrungen außerhalb dieser Indikationen sind gering. Ohne Resistenz von Candida spp. ist Fluconazol bei gleicher Wirksamkeit ungleich besser verträglich. Voriconazol ist auch gut zur empirischen, antimykotischen Therapie bei Fieber und Granulozytopenie, zur Therapie oroösophagealer Candida- und anderer pulmonaler Pilz-Infektionen geeignet.

Posaconazol

Handelsname: NOXAFIL (Posaconazol SP 40 mg/ml; Essex Pharma).

Eigenschaften: Systemisch wirksames, bisher nur oral verfügbares Azol-Derivat (Triazol) mit großer struktureller Ähnlichkeit zu Itraconazol, aber deutlich verbessertem Wirkungsspektrum. Hochselektive Hemmung des fungalen Cytochrom-P-450-Enzyms

Lanosterol-14-alpha-Demethylase (CYP51), das für die Synthese von Ergosterol, einer wesentlichen Komponente der Zellmembran vieler Pilze, verantwortlich ist. Bedeutsam ist Posaconazol durch seine zusätzliche Wirkung gegen Fusarien und Zygomyzeten neben Candida- und Aspergillus-Arten (Strukturformel s. Abb. 3.2-1, S. 387).

Wirkungsspektrum: In vitro gut wirksam gegen Sprosspilze (Candida- und Cryptococcus-Spezies), Hyalohyphomyzeten wie Aspergillus-, Scedosporium- und Fusarium-Spezies, Zygomyzeten (Absidia-, Cunninghamella-, Mucor- und Rhizopus-Spezies), Phaeohyphomyzeten, dimorphe Pilze wie Histoplasma-, Coccidioides- und Blastomyces-Spezies sowie auch Dermatophyten. Die meisten In-vitro-Testergebnisse konnten auch bei seltenen Pilzen im Tiermodell überprüft und bestätigt werden. Stämme von Aspergillus terreus, die in der Regel schlecht empfindlich gegen Amphotericin B sind, sprechen hingegen gut auf Posaconazol an.

Resistenz: Wie auch alle anderen Azol-Derivate hat Posaconazol kaum eine Wirksamkeit gegen Pneumocystis jirovecii oder Pythium spp. Fluconazol-, Itraconazol- und auch Voriconazol-resistente Candida spp. zeigen zumeist noch eine partielle Empfindlichkeit gegenüber Posaconazol. Sekundäre Resistenzentwicklung von Candida spp. sind bei längerer Anwendung möglich (besonders bei AIDS oder prophylaktischer Gabe). Auch sind einzelne klinisch und in vitro selektierte Posaconazol-resistente Aspergillus-fumigatus-Stämme bekannt. Hier reicht wohl eine einzige Punktmutation im CYP51A-Gen, um eine entsprechende Resistenz wirksam werden zu lassen.

Pharmakokinetik:

- Die Pharmakokinetik ist bei Männern und Frauen vergleichbar. Zu Kindern < 8 Jahren liegen keine ausreichenden Daten vor. Bei Jugendlichen > 8 Jahren scheint die Pharmakokinetik der von Erwachsenen vergleichbar.

! Posaconazol wird bis auf Weiteres nicht zur Therapie bei Kindern und Jugendlichen unter 18 Jahren, jedoch zur Prophylaxe bei Immunsuppression ab 13 Jahren empfohlen.

- Verfügbar nur in oraler Form. Das lipophile Posaconazol ist nicht in Wasser löslich und wird in einer nach Kirschen schmeckenden Suspension appliziert, die Polysorbat 80 als Emulgator verwendet. Die Bioverfügbarkeit ist als orale Suspension im Vergleich zu Tabletten deutlich höher, wie auch die Bioverfügbarkeit gegenüber nüchterner Einnahme mit einer normalen Mahlzeit um das 2,6-fache und mit einer fettreichen Mahlzeit um das 4-fache steigt. Lineare Pharmakokinetik bis zu einer Dosis von tgl. 800 mg. Höhere Dosierungen zeigen keine weitere Steigerung der Plasmaspitzenkonzentration wie auch der AUC.
- Bei 2 × tgl. Gabe werden Steady-State-Konzentrationen nach 7–10 Tagen erreicht.
- Zeit bis zu maximalem Serumspiegel C_{max}: 5 h nach 1. Dosis und 9 h nach 2. Dosis
- Maximale Plasmakonzentration 4,15 µg/ml und 3,24 µg/ml jeweils nach 1. und 2. Dosis.
- Terminale Eliminationshalbwertszeit 31 h; Plasmaeiweißbindung 98 %.
- Hohes Verteilungsvolumen zwischen 343 und 1 341 l. Gute Gewebegängigkeit (auch in die Haut). Relativ hohe Konzentrationen in Urin, Speichel, Sputum, Augenkammerwasser und Liquor (Liquorkonzentrationen fast so hoch wie im Serum).
- Elimination: Im Gegensatz zu anderen Azolen (Itra- oder Voriconazol) unterliegt Posaconazol keinem Phase-I-Metabolismus, d. h., es wird nicht durch Cytochrom-P-450-Isoenzyme metabolisiert.

Etwa 15 % von Posaconazol werden in der Leber metabolisiert, ansonsten nahezu unveränderte Ausscheidung über den Stuhl. Kaum renale Elimination.

- Plasmaspiegel, AUC, Halbwertszeit und Clearance sind bei Niereninsuffizienz ebenso wie bei Hämodialyse unverändert. In einer Dosisfindungsstudie gab es bemerkenswerte Unterschiede im Hinblick auf die terminale Halbwertszeit zwischen Patienten ohne und nach einer Knochenmarktransplantation (KMT): Patienten nach KMT zeigten ca. 50 % niedrigere AUC und mit 17 h eine kürzere Halbwertszeit als Patienten ohne KMT (29 h) – bislang jedoch ohne besondere Dosierungsempfehlung.

Nebenwirkungen: Posaconazol zeigte in der Praxis wie in allen Studien bisher eine gute Verträglichkeit. Bei gesunden Probanden standen Kopfschmerzen, Schwindel, Müdigkeit, Mundtrockenheit und Obstipation im Vordergrund, während bei neutropenischen, chemotherapierten Patienten zumeist gastrointestinale unerwünschte Wirkungen wie Durchfall, Übelkeit und Erbrechen sowie auch Fieber beschrieben wurden. Bei längerer Einnahme (z. B. > 6 Monate) werden Nebenwirkungen häufiger beschrieben. Führend sind auch hier mit ca. 7–9 % Übelkeit, Kopfschmerzen und Leberfunktionsstörungen, die aber in der Regel keine Behandlungsunterbrechungen zur Folge hatten.

Interaktionen: Posaconazol wird durch Cytochrom-P-450-Enzyme selbst nicht relevant metabolisiert, es inhibiert allerdings das Isoenzym CYP3A4, nicht aber die Isoenzyme CYP1A2, 2A6, 2C9, 2C19 und 2D9, wie z. T. etwa Fluconazol oder Voriconazol. Bei einer Komedikation von Rifampicin oder Cimetidin sowie den Antiepileptika Phenytoin, Carbamazepin, Phenobarbital und Primidon ist mit einer Reduktion der C_{max} und AUC von Posaconazol zu rechnen.

Bei gleichzeitiger Anwendung von Posaconazol und Terfenadin, Astemizol, Cisaprid, Pimozid, Halofantrin, Chinidin, Mutterkornalkaloiden, CSE-Hemmern, Vinca-Alkaloiden, Rifabutin, Ciclosporin, Tacrolimus, Sirolimus, Midazolam, Kalzium-Antagonisten, HIV-Protease-Hemmern, Digoxin und Sulfonylharnstoffen kommt es über eine Hemmung des Cytochrom-P-450-Systems zu einem (unterschiedlichen) Anstieg der Plasmakonzentrationen der genannten Substanzen und zur Zunahme der Toxizität (**cave:** Torsade-de-pointes-Medikamente!). Eine gleichzeitige Anwendung ist deshalb prinzipiell zu vermeiden und nur bei Überwiegen von Nutzen gegenüber dem Risiko zu erwägen. Wenn möglich sollten dann Dosisreduktionen unter Spiegelkontrolle erfolgen.

Indikationen: Behandlung von therapieresistenten systemischen Mykosen (Aspergillose, Fusariose, Zygomykose, Chromoblastomykose etc.), aber auch oropharyngealer Candida-Infektionen bei immunsupprimierten Patienten. Antimykotische Prophylaxe bei hämatologischen Hochrisiko-Patienten. Neben den in randomisierten Studien überprüften Indikationen hat Posaconazol aufgrund seines besonderen Wirkungsspektrums eine unverzichtbare Rolle bei der Behandlung hochresistenter, invasiver Organmykosen übernommen, so z. B. bei Mykosen durch Fusarium-Spezies, Zygomykosen mit Rhizopus-, Mucor-, Cunninghamella- oder Rhizomucor-Spezies oder auch bei Eumyzetom und Chromoblastomykosen, die auf eine Behandlung mit Keto- oder Itraconazol nicht ansprechen.

K **Kontraindikationen:** Schwangerschaft (Gruppe C), Laktationsperiode bzw. bei notwendiger Behandlung abstillen! Die Verträglichkeit und Wirksamkeit ist zumindest bei Kindern unter 13 Jahren nicht belegt. Deshalb bis auf Weiteres zunächst für diese Altersgruppe keine Anwendungsempfehlung. Bei allen bisher mit Posaconazol behandelten Kindern zwischen 8–17 Jahren wurden die gleichen Dosierungen wie bei Erwachsenen eingesetzt – mit gleichem Sicherheitsprofil. Posaconazol darf nicht zusammen mit CYP3A4-Substraten verwendet werden, die das QTc-Intervall verlängern (**cave:** Torsade de pointes!).

Applikation und Dosierung: Die Frequenz der Einnahme und die Dosierung von Posaconazol richten sich nach der Indikation zur Behandlung oder Prophylaxe sowie der Möglichkeit, gleichzeitig Nahrung zu sich zu nehmen.

- Zur Behandlung aller **Pilzinfektionen** (mit Ausnahme der Candidiasis):
  - Posaconazol-Suspension in einer Dosis von 400 mg (10 ml) 2 × tgl.
  - Die Posaconazol-Suspension sollte immer zusammen mit einer Mahlzeit oder mit Nahrungsergänzungsmitteln eingenommen werden! Patienten, die keine Mahlzeit zu sich nehmen können, sollten 4 × tgl. 200 mg (5 ml) einnehmen.
- Bei **Candidiasis:** 200 mg (5 ml) am 1. Tag und je 100 mg (2,5 ml) 1 × tgl. an den folgenden Tagen.
- Zur **Prophylaxe gegen invasive Pilzinfektionen:** 200 mg (5 ml) 3 × tgl.

Die Suspension zum Einnehmen muss vor der Anwendung kräftig geschüttelt werden. Keine Dosisanpassung bei **gestörter Nierenfunktion** (auch Hämodialyse) erforderlich. Vor und während der Behandlung mit Posaconazol sind Elektrolytstörungen (vor allem Kalium, Kalzium, Magnesium) zu überwachen und ggf. zu korrigieren.

Behandlungsdauer:

- Zur Prophylaxe bei hämatologischen Patienten in Abhängigkeit von der Neutropeniedauer: Beginn einige Tage vor der erwarteten Neutropenie bis 7 Tage nach Restitution der Neutrophilen > 500 Zellen/µl.
- Bei der Behandlung invasiver Mykosen richtet sich die Dauer der Behandlung nach der Schwere und der Lokalisation der Erkrankung sowie dem Ansprechen des Patienten.

B **Beurteilung:** Hochwirksames Triazol. Im Spektrum vergleichbar mit Voriconazol, jedoch mit zusätzlich guter Wirkung gegen Zygomyzeten. Es hat sich als wirksam in der Salvage-Behandlung therapieresistenter Pilzinfektionen wie auch bei Kokzidioidomykosen erwiesen und ist dem liposomalen Amphotericin B vergleichbar. Standard zur Pilz-Prophylaxe hämatologischer Hochrisiko-Patienten. Resistenzentwicklungen sind bei einer weiten Verbreitung zur Pilz-Prophylaxe nicht auszuschließen. Die derzeit einzige Applizierbarkeit von Posaconazol als Suspension erschwert den Einsatz der Substanz. Nahrungs- bzw. fettabhängige Plasmaspiegel und variable Bioverfügbarkeit schränken die Therapiesicherheit ein. Bei Unsicherheit sollten ggf. die Plasmaspiegel kontrolliert werden.

Triazole in klinischer Prüfung

Isavuconazol (Basilea AG u. Astellas Pharma Inc.), **Albaconazol** und **Ravuconazol** (BMS 207147 [Fa. Bristol-Myers Squibb, Wallingford, CT, USA]) sind neue Triazole, z. T. schon in fortgeschrittener klinischer Entwicklung. Diese Substanzen scheinen sich hinsichtlich ihres Spektrums, ihrer antimykotischen Potenz und präklinischen Wirksamkeit nicht fundamental von Voriconazol zu unterscheiden. Ob Unterschiede in der oralen Bioverfügbarkeit, im Ausmaß der Eiweißbindung, der Metabolisierung und Clearance von klinischer Bedeutung sind, bleibt abzuwarten.
Die Halbwertszeiten von Isavuconazol und Ravuconazol lassen ein mögliches sehr langes Dosierungsintervall erwarten.

Ravuconazol ist strukturell verwandt mit Fluconazol und besitzt eine prolongierte Eliminationshalbwertszeit mit Option zur täglichen Einmalgabe. Verträglichkeit und Wirksamkeit von Ravuconazol (400 mg/Tag p. o.) im Vergleich zu Fluconazol (200 mg/Tag p. o.) wurden in einer randomisierten Doppelblindstudie bei 71 Patienten mit oropharyngealer Candidiasis untersucht. Ravuconazol erreichte eine vergleichbare Heilungsrate (86 % vs. 78 %) ohne erkennbare Unterschiede in der Verträglichkeit. Eine intravenöse Formulierung liegt vor, weitere klinische Phase-II- und -III-Studien sind initiiert.

Azole zur topischen Therapie

Es gibt eine Vielzahl von sehr ähnlichen Azolen zur topischen Therapie oberflächlicher Pilzinfektionen der Haut und der Vagina. Die zuerst eingeführten Derivate Clotrimazol und Miconazol sind weiterhin wertvolle Lokaltherapeutika. Die neueren Derivate unterscheiden sich teilweise im Wirkungsspektrum und in der Verträglichkeit. So musste z. B. das topische Azol-Derivat Terconazol wegen unerwünschter systemischer Nebenwirkungen (Fieber, Kreislaufreaktionen) zurückgezogen werden.

Clotrimazol

Handelsnamen: Canesten u. a.

Eigenschaften: Pioniersubstanz der Imidazol-Derivate (Abb. 3.2-2), schwach basisch, wasserunlöslich, aber gut löslich in Lipoidlösungsmitteln.

Wirkungsspektrum: Fungistatische Wirkung auf Dermatophyten (Trichophyton- und Microsporon-Arten, Epidermophyton floccosum), Sprosspilze (Candida), Chromomyzeten (Hormodendrum- und Phialophora-Arten).

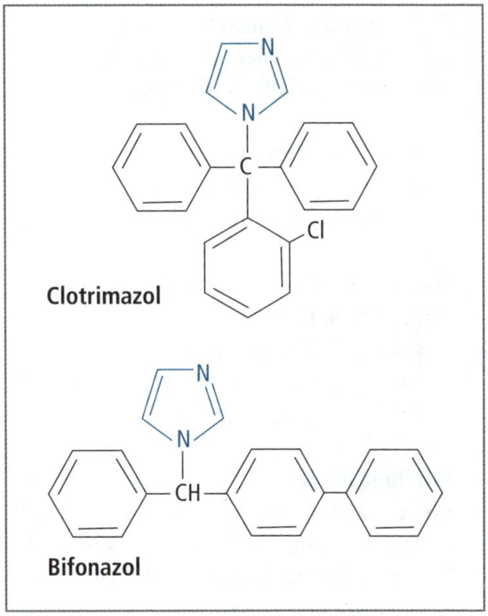

Abb. 3.2-2 Strukturformeln von Clotrimazol und Bifonazol.

Resistenz: Primär resistente Stämme von Candida albicans und Trichophyton sind selten. Eine sekundäre Resistenzentwicklung wurde bisher nicht beobachtet.

Nebenwirkungen: Selten sind Hautreizungen (Rötung, Schwellung, Brennen, Jucken) oder Hautreaktionen auf Zusatzstoffe (z. B. Propylen- oder Polyethylenglycol, Isopropanol oder Cetylstearylalkohol). Bei Gebrauch von Vaginalpräparaten kann eine kleine Menge (< 10 %) resorbiert werden, es sind ebenfalls Reizsymptome möglich.

Indikationen: Geeignet zur Lokalbehandlung (mit 1%iger Lösung, Creme oder Spray) von Dermatomykosen durch Candida-, Trichophyton-, Microsporon-Arten, Epidermophyton floccosum und Malassezia furfur (Pityriasis versicolor) sowie von Erythrasma. Lokale Anwendung bei Candida-Kolpitis in Form von Vaginaltabletten und Vaginalcreme möglich.

Vorsicht bei vaginaler Anwendung im 1. Trimenon der Schwangerschaft (Verdacht auf erhöhtes Abortrisiko)!

Applikation und Dosierung:
- Hautcreme oder -salbe: 2–3 × tgl. auf die erkrankte Stelle dünn auftragen und einreiben.
- Spray: 2 × tgl. dünn aufsprühen.
- Vaginaltabletten:
  - à 0,1 g: 1–2 × tgl. abends (für 7 Tage),
  - à 0,2 g: 1 × tgl. abends (für 3 Tage),
  - à 0,5 g: 1 × nur 1 Dosis.

Behandlungsdauer:
- Bei Candida- und Trichophyton-Infektionen der Haut: 4–6 Wochen behandeln.
- Bei Erythrasma und Pityriasis versicolor: etwa 3 Wochen behandeln.
- Bei Onychomykose: nicht unter 4 Monaten behandeln.
- Zur Anwendung bei Kindern gibt es keine Erfahrungen.

Handelsformen: Lösung, Creme, Salbe, Spray, Puder; Vaginaltabletten, -zäpfchen und -creme. In den USA auch als Lutschtabletten im Handel.

B **Beurteilung:** Gut wirksames Lokal-Antimykotikum mit breitem Spektrum und guter lokaler Verträglichkeit.

Bifonazol

Handelsnamen: Mycospor u. a.

Eigenschaften: Topisches Breitspektrum-Antimykotikum (Azol; Strukturformel s. Abb. 3.2-2). Ein Vorteil ist die besonders lange Persistenz des Wirkstoffs auf der Haut, die eine 1 × tgl. Anwendung ermöglicht.

Wirkungsspektrum: Bifonazol wirkt gegen Dermatophyten, Candida-, Aspergillus-Arten, Malassezia furfur (Pityriasis versicolor) und gegen Corynebacterium minutissimum (Erythrasma).

Nebenwirkungen: Als seltene Nebenwirkung können Hautrötung, -brennen und Juckreiz auftreten.

Applikation und Behandlungsdauer: Als Creme (enthält Cetylstearylalkohol), Puder, Lösung oder Spray zur Lokalbehandlung von Pilzinfektionen der Haut. Dauer der Behandlung: 2–4 Wochen.

Handelsformen: Creme, Gel, Lösung, Spray.

B **Beurteilung:** Gut wirksames Antimykotikum mit breitem Spektrum und guter Verträglichkeit.

Miconazol

Handelsnamen: Daktar, Gyno-Daktar, Mykoderm, Epi-Monistat u. a.

Eigenschaften: Miconazol ist ein wenig wasserlösliches Imidazol-Derivat, das früher auch zur systemischen Therapie verwandt wurde.

Wirkungsspektrum: Miconazol besitzt ein breites Wirkungsspektrum unter Einschluss von Epidermophyton- und Trichophyton-Arten, Candida- und Aspergillus-Arten sowie Malassezia furfur (Erreger der Tinea versicolor). Auch Histoplasma capsulatum, Coccidioides immitis, Pseudallescheria boydii und andere seltene Pilze sind empfindlich.

Pharmakokinetik:
- Bei topischer Anwendung auf der Haut und Schleimhaut erfolgt keine Resorption. Bei oraler Gabe wird Miconazol wenig resorbiert und ist daher bei Tabletteneinnahme nur zur Behandlung des Mundsoors oder zur partiellen Dekontamination geeignet. Das heute verlassene i. v. Präparat ergibt 10-fach höhere Maxi-

malkonzentrationen als bei oraler Gabe (nach 0,8 g i. v. 5–7 mg/l).

- Halbwertszeit 2–4 h (in den ersten 12 h) und 24 h (danach).
- Plasmaeiweißbindung 90 %.
- Urin-Recovery 10 % (unverändert nur 1 %). Starke Metabolisierung im Organismus. Niedrige Konzentrationen in Liquor und Augenkammerwasser. Bei Niereninsuffizienz Halbwertszeit nicht verlängert. Dialysierbarkeit gering.

Nebenwirkungen: Bei i. v. Anwendung als Folge von Lösungsvermittlern Thrombophlebitis, Pruritus, Erbrechen, Diarrhoe, allergische Reaktionen, pektanginöse Beschwerden, Fieber und Hitzegefühl. Bei rascher Injektion sind Herzrhythmusstörungen einschließlich Herzstillstand beobachtet worden. Bei lokaler Behandlung der Vagina kann Brennen oder Jucken auftreten.

Interaktionen: Miconazol unterliegt dem oxidativen Metabolismus des Cytochrom-P-450-Systems, sodass zahlreiche Interaktionen, u. a. mit Antidiabetika, Antiepileptika und Antikoagulanzien, auftreten können. Interaktionen mit oralen Antikoagulanzien vom Cumarin-Typ wurden auch nach topischer Applikation wiederholt berichtet.

Indikationen: Lokalbehandlung von Infektionen durch Dermatophyten und Candida. Aufgrund der (zum großen Teil durch den Lösungsvermittler Cremophor bedingten) relevanten Nebenwirkungen, der Verfügbarkeit alternativer Substanzen und der nachgewiesenen Wirksamkeit von Voriconazol bei der Behandlung invasiver Infektionen durch Pseudallescheria boydii gibt es derzeit keine Indikationen mehr zur systemischen Gabe von Miconazol.

K Kontraindikationen:

- Für Miconazol i. v.: Schwangerschaft, Stillzeit, Überempfindlichkeit gegen Poly(oxyethylen)-35-Rizinusöl (z. B. Cremophor EL).
- Für Lokalpräparate: Überempfindlichkeit gegen Hydroxybenzoesäureester (z. B. Parabene).
- Für Daktar-Lösung zur Lokalbehandlung: nässende Ekzeme.

Applikation und Dosierung: Zur Lokalbehandlung von Hautinfektionen stehen Puder sowie Creme und Salbe zur Verfügung.

- Bei **Vaginalsoor** ist – trotz schneller Besserung – eine Behandlung über 2 Wochen erforderlich, um Rezidive zu verhindern.
- Bei **Mundsoor** verwendet man Miconazol-Mundgel:
  - 1. Lebensjahr: 4 × 1/4 Messlöffel (entsprechend 4 × 30 mg) nach der Mahlzeit für 1–2 Wochen.
  - ab 2. Lebensjahr: 4 × 1/2 Messlöffel (entsprechend 4 × 60 mg) nach der Mahlzeit für 1–2 Wochen.
  - Erwachsene: Erwachsene können bei Mundsoor mehrmals tgl. 1 Tablette im Mund zergehen lassen.
- Bei **invasiven Pilzinfektionen** gab es folgende Dosisempfehlung:
  - Kinder: 1 × tgl. 15 mg/kg KG. Dosissteigerung auf 20–30 mg/kg KG, dann auf 2–3 ED verteilen.
  - Erwachsene: 1 × tgl. 0,6 g als i. v. Infusion (in 60 min). Dosissteigerung bis auf 1,8 g tgl.

Zur **Vermeidung einer Venenreizung** ist eine ausreichende Verdünnung wichtig, evtl. Infusion bevorzugt durch zentralen Venenkatheter. **Therapiedauer** mindestens 12 Tage. Keine Dosisreduzierung bei **Niereninsuffizienz**.

Handelsformen:

- Creme, Mundgel, Lösung, Vaginalcreme, -ovula.
- In der Schweiz: Daktar i. v. (Lösung zur Infusion) in Ampullen à 0,2 g, Tabletten à 0,25 g, Mundgel.

B **Beurteilung:** Breitspektrum-Antimykotikum vorwiegend zur lokalen Anwendung. Bei systemischer Anwendung Gefahr von schweren Nebenwirkungen. Heute durch andere systemische Antimykotika ersetzbar.

Econazol

Handelsname: Epi-Pevaryl.

Eigenschaften: Imidazol-Derivat, dem Miconazol chemisch nahe verwandt (ein Chlor-Atom fehlt). Die Substanz ist **hepatotoxisch** und dient zur Erzeugung einer experimentellen Toxizität bei Versuchstieren.

Wirkungsspektrum: Econazol ist in vitro auf Pilze etwas stärker wirksam als Miconazol.

Pharmakokinetik: Keine Resorption. Offenbar dennoch geeignet zur Lokalbehandlung von Hautmykosen und Vaginalsoor.

Nebenwirkungen: Rötung, Brennen oder Jucken.

Applikation: Lokal als 1%ige Creme, Lotio und Lösung.

Isoconazol

Handelsname: Travocort.

Eigenschaften: Lokales Azol.

Wirkungsspektrum: Wirksam gegen Candida, Dermatophyten und Schimmelpilze.

Nebenwirkungen: Als Nebenwirkung können Reizerscheinungen der Haut und Schleimhaut auftreten. Überempfindlichkeit gegen Cetylstearylalkohol (in der Creme) oder Propylenglycol (im Spray) möglich. Kontakt mit den Augen vermeiden. Keine großflächige oder langfristige Anwendung.

Applikation: Anwendung bei oberflächlichen Mykosen der Haut (auch bei Erythrasma und Pityriasis versicolor) als 1%ige Creme.

Oxiconazol

Handelsname: Myfungar.

Eigenschaften: Azol zur lokalen Anwendung.

Wirkungsspektrum: Breites Wirkungsspektrum gegen Trichophyton-, Epidermophyton- und Microsporum-Arten, Candida-Arten, Malassezia furfur (Erreger der Pityriasis versicolor) und Schimmelpilze. Oxiconazol wirkt auch auf grampositive Bakterien (Staphylokokken und Streptokokken).

Pharmakokinetik: Von der Haut wird Oxiconazol kaum resorbiert.

Nebenwirkungen: Brennen und Juckreiz an der behandelten Haut, bei längerer Anwendung Austrocknung der Haut. Es gab auch Vaginaltabletten zur Therapie einer Candida-Vaginitis (nicht während der Menstruation verwenden). Beim Sexualpartner können während der Behandlung Reizungen am Penis oder in der Harnröhre auftreten.

Applikation und Behandlungsdauer: Die Creme oder die Lösung (zum Auftragen oder Aufsprühen) sollte für mindestens 3 Wochen auf die erkrankten Hautstellen gebracht werden. Um Rückfälle zu verhüten, wird empfohlen, die örtliche Behandlung nach vollständiger Abheilung der Hauterscheinungen noch 1–2 Wochen fortzusetzen.

Fenticonazol

Handelsname: Lomexin.

Eigenschaften: Imidazol-Derivat zur topischen Anwendung.

Wirkungsspektrum: Wirksam gegen Dermatophyten, Candida-Arten und Schimmelpilze, auch gegen Staphylokokken und Streptokokken, aber nicht gegen Aspergillus-Arten. Gegen Candida in vitro schwächer wirksam als Clotrimazol.

Pharmakokinetik: Resorption von der Haut < 0,5 %, nach intravaginaler Applikation 1–3 %.

Nebenwirkungen: Als Nebenwirkungen bei topischer Anwendung kommen gelegentlich Brennen und Juckreiz sowie Überempfindlichkeitsreaktionen vor (Creme, Spray und Lösung enthalten Propylenglycol).

Applikation und Indikationen: Topische Anwendung auf der Haut (als Creme, Pumpspray, Lösung) bei Dermatomykosen (Tinea capitis, corporis usw.), Haut-Candidiasis, Balanitis und Balanoposthitis durch Candida, Pityriasis versicolor, Erythrasma (1 × tgl. auf die erkrankten Hautstellen auftragen). Kontakt mit den Augen vermeiden.
Vaginalovula (gegen vulvovaginale Candidiasis) nur 1 × anwenden (während und bis 2 Tage nach der Behandlung sollte kein ungeschützter Geschlechtsverkehr stattfinden).

K **Kontraindikation:** Schwangerschaft.

Sertaconazol

Handelsnamen: Mykosert, Zalain, Monazol, Dermofix u. a.

Eigenschaften: Sertaconazol ist ein wenig wasserlösliches Imidazol-Derivat.

Wirkungsweise: Wie alle Azole inhibiert Sertaconazol die Ergosterolsynthese. Zusätzlich bindet es in hoher Dosierung direkt an andere Sterollipide der Zellwand mit der Folge erhöhter Permeabilität und Mycellyse. Abhängig von der Konzentration wirkt Sertaconazol deshalb fungistatisch und fungizid.

Wirkungsspektrum: Sertaconazol besitzt ein breites Wirkungsspektrum zur Behandlung oberflächlicher Hautmykosen wie Tinea corporis, Tinea cruris, Tinea manus, Tinea barbae und Tinea pedis, kutaner Candidiasis, Pityriasis versicolor und seborrhoischer Dermatitis. Sertaconazol wirkt in vitro fungistatisch gegen viele Dermatophyten aus der Gruppe Trichophyton, Epidermophyton und Microsporum, wie auch gegen Candida und Cryptococcus spp. Sertaconazol hat auch einen nachweislichen Effekt auf grampositive Bakterien sowie eine entzündungshemmende Wirkung.

Pharmakokinetik:

- Bei guter Penetration in die Haut erfolgt keine systemische Resorption.
- Gleich nach topischer Anwendung (1 × 100 mg 2 % Sertaconazol-Creme) können 88,9 % der Substanz auf der Hautoberfläche nachgewiesen werden. Über einen Zeitraum von 48 h vermindert sich dieser Prozentsatz auf ca. 50 % der initialen Dosis. 30 min nach Applikation finden sich 5,3 % im Stratum corneum und 7 % nach 3 h wie auch nach 48 h.
- Auch bei wiederholter Applikation über 14 Tage kein Nachweis der Substanz im Serum.
- Nach einmaliger Gabe von 300 mg Vaginalovula lassen sich auch noch 3–4 Tage später hohe Spiegel in Vaginalflüssigkeit, jedoch nicht systemisch nachweisen.
- Es gibt keine pharmakokinetischen Untersuchungen bei schwangeren oder stillenden Frauen sowie zu möglichen Interaktionen.

Nebenwirkungen: Sertaconazol ist sehr gut verträglich bei der topischen Behandlung von dermatologischen oder gynäkologischen Pilzinfektionen. Nur sehr selten sind lokale Hautreaktionen bzw. eine Kontaktdermatitis zu erwarten, bei Gebrauch der Sprühlösung etwas häufiger! Keine systemischen Reaktionen bei topischer Anwendung – auch nicht bei immunsupprimierten Patienten.

Interaktionen: Keine Interaktionen bekannt.

Indikationen: Lokalbehandlung von Infektionen durch Dermatophyten einschließlich Pityriasis versicolor und Candida.

Applikation und Dosierung: Zur Lokalbehandlung von Hautinfektionen stehen Creme und Sprühlösung zur Verfügung. In der Regel sollte beides 2 × tgl. als Creme oder durch mehrere Sprühstöße auf die betroffenen u. umgebenden Hautpartien auftragen werden.

Behandlungsdauer: Die Behandlung erfolgt bis zur Abheilung, maximal 28 Tage.

Handelsformen:
- Creme: 20 und 50 g (1 g entspricht 20 mg Sertaconazolnitrat).
- Dosierlösung: 30 ml (1 ml entspricht 20 mg Sertaconazol); enthält Ethanol (96 %) und Propylenglycol.

B **Beurteilung:** Erfasst ein großes Spektrum von Dermatophyten und Candida-Spezies bei noch guter Aktivität auf nur eingeschränkt Fluconazol-empfindliche Pilze. Fest etabliertes topisches Azol mit guter Verträglichkeit. In vielen anderen Ländern auch in anderen Formulierungen im Handel, z. B. zur Behandlung der vulvovaginalen Candidiasis.

3.3 Echinocandine

Die Echinocandine sind eine eigene Klasse parenteraler, semisynthetischer, amphiphiler Lipopeptide. Sie wurden bereits 1974 als Fermentationsmetaboliten entdeckt und zunächst unter dem Namen Pneumocandine als semisynthetische Antimykotika weiterentwickelt.
Die erste entdeckte Substanz war LY303366 (Anidulafungin), wenn auch **Caspofungin**, erst 10 Jahre später entwickelt, als erstes Echinocandin (Firma Merck, Rahway, NJ, USA) zur Sekundärtherapie invasiver Aspergillus-Infektionen und zur Primärtherapie invasiver Candida-Infektionen zugelassen wurde. Es folgten dann **Anidulafungin** (Firma Vicuron Pharmaceuticals Inc, Freemont, CA, USA) und **Micafungin** (Firma Fujisawa Inc., Deerfield, ILL, USA), das allerdings zuvor bereits viele Jahre in Japan eingesetzt wurde.

Eigenschaften: Alle derzeitigen Erkenntnisse unterstellen, dass zwischen den drei relativ ähnlichen Substanzen keine fundamentalen pharmakologischen Unterschiede bestehen: Alle haben aufgrund des hohen Molekulargewichts eine schlechte orale Bioverfügbarkeit und sind deshalb nur zur intravenösen Gabe geeignet. Echinocandine sind wasserlöslich (nicht Anidulafungin), haben eine lange Halbwertszeit (1 × tgl. Dosierung), werden bei geringer renaler Clearance extensiv metabolisiert und akkumulieren bei linearer Pharmakokinetik nicht.
Strukturell bestehen sie aus einem Hexapeptid-Ring, an den eine variabel konfigurierte Lipidseitenkette gebunden ist (Abb. 3.3-1).

Wirkungsweise und Wirkungsspektrum: Der Wirkungsmechanismus der Echinocandine ist eine nicht kompetitive Hemmung der Synthese von 1,3-β-D-Glucan, einem Homopolysaccharid in der Zellwand vieler pathogener Pilze. Zusammen mit Chitin sind die kettenartigen Glucanmoleküle für Stabilität und Form der Zellwand verantwortlich. Sie tragen zur Aufrechterhaltung der osmotischen Integrität der Pilzzelle bei und haben wichtige, im Detail noch ungeklärte Funktionen bei Zellwachstum und Zellteilung. Prinzipiell wirken die Substanzen der gesamten Klasse sehr gut gegen Candida spp. und die meisten Aspergillus spp., nicht gegen Cryptococcus und Trichosporon, nur unzureichend allein gegen endemisch (dimorphe) Pilze und in vitro nicht, dagegen in vivo bemerkenswert gut gegen Fusarium und Zygomyzeten. Keine relevante Wirkung gegen Pneumocystis-Spezies!

Caspofungin

Handelsname: CANCIDAS (Firma MSD).

Wirkungsspektrum: Caspofungin ist das erste eingeführte Echinocandin mit Breitspektrum-Aktivität gegen Candida- und Aspergillus-Arten. Caspofungin zeigt eine variable Aktivität gegen Phäohyphomyzeten (pigmentierte Fadenpilze) und die außereuropäischen (endemischen) Pilze (Histoplasma etc.). Caspofungin ist als Einzelsubstanz inaktiv gegenüber Trichosporon asahii, Cryptococcus neoformans, Fusarium spp., Zygomyzeten (Mucor, Rhizopus, Absidia u. a.) und Dermatophyten. Die In-vitro-Wirksamkeit gegen Pneumocystis jirovecii konnte bisher ohne klinische Studien nicht bestätigt werden.

Resistenz: Aufgrund des anderen Wirkungsmechanismus bestehen keine Kreuzresistenzen gegenüber anderen Antimykotika-Klassen wie Azolen oder Polyenen. Primärresistenzen bei sonst empfindlichen Pilzarten scheinen selten zu sein und Resistenz-Induktionsstudien mit Candida albicans zeigen ein insgesamt niedriges Potenzial für sekundäre Resistenzen.

Pharmakokinetik:

- Caspofungin weist eine hohe Plasmaeiweißbindung (97 %) auf. Die Substanz wird langsam durch Peptid-Hydrolyse und N-Acetylierung metabolisiert und in metabolisierter Form in Urin und Fäzes ausgeschieden; nur eine kleine Fraktion (1,4 %) wird in unveränderter Form mit dem Urin ausgeschieden.
- Nach Infusion von täglichen Einzeldosen zwischen 5 und 100 mg besitzt Caspofungin eine weitgehend lineare Pharmakokinetik mit leicht zunehmender Akkumulation bei Ansteigen der Dosis sowie mit einer dosierungswirksamen β-Halbwertszeit von 9–11 h. Im höheren Dosierungsbereich zeigte sich eine terminale Eliminations-Halbwertszeit von 40–50 h. Die Mehrfachgabe von Dosen zwischen 15 und 75 mg für bis zu 3 Wochen ergab eine dosisabhängige Akkumulation im Plasma von maximal 50 %. Nach Gabe von 70 mg werden Spitzenspiegel von ca. 10 µg/ml und Talspiegel von > 1 µg/ml beobachtet; eine Aufsättigung mit 70 mg an Tag 1, gefolgt von 50 mg 1 × tgl., führt zur Aufrechterhaltung von Talspiegeln > 1 µg/ml ab dem ersten Therapietag.
- Bei Patienten mit eingeschränkter Nierenfunktion oder terminaler Niereninsuffizienz ist keine Dosisanpassung erforderlich. Für Patienten mit erheblicher Leberfunktionsstörung (Child-Pugh-Score B oder C = 7–15) wird eine Halbierung der täglichen ED empfohlen (bei voller Aufsättigung mit 70 mg).

Nebenwirkungen: Caspofungin ist gut verträglich. In fünf zulassungsrelevanten klinischen Studien brachen jeweils weniger als 5 % der Patienten die Medikation mit Caspofungin vorzeitig ab. Insgesamt war eine Abhängigkeit der Nebenwirkungen von der Dosis im Bereich von tgl. 35–70 mg nicht erkennbar. Die häufigsten, mit der Gabe von Caspofungin assoziierten Nebenwirkungen in kontrollierten Studien waren Fieber (3–26 %), Phlebitis (1–16 %), Übelkeit (2,5–6 %) und Kopfschmerzen (6–11 %). Mit einer Histamin-Freisetzung assoziierte Symptome wurden kasuistisch beobachtet. Unter den Laborparametern waren reversible Transaminasenerhöhungen mit 10–13 % am häufigsten vertreten. Andere Laborveränderungen (Abfall des Serum-Albumins, Anstieg der alkalischen Phosphatase, Hypokaliämie, Abfall des Hämoglobins u. a.) wurden sporadisch beobachtet.

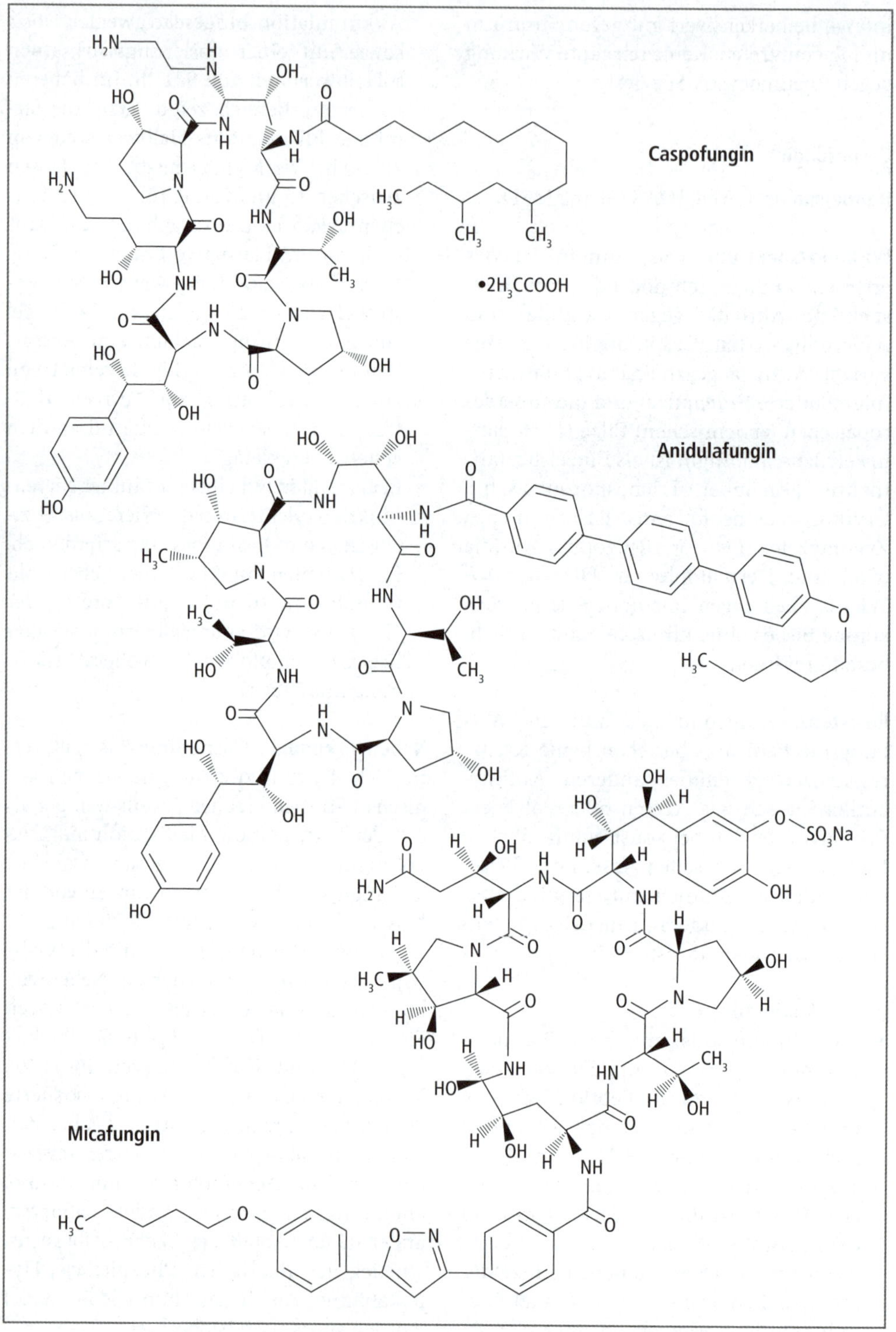

Abb. 3.3-1 Strukturformeln von Caspofungin, Anidulafungin und Micafungin.

Interaktionen: Bislang durchgeführte präklinische In-vitro- und In-vivo-Studien haben keinerlei Hinweise auf eine Antagonisierung der Wirkung anderer antimykotischer Substanzen durch Caspofungin und andere Echinocandine ergeben. Caspofungin ist kein Substrat von P-Glycoprotein und ein schwaches Substrat bzw. Inhibitor von Cytochrom-P-450-Isoenzymen. In Interaktionsstudien fanden sich keine dosisrelevanten Arzneimittelinteraktionen zwischen Caspofungin und Mycophenolatmofetil. Caspofungin verringert die Plasmakonzentration von Tacrolimus, weshalb entsprechende regelmäßige Spiegelbestimmungen und Dosisanpassungen erforderlich sind.
Ciclosporin A führt zu einem Anstieg der Exposition von Caspofungin um 35 %; ein Effekt von Caspofungin auf die Exposition von Ciclosporin besteht jedoch nicht. Aufgrund reversibler, leichter Transaminasenerhöhungen in Interaktionsstudien wird die parallele Gabe beider Substanzen derzeit nicht empfohlen.
Die gleichzeitige Gabe von Efavirenz, Nelfinavir, Nevirapin, Phenytoin, Rifampicin, Dexamethason und Carbamazepin kann zu einer klinisch relevanten Abnahme der Caspofungin-Plasmakonzentrationen führen. Der Hersteller empfiehlt bei Notwendigkeit dieser Kombinationen eine Dosiserhöhung von Caspofungin auf 70 mg/Tag – wie auch auf 70 mg/m^2 bei Kindern – zumindest bei einem klinischen Nichtansprechen auf eine Caspofungin-Therapie.

Indikationen: Primärtherapie invasiver Candida-Infektionen bei nicht neutropenischen Patienten und Sekundärtherapie invasiver Aspergillus-Infektionen bei Therapieversagen anderer systemischer Antimykotika bzw. deren Unverträglichkeit. Weiterhin auch empirische Behandlung bei Verdacht auf Pilzinfektion bei Patienten mit Fieber und Neutropenie. Darüber hinaus kann Caspofungin auch zur Primärtherapie der oropharyngealen Candidiasis und der Candida-Ösophagitis eingesetzt werden. Die Zulassung erfolgte für alle Erwachsene und Kinder sowie Säuglinge ab 12 Monate.

Falsche Indikationen: Infektionen durch andere Pilzerreger als Candida und Aspergillus spp. Die In-vitro-Wirksamkeit gegen Pneumocystis wurde bisher klinisch nicht erprobt. Behandlung von Fluconazol-sensiblen nicht invasiven Candida-Infektionen.

K **Kontraindikationen:** Überempfindlichkeit gegenüber Caspofungin oder einem anderen Echinocandin. Es liegen keine Daten zur Behandlung während der Schwangerschaft und Stillzeit vor. Tierexperimente zeigen, dass Caspofungin die Plazentaschranke passiert und ebenso in die Muttermilch übergehen kann. Während der Schwangerschaft sollte Caspofungin nur eingesetzt werden, wenn dies unabdingbar ist; Frauen dürfen unter Behandlung nicht stillen.

Applikation und Dosierung: Caspofungin sollte nach Rekonstitution des Konzentrates und Verdünnung über 1 h in der Regel 1 × tgl. intravenös infundiert werden.

! Caspofungin ist in Glucose-Lösungen instabil und darf weder mit diesen noch mit anderen Substanzen zusammen appliziert werden, da keine Kompatibilitätsuntersuchungen vorliegen.

- Neugeborene und Säuglinge < 3 Monate: tgl. 25 mg/m^2.
- Säuglinge 3–11 Monate: tgl. 50 mg/m^2.
- Säuglinge ab 12 Monate und Kinder bis 17 Jahre: Die Dosierung sollte sich an der Körperoberfläche orientieren, die nach der Mosteller-Formel zu berechnen ist (s. S. 21):
  - Initialdosis 70 mg/m^2, gefolgt von einer Erhaltungsdosis von tgl. 50 mg/m^2.
  - Kommt es unter dieser Dosierung nicht zu einem erwartbaren Anspre-

chen, kann diese Dosis auf tgl. 70 mg/ m^2 erhöht werden.

- Erwachsene > 17 Jahre:
  - Standarddosis für alle derzeitigen Indikationen 70 mg i. v. in einer ED an Tag 1, gefolgt von einer täglichen ED von 50 mg i. v. als Kurzinfusion über 60 min.
  - Patienten mit einem Körpergewicht > 80 kg sollten auch als Erhaltungsdosis 70 mg Caspofungin erhalten.
  - Bei älteren Patienten (< 65 Jahren) ist die AUC um ca. 30 % vergrößert, ohne dass deshalb eine systematische Dosisanpassung empfohlen wird. Bei längerer Behandlung kann diese ggf. erforderlich sein.

! Alle Dosierungen sollten nie 70 mg/ Tag überschreiten!

Eine Dosisanpassung ist bei Patienten mit **Niereninsuffizienz** nicht erforderlich. Caspofungin ist nicht dialysierbar.
Bei erwachsenen Patienten mit **leichter Leberinsuffizienz** (Child-Pugh-Score 5–6) ist keine Dosisanpassung erforderlich. Bei **mäßiger Leberinsuffizienz** (Child-Pugh-Score 7–9) sollte nach einer Initialdosis von 70 mg tgl. 1 × 35 mg Caspofungin appliziert werden. Es liegen keine relevanten klinischen Erfahrungen bei Patienten mit **schwerer Leberinsuffizienz** (Child-Pugh-Score > 9) vor. Keine klinischen Erfahrungen bei Kindern mit jeglicher Leberinsuffizienz.

Behandlungsdauer: Die Dauer der empirischen Therapie richtet sich nach dem klinischen und ggf. auch mikrobiologischen Ansprechen.

- Die Behandlung sollte möglichst bis 3 Tage (bis 7 Tage bei nachgewiesener Pilzinfektion) nach Rückgang der Neutropenie durchgeführt werden.
- Invasive Candida-Infektionen werden mindestens bis 14 Tage nach dem letzten Erregernachweis behandelt.
- Aspergillus-Infektionen je nach Einzelfall mindestens 7–14 Tage nach dem Abklingen der Symptome und gleichzeitiger Erholung der Immunsuppression.

Handelsform: 50 bzw. 70 mg Pulver zur Herstellung einer Infusionslösung.

B **Beurteilung:** Erste zugelassene innovative Substanz aus der Klasse der Echinocandine mit günstigen pharmakokinetischen Eigenschaften und guter Verträglichkeit. In adäquaten Studien dokumentierte Wirksamkeit in der Primärtherapie invasiver Candida-Infektionen nicht neutropenischer Patienten, in der Sekundärtherapie invasiver Aspergillus-Infektionen wie auch der empirischen Therapie bei Granulozytopenie.

Anidulafungin

Handelsname: ECALTA (Firma Pfizer).

Eigenschaften: Anidulafungin war das zuerst entwickelte, aber zuletzt in Deutschland zugelassene Echinocandin, das zunächst trotz schlechter Bioverfügbarkeit zu einer oral applizierbaren Substanz entwickelt werden sollte. Anidulafungin ist ein halbsynthetisches Echinocandin, ein aus einem Fermentationsprodukt von Aspergillus nidulans synthetisiertes Lipopeptid. Anders als Caspofungin und Micafungin besitzt Anidulafungin eine Terphenyl-Seitenkette und benötigt alkoholische Lösungsmittel, um bei fehlender Wasserlöslichkeit überhaupt in Lösung gehen zu können.

Wirkungsspektrum: Anidulafungin ist bisher unter allen anderen Echinocandinen die Substanz mit der besten fungiziden Breitspektrum-Aktivität gegen alle Candida-Arten. Die $MHK_{90\,\%}$ der meisten getesteten Spezies lag mit 0,06–0,12 µg/ml vielfach eine Titerstufe unter der anderer Echinocandine. Nahezu alle Fluconazol-resistenten Candida-Stämme wurden mit einer Konzentration von 1 µg/ml Anidulafungin gehemmt. Wie alle Echinocandine hat auch Anidulafungin höhere MHK-Werte bei Candida parapsilosis (1–4 µg/ml). Anidulafungin wirkt auch gegen Regionen mit aktivem Zellwachstum in den Hyphen von Aspergillus fumigatus, ohne dass hierzu klinische Untersuchungen vorliegen.

Resistenz: Aufgrund des anderen Wirkungsmechanismus bestehen keine Kreuzresistenzen gegenüber anderen Antimykotika-Klassen wie Azolen oder Polyenen, Primärresistenzen bei sonst empfindlichen Pilzarten scheinen selten zu sein. Resistenz-Induktionsstudien mit Candida spp. zeigen auch gegenüber Micafungin und Caspofungin ein insgesamt niedriges Potenzial für sekundäre Resistenzen.

Pharmakokinetik:

- Anidulafungin weist entgegen früheren Annahmen von 84 % eine sehr hohe Plasmaeiweißbindung von 99 % auf. Es wird nicht hepatisch metabolisiert. Anidulafungin ist insbesondere weder ein klinisch relevantes Substrat noch Induktor oder Hemmer der Cytochrom-P-450-Isoenzyme. Es ist deshalb unwahrscheinlich und auch nicht bekannt, dass Anidulafungin beachtenswerte Auswirkungen auf Arzneimittel hat, die über Cytochrom-P-450-Isoenzyme metabolisiert werden.
- Anidulafungin hat ein hohes Verteilungsvolumen, das mit 30–50 l etwa dem Volumen des Gesamtkörperwassers entspricht.
- Unter physiologischen Bedingungen (Temperatur, pH) unterliegt Anidulafungin einem langsamen chemischen Abbau zu einem Peptid ohne antimykotische Aktivität. Anidulafungin hat eine langsame systemische Clearance (ca. 1 l/h) und unter den Echinocandinen die längste Eliminationshalbwertszeit von 24 h bei einer terminalen Halbwertszeit von 40–50 h. Anidulafungin wird weder renal metabolisiert noch ausgeschieden. Die Substanz wird im Blutstrom langsam chemisch abgebaut. Etwa 90 % der Dosis werden in Form kleiner Metaboliten über die Fäzes ausgeschieden, die restlichen 10 % verbleiben als intakte Substanz.
- Bei linearer Pharmakokinetik erreicht Anidulafungin nach Infusion von täglichen ED mit 100 mg und einer doppelten initialen Dosis an Tag 1 bereits am Tag 2 sein Steady State bei Erwachsenen ebenso wie bei Kindern.
- Bei Patienten mit eingeschränkter Nierenfunktion oder terminaler Niereninsuffizienz ist keine Dosisanpassung erforderlich. Anidulafungin ist nicht dialysierbar und kann ggf. unabhängig vom Dialysetermin appliziert werden. Auch eine erhebliche Leberfunktionsstörung (Child-Pugh-Score B oder C = 7–15) beeinflusst nicht die Höhe der Plasmakonzentration und erfordert somit auch keine Dosisanpassung.
- Die Pharmakokinetik von Anidulafungin ist bei pädiatrischen Patienten nicht abschließend untersucht. Immerhin hat sich gezeigt, dass die Halbwertszeit bei Kindern der von Erwachsenen entspricht und die Clearance und das Verteilungsvolumen im Steady State ausschließlich vom Gewicht, nicht aber vom Alter der Kinder bestimmt werden.
- Anidulafungin kann die Plazenta passieren und war in Labortieren embryotoxisch. Erfahrungen bei schwangeren oder stillenden Frauen liegen nicht vor.

Nebenwirkungen: Die Verträglichkeit von Anidulafungin ist vergleichbar gut wie Caspofungin – wenn nicht sogar besser. Mit unerwünschten Wirkungen ist bei weniger als 5 % der behandelten Patienten zu rechnen. Noch am häufigsten ist mit Hautrötungen bzw. Hitzewallungen zu rechnen (2,3 %) – allerdings zumeist im Zusammenhang mit der Infusion. Mit ZNS-Reaktionen wie

Kopfschmerzen, aber auch Krampfanfällen, ist ebenso zu rechnen wie mit gastrointestinalen Symptomen (Übelkeit, Erbrechen, Durchfall) bei weniger als 2 % der Patienten. Weitere seltene Nebenwirkungen waren in Studien Urtikaria und Pruritus – entsprechend wurden mit einer Histamin-Freisetzung assoziierte Symptome nur kasuistisch beobachtet. Unter den Laborparametern waren reversible Transaminasenerhöhungen mit 10–13 % am häufigsten vertreten. Andere Laborveränderungen (Abfall des Serum-Albumins, Anstieg der alkalischen Phosphatase, Hypokaliämie, Abfall des Hämoglobins) wurden sporadisch beobachtet.

Interaktionen: Anidulafungin wird nicht in der Leber metabolisiert und ist kein Substrat des Cytochrom-P-450-Systems. So zeigten auch alle bislang durchgeführten präklinischen In-vitro- und In-vivo-Studien keinerlei Hinweise auf eine Interaktion. Keine Wirkungen zusammen mit Voriconazol oder Rifampicin, wie sie z. B. im Vergleich mit Caspofungin dort zu Dosiserhöhungen führen.

Indikationen: Primär- und Sekundärtherapie invasiver Candida-Infektionen bei erwachsenen, nicht neutropenischen Patienten. Anidulafungin wurde bisher vor allem zur Behandlung von Candidämien eingesetzt, in begrenzter Zahl bei tiefen Candida-Infektionen und/oder Abszessen. Durch die hohe Zahl an Candidämien in den Studien wurden auch viele Katheterinfektionen mit und ohne Explantation behandelt. Offensichtlich haben Echinocandine eine bessere Wirkung auf Biofilme, da diese häufiger bei liegendem Katheter eine Eradikation als z. B. Fluconazol erreichen konnten. Eine Entfernung der Fremdkörper sollte allerdings auch bei Anidulafungin weiterhin Standard bleiben. Wie bei anderen Echinocandinen gibt es auch bei Anidulafungin bisher noch wenig Erfahrungen in der Behandlung von Candida-Endokarditis, -Osteomyelitis oder -Meningitis.

Bei dringendem Verdacht auf eine invasive Candida-Infektion eignet sich Anidulafungin vermutlich auch ohne entsprechende klinische Studie zu einer Sequenztherapie z. B. mit oralem Switch: Beginn mit Anidulafungin bis zum Erregernachweis und Resistenztestung, dann z. B. bei klinisch gutem Ansprechen und Empfindlichkeit der Erreger Umstellung auf orale Azole mit der Möglichkeit kurzer KH-Behandlungen.

Falsche Indikation: Infektionen durch andere Pilzerreger als Candida spp.

K **Kontraindikationen:** Überempfindlichkeit gegenüber Anidulafungin oder einem anderen Echinocandin. Zur Behandlung in der Schwangerschaft liegen keine Erkenntnisse vor. Im Tierversuch aber bei hoher Dosierung nachweislich Entwicklungsstörungen, ebenso wie Nachweis von Anidulafungin in der Muttermilch. Bis auf Weiteres kann Anidulafungin nicht in der Schwangerschaft empfohlen werden. Hinsichtlich des Stillens bzw. Abstillens ist eine Nutzen-Risiko-Abwägung durchzuführen. Relative Kontraindikation zur Behandlung von alkoholabhängigen Patienten, solange anderweitige Therapieformen gleichwertig sind.

Applikation und Dosierung:

> 100 mg Anidulafungin müssen zunächst mit einer alkoholischen Lösung (30 ml) rekonstituiert werden, um dann weiter in 5 % Glucose- oder 0,9 % NaCl-Lösung (250 ml/100 mg Anidulafungin) verdünnt i. v. appliziert werden zu können (3 ml/min).
> Anidulafungin darf nicht als Bolusinjektion verabreicht werden.
> Zu beachten ist, dass jeweils 100 mg etwa 6 g Ethanol enthalten. Nach Infusion Blutalkohol ohne Abbauzeit von etwa 15 mg/ml bei der 100-mg-Dosis bzw. 30 mg/ml bei der 200-mg-Dosis. Dies entspricht etwa einem Glas Rotwein oder einer Flasche Bier!

- Kinder und Jugendliche < 18 Jahre: derzeit keine Zulassung. Nach Studien entsprechen aber bei Kindern von 2–17 Jahren 0,75/1,5 mg/kg/Tag exakt einer Dosis 50/100 mg/Tag von Erwachsenen! Für Kinder unter 2 Jahren wird eine Initialdosis von 3 mg/kg Tag 1, gefolgt von 1,5 mg/kg/Tag untersucht.
- Erwachsene > 18 Jahre: Behandlung – unabhängig von höherem Alter, Geschlecht, Gewicht und Indikation – mit tgl. 100 mg Anidulafungin, nach einer Initialdosis zur Aufsättigung mit 200 mg.
- Zur Behandlung einer **Candida-Ösophagitis** ist eine Dosierung von tgl. 50 mg mit einer Aufsättigung von 100 mg ausreichend.

Behandlungsdauer:

- Bei invasiven Candida-Infektionen: In der Regel zusätzlich 14 Tage nach der letzten positiven Kultur, abszedierende Infektion oder z. B. Knocheninfektionen sehr viel länger.
- Die Erfahrungen mit langer Behandlungsdauer sind noch gering, die längsten Behandlungen liegen bei 6 Wochen, vereinzelt bis zu Monaten.
- Eine Candida-Ösophagitis sollte minimal 14 Tage behandelt werden.

Handelsformen:

- Pulver 100 mg.
- Lösungsmittel (30 ml) zur Herstellung eines Konzentrats für die Infusionslösung.

B **Beurteilung:** Anidulafungin ist die Leitsubstanz zur Behandlung invasiver Candida-Infektionen geworden, an der sich zukünftig alle anderen Substanzen messen lassen müssen. Die Überlegenheit von Anidulafungin gegenüber Fluconazol sagt zwar noch nichts hinsichtlich anderer Azole, Echinocandine und Polyene aus, kaum erreichbar ist jedoch das selten wahrnehmbare Nebenwirkungs- und Interaktionsprofil der Substanz. Gegenüber anderen Echinocandinen hat Anidulafungin die schnellste Aufsättigung und die längste Halbwertszeit. Anidulafungin ist damit auch gut im Rahmen des intensivmedizinischen Settings mit vielen Begleittherapien sowie bei Leber- und Niereninsuffizienz unkompliziert einzusetzen. Die größte Problematik der Substanz besteht am ehesten noch in der Zubereitung und dem Alkoholgehalt der Lösung.

Micafungin

Handelsname: Mycamine (Astellas Pharma).

Eigenschaften: Bereits 1989 entwickelt, wurde Micafungin erst 2005 in den USA zugelassen und 2008 als vorerst letztes Echinocandin in Europa eingeführt. Das zyklische Hexapeptid unterscheidet sich von den anderen Echinocandinen unter anderem durch eine wesentliche Sulfatgruppe, die dem Micafungin eine besondere Wasserlöslichkeit verleiht.

Wirkungsweise: Wenn auch der genaue Wirkungsmechanismus von Micafungin wie der anderer Echinocandin-Lipopetide auf die Glucansynthese-Aktivität noch ermittelt werden muss, so zeigen biochemische und morphologische Untersuchungen doch eindeutig, dass Micafungin ein selektiver Inhibitor der Zellwand-1,3-β-D-Glucanpolymer-Synthese ist.

Wirkungsspektrum: Micafungin hat eine breite fungizide Wirkung gegen die meisten Candida-Arten. Es ist zusätzlich aktiv gegen wachsende Hyphen von Aspergillus-Spezies, jedoch dort nicht fungizid innerhalb der maximalen Hemmkonzentration. Im Mausmodell mit disseminierter oder pulmonaler Aspergillose war Micafungin aber gleich oder besser wirksam als Caspofungin. Die Aktivität von Micafungin ist zeit-, jedoch nicht konzentrationsabhängig. Unter mehr als 1 000 Candida-Stämmen zeigte Micafungin $MHK_{90\,\%}$-Werte zwischen

0,015–0,06 µg/ml. Nur Candida parapsilosis und Candida lusitaniae waren geringer empfindlich ($MHK_{90\,\%}$-Werte 0,25–2 µg/ml). Micafungin ist wirksam bei fast allen getesteten Fluconazol-resistenten Candida-Stämmen, nicht aber gegen Cryptococcus neoformans, Trichosporon spp., Fusarium solani, Pseudallescheria boydii und Zygomyzeten.

Resistenz: Aufgrund des besonderen Wirkungsmechanismus bestehen keine Kreuzresistenzen gegenüber anderen Antimykotika-Klassen wie Azolen oder Polyenen. Primärresistenzen bei sonst empfindlichen Pilzarten scheinen selten zu sein. Resistenz-Induktionsstudien mit Candida albicans zeigen ein insgesamt niedriges Potenzial für sekundäre Resistenzen. Auch bei Aspergillus-Arten unter Anwesenheit von Micafungin konnte keine Zunahme der Resistenz beobachtet werden.

Pharmakokinetik:

- Micafungin weist eine extrem hohe Plasmaeiweißbindung (99,77 %), vorwiegend mit Albumin auf. Es wird sehr schnell in das Gewebe verteilt mit den höchsten Konzentrationen in exkretorischen Organen wie Leber, Nieren und der Lunge. Die Substanz wird primär in der Leber auch durch Cytochrom-P-450-Isoenzyme metabolisiert und in metabolisierter Form vorwiegend biliär/fäkal langsam ausgeschieden: ca. 95 % der Substanz in 144 h. Unterschiedliche Metaboliten haben z. T. eine gleiche, aber zumeist eine verminderte antimykotische Aktivität.
- Nach Infusion von täglichen ED zwischen 25 und 150 mg besitzt Micafungin eine lineare Pharmakokinetik mit einer konstanten, dosierungswirksamen mittleren Halbwertszeit von 14,7 h. Auch unter Mehrfachgabe zeigte sich nach 7 Tagen kein Hinweis auf eine dosisabhängige Akkumulation im Plasma (AUC und C_{max}). Das Steady State wird nach 4 Tagen erreicht und die Plasmakonzentrationen sind dann ca. 40–60 % höher als nach einer ED.
- Das Verteilungsvolumen ist mit 0,2 l/kg größer als die intestinale Flüssigkeit und das Equilibrin zwischen Plasma und Gewebe wird sehr schnell erreicht.
- Die Gesamt-Clearance von ca. 0,2 ml/min/kg ist unabhängig von der Dosierung, weshalb auch keine Akkumulation beobachtet wird. Die renale Clearance beträgt nur weniger als 10 %. Bei Patienten mit eingeschränkter Nierenfunktion oder terminaler Niereninsuffizienz ist keine Dosisanpassung erforderlich.
- Für Patienten mit eingeschränkter Leberfunktionsstörung (Child-Pugh-Score A oder B = 7) wird keine Einschränkung der täglichen ED, bei Child C hingegen keine Anwendung von Micafungin empfohlen.
- Die Pharmakokinetik von Micafungin ist bei pädiatrischen Patienten einschließlich Neugeborenen hinreichend untersucht, sodass es auch hier eingesetzt werden kann. Micafungin kann die Plazenta passieren und war in Labortieren embryotoxisch. Erfahrungen bei schwangeren oder stillenden Frauen liegen nicht vor.

Nebenwirkungen: Unter Auswertung von mehr als 3 000 in klinischen Studien behandelten Patienten wurden als häufigste Nebenwirkungen **Übelkeit** und **Erbrechen** (ca. 3 %), gefolgt von Erhöhungen der alkalischen Phosphatase (AP) und einer Glutamat-Oxalacetat-Transaminase-(GOT-)Erhöhung (ca. 2,5 %) berichtet. Diese Anstiege von GOT, GPT und AP wurden doppelt so häufig bei Kindern < 1 Jahr gesehen (bei allerdings auch 5- bis 6-mal häufigerer Neutropenie als bei Erwachsenen!).
Daneben ist selten mit hämatologischen unerwünschten Wirkungen (Leukopenie, Thrombozytopenie), aber auch mit Phlebitis und Kopfschmerzen zu rechnen. Mit einer Histamin-Freisetzung assoziierte Symptome wurden kasuistisch beobachtet.

In Tierversuchen mit Ratten, die allerdings nur mit Micafungin durchgeführt wurden, zeigten sich bei diesen nach dreimonatiger und längerer Behandlung zum Teil Herde mit histologisch alterierten Hepatozyten und hepatozelluläre Tumoren. Wenn sich diese Beobachtung auch nach langjähriger Zulassung und Anwendung am Menschen in den USA und Japan bisher klinisch nie bestätigt hat, kann auch nach EMEA eine Relevanz dieser Befunde für die therapeutische Anwendung nicht sicher ausgeschlossen werden. Deshalb sollten besonders Patienten mit chronischen Lebererkrankungen und/oder Transaminasenerhöhungen bis auf Weiteres nur unter sorgfältiger Risiko-Nutzen-Bewertung mit Micafungin behandelt werden.

Interaktionen: Alle Studien zeigen nur ein sehr geringes Potenzial von Micafungin für Wechselwirkungen mit Medikamenten, die über CYP3A metabolisiert werden. Es gibt keine Hinweise auf eine Veränderung der Pharmakokinetik von Micafungin. Allerdings kann Micafungin die Plasmaspiegel (AUC) von Itraconazol, Sirolimus und Nifedipin leicht erhöhen (ca. 20 %). Gegebenenfalls sollte deren Dosierung reduziert werden.

Indikationen: Behandlung aller invasiven Candida-Infektionen sowie Prophylaxe von Candida-Infektionen bei Patienten in der Neutropenie oder bei Knochenmarktransplantationen – sowohl bei Erwachsenen als auch bei Kindern. Zusätzlich Behandlung der Soor-Ösophagitis von Erwachsenen, die eine i. v. Therapie erfordert.

Falsche Indikation: Infektionen durch andere Pilzerreger als Candida spp. (s. Beurteilung).

K **Kontraindikationen:** Überempfindlichkeit gegenüber Micafungin oder einem anderen Echinocandin. Micafungin darf wegen möglicher Reproduktionstoxizität in der Schwangerschaft nicht eingesetzt werden. In Tierstudien geht Micafungin in die Muttermilch über – der Nutzen der Therapie und der Nutzen des Stillens sind deshalb jeweils abzuwägen. Keine Behandlung von Patienten mit schwerer Leberinsuffizienz oder bei fortgeschrittener Leberfibrose, -zirrhose, Virushepatitis, kongenitalen Enzymdefekten und einer hepatotoxischen Begleittherapie.

Applikation und Dosierung: Micafungin zeigte in präklinischen Studien eine photosensible Stabilität, sodass sowohl die Ampullen als auch die Infusionsbeutel mit einem UV-resistenten Film überzogen sein sollten. Die täglichen Infusionen sollten innerhalb etwa 1 h erfolgen.

Für Erwachsene, Jugendliche > 16 Jahre, Kinder < 16 Jahre und Neugeborene werden **gewichtsadaptierte Dosierungen** empfohlen, die sich zusätzlich an der Indikation für die Behandlung orientieren:

- Behandlung der **invasiven Candida-Infektion**:
  - > 40 kg KG: tgl. 100 mg (ohne Besserung bis zu tgl. 200 mg).
  - < 40 kg KG: tgl. 2 mg (ohne Besserung bis zu tgl. 4 mg/kg).
- Behandlung der **ösophagealen Candidiasis (nicht bei Kindern!)**:
  - > 40 kg KG: tgl. 150 mg.
  - < 40 kg KG: tgl. 3 mg/kg.
- **Prophylaxe** von **Candida-Infektionen**:
  - > 40 kg KG: tgl. 50 mg.
  - < 40 kg KG: tgl. 1 mg/kg.

Bei Patienten mit **Nieren- oder Leberinsuffizienz** ist keine Dosisanpassung erforderlich. Wie alle Echinocandine ist Micafungin nicht dialysabel.

Behandlungsdauer:

- Invasive Candida-Infektionen: Mindestens 14 Tage; nach 2-malig negativen Blutkulturen bzw. Abklingen der klinischen Zeichen noch mindestens 1 Woche.

- Candida-Ösophagitis: Sie sollte ebenfalls nach Abklingen der klinischen Zeichen noch mindestens 1 Woche behandelt werden.
- Prophylaxe: Bis 1 Woche nach Normalisierung der Neutrophilenzahl (> 500/µl).

Handelsform: Durchstechflasche à 50 mg Pulver (Micafungin als Natriumsalz) zur Herstellung einer Infusionslösung.

B **Beurteilung:** Erst spät in Europa zugelassenes, jedoch schon lange in Japan und USA erprobtes Echinocandin, mit guter Wirksamkeit auch gegen resistente Candida spp. Bei günstigen pharmakokinetischen Eigenschaften gehört Micafungin mit zu den »1.-Wahl-Substanzen« für die geprüften Indikationen, wenn das Risiko der Leberkarzinogenität sicher ausgeschlossen werden konnte. Dies wird die Zeit zeigen. Bei in vitro guter Aspergillus-Wirksamkeit fehlen leider hier für den klinischen Einsatz aussagefähige Studien. Die Prüfung und Zulassung dieses Echinocandins für alle Altersgruppen erweitert die Möglichkeiten des sicheren Einsatzes von Micafungin.

3.4 Sonstige systemische Antimykotika

Flucytosin

Handelsnamen: Ancotil; (Ancobon).

Eigenschaften: Flucytosin (5-Fluorocytosin) gehört zu den fluorierten Pyrimidinen und wirkt bei empfindlichen Pilzen als Antimetabolit von Cytosin. Die fungistatische Wirkung beruht auf der Umwandlung in das Zytostatikum 5-Fluorouracil in der Pilzzelle. Beim Menschen findet nach intravenöser Gabe keine stärkere Metabolisierung von Flucytosin statt (Abb. 3.4-1).

Wirkungsspektrum: Gute Wirksamkeit gegen Candida albicans und die meisten anderen Candida-Arten, auf Cryptococcus neoformans, Saccharomyces cerevisiae und einzelne Phaeohyphomyzeten (Phialophora, Cladosporium, Wangiella u. a.). Synergistische Wirkung mit Amphotericin B auf Candida, mit Amphotericin B und Fluconazol auf Cryptococcus. Flucytosin hat keine oder nur schwache Aktivität gegen Aspergillus spp. und andere Hyalohyphomyzeten, resistent sind Histoplasma capsulatum, Blastomyces dermatitidis, Coccidioides immitis, Sporothrix, Epidermophyton, Mucor u. a.

Resistenz: Primär resistente Candida- und Cryptococcus-Stämme kommen vor (bei Candida in 8–20 %, bei Cryptococcus neoformans in < 2 % der Fälle). Eine Empfindlichkeitsprüfung vor Therapiebeginn ist ratsam. Nicht selten ist eine sekundäre Resistenzentwicklung unter der Behandlung (Rezidivgefahr), deshalb mit wenigen Ausnahmen Anwendung nur in Kombination mit anderen Substanzen. Keine Kreuzresistenz mit anderen Antimykotika.

Pharmakokinetik:
- Bei i. v. Gabe von 1,5–2 g maximale Serumkonzentrationen von 30–80 mg/l.
- Halbwertszeit 3–6 h.
- Geringe Plasmaeiweißbindung (4 %).
- Gute Penetration in Liquor (65–90 % der gleichzeitigen Plasmakonzentrationen), Augenkammerwasser und Peritonealexsudat.

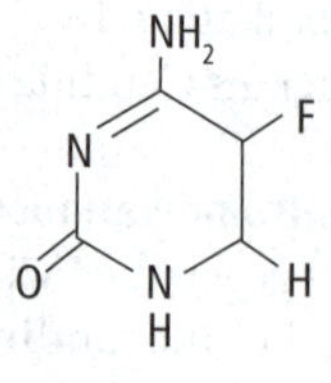

Abb. 3.4-1 Strukturformel von Flucytosin.

- Urin-Recovery 90 % (in unveränderter Form). Bei Niereninsuffizienz Kumulation.

Nebenwirkungen: Im Allgemeinen relativ gute Verträglichkeit bei Vermeidung von Plasmakonzentrationen > 100 µg/ml. Reversible Blutbildungsstörungen (Leukozytopenie, Thrombozytopenie und/oder Anämie in < 10 % der Fälle), ein vorübergehender Anstieg der Leberenzyme im Serum (5 %) sowie gastrointestinale Störungen (6 %) sind die wichtigsten mit der Gabe von Flucytosin assoziierten potenziellen Nebenwirkungen. Halluzinationen, Schwindel, Kopfschmerzen und Müdigkeit wurden seltener berichtet. Es sind Todesfälle durch Agranulozytose und Leberausfall aus der Anfangszeit der Anwendung von Flucytosin beschrieben.

Interaktionen: Durch die gleichzeitige Gabe des Zytostatikums Cytosin-Arabinosid wird die antimykotische Wirkung von Flucytosin aufgehoben. Die parallele Gabe nephrotoxischer Substanzen (u. a. Amphotericin B) kann die Halbwertszeit von Flucytosin verlängern, Zytostatika verstärken die Leukopenie und Thrombozytopenie.

Indikationen: Aufgrund des hohen Potenzials für die Entwicklung sekundärer Resistenzen nahezu ausschließlich in Kombination mit anderen Antimykotika. Eine gut validierte Indikation ist die Kombination mit Amphotericin B zur Induktionstherapie der Kryptokokkenmeningoenzephalitis. Die Kombination von Flucytosin mit Amphotericin B kann auch für komplizierte invasive Candida-Infektionen mit Organbeteiligung empfohlen werden, insbesondere bei kritisch kranken Patienten und beim Nachweis von Non-albicans-Candida-Arten. Die Kombination mit Fluconazol ist eine Alternative zur Behandlung von Kryptokokken- und Candida-Infektionen, wenn eine Behandlung mit Amphotericin B nicht möglich ist (z. B. in den Tropen) oder eine orale Therapieform benötigt wird. Eine Indikation für eine Flucytosin-Monotherapie ist die Chromoblastomykose.

K **Kontraindikationen:** Gravidität. Vorsicht bei Niereninsuffizienz (erhöhte Gefahr der Hämato- und Hepatotoxizität), bei Leberschädigung sowie bei schon vorher bestehender Knochenmarkdepression (z. B. durch Tumorleiden). Empirische antimykotische Therapie bei Fieber und Neutropenie (Knochenmarkstoxizität).

Applikation und Dosierung:

- Unabhängig vom Lebensalter ist die empfohlene Anfangsdosis von Flucytosin: 100 mg/kg KG, verteilt auf 3–4 ED als **intravenöse Kurzinfusion.**
- Flucytosin ist in einzelnen Ländern in Tablettenform erhältlich und kann in ausgewählten Fällen in Kombination mit Fluconazol als **orale Konsolidierungs- bzw. Erhaltungstherapie** nicht lebensbedrohlicher Infektionen eingesetzt werden. Die orale Dosierung ist aufgrund der hohen oralen Bioverfügbarkeit (> 80 %) identisch mit der intravenösen Dosierung.

Ein Monitoring der Plasmakonzentrationen wird angeraten, um eine Toxizität zu vermeiden; Spitzenspiegel sollten 100 µg/ml nicht überschreiten. Regelmäßige Blutbildkontrollen und die Überwachung der Leber- und Nierenfunktion sind erforderlich.

- Bei **eingeschränkter Nierenfunktion** Dosisreduktion: ED von 50 mg/kg KG alle 12 h (bei einer Kreatinin-Clearance von 40–20 ml/min) bzw. alle 24 h (Kreatinin-Clearance 20–10 ml/min).
- Bei **stärkerer Niereninsuffizienz** richtet sich das Dosierungsintervall nach wiederholten Serumspiegelbestimmungen. Flucytosin ist gut dialysabel; die Dosisempfehlung ist 50 mg/kg KG nach erfolgter Dialyse.

Handelsformen:
- Infusionslösung (2,5 g in 250 ml).
- In den USA und einigen außereuropäischen Ländern (z. B. Schweiz) als Kapseln à 0,25 und 0,5 g erhältlich.

B **Beurteilung:** Antimykotikum zur systemischen Anwendung bei Kryptokokkenmeningoenzephalitis und komplizierten invasiven Candida-Infektionen mit relativ guter Verträglichkeit, aber der Gefahr einer sekundären Resistenzentwicklung. Daher nur in Kombination mit Amphotericin B oder Fluconazol anwenden. Andere Kombinationen sind nicht evaluiert. Die Knochenmarktoxizität erfordert vor allem bei Langzeitbehandlung eine sichere Überwachung des Blutbildes.

Terbinafin

Handelsname: Lamisil u. a.
(zur topischen Behandlung s. auch Naftifin, S. 419, bzw. Exoderil).

Eigenschaften: Orales, systemisch wirkendes, aber auch topisch anwendbares, synthetisches Antimykotikum aus der Gruppe der Allylamine.

Wirkungsweise: Hemmung der Ergosterol-Biosynthese auf der Stufe der Squalenepoxidase.

Wirkungsspektrum: Ausgeprägte fungizide Aktivität gegen Dermatophyten (Trichophyton, Epidermophyton, Microsporon). Gute In-vitro-Aktivität gegenüber Aspergillus spp., Fusarium spp., außereuropäischen (endemischen) Pilzen und Pneumocystis jirovecii. Variable In-vitro-Aktivität gegenüber Hefepilzen. Eine Synergie wird in vitro berichtet mit Triazolen und, variabel, mit Amphotericin B.

Pharmakokinetik:
- Schnelle und vollständige Resorption (70–80 %) nach oraler Gabe mit starker Anreicherung in der Kutis, in Nägeln und im Fettgewebe.
- Ausgeprägte Eiweißbindung im Plasma.
- Halbwertszeit 22 h.
- Komplexe oxidative hepatische Metabolisierung und Exkretion in metabolisierter (inaktiver) Form über Urin (> 70 %) und Fäzes.

Interaktionen: Substrat und Inhibitor von CYP2D6. Die Hemmung dieses Isoenzyms kann klinisch relevante Konzentrationserhöhungen von trizyklischen Antidepressiva, Beta-Rezeptoren-Blockern, Serotonin-Antagonisten und bestimmten Monoaminoxidase-Hemmern zur Folge haben. Terbinafin kann die Clearance von Theophyllin verlangsamen, die Plasmaspiegel von Nortriptylin erhöhen, die Exposition von Warfarin erhöhen oder verringern und die Ciclosporin-Talspiegel erniedrigen. Die Metabolisierung von Terbinafin kann durch Cimetidin gehemmt und durch Rifampicin beschleunigt werden.

Nebenwirkungen: Im Allgemeinen gut verträglich. Gastrointestinale Störungen und Hauterscheinungen werden bei 2–7 % der mit Terbinafin behandelten Patienten beobachtet. Hepatitis und Leberausfall sind berichtet, ihre Häufigkeit wird auf 1:120 000 geschätzt. Asymptomatische Anstiege der Leber-Transaminasen wurden in einer Häufigkeit von 1:200 beobachtet. Daher sollte die Substanz nicht an Patienten mit Leberfunktionsstörungen verabreicht werden – die Leberfunktionsparameter sollten vor und unter der Gabe bestimmt bzw. überwacht werden. Seltene Nebenwirkungen umfassen blasenbildende Exantheme und Störungen der Hämatopoese. Geschmacksstörungen können vor allem bei längerer Behandlung, höherem Lebensalter und geringem Körpergewicht auftreten. Diese Nebenwirkung beeinträchtigt die Lebensqualität erheblich und ist prinzipiell reversibel, allerdings nur sehr zögerlich (über Monate).

Indikationen: Oberflächliche Infektionen von Haut und Hautanhangsgebilden durch Dermatophyten, kutane Sporotrichose. Terbinafin ist nicht wirksam in der Behandlung invasiver Pilzinfektionen, wahrscheinlich aufgrund einer irreversiblen Proteinbindung in vivo.

K **Kontraindikationen:** Schwangerschaft. Die Substanz ist für pädiatrische Patienten nicht in Deutschland, aber z. B. in der Schweiz zugelassen (s. Applikation).

Applikation und Dosierung:

- **Kinder und Jugendliche:** Mit einer Reihe von Studien wurde die Verträglichkeit von Terbinafin bei pädiatrischen Patienten zwischen 2 und 17 Jahren dokumentiert. Auch auf der Basis pharmakokinetischer Untersuchungen werden folgende Dosierungen empfohlen:
  - < 20 kg KG: 1 × tgl. 62,5 mg.
  - 20–40 kg KG: 1 × tgl. 125 mg.
  - > 40 kg KG: 1 × tgl. 250 mg.
- **Erwachsene:** 1 × tgl. 250 mg (oral).

Bei **eingeschränkter Nierenfunktion** (Kreatinin-Clearance < 50 ml/min) Dosishalbierung.
Es gibt auch eine Creme bzw. ein Spray zur Lokaltherapie von **Pilzinfektionen** der Haut.

Behandlungsdauer:

- Empfohlene Therapiedauer bei **Tinea capitis, Tinea corporis et pedis, Fingernagel- und Fußnagelmykose** (in dieser Reihenfolge): 4, 2, 6 und 12 Wochen.
- Zur Behandlung der **Onychomykose** ist auch eine Intervalltherapie (z. B. 1 Woche pro Monat) möglich, die jedoch zumindest über einen Gesamtzeitraum von 3 Monaten der Dauertherapie unterlegen ist (um ca. 20 % mehr Rezidive). Zur Intervalltherapie sind vermutlich längere Zeiträume oder andere Intervalle erforderlich.

Handelsformen: Tabletten à 0,25 g, Creme, Spray.

B **Beurteilung:** Gut wirksames und im Vergleich zu Griseofulvin besser verträgliches Antimykotikum zur oralen systemischen Therapie von schweren Dermatophytosen. Potenziell hepatotoxisch.

Griseofulvin

Handelsname: Griseo-CT.

Eigenschaften: Benzofuran-Derivat (Abb. 3.4-2), schlecht wasserlöslich, im sauren pH-Bereich gut haltbar.

Wirkungsweise: Fungistatische Wirkung. Interferiert mit der Tubulin-Bildung, zerstört die Formation der mitotischen Spindel und führt zum Arrest des Zellzyklus in der Metaphase der Pilze.

Wirkungsspektrum: Wirksam auf Trichophyton, Epidermophyton, Microsporon. Unwirksam bei allen anderen Pilzarten.

Resistenz: Eine Resistenzentwicklung unter der Therapie ist selten, aber möglich. Eine Kreuzresistenz mit anderen Antibiotika ist nicht bekannt.

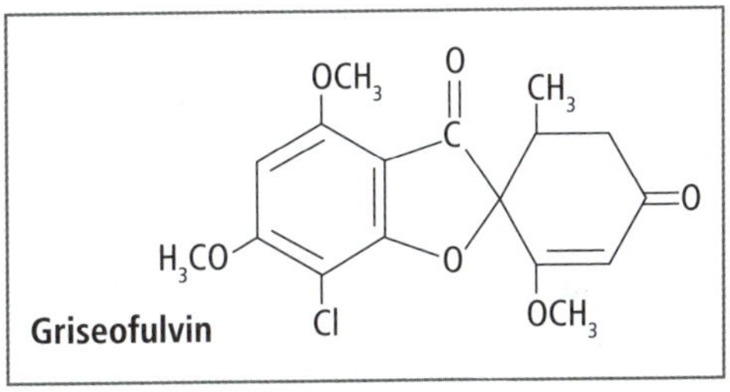

Abb. 3.4-2 Strukturformel von Griseofulvin.

Pharmakokinetik:

- Resorption nach oraler Gabe von der Partikelgröße abhängig (optimal bei einem Durchmesser zwischen 0,8 und 2,7 μ), nach fettreicher Mahlzeit besser als bei Nüchterngabe.
- Serumkonzentrationen: Maximale Serumspiegel nach 0,5 g Griseofulvin 0,5–2,0 mg/l (nach 4 h). Halbwertszeit 9–20 h.
- Oxidative Demethylierung und Glucuronidierung; der Hauptmetabolit, Demethyl-Griseofulvin, ist inaktiv. Ausscheidung über Urin (50 %, vorwiegend in Form von Demethyl-Griseofulvin) und Fäzes (30 %).
- Selektive Einlagerung in das neu gebildete Keratin der Haarwurzel, in Nagelmatrix und Epidermis. Griseofulvin dringt aber erst allmählich aus den unteren Schichten an die Oberfläche der Haut vor, sodass nur bei ausreichend langer Therapiedauer ein Fortschreiten der Pilzerkrankung verhindert werden kann.

Nebenwirkungen: Relativ selten, aber schwer zu beeinflussen sind:

- zentralnervöse Störungen wie Kopfschmerzen, Schwindelgefühl, Müdigkeit, psychische Störungen, Sehstörungen, Hörstörungen und Parästhesien,
- gastrointestinale Beschwerden,
- allergische Exantheme oder Photosensibilisierung,
- reversible Neutropenie, Monozytose,
- passagere Albuminurie, Störungen der Spermatogenese, östrogenartige Effekte und Menstruationsstörungen, Lupus erythematodes.

Im Tierversuch stark mutagen, karzinogen und teratogen. Die Bedeutung dieser Befunde für die Klinik ist unklar.

Interaktionen: Die gleichzeitige Gabe von Barbituraten kann (infolge Enzyminduktion) die Griseofulvin-Wirkung verhindern, bei gleichzeitiger Gabe von Cumarin-Derivaten kann deren Wirkung beeinträchtigt sein. Während einer Griseofulvin-Behandlung kann die Wirkung oraler Kontrazeptiva unsicher sein (infolge verstärkter Metabolisierung). Alkoholintoleranz.

Indikationen: Tinea capitis und refraktäre Formen der Tinea corporis durch Dermatophyten. Zur Behandlung der Onychomykose sind Itraconazol bzw. Terbinafin besser geeignet. Heute ist die Anwendung wegen fehlender Therapiesicherheit selten gerechtfertigt.

Falsche Indikationen: Candida-Infektionen (Soor etc.), Tinea versicolor und leichtere Dermatophytosen, die auf eine Lokalbehandlung ansprechen.

K **Kontraindikationen:** Gravidität (Teratogenität), schwere Lebererkrankungen, Porphyrie, Kollagenosen (z. B. systemischer Lupus erythematodes).

Dosierung:

- Kinder > 2 Jahre: tgl. 10 mg/kg KG (max. 750 mg) in 2 ED.
- Erwachsene: Tagesdosis 0,5 g Griseofulvin mikrofein (in 1 oder 4 ED).

Behandlungsdauer: Diese ist abhängig von Lokalisation und Ausdehnung der Pilzinfektion.

- Bei Tinea capitis: ungefähr 6–8 Wochen.
- Bei Tinea corporis: 2–4 Wochen.
- Bei Tinea pedis: 4–8 Wochen.

Stets ist eine zusätzliche lokale Therapie mit Antimykotika und Keratolytika notwendig, evtl. auch die Entfernung pilzhaltiger Haare. Wegen der Möglichkeit einer Photosensibilisierung der Haut keine intensive Lichteinwirkung während der Behandlung. Die Reaktionsfähigkeit im Straßenverkehr und bei Maschinenbedienung kann beeinträchtigt sein.

! Männer sollten ab Beginn der Behandlung bis 6 Monate danach kein Kind zeugen, Frauen während der Behandlung und im Folgemonat nicht schwanger werden.

Handelsformen: Tabletten à 0,125 und 0,5 g.

B **Beurteilung:** Vergleichsweise ungünstiges Nutzen-Risiko-Verhältnis. Heute fast immer durch Azole oder Terbinafin ersetzbar.

Icofungipen (PLD-118, BAY 10-8888)

Eigenschaften: Icofungipen [(–)-(1R,2S)-2-Amino-4-Methylen-Cyclopentan-Carboxylat] ist ein neues, synthetisches, wasserlösliches, oral und parenteral verfügbares Antimykotikum aus der Klasse der Beta-Aminosäuren und strukturell mit Cispentacin, nicht aber mit anderen Antimykotika verwandt.

Wirkungsweise: Der Wirkungsmechanismus von Icofungipen besteht in einer intrazellulären Akkumulation in Hefezellen über spezifische Membrantransporter mit nachfolgender Hemmung der Isoleucyl-t-RNA-Synthetase und Störung von Proteinsynthese und Zellwachstum.

Wirkungsspektrum: Die Substanz hat Breitspektrum-Aktivität gegenüber Candida spp. in vitro und eine nachgewiesene Effektivität in Screening-Modellen invasiver Candida-Infektionen.

Pharmakokinetik: Phase-I-Studien zeigten günstige pharmakokinetische Eigenschaften mit einer niedrigen Eiweißbindung, minimalem Metabolismus, überwiegend renaler Elimination und einer Halbwertszeit von etwa 7 h ohne Verträglichkeitsprobleme.

Indikationen: Icofungipen befindet sich derzeit in klinischer Entwicklung (Firma Pliva) mit Phase-II-Studien als orale und intravenöse Substanz zur Therapie oberflächlicher (und möglicherweise invasiver) Candida-Infektionen.

3.5 Sonstige topische Antimykotika

Naftifin

Handelsname: Exoderil.

Eigenschaften: Lokal-Antimykotikum aus der Allylamin-Gruppe. Keine Verwandtschaft mit anderen Antimykotika (außer Terbinafin).

Wirkungsspektrum: Gut wirksam bei Dermatomykosen durch Dermatophyten, Hefen, Schimmelpilze.

Nebenwirkungen: Naftifin ist gut verträglich. In seltenen Fällen können vorübergehende lokale Reizungen, Brennen und Trockenheit der Haut auftreten. Diese Erscheinungen können auch durch Cetyl- und Stearylalkohol in der Creme und Propylenglycol in der Lösung bedingt sein.

Applikation und Dosierung: Creme, Gel und Lösung enthalten Naftifin in 1%iger Konzentration. Keine Anwendung am Auge. Naftifin sollte 1–2 × tgl. dünn aufgetragen werden. Bei Onychomykosen verwendet man die Lösung.

B **Beurteilung:** Durch die Verwandtschaft mit Terbinafin kann bei einer systemischen Behandlung die lokale Behandlung mit der gleichen Substanzgruppe unterstützt werden (vice versa). Breitspektrum-Antimykotikum zur lokalen Therapie von Dermatomykosen und vor allem auch Nagelmykosen.

Ciclopirox

Synonyma: Ciclopiroxolamin.

Handelsname: Batrafen u. a.

Eigenschaften: Lokal-Antimykotikum. Pyridon-Derivat ohne Verwandtschaft mit anderen Antimykotika (kein Azol), Verwendung als Aminoethanolsalz.

Wirkungsspektrum: Ciclopirox wirkt sowohl gegen Dermatophyten als auch gegen pathogene Hefepilze und Schimmelpilze.

Pharmakokinetik:

- Starkes Penetrationsvermögen in die tieferen Hornhautschichten, auch in Nägel.
- Perkutane Resorption etwa 1 %. Bei Anwendung auf der Vaginalschleimhaut stärkere Resorption (daher in der Schwangerschaft aus Sicherheitsgründen nicht anwenden).

Nebenwirkungen: Im Allgemeinen gut verträglich, selten Juckreiz und Brennen auf der Haut. Ein Kontakt mit den Augen ist zu vermeiden. Creme und Vaginalcreme enthalten Cetylalkohol (auf Überempfindlichkeit achten).

Indikationen: Günstige Therapieergebnisse bei oberflächlichen Pilzinfektionen der Haut, bei Nagelmykosen und bei Vaginalsoor.

Applikation und Dosierung: Im Handel als Lösung, Creme, Puder, Vaginalcreme (2–3 × tgl. dünn auftragen). Es gibt auch eine spezielle Lösung zum Auftragen auf Nägel (Nagel Batrafen).

Behandlungsdauer:

- Bei Dermatomykosen: 2 Wochen.
- Bei Vaginalsoor: 6 Tage.
- Nur bei Nagelmykosen ist eine Langzeittherapie gerechtfertigt.

B **Beurteilung:** Breitspektrum-Antimykotikum zur ungezielten lokalen Therapie von Dermatomykosen (auch Nagelmykosen).

Tolnaftat

Handelsnamen: Tonoftal u. a.

Eigenschaften: Lange verwendetes geruch- und farbloses topisches Antimykotikum (Thiocarbamat).

Wirkungsspektrum: Fungizid wirksam gegen Trichophyton-, Microsporon-Arten, Epidermophyten, aber nicht gegen Candida-Arten.

Indikationen: Dermatomykosen durch Fadenpilze, Pityriasis versicolor, Erythrasma sowie Onychomykose.

Anwendung: Bei Hyperkeratose alternierende Behandlung mit 10%iger Salicylsäuresalbe. Als Creme und Lösung im Handel. Nicht am Auge anwenden.

Amorolfin

Handelsname: Loceryl.

Eigenschaften: Topisches Antimykotikum, Morpholin-Derivat. Keine Verwandtschaft mit anderen Antimykotika. Sehr stabil.

Wirkungsweise: Fungizid (Hemmung der Sterolsynthese der Pilze).

Wirkungsspektrum: Breites Wirkungsspektrum (v. a. gegen Dermatophyten, Candida). Keine Wirkung auf übliche Schimmelpilze. Starke Aktivität.

Pharmakokinetik: Nahezu keine Resorption aus den topischen Präparationen.

Nebenwirkungen: Als Nebenwirkung sind geringfügige lokale Reizerscheinungen beschrieben.

Anwendung: Nagellack 1–2 × wöchentlich auf die befallenen Nägel auftragen (vorher erkrankte Nägel abfeilen). Behandlungsdauer etwa 6 Monate (bis der gesunde Nagel nachgewachsen ist). Die Creme wird bei Dermatophytosen der Haut angewandt. Nicht auf stark erodierte Hautflächen auftragen und nicht unter Okklusion verwenden.

B **Beurteilung:** Alternative bei der problematischen Therapie von Nagelmykosen.

4 Antiparasitäre Substanzen

Eine zusammenfassende Übersicht der nachfolgenden – chemisch verschiedenen und im Wirkungsmechanismus höchst unterschiedlichen – antiparasitären Substanzen findet sich in Tab. 4-1.

4.1 Antiprotozoenmittel

Antimalariamittel

Zusammen mit einer Reihe von Antibiotika, die zumindest auch in Kombination mit anderen Mitteln eine klinische Bedeutung bei der Behandlung und Prophylaxe der Malaria haben, können die antiparasitären Substanzen zur Behandlung von Malariainfektionen wie folgt eingeteilt werden:

- 4-Aminochinoline (Chloroquin, Amodiaquin, Piperaquin und Pyronaridin),
- Arylaminoalkohole (Chinin, Lumefantrin, Mefloquin, Halofantrin),
- 8-Aminochinoline (Primaquin, Tafenoquin),
- Artemisinin (Artemether, Artesunat),
- Folsäure-Antagonisten (Pyrimethamin, Proguanil),
- Naphthochinone (Atovaquon),
- Antibiotika (Tetracyclin, Doxycyclin, Clindamycin, Dapson, Rifampicin, Ciprofloxacin, Fosmidomycin).

4-Aminochinoline

Chloroquin

Handelsname: Resochin.

Eigenschaften: 4-Aminochinolin.

Wirkungsweise: Chloroquin interferiert mit dem Abbau des Hämoglobins im Parasiten und hemmt bzw. zerstört damit die asexuellen Formen nichtresistenter Plasmodien aller vier Malariaerreger in Erythrozyten (Blutschizontozid). Die Entwicklung von Gametozyten wird gestört. Der genaue Wirkungsmechanismus des bereits 1934 synthetisierten und schon damals Resochin genannten Chloroquins ist auch nach über 60-jährigem weltweiten Einsatz weiterhin nicht geklärt: Neben einer direkten Wirkung auf die Parasiten-DNA mit Bindung an Purinbasen und Hemmung der RNA-, DNA- und Proteinsynthese wird Chloroquin durch Anreicherung und Komplexbildung in Lysosomen eine abschließend toxische Wirkung auf die Parasiten zugeschrieben – auch durch Hemmung der Hämpolymerase.

Wirkungsspektrum: Gute Wirksamkeit gegen alle empfindlichen Malaria-Stämme. Durch hohe Resistenz heute kein zuverlässiges Mittel mehr gegen Malaria tropica. In Kombination mit Emetin-Derivaten wird Chloroquin bei extraintestinaler Amöbiasis eingesetzt. Die antirheumatische Wirkung kommt möglicherweise über eine immunsuppressive Wirkung zustande. Auch wird Chloroquin beispielsweise ebenfalls noch ein antipyretischer Effekt zugeschrieben, der – ohne genau klassifiziert – möglicherweise durch eine noch nicht geklärte Modulation der Zytokinproduktion bedingt wird.

Resistenz: Chloroquin-Resistenz entsteht infolge der Mutation (K76T) im *pfcrt*-Gen, das für den sogenannten Chloroquin-Resistenz-Transporter (CTR) codiert – ein Protein, das sich in der Membran der Nahrungsvakuole der Parasiten befindet und dessen physiologische Rolle noch unbekannt ist. Zusätzlich können Mutationen im Membrantransporter-Gen (*pfmdr1*-Gen) den Grad der Chloroquin-Resistenz erhöhen, die auch Auswirkung auf die Wirksamkeit anderer Arylaminoalkohole und vor allem der Artemisinine haben können (hier eher erhöhte Empfindlichkeit!).
Mittlerweile ist im gesamten Verbreitungsgebiet von Plasmodium falciparum mit einer Resistenzhäufigkeit von bis zu 80 % zu rechnen; bereits 2002/2003 lag der Anteil der Resistenz mit *pfcrt*-Mutation z. B. in Nord-Ghana bei etwa 84 %. Von einer Resistenz ist bei IC50-Werten über 100 auszugehen, die in vielen Gebieten Afrikas mit Werten über 350 weit überschritten werden. Die WHO gibt Versagerquoten von 80–85 % in Amerika, 40–75 % in Asien und 25 % in Afrika an, die dort in einzelnen Staaten aber auch bis zu 100 % betragen können.
Alle anderen humanpathogenen Plasmodium-Spezies sind noch weitgehend empfindlich und mit Chloroquin sicher zu behandeln (Ausnahmen sind z. T. Plasmodium-vivax-Parasiten in Papua-Neuguinea und im östlichen Indonesien [50 %] sowie vereinzelt in Südostasien und Südamerika).

Pharmakokinetik:

- Rasche und nahezu vollständige Resorption nach oraler Einnahme.
- Maximale Blutspiegel werden nach 3 h erreicht, Plasmaeiweißbindung 50–60 %, gute Gewebegängigkeit.
- Bei einer Plasmahalbwertszeit von 40–55 h reichert sich Chloroquin im Laufe der Behandlung in den Organen an, die Ausscheidung aus den tiefen Kompartimenten erfolgt mit einer Halbwertszeit von ca. 30–60 Tagen.
- Chloroquin wird zu 40–70 % unverändert über die Nieren ausgeschieden, die Metabolisierung erfolgt in der Leber, aktiver Hauptmetabolit ist Monodesethylchloroquin.

Nebenwirkungen: Im Allgemeinen gut verträglich. Nebenwirkungen sind dosisabhängig und zumeist Folge von Langzeit- bzw. Dauermedikation. Häufig treten Übelkeit, Erbrechen, Diarrhoe, Bauchschmerzen, Appetitlosigkeit und Gewichtsverlust auf. Eine **weitere Hauptnebenwirkung** ist eine (reversible) Beeinträchtigung des Farbsehens, außerdem kommt es zu Sehstörungen und Hornhauttrübungen sowie zu Akkommodationsstörungen. Eine irreversible Retinopathie kann selten auftreten. Gelegentlich treten Verwirrtheitszustände, Schwindel, Kopfschmerzen, Par- und Dysästhesien, Benommenheit auf, selten Krampfanfälle und periphere oder Polyneuropathie. Unter Chloroquin-Einnahme kann sich eine Porphyrie verschlimmern. Es können verschiedene Haut- und Haarveränderungen (Pigmentstörungen, Pruritus, Photosensibilität, Ergrauen der Haare, Haarausfall) auftreten, sehr selten kommt es zu toxischer epidermaler Nekrolyse. EKG-Veränderungen und eine Kardiomyopathie sind gleichfalls sehr selten.

! Vor Beginn einer längerfristigen oralen Therapie muss eine augenärztliche Untersuchung erfolgen, alle drei Monate erneute Untersuchung unter der Therapie. Bei Anzeichen für eine Retinopathie (Ausfall des Rotsehens) muss die Behandlung abgebrochen werden.

Interaktionen: Antazida und Kaolin verringern potenziell die Chloroquin-Resorption, daher zeitversetzte Einnahme (4 h). Bei gleichzeitiger Einnahme von Phenylbutazon erhöhtes Risiko einer exfoliativen Dermatitis. Die gleichzeitige Einnahme von Corticosteroiden kann Myopathien und Kardiomyopathien verstärken. Cimetidin verringert die

Antiinfektiva

Tab. 4-1 Antiparasitäre Substanzen (in alphabetischer Reihenfolge), Hersteller und Bezugsmöglichkeiten (Details s. Text).

Wirkstoff	Handelsname	Hersteller
Albendazol	Eskazole	GlaxoSmithKline
Artemether/Lumefantrin	Riamet (Coartem)	Novartis Pharma
Artemotil	Artecef	Artecef BV
Artesunat	Malacef	Guilin Pharmaceutical Factory
		Artecef BV
Artesunat/Amodiaquin (ASAQ)	Coarsucam	Sanofi-Aventis + DNDI (patentfrei!)
Artesunat/Mefloquin (ASMQ)	ASMQ	Farmanguinhos/Fiocruz; Cipla
Atovaquon	Wellvone Suspension	GlaxoSmithKline
Atovaquon-Proguanil	Malarone Junior/Malarone	GlaxoSmithKline
Benznidazol	Rochagan Radanil	Hoffmann-La Roche
Chinin (Chininsulfat)	Quinine Di-HCL Limptar Tabletten	z. B. Pharmadrug Production GmbH Casella-med
	Chininum dihydrochloricum Limptar N Chininsulfat 250 Quinimax (Frankr.)	Hänseler AG
Chloroquin (Chloroqinphosphat)	Resochin Injektion	Bayer Vital
	Resochin junior	
Hydroxychloroquin	Quensyl	Sanofi-Aventis
Chlorproguanil/Dapson + Artesunat (CDA)	(Lapdap) (CDA)	

Antiinfektiva

Applikationsform	Erhältlich (Zulassung)
1 Tbl. enthält: Albendazol 400 mg	Deutschland
1 Tbl. enthält: Artemether 20 mg, Lumefantrin 120 mg	Deutschland
50/150 mg Ampullen mit Fertigspritzen zur i. m. Injektion	Niederlande
1 Ampulle enthält: 60 mg Artesunat, aufzulösen in 1 ml 5 % Natriumbicarbonat, dann mit 5 ml Glucose 5 % im Bolus i. v.	Guangxi, VR China Niederlande
3 Dosierungstabletten für AS/AQ: • 25/67,5 mg (4–8 kg: 1 × 1) • 50/135 mg (9–17 kg: 1 × 1) • 100/270 mg (18–35 kg: 1 × 1; > 36 kg: 1 × 2)	Afrika, Indonesien
2 Dosierungstabletten für AS/MQ: • 25/55 mg (6–11 Mo.: 1 × 1 Tbl. tgl.; 1–5 J.: 1 × 2 Tbl. tgl.) • 100/220 mg (6–11 J.: 1 × 1 Tbl. tgl.; > 12 J: 1 × 2 Tbl. tgl.) jeweils für 3 Tage	Brasilien, Indien
5 ml enthalten: Atovaquon 750 mg	Deutschland
1 Filmtbl. enthält: Atovaquon 62,5 mg/250 mg, Proguanil-HCl 25 mg/100 mg	Deutschland
Tbl. zu 100 mg	Brasilien
1 Amp. enthält: Chinin 2-HCl 300 mg	Deutschland, Apotheken-Depots, eigene Herstellung
1 Tbl. enthält: 200 mg Chininsulfat 1 Drg. enthält: 250 mg Chininsulfat (Chinin 96 % + Chinidin 2,6 %)	
1 Amp. (5 ml) enthält: 250 mg Chloroquinphosphat (entspr. 155 mg Chloroquin)	Deutschland
1 Tbl. enthält: 81 mg/250 mg Chloroqinphosphat (entspr. 50 mg/155 mg Chloroquin)	
1 Tbl. enthält: 200 mg Hydroxychloroquinsulfat (entspr. 155 mg Hydroxychloroquin-Base)	Deutschland
	eingestellt

Tab. 4-1 Antiparasitäre Substanzen (in alphabetischer Reihenfolge), Hersteller und Bezugsmöglichkeiten (Details s. Text). *(Fortsetzung)*

Wirkstoff	Handelsname	Hersteller
Diethylcarbamazin (DEC)	Hetrazan, Carbilazine, Caricide, Cypip, Ethodryl, Notézine, Spatonin, Filaribits, Banocide Forte	Aventis, GlaxoSmithKline, Wyeth
Dihydroartemisinin/Piperaquin	Artekin, Euartesim, Duocotexin	Sigma-Tau Industrie Farmaceutiche Riunite, Rom, Italien
Artemisinin/Piperaquin	Artequick	
Eflornithin (DFMO)	Ornidyl (Vaniqa)	Sanofi-Aventis
Furazolidon	Furoxone, Dependal-M	Roberts Laboratories, GlaxoSmithKline
Iodoquinol (Diiodohydroxyquinoline)	Diquinol, Yodoquinol, Yodoxin	Glenwood LLC
Ivermectin	Stromectol	Merck Sharp & Dohme Corp.
Mebendazol	Vermox, Surfont, Vermox forte	Ardepharm, Janssen-Cilag
Mefloquin	Lariam	Roche
Megluminantimonat	Glucantime, Glucantim	Rhône-Poulenc Rorer, Aventis
Melarsoprol	Arsobal, Mel B, Melarsen Oxide-BAL	Sanofi-Aventis Pharma
Metrifonat	(Promem)	Bayer AG
Miltefosin	Impavido	Paladin Labs
Natrium Stibogluconat	Pentostam	GlaxoSmithKline GB
Niclosamid	Yomesan	Bayer Vital
Nifurtimox	Lampit	Bayer Schering Pharma
Nifurtimox/Eflornitine (NECT)	NECT	DNDi
Nitazoxanid	Alinia, Daxon, Dexidex, Paramix	IND Swift Laboratories/Lupin
Oxamniquin	Vansil, Mansil	Pfizer
Paromycin (Paromomycin)	Paromomycin Sulfate: Humatin; Leshcutan	Pfizer Pharma

Applikationsform	Erhältlich (Zulassung)
Tbl. zu 50 und 100 mg	Frankreich, Großbritannien, Indien
Tbl. zu 20/160 mg und 40/320 mg	Italien
Eflornithinhydrochlorid 200 mg/ml, Lösung in 100-ml-Flasche	WHO
Tbl. zu 100 mg	WHO
Yodoxin erhältlich als Tbl. 210 mg oder 650 mg	USA
erhältlich als 3-mg-Tbl. (auch 6 mg)	Frankreich
1 Tbl. enthält: Mebendazol 100 mg, Mebendazol 500 mg	Deutschland
1 Tbl. enthält: Mefloquin-HCl 274,09 mg (entspr. 250 mg Mefloquin)	Deutschland
zur i. v. oder i. m. Injektion: enthält 8,5 % Stibium (85 mg/ml)	Frankreich, Schweiz
Ampullen 180 mg/5 ml	WHO – Internationale Apotheke
nur noch in der Veterinärmedizin	Schweiz
1 Kps. enthält: Miltefosin 10 mg oder 50 mg	Deutschland
zur i. v. oder i. m. Injektion: enthält 10 % Stibium (100 mg/ml)	Großbritannien, USA
1 Kautbl. enthält: Niclosamid 0,5 g	Deutschland
Tabletten zu 30, 120 und 250 mg	Argentinien, WHO
Eflornithin (400 mg/kg i. v. 2 × tgl. für 7 Tage) + Nifurtimox (15 mg/kg oral 3 × tgl. für 10 Tage)	international
Tbl. enthalten jeweils 200 oder 500 mg Nitazoxanid	USA, Großbritannien, Frankreich
250 mg Kapseln, Sirup 250 mg/5 ml	Kanada, Frankreich
1 Kps. zur oralen Applikation enthält: Paromomycinsulfat in Äquivalenz zu 250 mg Paromomycin, Pulver für Lösung zu 1 g	Deutschland

Antiinfektiva

Tab. 4-1 Antiparasitäre Substanzen (in alphabetischer Reihenfolge), Hersteller und Bezugsmöglichkeiten (Details s. Text). *(Fortsetzung)*

Wirkstoff	Handelsname	Hersteller
Pentamidin	Pentacarinat 300 Trockensubstanz	Sanofi-Aventis
Praziquantel	Biltricide	Bayer Vital
	Cesol	Merck
	Cystitide	Merck
Primaquin	Primaquine, A-PQ	viele Firmen in China und Indien
Proguanil	Paludrine	AstraZeneca
Pyrantelembonat (Europa) Pyrantelpamoate (USA)	Helmex	Infectopharm
Pyrimethamin	Daraprim	GlaxoSmithKline
Pyrviniumembonat Pyriviniumhemiembonat	Molevac Dgs./Susp., Pycron	Infectopharm, Krewel Meuselbach
Spiramycin	Rovamycin	Teopharma
Suramin	Germanin Naphuride	Bayer AG
Thiabendazol	Mintezol	Merck & Co., USA
Tinidazol	Tindamax	Mission Pharmacal Company
Triclabendazol	Egaten (**cave:** Endex und Fasinex = Veterinärpräparate!)	Novartis

Chloroquin-Ausscheidung. Mefloquin und Bupropion können das Krampfanfallrisiko erhöhen. Pyrimethamin und Sulfadoxin verstärken das Risiko von Hautreaktionen. Unter Resochin-Einnahme kommt es bei einer Tollwutimpfung zu verminderter AK-Bildung. Es kann bei Einnahme von Digoxin zu einer Glykosidintoxikation kommen. Die Wirkung von Folat-Antagonisten wird verstärkt. Die Wirkung von Neostigmin und Pyridostigmin wird vermindert, die Plasmakonzentration von Ciclosporin erhöht. Verringerte Ampicillin-Resorption, Verringerung der Praziquantel-Konzentration.

Indikationen: Prophylaxe und Therapie der Malaria bei allen vier humanpathogenen Malariastämmen mit Ausnahme resistenter Stämme. Therapie des systemischen Lupus erythematodes bei Erwachsenen. Therapie der chronischen Polyarthritis bei Erwachsenen und Kindern. Eine Schwangerschaft muss vor Behandlungsbeginn ausgeschlossen werden und ein sicherer Konzeptions-

Applikationsform	Erhältlich (Zulassung)
1 Durchstechfl. enthält: Pentamidindiisetionat 300 mg	Deutschland
1 Filmtbl. Praziquantel 600 mg	Deutschland
1 Filmtbl. Praziquantel 150 mg	
1 Filmtbl. Praziquantel 500 mg	
Primaquinphosphat-Tbl. mit 26,3 mg (entspr. 15 mg Base)	USA, Niederlande, Kanada, Schweiz
1 Tbl. enthält: Proguanil-HCl 100 mg	Deutschland
1 Kautbl. oder 5 ml enthalten: Pyrantelembonat 720 mg (entspr. 250 mg Pyrantel)	Deutschland
1 Tbl. enthält: Pyrimethamin 25 mg	Deutschland
1 überzog. Tbl. oder 5 ml enthalten: Pyrviniumembonat 75,25 mg (entspr. 50 mg Pyrvinium-Base)	Deutschland
Tbl. zu 375 mg (entspr. 1,5 Mio. IE)	Deutschland
1 g Pulver für Injektionslösung; 1-g-Ampullen	Internationale Apotheke, Japan
500-mg-Kautabletten oder als Suspension mit 500 mg Thiabendazol pro 5 ml	USA
Tbl. zur oralen Einnahme mit 250 mg oder 500 mg Tinidazol erhältlich	USA
Tbl. zu 250 mg	Ägypten, Indien

schutz für drei Monate über die Behandlung hinaus gewährleistet sein.

K **Kontraindikationen:** Überempfindlichkeit gegenüber dem Wirkstoff, Erkrankungen des blutbildenden Systems, Glucose-6-Phosphat-Dehydrogenase-Mangel, Myasthenia gravis, Schwangerschaft und Stillzeit. Chloroquin passiert die Plazentaschranke und kann beim Fetus Organschäden verursachen. Chloroquin geht in die Muttermilch über (2–4 %) und akkumuliert beim Säugling. Keine Langzeitprophylaxe mit Chloroquin bei Kindern. Keine gleichzeitige Einnahme von potenziell hepatotoxischen Medikamenten oder MAO-Hemmern.

Applikation: oral, i. v.

Dosierung:

- **Malaria-Prophylaxe:**
  - Kinder: 8,1 mg/kg KG Chloroquinphosphat (5 mg/kg Chloroquin) oral

1 × wöchentlich, max. 500 mg Chloroquinphosphat (310 mg Chloroquin).
- Erwachsene: 500 mg Chloroquinphosphat (310 mg Chloroquin) 1 × wöchentlich.
- Beginn 1–2 Wochen vor Einreise in ein Endemiegebiet bis 4 Wochen nach Ausreise.

- **Malaria-Therapie:**
  - Erwachsene und Kinder erhalten pro kg Körpergewicht 16 mg Chloroquinphosphat (10 mg Chloroquin) und nach 6 h weitere 8 mg/kg Chloroquinphosphat (5 mg Chloroquin).
  - Danach tgl. 8 mg/kg Chloroquinphosphat (5 mg Chloroquin) für 2–3 Tage.
  - Die Gesamtdosis beträgt 40–50 mg/kg KG Chloroquinphosphat (25–30 mg Chloroquin).

! Eine kumulative Gesamtdosis von 50 g Chloroquin sollte wegen der Gefahr des Auftretens von Retinaschäden nicht überschritten werden.

Handelsformen:
- Tabletten à 250 mg Chloroquinphosphat (155 mg Chloroquin).
- Junior-Tabletten à 81 mg Chloroquinphosphat (50 mg Chloroquin).
- Injektionslösung: Ampulle à 250 mg Chloroquinphosphat (50 mg/ml).

B **Beurteilung:** Chloroquin hatte entscheidenden Anteil bei der Bekämpfung der Malaria und führte zur Ausrottung der Erkrankung in einigen Gebieten der Erde. Durch hohe Resistenzraten hat Chloroquin heute keine Bedeutung mehr in der Behandlung der Malaria tropica, jedoch unverändert bei der Therapie der Malaria tertiana und eingeschränkt bei Malaria quartana. Weiterhin hohe Bedeutsamkeit durch sichere Behandlung in der Schwangerschaft und bei Kindern.

Amodiaquin

Handelsname: Camoquin (in Europa und den USA nicht mehr im Handel).
Eine Kombination von Amodiaquin mit Artesunat (ASAQ) wurde von der »Drugs for Neglected Diseases Initiative« (DNDi) und Sanofi-Aventis entwickelt und schon in mehreren afrikanischen Ländern registriert, sie soll dort zugelassen werden (Coarsucam).

Eigenschaften: Amodiaquin unterscheidet sich von Chloroquin vor allem durch eine aromatische Seitenkette mit einer Dialkylaminomethylgruppe, welche die Affinität zum Chloroquin-Resistenz-Transporter (CRT) reduziert und deshalb auch noch bei Chloroquin-Resistenz eine Wirkung zeigt. In Monotherapie zeigt sich auch eine erhöhte Versagerquote, die auf eine Kreuzresistenz zu Chloroquin hinweist.

Pharmakokinetik: Amodiaquin muss zunächst in der Leber in den wirksamen Metaboliten Monodesethylamodiaquin umgewandelt werden (6–10 h), der dann mit 10–14 Tagen eine deutlich längere Halbwertszeit als Chloroquin aufweist.

Nebenwirkungen: Der Abbauweg über Oxidation zu einem Chinonimin entspricht zum Teil dem des Paracetamols mit vergleichbar möglichen Nebenwirkungen. So wurden vor allem bei prophylaktischer Anwendung über mehr als 5 Wochen schwere Agranulozytosen und Leberversagen beobachtet, die eine weitere Zulassung nicht rechtfertigten.

Anwendung: In Verbindung mit Artesunat sollte die Amodiaquin-Dosis deutlich reduziert und der Wirkstoff nur kurzfristig zur Behandlung eingesetzt werden.

Piperaquin

Handelsnamen:
- PQP: Piperaquinphosphat.

- DHA/PQP: Euartesim. 1 Tbl. enthält 20 mg Dihydroartemisinin (DHA) und 160 mg Piperaquintetraphosphat (PQP); beide Sigma-Tau Industrie Farmaceutiche Riunite, Pomezia (Rom, Italien).
- DP: Artekin, Artecom (früher auch DCV8 oder Duo-Cotecxin). 1 Tbl. enthält 40 mg Dihydroartemisinin und 320 mg Piperaquin; beide Holleykin Pharmaceutical Co. Ltd. (Guangzhou, China), z. B. in Tansania oder Uganda.

Eigenschaften: Piperaquin wurde von Rhône-Poulenc entwickelt, es wird seit 50 Jahren in China und Südostasien produziert und hat dort seit 1978 das Chloroquin ersetzt. Wegen vielfacher Resistenzentwicklung werden derzeit Dihydroartemisinin-Piperaquin-Kombinationspräparate auch auf europäischer Ebene geprüft – neben anderen Antimalaria-Kombinationspräparaten.
Piperaquin gehört zu den Bischinolinen, bei denen zwei 4-Aminochinoline miteinander verbunden sind.

Wirkung: In einer Studie bei Kindern erwies sich die Kombination Dihydroartemisinin/Piperaquin dem Artemether/Lumefantrin überlegen, in einer anderen Vergleichsstudie mit Artesunat/Mefloquin etwa gleichwertig. In allen Studien zeigt sich, dass Dihydroartemisinin/Piperaquin eine hervorragende Wirkung gegen Plasmodium vivax hat, aber zu geringeren Raten der Elimination von Gameten führt.

Pharmakokinetik:
- Piperaquin liegt als Phosphat vor, das ebenso wie Amodiaquin eine sehr lange Halbwertszeit von 14 (Kinder) bis 23 (Erwachsene) Tage hat.
- Absorption und Verteilung der Substanz erfolgen sehr schnell, wenn auch die genaue Bioverfügbarkeit und Interaktionen mit anderen Medikamenten noch nicht ausreichend untersucht worden sind.
- Sehr unterschiedliche pharmakokinetische Parameter nach ein- und mehrmaliger Dosierung lassen jedoch auf eine erhebliche Akkumulation der Substanz schließen, die in Kombination mit schnell eliminierten Mitteln wie Artemisinin problematisch hinsichtlich einer Resistenzentwicklung sein kann.

Dosierung: Bis auf Weiteres in Kombination:
- Kinder: Die empfohlene Dosierung sollte anhand des Körpergewichts ermittelt werden (Tab. 4.1-1).
- Erwachsene: 2,1 mg/kg Dihydroartemisinin + 16,8 mg/kg Piperaquin (3 Tbl.) 1 × tgl. für mindestens 3 Tage.

B **Beurteilung:** Piperaquin ist sehr gut verträglich und bei Kindern ausreichend geprüft. Zumindest bei einer Thera-

Tab. 4.1-1 Dosierungen von Piperaquin (plus Dihydroartemisinin) für Kinder.

Körpergewicht (kg)	Tagesdosis (mg)		Anzahl Tabletten/Dosis	Wirkungsstärke/ Tablette
	Piperaquin	Dihydroartemisinin		
5 bis < 7	80	10	½	160 mg/20 mg
7 bis < 13	160	20	1	160 mg/20 mg
13 bis < 24	320	40	1	320 mg/40 mg
24 bis < 36	640	80	2	320 mg/40 mg
36 bis < 75	960	120	3	320 mg/40 mg
75–100	1 280	160	4	320 mg/40 mg

piedauer von ca. 1 Woche treten kaum Nebenwirkungen auf – wegen einer möglichen Erhöhung des Blutdrucks sollte dieser aber regelmäßig überwacht werden.

Pyronaridin

Handelsname: In fixer Kombination mit Artesunat: Pyramax (MMV mit Shin Poong Pharmaceuticals; positives Votum der EMEA).

Eigenschaften: Pyronaridin ist ein Hydroxyanilino-Benzonaphthyridin-Derivat, das bereits 1970 in China hergestellt und angewendet wurde. Es wird von dem Acridin-Derivat Atebrin (Mepacrin) abgeleitet und gehört nicht zu den 4-Aminochinolinen, wirkt allerdings vergleichbar. Wie Amodiaquin besitzt auch Pyronaridin einen 4-Aminophenol-Rest, der aber aufgrund zusätzlicher Mannich-Basen und zusätzlicher Seitenketten nicht zum hochtoxischen Chinonimin abgebaut wird.

Wirkung: Wie gegen Piperaquin sind im Haupteinsatzgebiet Südostasien Resistenzen weit verbreitet, (noch) nicht allerdings in Afrika, wo es auch gegen Chloroquin-resistente Erreger wirksam ist. In vergleichender Untersuchung zeigt sich Pyronaridin in Kombination mit Artesunat ebenso wirksam wie das Kombinationspräparat Riamet.

Arylaminoalkohole

Arylaminoalkohole weisen chemisch als gemeinsame Struktur neben einer Aromagruppe (Aryl-Rest) und einer Aminogruppe noch eine sekundäre Alkoholgruppe auf. Lumefantrin, Mefloquin und Halofantrin sind synthetisch gewonnene Analoga von Chinin und unterscheiden sich vor allem durch die sekundären oder tertiären Aminogruppen.

Chinin

Handelsnamen:
- Limptar N.
- Parenteral: Quinimax (250 mg/ml Chinin-Dihydrochlorid), Cinchona (300 mg/ml Chinin-Dihydrochlorid).

Chininsalz steht in Deutschland als Chininum dihydrochloricum zur Verfügung.

> Chinin zur i. v. Anwendung hat in Deutschland keine Zulassung mehr und muss daher importiert werden (z. B. Quinimax aus Frankreich; enthält neben Chinin in geringem Umfang Chinidin und Chinchonidin).

10 mg Chinin-Dihydrochlorid entsprechen 8,2 mg Chinin-Base.

Eigenschaften: Das in Chinarinde natürlich vorkommende Chinin wird seit alters her sowohl als Heil- und Arzneimittel, aber auch als Bitterstoff in der Nahrungszubereitung verwendet. Es ist seit dem frühen 19. Jahrhundert bis heute ein unverändert gut wirksames Mittel zur Behandlung der Malaria. Chinin wirkt zudem noch als wehenförderndes Mittel (früher auch gefährliches Abortivum), gegen Muskelkrämpfe sowie auch fiebersenkend und schmerzstillend, weshalb Chininum in vielen Grippemitteln zu finden war (in den USA ist Chinin aufgrund erheblicher Nebenwirkungen ausschließlich zur Malaria-Therapie zugelassen!). Der vielfache Einsatz von Chinin als Bittersubstanz z. B. in Getränken ist heute für eine therapeutische Anwendung ungeeignet – hier sind maximal (85) 300 mg/kg in (nicht)alkoholischen Getränken zulässig. Die früher in Afrika so als Malaria-Prophylaxe üblichen chininhaltigen Drinks hatten eine erheblich höhere Konzentration.

Wirkungsweise: Chinin stört wie die 4-Aminochinoline die Verwertung des Hämoglobins der Parasiten, hemmt jedoch zusätzlich noch die Freisetzung von Kalzium und somit die Verbindung der Nahrungsvakuolen mit den Transportvesikeln in den Parasiten.

Wirkungsspektrum: Neben Plasmodium falciparum auch alle anderen humanpathogenen Malariaparasiten.
Chinidin ist die dextroisomere, synthetisch hergestellte Verbindung von Chinin. Das Wirkungsspektrum deckt sich weitgehend mit dem von Chinin. Das Medikament wird deshalb als Chinin-Ersatz verwendet, wenn Chinin nicht zur Verfügung steht. Mit erhöhter Kardiotoxizität ist jedoch zu rechnen.

Resistenz: Es gibt Chinin-Resistenzen in Afrika (bis 6 %) und vermehrt in Südostasien mit 20–30 %, weshalb solche Stämme, wenn möglich, nicht in Monotherapie, sondern z. B. in Kombination mit Clindamycin, Tetracyclinen oder auch besser mit Artesunat behandelt werden sollten.

Pharmakokinetik:

- Die Pharmakokinetik von Chinin bei gesunden erwachsenen Probanden unterscheidet sich wesentlich von der bei Patienten mit Malaria (und ist abhängig von deren Schweregrad): So ist das Verteilungsvolumen deutlich reduziert (von 2,5 l/kg bei Gesunden auf 1 l/kg bei Patienten mit zerebraler Malaria), verlängert sind die Plasmahalbwertszeit (von 11 h bei Gesunden auf 18 h bei Patienten mit zerebraler Malaria) und die Eliminationszeit (von 3 ml/min/kg bei Gesunden auf 0,9 ml/min/kg bei Patienten mit zerebraler Malaria).
- Diese kinetischen Veränderungen führen stets zu einer deutlichen Erhöhung der Plasmakonzentrationen von Chinin bei Malaria-Patienten. Gewöhnlich werden bei der Behandlung der Malaria selten Chininkonzentrationen über 10 mg/l erreicht, jedoch finden sich sehr schnell bei schwerer Malaria maximale Chininkonzentrationen von 15–20 mg/l – zumeist aber auch ohne schwere Nebenwirkungen. Dies ist Folge einer erhöhten Plasmaproteinbindung von Chinin an das α_1-Glykoprotein mit Reduktion der freien Chininfraktion von 15 auf 5–10 %.
- Die aktuellen und optimalen Dosierungsregime wurden durch pharmakokinetische Daten bei Patienten mit schwerer Malaria ermittelt und geprüft: Eine doppelte i. v. Chinin-Initialdosis der Erhaltungsdosis (20 mg Salz/kg) sollte bei überwachter Infusion ohne wesentliche Toxizität zu Beginn verabreicht werden, um in wenigen Stunden eine therapeutische Konzentration zu erreichen. Eine zu schnelle Infusion (> 5 mg/kg/h) führt so lange zu erheblicher Hypotension, bis es zu einer Verteilung der Substanz in andere Kompartimente aus dem Gefäßsystem gekommen ist.

Nebenwirkungen: Hypersensitivitätsreaktionen, Arzneimittelfieber, selten thrombozytopene Purpura, DIC und akutes Nierenversagen. Die nahezu regelhaft auftretenden Symptome wie Übelkeit, Erbrechen, Durchfälle, Tinnitus oder Schwindel sind dennoch vielfach therapielimitierend und werden als Chinchonismus bezeichnet. Durch Insulinfreisetzung mögliche Hypoglykämien bedürfen einer entsprechend engmaschigen Überwachung. Treten Symptome auf, die Anzeichen für eine Arrhythmie sein könnten (z. B. Palpitationen, Schwindel, Synkopen), muss umgehend ein EKG mit Bestimmung der QT-Zeit abgeleitet werden.

! Die gleichzeitige Einnahme von Arzneimitteln, die ebenfalls zu einer QT-Zeit-Verlängerung führen können (z. B. Antiarrhythmika der Klassen Ia + III, Neuroleptika, tri- und tetrazyklische Antidepressiva, Makrolid-Antibiotika, Fluorchinolone, Imidazol-Antimykotika, andere Antimalaria-Mittel, einige Zytostatika, einige nichtsedierende Antihistaminika, Opioide), ist kontraindiziert.

Bei Hoch- und Überdosierung kommt es zum Bild eines Chinchonismus, welches dem der Salicylatvergiftung ähnelt: Tinnitus, Hör- und Gleichgewichtsstörungen, Sehstörungen (Photophobie, Diplopie, Nachtblindheit, Gesichtsfeldausfälle, Skotome, Mydriasis), in schweren Fällen bis zur Optikusatrophie. Zudem treten gastrointestinale Symptome (Übelkeit, Erbrechen, Diarrhoe, Bauchschmerzen) sowie eine ZNS-Symptomatik (Kopfschmerzen, Konfusion, Exzitation, Fieber, Delirium) auf.
Chinin ist nicht dialysabel. Harnalkalisierung kann die Chininausscheidung vermindern.

Interaktionen: Antazida können die Chinin-Resorption vermindern. Mit Einnahme von Cinchona-Alkaloiden kann es zur gegenseitigen Wirkungsverstärkung kommen. Chinin ist in der Lage, die Synthese Vitamin-K-abhängiger Gerinnungsfaktoren in der Leber zu hemmen, daher kann die Wirkung oraler Antikoagulanzien verstärkt werden.

Indikationen: Behandlung der komplizierten Malaria tropica. Prophylaxe und Therapie nächtlicher Wadenkrämpfe.

K **Kontraindikationen:** Myasthenia gravis, Glucose-6-Phosphat-Dehydrogenase-Mangel, Tinnitus, Vorschädigung des Sehnervs. Bei Hypokaliämie, Bradykardie, schwerer dekompensierter Herzinsuffizienz, angeborenem (auch in der Familienanamnese) Long-QT-Syndrom oder erworbener QT-Zeit-Verlängerung darf Chinin nicht eingenommen werden. Keine gleichzeitige Einnahme weiterer Medikamente, welche die QT-Zeit verlängern oder eine Torsade-de-pointes-Tachykardie auslösen können. Schwangerschaft und Stillzeit. Chinin ist plazentagängig, in hohen Dosen wehenfördernd, embryotoxisch und teratogen (Augendefekte, Taubheit). Chinin geht in die Muttermilch über. Vorbestehendes QT-Intervall von > 450 ms. Wenn unter Therapie ein QT-Intervall von > 500 ms auftritt, muss Chinin abgesetzt werden. Bei Auftreten von Tinnitus, Hör- und Sehstörungen sowie Exanthemen sollte Chinin abgesetzt oder zumindest die Dosis reduziert werden.

Applikation und Dosierung:
- **Chinin i. v.:**
  - Initialdosis 20 mg/kg KG über 4 h, dann 10 mg/kg KG alle 8 h, 3 × tgl.
  - Keine Initialdosis nach Mefloquin- oder Chiningabe während der vorausgegangenen 24 h.
  - Bei Nierenversagen (Kreatinin-Clearance < 10 ml/h, Dialyse) Erhaltungsdosis um 30–50 % reduzieren.
  - Dosis um 50 % reduzieren, wenn die QT-Zeit um > 25 % des Ausgangswertes oder auf > 500 ms ansteigt.
- **Chinin p. o.:**
  - Bei Besserung sollte Chinin baldmöglichst auf eine orale Gabe in der gleichen Dosierung umgestellt werden.

Zusätzlich Gabe von Doxycyclin über 7 Tage, bei Kindern Clindamycin.
Prinzipiell kann Chinin auch intramuskulär verabreicht werden, sofern eine i. v. Gabe nicht möglich ist (nicht in Westeuropa!).

Handelsformen:
- Tabletten à 0,2 g.
- Chinin zur i. v. Gabe muss importiert werden.

B **Beurteilung:** Nach wie vor ist Chinin ein unverzichtbares Mittel zur parenteralen Therapie der schweren und zerebralen Malaria. Eine vergleichbar schnell wirkende, parenteral applizierbare Substanz, die auch hochresistente Erreger verlässlich erfasst, steht in Deutschland noch nicht zur Verfügung. Zwar hat das Artesunat zur intravenösen Behandlung derzeit eine vergleichbar gute und sogar schnellere Wirkung, es muss jedoch aus China (Guilin Pharmaceuticals, Guangxi) importiert wer-

den und die Herstellung von Artesunat nach Bedingungen des »Good Medical Practice« ist bis auf Weiteres noch nicht gesichert.
Chinin oder Artesunat zur parenteralen Anwendung gehört als Notfallmedikament in jedes Krankenhaus, das mit der Behandlung schwerer Formen der Malaria rechnen muss.

Mefloquin

Handelsname: Lariam.

Eigenschaften: Chemisch vom Chinin abgeleiteter, synthetischer Arylaminoalkohol mit einer sekundären Aminogruppe.

Wirkungsweise: Wirkung durch Hemmung der Nahrungsvakuole und der Endozytose der Parasiten.

Wirkungsspektrum: Mefloquin wirkt gegen intraerythrozytäre Formen der Malariaerreger (Plasmodium vivax, P. ovale, P. malariae, P. falciparum). Mefloquin wirkt auch bei Resistenz gegenüber Chloroquin, Proguanil, Pyrimethamin und Pyrimethamin-Sulfonamid-Kombinationen.
Chloroquin-resistente Malariaerreger mit der häufigen Mutation N86Y zeigen eher eine erhöhte Empfindlichkeit gegenüber Mefloquin.

Resistenz: Mefloquin-Resistenzen von P. falciparum gibt es vor allem in Teilen Südostasiens (bis zu 50 %). Kreuzresistenzen von Mefloquin und Halofantrin sowie Mefloquin und Chinin können auftreten.

Pharmakokinetik:

- 6–24 h nach oraler Einnahme von Mefloquin werden die maximalen Plasmakonzentrationen erreicht, deren Höhe in Mikrogramm etwa der Einnahmedosis in Milligramm entspricht.
- Das Steady State wird bei wöchentlicher Einnahme nach 7–10 Wochen erreicht.
- Die Bioverfügbarkeit wird durch Einnahme mit einer Mahlzeit deutlich erhöht.
- Plasmaeiweißbindung ca. 98 %, sehr gute Gewebegängigkeit, Verteilungsvolumen ca. 20 l/kg KG.
- Mefloquin wird in der Leber über das CYP450-System metabolisiert, hauptsächlich über CYP3A4. Die mittlere Eliminationshalbwertszeit schwankt zwischen 2 und 4 Wochen.
- Mefloquin wird hauptsächlich mit der Galle und den Fäzes ausgeschieden.

Nebenwirkungen: Übelkeit, Erbrechen, Diarrhoe, Schwindel, Gleichgewichtsstörungen, Kopfschmerzen, Schläfrigkeit, Neuropathie, Schlafstörungen, Albträume, Agitiertheit, Angstzustände, Depression, Panikattacken, Halluzinationen, psychotische und paranoide Reaktionen. Die Bedeutung der neuropsychiatrischen Nebenwirkungen wird überschätzt, ist allerdings bei Langzeitanwendungen und vor allem bei entsprechenden Vorerkrankungen zu beachten (Fähigkeit zum Führen von Fahrzeugen, Flugzeugen, Tiefseetauchen während und bis 3 Wochen nach Einnahme vermindert!).
Weitere Nebenwirkungen sind Anstieg der Transaminasen, Muskelschwäche, Muskelkrämpfe, Anorexie. Selten Blutbildveränderungen. Aufgrund der langen Halbwertszeit können Nebenwirkungen auch noch Wochen nach Absetzen der Therapie auftreten bzw. anhalten.
Erhöhtes Krampfrisiko bei vorbestehender Krampfneigung bzw. Epilepsie.
Treten während einer prophylaktischen Behandlung mit Mefloquin psychische Veränderungen (z. B. Angstzustände, Depression, Unruhe, Verwirrtheit) auf, sollte auf einen anderen Wirkstoff umgestellt werden.

Interaktionen: Ketoconazol und Halofantrin erhöhen die Mefloquin-Spiegel. Aufgrund des Risikos einer QTc-Zeit-Verlängerung dürfen daher kein Ketoconazol und kein Ha-

lofantrin während und bis 15 Wochen nach der Einnahme von Mefloquin eingenommen werden. Keine gleichzeitige Einnahme mit verwandten Substanzen wie Chinin, Chinidin oder Chloroquin, da dies zu EKG-Veränderungen und erhöhter Krampfbereitschaft führen kann. Die Umsetzung einer initial mit Chinin i. v. durchgeführten Therapie auf Mefloquin ist jedoch möglich. Vorsicht bei gleichzeitiger Einnahme von Substanzen, welche die Erregungsleitung im Herzen beeinflussen (Antiarrhythmika, Antihistaminika, Beta-Blocker, Kalzium-Antagonisten, H_1-Blocker, Antidepressiva, Phenothiazine). Die Spiegel von Antikonvulsiva können bei Mefloquin-Einnahme vermindert sein, was zu reduzierter antikonvulsiver Wirkung führen kann. Interaktionen mit oralen Antidiabetika und Antikoagulanzien können nicht ausgeschlossen werden, daher muss die Einstellung überprüft werden.
Inhibitoren des CYP3A4 führen zu einer Erhöhung der Mefloquin-Spiegel, Induktoren zu einer Verminderung der Mefloquin-Spiegel.

Indikationen: Prophylaxe und Therapie der Malaria, vor allem bei Plasmodium-falciparum-Infektion mit Resistenz gegen andere Substanzen.

K **Kontraindikationen:** Überempfindlichkeit gegen Mefloquin oder verwandte Substanzen (z. B. Chinin). Psychiatrische Erkrankungen (Depressionen, Psychose, Schizophrenie, generalisierte Angsterkrankung). Mefloquin kann bei Epileptikern das Risiko von Krampfanfällen erhöhen und ist daher nur bei zwingender Indikation kurativ einzusetzen, nicht zur »Stand-by-Medikation«. Keine Einnahme von Halofantrin oder Ketoconazol während und bis 15 Wochen nach Einnahme von Mefloquin, da lebensbedrohliche QTc-Zeit-Verlängerungen auftreten können. Aufgrund mangelnder Erfahrung keine prophylaktische Anwendung von Mefloquin bei Säuglingen < 3 Monaten bzw. 5 kg KG. Mefloquin ist im Tierversuch in hohen Dosen teratogen und embryotoxisch und sollte daher im ersten Schwangerschaftsdrittel nur nach sorgfältiger Nutzen-Risiko-Abwägung angewendet werden. Während der Mefloquin-Einnahme und bis 3 Monate danach sollte eine wirksame Empfängnisverhütung stattfinden, jedoch stellt die Mefloquin-Einnahme keine Abbruchindikation im Falle des Eintretens einer ungeplanten Schwangerschaft dar. Da Mefloquin in die Muttermilch übertritt, sollte während der Mefloquin-Einnahme nicht gestillt werden.

Applikation und Dosierung: Die Tabletten sollen unzerkaut mit reichlich Flüssigkeit zu einer Mahlzeit eingenommen werden. Eine Suspendierung in Flüssigkeit (Wasser, Saft, Milch) ist möglich.

- **Prophylaxe:**
  - Kinder > 3 Monate bzw. 5 kg KG und Erwachsene: 1 × wöchentlich 5 mg/kg KG.
  - Beginn 1 Woche vor Einreise in das Endemiegebiet.
  - Einnahme noch 4 Wochen über die Ausreise aus dem Endemiegebiet hinaus.
- **Therapie:**
  - Kinder:
    - Die Dosis für Kinder wird aus der Extrapolation der Erwachsenendosis ermittelt.
  - Erwachsene:
    - 20–25 mg/kg KG/Behandlung.
    - Gesamtdosis kann auf 2–3 ED im Abstand von 6–8 h zur Verminderung von Nebenwirkungen aufgeteilt werden.
    - Bei Erbrechen innerhalb 30 min nach Einnahme sollte eine weitere volle Dosis eingenommen werden, bei Erbrechen innerhalb 30–60 min eine halbe Dosis.

Führt ein vollständiger Behandlungszyklus innerhalb von 48–72 h nicht zur Besserung, sollte mit einer anderen Substanz therapiert werden. Auch wenn unter prophylaktischer Einnahme von Mefloquin eine Malaria-Infektion auftritt, sollte nicht mit Mefloquin behandelt werden.

- **Notfallbehandlung (»stand by«):**
  - Initial 15 mg/kg KG.
  - Wenn keine schweren Nebenwirkungen auftreten und innerhalb der nächsten 24 h keine ärztliche Hilfe gewährleistet ist:
    - Patienten mit mind. 45 kg KG: weitere 10 mg/kg KG innerhalb der folgenden 6–8 h.
    - Patienten > 60 kg KG: 1 weitere Tbl. (250 mg Mefloquin) nach weiteren 6–8 h.

Handelsformen:

- Tabletten zu 0,25 g.

B **Beurteilung:** Vor allem in Afrika noch wirksames Mittel zur Prophylaxe und Behandlung der Malaria. Durch die lange Halbwertszeit und eine nur einmalige Gabe pro Woche besonders zur Prophylaxe gut geeignet. Wegen der neuropsychiatrischen Nebenwirkungen allerdings nur eingeschränkt zu empfehlender Einsatz bei besonderem Risiko sowie auch bei Tätigkeiten als Kraftfahrer, Pilot etc.

Lumefantrin, Halofantrin

Handelsnamen:

- Lumefantrin: Riamet.
- Halofantrin: Halfan.
- Kombinationspräparate (Artemether, Lumefantrin; Abb. 4.1-1): Riamet, Co-Artemether, Coartem und Coartem Dispersible.

Eigenschaften: Lumefantrin und Halofantrin sind strukturell sehr ähnliche, synthetische Arylaminoalkohole, die sich vom Mefloquin vor allem durch eine tertiäre Aminogruppe unterscheiden und bereits als Phenanthrenemethanole im 2. Weltkrieg entwickelt wurden. Wie viele Antimalariamittel wurde auch Lumefantrin in China entwickelt und in Südostasien eingesetzt. Beide Substanzen sind in Westeuropa als Einzelsubstanzen nicht im Handel.

Wirkungsweise und Wirkungsspektrum: Halofantrin hat eine deutlich höhere Wirksamkeit als Lumefantrin, führt jedoch durch Hemmung des K-Einstroms in die Zelle fast regelhaft zur Verlängerung der QT-Strecke und hatte in einigen Fällen dokumentierte tödliche Rhythmusstörungen zur Folge, die den weiteren Einsatz in der

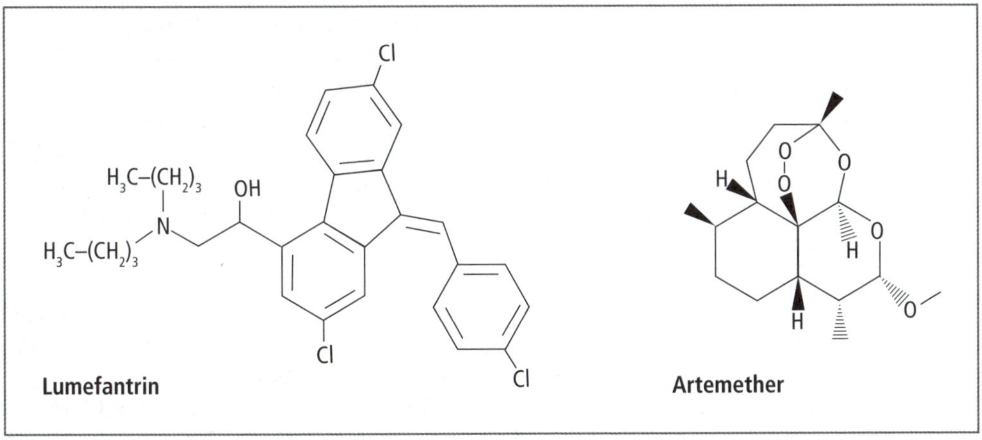

Abb. 4.1-1 Strukturformeln von Artemether und Lumefantrin.

Antiinfektiva

erforderlichen Dosierung bei Alternativen verbieten.
Lumefantrin hat diese Nebenwirkungen nicht und ist Kombinationspartner von Artemether in Riamet bzw. Coartem. Die weitere Darstellung beschränkt sich deshalb ausschließlich auf Lumefantrin.
Lumefantrin wirkt gut gegen die Schizonten von Plasmodium falciparum und P. vivax in Erythrozyten. Keine Wirkung auf Gametozyten, Hypnozoiten und vorerythrozytäre Stadien.

Pharmakokinetik:

- Lumefantrin ist sehr lipophil mit hieraus folgenden großen Schwankungen in der Bioverfügbarkeit, die durch gleichzeitige geringe Fettaufnahme von z. B. 1,3 g Fett (30–40 ml Milch) 15-fach erhöht wird.
- Deutliche Reduktion der Bioverfügbarkeit bei akuter Infektion.
- Bei Malaria-Patienten liegt die Halbwertszeit zwischen 3 und 7 Tagen und ist besonders in der Schwangerschaft vermindert.
- Eiweißbindung ca. 90 %.
- Lumefantrin wird langsam und dosisabhängig innerhalb von 2 h resorbiert mit Spitzenkonzentrationen nach 4–10 h. Mit einer vergleichbaren Einmaldosis an 3 Tagen ist die gesamt verfügbare Dosis (AUC) um 30 % geringer als bei zweimal täglicher Gabe!
- Lumefantrin erreicht schnell hohe Gewebespiegel und wird in der Leber zu Monodesbutyl-Lumefantrin metabolisiert und über die Galle ausgeschieden.
- Für die Wirksamkeit von Lumefantrin sind AUC und Plasmakonzentrationen an Tag 7 entscheidend.
- Mit 6 Dosierungen über 3 Tage können auch noch hochresistente Parasiten behandelt werden.

Nebenwirkungen: In Studien nur am Kombinationspräparat untersucht. Hierbei sind Übelkeit, Erbrechen, Schwindel und Diarrhoe möglich, noch seltener Exanthem und Pruritus (< 2 %). Keine Hinweise auf Kardiotoxizität und QT-Verlängerung. Vestibuläre und ototoxische Störungen, die unter der Riamet-Kombination bei intramuskulärer Gabe auftraten, wurden bei oraler Applikation nicht beobachtet.

Interaktionen: Auch wenn bisher keine schweren Komplikationen bei einer Komedikation bekannt wurden, sollte Lumefantrin nicht mit Antiarrhythmika, Beta-Rezeptoren-Blockern, Makroliden, Quinolonen, Antidepressiva und Azolen kombiniert sowie nicht mit Grapefruitsaft eingenommen werden. Mefloquin reduziert die Plasmakonzentrationen von Lumefantrin um 30–40 %, während z. B. Ketoconazol die AUC um 70 % erhöht.

K **Kontraindikationen:** 1. Trimenon in der Schwangerschaft; keine Toxizitätsuntersuchungen im 2. und 3. Trimenon, jedoch wurde Riamet bisher ohne nachweisliche Embryotoxizität bereits vielfach in der Schwangerschaft eingesetzt. Auch zeigen sich in Tierversuchen mit hohen Dosen Lumefantrin keine mutagenen oder embryotoxischen Effekte. Keine Anwendung bei Patienten mit bekannten Arrhythmien, Bradykardie und QT-Verlängerung.

Dosierung:

- Säuglinge und Kinder (> 5 kg KG):
  - 5–15 kg KG: 1 Tbl./Dosis.
  - 15–25 kg KG: 2 Tbl./Dosis.
  - 25–35 kg KG: 3 Tbl./Dosis.
- Erwachsene (> 35 kg KG): 2 × tgl. 4 Tbl. (entspricht 80/480 mg/Dosis) über 3 Tage (immer zum Essen oder mit Milch).

Handelsformen:

- Tabletten in fixer Dosis: 20 mg Artemether und 120 mg Lumefantrin in Blisterpackung (16 Tbl.).
- Süßlich schmeckende, leicht aufzulösende Fixdosis-Tablette Coartem Dispersible (pädiatrische Formulierung; Artemether/

Lumefantrin 20 mg/120 mg) zur Behandlung der Malaria bei Kindern und Kleinkindern (Novartis, Schweiz).
- Keine parenterale Form.
- Weitere Trinklösung für Kinder in Entwicklung.

B **Beurteilung:** In Kombination mit Artemether ist Lumefantrin ein hochwirksames und gut verträgliches Mittel auch bei resistenter Malaria sowohl in Südostasien wie auch in Afrika. Gut zur Stand-by-Medikation geeignet mit der Einschränkung, dass die gleichzeitige Aufnahme einer Mahlzeit oder auch von Milch unbedingt notwendig ist. Als Monosubstanz wegen der schnellen Resistenzentwicklung ungeeignet. Problematisch für eine Resistenzentwicklung von Lumefantrin in der Kombination mit Artemether könnte dessen sehr kurze Halbwertszeit sein, wenn nach einer 3-Tages-Therapie keine ausreichende Parasitenelimination erzielt wurde und nur noch Lumefantrin in geringer Dosis wirksam ist.

8-Aminochinoline

Primaquin

Handelsnamen:
- Primaquine.
- Palum.
- Neo-Quipenyl.

In Deutschland nicht mehr im Handel.

Eigenschaften: Bei allen genannten Präparaten handelt es sich jeweils um ein Primaquinphosphat.

Wirkungsweise: Die Wirkungsweise der 8-Aminochinoline und von Primaquin auf Parasiten ist nicht aufgeklärt. Es wird angenommen, dass die Wirkung zum einen in intraerythrozytären Stadien der Entstehung einer Hämolyse bei G6PD-Mangel entspricht und zum andern Primaquin bei den asexuellen Formen, d. h. den metabolisch inaktiven Parasitenstadien (Hypnozoiten und Gameten), über seine Metaboliten zu einem zusätzlichen oxidative Stress und damit zu einer Verarmung an reduziertem Glutathion führt. Die Wirkungsweise gegen Pneumocystis jirovecii ist unklar.

Wirkungsspektrum: Wirkt gegen Hypnozoiten, Gewebsschizonten und Gametozyten, nicht therapeutisch gegen Blutschizonten. Nach wie vor bisher einziges Mittel, das zur Elimination der hepatischen Dauerformen Plasmodium ovale und P. vivax eingesetzt werden kann. In vitro und in Kombination mit Clindamycin gute Wirksamkeit gegen Pneumocystis jirovecii.

Resistenz: Viele Stämme von P. vivax zeigen eine primäre Primaquin-Resistenz bei Parasitämie, die ggf. auch in vitro leicht zu induzieren ist. Bei bisher üblicher Dosis ist zusätzlich mit ca. 15–17 % Versagen der Elimination von Malariaparasiten auch in den Leberstadien zu rechnen. In diesen Stadien kann die Wirksamkeit durch eine Dosiserhöhung deutlich verbessert werden. Resistenz gegen Pneumocystis jirovecii möglich.

Pharmakokinetik:
- Primaquinphosphat ist die Vorsubstanz ihrer wirksamen Metaboliten, deren Pharmakokinetik weitgehend unbekannt ist. Der Hauptmetabolit Carboxyprimaquin entsteht über oxidative Abspaltung der Aminogruppe.
- Schnelle und komplette Absorption im Gastrointestinaltrakt innerhalb von 0,5 h mit einem maximalen Plasmaspiegel nach ca. 3 h.
- Bei großen intraindividuellen Unterschieden zeigen sich keine pharmakokinetischen Unterschiede hinsichtlich der Gesamtdosis, der Dosierungsintervalle, bei Patienten mit Nieren- oder Leberinsuffizienz und mit G6PD-Mangel.

- Bei großem Verteilungsvolumen zeigte sich zumindest bei AIDS-Patienten keine Korrelation zwischen Spitzen- und Talspiegel und dem Gewicht der Patienten.

Nebenwirkungen: Übelkeit, Erbrechen, abdominelle Krämpfe, Leukopenie, hämolytische Anämie bei G6PD-Mangel, Methämoglobinämie bei NADH-Methämoglobin-Reduktase-Mangel. Bei Anzeichen einer Hämolyse muss Primaquin sofort abgesetzt werden. Besonders gefährdet sind Personen, die einen Glucose-6-Phosphat-Dehydrogenase-Mangel aufweisen. Der Umfang der Nebenwirkungen ist auch dosisabhängig.

Interaktionen: Die gleichzeitige Einnahme weiterer Substanzen, die eine Hämolyse oder eine Knochenmarksdepression hervorrufen können, erhöhen das Risiko dieser Nebenwirkungen. Gefahr einer Hämolyse bei Glucose-6-Phosphat-Dehydrogenase-Mangel (Favismus; eher bei Afrikanern). Keine gleichzeitige oder kürzlich zurückliegende Einnahme von Quinacrin.

Indikationen: Rezidivprophylaxe der Malaria tertiana. Keine Anwendung bei akuter Malaria, da kaum Wirkung auf Blutschizonten. Reservemittel zur Behandlung von Pneumocystis-Infektionen bei AIDS und Immunsuppression in Kombination mit z. B. Clindamycin.

K **Kontraindikationen:** Akute Malariaerkrankung. Es gibt nur unzureichende Daten zur Sicherheit von Primaquin in der Schwangerschaft; Primaquin sollte aber in der Schwangerschaft nicht eingesetzt werden, da der Fetus stets noch einen G6PD-Mangel aufweist. Schwangere mit behandelter Plasmodium-vivax- oder Plasmodium-ovale-Infektion sollten deshalb bis zur Entbindung eine wöchentliche Chloroquin-Prophylaxe erhalten, nach der dann eine Eradikation prinzipiell möglich ist. Auch ist Primaquin kontraindiziert bei stillenden Müttern, da nichts über die Exkretion von Primaquin und seinen Metaboliten in die Muttermilch bekannt ist. Aufgrund schwerer hämolytischer Anämien, die Primaquin bei Patienten mit G6PD-Mangel auslösen kann, ist ein solcher regelhaft vor Behandlung auszuschließen.

Dosierung:
- Kinder: Primaquin-Behandlung nur ab dem 6. Lebensjahr – unter Berücksichtigung einer gewichtsadaptierten Dosisanpassung.
- Erwachsene: 15 mg tgl. Primaquin-Base (entspr. 1 Tbl. à 26,3 mg Primaquinphosphat) über 14 Tage.
  Aufgrund zunehmender Resistenz sollte die Dosis zur Behandlung der Hypnozoiten v. a. aus Südasien auf tgl. 30 mg Primaquin-Base erhöht werden. Wegen gehäuft auftretender Nebenwirkungen (Leukopenie, Hämolyse) unter höheren Dosierungen sollte diese Dosis nicht überschritten werden.
- Alternative Behandlung von **Pneumocystis-jirovecii-Infektionen**: Patienten erhalten hierfür ebenfalls eine Dosis zwischen 15–30 mg tgl. für 21 Tage in Kombination mit Clindamycin.
- **Malaria-Patienten** mit **mildem G6PD-Mangel**: Sie können unter Überwachung erfolgreich mit 46–60 mg 1 × pro Woche über 8 Wochen therapiert werden.

Keine Dosisanpassung bei **Niereninsuffizienz**.

Handelsform: Tabletten à 26,3 mg Primaquinphosphat (entspr. 15 mg Primaquin-Base).

B **Beurteilung:** Einziges, nur bedingt sicher wirksames Malariamittel zur Behandlung aller Leberstadien von P. ovale und P. vivax. Primaquin ist deshalb prinzipiell auch zur kausalen Prophylaxe geeignet. Die Bedeutung von Primaquin bei Behandlung der PCP ist unklar, da es nur in Kombination mit Clindamycin geprüft wurde und gemeinsam bei schweren Verlaufsformen der Standardtherapie unterlegen ist.

Tafenoquin

Handelsname: Noch nicht bekannt; WR-238605.
Tafenoquin wurde vom Walter Reed Army Institute of Research (WRAIR) und GlaxoSmithKline entwickelt und wird zurzeit noch geprüft. Es ist ein neues 8-Aminochinolin, das gegen alle Formen der Malaria wirkt und zukünftig Primaquin ersetzen soll.

Eigenschaften: Gegenüber Primaquin besitzt Tafenoquin eine zusätzliche Trifluorphenyloxygruppe an Position 5 des Chinolinrings.

Wirkungsweise: Anders als andere 8-Aminochinoline verhindert Tafenoquin bei Malaria die Hämoglobin-Polymerisation wie Chloroquin, was die gute Wirkung gegen die erythrozytären Formen erklärt.

Wirkungsspektrum: Die zusätzliche Trifluorphenyloxygruppe an Position 5 des Chinolinrings ist mitbeteiligt an der ca. 10-fach höheren Wirksamkeit gegenüber intraerythrozytären Formen von P. falciparum wie P. vivax. Gleichzeitig wirkt Tafenoquin gegen Parasiten in der Leber bereits in niedriger Dosierung und ist in der Lage, Sporozoiten und vermutlich auch Gameten in Moskitos abzutöten. Tafenoquin besitzt auch eine Wirkung gegen Leishmanien und Trypanosomen.

Pharmakokinetik:

- Tafenoquin wird schnell resorbiert und die Bioverfügbarkeit steigt um 50 %, wenn es gleichzeitig mit Nahrung appliziert wird.
- Wie bei Primaquin besteht eine hohe interindividuelle Variabilität.
- Bei einem großen Verteilungsvolumen beträgt die Halbwertszeit aufgrund der hohen Lipophilie zwischen 14 und 21 Tagen.
- Es akkumuliert in den Erythrozyten mit einer Blut-zu-Plasma-Ratio von 1,8, die vermutlich auch für die höhere Wirkung gegenüber Primaquin verantwortlich ist.

Nebenwirkungen: Mit der gleichzeitigen Einnahme bei einer Mahlzeit bleiben die bekannten gastrointestinalen Nebenwirkungen wie bei Primaquin aus. Methämoglobinbildung und Hämolyse sind möglich bei Patienten mit Glucose-6-Phosphat-Dehydrogenase-Mangel. Bisher selten sind Kopfschmerzen, Myalgien und Exanthem. Wie bei Chloroquin sind auch Ablagerungen in der Hornhaut möglich.

Dosierung: Noch nicht festgelegt. In **Prophylaxe-Studien** wurde bisher eine Dosis von tgl. 200–400 mg Tafenoquin-Base für 3 Tage und anschließend 1 × pro Woche eingesetzt. Zur **Therapie** wurden 1 × 800 mg geprüft. Sogar 1 × monatliche Dosierungen werden geprüft.

B **Beurteilung:** Eine lange Halbwertszeit ermöglicht nach 3-tägiger Einnahme eine Wirkung gegen resistente und empfindliche Plasmodien (falciparum und vivax) über 3 Wochen. Die gleichzeitige Wirkung in Moskitos ermöglicht theoretisch eine komplette Unterbindung der Übertragung. In Studien bekannt gewordene Hornhautablagerungen sind noch weiter zu untersuchen und könnten zukünftig ein Problem beim Einsatz bzw. der Zulassung darstellen. Limitierend sind auch hämolytische Krisen bei G6PD-Mangel. In bisherigen, vergleichenden Studien allerdings nur gegen eine (zu) niedrige Primaquin-Dosis geprüft. Die Wirkung von Tafenoquin gegen Leishmanien und Trypanosomen ist vermutlich nicht ausreichend und ggf. nur in Kombination klinisch bedeutsam.

Artemisinin

Artemether, Artenusat, Arteether, Dihydroartemisinin

Handelsnamen:
- Artemether: Riamet, Coartem (nur in Kombination mit Lumefantrin).
- Arteether: Artemisan (Belgien).

Allein Artemether wird vor allem in Afrika von vielen, zumeist belgischen, indischen und chinesischen Firmen in unterschiedlichsten Dosierungen, Applikationsformen und auch Kombinationen unter Namen wie Artenam, Malartem, Artesaph, Gvither oder Artesiane vertrieben. Nicht immer sind die erhältlichen Dosierungen ausreichend – auch wenn es sich nicht um sogenannte »*fake drugs*« handelt.

Eigenschaften: Bereits im Jahr 340 n. Chr. empfehlen traditionelle chinesische Schriften zur Behandlung von Fieber Extrakte aus Blättern von Artemisia annua, dem Einjährigen Beifuß. 1971 konnten chinesische Wissenschaftler das kristalline Sesquiterpenlactonperoxid Artemisinin isolieren. Seitdem wird zunehmend auch in der westlichen Welt das semisynthetische Artemisinin zur hochwirksamen Behandlung der Malaria eingesetzt. Artemisia annua wächst auch an anderen Orten der Welt, hat aber gegenüber den Pflanzen in Sichuan nur einen verschwindenden Bruchteil des Gehaltes und Effektes von Artemisinin – ein deutliches Beispiel für die unterschiedliche lokale Qualität und Wirkung botanischer Heilpflanzen und ihrer Extrakte. Artemisia aus den traditionellen Produktionsorten in China und Vietnam wird nach Export mittlerweile an vielen Orten in Indien, Afrika und auch in Europa produziert, jedoch bisher ohne einheitlichen Qualitätsstandard (weitere Informationen zu Artemisia finden sich unter www.Artepal.org).
Durch Reduktion der Lactonstruktur wird das Halbacetat Dihydroartemisinin (Strukturformel s. Abb. 4.1-2) gewonnen. Über die Methylierung der Hydroxylgruppe erhält man das Vollacetat Artemether (Strukturformel s. Abb. 4.1-2), über die Verbindung der Hydroxylgruppe mit einer Carboxylgruppe der Bernsteinsäure entsteht Artesunat (Strukturformel s. Abb. 4.1-2). Artesunat ist deutlich hydrophiler und Artemether lipophiler als Dihydroartemisinin. Artesunat wird schnell und komplett durch Hydrolyse, Artemether langsam durch oxidative Desalkylierung jeweils in Dihydroartemisinin umgewandelt. Der aktive Teil aller Artemisinine ist der Endoperoxidring, der an der Alkylierung und Oxidation essenzieller Proteine und Lipide beteiligt ist.

Wirkungsweise: Die Wirkung der Artemisinine könnte einerseits über eine spezifische Hemmung einer membranständigen Kalzium-ATPase und des Kalziumtransports erfolgen. Andererseits könnte sie über eine Spaltung der Endoperoxidgruppe zu Kohlenstoffradikalen mit nachfolgender Inaktivierung von Proteinen und Störung der Polymerisation von Häm entfaltet werden.

Wirkungsspektrum: Klinisch ist jedes Artemisinin-Derivat hoch wirksam gegen alle Wildisolate und andere Malariaerreger, die eine Resistenz gegen andere Malariasubstanzen aufweisen.

> Mit der besten Wirkung gegenüber späten Ringstadien und gleichzeitig ausreichender Elimination der frühen Stadien sind Artemisinine die effektivsten und am schnellsten wirkenden Malariatherapeutika.

Resistenz: Gegen Artemisinine hochresistente Malariastämme wurden bisher nicht gefunden, jedoch wurde bereits eine Reihe von Wildstämmen mit reduzierter Empfindlichkeit und deutlich verlängerter Eliminationszeit unter Therapie nachgewiesen – zuerst im Westen von Kambodscha an

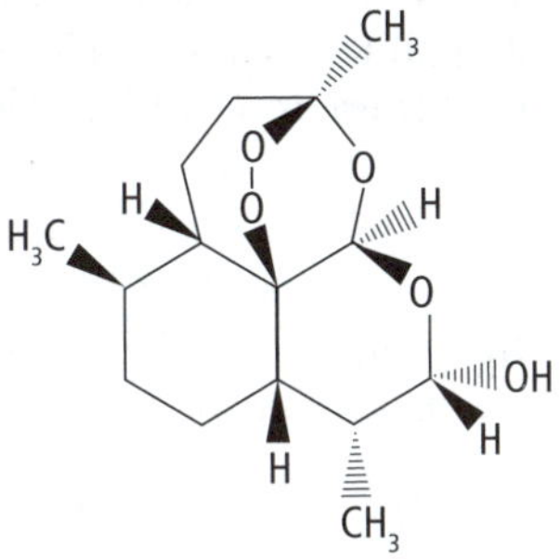

Dihydroartemisinin

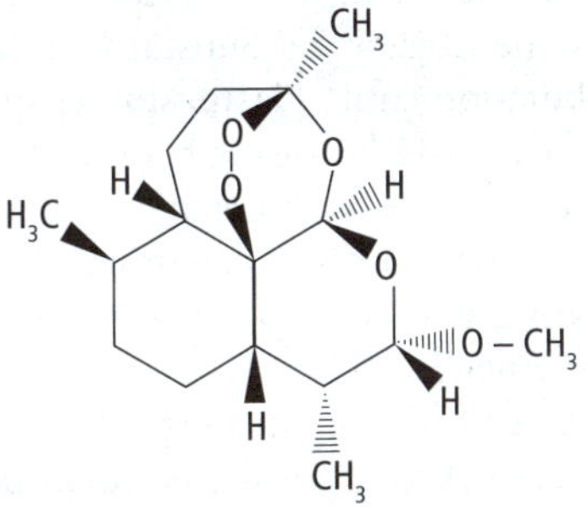

Artemether

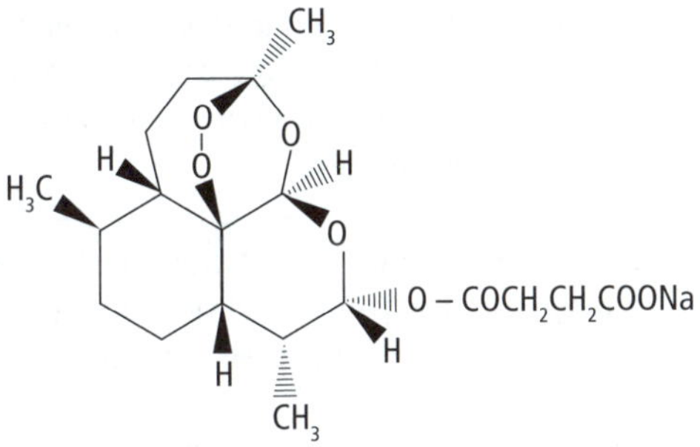

Artesunat

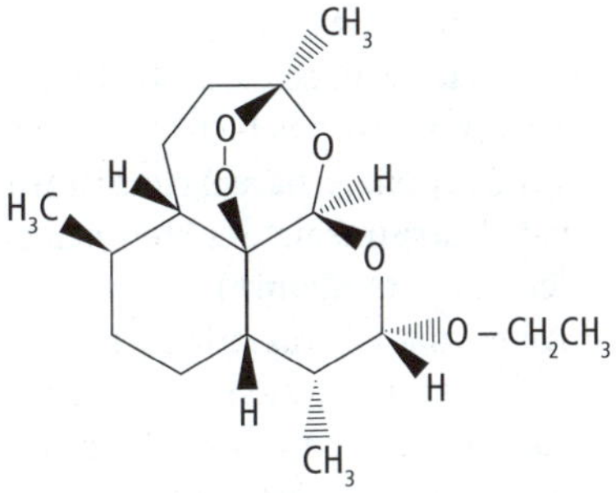

Artemotil

Abb. 4.1-2 Strukturformeln von Dihydroartemisinin ($C_{15}H_{24}O_5$), Artemether ($C_{16}H_{26}O_5$), Artesunat ($C_{19}H_{27}O_8$) und Artemotil ($C_{17}H_{28}O_5$).

der Grenze zu Thailand. Die seit 2005 nur in vitro bekannten und definierten Resistenzmutationen spielen hierbei jedoch keine Rolle, wenngleich in Zukunft vermehrt mit resistenten Stämmen gerechnet werden muss. Auch wurde bisher noch kein molekulares Modell für die Resistenzentwicklung ermittelt. Es scheint zum Erhalt der Wirksamkeit der Substanz in jedem Fall dringlich, mit Artemisinin-Derivaten im breiten Einsatz nur kombiniert zu behandeln. Ein weiterer Schutz vor Resistenz könnte die kurze Halbwertszeit des Mittels sein, die kaum einen prophylaktischen Einsatz ermöglicht.

Pharmakokinetik:

- **Artemotil** (Artecef; Strukturformel s. Abb. 4.1-2):
  - Artemotil ist das erste und bisher einzige nicht parenteral applizierbare Artemisinin-Derivat, das nach europäischen Maßstäben produziert und in Europa (Holland) zur Behandlung der schweren Malaria über eine **intramuskuläre** Applikation zugelassen ist.
  - Artemotil ist ein Ethylether des Dihydroartemisinin (Artemether) und wird über eine oxidative Dealkylierung in der Leber zum wirksamen Metaboliten Dihydroartemisinin umgewandelt. Die Ausscheidung erfolgt dementsprechend vorwiegend über Glucuronidierung in Fäzes und Urin.

  - Nach i. m. Injektion erfolgt die langsame Abgabe der Substanz in die Zirkulation mit Plasmaspitzenspiegeln nach 3–12 h, weshalb eine doppelte Initialdosis verabreicht werden sollte. Auch klinisch entspricht die Wirkung des Metaboliten der von Artemether.
  - Artemotil hat im Gegensatz zu anderen Artemisinin-Derivaten bei Injektion eine lange Halbwertszeit von ca. 20 h. Maximale kumulative Dosierungen werden mit 11–12 mg/kg Kg erreicht.
- **Artesunat** (Malacef; s. Abb. 4.1-2):
  - Artesunat ist das bisher einzige **intravenös** applizierbare Artemisinin-Derivat (Natriumsalz des Hemisuccinatester des Artemisinin).
  - Artesunat ist wasserlöslich, aber nicht stabil in neutralen oder sauren Lösungen, und muss deshalb vorab in Bicarbonat gelöst werden. Artesunat ist prinzipiell auch oral, rektal oder intramuskulär applizierbar: dort nach fast kompletter Absorption schnelle Plasmaspitzenspiegel nach jeweils 1,5, 2 und 0,5 h (Abb. 4.1-3).
  - Wie Artemotil wirkt Artesunat vorwiegend über den Hauptmetaboliten **Dihydroartemisinin**, der allerdings zwar auch sehr rasch, aber deutlich langsamer als Artesunat bei einer Halbwertszeit von 45 min eliminiert wird.
  - Das Ausmaß der Eiweißbindung ist unbekannt.
  - Bisher keine Hinweise auf eine erforderliche Dosisanpassung bei Nieren- oder Leberinsuffizienz (Tab. 4.1-2).

Interaktionen: Artemether und Lumefantrin sind Substrate von CYP3A4. Die gleichzeitige Gabe von Induktoren bzw. Hemmern des CYP3A4 kann zu einer Erhöhung bzw. Abnahme der Lumefantrin- und Artemether-Exposition führen.

Interaktionen mit weiteren Antimalaria-Präparaten: Eine kombinierte Gabe von Riamet und Mefloquin sollte im Regelfall vermieden werden (verminderte Bioverfügbarkeit von Lumefantrin). Bei gleichzeitiger Gabe von Riamet und Chinin erhöhtes Risiko einer QT-Zeit-Verlängerung und geringere Plasmaspiegel von Chinin möglich.

Indikationen:

> **Riamet** wird zur **oralen Behandlung** von Erwachsenen, Kleinkindern und Kindern mit akuter, unkomplizierter Malaria (Infektionen mit Plasmodium falciparum oder Mischinfektionen, an denen Plasmodium falciparum beteiligt ist) eingesetzt.

Auch als Notfallmedikament (»stand-by-emergency treatment«) einsetzbar. Riamet ist wirksam bei sensiblen und resistenten P. falciparum, weshalb es auch bei Malariainfektionen angewendet werden kann, die in Gebieten mit hoher Resistenz gegen andere Antimalariamittel erworben wurden.

> **Artesunat** wird zur **parenteralen Behandlung** der schweren bzw. zerebralen Malaria und/oder unmöglichen oralen Behandlung unter Berücksichtigung der Zulassungsbeschränkungen eingesetzt, solange keine EMEA-geprüfte Applikationsform vorliegt.

Aufgrund des außerordentlich schnellen Wirkungseintritts, des günstigeren Nebenwirkungsprofils und bisher noch fehlender Resistenzen ist Artesunat i. v. bei schwerer (z. B. zerebraler) Malaria tropica zumindest die initial gegenüber Chinin zu bevorzugende Substanz, die allerdings dann auch verfügbar sein muss.

Falsche Indikationen: Riamet wurde nicht geprüft bei und ist nicht indiziert für die Behandlung einer Malaria, verursacht durch P. vivax, P. malariae oder P. ovale. Keine Behandlung der Leberstadien.

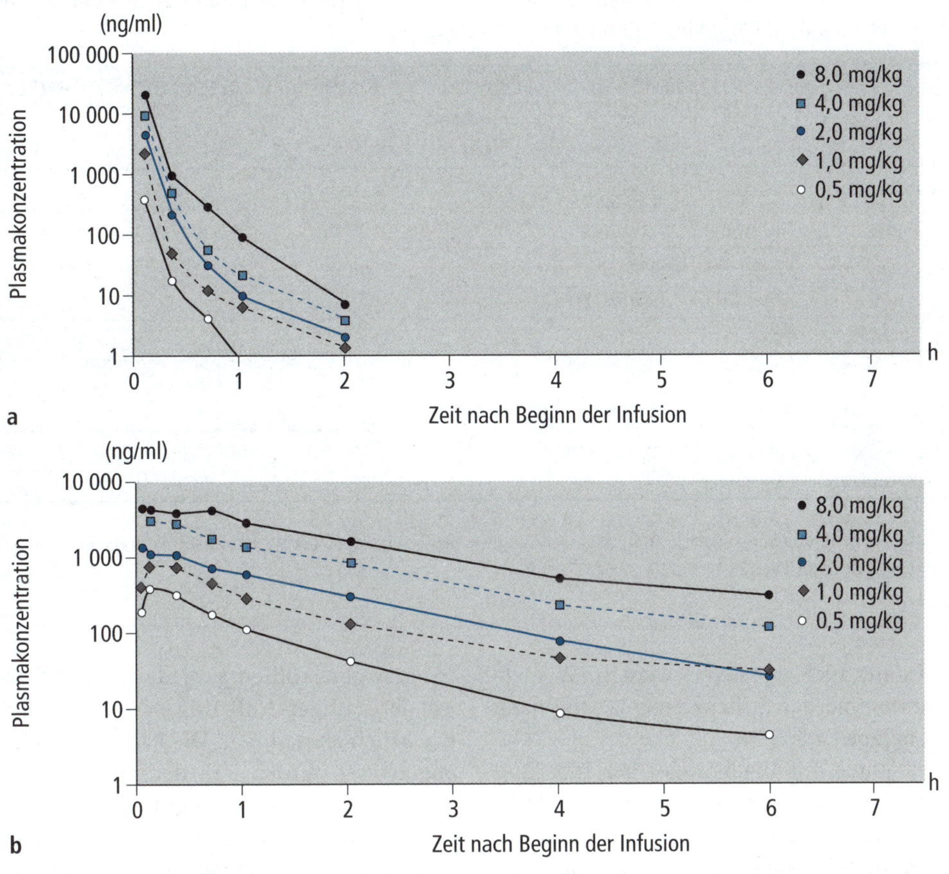

Abb. 4.1-3 Zeitabhängige Plasmakonzentrationskurven (Mittelwerte von jeweils 6 gesunden Probanden pro Dosis) von **(a)** Artesunat und **(b)** dem aktiven Metaboliten Dihydroartemisinin nach 2-minütiger Artesunat-Kurzinfusion mit 0,5, 1, 2, 4 und 8 mg/kg (nach Li Q, Cantilena LR, Leary KJ et al. Pharmacokinetic profiles of artesunate after single intravenous doses at 0.5, 1, 2, 4, and 8 mg/kg in healthy volunteers: a phase I study. Am J Trop Med Hyg 2009; 81: 615–21).

K Kontraindikationen:

- Überempfindlichkeit gegenüber einem der Wirk- oder Hilfsstoffe.
- Schwere Leber- und Niereninsuffizienz. Patienten mit schwerer Malaria (in Anlehnung an die WHO-Definition nur Riamet).
- 1. Trimenon der Schwangerschaft (Riamet und andere Artemisinin-Derivate haben im Tierversuch ein teratogenes Potenzial mit zunehmendem Risiko während der frühen Phase der Schwangerschaft gezeigt). Während des 2. und 3. Trimenons sollte das Präparat nur eingesetzt werden, wenn dies absolut notwendig ist. In vielen dokumentierten Behandlungen von Schwangeren mit Malaria wurden jedoch bisher keine teratogenen Schädigungen beobachtet. Während der Stillzeit sollte

Tab. 4.1-2 Pharmakokinetik/Pharmakodynamik am ersten Tag von Artemisinin-Derivaten in Abhängigkeit von der Applikation bei Patienten mit Malaria tropica. [1]

	Artesunat (AS)		Dihydro-artemisinin (DHA)	Artemisinin	Artemether	Arteether
Applikation	i. v.	p. o.	p. o.	p. o.	i. m.	i. m.
1. Dosis	120 mg	100 mg	200 mg	500 mg	3,2 mg/kg	1,6 mg/kg
C_{max} (ng/ml)	11 343 AS 2 646 DHA	198 AS 2 052 DHA	437,5	588,0	74,9	110,1
T_{max} (h)	0,13	0,75	1,4	2,4	6,0	8,2
AUC (ng × h/ml)	1 146 AS 2 378 DHA	210 AS 1 334 DHA	1,329	2,601	1,230	4,702
$T_{½}$ (h) Elimination	0,05 AS 0,67 DHA	0,70 DHA	0,85	2,3	7,83	22,7

[1] Nach Li Q et al. Pharmacokinetic and pharmacodynamic profiles of rapid-acting artemisinins in the antimalarial therapy. Curr Drug Ther 2007; 2: 210–23.

Riamet nicht appliziert werden, Wiederaufnahme des Stillens eine Woche nach Therapieende.

- Patienten mit angeborener Verlängerung des QTc-Intervalls oder einer anderen klinischen Ursache, die das QTc-Intervall verlängert – wie Patienten mit symptomatischer Herzrhythmusstörung, klinisch relevanter Bradykardie, schwerer Herzerkrankung in der Anamnese – und Begleitmedikationen, die das QTc-Intervall verlängern, z. B. Antiarrhythmika der Klassen IA und III, Neuroleptika, Antidepressiva, Makrolide, Fluorochinolone, Imidazole, Triazol, Terfenadin, Astemizol und Cisaprid.
- Patienten mit bekannten Störungen des Elektrolytgleichgewichts, wie z. B. Hypokaliämie oder Hypomagnesiämie.
- Patienten, die Medikamente einnehmen, welche durch CYP2D6 metabolisiert werden (z. B Flecainid, Metoprolol, Imipramin, Amitriptylin, Clomipramin).

Applikation: Obwohl Patienten mit akuter Malaria häufig eine Abneigung gegen Nahrung zeigen, sollten sie jede Riamet-Dosis mit fetthaltiger Nahrung oder Getränken wie Milch einnehmen. Die Patienten sollten angehalten werden, mit dem Essen sobald wie möglich wieder zu beginnen, da dies die Absorption von Artemether und vor allem von Lumefantrin entscheidend verbessert (> 15 %). Falls innerhalb 1 h nach Einnahme des Medikamentes erbrochen wird, sollte die Dosis erneut eingenommen werden.

Dosierung:

- **Riamet:** Grundsätzlich ein 3-tägiger Behandlungszyklus mit insgesamt 6 Dosen wie folgt:
  - Kleinkinder und Kinder < 35 kg KG:
    - 5 bis < 15 kg KG: jeweils 1 Tbl. sofort und nach 8 h, dann 1 Tbl. 2 × tgl. (morgens und abends) an den folgenden Tagen (gesamter Zyklus: 6 Tbl.).
    - 15 bis < 25 kg KG: jeweils 2 Tbl. sofort und nach 8 h, dann 2 Tbl. 2 × tgl. (morgens und abends) an den folgenden Tagen (gesamter Zyklus: 12 Tbl.).

- -- 25 bis < 35 kg KG: jeweils 3 Tbl. sofort und nach 8 h, dann 3 Tbl. 2 × tgl. (morgens und abends) an den folgenden Tagen (gesamter Zyklus: 18 Tbl.).
  - Erwachsene und Kinder ≥ 35 kg KG: jeweils 4 Tbl. sofort und nach 8 h, dann 4 Tbl. 2 × tgl. (morgens und abends) an den folgenden Tagen (gesamter Zyklus: 24 Tbl.).
  - Notfallbehandlung: gleiche 6 Dosen mit 1–4 Tbl./Dosis (abhängig vom KG) über 3 Tage sofort nach Auftreten der Symptome.
  - Ältere Patienten und bei Nieren- oder Leberinsuffizienz: Ohne spezielle Studien können keine speziellen Dosisanpassungen bei diesen Patienten empfohlen werden. Das Nebenwirkungsprofil unterschied sich in den klinischen Studien nicht zwischen Patienten mit und ohne Leberfunktionsstörung (Leberfunktionsstörungen bei Malaria häufig!).
  - Neue und wieder aufgetretene Infektionen bei Erwachsenen, Kindern und Kleinkindern können ggf. zunächst mit einem zweiten Zyklus Riamet therapiert werden.
- **Artecef** (Artemotil): Nur zu Behandlung schwerer, auch zerebraler Malaria bei Kindern und Jugendlichen bis 16 Jahre (Behandlung von Älteren möglich, jedoch nicht Bestandteil der Zulassung und klinischen Prüfung).
  - Initialdosis: 4,8 mg i. m.
  - Anschließend jeweils 1,6 mg/kg KG nach 6, 24, 48 und 72 h wechselnd in die Gesäßmuskulatur an typischer Stelle.
  - Wenn möglich immer in Kombination behandeln (z. B. mit Doxycyclin oder Clindamycin).
- **Malacef** (Artesunat): Nur zur intravenösen Behandlung der schweren Malaria tropica.
  - Erwachsene und Kinder: jeweils 2,4 mg/kg KG initial (Stunde 0), gefolgt von Stunde 12 und 24.
  - Anschließend 1 × tgl. unter stetiger Kontrolle der Parasitendichte.
  - Umstellung auf orale Therapie (z. B. Artemether/Lumefantrin), sobald Absorption sicher ist.
  - Wenn möglich immer in Kombination behandeln (z. B. mit Doxycyclin oder Clindamycin).

Handelsformen:

- **Riamet:** 20/120 mg Tabletten; 1 Tbl. enthält Artemether 20 mg, Lumefantrin 120 mg. 1 Packung = 24 Tbl. (N2) entspricht einem Therapiezyklus.
- **Artecef:** 50 und 150 mg Artemotil in Sesam-Öl. Ampulle mit Fertigspritzen zur i. m. Injektion.
- **Malacef:** 60 mg Artesunat Pulver mit 1 ml Bicarbonat zur Rekonstitution einer Lösung.

B **Beurteilung:** Artemether/Lumefantrin ist aktuell das bevorzugte Mittel zur Behandlung der unkomplizierten Malaria tropica, vor allem bei Infektionen aus Regionen mit hoher Plasmodium-falciparum-Resistenz. Die Kombination zeichnet sich gegenüber anderen Substanzen durch ihre geringen Nebenwirkungen und eine schnelle Wirksamkeit aus, weshalb auch der Einsatz bei hoher Parasitenzahl zu erwägen ist. Artemether/Lumefantrin hat sich neben Atovaquon/Proguanil bereits als Stand-by-Medikation für Gebiete mit multiresistenten Falciparum-Stämmen durchgesetzt. Die Kombination von zwei verschiedenen Mitteln lässt auf eine verzögerte Bildung von resistenten Stämmen hoffen.
Artesunat parenteral hat bis auf Weiteres die intravenöse Chinin-Gabe zur initialen Behandlung der schweren und zerebralen Malaria tropica abgelöst. Auf den gewünschten, enorm schnellen Wirkungseintritt durch Artesunat sollte trotz fehlender offizieller

Genehmigung bei der derzeitigen Datenlage und einer bekannt lebensgefährlichen Infektion nicht verzichtet werden.

! Nachteilig kann die Notwendigkeit der gleichzeitigen Aufnahme einer fettreichen Mahlzeit sein, die von Malariapatienten oft nicht toleriert wird (Unterdosierung!).

Folsäure-Antagonisten

Proguanil

Handelsnamen:
- Paludrine.
- In Kombination (Atovaquon-Proguanil): Malarone.

Eigenschaften: Biguanid.

Wirkungsspektrum: Wirksam gegen präerythrozytäre Formen von Plasmodium falciparum. Keine Wirkung auf Hypnozoiten von P. vivax und P. ovale.

Resistenz: Es gibt Resistenzen von P. falciparum gegen Proguanilhydrochlorid überall dort, wo verbreitet Proguanilhydrochlorid zur Prophylaxe eingesetzt wurde. Zusammen mit Atovaquon wurden spezifische Resistenzmutationen in West- und Ostafrika beschrieben.

Pharmakokinetik:
- Nach oraler Einnahme gute und rasche Resorption mit maximalen Plasmakonzentrationen nach 3–4 h, der aktive Metabolit Cycloguanil erreicht nach 4–9 h Spitzenkonzentrationen.
- Die Serumeiweißbindung liegt bei 75 %.
- Proguanil hat eine Halbwertszeit von 14–20 h, Cycloguanil von 20 h.
- Nach 3 Tagen wird ein Steady State erreicht.
- Proguanil und Cycloguanil werden überwiegend renal durch tubuläre Sekretion ausgeschieden.

Nebenwirkungen: Relativ gut verträglich. Gelegentlich treten leichte gastrointestinale Störungen auf, selten allergische Reaktionen und Blutbildveränderungen.

Interaktionen: Bei Einnahme von Magnesiumtrisilikat (Antazida) verringerte Resorption von Paludrine. Bei Einnahme von Warfarin möglicherweise Verstärkung des gerinnungshemmenden Effektes.

Indikationen: Proguanil als ausschließlicher Wirkstoff ist kaum noch indiziert – selten nur allein zur Prophylaxe. Zur Therapie wie zur Prophylaxe als Kombinationspräparat Malarone (s. S. 449) gut verträglich und immer noch gut wirksam. Proguanilhydrochlorid kann während der Stillzeit angewendet werden, bisherige Erfahrungen in der Schwangerschaft lassen nicht auf Nebenwirkungen auf die Schwangerschaft oder die Gesundheit des Fetus bzw. Neugeborenen schließen. Die Risiken für Mutter und Kind durch eine Proguanilhydrochloridbehandlung sind als niedriger einzustufen als die Risiken, die von einer Malariainfektion ausgehen.

K **Kontraindikationen:** Überempfindlichkeit gegenüber Proguanilhydrochlorid oder einem sonstigen Bestandteil des Präparates.

Dosierung:
- Kinder:
  - < 1 Jahr: ¼ Tbl. (25 mg) 1 × tgl.
  - 1–4 Jahre: ½ Tbl. (50 mg) 1 × tgl.
  - 5–8 Jahre: 1 Tbl. (100 mg) 1 × tgl.
  - 9–14 Jahre: 1½ Tbl. (150 mg) 1 × tgl.
  - > 14 Jahre: 2 Tbl. (200 mg) 1 × tgl.
- Erwachsene: 2 Tbl. (200 mg) 1 × tgl. Diese Dosierung gilt auch bei gleichzeitiger Chloroquin-Einnahme.

- Bei **Niereninsuffizienz**:
  - CrCl < 60 ml/min: Normaldosis/Tag.
  - CrCl 59–20 ml/min: ½ Dosis/Tag.
  - CrCl 19–10 ml/min: ¼ Dosis/2 Tage.
  - CrCl < 10 ml/min: ½ Dosis/Woche.

Die Einnahme von Proguanilhydrochlorid sollte mindestens 2 Tage vor Einreise in ein Endemiegebiet beginnen und bis 4 Wochen nach Ausreise fortgesetzt werden.

Handelsformen:
- Proguanil (Proguanil-HCL) Tabletten 100 mg.
- In Kombination (Atovaquon/Proguanil-HCL):
  - Malarone® Junior 62,5/25 mg.
  - Malarone® Filmtabletten 250/100 mg.

B **Beurteilung:** Die Anwendung sollte nahezu ausschließlich in Kombination mit Atovaquon als Malarone (s. unten) erfolgen. Malarone zeichnet sich durch gute Verträglichkeit aus und kann weitgehend unproblematisch auch in der Schwangerschaft und bei Kindern eingesetzt werden (wegen der Gefahr von Neuralrohrdefekten sollte aber bei möglicher Schwangerschaft gleichzeitig eine Folsäuresubstitution erfolgen). Bisher noch geringe Resistenzrate. Im Vergleich zu Riamet deutlich verzögerte Elimination der Parasiten.

Naphthochinone

Die antiparasitäre Wirksamkeit von Substanzen aus der Gruppe der Naphthochinone ist schon lange bekannt. Jedoch ist Atovaquon das erste und einzige Mittel, das bisher Bedeutung und Zulassung zur antiparasitären Behandlung in der Humanmedizin erlangte.

Atovaquon

Handelsnamen: Wellvone, Mepron (USA), Malarone (in Kombination mit Proguanil).

Eigenschaften: Hydroxynaphthochinon, chemisches Analogon von Coenzym Q; schlecht wasserlöslich, stark lipophil.

Wirkungsweise: Unterschiedliche Wirkungsmechanismen (u. a. Hemmung der Nukleinsäure- und ATP-Synthese, Inhibition des mitochondrialen Elektronentransports der Parasiten). Kein eigentlicher Folsäure-Antagonist, wird aber meist zusammen mit Folsäure-Antagonisten verabreicht, mit denen es synergistisch wirkt.

Wirkungsspektrum: Wirksamkeit gegen Pneumocystis jirovecii stärker als gegen Malariaerreger, Babesien und Toxoplasmen.

Pharmakokinetik:
- Nach Nüchterngabe der Suspension schlechte Resorption, bei Einnahme mit der Mahlzeit 2- bis 3-fach höhere Plasmaspiegel (nach 0,75 g max. 15 mg/l).
- Halbwertszeit 70 h. Nicht liquorgängig.
- Plasmaeiweißbindung 99,9 %.
- Urin-Recovery < 0,6 %. In den Fäzes werden > 90 % unverändert ausgeschieden.

Nebenwirkungen: Relativ gut verträglich. Die häufigsten Nebenwirkungen sind Fieber, Übelkeit, Erbrechen, Durchfall und Hautausschläge, die bei HIV-Patienten mit Pneumocystis-Pneumonie in 7–9 % der Fälle zum Therapieabbruch führten (bei Cotrimoxazol in 24–40 % der Fälle). Seltener sind Anämie, Neutropenie, Hyperglykämie und Anstieg der alkalischen Phosphatase und Amylase im Serum.

Interaktionen: Metoclopramid und Rifampicin senken die Plasmaspiegel von Atovaquon um bis zu 50 %. Zidovudin (ZDV) beeinflusst die Pharmakokinetik von Atovaquon nicht. Die Metabolisierungsgeschwindigkeit von Zidovudin wird durch Atovaquon vermindert. Die Atovaquon-Plasmaspiegel können leicht erniedrigt sein durch Kombination mit Paracetamol, Benzodiazepinen, Aciclovir, Opiaten, Cephalosporinen, Antidiarrhoika und Laxanzien.

Indikationen: Leichtere und mäßig schwere Erkrankungen an **Pneumocystis-Pneumonie** bei Unverträglichkeit von Co-trimoxazol.
In Kombination mit Proguanil ist Atovaquon (Malarone) zugelassen zur Behandlung der **akuten unkomplizierten Plasmodium-falciparum-Malaria** bei Erwachsenen und Kindern (> 10 kg KG), vor allem in Regionen mit Vorkommen resistenter Stämme. Zur Behandlung der zerebralen Malaria und anderer schwerer Manifestationen (Hyperparasitämie, Lungenödem, Nierenversagen) ist Malarone nicht eingehend untersucht und vermutlich wegen der vergleichbar zögerlichen Elimination der Parasiten nicht geeignet. Die Kombination wirkt nicht ausreichend auf P. vivax und P. ovale, bei denen andere Medikamente bevorzugt werden sollten. Malarone ist ein relativ sicheres Mittel zur Prophylaxe der Malaria tropica in endemischen Gebieten (tropisches Afrika). Prophylaxe-Durchbrüche sind wie bei allen anderen Medikamenten ebenfalls möglich. Die relativ kurze Nachbehandlung ist ein Vorteil gegenüber traditionellen Formen einer Prophylaxe, die eine wesentlich längere Nachbehandlung erfordern.
Bei **Toxoplasmose** kommt eine Anwendung in Kombination mit Pyrimethamin oder einem Sulfonamid infrage, wenn Pyrimethamin bzw. ein Sulfonamid nicht vertragen wird, jedoch ist die klinische Wirksamkeit wenig erprobt.

K **Kontraindikationen:** Schwangerschaft im 1. und 2. Trimenon, Stillperiode (vorläufige Daten zeigen keine relevanten Substanzkonzentrationen in der Milch und keine Schädigung der Säuglinge). Vorsicht bei gleichzeitiger Anwendung von Medikamenten mit starker Plasmaproteinbindung und geringer therapeutischer Breite. Keine therapeutische Gabe bei Patienten, die Malarone zur Prophylaxe eingenommen haben. **Keine Monotherapie** von Atovaquon **gegen Malaria!**

Applikation und Dosierung:
- **Pneumocystis-Pneumonie (PcP):**
  - Kinder (jeweils oral als Suspension zusammen mit einer Mahlzeit für insgesamt 3 Wochen!):
    - 1–3 Monate: oral 30 mg/kg KG/Tag.
    - 4–24 Monate: 45 mg/kg KG/Tag.
    - > 24 Monate: 30 mg/kg KG/Tag.
  - Erwachsene: oral 2 × tgl. 0,75 g Atovaquon (bei hohem Gewicht und unsicherer Resorption: in 1. Woche besser 2 × tgl. 1,5 g!).
- **Toxoplasmose-Enzephalitis:** Dosierung wie bei PcP in Kombination mit Pyrimethamin (1 × 25–50 mg + Leukovorin/Tag) ca. 6 Wochen.
- **Babesiose** (inkl. Babesia-microti-Infektion oder Koinfektion mit B. burgdorferi): 2 × 750 mg + 1 × 500 mg Azitromycin/Tag für 3 Wochen.
- **Malaria (Plasmodium falciparum):** Therapie (s. Tab. 4.1-3) und Prophylaxe (s. Tab. 4.1-4) mit Malarone.

Tab. 4.1-3 Gewichtsabhängige Dosierungen mit Malarone zur Malaria-Therapie.

Gewicht (kg)	Dosis/Tag	Tabletten/Tag
< 5	keine Indikation	
5–8	125/50 mg	2 Junior für 3 Tage
9–10	187/75 mg	3 Junior für 3 Tage
11–20	250/100 mg	1 Malarone für 3 Tage
21–30	500/200 mg	2 Malarone für 3 Tage
31–40	750/300 mg	3 Malarone für 3 Tage
> 40 (Erw.)	1 000/ 400 mg	4 (3) Malarone für 3 Tage

Tab. 4.1-4 Gewichtsabhängige Dosierungen mit Malarone zur Malaria-Prophylaxe.

Gewicht (kg)	Dosis/Tag	Tabletten/Tag
< 5	keine Indikation	
5–8	30/12 mg	½ Junior 1 × tgl.
9–10	45/18 mg	¾ Junior 1 × tgl.
11–20	62/25 mg	1 Junior 1 × tgl.
21–30	125/50 mg	2 Junior 1 × tgl.
31–40	180/75 mg	3 Junior 1 × tgl.
> 40 (Erw.)	250/100 mg	1 Malarone 1 × tgl.

Insgesamt keine wesentlichen Einschränkungen bei **Leber- und Niereninsuffizienz**. Bei Kreatinin-Clearance < 30 ml/min wegen möglicher Proguanil-Anreicherung keine Applikation der Malarone-Kombination.

Handelsformen:

- Suspension (5 ml enthalten 0,75 g).
- Malarone-Tabletten à 0,25 g zusammen mit 0,1 g Proguanil.
- Kindertabletten (Malarone Junior) mit 62,5 mg Atovaquon plus 25 mg Proguanil.

B **Beurteilung:** Wichtige, besser verträgliche Alternative zur Therapie der unkomplizierten Pneumocystis-Pneumonie bei Unverträglichkeit von Co-trimoxazol. Wenn auch dort bisher wenig untersucht, prinzipiell zur Toxoplasmose-Therapie geeignet. Verfügbarkeit der Monosubstanz nur als Suspension, wenige vergleichende klinische Studien und schlechte nüchterne Resorption beschränken den Einsatz von Atovaquon außerhalb der Malaria auf Reserveindikationen. Immer noch wichtiges und sehr gut verträgliches Mittel zur Prophylaxe und Therapie einer weitgehend unkomplizierten Malaria. Selten ist mit Komplettresistenz zu rechnen.

4.2 Antihelminthika

Antihelminthika sind Mittel gegen parasitische Würmer oder auch invasive Wurminfektionen (Helminthiasis), die mit Antibiotika vergleichbar ebenso vermizid, vermistatisch und auch noch ovizid wirken können. Die pharmakologisch sehr unterschiedlichen Wurmmittel haben auch sehr verschiedene Wirkungsmechanismen und können einerseits nur zur Elimination der Würmer aus dem Lumen z. B. des Intestinaltraktes (»Entwurmung«) eingesetzt werden oder dienen auch zur Abtötung von Geweheformen und ggf. zur spezifischen Behandlung anderer Formen der Helminthiasis.

Benzimidazole

Benzimidazole sind heterozyklische, organische Verbindungen, deren Grundstruktur auf einem bizyklischen Ring von Benzol über eine Verbindung an der 4- und 5-Position mit Imidazol beruht. Neben einer Reihe anderer Pharmaka wie Omeprazol, Domperidon, Farb- und Kunststoffen sowie Fungiziden sind die Derivate Albendazol, Mebendazol, Thiabendazol und Triclabendazol bedeutsame Benzimidazole zur Behandlung unterschiedlichster Wurmerkrankungen des Menschen. Seit der Entdeckung der Wirksamkeit mit der Pioniersubstanz Thiabendazol im Jahr 1961 konnten die antiparasitäre Wirkung durch Erweiterung des Thiazolrings um Methylgruppen verbessert und die enzymatische Deaktivierung durch Substitutionen am Benzolring verhindert werden.

Albendazol

Handelsnamen: Eskazole; Zentel (USA).

Eigenschaften: Albendazol ist ein Benzimidazol-Derivat mit antiprotozoischer und antihelminthischer Wirksamkeit gegen intestinale und Gewebeparasiten.

Wirkungsweise: Albendazol bindet mit höherer Affinität an parasitäres β-Tubulin als an menschliches Tubulin und hemmt dadurch die Polymerisation der Mikrotubuli. Dies führt durch Unterbrechung des Metabolismus und Energiehaushaltes zum Absterben der Würmer, Larven und Eiformen.

Wirkungsspektrum: Albendazol wirkt gegen Echinococcus-granulosus-, Echinococcus-multilocularis- und Trichinella-spiralis-Infektionen und kann zur Behandlung von Strongyloides-Infektionen eingesetzt werden. Auch ist Albendazol wirksam gegen Ascaris lumbricoides, Ancylostoma duodenale, Necator americanus und Trichuris trichiura.

Resistenz: Zumindest in der Veterinärmedizin wurden Resistenzentwicklungen gut untersucht, die dort eine Folge der strukturellen Änderungen am β-Tubulinmolekül der Parasiten sind mit nachfolgend geringer oder fehlender Bindung an Benzimidazole. Noch sind keine wesentlichen Resistenzen in der Humanmedizin beschrieben, mit diesen sollte jedoch vor allem bei breiterem, universellem Einsatz, bei genetisch ähnlichen Wurmpopulationen und wiederholten Behandlungsregimen gerechnet werden.

Pharmakokinetik:

- Lipophile Substanz, die nach oraler Gabe schlecht resorbiert wird (5–10 %).
- Nach Nüchterneinnahme von 400 mg Albendazol werden Konzentrationen von 0,20–0,25 µg/ml gemessen, die höchsten Spiegel liegen nach 2–2,4 h vor, die Halbwertszeit beträgt 8,5 h. Nach 2–4 Tagen werden unter täglichen Dosen von 10–14 mg/kg stabile Plasmakonzentrationen von Albendazolsulfoxid erreicht.
- Die Einnahme mit fettreicher Nahrung steigert die Verfügbarkeit auf das Fünffache!
- Hoher First-pass-Effekt, wird rasch zu dem eigentlich antihelminthisch wirksamen Hauptmetaboliten Albendazolsulfoxid metabolisiert, der als einziger im Plasma nachweisbar ist.
- Keine Angaben über Bioverfügbarkeit und Verteilungsvolumen. Immerhin lassen sich signifikante Spiegel des Metaboliten in Leber, Lunge und Zystenflüssigkeit nachweisen (höher als z. B. von Mebendazol).
- Albendazol überschreitet die Blut-Hirn-Schranke, Albendazolsulfoxid erreicht im Liquor ca. 40 % des Plasmaspiegels.
- Die Ausscheidung auch der übrigen Metaboliten erfolgt überwiegend über die Galle und nur in klinisch unbedeutenden Mengen über den Urin.

Nebenwirkungen: Nahezu keine Nebenwirkungen bei Einmalgabe. Möglich bei Langzeiteinnahme: Erhöhung der Leberwerte, Kopfschmerzen, Schwindel, Übelkeit, Erbrechen, Diarrhoe, Haarausfall, Fieber, Leukopenie. Selten Pruritus und Urtikaria, sehr selten Panzytopenie, Agranulozytose oder Stevens-Johnson-Syndrom.

Interaktionen: Grapefruitsaft, Praziquantel (4- bis 5-fach) und Dexamethason (50 %) erhöhen die aktiven Metaboliten von Albendazol. Cimetidin erhöht nicht die Bioverfügbarkeit von Albendazol, verdoppelt aber die Eliminationszeit von Albendazolfuroxid. Mit Vorsicht sollte eine Kombination von Albendazol mit Medikamenten erfolgen, die über das Cytochrom-P-450-System abgebaut werden, z. B. Phenytoin und Protease-Inhibitoren wie Ritonavir.

Indikationen: Hunde- und Fuchsbandwurmbefall, Trichinose, Befall mit Toxocara-Spezies, Behandlungsversuch bei Strongyloides-Befall.

K **Kontraindikationen:** Aufgrund fehlender Daten keine Behandlung von Kindern < 1 Jahr. Kinder zwischen 2–6 Jahren können aufgrund guter Therapieerfahrung erfolgreich und ohne relevante Nebenwirkungen mit gleicher Dosis wie Erwachsene behandelt werden. Zwischen 1–2 Jahren sollte zur Sicherheit die Dosis von 200 mg/Tag nicht überschritten werden. Bei Leberfunktionsstörungen ist mit einer Kumulation und Erhöhung von C_{max} zu rechnen. Schwangerschaft und Stillzeit. Albendazol ist in Tierversuchen potenziell teratogen bei einer Dosis > 25 mg/kg tgl. und deshalb nach wie vor in der Schwangerschaft kontraindiziert, wenngleich einige erfolgreiche Studien mit Einmalgabe und Applikationen während des 1. Trimenons keine fetotoxischen oder teratogenen Effekte zeigten. Weiterhin sollte kurz vor, während und einen Monat nach der Einnahme eine zuverlässige Empfängnisverhütung gewährleistet sein. Aufgrund unklarer Interaktionen ist hierzu eine alleinige hormonelle Kontrazeption nicht geeignet.

Applikation und Dosierung: Eskazole wird zu den Mahlzeiten eingenommen.

- **Zystische oder alveoläre Echinokokkose (inkl. Neurozystizerkose):**
  - 2 × tgl. 400 mg bzw. 2 × 7,5 mg/kg Albendazol über 28 Tage = 1 Zyklus, danach 14 Tage Pause. Behandlungsdauer mind. 2, max. 3 Zyklen.
  - < 40 kg KG: 15 mg/kg KG, verteilt auf 2 ED, max. 800 mg tgl.
  - Die zyklische Behandlung hat nichts mit dem Lebenszyklus der Parasiten zu tun, sondern wurde ausschließlich zur Vermeidung einer Lebertoxizität gewählt: Unter engmaschiger Kontrolle könnte deshalb ungeprüft ggf. auch eine andauernde Behandlung durchgeführt werden und evtl. wirkungsvoller sein.

  In Verbindung mit PAIR (Punktion, Aspiration, Injektion, Reaspiration) bei Echinococcus granulosus wird eine Behandlungsdauer von 3 Monaten vorher und 2 Monaten nachher empfohlen. Bei Echinococcus multilocularis, der vor allem einer chirurgischen Behandlung bedarf, ist die Therapiedauer unbestimmt, auch nach Exstirpation ist eine Behandlungsdauer von mehr als 12 Monaten angezeigt.

  Keine Dosisanpassung bei **Niereninsuffizienz, Ascites** oder **Anasarka**.
- **Trichinose:** 2 × tgl. 400 mg über 6 Tage.
- **Strongyloidiasis:**
  - Leichte Fälle: 1 × tgl. 400 mg (3 Tage).
  - Schwere Fälle: 2 × tgl. 400 mg (3–5 Tage).
- **Intraluminale Behandlung:** 1 × tgl. 400 mg (ab 2. Lj.).

Handelsform: Tabletten à 0,4 g. International (Zentel): Kautabletten und Suspension.

B **Beurteilung:** Infektionen durch Echinokokken gehören zu den bedeutendsten und schwersten Wurmerkrankungen in Deutschland und Europa. Erst mit Albendazol gelang der Durchbruch mit einer wirksamen medikamentösen Therapie. Bei gleichzeitiger Wirkung gegen andere Würmer und auch Protozoen gehört Albendazol zu den besten antiparasitären Breitspektrum-Mitteln und ist den anderen Vertretern seiner Klasse überlegen. Gute Verträglichkeit und zunehmende Erkenntnisse bei der Behandlung von Kindern, Schwangeren und speziellen Wurminfektionen lassen eine Erweiterung der Indikationen erwarten.

Mebendazol

Handelsnamen: Surfont, Vermox, Vermox forte.

Wirkungsweise: Mebendazol bindet vorübergehend an Tubulin des parasitären Mikrotubulussystems intestinaler Zellen. Die Glucoseaufnahme und der Transport sekretorischer Substanzen der Würmer werden verhindert, was zu einer Degeneration des

Intestinaltraktes der Parasiten und zu deren Absterben führt.

Wirkungsspektrum: Wirksam bei Enterobiasis, Askariasis, Trichuriasis, Ankylostomiasis, Strongyloidiasis, Taeniasis. Vorwiegend Einsatz zur Behandlung intestinaler Parasiten.

Pharmakokinetik:
- Unvollständige Resorption nach oraler Einnahme mit geringer, aber auch sehr unterschiedlicher individueller Bioverfügbarkeit von 1–2 % als Folge der schlechten Löslichkeit und des hohen First-pass-Metabolismus (> 80 %) in der Leber. Eine relevante Bioverfügbarkeit mit überhaupt messbaren Spiegeln (17–134 mmol/l) wird ausschließlich bei gleichzeitiger Aufnahme fetthaltiger Nahrungsmittel erreicht.
- Maximale Plasmakonzentration nach 2–4 h. Plasmaproteinbindung 90–95 %. Verteilungsvolumen 1–2 l/kg KG.
- Mebendazol wird vor allem über die Leber metabolisiert und erreicht dort deutlich höhere Konzentrationen als z. B. im Fettgewebe oder in der Zystenflüssigkeit.
- Mebendazol überwindet die Blut-Hirn-Schranke. Bei einer täglichen Dosis von 200 mg/kg werden im Liquor 8,6 μg/l bei maximalen Serumspiegeln von 93 μg/l gemessen.
- Die konjugierten Formen und Metaboliten von Mebendazol unterliegen einem enterohepatischen Kreislauf und werden über Galle und Urin ausgeschieden. Die Eliminationshalbwertszeit beträgt 3–6 h. Im Gegensatz zu Albendazol haben die Metaboliten keine antiparasitäre Wirkung.

Nebenwirkungen: Mebendazol ist relativ gut verträglich, vor allem wenn die Dosis je 500 mg für 3 Tage nicht überschritten wird. Sehr selten Neutropenie, Übelkeit, Erbrechen und Bauchschmerzen, erhöhte Leberwerte und Hepatitis, Glomerulonephritis, Hautreaktionen und Haarausfall, Stevens-Johnson-Syndrom.

Interaktionen: Cimetidin hemmt den Abbau von Mebendazol und führt zu erhöhten Spiegeln. Keine gleichzeitige Einnahme von Metronidazol. Phenytoin und Carbamazepin reduzieren den Mebendazol-Spiegel, vorsichtiger Einsatz bei anderen Substanzen mit Effekten auf das Cytochrom-P-450-System.

Indikationen: Mebendazol ist zur Behandlung einer Enterobiasis, Askariasis, Trichuriasis, Ankylostomiasis, Taeniasis und Strongyloidiasis bei Erwachsenen und Kindern ab 2 Jahren zugelassen (in einer Studie wurden Kinder unter 2 Jahren mit 500 mg Mebendazol ohne Komplikationen behandelt).

K **Kontraindikationen:** Schwangerschaft und Stillzeit. Mebendazol ist im Tierversuch teratogen und steht im Verdacht, numerische Chromosomenmutationen auszulösen. Daher muss während der Behandlung von weiblichen und männlichen Patienten eine wirksame Empfängnisverhütung vorgenommen werden. Bei retrospektiv überprüftem Einsatz von Mebendazol bei über 7 000 Schwangeren zeigte sich ein leichter Trend zu kongenitalen Missbildungen (v. a. bei Einnahme im 1. Trimenon) mit 2,5 % versus 1,5 %, jedoch hatten die behandelten Mütter im Vergleich zu Schwangeren mit unbehandelten Wurminfektionen eine geringere Zahl von Totgeburten bzw. perinatalem Tod (eher Folge eines Eisenmangels). Es ist nicht bekannt, ob Mebendazol in die Muttermilch übergeht. Schwere Leberfunktionsstörungen. Die gleichzeitige Gabe von Metronidazol kann das Risiko eines Stevens-Johnson-Syndroms erhöhen.

Dosierung (Tab. 4.2-1): Maximale Dosis pro Tag 500 mg. Entgegen den internationalen Empfehlungen gibt es keine rationale Be-

Tab. 4.2-1 Internationale Dosisempfehlungen zur Mebendazol-Behandlung, es sollte zur Behandlung jedoch eher Albendazol eingesetzt werden.

Erreger	Dosis pro Tag (Erwachsene)	Dauer
Enterobius	1 × 100 mg	Wochen 1, 2 und 4
Ascaris, Trichuris	1 × 500 oder 2 × 100 mg	3 Tage
Strongyloides	2 × 100 mg	1–4 Wochen
Trichostrongylus	2 × 100 mg	3 Tage
Echinococcus granulosus	20–50 mg/kg	3–6 Monate oder länger
Echinococcus multilocularis	50–200 mg/kg	vermutlich lebenslang
Capillaria philippinensis	2 × 200 mg	3 Wochen
Angiostrongylus	10 mg/kg	2 Wochen
Trichinella	50 mg/kg	1 Woche
Toxocara canis	20–25 mg/kg	2–3 Wochen
Mansonella perstans	2 × 100 mg	3–4 Wochen

gründung für eine 2 × tgl. Aufteilung der Dosis entsprechend den internationalen Empfehlungen. Intestinale Wurminfektionen werden zumeist mit einer Einmaldosis (1 × tgl. 500 mg) gut behandelt!

- **Oxyuriasis/Enterobiasis:** 1 × tgl. 500 mg für 3 Tage; ggf. Behandlung nach 2 und 4 Wochen wiederholen.
- **Ascariasis:** 1 × tgl. 500 mg für 3 Tage.
- **Taeniasis und Strongyloidiasis:** 1 × tgl. 500 mg für 3 Tage; bei Perisistenz ggf. Therapiezyklus wiederholen.

Für alle Indikationen gleiche Dosis bei Erwachsenen und Kindern > 2 Jahre. Viele Kinder < 2 Jahre wurden bereits mit dieser Dosis ohne Nebenwirkungen behandelt. Keine Anpassung der Dosierung bei **Nieren- und Leberinsuffizienz** und kurzer Behandlungsdauer erforderlich. Bei Langzeitbehandlung vermutlich Akkumulation wie bei Albendazol möglich, ggf. Spiegelbestimmung!

Handelsformen: Tabletten à 0,1 und 0,5 g.

B **Beurteilung:** Lang eingeführtes und gut verträgliches, wirksames Mittel zur Behandlung von Wurminfektionen. Wegen der verbesserten Wirksamkeit von Albendazol gegen Gewebeparasiten und auch aufgrund des unklaren intraindividuellen Metabolismus mit Möglichkeit einer höheren Toxizität bleibt Mebendazol zunehmend nur noch der Kurzzeit-Behandlung intraluminaler, gastrointestinaler Wurminfektionen vorbehalten.

Thiabendazol

Handelsnamen: Mintezol (500 mg Tbl.), Tresaderm, Arbotec.
In Deutschland in der Humanmedizin nicht mehr zugelassen.

B **Beurteilung:** Thiabendazol ist ein noch in vielen Ländern der Erde zugelassenes, altes Benzimidazol, das bei ähnlicher Wirkung wie Mebendazol deutlich mehr Nebenwirkungen aufweist. Es stehen bessere Mittel zur Verfügung. Thiabendazol ist daher zu Recht in Deutschland in der Humanmedizin nicht mehr zugelassen. Mit Thiabendazol vorbehandelte Patienten sollten entsprechend der Indikation mit Albendazol oder Mebendazol weiterbehandelt werden. Thiabendazol hat weltweit in der Veterinärmedizin noch große Bedeutung – dies birgt auch die Gefahr von Resistenzinduktionen gegen die Substanzgruppe.

Triclabendazol

Handelsnamen: Egetaen, Fasinex (Novartis).

Wirkungsweise: Triclabendazol bindet wie andere Benzimidazole an β-Tubulin von Fasciola hepatica und stört dadurch das parasitäre Mikrotubulussystem intestinaler Zellen. Triclabendazol bindet selektiv an spezielle β-Tubulin-Proteine von F. hepatica, während vermutlich die anderen Benzimidazole hier nur mit schwacher Affinität und somit unwirksam binden.

Wirkungsspektrum: Triclabendazol wirkt sehr selektiv gegen Fasciola hepatica und auch noch gut gegen Paragonimus spp., hat aber nur geringe Wirkung gegen andere Würmer (Nematoden, Trematoden und Cestoden). Ausreichend wirksam gegen Strongyloides-Spezies.

Pharmakokinetik:

- Triclabendazol wird nach oraler Aufnahme schnell resorbiert.
- Mit einer gleichzeitigen Mahlzeit kann die Plasmakonzentration um das 2-fache gesteigert werden, wenn auch Triclabendazol wie Albendazol aufgrund einer schnellen (First-pass-)Metabolisierung in der Leber fast ausschließlich mit den daraus entstehenden wirksamen Metaboliten (Sulfone und Sulfoxide) nachweisbar ist.
- Gleichzeitig wird allerdings durch die begleitende Mahlzeit die Eliminationszeit der Metaboliten um etwa ein Drittel von ca. 19 auf 12 h verkürzt.
- Alle Metaboliten sind fast zu 100 % proteingebunden.

Nebenwirkungen: Die meisten beschriebenen unerwünschten Wirkungen bei einmaliger oder auch dreitägiger Gabe sind vermutlich als gastrointestinale und abdominelle Symptome Folgen des absterbenden Wurms (z. B. biliäre Obstruktion). Zu 12–20 % ist mit kurzfristigen Kopfschmerzen und Schwindelgefühl zu rechnen. Es sind keine Veränderungen der Laborwerte und auch keine Interaktionen bekannt.

Indikationen: Triclabendazol ist ausschließlich zur Behandlung des Leberegels (Fasciola hepatica und gigantica), also der Fascioliasis, geprüft und als »Essential drug« (WHO) zugelassen, wenn andere Benzimidazole nicht oder nur unzureichend wirken. Auch wirksam gegen Paragonimiasis. Bezug über die Internationale Apotheke bzw. Frankreich. In Deutschland nur als Tierarzneimittel (Fasinex [Novartis]) erhältlich!

K **Kontraindikationen:** Keine Behandlung in der Schwangerschaft. Triclabendazol tritt in die Muttermilch über.

Dosierung:

- **Fascioliasis (F. hepatica):**
  - leichte Infektion: 1 × 10 mg/kg mit oder kurz nach einer Mahlzeit.
  - schwere Infektion: 2 × 10 mg/kg in 24 h mit oder kurz nach einer Mahlzeit.
- **Paragonimiasis (untersch. Spezies):** Einmaldosis mit 10 mg/kg hat hohes Rezidivrisiko, deshalb 3-tägige Behandlung (jeweils mit einer Mahlzeit!).

B **Beurteilung:** Sehr selektives, aber bisher notwendiges Benzimidazol mit guter Wirkung gegen Fasciola und Paragonimus spp., gegen die andere Substanzen der Gruppe nur unzureichend wirken. Nur bei Ausbruch (Fascioliasis) im Iran am Kaspischen Meer 1989 relevant untersuchtes Mittel. Keine klinischen Daten zur Anpassung der Dosierung bei Kindern < 4 Jahre und Leber- oder Niereninsuffizienz.

Weitere chemisch heterogene Antihelminthika

Praziquantel

Handelsnamen: Cesol, Cysticide, Biltricide.

Eigenschaften: Pyrazinoisochinolin-Derivat, das ursprünglich als Tranquilizer und nachfolgend als Veterinär-Mittel entwickelt wurde. 1976 erste Substanz gegen die bis dahin unbehandelbare Schistosomiasis.

Wirkungsweise: Praziquantel führt zur Permeabilitätsstörung und einem vermehrten Ca^{2+}-Einstrom bei Parasiten mit daraus folgender Muskelkontraktion und spastischer Paralyse. Bei höhergradiger Schädigung Absterben der Parasiten. Auch soll Praziquantel die für Parasiten essenziell notwendige Aufnahme von Adenosin verhindern.

Wirkungsspektrum: Infektionen durch Trematoden und Cestoden, jedoch nicht durch Fasciola-Spezies.

Resistenz: Resistenzen und eine eingeschränkte Wirksamkeit von Praziquantel gegen Schistosoma mansoni sind aus Ägypten und Senegal beschrieben und wurden im Tiermodell überprüft, wenn auch der Mechanismus bisher nicht geklärt werden konnte. Immerhin wurden aus einigen Teilen Afrikas bemerkenswert niedrige Heilungsraten publiziert. Berichte über resistente Stämme von S. haematobium oder S. japonicum wurden bisher nicht bestätigt.

Pharmakokinetik:

- Nach oraler Einnahme nahezu vollständige Resorption.
- Maximale Wirkstoffkonzentration nach 1–2 h.
- Nach Einnahme von 5–50 mg/kg KG liegen die Wirkstoffspiegel im peripheren Blut bei 0,05–5 µg/ml, im Mesenterialvenenblut 3- bis 4-mal höher.
- Im Liquor wurden 10–20 % der Serumkonzentrationen gemessen.
- Praziquantel unterliegt einem ausgeprägten First-pass-Effekt, die Halbwertszeit des unveränderten Wirkstoffs beträgt 1–2,5 h.
- Praziquantel wird über Oxidation zu verschiedenen Metaboliten (Hauptmetabolit: trans-4-Hydroxypraziquantel) umgewandelt und ausschließlich in diesen Formen über die Nieren eliminiert. 80 % werden innerhalb der ersten 4 Tage nach Einnahme ausgeschieden, davon 80–90 % innerhalb der ersten 24 h.

Nebenwirkungen: Bauchschmerzen, Übelkeit, Erbrechen, Diarrhoe, Kopfschmerzen, Schwindel, sehr selten Krampfanfälle, Urtikaria, Myalgie, Fieber, allergische Reaktionen.

Interaktionen: Gleichzeitige Einnahme von Chloroquin kann zu einer verringerten Praziquantel-Konzentration führen. Gleichzeitige Einnahme von Inhibitoren des Cytochrom-P-450-Systems (z. B. Cimetidin) führt zu erhöhten Plasmaspiegeln von Praziquantel. Die gleichzeitige Einnahme von Induktoren des Cytochrom-P-450-Systems führt zu verminderten Praziquantel-Konzentrationen. Bei Einnahme von Rifampicin werden keine wirksamen Praziquantel-Spiegel erreicht. Die gleichzeitige Einnahme von Dexamethason kann ebenfalls zu niedrigeren Praziquantel-Spiegeln führen.

Indikationen: Infektionen durch Trematoden, wie Schistosomen (Schistosoma haematobium, S. mansoni, S. intercalatum, S. japonicum, S. mekongi), Leberegel (Clonorchis sinensis, Opisthorchis viverrini) und Lungenegel (Paragonimus westermani u. a.), aber auch gegen intestinale Cestoden wie Taenia saginata, Hymenolepis nana, Diphyllobothrium latum und Taenia solium.

Antiinfektiva

K **Kontraindikationen:** Überempfindlichkeit gegen den Wirkstoff oder einen sonstigen Bestandteil des Arzneimittels, intraokuläre Zystizerkose, gleichzeitige Gabe von Rifampicin. Vorsicht bei nicht kompensierter Leberinsuffizienz und eingeschränkter Nierenfunktion. Bei Kindern unter 4 Jahren liegen keine ausreichenden Erfahrungen vor.
Strenge Nutzen-Risiko-Abwägung in der Schwangerschaft. Ein potenzieller Nutzen einer Behandlung in Gebieten, in denen Schistosomiasis endemisch ist, kann die Verringerung des Auftretens einer maternalen Anämie sein. Dadurch wird das Risiko eines geringen Geburtsgewichts und damit einer erhöhten Säuglingssterblichkeit vermindert. Praziquantel geht mit bis zu 25 % der Serumkonzentration in die Muttermilch über. Unter der Behandlung und 24 h danach sollte auf das Stillen verzichtet werden.

Dosierung: Die Dosierung richtet sich nach Art des Erregers und Alter der Patienten.

- Kinder (> 2 Jahre; s. Tab. 4.2-2)
- Erwachsene (s. Tab. 4.2-3)

Keine Dosisanpassung bei **Nieren- und auch schwerer Leberinsuffizienz** erforderlich.

Handelsformen: Tabletten à 0,5, 0,6 und 0,15 g.

B **Beurteilung:** Unverändert wichtigstes Mittel zur Behandlung der Schistosomias sowie für Eradikationsprogramme in endemischen Gebieten. Der sehr bittere Geschmack der Tabletten sowie die Notwendigkeit der gleichzeitigen Aufnahme von Nahrung und reichlich Flüssigkeit schränken die Akzeptanz vor allem bei Kindern ein.

Ivermectin

Handelsnamen:

- Stromectol (Frankreich, Fa. Merck).
- Mectizan (Kanada).
- Icexterm (Mexiko).

In Deutschland und der Schweiz nur in der Veterinärmedizin im Handel. Erhältlich in Frankreich (Stromectol) über die Internationale Apotheke.

Eigenschaften: Ivermectin ist ein semisynthetisches Antiinfektivum, abgeleitet von Streptomyces avermitilis (angeblich aus der Erde eines japanischen Golfplatzes), das vom

Tab. 4.2-2 Dosierungen von Praziquantel bei Kindern über 2 Jahre.

Erreger	Tagesdosis	Behandlungsdauer
• Schistosoma haematobium • Schistosoma mansoni • Schistosoma intercalatum	40 mg/kg KG, verteilt auf 1–2 ED	1 Tag
• Schistosoma japonicum • Schistosoma mekongi	60 mg/kg KG, verteilt auf 3 ED	1 Tag
• Clonorchis sinensis • Opisthorchis viverrini	75 mg/kg KG, verteilt auf 3 ED im Abstand von 4 h	1 Tag
• Paragonimus westermani und andere Unterarten	75 mg/kg KG, verteilt auf 3 ED im Abstand von 4 h	1 Tag
• Hymenolepis nana	25 mg/kg KG einmalig	1 Tag
• Taenia saginata • Taenia solium • Diphyllobothrium latum	10 mg/kg KG einmalig	1 Tag

Tab. 4.2-3 Dosierungen von Praziquantel bei Erwachsenen.

Erreger	Tagesdosis	Behandlungsdauer
• Schistosoma haematobium • Schistosoma mansoni • Schistosoma intercalatum	40 mg/kg KG, verteilt auf 1–2 ED	1 Tag
• Schistosoma japonicum • Schistosoma mekongi	60 mg/kg KG, verteilt auf 2–3 ED	1 Tag
• Clonorchis sinensis • Opisthorchis viverrini	75 mg/kg KG, verteilt auf 3 ED	1–3 Tage
• Paragonimus westermani und andere Unterarten	75 mg/kg KG, verteilt auf 3 ED	2–3 Tage
• Hymenolepis nana	25 mg/kg KG einmalig	1 Tag
• Taenia saginata • Taenia solium • Diphyllobothrium latum	10 mg/kg KG einmalig	1 Tag

Merck & Kitasato Institut, Japan, entwickelt wurde.

Wirkungsweise: Ivermectin bindet selektiv und mit hoher Affinität an Chlorid-Ionenkanäle von Muskel- und Nervenzellen wirbelloser Tiere (Invertebrata). Dies führt zu einem Einstrom von Chloridionen mit Hyperpolarisation und schließlich zur Lähmung und zum Absterben der Tiere/Parasiten. Die Affinität zu Chlorid-Ionenkanälen von Säugetieren ist gering, Ivermectin passiert zudem nicht die Blut-Hirn-Schranke.

Wirkungsspektrum: Ivermectin wird v. a. in der Tiermedizin eingesetzt und ist in niedrigen Dosierungen wirksam gegen eine Vielzahl von Helminthen und Ektoparasiten: Es wirkt vor allem gegen die Mikrofilarien von Onchocerca volvulus (nicht gegen die adulten Formen), gegen Strongyloides stercoralis der intestinalen Formen, gegen kutane Larva migrans sowie gegen Läuse und Krätzmilben. Ivermectin ist gut wirksam gegen intestinale Würmer wie Ascaris lumbricoides und Enterobius vermicularis, allerdings nur eingeschränkt wirksam gegen Trichuris und mit nur geringem Effekt gegen Hakenwürmer. In der Behandlung der Scabies wird Ivermectin entweder in Kombination mit einer topischen Therapie (z. B. mit Permethrin) eingesetzt oder aber in Fällen, in denen eine topische Applikation nicht gewährleistet werden kann.

Resistenz: Klinisch sowie in vitro wurden Resistenzen nach wiederholter Anwendung von Ivermectin beschrieben. Vor allem der Abusus in der Tiermast hat dazu geführt, dass gerade die Würmer wie Haemonchus contortus, gegen die Ivermectin entwickelt wurde, nun durch Genveränderungen resistent wurden. Auch in Folge des Masseneinsatzes in Afrika wurden am Gen für β-Tubulin bei Onchocerca volvulus Veränderungen gefunden, allerdings ohne dass dies bisher klinisch relevant wurde.

Pharmakokinetik:

- Nach oraler Einnahme von 12 mg Ivermectin werden nach 4 h durchschnittliche Plasmakonzentrationen von 46,6 und 30,6 µg/ml gemessen.

- Die Metabolisierung erfolgt in der Leber unter Beteiligung von CYP3A4, die Ausscheidung fast ausschließlich mit den Fäzes.
- Die terminale Halbwertszeit der Metaboliten ist länger als 3 Tage. Über die antiparasitäre Wirkung dieser Metaboliten besteht Unklarheit.
- Die Plasmahalbwertszeit beträgt etwa 18 h.
- Die Einnahme mit oder nach einer fettreichen Mahlzeit erhöht die orale Bioverfügbarkeit um das 2- bis 3-fache, ebenso die Einnahme mit Alkohol (Bier). Orangensaft hingegen vermindert die Bioverfügbarkeit.
- Ivermectin ist sehr lipophil und zeigt eine hohe Plasmaproteinbindung (93 %) mit guter Verteilung im Körper (hohe Konzentrationen in Leber und Fettgewebe, geringe Verteilung ins ZNS).
- Bei Gesunden beträgt das Verteilungsvolumen 3,1 bzw. 3,5 l/kg nach Einnahme von 6 und 12 mg Ivermectin.

Nebenwirkungen: Während der Behandlung können Gesichts- oder periphere Ödeme auftreten, zudem kann es zu orthostatischer Hypotension und Tachykardie, Kopfschmerzen und Myalgie kommen. Es kann unter Therapie mit Ivermectin zu Haut- oder systemischen Reaktionen unterschiedlichen Schweregrades sowie zu ophthalmologischen Nebenwirkungen kommen, die am ehesten auf allergische und entzündliche Prozesse als Reaktion auf den Tod der Filarien zurückzuführen sind – hier vor allem bei der Behandlung von Loa-Loa. Antihistaminika und in schwereren Fällen Corticosteroide sowie eine Volumensubstitution können erforderlich sein. Grundsätzlich zeigen die Anwendungsbeobachtungen der letzten 20 Jahre, dass alle schweren Nebenwirkungen unter der Gabe von Ivermectin stets auch die Folge einer hohen Mikrofilariämie sind. Die gleichzeitige Einnahme von Alkohol mit Ivermectin verändert die Bioverfügbarkeit von Ivermectin, aber auch mögliche Nebenwirkungen!

Ivermectin ist bei Nagetieren teratogen.

- **Strongyloidiasis:** Gastrointestinale Nebenwirkungen (Appetitlosigkeit, Bauchschmerzen, Diarrhoe oder Obstipation, Übelkeit, Erbrechen). Relativ häufig treten Hautausschlag, Pruritus und Urtikaria auf. Zentralnervöse Nebenwirkungen äußern sich in Benommenheit, Schläfrigkeit, Schwindel und Tremor. Es kann zu Leberwerterhöhungen und Blutbildveränderungen (Leukopenie, Anämie) kommen.
- **Onchozerkose:** Typischerweise können unter Behandlung mit Ivermectin sog. Mazzotti-Reaktionen auftreten: Lymphknotenschwellung, Arthralgie, Synovitis, kutaner Juckreiz, papulöse oder pustulöse Hautveränderungen und Fieber. Es handelt sich vermutlich um Immunreaktionen, ausgelöst durch die abgestorbenen Würmer.

Interaktionen: Ivermectin sollte aufgrund des Risikos erhöhter Nebenwirkungen nicht gleichzeitig mit Diethylcarbamazin eingenommen werden. Vereinzelt wurde über eine leichte INR-Erhöhung in Kombination mit Warfarin berichtet. Allein aufgrund von In-vitro-Untersuchungen kann vermutet werden, dass Ivermectin in therapeutischen Dosierungen kaum die metabolische Aktivität der Cytochrome inhibiert. Zusammen mit Azithromycin oder Albendazol appliziert, wird sowohl AUC als auch C_{max} von Ivermectin um ca. 30 % erhöht.

Indikationen: Strongyloidiasis des Intestinaltrakts, Onchozerkose (Onchocerca volvulus). Ivermectin hat jedoch keine Aktivität gegen adulte Formen von Onchocerca volvulus. Da dieser mehr als 10 Jahre überleben kann, ist zur Eradikation eine Wiederholung der Behandlung alle 6–12 Monate erforderlich. Ebenso wirksam bei lymphatischer Filariasis (Elephantiasis) durch Wuchereria bancrofti und Brugia malayi – auch hier zeigt sich eine Wirksamkeit für 3–6 Monate in Abhängigkeit von der Dosis (15–400 µg/kg). Bei Larva migrans (cutanea) fast zu 100 % wirksam (Ancylostoma caninum oder braziliense) wie auch gegen Ascaris lumbricoides. Behandlung der klassischen Scabies, präventive Behandlung von Kontaktpersonen (in Deutschland nicht für die Behandlung von Menschen zugelassen).

K **Kontraindikationen:** Überempfindlichkeit gegenüber dem Wirkstoff oder weiteren Inhaltsstoffen. Wegen möglicher Teratogenität und unzureichender Sicherheitsdaten beim Menschen keine Anwendung in der Schwangerschaft. Ivermectin wird in die Muttermilch zu etwa 35 % des Serumspiegels sezerniert, daher sollte es in der Stillzeit nur nach sorgfältiger Nutzen-Risiko-Abwägung angewendet werden. Bei einer Vielzahl beobachteter Anwendungen bei stillenden Müttern ohne Hinweise auf Nebenwirkungen wird kein Abstillen empfohlen. Vorsicht auch bei Begleiterkrankungen mit gestörter Blut-Hirn-Schranke. Es gibt keine ausreichenden Daten zur Anwendung von Ivermectin bei Kindern < 5 Jahren bzw. < 15 kg KG und älteren Menschen.

Applikation: Oral als Einmaldosis, am besten nüchtern zusammen mit Wasser. Gegebenenfalls Wiederholung der Behandlung nach 1–2 Wochen.

Dosierung:
- In der Regel 150–200 mg. Einnahme am besten nüchtern mit Wasser.
- Bei Kindern unter 15 kg KG liegen keine ausreichenden Erfahrungen bezüglich Wirksamkeit und Sicherheit vor.
- **Strongyloidiasis, Scabies:** 1 × tgl. 200 µg/kg KG (s. Tab. 4.2-4). Eine Wiederholung ist nur bei erneutem Nachweis von Strongyloides im Stuhl erforderlich bzw. kann bei immunkompromittierten Patienten erforderlich sein. In der Behandlung der Scabies erhöht eine Wiederholung der Therapie nach einer Woche die Heilungsrate von 70 auf 95 %, da Ivermectin die Eier der Milben nicht abtötet und so nach dem ersten Behandlungszyklus eventuell eine weitere Milbengeneration schlüpft.
- **Onchozerkose:** Die Dosierungsangaben können Tab. 4.2-4 entnommen werden.

Eine Dosisanpassung bei **Niereninsuffizienz** ist vermutlich nicht erforderlich (keine Daten zu Nierenversagen und Dialyse).
Die Anwendung bei **schwerer Leberfunktionseinschränkung** ist weitgehend nicht beeinträchtigt, sollte allerdings mit erhöhter Aufmerksamkeit hinsichtlich möglicher Nebenwirkungen erfolgen.

Tab. 4.2-4 Dosierungen von Ivermectin zur Behandlung von Strongyloidiasis und Onchozerkose.

Strongyloidiasis (200 µg/kg KG als ED)		Onchozerkose (150 µg/kg KG als ED)	
Körpergewicht (kg)	Orale ED/Anzahl der Tabletten à 3 mg	Körpergewicht (kg)	Orale ED/Anzahl der Tabletten à 3 mg
15–24	1	15–25	1
25–35	2	26–44	2
36–50	3	45–64	3
51–65	4	65–84	4
66–79	5	> 85	150 µg/kg
> 80	200 µg/kg		

Handelsform: Tabletten à 3 mg.

B **Beurteilung:** Gut wirksames und verträgliches Mittel der Wahl bei Erkrankungen durch Filarien, aber auch anderen Wurmerkrankungen sowie zum Teil bei Befall durch Ektoparasiten. Unkomplizierte, einfache Dosierung. Gute systemisch wirksame Alternative zur topischen Behandlung der klassischen Scabies (norvegica).
Trotz langer und vielfältiger internationaler Erfahrung in Deutschland noch nicht zur Anwendung beim Menschen zugelassen. Ivermectin muss deshalb über die Internationale Apotheke oder über den Hersteller direkt bezogen werden.

Niclosamid

Handelsnamen: Yomesan (Kautabletten); Niclocide (USA).

Eigenschaften: Niclosamid wurde vor mehr als 50 Jahren von Bayer entwickelt und in der Veterinärmedizin eingesetzt. Niclosamid ist ein Salicylanilid, das aus einer Amidverbindung von Anilin und einem Derivat der Salicylsäure besteht.

Wirkungsweise: Seine Wirkung entsteht über eine Hemmung der Glucoseaufnahme und der Glykolyse in den Würmern. Niclosamid wird nicht aus dem Magen-Darm-Trakt resorbiert und wirkt deshalb ausschließlich dort lokal. Es hat keine systemische Wirkung.

Wirkungsspektrum: Prinzipiell hochwirksame Substanz gegen viele Bandwürmer wie Taenia saginata (Rinderbandwurm), Taenia solium (Schweinebandwurm), Diphyllobothrium latum (Fischbandwurm), Enterobius vermicularis (Madenwurm) und Hymenolepis nana (Zwergbandwurm), jedoch unwirksam gegen Gewebestadien und deshalb z. B. ungeeignet zur Behandlung der Echinokokkose oder Zystizerkose.

Nebenwirkungen: Selten Überempfindlichkeitsreaktionen (Pruritus, Exanthem), häufiger Brechreiz und Übelkeit. Trotz sehr geringer Resorption sollte Niclosamid wegen fehlender Erfahrungen nur mit Vorsicht während der Stillzeit und im 1. Trimenon appliziert werden. Ab dem 2. Trimenon ist der Einsatz unproblematisch.

Interaktionen: Keine wesentlichen Interaktionen bekannt. Eine Unverträglichkeit bzw. Störung der Resorption mit Alkohol ist möglich.

Indikationen: Intraintestinale Infektionen sowie Elimination von Bandwurm-Infektionen. Keine Wirkung auf extraintestinale Gewebeformen.

Applikation und Dosierung: Yomesan jeweils 500 mg Kautabletten Niclosamid. Die Tabletten müssen gründlich zerkaut oder vorher in Wasser aufgelöst werden und sollten, wenn möglich, nur mit Flüssigkeit am Morgen appliziert werden.

- **Rinder-, Schweine- und Fischbandwurm-Infektionen:**
  - Kinder < 2 Jahre und 2–6 Jahre: je 1 bzw. 2 Tbl.
  - Kinder ab 6 Jahren und Erwachsene: jeweils eine einmalige Kur mit 4 Tbl. (2 g). Oft wird jedoch zur Sicherheit eine zweite Kur nach einer Woche durchgeführt.
- **Zwergbandwurm-Infektionen:**
  - Kinder 2–6 Jahre: gleiche Dosierung wie oben; anschließend 6-tägige Behandlung mit je 1 Tbl.
  - Kinder ab 6 Jahren und Erwachsene: gleiche Dosierung wie oben; anschließend 6-tägige Behandlung mit je 2 Tbl. pro Tag.

Sicherheitshalber muss bei der Behandlung einer intestinalen Schweinebandwurm-Infektion etwa 2 h später zusätzlich ein Abführmittel appliziert werden, um mit drastischen Abführmaßnahmen eine Zystizerkose zu verhindern.

Handelsform: 500 mg Kautablette; Packung jeweils mit 4 Kautabletten.

B **Beurteilung:** Durch Einmaltherapie mit guter Verträglichkeit ein bewährtes Mittel zur Eradikation von intestinalen Bandwurm-Infektionen.

Nitazoxanid

Handelsnamen: Alinia (Romark Laboratories), Cryptaz, Annita u. a. weltweit.

Eigenschaften: Schlecht wasserlösliches und kaum in Alkohol lösliches Benzamidmolekül.

Wirkungsweise: Die Wirkungsweise gegen Würmer ist weitgehend unbekannt. Bei Bakterien und Protozoen bindet der Metabolit Tizoxanid vermutlich an die Pyruvat-Ferredoxin-Oxidoreduktase und blockiert über ein Schlüsselenzym den Redoxstoffwechsel. In vitro hemmt Nitazoxanid das Wachstum von Sporozoiten und Oozysten der Kryptosporidien und der Trophozoiten von Lamblien.

Wirkungsspektrum: Sehr breites Wirkungsspektrum, das hinsichtlich seiner therapeutischen Einsatzfähigkeit allerdings bisher nur unzureichend untersucht ist. Nitazoxanid wirkt gegen unterschiedliche Würmer und Protozoen, aber auch gegen zahlreiche grampositive und gramnegative Bakterien, u. a. gegen Clostridium difficile. Nitazoxanid wirkt auch gegen eine Reihe von Viren (z. B. Rotavirus-Infektionen bei Kindern) und wird unter anderem geprüft zur Behandlung von Hepatitis C. Erste Studien lassen darauf schließen, dass Nitazoxanid die Serokonversionsrate um 15–17 % bei Addition zur Kombinationsbehandlung verbessern kann.

Pharmakokinetik:
- Nitazoxanid wird mäßig resorbiert, die Absorption verdoppelt sich jedoch mit gleichzeitiger Nahrungsaufnahme.
- Bioverfügbarkeit von Suspension im Vergleich zu Tabletten 70 %.
- Sehr kurze Halbwertszeit von 6 min, dabei Desacetylierung in den in vivo wirksamen Metaboliten Tizoxanid.
- Halbwertszeit von Tizoxanid 7,3 h und maximale Plasmaspiegel variabel nach 1–4 h.
- Die Elimination erfolgt über Glucuronidierung und Sulfatierung, Ausscheidung über Urin, Galle und Fäzes.

Nebenwirkungen: Generell gut verträglich. In Studien abdominelle Schmerzen mit 7–9 %, alle anderen Nebenwirkungen unter 3 %. Kopfschmerzen, Schwindel, allergische Reaktionen, Pruritus, Anämie, Kreatininerhöhungen, Fieber und weitere Nebenwirkungen, die auch Folge der Grunderkrankung sein können.

Interaktion: Pyrantel.

Indikation: Therapie der Diarrhoe durch Cryptosporidium parvum und Giardia lamblia.

K **Kontraindikationen:** Bekannte Unverträglichkeit und Hypersensitivitätsreaktionen gegen Nitazoxanid und seine Derivate. Keine teratogenen Effekte in Tierstudien, es existieren jedoch keine Erfahrungen in der Schwangerschaft und Stillzeit.

Dosierung:
- **Diarrhoe durch Cryptosporidium parvum oder Giardia lamblia:**
  - Kinder 1–3 (4–11) Jahre: 2 × tgl. 100 (200) mg für 3 Tage.
  - Kinder ≥ 12 Jahre und Erwachsene: 2 × tgl. 500 mg für 3 Tage.
  - Bei Patienten mit HIV und CD4-Zellen > 50/µl sowie < 50/µl ist eine wesent-

lich längere Behandlung über 14 und 60 Tage erforderlich. Eine doppelte Dosierung kann versucht werden, ist meist jedoch ohne besseren Erfolg!
- **Clostridium-difficile-assoziierte Diarrhoe** (bisher keine zugelassene Indikation):
  - 2 × tgl. 500 mg für ca. 10 Tage (nach Studie).

Bisher keine Daten und Dosisempfehlungen zur Behandlung von Patienten mit **Nieren- oder Leberinsuffizienz**.

Handelsformen:
- Suspension 100 mg/5 ml.
- Tabletten à 500 mg.

B **Beurteilung:** Bisher einziges Mittel, das zur Behandlung von Infektionen mit Kryptosporidien-Spezies (C. parvum) geeignet und geprüft ist. Bei Patienten mit schwerem Immundefekt (CD4-Zellen < 50/µl) keine ausreichende Wirkung, auch sonst kann nur mit einem ca. 60%igen Erfolg gerechnet werden. Auch zur Behandlung der Clostridium-difficile-Diarrhoe vermutlich geeignet, zumindest mit gleicher Wirkung wie Metronidazol.

Diethylcarbamazin (DEC)

Handelsnamen: Hetrazan, Notezine, Banocide (international).

Eigenschaften: Die Wirkung des Piperazin-Derivates Diethylcarbamazin auf Filarien wurde 1947 entdeckt. Handelsüblich ist das Citrat, ein weißes kristallines Pulver, das sehr gut in Wasser löslich ist.

Wirkungsweise: Der Wirkungsmechanismus des Diethylcarbamazin ist nicht vollständig aufgeklärt, unterscheidet sich aber grundlegend von dem des strukturverwandten Piperazin, das auch als Antihelminthikum eingesetzt wird. In vitro hat Diethylcarbamazin keinerlei sichtbare Effekte auf die Parasiten, in vivo sieht man jedoch eine deutliche Aktivität bereits 4 min nach der Injektion in Versuchstiere. Es wird angenommen, dass Diethylcarbamazin verschiedene Enzyme des Arachidonsäurestoffwechsels hemmt, und zwar sowohl in den Mikrofilarien als auch in den Endothelzellen des Wirts. Die Folgen sind eine Vasokonstriktion, eine vermehrte Adhäsion der Mikrofilarien an das Endothel und damit eine Immobilisierung, darüber hinaus eine Verstärkung der zytotoxischen Aktivität der Blutplättchen und der Granulozyten des Wirts.

Pharmakokinetik:
- Diethylcarbamazin wird schnell resorbiert, maximale Plasmaspiegel werden nach 1–2 h erreicht.
- Der Hauptmetabolit ist das N-Oxid, das ebenfalls aktiv ist.
- Die Plasmahalbwertszeit variiert zwischen 2 und 10 h, abhängig vom pH-Wert des Urins.
- Durch Alkalisieren des Urins (pKa-Wert von Diethylcarbamazin: 7,37) kann die Plasmakonzentration erhöht und die Halbwertszeit verlängert werden. Dadurch nehmen sowohl der therapeutische Effekt als auch die Toxizität zu.

Indikationen: Diethylcarbamazin wird eingesetzt zur Behandlung der lymphatischen Filariose (Wuchereria bancrofti, Brugia malayi und Brugia timori) sowie gegen Loiasis und zur Behandlung der tropischen pulmonalen Eosinophilie.

Dosierung: Jeweils 6 mg/kg in 3 ED pro Tag über eine Dauer von 12–14 Tagen.

Pyrantel

Handelsname: Helmex.

Wirkungsweise: Pyrantel führt zur Paralyse der Würmer. Es bindet an die nikotinischen Acetylcholin-Rezeptoren der oberflächlichen Muskeln der Würmer und führt über eine Depolarisation zu einer irreversiblen Paralyse der Würmer, die dann mit den Fäzes ausgeschieden werden können.

Wirkungsspektrum: Ausschließlich zur Behandlung intestinaler Nematoden-Infektionen, jedoch unwirksam gegen Trichurien.

Pharmakokinetik:
- Pyrantel wird schlecht resorbiert, etwa 85 % der Substanz werden unverändert mit den Fäzes ausgeschieden.
- 15 % werden resorbiert und in Form von Metaboliten mit dem Urin ausgeschieden.

Nebenwirkungen: In der üblichen Einmaldosis gering; selten Übelkeit, Erbrechen, abdominelle Krämpfe, Durchfall, Kopfschmerzen, Benommenheit, Schlafstörungen, Appetitlosigkeit. Selten treten auch schwere allergische Reaktionen auf.

Interaktionen: Pyrantel kann den Theophyllinspiegel erhöhen. Piperazin wirkt mit Pyrantel antagonistisch und sollte nicht in Kombination verabreicht werden.

Indikationen: Therapie von Infektionen mit Enterobius vermicularis, Ascaris lumbricoides, Ancylostoma duodenale, Necator americanus, Trichostrongylus colubriformis und T. orientalis bei Erwachsenen und Kindern ab 2 Jahren.

K **Kontraindikationen:** Überempfindlichkeit gegenüber dem Wirkstoff oder einem sonstigen Bestandteil. Sorgfältige Nutzen-Risiko-Abwägung in der Schwangerschaft und bei Kindern unter 2 Jahren. Aufgrund unzureichender Daten wird die Anwendung nicht empfohlen.

Dosierung:
- Gewichtsadaptiert 11 mg/kg KG, maximal 1 g/ED.

Die Therapie von Hakenwurm-Infektionen erfolgt über 3 Tage.
Die Einnahme ist unabhängig von einer Mahlzeit.

Handelsformen:
- Suspension 50 mg/ml.
- Tabletten à 125 mg Pyrantel-Base.

B **Beurteilung:** Durch Einmaltherapie mit guter Verträglichkeit ein bewährtes Mittel zur intestinalen Eradikation von empfindlichen Nematoden.

Pyrviniumembonat

Handelsnamen: Molevac, Pyrcon.

Eigenschaften: Pyrviniumembonat (bzw. Pyrviniumemboat) ist ein kristallines, orangerotes, wasserunlösliches Salz der Embonsäure (Pamoasäure) und gehört zur Gruppe der Chinolinumsalze.

Wirkungsweise: Es hemmt bei Madenwürmern die Glucoseresorption, was schließlich zum Absterben der Würmer führt.

Pharmakokinetik: Pyrviniumhemiembonat wird beim Menschen nicht resorbiert, die Ausscheidung erfolgt vollständig mit den Fäzes.

Nebenwirkungen: Selten treten Bauchschmerzen, Übelkeit, Erbrechen und Durchfall auf. Sehr selten allergische Hautreaktionen. Unter Einnahme der Suspension färbt sich der Stuhl hellrot.

Interaktionen: Keine Interaktionen bekannt.

Indikationen: Infektionen durch Enterobius vermicularis bei Erwachsenen und Kindern.

K **Kontraindikationen:** Leberfunktionsstörungen, entzündliche Darmerkrankungen und Niereninsuffizienz. Überempfindlichkeit gegen den Wirkstoff oder sonstige Bestandteile. Anwendung in Schwangerschaft und Stillzeit nur nach strenger Nutzen-Risiko-Abwägung.

Dosierung:

- Kinder und Erwachsene: 50 mg Pyrvinium/10 kg KG (entspr. 5 ml Pyrcon-Suspension = 75 mg Pyrviniumhemiembonat). Die Maximaldosis beträgt 400 mg Pyrvinium (entspr. 40 ml Suspension).

Es handelt sich in der Regel um eine Einmalbehandlung, eine Anschlusstherapie sollte ggf. nach 2–4 Wochen erfolgen.
Die Einnahme kann unabhängig von der Nahrungsaufnahme erfolgen, das Verdünnen mit Wasser oder Fruchtsaft ist möglich.

Handelsform: Suspension 75 mg/5 ml.

B **Beurteilung:** Altes Mittel zur Behandlung der Oxyuriasis, das heute weitgehend durch Benzimidazole abgelöst wurde. Jeweils zu beachten sind 1,2 Vol.-% Alkohol im Arzneimittel pro Einmalgabe!

Miltefosin

Handelsnamen: Impavido (Paladin Lab Inc. Canada); Miltex (topische Therapie von Brustkrebs-Hautmetastasen; Baxter, USA).

Wirkungsweise: Der spezifische Wirkungsmechanismus ist unbekannt. Unter anderem wird der Metabolismus von Phospholipiden der Parasiten-Zellmembran gehemmt.

Resistenz: Durch Einpunktmutation kann schnell eine Miltefosin-Resistenz entstehen, vor allem bei niedriger Plasmakonzentration durch verminderte Aufnahme, schnellere Metabolisierung etc. Mehrere Mechanismen sind beschrieben, unter denen vor allem Änderungen in den »Miltefosin-Transporter-Proteinen« in der Parasitenmembran für zunehmende Resistenz verantwortlich sind. Diese Resistenzen sind in vitro schwer, ggf. aber stabil nachweisbar. Keine Kreuzresistenz gegen Antimonpräparate oder Amphotericin B. Da Miltefosin weitverbreitet eingesetzt und vielfach frei erhältlich ist, muss zunehmend mit importierten Resistenzen, z. B. aus Indien, gerechnet werden.

Pharmakokinetik: Da aufgrund einer hämolytischen Wirkung von Miltefosin bei intravenöser Gabe keine Studien zur Bioverfügbarkeit beim Menschen durchführbar sind, existieren lediglich Studiendaten bei Hunden und Ratten.

- Hier wurde eine orale Bioverfügbarkeit von 82 % bzw. 94 % ermittelt.
- Maximale Plasmakonzentrationen werden beim erwachsenen Menschen nach 8–24 h erreicht.
- Bei wiederholter Gabe wurde nach 23 Tagen eine C_{max} von 70 000 ng/ml bei einer Dosierung von 100 mg tgl. gemessen.
- Die Halbwertszeit beträgt 150–200 h. In einem Zwei-Kompartiment-Modell wurde eine terminale Halbwertszeit von bis zu 30 Tagen gemessen, noch 5 Monate nach Therapieende waren messbare Miltefosin-Konzentrationen nachweisbar.
- 0,2 % der applizierten Dosis werden mit dem Urin ausgeschieden.

Nebenwirkungen: Übelkeit, Erbrechen, Durchfall, häufig Erhöhung der Leberenzyme und des Serumkreatinins. Sehr selten kann ein Stevens-Johnson-Syndrom auftreten.

Interaktionen: Wechselwirkungen mit Arzneimitteln, die über das Cytochrom-P-450-System metabolisiert oder anderweitig glucuronidiert oder konjugiert werden, sind eher unwahrscheinlich.

Indikationen: Behandlung der viszeralen Leishmaniose durch Leishmania donovani sowie Behandlung der kutanen Leishmaniose, verursacht durch Leishmania-braziliensis-Komplex oder Leishmania-mexicana-Komplex.

K **Kontraindikationen:** Überempfindlichkeit gegenüber dem Wirkstoff oder einem der Hilfsstoffe. Bestehende schwere Einschränkungen der Leber- oder Nierenfunktion. Strikte Kontraindikation bei Schwangerschaft aufgrund der Reproduktionstoxizität im Tierversuch. Während der Behandlung und 3 Monate darüber hinaus (nach einer Studie mehr als 5 Monate) muss eine sichere Antikonzeption gewährleistet sein. Sjögren-Larsson-Syndrom.

Dosierung:

- **Viszerale Leishmaniose:**
  - Kinder ab 3 Jahre, Jugendliche und Erwachsene: tgl. 1,5–2,5 mg/kg KG, aufgeteilt auf 2–3 ED:
    - 9–11 kg KG: 20 mg tgl.
    - 12–16 kg KG: 30 mg tgl.
    - 17–20 kg KG: 40 mg tgl.
    - 21–25 kg KG: 50 mg tgl.
    - 26–31 kg KG: 60 mg tgl.
    - 32–39 kg KG: 80 mg tgl.
    - > 40 kg KG: 100 g mg tgl.
  - Patienten mit einem Körpergewicht < 9 kg oder > 67 kg: Für diese Patienten liegen keine Daten vor. Bei einem Körpergewicht > 67 kg kann eine Erhöhung der Tagesdosis auf 150 mg unter Überwachung in Erwägung gezogen werden.
- **Kutane Leishmaniose:**
  - Kinder ab 12 Jahre, mind. 30 kg KG: tgl. 100 mg für 28 Tage.
  - Jugendliche und Erwachsene mit einem Körpergewicht < 45 kg KG: tgl. 100 mg für 28 Tage.
  - Patienten > 45 kg KG: tgl. 150 mg für 28 Tage.

Bei immungeschwächten Patienten kann eine längere Behandlungsdauer erforderlich sein.

Handelsformen: Kapseln à 10 und 50 mg.

B **Beurteilung:** Gut wirksames und verträgliches Präparat zur Behandlung der kutanen und viszeralen Leishmaniose auch bei immunsupprimierten Patienten. Als orales Leishmanienmittel mittlerweile unverzichtbares Standardtherapeutikum und gut geeignet zur Kombinations- und Sequenztherapie, z. B. mit liposomalem Amphotericin B. Durch die schnelle Zulassung ohne gute Vergleichsstudien fehlen wesentliche Daten zur Behandlung von besonderen Patientenkollektiven, Interaktionen und vor allem auch zur Kombinationsbehandlung. Mit zunehmenden Resistenzen ist zu rechnen.

Suramin

Handelsnamen: Germanin (Bayer 205), Metaret und andere.

Eigenschaften: Eine der ältesten antiparasitären Substanzen (1916 bei Bayer synthetisiert).

Wirkungsweise: Nach wie vor weitgehend ungeklärt. Die Wirkung gegen Trypanosomen wird einer Hemmung der enzymatischen Oxidation von NADH zugeschrieben, das als Coenzym an vielen zellulären Reaktionen wie der Glykolyse und Respiration der Parasiten beteiligt ist.

Wirkungsspektrum: Im Rahmen der Behandlung einer Onchozerkose wirkt Suramin gegen Makro- und Mikrofilarien.

Pharmakokinetik:

- Nahezu keine Resorption aus dem Gastrointestinaltrakt.
- Plasmaproteinbindung ca. 99,7 %.
- Verteilungsvolumen 31–46 l.
- Keine relevanten Liquorspiegel.
- Nahezu kein Metabolismus, die Ausscheidung erfolgt unverändert vorwiegend über die Niere und nur gering über die Galle.
- Die Elimination erfolgt triphasisch mit einer terminalen Halbwertszeit zwischen 36 und 60 Tagen.

Nebenwirkungen: Zu mehr als 10 % Kopfschmerzen, Fieber, Exanthem und Nebennierenrindeninsuffizienz. Transaminasen- und Bilirubinerhöhungen, Leukopenie und Thrombozytopenie (12–14 %) sowie Übelkeit und Erbrechen (20–30 %). Bei Überdosierungen (> 350 µg/ml) Palmar- und Plantarhyperästhesie, Areflexie und Lähmungserscheinungen. Proteinurie und leichte Kreatininerhöhung. Selten Stomatitis, Myalgie, Diarrhoe und Koagulopathie.

Indikationen: Suramin ist nur wirksam im frühen Stadium 1 der Trypanosomiasis (hämolymphatisches Stadium) und weitgehend unwirksam bei einer Neuromanifestation. Suramin wirkt wie Pentamidin auch bei der Westafrikanischen Schlafkrankheit (Trypanosoma brucei gambiense), jedoch bisher als einziges Mittel im frühen Stadium der Ostafrikanischen Schlafkrankheit (Trypanosoma brucei rhodesiense), für die deshalb eine Suramin-Therapie immer noch unverzichtbar ist. Andere mögliche Indikationen wie Onchozerkose sind trotz guter Wirksamkeit wegen der erheblichen Toxizität obsolet.

Dosierung:

- Wegen einer möglichen akuten Hypersensitivitätsreaktion mit Übelkeit, Schock und Bewusstlosigkeit (0,1–0,3 %) Therapiebeginn immer mit einer **einmaligen Testdosis** (jeweils ¼ der Testdosis über 30 s applizieren, dann vor dem nächsten Viertel der Testdosis 1 min abwarten usw.):
  - Kinder: 10–20 mg.
  - Erwachsene: 100–200 mg.
- **Nach der Testdosis** (entsprechend den Empfehlungen der WHO 2005): Siehe Tab. 4.2-5.
- Kinder: Die gewichtsadaptierten Dosisempfehlungen für Kinder sind stets streng einzuhalten.
- Erwachsene: Reguläre Gesamtdosis 5 g, maximale Gesamtdosis 10 g. Die ED sollte bei Erwachsenen 1 g nicht überschreiten.

B **Beurteilung:** Veraltetes, schlecht untersuchtes und hochtoxisches, aber allein wirksames Parasitenmittel zur Behandlung der Ostafrikanischen Schlafkrankheit im frühen Stadium. Auch über die Internationale Apotheke wegen seltener Anwendung schwer zeitnah erhältlich. Ein Depot in Tropeninstituten mit Erfahrung ist sinnvoll.

Tab. 4.2-5 Dosierungsempfehlungen für Suramin für unterschiedliche Behandlungskonzepte.

Behandlungskonzept	Behandlungstag und Dosis						
	1	3	5	11	17	23	30
Heilung (komplett)	5 mg/kg	10 mg/kg	20 mg/kg	20 mg/kg	20 mg/kg	20 mg/kg	20 mg/kg
in Kombination vor Melarsoprol-Therapie	5 mg/kg	10 mg/kg	20 mg/kg	–	–	–	–
	1	3	7	14	21		
einfaches Therapie-Regime für Erwachsene	1 g	1 g	1 g	1 g	1 g		

III Therapie wichtiger Infektionen

A Allgemeiner Teil

5 Wahl des Antibiotikums

5.1 Vorbemerkungen

Die Wahl des Antibiotikums richtet sich nach verschiedenen Gesichtspunkten. Wie bei allen medizinischen Maßnahmen muss ein optimales Nutzen-Risiko-Verhältnis für den Patienten vorliegen. Entscheidend sind im Einzelnen folgende Faktoren, die Wahl, Dosierung und Erfolgsaussichten des Antibiotikums bestimmen:

- klinische Situation des Patienten (z. B. Vollbild einer akuten Pyelonephritis),
- nachgewiesene oder hierfür typische Erreger und ihre Empfindlichkeit (Tab. 5.1-1, Tab. 5.1-2),
- Resistenzbarriere der Antiinfektiva(-Klassen) und lokale Resistenzsituation,
- Grundkrankheit des Patienten (auch Vorerkrankungen, eingeschränkte Nierenfunktion, Alter, Allergie-Anamnese),
- Eigenschaften der Antiinfektiva (Wirkungsweise, Pharmakokinetik und -dynamik, Darreichungsform, Verträglichkeit),
- Art und Umfang erforderlicher Begleitmedikation und damit verbundene Interaktionen,
- möglichst geringe Irritation des Patienten, sowohl substanz- als auch applikationsbedingt,
- klinische Erfahrungen und daraus resultierende Empfehlungen von Fachgesellschaften,
- Epidemiologie im Allgemeinen mit Berücksichtigung der örtlichen Verhältnisse,
- ökonomische Aspekte, wie Medikamentenpreise, Arbeitsaufwand, notwendige Behandlungsdauer, Applikationsweise, Auswirkungen auf den Krankenhausmüll, Kosten durch Nebenwirkungen.

> Die Behandlung einer Infektion bestimmt und verantwortet der behandelnde Arzt!

Einzig der behandelte Patient hat ein Widerspruchsrecht gegen eine Therapie, unabhängig von Arzneimittelkommissionen, Krankenhausverwaltung und auch »Antimicrobial Stewardship«-Programmen. Das Antibiogramm oder die Resistenztestung gibt Hinweise darauf, welche Antiinfektiva nicht gegeben werden sollten; es stellt jedoch keinen Befehl zur Gabe eines bestimmten Antibiotikums dar.

Ökonomische Aspekte: Eine kurz dauernde Behandlung mit einem wirksameren, aber relativ teuren Antibiotikum kann kostengünstiger sein als eine lang dauernde The-

Tab. 5.1-1 Häufige bakterielle Erreger, durch sie verursachte Erkrankungen und hierfür zumeist wirksame Antibiotika (fett hervorgehoben: Standardsubstanzen bei Empfindlichkeit).

Name und Synonyma	Vorkommen	Erkrankungen	Antibiotika
Staphylococcus aureus Methicillin-empfindlich	Haut, oberer Respirationstrakt	Furunkel, Wundeiterungen, Mastitis, eitrige Parotitis, abszedierende Pneumonie, Fremdkörperinfektionen, Osteomyelitis	**Cefazolin, Clindamycin,** Imipenem, bei Sensibilität Penicillin G, evtl. in Kombination mit Rifampicin, Fusidinsäure oder Fosfomycin
Methicillin-resistent (= MRSA)			**Vancomycin**, Teicoplanin, Linezolid, Daptomycin, Tigecyclin, Telavancin (Ceftarolin), z. T. auch Rifampicin und Co-trimoxazol
Staphylococcus epidermidis	Haut, Nasenschleimhaut	Endokarditis, Fremdkörperinfektionen	wie bei Infektionen durch Staphylococcus aureus bzw. MRSA (s. o.)
Streptococcus pyogenes (A-Streptokokken)	Rachen	Erysipel, Scharlach, Angina, rheumatisches Fieber, Puerperalfieber, Phlegmone, Sepsis	**Penicillin G oder V**, bei Allergie Clarithromycin, Cefazolin, ein Oral-Cephalosporin
Streptococcus pneumoniae (Pneumokokken)	oberer Respirationstrakt	Lobärpneumonie, Bronchitis, Nebenhöhleninfektionen, Ulcus corneae, Meningitis, Pleuraempyem, Sepsis, Otitis media	wie bei Infektionen durch Streptococcus pyogenes (s. o.), bei Meningitis und Penicillin-G-Resistenz Ceftriaxon, Vancomycin
Streptokokken der Gruppe B (B-Streptokokken, Streptococcus agalactiae)	Genitaltrakt, Intestinaltrakt, Erreger von Tierinfektionen	neonatale Sepsis und Meningitis, gynäkologische Infektionen, Pyelonephritis	**Penicillin G** (evtl. + Gentamicin), Cefuroxim, Cefotaxim
Enterococcus faecalis, Enterococcus faecium	Intestinaltrakt, Urethra	Harnwegsinfektionen, vom Darm ausgehende Mischinfektionen, Sepsis, Endokarditis	**Amoxicillin**, Mezlocillin, Vancomycin, bei E. faecium auch Linezolid, Daptomycin, Tigecyclin (Quinu-/Dalfopristin), evtl. auch Co-trimoxazol
andere aerobe Streptokokken (vergrünende und nicht-hämolysierende Streptokokken)	oberer Respirationstrakt, Intestinaltrakt	subakute bakterielle Endokarditis, Organabszesse (»Streptococcus milleri«), Sepsis bei Neutropenie	**Penicillin G**, Cefazolin, Clindamycin, Vancomycin

Therapie

Tab. 5.1-1 Häufige bakterielle Erreger, durch sie verursachte Erkrankungen und hierfür zumeist wirksame Antibiotika (fett hervorgehoben: Standardsubstanzen bei Empfindlichkeit). *(Fortsetzung)*

Name und Synonyma	Vorkommen	Erkrankungen	Antibiotika
anaerobe Streptokokken (Peptostreptokokken)	Intestinaltrakt, Mundhöhle, Vagina	vom Darm oder Genitale ausgehende Mischinfektionen, Zahninfektionen, Hirn-, Lungenabszess	**Penicillin G** oder Clindamycin (bei Mischinfektion mit Staphylokokken)
Neisseria meningitidis (Meningokokken)	Respirationstrakt	Meningitis, Sepsis, Bronchitis	**Penicillin G**, **Ceftriaxon**, Cefotaxim
Neisseria gonorrhoeae (Gonokokken)	Genitaltrakt, Mundhöhle	Zervizitis, Endometritis, Salpingitis, Urethritis, Proktitis	**Ceftriaxon**, **Gyrase-Hemmer**, Cefotaxim
Escherichia coli	Intestinaltrakt, evtl. auch Mund, Vagina, aber auch bei Haustieren	Harnwegsinfektionen, Urosepsis, Säuglingsmeningitis, Cholangitis, Diarrhoe	**Ciprofloxacin**, **Piperacillin**, Co-trimoxazol, Cephalosporine, Gentamicin, Carbapeneme
Klebsiella pneumoniae	Intestinaltrakt, auch Respirationstrakt	wie durch E. coli (aber keine Diarrhoe), auch als Klebsiellen-Pneumonie	**Ceftriaxon**, **Imipenem**, **Ciprofloxacin**, Co-trimoxazol, Colistin
Enterobacter cloacae	Intestinaltrakt, Umwelt	nosokomiale Infektionen (z. B. Pneumonie)	**Meropenem**, **Ciprofloxacin**, Amikacin
Proteus mirabilis	Intestinaltrakt	unkomplizierte Harnwegsinfektionen	**Amoxicillin**, Co-trimoxazol, Ciprofloxacin
Proteus vulgaris, Morganella morganii, Proteus rettgeri	Intestinaltrakt	Harnwegsinfektionen, seltener Urosepsis, Verbrennungen, Wundinfektionen, chronische Otitis	**Mezlocillin**, **Cefoxitin**, **Ceftriaxon**, Amikacin, Gentamicin, Co-trimoxazol, Ciprofloxacin
Providencia	Intestinaltrakt, Umwelt	Endokarditis, eitrige Thrombophlebitis, Harnwegsinfektion	**Cefotaxim**, **Piperacillin**, **Meropenem**, **Gentamicin**, Ciprofloxacin
Pseudomonas aeruginosa	normalerweise nicht auf Haut oder Schleimhaut, häufig in Abwasser und Schmutz, z. T. auch Intestinaltrakt	Wundinfektionen, besonders Verbrennungen, chronische Otitis, Harnwegsinfektionen, Sepsis, Ecthyma gangraenosum	**Piperacillin**, **Ceftazidim**, **Cefepim**, **Ciprofloxacin**, Meropenem, Doripenem, Tobramycin, Amikacin (Colistin)
Serratia marcescens	Intestinaltrakt, Umwelt (Wasser)	Harnwegs-, Wundinfektion, Sepsis, Pneumonie	**Meropenem**, **Piperacillin**, **Ciprofloxacin**, Amikacin

Tab. 5.1-1 Häufige bakterielle Erreger, durch sie verursachte Erkrankungen und hierfür zumeist wirksame Antibiotika (fett hervorgehoben: Standardsubstanzen bei Empfindlichkeit). *(Fortsetzung)*

Name und Synonyma	Vorkommen	Erkrankungen	Antibiotika
Haemophilus influenzae	Respirationstrakt	chronische Bronchitis, Bronchopneumonie, HNO-Infektionen, Konjunktivitis, Meningitis, Sepsis	**Ceftriaxon**, **Moxifloxacin**, Amoxicillin, Cefixim, Cefpodoxim, Doxycyclin
Prevotella melaninogenica	oberer Respirationstrakt, selten auch Darm	Zahneiterungen, Lungenabszess, Pleuraempyem, Hirnabszess	**Penicillin G**, **Metronidazol** u. v. a.
Bacteroides fragilis	Intestinaltrakt, Mundhöhle	vom Darm ausgehende Mischinfektionen, Appendizitis, Pylephlebitis, septische Thrombophlebitis, Genitalinfektionen, Abszesse mit fötidem Eiter	**Metronidazol**, **Cefoxitin**, **Clindamycin**, **Imipenem**, Piperacillin/Tazobactam, evtl. auch Moxifloxacin

rapie mit einem preiswerteren Mittel. Dieses gilt besonders für eine aszendierende Behandlung nach Versagen der ersten Behandlungsstufe. Das bei anderen Pharmaka übliche Therapieprinzip (zunächst mit dem einfachsten Medikament zu beginnen) gilt gerade nicht für die Antibiotika-Therapie, die Behandlung mit Antimykotika und antiviralen oder antiparasitären Substanzen. Ähnliches ist auch für eine Sequenzialtherapie gültig, bei welcher die kurz dauernde Behandlung mit einem i. v. Präparat von einer längeren Behandlung mit einem oralen Antibiotikum abgelöst wird (im Vergleich zu einer 7- bis 10- oder 14-tägigen i. v. Therapie). Hinzu kommt die geringere Belästigung des Patienten als indirekter ökonomischer Faktor. Die Einmaltherapie einer unkomplizierten Gonorrhoe mit einem stets noch wirksamen Antibiotikum, z. B. 250 mg Ceftriaxon, ist kostengünstiger als eine Penicillinbehandlung, die häufig versagt und dann die Weiterbehandlung mit einem effektiveren Antibiotikum sowie eine teure Sekundärdiagnostik erfordert. Einsparungsmöglichkeiten sollten genutzt werden, solange sie nicht zum Nachteil des Patienten sind.

Auf keinen Fall darf jedoch das höhere Risiko eines Therapieversagens in Kauf genommen werden. Stets sollten unabhängig von den Kosten die optimalen Antiinfektiva gewählt werden. Dies ist bei einer oft nur kalkuliert zu beginnenden Antiinfektiva-Therapie nicht trivial, aber eine falsche Sparsamkeit bei einer vielfach kurativ möglichen Antiinfektiva-Therapie erscheint generell deplatziert. Gerade in Hinsicht auf diagnosebezogene Fallgruppen (*diagnosis related groups*, DRG) und vergleichbare Gesamtabrechnungen ist der Einspareffekt durch eine optimale Antiinfektiva-Therapie wichtiger denn je!

Tab. 5.1-2 Klinische Wirksamkeit wichtiger Antibiotika bei selteneren Erregern.

Keimart	Penicillin G	Ampicillin	Cefazolin	Cefuroxim	Ceftriaxon	Imipenem	Gentamicin	Doxycyclin	Chloramphenicol	Erythromycin	Clindamycin	Ciprofloxacin	Co-trimoxazol
Acinetobacter-Arten	∅	∅	∅	∅	±	●	+	±	∅	∅	∅	●	∅
Actinomyces israelii	●	+	+	+	+	+	∅	+	±	+	+	±	+
Aeromonas hydrophila	∅	∅	∅	+	+	+	+	+	+	∅	∅	●	+
Bacillus anthracis	●	+	+	±	±	+	+	+	+	+	+	●	+
Bordetella pertussis	∅	∅	∅	∅	∅	?	∅	●	+	●	∅	+	+
Borrelia burgdorferi	●	+	+	+	●	+	?	+	+	+	∅	∅	∅
Borrelia recurrentis	+	+	+	+	+	+	?	●	+	+	∅	∅	+
Brucellen	∅	∅	∅	∅	∅	∅	+	●	+	∅	∅	+	∅
Burkholderia cepacia	∅	∅	∅	∅	∅	∅	∅	∅	+	∅	∅	+	+
Burkholderia pseudomallei	∅	∅	∅	∅	?	+	∅	+	+	∅	∅	+	+
Campylobacter jejuni	∅	+	∅	∅	±	+	+	+	+	●	∅	+	∅
Citrobacter freundii	∅	∅	∅	∅	±	+	●	+	+	∅	∅	●	●
Corynebacterium diphtheriae	●	+	+	+	+	+	+	+	+	+	+	+	∅
Erysipelothrix rhusiopathiae	●	+	+	+	+	+	∅	+	+	+	+	+	+
Francisella tularensis	∅	∅	∅	∅	?	+	●	●	+	∅	∅	+	∅
Fusobakterien	●	+	+	+	+	+	∅	+	+	∅	●	+	+
Haemophilus ducreyi	∅	+	+	+	+	?	?	+	+	+	∅	●	●
Legionellen	∅	∅	∅	∅	±	+	∅	+	∅	●	∅	+	∅
Leptospiren	●	+	+	+	+	+	?	●	+	?	?	∅	∅
Listerien	+		∅	∅	∅	+	±	+	±	+	+	+	+
Moraxella catarrhalis	∅	∅	+	+	●	●	+	●	±	±	∅	+	+
Nocardia asteroides	∅	∅	∅	∅	+	+	∅	+	∅	∅	+	±	●
Pasteurella multocida	●	+	+	+	+	+	+	●	+	+	∅	+	+
Rickettsien	∅	∅	∅	∅	∅	∅	∅	●	+	+	∅	+	∅
Salmonellen	∅	+	∅	∅	●	+	∅	∅	+	∅	∅	●	●
Serratia	∅	∅	∅	∅	+	●	●	∅	∅	∅	∅	●	+
Stenotrophomonas maltophilia	∅	∅	∅	∅	∅	∅	∅	+	+	∅	∅	±	+

● = am besten wirksam; + = wirksam; ± = fraglich wirksam; ∅ = nicht wirksam; ? = nicht eruierbar.

Allgemeiner Teil

5.2 Strategien der Antiinfektiva-Therapie

Generell unterscheiden sich die Prinzipien der Behandlung mit Antibiotika nicht von denen mit anderen Antiinfektiva. Aufgrund der Häufigkeit bakterieller Infektionen und deren besonderer Kenntnis wird deshalb in diesen allgemeinen Darstellungen vor allem auf Antibiotika speziell Bezug genommen.

Therapieformen

Man unterscheidet die **gezielte Therapie** (mit Kenntnis des Erregers und seiner Resistenz) von der **ungezielten Therapie** (ohne Kenntnis des Erregers und der Resistenz). Bei der ungezielten Therapie ist es von Bedeutung, ob es sich um eine akute oder chronische Infektion handelt und ob diese lebensbedrohlich ist.

Gezielte Therapie: Eine gezielte Behandlung galt lange als die Idealform der Antibiotika-Therapie. Dabei wurde zuerst der Erreger isoliert, danach das Antibiogramm erstellt und erst anschließend behandelt. Traditionell bevorzugte man Schmalspektrum-Antibiotika, z. B. Penicillin G bei Pneumokokken-Infektionen. Die gezielte Therapie erwies sich im Laufe der Jahre zunehmend als Illusion. Sie hat den grundsätzlichen Nachteil, dass mindestens 48 Stunden abgewartet werden muss, bis das Ergebnis einer Kultur mit Antibiogramm vorliegt. Die oft lebensentscheidende Initialtherapie ist nicht mit einem gezielten Vorgehen kompatibel. Mischinfektionen oder Laborfehler können zu weiteren Fehlinterpretationen führen. Häufig werden Kontaminationen oder Keime der Schleimhautflora für Erreger gehalten. Eine gezielte Antibiotika-Therapie ist daher bei akuten Infektionen eher die Ausnahme. Das Prinzip der gezielten Therapie bleibt jedoch wichtig bei subakuten und chronischen Infektionen durch resistente Erreger (z. B. Pseudomonas, Staphylokokken oder auch Enterobakterien), besonders bei obstruktiven Harnwegsinfektionen, Osteomyelitis und chronischen Wund- und Gewebsinfektionen. Auch bei der Behandlung invasiver Pilzinfektionen, der HIV-, der Hepatitis-B- und Hepatitis-C-Infektionen sollte möglichst eine gezielte Behandlung nach Resistenztestung erfolgen!

Kalkulierte Therapie: Im klinischen Alltag wird meist eine kalkulierte Therapie durchgeführt. Vor allem Hämatologen unterscheiden hier noch gerne zwischen einer empirischen und einer präemptiven Therapie, die auf Grundlage meist radiologischer Hinweise auf den Erreger (»Bild wie bei Aspergillus-Pneumonie«) gezielter erfolgt. Man wählt ein Antibiotikum, das zum erwarteten Erregerspektrum der vermuteten Infektion auf Grundlage der Klinik, der radiologischen und z. B. histologischen Befunde passt und das die notwendigen pharmakologischen Eigenschaften hat. Entscheidend sind die richtige Einschätzung der klinischen Situation sowie die genaue Kenntnis der hierbei vorkommenden Erreger. Optimal ist ein Präparat mit der günstigsten Relation zwischen Erfolgschancen und der Gefahr von Nebenwirkungen.

Interventionstherapie: Bei lebensbedrohenden Infektionen ist eine sofortige Interventionstherapie notwendig. Oft erfasst man mit sog. Breitspektrum-Antibiotika wie einem Carbapenem, einem 3.-bis-4.-Generations-Cephalosporin, Piperacillin/Tazobactam und Tigecyclin wegen zunehmender Resistenzen heute ohne zusätzliche Antibiotika-Kombinationen nicht mehr das ganze Erregerspektrum einer Krankheit (»Omnispektrum-Therapie«). Dies gilt vergleichbar auch zunehmend für Virostatika und Antimykotika. Bei schweren Infektionen, wie Sepsis, Pneumonie, Meningitis und Peritonitis, verbleiben oft nur wenige Stunden, um einen tödlichen Ausgang zu verhindern. Durch septischen Schock, Nekrosen, Verbrauchskoagulopathie oder Abszedierung kann es innerhalb von Stunden zu irreversiblen Organschäden kommen. Nach Eintritt der Besserung kann evtl. ein Kombinationspartner entfallen, die Dosierung reduziert werden und eine orale Nachbehandlung angeschlossen werden (Deeskalationstherapie). Zur Rezidivprophylaxe muss die Therapie für bestimmte Zeit weitergeführt werden. Um einen tödlichen Ausgang zu verhindern, ist zur Optimierung der Therapie ein sofortiger Beginn (Soforttherapie) entscheidend. Nach Entnahme von leicht zu gewinnenden Untersuchungsmaterialien zur mikrobiologischen (einschl. virologischen) Untersuchung (Blut, Liquor, Urin, Sputum, Wundabstriche usw.) muss innerhalb von 15–30 min die parenterale Therapie einsetzen. Nach Abnahme einer Blutkultur erfolgt sofort die i. v. Gabe eines geeigneten Breitspektrum-Antibiotikums. Die Entscheidung über die Wahl des Antibiotikums darf nicht durch Warten auf Laborwerte, Röntgenbilder und andere diagnostische Befunde verzögert werden.

> Die Unterlassung einer sofortigen Interventionstherapie kann ein schwerer Fehler sein, wie z. B. bei A-Streptokokken-Infektionen, Meningokokkensepsis oder Meningitis oder auch Herpes-Enzephalitis und Gasbrand. Das Risiko einer evtl. unnötig begonnenen Interventionstherapie ist gering, während das Risiko durch eine zu spät einsetzende Therapie erheblich ist.

Interventionstherapie bei Neutropenie: Die Maximalform einer aufsteigenden Interventionstherapie ist das Therapieschema bei Leukämie-Patienten mit Fieber und Neutropenie (s. Abb. 32.2-1, S. 958). Nach einer Initialtherapie mit Carbapenem oder Ceftazidim wird der Erfolg binnen 2–3 Tagen abgewartet. Bei Nichtansprechen erfolgt eine Supplementierung z. B. mit Vancomycin, jedoch mit Weiterführung der initialen Behandlung. Wenn auch das nicht wirkt, muss wegen des Verdachts auf eine Pilzinfektion oder auch eine Virusinfektion – meist nach weiterführender Diagnostik – zusätzlich kalkuliert oder präemptiv ein Antimykotikum und/oder Virostatikum gegeben werden. Bei Vorliegen von Lungeninfektionen oder beim Nachweis von hochresistenten Erregern muss die Therapie entsprechend modifiziert werden.

Interventionstherapie mit Deeskalation: Es gibt in der klinischen Medizin Situationen, bei denen eine möglichst lückenlose Therapie gestartet werden muss. Hierbei gibt es **zwei Therapiephasen:**

- Für die **initiale parenterale Interventionstherapie** eignen sich besonders:
  - Breite Cephalosporine (Ceftriaxon, Ceftazidim), Imipenem, Meropenem oder Piperacillin/Tazobactam, ggf. kombiniert mit Vancomycin und Ciprofloxacin oder ein Aminoglykosid.
  - In besonderen klinischen Situationen können auch Ertapenem, Moxifloxacin i. v. verwendet werden.
- Für eine **orale Weiterbehandlung** eignen sich besonders:
  - Cefixim, Cefpodoxim, Cefuroximaxetil sowie Ciprofloxacin, Levofloxacin, Moxifloxacin und Linezolid.
  - Bei bekanntem Erreger oder in besonderen klinischen Situationen kommen auch andere Antibiotika zur oralen Weiterbehandlung infrage, z. B. Makrolide, Clindamycin, Cefadroxil, Amoxicillin/Clavulansäure und Linezolid.

Eskalierende Therapie: Eine aufsteigende Therapie wird auch als Eskalationstherapie bezeichnet. Die Eskalationstherapie beginnt mit Antiinfektiva, welche die typischen Haupterreger erfassen. Bei Nichtansprechen erfolgt das Umsetzen auf eine andere Substanz oder eine Substanzkombination, welche auch gegen andere infrage kommende Erreger wirkt. Ein Beispiel ist die Behandlung einer bakteriellen eitrigen Sinusitis zunächst mit einem oralen Cephalosporin, bei Nichtansprechen mit dem auch gegen Anaerobier wirksamen Imipenem oder mit Amoxicillin/Clavulansäure. Das Konzept einer eskalierenden Therapie ist bei Pharmakologen sehr beliebt, da es in der allgemeinen Pharmakotherapie ein wichtiges Prinzip darstellt.

> Bei lebensbedrohenden Infektionen ist eine eskalierende Therapie jedoch prinzipiell falsch, z. T. sogar lebensgefährlich; bei der HIV-Therapie hat dieses Behandlungsprinzip sehr schnell zu einer bedeutsamen Resistenzentwicklung geführt!

Die Risiken einer zu breiten initialen Therapie wurden in der Vergangenheit offenbar überschätzt. Eine aufsteigende Therapie ist indiziert z. B. bei odontogenen Infektionen, Bronchitis, leichter Adnexitis und leichten Wundinfektionen.

Kombinationstherapie: Neben der Kombinationsbehandlung zur Erfassung eines möglichst weiten und/oder resistenten Erregerspektrums sind Kombinationsbehandlungen zur Erhöhung der Wirksamkeit und zum Schutz vor Resistenzentwicklung angezeigt. So werden antiinfektive Behandlungen von chronischen Infektionen bzw. von Infektionen, die nicht zu einer Elimination der Erreger führen, stets in Kombinationen durchgeführt (bei HIV: HAART).
Vielfach sind Kombinationstherapien gegen einen Erreger in vitro deutlich besser als Monotherapien, aber in vivo nicht nachzuvollziehen. Bedeutende und gesicherte Ausnahmen sind hiervon bis jetzt z. B. die Enterokokken-Endokarditis oder auch die Tuberkulose.

Therapiedauer

Früher gab man Antibiotika grundsätzlich 10–14 Tage in voller Dosierung, da ältere Mittel (Sulfonamide, Tetracycline) oft nur schwach und verzögert wirken. Penicillin wurde früher initial viel zu niedrig dosiert. Heute weiß man, dass viele Infektionen bereits weitgehend auf eine einzige hochdosierte Gabe ansprechen und die Therapiedauer auf 7–10 Tage verkürzt werden kann.

> Entscheidend ist die erste Gabe!

Es hat sich gezeigt, dass der wesentliche Erfolg einer mehrtägigen Antibiotika-Therapie oft schon mit der ersten Dosis eintritt. Dieser Effekt lässt sich mit der Erreger-Eliminationskinetik unter der Antibiotika-Therapie eindeutig demonstrieren. Besonders mit den neueren Betalactam-Antibiotika und Gyrase-Hemmern werden Enterobakterien und andere hochsensible Erreger rasch abgetötet. Die weitere Behandlung dient vorwiegend der Rezidivprophylaxe.
Eine **Einmaltherapie** ist möglich bei:

- unkomplizierter Gonorrhoe,
- unteren Harnwegsinfektionen bei Frauen,
- Shigellose und Reise-Diarrhoe.

Generell erfolgte in den letzten 30 Jahren eine Tendenz zur Reduktion der Therapiedauer – soweit eine Erregerelimination überhaupt möglich ist.
Beispiele für Indikationen, die nach wie vor eine **längere Therapiedauer** benötigen, sind:

- Osteomyelitis,
- bakterielle Endokarditis,
- Lungenabszess,
- Prostatitis,
- Harnwegsinfektionen bei Männern,
- Fremdkörperinfektionen,
- bakterielle Infektionen durch Mykobakterien, Chlamydien, Borrelien und Mykoplasmen,
- invasive Mykosen,
- Hepatitis-B- und -C-Infektion.

Es gibt auch Patienten, bei denen eine **Dauersuppression** einer nicht heilbaren Erkrankung notwendig wird, z. B. chronisches Erysipel, Cryptococcus-Infektionen bei AIDS ohne Immunrekonstitution, manche Fremdkörperinfektionen und HIV-Infektionen.
Oft erhalten Patienten, deren Infektion weitgehend abgeklungen ist, eine unnötig lange parenterale Therapie oder sie liegen nur noch im Krankenhaus, weil sie eine i. v. Therapie mit Antiinfektiva benötigen. Bei den meisten Infektionen kann bald auf eine orale Therapie übergegangen werden (Sequenzialtherapie). Nur bestimmte Infektionen (z. B. Osteomyelitis oder bakterielle und virale Meningoenzephalitis sowie invasive Infektionen mit hochresistenten Erregern) benötigen eine längere parenterale Therapie.

5.3 Praxis der Antibiotika-Therapie

Die Antiinfektiva-Therapie wird in der Klinik bei schweren Erkrankungen bevorzugt parenteral durchgeführt. In der Praxis des niedergelassenen Arztes mit den weniger schweren Erkrankungen ist eine orale Behandlung fast immer ausreichend; eine solche parenterale Therapie (OPAT [*outpatient parenteral antimicrobial therapy*] oder APAT [ambulante parenterale Antiinfektiva-Therapie]) ist nur bei Antiinfektiva mit langer Halbwertszeit (Ceftriaxon, Ertapenem, Teicoplanin, Daptomycin, Echinocandine, Amphotericin B und z. B. Cidofovir) praktikabel.
In der Klinik werden potenziell lebensbedrohende Infektionen stets mit i. v. Infusionen behandelt. Die wichtigsten Indikationen sind: Sepsis, Endokarditis, sekundäre Pneumonien, schwere Wundinfektionen, Meningitis/Enzephalitis, Peritonitis, Gallenwegsinfektionen, Infektionen durch Fremdkörper und zumeist opportunistische Infektionen bei schwerem Immundefekt. Hinzu kommt das große Gebiet der perioperativen Prophylaxe.

Die wichtigsten parenteralen Standard-Antibiotika für die Klinik sind:
- Ceftriaxon und Cefuroxim,
- Imipenem und Meropenem,
- Ciprofloxacin i. v. oder Levofloxacin i. v.,
- Piperacillin/Tazobactam,
- Ceftazidim oder Cefepim (Pseudomonas, Neutropenie),
- Clarithromycin i. v. (Legionellen),
- Vancomycin i. v.,
- Gentamicin oder Tobramycin,
- Metronidazol (Anaerobier, Amöben).

Standard-Präparate der zweiten Reihe sind:
- Moxifloxacin i. v. (bes. Atemwegsinfektionen),
- Ertapenem i. v. (Langzeit-Penem),
- Cefazolin (Staphylokokken, Prophylaxe),
- Penicillin G (Streptokokken, Lues u. a.),
- Tigecyclin (MRSA, Vancomycin-resistente Enterokokken, Acinetobacter), Co-trimoxazol (caMRSA, Pneumocystis),
- Linezolid (MRSA, Vancomycin-resistente Enterokokken).

Relevante parenterale Reserve-Antibiotika für die Klinik sind:
- Mezlocillin (Enterobakterien, Gallenwegsinfektionen, Prophylaxe),
- Ampicillin (Enterokokken, Listerien),
- Cefoxitin (Anaerobier, gynäkologische Infektionen),
- Cefotaxim (statt Ceftriaxon),
- Aztreonam (Cephalosporin-Allergie, Enterobakterien, Pseudomonas),
- Rifampicin i. v. (Staphylokokken, Mykobakterien),
- Clindamycin i. v. (Staphylokokken, Anaerobier),
- Daptomycin (MRSA, Vancomycin-resistente Enterokokken),

- Fosfomycin (Betalactam-Allergie, Staphylokokken),
- Amikacin (resistente Hospitalkeime),
- Colistin (hochresistente gramnegative Hospitalkeime),
- Doxycyclin i. v. (intrazelluläre Erreger),
- Teicoplanin (statt Vancomycin),
- Co-Amoxiclav i. v. bzw. Sulbactam-Kombinationen (leichtere Infektionen),
- Flucloxacillin (Staphylokokken-Infektionen).

In der Klinik gibt es aber nicht nur schwere, sondern auch leichtere Infektionen, die mit oralen Standard-Antibiotika behandelt werden können. In der Arzneimittelliste einer Klinik sollten alle Standard- und die wichtigen Reserve-Antibiotika enthalten sein.

In der Praxis des niedergelassenen Arztes findet sich für die ambulante Behandlung ein anderes Krankheitsprofil sowie ein anderes Erregerspektrum als in der Klinik. Die in der Praxis vorkommenden Harnwegsinfektionen, Atemwegsinfektionen, leichten Wundinfektionen und Enteritiden können mit oralen Antibiotika zumeist optimal behandelt werden. Je nach Krankheit kann es notwendig sein, sofort ein Mittel mit einem breiteren Wirkungsspektrum einzusetzen. Parenterale Antibiotika sind in der Praxis schwierig anwendbar. Es kommen praktisch nur Substanzen infrage, bei denen eine Einmalgabe pro Tag ausreicht – also Ceftriaxon, Ertapenem, Teicoplanin/Daptomycin oder Levofloxacin/Moxifloxacin. So schnell wie möglich sollte auf eine nachfolgende orale Therapie umgesetzt werden (Tab. 5.3-1).

Orale Reserve-Antibiotika sind Flucloxacillin, Amoxicillin/Clavulansäure, Clindamycin und Metronidazol sowie Rifampicin. Ihre Anwendung kommt aber nur in besonderen Situationen in Betracht.

In der WHO-Liste der wichtigen Medikamente (s. S. 1019) sind einige europäische Standard-Präparate nicht enthalten. Umgekehrt gibt es auch Standard-Präparate der WHO, die in Deutschland nicht mehr zugelassen sind (z. B. Procainpenicillin).

Tab. 5.3-1 Orale Standard-Antibiotika für die Praxis.

Antibiotika	Alternativen
Penicillin V	Propicillin
Amoxicillin	Bacampicillin
Cefadroxil	Cefaclor
Cefixim	Cefpodoxim, Cefuroximaxetil
Ciprofloxacin	Levofloxacin
Moxifloxacin	Levofloxacin
Azithromycin	Clarithromycin, Roxithromycin
Clindamycin	Moxifloxacin
Metronidazol	Moxifloxacin, Clindamycin (C. difficile: Vancomycin oral, Fidaxomycin)
Co-trimoxazol	Trimethoprim mit anderem Sulfonamid
Doxycyclin	Minocyclin
Linezolid (MRSA)	Rifampicin (+) Co-trimoxazol (z. B. caMRSA)

6 Sepsis

Definition: Sepsis ist nach klassischer Definition eine bakterielle oder durch Pilze bedingte Allgemeininfektion, bei welcher von einem Ausgangsherd ständig oder intermittierend Bakterien in die Blutbahn gelangen und zu schweren Krankheitserscheinungen (mit Fieber oder Hypothermie, Hyperventilation, beschleunigter Herzfrequenz), evtl. auch zu Metastasenbildung in inneren Organen führen können. Es gibt dabei ein breites Spektrum von wenig symptomatischen Erkrankungen bis hin zu schwersten Krankheitsformen. Die Sepsis-Definitionen haben sich zwar im Laufe der Jahre mehrfach geändert, sie spiegeln jedoch in der Regel Stufen im Verlauf einer unbehandelt zum Tode führenden Sepsis wider. So wird heute oft zwischen SIRS (*systemic inflammatory response syndrome*), Septikämie, Sepsis, septischem Schock und MODS (*multiorgan dysfunction syndrome*) unterschieden. Die Definitionen von Intensivmedizinern, von Infektiologen bzw. von Mikrobiologen sind nicht identisch. Ein septisches Krankheitsbild mit Multiorganversagen bei einer abakteriellen Pankreatitis, also eine Sepsis ohne Beteiligung von Erregern, ist nur nach Auffassung der Intensivmediziner eine Sepsis. Es gibt freilich auch gute Argumente für die erweiterte intensivmedizinische Definition (Tab. 6-1).

Eine **Einteilung** der septischen Erkrankungen ist zusätzlich nach der **Erregerart** (z. B. Staphylokokken- oder Pseudomonas-Sepsis) und nach der **Eintrittspforte** möglich (tonsillogene, Uro- oder cholangitische Sepsis, septischer Abort, Nabelsepsis usw.) und sollte hinsichtlich der speziellen diagnostischen und therapeutischen Maßnahmen auch angestrebt werden.

Bei einer **kryptogenen Sepsis** ist ein Ausgangsherd nicht nachweisbar. Sonderformen sind u. a. die Fremdkörpersepsis, die bakterielle Endokarditis und auch die peri- oder unmittelbar postoperative Sepsis (Tab. 6-2).

Bei einer **transitorischen Bakteriämie**, die bei lokalisierten Infektionen, etwa im Rahmen von Tonsillektomien oder Zahnextraktionen kurzfristig vorkommen kann, fehlen ernste Krankheitssymptome und es entstehen keine Entzündungsherde in anderen Organen.

Diagnostik: Die klinische Diagnose einer Sepsis (intermittierendes Fieber, Schüttelfrost, Milzvergrößerung, Nachweis des Sepsisausgangsherdes und septischer Metastasen) ist manchmal schwierig, da bei Abwehrschwäche (Leukämie, Marasmus, Früh- und Neugeborene), bei Intensivpatienten oder bei Anbehandlung mit Antibiotika eindeutige Symptome oder alle für die wichtige Frühdiagnose richtungsweisenden Befunde fehlen können. In jedem Fall sollte versucht werden, den Verdacht auf eine septische Erkrankung durch Blutkulturen und andere bakteriologische Untersuchungen zu bestätigen, da hierdurch meist eine effektivere Therapie ermöglicht wird.

Wichtige Untersuchungen sind:

- **Blutkulturen:** Sie sind die wichtigsten diagnostischen Maßnahmen vor Therapiebeginn. Bei subakuten Formen sind wiederholte Blutkulturen sinnvoll. Blutentnahme am besten während des Schüttelfrostes, jedoch nicht nur bei Fieberanstieg, da bei Neugeborenen und älteren Menschen auch afebrile Verläufe (gramnegative Erreger) vorkommen. Möglichst zwei handelsübliche Bouillonkulturflaschen (z. B. Bactec) sollten direkt am Krankenbett unter sterilen Kautelen (für aerobe und anaerobe Keime) beimpft und sofort im Messgerät bei 37 °C bebrütet werden. Blut sollte durch Venenpunktion gewonnen werden (nach sorgfältiger Hautdesinfektion). Blutentnahmen aus liegenden Venenkathetern sind nur bei Verdacht auf Katheterinfektion vergleichend sinnvoll. Bei zentralen Zugängen ist dies allerdings immer indiziert, da diese unabhängig von der Verweildauer stets

Tab. 6-1 Erweiterte intensivmedizinische Definition der Sepsis entsprechend den ACCP/SCCM-Diagnosekriterien für Sepsis, schwere Sepsis und septischen Schock.[1]

I - Infektion	Diagnose einer Infektion auf Grundlage klinischer Kriterien und/oder über den mikrobiologischen Erregernachweis
II - SIRS (systemic inflammatory response syndrome)	mindestens zwei der folgenden Symptome bei unterschiedlichsten Ursachen: • Körpertemperatur > 38 °C oder < 36 °C • Herzfrequenz > 90/min • Atemfrequenz > 20/min oder $paCO_2$ < 32 mmHg oder paO_2/FiO_2 < 200 bei maschineller Beatmung • Leukozytenzahl > 12 000/mm^3 oder < 4 000/mm^3 oder > 10 % unreife Formen
III - akutes Organversagen (Dysfunktion)	mindestens eines der folgenden Kriterien muss erfüllt sein: • akute Enzephalopathie mit eingeschränkter Vigilanz, Desorientiertheit, Unruhe, Delirium • absolute oder relative Thrombozytopenie: Thrombozyten ≤ 100 000/mm^3, Abfall um mehr als 30 % in 24 h (Ausschluss einer Thrombozytopenie durch Blutung, immunologische oder iatrogene Ursachen!) • arterielle Hypoxämie: paO_2 ≤ 10 kPa (≤ 75 mmHg) unter Raumluft oder paO_2/FiO_2-Verhältnis von ≤ 33 kPa (≤ 250 mmHg) unter Sauerstoffapplikation ohne manifeste Herz- oder Lungenerkrankung als Ursache • renale Dysfunktion: Diurese ≤ 0,5 ml/kg/h für wenigstens 2 h trotz ausreichender Volumensubstitution und/oder ein Anstieg des Serumkreatinins > 2-fach oberhalb des lokal üblichen Referenzbereichs • metabolische Azidose: »*base excess*« ≤ 5 mmol/l oder Laktatkonzentration > 1,5-fach oberhalb des lokal üblichen Referenzbereichs
Sepsis	(I + II): SIRS mit mikrobiologisch oder klinisch nachgewiesener Infektion
Schwere Sepsis	(I, II + III): Sepsis mit Zeichen der Organdysfunktion, Hypoperfusion oder Hypotension; Zeichen der Hypoperfusion sind: • Laktatazidose • Oligurie < 30 ml/h • akute Verwirrtheit und Bewusstseinsstörung ohne andere Ursache
Septischer Schock	schwere Sepsis mit Hypotension trotz ausreichender Volumensubstitution, definiert als: • systolischer Blutdruck ≤ 90 mmHg (arterieller Mitteldruck ≤ 65 mmHg) • Blutdruckabfall von > 40 mmHg vom Ausgangswert ohne andere Ursache • notwendiger Einsatz von Vasopressoren für systolischen Blutdruck ≤ 90 mmHg (arterieller Mitteldruck ≥ 65 mmHg)

[1] Nach: »Prävention, Diagnose, Therapie und Nachsorge der Sepsis«; Final Version 3, 22. Februar 2010_FMB. Empfehlungen der Deutschen Sepsis-Gesellschaft e. V. (www.divi-org.de/fileadmin/pdfs/.../Sepsis_Leitlinie_20104.pdf).

Tab. 6-2 Von welchen Infektionen geht eine Sepsis am häufigsten aus?[1]

Lungenentzündung	44,0 %
Bakterien im Blut (positive Blutkultur)	17,3 %
Infektionen der Harnwege und Geschlechtsorgane	9,1 %
Infektionen der Bauchorgane	8,6 %
Wund- und Weichteilinfektionen	6,6 %
Katheterinfektionen	2,2 %
Infektionen des Nervensystems	0,8 %
Herzklappenentzündung	0,6 %
andere Infektionen	10,8 %

[1] Nach Angus et al. Epidemiology of severe sepsis in the United States: analysis of incidence, outcome, and associated costs of care. Crit Care Med 2001; 29: 1301–10.

infektiös sein können. Längere Bebrütung der Blutkulturen erfasst auch langsam wachsende Erreger. Blutkulturen können auch bei transitorischer Bakteriämie (einmaliger Nachweis ohne Sepsissymptome) positiv sein. Im Idealfall legt man gleichzeitig zwei Blutkulturpaare an (mit Blut aus getrennten Venenpunktionen), die das gleiche Ergebnis haben sollten. Blutkulturen nach Einleitung einer Antibiotika-Therapie sind wenig sinnvoll. Sie können aber zur Erkennung eines Rezidivs, einer Resistenzzunahme des Erregers, eines Erregerwechsels oder zur Erkennung einer Falschbehandlung nützlich sein.

- **Antigennachweise:** Antigennachweise (z. B. Latex-Agglutinationstest, Polymerase-Kettenreaktion [*polymerase chain reaction,* PCR]) in Serum und Urin, evtl. auch in Liquor, können bei klinischem Verdacht auf eine Sepsis durch Meningokokken, Pneumokokken und B-Streptokokken sowie Haemophilus influenzae (Typ b) und Cryptococcus neoformans sinnvoll sein. Diese Tests können auch noch einige Tage nach Behandlungsbeginn auf den Sepsiserreger hinweisen. Der Einsatz von bakteriellen, vor allem universellen PCR-Untersuchungen hat bisher enttäuscht, ist bei Sepsis weiterhin noch experimentell und kann Blutkulturen keinesfalls ersetzen.
- **Mikrobiologische Untersuchungen** von Eiter, Liquor, Sputum, Urin oder Punktaten aus dem Sepsisausgangsherd oder von septischen Metastasen: Bei größerer Entfernung zum bakteriologischen Labor sollte eitriger Liquor oder ein Punktat von primär sterilem Material in zwei Bouillonkulturflaschen beimpft und in der Klinik vorbebrütet werden (wenn der Transport erst am nächsten Tag erfolgen kann). Ein Teil der Untersuchungsprobe sollte aber gleichzeitig in einem Transportmedium eingesandt werden (kühlen und nicht bebrüten – wichtig zur Anfertigung von mikroskopischen Präparaten, zur Erkennung von Kontaminationen und Mischinfektionen sowie zur Ausimpfung auf Spezialnährböden).

Sehr früh sollte eine Entfernung oder der Wechsel von bereits einliegendem Fremdmaterial geprüft und durchgeführt werden, genauso wie in jedem Fall sichergestellt werden muss, dass dieses Material fachgerecht aufbewahrt und einer schnellen mikrobiologischen Untersuchung zugeführt wird.

- **Empfindlichkeitsprüfung:** Die genaue Empfindlichkeitsprüfung der angezüchteten Erreger (z. B. mit dem E-Test) gibt Hinweise für die Wahl des Antibiotikums und die notwendige Höhe der Dosierung.
- **Unspezifische Laborparameter:** Unspezifische Laborparameter, wie C-reaktives Protein (CRP), Procalcitonin, Leukozytenzahl, Blutkörperchensenkungsgeschwindigkeit (BSG), sind zur Diagnosestellung ebenso wie zur Verlaufsbeurteilung wichtig. Die bereits auf vielen chirurgischen Intensivstationen übliche Bestimmung von einzelnen inflammatorischen Zytokinen wie Interleukin 6 (IL-6), IL-8 oder der Matrix-Metalloprotease 9 (MMP-9) sowie der antiinflammatorischen Zytokine IL-10 und Prostaglandin E_2 (PGE_2) zeigt zwar nicht selten eine Korrelation mit anderen Parametern – sie führte aber bisher zu keinem realen Erkenntnisgewinn, ist vor allem teuer, jedoch wenig nützlich.

Zumindest alle laborchemisch und technisch verfügbaren diagnostischen Parameter sind bisher zur Früherkennung der Sepsis noch höchst unzureichend, es sei denn, diese könnten evtl. zukünftig kontinuierlich – wie die Herzfrequenz am Monitor – bestimmt werden! Immer noch entscheidend für den Verlauf einer Infektion und deren Übergang in eine Sepsis ist der möglichst frühzeitige Einsatz der antiinfektiven Behandlung mit der bedeutenden Maßgabe der Antizipation einer kommenden Sepsis und die Vermeidung ihres Eintritts. Dies setzt aber neben einer guten, kontinuierlichen Beobachtung des Patienten im Vorfeld auch große klinische Erfahrung voraus und gelingt dann doch immer noch zu selten, auch wenn die Vermeidung einer Krankheitsprogression nur statistisch gemessen werden kann. Vor allem Begleiterkrankungen und -behandlungen erzeugen oft vergleichbare Symptome und Befunde bzw. maskieren diese bis zum Eintritt einer Sepsis oder gar einer schweren Sepsis mit Organversagen.

6.1 Allgemeine Regeln für die Sepsis-Therapie

Die Therapie der Sepsis besteht aus mehreren Prinzipien und Maßnahmen, die alle gleichzeitig unverzüglich berücksichtigt und eingeleitet werden müssen und in der Regel einer Überwachung des Patienten auf der Intensivstation bedürfen. Diese Prinzipien bestehen aus:

- der Sanierung des Ausgangsherdes,
- den supportiven Maßnahmen sowie
- der speziellen Sepsis-Therapie mit
- der antimikrobiellen Therapie.

Da trotz Berücksichtigung dieser Maßnahmen und der mittlerweile standardisierten, nach Leitlinien durchgeführten, auch »organprotektiven« Sepsis-Therapie die **Letalität** der Sepsis mit septischem Schock seit vielen Jahren kaum verändert zwischen 30 und 50 % liegt, kann wahrscheinlich nur die bessere Früherkennung einer drohenden Sepsis bzw. eines septischen Schocks mit sofortiger und schneller, wirksamer antimikrobieller Therapie die Ergebnisse derzeit noch verbessern (Tab. 6.1-1).

Sanierung des Ausgangsherdes

Zur Herdsanierung gehört z. B. die Abszessdrainage, die Entfernung nekrotischen Materials oder von infiziertem Fremdkörpermaterial. Ist eine große chirurgische Intervention erforderlich, so ist die Festlegung des optimalen Zeitpunktes für den Erfolg von wesentlicher Bedeutung. Soweit möglich, sollte eine vorangehende hämodynamische Stabilisierung durch supportive Maßnahmen erfolgen, um das perioperative Risiko zu senken. Zum günstigsten Zeitpunkt für die Entfernung von nekrotischem Material liegen nur für zwei Erkrankungen sichere

Tab. 6.1-1 Sofortmaßnahmen bei drohender Sepsis bzw. septischem Schock.

Herdsanierung	Antimikrobielle Therapie	Supportive Maßnahmen	Spezielle Sepsis-Therapie
Laparo-/Thorakotomie	ungezielte Interventionstherapie	Volumentransfusion	(Antithrombin?)
Abszess-Drainage	kalkuliert	α_1-, β_1-Mimetika	(Hydrocortison?)
Wunddébridement	gezielt	protektive Beatmung	(Immunglobuline?)
Katheterwechsel	Deeskalierung	Ernährung, Blutzucker-Einstellung	–
–	–	Thrombose- u. Stressulkusprophylaxe	–

Erkenntnisse vor: Während bei der **nekrotisierenden Fasziitis** ein frühzeitiges Débridement von avitalem Gewebe erfolgen sollte, ist bei der **nekrotisierenden Pankreatitis** ein konservatives Vorgehen indiziert, wenn nicht der Nachweis von infizierten Nekrosen geführt werden kann. Selbstverständlich sollten allerdings die seltenen Clostridium-perfringens-Infektionen bei nachweisbaren Herden einer frühzeitigen chirurgischen Behandlung zugeführt werden.

Supportive Maßnahmen

Zum ersten Schritt der Sepsis-Therapie gehört die ausreichende Volumengabe. In der Regel benötigen die Patienten initial 4–6 l kristalloide oder 1,5–3 l kolloide Lösungen, um ausreichende kardiale Füllungsdrucke zu erreichen. Dabei konnte bisher kein Vorteil für die in den USA bevorzugten kolloiden Lösungen gegenüber den kristalloiden nachgewiesen werden. Die Volumentherapie ist am zentralen Venendruck (ZVD), dem Wedge-Druck (*pulmonary capillary wedge pressure*, PCWP) sowie am Blutdruck, der Frequenz, dem Herzindex, der Urinproduktion und anderen Messgrößen auszurichten. Ziel-ZVD sollte hierbei ein Wert von 8–12 mmHg sein.

Gelingt es allein mit Volumengabe nicht, einen ausreichenden arteriellen Mitteldruck zu erreichen, so ist die Applikation eines Vasopressors (Noradrenalin 0,2–1,3 µg/kg/min) mit einem Zielmitteldruck von 60–75 mmHg indiziert. Nur im katecholaminrefraktären Schock ist derzeit der zusätzliche Einsatz von Vasopressin unter Hinnahme einer verschlechterten Mikrozirkulation zu rechtfertigen. Zu den weiteren nachweislich wirksamen supportiven Maßnahmen zählen die Prinzipien der lungenprotektiven Beatmung, der optimalen bzw. intensivierten Glucoseeinstellung sowie der Thrombose- und Stressulkusprophylaxe.

6.2 Spezielle Sepsis-Therapie

Die aktuellen Möglichkeiten, zusätzlich durch eine spezielle Sepsis-Therapie die hohe Letalität im septischen Schock zu verbessern, sind weiterhin sehr beschränkt. Solche Interventionen haben zum Ziel, über eine Immunmodulation Einfluss auf die Entzündungs-, Zytokin- und Gerinnungsregulation zu nehmen. Derzeit steht hierfür allerdings im weitesten Sinne die Behandlung mit nied-

rig dosiertem Hydrocortison zur Verfügung (Tab. 6.2-1).
Während sich die Therapie mit Hydrocortison in einer Dosierung von 100–200 mg/d weitgehend durchgesetzt hat, blieb der Einsatz von aktiviertem Protein C auch wegen der hohen Kosten und der vielen Kontraindikationen bei wenigen sehr ausgewählten Patienten ohne Erfolg. Auch die ungezielte, d. h. nicht sehr speziellen Situationen vorbehaltene Gabe von Antithrombin und Immunglobulinen hat die Behandlungsergebnisse der Sepsis bei sehr hohen Kosten nicht verbessert.

Blande Sepsisformen: Es darf nicht vergessen werden, dass sich nur bei der Minorität der Erkrankten das Vollbild eines septischen Schocks entwickelt. Es gibt viele blande Septikämien, die nicht intensivpflichtig sind, bei denen aber durch die bakteriämische Infektion unbehandelt schwere Komplikationen drohen.

Antimikrobielle Therapie

Wenn mit Diagnose der Sepsis oder der drohenden Sepsis kein Erreger und Sepsisherd eruierbar bzw. auch aufgrund einer Grunderkrankung nicht annähernd bestimmbar ist, muss relativ oft eine **vollkommen ungezielte Therapie** erfolgen. Eine ungezielte Therapie, die nahezu alle möglichen Erreger erreicht, müsste unter diesen Umständen heute z. B. ein Carbapenem plus Aminoglykosid plus Makrolid-Antibiotikum oder Gy-

Therapie

Tab. 6.2-1 Spezielle Sepsis-Therapie.

Senkung der Sterblichkeit durch	von	auf	Quelle
rekombinant hergestelltes aktiviertes Protein C	30,8 %	24,7 %	Bernard et al. 2001[1]
niedrig dosiertes Hydrocortison	63 %	53 %	Annane et al. 2002[2]
niedrig dosiertes Hydrocortison (50 mg/Tag)	36,1 %	39,2 %	Sprung et al. 2008[3]
intensivierte Insulintherapie	8,0 %	4,6 %	van den Berghe et al. 2001[4]
	26,0 %	24,7 %	Brunkhorst et al. 2008[5]
frühe Schockbehandlung unter kontinuierlicher Messung der Sauerstoffsättigung	46,5 %	30,5 %	Rivers et al. 2001[6]
rekombinant hergestellte Antikörper gegen TNF	35 %	32,3 %	Panacek et al. 2000[7]
Subgruppe mit erhöhtem IL-6-Spiegel	47,6 %	43,6 %	

[1] Bernard GR et al. Efficacy and safety of recombinant human activated protein C for severe sepsis. N Engl J Med 2001; 344: 699–709.
[2] Annane D et al. Effect of treatment with low doses of hydrocortisone and fludrocortisone on mortality in patients with septic shock. JAMA 2002; 288: 862–71.
[3] Sprung CL et al. Hydrocortisone therapy for patients with septic shock. N Engl J Med 2008; 358: 111–24.
[4] van den Berghe G et al. Intensive insulin therapy in the critically ill patients. N Engl J Med 2001; 345: 1359–67.
[5] Brunkhorst FM et al. Intensive insulin therapy and pentastarch resuscitation in severe sepsis. N Engl J Med 2008; 358: 125–39.
[6] Rivers E et al. Early goal-directed therapy in the treatment of severe sepsis and septic shock. N Engl J Med 2001; 345: 1368–77.
[7] Panacek E et al. Neutralization of TNF by a monoclonal antibody improves survival and reduces organ dysfunction in human sepsis: results of the MONARCS trial. Chest 2000; 118: 88.

rase-Hemmer, ggf. ergänzt durch Metronidazol und Vancomycin oder Linezolid sowie noch Fluconazol oder z. B. ein Echinocandin enthalten. Eine derartige klinische Konstellation ist aber sehr selten. In den meisten Fällen geben Anamnese und Befunde bereits Aufschluss über einen möglichen Sepsisherd und damit über das zu erwartende Erreger- und Empfindlichkeitsspektrum, nach dem dann eine **kalkulierte Therapie** erfolgen kann. Auch ohne Kenntnis des Herdes sollte bereits eine kalkulierte Therapie unter Berücksichtigung der folgenden, meist eruierbaren Kriterien erfolgen (Tab. 6.2-2).

Allgemeine Regeln für die antimikrobielle Therapie der Sepsis:

- Die Wahl des Antibiotikums richtet sich in erster Linie nach dem klinischen Bild und dem hierfür typischen Erregerspektrum. Die Initialtherapie erfolgt ungezielt (ohne Kenntnis des Erregers). Dabei müssen Grundkrankheiten, antibakterielle Vorbehandlungen und Resistenzspektrum im Krankenhaus berücksichtigt werden – auch diese Informationen fließen zumeist erst Stunden nach der notwendigen Sofortbehandlung in die Überlegungen zur Auswahl der Substanzen ein. Am geeignetsten sind breite Betalactam-Antibiotika, da diese ohne größeres Risiko in hohen Dosen gegeben werden können (Tab. 6.2-3). Bei Verdacht auf Infektionen durch schwach empfindliche oder schwer erreichbare Keime sind Kombinationen sinnvoll, welche die bakterizide Wirkung verstärken. Zur ungezielten Initialtherapie kommen

Tab. 6.2-2 Kalkulierte Therapie septischer Krankheitsbilder.

Ausgang der Infektion/ Grundleiden	Mögliches Erregerspektrum zusätzlich zu den gängigsten Keimen	Ergänzung der antimikrobiellen Behandlung um
Infektion:		
• außerhalb des Krankenhauses erworben	Legionella pneumophila, Salmonella-Spezies	Clarithromycin, Moxifloxacin, Ciprofloxacin
• innerhalb des Krankenhauses erworben	hochresistente Hospitalismuskeime	Aminoglykoside, Colistin, Daptomycin, Linezolid
Fremdkörper wie: zentrale Venenkatheter, Infusoport-Systeme, Schrittmacher etc.	resistente Staphylococcus- und Candida-Spezies	Vancomycin, Ceftarolin, Daptomycin, Azole oder Echinocandine
Abwehrschwäche bei Leukämie, Chemotherapie, nach Transplantation	Aspergillus-Spezies und Zygomycetes, Clostridium difficile	liposomales Amphothericin B, Voriconazol, Metronidazol
Pneumonie	Legionella pneumoniae, Akinetobacter-Spezies, Mycobacterium tuberculosis	Clarithromycin, Moxifloxacin, Co-trimoxazol/ Imipenem, Tuberkulosemittel
Gastrointestinaltrakt, Gallenwege	Clostridium-Spezies und andere Anaerobier, resistente Enterococcus-Spezies, Mischinfektionen	Metronidazol, Piperacillin/ Tazobactam, Imipenem, Tigecyclin
Harnwege	resistente Enterobacteriaceae, Candida-Spezies	Carbapeneme, Azole
Aufenthalt in den Tropen	Plasmodium falciparum, Entamoeba histolytica, Rickettsia-Spezies, Salmonella typhi, Shigella dysenteriae	Malariamittel, Metronidazol, Doxycyclin, Ciprofloxacin

Antibiotika infrage, die ein möglichst lückenloses Erregerspektrum erfassen. »Omnispektrum«-Kombinationen, wie früher Piperacillin plus Cefotaxim, haben den Vorteil eines sich überlappenden Spektrums und einer sich ergänzenden Wirkung (»Double-cover-Effekt«). Sie können durch einen Gyrase-Hemmer, ein Aminoglykosid, durch Metronidazol und/oder Vancomycin ergänzt werden.

Tab. 6.2-3 Tagesdosis bei Sepsis.

Antibiotikum	Erwachsene	Kinder	Bevorzugte Applikation/ Dosierungsintervall
Penicillin G	20 Mio. IE	0,5 Mio. IE/kg	i. v. Kurzinfusion alle 8–12 h
Ampicillin	6–10(–20) g	200–300 mg/kg	i. v. Kurzinfusion oder langsame Injektion alle 8–12 h
Piperacillin/ Tazobactam	13,5–18 g	< 40 kg KG: 200 mg/kg > 40 kg KG: 13,5 g	i. v. Kurzinfusion oder langsame Injektion alle 6–8 h
Cefazolin Cefotaxim Ceftazidim	6 g	150 mg/kg	i. v. Kurzinfusion oder langsame Injektion alle 8–12 h
Cefepim	4 g	100 mg/kg	i. v. Kurzinfusion alle 12 h
Ceftriaxon	2(–4) g	50–80 mg/kg	i. v. Kurzinfusion alle 24 h
Imipenem	1,5–2–4 g	50 mg/kg	i. v. Infusion alle 6–8 h
Meropenem	3–6 g	60–120 mg/kg	i. v. Kurzinfusion alle 8 h
Doripenem	1,5–3 g	(50–60 mg/kg)	Kurzinfusion alle 8 h
Gentamicin Tobramycin	160–320 mg	5–7,5 mg/kg	i. v. Kurzinfusion alle 12–24 h
Amikacin	1 g	15 mg/kg	i. v. Infusion alle 12–24 h
Colistin	6 g	50–75 000 IE/kg	i. v. Infusion alle 8 h
Vancomycin	2 g	40 mg/kg	i. v. Infusion alle 12 h
Teicoplanin	0,4–0,8 g	10 mg/kg	i. v. Infusion alle 24 h (doppelte Initialdosis)
Daptomycin	350–700 mg	6 mg/kg	i. v. Infusion alle 24 h
Linezolid	1 200 mg	20–30 mg/kg	i. v. Infusion alle 12 h (auch oral)
Tigecyclin	1 × 100 mg; 2 × 50 mg	–[1]	i. v. Infusion alle 12 h
Fosfomycin	15 g	200–300 mg/kg	i. v. Infusion alle 8 h
Clindamycin	1,8 g	20–30 mg/kg	i. v. Kurzinfusion alle 8 h
Ciprofloxacin	0,8g–1,2 g	20–30 mg/kg[1]	i. v. Kurzinfusion (30–60 min) alle 8–12 h
Levofloxacin	1 g	10–20 mg/kg[1]	i. v. Kurzinfusion (60 min) alle 12 h
Moxifloxacin	0,4 g	–	Kurzinfusion alle 24 h
Metronidazol	1,5–2 g	20–30 mg/kg	i. v. Kurzinfusion alle 8 h

[1] Für Kinder nicht zugelassen.

Therapie

Die routinemäßige, zumindest dauerhafte Gabe eines Aminoglykosids ist problematisch, da die Patienten mit Sepsis häufig einen Schock und mithin eine Niereninsuffizienz entwickeln. Bei Verdacht auf eine Staphylokokken-Ätiologie sollte Vancomycin in die Kombination eingeschlossen werden. Mit Imipenem, Meropenem bzw. Piperacillin/Tazobactam wird das Spektrum der wichtigsten Sepsis-Erreger als Monotherapie erfasst.

- Ist die Sepsis Folge einer im weitesten Sinn nosokomialen (*hospital associated*) Infektion, so sind beim jeweiligen Resistenzspektrum entsprechende Erreger wie Methicillin-resistenter Staphylococcus aureus (MRSA), Vancomycin-resistenter Enterococcus (VRE) oder Betalactamasen mit erweitertem Wirkspektrum (»extended spectrum betalactamase«, ESBL) in Erwägung zu ziehen und ggf. Substanzen wie Linezolid, Tigecyclin und Daptomycin oder Carbapeneme in das Spektrum für die initiale Behandlung einzubeziehen. Noch sind Carbapenem-resistente Enterobakterien und hochresistente Acinetobacter in deutschen Krankenhäusern und auf deren Intensivstationen eine Rarität. Diese Erreger müssen aber bei Patienten aus Ländern wie Israel, Griechenland oder bei Ausbruchssituationen mit in Erwägung gezogen werden und bedürfen dann einer Erweiterung des Spektrums um Colistin.
- Pilze und atypische Erreger können ebenfalls Septikämien und einen, allerdings eher protrahierten, septischen Schock auslösen und sprechen zumeist nur verzögert auf eine Behandlung an. Auch nur eine geringe Wahrscheinlichkeit solcher Infektionen rechtfertigt zumindest zu Beginn eine Behandlung, die diese Erreger mit erfasst (z. B. postoperative Kunstklappenendokarditis).
- Die Antibiotika-Behandlung muss über längere Zeit in hoher Dosierung durchgeführt werden (anfangs stets parenteral). Zur Nachbehandlung können oral applizierbare Antibiotika Verwendung finden. Rezidive sind häufig durch Erregerwechsel, Persistenz sensibler Erreger in großen Eiteransammlungen (Staphylokokken!), nicht erkannte Endokarditis oder durch infizierte Fremdkörper bedingt.
- Eine sorgfältige Beobachtung des Patienten auf mögliche Nebenwirkungen ist bei hochdosierter Antibiotika-Therapie unerlässlich, da bei einem Sepsis-Syndrom stets mit einer schweren Nieren- oder auch Leberfunktionsstörung, einer verzögerten Antibiotika-Ausscheidung und einer Akkumulation von Metaboliten zu rechnen ist.
- Zusätzliche unspezifische Behandlungsmaßnahmen sind Schockbekämpfung, Bluttransfusion, Azidosebehandlung, Flüssigkeitstherapie, Ausgleich von Elektrolytstörungen, Behandlung von Gerinnungsstörungen. Gegebenenfalls chirurgische Maßnahmen, z. B. Drainage eines Empyems. Während sich in früheren Untersuchungen kein eindeutig positiver Effekt für synthetische Glucocorticoide in hoher Dosis ergab, zeigte eine begleitende Therapie mit 100–200 mg Hydrocortison i. v. plus 50 mg Fludrocortison oral positive Effekte bei schwerer Sepsis.
- Als Gründe für ein Therapieversagen kommen unzureichende Dosierung, Erregerwechsel, Fremdkörperinfektion, Resistenzzunahme der Erreger, Rezidiv durch Persister, Fortbestehen des Sepsisausgangsherdes, ungünstige anatomische Verhältnisse (in Abszesshöhlen oder dgl. eingeschlossene Erreger) und nicht selten eine falsche Wahl des Antibiotikums infrage.
- Die **häufigsten Sepsiserreger** sind Staphylokokken, Streptokokken, Enterobakterien (Escherichia coli, Klebsiella, Enterobacter, Proteus), Pseudomonas aeruginosa und Keime der Bacteroides-Gruppe (Tab. 6.2-4). Meningokokken treten entweder sporadisch oder in Epidemi-

Tab. 6.2-4 Prozentuale Verteilung der 6 128 Erreger bei postoperativen Septikämien (aus Deutschland) bzw. bei denen Infektlokalisationen angegeben wurden.[1]

Erreger	Kopf	Lunge	Gastrointestinaltrakt/ Abdomen	Gynäkologie	Harnwege	ZNS	Postoperativ	Fremdkörper/ Haut i. v.
	n = 128	n = 1 133	n = 1 290	n = 56	n = 1 520	n = 117	n = 550	n = 56
Staphylococcus aureus	25,8	21,8	5,7	19,6	7,6	17,1	31,5	46,6
Koagulase-negative Staphylokokken	10,2	6,9	3,5	3,6	1,7	6,0	6,7	21,1
hämolysierende Streptokokken	10,9	2,5	0,8	8,9	0,7	4,3	1,8	3,2
nicht hämolysierende Streptokokken	13,3	4,5	2,7	3,6	0,9	3,4	3,1	1,0
Pneumokokken	11,7	20,7	0,4	–	0,3	19,7	–	0,2
Enterokokken	3,1	4,2	12,2	7,1	5,6	3,4	13,1	5,7
Listerien	–	0,4	0,4	1,8	–	6,0	–	–
Escherichia coli	3,9	10,2	33,8	17,9	60,8	6,8	9,6	4,2
andere Enterobakterien	8,6	13,6	28,7	17,9	16,4	8,5	18,4	8,7
Pseudomonas aeruginosa	0,8	5,4	2,9	7,1	3,2	0,9	4,5	2,2
Non-Fermenter	2,3	2,8	2,2	5,4	1,6	0,9	4,2	3,4
Neisseria meningitidis	–	0,4	–	–	–	17,9	–	–
Haemophilus	3,1	1,1	–	–	–	1,7	–	0,1
Anaerobier	–	1,1	1,9	1,8	0,3	0,9	2,5	0,5
Candida	0,8	1,8	2,5	–	0,7	1,7	2,9	2,2
sonstige Erreger	5,5	2,6	2,3	5,4	0,3	0,9	1,6	0,7

[1] Nach Rosenthal E. Epidemiologie von Septikämie-Erregern. Dtsch Med Wochenschr 2002; 127: 2435–40.

en auf. Andere Erreger wie Haemophilus influenzae, Clostridien, Listerien, Enteritis-Salmonellen, Pasteurella multocida, Gonokokken, Aeromonas, Campylobacter, Serratia marcescens sind seltener. Saprophytäre Bakterien (Koagulase-negative Staphylokokken, Acinetobacter-Arten, Pseudomonas-Arten, Bacillus cereus) und Pilze können unter besonderen Umständen, z. B. bei zentralen Venenkathetern, nach Implantation von Kunststoffprothesen (bei Herzoperationen) oder nach Shunt-Operationen, zu Sepsiserregern werden (Endoplastitis). Es gibt daneben eine große Zahl von Erregern, die als Rarität zu einer Sepsis führen können.

Ungezielte Therapie

Die **Interventionstherapie** schwerer septischer Infektionen sollte ein möglichst lückenloses Erregerspektrum erfassen. Der frühzeitige Behandlungsbeginn ist entscheidend (s. S. 484). Bei noch unbekanntem Erreger richtet sich die Interventionstherapie nach der klinischen Konstellation und dem typischen Erregerspektrum. Mögliche Eintrittspforten, septische Absiedlungen, resistenzmindernde Grundkrankheiten, Vorbehandlungen sowie das Auftreten eines septischen Schocks oder einer Niereninsuffizienz sind bei der Wahl der Antibiotika zu berücksichtigen. Zur Erweiterung des Wirkungsspektrums und zur

Steigerung der klinischen Effektivität sind Antibiotika-Kombinationen vorteilhaft. Alte, traditionelle Kombinationen wie Ceftriaxon oder Cefotaxim mit einem Aminoglykosid können heute nur noch bei ambulant erworbenen Infektionen ohne schwere Grunderkrankung empfohlen werden. Wenn neben Enterobakterien auch Pseudomonas aeruginosa als Erreger infrage kommt, ist eine Kombination unter Einschluss von Ceftazidim/Cefepim oder Piperacillin/Tazobactam (evtl. auch Meropenem) sinnvoll (ggf. kombiniert mit Tobramycin). Wenn im Krankenhausmilieu mit mehrfach resistenten Erregern (Enterobakterien, Staphylokokken) und Anaerobiern zu rechnen ist, haben Imipenem und Meropenem ggf. in Kombination mit Tobramycin und Vancomycin die besten Erfolgsaussichten.

Am Beginn der antimikrobiellen Therapie der schweren Sepsis sollte spätestens alle 12 Stunden das jeweils gewählte Regime auf Lücken auch unter Berücksichtigung jeweils neuer klinischer Erkenntnisse überprüft werden.

Bei **Versagen einer Initialtherapie** muss nach 1–3 Tagen die Therapie ggf. entsprechend den inzwischen vorliegenden mikrobiologischen, am besten kulturellen Befunden modifiziert werden. Häufig muss zur Schließung von Wirkungslücken bzw. zur Erfassung seltener Erreger die initiale Therapie ergänzt werden (z. B. mit Vancomycin, Daptomycin oder Linezolid).

Urosepsis: Ohne Vorkrankheiten handelt es sich meistens um Infektionen durch Escherichia coli und andere Enterobakterien. Nach urologischen Eingriffen liegen häufig Infektionen mit resistenten gramnegativen Stäbchen vor (Proteus, Pseudomonas, Serratia, Enterobacter).

Therapie: Alternativen sind Ciprofloxacin oder Levofloxacin i. v. (**cave:** Chinolonresistenz im Krankenhaus ca. 25 %), Cefotaxim, Ceftriaxon, Piperacillin mit Betalactamase-Hemmer oder Imipenem bzw. Meropenem, z. B. bei infrage kommender ESBL-Resistenz (in manchen Krankenhäusern bis zu 20 %!). Die Therapie muss bei Eintreffen von bakteriologischen Befunden (Blut- und Urinkulturen, Resistenztestung) überprüft werden.

Cholangitische Sepsis: Bei cholangitischer Sepsis lassen sich die Erreger schwer nachweisen (Blutkultur, endoskopische retrograde Cholangiopankreatikographie [ERCP]). Meist handelt es sich um Escherichia coli, andere Enterobakterien, mikroaerophile und anaerobe Staphylokokken, Enterokokken, seltener um Keime der Bacteroides-Gruppe, Clostridien, Pseudomonas.

Therapie: Günstige Parameter für eine ungezielte Therapie (geeignetes Wirkungsspektrum, gute Gallegängigkeit, hohe Serum- und Gewebespiegel, kein Aktivitätsverlust in Galle, Vorliegen kontrollierter Studien) haben Ciprofloxacin, Mezlocillin, Ceftriaxon und Tigecyclin. Mechanische Faktoren, die eine Cholangitis oder Cholezystitis unterhalten (Konkremente usw.), müssen ausgeschaltet werden. Bei septischen Komplikationen nach ERCP ist als Erreger oft Pseudomonas beteiligt, deshalb sollte bei Einsatz von Carbapenemen ohne Erregernachweis hier nicht Ertapenem zum Einsatz kommen. Orales Ciprofloxacin ist wegen des breiten Spektrums und der Pharmakokinetik bei leichteren Formen bzw. zur Nachbehandlung ohne Resistenz gut geeignet.

Postoperative Sepsis: Ausgang meist von infizierten Wunden; Haupterreger sind Staphylokokken. Nicht selten liegen jedoch Mischinfektionen mit gramnegativen Keimen vor. Eine schwere postoperative Sepsis hat eine hohe Letalität.

Therapie: Bei schwerer postoperativer Sepsis ist eine lückenlose Breitspektrum-Therapie, z. B. mit Carbapenemen oder zumindest Piperacillin/Tazobactam, ggf. auch z. B.

Tigecyclin, notwendig. Bei Wundinfektionen nach Eingriffen am Intestinaltrakt und am weiblichen Genitale besteht meist eine Mischinfektion mit Enterobakterien, Bacteroides fragilis und anaeroben Streptokokken. Geeignet sind Imipenem oder andere Peneme. Alternativen sind nach Empfindlichkeitstestungen Kombinationen, wie Ceftriaxon + Metronidazol oder Ciprofloxacin + Clindamycin. Da es sich in der Regel um im Krankenhaus erworbene Erreger handelt, sind mögliche Infektionen mit MRSA (Methicillin-resistenter S. aureus), MRSE (Methicillin-resistenter S. epidermidis) und VRE (Vancomycin-resistenter Enterococcus) in Betracht zu ziehen und ggf. mit Tigecyclin zu behandeln oder durch Linezolid, Daptomycin oder ein Lipoglycopeptid nach Resistenz zu ergänzen.

Sepsis nach kleinen Hautverletzungen: Oft mit Lymphangitis, aber ohne eindrucksvollen Lokalbefund. Die Erreger sind in erster Linie Staphylokokken, teilweise auch Streptokokken, selten Mischinfektionen mit Anaerobiern.

Therapie: Behandlung mit Cefazolin oder Cefuroxim i. v., evtl. auch mit Clindamycin.

Sepsis bei myeloischer Insuffizienz: Systemische Infektionen bei Leukämie, Agranulozytose, Organtransplantation (s. S. 795) werden vor allem durch Pseudomonas aeruginosa, Escherichia coli, Klebsiellen, Proteus und Staphylokokken hervorgerufen. Darüber hinaus ist mit einer Vielzahl von anderen Erregern, inklusive Pilzen, zu rechnen. Immer sind die bei diesen Patienten oft implantierten Port-Systeme mit zusätzlich möglichen Staphylococcus-epidermidis- oder auch Candida-Infektionen (vielfach bereits Fluconazol-resistent) bei der initialen Therapie zu berücksichtigen.

Therapie: Die sofort einsetzende Interventionstherapie muss eine vorausgegangene Antibiotika-Therapie oder -Prophylaxe, die klinische Symptomatik und mögliche Eintrittspforten (z. B. Portsysteme) berücksichtigen und alle relevanten bakteriellen Erreger erfassen.
Zur **Initialbehandlung** kommen infrage:
- Imipenem oder Meropenem,
- Tazobactam/Piperacillin.

Gegebenenfalls zusätzliche Kombination mit Ciprofloxacin oder Aminoglykosiden und Ergänzung um Vancomycin oder Daptomycin sowie einem Echinocandin. Auch Ceftazidim/Cefepim werden, meist in diversen Kombinationen, häufig verwandt.

Prinzip: Response – Non-Response
Man beginnt die Interventionstherapie z. B. mit Imipenem. Patienten, die nach 2–3 Tagen entfiebert sind, gelten als Responder. Bei ihnen wird die gleiche Therapie noch 4–8 Tage fortgesetzt. Bei Patienten, die in 2 Tagen nicht entfiebern (Non-Responder), wird die Therapie weitergeführt, aber durch zusätzliche Antibiotika (z. B. Ciprofloxacin und Vancomycin) oder Antimykotika (z. B. Caspofungin, Voriconazol oder Amphotericin B) ergänzt. Bei intensivpflichtigen Patienten mit Hinweisen auf eine schwere Sepsis sollte die ungezielte Therapie bereits zu Beginn in genannter Kombination ohne Abwarten der Response erfolgen!

Die **Therapie bei soliden Tumoren** mit kurz dauernder Granulozytopenie unterscheidet sich von der Therapie bei Patienten mit Leukämie. Bei kurz dauernder Granulozytopenie im Rahmen einer Zytostatikatherapie ist eine weniger intensive Monotherapie (z. B. mit Ceftriaxon, Ceftazidim) meistens ausreichend. Auch Levofloxacin oder Moxifloxacin und andere Chinolone sind ohne Hinweise auf Resistenz geeignet.

Sepsis nach Splenektomie: Häufigste Erreger sind Pneumokokken, Meningokokken und Haemophilus (Typ b). Das Risiko ist besonders hoch bei Kindern. Schnelle und z. T.

Therapie

hochdramatische Verläufe (OPSI-Syndrom) sind häufig.

Therapie: Wenn möglich, bei ersten Anzeichen einer Infektion sofortige Einnahme eines oralen Antibiotikums, das Splenektomierten grundsätzlich nach Aufklärung mit nach Hause gegeben werden sollte. Großzügige Indikationsstellung zur sofortigen Antibiotika-Therapie bereits bei ersten Symptomen eines grippalen Infektes: Fast alles hilft, wenn es nicht zu spät kommt! In der Klinik ist der Beginn bei Verdacht auf OPSI-Syndrom mit Cefuroxim, Cefotaxim oder Penicillin G vermutlich gleichwertig. Wichtig ist die Prophylaxe durch rechtzeitige Impfung gegen Pneumokokken, Haemophilus und Meningokokken.

Septischer Abort und Puerperalsepsis (s. Neugeborenensepsis): Die häufigsten Erreger sind unter anderem Keime der Bacteroides-Gruppe, ferner Escherichia coli, Staphylokokken, aerobe und anaerobe Streptokokken sowie Clostridien (oft Mischinfektionen).

Therapie: Zu Behandlungsbeginn wird ggf. vom Zervixsekret ein Grampräparat angefertigt und eine aerobe und anaerobe Kultur angelegt. Die Behandlung mit hohen Antibiotika-Dosen muss das breite Erregerspektrum berücksichtigen. Entweder gibt man Imipenem, Ertapenem oder Kombinationen, wie Cefotaxim + Metronidazol oder Cefotaxim + Clindamycin. Gegebenenfalls Abrasio oder Uterusexstirpation sowie Schockbehandlung.

Tonsillogene Sepsis: Meist hervorgerufen durch Bacteroides, Staphylokokken, Streptokokken. Heute sehr selten geworden.

Therapie: Clindamycin i. v. oder Penicillin G i. v. sind meist wirksam. Bei schwerem Krankheitsbild sind Imipenem oder Cefotaxim + Clindamycin zu bevorzugen. Bei septischer Jugularvenenthrombose kann eine Unterbindung des verschlossenen Gefäßes notwendig sein.

Venenkathetersepsis (s. auch S. 513): Bei zentralen Venenkathetern oder Portsystemen kommt eine Bakteriämie häufiger vor als bei peripheren Venenkathetern. Das Sepsisrisiko steigt sprunghaft an bei neutropenischen Patienten, bei entzündeten und teilweise thrombosierten Venen sowie bei längerem Gebrauch desselben Venenkatheters, insbesondere zur parenteralen Ernährung. Andere Venenkatheterkomplikationen sind: Thrombophlebitis, Phlegmone, murale Rechtsherzendokarditis, Infektion von Prothesen, infizierte Embolien und Infarkte (z. B. Lungeninfarkt), Retinitis oder Ophthalmitis.

Erreger: Das Erregerspektrum umfasst zahlreiche, meist saprophytäre Keime. Am häufigsten sind Koagulase-negative Staphylokokken (70–80 %), seltener Staphylococcus aureus (auch MRSA), Enterokokken (auch VRE), Corynebacterium jeikeium, Propionibakterien, gramnegative Stäbchen und Pilze. Diese Keime können von der Haut des Patienten oder des Pflegepersonals stammen. Gefürchtet ist das Eindringen von Candida in Infusionslösungen bei totaler parenteraler Ernährung. Dabei werden auch andere Pilze gefunden, z. B. Aspergillus, Candida glabrata und Mucor. Wässrige Infusionslösungen können durch Klebsiella, Enterobacter cloacae, Serratia, Burkholderia cepacia und Citrobacter freundii, aber auch durch schwer identifizierbare apathogene Keime (Asaccharolyten), Sporenbazillen oder apathogene Pilze kontaminiert sein.

Diagnostik: Die Diagnose einer Venenkathetersepsis kann schwierig sein. Einen Hinweis gibt die (freilich technisch schwierige) quantitative Blutkultur. Das Blut aus dem infizierten Venenkatheter enthält viel mehr Bakterien als das durch Venenpunktion gewonnene periphere Blut. Eine quantitative

Beurteilung der Blutkultur ist im Gussplattenverfahren möglich (1 ml Blut wird mit verflüssigtem Agar in eine sterile Petri-Schale gegossen und gemischt). Oft ist auch eine Anzüchtung der gleichen Keime aus dem Infusionsgefäß, von der Kathetereintrittsstelle oder (nach Katheterentfernung) von der Venenkatheterspitze möglich. Alle länger liegenden Venenkatheter sollten immer kulturell untersucht werden (durch Abrollen der Spitze auf festem Nährboden, nicht in Anreicherungsmedien).

Therapie: Der sicherste Weg zur Heilung ist die Entfernung des infizierten Fremdkörpers mit gleichzeitiger Antibiotika-Therapie. Bei schwerem Krankheitsbild verwendet man initial eine breit wirksame Kombination, z. B. Cefotaxim + Vancomycin + ggf. Fluconazol oder anderes (s. u.). Die prinzipielle Forderung nach Entfernung des Venenkatheters lässt sich nicht immer erfüllen. Bei einer nachgewiesenen Infektion durch Pseudomonas aeruginosa wirken Piperacillin + Tobramycin oder Ceftazidim + Tobramycin am besten; bei Multiresistenz bleibt oft nur noch der Einsatz von Colistin – wenn möglich auch immer mit einem Kombinationspartner. Bei Nachweis von Staphylokokken ist Vancomycin + Rifampicin gut geeignet. Bei Pilzsepsis ist bis zum Erreger- und Resistenznachweis wegen zunehmender Fluconazol-Resistenz der primäre Einsatz von Echinocandinen, Voriconazol oder (liposomalem) Amphotericin B sinnvoll. Umstritten ist, ob eine intravasale Fremdkörperinfektion ausschließlich durch Antibiotika behandelt werden kann. Die Erfolgsaussichten sind ohne Entfernung des Fremdkörpers schlecht, wenn sich bereits eine stärkere Thrombophlebitis entwickelt hat oder eine Pilz- bzw. Pseudomonasinfektion vorliegt. Eine Blockierung des Katheters mit Antibiotika im infusionsfreien Intervall oder die ausschließliche Verwendung zur Antiinfektivaapplikation erscheint sinnvoll. Therapieziel ist primär die Verhütung weiterer septischer Komplikationen. Nur selten führt eine lang dauernde Antibiotika-Therapie auch zu einem dauerhaften Verschwinden der Bakterien aus dem Blut. Bei nicht entfernbaren Fremdkörpern (z. B. Herzklappenprothesen) ergibt sich die Notwendigkeit einer Langzeitsuppressivbehandlung mit oralen Antibiotika.

Infusionsbakteriämie: Kontaminierte Infusionslösungen können zu starken Fieberreaktionen, oft mit Schock, führen. Trotzdem kann die kontaminierte Flasche klar sein: Sie sollte nach einer Fieberreaktion stets kulturell, aber auch auf Pyrogene untersucht werden. Oft ist die Bakteriämie nur vorübergehend und der Katheter kann belassen werden.

Therapie: Eine Therapie mit einem Cephalosporin ist ratsam, selbst wenn Spontanheilungen die Regel sind. Durch bakterielle Kontamination von Blutkonserven können ähnliche Reaktionen, aber auch echte septische Infektionen ausgelöst werden.

Neugeborenensepsis: Vieldeutige Symptomatik je nach Genese. Sie kann intrauterin (z. B. durch Listerien), intra partum (durch Escherichia coli, Pseudomonas, B-Streptokokken u. a.) und post partum (häufig durch Staphylokokken) entstehen. Wichtig ist der frühzeitige Behandlungsbeginn bei klinischem Verdacht (nach Anlegen einer Blutkultur und ggf. Liquorgewinnung zur bakteriologischen Untersuchung). Bei Verdacht auf eine intrauterin entstandene Sepsis (nach vorzeitigem Blasensprung) sollte postpartal eine Blutkultur aus Plazentablut (gewonnen durch Punktion eines Plazentagefäßes) angelegt werden. In dieser Blutkultur wachsen bei infiziertem Fruchtwasser die gleichen Keime wie aus dem ersten Mekonium bzw. den Gehörgangsabstrichen.

Therapie: Bei positiver Blutkultur sollte bei vorzeitigem Blasensprung die Antibiotika-

Behandlung sofort beginnen, auch wenn noch keine klinischen Erscheinungen einer Sepsis vorhanden sind (diese folgen in der Regel erst 1–2 Tage später). Wegen der ernsten Prognose ist eine Kombinationsbehandlung indiziert, welche das relevante Wirkungsspektrum einschließlich Listerien und Enterokokken erfasst.
Günstige Kombinationen bestehen aus einem Cephalosporin und Acylaminopenicillin, z. B. Cefotaxim + Piperacillin. Gegebenenfalls können diese Kombinationen durch Vancomycin (wenn mehrfach resistente Staphylokokken häufiger vorkommen) oder ein Aminoglykosid (Gentamicin oder Amikacin) ergänzt werden. Auch zur Behandlung einer Meningitis oder bei Meningitis-Verdacht ist diese Kombination geeignet.

Septischer Schock: Ein septischer Schock wird durch Einschwemmung von Bakterien in die Blutbahn ausgelöst (in erster Linie von Enterobakterien, daneben aber auch von Pneumokokken, Staphylokokken, Clostridien und anderen Bakterien). Bei Freisetzung von Endotoxinen gramnegativer Bakterien (Lipopolysaccharide) kommt es zu einer Wirkungskaskade unterschiedlicher körpereigener Mediatoren. Dabei spielt TNF (Tumornekrosefaktor) als Mediator des septischen Schocks eine wichtige Rolle. Versuche einer kausalen Therapie des septischen Schocks, z. B. durch Antikörper gegen TNF oder durch Antagonisten gegen bestimmte Mediatoren, haben bisher enttäuscht. Ein zuverlässig wirksames Anti-Endotoxin ist derzeit nicht verfügbar. Es stellt sich die Frage, ob dieses Ziel überhaupt erreicht werden kann, da ein septischer Schock die Folge einer Endotoxin-Einschwemmung ist und somit jede Therapie zu spät kommen muss. Rekombinantes aktiviertes Protein C (Drotrecogin alfa) konnte in Studien die Letalität bei besonders schwer Erkrankten minimal senken, ohne dass hier eine klare Behandlungsindikation abzuleiten war. Alle Behandlungsindikationen wurden auch mittlerweile zu Recht zurückgezogen. Die zurzeit wieder eingetretene Renaissance des kostengünstigen, niedrig dosierten Hydrocortisons bei Sepsis mit 100–200 mg/Tag (der Nachweis einer Nebennierenrindeninsuffizienz gelingt realistisch in der Regel erst nach 3–5 Tagen) ist gut nachvollziehbar, gelingt es doch, die häufig laborchemisch nachweisbare Nebennierenrindeninsuffizienz auszugleichen. Ob diese Maßnahme jedoch geeignet ist, die Letalität der Sepsis zu senken, bleibt vermutlich auch zukünftig unklar. Erwartungsgemäß führten höhere Dosierungen zu Hyperglykämien und vermehrten sekundären Infektionen. Auch die zunächst euphorisch propagierte intensivierte Insulintherapie (IIT) zeigte bald die zu erwartenden Konsequenzen mit um das 6-fache erhöhten schweren Hypoglykämien und keineswegs verminderter Letalität.

Therapie: Bei septischem Schock ist die wichtigste Maßnahme die schnell einsetzende, hochdosierte bakterizide Antibiotika-Therapie, bevorzugt mit Betalactam-Antibiotika. Die z. T. von Naturwissenschaftlern vertretene Vorstellung, dass bakterizide Antibiotika den septischen Schock durch Bakteriolyse verstärken könnten, ist nach unserer Auffassung klinisch nicht relevant. Gleichzeitig sollte unter kontinuierlichem Monitoring eine Kreislaufunterstützung durch großzügige Volumengabe (kolloidale und kristalloide Infusionslösungen), hohe Sauerstoffapplikation (ggf. frühzeitige Intubation und Beatmung), ggf. (HKT < 30 g/dl) Transfusion von Blutprodukten und Katecholamine mit Vasopressoren (Noradrenalin) und/oder Herzzeitvolumen steigernde Substanzen wie Dobutamin erfolgen. Die notwendige Flüssigkeitszufuhr sollte unter Kontrolle des zentralen Venendrucks und des Pulmonalarteriendrucks sowie der Harnausscheidung erfolgen. Wichtig sind auch eine Azidosebehandlung und bei drohendem Nierenversagen eine frühzeitige Hämodialyse oder Filtration. Bei disseminierter intravaskulärer

Gerinnung ist eine entsprechende stadiengerechte Therapie erforderlich.

Staphylokokkentoxin-Schock (»Toxic-shock-Syndrom«): Bei schweren Schocksymptomen (verbunden mit Scharlach-ähnlichem Hauterythem), Konjunktivitis und Enanthem ist an einen Staphylokokkentoxin-Schock (»Toxic-shock-Syndrom«) zu denken, bei dem eine Bakteriämie selten vorkommt, die toxinbildenden Staphylokokken aber in der Vagina, in Wunden oder in Abszessen nachweisbar sind (s. o.). A-Streptokokken können ein vergleichbares Krankheitsbild (s. S. 497) hervorrufen mit ebenso notwendigen, schnell einsetzenden Supportivmaßnahmen (Immunglobuline, Corticosteroide).

Therapie

Gezielte Therapie

Staphylococcus-aureus-Sepsis: Meist kontinuierliche Bakteriämie, ausgehend von Hautinfektionen (teilweise mit Lymphangitis), Wund- oder Nabelinfektionen, Thrombophlebitis, Mastoiditis, Parotitis oder Pneumonie. Relativ häufig bei Heroinsucht und bei intravasalen Fremdkörperinfektionen. Oft septische Metastasen in Nieren, Knochenmark, Gelenken, Gehirn und Hirnhäuten, Lunge, am Endokard usw.

Therapie: Eine längere Kombinationstherapie mit Cefazolin oder Imipenem plus einem zweiten Staphylokokken-Antibiotikum (Clindamycin, Fusidinsäure, Rifampicin oder Fosfomycin) ist zu bevorzugen. Wegen der ungenügenden klinischen Wirksamkeit und erheblicher Nebenwirkungen möglichst keine Oxacillin-Derivate! Auch die früher übliche Therapie einer Sepsis durch Penicillin-G-empfindliche Staphylokokken (die aber Penicillin-tolerant sein können) mit Penicillin G sollte heute durch eine Therapie mit entweder Cefazolin (Erwachsene tgl. 6 g i. v.) in Kombination mit Clindamycin (tgl. 1,2–1,8 g i. v.) oder Imipenem (Erwachsene tgl. 4 × 500 mg) ersetzt werden.
Bei Methicillin-Resistenz erscheint eine Behandlung bei Pneumonie mit Linezolid (Erwachsene 2 × 600 mg) oder bei Endokarditis mit Daptomycin (tgl. 6 mg/kg KG) dem Vancomycin (Erwachsene: tgl. 2 g in zwei i. v. Kurzinfusionen; Kinder: tgl. 40 mg/kg; starke Dosisreduktion bei Niereninsuffizienz) überlegen zu sein. Die Kombination mit einem zweiten Staphylokokken-Mittel (z. B. Rifampicin) ist ratsam. Therapiedauer mindestens 4–6 Wochen, oft länger. Nach Eintritt der Besserung unter parenteraler Therapie Dosisreduktion und orale Nachbehandlung. Eine verminderte Sensibilität von Staphylococcus-aureus-Stämmen gegen Vancomycin (sog. VISA-Stämme) ist bisher extrem selten. Die Antibiotika-Therapie erübrigt nicht eine notwendige chirurgische Behandlung (Eröffnung großer Abszesse, Entfernung infizierter Fremdkörper). Reservemittel bei Staphylokokken-Sepsis sind Linezolid (Quinupristin/Dalfopristin in Deutschland nicht mehr verfügbar), Daptomycin, Tigecyclin, Clindamycin, Teicoplanin, Fusidinsäure, Rifampicin, Fosfomycin, Telavancin und neu Ceftarolin und evtl. Ceftobiprol. Reserve-Antibiotika zur Therapie von Staphylokokken-Infektionen sollten möglichst in Kombination gegeben werden. Immer ist eine sofort operationsbedürftige Endokarditis auszuschließen.

Staphylococcus-epidermidis-Sepsis: Septikämien durch Koagulase-negative Staphylokokken sind in letzter Zeit häufiger geworden. Haupteintrittspforten sind intravenöse Fremdkörper (Venenkatheter, Dialyse-Shunts u. a.), gelegentlich mit Endokarditis. Die sichere Diagnose erfordert den mehrfachen Nachweis eines identischen Stammes in der Blutkultur. Mit mehrfach resistenten Stämmen (z. B. MRSE) ist stets zu rechnen. Fehldiagnosen sind freilich überaus häufig; Kontaminationen an Venenkathetern werden oft zu Unrecht als Ursache der Sepsis bei fehlendem anderem Erregernachweis vermutet.

Therapie: Die Therapie muss nach dem Antibiogramm erfolgen, z. B. mit Cefazolin oder Imipenem und Gentamicin. Infektionen durch Methicillin-resistente Stämme können nicht mit Penicillinen oder Cephalosporinen behandelt werden; die Standardkombination besteht hier aus Vancomycin plus Rifampicin. Bei Vancomycin-Resistenz sollte Linezolid, Daptomycin oder z. B. auch Tigecyclin zum Einsatz kommen, jeweils in Abhängigkeit von Ursache und Ort septischer Absiedlungen. Wenn möglich, sollte der infizierte Fremdkörper entfernt werden. Wenn dies nicht möglich ist, bleibt nur eine Suppressionsbehandlung mit oralen, gut verträglichen Antibiotika, die nach Antibiogramm auszuwählen sind. So kann bei infizierter künstlicher Herzklappe eine lang dauernde Suppressivtherapie mit Cefadroxil oder Clindamycin ggf. plus Rifampicin indiziert sein. Kompliziert wird die Auswahl der Substanzen bei hochresistenten Stämmen und z. B. nicht explantierbaren, eingewachsenen atrialen SM-Kabeln. Unter Einschluss der Prüfung von Co-trimoxazol und Rifampin-Derivaten sollte in solchen und vergleichbaren Fällen z. B. ein Einsatz von Linezolid oral geprüft werden, wenngleich nicht häufig mit einer Langzeitverträglichkeit gerechnet werden kann. Mit Zulassung von Dalbavancin (1 × i. v./Woche) könnte auch eine parenterale Langzeitbehandlung möglich werden.

A-Streptokokken-(Streptococcus-pyogenes-) Sepsis: Heute relativ selten, aber immer noch sehr gefährlich. Eintrittspforten sind Hautinfektionen, Wundinfektionen, seltener gynäkologische Infektionen oder Infektionen des oberen Respirationstraktes. Schwere Formen mit schnellem Verlauf, Schock, Nierenversagen, Exanthem und multipler Absiedlung sind typisch. Auch ein durch Toxinbildung dem »Toxic-shock-Syndrom« (TSS) ähnliches Krankheitsbild ist möglich!

Therapie: Penicillin G, bei Erwachsenen 15–20 Mio. IE/Tag in mehreren i. v. Kurzinfusionen oder Injektionen, bei Säuglingen und Kleinkindern 1–3–5 Mio. IE/Tag für 1–2 Wochen. Nachbehandlung mit Penicillin V, tgl. 1,5–3 Mio. IE für 2 Wochen. Bei Penicillin-Allergie Cefazolin (Dosierung s. Tab. 6.2-3, S. 488), bei Verdacht auf Mischinfektionen mit Staphylokokken auch Clindamycin, tgl. 1,2–1,8 g, oder Vancomycin. Bei TSS-ähnlicher Symptomatik erscheint die i. v. IgG-Gabe auch allein aufgrund einiger positiver Erfahrungsberichte sinnvoll: 1 mg/kg an Tag 1, dann 0,5 mg/kg jeweils an Tag 2 und Tag 3. Ähnliches gilt für die kurzfristige Applikation von Corticosteroiden.

B-Streptokokken-Sepsis: Bei Neugeborenen als intrauterin erworbene Frühform oder postnatal erworbene Spätform. Schnelldiagnose bei klinischem Verdacht durch Antigennachweis in Serum und Urin mit dem Latex-Agglutinationstest. Schneller Verlauf, schlechte Prognose. Gelegentlich auch bei Erwachsenen mit Abwehrschwäche.

Therapie: Optimal ist eine möglichst frühzeitig einsetzende Behandlung mit Penicillin G, bevorzugt in Kombination mit Gentamicin (Neonataldosierung: 300–500 000 IE Penicillin/kg KG in 4–6 ED plus 3,5 mg Gentamicin/kg KG 1 × oder 2 × tgl., je vor oder nach der 37. Schwangerschaftswoche sowie entsprechend dem Serumspiegel). Bei ungezielter Therapie mit einem Cephalosporin oder anderen Penicillinen werden B-Streptokokken ebenfalls rasch eliminiert.

Pneumokokken-Sepsis: Auftreten manchmal als Komplikation einer Pneumonie und bei Personen mit Abwehrschwäche (z. B. nach Splenektomie), oft auch ohne erkennbare Eintrittspforte. Schneller Verlauf. Ein septischer Schock mit Mikrozirkulationsstörungen (OPSI-Syndrom) ist möglich.

Therapie: Wie bei A-Streptokokken-Sepsis mit Penicillin G in hoher Dosierung (mind. 3 × tgl. 5 g). Alternative Ceftriaxon (1–2 ×

tgl. 2 g) oder Cefotaxim (3 × tgl. 2–4 g). Bei Penicillin-G-Resistenz (z. B. aus Osteuropa, Südafrika) verwendet man Vancomycin in Kombination mit Rifampicin.

Sepsis durch andere Streptokokken: Vergrünende oder nichthämolysierende Streptokokken anderer Gruppen werden relativ häufig in Blutkulturen auch ohne Bestehen einer Endokarditis nachgewiesen. Sie können Zeichen einer Bakteriämie (ohne Sepsisfolge) sein, aber auch auf ein Kolonkarzinom (Streptococcus bovis!) oder auf eine Mischinfektion mit Anaerobiern hinweisen. Derartige Streptokokken (mit Ausnahme von Enterokokken) sind meist sensibel gegen Penicillin G und alle üblichen Betalactam-Antibiotika.

Therapie: Die Behandlung muss die Möglichkeit einer Mischinfektion mit Anaerobiern, bei der sich nur die Streptokokken nachweisen ließen, berücksichtigen. Die Kombination Penicillin G + Metronidazol kann wegen einer oft gleichzeitigen Anaerobierinfektion einer Monotherapie mit Penicillin G überlegen sein. »Streptococcus milleri« führt freilich typischerweise als Monoinfektion zu einer schweren Sepsis mit starker Tendenz zur Abszedierung.

Enterokokken-Sepsis: Eintrittspforte ist der Intestinal- oder Urogenitaltrakt. Geringe Neigung zu septischen Metastasen. Enterokokken sind gefürchtet als Erreger einer schwer therapierbaren bakteriellen Endokarditis.

Therapie: Ampicillin (Erwachsene und Schulkinder tgl. 6–10[–20] g, jüngere Kinder einschl. Neonatalzeit 200–300 mg/kg, verteilt auf 3–4 Kurzinfusionen). Mezlocillin und Piperacillin wirken ähnlich wie Ampicillin. Auch noch bei eingeschränkter Empfindlichkeit wird die Bakterizidie von Ampicillin durch die Kombination mit Gentamicin erheblich verstärkt, nicht jedoch bei einem kleinen Teil der hochgradig Gentamicin-resistenten Enterokokken-Stämme.
Bei Penicillin-Allergie oder Ampicillin-Resistenz Vancomycin i. v. Die älteren und die neueren Cephalosporine sind gegen Enterokokken klinisch unwirksam. Imipenem ist in jedem Fall bei wirksamen minimalen Hemmkonzentrationen eine diskutable Alternative. Bei Vancomycin-Resistenz (Enterococcus faecium) kommen Linezolid, Daptomycin und als Reserve Tigecyclin (oder Quinupristin/Dalfopristin – in Deutschland nicht mehr im Handel) infrage. Auf eine ggf. erforderliche hohe, jedoch ungeprüfte Daptomycin-Dosis von ca. 8 mg/kg sollte geachtet werden.

Meningokokken-Sepsis: Eintrittspforte ist der Respirationstrakt, meist begleitet von Meningitis oder Arthritis, seltener von Endokarditis. Die schwerste Form verläuft als Waterhouse-Friderichsen-Syndrom (häufiger bei Kindern, früher fast immer tödlich). Wegen des oft foudroyanten Verlaufs ist ein möglichst früher Behandlungsbeginn entscheidend (schon bei geringstem Verdacht!).

Therapie: Traditionell gab man Penicillin G, Erwachsene täglich 20–30 Mio. IE, Kinder 0,5 Mio. IE/kg in 3–4 i. v. Kurzinfusionen. Therapiedauer: 7–10 Tage, bei eingetretener Besserung Penicillin in reduzierter Dosierung weitergeben. Eine Penicillin-G-Resistenz von Meningokokken ist in den meisten Ländern noch selten (1–4 %), jedoch in Spanien bereits auf 50 % angestiegen. Daher ist es sicherer, initial Ceftriaxon oder Cefotaxim zu geben (Dosierung s. Tab. 6.2-3, S. 488). Auch bei unklarer Ätiologie, bei Penicillin-Allergie oder bei epileptiformen Krämpfen ist Ceftriaxon i. v. indiziert.

Prophylaxe: Zur Umgebungsprophylaxe verwendet man Rifampicin oral (bei Erwachsenen 0,6 g, bei Kindern 10 mg/kg alle 12 h für 2 Tage, s. S. 253). Bei Erwachsenen ist auch Ciprofloxacin (einmalig 0,75 g oral) anwendbar. Bei Schwangeren kommt dafür als Alternative Ceftriaxon (einmalig 1,0 g) infrage.

Waterhouse-Friderichsen-Syndrom: Das Waterhouse-Friderichsen-Syndrom, das nicht nur bei Meningokokken-Sepsis, sondern gelegentlich auch bei anderen Sepsisformen (A-Streptokokken, Pneumokokken) vorkommt, ist gekennzeichnet durch septischen Schock, starke Flüssigkeitsverluste und Elektrolytverschiebungen, innere und äußere Blutungen sowie eine Verbrauchskoagulopathie mit Thrombozytopenie, Mangel an Fibrinogen, Prothrombin, Faktor V und Faktor VII.

Therapie: Die Therapie des Waterhouse-Friderichsen-Syndroms besteht außer in hohen Dosen von Ceftriaxon oder Penicillin G vordringlich in einer schnellen Volumensubstitution (bis hin zur Infusion eines Plasmaexpanders) und dem Ausgleich von Elektrolyt- und Gerinnungsstörungen. Auch hier ist der Einsatz von Protein C nicht mehr gerechtfertigt, wenngleich über dessen Erfolg mehrfach berichtet wurde, über den unwirksamen Einsatz allerdings viel weniger!

Escherichia-coli-Sepsis: Häufigste Sepsisform bei Neugeborenen und jungen Säuglingen, als Urosepsis oder cholangitische Sepsis auch bei älteren Kindern und Erwachsenen vorkommend. Das Krankheitsbild variiert erheblich. Bei einer Escherichia-coli-Sepsis mit Eintrittspforte im Abdomen muss immer auch eine schwer fassbare Anaerobier-Komponente berücksichtigt werden. Gefürchtet sind schwere Verlaufsformen mit septischem Schock (hohe Letalität).

Therapie: Eine Therapie mit Cefotaxim oder Ceftriaxon erfasst nahezu alle Infektionen durch Escherichia coli (Dosierung s. Tab. 6.2-3, S. 488) mit Ausnahme einer ESBL-Resistenz (ca. 5 %). Ampicillin wirkt unsicher. Wenn man ein Penicillin einsetzen will, sollte Piperacillin/Tazobactam verwendet werden (in Kombination mit Gentamicin zur Verstärkung der Bakterizidie). Vollwertige Alternativen, vor allem bei möglicher ESBL-Resistenz, sind alle Carbapeneme (Imipenem, Ertapenem, Meropenem oder Doripenem). Eine Resistenz gegen diese Mittel ist sehr selten. Chinolone wie Ciprofloxacin sollten nur bei nachweislicher Empfindlichkeit eingesetzt werden (bis zu 20 % Resistenz!). Die Therapiedauer richtet sich nach Ursache und klinischem Bild.

Klebsiella- und Enterobacter-Sepsis: Als Hospitalinfektion nicht selten. Ausgangsherde können u. a. eine Pneumonie, Wundinfektion, Venenkatheterinfektion, Cholangitis oder Harnwegsinfektion sein. Häufig septischer Schock. Evtl. Korrektur der Initialtherapie nach dem Antibiogramm.

Therapie: Die stärkste Aktivität gegen Klebsiellen haben Cefotaxim, Ceftriaxon, Meropenem, Imipenem, Ertapenem, Levofloxacin und Ciprofloxacin. Enterobacter aerogenes wird durch Cefotaxim zuverlässig gehemmt. Dagegen ist Enterobacter cloacae häufig gegen alle Penicilline und die meisten Cephalosporine resistent, aber sensibel gegen Imipenem und Ciprofloxacin. Aminoglykoside sind meist in vitro sensibel, jedoch ungeeignet für eine Monotherapie (eine Kombinationsbehandlung wirkt aber synergistisch). Bis zum Nachweis einer Empfindlichkeit sollte im Krankenhaus immer von der Möglichkeit einer Chinolon- und ESBL-Resistenz ausgegangen werden, weshalb im Zweifel eine Behandlung mit Carbapenemen zu bevorzugen ist. Sehr aufmerksam sind die Resistenzentwicklungen, individuell wie auch im Krankenhaus, besonders bei Klebsiellen hinsichtlich von Carbapenemase zu beobachten. Auch bei nur grenzwertigen Befunden (Indikatorsubstanz: Ertapenem) kann eine in vitro nach minimaler Hemmkonzentration potenziell mögliche Dosisanpassung klinisch kaum wirksam werden und es bleibt im Wesentlichen nur eine hochdosierte Behandlung mit Colistin.

Serratia-marcescens-Sepsis: Vorkommen nicht selten auf Intensivstationen. Eintrittspforte sind meist Harn- oder Atemwegsinfektionen oder infizierte Venenkatheter.

Therapie: Eine Behandlung ist wegen der häufigen Erregerresistenz schwierig. Am ehesten wirksam ist Cefotaxim oder ein vergleichbares Cephalosporin allein oder in Kombination mit einem Aminoglykosid (z. B. Amikacin). Alternativen sind Ciprofloxacin, bei unübersichtlicher Resistenzsituation ggf. Imipenem, Meropenem oder Ertapenem, evtl. auch Mezlocillin und Piperacillin. Bei Gabe von Mezlocillin oder Piperacillin sollten nur Kombinationen mit einem Betalactamase-Hemmer und/oder einem Aminoglykosid zum Einsatz kommen (Dosierung s. Tab. 6.2-3, S. 488).

Proteus-Sepsis: Ausgang meist von Harnwegs-, Gallenwegs-, Darm- oder Mittelohrinfektionen oder von infizierten Nekrosen. Oft mit septischem Schock. Behandlung je nach Proteus-Art und Antibiogramm.

Therapie: Die Therapie einer Proteus-Sepsis muss die häufig vorliegenden Mischinfektionen berücksichtigen. Cefotaxim oder Ceftriaxon ist wegen der wesentlich stärkeren Aktivität gegen alle Proteus-Arten zu bevorzugen. Alternativen sind Mezlocillin und Piperacillin (jedoch stets in Kombination mit Gentamicin). Immer wirksam sind Imipenem, Meropenem sowie Ciprofloxacin (Dosierung s. Tab. 6.2-3, S. 488).

Pseudomonas-Sepsis: Meist von Harnwegsinfektionen, Verbrennungen oder Wunden und Beatmungspneumonie ausgehend. Gefährliche Sepsisform bei Leukämie, häufig septischer Schock, Befall kleiner Gefäße und Absiedlungen in Organen, Behandlung infolge häufiger Erregerresistenz schwierig. Eine lokale Erregerempfindlichkeit sollte unbedingt beachtet werden.

Therapie: Die traditionelle Behandlung von Pseudomonas-Infektionen ist die Kombination von Piperacillin (tgl. 15 g) mit Tobramycin (tgl. 240–320 mg). Als weitere Betalactam-Antibiotika kommen auch Ceftazidim, Cefepim, Aztreonam, Meropenem oder Doripenem in Betracht. Die Initialtherapie muss je nach Antibiogramm korrigiert werden. Eine offensichtlich bessere, aber nicht in größeren Studien erprobte Therapie ist die Kombination eines Pseudomonas-wirksamen Betalactam-Antibiotikums mit Ciprofloxacin nach Resistenz (z. B. Piperacillin/Ceftazidim [Cefepim] oder Meropenem + Ciprofloxacin). Ciprofloxacin kann ggf. auch zur oralen Nachbehandlung verwandt werden. Unter den Carbapenemen hat in vitro Doripenem die beste Pseudomonas-Aktivität und sollte dennoch hoch dosiert werden (z. B. 3 g/Tag!). Bei bekannten multiresistenten Erregern, z. B. auf der Intensivstation, muss ggf. auch schon bis zum Resistenznachweis eine Kombination unter Einschluss von Colistin erwogen werden.

Haemophilus-Sepsis: Ausgang vom Respirationstrakt, häufig mit Meningitis, Arthritis oder Endokarditis (meist subakut). Vorkommen jetzt auch bei älteren Menschen häufiger.

Therapie: Die Therapie der Wahl ist eine hochdosierte intravenöse Gabe von Ceftriaxon. Cefotaxim, Ceftazidim sowie Carbapeneme sind ebenfalls wirksam. Bei Erwachsenen kommen auch Ciprofloxacin oder Levofloxacin hochdosiert in Betracht.

Clostridien-Sepsis: Durch Clostridium perfringens (Gasbranderreger) oder andere Clostridien, ausgehend von Wund-, Darm- oder Puerperalinfektionen, besonders nach abdominellen Eingriffen, nach Abort und bei myeloischer Insuffizienz. Oft akute Hämolyse mit Ikterus und disseminierte intravaskuläre Gerinnung.

Therapie: Penicillin G, täglich 15–20 Mio. IE parenteral, nur bei Penicillin-Allergie andere Mittel wie Cefoxitin, Metronidazol oder Clindamycin. Bei einer Mischinfektion (z. B. arteriosklerotische Gangrän) sind Kombinationen, wie Ceftriaxon + Metronidazol, indiziert. Auch Carbapeneme oder Tigecyclin kommen infrage.

Bacteroides-Sepsis: Akut oder chronisch, von Genitalinfektionen, vom Nasopharynx oder Intestinaltrakt ausgehend, selten als subakute Endokarditis auftretend, starke Tendenz zu Abszedierung mit fötidem Eiter. Häufig zusammen mit anaeroben Streptokokken, Enterokokken oder Escherichia coli.

Therapie: Die Initialbehandlung erfolgt mit Metronidazol-haltigen Kombinationen, evtl. auch mit Clindamycin oder Imipenem, Meropenem, Ertapenem bzw. Piperacillin/Tazobactam; hierdurch werden alle Bacteroides-Arten (auch Bacteroides fragilis) erfasst. Penicillin G und alle anderen Penicilline wirken unsicher auf die am häufigsten vorkommenden Bacteroides-fragilis-Stämme, wohl aber auf andere Bacteroides-Spezies und die oft gleichzeitig vorkommenden anaeroben Streptokokken. Cefoxitin, Moxifloxacin und Tigecyclin sind ebenfalls wirksam. Andere Cephalosporine, herkömmliche Gyrase-Hemmer und Aminoglykoside sind bei Bacteroides-fragilis-Infektionen unwirksam.

Pilz-Sepsis (s. auch S. 848): Nicht selten bei Patienten mit Abwehrschwäche (z. B. durch Immundefekt, HIV-Infektion, Tumorleiden, Cortisontherapie, Venenkatheterinfektion). Erreger disseminierter Formen sind Candida-Arten (einschließlich Candida glabrata), Kryptokokken, Aspergillus-Arten, Trichosporon, Fusarium, Mucor-Arten. Die Diagnostik ist schwierig, da sich Pilze nur selten in Blutkulturen nachweisen lassen.

Therapie: Die klassische Behandlung mit Amphotericin B bzw. liposomalem Amphotericin i. v. erfasst nahezu alle Pilzarten. Auch mit bester supportiver und »protektiver« Überwachung und Behandlung ist unter konventionellem Amphotericin B insbesondere im Schock eine Nierenschädigung nicht zu verhindern. Die geringere Nephrotoxizität rechtfertigt so allemal den kostspieligeren Einsatz von liposomalem Amphotericin B. Zusätzlich sollte dann bei Candida- oder Aspergillus-Sepsis Flucytosin gegeben werden. Bei Histoplasmose und Coccidioidomykose ist Flucytosin immer unwirksam, bei Kryptokokken zeigt sich eine zunehmende Resistenz. Bei einer oft blanden Sepsis durch Candida albicans ist Fluconazol in hoher Dosis ausreichend wirksam. Bei resistenten Candida-Stämmen sind Anidulafungin, Micafungin oder Voriconazol Alternativen. Zur oralen Nachbehandlung (Rezidivprophylaxe) und bei leichteren Venenkatheterinfektionen sind Fluconazol, Itraconazol oder Voriconazol geeignet.

Sepsisformen durch seltenere Erreger: Gonokokken (Therapie mit Ceftriaxon, evtl. auch mit Ciprofloxacin), Listerien (Ampicillin), Pasteurella multocida (Penicillin G oder Doxycyclin), Campylobacter fetus (Cefotaxim + Gentamicin), Acinetobacter (Imipenem, Meropenem), Burkholderia cepacia und Stenotrophomonas spp. (stets nach Antibiogramm, ggf. auch Co-trimoxazol oder Colistin), Chryseomonas und Flavimonas (Ceftazidim), Aeromonas (Co-trimoxazol, Ciprofloxacin), Burkholderia pseudomallei (Ceftazidim, Amikacin), Salmonellen (Ciprofloxacin; **cave:** Salmonella typhi ist zunehmend resistent!). Eine Sepsis durch Vibrio vulnificus kommt nach Genuss von infizierten rohen Austern oder ungekochten Seewasserfischen vor und kann im Schock rasch zum Tode führen (Therapie: Doxycyclin oder Ciprofloxacin).

7 Wundinfektionen und deren Prophylaxe

Wundinfektionen kommen auch heute noch in großer Zahl als postoperative Hospitalinfektionen und als Infektionen bei Verletzungen vor. Ein besonderes Problem sind Infektionen chronischer, schlecht heilender Wunden (z. B. Dekubitus, Ulcus cruris, diabetischer Fuß).

Erreger: Überwiegend Staphylokokken, meist Staphylococcus aureus (manchmal auch in Zwergenkolonien wachsend) mit regional unterschiedlichem Resistenzmuster (z. B. haMRSA, caMRSA, VISA). Koagulase-negative Staphylokokken sind Keime der normalen Hautflora, die auch auf jeder abheilenden Wunde zu finden sind; sie können jedoch auch Ursache von eher harmlosen Wundinfektionen sein. Zunehmend kommen auch resistente gramnegative Bakterien vor (Pseudomonas aeruginosa, Proteus vulgaris, Enterobacter cloacae, Acinetobacter u. a.) sowie Anaerobier der Bacteroides-Gruppe. Auch Pneumokokken können gelegentlich zu Wundinfektionen führen.
Immer ein Alarmzeichen sind seltene, aber hochgefährliche Erreger wie Streptococcus pyogenes, Clostridien, Pasteurella multocida, Mycobacterium ulcerans, Diphtherieerreger und Vibrio vulnificus. Mischinfektionen mit unterschiedlichen Erregern sind häufig. Bei chronischen Wunden können auch Pilze beteiligt sein.

Diagnostik: Die Diagnose erfolgt orientierend durch den gramgefärbten Wundausstrich. Außerdem wird eine kulturelle Anzüchtung und Sensibilitätsbestimmung der Erreger vorgenommen. Prinzipiell sollte jede eiternde Wunde mikroskopisch (Gram-Präparat) und bakteriologisch untersucht werden. Wiederholte bakteriologische Kontrollen unter der Therapie sind wegen der Möglichkeit von Sekundärinfektionen durch resistente Keime für die Fortführung der Behandlung sinnvoll. Unter aseptischen Bedingungen sollte Wundsekret vom Rand oder aus der Tiefe der Wunde mittels spezieller Abstrichtupfer oder durch Punktion gewonnen werden. Proben müssen in geschlossenen Behältern bei Raumtemperatur innerhalb von 24 Stunden ins Labor! Bei Verdacht auf Anaerobier wie Actinomyces, Bacteroides oder Clostridien (fauliger Geruch, Krepitation, mögliche Kontamination mit Fäkalflora oder nekrotischem Gewebe) ggf. eigene Kultur-Röhrchen (z. B. Port-A-Cul-Röhrchen). Wunden in Nähe der Oral- oder Analregion sind immer auch durch die Keime der körpereigenen Flora kontaminiert. Bei Patienten mit komplizierten Grundkrankheiten und antibiotischer Vorbehandlung ist in erheblichem Umfang mit resistenten Erregern zu rechnen, die bei Patienten ohne Grundkrankheit und ohne Vorbehandlung selten sind. Schwierig kann die Bewertung von Candida-Spezies in der Abstrichkultur sein, mit denen immer bei Selektion auf der Haut und Schleimhaut unter Antibiotikatherapie zu rechnen ist und die zumeist keine therapeutische Relevanz haben. Zusammen mit Immunsuppression, chronischer Wundinfektion oder Diabetes mellitus können die dann ggf. mehrfach, in hoher Keimzahl oder in Reinkultur nachgewiesenen Candida-Spezies auch eine Wundinfektion unterhalten und bedürfen einer antimykotischen Behandlung.

Therapie: Bei der Behandlung ist zu berücksichtigen, dass Lokalantibiotika nur bei oberflächlichen Wunden an den Sitz der Infektion gelangen. Tiefe und oberflächliche Wunden erfordern eine systemische antibiotische Therapie, wenn Entzündungszeichen

vorliegen oder eine beginnende Generalisierung (Lymphangitis) zu erkennen ist.
Wundinfektionen, insbesondere Wundabszesse, haben eine starke Selbstheilungstendenz, solange keine Grundkrankheit vorliegt. Ziele der Antibiotika-Therapie sind die Beschleunigung der Abheilung in Ergänzung chirurgischer Maßnahmen und die Verhinderung von Komplikationen (Lymphangitis, Sepsis, chronische Lokalinfektion). Bereits in der Vorantibiotika-Ära (vor Sulfonamiden 1936 und Penicillin 1946) wurden zumindest leichtere Wundinfektionen wie auch heute schon kompliziert genannte Haut- und Weichteilinfektionen zu mehr als 60 % geheilt.

7.1 Prophylaxe von Wund- und Fremdkörperinfektionen

Prophylaxe von Wundinfektionen in der Traumatologie

Auch bei banalen Verletzungen kann die Antibiotika-Therapie eine korrekte Wundversorgung nicht ersetzen. Bei erhöhtem Infektionsrisiko sollten Antibiotika gegeben werden (Tab. 7.1-1). Bei den meisten Indikationen in der Traumatologie handelt es sich um die Frühtherapie bereits eingetretener Infektionen (und nicht um eine Prophylaxe im eigentlichen Sinne).

Postoperative Wundinfektionen: Hierbei muss bei der ungezielten Therapie in erster Linie eine Staphylokokken-Infektion berücksichtigt werden. Die Behandlung banaler Wundinfektionen sollte oral mit Cefadroxil (Erwachsene tgl. 2–3 g) bzw. Clindamycin oder parenteral mit Cefazolin (tgl. 3–6 g), Cefuroxim (tgl. 3,0–4,5 g), bei Resistenz (Methicillin-resistenter Staphylococcus aureus, MRSA) mit Vancomycin (tgl. 2 g), ggf. auch mit Linezolid, Tigecyclin oder Ceftarolin erfolgen. Hierbei ist eine Kombination mit Rifampicin oder Fosfomycin eine wirksame Ergänzung. Die Auswahl der Substanzen orientiert sich vor allem am Nebenwirkungsprofil und möglichen Begleitinfektionen. Penicillinase-feste Penicilline wie Cloxacillin ergeben wesentlich schlechtere Ergebnisse als Clindamycin.

Posttraumatische Wundinfektionen: Bei Infektionen, die außerhalb des Krankenhauses entstanden sind, ist die Therapie mit einem Oralcephalosporin (Cefalexin, Cefadroxil) meist ausreichend. Bei schweren posttraumatischen Wundinfektionen (häufig Mischinfektionen) kommen zur ungezielten Therapie Kombinationen in Betracht, z. B. Cefotaxim + Clindamycin. Auch Imipenem, Meropenem oder Ertapenem allein wirken zuverlässig. Hiermit werden nahezu alle wichtigen Erreger von akuten Wundinfektionen erfasst.

Therapie: Eine **Monotherapie** mit Ceftriaxon oder einem Gyrase-Hemmer wie Cipro- oder Levofloxacin ist bei schweren Wundinfektionen wegen schwacher Wirksamkeit gegen Bacteroides und Staphylokokken weniger geeignet. Moxifloxacin ist eine neue Therapieoption und hierbei allen herkömmlichen, zugelassenen Chinolonen überlegen. Tetracycline, Ampicillin und Co-trimoxazol wirken nur auf einen kleinen Teil der möglichen Erreger von Wundinfektionen. Eine Monotherapie mit Aminoglykosiden ist wegen geringer klinischer Effektivität abzulehnen. Aminoglykoside können jedoch zur Ergänzung einer Therapie mit Betalactam-Antibiotika benutzt werden.
Eine **gezielte Therapie** erfolgt je nach Erreger und Antibiogramm (Tab. 7.1-2).

Tier- und Menschenbisse: Hierbei sind bakterielle Infektionen so häufig, dass stets eine sofortige Antibiotika-Therapie indiziert ist.

Tab. 7.1-1 Indikationen zur Antibiotika-Prophylaxe in der Traumatologie.

Indikationen	Antibiotika	Begründung
stark verschmutzte Wunden und verspätete Wundversorgung	Penicillin G oder Penicillin V	Prophylaxe von Tetanus, Gasbrand, Streptokokken-Infektionen
offene Frakturen, traumatische Eröffnung von Gelenken oder Körperhöhlen	Imipenem, evtl. + Aminoglykosid	häufig Mischinfektionen (auch Anaerobier), Gasbrandgefahr
Schuss- oder Stichverletzungen	klassisch Penicillin G, bei Brust- oder Bauchverletzungen besser »Omnispektrumkombination« oder Peneme	Infektionen unvermeidlich, Gasbrandgefahr, oft auch andere anaerobe Mischinfektion
Tierbisse	Penicillin G oder V, Imipenem, Amoxicillin/Clavulansäure, Doxycyclin	häufig Infektionen mit Pasteurella multocida, Capnocytophaga, Streptokokken, Anaerobiern, Staphylokokken

Tab. 7.1-2 Gezielte Antibiotika-Therapie bei Wundinfektionen.

Erreger	Antibiotika der Wahl (wenn empfindlich getestet)	Antibiotika der Reserve
Staphylokokken:		
• Methicillin-empfindlich	Cefazolin, Cefadroxil	Clindamycin, Vancomycin
• Methicillin-resistent (MRSA)	Vancomycin, Teicoplanin	Rifampicin, Fusidinsäure, Linezolid
Streptokokken	Penicillin G, Penicillin V	Cephalosporine, Makrolide
Enterokokken	Ampicillin, Amoxicillin	Mezlocillin, Vancomycin
Acinetobacter baumannii	Imipenem	Tigecyclin, Colistin
Pseudomonas aeruginosa	Piperacillin + Tobramycin, Ciprofloxacin	Gentamicin, Amikacin, Ceftazidim, Meropenem, Colistin
Proteus vulgaris	Ceftriaxon, Ceftazidim	Imipenem, Gyrase-Hemmer
Klebsiella	Ceftriaxon, Cefixim	Imipenem, Gyrase-Hemmer, Colistin
Escherichia coli	Ceftriaxon	Mezlocillin, Cefixim, Gyrase-Hemmer
Enterobakterien mit ESBL- und/oder AmpC-Betalactamasen	Imipenem, Meropenem	Ertapenem, Colistin
Enterobakterien und Akinetobacter baumanii mit Carbapenemasen (KPC, OXA, NDM u. a.)	Colistin, Polymyxin	nach Austestung: Aztreonam, Betalactamase-Hemmer, Carbapenem in Höchstdosierung
Pasteurella multocida	Penicillin G	Doxycyclin
Bacteroides fragilis	Clindamycin, Metronidazol	Cefoxitin, Imipenem, Ertapenem
Clostridium perfringens	Penicillin G	Cefotaxim, Clindamycin

Bei Tierbissen kommen als Erreger vor allem Pasteurella multocida und Capnocytophaga canimorsus oder cynodegmi, seltener Eikenella corrodens, Neisseria weaveri und canis, Staphylokokken, diverse Streptokokken (Streptococcus intermedius), Bacteroides-Arten und Prevotella vor. Schwere Verläufe sind hauptsächlich bei Capnocytophaga-Infektionen beobachtet worden. Nach Katzenbissen kommt es besonders häufig zu einer rasch fortschreitenden, schmerzhaften Phlegmone durch Pasteurella multocida. Bei Menschenbissen sind aerobe und anaerobe Keime der Mundflora (Streptokokken, Prevotella) sowie Eikenella corrodens und Klebsiella pneumoniae häufig. Unbehandelt kann es zu Fieber, Eiterungen, Phlegmone, Lymphangitis, Lymphadenitis und Sepsis kommen.

Therapie: Gegen die meisten infrage kommenden Erreger wirken Imipenem, Ertapenem, Ceftriaxon, Cefuroxim, Cefoxitin und Amoxicillin/Clavulansäure. Dagegen versagt Penicillin G oder V häufig bei Staphylokokken, ist aber gegen Pasteurella multocida und Capnocytophaga gut wirksam. Andere orale Mittel (Makrolide, Oralcephalosporine, Doxycyclin, Clindamycin, Co-trimoxazol, Gyrase-Hemmer) haben Wirkungslücken und sind daher weniger geeignet.

Perioperative Prophylaxe

Eine generelle Verabreichung von Antibiotika bei aseptischen Operationen wird wegen der möglichen Selektion resistenter Keime weitgehend abgelehnt. Die beste Prophylaxe von Wundinfektionen stellt nach wie vor die strenge Asepsis bei der Operation und postoperativen Wundversorgung dar. Die Antibiotika-Prophylaxe ergänzt die Asepsis, ersetzt sie aber nicht. Immerhin hat eine großzügig durchgeführte perioperative Antibiotika-Prophylaxe zu einer erheblichen Verminderung der Hospitalsterblichkeit durch postoperative Wundinfektionen geführt. Chirurgische Eingriffe werden nach Cruse in vier Klassen (Tab. 7.1-3) eingeteilt. Bei **Operationen mit erhöhtem Infektionsrisiko** (Tab. 7.1-4) ist eine perioperative Prophylaxe notwendig und allgemein anerkannt. Sie wird definiert als kurzzeitige, meist einmalige Gabe eines Antibiotikums kurz vor, bei Beginn oder spätestens während der Operation. Eindeutige Indikationen für eine Prophylaxe sind die Eingriffe der Klassen 3 und 4. Bei sauberen oder sauber-kontaminierten Eingriffen kann eine Prophylaxe bei individuellen Risikofaktoren erwogen werden. Es wird aber z. T. auch eine generelle Eindosis-Prophylaxe diskutiert, von der man nur bei begründeten Einzelfällen Ausnahmen machen kann (z. B. Implantation von Fremdkörpern).

Allgemeiner Teil

Tab. 7.1-3 Wundklassifikation nach Cruse.

Klasse	Beschreibung	Beispiele für typisch chirurgische Eingriffe
1	sauber (aseptisch)	Strumaresektion, Leistenhernieoperation, Mammachirurgie
2	sauber-kontaminiert (bedingt kontaminiert)	Appendektomie, Gallenwegseingriffe ohne nachgewiesene Infektion, transvaginale Eingriffe
3	kontaminiert	Eingriffe am infizierten Urogenitaltrakt oder an infizierten Gallenwegen
4	schmutzig (septisch)	Eingriff bei Darmperforationen

Tab. 7.1-4 Wichtige Indikationen zur perioperativen Prophylaxe.

Indikationen	Antibiotika	Begründung
Implantation von Kunststoffen und Metallen	Cefazolin, Cefuroxim	Fremdkörper begünstigen Infektionen (vorwiegend Staphylokokken)
Herzoperationen	Cefazolin, Cefuroxim	Prophylaxe der postoperativen Endokarditis (meist durch Staphylokokken)
Transplantationen	Cefazolin, Cefuroxim	Prophylaxe von Staphylokokken- und Streptokokken-Infektionen
neurochirurgische Operationen	Ceftriaxon, Cefotaxim	Infektionen selten, aber gefährlich
Operationen in stark kontaminiertem Gebiet (Mundhöhle, Ösophagus, Rektum, Kolon)	Cefotaxim + Metronidazol, Imipenem	Mischinfektionen unvermeidlich (durch aerobe und anaerobe Keime)
Hysterektomie, andere gynäkologische Eingriffe	Cefoxitin, Ertapenem	Reduktion von sekundären Wundheilungen
Gallenwegsoperationen[1]	Ceftriaxon, Mezlocillin	Reduktion von sekundären Wundheilungen
Operationen bei Patienten mit Abwehrschwäche (myeloische Insuffizienz usw.)	Piperacillin/Tazobactam, Ceftazidim + Gentamicin, Imipenem; ggf. antimykotische Prophylaxe	erhöhtes Risiko von Komplikationen; Antimykotika bei langer Antibiotika-Vorbehandlung und z. B. Eingriffen am Gastrointestinaltrakt
Amputation wegen Gangrän	Penicillin G	Gasbrandprophylaxe
Klinik mit hoher MRSA-Rate	Vancomycin, allein oder in Kombination	alle Betalactame sind unwirksam; Ausnahmen zukünftig möglich mit MRSA-Cephalosporin
urologische Operationen mit Eröffnung des Darms	Piperacillin/Tazobactam oder Cefuroxim + Metronidazol i. v.	häufig postoperative Infektionen
urologische Operationen ohne Darmbeteiligung oder Bakteriurie	Ciprofloxacin, Ceftriaxon	häufig Staphylokokken-Infektionen
Knochenoperationen	Cefazolin, Cefuroxim	häufig Staphylokokken-Infektionen
Appendektomie	Cefoxitin + Metronidazol, Moxifloxacin	Reduktion von Sekundärheilungen

[1] Nur bei erhöhtem Risiko.

Ziel einer Antibiotika-Prophylaxe ist die Reduktion von Wundinfektionen. **Nebenziele** sind die Vermeidung postoperativer Pneumonien bzw. Sepsen, darüber hinaus auch:

- Verhinderung häufiger, relativ banaler Sekundärinfektionen (Wundinfektionen),
- Verhinderung seltener, aber umso dramatischer Infektionen (Gasbrand, Infektion implantierter Fremdkörper),

- Verhinderung von Infektionen außerhalb des Operationsgebietes (Pneumonie, Harnwegsinfektionen, Sepsis),
- ökonomische und soziale Vorteile.

Der **Prophylaxe-Katalog** sollte für eine medizinische Disziplin, aber auch innerhalb einer Abteilung weitgehend festgelegt sein. Grundlage hierfür sind regelmäßig überprüfte nationale und internationale Empfehlungen der entsprechenden Fachabteilungen und von Infektiologen sowie Mikrobiologen, die den besonderen Bedingungen vor Ort anzupassen sind. Bei der Auswahl der Substanzen zur Prophylaxe kann ein Wechsel sinnvoll sein. Ein routinemäßiges Rotieren des Prophylaxe-Regimes ist jedoch nicht sinnvoll. Traditionell werden keine Breitspektrum-Antibiotika zur perioperativen Prophylaxe verwendet; Hauptbegründung ist hierbei, dass man noch wirksame Reservesubstanzen für den Fall einer infektiösen Komplikation behalten will. Für das Hauptziel, die Verhinderung von Staphylokokken- und Streptokokken-Infektionen, reichen häufig Antibiotika gegen grampositive Keime aus. Meist werden zur perioperativen Prophylaxe Substanzen wie Cefazolin, Cefuroxim oder Mezlocillin verwandt. Eine starke Inzidenz von Methicillin-resistenten Staphylokokken (MRSA) in einer Klinik kann eine Modifikation veranlassen. Ist bei Operationen mit einer relevanten Anaerobierkomponente zu rechnen, so sollte die Prophylaxe mit Metronidazol erweitert werden. Es gibt gute Hinweise, dass sich die Ergebnisse der Prophylaxe durch die Verwendung breit wirksamer Substanzen bzw. von Betalactam-Antibiotika mit längerer Halbwertszeit verbessern lassen. Bislang fehlen jedoch noch große Studien, z. B. mit Ceftriaxon bzw. Ertapenem. Eine Prophylaxe mit Gyrase-Hemmern ist (außer bei urologischen Indikationen) unüblich. Mittels drei Regimen und insgesamt fünf bis sechs Substanzen lässt sich einfach, aber wirksam für alle Indikationen eine perioperative Prophylaxe durchführen (Tab. 7.1-5).

Tab. 7.1-5 Prophylaxeregime standardisiert einfach gemacht.

Eingriff/Operation		Antiinfektiva-Prophylaxe	
C	Leber-, Pankreas-, Ösophagus-Resektion, Magen- und Gallenwegschirurgie, Kolon- und Rektumchirurgie; endoskopische Risikoeingriffe einschl. extrakorporaler Stoßwellenlithotripsie (ESWL)	1.	Cephalosporin Gruppe 3a (z. B. Ceftazidim) + Metronidazol
		2.	Acylaminopenicillin/Betalactamase-Inhibitor (z. B. Piperacillin/Tazobactam)
		3.	Carbapenem Gruppe 2 (z. B. Imipenem)
B	urologische Eingriffe mit Darmbeteiligung/Bakteriurie; Oropharynx-Larynx-Chirurgie; Appendektomie, Leisten- und Bauchwandhernien-Chirurgie – nur bei Risikofaktoren!	1.	Acylaminopenicillin/Betalactamase-Inhibitor (z. B. Piperacillin/Tazobactam)
		2.	Cephalosporin Gruppe 2 (z. B. Cefuroxim) + Metronidazol
A	Herz- und Gefäßchirurgie, rekonstruktive (Genital-)Chirurgie, plastische und Handchirurgie, Sectio caesarea, Prostatektomie	1.	Cephalosporin Gruppe 1/2 (Cefuroxim)
*	Betalactam-Allergie	–	Clindamycin + Aminoglykosid
	hohes MRSA-Risiko	–	Vancomycin

Ungeeignete Antibiotika für eine perioperative Prophylaxe (der 1. Wahl) sind:

- Ampicillin, Amoxicillin,
- Flucloxacillin,
- Aminoglykoside,
- Tetracycline, Doxycyclin,
- Clindamycin, Makrolide,
- Co-trimoxazol.

Für den **Erfolg** ist ein korrekter Behandlungsbeginn entscheidend. Üblicherweise hat eine Antibiotika-Prophylaxe mit Beginn der Narkose einzusetzen oder meist 30 min vor Schnitt (bei i. v. Applikation). Spätestens 10 min vor und dann nach Wiedereröffnung einer Blutsperre, z. B. bei Eingriffen an Extremitäten, sollte hier die Antibiotikagabe erfolgen. Eine zu frühe Antibiotika-Prophylaxe, z. B. am Vorabend der Operation, ist nicht wirksam und eher sogar schädlich. Wenn während der Operation eine Situation eintritt, die eine Antibiotika-Prophylaxe verlangt (z. B. Eröffnung eines Hohlorgans), ist umgehend intraoperativ ein geeignetes Antibiotikum zu applizieren. Die chirurgische Antibiotika-Prophylaxe ist daher weitgehend die Aufgabe des Anästhesisten. Sie sollte nur kurz durchgeführt werden; die Meinungen über die optimale Dauer sind geteilt, schwanken aber zwischen Einmalgabe und maximal 2-tägiger Anwendung. Die Prophylaxe sollte auf 24 Stunden nach der Operation verlängert werden bei offenen, schon älteren Frakturen, Darmresektionen bei ischämischer Nekrose ohne Perforation, Appendektomie oder Cholezystektomie bei gangränösem Organ. 48 Stunden werden empfohlen bei traumatischer Darmläsion, gastroduodenaler Perforation ohne gesicherte abdominelle Infektion und Liquor-Shunt-Operationen.
Eine z. T. noch praktizierte, 10–14 Tage dauernde Prophylaxe von chirurgischen Infektionen ist generell ungünstig; sie ist jedoch die Therapieform der Wahl bei der septischen Chirurgie nachgewiesener Infektionen. Das zum Teil apodiktisch herausgestellte Prinzip der Eindosis-Prophylaxe hat allerdings seine Grenzen. In der Thoraxchirurgie zeigen länger dauernde Antibiotika-Prophylaxen bis zur Entfernung der Thoraxdrainagen bessere Resultate als kurz dauernde oder Einzeit-Prophylaxen.

> **Faustregel:** Besser eine Antibiotika-Prophylaxe zu viel als eine unterlassene indizierte Prophylaxe!

Die **Gefährdung durch eine Kurzzeitprophylaxe** wird oft überschätzt; sie steht in keinem Verhältnis zum Schaden der Unterlassung einer indizierten Prophylaxe. Perioperative Kurzzeitprophylaxe ist keinesfalls die Ursache der steigenden Resistenzen in einer Klinik. Sie darf so nicht mit den relativ gefährlichen, resistenzfördernden Formen einer Prophylaxe, wie Darmdekontamination bei Abwehrschwäche, verwechselt werden. Die Zurückhaltung bei der prophylaktischen Anwendung von Antibiotika in der Chirurgie darf auf keinen Fall zur Unterlassung einer notwendigen Gasbrandprophylaxe (s. S. 716) führen.
Es ist nicht unüblich, aber illegitim, Beziehungen zwischen der Qualität des Operateurs und der Rate von Sekundärinfektionen heranzuziehen (»Ein erstklassiger Chirurg braucht keine Prophylaxe!«).

> **!** Verknüpfung einer Prophylaxe mit der Qualität des Chirurgen!

> Sekundärinfektionen sind nicht nur eine Frage des operativen Geschicks.
> Auch »große Meister« haben schwache Tage.
> Zur optimalen Operation gehört auch eine optimale perioperative Prophylaxe.

Die perioperative Antibiotika-Prophylaxe muss von einer notwendigen, lang dauernden perioperativen Antibiotika-Therapie in der septischen Chirurgie abgegrenzt werden. Die Ausräumung eines Infektionsherdes (z. B. bei Osteomyelitis) erfordert stets eine intensive präoperative, intraoperative und postoperative Antibiotika-Therapie über mehrere Wochen, wenn nicht sogar Monate. Allein bis zur dabei noch erforderlichen Erregerdiagnostik ist ggf. auf die präoperative zugunsten einer intraoperativen Antibiotikagabe zu verzichten.

■ Prophylaxe versus Therapie.

Die Diskussionen über Einzeit- und Kurzzeittherapie dürfen nicht zu einer Verkürzung der notwendigen Therapiedauer bei akuten und chronischen Wundinfektionen führen.
In den letzten Jahren wurden zusätzlich die ökonomischen Aspekte der Prophylaxe herausgestellt. Bei Operationen, die nach Fallpauschalen abgerechnet werden, ist es für das Krankenhaus besonders wichtig, dass wenige Sekundärinfektionen entstehen. Die Kosten einer üblichen Prophylaxe (ca. 15 €) müssen in Bezug zu den Kosten einer Sekundärinfektion gesetzt werden (ca. 1 500–3 000 €). Hinzu kommen neben dem Imagegewinn für den Operateur und das Krankenhaus vor allem der Nutzen für den Patienten, denn auch harmlose Sekundärinfektionen (z. B. nach Mammaamputation) sind zumindest lästig und kosmetisch störend, manchmal auch gefährlich.

Prophylaxe zum Schutz vor Fremdkörperinfektionen

Abzugrenzen von der Antiinfektiva-Prophylaxe zum Schutz vor invasiven oder peri- und postoperativen Wundinfektionen sind die Prophylaxeregime bei chirurgischen oder auch anderen Eingriffen (Radiologie, Zahnmedizin etc.) zum Schutz vor Infektionen von implantierten Fremdkörpern. Diese sind für Endokarditis und künstliche Herzklappen weitgehend etabliert beschrieben. Noch nahezu unbearbeitet, unbestimmt und wenig untersucht sind Notwendigkeit, Dauer und Auswahl einer ggf. indizierten Prophylaxe, z. B. bei von Kardiologen oder Radiologen durchgeführten Eingriffen wie Implantationen von Herzschrittmachern, aortalen Stents und anderen Implantaten sowie künstlichen Gelenken. Es ist davon auszugehen, dass mit dem Alter der Implantate die aktuelle Infektionsgefährdung geringer wird, wie auch das Infektionsrisiko bereits bei der aseptischen Implantation mit und ohne Antibiotika-Prophylaxe vergleichbar gering ist. Dies gilt z. B. auch für Infusoportsystem-Implantationen bei Tumorpatienten. Da bei Implantatinfektionen meist mit einem langwierigen Verlauf bis zur Entstehung, Diagnose und Therapie zu rechnen ist und nicht selten hierbei infizierte Biofilme eine Rolle spielen, bei denen oft nur fraglich Koagulase-negative Staphylokokken oder keine Erreger nachgewiesen werden, sollte bis auf Weiteres zumindest bei Patienten mit besonders gefährdeten Implantaten (z. B. Diabetes oder schwere Neutropenie) auch bei primär sterilen oder z. B. dentalen Eingriffen eine in jedem Fall Staphylokokken-wirksame Prophylaxe durchgeführt werden.

7.2 Spezielle Wundinfektionen

Infizierte Verbrennungen

Der Verlauf von großflächigen Verbrennungen 3. Grades hängt entscheidend von den häufig hinzutretenden Infektionen und von der Antibiotika-Therapie ab.

Erreger: In erster Linie Pseudomonas aeruginosa und resistente Staphylokokken, Acinetobacter spp., seltener Proteus, Klebsiella, Enterobacter und Enterokokken einschl.

Vancomycin-resistenter Keime, auch Pilze (Aspergillus, Mucor, Candida). Besonders gefährlich sind in der Frühphase, wenn auch nicht sehr häufig, Infektionen mit A-Streptokokken (Streptococcus pyogenes), die Epithelreste vernichten und das Anheilen von Transplantaten verhindern. Eine Sepsis wird häufig durch Pseudomonas aeruginosa, Staphylococcus aureus, Enterobacter und Proteus verursacht (hohe Letalität).

Diagnostik: Anfangs sind tägliche oder zweitägliche Wundabstriche notwendig, da sich die Wundflora schnell ändern kann. Eine vollkommene Keimelimination lässt sich meist nicht erreichen. Bei septischem Fieber sind Blutkulturen anzulegen. Auf andere infektiöse Komplikationen, wie Pneumonie, Thrombophlebitis und Endokarditis, ist zu achten.

Therapie: Die sofortige routinemäßige Antibiotika-Gabe bei jeder Verbrennung zur Prophylaxe von A-Streptokokken-Infektionen ist weitverbreitet, aber nicht unumstritten (s. u.). Bei Infektionszeichen (Veränderung der Wundbeschaffenheit, Fieber usw.) erfolgt sofort eine **systemische Behandlung** mit Cefuroxim, bei schweren Symptomen besser mit einem Carbapenem. Eine bei schweren Verbrennungen häufig auftretende Niereninsuffizienz ist bei der Dosierung der Antibiotika zu berücksichtigen (s. S. 937). Die Initialbehandlung, die sich auch an dem typischen Erregerspektrum der Station ausrichten muss, wird entsprechend den bakteriologischen Resultaten modifiziert. Bei einer Staphylokokken-Infektion kann Vancomycin, Linezolid, Daptomycin oder zukünftig ein MRSA-wirksames Cephalosporin indiziert sein, bei einer Streptokokken-Infektion Penicillin G, bei einer Pseudomonas-Infektion Ceftazidim + Tobramycin bzw. + Ciprofloxacin oder auch Colistin (je nach Antibiogramm). Acinetobacter-Infektionen sind noch ohne Resistenz mit Tigecyclin, sonst meist nur noch mit Colistin behandelbar, eine Kombinationsbehandlung ist immer zu erwägen. Schwere Pilz-Infektionen erfordern die i. v. Gabe von Echinocandinen oder liposomalem Amphotericin B.
Die früher häufige Anwendung von Hautdesinfektionsmitteln wird zunehmend zugunsten der schonenderen Reinigung mit Wasser und milden Seifen verlassen, um die Heilung der Wunden nicht zu stören.
Eine **antibakterielle Lokalbehandlung** kann bei schweren Verbrennungen von großem Nutzen sein, wird jedoch oft durch die bestehenden Gewebsnekrosen beeinträchtigt. In der ersten Phase der Erkrankung werden in den USA feuchte Kompressen mit 0,5%iger Silbernitrat-Lösung empfohlen, durch welche eine bakterizide Wirkung, auch auf Pseudomonas aeruginosa, und eine günstige Wirkung auf die Wundfläche erreicht wird. Auch Silber-Sulfadiazin (Flammazine) und Povidon-Iod kommen zur Lokalbehandlung von Verbrennungen infrage.

> Bei ausgedehnten Verbrennungen besteht die Möglichkeit einer perkutanen Resorption dieser Mittel, weshalb auf Nebenwirkungen geachtet werden muss (keine Anwendung bei Schwangerschaft, Kleinkindern, stillenden Müttern und bei Allergieneigung in der Nähe von Mund und Augen).

Penicilline und Cephalosporine sowie Neomycin sind zur örtlichen Behandlung wegen der Sensibilisierungsgefahr ungeeignet. Aminoglykoside, Polymyxin B und Bacitracin lokal auch als Dreifachtherapie sind eher geeignet, können bei großflächigen Verbrennungen aber auch resorbiert werden und toxisch wirken. Wie bei der Prophylaxe sind allerdings isolierte lokale Applikationen von Polymyxin und Aminoglykosiden im Hinblick auf hohe Resistenzraten gramnegativer Erreger in Verbrennungsstationen ebenfalls kritisch zu beurteilen. Bei Candida- und Aspergillus-Infektionen ist eine Lokalbehandlung mit verschiedenen Antimykotika (Pimaricin, Nystatin, Amphotericin-B-Lösung

u. a.) möglich. Bei Schimmelpilzinfektionen versagt meist die topische Behandlung. Eine Herpes-simplex-Virusinfektion der Verbrennungswunde wird mit Aciclovir-Creme behandelt, eine systemische HSV-Infektion mit Aciclovir i. v.
Die **zusätzliche Therapie** ist für den Verlauf der Verbrennungskrankheit von entscheidender Bedeutung. Dazu gehören die Schockbekämpfung, insbesondere eine Infusionsbehandlung (Ausgleich von Elektrolyt-, Wasser- und Eiweißverlusten), Blut- und Blutersatzstoffe, eine Azidose-Behandlung, Analgesie, Sauerstoff, Tetanusimpfung, Behandlung einer Niereninsuffizienz, Schutz vor Hospitalinfektionen usw., bei Rauchvergiftung auch eine Pneumoniebehandlung (oft bakterielle Sekundärinfektion mit gramnegativen Stäbchen). Die Wunden müssen nach Säuberung (Débridement) so weit wie möglich gedeckt werden (Transplantation). Wichtig sind die sterile Pflege und laufende bakteriologische Kontrollen. Schwere Verbrennungen sollten möglichst nur in entsprechend spezialisierten Krankenhäusern behandelt werden.

Prophylaxe: Einige Studien und Reviews zeigen eine deutliche Wirkung der prophylaktischen, systemischen Gabe von Antibiotika zwischen 5–14 Tagen bei schweren Verbrennungen präoperativ (zumeist in speziellen Einrichtungen) auf das Gesamtüberleben dieser Patienten. Statistisch müssen in diesen Studien im Mittel nur acht Patienten behandelt werden, um einen zusätzlich zu retten bzw. ursächliche Pneumonien und Infektionen der Verbrennungswunden zu vermeiden. Zugleich zeigt sich allerdings ein relevanter Anstieg der Resistenzraten gegen diese gewählten Antibiotika in den Verbrennungs-Units. Deshalb wird nach wie vor eine generelle Prophylaxe nicht empfohlen und sollte bis auf Weiteres einer Einzelentscheidung vorbehalten bleiben.

Handinfektionen

Erreger: Vorwiegend Staphylokokken, seltener Streptokokken, gramnegative Bakterien (Pseudomonas u. a.) oder Bacteroides (Mischinfektion), bei chronischen Nagelinfektionen auch Candida albicans. Spezielle Erreger bei Tier- und Menschenbissen (s. S. 503). Nach Verletzungen durch Holz oft polymikrobielle Mischinfektionen, selten auch Sporotrichose oder Tetanus. Bei Kontakt mit Fischen, Aquarien, Fischzucht, Salzwasser auch Mycobacterium marinum (schwer behandelbar!) oder Vibrio vulnificus (schnell fortschreitend). Nach Kontakt mit Fischen auch Erysipeloid möglich.

Therapie: Beim Nachweis von Haufenkokken im Eiterausstrich oder bei fehlendem Erregernachweis (meist doch Staphylokokken) eignet sich ein Oralcephalosporin, z. B. Cefadroxil (Erwachsene und Schulkinder tgl. 2–3 g, Kleinkinder 50 mg/kg p. o.), als Alternative auch Clindamycin (tgl. 0,9 g p. o.). Die Therapie sollte wegen der Rezidivgefahr nicht zu früh abgebrochen werden!
Beim mikroskopischen Nachweis von Kettenkokken (Streptokokken) verwendet man Penicillin V (tgl. 1,5–3 Mio. IE in 3 ED).
Gramnegative Erreger werden nach Antibiogramm behandelt (ohne Kenntnis der Empfindlichkeit zunächst mit Ciprofloxacin oder Moxifloxacin).

Panaritium cutaneum: Inzision, Drainage, ggf. Entfernung von Fremdkörpern, Ruhigstellung. Bei leichteren Staphylokokken-Infektionen sind Antibiotika nicht unbedingt erforderlich, wegen der (wenn auch seltenen) Möglichkeit septischer Komplikationen jedoch ratsam. Dagegen sollten alle Streptokokken-Infektionen, auch oberflächliche Panaritien, wegen der Gefahr einer Tendovaginitis, Sepsis oder Nachkrankheiten grundsätzlich behandelt werden. Eine großzügige Indikation zur systemischen Antibiotika-Therapie ist ebenfalls indiziert bei Fremdkörpern, bei drohenden Komplikationen oder Abwehrschwäche (Leukämie, Diabetes usw.).

Panaritium subcutaneum, ossale oder articulare, Tendovaginitis purulenta: Hierbei ist die chirurgische Behandlung ebenso wichtig wie die Antibiotika-Therapie. Im Anfangsstadium führt eine Behandlung mit Antibiotika zur Vermeidung einer stärkeren, eitrigen Einschmelzung. Antibiotika können jedoch auch später Komplikationen verhüten (Lymphangitis, Sepsis, chronische Osteomyelitis, Hohlhandphlegmone), die Wahl erfolgt nach Mikroskopie und Kultur: Akute Verlaufsformen sind fast immer durch Staphylokokken, protrahierte eher durch Anaerobier, Enterobakterien und Candida verursacht.

Candida-Paronychie: Eine Candida-Paronychie erfordert eine systemische Therapie mit Fluconazol, Itraconazol oder Voriconazol, jedoch keine Inzision oder Ausräumung.

Infizierte Gangrän

Eine infizierte Gangrän der unteren Extremität muss von banalen Infektionen bei nur geringfügig eingeschränkter Durchblutung, von einem Erysipel und dem »diabetischen Fuß« unterschieden werden. Es gibt dabei sehr unterschiedliche Verläufe, bei denen anfangs eine genaue Diagnose oft noch nicht möglich ist. In den meisten Fällen ist es notwendig, zuerst die Antibiotika-Therapie durchzuführen und die notwendige angiologische Diagnostik nach klinischer Besserung anzuschließen.

Erreger: Erreger von Sekundärinfektionen sind Staphylokokken, aerobe und anaerobe Streptokokken, Gasbrand-Clostridien sowie gramnegative Bakterien (Pseudomonas aeruginosa, Proteus, Bacteroides u. a.). Fast immer liegt eine Mischinfektion vor.

Therapie: Notwendig ist eine längere und vor allem **hochdosierte Kombinationstherapie** mit parenteralen Antibiotika, die ausreichend in schlecht durchblutetes Gewebe penetrieren. Geeignet sind bei Sekundärinfektion (feuchte Gangrän) folgende Substanzen, die im grampositiven Bereich ggf. mit Rifampicin oder Fosfomycin ergänzt werden können:

- Penicillin G i. v., tgl. 20 Mio. IE, gegen Streptokokken und Anaerobier,
- Cefazolin i. v., tgl. 6 g, evtl. in Kombination mit Gentamicin i. v., tgl. 240 mg, besonders gegen Staphylokokken,
- Piperacillin i. v., tgl. 15–20 g (wirksam auf Pseudomonas aeruginosa und andere gramnegative Bakterien),
- gegen Anaerobier Clindamycin i. v., tgl. 3 × 600 mg, oder Metronidazol i. v., tgl. 3 × 400 mg,
- Levofloxacin, Ciprofloxacin, Moxifloxacin penetrieren – neben einer guten oralen Bioverfügbarkeit – gut in schlecht durchblutetes Gewebe.

Therapieprinzipien bei arteriosklerotischer Gangrän:

- Eine Amputation wegen arteriosklerotischer Gangrän erfordert aufgrund des Risikos einer katastrophalen postoperativen Gasbrandinfektion stets eine entsprechende perioperative Antibiotika-Prophylaxe.
- Eine riskante intraarterielle Injektion von Antibiotika ist pharmakokinetisch wenig sinnvoll und klinisch kaum wirksam.

8 Fremdkörperinfektionen

Venenkatheter-Infektionen

Entstehung: Mehrlumige, zentrale Venenkatheter (ZVK) und solche zur parenteralen Ernährung sind erfahrungsgemäß stärker bzw. in kürzerer Zeit infektionsgefährdet. Grundsätzlich müssen infizierte Venenkatheter entfernt werden. Das Wechseln über einen Führungsdraht verursacht nicht selten eine Bakteriämie, eine septische Embolie und auch eine schnelle Reinfektion und sollte unterbleiben.

Erreger: Die Erreger der Infektionen von Venenkatheter- und Infusoport-Systemen (s. auch S. 493) sind in erster Linie Koagulase-negative Staphylokokken; daneben kommt noch eine Reihe anderer Erreger bis hin zu Pilzen infrage.
Die Erregergewinnung erfolgt über mindestens eine Blutkultur aus dem ZVK *und* durch Abrollen der Katheterspitze auf festen Nährböden (keine Anreicherung!).

Therapie: Eine Thrombophlebitis bei infiziertem Venenkatheter ist immer ein Grund für die Entfernung des ZVK sowie für eine Antibiotika-Therapie (z. B. mit Cefazolin oder Vancomycin) für 5–10 Tage. Bei Nachweis einer Candida-Infektion gibt man Fluconazol bzw. nach Antimykogramm. Kommt es zu einer »Taschen- oder Tunnel«-Infektion, so ist die Entfernung des ZVK unerlässlich!

> Bei einer Candida-Infektion von liegenden Venenkathetern besteht immer auch die Gefahr einer Retinitis (Kontrolle des Augenhintergrundes)!

Infektionen von permanenten Zugängen (Port, Hickman-Katheter, Groshong-Katheter u. a.) sind ein besonderes Problem. Hier sind zunächst mindestens zwei Blutkulturen zu entnehmen. Infektionen der Eintrittsstelle sind einfacher zu behandeln als tiefe Infektionen. Port-Infektionen lassen sich z. T. durch Instillation von Antibiotika in das System sanieren. Wenn Katheter aus klinischen Gründen nicht entfernt werden können, kann eine Therapie, z. B. mit Vancomycin + Rifampicin, durchgeführt werden. Die Ergebnisse sind jedoch oft enttäuschend. Auch die nicht seltenen Candida-Infektionen von permanenten Zugängen sind unabhängig von der Wahl des Antimykotikums wie Fluconazol, Echinocandine oder auch Amphotericin nur selten ohne Explantation zu sanieren.

Herzschrittmacher-Infektionen

Entstehung: Infektionen in Verbindung mit implantierten permanenten Herzschrittmachern kommen in 2–4 % der Fälle vor und treten bei den heute weitgehend verlassenen epikardialen Herzschrittmachern doppelt so häufig auf wie bei transvenösen Herzschrittmachern. Sie sind meist in der subkutanen Hauttasche lokalisiert, welche den Schrittmacher enthält. Die Infektion entsteht durch Kontamination mit Hautbakterien bei der Implantation, kann aber auch durch Wundinfektion oder Erosion der über der Box liegenden Haut zustande kommen und nicht zuletzt im Rahmen einer Bakteriämie bei anderer Eintrittspforte. Die Infektion kann die epikardialen oder transvenösen Elektroden einschließen, welche von der infizierten Generatorbox aus entlang der Drähte aufsteigt oder hämatogen erfolgt. Herzschrittmacher-Infektionen treten am häufigsten in den ersten 4 Wochen nach der Implantation auf, hämatogene Infektionen der Elektroden nicht selten auch noch Jahre danach.

Erreger: Die häufigsten Erreger sind Staphylokokken (S. aureus oder S. epidermidis und andere Koagulase-negative Staphylokokken). Auch andere Keime (Viridans-Streptokokken, Propionibakterien, gramnegative Stäbchen und Candida) kommen vor.

Symptome: Die klinischen Symptome bei Tascheninfektionen sind Fieber, Anstieg des C-reaktiven Proteins (CRP), Rötung, Schwellung und Schmerzen über der Hauttasche. Meist lassen sich sonographisch thrombotische Auflagerungen mit oder ohne Fibrinfäden an den Sonden darstellen. Isolierte Infektionen der Elektroden sind selten und können wie eine bakterielle Endokarditis zu Fieber und positiven Blutkulturen führen. Die Diagnose wird gesichert durch Anzüchtung der Keime aus der subkutanen Tasche (Punktion) oder aus dem Blut.

Therapie: Eine Antibiotika-Therapie ist auch bei lokalisierten Infektionen zur Behandlung oder Vorbeugung einer Sepsis und Endokarditis immer notwendig. Die Wahl des parenteralen Antibiotikums richtet sich nach der Erregerart und dem Antibiogramm (s. Sepsis durch Staphylokokken, S. 496, und andere Bakterien, S. 492). Eine Pilz-Infektion erfordert ebenfalls eine parenterale Therapie mit Azolen, Echinocandinen oder liposomalem Amphotericin B (nach Antimykogramm).

Eine **operative Entfernung** aller infizierten Herzschrittmacherteile ist bei nachgewiesener Bakteriämie prinzipiell zu fordern. Wenn bei negativer Blutkultur allein die subkutane Tasche infiziert ist, wird u. U. nur die Generatorbox entfernt und die nicht infizierten Elektroden können verbleiben. Die Neuimplantation eines Herzschrittmachers findet statt, sobald die vorangegangene Infektion beherrscht ist.

Die antimikrobielle Therapie ist bei positiver Blutkultur nach vollständiger Entfernung des Herzschrittmachers in der Regel für die Dauer von 4 Wochen durchzuführen. Wenn der infizierte Herzschrittmacher (ganz oder Teile davon) nicht entfernt werden kann, muss die intensive Antibiotika-Therapie mindestens 6 Wochen erfolgen und kann – wenn auch danach ein Austausch nicht möglich ist – durch eine lang dauernde Suppressionsbehandlung ergänzt werden. Die meisten Erfahrungen bestehen hierbei mit Glykopeptiden; mit Teicoplanin ist in der Regel auch eine länger dauernde ambulante Behandlung möglich.

Perioperative Prophylaxe: Eine perioperative Prophylaxe reduziert signifikant die Häufigkeit infektiöser Komplikationen nach Herzschrittmacher-Implantationen (besonders von Sepsis und Endokarditis). Gut geeignet ist Cefazolin i. v. (je 2 g vor dem Eingriff und 2–4 h nach dem Eingriff).

Infektionen von Dialyseshunts

Entstehung: Bei intermittierender Hämodialyse über längere Zeit werden heute oft subkutane arteriovenöse Fisteln als Dialysezugang auch mit einem prothetischen Conduit benutzt. Dabei treten infektiöse Komplikationen in 10–20 % der Fälle auf. Die Infektion entsteht entweder bei der Implantation oder durch Ausbreitung von einer oberflächlichen Wunde, durch wiederholte Punktionen bei der Dialyse oder hämatogen oder kann auch von einem falschen Aneurysma an der Punktionsstelle ausgehen.

Erreger: Die häufigsten Erreger sind Staphylokokken und gramnegative Stäbchen.

Symptome: Örtliche Schmerzen, Erythem, Abszedierung oder Fieber mit Bakteriämie. Komplikationen sind Nahtinsuffizienz an der Anastomose mit Blutung, selten Endokarditis und septische Lungenembolie.

Therapie: Eine empirische Therapie mit der Kombination von Vancomycin plus Ceftriaxon oder Ertapenem (Dosierung entsprechend der Nierenfunktion und der Dialysetechnik) führt nur teilweise zur Heilung. Bei einem Erregernachweis ist eine gezielte Therapie möglich (nach dem Antibiogramm). Gentamicin und andere Aminoglykoside sind zu vermeiden. Oft ist zusätzlich eine operative Entfernung erforderlich.

Infektionen von Gefäßprothesen

Entstehung: Gefäßprothesen in der Leistengegend (aortofemorale und femoropopliteale Prothesen) sind nicht so häufig infiziert (in 0,5 % der Fälle) wie aortale oder aortoiliakale Gefäßprothesen (in 1 % der Fälle). Sie entstehen entweder bei der Operation, durch direkte Ausbreitung aus der Nachbarschaft oder hämatogen (bei einer Bakteriämie).

Erreger: Die häufigsten Erreger von Gefäßprothesen-Infektionen in der Leistengegend und Poplitea sind Staphylococcus aureus und S. epidermidis, von intraabdominellen Gefäßprothesen-Infektionen Escherichia coli und andere Enterobakterien. Polymikrobielle Infektionen kommen bei abdominellen Infektionen in etwa 60 %, bei Infektionen in der Leistengegend in etwa 25 % der Fälle vor.
Eine Lokalisation ist durch Sonographie, Computertomographie, Magnetresonanztomographie und Arteriographie möglich. Blutkulturen sind dabei häufig positiv, können aber auch negativ ausfallen (wenn die Infektion noch nicht bis ins Lumen der Prothese vorgedrungen ist).

Symptome: Infektionen in der Leistengegend treten häufiger in den ersten 2 Monaten nach der Operation auf, intraabdominelle Infektionen erst später (nach > 1 Jahr). Infektionen von Gefäßprothesen in der Leistengegend oder im Bein äußern sich durch Abszedierung, Bildung eines falschen Aneurysmas, Thrombose in der Prothese oder septische Embolie in der distalen Extremität (mit Pulsverlust). Infektionen von aortalen Prothesen können zu Bauchschmerzen, retroperitonealen Blutungen, einem falschen Aneurysma (Bauchtumor), Thrombose, Ureterverschluss, septischer Embolie und zur Bildung einer aortoenterischen Fistel (mit Meläna oder Hämatemesis) führen.

Therapie: Wegen der hohen Letalität ist ein sofortiger Beginn der **parenteralen Kombinationstherapie** (initial wegen des häufigen Vorkommens von Staphylokokken am besten mit Vancomycin + Rifampicin) entscheidend. Bei Infektionen von intraabdominellen Gefäßprothesen ist initial Imipenem oder Meropenem günstig (gegen Enterobakterien, Anaerobier und Staphylokokken gut wirksam). Oft sind die baldige Entfernung der infizierten Prothese und die Implantation einer neuen Prothese bzw. eines Bypasses unvermeidlich. Für die **gezielte Antibiotika-Therapie** wird bei Streptokokken-Infektionen oft Cefazolin + Gentamicin empfohlen, bei Enterokokken-Infektionen Vancomycin + Gentamicin, bei Staphylococcus-aureus-Infektionen Cefazolin + Gentamicin (bei Methicillin-Resistenz aber Vancomycin oder Daptomycin). Bei aeroben gramnegativen Stäbchen wirkt meist die Kombination von einem Betalactam-Antibiotikum + Aminoglykosid (je nach Antibiogramm). Die parenterale Antibiotika-Therapie muss bis zu 4 Wochen nach Entfernung der infizierten Prothese fortgesetzt werden. Bei fehlender Operabilität kommt eine Langzeit- oder Suppressionstherapie infrage, z. B. mit Teicoplanin + Rifampicin, evtl. oral mit Levofloxacin + Rifampicin oder Cefadroxil + Rifampicin. Die mögliche orale Behandlung mit Linezolid bei empfindlichen Erregern wird durch die mit der langen Behandlungsdauer oft verbundene Myelotoxizität der Substanz limitiert.

Infektionen von Gelenkprothesen

Therapie: Bei infizierten Gelenkprothesen hat sich die frühere Auffassung, dass infizierte Fremdkörper unbedingt entfernt werden müssen, als nicht haltbar erwiesen. Etwa 60 % der Patienten lassen sich durch eine längere Behandlung (über 6–12 Monate) z. B. mit Levo- oder Moxifloxacin + Rifampicin sanieren. Zur adäquaten Auswahl der zu bevorzugenden Mittel mit guter Wirksamkeit, ggf. Synergismus, langer Halbwertszeit und guter Penetration in Gewebe und evtl. Biofilm, sollte auf die Erregerdiagnostik besonders viel Wert gelegt werden – nicht zuletzt auch, um Reinfektionen nach Reimplantationen sicher vermeiden zu können. Akute Infektionen durch Staphylococcus aureus haben eine schlechtere Prognose. Bei einem Teil der infizierten Gelenkprothesen ist ein Wechsel des Implantates unter hochdosierter und lang dauernder prä- und postoperativer Antibiotika-Therapie erforderlich. Die Neuimplantation einer Prothese (sofort oder nach Intervall) sollte mithilfe eines Gentamicin-haltigen Knochenzementes erfolgen. Bei manchen Patienten reicht auch ein chirurgisches Débridement mit Belassen der Prothese und intensiver Antibiotika-Therapie aus. Bei fehlender Operabilität muss eine Dauersuppression durch permanente Einnahme von Antibiotika erfolgen.

Prophylaxe: Zur Infektionsverhütung von Gelenkprothesen sollten bakterielle Infektionen (gleich welcher Art) frühzeitig antibiotisch behandelt werden. Bei operativen Eingriffen, auch Zahnextraktionen und Endoskopien mit der Gefahr einer Bakteriämie, sind kurzfristige Antibiotika-Gaben zur Verhinderung einer sekundären Besiedelung des Implantates wie bei der Endokarditis-Prophylaxe (s. S.517) sinnvoll.

B Spezieller Teil: Körperregionen und Organsysteme

9 Infektionen des Herzens und der Gefäße

Endokarditis

Die heute weitgehend verlassene Trennung der akuten von der subakuten Endokarditis beruht auf Unterschieden im klinischen Verlauf, jedoch gibt es durch die notwendige Frühtherapie dieser lebensbedrohlichen Erkrankungen fließende Übergänge. In den USA wird daher für beide Formen die Bezeichnung »infective endocarditis« verwendet.

Ätiologie: Allgemein üblich ist heute eine Einteilung nach Erregern (s. u.), welche für die Therapie entscheidend ist.
Besteht der Verdacht auf eine akute infektiöse Endokarditis, so ist eine sofortige echokardiographische Untersuchung vorzunehmen, bei allein differenzialdiagnostisch erwogener »infective endocarditis« ist diese Untersuchung innerhalb von 24 Stunden durchzuführen.

Akute ulzerierende Endokarditis: Bei der akuten ulzerierenden Endokarditis (septische Endokarditis), die meist durch Staphylococcus aureus oder Enterobakterien hervorgerufen wird, findet eine sehr schnelle Zerstörung der befallenen Herzklappe statt (z. T. innerhalb von wenigen Stunden). Septische Metastasen entwickeln sich häufig in Hirn, Hirnhäuten, Haut oder Nieren.

Subakute Endokarditis: Bei subakuter Endokarditis (Endocarditis lenta) sind die Erreger meist vergrünende oder anhämolysierende Streptokokken oder Enterokokken, nicht selten auch Staphylococcus epidermidis, Haemophilus oder Pilze; dabei liegt meist ein schon länger bekanntes kombiniertes Mitralvitium, ein Aortenvitium oder ein angeborenes Vitium vor. Klinisch findet man neben einem wechselnden Herzgeräusch Fieber, Anstieg des C-reaktiven Proteins (CRP), hohe Blutkörperchensenkungsgeschwindigkeit (BSG; Ausnahme: Polyglobulie bei zyanotischem Vitium), Zeichen einer Herdnephritis, Milztumor oder Hauthämorrhagien. In der Anamnese wird oft eine kurz vorher durchgeführte Zahnextraktion, Tonsillektomie, Bauchoperation oder Darmerkrankung angegeben. Bei dicken Fibrinbelägen auf den infizierten Klappen oder bei sehr anspruchsvollen Erregern, die schwer anzüchtbar sind, können oft in Blutkulturen keine Bakterien nachgewiesen werden (sog. abakteriämische Formen). Q-Fieber und eine Chlamydien-Infektion sollten durch serologische Untersuchungen ausgeschlossen werden. Bei optimaler Blutkulturtechnik sind jedoch primär abakteriämische Formen selten. Meist ist bei fehlendem Erregernachweis eine antibiotische Behandlung vorangegangen; bei Ansprechen auf eine Vortherapie ist oft ein Rückschluss auf die Erregergruppe möglich. Eine Echokardiographie (ggf. auch transösophageal) ist zur Lokalisation von valvulären oder muralen Vegetationen sowie zur Diagnostik einer Klappenperforation und zur Indikationsstellung für eine Operation unerlässlich.

Endokarditis nach Herzoperationen: Die Endokarditis nach Herzoperationen mit Implantation von intravasalen Fremdkörpern kann als Frühform oder als Spätform auftreten. Bei der Frühform (in den ersten 2 Monaten) werden vor allem Staphylococcus epidermidis und Propionibakterien, selten gramnegative Stäbchen und Pilze (Candida, Aspergillus) gefunden (besonders ungünstig bei Infektion von Klappenprothesen und Teflon-Patch-Prothesen). Bei der Spätform sind meist Staphylokokken und Streptokokken die Ursache. Häufig fehlen die typischen Zeichen einer Endokarditis. Bei der Frühform sind die Erreger entweder bei der Operation oder bald danach (z. B. durch Kontamination von Venenkathetern, Endotrachealtuben oder Drainageschläuchen) in die Blutbahn gelangt. Bei der Spätform kann die Unterlassung einer Endokarditis-Prophylaxe (S. 520) bei zahnärztlichen oder anderen Eingriffen die Ursache sein. Die Frühform hat eine schlechtere Prognose als die Spätform (vor allem bei Erkrankung der Aortenklappe) und ist häufig mit einem Myokardabszess, einem Klappenausriss oder einer eitrigen Perikarditis kombiniert. Wenn in der Kultur keine Bakterien oder Pilze anwachsen (bei nicht vorbehandelten Patienten in etwa 5 % der Fälle), kann die Unterscheidung von einem Postkardiotomie-Syndrom, von Lungenembolien oder einer transfusionsbedingten Zytomegalie-Virus-Infektion schwierig sein.

Rechtsherz-Endokarditis: Bei Endokarditiden von Drogenabhängigen, die sich die Droge i. v. verabreichen, sind Infektionen durch Staphylokokken, Enterobakterien, Pseudomonas und Pilze häufig. Oft sind dabei die Klappen, z. T. aber auch nur das Endothel des rechten Herzens betroffen. Bei einer derartigen, schwerer diagnostizierbaren Rechtsherz-Endokarditis können Serien von septischen Embolien eine Pneumonie vortäuschen. Bei Patienten mit Abwehrschwäche oder nach Intensivpflege kann eine Endokarditis auch als Folge einer Venenkatheter-induzierten Bakteriämie oder Fungämie entstehen.

Diagnostik: Kein Therapiebeginn bei Verdacht auf akute septische Endokarditis vor Anlegen von mindestens zwei Blutkulturen (bei hochfoudroyantem Verlauf müssen diese ggf. in kurzer Abfolge abgenommen werden). Bei Verdacht auf subakute Endokarditis (Endocarditis lenta) sind ca. fünf Blutkulturen in 3- bis 6-stündigem Abstand sinnvoll, da hiervon die Prognose entscheidend abhängt. Wegen der Häufigkeit von schwer anzüchtbaren Keimen ist eine jederzeit anwendbare Blutkulturtechnik notwendig (Blutkulturflaschen) mit Nachweismöglichkeiten für aerobe und anaerobe Bakterien sowie Pilze (zur Blutkulturtechnik s. S. 481). Bei der Antibiotika-Empfindlichkeitsprüfung genügt der übliche Blättchendiffusionstest nicht, sondern es muss eine Bestimmung der minimalen Hemmkonzentration (MHK) durchgeführt werden, um auch eine Sensibilitätsverminderung der angezüchteten Keime feststellen zu können. Daher sollten ursächliche Streptokokken im Labor für notwendige Nachtestungen einige Zeit aufbewahrt werden. Bei Endokarditis werden in vivo 5- bis 20-fach höhere MHK-Konzentrationen benötigt, um die Keime in den Endokardvegetationen abzutöten (Begründung für die hohe Dosierung). Das mikrobiologische Labor ist aus genannten Gründen deshalb stets über den Endokarditisverdacht bei Einsendung zu informieren. Natürlich können bei Kunstklappen ebenso wie bei Nativklappen auch die schwer kultivierbaren Spezies der HACEK-Gruppe auftreten und bedürfen dann besonderer Nachweismethoden. Gleiches gilt für Rickettsien und Bartonella-Spezies, die oft erst nach Klappenoperationen, nur molekularbiologisch oder mittels spezieller serologischer Verfahren nachgewiesen werden.

Erreger: Streptococcus viridans und nichthämolysierende Streptokokken 60–80 %, Enterokokken 5–15 %, Staphylokokken 20–30 %, abakteriämische Form 5 %, Enterobakterien 2–6 %. Mischinfektionen sind selten. Haemophilus-Arten (Actinobacillus-Arten, Cardiobacterium hominis, Haemophilus aphrophilus, Eikenella corrodens, Kingella) 1–2 %, diese spielen als sogenannte HACEK-Gruppe (s. u.) eine besondere Rolle. Als seltene Endokarditis-Erreger kommen nahezu alle fakultativ pathogenen Keime infrage: Gonokokken, Pneumokokken, Campylobacter, Listerien, Erysipelothrix rhusiopathiae, Brucellen, Chlamydien, Legionellen, Coxiella burnetii, Bacteroides-Arten, Fusobakterien, Candida- und andere Pilzarten.

Therapie: Für die Endokarditis-Therapie gelten ähnliche Regeln wie für die Sepsisbehandlung (s. S. 484), jedoch andere Dosierungen und längere Behandlungszeiten. Periphere oder zentrale Venenkatheter sind zur Applikation der Antibiotika wegen der Gefahr einer Bakteriämie (mit Sekundärinfektion der vorgeschädigten Klappe) möglichst zu vermeiden. Während bei anderen Sepsisformen auch bakteriostatische Mittel erfolgreich sein können, sollte bei der bakteriellen Endokarditis immer eine bakterizid wirkende Therapie zum Einsatz kommen. Dies gilt sicher für bakterizide Betalactam-Antibiotika im Vergleich zu Makroliden, wird aber bei neueren Substanzen zunehmend fraglich, da z. B. bei Enterokokken-Endokarditis das bakteriostatisch wirkende Linezolid dem Vancomycin oder Daptomycin an Wirksamkeit kaum unterlegen sein dürfte. Corticosteroide sowie Antikoagulanzien sind wegen der Gefahr einer Klappenperforation bzw. Embolie kontraindiziert.

Kriterien für den Behandlungserfolg sind Entfieberung, Normalisierung von BSG und CRP, Verschwinden der klinischen Symptome, anhaltende Fieberfreiheit nach Absetzen der Antibiotika und negativer Ausfall wiederholter Blutkulturen. Die Therapie sollte mindestens 3 Wochen, in der Regel bis zur Normalisierung der BSG, in voller Dosierung durchgeführt werden. Die früher übliche Behandlungsdauer von 6 Wochen war zumindest bei der Endocarditis lenta unnötig lang. Auch eine Rechtsherz-Endokarditis kann heute ohne wesentliche pulmonale Abszessbildung in 4 Wochen oder sogar kürzer erfolgreich behandelt werden. Längere Behandlungszeiten sind aber immer noch bei der Endokarditis nach Herzoperationen mit prothetischem Ersatz notwendig (ungünstige Prognose). Bei der Therapie mit ototoxischen Antibiotika (z. B. Gentamicin) und Verdacht auf eine Störung der Nierenfunktion sind in regelmäßigen Abständen Blutspiegelkontrollen ratsam (s. S. 139). Eine orale Nachbehandlung ist nicht notwendig.

Bei therapieresistenter Endokarditis sowie Anzeichen einer Klappenperforation sollte frühzeitig die Indikation zur operativen Entfernung der Vegetationen mit Klappenersatz gestellt werden (unter intensiver Antibiotika-Therapie).

Bei starkem klinischem Verdacht auf eine akute (septische) Endokarditis ist nach Anlegen von Blutkulturen umgehend eine Antibiotika-Therapie zu beginnen (**Initialtherapie** [vor dem Erregernachweis]). Entsprechend den Haupterregern (Staphylokokken und Enterobakterien) behandelt man bei Verdacht eine septische Endokarditis mit Kombinationen, wie Vancomycin + Cefotaxim oder Imipenem, und modifiziert die Behandlung, wenn das Kulturergebnis bekannt ist. Wenn eine subakute Form vorliegt, ist

der Patient nicht vital bedroht und man hat Zeit für mehrere Blutkulturen. Unter Umständen startet man die ungezielte Therapie einer Endocarditis lenta mit Penicillin G oder Ampicillin + Gentamicin. Bei jeder akuten Endokarditis sollte auch umgehend – spätestens bei jeglichen hämodynamischen Einschränkungen – die Notwendigkeit einer frühzeitigen kardiochirurgischen Intervention geprüft werden.
Bei der Antibiotika-Therapie einer Endokarditis nach Herzoperation ist eine frühzeitige Operation mit Versorgung durch eine neue Prothese meist unvermeidlich. Für die Auswahl der Antiinfektiva ist ohne Erregernachweis die Unterscheidung der postoperativen Endokarditis in »early onset« (< 8 Wochen) und »late onset« (> 8 Wochen) sinnvoll: Während in der frühen postoperativen Phase vielfach multiresistente Staphylokokken (Staphylococcus epidermidis und aureus), höher resistente aerobe gramnegative Stäbchen, aber auch Pilze einschließlich Schimmelpilzen zu finden sind, handelt es sich bei der »late onset«-postoperativen Endokarditis doch häufiger um ein endogenes Rezidiv mit überwiegend Streptococcus viridans, Enterokokken und anderen. Die Antibiotika-Therapie wird stets mit zwei, anfangs am besten mit drei Antibiotika durchgeführt und ist mindestens 6 Wochen, häufig länger, erforderlich. Vor der Anzüchtung der Erreger wird zur Initialbehandlung die Kombination von Vancomycin, Gentamicin und Ampicillin empfohlen. Wenn ein Klappenersatz nicht möglich ist, kann die Therapie einer nachgewiesenen Staphylokokken-Infektion mit Rifampicin + Vancomycin versucht werden.

Prophylaxe: Durch prophylaktische Gaben von Antibiotika lässt sich die Entwicklung einer bakteriellen Endokarditis verhindern. Besonders gefährdet sind Patienten mit einem angeborenen oder erworbenen Herzfehler, mit Kunstklappen, Patienten nach schweren Herzoperationen und Patienten, die bereits einmal eine bakterielle Endokarditis durchgemacht haben. Bei diesen Personen sollte anlässlich von Zahnextraktionen oder -implantationen, einer Tonsillektomie oder von Urogenital- oder Darmoperationen, bei Endoskopien (endoskopische retrograde Cholangiopankreatikographie [ERCP], Verödung von Ösophagusvarizen) sowie bei Abszesseröffnungen, evtl. auch bei Entbindungen und Aborten eine Prophylaxe mit Antibiotika durchgeführt werden. Im Gegensatz zu früher wird heute in der Regel eine Zweidosis-Prophylaxe befürwortet (1 Dosis 1–0,5 h vor dem Eingriff, 1 Dosis 6 h danach). Diese Prophylaxe darf nicht mit der perioperativen Prophylaxe bei Herzoperationen (s. u.) verwechselt werden. Die Empfehlungen zur Endokarditis-Prophylaxe sind in einigen Ländern etwas verschieden, stimmen aber im Prinzip überein.

Wahl des Antibiotikums und Dosierung:

- Bei Zahnsteinentfernungen, Zahnextraktion, Tonsillektomie, Adenotomie und anderen Eingriffen an den Atemwegen mit möglichen Schleimhautverletzungen je 30 bis max. 60 Minuten vor dem Eingriff: Amoxicillin p. o. oder Ampicillin i. v. je 2 g oder 50 mg/kg für Kinder. Ein früherer Beginn kann zur Selektion Penicillin-resistenter Keime führen. Bei Penicillin- oder Cephalosporin-Allergie gibt man Clindamycin, 600 mg p. o. oder i. v. (Kinder 20 mg/kg), oder ein Makrolid, z. B. Clarithromycin p. o. (0,5 g 1 h vor dem Eingriff und 0,5 g 6 h später).
- Bei Eingriffen am Darm oder Urogenitaltrakt ohne Infektionen an diesen Organen wie auch bei rein diagnostischen Maßnahmen wie Gastroskopie, Koloskopie, Zystoskopie, aber auch bei Bronchoskopie wird heute keine Antibiotika-Prophylaxe mehr empfohlen, auch nicht bei Hochrisiko-Patienten.
- Bei Eröffnung von Eiteransammlungen, die durch Staphylokokken bedingt sind (z. B. Furunkel), gibt man je 1 g Flucloxacillin 1 Stunde vor und 6 Stunden nach

dem Eingriff. Bei Penicillin-Allergie ist Cefazolin oder Clindamycin indiziert.

Perioperative Prophylaxe bei Herzoperationen: Bei Herzoperationen (besonders mit Klappenersatz) besteht die Gefahr einer postoperativen Endokarditis. Häufige Erreger sind Staphylococcus aureus und Staphylococcus epidermidis, selten Pseudomonas und Pilze. Eine perioperative Prophylaxe ist mit Cefazolin oder Vancomycin i. v. durchzuführen. Je 2 g Cefazolin werden bei Einleitung der Anästhesie sowie 8 und 16 Stunden später injiziert. In Kliniken, in denen gehäuft Methicillin-resistente Staphylokokken vorkommen, kann je 1 g Vancomycin bei Einleitung der Anästhesie sowie 12 und 24 Stunden später über 60 Minuten i. v. infundiert werden.

Streptokokken-Endokarditis: Meist als subakute Form (Endocarditis lenta) durch vergrünende und anhämolysierende Streptokokken, selten als akute Form durch hämolysierende Streptokokken oder Pneumokokken.
Beim Nachweis von Streptokokken der Spezies Streptococcus mutans, bovis, mitior und sanguis in Blutkulturen ist erfahrungsgemäß sehr viel häufiger auch mit einer Endokarditis zu rechnen als bei anderen Streptokokken.

Therapie: Die Therapie der Wahl ist Penicillin G in hoher Dosierung, kombiniert mit Gentamicin: täglich 15–30 Mio. IE Penicillin-G-Natrium (Dosis nach MHK!), verteilt auf 2–3 i. v. Kurzinfusionen für 3–4 Wochen, plus Gentamicin, täglich 160–240 mg für 1–2 Wochen. Nur bei unkompliziertem Verlauf (niedriges Alter, kurze Krankheitsdauer, geringe Vegetationen, Penicillin- und Gentamycin-empfindlich) kann eine kurze Behandlung von 2–3 Wochen erwogen werden! Gentamicin wirkt trotz nachgewiesener relativer Resistenz der Streptokokken mit Penicillin G synergistisch. Wenn eine längere Behandlung in der Klinik abgelehnt wird, kann eine ambulante Weiterbehandlung mit der Kombination Ceftriaxon plus Gentamicin erwogen werden. Vergrünende Streptokokken sind fast immer Penicillin-sensibel; vor allem bei S. bovis muss mit verminderter Empfindlichkeit gerechnet werden (MHK > 0,25–0,5), es gibt jedoch auch resistente Stämme.
Bei **Penicillin-Allergie** gibt man Ceftriaxon, täglich 2 g i. v. für 3–4 Wochen (Kreuzallergie ausschließen), in Kombination mit Gentamicin für 2 Wochen. Bei gleichzeitiger **Cephalosporin-Allergie oder bei Penicillin-G-Resistenz** der Streptokokken sind Vancomycin, 2 × täglich 1 g, oder Teicoplanin 1 × täglich 400 mg nach doppelter Loading-Dosis (2 Tage), plus Gentamicin für 4 Wochen indiziert; dann müssen in jedem Fall die Gentamicin-Blutspiegel (s. S. 139) sowie die Nierenfunktion und das Hörvermögen regelmäßig kontrolliert werden. Die Glykopeptidspiegel sollten mindestens einmal als Talspiegel im Steady State (nach 4–5 Tagen) kontrolliert werden.

Enterokokken-Endokarditis: Meist subakuter, gelegentlich auch akuter Verlauf, problematisch durch Antibiotika-Resistenz. Bei Frauen nicht selten nach fieberhaftem Abort oder im Verlauf von Harnwegsinfektionen.

Therapie: Ampicillin, täglich 3 × 5 g für 6 Wochen; eine Kombination mit Gentamicin (160–240 mg bzw. 3 × tgl. 1 mg/kg) ist zur Durchbrechung eines Eagle-Effekts und zur Erzielung einer Bakterizidie unbedingt erforderlich, wenn keine High-level-Resistenz vorliegt. Gentamicin wirkt auch bei nachgewiesener mäßiger Resistenz der Enterokokken mit Ampicillin oder Amoxicillin synergistisch. Anstelle von Ampicillin oder Amoxicillin kann auch Mezlocillin verwendet werden. Bei zunehmendem Nachweis einer hohen Resistenz gegen Aminoglykoside stehen als Kombinationspartner empfindlich getestete Substanzen wie Ceftriaxon, Ofloxacin oder Rifampicin zur Verfügung.

Bei **Ampicillin-Allergie oder -Unwirksamkeit** kommen z. T. noch Imipenem (4 × tgl. 500 mg) oder Vancomycin (2 × tgl. 15 mg/kg als i. v. Infusion) oder Teicoplanin in Kombination mit Gentamicin infrage (für 4–6 Wochen). Bei **Vancomycin-Resistenz** von Enterococcus faecium sollte Daptomycin (tgl. 6 mg/kg), ggf. in Kombination mit einem Aminoglykosid oder Rifampicin, eingesetzt werden. Auch Linezolid und die Kombination von Quinupristin/Dalfopristin (s. S. 206) haben sich als wirksam erwiesen, jedoch fehlen bei Endokarditis noch größere klinische Erfahrungen.

Endokarditis durch Streptococcus gallolyticus: Eine Endokarditis durch Streptococcus gallolyticus (ehemals Streptococcus-bovis-Gruppe), der ebenfalls zu den D-Streptokokken gehört, lässt sich leichter behandeln als eine Infektion durch Enterococcus faecalis. Nicht selten bei Kolonkarzinom vorkommend.

Therapie: Penicillin G (tgl. 15–20 Mio. IE) + Gentamicin (wie bei Streptokokken-Endokarditis).

Staphylokokken-Endokarditis (durch S. aureus oder S. epidermidis): Wegen der Gefährlichkeit der Staphylokokken-Endokarditis (Linksherz-Endokarditis!), der Häufigkeit einer Penicillin-G- und Methicillin-Resistenz sowie der Ungenauigkeit der Sensibilitätstestung bei Staphylokokken ist unverzüglich mit einer optimalen Therapie zu beginnen. Auch wenn sich initial keine Hinweise zeigen, so sollte stets mit fast regelhaft vorkommenden septischen Embolien gerechnet und nach diesen sorgfältig gefahndet werden, da dies Therapieauswahl und -dauer meist mit beeinflusst.

Therapie: Am wirksamsten ist die Kombination von Vancomycin i. v. (2 × tgl. 1 g) mit Rifampicin (2–3 × tgl. 0,3 g p. o. oder i. v.), in den ersten 2 Wochen evtl. zusätzlich mit Gentamicin. Mit dieser Kombination können zunächst (ohne Resistenztestung) alle Staphylococcus-aureus-Endokarditiden sicher behandelt werden – einschließlich einer Kunstklappen-Endokarditis auch im Hinblick auf eine erfolgreiche rein konservative Therapie. Penicillin G, Cefazolin und Flucloxacillin wirken insgesamt ungenügend, können aber nach MHK – jeweils dann hochdosiert – eingesetzt werden. Imipenem wäre bei exzellenten MHK und guter Verträglichkeit bestens zu Behandlung von Staphylokokken-Endokarditiden geeignet und hat dies in vielen Fällen, jedoch stets außerhalb von Studien, bereits gezeigt – in Kombination mit Gentamycin oder bei dessen Resistenz zusätzlich mit Fosfomycin (3 × tgl. 5–10 g). Clindamycin sollte bei Endokarditis nur möglicher Kombinationspartner sein, z. B. zur Langzeitbehandlung von Abszessen (Rezidivgefahr!). Gyrase-Hemmer können zu einer sekundären Resistenzentwicklung führen. Makrolide, wie Erythromycin, sollten trotz In-vitro-Wirksamkeit nicht angewandt werden; sie spielen höchstens zur Suppressionsbehandlung bei unbehandelbaren Protheseninfektionen eine Rolle.

Die Behandlungsdauer liegt bei 4–6 Wochen. Bei unkomplizierter Rechtsherz-Endokarditis kann bereits eine Behandlungsdauer von 2–3 Wochen ausreichend sein! Nach eingetretener Besserung ist u. U. die Therapie mit Cefadroxil oder Clindamycin und Rifampicin per os (je nach Antibiogramm) für längere Zeit fortzusetzen. Insbesondere bei ausgeprägter septischer Embolisation mit Abszessbildung (z. B. ZNS) kann eine vielwöchige Nachbehandlung erforderlich sein. Eine verminderte Sensibilität von Staphylococcus aureus gegen Vancomycin (bei sog. VISA-Stämmen) ist bisher sehr selten. Bei Vancomycin-Resistenz von Staphylococcus epidermidis oder auch bei MRSA und Vancomycin-Unverträglichkeit ist die Kombination Daptomycin (tgl. 6–8 mg/kg) mit Rifampicin oder auch Linezolid (s. S. 209) wirksam, jedoch fehlen größere klinische

Erfahrungen bzw. vergleichende Untersuchungen.

> Bei der notwendigen Langzeitanwendung von Linezolid ist unbedingt die Toxizität der Substanz zu beachten.

Wegen der starken Tendenz zur Klappenzerstörung (innerhalb von wenigen Stunden!) und der hohen Gefahr der Embolisierung ist bei Staphylococcus-aureus-Endokarditis die frühzeitige Operation anzustreben (mit Klappenersatz). Bei erfolgloser Antibiotika-Therapie einer Postkardiotomie-Endokarditis muss eine Reoperation erwogen werden, die meist zur Elimination der Erreger führt. Dabei sollten auch evtl. vorhandene Vegetationen am Endokard entfernt werden.

Endokarditis durch gramnegative Bakterien: Selten (ca. 2 % aller Endokarditiden), schlechte Prognose, therapeutisch schwer zu beeinflussen, immer Höchstdosen erforderlich.

Therapie: Generell sollte ein hochaktives Betalactam-Antibiotikum (Cefotaxim, Ceftriaxon, Carbapenem oder auch Aztreonam) mit einem Aminoglykosid kombiniert werden. Ciprofloxacin kommt u. U. zur Nachbehandlung oder Suppressionstherapie infrage. Entscheidend ist das Antibiogramm.

- **Escherichia coli:** Cefotaxim (oder Ceftriaxon) + Gentamicin. Alternativen sind andere hochaktive Betalactam-Antibiotika wie Imipenem, Meropenem oder Ertapenem.
- **Klebsiella pneumoniae:** Cefotaxim (oder Ceftriaxon) + Gentamicin; evtl. auch Imipenem oder Meropenem + Gentamicin.
- **Enterobacter-Arten:** Je nach Antibiogramm mit Cefotaxim oder Ceftriaxon oder Meropenem + Gentamicin.
- **Pseudomonas aeruginosa:** Postoperativ oder als Komplikation bei Heroinsucht. Wegen der sehr schlechten Prognose ist eine Dreierkombination mit Ceftazidim (3 × tgl. 2 g), Tobramycin (1 × tgl. 240 mg) und Ciprofloxacin (3 × tgl. 400 mg) gerechtfertigt. Auch Kombinationen mit Piperacillin/Tazobactam, Cefepim, Meropenem oder Doripenem in Kombination mit einem Aminoglykosid kommen infrage. Hochresistente Erreger sind ggf. mit Colistin zu behandeln. Häufig ist eine operative Entfernung der infizierten Klappe erforderlich, evtl. auch eine lang dauernde Suppressionsbehandlung mit Ciprofloxacin oral.
- **Proteus mirabilis:** Cefotaxim + Gentamicin, evtl. auch Mezlocillin + Gentamicin.
- **Andere Proteus-Arten:** Cefotaxim + Aminoglykosid. Auch Mezlocillin, Piperacillin oder Meropenem + Aminoglykosid kommen infrage, außerdem Ciprofloxacin (in Kombination).
- **Salmonellen:** Ceftriaxon + Aminoglykosid, evtl. auch Imipenem oder Ciprofloxacin.
- **Serratia:** Je nach Antibiogramm Cefotaxim oder Ceftazidim + Aminoglykosid, evtl. auch Mezlocillin, Piperacillin, Meropenem oder Ciprofloxacin in Kombination mit einem Aminoglykosid (z. B. Amikacin).

Endokarditis durch schwer anzüchtbare gramnegative Stäbchen: Sie wird durch zarte gramnegative Stäbchen verursacht, die in der Kultur – abgekürzt nach den Anfangsbuchstaben als **HACEK-Gruppe** – identifiziert werden:

- **H**aemophilus aphrophilus,
- **A**ctinobacillus actinomycetemcomitans,
- **C**ardiobacterium hominis,
- **E**ikenella corrodens oder
- **K**ingella kingae.

Sie wachsen in hochwertigen Nährböden langsam (z. T. erst nach Wochen) an und rufen eine subakute Endokarditis hervor (häufige Ursache der sog. »abakteriellen« Endokarditis). Ohne kulturellen Nachweis sollte zumindest eine molekulargenetische Zuordnung möglich sein.

Therapie: Die Antibiotika-Empfindlichkeit ist unterschiedlich. Cefotaxim + Gentamicin oder Ceftriaxon + Gentamicin sind fast immer wirksam.

Prognose: Hohe Letalität zumindest bei einer unzureichenden Penicillin-G-Therapie.

Pilz-Endokarditis: Selten. Vorkommen bei Heroinsucht, nach Herzoperationen und bei länger liegendem Venenkatheter. Sie tritt oft als Rechtsherz-Endokarditis auf. Am häufigsten werden Candida, selten Aspergillus oder andere Pilze nachgewiesen. Das Anzüchten der Pilze gelingt oft nicht. Manchmal sind die Kulturen aus Blut oder peripheren Absiedlungen erst nach längerer Bebrütung positiv.

Therapie: Bei Candida- und Aspergillus-Endokarditis gibt man, auch wegen der langen Behandlungsdauer, liposomales Amphotericin B (5 mg/kg), evtl. in Kombination mit Flucytosin (bei nachgewiesener In-vitro-Wirksamkeit). Eine operative Entfernung der befallenen Klappe ist vor allem bei Aspergillus-Endokarditis unvermeidlich. Manchmal ist auch die chirurgische Behandlung großer septischer Emboli notwendig. Fluconazol und Itraconazol wirken nicht sicher. Auch die potenziell wirksamen und zunehmend eingesetzten Antimykotika Voriconazol und die Echinocandine wie Caspofungin, Micafungin und Anidulafungin haben bisher noch keine besseren Therapieergebnisse gezeigt. Die Auswahl der Substanzen sollte sich nach In-vitro-Wirksamkeit, Applikationsmodalitäten, Nebenwirkungsspektrum und Grunderkrankung bzw. Interaktionen richten.

Q-Fieber-Endokarditis: Erregeranzüchtung (Coxiellae) praktisch nicht möglich. Verdachtsdiagnose bei fehlendem Nachweis anderer Erreger, positiver Komplementbindungsreaktion (KBR) oder positivem ELISA-Test und klinischem Bild. Oft chronischer Verlauf.

Therapie: Behandlungsversuch mit Doxycyclin (tgl. 200 mg) in Kombination mit Cotrimoxazol für ½ bis 1 Jahr. Häufig ist ein Klappenersatz notwendig. Alternativen sind Kombinationen von Doxycyclin mit einem Gyrase-Hemmer (z. B. Ciprofloxacin) oder mit Rifampicin bzw. Chloroquin.

Prognose: Schlecht (unbedingt Spezialisten hinzuziehen).

Endokarditis ohne Nachweis eines Erregers (abakteriämische Form): Wenn bei einem nicht vorbehandelten Patienten mit typischem klinischem Bild einer Endocarditis lenta Blutkulturen trotz optimaler Technik und längerer Bebrütung steril geblieben sind, muss auch eine abakteriämische Endocarditis lenta angenommen werden.
Die Diagnose »Endokarditis« sollte durch den echokardiographischen Nachweis von Vegetationen gestützt werden. Dabei handelt es sich z. T. um eine Infektion durch Streptokokken, die in üblichen Nährmedien nicht anwachsen, z. T. um Erreger der HACEK-Gruppe, Brucellen, Coxiella burnetii oder Chlamydien. Als Raritäten sind auch Bartonella-Endokarditiden und mykobakterielle Herzklappenentzündungen beschrieben.

Therapie: Häufig wird der Patient mit Penicillin G (tgl. 20 Mio. IE) + Gentamicin (tgl. 240 mg) anbehandelt. Wenn es hierbei binnen weniger Tage nicht zur Entfieberung kommt, muss mit Penicillin-G-resistenten Erregern (in erster Linie mit Keimen der Haemophilus-Gruppe) gerechnet werden. Dann behandelt man mit einer Kombination von Ceftriaxon und Gentamicin.

Endokarditiden durch die im Folgenden genannten, meist serologisch diagnostizierten atypischen Erreger: Diese Endokarditiden werden immer mit Doxycyclin (200 mg/Tag) plus folgender Kombination behandelt: + Gentamycin (Brucellen); + Chloroquin (600 mg/Tag) oder Trimethoprim/

Sulfamethoxazol (Coxiellen); wie HACEK (s. S. 523) (Bartonellen) oder Clarithromycin (Chlamydien).

Anbehandelte Endokarditis ohne Erregernachweis: Eine vor Entnahme von Blutkulturen anbehandelte Endokarditis kann erhebliche diagnostische und therapeutische Probleme aufwerfen.

Therapie: Es ist umstritten, ob man nachträglich noch Versuche zur Isolierung des Erregers durchführen sollte; ggf. Antibiotikum absetzen, nach 2–3 Tagen Blutkulturen anlegen. Die bisherigen Ergebnisse sind jedoch nicht sehr vielversprechend. Gleiches gilt für die Sicherheit des Erregernachweises mittels PCR aus dem Blut – bessere Ergebnisse werden hier mit der explantierten Klappe erzielt. Falls ein Keimnachweis trotzdem nicht gelingt, erfolgt die Behandlung je nach klinischem Bild entweder wie bei einer subakuten Streptokokken-Endokarditis mit Penicillin G + Gentamicin oder wie bei akuter Staphylokokken-Endokarditis mit Vancomycin. In therapieresistenten Fällen kommt zur Erfassung von HACEK-Erregern die Kombination von Ceftriaxon mit Gentamicin infrage. Bei weiterem Versagen ist Vancomycin + Rifampicin, ggf. ergänzt um eine antimykotische Behandlung, eine zusätzliche Option. Gelingt auch serologisch kein Ausschluss einer Brucellose, eines Q-Fiebers oder einer Chlamydien-Infektion, sollte auch Doxycyclin kombiniert werden. Fluorchinolone haben bis auf die Behandlung von Q-Fieber keine bedeutsame Position bei Endokarditis.

Endokarditis bei Heroinsüchtigen: Erreger überwiegend Staphylokokken (ca. 50 %), Pseudomonas, Serratia und Enterobakterien (ca. 20 %), nicht selten auch Streptokokken, Enterokokken, Candida sowie Mischinfektionen. Meist akuter Verlauf, oft als Rechtsherz-Endokarditis mit vieldeutigen Lungeninfiltrationen, z. T. ohne Herzgeräusch. Die Beteiligung des linken Herzens hat eine schlechtere Prognose; oft bestehen schwere neurologische Symptome durch septische Absiedlungen.

Therapie: Wegen der ungünstigen Prognose sollte nach Entnahme von vier Blutkulturen spätestens binnen 2 Stunden eine ungezielte Initialtherapie, z. B. mit Imipenem oder Ceftriaxon + Gentamicin + Vancomycin, begonnen werden. Die gezielte Weiterbehandlung sollte je nach Testergebnis erfolgen. Rezidive und Reinfektionen sind häufig. Bei nicht mehr zugängigen Venen kann eine orale Therapie notwendig werden (Levo- oder Moxifloxacin + Rifampicin oder Ciprofloxacin + Clindamycin). Bei MRSA-Nachweis oder -Verdacht kann zumindest in den ersten 2 Wochen eine orale Linezolid-Behandlung ggf. mit Rifampicin (**cave:** Methadon-Interaktion) oder Co-trimoxazol (2–3 × tgl. 960 mg) kombiniert werden. Die praktischen Erfahrungen damit sind noch gering.

Zerstörung von Herzklappen: Kann bei allen Formen der bakteriellen Endokarditis auftreten und zu einer nicht beherrschbaren Herzinsuffizienz führen. Vor allem fulminante Staphylococcus-aureus-Endokarditiden der Aortenklappe haben, wenn nicht innerhalb von Stunden auch kardiochirurgisch mitbehandelt wird, eine hohe Letalität.

Therapie: Als lebensrettende Maßnahmen kommen nur die frühzeitige Exzision der befallenen Klappe und ein prothetischer Ersatz in Betracht. Bei Endokarditis nach Herzoperationen ist meist der Austausch einer infizierten Kunstklappe notwendig. Vorher, dabei und danach sollte eine intensive bakterizide Antibiotika-Therapie erfolgen (für mindestens 4 Wochen).

Endarteriitis: Eine bakterielle Endarteriitis mit oder ohne Aneurysmabildung (häufig intrakraniell) kommt bei unerkannter und nicht entsprechend behandelter bakterieller

Endokarditis vor. Bei bakterieller Endokarditis können Aneurysmen infektiöser Ursache im Sinus aortae und im supravalvulären Teil der Aorta ascendens lokalisiert sein. Sie kommen außerdem in größeren Baucharterien und peripheren Arterien vor. Eine infizierte Endarteriitis kann auch auf andere Weisen entstehen. Intrakranielle Aneurysmen führen zu neurologischen Ausfällen und werden durch Magnetresonanztomographie oder i. v. digitale Subtraktionsangiographie nachgewiesen. Die häufigsten Erreger sind Streptokokken und Staphylokokken; seltener sind andere Erreger (z. B. Salmonellen, Listerien, Chlamydien).

Therapie: Die Therapie ist schwierig. Antibiotika allein führen nur in einem Teil der Fälle zur Sanierung. Die Wahl der Mittel hängt von der Art und Empfindlichkeit des bei der Endokarditis nachgewiesenen Erregers ab. Bei Größenzunahme des Aneurysmas (oder multipler Aneurysmen) und bei Aneurysmaruptur ist die rechtzeitige Operation lebensrettend.

Rheumatisches Fieber

Das rheumatische Fieber tritt vorwiegend bei Kindern und jüngeren Erwachsenen im Anschluss an eine A-Streptokokken-Infektion auf (etwa 2–3 Wochen danach oder später). Dabei spielen bestimmte rheumatogene Serotypen mit dem M-Protein der Klasse I eine wichtige Rolle. Die Erkrankung lässt sich durch frühzeitige Behandlung der Streptokokken-Infektion weitgehend verhindern, daher ist das Vollbild eines akuten rheumatischen Fiebers heute sehr selten geworden. Die vieldeutigen Symptome (Fieber, Arthritis, Karditis, subkutane Knoten, Erytheme) können die Abgrenzung gegen andere Krankheiten (Lupus erythematodes, Periarteriitis nodosa u. a.) erschweren und werden ohne Erfahrung immer seltener erkannt. Die wichtigste Folge des rheumatischen Fiebers ist die **primär nicht bakterielle rheumatische Endokarditis**, die jedoch eine wichtige Vorerkrankung für eine spätere bakterielle Endokarditis darstellt. Wegen der therapeutischen Konsequenzen, besonders im Hinblick auf die wichtige Frage, ob eine jahrelange Rezidivprophylaxe mit Penicillin durchgeführt werden muss, sind alle erforderlichen Untersuchungen vorzunehmen, um die Diagnose eines rheumatischen Fiebers zu sichern.

Therapie: Die Elimination der noch im Körper befindlichen Streptokokken wird durch eine 2-wöchige Penicillin-Behandlung erreicht, die am einfachsten mit Penicillin V p. o., 3 × täglich 0,5 Mio. IE, erfolgen kann. Auch alle Oralcephalosporine sind wirksam. Bei Penicillin-Allergie gibt man ein Makrolid für 2 Wochen. Gyrase-Hemmer, Co-trimoxazol und Tetracycline wirken unsicher und sollen nicht verwendet werden. Wichtig ist bei Karditis die gleichzeitige Behandlung mit Prednison (tgl. 60–100 mg).

Prophylaxe: Die wichtige Rezidivprophylaxe des rheumatischen Fiebers mit Penicillin hat den Zweck, eine Neuinfektion durch A-Streptokokken (Streptococcus pyogenes) zu verhindern, welche ohne die Penicillin-Dauerbehandlung in 30–50 % der Fälle ein Rezidiv des rheumatischen Fiebers auslöst. Die Unterdrückung von Streptokokken-Infektionen lässt sich bereits mit relativ niedrigen Penicillin-Dosen, die nur 2-mal täglich gegeben werden, erreichen. Diese Rezidivprophylaxe sollte (nach Lehrbuch) nach jedem rheumatischen Fieber für die Dauer von etwa 5 Jahren stattfinden. Bei abgelaufener Karditis (vor allem Klappenfehler als Dauerschaden) und bei mehrmaligen Rezidiven lautet die Empfehlung, wegen der erhöhten Gefährdung durch interkurrente Streptokokken-Infektionen Penicillin lebenslang zu verabreichen, bei Erkrankungsbeginn im Kindesalter auf jeden Fall bis zum 25. Lebensjahr.

Bei der Rezidivprophylaxe des rheumatischen Fiebers hat man sich zwischen verschiedenen Möglichkeiten zu entscheiden:

- Benzylpenicillin-Benzathin (Pendysin, Tardocillin 1 200), von dem nur einmal im Monat eine i. m. Injektion zu geben ist (ausreichende Penicillin-Blutspiegel über 4 Wochen), hat die niedrigste Versagerquote (0,4 %), führt aber manchmal zu lokalen Infiltraten und ist bei Penicillin-Allergie streng kontraindiziert. Dosierung bei Erwachsenen und Schulkindern 1,2 Mio. IE, bei jüngeren Kindern 0,8 Mio. IE 1 × im Monat.
- Penicillin V p. o. braucht nur 2 × täglich (je 0,2 Mio. IE) genommen zu werden. Da die Einnahme manchmal vergessen wird, versagt die Prophylaxe in etwa 3–5 % der Fälle.
- Bei einer Penicillin-Allergie können Sulfonamide den gleichen Erfolg haben (z. B. Sulfalen). Bei Sulfonamid-Unverträglichkeit kann ein Oralcephalosporin gegeben werden. Die Prophylaxe eines rheumatischen Fiebers darf nicht mit der Endokarditis-Prophylaxe verwechselt werden, die bei Rheumapatienten mit vorgeschädigtem Herzen anlässlich operativer Eingriffe (auch Zahnextraktionen) mit Penicillin V, Amoxicillin oder einem Cephalosporin erfolgt.

Die entweder schmerzhaften oder zumindest lästigen Formen der Rheumaprophylaxe werden nur relativ selten wirklich über längere Zeit durchgeführt. De facto hat sich ein anderes Vorgehen durchgesetzt: Bei Patienten nach einem rheumatischen Fieber ist lebenslang eine großzügige, schnell einsetzende Penicillin-Therapie bei allen Erkrankungen sinnvoll, welche durch Streptococcus pyogenes hervorgerufen sein können (Angina, Wundinfektionen, Impetigo). So erhalten Patienten nach überstandenem rheumatischem Fieber bei jeder Angina, bei akuten Atemwegsinfektionen oder bei Wundinfektionen ungezielt Penicillin V, das ggf. auch dem aufgeklärten Patienten als Vorrat nach Hause mitgegeben wird.

Nach einer akuten Glomerulonephritis als Streptokokken-Folgeerkrankung ist eine Penicillin-Dauerbehandlung nicht notwendig, da es nur selten zu Rezidiven kommt.

Perikarditis

Ätiologie: Es gibt verschiedene Formen und Ursachen einer mikrobiell bedingten Perikarditis.

Eitrige Perikarditis: Die häufigsten Erreger sind Pneumokokken, Staphylococcus aureus und Haemophilus influenzae. Seltener sind Meningokokken und Gonokokken, Anaerobier, Salmonellen, Enterobakterien, Pseudomonas, Borrelia burgdorferi, Pilze u. a.

Staphylokokken-Perikarditis: Entsteht meist hämatogen bei einer Pneumonie mit Empyem, einer akuten Osteomyelitis, einem Weichteilabszess oder nach Operationen am offenen Herzen, manchmal auch im Verlauf einer Staphylokokken-Endokarditis. Sie äußert sich u. a. in einem schweren Schock (durch Ektotoxine) und endet oft tödlich.

Haemophilus-Perikarditis: Kann als Komplikation einer Pleuropneumonie oder Meningitis durch denselben Erreger auftreten.

Meningokokken-Sepsis: Bei einer Meningokokken-Sepsis von jüngeren Erwachsenen entsteht in etwa 5 % der Fälle eine eitrige Perikarditis, die sich häufig erst am dritten Krankheitstag manifestiert und im Allgemeinen leichter verläuft als eine Staphylokokken- bzw. Haemophilus-Perikarditis.

Anaerobier-verursachte Perikarditis: Anaerobier sind zu vermuten, wenn sich eine Perikarditis im Verlauf eines Lungenabszesses, einer intraabdominellen Infektion oder einer tiefen Wundinfektion entwickelt.

Pilz- oder Parasiten-verursachte Perikarditis: Eine eitrige oder subakute Perikarditis kann auch durch Pilze (z. B. Candida, Aspergillus, Cryptococcus) oder Parasiten (z. B. Toxoplasmen) hervorgerufen werden. Bei jeder protrahierten Perikarditis muss immer eine **Tuberkulose**, aber auch eine Amöbeninfektion als seltene Ursache ausgeschlossen werden.

Therapie: Bei der Vielzahl der möglichen Erreger sind eine umfassende mikrobiologische Diagnostik des Perikardpunktates (einschließlich Anaerobier, Tuberkelbakterien und Pilze) sowie serologische Untersuchungen auf Lues, Rickettsiosen, Ornithose/Psittakose u. a. wichtig, damit eine gezielte Therapie (wie bei Sepsis und Endokarditis) durchgeführt werden kann. Initial werden zur ungezielten Therapie Breitspektrum-Antibiotika eingesetzt, welche die meisten bakteriellen Erreger erfassen (Staphylokokken, auch Pneumokokken und andere Streptokokken sowie Haemophilus, Meningokokken und Gonokokken, Anaerobier). Solche Kombinationen sind Ceftriaxon + Clindamycin oder Metronidazol (in ausreichend hoher Dosierung), evtl. ein Carbapenem (Imipenem). Bei immunsupprimierten oder frisch herzoperierten Patienten sollte an Pseudomonas, Aspergillus und Enterobakterien gedacht werden. Die Therapie wird mit den im Einzelfall am besten geeigneten Mitteln intravenös für mindestens 3–4 Wochen fortgesetzt, bei schwer behandelbaren Erregern auch länger.
Wichtig sind regelmäßige sonographische Verlaufskontrollen. Bei größeren Ergüssen kann eine Punktion oder Drainage erforderlich sein. Unterstützende Maßnahmen sind u. a. O_2-Zufuhr oder Schockbehandlung. Ab dem 8. Krankheitstag kann eine konstriktive Perikarditis auftreten, welche chirurgisch behandelt werden muss.

Tuberkulöse Perikarditis: Heute in Mitteleuropa sehr selten, aber nicht selten bei Bewohnern von Endemiegebieten. Komplikation einer Lungentuberkulose oder Miliar-TB. Allmählicher Beginn mit Krankheitsgefühl, Fieber, Anorexie, Nachtschweiß und typischen Perikarditis-Symptomen. Der Perikarderguss kann serös, eitrig und oft blutig sein. Die Diagnose wird gestützt durch die Sonographie, den positiven Tuberkulin-Test, TB-Elispot oder Quantiferontest, den Erregernachweis im Perikardpunktat (meist nur mittels PCR oder langwierig kulturell möglich!) und histologische Untersuchungen mit Ausschluss anderer Erkrankungen wie z. B. Sarcoidose.

Therapie: Oft muss eine Behandlung auf Verdacht hin begonnen werden. Die antituberkulöse Therapie einschließlich Corticoidgaben (s. S. 747) verhindert eine konstriktive Perikarditis nicht immer.

Nichtbakterielle Perikarditis: Eine Reihe von unterschiedlichen nichtbakteriellen Perikarditiden ist differenzialdiagnostisch wichtig; die Unterscheidung von erregerbedingten Formen kann schwierig sein.

Therapie: Die Perikarditis bei rheumatischem Fieber (s. o.) wird zur Elimination der Streptokokken mit Penicillin G behandelt. Besonders wichtig ist dabei die Gabe von Prednison. Perikarditiden im Rahmen einer rheumatoiden Arthritis, bei Morbus Still oder Lupus erythematodes erfordern keine Antibiotika (Therapie mit Prednison, evtl. Immunsuppressiva). Das Postkardiotomie-Syndrom ist von der seltenen postoperativen Perikarditis durch schwach pathogene Erreger schwer unterscheidbar. Es hat eine im Einzelnen unklare Immunpathogenese; es spricht z. T. auf nichtsteroidale Antirheumatika und immer auf Prednison prompt an. Eine ähnliche Pathogenese hat die Perikarditis nach einem Herzinfarkt (Dressler-Syndrom). Bei urämischer Perikarditis wird das Grundleiden behandelt; Antibiotika oder Immunsuppressiva sind nicht erforderlich.

Perikarditis durch Viren: Die Perikarditis durch Viren ist nicht selten. Am häufigsten ist eine Infektion durch Coxsackie-B-Viren, seltener durch Adenoviren, Epstein-Barr-Virus, Zytomegalie-Virus (CMV), Varicella-Viren u. a. Größere Perikardergüsse sind dabei jedoch selten. Der Verlauf ist oft protrahiert (über 3–4 Wochen), im Allgemeinen aber leichter. Herztamponade und konstriktive Perikarditis sind die Ausnahme.

Therapie: Meist genügen zur Therapie Bettruhe und Analgetika. Rekurrierende Perikarditiden sind möglich. Bei seröser Perikarditis sollte auch an die Möglichkeit einer Infektion durch Borrelia burgdorferi, Mycoplasma pneumoniae, Chlamydia pneumoniae oder Chlamydia psittaci (Ornithose) gedacht werden (ggf. Therapie auf Verdacht mit Doxycyclin).

Myokarditis

Ätiologie: Es gibt zahlreiche infektiöse Ursachen. Als häufigste Ursache gelten Virusinfektionen (z. B. Coxsackie-Virus-Infektionen, Begleitmyokarditis bei Influenza, Dengue-Fieber, Röteln, Mumps), die sich aber nur selten klinisch nachweisen lassen. Im Rahmen einer Sepsis kann es zu multiplen septischen Herden im Myokard kommen (besonders durch Staphylococcus aureus, Meningokokken, Pneumokokken, Pilze). Meist besteht hierbei gleichzeitig eine Perikarditis. Bei immunsupprimierten Patienten kann die Exazerbation einer latenten Toxoplasmose oder eine Toxoplasma-Primärinfektion sowie eine frische oder reaktivierte Zytomegalie-Virus-Infektion oder eine HHV-6-Infektion zur Myokarditis führen. In Südamerika ist die Chagas-Krankheit eine wichtige Ursache. AIDS-Patienten haben nicht selten eine nicht abklärbare Myokarditis unterschiedlicher Ursache. In Europa ist die Myokarditis bei Diphtherie, rheumatischem Fieber, Ornithose, Q-Fieber, Fleckfieber, Typhus, Chagas-Krankheit und Trichinose selten. Bei der Zecken-Borreliose kommt eine Myokarditis relativ häufig vor (s. S. 727). Auch Chlamydia pneumoniae kann eine häufig subklinische Myokarditis hervorrufen. Wie auch bei der Perikarditis gibt es eine Reihe infrage kommender nichtinfektiöser Ursachen sowohl der subakuten als auch der chronischen Myokarditis (Kollagenosen, Thyreotoxikose, Sarkoidose), aber auch etliche Drogen- und Medikamenten-induzierte Ursachen: Kokain, Alkohol, Daunorubicin, Cyclophosphamid, Adriamycin, Sulfonamide und selten Tetracycline.

Diagnostik: Die Diagnose einer Myokarditis ist zumindest ohne sichere Histologie schwierig – wichtig ist, zunächst daran zu denken! Bei Kindern ist eine Myokarditis meist nur ein Teil einer fulminanten systemischen Infektion. Manchmal kann eine typische Anamnese ein wichtiger Hinweis sein. Bei jüngeren Erwachsenen kann das klinische Bild mit plötzlich auftretender Herzinsuffizienz, mit Herzrhythmusstörungen und z. T. mit einem Perikarderguss typisch sein. Leichte Erkrankungen sind wenig charakteristisch und keineswegs selten. Häufig besteht als Erstes ein unerklärlicher Leistungsknick. Hinter den plötzlichen Todesfällen bei gesunden Sportlern steht meist eine unerkannte Myokarditis. Ein Verdacht kann durch den EKG-Verlauf (unspezifische ST-Strecken- und T-Wellen-Veränderungen) und die Echokardiographie, evtl. auch durch Magnetresonanztomographie, aber vorwiegend durch Myokardbiopsie bestätigt werden. Im Serum findet man bei florider Myokarditis eine Kreatinkinaseerhöhung. Bakterielle Infektionen führen meist auch zu einer Erhöhung des C-reaktiven Proteins. Die serologischen Untersuchungen auf eine Coxsackie-Virus-Infektion, Influenza, Chlamydien- und Borrelien-Infektion ergeben oft vieldeutige Befunde. Mit bioptischem Material kann mittels Polymerase-Kettenreaktion (PCR) bei gleichzeitig typischer Histologie oft eine der möglichen viralen Ursachen, vor allem der Herpesviren, nachgewiesen werden. Wichtig ist der Ausschluss nichtinfektiöser Ursachen (z. B. Kardiomyopathien, Kollagenosen, Amyloidose, Vergiftungen, Medikamente, endokrine Störungen).

Therapie: Die Behandlung erfolgt je nach vermuteter oder nachgewiesener Ursache, z. B. bei Borreliose mit Ceftriaxon i. v. (s. S. 728), bei CMV durch Ganciclovir, bei einer Chlamydien-Infektion mit Doxycyclin und bei einer Sepsis mit einer dabei wirksamen Antibiotika-Kombination (s. S. 485). Da bei einem nicht abschätzbaren Prozentsatz schwer nachweisbare Erreger (Chlamydien, Mykoplasmen, Borrelien, Coxiella burnetii) die Ursache sein können, erscheint eine probatorische Behandlung mit Doxycyclin oder einem Makrolid sinnvoll. Bei Hinweisen auf eine virale Genese und Immunsuppression ist ggf. auch eine probatorische Behandlung mit Ganciclovir, Aciclovir oder Foscarnet gerechtfertigt. Wichtig sind bei akuter schwerer Myokarditis Intensivpflegemaßnahmen, wie Oxygenierung, adäquate Flüssigkeitszufuhr, Monitoring der Herztätigkeit, ggf. Therapie mit positiv inotropen Medikamenten und Behandlung der Arrhythmie. Bei rheumatischem Fieber mit schwerer Karditis ist Prednison erforderlich.

Eitrige Thrombophlebitis

Ätiologie: Bakteriell ausgelöste Venenwandentzündung mit oder ohne Thrombose und Bakteriämie, evtl. Sepsis. Im Gefäßlumen finden sich meist Gerinnsel und Eiter, in der Venenwand oft Mikroabszesse und in der Umgebung manchmal auch größere periphlebitische Abszesse. Man unterscheidet die oberflächlichen und die zentralen Thrombophlebitiden, die infizierten Sinus-cavernosus-Thrombosen und die Pylephlebitis (infizierte Pfortaderthrombose). Sinus-cavernosus-Thrombosen können Komplikationen einer Sinusitis sein.

Oberflächliche Thrombophlebitiden: Die oberflächlichen Thrombophlebitiden entstehen häufig durch eine Venenkatheterinfektion oder gehen von Hautinfektionen (z. B. Verbrennungswunden) aus.

Zentrale Thrombophlebitiden: Die zentralen Thrombophlebitiden (V. jugularis, V. subclavia, V. cava) können bei längerem Gebrauch zentraler Venenkatheter entstehen.

Eitrige Thrombophlebitiden der Beckenvenen: Entwickeln sich manchmal bei Entbindungen, Aborten, nach größeren gynäkologischen Operationen und bei Beckenabszessen. Als Komplikation können metastatische Abszesse, septische Lungenembolien (mit Infarkt) und subperiostale Abszesse benachbarter Knochen sowie Osteomyelitis auftreten.

Erreger: Die häufigsten Erreger von oberflächlichen und zentralen Thrombophlebitiden sind Staphylococcus aureus und gramnegative Stäbchen (besonders Klebsiella-/Enterobacter-Arten, auch Pseudomonas aeruginosa). Seltener sind Candida albicans, Enterokokken, Staphylococcus epidermidis und Anaerobier. Bei infizierten Beckenvenenthrombosen sind anaerobe Streptokokken und Bacteroides-Arten am häufigsten. Bei ketoazidotischen Diabetikern, Patienten unter Deferoxamin oder Patienten mit Neutropenie sind Aspergillus- bzw. Mucor-Infektionen möglich. Ein Erregernachweis gelingt oft in der Blutkultur, aus einem entfernten Venenkatheter und aus Abszesseiter. Zur Lokalisation sind Computertomographie und Magnetresonanztomographie sowie szintigraphische Methoden wertvoll.

Therapie:

- **Ungezielte Initialtherapie:** Gegen Staphylokokken und andere Kokken wirkt am sichersten Vancomycin, das man mit Cefotaxim (gegen Enterobakterien) und Tobramycin (gegen Pseudomonas) bis zum Erregernachweis kombinieren kann. Bei infizierten Beckenvenenthrombosen besteht die traditionelle Therapie aus einer Kombination von Penicillin G (tgl. 20 Mio. IE) und Clindamycin i. v. (tgl. 1,8 g); sie erfasst Anaerobier und Staphylokokken. Modernere Alternativen sind Ceftriaxon + Metronidazol oder die Gabe von Imipenem bzw. Ertapenem. Rechtzeitig sind notwendige chirurgische Eingriffe (Abszesseröffnung und Drainage, Gefäßexzision oder -unterbindung) sowie Heparinisierung und Venenkatheterentfernung durchzuführen.
- **Gezielte Antibiotika-Therapie:** Die gezielte Antibiotika-Therapie erfolgt nach Keimart und Antibiogramm (wie bei der Sepsis). Behandlungsdauer: Mindestens 2–3 Wochen, bei abszedierenden Formen durch Staphylokokken (Rezidivgefahr) wesentlich länger.

Arteriosklerose als Infektionskrankheit

Es bedeutete einen Paradigmen-Wechsel für den Begründer dieses Buches, als sich ab ca. 1995 herausstellte, dass die Arteriosklerose nicht allein eine multifaktorielle metabolische Erkrankung ist, sondern gleichermaßen auch Folge einer chronisch persistierende Infektion sein könnte. Die Erreger der Arteriosklerose sollten so eine erst 1985 entdeckte neue Chlamydien-Art – Chlamydia (Clamydophilia) pneumoniae – sein. Die klinisch manifeste Arteriosklerose sollte demnach zu einem Teil Folge einer chronischen Chlamydien-Infektion der Gefäße sein und etablierte Risikofaktoren würden zu Zusatzfaktoren bzw. Epiphänomenen der chronischen Infektion. So ist eine mittelgradige CRP-Erhöhung bereits als »Risikofaktor« der Arteriosklerose allgemein anerkannt. Das C-reaktive Protein (CRP) ist freilich *der* klassische Infektionsparameter; eine Erhöhung stellt typischerweise ein Epiphänomen jeder chronischen Infektion und damit auch einer chronischen Arteriitis dar. Es korreliert beim Aortenaneurysma besonders gut mit einer Progression. Innerhalb einer zehnjährigen intensiven Forschungsaktivität und zahlreichen Publikationen ist jedoch der klassische Beweis für eine infektiöse Ursache der Atherosklerose nicht gelungen – weder für Clamydophilia noch für andere z. B. virale Kandidaten. Ein weiterer Beweis hinsichtlich der infektiösen Genese könnte auch durch Erfolge einer adäquaten Antibiotika-Behandlung erbracht werden, die allerdings als ungesicherte Interventionstherapie stets zusätzlich zur etablierten Therapie (Aspirin, Clopidogrel oder Pergel, Beta-Rezeptoren-Blocker, Cholesterinsenker u. a.) erfolgen müsste. Die ersten Erfolge kleiner Therapiestudien mit Azithromycin bzw. Roxithromycin und Doxycyclin konnten in größeren Studien allerdings nicht bestätigt werden. Diese haben bei Patienten mit Koronarsklerose keine eindeutig positiven Ergebnisse erbracht, vielmehr profitierten hier sogar eher die Patienten mit Placebo. Etwas überzeugendere Ergebnisse wurden bei Patienten mit kleinen Aortenaneurysmen erbracht. In einer Studie mit Roxithromycin und zwei Studien mit Doxycyclin wurde jeweils eine signifikante Verringerung der Progression aufgezeigt. Die Datenlage ist derart, dass man sich fragen kann, inwieweit in Zukunft einem Patienten mit kleinem Aortenaneurysma Antibiotika vorenthalten werden können – auch wenn damit nicht sicher Chlamydien behandelt werden. Immerhin liegt eine mit anderen medikamentösen Mitteln nicht sicher beeinflussbare Erkrankung vor, bei der eine hochgefährliche Operation droht.

Auch wenn die Arteriosklerose weiterhin wieder weit davon entfernt ist, als Infektionskrankheit anerkannt zu werden, und auch an der Chlamydien-These berechtigte Zweifel bestehen, so sind viele Befunde zumindest hinsichtlich einer Inflammation doch so überzeugend, dass auch weiter grundsätzlich eine infektiöse Mitwirkung, wenn nicht gar Genese in der Forschung bedacht werden sollte.

10 ZNS-Infektionen

ZNS-Infektionen kann man je nach der Lokalisation einteilen in: Meningitis, Meningoenzephalitis, Enzephalitis und abszedierende Infektion. Die Unterschiede zwischen den einzelnen Formen können fließend sein.

Meningitis

Ätiologie: Die Einteilung der Meningitiden erfolgt primär nach den Erregern: Viren, Bakterien, Pilze, Protozoen, Parasiten. Klinisch unterscheidet man jedoch die weitgehend »harmlose« lymphozytäre Meningitis durch Viren (nicht Herpes-Enzephalitis!) von der hochgefährlichen und unbehandelt fast stets zum Tode führenden eitrigen Meningitis durch Bakterien. Diese praktisch gut brauchbare Unterscheidung steht in keiner strengen Beziehung zur Ätiologie, da nicht alle lymphozytären Meningitiden virusbedingt sind (tuberkulöse Meningitis, Kryptokokken-, Borrelien- und Leptospiren-Meningitis, Heilphase der eitrigen Meningitis, Meningitis durch schwach pathogene Erreger, z. B. vergrünende Streptokokken). Nicht alle granulozytären Meningitiden haben eine bakterielle Genese (z. B. können im Beginn einer ECHO-Virus- oder Coxsackie-Virus-Meningitis die polymorphkernigen Leukozyten überwiegen).

Diagnostik: Zu Beginn einer bakteriellen Meningitis kann die Zellzahl noch niedrig sein, sie steigt erst im Verlauf an (trotz Behandlung). Auch eine Abtrennung der serösen Meningitis (mit durchsichtigem Liquor, normalem Liquorzucker und einer Zellzahl < 300/µl) von der eitrigen Meningitis (mit trübem Liquor, erniedrigtem Liquorzucker und einer Zellzahl von > 300/µl) ergibt keinen sicheren Erregerhinweis. Bei seröser Meningitis sind zwar häufig Viren (nicht selten auch HIV) die Ursache, in einem kleinen Teil der Fälle aber auch bakterielle Erreger (Borrelia burgdorferi, Tuberkelbakterien, Listerien, Treponema pallidum, Campylobacter, Leptospiren) oder Pilze (Cryptococcus). Andererseits ist ein trüber Liquor nicht immer Symptom einer bakteriellen Meningitis, da bei bestimmten Viruserkrankungen (z. B. ECHO-Virus-Meningitis) relativ hohe Zellzahlen bis zu 3 000/µl vorkommen, die dem Liquor ein leicht getrübtes Aussehen verleihen.

CRP (C-reaktives Protein) im Serum kann am Beginn einer eitrigen Meningitis noch negativ sein und ist häufig negativ bei seröser Meningitis bakterieller Genese. Auch an nichtinfektiöse Ursachen, wie Leukämie, meningeales Lymphom, Nachbarschaftsreaktionen (sympathische Meningitis bei Sinusitis, Otitis, Mastoiditis, Hirnabszess, Hirninfarkt, Hirntumor usw.), ist zu denken. Bei den klinischen Erscheinungen einer Meningitis müssen differenzialdiagnostisch u. a. eine Subarachnoidalblutung, eine Erkrankung der Wirbelsäule und eine Enzephalitis berücksichtigt werden.

Die **Liquordiagnostik** sollte unverzüglich, bereits bei geringem Verdacht und möglichst vor Einleitung einer antibiotischen Behandlung durchgeführt werden (Zellzahlbestimmung, Methylenblau-, Gram- und Giemsa-Präparat zum Erregernachweis; s. Tab. 10-1). Bei foudroyant verlaufenden Meningitiden (auch nur dringendem Verdacht) muss ggf. zugunsten einer schnellen (auch prästationären) Behandlung auf eine vorangehende Liquorpunktion verzichtet werden. Vielfach sind die Patienten auch bakteriämisch, sodass zumeist auch mittels einer initialen Blutkultur die bakteriologische Diagnostik

Tab. 10-1 Mikroskopische Diagnose der wichtigsten bakteriellen Meningitiden.

Morphologie	Lagerung	Färbung	Menge	Erreger
lanzettförmige Diplokokken, z. T. mit Kapsel	extrazellulär	grampositiv	zahlreich	Pneumokokken
semmelförmige Diplokokken	z. T. intrazellulär	gramnegativ	gering	Meningokokken
größere Stäbchen	extrazellulär	gramnegativ	gering oder zahlreich	Enterobakterien (z. B. E. coli)
zarte, z. T. polymorphe Stäbchen	extrazellulär	gramnegativ	gering oder zahlreich	Haemophilus influenzae
Stäbchen, z. T. kurz	z. T. intrazellulär	grampositiv	gering	Listeria monocytogenes
lange, leicht gekrümmte Stäbchen	z. T. intrazellulär	Ziehl-Neelsen-positiv	sehr gering	Mycobacterium tuberculosis

möglich ist. Zu Beginn einer eitrigen Meningitis sind bei Kindern mitunter erst wenige Zellen, aber bereits viele Bakterien vorhanden. Daher sollte bei klinischem Verdacht auch ein seröser Liquor sofort bakteriologisch untersucht werden. Bei einer Meningokokken-Meningitis findet man die Bakterien manchmal erst nach Zentrifugieren des Liquors und Untersuchung des Sediments. Intrazellulär gelegene Bakterien (Meningokokken, Listerien) können leicht übersehen werden. Heute ist durch Antigennachweis, z. B. mit der Latex-Agglutination (CSF-Test) oder PCR, eine rasche Identifizierung der im Liquor enthaltenen Meningokokken, Pneumokokken, B-Streptokokken und Haemophilus-Keime, Kryptokokken und M. tuberculosis in jedem besseren Krankenhauslabor möglich. Negative Resultate schließen eine bakterielle Genese jedoch nicht aus. Stets sollten neben einer Liquor- auch eine Blutkultur angelegt werden (Blutkultur oft positiv bei hämatogen entstandener Meningitis). Gegebenenfalls muss nach möglichen **Ausgangsherden** der Meningitis gesucht werden (Nebenhöhlen- oder Mittelohrprozess, Schädeltrauma, Endokarditis, Pneumonie). Eine Erniedrigung des Liquorzuckers bei lymphozytärer Meningitis weist auf eine tuberkulöse Meningitis hin. Bei serösem Liquor mit erhöhter Zellzahl ist eine Virusdiagnostik sinnvoll. Zur orientierenden Schnelldiagnose einer Liquorzellvermehrung eignen sich auch die üblichen Urinteststäbchen zum Nachweis einer Leukozyturie.

Erreger: Die Häufigkeit der Erreger einer eitrigen Meningitis differiert je nach Lebensalter, Grundkrankheit und Epidemiologie. Ohne Grundkrankheit sind bei Kindern nach den ersten zwei Lebensmonaten und bei Erwachsenen Meningokokken und Pneumokokken am häufigsten. Haemophilus influenzae kommt heute noch bei nicht rechtzeitig geimpften Kindern und bei älteren Erwachsenen vor. Bei Neugeborenen dominieren B-Streptokokken, Enterokokken, Listerien und gramnegative Darmbakterien (Escherichia coli, Klebsiella u. a.). Bei schweren Grundleiden und bei älteren Erwachsenen sind Enterobakterien, Pseudomonas aeruginosa, Salmonellen, Staphylokokken, Pneumokokken und Listerien häufiger, während Meningokokken seltener sind. Mischinfektionen (auch mit Anaerobiern) werden oft bei otogener Meningitis festgestellt. Eine Vielzahl von selteneren Erregern ist als Ursache einer Meningitis möglich; Nachweise von Koagulase-negativen Staphylokokken sind freilich verdächtig auf eine externe Kontamination.

Grundsätzliches zur Therapie: Bei der Wahl des Antibiotikums ist davon auszugehen, dass ein Teil der Pneumokokken-, Meningokokken- und Haemophilus-Stämme heute eine verminderte Sensibilität gegen Penicillin und Ampicillin hat. Genaue und schnelle Sensibilitätsbestimmungen sind im Einzelfall oft nicht möglich. Es gibt daher gute Gründe, bei eitriger Meningitis auf Therapieformen auszuweichen, bei denen Resistenzprobleme kaum eine Rolle spielen. Das ist auch im Hinblick auf die Vermeidung möglicher Spätschäden (Taubheit, Intelligenzdefekte, Krampfleiden usw.) wichtig.

Die **Liquorgängigkeit der Antibiotika** spielt für den Therapieerfolg eine Rolle, ist aber allein nicht ausschlaggebend. Bezogen auf die Serumkonzentrationen gehen von einigen Sulfonamiden bei Gesunden bis zu 50 % in den normalen Liquor über, von Chloramphenicol 30–50 %, von Minocyclin 30 %, von den übrigen Tetracyclinen etwa 10 %, von Penicillinen und vielen Cephalosporinen weniger als 1 %. Relativ hohe und länger anhaltende Liquorkonzentrationen erreicht man mit Ceftriaxon (etwa 17 % der Serumkonzentrationen). Bei Fluorchinolonen (s. S. 110) ist die Liquorgängigkeit unterschiedlich (bei Cipro- und Levofloxacin etwa 20–30 %). Fosfomycin penetriert relativ gut in Liquor und Hirngewebe. Aminoglykoside und Vancomycin treten bei nicht entzündeten Meningen kaum in den Liquor über. Bei entzündeten Meningen penetrieren Antibiotika besser in den Liquor als bei gesunden. Nach i. v. Injektion werden schneller wirksame Liquorspiegel erreicht als nach oraler Gabe. Mit hohen Dosen von Penicillin G (10–20 Mio. IE/Tag) erhält man bei Meningitis wirksame Liquorkonzentrationen gegen empfindliche Pneumokokken und Meningokokken. Mit Vancomycin und Meropenem werden nur bei entzündeten Meningen ausreichende Liquorspiegel erreicht. Mindestens ebenso wichtig wie die Liquorspiegel sind die Gewebespiegel im Gehirn.

Als **zusätzliche Therapiemaßnahmen** kommen Intensivpflege mit Behandlung von Atemstörungen, Schocktherapie, ausreichende Flüssigkeitszufuhr, Beseitigung von Elektrolytstörungen, parenterale oder Sondenernährung infrage. Bei bewusstlosen Patienten müssen eine Magensonde gelegt und Antazida zur Prophylaxe von Stressulzera in den Magen gegeben werden. Bei **Hirnödem** Behandlung mit Dexamethason i. v. (initial 10 mg, dann alle 6 h 4 mg) und Furosemid, evtl. auch Hyperventilation (bei mechanischer Beatmung) und Barbituratgaben. Unter Umständen wiederholte Lumbalpunktion zur Druckentlastung und Liquorkontrolle (stärkere Zunahme der Liquorzellen spricht für Therapieversagen oder Infektionswechsel). Epileptiforme Krämpfe können aber auch Zeichen einer Penicillin-Überdosierung sein. Daher sollen in der akuten Phase einer Meningitis täglich keinesfalls mehr als 20 Mio. IE Penicillin G (bei Erwachsenen) bzw. 12 Mio. IE (bei Kindern) verabreicht werden (erhöhte Durchlässigkeit der Blut-Liquor-Schranke). Durch Penicillin-Überdosierung ausgelöste Krämpfe werden mit einem Benzodiazepin kupiert; Penicillin sollte durch Ceftriaxon ersetzt werden. Bei Verdacht auf eine **intrakranielle Eiteransammlung** wird frühzeitig eine Tomographie (Computer- oder Magnetresonanztomographie) vorgenommen.

Ein **Versagen der Antibiotika-Therapie** (ausbleibende Sterilisierung des Liquors, starker Anstieg der Zellzahl, anhaltendes Fieber) kann verschiedene Ursachen haben: falsche Wahl des Antibiotikums, resistente Erreger, Unterdosierung, Erregerwechsel, Fortbestehen lokaler Eiterherde (Hirnabszess, Subduralabszess, Pyozephalus, Schädelosteomyelitis, Sinusitis, Mastoiditis, Otitis usw.), eitrige Hirnmetastasen, Subduralerguss, zirkumskripte Meningitis, Rezidiv nach vorzeitigem Absetzen der Antibiotika, septische Absiedlungen in anderen Organen (z. B. Endokarditis). Anhaltendes Fieber oder nach 8–12 Tagen erneut auftretendes Fieber kann auf einer Medikamenten-Allergie (*drug fever*), z. T. mit Eosinophilie und Hautausschlag, beruhen. Bei Haemophilus- und Pneumokokken-Meningitis ist trotz erfolgreicher Elimination der Erreger ein länger anhaltendes Fieber (1–3 Wochen) durch abgetötete Erreger möglich. Eine häufige Ursache von Temperatursteigerungen und Erbrechen ist im 1. Lebensjahr ein postmeningitischer Hydrozephalus, der ggf. durch Shunt-Operation behandelt werden muss. Bei jüngeren Kindern kann sich im Verlauf einer eitrigen Meningitis ein subduraler Erguss entwickeln.

Rekurrierende Meningitis: Bei der rekurrierenden Meningitis besteht oft eine Kommunikation zwischen Subarachnoidalraum und Nasennebenhöhlen, Nasopharynx, Mittelohr oder Haut. Ursachen können eine alte Schädelfraktur, ein Dermalsinus oder eine Myelomeningozele sein, die eine operative Behandlung erfordern. Auch ein parameningealer Fokus (z. B. Hirnabszess) oder ein Shunt-Vitium ist auszuschließen. Es gibt zahlreiche andere Ursachen für eine rekurrierende Meningitis (z. B. Meningokokken-Infektion infolge eines Komplementdefektes, Herpes-simplex-Virus-Infektionen, Brucellose oder Hydatidenzysten).

Verlauf: Bei protrahiertem Verlauf ohne Nachweis bakterieller Erreger im Liquor ist besonders an eine HIV-Infektion, TB, Lues, Borreliose und Kryptokokkose zu denken.

Therapie: Die richtige Dosierung der Antibiotika (Tab. 10-2) ist zur Erzielung optimaler Blut-, Gewebe- und Liquorkonzent-

Tab. 10-2 Antibiotika-Dosierungen bei parenteraler Gabe zur Meningitistherapie.

Antibiotikum	Tagesdosis bei Erwachsenen	Tagesdosis bei Kindern
Penicillin G	10–20 Mio. IE	0,5 Mio. IE/kg (Höchstdosis: 12,0 Mio. IE)
Ampicillin	10–20 g	Neugeborene[1]: 100 mg/kg Kinder: 200–300 mg/kg
Piperacillin	15–20 g	Neugeborene[1]: 100 mg/kg ältere Kinder: 300 mg/kg
Ceftriaxon	4 g	80–100 mg/kg
Cefotaxim, Ceftazidim	6–8 g	Neugeborene[1]: 100 mg/kg ältere Kinder: 200 mg/kg
Meropenem	6 g	120 mg/kg
Chloramphenicol	3(–4) g	50–80 mg/kg
Ciprofloxacin	0,8 g	–
Gentamicin (nur in Kombination)	5 mg/kg	6 mg/kg
Vancomycin (nur in Kombination)	2–3 g	60 mg/kg
Rifampicin (nur in Kombination)	0,6 g	10 mg/kg
Fosfomycin (nur in Kombination)	10–15 g	200 mg/kg

[1] 1. Lebenswoche (> 2 000 g)

rationen ebenso wichtig wie die geeignete Antibiotika-Applikation (anfangs immer i. v.) und eine ausreichende Therapiedauer. Zur Rezidivprophylaxe müssen wegen der bei abheilender Meningitis nachlassenden Liquorgängigkeit weiterhin hohe Penicillin-Dosen gegeben werden. Eine Sequenzialtherapie (s. S. 17) ist bei Meningitis grundsätzlich falsch. Der Wert der Cephalosporine bei Meningitis ist je nach Präparat verschieden. Cefazolin und Oralcephalosporine sind bei Meningitis ungeeignet. Das generell am besten geeignete Cephalosporin ist Ceftriaxon (Alternative: Cefotaxim). Die Position der Fluorchinolone ist umstritten. Sie haben keine gute Liquorgängigkeit und eignen sich eher zur gezielten Therapie resistenter Erreger (Pseudomonas!). Am ehesten erscheint noch Moxifloxacin geeignet.

Das wichtigste Prinzip ist: Frühtherapie der Meningitis!

Prognose: Für die Prognose ist ein möglichst schneller Behandlungsbeginn entscheidend. Sofortige Klinikeinweisung bei Meningitisverdacht, schnelle Liquorgewinnung und unverzügliche Antibiotika-Injektion (ggf. in umgekehrter Reihenfolge!) bestimmen den Verlauf. Auch bei seröser Meningitis müssen behandelbare Ursachen (z. B. TB, Borreliose, Leptospirose, Hirnabszess, Herpes-simplex-Enzephalitis) durch spezielle Untersuchungen rechtzeitig erkannt werden, da die Heilungsaussichten wesentlich vom frühen Behandlungsbeginn abhängen.

Initialtherapie

Die **häufigsten Erreger** (Pneumokokken und Meningokokken) können sehr schnell zu foudroyanten Verläufen führen. Daher muss die Initialtherapie einer eitrigen Meningitis ohne Verzögerung einsetzen, am Besten bereits prästationär, spätestens unmittelbar nach der Lumbalpunktion, aber innerhalb der ersten 30 Minuten nach Eintreffen des Patienten in der Klinik. Die Initialtherapie richtet sich nach dem Liquorbefund und der klinischen Situation (Lebensalter, Vorkrankheiten, Initialsymptome, Vorbehandlung, Schock). Wegen des zunehmenden Vorkommens von Penicillin-resistenten Pneumokokken, Meningokokken und Haemophilus-Bakterien erfolgt die Initialtherapie heute vorzugsweise mit dem fast immer wirksamen Ceftriaxon, das relativ hohe Liquorkonzentrationen erreicht.

Bei eitrigem Liquor gibt man bei Erwachsenen initial sofort 2 g Ceftriaxon i. v. als Kurzinfusion, bei Kindern (älter als 1 Monat) 40 mg/kg, dann 1 × täglich 4 g bzw. 80 mg/kg und kombiniert dieses bei mikroskopischem Pneumokokkennachweis sicherheitshalber zunächst mit Vancomycin (wegen einer möglichen Penicillin-G-Resistenz). Wenn bekannt ist, dass die Pneumokokken Penicillin-sensibel sind, kann Vancomycin entfallen. Bei Haemophilus-Meningitis von Kindern verbessert Dexamethason (0,15 mg/kg alle 6 h für 4 Tage) die Prognose; vermutlich auch bei Meningokokken und Pneumokokken.

Die **Weiterbehandlung** geschieht nach Anzüchtung und Testung der Bakterien bei Pneumokokken und Meningokokken entweder mit Penicillin G (bei nachgewiesener Empfindlichkeit) oder weiterhin mit Ceftriaxon, bei Penicillin-G-Resistenz von Pneumokokken mit Ceftriaxon + Vancomycin i. v. (s. u.), bei Penicillin-G-Resistenz von Meningokokken allein mit Ceftriaxon. Bei einer Haemophilus-Meningitis (In-vitro-Testung unzuverlässig) behandelt man stets mit Ceftriaxon weiter.

Im Erwachsenenalter, aber auch bei Neugeborenen, können bei fehlendem Erregernachweis im mikroskopischen Präparat auch Listerien die Ursache sein. Gegen Listerien wirkt am besten Ampicillin, das bei der Initialtherapie gleichzeitig mit Cefotaxim (gegen Listerien unwirksam) gegeben wird (Ceftriaxon ist ungeeignet für Neugeborene).

In den ersten zwei Lebensmonaten kommen zahlreiche Erreger in Betracht; initial sind lückenlose Kombinationen, wie Cefotaxim + Piperacillin + Gentamicin (in ausreichend hoher Dosierung; s. Tab. 10-2), notwendig.
Eine Optimierung der nach wie vor ernsten Prognose einer bakteriellen Meningitis (Letalität ca. 10 %) lässt sich nur durch eine Frühtherapie erzielen. Es gibt gute Argumente für die Aufnahme von 1 g Ceftriaxon in die Notfalltasche aller Hausärzte. Bei Verdacht auf Meningitis bzw. Meningokokken-Sepsis sollte breits ambulant eine sofortige i. v. oder i.m. Gabe erfolgen.

Gezielte Therapie

Meningokokken-Meningitis: Schnellnachweis von Meningokokken-Antigen mit Latex-Agglutinationstest möglich, meist auch noch bei anbehandelten Patienten positiv. Liquorkultur sofort anlegen; falls dies nicht möglich ist, Sofortbeimpfung einer Blutkulturflasche und Bebrütung im Krankenhauslabor bis zum Transport ins bakteriologische Labor.

Therapie: Mittel der Wahl war früher Penicillin G in hoher Dosierung (Erwachsene tgl. 20 Mio. IE, Kinder 0,5 Mio. IE/kg), verteilt auf 6- bis 8-stündliche i. v. Kurzinfusionen bis zum Eintritt der Besserung (mindestens 3 Tage nach Entfieberung), dann in reduzierter Dosis (5–10 Mio. IE) für 7–10 Tage. Eine Resistenz von Meningokokken gegen Penicillin ist in den USA, Kanada, Südafrika und Europa beobachtet worden (Häufigkeit 1–4 %, in Spanien bis zu 50 %). Sicherer ist daher die sofortige Behandlung mit hohen Dosen von Ceftriaxon oder Cefotaxim (Dosierung s. Tab. 10-2). Siehe auch **Waterhouse-Friderichsen-Syndrom** (S. 499).

Prophylaxe: Zur Umgebungsprophylaxe bei engem Kontakt in der Familie und im Kindergarten verwendet man Rifampicin (bei Erwachsenen 0,6 g oral, bei Kindern 10 mg/kg alle 12 h für 2 Tage). Diese muss ohne Zeitverzug begonnen werden. Eine Alternative ist bei Erwachsenen Ciprofloxacin (einmalig 0,75 g oral).

> **!** Rifampicin ist in der Spätgravidität kontraindiziert, ebenso Ciprofloxacin.

Penicilline und die meisten Cephalosporine wirken unsicher. Bei Schwangeren oder bei Resistenz gegen Rifampicin kann die einmalige i. v. Injektion von Ceftriaxon (1,0 g) die Meningokokken beseitigen. Die Erfolgschancen der Umgebungsprophylaxe mit Rifampicin, Ciprofloxacin und Ceftriaxon betragen etwa 90 %.

Pneumokokken-Meningitis: Hämatogen entstanden (meist bei Pneumonie, auch bei Splenektomierten) oder fortgeleitet von Nasennebenhöhlen, Mastoid, Hirnabszess, Schädelbruch; daher ist eine Untersuchung durch den HNO-Arzt erforderlich; ggf. Operation unter antibiotischer Behandlung. Der Schnellnachweis von Pneumokokken-Antigen in Liquor, Serum oder Urin mit dem Latex-Agglutinationstest ist wichtig zur Unterscheidung von anderen grampositiven Erregern. Immer MHK-Bestimmung im Labor anfordern (z. B. mit dem einfachen E-Test).

Therapie: Bei nachgewiesener Empfindlichkeit Penicillin G in hoher Dosierung, bei Erwachsenen täglich 20 Mio. IE, bei Kindern 0,5 Mio. IE/kg, verteilt auf 6-stündliche i. v. Kurzinfusionen.
Bei verminderter Sensibilität gegen Penicillin (nicht bei kompletter Resistenz) sind Ceftriaxon (s. o.) + Vancomycin wirksam. Bei vollständiger Resistenz (in Deutschland noch selten) bleibt nur eine Therapie mit Ceftriaxon i. v. + Vancomycin i. v. (Erwachsene tgl. 2 g, Kinder 50 mg/kg) in Kombination mit Rifampicin (gut liquorgängig). Andere Antibiotika sind noch nicht erprobt.

Bei **Penicillin-Allergie** kann Ceftriaxon (Kreuzallergie ausschließen), notfalls auch Chloramphenicol (bei nachgewiesener Empfindlichkeit) verwendet werden.

Behandlungsdauer: Die Behandlungsdauer beträgt mindestens 10–14 Tage in voller Dosis.

Haemophilus-influenzae-Meningitis: Hämatogen, otogen oder rhinogen entstanden. Vorkommen bei ungeimpften Kindern und bei älteren Erwachsenen. Ernste Prognose. Fast immer durch Serotyp b hervorgerufen; dann Schnelldiagnose (z. B. durch Latex-Agglutinationstest) zum Antigennachweis in Liquor, Serum oder Urin (oft auch noch positiv nach Behandlungsbeginn).

Therapie: Die Therapie wird heute mit Ceftriaxon oder Cefotaxim durchgeführt. Gegen die früher verwandten, relativ schwach wirksamen Antibiotika Ampicillin und Chloramphenicol ist Haemophilus heute teilweise resistent (In-vitro-Testung unzuverlässig).
Bei Kindern wird durch sofortige Gabe von Dexamethason (0,15 mg/kg alle 6 h für 2 Tage) die Häufigkeit von bleibenden Hörschäden vermindert.

Prophylaxe: Bei Kindern, evtl. auch bei Erwachsenen in der näheren Umgebung des Erkrankten wird die sofortige Gabe von Rifampicin (2 × tgl. 10 mg/kg) für 4 Tage empfohlen.

Escherichia-coli-Meningitis: Bei Säuglingen Symptome oft unvollständig und schwach ausgeprägt, daher leicht zu übersehen, schlechte Prognose. Bei Erwachsenen selten, meist posttraumatisch oder postoperativ entstanden.

Therapie: Bei mikroskopischem Nachweis von gramnegativen plumpen Stäbchen im Direktpräparat des Liquors und vor Kenntnis des Antibiogramms ist – im Hinblick auf die lebensgefährliche Erkrankung – eine maximal dosierte und kombinierte Behandlung gerechtfertigt.
Wegen der sicheren Wirkung gegen E. coli erscheint Ceftriaxon oder Cefotaxim heute günstiger als die früher üblichen Therapien mit Chloramphenicol, Mezlocillin oder Ampicillin (immer in Kombination mit Gentamicin; Dosierung s. Tab. 10-2). Eine Alternative, auch bei ESBL, ist Meropenem (3 × tgl. 2 g).

Behandlungsdauer: Die Behandlungsdauer beträgt 10–14 Tage (nach Sterilwerden des Liquors).

Listerien-Meningoenzephalitis: Bei Früh- oder Neugeborenen meist intrauterin erworben, Vorkommen in zunehmender Häufigkeit auch im späteren Kindesalter und bei Erwachsenen (nicht selten infolge von Lebensmittelkontaminationen), immer hämatogen entstanden, als eitrige oder seröse Meningitis, manchmal auch als Rhombenzephalitis verlaufend.

Therapie: Ampicillin i. v.: Erwachsene tgl. 10–12 g, Kinder 200–300 mg/kg in 3–4 Einzelgaben (in Kombination mit Gentamycin). Bei **Penicillin-Allergie** Minocyclin i. v.: Erwachsene tgl. 0,2 g, Kinder 4 mg/kg in 2 Einzelgaben in Kombination mit Gentamycin. Minocyclin i. v. ist allerdings nur noch über die Internationale Apotheke erhältlich!
Co-trimoxazol (TMP/SMX) ist vergleichbar gut wirksam und ggf. auch ein guter Kombinationspartner: Erwachsene tgl. 1,2/6,0 g, Kinder 20/100 mg/kg i. v. in 3–4 Einzelgaben. Andere in vitro wirksame Substanzen wie Rifampicin, Moxifloxacin oder Linezolid wurden klinisch nur unzureichend geprüft.

Behandlungsdauer: Bis zur Normalisierung des Liquors, mindestens aber 4 Wochen. Alle Cephalosporine sind nicht und Carbapeneme nur unsicher wirksam!

Staphylokokken-Meningitis: Meist im Verlauf einer Staphylokokken-Sepsis oder Staphylokokken-Endokarditis auftretend; selten otogen, rhinogen, postoperativ oder posttraumatisch. Meist Begleitmeningitis bei septischer Herdenzephalitis oder bei Hirnabszess. Es muss stets nach dem Primärherd gesucht werden! Staphylokokken sind die typischen Erreger einer sogenannten Shunt-Sepsis (nach Hydrozephalusoperation), die mit einer Ventrikulitis kombiniert sein kann.

Therapie: Die Therapie ist problematisch, da die üblichen Staphylokokken-Antibiotika (z. B. Oxacillin) sehr schlecht liquorgängig sind. Relativ gut wirksam ist Cefuroxim i. v. (Erwachsene tgl. 6–12 g, Kinder 200 mg/kg), bevorzugt zusammen mit Rifampicin. Alternativen sind Fosfomycin + Rifampicin oder Kombinationen mit Linezolid. Vancomycin ist zwar gegen die meisten Methicillin-resistenten Staphylokokken gut wirksam, aber schlecht liquorgängig und sollte daher stets mit Rifampicin oder Fosfomycin kombiniert werden (Dosierung s. Tab. 10-2). Eine verminderte Sensibilität von Staphylococcus aureus gegen Vancomycin und Teicoplanin (sog. VISA-Stämme) ist bisher sehr selten (s. S. 194). Bei Vancomycin-Resistenz von Staphylococcus epidermidis könnte Daptomycin hochdosiert mit Rifampicin kombiniert werden (bei Meningitis noch nicht erprobt). Vor allem bei noch unklarer Empfindlichkeit (z. B. MRSA) sollte stets auch Linezolid i. v. als Alternative erwogen werden.

Behandlungsdauer: Die Dauer der hochdosierten Antibiotika-Therapie beträgt mindestens 2–3 Wochen, danach ist wegen der Rezidivgefahr auf jeden Fall eine mehrwöchige Nachbehandlung mit Cefadroxil, Clindamycin oder Clarithromycin (je nach Antibiogramm) notwendig.

Liquorshunt-Infektion: Hierbei kann sich eine Ventrikulitis, Bakteriämie, Pleuritis oder Peritonitis entwickeln. Erstes Zeichen ist Fieber; meningitische Zeichen können fehlen.

Therapie: Bei einer Ventrikulitis durch Staphylokokken kann die Injektion von 10 mg Vancomycin in den kranialen Schenkel die Keime eliminieren. Gleichzeitig sollte das liquorgängige Rifampicin oder Fosfomycin in Kombination mit Vancomycin oder Linezolid systemisch gegeben werden. Bei Nachweis anderer Erreger (Propionibakterien, Enterobakterien, Pseudomonas) ist eine entsprechende Therapie erforderlich. Oft ist die Entfernung des infizierten Fremdkörpers nicht zu umgehen.

B-Streptokokken-Meningitis: Bei Neugeborenen und Säuglingen relativ häufig. Im Liquorausstrich grampositive Diplokokken (nicht bekapselt). Latex-Agglutinationstest mit Liquor und Serum positiv.

Therapie: Penicillin G in hoher Dosierung. Da manche B-Streptokokken-Stämme Penicillin-G-tolerant sind (d. h. von Penicillin nicht abgetötet werden), wird eine Kombination mit Gentamicin empfohlen (auch wenn dieses nach dem Blättchentest allein ungenügend wirkt).

Enterokokken-Meningitis: Selten. Manchmal bei einer Enterokokken-Endokarditis auftretend.

Therapie: Bei nachgewiesener Empfindlichkeit Ampicillin i. v. + Gentamicin (Dosierung s. Tab. 10-2). Bei Penicillin-Allergie oder Ampicillin-Resistenz evtl. Meropenem (3 × 2 g) oder auch Minocyclin i. v. (in den USA erhältlich), Erwachsene tgl. 0,4 g.
Bei Unwirksamkeit von Minocyclin kommt Vancomycin i. v. + Rifampicin i. v. infrage, bei Vancomycin-Resistenz evtl. Daptomycin hochdosiert mit z. B. tgl. 8–10 mg/kg (Enterococcus faecium) oder Linezolid.

Behandlungsdauer: Die Behandlungsdauer beträgt 4–6 Wochen (je nach Grundkrankheit).

Pseudomonas-aeruginosa-Meningitis: Nicht selten ausgelöst durch diagnostische, therapeutische oder operative Eingriffe. Auch eine hämatogene oder fortgeleitete Genese ist möglich.

Therapie: Ceftazidim i. v. in Kombination mit Tobramycin (Dosierung s. Tab. 10-2), bei Resistenz evtl. Meropenem, Ciprofloxacin, Aztreonam oder Amikacin (in geeigneter Kombination). In wenigen Fällen verbleibt aufgrund einer sehr hohen Resistenz nur die Gabe von Colistin.

Behandlungsdauer: Bis zur völligen Normalisierung des Liquors, jedoch mindestens 2–3 Wochen nach Sterilwerden des Liquors, bei gleichzeitiger Wirbelosteomyelitis länger. Sehr selten muss heute noch zusätzlich eine intrathekale Instillation von Gentamicin für mindestens 2–3 Tage durchgeführt werden. Dabei ist unbedingt ein hilfsstofffreies Spezialpräparat zu verwenden (Refobacin-L, bei Erwachsenen 5 mg, bei Kindern 0,5–1 mg).

Salmonellen-Meningitis: Selten. Bei Typhus, Paratyphus oder einer invasiven Salmonellen-Enteritis auftretend, besonders bei Kindern.

Therapie: Die guten Erfahrungen bei generalisierten Salmonellen-Infektionen und bei Escherichia-coli-Meningitis sprechen für Ceftriaxon (tgl. 4 g i. v.) oder für Cefotaxim (tgl. 6–8 g i. v.). Orale Nachbehandlung wegen Rezidivgefahr mit Ciprofloxacin. Eine Kombination mit Gentamicin ist ratsam, da Salmonellen-Meningitiden schwer zu beeinflussen sind. Ciprofloxacin oder Levofloxacin kommt auch zur Primärbehandlung infrage, allerdings ist die zunehmende Resistenzlage auch in Endemiegebieten zu beachten!

Behandlungsdauer: Die Behandlungsdauer beträgt mindestens 3 Wochen, besser länger.

Meningitis durch Klebsiella oder Enterobacter: Selten (außer bei Neugeborenen und bei neurochirurgischen Patienten). Wegen häufiger Erregerresistenz schwer zu behandeln.

Therapie: Wegen der ernsten Prognose ist in jedem Fall eine kombinierte Behandlung mit den laut Antibiogramm als wirksam gefundenen Mitteln erforderlich. Es kommen in erster Linie Kombinationen eines Betalactam-Antibiotikums (bei Klebsiella Ceftriaxon, bei Enterobacter Meropenem in hoher Dosierung) mit Gentamicin oder Amikacin infrage. Bei Erwachsenen sind auch eine Primärtherapie und Nachbehandlung mit Ciprofloxacin möglich. Bei Verdacht oder Nachweis von Carbapenem-resistenten Klebsiellen bleibt nur ein Versuch mit Colistin zusammen mit maximal dosiertem Meropenem.

Proteus-Meningitis: Sehr selten. Am ehesten posttraumatisch oder im Rahmen einer chronischen Otitis media.

Therapie: Je nach Proteus-Art und Antibiogramm, meist mit Ceftriaxon, Ciprofloxacin, Meropenem. Dabei sind die Indol-negativen Stämme (Proteus mirabilis) einfacher zu behandeln als die Indol-positiven Stämme. Mischinfektionen kommen nicht selten vor.

Borrelien-Meningitis oder -Meningoenzephalitis: Nach einem Zeckenbiss kann Wochen bis Monate später eine seröse Meningitis oder Meningoenzephalitis auftreten, die durch Borrelia burgdorferi hervorgerufen wird. Der Zeckenbiss, welcher in 60 % nicht bemerkt worden ist, führt in der Hälfte der Fälle zunächst zu einem Erythema migrans der Haut, das nach einigen Wochen abheilt. Bei der später folgenden Meningitis fehlt meistens Fieber oder es ist niedrig. Häufig kommt es dabei zu Hirnnervenlähmungen. Im relativ klaren Liquor sind überwiegend Lymphozyten enthalten. Eine Anzüchtung der Erreger gelingt selten. Ein Schnellnachweis ist im Liquor mit der PCR möglich. Im Serum sind CRP und IgG meist normal. Anfangs fehlen spezifische IgM-Antikörper im Serum, sind aber im weiteren Verlauf nachweisbar. An eine Borreliose ist immer zu denken, wenn eine subakute seröse Meningitis von Hirnnervenlähmungen oder einer Polyradikulitis begleitet ist oder wenn gleichzeitig eine Myokarditis mit AV-Block oder eine Arthritis besteht. Computer- oder Magnetresonanztomographie können typische Befunde ergeben. Klinik und Verlauf einer Borrelien-Meningoenzephalitis können auch einer multiplen Sklerose, einer Ischialgie oder einer Demenz ähneln.

Therapie: Die oft vieldeutige Krankheit heilt meist unter einer i. v. Behandlung mit Ceftriaxon (tgl. 2–4 g) für 3–4 Wochen. Die Therapie der größtenteils spontan heilenden Frühform (des Erythema migrans) stellt eine Prophylaxe der Neuromanifestationen und anderer Spätmanifestationen (Arthritis, Acrodermatitis atrophicans) dar. Geeignet sind Doxycyclin (tgl. 0,2 g), Penicillin V (tgl. 3 Mio. IE) und Clarithromycin (tgl. 1 g) für 2–3 Wochen (s. S. 728).

Pilz-Meningitis (Candida albicans, Cryptococcus neoformans, Penicillium marneffei, Histoplasma capsulatum, selten andere Pilze, fast nie ohne Grundkrankheit [HIV!]): Liquorkultur auf Sabouraud- oder Blut-Agar oft erst nach längerer Bebrütung (bis zu 10 Tagen) positiv. Mikroskopischer Nachweis von Cryptococcus (Spezialfärbung). Antigennachweis in Liquor oder Serum möglich (für Candida, Aspergillus, Cryptococcus).

Therapie: Liposomales Amphotericin B i. v. in Kombination mit Flucytosin (Dosierung s. S. 381 u. S. 414). Eine In-vitro-Testung von Candida albicans bzw. anderen Candida-Spezies oder Cryptococcus neoformans gegen Flucytosin ist sinnvoll, da resistente Stämme vorkommen. Mit Fluconazol (s. S. 391) steht ein gut liquorgängiges Therapeutikum aus der Gruppe der Azole zur Verfügung, das in besonderen Fällen für die Therapie von ZNS-Infektionen durch Cryptococcus und Candida infrage kommt. Bei Cryptococcus-Meningitis von AIDS-Patienten hat die Dreierkombination von liposomalem Amphotericin B, Flucytosin und Fluconazol die besten Ergebnisse. Meningitiden mit Aspergillus- und Zygomyzeten-Spezies bedürfen neben einer langen und hochdosierten Ambisome-Therapie oft auch einer chirurgischen Resektion von Herden im ZNS. Eine intrathekale Instillation von Amphotericin B ist möglich (zunächst 10 mg Prednison intralumbal, dann langsame Instillation von 0,5 mg Amphotericin B nach Verdünnung mit Liquor in der Spritze, Wiederholung nach 2 oder 3 Tagen).

ZNS-Infektionen ohne Erregernachweis

Ungeklärte eitrige Meningitis: Eine akut aufgetretene Meningitis ohne Erregernachweis, otorhinogene Entstehung, Immundefekt und ohne Vorbehandlung mit Antibiotika ist mit großer Wahrscheinlichkeit durch Meningokokken verursacht. Zumindest der kulturelle Nachweis von Meningokokken wird durch deren besondere Transportempfindlichkeit oder jegliche vorangehende Antibiotikagabe erschwert.

Therapie: Eine ungeklärte eitrige Meningitis sollte deshalb stets initial mit Ceftriaxon behandelt werden (s. S. 538), ggf. in Kombination mit Meropenem oder Ampicillin. Diese Therapie ist auch für eine mit Ceftriaxon oder Cefotaxim vorbehandelte Pneumokokken- oder Haemophilus-Meningitis optimal, bei welcher der Liquor bereits steril geworden ist.

Aseptische Meningitis: Relativ häufig. Mittlere Pleozytose, Glucose im Liquor normal, kulturell kein Nachweis von Bakterien. Häufigste Erreger sind diverse Enteroviren (ECHO, Coxsackie, Polio), aber auch Herpes-simplex-Viren, Mumpsviren sowie Viren der Frühsommer-Meningoenzephalitis (FSME) und der lymphozytären Choriomeningitis (LCM). Auch eine HIV-Primärinfektion kann manchmal dem klinischen Bild einer aseptischen Meningitis entsprechen. Seltene bakterielle Erreger sind Leptospiren (zur Therapie s. S. 730). Die aseptischen Meningitiden durch Viren müssen auch von einer beginnenden tuberkulösen Meningitis und von Meningealreaktionen bei bakterieller Endokarditis abgetrennt werden. Das Krankheitsbild einer aseptischen Meningitis kann durch eine nur partiell behandelte bakterielle Meningitis, durch eine Borreliose oder Lues II, aber auch durch Arzneimittelreaktionen (z. B. nichtsteroidale Antirheumatika) oder Neoplasien imitiert werden (s. auch Meningitis bei Tuberkulose, S. 750, Lues, S. 687, AIDS, S. 822, Toxoplasmose, S. 855, Leptospirose, S. 730).

Therapie: Bei den fast immer leicht verlaufenden Meningitiden durch Enteroviren, bei Mumps, FSME und bei LCM erfolgt eine symptomatische Behandlung (Analgetika, i. v. Infusionen).

Virus-Enzephalitis

Eine Vielzahl von Viren kann zu unterschiedlichen Formen einer Enzephalitis führen (Tab. 10-3). Klassische Virus-Enzephalitiden, z. B. durch Alpha- oder Arenaviren, und ein Teil der durch Arboviren hervorgerufenen Infektionen kommen in Mitteleuropa nur als seltene Importinfektionen vor. Flavivirus-bedingte Enzephalitiden sind in Deutschland meist Folge einer FSME-Virus-Infektion. Mit Dengue- oder West-Nil-Enzephalitiden sollte stets bei Reiserückkehrern gerechnet werden – vor allem bei weiterer Ausbreitung der Erreger im Mittelmeerraum. Eine antivirale Therapie der überwiegend milde verlaufenden Erkrankungen existiert hier nicht. Auch eine Tollwut als Sonderform einer Enzephalitis ist bislang keiner antiviralen Therapie zugänglich. Außerdem gibt es auch seltene epidemische Enzephalitiden, die von großer Bedeutung sein können, z. B. Enzephalitiden durch die Einschleppung des St.-Louis-Virus aus den USA, Enzephalitiden infolge des Auftretens des Nipah-Virus in Malaysia bzw. des Enterovirus 71 in Taiwan oder die wieder verschwundene rätselhafte Encephalitis lethargica nach dem Ersten Weltkrieg. Mit dem Import exotischer Enzephalitiden muss stets gerechnet werden. Gegen die weitverbreitete Japan-B-Enzephalitis sowie die FSME gibt es auch gut wirksame Impfungen. Eine Reihe von meist gutartig verlaufenden Virusinfektionen kann gelegentlich auch zu einer Enzephalitis führen (z. B. Masern, Windpockenenzephalitis). Auch das Primärinfektionsstadium einer HIV-Infektion kann mit einer relativ milden Enzephalitis verlaufen.

> Die mit Abstand wichtigste und gleichzeitig einzige behandelbare schwere Enzephalitisform in Deutschland ist die **Herpes-Enzephalitis**. Jede noch unklare Enzephalitis sollte daher grundsätzlich initial wie eine Herpes-Enzephalitis behandelt werden, womit auch eine Varicella-zoster-Virus-Infektion erfasst wird.

Das Krankheitsbild einer Virus-Enzephalitis kann gelegentlich auch durch bakterielle Erreger imitiert werden, die mit Antibiotika behandelt werden können, z. B. septische Herdenzephalitis, Fleckfieber-Enzephalitis oder Trypanosomiasis.

Organsysteme

Tab. 10-3 Meningitis oder Enzephalitis bei Viruserkrankungen des ZNS.

Virusgruppe	Virus	Meningitis	Enzephalitis
Enteroviren	Coxsackie-A- und -B-Virus	häufig	selten
	ECHO-Virus	häufig	selten
	Poliovirus	häufig	selten
Herpesviren	Herpes-simplex-Typ-1-Virus	selten	häufig
	Herpes-simplex-Typ-2-Virus	häufig	selten
	Zytomegalie-Virus	gelegentlich	häufig
	Varicella-zoster-Virus	häufig	gelegentlich
	Epstein-Barr-Virus	gelegentlich	häufig
	Simian-Herpes-B-Virus	selten	häufig
Arboviren	California-Enzephalitis-Virus	häufig	häufig
	östliches Enzephalitis-Virus	selten	häufig
	westliches Enzephalitis-Virus	häufig	häufig
Flaviviren	St.-Louis-Enzephalitis-Virus	häufig	häufig
	Frühsommer-Meningoenzephalitis-Virus	häufig	häufig
	West-Nil-Virus	gelegentlich	relativ häufig
andere Viren	HIV	häufig	häufig
	Rabies-Virus	selten	immer
	lymphozytäres Choriomeningitis-Virus	häufig	gelegentlich
	Influenza-Virus	selten	häufig
	Mumps-Virus	häufig	gelegentlich
	Masern-Virus	häufig	selten

Herpes-Meningoenzephalitis: Die gefährliche Herpes-Enzephalitis (meist HSV-1/-2) ist heute durch Aciclovir bei frühem Behandlungsbeginn heilbar. Eine Herpes-Enzephalitis kommt sowohl bei Primärinfektionen als auch bei rekurrierenden Infektionen in jedem Alter vor. Es handelt sich um eine nekrotisierende Herdenzephalitis, die vorwiegend die Stirn- und Schläfenlappen betrifft.

Nach einem fieberhaften Vorstadium von 1–7 Tagen (mit oder ohne Haut- oder Schleimhautbläschen) entwickeln sich ZNS-Symptome (oft schon zu Beginn Krämpfe, außerdem Wesensveränderungen, Sprachstörungen, Ataxie, Gedächtnislücken u. a.). Im Liquor findet man 50–2 000 Zellen pro µl (anfangs überwiegend Neutrophile, später Lymphozyten, in 80 % der Fälle auch Erythrozyten). Das Virus ist aus dem Liquor fast nie anzüchtbar. Mittels PCR lässt es sich aber aus Liquorzellen rasch nachweisen. Das EEG zeigt ein- oder beidseitige periodische fokale Spitzen bei verlangsamter (flacher) Grundaktivität (nicht pathognomonisch). Bildgebende Verfahren wie CT und MRT können anfangs oft noch weitgehend normal ausfallen, sind aber spätestens im Verlauf meist wegweisend; erst später lassen sich Verdichtungsherde, besonders in der

Temporalgegend, mit Ödem und Blutungen nachweisen. Serologisch findet man bei einer Primärinfektion Serokonversion (in Serum und Liquor), aber oft langsam und verspätet. Bei einer rekurrierenden Infektion ist ein mindestens vierfacher Titeranstieg der spezifischen IgM in Serum und Liquor typisch.
Der **Verdacht** auf eine Herpes-Enzephalitis besteht bei seröser Meningitis,

- wenn im frühen Verlauf enzephalitische Symptome (auch Hirnnervenlähmungen, Sprachstörungen oder Krämpfe) auftreten,
- wenn im EEG, MRT oder CT typische Herde nachweisbar sind.

Es gibt aber auch eine gutartige Herpes-simplex-Meningitis, die häufig mit einer primären Genitalinfektion verbunden ist.

Therapie: Wegen der schlechten Prognose einer Herpes-Enzephalitis wartet man das Ergebnis der Liquor- und Serumuntersuchungen nicht ab, sondern beginnt bei Verdacht sofort eine intravenöse Behandlung mit Aciclovir. Die Dosierung ist 3 × täglich 10 mg/kg (oder 3 × tgl. 250 mg/m^2 Körperoberfläche). Die Verträglichkeit ist gut. Bei Behandlungsbeginn in den ersten Krankheitstagen ist eine Heilung möglich. Bei anderen Virus-Enzephalitiden (außer durch Varizellen) ist Aciclovir unwirksam.

Varicella-zoster-Virus-Infektionen des ZNS: Bei progressiven Varizellen, beim Auftreten eines enzephalitischen Krankheitsbildes im Verlauf einer Varizellen-Infektion oder disseminiertem Herpes zoster mit Meningoenzephalitis (Viren im Hirngewebe nachweisbar) oder mit Myelitis ist Aciclovir i. v. indiziert (s. S. 348). Bei zellulärem Immundefekt (z. B. HIV-Infektion) ist das Risiko einer Varizellen-Myelitis deutlich erhöht.

Primäre Amöben-Meningoenzephalitis (PAM)

In Deutschland sehr selten, meist nach Aufenthalt in wärmeren Klimazonen auftretend.

Erreger: Verschiedene Erreger.

- **Naegleria fowleri** wird übertragen durch Wasser (aus Teichen, Seen, Schwimmbädern, Leitungswasser). Fortgeleitete Infektion von der Nasenschleimhaut zum Schädelinneren. Akute, fast immer tödliche Erkrankung. Mikroskopischer Nachweis der beweglichen Amöben im unzentrifugierten, nicht gekühlten, eitrigen Liquor.
- **Acanthamoeba-Arten** breiten sich bei immunsupprimierten Patienten hämatogen aus. Granulomatöse Enzephalitis mit geringer lymphozytärer Begleitmeningitis und oft protrahiertem Verlauf. Die Erreger sind nicht im Liquor nachweisbar, dagegen im Hirngewebe.

Therapie:

- **Naegleria-fowleri-Infektionen:** Amphotericin B + Rifampicin + Doxycyclin, evtl. auch Voriconazol und Miltefosin.
- **Infektionen mit Acanthamoeba-Arten:** Pentamidin + Voriconazol + Flucytosin bzw. nach Austestung.

Hirnabszess

Ätiologie: In Europa heute eher selten geworden. Häufig vom Ohr ausgehend (Mastoiditis), seltener von den Nebenhöhlen (Sinusitis), von einem Nasen- oder Lippenfurunkel (mit septischer Thrombophlebitis) oder von einem Schädelbruch, einer offenen Hirnverletzung oder postoperativ. Eine hämatogene Entstehung ist möglich bei Vorliegen von Bronchiektasen, Lungenabszessen, Hautinfektionen, bakterieller oder Pilz-Endokarditis und bei angeborenen Herzfehlern mit Rechts-Links-Shunt. Selten Komplikation einer eitrigen Meningitis. Fieber, Leukozytose oder Senkungsbeschleunigung können fehlen. Lokalisation mit CT oder MRT. Eine gefährliche Komplikation ist der Durchbruch eines Hirnabszesses in einen Ventrikel oder in den Subarachnoidalraum.

Erreger: Staphylococcus aureus, Bacteroides, Fusobakterien, anaerobe Streptokokken, »Streptococcus milleri«, Clostridien, bei otogenen Hirnabszessen oft Mischinfektionen mit E. coli, Proteus, Klebsiella, Pseudomonas u. a. Seltene Erreger: Nocardia asteroides (teils mit Lungennocardiose), Listerien, Actinomyces-Arten, Mykobakterien, Entamoeba histolytica (oft gleichzeitig Leber- und Lungenbeteiligung; s. S. 595), Pilze, wie Aspergillus und Mucor (bei Tumorpatienten, Patienten mit AIDS und nach Knochenmarktransplantation).

Differenzialdiagnose: Toxoplasmose, Tuberkulom, Zystizerkose, Lymphom.

Therapie: Meist neurochirurgische Intervention (Drainage oder Exzision) zum optimalen Zeitpunkt (bei Persistieren trotz Antibiotika), Sanierung des Ausgangsherdes (odontogene Entstehung, Endokarditis), hochdosierte längere Antibiotika-Therapie (wie bei Meningitis purulenta; s. S. 542). Ein Erregernachweis ist nur ausnahmsweise möglich bei Punktion eines frischen Abszesses. In den meisten Fällen muss ein Hirnabszess ungezielt für 4–6 Wochen behandelt werden. Die frühere Therapie mit hohen Dosen Penicillin G ist heute weitgehend abgelöst durch eine ungezielte Therapie mit Ceftriaxon i. v. in Kombination mit Metronidazol (gutes Penetrationsvermögen ins Hirngewebe).

> **!** Keine Instillation von Betalactam-Antibiotika in Hirnabszesse (Krämpfe!).

Prognose: Die Prognose ist nach wie vor ernst (s. S. 738).

Hirnabszess durch Staphylokokken: Ein Hirnabszess durch Staphylokokken wird wie eine Staphylokokken-Meningitis behandelt (s. S. 540). Eine Kombination mit Fosfomycin erscheint wegen der guten Hirngängigkeit sinnvoll. Auch Vancomycin penetriert gut in Hirnabszesse.

Otogener Hirnabszess: Bei einem otogenen Hirnabszess verwendet man am besten Cefotaxim oder Ceftriaxon in hoher Dosierung. Wegen häufiger Mischinfektionen ist auch hier eine Kombination mit Metronidazol ratsam. Gyrase-Hemmer penetrieren gut ins Hirngewebe und eignen sich als Kombinationspartner für Metronidazol; Ciprofloxacin wirkt aber ungenügend auf Streptokokken. Mit dem potenziell günstigeren Moxifloxacin liegen noch keine größeren Erfahrungen vor.

Nocardiose: Bei Nocardiose ist Co-trimoxazol indiziert, bei Resistenz Meropenem plus Amikacin (bzw. nach Antibiogramm). Linezolid ist eine neue Therapiealternative. Die Instillation von Gentamicin zur intrathekalen Anwendung in die Abszesshöhle kommt allenfalls bei einer Pseudomonas-Infektion infrage.

Subdurales Empyem

Ätiologie: Bei jeder eitrigen oder nicht eitrigen Meningitis mit sterilem Liquor, die im Anschluss an eine Sinusitis frontalis auftritt und mit Hemiparese, Hemiplegie oder Aphasie einhergeht, ist an ein subdurales Empyem zu denken. Ein Subduralempyem kann auch von einer Sinusitis ethmoidalis oder sphenoidalis, einer Mastoiditis oder Schädeldach-Osteomyelitis ausgehen oder sich im Verlauf einer eitrigen Meningitis entwickeln. Die Diagnose wird durch Tomographie gestellt, wodurch auch ein Hirnödem und ein begleitender Hirnabszess erkannt werden.

Erreger: Die Erreger sind häufig aerobe und anaerobe Streptokokken, Bacteroides fragilis oder Staphylokokken, seltener gramnegative Stäbchen (Haemophilus, E. coli, Proteus, Klebsiella, Salmonellen, Pseudomonas).

Therapie: Das Empyem wird in erster Linie durch Drainage bzw. Ausräumung behandelt. Die Antibiotika-Therapie erfolgt zunächst ungezielt mit Ceftriaxon + Metronidazol, später ggf. gezielt nach bakteriologischem Befund und Antibiogramm (für mindestens 4–6 Wochen). Ein Subduralempyem, das nach einer Hirnoperation oder einem offenen Schädel-Hirn-Trauma aufgetreten ist, behandelt man initial mit Vancomycin + Ceftazidim oder Vancomycin + Meropenem.

Intrakranieller Epiduralabszess: Bei einem intrakraniellen Epiduralabszess ist neben der Drainage und Sanierung des Ausgangsherdes ebenfalls eine intensive, lang dauernde Antibiotika-Therapie notwendig (wie beim Hirnabszess).

Spinaler Epiduralabszess: Bei einem spinalen Epiduralabszess ist wegen der Gefahr einer Rückenmarknekrose eine sofortige Drainage erforderlich. Initial wird eine Kombination von Ceftriaxon + Gentamicin + Metronidazol empfohlen. Die Therapie muss beim Nachweis von Staphylokokken evtl. modifiziert werden (Meropenem + Vancomycin).

Multiple Sklerose

Ätiologie: Die Multiple Sklerose (MS) ist eine chronisch entzündliche Gehirnkrankheit unklarer Pathogenese. Die relativ häufige Frequenz, das meist progressive Fortschreiten und die daraus resultierenden Behinderungen sind ein Grund für die große Bedeutung der Erkrankung. Aufgrund relativ unphysiologischer Tierversuche wird die Krankheit derzeit als Autoimmunerkrankung angesehen, bei der aktivierte T-Lymphozyten zur herdförmigen Demyelinisierung führen. Auch unter Experten ist eine sichere Abgrenzung von der akuten disseminierten Enzephalomyelitis (ADEM) schwierig, die zumeist 1–4 Wochen im Anschluss an eine Infektion auftritt.

Therapie: Immunmodulierende bzw. immunsuppressive Therapieformen (Hochdosis-Glucocorticoide, Mitoxantron, Interferon-β, Glatiramer, Gammaglobuline) können den Verlauf positiv beeinflussen, ohne aber die Rezidivneigung oder die dauernde Verschlechterung entscheidend zu verbessern. Eine Heilung der MS vermag keine der neuen, meist sehr teuren Therapieformen.

In der Frühzeit der Antibiotika-Ära wurde bei MS auch immer wieder eine Gabe von Antibiotika versucht. Ausgangspunkt waren Überlegungen, ob nicht doch eine Lues oder ein ähnlicher Prozess durch Spirochäten hinter der rätselhaften Erkrankung stehen könnte. Penicillin oder auch andere Betalactam-Antibiotika erwiesen sich als nicht wirksam. Modernere Antibiotika (Doxycyclin, Minocyclin, moderne Makrolide, moderne Fluorchinolone) wurden bei Multipler Sklerose nie versucht, da alle hochrangigen Experten die Autoimmungenese herausstellten.

In den letzten Jahren haben sich jedoch Argumente ergeben, die es erfordern, wieder über die Infektionsgenese und eine Antibiotika-Therapie bei der MS zu diskutieren:

- Es gibt eine Verlaufsform der **Neuroborreliose**, die einer MS täuschend ähnlich sehen kann. Die Serologie bei Borreliose kann oft recht unzuverlässig sein. Selbst wenn diese Differenzialdiagnose relativ selten ist (0,5–2 %), ist es angesichts der schlechten Prognose beider Erkrankungen gerechtfertigt, bei einer frisch entdeckten Erkrankung an klinischer MS, bei der eine Borreliose nicht sicher ausgeschlossen werden kann, zur Sicherheit mit 200 mg Doxycyclin/Tag für 4–6 Wochen zu behandeln.

- In mehreren seriösen Studien wurde **Chlamydia pneumoniae** im Liquor von MS-Patienten nachgewiesen. Selbst wenn diese Studien nicht unwidersprochen blieben, sollten diese Befunde ernst genommen werden. Es lässt sich das Konzept vertreten, dass die Multiple Sklerose die relativ seltene Gehirnabsiedlung der weitverbreiteten Gefäßinfektion durch Chlamydia pneumoniae darstellt. Damit wäre die MS eine Manifestation des gleichen Prozesses, der auch die Arteriosklerose bedingt. Zumindest sind die geografischen Verbreitungen der Arteriosklerose und der MS auffallend ähnlich. Erste Studien mit Roxithromycin erbrachten bisher keine positiven Ergebnisse. Studien mit moderneren Antibiotika (Azithromycin, Rifampicin, Moxifloxacin, Minocyclin, Doxycyclin) wurden nicht durchgeführt.

Patienten mit Multipler Sklerose müssen darüber hinaus immer wieder Antibiotika aus anderer Indikation erhalten (z. B. Sinusitis, Bronchitis, Harnwegsinfektionen). Hierbei sollten Antibiotika bevorzugt werden, die gleichzeitig auch eine Wirkung auf Chlamydien haben, d. h. Doxycyclin, Moxifloxacin, Makrolide, nicht aber Betalactam-Antibiotika oder Co-trimoxazol. Durch genaue Beobachtung der Patienten lassen sich eventuelle positive Nebeneffekte (z. B. Verringerung von Schüben) eruieren.

11 Infektionen des Respirationstraktes

Banale Infektionen der oberen Luftwege sind sehr häufig durch Viren bedingt. Antibiotika sind indiziert, wenn eine bakterielle Ursache vorliegt oder wenn es bei einer primären Viruserkrankung zu einer bakteriellen Sekundärinfektion gekommen ist.
Folgende Befunde weisen auf eine **bakterielle Infektion** hin:

- eitrige Sekretion der entzündeten Schleimhaut oder Eiterbeläge,
- schmerzhafte regionäre Lymphknotenschwellung,
- typisches Krankheitsbild (z. B. Kieferhöhlen-Empyem, Scharlach, Diphtherie, Epiglottitis),
- kein Zusammenhang mit einer Virusepidemie,
- Granulozytose im Blut,
- CRP-Anstieg, (PCT-Anstieg).

Für eine **Virusinfektion** sprechen:

- seröse Rhinitis,
- beidseitige katarrhalische Konjunktivitis,
- Pharyngitis ohne Beläge, z. T. mit Bläschen oder Schwellung von Lymphfollikeln,
- Herpangina,
- Tracheitis mit trockenem Husten (besonders bei echter Influenza),
- generalisierte Lymphknotenschwellung,
- uncharakteristisches Exanthem,
- Myalgie,
- Fehlen einer Granulozytose,
- fehlender CRP-Anstieg,
- epidemiologischer Zusammenhang mit einer grassierenden Virusinfektion.

Bakterielle Infektionen der tiefen Atemwege setzen eine Störung der normalen Abwehrmechanismen voraus (Hustenreflex, Ziliarstrom, Schleimsekretion, Alveolarphagozytose, IgA, IgG, IgE, Lysozym, Leukozytenfunktion usw.). Dieses System kann durch eine Virusinfektion, physikalische und toxische Schädigung, Aspiration, Mukoviszidose oder einen Fremdkörper gestört sein. Normalerweise sind die Schleimhäute des tiefen Respirationstraktes steril. Eine Antibiotika-Therapie bei unkomplizierten grippalen Infekten führt nur zu minimalen positiven Effekten (Verkürzung der Krankheitsdauer bzw. der Symptome um einen halben Tag), die das Risiko einer Resistenzentwicklung durch die breit gestreute Antibiotika-Therapie nicht aufwiegen. Die Gabe eines Antibiotikums bei der meist virusbedingten akuten Bronchitis kann aber auch als Antibiotika-Prophylaxe aufgefasst werden und in besonderen Fällen kurzzeitig indiziert sein zur Verhinderung seltener, aber gefährlicher sekundärer Komplikationen wie Pneumokokken-Infektionen.

Akute Bronchitis

Erreger: Überwiegend Viren (Influenza-, Parainfluenza-, Adeno- u. a. Viren), die häufig Wegbereiter für bakterielle Infektionen, vorwiegend durch Pneumokokken oder Haemophilus influenzae, sind. Für eine Virusinfektion sprechen trockener Husten (Tracheitis), Heiserkeit, Pharyngitis, seröse oder muköse Rhinitis.
Eitriges Sputum deutet auf eine bakterielle Sekundärinfektion hin. Eine primär bakterielle Bronchitis kann hervorgerufen werden durch Bordetella pertussis (Keuchhusten; s. S. 576), Moraxella catarrhalis, Mycoplasma pneumoniae (auch ohne Pneumonie), Chlamydia pneumoniae und Chlamydia trachomatis (oft mit pertussiformem Husten). Bei Kindern und jüngeren Erwachsenen ist

ein länger als 2 Wochen dauernder Husten verdächtig auf eine Mycoplasma-pneumoniae- oder Chlamydia-pneumoniae-Infektion.

Differenzialdiagnose: Allergische Bronchitis.

Therapie: In kontrollierten Studien ergab sich ein kleiner, aber deutlicher Vorteil für die Patienten mit akuter Bronchitis, die mit Antibiotika behandelt wurden. Dieser Vorteil muss abgewogen werden gegen das Risiko einer Erregerselektion und Resistenzentwicklung durch eine unkritisch ausgeweitete Therapie. Die ungezielte Therapie erfolgt daher wegen der häufigen bakteriellen Sekundärinfektionen, besonders bei gefährdeten Personen (Säuglingen, älteren Patienten, Personen mit resistenzschwächenden Grundleiden oder Lungenvorerkrankungen). Mit Cefaclor, Cefixim, Cefpodoxim oder Cefuroximaxetil werden Pneumokokken, Haemophilus influenzae und Moraxella catarrhalis erfasst. Cefixim, Cefpodoxim und Cefuroxim wirken im Gegensatz zu Cefalexin und Cefadroxil besonders gut auf Haemophilus influenzae (auch bei Ampicillin- und Erythromycin-Resistenz). Clarithromycin, Roxithromycin und Azithromycin sowie Doxycyclin sind wirksam bei Bronchitiden durch Mycoplasma pneumoniae, Chlamydien, Coxiella burnetii und Bordetella pertussis. Bei persistierendem Husten, Weiterbestehen von eitrigem Sputum und fehlendem Rückgang der Sputummenge sind kulturelle Untersuchungen (z. B. auf Staphylokokken), eine Tuberkulintestung und Röntgenaufnahmen notwendig.

Therapie

Chronische Bronchitis, chronisch-obstruktive Lungenerkrankung (COPD)

Die chronische Bronchitis gilt als eine unspezifische Erkrankung, die durch chronischen oder rekurrierenden Husten mit Auswurf charakterisiert ist und häufig mit einem Emphysem und mit Bronchusobstruktionen einhergeht. Im Verlauf der chronischen Bronchitis kommt es zu akuten Exazerbationen, die häufig durch bakterielle Sekundärinfektionen bedingt sind. Typische Zeichen hierfür sind eine Zunahme der Dyspnoe und der Sputummenge bzw. der Wechsel zu eitrigem Sputum. Krankheitsfolgen können eine schwere respiratorische Insuffizienz und ein Cor pulmonale sein. Komplikationen sind rezidivierende Bronchopneumonien und Lungenabszesse.

Vorkommen: Besonders bei älteren Menschen und Rauchern.

Ätiologie: Da bei chronischer Bronchitis der Mechanismus der Keimelimination im Bronchialtrakt gestört ist, sind die Bronchien teilweise dauerhaft mit Bakterien besiedelt. So könnte das Lungenemphysem auch Folge einer chronisch-persistierenden Infektion, z. B. durch Chlamydien, sein, durch diese unterhalten und befördert werden (degenerativer Prozess). Bei Kindern können spezielle Ursachen für eine chronische Bronchitis vorliegen (Immunmangelkrankheit, α_1-Antitrypsin-Mangel, progressive septische Granulomatose, Mukoviszidose, Fremdkörperaspiration). Bei älteren Menschen ist auch an Lungentuberkulose oder ein Karzinom zu denken. Die Abgrenzung von einer allergischen Bronchitis kann schwierig sein.

Diagnostik: Am wichtigsten ist die Inspektion des Sputums. Das Sputum kann mikroskopisch und kulturell, evtl. auch zytologisch, untersucht werden. Ggf. wird mit relevanten Erregern eine Resistenzbestimmung durchgeführt. Am besten wird das am Morgen nach dem Zähneputzen vor der ersten Mahlzeit abgehustete Sputum in einem Becher aufgefangen und sofort zum Untersuchungslabor gebracht. Eiterhaltige Sputumpartikel werden herausgenommen und auf verschiedenen Nährböden fraktioniert ausgeimpft.

Bei der Befundmitteilung sind halbquantitative Aussagen auch unter Berücksichtigung der mikroskopischen Untersuchung des Direktausstriches wichtig. Diagnostisch verwertbar ist die Keimzahlbestimmung im verflüssigten und verdünnten Sputum, wodurch auch die Erkennung der dominierenden Keimart ermöglicht wird. Wenn zum Ausschluss eines Bronchialkarzinoms bzw. bei unklaren Befunden eine Bronchoskopie durchgeführt wird, kann auch eine Bronchiallavage erfolgen und die Spülflüssigkeit quantitativ kulturell untersucht werden.

Erreger: Die Erreger des akuten Schubs einer chronischen Bronchitis (akute Exazerbation der chronisch-obstruktiven Bronchitis = AECB; AECOPD) sind meist Haemophilus influenzae, Haemophilus parainfluenzae und Pneumokokken. Seltener werden Staphylokokken, Moraxella catarrhalis, Klebsiellen und Pseudomonas aeruginosa gefunden. Auch Viren wie Influenza, RSV, Rhino- und Coronaviridae können einen akuten Schub auslösen. Zumindest hinsichtlich einer akuten Exazerbation spielen Chlamydia- und Mycoplasma pneumoniae ebenso wie Legionellen nur eine untergeordnete Rolle. Hinter einem akuten Schub einer chronischen Bronchitis steckt oft auch eine Neuinfektion mit einem neuen Bakterienstamm, meist von Haemophilus.

Intermittierende Therapie: Die Erfolgsaussichten der Antibiotika-Therapie sind wegen der meist schon bestehenden anatomischen und funktionellen Veränderungen begrenzt. Durch Antibiotika lassen sich die akuten Exazerbationen jedoch günstig beeinflussen. In der Regel muss die Therapie zunächst ungezielt durchgeführt werden. Patienten mit schwerer Atemnot sind bei Hospitalisation immer zunächst intravenös zu behandeln. Da bei diesen Patienten auch vielfach mit einer Pseudomonas-aeruginosa-Infektion gerechnet werden muss, sollte die Behandlung mit einem Amino- oder Acylureidopenicillin und Betalactamase-Inhibitor (z. B. Piperacillin/Tazobactam) oder auch einem Carbapenem (nicht Ertapenem) bzw. einem Cephalosporin der 3. Generation begonnen werden. Ambulant wirken sonst zuverlässig Oralcephalosporine mit erweitertem Spektrum (z. B. Cefpodoxim).

Bei der intermittierenden Behandlung kommt es entscheidend auf einen sofortigen Behandlungsbeginn an. Kooperative Patienten können zu Hause ein geeignetes Antibiotikum bereithalten, damit bei Wiederauftreten von purulentem Sputum sofort eine Therapie begonnen werden kann.

Die früher übliche Langzeittherapie mit regelmäßigem Wechsel des Antibiotikums in den Wintermonaten ist heute weitgehend verlassen.

Erfolgskriterien der Behandlung sind Abklingen des eitrigen Sputums und Rückgang der Sputummenge, Besserung der Atemnot und der Lungenfunktion. Eine unterstützende Behandlung durch Atemgymnastik, Lagerungsdrainage der Bronchien (Hängelage), Rauchverbot, Eliminierung anderer Noxen, Behandlung einer Herzinsuffizienz usw. können das Krankheitsbild bessern. Auftretende Pneumonien müssen adäquat behandelt werden. Eine Grippeimpfung zu Winteranfang sowie eine Pneumokokken-Impfung sind wegen der erhöhten Gefährdung ratsam.

Behandlungsdauer: Im Allgemeinen eine Woche, bei Azithromycin und Moxifloxacin auch kürzer (5 Tage), bei Pseudomonas-aeroginosa-Therapie eher 10 Tage. Gegen Doxycyclin sind Pneumokokken wieder viel empfindlicher (7–10 % Resistenz), Haemophilus influenzae (< 5 %). Eine Resistenz von Haemophilus gegen Amoxicillin, Erythromycin, Clarithro- und Roxithromycin ist regional unterschiedlich häufig (10–20 %). Zuverlässiger wirkt Azithromycin. Gegen Co-trimoxazol ist ein größerer Teil der Pneumokokken und Haemophilus-Bakterien heute resistent. Herkömmliche

Gyrase-Hemmer sind bei chronischer Bronchitis problematisch (schwache Wirkung auf Pneumokokken, Gefahr der Resistenzentwicklung). Moxifloxacin ist dagegen gut geeignet und stellt ein Mittel der Wahl dar, zumindest wenn eine erste Therapie mit einem herkömmlichen Antibiotikum versagt hat. Die Zulassung für Telithromycin zur Behandlung der COPD wurde entzogen (USA) bzw. in Deutschland sehr eingeschränkt auf Pneumoniebehandlung und Indikationen bei selten fehlender Alternative (EMA).

Bronchiektasen

Erreger: Oft chronische Infektion durch Pneumokokken und Haemophilus influenzae. Häufiger als bei chronischer Bronchitis liegen andere Erreger (Staphylokokken, Pseudomonas und andere gramnegative Stäbchen, Anaerobier, selten auch Schimmelpilze, Actinomyces spp.) und Mischinfektionen vor.

Therapie: Die antibiotische Behandlung erfolgt bei akuten Exazerbationen zunächst ungezielt unter Berücksichtigung der Haupterreger (Pneumokokken, Haemophilus) mit einem Oralcephalosporin (z. B. Cefpodoxim), einem Makrolid (z. B. Azithromycin), einem Gyrase-Hemmer (Moxifloxacin), Doxycyclin oder Clavulansäure/Amoxicillin für mindestens 5–7 Tage. Bei schwerem Krankheitsbild kann **ambulant** für einige Tage i. v. Ceftriaxon, Ertapenem oder Moxifloxacin gegeben werden (keine hinreichende Therapie einer Pseudomonas-Infektion!). Wenn bei früheren bakteriologischen Sputumuntersuchungen Pseudomonas oder andere mehrfach resistente Keime nachgewiesen wurden, hat auch Ciprofloxacin ohne Resistenz in hoher Dosierung einen therapeutischen Platz. Die Antibiotika-Therapie sollte wegen des häufigen Infektionswechsels durch regelmäßige bakteriologische Sputumkontrollen überwacht werden.

In den letzten Jahren kam es auch durch positive Studienergebnisse und verbesserte Inhalationsgeräte wieder zu einer Renaissance der Inhalationstherapie vorwiegend mit Colistin, 2–3 × 1 Mio. IE/Tag oder Tobramycin 2 × 300 mg/Tag zusätzlich zu einer systemischen Therapie. Auch liegt das Monobactam Aztreonam mittlerweile als Lysinat vor und ist zur Inhalation bei Pseudomonas-aeroginosa-Infektionen in einer Dosierung von 3 × 75 mg bei zystischer Fibrose zugelassen. Da Colistin mittlerweile für zunehmend viele Carbapenem-resistente Erreger (Carbapenemasen vom OXA- oder NDM-1-Typ) einschließlich von hochresistenten Pseudomonas das letzte verbleibende, wirksame Antibiotikum ist, muss eine alleinige Inhalation für die Resistenzentwicklung kritisch gesehen werden.

In schweren Fällen einer **persistierenden Infektion** bei Bronchiektasen muss manchmal auch eine Dauertherapie mit regelmäßigem Wechsel des Antibiotikums alle 2–3 Wochen durchgeführt werden. Im Allgemeinen sind die Erfolgsaussichten der Antibiotika-Therapie bei Bronchiektasen begrenzt.

Zusätzliche Behandlung: Sekretolytika (systemisch, Inhalation), Lagerungsdrainage, evtl. Operation (bei isolierten Bronchiektasen).

Bronchiolitis

Vorkommen: Bei Kindern in den ersten Lebensjahren.

Erreger: RS-Virus oder andere Viren, manchmal bakterielle Sekundärinfektion (Haemophilus, Staphylokokken).

Therapie: Eine bakterielle Sekundärinfektion behandelt man mit Cefuroxim oder Ceftriaxon i. v. Wichtig ist die Allgemeintherapie mit Sauerstoff, Anfeuchtung der Atemluft, evtl. Prednison-Gabe, außerdem kontrollierte Flüssigkeits- und Elektrolyttherapie, notfalls mechanische Beatmung.

Bronchiolitis obliterans: Die chronisch verlaufende Bronchiolitis obliterans kommt bei Kindern und Erwachsenen vor. Sie kann bei Kindern Folge einer akuten Bronchiolitis sein. Bei Erwachsenen kann sie sich als Komplikation bei Autoimmunerkrankungen, nach Transplantationen oder infolge von Medikamenten oder Toxinen (Diacetyl in Popcornaromastoffen; deshalb »Popcorn workers lung«) entwickeln.

Therapie: Bakterielle Sekundärinfektionen behandelt man mit Cefuroxim oder Ceftriaxon.

Bronchiolitis obliterans mit organisierender Pneumonie (BOOP): Die BOOP ist eine weitere Folge der Bronchiolitis meist ungeklärter Ätiologie mit proliferierendem Granulationsgewebe und mononukleären Zellinfiltraten in den Alveolen. Bildgebend (CT) zeigen sich kleinfleckige, milchglasartige oder konsolidierende und konfluierende Verschattungen sowie subpleurale Fibroseherde. Weiteres Charakteristikum neben Histologie und Zytologie sind typischerweise antibiotikarefraktäre Infiltrate, die immer an eine BOOP denken lassen sollten.

Panbronchiolitis: Es gibt weiterhin eine bevorzugt in Ostasien auftretende diffuse Panbronchiolitis, bei der Pseudomonas aeruginosa eine wichtige Ursache darstellt. Sie hat ohne Therapie eine schlechte Prognose.

Therapie: Bei der Therapie spielen Erythromycin oder andere Makrolide wie Azithromycin in niedriger Dosis eine wichtige Rolle; der positive Effekt wird als unspezifische Wirkung interpretiert.

Mukoviszidose

Die auf Dauer lebensbedrohliche Mukoviszidose (zystische Fibrose, CF) hat in Mitteleuropa eine Häufigkeit von 1 : 2 000. Das Risiko einer Geschwistererkrankung beträgt 25 %. Gegenüber früher hat sich die Prognose durch die modernen Behandlungsmethoden sehr gebessert, was auch in der längeren Lebensdauer zum Ausdruck kommt. An diesen Erfolgen hat die Antibiotika-Therapie einen entscheidenden Anteil. Die Betreuung der Patienten erfolgt heute meist in Spezialambulanzen. Lungentransplantationen sind manchmal der letzte Ausweg.
Bei fast allen Patienten entwickelt sich im Laufe der Jahre eine chronische Bronchialinfektion mit Bronchiektasen. Dabei gibt es im Schweregrad und im Verlauf beträchtliche individuelle Unterschiede. Die Geschwindigkeit des Fortschreitens der Lungenveränderungen bestimmt die Prognose. Akute Schübe der chronischen Bronchialinfektion müssen sofort intensiv antibiotisch behandelt werden. Häufig treten schwere Pneumonien auf. In fortgeschrittenen Stadien besteht stets eine chronische Lungeninfektion.

Erreger: Die Erreger sind im Frühstadium meist Staphylokokken, Pneumokokken und Haemophilus, im Spätstadium fast immer gramnegative Stäbchen (Pseudomonas aeruginosa und andere Pseudomonas-Arten, Serratia-, Klebsiella-, Enterobacter-Arten). Dabei können die häufig multiresistenten Pseudomonas-Stämme wie auch andere gramnegative Erreger einschließlich ihrer Plasmide zwischen Patienten ausgetauscht werden; z. T. werden sie auch über kontaminierte Inhalationsgeräte übertragen. Prognostisch ungünstig ist eine Infektion mit Burkholderia cepacia. Fast immer findet man nach längerem Verlauf stark schleimbildende, oft mehrfach resistente Pseudomonas-Stämme, deren Elimination fast nie gelingt. An der Persistenz von Pseudomonas im Bronchialtrakt sind aber auch Biofilmbildungen beteiligt; die Keime in Biofilmen sind wesentlich weniger empfindlich. Mykobakterien-Arten (z. B. Mycobacterium avium intracellulare), aber auch Aspergillus fumigatus sind häufig ohne große klinische Symptomatik nachweisbar. Auch wenn zumeist nur ein Leitkeim identifiziert wird, ist davon auszugehen, dass es sich dennoch vielfach um Infektionen mit Mischkulturen handelt, bei denen z. B. auch Anaerobier wie Prevotella-, Veillonella-, Porphyromonas- und anaerobe Streptococcus-Spezies eine wichtige Rolle spielen können.

Therapie: Kombinationen sind sinnvoll wegen der pathologischen Veränderungen in den unteren Atemwegen, welche die Antibiotika-Wirksamkeit einschränken. Entscheidend für die Wahl der Kombinationspartner ist das Antibiogramm. Kreuzresistenzen bei Pseudomonas aeruginosa sind bei bestimmten Kombinationen häufiger, z. B. zwischen Ceftazidim und Cefepim, Meropenem und Imipenem sowie Tobramycin, Gentamicin oder Amikacin. Keine Kreuzresistenzen gibt es bei Pseudomonas aeruginosa zwischen Betalactam-Antibiotika und Gyrase-Hemmern und zwischen Betalactam-Antibiotika und Aminoglykosiden. Bei diesen Kombinationen ist ein starker Synergismus möglich. Aus Gründen der Verträglichkeit (chronische Toxizität von Aminoglykosiden) und wegen der Gefahr einer sekundären Resistenzentwicklung (z. B. bei Gyrase-Hemmern) sollten sinnvolle Kombinationen entsprechend den bakteriologischen Befunden von Zeit zu Zeit gewechselt werden. Das gilt besonders für die intermittierende parenterale Antibiotika-Behandlung, die drei- bis viermal im Jahr für je 10–14 Tage durchgeführt wird und meist zu einer deutlichen Besserung der Lungenfunktion führt. Sie kann heute teilweise auch ambulant durchgeführt werden.

Sinnvolle **Pseudomonas-wirksame Kombinationen** sind z. B.:

- Ceftazidim + Piperacillin,
- Ceftazidim + Ciprofloxacin,
- Ceftazidim + Tobramycin,
- Meropenem + Ciprofloxacin oder
- Ciprofloxacin + Tobramycin.

Im Rahmen jeder Antibiotika-Therapie bei CF-Patienten ist immer von einer erhöhten Clearance der Substanzen auszugehen. Deshalb ist stets mit hohen Dosen und ggf. hoher Frequenz zu behandeln – wenn möglich auch unter Kontrolle der Serumspiegel. Die Dauer der Behandlung sollte 14 Tage nicht unterschreiten.

Auch eine **Monotherapie** mit Ceftazidim, Meropenem, Ciprofloxacin u. a. kann erfolgreich sein. Es stellt sich bei Mukoviszidose freilich die prinzipielle Frage, ob Pseudomonas-Infektionen hierbei zur Verhinderung von Resistenzen nicht generell mit Kombinationen behandelt werden müssen. Als überraschender Effekt fand sich, dass eine Langzeitbehandlung mit Azithromycin die Lungenfunktion bei einem Teil der Kinder mit Mukoviszidose deutlich bessert. Als Ursache werden unspezifische Mechanismen angenommen.

Begleitinfektion mit Burkholderia cepacia: Burkholderia cepacia wird bei älteren CF-Patienten relativ häufig in den unteren Atemwegen gefunden, verstärkt die Krankheitserscheinungen und verschlechtert die Prognose.

Therapie: Meistens wirksam sind Cotrimoxazol und Meropenem, z. T. auch Ciprofloxacin. Unwirksam sind Betalactam-Antibiotika (außer Ceftazidim) und Aminoglykoside.

Lungenaspergillosen: Chronische nekrotisierende Lungenaspergillosen sind bei CF-Patienten selten.

Therapie: Sie werden mit Amphotericin B behandelt; moderne Alternativen sind Caspofungin, Voriconazol oder Posaconazol.

Bronchoalveoläre Aspergillosen: Häufiger sind allergische bronchoalveoläre Aspergillosen, die asthmatische Beschwerden hervorrufen und mit einem Corticoid behandelt werden. Es gibt aber auch eine relativ häufige Kolonisierung der Atemwege ohne klinisches Korrelat.

Begleitinfektion mit nichttuberkulösen (atypischen) Mykobakterien: Nichttuberkulöse Mykobakterien können die Lungenerkrankung verschlimmern.

Therapie: Gegen Mycobacterium avium intracellulare ist u. a. die Kombination von Clarithromycin oder Azithromycin + Ethambutol wirksam. Ein zusätzlicher Effekt durch Addition von Rifabutin oder Rifampicin konnte nie sicher bewiesen werden. Andere Mykobakterien-Arten haben unterschiedliche Empfindlichkeiten gegen antimykobakterielle Mittel (s. S. 832).

Antibiotika-Dosierung bei CF: Da die Pharmakokinetik von Antibiotika, besonders von Tobramycin und anderen Aminoglykosiden, bei fortgeschrittenen CF-Erkrankungen verändert ist (infolge vermehrter Clearance durch Leber und Nieren), sind auch bei diesen Antibiotika höhere Dosierungen empfohlen. Das Risiko einer Nephro- oder Ototoxizität ist aber auch bei CF-Patienten geringer, wenngleich Talspiegel regelmäßig kontrolliert werden sollten. Um einen notwendigen Spitzenspiegel von z. B. 10 µg/ml Tobramycin zu erreichen, sind oft Dosierungen zwischen 10–15 mg/kg/KG pro Tag erforderlich. Bei dem notwendigen Serumspiegel-Monitoring sind bei 8- oder 24-stündlicher Gabe Grenzwerte festgelegt worden, die nicht überschritten werden sollten (Tab. 11-1). Unter Berücksichtigung des starken Synergismus zwischen Tobramycin und Betalactam-Antibiotika (wodurch erheblich niedrigere Konzentrationen der Einzelsubstanzen zur Wirkung gelangen) ist bei der Kombinationstherapie von noch nicht so weit fortgeschrittenen CF-Erkrankungen

Tab. 11-1 Grenzwerte für das Serumspiegel-Monitoring (Gentamicin, Tobramycin) bei der Aminoglykosid-Therapie von Mukoviszidose-Patienten.

• bei 8-stdl. Gabe	4–10 mg/l (Peak[1]) nicht > 2 mg/l (Tal[2])
• bei 24-stdl. Gabe	1,5–6 mg/l (8 h) nicht > 1 mg/l (24 h)

[1] 0,5 h nach Beendigung der i. v. Kurzinfusion; [2] vor der nächsten Gabe.

im Allgemeinen eine Tobramycin-Dosierung von täglich 5 mg/kg (nicht mehr als 0,4 g) ausreichend. Um bleibende Hörschäden zu vermeiden, sind die Blutspiegel von Aminoglykosiden im Verlauf einer CF-Erkrankung zu überprüfen und die Dosierung entsprechend anzupassen.

Eine **nicht mehr neue und schon etablierte Therapieform** besteht in der Inhalation von Antibiotika wie Colistin, Tobramycin oder Aztreonam (Tab. 11-2). Auch sind neue Zubereitungsformen für die Inhalationstherapie von Gyrase-Hemmern, Fosfomycin, Amikacin z. T. in liposomaler Form in Vorbereitung oder klinischer Prüfung. Mit diesen Inhalationen lassen sich individuell bisher die Bakteriendichte verringern, die Lungenfunktion etwas bessern und ggf. die Zeiten bis zur nächsten systemischen Antibiotika-Therapie um einige Tage hinausschieben – vorausgesetzt der Pseudomonas-Stamm ist nicht resistent. Der Effekt auf eine Resistenzentwicklung insgesamt ist hingegen kaum untersucht. Patienten mit Burkholderia cepacia sind kaum zu behandeln (Co-trimoxazol, Mehrfachkombinationen, evtl. als letzte Alternative Chloramphenicol). Sie haben eine schlechte Prognose und sollten von anderen Mukoviszidose-Patienten isoliert werden.

Trotz multipler und langer Antibiotika-Therapien sind Clostridium-difficile-Infektionen bei CF-Patienten selten. Immer ist

Organsysteme

Tab. 11-2 Antibiotika-Zubereitungen zur Inhalation bei zystischer Fibrose (Pseudomonas-Behandlung).

Substanz	Handelsname/ Hersteller)	Zubereitung	Zulassung	Dosierung	Bemerkung
Gentamycin	–	als Pulver über DPI (*dry powder inhaler*) oder Lösung mit SYN (*small-volume nebulizer*)	Phase 2	2 × 160 mg/Tag?	
Tobramycin	TOBI® (Novartis)	Amp. mit 300 mg Tobramycin à 5 ml	zugelassen	2 × 300 mg/Tag für 28 Tage (gleiche Dosis für Erwachsene und Kinder)	z. B. mit Vernebler »PARI LC PLUS«, Handvernebler immer mit geeignetem Kompressor
Amikacin	(Aricace®) Transve	liposomales Amikacin	Phase 2	1–2 × 280–560 mg/Tag (Dosisfindung nicht abgeschlossen)	
Colistin	Colistin CF oder Promixin	Pulver zur Lösung in 3 ml Colistimethat-Natrium (80 mg = 1 Mio. IE)	zugelassen	2–3 × täglich 1–2 Mio. IE	geeignete Vernebler; vorangehende Bronchodilatation empfehlenswert!
Fosfomycin	GS 9310/11 (Gilead)	Fosfomycin + Tobramycin-Kombination (FTI)	Phase 1	keine geprüft	ggf. sowohl für zystische Fibrose als auch andere Bronchiektasen-Erkrankungen
Ciprofloxacin	BAY Q3939 (Bayer Schering)	Inhalationsversion	Phase 2	keine geprüft	
Levofloxacin	Mpex Pharmaceuticals		Phase 1	keine geprüft	
Aztreonam	Cayston® (Gilead)	75 mg Pulver u. Lösungsmittel mit Vernebler	zugelassen	3 × 75 mg/Tag für 28 Tage (bisher nur für Erwachsene geprüft, Kinder vermutlich gleiche Dosis)	nach Bronchodilatator nur über Altera-Vernebler-System mit universellem eFlow-Regler über speziellen Inhalator

darauf zu achten, dass eine Clostridium-difficile-Kolitis bei CF-Patienten eher atypisch, d. h. ohne Durchfall und mit Obstipation, auftreten kann.

Pneumonien

Es gibt verschiedene Einteilungen der Pneumonien. Die Einteilung nach der Erregerart ist problematisch, da derselbe Erreger verschiedene Pneumonieformen hervorrufen kann und unterschiedliche Erreger zu weitgehend ähnlichen Krankheitsbildern führen können. Daher ist eine Einteilung nach klinischen Gesichtspunkten besser. Traditionell unterschied man die Bronchopneumonie (besonders bei älteren Menschen), die Lobärpneumonie und die interstitielle Pneumonie. Diese durchaus typischen Krankheitsbilder sind jedoch oft nicht eindeutig vorhanden. Primäre Virus-Pneumonien (ohne Beteiligung von Bakterien) treten relativ selten bei Atemwegsinfektionen durch Influenza-, Parainfluenza-, Adeno-, Hanta-, CM-, Metapneumo- und RS-Viren sowie bei Varizellen auf und erscheinen röntgenologisch meist als interstitielle Pneumonie. Zur Risikostratifizierung der Notwendigkeit einer Krankenhausbehandlung, der Auswahl einer Antibiotika- und Behandlungsstrategie und nicht zuletzt auch zur Abrechnung verwenden die Pneumologen eine kombinierte Einteilung der Pneumonien (»*community acquired pneumonia*«, CAP; »*hospital acquired pneumonia*«, HAP), nach Schweregrad und Herkunft: **aCAP** und **sCAP** (leicht und schwer) sowie jeweils mit und ohne Risikofaktoren und schließlich ambulante oder hospitalisierte CAP – je nach Ort der Behandlung. Sinnvoll ist sicher die zusätzliche Unterteilung nach **HAP** und **VAP**, d. h. im Hospital erworbene bzw. auch dort beatmete (*ventilated*) Pneumonie (2 Tage nach Aufnahme bis 14 Tage nach Entlassung). Über eine »*health care associated pneumonia*« (Pneumonie bis zu 3 Monate nach Aufenthalt in einem Hospital oder Pflegheim etc.) ist noch nicht entschieden. Daneben werden Pneumonien nach Indizes wie PSI oder dem einfachen **CURB-65-Index** eingeteilt, um damit jeweils Leitlinien-gerecht behandeln zu können (Tab. 11-3), Therapien zu standardisieren und nicht zuletzt auch vergleichbare Studien durchzuführen. Unter individueller Berücksichtigung von Anamnese, Symptomatik, Vorbehandlungen und Grunderkrankungen wird es jeweils auch mit einfachem Algorithmus gut möglich sein, eine adäquate Behandlung auszuwählen.

Bei **primärer Pneumonie** (außerhalb des Krankenhauses erworben, »*community ac-*

Organsysteme

Tab. 11-3 CURB-65-Index zur Bestimmung des Schweregrades einer Lungenentzündung (inkl. Harnstoff).

Klinik	Punkte	CURB-65-Score	Risiko: Tod (30 Tage)
Verwirrtheit *(mental score)* ≤ 8	1	0	0,6 %
Serumharnstoff > 7 mmol/l	1	1	3,2 %
Atemfrequenz ≥ 30/min	1	2	13 %
RR: systolisch < 90 oder diastolisch ≤ 60	1	3	17 %
Alter ≥ 65	1	4	41,5 %
CURB-65-Score	Σ	**5**	**57 %**

quired pneumonia«, CAP) fehlt ein schweres Grundleiden. Bei den häufigeren **sekundären Pneumonien** (meist nosokomiale Pneumonie) wird das klinische Bild durch die Grundkrankheit und resistenzmindernde Faktoren stark verändert (z. B. Mukoviszidose, Leukämie, AIDS, Zytostatikatherapie, Herzinsuffizienz, längere Beatmung, Aspiration, Alkoholismus, Lungeninfarkt). Sind Pneumonien bereits in Krankenhäusern, Altenheimen oder anderen Einrichtungen des Gesundheitswesens entstanden, in denen eine hohe Dichte von Antiinfektiva verordnet wird und eine erhöhte Erregerresistenz zu erwarten ist, so muss eine empirische Behandlung dies bereits ohne Keimnachweis selbstverständlich berücksichtigen.

Klinische Sonderformen sind die abszedierende Pneumonie, Aspirationspneumonie, postoperative Pneumonie, angeborene und postnatale Pneumonie, Pneumonie bei Infektionskrankheiten (z. B. Pertussis, Masern, Varizellen, Influenza, Q-Fieber, Tularämie) und die chronische bzw. rezidivierende Pneumonie.

Diagnostik (Abb. 11-1): Wichtige Hinweise gibt bereits die Beschaffenheit des Sputums. Wichtig ist die Inspektion des Sputums. Im Prinzip sollte eine **mikroskopische und kulturelle Untersuchung des Sputums** stattfinden. Praktisch erfolgt die Therapie einer Pneumonie fast immer ohne Erregernachweis (Praktikabilität, negative Kosten-Nutzen-Relation). Ein Grampräparat des Sputums lässt die Erreger meist als einzige Keimart neben reichlich vorhandenen neutrophilen Granulozyten erkennen. Sind viele Epithelzellen zu sehen, so sind die Bakterien im Auswurf Mundhöhlenkeime ohne

Therapie

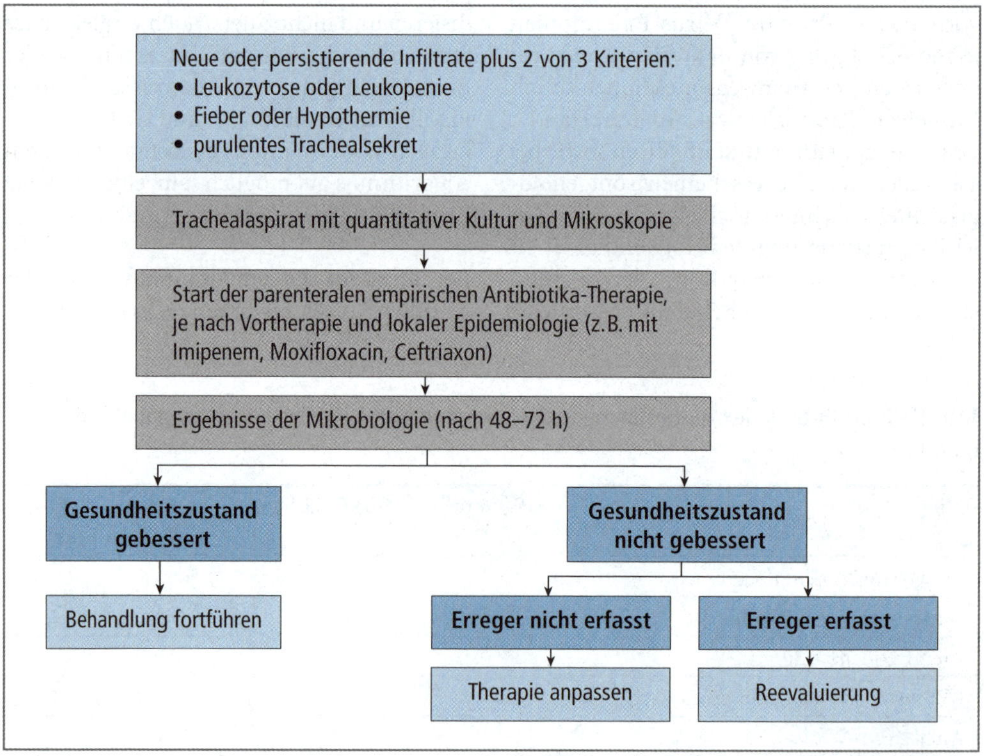

Abb. 11-1 Diagnostischer Algorithmus der nosokomialen Pneumonie.

pathologische Bedeutung. Diagnostisch verwertbar ist die Keimzahlbestimmung im mit Pankreatin verflüssigten Sputum, wobei Keimzahlen > 10^6/ml auf Erreger aus den tiefen Atemwegen hinweisen. Bei Pneumonie unklarer Ätiologie (vor allem bei immunsupprimierten Patienten) ist frühzeitig eine Bronchoskopie mit Lavage indiziert, mit Untersuchung auch auf Legionellen, Zytomegalie-Virus (CMV), Pneumocystis jirovecii, Tuberkelbakterien und Pilze. Bei protrahiert verlaufenden Pneumonien durch Mycoplasma pneumoniae und Chlamydia pneumoniae fehlen meist eine Leukozytose und CRP-Erhöhung im Blut; dabei ist durch DNA-Nachweis im Rachenabstrich eine Erregerdiagnose möglich (auch bei Legionellose). Chlamydia trachomatis kommt als Pneumonieerreger im 1. Lebenshalbjahr vor und kann im Rachensekret mit Immunfluoreszenz oder in der Zellkultur nachgewiesen werden.

Die **Blutkultur** ermöglicht bei der Pneumokokken-Pneumonie in etwa 30 % der Fälle eine Anzüchtung der Erreger. In Pleurapunktaten können Pneumokokken und Haemophilus influenzae (Typ b) durch einen Latex-Agglutinationstest (Schnellnachweis) nachgewiesen werden. Bei Cryptococcus-Pneumonie von AIDS-Patienten ist auch ein Antigennachweis im Blut möglich.

Der einfachste und schnellste Nachweis von Legionella pneumophilia erfolgt mit hoher Sensitivität und Spezifität durch den Antigen-Nachweis im Urin mittels eines Enzymimmunoassays. Die Antigenausscheidung erfolgt schon nach 24 Stunden und persistiert über Wochen. Es wird aber nur der Legionella pneumophila Serotyp 1 erfasst (unter 14 Typen zu 80 % vorkommend).

Eine **serologische Diagnose** ist durch den wiederholten Nachweis von Antikörpern im Patientenblut (Titeranstieg!) bei folgenden Pneumonieerregern möglich:

- Chlamydia psittaci: KBR,
- Chlamydia trachomatis, C. pneumoniae: Immunfluoreszenzreaktion, EIA,
- Mycoplasma pneumoniae: EIA (IgM),
- Legionellen: Immunfluoreszenzreaktion, EIA,
- Coxiella burnetii (Q-Fieber): ELISA, KBR,
- Influenza-, Parainfluenza-Virus: ELISA, KBR,
- RS-Virus: EIA,
- SARS-Virus: PCR, IFT, Anzucht.

Da in fast allen Stadien einer HIV-Infektion verschiedene Pneumonieformen vorkommen können, ist der HIV-Test eine wichtige Basisuntersuchung.

Erreger: Die unterschiedlichen klinischen Formen einer Pneumonie werden weitgehend durch die gleichen Erreger verursacht: Haupterreger fast aller Formen sind nach wie vor Pneumokokken. Seltener sind andere Streptokokken, Staphylokokken, Klebsiella pneumoniae, Haemophilus influenzae, Meningokokken, Pasteurella multocida, Pseudomonas aeruginosa, Bacteroides sp. (Tab. 11-4). Bei der Untergruppe der atypischen primären Pneumonie finden sich als Haupterreger Mycoplasma pneumoniae und Chlamydia pneumoniae, seltener auch Legionellen, Chlamydia psittaci (Ornithose), Coxiella burnetii (Q-Fieber). Bei tracheotomierten oder mechanisch beatmeten Patienten sowie bei Leukämikern sind gramnegative Stäbchen (Pseudomonas, Klebsiellen u. a.) die häufigsten Erreger. Kombiniert mit langer Antibiotika-Therapie oder -Prophylaxe sind stets auch Hefe- und Schimmelpilze mit in Erwägung zu ziehen. Bei AIDS ist die Pneumocystis-Pneumonie typisch. Die Neugeborenen-Pneumonie, welche meist durch Aspiration von infiziertem Fruchtwasser entsteht, wird meist durch Enterobakterien oder B-Streptokokken, manchmal auch durch Chlamydia trachomatis verursacht. Daneben gibt es eine Vielzahl seltener Erreger (ungewöhnliche Bakterien wie Pasteurella multocida, Rhodococcus equi, Anthrax, Tularämie, Aktinomyzeten, Nocardia, Mykobakterien, Viren, Pilze usw.). Es sollte

Tab. 11-4 Typisches Erregerspektrum bei klinischen Pneumonieformen.

Klinische Form	Häufige Erreger	Seltenere Erreger
primäre Pneumonie (= *community acquired pneumonia*, CAP) (ohne schweres Grundleiden, meist außerhalb des Krankenhauses erworben)	Pneumokokken, Mykoplasmen, Chlamydien, Haemophilus	A-Streptokokken, Klebsiellen, Legionellen
sekundäre Pneumonie (= nosokomiale Pneumonie) (mit Grundleiden, oft im Krankenhaus erworben)	alle fakultativ pathogenen Erreger (oft hochresistente Pseudomonas-, Klebsiella-, Staphylococcus-, Serratia-Stämme)	
Pneumonie bei Langzeitbeatmung	Pseudomonas	Staphylokokken, Klebsiellen u. a.
Aspirationspneumonie	Bacteroides, anaerobe Streptokokken	Enterobakterien, Staphylokokken, Pneumokokken u. a.
abszedierende Pneumonie	Staphylokokken, Bacteroides	Klebsiellen, Pseudomonas
postoperative Pneumonie	Staphylokokken	Pneumokokken, Streptokokken, Klebsiellen
Pneumonie bei AIDS	Pneumocystis jirovecii, Pneumokokken	Tuberkelbakterien, atypische Mykobakterien, Pilze, Zytomegalie-Virus u. a.
atypische Pneumonie	Mycoplasma pneumoniae, Chlamydia pneumoniae	Coxiella burnetii, Chlamydia psittaci, Legionellen, SARS-, Coronavirus
Grippe-Pneumonie	Pneumokokken, Haemophilus influenzae	Staphylococcus aureus, selten Influenza-Virus
Pneumonie bei Neutropenie	Aspergillus	Mucor, Candida, Pseudomonas u. a.

nicht vergessen werden, dass sich auch bei optimaler Nachweistechnik bei einem Drittel der Fälle kein Erreger nachweisen lässt; es muss offensichtlich noch mehrere wichtige unentdeckte Pneumonieerreger geben.

Grundsätzliches zur Therapie: Schwere Pneumonien haben eine erhebliche Letalität. Daher sollte das Antibiotikum initial möglichst parenteral in hoher Dosierung angewandt werden (**Interventionstherapie**). In der Rekonvaleszenzphase kann oft auf eine orale Behandlung mit geringeren Dosen übergegangen werden (**Sequenzialtherapie**). Die Auswahl des Antibiotikums richtet sich nach der klinischen Konstellation und einer eventuellen Vorbehandlung. Die Dauer der Therapie richtet sich nach den Erregern, dem Verlauf und dem Röntgenbefund; sie darf besonders bei abszedierender Pneumonie wegen möglicher Rezidive nicht zu kurz sein. Unkomplizierte primäre Pneumonien (CAP) können heute in der Regel mit einer Dauer von 7 Tagen sicher behandelt werden. Herz- und Kreislaufbehandlung, Flüssigkeitstherapie, Sauerstoffzufuhr, evtl. auch

Sekretdrainage bei Bronchusverlegung, Inhalationen usw. sind wichtig. Bei respiratorischer Insuffizienz ist die Behandlung in einer gut ausgestatteten Intensivstation unerlässlich; bei respiratorischer Insuffizienz kann auch eine maschinelle Beatmung notwendig werden.

Ungezielte Therapie

Eine **Erregerdiagnose** ist nur bei einem kleinen Teil der Pneumonien erfolgreich. Die Therapie richtet sich daher vor allem nach klinischen Kriterien. Wegen der starken Gefährdung ist eine umgehende breite Therapie notwendig. Sie muss diejenigen Erreger erfassen, die zu schnellen, foudroyanten Verläufen führen können (Pneumokokken, Legionellen, A-Streptokokken!). Bei Nichtansprechen auf die Initialbehandlung muss die Therapie in Richtung auf die bisher noch nicht erfassten Erreger erweitert werden (Staphylokokken, Pseudomonas, Mykoplasmen). Dabei gelten die Regeln einer Interventionstherapie (s. S. 476).

Primäre Pneumonie bei vorher gesunden Personen (community acquired pneumonia = CAP): Ohne antibakterielle Vorbehandlung, meist außerhalb des Krankenhauses entstanden. Teils Lobär- oder Segmentpneumonie, teils vieldeutige Lungeninfiltrate.

Erreger: Erreger sind vorwiegend Pneumokokken, bei älteren Menschen nicht selten auch Staphylococcus aureus, Klebsiellen und Haemophilus influenzae. Auch Chlamydien, Mykoplasmen, Legionellen und Coxiellen kommen je nach Exposition vor.

Therapie: Aus Gründen der Praktikabilität ist eine **parenterale Initialtherapie** mit Antibiotika mit längerer Halbwertszeit (Ceftriaxon, Ertapenem, Moxifloxacin) ökonomischer und für Patienten und Arzt angenehmer und sicherer als die früher üblichen, wiederholten Gaben von Antibiotika wie Cefuroxim 3 × täglich.

Initialtherapie der Pneumonie mit einer einzigen Gabe/Tag:

- 2 g Ceftriaxon i. v. oder,
- 1 g Ertapenem i. v. oder,
- 400 mg Moxifloxacin i. v.

Die Therapie mit einem Depot-Betalactam-Antibiotikum wie Ceftriaxon bzw. Ertapenem wirkt gegen die üblichen Erreger von Pneumonien unter Einschluss von resistenten Pneumokokken und Haemophilus, nicht aber gegen die häufigen, meist nicht foudrouyant verlaufenden atypischen Erreger, gegen die zusätzlich auch Moxifloxacin gut wirkt (Tab. 11-5). Bei Unsicherheit oder Verdacht auf Legionellen wird zumindest bis zu deren Ausschluss zur Initialbehand-

Tab. 11-5 Interventionstherapie primärer Pneumonien bei Erwachsenen.[1]

	Mittel	Wirksam gegen
Initialtherapie	Ceftriaxon oder Ertapenem	Pneumokokken, Haemophilus, Staphylokokken, Anaerobier
	ggf. zusätzlich Doxycyclin	Mykoplasmen, Chlamydien, Coxiellen
Alternativen der Initialtherapie	Ceftriaxon + Azithromycin oder Moxifloxacin oral, Levofloxacin oral	fast alle Erreger von primären Atemwegsinfektionen inkl. Legionella

[1] Bei Nichtansprechen invasive Diagnostik (HIV, Pneumocystis, Zytomegalie, Tuberkulose, MRSA, Pilze, SARS). Gegebenenfalls neue Kombinationstherapie wie Imipenem + Rifampicin oder Imipenem + Vancomycin.

Organsysteme

lung von primären Pneumonien mit einem Betalactam-Antibiotikum ein Makrolid oder Chinolon kombiniert, wenn nicht die Möglichkeit einer Monotherapie mit Moxifloxacin wahrgenommen wird. Auch eine zusätzliche Gabe von Doxycyclin (tgl. 0,2 g oral oder i. v.) wirkt gegen Mykoplasmen, Chlamydien und Coxiellen. Sollten diese Therapieformen versagen (keine Besserung nach 48 h), so sind möglicherweise resistente Staphylokokken, resistente Pneumokokken, Pseudomonas-Spezies, Klebsiellen oder andere gramnegative Stäbchen die Krankheitsursache. Neben einer intensiven Suche nach derartigen atypischen Erregern kommen ganz breite Therapieformen wie Imipenem + Vancomycin oder Imipenem + Rifampicin infrage.

Als praktikable **ambulante Sequenzialtherapie** der primären Pneumonie gibt man für 1–3 Tage Ceftriaxon (1 × tgl. 1–2 g) und behandelt anschließend mit einem Oralcephalosporin (Cefpodoxim, Cefixim). Als gute Alternative einer Sequenzialtherapie bietet sich eine initiale i. v. Gabe von 400 mg Moxifloxacin oder auch Levofloxacin 500–750 mg mit anschließender oraler Gabe an. Wenn auch eine Mykoplasmen- oder Chlamydien-Ätiologie möglich erscheint, können neben dem Betalactam-Antibiotikum zusätzlich Doxycyclin, Azithromycin, Clarithromycin oder Roxithromycin gegeben werden.

Leichtere Pneumonien können in der Praxis, aber auch in der Klinik primär oral mit Moxifloxacin oder Levofloxacin behandelt werden (die lokale Pneumokokken-Resistenz gegen Chinolone sollte bekannt sein).

Interstitielle Pneumonie: Meist allmählicher Beginn. Glasiges Sputum, keine Leukozytose, oft jedoch hohes Fieber mit relativer Bradykardie, röntgenologisch oft diffuse fleckförmige Verschattungen oder milchglasartige Trübung. Derartige Krankheitsbilder kommen bei Legionellen-, Mykoplasmen- und Chlamydien-Infektionen sowie bei Q-Fieber vor. Auch eine Pneumocystis-Pneumonie bei HIV-Patienten kann ähnlich verlaufen.

Therapie: Behandlung mit Doxycyclin, Chinolon oder einem Makrolid. Hierauf sprechen Mykoplasmen und Chlamydien stets prompt an. Ein Therapieversagen legt den Verdacht auf eine Pneumocystis-Pneumonie nahe; Therapie der Wahl ist Co-trimoxazol in hoher Dosis (s. S. 222). Im ersten Lebenshalbjahr ist bei afebrilem Verlauf als Erreger Chlamydia trachomatis anzunehmen und eine Behandlung mit Clarithromycin (tgl. 12 mg/kg) sinnvoll. Bei immunsupprimierten Patienten kann auch eine Zytomegalie-, Herpes- oder Varizellen-Pneumonie vorliegen (Behandlung je nach Erreger).

Sekundäre Pneumonie bei schwerem Grundleiden (hospital aquired pneumonia = HAP): Oft im Krankenhaus entstanden und deshalb auch »nosokomiale Pneumonie« genannt.

Erreger: Erreger sind oft resistente Hospitalkeime (Staphylokokken, Klebsiellen, Pseudomonas, Acinetobacter u. a.), oft liegen aber auch Mischinfektionen vor mit Haemophilus influenzae, Pneumokokken, Bacteroides, seltener Legionellen.

Therapie: Ohne Vortherapie Behandlung mit Imipenem, Meropenem oder Piperacillin/Tazobactam. Bei sekundärer Pneumonie, die unter Antibiotika-Therapie entstanden ist, muss sich die Behandlung von der vorangegangenen Therapie deutlich unterscheiden. Am besten sind lückenlose Breitspektrumtherapien wie Imipenem oder Cefotaxim + Piperacillin (evtl. + Gentamicin). Bei Versagen müssen andere Mittel zur Schließung von Wirkungslücken in die Kombination eingeschlossen werden (z. B. Clarithromycin oder Rifampicin gegen Legionellen). Acinetobacter sind primär zumeist noch gegen Carbapenem wie auch gegen Tigecyclin empfindlich, jedoch ist mit schneller Resistenzentwicklung zu rechnen. Ohne Erregernachweis können auch früher unübliche Kombinationen, wie Piperacillin/ Tazobactam + Vancomycin + Rifampicin, sinnvoll sein. Bei Antibiotika-Versagen muss auch an eine Pilz-Pneumonie oder an eine HIV-Infektion mit Pneumocystis-Infektion, Zytomegalie oder Tuberkulose gedacht und entsprechende Untersuchungen durchgeführt werden (s. Tab. 11-5).

Neutropene Pneumonie: Unter langer und schwerer Neutropenie aufgrund von Chemotherapie oder Transplantation ist fast regelhaft, trotz Prophylaxe mit z. B. Cotrimoxazol, Levofloxacin und einem Azol, mit einer Pneumonie zu rechnen, die je nach Studienprotokollen und bekannten Hauskeimen, mit einem angepassten Interventionsschema bzw. Stufenprotokoll behandelt wird. Sehr schnell ist in diesen Fällen bei anhaltendem Fieber und Therapieversagen mit hochresistenten und auch primär wenig pathogenen Erregern einschließlich vieler Pilze zu rechnen. Hier sollten zügig eine Computertomographie und der kultureller Nachweis angestrebt werden, da nur so eine resistenzadaptierte, wirksame und dosisangepasste Therapie möglich ist (nicht jeder Schimmelpilz ist ein Aspergillus fumigatus und wirksam mit Amphotericin B oder Posaconazol behandelbar!).

Postoperative Pneumonie: Pneumonien nach operativen Eingriffen stellen einen Sonderfall der nosokomialen Pneumonie dar. Die Entstehung postoperativer Pneumonien wird u. a. durch Hypoventilation, Atelektasen, Aspiration, lang dauernde und schwere Operationen, Drainagen mit Biofilmen bzw. das Vorliegen eines chronischen Lungenleidens begünstigt. Auch nach dem Gebrauch bakteriell kontaminierter Narkose- oder Inhalationsgeräte kann es bei frisch operierten Patienten zu schweren Lungeninfektionen kommen.

Erreger: Als Erreger werden in erster Linie resistente Staphylokokken, aber auch Klebsiella-, Enterobacter- oder Pseudomonas-Keime gefunden. Auch endogene Infektionen durch Pneumokokken, Haemophilus influenzae und Anaerobier sind möglich. Da bei der postoperativen Pneumonie eine Erregerdiagnose besonders wichtig ist, sind alle diagnostischen Möglichkeiten (einschließlich der Untersuchung von Bronchial- und Trachealsekret) auszunutzen (s. S. 557).

Therapie: Die ungezielte Therapie einer postoperativen Pneumonie richtet sich in erster Linie nach der klinischen Konstellation. Es müssen hierbei besonders Staphylokokken erfasst werden. Bei Patienten ohne Vorbehandlung und ohne Hinweis auf Aspiration ist eine Therapie mit Cefazolin, Cefuroxim oder Cefotiam meist ausreichend. Bei einer Pneumonie, die trotz perioperativer Prophylaxe auftritt, sollten Antibiotika verwendet werden, die ein breites Wirkungsspektrum haben, z. B. Imipenem oder Piperacillin/ Tazobactam. Bei endemischem Vorkommen von Methicillin-resistenten Staphylokokken in der Klinik kommen Kombinationen unter Einschluss von Vancomycin, Teicoplanin oder Linezolid infrage. Bei Hinweisen auf Aspiration ist die Wirksamkeit gegen Anaerobier, Staphylokokken und Enterobakterien wichtig. Am günstigsten ist hierbei die Gabe von Carbapenemen, wie Imipenem bzw. auch Doripenem oder Meropenem. Bei der Kombinationstherapie einer Aspirationspneumonie mit anderen Antibiotika ist Clindamycin einzuschließen. Candida-Spezies werden zwar häufig gerade bei lang dauernder vorangehender Antibiotikatherapie nachgewiesen, sind jedoch selten Ursache einer postoperativen Pneumonie (auf Reinkultur und hohe Keimzahl achten). Wegen der starken Tendenz zur Abszedierung ist eine längere Behandlung (ca. 3 Wochen) erforderlich. Unterstützende Maßnahmen sind Förderung des Abhustens, Mukolytika, Schmerztherapie und eine physikalische Therapie.

Prophylaxe: Eine perioperative Antibiotika-Prophylaxe verringert nicht nur das Risiko von Wundinfektionen, sondern auch das Risiko einer postoperativen Pneumonie. Dieser Aspekt ist ein Argument für eine Prophylaxe mit Antibiotika, die auch gängige Pneumonie-Erreger erfassen. Bei Prophylaxe-Empfehlungen sollte immer auch der Effekt auf andere Infektionen berücksichtigt werden.

Beatmungspneumonie: Bei mechanisch beatmeten Patienten kommt es meist zu einer Keimbesiedlung der Trachea und Bronchien. Bei den häufig auftretenden pneumonischen Komplikationen (»ventilator associated pneumonia«, VAP) ist oft nicht zu entscheiden, ob die in der Trachea nachgewiesenen Bakterien die Pneumonieerreger sind.

Therapie: Die Therapie muss hier mit Antibiotika erfolgen, die auch Pseudomonas-wirksam sind, z. B. Ceftazidim (tgl. 6 g) oder Meropenem (3–6 g). Kombinationen mit Aminoglykosiden oder Chinolonen wie Ciprofloxacin sind oft nötig. Eine regelmäßige mikrobiologische Untersuchung von abgesaugtem oder bronchoskopisch gewonnenem Bronchialsekret sollte obligat sein. Gleichzeitig sollten auch andere Fieberursachen überprüft werden (Harnwegsinfektion, Venenkatheterinfektion u. a.). Fehlinterpretationen von Röntgenbildern sind hierbei nicht unüblich. Unter Langzeitbeatmung und Antibiotika-Therapie ist mit der Selektion von z. T. wenig pathogenen, aber hochresistenten Erregern zu rechnen, die vielfach nachgewiesen werden, aber nur selten tatsächliche Pneumonieerreger sind (Stenotrophomonas spp., Candida spp.).

Bronchopneumonie bei chronischer Bronchitis: Meist Mischinfektion durch Pneumokokken, Haemophilus influenzae, selten Staphylokokken und gramnegative Bakterien.

Therapie: Solange kein bakteriologisches Ergebnis vorliegt, Behandlung mit einem Breitspektrum-Antibiotikum, das in letzter Zeit nicht zur Dauerbehandlung verwendet worden ist (z. B. Ceftriaxon), im weiteren Verlauf gezielt nach Antibiogramm.

Aspirationspneumonie: Vorkommen bei Bewusstlosigkeit, Schluckstörungen, Überdosierung von Psychopharmaka, Vergiftungen, Alkoholismus, postoperativ, bei Obstruktionen durch Bronchialkarzinom usw. Nicht selten mit Abszedierung und Pleuraempyem. Sputum oft faulig riechend. Bakteriologisch untersucht man am besten bronchoskopisch gewonnenes Trachealsekret.

Erreger: Fast immer Mischinfektion von anaeroben Keimen (Fusobakterien, Prevotella, Bacteroides, Peptostreptococcus) und aeroben Keimen (Staphylokokken, Pseudomonas-Arten, Enterobakterien).

> Die nachgewiesenen Erreger sind meist nur Teil einer komplizierten Mischflora.

Therapie: Imipenem (gut Anaerobier-wirksam). Alternativen für eine Monotherapie sind zunächst Ertapenem und Moxifloxacin für eine nicht im Hospital erworbene Aspirationspneumonie sowie in Kombination Cefotaxim i. v. + Clindamycin i. v. oder Piperacillin/Tazobactam + Metronidazol.

Grippe-Pneumonie (s. S. 573): Während einer Influenza-Virus-Epidemie häufig, immer auch Tracheitis, bei schweren Erkrankungen meist in der zweiten Krankheitswoche Sekundärinfektion mit Pneumokokken, Haemophilus und/oder Staphylokokken.

Therapie: Eine Therapie der **primären Influenza-Virus-Infektion** ist mit Oseltamivir (oral), Zanamivir (inhalativ) oder i. v. Peramivir (als individueller Heilversuch) möglich; beim Vorliegen einer seltenen primären Grippe-Pneumonie vermutlich zu spät. Auch Hochdosis-Therapien mit diesen Substanzen einschließlich von Kom-

binationen mit Amantadin konnten bisher keinen gesicherten Effekt bei schweren beatmungspflichtigen Influenza-Pneumonien zeigen.
Die Therapie der **bakteriellen Sekundärinfektion** bei schweren Erkrankungen erfolgt mit Ceftriaxon, bei leichteren Erkrankungen (ambulant) oral mit Moxifloxacin, Clarithromycin, Cefuroximaxetil, Cefpodoxim. Auch eine Sequenzialtherapie (zuerst 1 × tgl. 1 g Ceftriaxon, dann ein Oralcephalosporin) ist sinnvoll.

SARS-Pneumonie: Antibiotika sind bei Coronaviren unwirksam. Wegen der schwierigen Frühdiagnose ist eine initiale Gabe von Antibiotika (z. B. 400 mg Moxifloxacin) ratsam, um nicht eine behandelbare Pneumonieform zu übersehen. Relativ viele Patienten werden im Verlauf der 3- bis 6-wöchigen Erkrankung intensivpflichtig und müssen ggf. beatmet werden. Die Rolle von Virustatika oder Interferon α und Glycyrrhizin bleibt unklar.

Neugeborenen-Pneumonie: Oft durch Atelektasen oder Aspiration von infiziertem Fruchtwasser entstanden (gramnegative Stäbchen, B-Streptokokken, Listerien, Mischinfektion).

Therapie: Parenterale Gaben von Piperacillin + Cefotaxim oder Piperacillin + Gentamicin. Keine Monotherapie mit Cephalosporinen wegen einer möglichen Listerien-Komponente!

Pneumonie bei schlechter Compliance: Es gibt Patienten mit Pneumonie, bei denen wegen schlechter Compliance eine geregelte Therapie nicht möglich ist.

Therapie: Bei Obdachlosen hat sich beispielsweise folgendes Behandlungsschema bewährt: Zunächst einmalige parenterale Gabe von 1–2 g Ceftriaxon, anschließend orale Einnahme von 1–1,5 g Azithromycin binnen 1–3 Tagen. Die initiale Phase der Therapie stoppt Pneumokokken- und Haemophilus-Infektionen. In der zweiten Phase erfasst man zusätzlich Legionellen, Chlamydien und Mykoplasmen. Trotz der kurzen Behandlungsdauer werden damit Wirkspiegel über 10–14 Tage erreicht. Dieses Behandlungsschema ist auch anwendbar bei Patienten, die eine Hospitalaufnahme verweigern bzw. aus anderen Gründen zu keiner längeren Antibiotika-Therapie fähig sind sowie bei dementen Patienten, bei denen eine regelmäßige Einnahme von Medikamenten ebenfalls nicht gewährleistet ist.

Gezielte Therapie

Die Therapie von Pneumonien mit bekanntem Erreger ist in der tabellarischen Übersicht (Tab. 11-6) zusammengefasst.

Pneumokokken-Pneumonie: Pneumokokken sind nach wie vor die häufigsten primären Pneumonieerreger (bei fehlendem Grundleiden). Pneumokokken kommen aber auch häufig bei Patienten mit Abwehrschwäche (sekundäre Pneumonie) vor. Die Erkrankung tritt meist als Lobär- oder Segmentpneumonie oder als Bronchopneumonie auf. Der Erregernachweis ist im Sputum und in der Blutkultur möglich; oft ist der Antigennachweis im Serum und Urin positiv, auch noch nach Behandlungsbeginn. Es gibt eine gut wirksame prophylaktische Impfung gegen die wichtigsten Pneumokokken-Typen.

Therapie: Traditionelles Mittel der Wahl war früher Penicillin G (resistente Pneumokokken waren in Deutschland sehr selten). Die Tatsache, dass in mehreren Ländern Europas (Spanien, Ungarn u. a.) die Frequenz resistenter Pneumokokken stark zugenommen hat und vermehrt nun auch resistente Stämme in Deutschland vorkommen, ist ein Grund zur Vorsicht. Eine gute Alternative ist die Behandlung jeder schweren Pneumokok-

Tab. 11-6 Therapie von Pneumonien mit bekanntem Erreger.

Erreger	Therapie der Wahl	Alternativen
Pneumokokken, Streptokokken, Staphylokokken (penicillinase-negativ), Meningokokken	Penicillin G	Cefazolin, Cefotiam, Ceftriaxon, Telithromycin, Moxifloxacin
Staphylokokken (penicillinase-positiv)	Imipenem	Cefazolin, Clindamycin, Vancomycin, Teicoplanin
Staphylococcus aureus (MRSA)	Vancomycin	Linezolid, Teicoplanin, Ceftarolin (kein Daptomycin oder Tigecyclin)
Klebsiella pneumoniae	Ceftriaxon + Gentamicin	Imipenem, Meropenem, Ciprofloxacin, Colistin
Pseudomonas aeruginosa	Piperacillin + Tobramycin	Ceftazidim, Cefepim, Doripenem oder Meropenem, Aztreonam, Ciprofloxacin, Amikacin, Colistin
Haemophilus influenzae	Ceftriaxon	Mezlocillin, Piperacillin, Amoxicillin, Cefotiam u. a.
Bacteroides-Arten	Imipenem	Clindamycin, Metronidazol, Cefoxitin, Meropenem
Mycoplasma pneumoniae, Chlamydia pneumoniae, Chlamydia psittaci, Coxiella burnetii	Doxycyclin	Clarithromycin (nicht bei Ornithose und Q-Fieber), bei Erwachsenen Moxifloxacin
Legionella pneumophila	Clarithromycin	Moxifloxacin, Erythromycin, Rifampicin
Pneumocystis jirovecii	Co-trimoxazol (hochdosiert)	Pentamidin

Therapie

ken-Pneumonie mit Ceftriaxon (Erwachsene tgl. 1–2 g, Kinder 50 mg/kg), **Behandlungsdauer** 7–10 Tage. Hiermit wird meist eine Pneumokokken-Resistenz durchbrochen. Auch eine Sequenzialtherapie (initial 2 g Ceftriaxon i. v., anschließend Cefixim oder Cefpodoxim oral) erscheint sinnvoll. Hierdurch werden Therapieversager durch intermediär resistente Pneumokokken verhindert. Bei den in Deutschland noch seltenen, komplett resistenten Pneumokokken-Stämmen versagen alle Betalactam-Antibiotika; die Therapie der Wahl ist eine Kombination von Vancomycin und Rifampicin.

Bei **Penicillin-Allergie** kommen Cephalosporine, bei **Allergie auch gegen Cephalosporine** Moxifloxacin oder Imipenem infrage. Tetracycline und Ciprofloxacin wirken bei Pneumokokken-Infektionen unsicher. Die neuen Gyrase-Hemmer Moxifloxacin und Gatifloxacin, aber ebenso das nur noch eingeschränkt zugelassene Ketolid Telithromycin, haben eine sichere Wirksamkeit auch gegen resistente Pneumokokken. Sie sind außerdem gegen differenzialdiagnostisch wichtige Erreger wie Chlamydien, Mykoplasmen und Legionellen gut wirksam.

Streptokokken-Pneumonie: A-Streptokokken sind als Pneumonieerreger zwar selten, aber hochgefährlich. Sie führen schnell zu Abszedierung und Pleuraempyem. B-Streptokokken sind bei angeborener Pneumonie häufig. Der Latex-Agglutinationstest auf B-Streptokokken mit Serum, Urin und Pleuraeiter ist oft positiv (Schnelltest).

Therapie: Penicillin G, bei Penicillin-Allergie Cefazolin. Bei der angeborenen B-Streptokokken-Pneumonie wirkt die Kombination eines Penicillins mit Gentamicin synergistisch.

Staphylokokken-Pneumonie: Meist multiple Lungenabszesse, die oft zu Pleuraempyem, Pneumothorax oder Sepsis führen. Vorkommen besonders bei Abwehrschwäche oder Grundleiden (Mukoviszidose usw.), bei einer Venenkatheter-induzierten Thrombophlebitis und bei Heroinsucht, auch als postoperative Pneumonie sowie als seltene und gefährliche Grippekomplikation.

Therapie: Die früher übliche Therapie mit Penicillinase-festen Penicillinen hat enttäuscht. Eine Begründung hierfür ist die ungünstige Pharmakokinetik, aber auch die nicht unerhebliche Toxizität der Oxacillin-Derivate. Eine bessere Alternative ist die Gabe von Cefazolin (Erwachsene tgl. 6 g, Kinder 60–100 mg/kg) oder Cefuroxim (4,5 g). Nach Entfieberung und Eintritt einer klinischen Besserung ist eine Weiterbehandlung mit Cefadroxil über längere Zeit notwendig (wegen Rezidivgefahr). Eine Alternative ist Clindamycin (erst i. v., dann oral). Bei Pneumonien durch Methicillin-resistente Staphylokokken gibt man Vancomycin, Teicoplanin oder Linezolid. Die Position der MRSA-Cephalosporine wie Ceftarolin und Ceftobiprol muss noch geklärt werden. Eine Kombination mit Rifampicin, ggf. auch Fosfomycin, ist sinnvoll. **Behandlungsdauer** 2–3 Wochen und länger.
Bei Nachweis der mittlerweile seltenen Penicillin-G-empfindlichen Staphylokokken kann Penicillin G täglich 10–20 Mio. IE i. v., anschließend Penicillin V täglich 3 Mio. IE oral für längere Zeit verabreicht werden.
Keine Studie konnte bis heute die Überlegenheit von Linezolid oder auch Teicoplanin über das preiswerte Vancomycin zeigen. Bei kurzer Therapiedauer (< 2 Wochen), älteren Patienten oder möglicher oraler Behandlung können unter anderem dennoch vor allem die überlegene Pharmakokinetik sowie das andere Nebenwirkungsprofil den Einsatz von Linezolid rechtfertigen.

Klebsiellen-Pneumonie: Selten als primäre lobäre Pneumonie, häufiger als sekundäre Pneumonie bei Grundleiden, oft auch bei Alkoholikern. Zähes, blutig-schleimiges Sputum. Meist chronischer Verlauf, hohe Letalität.

Therapie: Schwierig, daher Kombination erforderlich, z. B. von Cefotaxim (tgl. 6 g) + Gentamicin (tgl. 0,24–0,48 g). Alternativen sind auch in Kombination Meropenem, Doripenem oder Ciprofloxacin in höherer Dosierung. Wegen der zunehmend häufigen resistenten Klebsiellen mit ESBL (»extended spectrum betalactamase«) oder auch Carbapenemasen (KPC) sind Behandlungen immer durch genaue Empfindlichkeitsprüfungen (MHK) abzusichern. Bereits ein Verdacht auf Carbapenem-resistente Klebsiellen rechtfertigt die zusätzliche Gabe von Colistin.
Unter der Therapie geht das Fieber nur langsam zurück. Wegen der Rezidivgefahr ist prinzipiell eine wochenlange Nachbehandlung notwendig, die allerdings wegen hoher Resistenz heute kaum noch oral mit z. B. Ciprofloxacin oder Moxifloxacin möglich ist.

Pseudomonas-Pneumonie: Pneumonie bei Grundleiden, besonders bei Mukoviszidose, Leukämie, mechanischer Beatmung, oft mit Abszedierung und Nekrosen (häufig Mikroabszesse). Gelegentlich auch iatrogene Infektion durch kontaminierte Endoskope. Schlechte Prognose.

Therapie: Piperacillin/Tazobactam (tgl. 18 g in 4 ED) + Tobramycin (tgl. 240 mg). Alternativen sind Ceftazidim, Cefepim, Aztreonam, Doripenem, Meropenem und Ciprofloxacin. In jedem Fall ist bei beatmeten Patienten eine längere Behandlung unter hohen Dosierungen und bei Betalactam-Antibiotika, wenn möglich, mit kontinuierlicher oder verlängerter Infusionsdauer erforderlich. Wegen der schlechten Prognose und der Möglichkeit einer Resistenz kann auch eine Dreierkombination (Betalactam-Antibiotikum + Tobramycin + Ciprofloxacin) sinnvoll sein. Bei intubierten oder tracheotomierten Patienten kann zusätzlich die intratracheale Instillation eines Aminoglykosids (s. S. 140) oder von Colistin nützlich sein.

Acinetobacter-Pneumonie: Zumeist ein Erreger auf Intensivstationen mit dort hoher Tendenz zu Ausbruchsinfektion, bei abwehrgeschwächten Patienten mit schlechter Prognose.

Therapie: Immer nach Antibiogramm in Maximaldosierungen und wenn möglich auch in Kombination. Der Erreger ist nur selten noch Aminoglykosid- und Gyrase-Hemmer-empfindlich. Bei einer entsprechenden Empfindlichkeit sind Imipenem oder Meropenem zu bevorzugen, gefolgt von Tigecyclin. Noch sind ausschließlich Colistin-empfindliche Erreger selten, bei diesen ist jedoch mit schlechtem Ansprechen und hoher Letalität zu rechnen. Die zusätzliche Gabe eines Betalactamase-Inhibitors wie Sulbactam soll die Behandlungserfolge bei diesen Erregern nach alten In-vitro-Studien verbessern.

Mycoplasma-pneumoniae-Pneumonie: Meist endemisches Vorkommen (5–15 % aller Pneumonien), aber ein epidemisches Auftreten alle 3–5 Jahre ist möglich, besonders bei Kindern und jüngeren Erwachsenen. Oft diffuse retikulonoduläre oder interstitielle Lungeninfiltrate. Zu Beginn geringer physikalischer Lungenbefund. Dauer: 2–6 Wochen (unbehandelt). Extrapulmonale Komplikationen (Meningitis, Meningoenzephalitis, Guillain-Barré-Syndrom) sind selten. Ein Schnellnachweis der Erreger durch eine PCR aus dem Sputum ist möglich. Der Antikörperanstieg im Serum ist diagnostisch verwertbar.

Therapie: Mittel der Wahl sind Makrolide. Das früher übliche, aber schlechter verträgliche Erythromycin oral (Erwachsene tgl. 1,5 g, Kinder 50 mg/kg) wird heute ersetzt durch Clarithromycin (Erwachsene tgl. 1,0 g, Kinder 25 mg/kg), Roxithromycin (tgl. 0,3 g) für 2 Wochen oder Azithromycin (1. Tag: Erwachsene 0,5 g, Kinder 10 mg/kg; 2.–5. Tag: Erwachsene 0,25 g, Kinder 5 mg/kg). Voll wirksam ist auch Doxycyclin oral (tgl. 0,2 g) für 2 Wochen. Alternativ wirken auch Chinolone (z. T. auch bakterizid geprüft) wie z. B. Levofloxacin sehr gut, das auch bei schweren Infektionen bei Kindern (z. B. wegen begleitender Meningoenzephalitis) erfolgreich eingesetzt werden konnte (tgl. 25 mg/kg in 2 Dosen).

Chlamydia-pneumoniae-Pneumonie: Übertragung der Erreger von Mensch zu Mensch (Tröpfcheninfektion). Häufigkeit bei ambulant erworbener Pneumonie 6–20 % (alle Altersstufen). Es sind leichte und schwere Verläufe möglich. Anzüchtung der Erreger in der Zellkultur oder DNA-Nachweis (PCR) aus Nasopharyngealsekret. Antikörper im Serum sind erst ab der dritten Woche nachweisbar.

Therapie: Oral entweder mit Doxycyclin (tgl. 0,2 g) oder Roxithromycin (tgl. 0,3 g) oder Clarithromycin (tgl. 1,0 g) für jeweils 2–3 Wochen oder Azithromycin (1. Tag: 0,5 g; 2.–5. Tag: 0,25 g). Auch die Gyrase-Hemmer Moxifloxacin und Levofloxacin sind gut wirksam.

Chlamydia-trachomatis-Pneumonie: Übertragung bei der Geburt von der infizierten

Mutter auf das Neugeborene, das meist im Alter von 4–12 Wochen an einer afebrilen Pneumonie mit Atemnot, Husten und einer Bluteosinophilie erkrankt (> 300/mm^3). Vorkommen auch bei immunsupprimierten älteren Patienten.

Therapie: Erythromycin-Ethylsuccinat oral (tgl. 50 mg/kg für 2 Wochen).

Ornithose (Psittakose): Übertragung der Erreger (Chlamydia psittaci) durch Inhalation von infizierten Staub- und Vogelkotpartikeln (in 80–90 % der Fälle ist ein Vogelkontakt vorangegangen). Plötzlicher Krankheitsbeginn mit hohem Fieber, trockenem Husten und starken Kopfschmerzen. Keine Leukozytose im Blut. Röntgenologisch sieht man unterschiedliche Lungeninfiltrate, meist bildmorphologisch nicht zu unterscheiden von einer Mykoplasma- oder Influenza-Pneumonie. Typisch ist ein vierfacher Serumtiteranstieg von komplementbindenden Antikörpern (Kreuzreaktionen bei Chlamydia-pneumoniae- und Chlamydia-trachomatis-Infektionen sind möglich).

Therapie: Unter Behandlung mit Doxycyclin (tgl. 0,2 g) für 10 Tage Entfieberung nach 24–48 h. Erythromycin wirkt wie andere Makrolide auch, aber vermutlich weniger zuverlässig.

Serratia-Pneumonie: Selten. Entstehung meist durch infizierte Inhalatoren, Narkosegeräte, Luftbefeuchter. Betroffen sind Patienten mit Abwehrschwäche und schwerem Grundleiden.

Therapie: Je nach Antibiogramm, bevorzugt mit Cefotaxim, Cefepim oder Ceftazidim, ggf. in Kombination mit Gentamicin oder Amikacin. Imipenem, Ertapenem oder Meropenem sind ebenfalls fast immer wirksam. Mezlocillin oder Piperacillin kommen zusätzlich bei nachgewiesener Empfindlichkeit in Betracht.

Haemophilus-influenzae-Pneumonie: Relativ selten. Entstehung am ehesten bei älteren Personen im Verlauf einer chronischen Bronchitis. Lobäre Pneumonie oder Bronchopneumonie, z. T. mit Pleuraerguss. Der Latex-Agglutinationstest mit Serum oder Pleuraexsudat ist nur bei Infektionen durch den Serotyp b (bekapselte Bakterien) positiv.

Therapie: Anfangs Ceftriaxon i. v. (Erwachsene tgl. 2 g alle 24 h), danach Cefixim oral (Erwachsene tgl. 0,4 g). **Behandlungsdauer** 3–4 Wochen. Bei Erwachsenen kommt auch ein Gyrase-Hemmer infrage. Zur Nachbehandlung eignet sich auch Doxycyclin.

Keuchhusten-Pneumonie: Meist liegt eine Sekundärinfektion mit Staphylokokken und anderen Keimen vor. Es gibt aber auch primäre Bordetellen-Pneumonien ohne Sekundärinfektion.

Therapie: Am besten wirkt Cefuroxim oder Cefotaxim (tgl. 60 mg/kg), das auch gegen Keuchhustenbakterien wirksam ist. Zur Nachbehandlung eignet sich Cefpodoxim (oral).

Pneumonien durch seltenere Erreger

Therapie: Siehe **Legionellose**, S. 571, **Q-Fieber**, S. 732, **Melioidose**, S. 475, **Milzbrand**, S. 718, **Aktinomykose**, S. 737, **Typhus**, S. 723, **Tularämie**, S. 726, **Pest**, S. 736.

Pilz-Pneumonien: Lungeninfektionen durch Candida albicans (Soor-Pneumonie), eine invasive pulmonale Aspergillose, Mukormykose und Kryptokokkose, Histoplasmose und andere Infektionen durch tropische Pilze sind schwer zu diagnostizieren (chronischer Verlauf, Vorkommen besonders bei Neutropenie, Leukämie, Geschwulstleiden,

Aufenthalt in Endemiegebieten). Der Nachweis von Candida albicans im expektorierten Sputum berechtigt keinesfalls zur Annahme einer Lungenmykose. Dagegen weist der mehrfache Nachweis von Aspergillus fumigatus im expektorierten Sputum bei Neutropenie auf eine Aspergillus-Infektion der Lunge hin und zeigt oft ein richtungsweisendes Infiltrat im Thorax-CT. Der Nachweis von Schimmelpilzen im Sputum bei Mukoviszidosepatienten ist vieldeutig und kann auch nur Zeichen einer harmlosen Besiedlung sein. Eine starke Beweiskraft hat der Pilznachweis in der Blutkultur oder im Pleuraeiter. Latex-Agglutinationstests zum Antigennachweis im Serum können positiv ausfallen (bei einer Candida-, Aspergillus- und Cryptococcus-Infektion).

Therapie: Intravenöse Therapie mit verschiedenen systemisch wirksamen Antimykotika in Abhängigkeit von Pilzart und Grunderkrankung (s. S. 838). Orale Nachbehandlung mit Fluconazol (s. S. 391), Itraconazol (s. S. 388), Voriconazol (s. S. 393) oder Posaconazol (s. S. 395).

Histoplasmose: Vorkommen besonders in den USA und in vielen tropischen Ländern. Bei der wenig gefährlichen Primärinfektion der Lungen oder der allergischen Reinfektions-Histoplasmose ist eine spezielle Therapie nicht unbedingt notwendig.

Therapie: Bei chronischer fortschreitender Lungenhistoplasmose (oft kavernös) oder bei der disseminierten Histoplasmose (bei immunsupprimierten Patienten und bei AIDS, oft in der Lunge beginnend) Therapie initial mit Amphotericin B bzw. liposomalem Amphotericin B (s. S. 378), dann mit Itraconazol (s. S. 388) oder Fluconazol (s. S. 391).

Pneumocystis-Pneumonie: Meist bilaterale, diffuse Infiltrate (ausgehend vom Hilus). Vorkommen fast ausschließlich bei Leukämie (oft im Finalstadium), AIDS und bei anderen Abwehrschwächen (z. B. nach Organtransplantation), oft zusammen mit einer Zytomegalie-Virus-Infektion der Lungen. Symptome sind eine zunehmende Tachypnoe, Husten ohne Auswurf, fehlender Auskultationsbefund und eine starke Abnahme der Vitalkapazität. Hohe Letalität.
Die Diagnose erfordert eine Spezialfärbung aus provoziertem Sputum, eine Bronchoskopie mit Lavage, ggf. Biopsie.

Therapie: Co-trimoxazol in sehr hoher Dosierung (15–20 mg/kg Trimethoprim und 75–100 mg/kg Sulfamethoxazol pro Tag in 3–4 ED, d. h. das ca. Vierfache der Normaldosis von 1,92 g Co-trimoxazol pro Tag). De facto ist nur eine i. v. Applikation möglich, da so hohe Dosen meist oral nicht vertragen werden. **Behandlungsdauer** 14 Tage (bei Nicht-AIDS-Patienten) und 21 Tage (bei AIDS-Patienten).
Bei stark gefährdeten Patienten ist eine Behandlung auf Verdacht hin notwendig (der mikroskopische Erregernachweis ist noch viele Tage nach Therapiebeginn möglich). Ein erhebliches Problem, besonders bei AIDS-Patienten, sind die häufigen Überempfindlichkeitsreaktionen unter der Co-trimoxazol-Therapie (eine Sulfonamid-Allergie oder Toxizität durch Hilfsstoffe im parenteralen Präparat tritt meist verzögert nach 7–10 Tagen auf). Bei schweren Formen (pO_2 < 75) ist die Gabe von Prednison (3 × tgl. 40 mg für 10 Tage) notwendig; hierdurch können oft Intubation und Beatmung abgewendet werden. Eine Alternative ist die parenterale Behandlung mit Pentamidindiisetionat (Pentacarinat®) 4 mg/kg pro Tag mit einer Reduktion auf 2–3 mg/kg pro Tag nach 1–2 Wochen und Besserung der Erkrankung. Leichte Pneumocystis-Pneumonien können auch mit Atovaquon 2 × tgl. 750 mg oder mit den Kombinationen Clindamycin (3–4 × tgl. 600–900 mg) + Primaquin-Base (1 × tgl. 15–30 mg) bzw. Dapson (1 × tgl. 100 mg) + Trimethoprim (tgl. 15 mg/kg in 3 ED) behandelt werden.

Prophylaxe: Zur Prophylaxe der Pneumocystis-Pneumonie bei AIDS wird Co-trimoxazol (3 × wöchentlich 0,96 g) verwendet. Eine Alternative sind Pentamidin-Inhalationen nach wöchentlicher Aufsättigung in regelmäßigen 3-wöchigen Abständen (s. auch S. 826).

Zytomegalie-Virus-Infektion der Lunge: Bei jeder progredienten interstitiellen Pneumonie von immunsupprimierten Patienten (besonders nach Knochenmarktransplantation, Organtransplantation und bei AIDS) ist an eine CMV-Infektion zu denken, die mit einer Pneumocystis-Pneumonie kombiniert sein kann. Oft besteht gleichzeitig eine disseminierte CMV-Erkrankung mit Retinitis, Kolitis, Adrenalitis oder anderer Organbeteiligung mit hoher Sterblichkeit ohne rechtzeitige Therapie.
Die ätiologische Diagnose ist schwierig. Beweisend ist die Lungenbiopsie (mit typischer Histologie und positiver Kultur). CMV-Antigen kann direkt in der bronchoalveolären Lavageflüssigkeit mithilfe monoklonaler Antikörper oder durch DNA-Analyse (PCR) und in Lungengewebe durch die DNA-Hybridisierungstechnik nachgewiesen werden. Nicht jeder zumindest geringe (quantitative) PCR-Nachweis ist allerdings gleichbedeutend mit einer behandlungsbedürftigen Infektion – hier entscheiden der klinische Befund und Verlauf.

Therapie: Die Behandlung erfolgt mit Ganciclovir (s. S. 355) oder Foscarnet (s. S. 359) i. v. für mindestens 10–14 Tage und kann bei gutem Erfolg auf Valganciclovir oral umgestellt werden. Nach Beendigung der Therapie kann ein Rezidiv auftreten. Eine Prophylaxe mit CMV-Immunglobulin ist umstritten.

Varizellen-Pneumonie: Kommt bei Erwachsenen mit sog. progressiven Varizellen vor (besonders bei immunsupprimierten Patienten) und ist in 10–30 % der Fälle tödlich. Eine Varizellen-Pneumonie kann von einem generalisierten Zoster und einem generalisierten Herpes (mit Lungenbeteiligung) schwer zu unterscheiden sein.

Therapie: Aciclovir i. v., 3 × täglich 10 mg/kg für 10 Tage.

Respiratory-syncytial-Virus-Pneumonie: Eine lebensbedrohliche Pneumonie kann im 1. Lebensjahr (besonders bei angeborenem Herzfehler) durch Respiratory-syncytial-(RS-)Viren hervorgerufen werden. Der Virusnachweis ist mit einem Schnelltest (EIA) aus Nasen- oder Rachenschleim möglich.

Therapie: Eine Zeit lang wurden Ribavirin-Inhalationen versucht. Die klinischen Ergebnisse mit Ribavirin waren jedoch enttäuschend.

Legionella-Infektionen

Vorkommen: Eine Erkrankung ist in jedem Alter möglich. Betroffen sind jedoch vor allem ältere Menschen mit vorgeschädigter Lunge (z. B. durch Rauchen) und immunsupprimierte Patienten, die Corticosteroide oder Zytostatika erhalten, auch Patienten nach Nierentransplantation. Die Infektion führt nur bei einem kleinen Prozentsatz der exponierten Personen zur Erkrankung. Die Erkrankung tritt epidemisch oder sporadisch (mit regionalen Häufungen) auf. In der Anamnese findet sich oft eine Urlaubsreise in den letzten 3 Wochen.

Ätiologie: Die Infektion erfolgt u. a. durch Inhalation von versprühtem kontaminiertem Wasser (aus Dusch- und Klimaanlagen), besonders in großen Gebäuden (Hotels, Krankenhäusern). Eine Ansteckung von Mensch zu Mensch findet nicht statt. Die Inkubationszeit beträgt 2–14 Tage. Die Legionellen vermehren sich im Körper intrazellulär (in Alveolar-Makrophagen) und es entsteht eine meist lobäre intraalveoläre Pneumonie ohne Beteiligung der Bronchien (manchmal begleitet von einem Pleuraerguss). Die Häufigkeit unter den Pneumonieformen beträgt bei Erwachsenen 5–15 %, bei Kindern etwa 1 %.

Erreger: Der Haupterreger (Legionella pneumophila) ist ein schwer anzüchtbares, relativ langsam wachsendes, gramnegatives Stäbchen, das im Wasser (vor allem in warmem Leitungswasser) vorkommt.
Eine leichtere Form (ohne Pneumonie) ist das sog. **Pontiac-Fieber** mit grippeähnlichen Symptomen (trockener Husten, Brustschmerzen, Pharyngitis, Übelkeit). Ein praktisch identisches Krankheitsbild wird durch verwandte Legionellen (insbesondere Legionella micdadei) hervorgerufen. Es sind aber offensichtlich noch nicht alle Erreger dieser Gruppe genau identifiziert.

Legionellen-Pneumonie: Typische Symptome einer Legionellen-Pneumonie sind Atemnot und Husten mit spärlichem Auswurf, der oft Blut und Eiterzellen enthält, aber wenig extrazellulär gelegene Bakterien, außerdem oft Durchfall, Erbrechen und heftige Bauchschmerzen sowie Zeichen einer Enzephalopathie (Bewusstseinstrübung, Verwirrtheit, Krämpfe, Ataxie) mit normalem Liquorbefund. Neben einer Hypoxie ist oft auch mit einer Nierenfunktionsstörung mit Proteinurie und Leukozyturie, einer Erhöhung der Serumtransaminasen sowie einer Leukozytose zu rechnen. Typischerweise ist eine vorangegangene Behandlung mit einem Penicillin, Cephalosporin oder Aminoglykosid erfolglos geblieben. Röntgenologisch bestehen vieldeutige Lungeninfiltrate und oft das Bild einer interstitiellen Pneumonie. Mögliche Komplikationen sind Nieren- oder Hirnabszess, Myokarditis, Perikarditis oder Peritonitis.

Diagnostik: Die Verdachtsdiagnose muss anfangs klinisch gestellt werden. Die langsam wachsenden Erreger lassen sich auf Spezialnährböden aus Sputum und Bronchialspülflüssigkeit, manchmal auch aus Pleurapunktat und dem Blut anzüchten. Ein Schnelltest ist der immunfluoreszenzserologische Antigennachweis in expektorierten Alveolar-Makrophagen. Es gibt auch einen Schnellnachweis aus dem Rachenabstrich durch DNA-Nachweis und PCR. Im Urin ist ein relativ zuverlässiger Antigennachweis möglich (für Legionella pneumophila Serogruppe 1, den häufigsten Typ), der mittlerweile zum Routinetest geworden ist. Spezifische Antikörper der IgM-Klasse sind oft erst nach mehreren Wochen nachweisbar. Typisch ist die relativ rasche klinische Besserung nach Beginn einer Makrolid-Behandlung, jedoch verschwindet das Fieber oft erst nach 5–7 Tagen völlig und der Röntgenbefund bessert sich nur langsam innerhalb von Wochen.

Therapie: Zur i. v. Therapie schwerer Erkrankungen war das traditionelle Mittel Erythromycin (Erwachsene tgl. 2 g, Kinder 50 mg/kg). Unter den Makroliden ist Azithromycin in vitro die aktivste Substanz, wie auch alle Chinolone eine bessere Wirkung als Erythromycin zeigen. Schwere Pneumonien oder solche bei Immunsuppression werden deshalb am besten mit Azithromycin (1 × tgl. 500 mg) oder Levofloxacin (1 × tgl. 750 mg) für 7–10 Tage behandelt. Nach Entfieberung geht man auf orale Gaben von Azithromycin, Clarithromycin, Roxithromycin oder Chinolone über. Die früher übliche Behandlungsdauer von mindestens 3 Wochen (Rezidivgefahr) und länger ist nur bei Endokarditis, Abszessen und Ähnlichem gerechtfertigt. Eine Kombination mit Rifampicin ist nur noch mit Erythromycin sinnvoll und zeigt mit anderen Makroliden und Chinolonen keinen Vorteil. Moxifloxacin und Levofloxacin haben eine gute Wirksamkeit gegen Legionellen und kommen z. B. immer infrage, wenn Makrolide wegen Interaktionen (Ciclosporin) oder bei Hörstörungen (Erythromycin) nicht eingesetzt werden sollen.

Es gibt berechtigte Hinweise darauf, dass zumindest Levofloxacin (am meisten bisher eingesetzt) gegenüber Makroliden wie Clarithromycin eine bessere und schnellere klinische Wirkung zeigt, sodass Chinolone zukünftig Makrolide bei Erwachsenen als Primärsubstanz ablösen werden. Auch mit Doxycyclin lassen sich leichte Legionellen-Infektionen gut behandeln. Durch die Behandlung wird die Sterblichkeit bei älteren Patienten von früher 80 % auf unter 20 % gesenkt.

Prophylaxe: Zur Vorbeugung endemischer Infektionen muss die Wasserversorgung eines Gebäudes oder einer Wohngegend saniert werden.

Influenza

Eine Erkrankung an echter Grippe, hervorgerufen durch Influenza-Viren, mit schnell einsetzendem hohem Fieber, erheblichem Krankheitsgefühl, Gliederschmerzen und Tracheitis erforderte traditionell keine antiinfektiöse Therapie. Sie wird in unkomplizierten Fällen mit symptomatischen Mitteln (bei Erwachsenen z. B. mit Codein und Aspirin) behandelt. Der beste Schutz vor einer gefährlichen Infektion mit echter Influenza ist eine Grippe-Impfung im Herbst vor der winterlichen Influenza-Saison. Ein grippaler Infekt mit Schnupfen und Halsschmerzen ohne hohes Fieber und mit nur geringem Krankheitsgefühl ist keine echte Influenza.

Therapie: Die **Neuraminidase-Hemmer** Oseltamivir und Zanamivir (s. S. 368) haben als echte Virustherapeutika zur Behandlung der Influenza A und B erhebliche Bedeutung erlangt (Tab. 11-7). Bei frühzeitiger Gabe können sie den klinischen Ablauf einer Influenza abkürzen und Komplikationen verhindern. Bei den ersten Anzeichen einer echten Influenza sollte sofort Oseltamivir oral eingenommen werden (2 × 75 mg/Tag für 5 Tage). Der Zwang zur sofortigen Einnahme setzt den Besitz des Präparats voraus; es ist bereits zu spät, wenn das Präparat von dem erkrankten Patienten erst aus der Apotheke besorgt werden muss. Praktischerweise müsste es gefährdeten Patienten ohne Symptome als »Stand-by-Therapeutikum« verordnet werden (was zumindest in Deutschland nicht den Krankenkassenvorschriften entspricht). Problematisch ist freilich die Entscheidung, ob das gerade aktuell beginnende Krankheitsbild eine echte Influenza ist. Diese Entscheidung setzt gute Kenntnisse des Krankheitsbilds der Influenza sowie Informationen über die aktuelle Grippe-Epidemiologie voraus. Da Oseltamivir nur wenige Nebenwirkungen hat, ist eine unnötige Gabe nicht allzu bedenklich, jedoch ein Kosten- und Resistenzfaktor. Zanamivir muss inhaliert werden, was nicht ohne Nebenwirkungen ist und ein gewisses Training voraussetzt (es hat daher bislang nur wenig Verbreitung gefunden!). Peramivir ist der bisher einzige intravenös verfügbare Neuraminidase-Hemmer, der in den USA im Rahmen der Schweinegrippe-Endemie eine Sonderzulassung erhielt und deshalb wenig geprüft wurde.

Da Influenza-Viren häufig Schrittmacher für Bakterien (Haemophilus, Pneumokokken, Staphylokokken) sind, ist bei gefährdeten Personen (älteren Menschen, Diabetikern, Schwangeren, Patienten mit Herzinsuffizienz, Mitralklappenfehlern, Leberzirrhose, HIV-Infektion, myeloischer Insuffizienz) eine frühzeitige Antibiotika-Therapie ratsam, wodurch Pneumonien vorgebeugt wird. Unter den oralen Präparaten eignen sich bei breitem Wirkungsspektrum z. B. Cefpodoxim (tgl. 0,4 g), Cefuroximaxetil (tgl. 0,5 g) sowie Moxifloxacin. Auch Cotrimoxazol, Doxycyclin, Amoxicillin/Clavulansäure oder Makrolide kommen infrage, versagen aber häufiger wegen der Resistenz der Erreger. Das optimale Management einer echten Influenza im Rahmen einer Epidemie

Tab. 11-7 Influenza-Therapeutika.

Grippemittel	Amantadin	Rimantadin	Zanamivir	Oseltamivir	Peramivir
Zielprotein	M2	M2	Neuraminidase	Neuraminidase	Neuraminidase
Aktivität	nur Influenza A	nur Influenza A	Influenza A und B	Influenza A und B	Influenza A und B
Nebenwirkungen	ZNS (13 %), GI (3 %)	GI (6 %)	Bronchospasmus	GI (9 %)	GI (% ?), Neutropenie
Dosierung: Erwachsene	2 × tgl. 100 mg	2 × tgl. 100 mg	2 × tgl. 2 Inhalationen à 5 mg	2 × 75 (150) mg oral	1 × 600 mg i. v./Tag für 5–10 Tage
Dosierung: Kinder	• 5–10 Jahre: 1 × tgl. 100 mg • > 10 Jahre: wie Erwachsene	< 10 Jahre: tgl. 5 mg/kg KG (max. 150 mg)	2 × tgl. 2 Inhalationen à 5 mg	< 13 Jahre: • < 15 kg: 2 × tgl. 30 mg • > 15–23 kg: 2 × tgl. 45 mg • > 23–40 kg: 2 × tgl. 60 mg	keine bekannt (ca. 10 mg/kg/Tag)
Exkretion	renal	renal und andere	renal	renal (tubuläre Sekretion)	renal
Interaktionen	Antihistaminika, Anticholinergika	keine	keine	Probenecid	keine bekannt
Dosiseinschränkung	Kreatinin-Clearance < 50 ml/min ≥ 65 Jahre	Kreatinin-Clearance < 10 ml/min ≥ 65 Jahre	keine	Kreatinin-Clearance < 30 ml/min schwere Leberfunktionsstörung	Kreatinin-Clearance < 50 ml/min: 1 × tgl. 100–150 mg
Kontraindikationen	akutes Glaukom	schwere Leberfunktionsstörung	chronische Lungenerkrankung	nicht bei Kindern < 1 Jahr	bekannte schwere allergische Reaktion auf Neuraminidase-Hemmer
Zulassung Therapie	Erwachsene und Kinder ≥ 1 Jahr	Erwachsene und Kinder ≥ 1 Jahr (nicht in Deutschland!)	Erwachsene und Kinder ≥ 7 Jahre	Erwachsene und Kinder ≥ 1 Jahr	bisher nur Notfallzulassung in den USA bei H1N1-Pandemie 2010 durch FDA
Prophylaxe	ja	ja	nein	Erwachsene und Kinder ≥ 13 Jahre	nein
Wirksamkeit	H3N2 (heute komplett resistent); H1N1 (H1N1-S-OIV resistent); USSR/77; Brazil/78	H3N2 (heute komplett resistent); H1N1 (H1N1-S-OIV resistent)	H3N2; H1N1; H1N1-S-OIV; H5N1; H7N7; H9N2	H3N2; H1N1 (komplett resistent); H1N1-S-OIV (partiell resistent); H5N1; H7N7; H9N2	H3N2; H1N1; H1N1-S-OIV; H5N1; H7N7; H9N2

erfordert eine sofortige Therapie mit einem wirksamen Neuraminidase-Hemmer (sofern mittlerweile keine komplette Resistenz besteht) und bei Versagen einen schnellen Einsatz eines Antibiotikums.
Die optimale Prophylaxe gegen Influenza und **Grippekomplikationen** stellt die Grippeimpfung zusammen mit einer Impfung gegen Pneumokokken dar.
Als Grippekomplikation kann eine **Grippe-Pneumonie** als primär-hämorrhagische Influenza-Pneumonie oder als sekundäre Bronchopneumonie auftreten.
Als primäre Grippekomplikation kann auch eine schnell einsetzende **Enzephalitis** auftreten, besonders bei Kleinkindern (s. Tab. 11-7). Sie hat eine schlechte Prognose; ein sofortiger Therapieversuch mit Oseltamivir ist indiziert. Es gibt offenbar auch Epidemien mit gehäufter Rate von Enzephalitiden. Andere bakterielle Grippekomplikationen sind eine Otitis media und Sinusitis sowie eine Laryngitis (Grippe-Krupp) (zur Behandlung s. S. 668, S.664 bzw. S. 663).

Prophylaxe: Eine Grippeprophylaxe durch tägliche Verabreichung von Amantadin ist effektiv bei noch empfindlichen Stämmen, hat aber erhebliche Nebenwirkungen und ist kaum praktikabel; trotzdem hält sie sich hartnäckig in internationalen Empfehlungen. Die Position der Neuraminidase-Hemmer zur Prophylaxe (in halber Dosierung) ist trotz Empfehlungen wegen einer Resistenzentwicklung sehr problematisch und erfordert eine Einnahme über die ganze Zeit einer aktuellen Influenza-Epidemie (also über 6–8 Wochen). Indiziert erscheint lediglich eine Prophylaxe bei ungeimpften Hochrisikopatienten (z. B. myeloische Insuffizienz, Knochenmarktransplantation, Schwerkranke) oder kurzfristig bei Kontaktpersonen für wenige Tage. Das Beste bleibt die rechtzeitige aktive Impfung mit einer Vakzine, welche auch gegen den aktuellen Epidemiestamm der Influenza-Viren schützt (wichtig für ältere Menschen und chronisch Kranke). Eine akute Grippe kann ähnlich wie die hochgefährliche neuartige SARS-Infektion imponieren; seltene neue Stämme (H5N1) können auch eine ähnlich hohe Letalität aufweisen (Hühnerpest, Vogelgrippe). Zur schnellen Differenzialdiagnose gibt es heute Schnelltests.

Primär-hämorrhagische Influenza-Pneumonie: Die sehr seltene primär-hämorrhagische Influenza-Pneumonie, die sich in den ersten Krankheitstagen entwickelt, wird durch das Virus selbst verursacht.

Therapie (s. Tab. 11-7): Da es hierbei nicht selten zu einer Sekundärinfektion mit Staphylokokken oder anderen Keimen kommt, empfiehlt sich in jedem Fall ein Therapieversuch mit Imipenem oder einem Cephalosporin i. v. (z. B. Ceftriaxon). Die Position der Neuraminidase-Hemmer ist auch nach vielfältiger Erfahrung in der Pandemie 2009/2010 weiter unklar; vielfache Versuche bei der prognostisch sehr ernsten Erkrankung mit hochdosiertem Oseltamivir, gleichzeitiger Inhalation von Zanamivir und der Einsatz von Peramivir waren leider oft nicht wirksam. Die seit 2003 bekannte Vogelgrippe hat eine schlechte Prognose und sollte bei derzeitiger Resistenzlage in jedem Fall mit einem hochdosierten Neuraminidase-Hemmer behandelt werden.

Sekundäre Bronchopneumonie bei Grippe: Die viel häufigere sekundäre Bronchopneumonie bei Grippe, welche besonders bei alten und geschwächten Patienten im Verlauf der Erkrankung auftritt, wird meist durch Pneumokokken, Staphylokokken, Haemophilus influenzae und andere Keime hervorgerufen. Im Blut sind die Granulozyten und CRP vermehrt.

Therapie: Eine ungezielte Behandlung mit Cefuroxim oder Ceftriaxon kann die infrage kommenden Erreger hemmen. Gegen

Doxycyclin ist ein nicht geringer Teil der vorkommenden Staphylokokken- und Pneumokokken-Stämme resistent. Die für ältere Menschen gefährliche sekundäre Bronchopneumonie bei Grippe lässt sich durch eine kurz dauernde Prophylaxe (z. B. mit einem Oralcephalosporin) verhindern.

Pertussis (Keuchhusten)

Vorkommen: Das Auftreten einer Infektion durch Bordetella pertussis ist schon im 1. Lebensvierteljahr möglich. Erkrankungen sind besonders häufig bei ungeimpften Kindern, offenbar zunehmend auch bei Erwachsenen, dann aber mit atypischer, relativ leichterer Symptomatik. Erwachsene spielen dann eine erhebliche Rolle bei der Epidemiologie. Im katarrhalischen Stadium uncharakteristischer Husten, später typische Hustenanfälle, Lymphozytose.

Diagnostik: In Speziallabors ist eine Erregeranzüchtung vor Beginn der antibiotischen Behandlung auf Bordet-Gengou-Medium möglich (sofortige Verimpfung des Nasenabstriches auf dem Nährboden, wertvoll zur Frühdiagnose und bei unklaren Fällen). Eine Schnellmethode ist der DNA-Nachweis der Erreger. Ein Antikörpernachweis im Serum (spezifische IgM) mit einem Immuno-Assay ist ab der 4. Krankheitswoche häufig positiv.

Erreger: Bordetella pertussis. Keuchhustenähnliche Symptome können bei Kindern auch durch Haemophilus influenzae, Bordetella parapertussis, Moraxella catarrhalis, Chlamydia trachomatis (im 1. Lebensjahr), Chlamydia pneumoniae und Adenoviren hervorgerufen werden; auch an Fremdkörperaspiration ist zu denken.

Therapie: Geeignete Antibiotika eliminieren die Bordetellen, verkürzen die Erkrankung und dienen der Komplikationsverhütung bzw. -behandlung. Eine möglichst frühzeitige Behandlung (im katarrhalischen Stadium und zu Beginn des Anfallsstadiums) ist besonders bei jüngeren Kindern indiziert, die hinsichtlich Pneumonie und Enzephalopathie am stärksten gefährdet sind. Im Schulalter ist eine antibiotische Therapie auch aus epidemiologischen Gründen generell zu empfehlen. Eine Antibiotika-Therapie des Keuchhustens ist auch bei zerebral geschädigten Kindern sowie bei Abwehrschwäche (Leukämie, HIV) eindeutig indiziert. Erwachsene sollten wegen des lang dauernden Hustens mit destruierender Bronchitis und der häufigen Komplikationen, aber auch zur Unterbrechung der Infektionskette stets antibiotisch behandelt werden.

Das klassische Mittel war Erythromycin (Kinder: tgl. 50 mg/kg in 4 ED; Erwachsene: tgl. bis zu 2 g oral für mindestens 2 Wochen); es führt zum Verschwinden der Bakterien und zur klinischen Besserung meist schon nach 7 Tagen. Heute bevorzugt man wegen der besseren Resorption und Verträglichkeit andere Makrolide wie Clarithromycin (tgl. 12 mg/kg), Roxithromycin (tgl. 5 mg/kg) oder Azithromycin. Man kann davon ausgehen, dass der Patient nach 2-wöchiger Behandlung mit einem Makrolid im Allgemeinen nicht mehr infektiös ist. Bei Makrolid-Unverträglichkeit oder -Allergie gibt man jüngeren Kindern Co-trimoxazol für 2 Wochen.

Bei Kindern ab dem 8. Lebensjahr kann auch Doxycyclin gegeben werden (1 × tgl. 2 mg/kg), bei Erwachsenen auch Fluorchinolone wie Cipro-, Levo- oder Moxifloxacin, für die aber nur In-vitro-Daten vorliegen. Das früher empfohlene Pertussis-Hyperimmunglobulin ist nutzlos. Keine aktive Impfung nach Ausbruch der Erkrankung.

Zusätzliche Therapie: Bei jüngeren Kindern Sekretolytika, häufige kleine Mahlzeiten, Hospitalpflege, evtl. parenterale Ernährung, vorsichtiges Absaugen von Schleim oder Erbrochenem, Anfeuchtung der Atemluft, Sauerstoffzelt, kein Codein (erhöhte Gefahr von Atelektasen und sekundärer Pneumonie).

Pertussis-Pneumonie: Bei der Pertussis-Pneumonie liegt oft eine Sekundärinfektion mit Haemophilus influenzae, Pneumokokken und anderen Keimen vor.

Therapie: In diesem Fall ist eine Therapie mit Ceftriaxon (tgl. 30 mg/kg), Cefotaxim i. v. (tgl. 60 mg/kg) oder Amoxicillin/Clavulansäure ratsam.

Prophylaxe: Nach erfolgter Ansteckung von ungeimpften Kindern und Erwachsenen im gleichen Haushalt, die noch keinen Keuchhusten hatten, insbesondere bei Vorliegen eines Herzfehlers, einer Mukoviszidose usw.: Clarithromycin (tgl. 12 mg/kg) für 14 Tage (bei anhaltendem Kontakt länger).

Lungenabszess

Primäre Lungenabszesse: Diese treten im Verlauf einer Pneumonie oder bei einer Sepsis (mit multiplen Abszessen) auf und sind Monoinfektionen. Die häufigsten Erreger sind Staphylokokken, anaerobe Streptokokken, Bacteroides-Arten, seltener Klebsiella pneumoniae, A-Streptokokken, »Streptococcus milleri« und Pseudomonas aeruginosa.

Sekundäre Lungenabszesse: Sie entstehen oft bei einem Bronchusverschluss durch ein Bronchialkarzinom oder nach Fremdkörperaspiration (bei Schlucklähmung, Koma, Alkoholismus). Auch aus einem Lungeninfarkt oder einer infizierten Lungenzyste kann sich ein Abszess entwickeln. Dabei handelt es sich um Mischinfektionen durch aerobe und anaerobe Bakterien. Da die Erreger von sekundären Lungenabszessen auch bei Gesunden in der Mundhöhle vorkommen können, ist Sputum zur Untersuchung wenig geeignet.

Diagnostik: Die Erregerdiagnose mit Punktion, Drainage oder Resektion (auch durch Bronchoskopie) ist nur bei einem Teil der Patienten möglich. Bei einem begleitenden Pleuraempyem lassen sich die Erreger aus dem Eiter bei aerober und anaerober Bebrütung anzüchten. Wenn der Abszess mit dem Bronchialsystem in Verbindung steht, werden große Mengen von Eiter ausgehustet, der bei Anaerobier-Infektion meist fötide riecht (Lungengangrän). Manchmal führen septische Lungenembolien zu multiplen kleinen Abszessen (oft durch Staphylococcus aureus bei Heroinsucht).

Differenzialdiagnose: Differenzialdiagnostisch sind vor allem auch bei Hohlräumen Tuberkulose, Melioidose, Aktinomykose, Nocardiose, Amöben-Infektion, Echinococcus-Zysten oder Pilz-Infektionen (Histoplasmose, Coccidioidomykose) auszuschließen. Bei einer kindlichen Staphylokokken-Pneumonie entstandene Pneumatozelen dürfen nicht mit Lungenabszessen verwechselt werden.

Therapie: Wegen der Häufigkeit von Mischinfektionen sollte die Therapie (auch wenn nur eine Keimart angezüchtet worden ist!) alle bei Lungenabszessen häufig vorkommenden Erreger berücksichtigen (Staphylokokken, anaerobe Streptokokken, Bacteroides, Enterobakterien). Mit Imipenem (tgl. 2–3 g) bzw. Meropenem stehen hochwirksame Mittel zur Verfügung, die auf die wichtigsten Erreger wirken. Die Kombination von Ceftriaxon + Clindamycin oder Metronidazol ist ebenfalls gegen fast alle relevanten Erreger wirksam. Beim Nachweis von Staphylokokken ist Cefazolin oder Clindamycin indiziert, bei Methicillin-Resistenz Vancomycin oder Teicoplanin oder auch Ceftarolin, ggf. plus Rifampicin. Zusätzlich ermöglicht Linezolid sogar eine orale Behandlung, die jedoch durch hohe Kosten und Nebenwirkungen vielfach eher zeitlich limitiert ist (10–14 Tage). Da Antibiotika schwer

in Lungenabszesse diffundieren, müssen relativ hohe Dosen über längere Zeit verabreicht werden. Ein Verschwinden des Hohlraums tritt manchmal erst nach mehreren Monaten ein. Eine Antibiotikatherapie von Lungenabszessen allein ersetzt keine chirurgische Mitbehandlung und ggf. Operation, die zusammen auch mit einer oft möglichen CT-gesteuerten Punktion plus Drainage bereits mit der Diagnose zu erwägen ist.
Eine **Besserung** ist an der Entfieberung, dem Rückgang der Sputummenge und des fötiden Geruchs, dem Verschwinden der Erreger und der röntgenologisch nachweisbaren Verkleinerung der Abszesshöhle zu erkennen. Dabei ist die Computertomographie herkömmlichen Röntgenaufnahmen weit überlegen. Die Drainage eines Abszesses durch den Bronchus begünstigt die Heilung. Aspirierte Fremdkörper, die einer abszedierenden Pneumonie zugrunde liegen, müssen entfernt werden. Rezidivierende abszedierende Pneumonien im gleichen Segment sind auf ein Bronchialkarzinom verdächtig. Spätestens wenn eine längere konservative Behandlung keine Besserung ergibt, ist eine Operation (Segmentresektion, Lobektomie) zu erwägen.

Pleuraempyem

Ätiologie: Para- oder postpneumonisch (oft mit Pneumothorax verbunden), im 1. Lebensjahr fast immer Folge des Durchbruchs eines Lungenabszesses. Bei Erwachsenen meist im Rahmen einer Aspirationspneumonie, selten auch von einer Rippenosteomyelitis ausgehend oder posttraumatisch bzw. postoperativ entstanden. Ein Zusammenhang mit einem subphrenischen Abszess oder Leberabszess (Amöben) ist möglich. Eine Lungentuberkulose als Ursache ist heute selten. Nicht so selten sind tuberkulöse Begleit- und Reizergüsse bei einer Lungentuberkulose oder eine tuberkulöse Pleuritis. Tuberkulöse Empyeme aber entstanden früher zumeist infolge des Durchbruchs einer eitrigen Kaverne in die Pleura mit bronchopleuraler Fistel (auch nach außen) und katastrophalem Ende. In der Ära der tuberkulösen Chemotherapie sollten solche Folgen einer Lungentuberkulose nicht mehr auftreten!
Durch Zelldifferenzierung des Pleurapunktates kann ein Malignom (Mesotheliom, Lungen- oder Mammakarzinom, Lymphom u. a.) ausgeschlossen werden.

Diagnostik und Erreger: Schon bei klinischem Verdacht sollte der Versuch unternommen werden, durch diagnostische Punktion Material zur bakteriologischen Untersuchung zu gewinnen. Bei Pleuraempyem liegt der LDH-Gehalt im Eiter über 1 500 IE/l und der Eiweißgehalt über 35 g/l, bei Exsudaten darunter. Zu Beginn einer eitrigen Pleuritis – im exsudativen Stadium, in dem man in der Regel noch kein positives Kulturergebnis erwarten kann – liegt der LDH-Gehalt immer unter 1 000 IE/l mit niedrigem PH (< 7,2) und noch hoher Glucose (> 60mg/dl). Weitgehend uniform zeigen sich in allen großen Serienuntersuchungen unter den heute verfügbaren Antibiotika mikrobiologisch jeweils ca. 30 % aerobe und anaerobe Keime sowie in 40 % der Fälle Mischkulturen.
Stinkender Eiter ist ein Hinweis auf eine Mischinfektion mit Anaerobiern. Außer Staphylokokken werden aerob meist Pneumokokken, A- und B-Streptokokken sowie gramnegative Erreger wie Pseudomonas aeruginosa und Klebsiella pneumoniae gefunden. Unter den Anaerobiern sind in absteigender Folge Bakterien der Bacteroides-Gruppe, Prevotella-Spezies, Fusobakterien und Peptostreptokokken zu erwarten. Bedeutsam ist die noch nicht erklärte deutliche Zunahme von Infektionen durch Streptococcus anginosus (ehemals S. milleri). Die Pleuraflüssigkeit sollte auch auf Legionellen untersucht werden. Bei vorbehandelten Patienten kann der Antigennachweis in Serum

und Pleuraeiter noch einige Tage positiv sein (bei Pneumokokken-, B-Streptokokken- und Haemophilus-Infektion). Ein steriles Pleuraexsudat beruht nicht selten auf einer Mykoplasmen-Infektion. Bei einem Pleuraerguss sollte auch eine Tuberkulose (Tuberkulintestung, PCR und Kultur) ausgeschlossen werden. Mikroskopisch sind selten im Erguss säurefeste Stäbe nachweisbar, jedoch weitgehend sicher mittels Pleurabiopsie einschließlich typischer Histologie. Eine Pilzbesiedlung der Pleurahöhle mit Ergussbildung kommt bei einer Aspergillus-Infektion, Cryptococcus-Infektion und einer Mukormykose der Lungen vor.

Therapie: Die Antibiotika-Therapie kann, da die Erreger im Eiter meist mikroskopisch und kulturell nachweisbar sind, gezielt durchgeführt werden (wie bei Pneumonie; s. S. 565). Wenn eine Mykoplasmen-Infektion nachgewiesen wird oder klinisch wahrscheinlich ist, ist an erster Stelle ein Chinolon, sonst auch Clarithromycin oder Azithromycin (oral) indiziert. Bei leichteren Formen eines Pleuraempyems mit dünnflüssigem Eiter genügt neben der allgemeinen Antibiotika-Therapie eine konservative lokale Behandlung durch Eiterentleerung und Spülung. Bei Pyopneumothorax, dickflüssigem Eiter und gekammertem Empyem ist die rechtzeitige Drainage zur Verhinderung ausgedehnter Verschwartungen und eines Restempyems unumgänglich. Meist werden Drainageflaschen bevorzugt, die am Körper des Patienten befestigt werden, mehr Bewegungsfreiheit geben und damit die Lungenbelüftung verbessern. Zur Entscheidungshilfe können auch die Leitlinien aus dem Jahr 2000 (Tab. 11-8) herangezogen werden.

Bei der Instillation in die Pleurahöhle (bei ausreichender systemischer Therapie selten erforderlich) gibt es Erfahrungen mit folgenden Mitteln:
- Gentamicin 1 %,
- Amikacin 0,2–1 %,
- Oxacillin 1 %,
- Amphotericin B 0,001 %,
- Flucytosin 0,005 %,
- Streptomycin 2,5 %.

Die instillierte Menge darf wegen einer möglichen Resorption die erlaubte Tagesdosis nicht überschreiten.
Bei dickflüssigem Eiter, gekammertem Empyem und ungünstigem Verlauf sind chirurgische Maßnahmen (Ausräumung des Empyems, rechtzeitige Dekortikation) notwendig.
Infolge eitriger Verklebungen und bleibender respiratorischer Einschränkungen können diese Schäden bereits sehr früh im Verlauf eines Pleuraempyems auch durch eine beglei-

Tab. 11-8 Einfache Einteilung der Pleuraergüsse zur Beurteilung der Prognose und Notwendigkeit einer Drainage.[1]

Grad[2]	Pleuraerguss		Kultur + Gramfärbung	pH
1	< 1 cm	und	–	–
2	< 1/2 Hemithorax	und	negativ	≥ 7,20
3	≥ 1/2 Hemithorax; verdickte Pleura	oder	positiv	< 7,20
4	–		Eiter	–

[1] Nach: Colice GL et al. Medical and surgical treatment of parapneumonic effusions: an evidence-based guideline. Chest 2000; 118: 1158–71.

[2] Grad 1, Grad 2: ohne relevantes Risiko = keine Drainage; Grad 3, Grad 4: höheres relevantes Risiko = Drainage.

tende fibrinolytische Behandlung vermieden werden. Hierzu wird entweder täglich die Instillation von 250 000 IE Streptokinase oder von 100 000 IE Urokinase für jeweils drei Tage empfohlen. Vor allem bei Kindern und jüngeren Erwachsenen erscheint eine solche zusätzliche fibrinolytische Therapie indiziert und besonders wirkungsvoll mit schnellerer und vollständiger Drainage des Eiters, kürzerem Krankenhausaufenthalt und vermutlich besserer verbleibender Lungenfunktion. Urokinase sollte bevorzugt eingesetzt werden, bronchopleurale Fisteln oder vorbestehende Blutungsrisiken sind selbstverständlich Ausschlusskriterien für eine solche Behandlung.

Behandlungsdauer: Erfahrungsgemäß werden die meisten Pleuraempyeme zu lang behandelt, dies gilt jedoch vermutlich kaum für Empyeme durch Pilze, die gerade bei den meist zugrunde liegenden Immundefekten ein hohes Rezidivrisiko haben. Auch durch keine Studie wurde jemals eine dem Erreger und/oder Patienten adäquate Behandlungsdauer mit Antiinfektiva ermittelt. Orientieren kann man sich an der Erfahrung, dass bei sensiblen Erregern, dem Einsatz von Substanzen mit guter Gewebepenetration, einer guten Drainage des eitrigen Materials und keiner wesentlichen Grunderkrankung eine Therapiezeit von 2–3 Wochen zur Heilung ausreichend ist.

12 Infektionen des Gastrointestinaltraktes

Helicobacter-Infektionen (Gastritis, Ulkusleiden, MALT-Lymphome)

Erreger: Obwohl spiralförmige Mikroorganismen bereits 1893 im Magen von Menschen und Tieren mikroskopisch nachgewiesen wurden, dauerte es 100 Jahre, bis diese Keime, die heute als Helicobacter pylori klassifiziert sind, als Erreger einer chronischen Gastritis anerkannt waren. In entwickelten Ländern sind etwa 40 % der Erwachsenen infiziert, in Entwicklungsländern etwa 80 % (hoher Durchseuchungsgrad). Die Infektion wird offensichtlich bevorzugt von Mensch zu Mensch, fäkal-oral übertragen, z. T. wohl auch über Erbrochenes, vielleicht sogar auch durch Tröpfcheninfektion. Familienangehörige, aber auch ärztliches und Pflegepersonal haben ein erhöhtes Risiko der Besiedlung.

Gastritis: Helicobacter pylori ist bei Erwachsenen und Kindern der Erreger einer chronischen diffusen oberflächlichen Gastritis im Antrumbereich und häufig mit Duodenalulzera assoziiert. Die pathogene Wirkung beruht vor allem auf einem Zytotoxin und einer Protease, deren Substrat das schützende Muzin der Magenschleimhaut ist. Helicobacter pylori ist im Ulkusgrund und in der Schleimschicht (der Mukosaoberfläche anhaftend) nachweisbar. Bei kulturellem und mikroskopischem Nachweis von Helicobacter pylori im Bioptat aus der Antrumschleimhaut liegt fast immer eine histologisch nachweisbare Antrumgastritis vor, während bei Personen ohne Gastritis Helicobacter pylori (früher Campylobacter pylori) nicht vorkommt. Bei Freiwilligen ließ sich experimentell eine Gastritis erzeugen.

Die **akute Infektion** verläuft meist kurz mit Bauchschmerzen, Übelkeit, Erbrechen und Fieber oder bleibt symptomlos. Die resultierende Hypochlorhydrie kann bis zu einem Jahr bestehen bleiben. Eine **chronische Infektion**, die sich nach einer akuten Infektion entwickelt, dauert Jahre bis Jahrzehnte, wenn nicht lebenslang. Die immer vorhandene Gastritis ist häufig asymptomatisch, kann sich aber durch rekurrierende Bauchschmerzen und Neigung zu Erbrechen äußern. Aus einer chronischen atrophischen Gastritis (mit Bildung freier Radikale, Zellproliferation und Produktion von Mutagenen wie N-Nitrosaminen) kann sich später bei disponierten Personen ein Magenkarzinom entwickeln.

Mukosa-assoziierte lymphoide Tumoren (MALT): Man nimmt an, dass die chronische Helicobacter-pylori-Infektion das Risiko für ein Adenokarzinom im Antrum- und Corpusbereich des Magens signifikant erhöht und die meisten Magenlymphome (MALT = Mukosa-assoziierte lymphoide Tumoren) mit einer Helicobacter-Infektion in Zusammenhang stehen.

Ulkuskrankheit: Bei der Ulkuskrankheit durch Helicobacter pylori (überwiegend bei Erwachsenen) bestehen neben Duodenalulzera in 90–100 % endoskopisch sichtbare Ulzerationen im Antrumbereich. Die Krankheit rezidiviert ohne Therapie nach vorübergehender Besserung häufig, nach wirksamer Therapie in weniger als 1 % pro Jahr. Durch eine antibakterielle Therapie (s. u.) heilen die Ulzera schneller, und das Risiko, später an einem Magenkarzinom zu erkranken, ist geringer.

Diagnostik: Diagnostisch wichtig sind die Endoskopie mit Biopsie (zur histologischen

Untersuchung, Messung der Urease-Aktivität, Real-time-PCR einschließlich möglicher Resistenzmutationen und evtl. auch zur Kultur) sowie unter den nichtinvasiven Methoden der Harnstoff-Atemtest (^{13}C oder ^{14}C markiert) und der Stuhl-Antigentest (nur auf Basis monoklonaler Antikörper), der nicht auf Mitarbeit angewiesen und deshalb bei Kleinkindern besonders geeignet ist. Eine Anzüchtung der Erreger aus dem Magensaft ist nicht möglich. Der Antikörpernachweis im Serum beweist keine Erkrankung und hat besonders bei Kindern keine ausreichende Sensitivität und Spezifität, er eignet sich aber zum Screening, wenn keine andere Methode möglich ist, und ist ggf. zur Kontrolle des Behandlungserfolges nützlich. Kontrollen sollten frühestens 2 Wochen nach Ende einer Protonenpumpenhemmer-(PPI-)Therapie und 4 Wochen nach vorangegangener Eradikations- oder anderer Antibiotika-Therapie erfolgen.

Therapie (Tab. 12-1): Heute wird die sogenannte **Triple-Therapie** mit einem Protonenpumpenhemmer + Clarithromycin + Metronidazol aus Gründen der Verträglichkeit favorisiert. Eine Alternative zu Metronidazol ist Amoxicillin für jeweils eine Woche (Heilung in > 90 %). Eine Monotherapie versagt nahezu immer. Omeprazol, Lansoprazol und andere Protonenpumpenhemmer inhibieren direkt die Erreger und die Ureasebildung und sollten nach Beendigung der Kombinationstherapie noch 4 Wochen weiter gegeben werden. Dabei wirken offensichtlich auch andere Makrolide (Azithromycin, Roxithromycin) sowie andere Protonenpumpenhemmer und H_2-Antagonisten. Eine sekundäre Resistenzentwicklung gegen Metronidazol, Clarithromycin und Ciprofloxacin ist möglich und bereits in hohem Prozentsatz aus Italien, Spanien und Frankreich bekannt (z. T. > 40 %). Bei einem Rezidiv, bei Therapieversagen und bei Resistenznachweis durch Testung sollte immer eine andere Kombination angewandt werden. Dies gilt nicht für Amoxicillin, gegen das bisher kaum Resistenzentwicklung zu erwarten ist. Wirksam sind neben Doxycyclin auch Levo- und Moxifloxacin sowie Rifabutin. Unwirksam sind Trimethoprim, Betalactam-Antibiotika und Vancomycin. Früher wurden auch Wismutpräparate verwandt; diese hatten aber erhebliche Nachteile (Toxizität) und sind z. T. in Deutschland nicht mehr im Handel. Beginnende Magenlymphome (MALT) können sich unter der Behandlung zurückbilden, hier ist eine Therapie zwingend auch bei negativem Helicobacter-Nachweis!

Obwohl heute kein Zweifel mehr daran besteht, dass die Therapie mit Antibiotika und Säureblockern die optimale Behandlung eines Ulkusleidens ist, werden viele Patienten immer noch nicht adäquat behandelt.

Enteritis

Die Entstehung einer bakteriellen Enteritis hängt von verschiedenen Faktoren ab, z. B. der infizierenden Keimdosis, der Virulenz des Erregers und der Resistenz des Patienten. Bei Shigellen, pathogenen Escherichia coli (EHEC), Amöben und Giardia ist die Virulenz der Erreger so groß, dass schon geringe Keimzahlen eine Erkrankung verursachen können. Eine Salmonellen-Enteritis kommt im Allgemeinen nur durch eine massive Infektion mit mehreren Millionen Keimen zustande. Dabei geht in der Regel eine Anreicherung der Bakterien im infizierten Lebensmittel (Hackfleisch, Mayonnaise oder dergleichen) voraus. Auch durch kontaminiertes Wasser können Erreger übertragen werden (Giardia, Choleravibrionen, Amöben, Enteroviren, Plesiomonas). Bestimmte Faktoren können die Enteritisentstehung begünstigen (Mangel- oder Fehlernährung, Zustand nach Magenoperation, Anazidität, Einnahme von Antazida und schwere Allgemeinerkrankungen). Bei immunsupprimierten Patienten kommen bei bestimmten

Tab. 12-1 Therapieschemata zur Behandlung der Helicobacter-pylori-assoziierten Gastritis und gastroduodenalen Ulkuskrankheit.

Therapieschema	Dauer (Tage)	Protonenpumpen-Inhibitor (PPI) und Antibiotikum	Dosierung		Applikation (vor dem Essen!)
			Erwachsene	Kinder	
Italienische Triple-Therapie	1–7	PPI[1]	20–40 mg		1–0–1
	1–7	Clarithromycin	500 mg	tgl. 20 mg/kg	1–0–1
	1–7	Metronidazol	400–500 mg	tgl. 20 mg/kg	1–0–1
Französische Triple-Therapie	1–7	PPI[1]	20–40 mg	–	1–0–1
	1–7	Clarithromycin	500 mg	tgl. 20 mg/kg	1–0–1
	1–7	Amoxicillin	1 000 mg	tgl. 50 mg/kg	1–0–1
Sequenzialtherapie	1–10	PPI[1]	20–40 mg		1–0–1
	1–5	Amoxicillin	1 000 mg	tgl. 50 mg/kg	1–0–1
	6–10	Clarithromycin	500 mg	tgl. 20 mg/kg	1–0–1
	6–10	Metronidazol	400–500 mg	tgl. 20 mg/kg	1–0–1
Vierfachtherapie	1–7	PPI[1]	20–40 mg		1–0–1
	1–7	Clarithromycin	500 mg	tgl. 20 mg/kg	1–0–1
	1–7	Metronidazol	400–500 mg	tgl. 20 mg/kg	1–0–1
	1–7	Amoxicillin	1 000 mg	tgl. 50 mg/kg	1–0–1
Reservetherapie bei Versagen oder Resistenz (freie Kombination nach Test oder Verträglichkeit zumeist mit Amoxicillin)	14	PPI	20–40 mg		1–1–1
	7–14	Amoxicillin	750–1 000 mg	tgl. 75 mg/kg	1–1–1
	7–14	Rifabutin	150 mg	**Cave:** bisher keine Zulassung für Kinder!	1–0–1
	7–14	Metronidazol	400–500 mg	tgl. 30 mg/kg	1–1–1
	7–14	Levofloxacin	500 mg	**Cave:** altersabhängige Beschränkungen!	1–0–0
	7–14	Moxifloxacin[2]	400 mg	**Cave:** altersabhängige Beschränkungen!	1–0–0
	7–14	Doxycyclin[2]	100 mg	nur über 12 Jahre	1–0–1
	7–14	Tetracyclin	500 mg	nur über 12 Jahre	1–1–1–1

[1] PPI: Esomeprazol 20 mg, Lansoprazol 30 mg, Omeprazol 20 mg, Pantoprazol 40 mg oder Rabeprazol 20 mg.
[2] Bisher nur experimentell (keine Studien).

Erregern schwerere Verläufe häufiger vor (Tab. 12-2). Viren (Rotaviren, Noroviren, Adenoviren, Astroviren, Caliciviren) spielen eine erhebliche Rolle als Ursache meist leichter Enteritiden im Kindesalter, seltener auch bei Erwachsenen, können aber bei diesen in Altenheimen und Krankenhäusern schnell zu Ausbrüchen führen.

Tab. 12-2 Relevante Enteritis-Erreger.

Bei Lebensmittelvergiftungen	Bei Immunsuppression	Auf Reisen	In Kindergärten und gemischten Einrichtungen
• Staphylococcus aureus • Clostridium perfringens • Salmonellen • Campylobacter jejuni • Yersinia enterocolitica • Clostridium botulinum • Bacillus cereus • Vibrio parahaemolyticus • Pseudomonas aeruginosa • Escherichia coli (EHEC) • Cyclospora • Listerien	• Salmonellen • Zytomegalie-Virus • Clostridium difficile • Mycobacterium avium intracellulare • Cryptosporidium • Isospora belli • Mikrosporidien • Amöben • Strongyloides • Rotaviren • Noroviren	• Escherichia coli (ETEC) • Shigellen • Yersinien • Campylobacter • Giardia lamblia • Amöben • Vibrio cholerae • Aeromonas	• Rotaviren • Noroviren • Shigellen • Giardia lamblia • Cryptosporidium • Escherichia coli (EHEC)

EHEC = entero-hämorrhagische Escherichia coli; ETEC = Enterotoxin-bildende Escherichia coli.

Man unterscheidet nach ihrer Entstehungsweise **2 Haupttypen einer Enteritis**: die invasive und die nichtinvasive Form (Tab. 12-3).

Invasive Enteritis vom Ruhr-Typ: Bei der invasiven Enteritis vom Ruhr-Typ findet eine Invasion von Erregern in die Darmwand statt, was zu einer stärkeren Entzündung und oft auch zu einer Geschwürbildung führt, die schleimige oder blutige Stühle und längeres Fieber hervorrufen. Wenn die Entzündung (wie dabei häufig) im Dickdarm lokalisiert ist, sieht man im Stuhlpräparat viele Granulozyten (nicht jedoch, wenn die Entzündung auf den Dünndarm beschränkt ist).

Nichtinvasive Enteritis vom Cholera-Typ: Der zweite Typ ist die nichtinvasive Enteritis vom Cholera-Typ. Hier kommt es durch die Enterotoxine der Bakterien im Dünndarm zu einer Störung der Sekretion und Reabsorption, wobei große Mengen von Flüssigkeit und Salzen verloren gehen. Der Durchfall ist wässrig, und im Stuhl werden keine oder nur wenige Granulozyten ausgeschieden. Fieber fehlt meistens.

Erreger: Es gibt Erreger, die vorwiegend eine invasive Entzündung, und solche, die vorwiegend eine nichtinvasive Enteritis auslösen. Bei ein und derselben Bakterienart (z. B. Salmonellen und Clostridium difficile) kommen Stämme vor, die stärker invasiv wirken, und andere, die stärker Enterotoxin bilden. Einige Erregerstämme (z. B. Salmonellen, Shigellen, Yersinien und Campylobacter) haben gleichzeitig ein Antigen zur Erzeugung einer invasiven Enteritis und ein Enterotoxin zur Erzeugung einer wässrigen Diarrhoe. Es hängt dann von dem Infektionsmodus ab, welche Symptome dominieren (bei fäkal-oraler Übertragung zumeist mit Zeichen einer invasiven Erkrankung, bei Übertragung durch ein infiziertes, stark bakterienhaltiges Lebensmittel eher nur wässrige Durchfälle). Zeitpunkt und Ort des Auftretens von Durchfällen wie auch die betroffenen Personengruppen deuten auf bestimmte Erregerarten hin (s. Tab. 12-2). So ist bei anamnestisch begründetem Verdacht auf eine Lebensmittelvergiftung ein anderes Erregerspektrum zu erwarten als bei im Kindergarten übertragenen Darminfektionen oder bei Reisediarrhoe. Bei immunsupprimierten

Tab. 12-3 Haupttypen der Enteritis.

	Invasive Form	Nichtinvasive Form
Pathogenese	Mukosainvasion	Enterotoxine, reduzierte Resorption
Lokalisation	Dickdarm (ausschließlich oder gleichzeitig Dünndarm)	vorwiegend Dünndarm
Durchfall	oft blutig, evtl. Tenesmen	meist wässrig
Erreger	• Salmonellen • Shigellen • Campylobacter jejuni • Yersinia enterocolitica • Escherichia coli (Verotoxin-bildend, EHEC) u. a. invasive Typen • Clostridium difficile • Vibrio parahaemolyticus • Entamoeba histolytica	• Vibrio cholerae • Salmonellen • Escherichia coli (Enterotoxin-bildend, ETEC) • Clostridium perfringens • Clostridium difficile • Bacillus cereus • Staphylococcus aureus • Cyclospora • Kryptosporidien

EHEC = entero-hämorrhagische Escherichia coli; ETEC = Enterotoxin-bildende Escherichia coli.

Patienten, besonders bei AIDS-Patienten, ist nach Erregern zu suchen, die eine geringe Virulenz haben und dennoch lang dauernde Durchfälle hervorrufen (z. B. Kryptosporidien, Mikrosporidien). Tierische Erregerreservoire gibt es für Salmonellen, Campylobacter, Yersinien, EHEC, Mikrosporidien und Balantidien.

Die **Stuhlbeschaffenheit** (Blutbeimengung, Wassergehalt usw.) sowie das Vorhandensein oder Fehlen von Fieber geben Hinweise darauf, ob es sich um eine invasive oder nichtinvasive Enteritis mit einem entsprechenden Erregerspektrum handelt. Der Nachweis von fäkalen Granulozyten deutet auf einen Erreger mit Invasionseigenschaften oder Zytotoxinbildung hin (die Stuhlprobe muss stets frisch untersucht werden).

Ätiologie: Außer der **Invasionseigenschaft** und der Fähigkeit zur **Enterotoxinbildung** kennt man noch andere Auslösemechanismen einer Enteritis. Der **Adhärenzfaktor**, d. h. die Fähigkeit der Erreger, sich an die Schleimhautzellen der Darmwand anzuheften und sie zu besiedeln, bewirkt im Dünndarm einen Verlust an resorbierender Zottenoberfläche. Die dadurch bedingte Malabsorption führt zu chronischen Durchfällen (besonders bei Darminfektionen durch Giardia lamblia und Cryptosporidium). Die krankmachende Wirkung der enteropathogenen Escherichia coli (Dyspepsie-Coli) beruht vor allem auf ihren Adhärenzeigenschaften. Andere Bakterienarten können nicht nur Enterotoxine, sondern auch Zytotoxine bilden, z. B. Clostridium difficile, das in der Dickdarmschleimhaut ausgedehnte Nekrosen hervorruft. Eine andere Keimart mit starker Zytotoxinbildung sind die sog. Verotoxin-bildenden Escherichia coli der Serogruppe 0 157 H7 und anderer Serogruppen (EHEC), welche schwere Ulzerationen, Hämolyse und Nierenschäden erzeugen. Bei Ruhrbakterien kennt man Zytotoxin-bildende Shigella-dysenteriae-Stämme vom Typ 1, welche die lebensgefährliche klassische Dysenterie mit blutigen Stühlen bedingen, während die diarrhoeische Form mit wässrigem Durchfall durch

andere Shigellen-Typen ausgelöst wird, die kein Zytotoxin, sondern reichlich Enterotoxin produzieren.
Nach bakteriellen Lebensmittelvergiftungen lässt sich aus der Inkubationszeit eine bestimmte Ursache vermuten. Bei Enterotoxin-bildenden Staphylokokken dauert es bis zum Auftreten von Übelkeit, Erbrechen und Durchfall in der Regel 1–6 h, bei Clostridium perfringens 6–24 h, bei Enteritis-Salmonellen 6–48 h. Wenn ein Lebensmittel durch Yersinien, Campylobacter, Shigellen oder Vibrio parahaemolyticus infiziert wird, ist das Intervall meist länger (16–72 h). Rota- und Adenoviren werden meist durch Kontakt übertragen und haben eine Inkubationszeit von wenigen Tagen. Bei der Antibiotika-assoziierten Enteritis können die Durchfälle während der Antibiotika-Therapie beginnen, aber auch noch bis zu 6 Wochen nach Beendigung der Antibiotika-Therapie einsetzen.

Diagnostik: Bei leichten und rasch vorübergehenden Erkrankungen einzelner Patienten ist keine Erregerdiagnostik erforderlich. Indikationen für eine Erregerdiagnostik sind:

- Gruppenerkrankungen,
- fieberhafte Diarrhoen,
- blutige Durchfälle,
- länger dauernde Durchfälle (> 1 Woche),
- Risikogruppen (Immunsuppression, AIDS),
- Beschäftigte in Lebensmittelbetrieben und Gemeinschaftsküchen, Krankenhäusern und Pflegeeinrichtungen.

Die **mikroskopische Untersuchung** des Stuhls (Tab. 12-4) ist wichtig bei Darminfektionen durch Protozoen und Parasiten (besonders bei länger dauernden Durchfällen). Flüssigen Stuhl soll man innerhalb 1 h im Deckglaspräparat auf lebende Trophozoiten von Protozoen und Larven von Strongyloides untersuchen. In festem Stuhl lassen sich

Tab. 12-4 Diagnostik bei Enteritis.

Untersuchung	Erreger	
mikroskopisch (Stuhl, Duodenalsaft, Duodenalbioptat)	Giardia lamblia, Entamoeba histolytica, Strongyloides stercoralis	} Deckglaspräparat, gefärbter Ausstrich
	Cryptosporidium, Isospora belli, Mycobacterium avium intracellulare	} säurefeste Färbung
Kultur (Stuhl)	bakterielle Erreger (für EHEC Spezialverfahren)	
Antigennachweis im Stuhl; PCR	Rota-, Adeno-, Noroviren, G. lamblia, E. histolytica, Cryptosporidium, Strongyloides	
Toxinnachweis im Stuhl	Clostridium difficile (pseudomembranöse Enterokolitis)	
Sigmoidoskopie	Clostridium difficile, Entamoeba histolytica, (Zytomegalie [Zytologie])	
Antikörpernachweis im Serum	Entamoeba histolytica, E. dispar (apathogen!), Strongyloides stercoralis	
Nahrungsreste bei Lebensmittelvergiftung	Staphylokokken, Clostridien, Salmonellen, Vibrio parahaemolyticus, Bacillus cereus	

EHEC = entero-hämorrhagische Escherichia coli.

Zysten oder Wurmeier nachweisen. Dabei kann eine Konzentrierung (z. B. mit der Merthiolat-Iod-Formalin-Technik) nützlich sein. Eine Konservierung der Stuhlprobe zum Versand ist in einem Gefäß mit Polyvinylalkohol oder 10%iger Formalin-Lösung möglich. Stuhlausstriche können nach Färbung mit Trichrom oder Eisenhämatoxylin mikroskopiert werden.
Zuverlässiger als die Stuhluntersuchung ist bei Verdacht auf Protozoen- oder Parasitenbefall die Untersuchung eines **Bioptates** aus der Duodenalschleimhaut (Tupfpräparat für Giardia und Mikrosporidien, Gewebsschnitt für Strongyloides, Mikrosporidien und Cryptosporidium). Eine modifizierte säurefeste Färbung ist zur Darstellung von Cryptosporidium, Isospora belli und Mycobacterium avium intracellulare notwendig.
Bei der **Stuhlkultur** sucht man nach Salmonellen, Shigellen, Campylobacter und Yersinien. Bei blutigen Durchfällen ist zusätzlich eine Untersuchung auf Verotoxin-bildende Escherichia coli (EHEC) zu verlangen, bei klinischem Cholera-Verdacht auf Vibrionen und bei Verdacht auf Antibiotika-assoziierte Enteritis auf Clostridium difficile mit Toxinnachweis. Bei AIDS-Patienten ist bei der kulturellen Untersuchung von Stuhlproben an die Möglichkeit einer Infektion durch Mycobacterium avium intracellulare zu denken (s. S. 832). Rota- und Adenoviren lassen sich im Stuhl durch einen Schnelltest (einen käuflichen Latex-Test) nachweisen. Der Nachweis von Astroviren und Reo- oder Caliciviren (Norovirus) als andere häufigere Erreger ist dagegen schwieriger; für alle stehen aber heute molekulare PCR-Methoden zur Verfügung. Bei schweren Erkrankungen mit hohem Fieber sollte vor Behandlungsbeginn immer eine Blutkultur angelegt werden, in der Salmonellen, Yersinien und Campylobacter anwachsen können (bakteriämische Form).
Ein **Antikörpernachweis** ist im Serum nur bei länger dauernden Durchfällen von praktischem Nutzen (z. B. bei Yersinien- und Amöben-Infektionen). Dabei sind aber Verlaufsuntersuchungen notwendig, um aus den Serumtitern auf noch bestehende oder kürzlich stattgefundene Infektionen schließen zu können.
Durch **Sigmoidoskopie** und histologische Untersuchung eines Bioptates lässt sich eine pseudomembranöse Enterokolitis (durch Clostridium difficile) von einer Amöben-Dysenterie und einer Zytomegalie im Kolon (bei AIDS-Patienten) unterscheiden. Bei chronischen Durchfällen gelingt hierdurch auch eine Abgrenzung von Colitis ulcerosa und Morbus Crohn, einer Darmtuberkulose und einer Darminfektion durch Mycobacterium avium intracellulare.
Bei Nahrungsmittelvergiftung (Salmonellen, Clostridium botulinum, Bacillus cereus, Staphylokokken u. a.) ist ein Erreger- oder Toxinnachweis in Speiseresten oder im Erbrochenen möglich.

Grundsätzliches zur Therapie: Die meisten Enteritiden heilen in kurzer Zeit spontan. Bei leichteren Erkrankungen ist eine Antibiotika-Therapie nicht notwendig. Schwere Enteritiden mit Fieber und/oder mit blutig-eitrigen Durchfällen vom Ruhr-Typ sowie Enteritiden bei schweren Grundkrankheiten (Leukämie, AIDS, Leberzirrhose usw.) und während einer immunsuppressiven Behandlung benötigen ohne jeden Zweifel eine systemische Antibiotika-Therapie. Die Auffassung, dass Antibiotika bei Enteritis generell nicht angewandt werden sollen, ist überholt. Sie stammt aus Zeiten, als mit Tetracyclinen, Chloramphenicol und Sulfonamiden wenig wirksame Mittel zur Verfügung standen. Bei richtiger Indikationsstellung wirken Gyrase-Hemmer und Co-trimoxazol rasch und zuverlässig; sie können die Krankheitsdauer verkürzen und lebensbedrohende Komplikationen verhüten. Bei Shigellose und Cholera hört außerdem durch die Antibiotika-Therapie die Infektiosität früher auf.
Bei der **ungezielten Therapie** von bakteriellen Enteritiden sind Fluorchinolone das

Mittel der Wahl. Levofloxacin und Ciprofloxacin wirken nach oraler Gabe gegen alle bakteriellen Enteritis-Erreger (außer Clostridium difficile und andere Clostridien-Arten). Mittel der Reserve ist Co-trimoxazol. Ampicillin oder orale Cephalosporine sind schlecht wirksam. Nach Tropenreisen muss auch eine Amöbiasis berücksichtigt werden und großzügig Metronidazol zusätzlich zu den Antibiotika gegeben werden. Nicht resorbierbare Antibiotika (Neomycin, Polymyxine, schwer resorbierbare Sulfonamide) sind häufig nicht oder nur schwach wirksam. Die parenterale oder orale Substitution von Flüssigkeit und Elektrolyten ist bei starker Enteritis ebenso wichtig wie die Antibiotika-Therapie.

Gezielte Therapie

Shigellen-Ruhr: Akute, fieberhafte Durchfallerkrankung (Bakterienruhr) mit Tenesmen und schleimigen, z. T. blutigen Stühlen. Neben der invasiven (dysenterischen) Krankheitsform gibt es eine diarrhoeische Form durch Enterotoxin-bildende Shigella dysenteriae mit wässrigen Durchfällen. Weitgehend identische Krankheitsbilder können durch bestimmte E.-coli-Typen (s. S. 590) hervorgerufen werden. Die Resistenz von Shigellen gegen Ampicillin, Co-trimoxazol und Tetracycline nimmt zu (besonders unter den Shigella-sonnei-Stämmen), sodass sich die Behandlung – vor allem während einer Epidemie – nach dem Antibiogramm zu richten hat.

Therapie: Wegen der hohen Infektiosität und der destruierenden Kolitis sollten alle Erwachsenen je nach Empfindlichkeit des Epidemiestammes oral mit Ciprofloxacin (2 × tgl. 0,5 g für 1–3 Tage) und Kinder mit Co-trimoxazol (2 × tgl. 10–15 mg/kg) behandelt werden. In Entwicklungsländern müssen trotz häufiger Resistenz wegen der niedrigeren Kosten weiterhin Ampicillin (Erwachsene oral tgl. 2 g, Kinder 50 mg/kg) oder Tetracyclin (Erwachsene tgl. 1 g, Kinder 50 mg/kg per os) für 5 Tage verwandt werden.

Salmonellen-Enteritis (s. auch S. 724): Akute, z. T. fieberhafte Gastroenteritis wechselnder Schwere, meist 6–24 h nach dem Verzehr einer Salmonellen-haltigen Speise, oft als Gruppenerkrankung auftretend. Eine Salmonellen-Enteritis kann – je nach Erregereigenschaften – zu einer Mukosainvasion mit Entzündung, zu einer wässrigen Diarrhoe (durch Enterotoxinbildung) und/oder zu Geschwürbildung und pseudomembranöser Enterokolitis (durch Zytotoxinbildung) mit dem Risiko septischer Absiedlungen führen. Typhus und Paratyphus (s. S. 723) sind septikämische Erkrankungen und dürfen nicht mit einer Salmonellen-Enteritis verwechselt werden.

Therapie: Bei leichten, schnell vorübergehenden Störungen findet eine Spontanheilung statt, daher sind Antibiotika nicht erforderlich. Schwere Formen mit Fieber und blutigen Stühlen oder mit positiver Blutkultur sollen auch wegen der Gefahr einer Absiedlung in anderen Organen (z. B. Osteomyelitis) einer intensiven Antibiotika-Therapie unterzogen werden. Auch bei immunsupprimierten Patienten, bei Patienten mit schweren Grundkrankheiten und Abwehrschwäche (z. B. Leukämie, AIDS, nach Organtransplantation) sowie älteren Menschen (über 65 Jahre) wie auch bei Neugeborenen darf man bei Salmonellen-Erkrankungen auf eine antibakterielle Behandlung nicht verzichten, weil es dabei häufig zu einer Septikämie und zu septikämischen Absiedlungen kommt. Gefürchtet sind Gruppeninfektionen in Altersheimen und Kliniken (z. T. mit erheblicher Letalität). Früher verwendete man Co-trimoxazol (2 × tgl. 0,96 g) oder Ampicillin (Erwachsene tgl. 3–4 g, Kinder 100 mg/kg), die heute wegen Resistenz der Erreger oft versagen. Dagegen ist Ciprofloxacin oral oder auch Ceftriaxon i. v. fast immer wirksam. Die Therapie mit Co-trimoxazol oder Ampicillin kann eine postenteritische Salmonellen-Ausscheidung nicht verhindern.

Aeromonas- und Plesiomonas-Enteritis: Beide Erreger sind Wasserkeime aus der Gruppe der Vibrionen, die vorwiegend über frisches Wasser, auch Salzwasser, Fisch, Erde und Nahrungsmittel übertragen und dort auch gefunden werden. Aeromonas hydrophilia ist weltweit verbreitet, aber vor allem in Südostasien häufige Ursache von Gastroenteritiden (ca. 10 %). Plesiomonas-Infektionen sind hingegen Raritäten und traten bisher als Gastroenteritiden nach Fischmahlzeiten in Mali und Indien auf - auch Übertragungen durch Schlangen sind möglich.
Aeromonas kann sowohl akute wässrige als auch chronische fieberhafte Durchfälle auslösen, oft mit abdominellen Krämpfen.

Therapie: Die meist selbstlimitierenden Diarrhoen erfordern eher eine Rehydrierung als eine Antibiotika-Therapie, die dann mit Ciprofloxacin erfolgen kann.

Yersiniose: Vorwiegend bei Kindern unter 5 Jahren. Unter dem Bild einer Appendizitis, Enteritis oder Sepsis verlaufende intestinale Infektion durch Yersinia enterocolitica, selten durch Yersinia pseudotuberculosis mit Schwellung der Mesenteriallymphknoten. Die Enteritis verläuft meist akut, manchmal auch protrahiert und ist teils im Ileum, teils im Dickdarm lokalisiert. Oft entstehen Geschwüre, aus denen es blutet. Charakteristisch sind die starken Schmerzen, besonders im rechten Unterbauch (Pseudoappendizitis). Bei älteren Kindern schließen sich nicht selten autoimmunologische Erkrankungen (HLA-B27 korreliert!) wie eine akute Polyarthritis, ein Erythema nodosum, eine Glomerulonephritis oder ein Reiter-Syndrom an. Sekundäre Bakteriämien, Peritonitis, Abszesse bei immunsupprimierten oder z. B. Hämochromatose-Patienten sind möglich. Die Erreger können aus exzidierten Mesenteriallymphknoten (Laparotomie wegen Appendizitisverdacht) oder aus dem Stuhl einfach angezüchtet werden. Eine serologische Diagnose ist nur bei eindeutigem Titeranstieg bei möglichen Kreuzreaktionen zielführend. Verlauf meist gutartig mit Tendenz zur Spontanheilung.

Therapie: Eine Antibiotika-Therapie ist in jedem Fall ratsam zur Verhinderung von Komplikationen, Nachkrankheiten (s. o.) und protrahierten Verläufen. Co-trimoxazol und Tetracycline sind gut wirksam, auch Levofloxacin oder Ciprofloxacin (für eine Woche). Ampicillin ist ungeeignet, da die meisten Yersinien-Stämme Betalactamasen bilden. Bei Sepsis sollte Ciprofloxacin i. v. mit Gentamicin kombiniert werden (für 2–4 Wochen).

Campylobacter-Enteritis: Verschiedene Campylobacter-Spezies (> 90 % Campylobacter jejuni) sind die häufigste Ursache von Gastroenteritiden in aller Welt. Vergleichbares Potenzial hat der früher noch als aero- und thermotolerante Campylobacter beschriebene Arcobacter butzleri. Immunität bildet sich meist nach 1–3 Infektionen aus, jedoch kaum lebenslang. Schmerzhafte, z. T. blutige Durchfälle mit Fieber, z. T. länger dauernd (besonders bei immunsupprimierten Patienten) - sowohl mit als auch ohne entzündliche Diarrhoe. Systemische Komplikationen sind eine fulminante Sepsis, Meningitis, Osteomyelitis und purulente Arthritis. Die Erreger (Campylobacter jejuni) sind weitverbreitete Krankheitserreger bei Tieren und Menschen. Die Infektion erfolgt häufig mit Nahrungsmitteln (Fleisch, Geflügel, Milchprodukte). Epidemische Ausbrüche sind vor allem bei Kindern möglich, die infektiöse Dosis ist gering: 500 KBE (koloniebildende Einheiten). Die Anzüchtung erfordert eine mehrtägige anaerobe Bebrütung bei 42 °C (erhöhte CO_2-Spannung).

Therapie: Wässrige oder lang anhaltende Diarrhoen erfordern eine wirksame Rehydratation. Clarithromycin und Erythromycin sind im Allgemeinen gut wirksam, auch Levofloxacin oder Ciprofloxacin. Eine Anwendung ist immer notwendig bei schweren oder rezidivierenden Infektionen. Mit einer Resistenz gegen Makrolide ist in 5–10 % der Fälle zu rechnen. Zunehmend sind heute auch Campylobacter-Isolate gegen Gyrase-Hemmer resistent.

Cholera: Akute Enteritis mit anhaltenden wässrigen Durchfällen, starken, durch Toxine bedingten Wasser- und Elektrolytverlusten, hypovolämischem Schock, metabolischer Azidose, Wadenkrämpfen, Aphonie. In schweren Fällen zeigt sich ein charakteristisches klinisches Bild. Eine Erregeranzüchtung auf Spezialnährboden ist möglich. Cholera kommt in Mitteleuropa nicht vor; bei Durchfällen nach Mittelmeer- und Tropenreisen ist jedoch auch an Cholera zu denken. Ein choleriformes Syndrom tritt manchmal bei anderen Enteritiden (durch Salmonellen und Enterotoxin-bildende E. coli) auf.

Therapie: In erster Linie ausreichende Infusionsbehandlung mit glucosehaltigen Elektrolytlösungen und Ausgleich der Azidose. Bei Fortsetzung der Infusionsbehandlung (Erhaltungstherapie) sind laufende Überwachung der Flüssigkeitsverluste und Laborkontrollen notwendig, um ein Schockrezidiv zu verhindern. Falls eine parenterale Flüssigkeitszufuhr nicht möglich ist, ist eine orale Substitution notwendig (Zusammensetzung: 20 g Glucose, 3,5 g NaCl, 2,5 g $NaHCO_3$, 1,5 g KCl auf 1 l Wasser). In südlichen Ländern gibt es in jeder Apotheke die »Oral Rehydration Formula« der WHO (in Beuteln verpackt). Opiate und Peristaltik-Hemmer sind kontraindiziert (da schockbegünstigend).

Zur **schnelleren Elimination** der Erreger wird eine antibiotische Therapie mit Cotrimoxazol oral (2 × tgl. 0,96 g) oder mit Doxycyclin (Erwachsene und ältere Kinder oral 2 × tgl. 0,1 g) für mindestens 3 Tage empfohlen. Auch die orale Einmalgabe von 0,3 g Doxycyclin kann ausreichen. Während einer Epidemie können Choleravibrionen gegen Doxycyclin resistent werden. Eine Resistenz gegen Co-trimoxazol kommt bei Vibrio-cholerae-O-139-Stämmen vor. Dann ist Ciprofloxacin (2 × tgl. 0,25 g für 3 Tage) immer noch wirksam.

Prophylaxe: Personen im gleichen Haushalt können einmalig 0,2 g Doxycyclin oral erhalten.

Escherichia-coli-Enteritis: Unter den Escherichia-coli-Stämmen der normalen aeroben Darmflora gibt es solche mit besonderer Pathogenität, die sich genetisch oder durch ihre Genprodukte unterscheiden lassen. Mindestens fünf verschiedene Formen einer Enteritis wurden bisher identifiziert, die jeweils mit bestimmten Serogruppen assoziiert sind (Tab. 12-5):

- **ETEC:** Enterotoxin-bildende Stämme von Escherichia coli rufen weltweit wässrige Durchfälle (choleraähnlich) hervor (Reisediarrhoe). Dabei besteht kein Fieber. Im Stuhl (Deckglaspräparat) sind keine Granulozyten nachweisbar. Das Enterotoxin ist durch PCR nachweisbar.
- **EIEC:** Die zweite Form einer Coli-Enteritis (ruhrähnlich) beruht auf einer Infektion vorwiegend des Dickdarms durch »enteroinvasive« Escherichia coli, mit großer pathogenetischer Ähnlichkeit zu Shigellen, die besonders bei älteren Kindern und Erwachsenen zu einem ruhrartigen Krankheitsbild mit blutigen Stühlen führen können. Der Stuhl enthält reichlich Granulozyten.
- **EHEC:** Blutende Darmgeschwüre ohne Fieber kommen häufig auch bei Darminfektionen durch Verotoxin-bildende Escherichia coli (sog. entero-hämorrhagische E. coli O 157 H7) vor, die deshalb auch VTEC genannt werden.

Therapie

Tab. 12-5 Enteropathogene Escherichia coli.

	ETEC entero-toxigen	EPEC entero-pathogen	EHEC (VTEC) entero-hämorrhagisch	EIEC entero-invasiv	EAggEC entero-aggregativ
Durchfall	wässrig, choleraartig; Reisediarrhoe, Lebensmittelvergiftungen	wässrig; Säuglingsdyspepsie	80 % wässrig, 20 % blutig, 10 % extraintestinale Manifestation; bis 10 % Letalität	90 %wässrig, 10 % blutig; ruhrartige Erkrankung	wässrig, persistierend
Vorkommen	weltweit, Häufung in tropischen Regionen	Entwicklungsländer; insbesondere Kleinkinder	weltweit	weltweit, v. a. Entwicklungsländer, lokale Ausbrüche	Entwicklungsländer, v. a. Asien; v. a. Kleinkinder
Bekannte Reservoire	Mensch	Mensch	Mensch, Haus- und Nutztier (Rind)	Mensch	Mensch
Übertragung	kontaminierte Lebensmittel und Trinkwasser	kontaminierte Lebensmittel, Schmierinfektion	kontaminierte Lebensmittel und Trinkwasser	kontaminiertes Trinkwasser, Lebensmittel, direkt	kontaminiertes Trinkwasser

EAggEC = enteroaggregative Escherichia coli; EHEC = entero-hämorrhagische Escherichia coli; EIEC = enteroinvasive Escherichia coli; EPEC = enteropathogene Escherichia coli; ETEC = Enterotoxin-bildende Escherichia coli; VTEC = Verotoxin-bildende Escherichia coli.

EHEC können durch Serotypisierung und Toxinnachweis identifiziert werden. Es erkranken vor allem Kinder und ältere Erwachsene nach dem Genuss von Hackfleisch, roher Milch, Mayonnaise und nach Umgang mit Kühen. Durch die moderne Nahrungsmittelproduktion und den Vertrieb sind schnell große Endemien, auch gleichzeitig an unterschiedlichen Orten beginnend, möglich geworden. Es gibt (international) viele sehr unterschiedliche und immer wieder neue Serotypen (z. B. O 157 H7 und O 26). Sie können meist nach wässrigen Durchfällen zu einer hämorrhagischen Kolitis führen und als lebensbedrohende Komplikation ein hämolytisch-urämisches Syndrom (HUS) auslösen. Die Infektion erfolgt eher ohne Fieber und die intestinale Symptomatik ist oft uncharakteristisch (Bauchschmerzen, Übelkeit, oft auch keine Durchfälle).

- **EPEC:** Früher waren bei Säuglingen Durchfälle durch enteropathogene Escherichia coli der Serogruppen O 55, O 111 u. a. häufig (Säuglingsdiarrhoe). Sie sind heute so selten geworden, dass eine routinemäßige Suche danach nicht mehr lohnt. Auch Ursache von Reisediarrhoe bei geringer Infektionsdosis (< 100 KBE). Häufig längere und auch rezidivierende Durchfallepisoden, nicht blutig, aber oft mit Fieber und Erbrechen zu Beginn.
- **EAggEC:** Bisher zuletzt entdeckte pathogenetische Gruppe »enteroaggregativer« Escherichia-coli-Stämme, deren Serogruppen vielfach noch unbestimmt sind. Die Pathogenese der akuten, aber auch

persistierenden Diarrhoe ist ebenfalls noch unklar: häufig Fieber, Erbrechen und nur okkultes Blut im Stuhl. Mittlere Dauer der Durchfallepisoden ca. 2 Wochen!

Therapie (Tab. 12-6): Schwere Infektionen durch Enterotoxin-bildende Escherichia coli (EHEC) sowie ruhrartige E.-coli-Infektionen können mit Co-trimoxazol behandelt werden, bei Erwachsenen auch mit Levofloxacin oder Ciprofloxacin (besonders in Gebieten mit häufiger Resistenz gegen Co-trimoxazol). Mittlerweile auch ESBL-EHEC möglich, für die ggf. dann nur Carbapeneme infrage kommen. Bei einer Infektion durch Verotoxin-bildende Escherichia coli wird in der Literatur vielfach von einer antimikrobiellen Therapie abgeraten und diese von einigen sogar als kontraindiziert betrachtet, da man eine verstärkte Toxinfreisetzung im Darm befürchtet. Solche Meinungen blieben zum

Tab. 12-6 Gezielte Therapie von Enteritiden.

Erreger	Antibiotikum	Alternativen	Therapiedauer
Enteritis-Salmonellen	Ciprofloxacin (2 × tgl. 0,5 g)	Co-trimoxazol (2 × tgl. 0,96 g)	7 Tage
Yersinien	Ciprofloxacin (2 × tgl. 0,5 g)	Co-trimoxazol (2 × tgl. 0,96 g) Tetracyclin (4 × tgl. 0,25 g)	7 Tage
Campylobacter jejuni	Clarithromycin (2 × tgl. 0,25 g)	Ciprofloxacin (2 × tgl. 0,5 g) Tetracyclin (4 × tgl. 0,25 g)	7 Tage
Shigellen	Ciprofloxacin (2 × tgl. 0,5 g)	Co-trimoxazol (2 × tgl. 0,96 g) Ampicillin (4 × tgl. 0,5 g)	5 Tage
Escherichia coli (invasiv, enterotoxisch)	Co-trimoxazol (Trimethoprim/ Sulfamethoxazol) (2 × tgl. 0,96 g)	Levofloxacin (2 × tgl. 0,2 g) Ciprofloxacin (2 × tgl. 0,5 g)	Trimethoprim/ Sulfamethoxazol: 5 Tage; sonst: 1–5 Tage
EHEC (entero-hämorrhagische E. coli)	Therapie umstritten (**Cave:** auch ESBL möglich!)	kein Co-trimoxazol, kein Ampicillin, evtl. Fosfomycin	
Clostridium difficile	Vancomycin (4 × tgl. 0,125 g)	Metronidazol (4 × tgl. 0,5 g)	10–14 Tage
Giardia lamblia	Metronidazol (3 × tgl. 0,25–0,5 g)	Tinidazol (2 g)	7 Tage; Tinidazol einmalig
Entamoeba histolytica	Metronidazol (3 × tgl. 0,75 g) evtl. + Diloxanid (3 × tgl. 0,5 g)	Paromomycin	10 Tage

Glück nicht ohne Widerspruch. Es erscheint unlogisch und gefährlich, einen hochpathogenen Erreger nicht möglichst schnell zu eliminieren. Richtig ist, dass bisher kein Nachweis erbracht wurde (dies allerdings auch nicht in Studien versucht wurde), dass eine frühzeitige Antibiotika-Therapie den Verlauf günstig beeinflussen kann. Die meisten Berichte über HUS als Folge von Antibiotika-Therapie können nicht ausschließen, dass diese Therapien bereits wegen des schweren Verlaufs und der schon erfolgten Toxinfreisetzung erfolgt ist.

Prophylaxe: Zur Prophylaxe werden hygienische Maßnahmen empfohlen: kein Genuss von Rohmilch und Rohmilchprodukten und von ungenügend erhitztem Fleisch, kein Kontakt von Kindern mit Exkrementen von Rindern sowie Isolierpflege (Erkrankte können prinzipiell infektiös sein, Mensch-zu-Mensch-Übertragungen sind jedoch eine Rarität). Bei beschriebenen Ausbrüchen über Kantinenspeisen mit Salaten, Sprossen und Ähnlichem sind individuelle Schutzmaßnahmen allerdings erst mit Kenntnis möglich.

Reisediarrhoe: Reisende in Südeuropa und anderen warmen Ländern erkranken häufig an akuten, meist afebrilen Diarrhoen. Deren Genese ist nicht einheitlich.

Erreger: In der Mehrzahl der Fälle sind Enterotoxin-bildende und enteroadhäsive Escherichia coli die Ursache, gegen welche die einheimische Bevölkerung schon weitgehend immun geworden ist. Andere Ursachen der Reisediarrhoe können Yersinien, Campylobacter, Shigellen, Salmonellen, Giardia lamblia, enteroinvasive Escherichia coli, Aeromonas, Plesiomonas, Vibrio parahaemolyticus und Viren sein.

Therapie: Eine Abkürzung des Krankheitsverlaufs ist möglich durch eine kurz dauernde Therapie mit Co-trimoxazol, täglich 1,92 g per os, oder Ciprofloxacin, täglich 0,5–1,0 g per os. Bei Nichtansprechen ist mit anderen Erregern (Amöben, Rota- oder Noroviren) zu rechnen und ggf. eine Therapie gegen Amöben mit Metronidazol durchzuführen. Bei leichten Formen ohne Fieber und Allgemeinerscheinungen kann die meist schnelle Spontanheilung abgewartet werden.

! Keine sogenannten Antidiarrhoika anwenden; diese sind meist wirkungslos, z. T. sogar gefährlich!

Wichtig ist eine orale Rehydratation. Dazu eignen sich bilanzierte Zucker-Elektrolyt-Lösungen (wie bei Cholera). Handelsüblich als Beutel in jeder Apotheke in den Tropen (WHO »Oral Rehydration Solution« [ORS] bzw. Formula) erhältlich. Muss in Deutschland dagegen vom Apotheker hergestellt werden. Die hier handelsüblichen Rehydratationspräparate unterscheiden sich teilweise von dem WHO-Rezept (Tab. 12-7).
Loperamid (z. B. Imodium®), das die Peristaltik hemmt, kann notfalls bei schwerer Reisediarrhoe von älteren Kindern und Erwachsenen für 1–2 Tage genommen werden.

! Bei jüngeren Kindern und bei Ruhr ist es wegen der Gefahr eines toxischen Megakolons (Ileusgefahr) kontraindiziert.

Erwachsene: initial 4 mg (als Kapseln oder Tropfen), danach 2 mg nach jedem ungeformten Stuhl, jedoch täglich nicht mehr als 12 mg. Kindern ab 12 Jahre: initial 2 mg, danach 1 mg nach jedem ungeformten Stuhl, jedoch täglich nicht mehr als 8 mg.

Prophylaxe: Eine Prophylaxe durch dauernde Einnahme eines schwer resorbierbaren Sulfonamids, von Neomycin, Colistin, Polymyxin B oder Paromomycin ist meistens wirkungslos. Bei kürzerem Aufenthalt von 1–2 Wochen in einem Hochrisikogebiet ist eine Prophylaxe mit 1 × täglich 0,96 g Co-trimoxazol oral möglich (unsicher wirksam).

Tab. 12-7 Zusammensetzung und Dosierung oraler Rehydratationspräparate.

Lösung	Zusammensetzung in mmol/l					Dosis nach Gewicht (kg) pro 4–6 Stunden bei milder Dehydratation
	Na	Cl	K	Bicarbonat	Glucose	< 5 kg: 0,2–0,4 l
Ringer	130	109	4	28	0	5–10 kg: 0,4–0,6 l
Dhaka	133	98	13	48	0	10–15 kg: 0,6–0,8 l
WHO: ORS	90	80	20	30	111	15–20 kg: 0,8–1 l
Hausrezept für die Reise	zu 1 l Wasser (ca. 5 Tassen): 8 Teelöffel Zucker und 1 Teelöffel Tafelsalz möglichst mit einer Orange oder Banane gepresst, gemixt; entspricht mind. ½ Tasse Saft (ohne diese Früchte ist nach 1–2 Tagen mit relevantem Kaliumverlust zu rechnen!)					20–30 kg: 1–1,5 l 30–40 kg: 1,5–2 l > 40 kg: 2–4 l eine adäquate Rehydration ist erreicht, wenn kein Durst mehr besteht und die Urinproduktion normalisiert ist

Besser ist eine penible Nahrungsmittelhygiene, die auch gegen andere enterale Infektionen schützt (Typhus, Cholera, Amöbiasis, Hepatitis usw.). Zu vermeiden sind Leitungswasser, Eiswürfel, Speiseeis, Salate, ungeschälte Früchte, rohes Gemüse, Mayonnaise, kalte Saucen, Creme-Desserts, ungekochte Milch, Milchprodukte wie Käse usw., ungenügend erhitztes Fleisch, roher Fisch, Muscheln, kaltes Buffet! Weitgehend ungefährlich sind gekochte Nahrung, die noch heiß ist, frisches Brot, auch gekochtes Wasser sowie Wein, Bier, Tee, Kaffee, Flaschengetränke mit Kohlensäure.

Virusenteritiden: Meist leichtere Darmerkrankungen durch Rotaviren, Astroviren, Caliciviren (Noroviren), Enteroviren (ECHO-, Coxsackie-Viren) und Adenoviren, z. T. mit Atemwegsinfektion. Der Antigennachweis im Stuhl erfolgt bei Rota- und Adenovirus-Infektionen durch Latex-Test oder ELISA-Technik, sonst in der Regel als RT-PCR-Nachweis.

Therapie: Behandlung mit Diät, evtl. Infusionen oder orale Rehydrierung. Bislang keine Virustherapie verfügbar.

Nekrotisierende Enterokolitis des Neugeborenen: Gefährliche Erkrankung von Neugeborenen mit starker Auftreibung des Abdomens, Stühle teilweise blutig, oft Perforation von Ulzera, Peritonitis und Ileus. Rascher, meist tödlicher Verlauf. Man nimmt an, dass eine durch Ischämie oder lokale Noxen bedingte Schädigung der Darmschleimhaut das Eindringen von Bakterien ermöglicht. Bei Peritonitis liegt immer eine Mischinfektion vor.

Therapie: Bei Peritonitis und Sepsis mit Cefotaxim + Piperacillin + Clindamycin (i. v.) oder mit Cefotaxim + Gentamicin + Metronidazol (i. v.) bzw. auch allein mit einem Carbapenem. Bei Darmperforation (freie Luft in der Bauchhöhle) sofortige Operation. Außerdem Flüssigkeitstherapie, Schockbekämpfung, evtl. mechanische Beatmung, nasogastrale Sonde usw.

Enterokolitis bei Neutropenie (Typhlitis): Vorkommen bei Tumorpatienten unter Zytostatika-Therapie und bei Leukämie. Erkrankung mit Fieber, Bauchschmerzen, wässrigen oder blutigen Durchfällen. Im Zäkum und benachbarten Dickdarm bestehen Nekrosen und Blutungen mit den typischen Bakterien in der Darmwand (oft auch in der Blutkultur nachweisbar).

Erreger: Die Erreger sind meist Clostridium septicum, Clostridium perfringens oder Clostridium sordelli (bei Gesunden in 10–60 % der Fälle in der Appendix vorkommend).

Therapie: Breite Interventionstherapie (z. B. mit Cefotaxim, Imipenem oder Meropenem + Gentamicin + Metronidazol), bei Perforation Operation. Wenn eine Pseudomonas-Infektion nicht auszuschließen ist, gibt man besser Ceftazidim oder Meropenem + Clindamycin.

Bakterielle Lebensmittelvergiftung: Die wichtigsten Erreger sind Salmonellen (Latenzzeit 6–48 h) und Enterotoxin-bildende Staphylokokken (Latenzzeit 1–6 h). Daneben können andere Keime, wenn sie in großer Zahl in Speisen enthalten sind, leichte oder schwere Durchfälle verursachen (z. B. Pseudomonas aeruginosa, Bacillus cereus, Aeromonas hydrophila, Plesiomonas shigelloides, Yersinien). Clostridium perfringens ist ein häufiger, aber selten diagnostizierter Erreger von Lebensmittelvergiftungen. Vibrio vulnificus kommt vor allem in rohen Austern vor und kann nach Aufnahme in den Magen-Darm-Trakt in 24 Stunden zu einer lebensbedrohlichen Sepsis führen (s. S. 501). Der Nachweis der Erreger kann in den Speisen einfacher sein als im Stuhl. Bei Staphylokokken, die ein hitzestabiles Enterotoxin bilden, schließt der fehlende Nachweis von Bakterien in einer gekochten Speise eine Staphylokokken-Ätiologie nicht aus.

Therapie: Meist genügt eine symptomatische Therapie, da nur die im Nahrungsmittel enthaltenen Toxine krankheitsauslösend sind (z. B. durch Elektrolytinfusionen oder orale Rehydrierung).

Botulismus: Nach Genuss von kontaminierten Speisen (z. B. schlecht geräuchertem Schinken, Räucherforellen, eingemachten Bohnen) Erbrechen und Durchfälle mit symmetrischen Hirnnervenlähmungen bei klarem Bewusstsein. Gefahr eines Atemstillstands. Der Toxinnachweis im Serum und in Speiseresten (Tierversuch) ist möglich. Bei Säuglingen gibt es den sog. infantilen intestinalen Botulismus, bei dem zwar die typischen neurologischen Ausfälle und Herzrhythmusstörungen bestehen, jedoch kein Durchfall (trotz Anwesenheit und Toxinbildung der Clostridien im Darm). Ein Wundbotulismus ist sehr selten.

Therapie: Sofortige Gabe von trivalentem antitoxischem Botulismus-Serum, Corticosteroide, Schocktherapie, Intensivpflege, notfalls mechanische Beatmung, Herzschrittmacher. Bei Wundbotulismus ist eine Therapie mit Penicillin G notwendig.

Enteritis durch Vibrio parahaemolyticus: Halophile Vibrionen haben früher besonders in Japan und den USA zu Nahrungsmittelinfektionen geführt. Muscheln, roher oder gekochter Fisch oder auch kontaminierte Speisen sind die Hauptquelle der Infektionen. In Europa sind Infektionen durch Vibrio parahaemolyticus selten diagnostiziert worden. Die Erkrankung verläuft ähnlich wie eine Salmonellen-Enteritis mit Diarrhoe (z. T. blutig), Bauchschmerzen, Erbrechen, Übelkeit. Dabei sind oft Kopfschmerzen und mittelgradiges Fieber vorhanden.

Therapie: Im Allgemeinen heilt die Erkrankung in 2–5 Tagen. Bei schweren Verlaufsformen kann eine Therapie mit Co-trimoxazol oder Doxycyclin indiziert sein.

Amöben-Ruhr: Akute oder chronische Form, häufig nur symptomloser Darmlumenbefall. Personen mit Abwehrschwäche (z. B. nach Organtransplantation) sind besonders gefährdet. Die Diagnose erfolgt durch den mikroskopischen Nachweis von Amöben im Stuhl. Das Auftreten von Trophozoiten im frischen Stuhl beweist eine Erkrankung der Darmschleimhaut. Die Zysten von Entamoeba histolytica können mikroskopisch nicht von den Zysten von Entamoeba dispar (apathogen) unterschieden werden. Ein Leberabszess lässt sich durch Sonographie oder Tomographie feststellen. Bei Gewebeinfektionen ist im Serum ein Antikörpernachweis (ELISA-Test) möglich.

Therapie: Bei der Behandlung ist zwischen einer asymptomatischen **Darmlumeninfektion** und einer **Gewebeinfektion** zu unterscheiden. Die schweren Folgen einer unerkannten Amöben-Infektion und die Schwierigkeiten der Diagnostik rechtfertigen eine Behandlung auf Verdacht bei entsprechender Exposition (z. B. Indienreise). Das Mittel der Wahl ist Metronidazol, von dem 3 × täglich 0,75 g bzw. 0,8 g oral (Kinder 3 × tgl. 10–15 mg/kg) bei leichten Infektionen für 3–5 Tage, bei schweren Infektionen für 10 Tage gegeben werden. Eine Alternative ist Tinidazol (Simplotan) 1 × 2 g. Die Nitroimidazole wirken bei allen Formen der Krankheit (einschließlich Leberabszess). Gefährliche Komplikationen einer Amöbenruhr sind eine Peritonitis und ein Leberabszess, selten ein Hirnabszess. Ein Amöbom (intraabdominelle tumorähnliche Schwellung) kommt bei invasiver Darmerkrankung in < 1 % der Fälle vor. Bei Leberabszess (meist solitär) sind immer eine Hospitalisierung, Bettruhe, Nahrungskarenz oder flüssige Diät, u. U. Behandlung von Wasser- und Elektrolytstörungen, notwendig. Auf Ruptursymptome (intrapleural, intraperikardial oder intraperitoneal) ist zu achten. Bei Unverträglichkeit oder Therapieversagen oder in der Schwangerschaft kommt Chloroquin in Betracht. Große Leberabszesse sollten evtl. ein- oder mehrmalig durch geschlossene Nadelaspiration unter sonographischer Kontrolle abgesaugt werden. Weitere Komplikationen sind Sekundärinfektionen und Lebervenenthrombose. Rezidive kommen in den ersten 6 Wochen nach Therapiebeginn vor, weshalb die Patienten in dieser Zeit sorgfältig zu überwachen sind. Bei einer Darmlumeninfektion ist Metronidazol wegen der raschen Resorption weniger wirksam als Diloxanid, welches daher zusätzlich (nach einer Metronidazolbehandlung) gegeben werden sollte (auch zur Abtötung der Zysten). In Deutschland hat sich die Behandlung mit Paromomycin (Humatin) über 10 Tage bewährt, mit der eine vergleichbar gute bzw. auch bessere Elimination der intraluminalen Erreger erreicht wird. Die Therapie der Darmlumeninfektion kann auch mit Chinolin-Derivaten (Diiodoquin) oder Diloxanid (Entamid, in der Schweiz als Furamid im Handel) erfolgen.

Giardiasis: Früher als Lambliasis bezeichnet (Synonyma: Giardia lamblia, Giardia duodenalis, Giardia intestinalis – in Kanada auch Biber-Fieber!). Übertragung durch Trinkwasser, Nahrungsmittel, Kontakt (Mensch, Haustiere). Bei Menschen Genotypen A und B, bei Hunden C und D. Häufiger bei Kindern und immunsupprimierten Patienten, auch bei Hypogammaglobulinämie, IgA-Mangel, Magenulkus, Gallengangserkrankungen und Pankreatitis. Asymptomatische Träger sind häufig.

> Die Giardiasis ist die häufigste Parasitenerkrankung nach Tropenreisen (in Deutschland meldepflichtig)!

Die wässrigen Durchfälle können akut oder chronisch verlaufen und zu Malabsorption führen. Ein mikroskopischer Erregernachweis von Trophozoiten im Duodenalsaft ist häufiger möglich als im Stuhl (intermittierende Ausscheidung), sonst Nachweis von Antigen im Stuhl (PCR oder ELISA).

Therapie: Metronidazol, von dem Erwachsene täglich 0,75 g (in 3 oralen ED), Kinder täglich 15 mg/kg erhalten (Kinder 4–8 Jahre: tgl. 0,25 g; Kinder unter 4 Jahren: tgl. 0,125 g; für 7 Tage). Oder Einmaltherapie mit Tinidazol (Erwachsene: 1 × 2 g, Kinder 6–12 Jahre: 1 g). Auch eine Behandlung mit Nitazoxanid ist vermutlich gleichwertig und eliminiert noch andere Parasiten. Asymptomatische Träger müssen mitbehandelt werden!

Balantidien-Ruhr: Akute oder protrahiert verlaufende Dickdarmenteritis mit wässrigen, schleimigen oder blutigen Stühlen. Die Balantidien-Ruhr kommt selten vor. Die großen, beweglichen Trophozoiten sind in flüssigem Stuhl mikroskopisch leicht zu identifizieren, während man in geformtem Stuhl nur die Zysten findet. Erregerreservoir sind Schweine und andere Tiere.

Therapie: Metronidazol, täglich 0,8–1,0 g per os für 5 Tage, etwas sicherer wirksam auch Tetracyclin, täglich 4 × 500 mg per os für 10 Tage.

Kokzidien-Infektionen: Cryptosporidien, Mikrosporidien, Isospora belli und Cyclospora sind zu den Kokzidien gehörende Protozoen. Erkrankungen sind in jedem Lebensalter möglich, besonders bei Abwehrschwäche (z. B. AIDS). Choleraähnliche Durchfälle, z. T. mit niedrigem Fieber und krampfartigen Leibschmerzen, bei immunsupprimierten Patienten oft protrahiert verlaufend, z. T. mit Malabsorptionssyndrom (subtotale Dünndarmzottenatrophie), bei immunkompetenten Personen von kürzerer Dauer und selbstheilend. Mikroskopischer Nachweis im Dünndarmbioptat (alkoholfixiertes Tupfpräparat nach Giemsa färben) oder Nachweis der Oozysten im Stuhl (modifizierte säurefeste Färbung, evtl. nach Anreicherung der Erreger). Die Kryptosporidien heften sich an die Zottenmembran der Dünndarmepithelien an. Auch wenn im Stuhl keine Oozysten nachweisbar sind, können im Dünndarmbioptat die verschiedenen Entwicklungsformen der Erreger gefunden werden (besonders bei Mikrosporidien-Infektionen).

Therapie:

- **Cryptosporidium-Infektionen:** Bei schweren Cryptosporidium-Infektionen ist ein Behandlungsversuch mit Azithromycin (tgl. 0,5 g für 3 Tage) gerechtfertigt (s. S. 174). Oft sind eine i. v. Flüssigkeitstherapie und parenterale Ernährung erforderlich.
- **Mikrosporidien-Infektionen:** Mikrosporidien (Enterocytozoon bieneusi und E. intestinalis) können zu ähnlichen lang anhaltenden Diarrhoen führen. Häufig bestehen auch Zeichen einer Cholestase (durch Befall der Gallenwege). Die sehr kleinen Mikrosporidien sind im Stuhl nur schwer nachweisbar; sie finden sich aber in großer Zahl als Parasitenzysten in den Darmzellen (Duodenalbiopsie). Eine sicher wirksame Therapie ist bisher nicht bekannt. Gegen Enterocytozoon bieneusi wirkt evtl. Atovaquon, gegen E. intestinalis Albendazol günstig (trotzdem häufig Rezidive).
- **Isospora- und Cyclospora-Infektionen:** Bei Isospora- und Cyclospora-Infektionen wirkt Co-trimoxazol oral (2 × tgl. 0,96 g, bei HIV-Patienten evtl. 4 × tgl. 0,96 g für 7–10 Tage). Um einen Rückfall zu verhüten, ist bei Isospora-Infektionen eine längere Suppressionsbehandlung mit 1 × täglich 0,48 g Co-trimoxazol oral oder mit Fansidar (1 × wöchentlich 0,525 g oral) möglich.

Strongyloides-Infektionen: Vorkommen dieses Zwerg-Hakenwurmes vor allem in (sub-) tropischem, seltener in gemäßigtem Klima. Die Infektion erfolgt durch die im Boden enthaltenen filariformen Larven, welche die Haut durchdringen, durch den Kreislauf in die Lungen gelangen und von dort in den Dünndarm kommen. Die 2 mm langen weiblichen Würmer saugen sich an der Mukosa fest und setzen etwa 4 Wochen nach stattgefundener Infektion die Eier ab, aus denen noch im Darm infektionstüchtige Larven entstehen, welche mit dem Stuhl ausgeschie-

den werden. Die Larven können aber auch durch Darmwand oder Afterhaut eindringen und so zu einer zunehmenden Parasiteninfektion führen.
Außer Haut- und Lungensymptomen können Darmsymptome auftreten, wie schleimige Durchfälle, Erbrechen, Bauchschmerzen. Bei chronischem Strongyloides-Befall kann sich ein Malabsorptionssyndrom mit Eiweißverlust (durch den Darm) und Gewichtsverlust entwickeln. Bei immunsupprimierten Patienten mit sog. Hyperinfektionssyndrom sind die Stühle meist blutig, die Infektion oft disseminiert (Larveninvasion in innere Organe), Erkrankungen nicht selten tödlich. Eine Eosinophilie im Blut fehlt bei disseminierten Erkrankungen meistens. Die Larven können dann oft im Sputum, in der Bronchialspülflüssigkeit oder im Liquor nachgewiesen werden.

Therapie: Ein relativ gut wirksames Mittel ist Thiabendazol (MSD, im Ausland noch im Handel), das 2 Tage gegeben wird, bei disseminierter Infektion für 2 Wochen. Alternativen sind Albendazol (2 × 400 mg tgl. über 3–7 Tage) oder auch Ivermectin mit der Möglichkeit einer Einmaldosis (200 µg/kg). Eine Behandlung ist wegen der Gefahr einer fortschreitenden Autoinfektion auch bei asymptomatischen Patienten indiziert.

Whipple-Krankheit

Die Whipple-Krankheit ist eine seltene systemische persistierende Infektion durch intrazellulär gelegene grampositive Aktinobakterien (Tropheryma whippelii), die bis vor Kurzem nicht kultiviert werden konnten, aber durch DNA-Analyse identifiziert wurden. In Gewebekulturen wurden die extrem langsam wachsenden Erreger mittlerweile angezüchtet. In der Regel sind von Anfang an mehrere Organsysteme betroffen und fast immer der Dünndarm beteiligt, wo man auch die charakteristische Makrophagenreaktion darstellen kann. Die inadäquate Immunantwort auf den Erreger hängt offenbar auch mit einem zellulären Immundefekt (Mangel an einer Komplementrezeptor-3-Kette) zusammen, der anscheinend genetisch determiniert ist. Vorkommen besonders in Europa und in den USA. Betroffen sind vor allem Männer zwischen 40 und 50 Jahren und Frauen zwischen 60 und 70 Jahren. Der Erreger führt zu einem Antikörperanstieg bei den Erkrankten; es gibt aber oft auch Antikörper bei klinisch Gesunden. Es ist daher davon auszugehen, dass von vielen latent Infizierten nur wenige Personen erkranken.

Klinik: Die klinischen Symptome sind in der lang dauernden Frühphase Arthralgien, Arthritis, Pleuritis, Perikarditis, Endokarditis und Lymphadenopathie. Später stehen Malabsorption, Diarrhoe, Gewichtsverlust und Bauchschmerzen (teilweise mit Fieber) im Vordergrund. Hautpigmentierungen, Anämie, valvuläre Endokarditis, ZNS-Beteiligung und Augenbeteiligung sind häufig. Die Krankheit schreitet immer langsam fort und führt ohne Antibiotika-Therapie zum Tode. Charakteristisch ist das rasche Ansprechen auf die adäquate Therapie mit bakterizid wirkenden, liquorgängigen Mitteln.

Diagnostik: Die Diagnose wird meist durch Dünndarmbiopsie gestellt (mikroskopischer Nachweis von PAS-positiven, Diastase-resistenten Stäbchen unter der Basalepithelschicht und von bakterienhaltigen Makrophagen in der Lamina propria). Prinzipiell ist auch ein Nachweis aus nativem Stuhl, Gelenkpunktat, Lymphknotenbioptat, Liquor und EDTA-Blut möglich. Die empfindlichste und zuverlässigste Methode ist der DNA-Nachweis der Erreger im Gewebe (auch in weißen Blutzellen). Eine serologische Routine-Diagnostik ist in Entwicklung.

Therapie: Die Therapie besteht in der 2 × täglichen oralen Gabe von 0,96 g Co-trimoxazol für mindestens ein Jahr. Zur Verbesserung hat eine initiale intensive Behandlung mit der Kombination von Penicillin G (hochdosiert) + Streptomycin (tgl. 1 g i. m.) geführt. Durch Studien belegt kann gleichwertig für 14 Tage eine Therapie mit Ceftriaxon oder Meropenem durchgeführt werden, um diese dann mit Co-trimoxazol oral (2 × tgl. 0,96 g) für ein Jahr fortzusetzen. Unter der Therapie erholt sich die Dünndarmschleimhaut innerhalb von einer Woche und bis zur 9. Woche verschwinden die Bakterien aus der Lamina propria, während die PAS-positiven Makrophagen noch 6–12 Monate lang nachweisbar sein können. Die lange Therapiedauer wird mit dem langsamen Wachstum der Erreger und der großen Rezidivgefahr begründet. Ein ZNS-Rezidiv äußert sich meist durch Auftreten einer Demenz, Ataxie, Hypothalamusstörung oder Ophthalmoplegie. Bei Unverträglichkeit oder Resistenz von Co-trimoxazol gibt man Penicillin V, täglich 2 Mio. IE für ein Jahr. Zusätzlich appliziert man 2 × wöchentlich 3 mg Folinsäure (Lederfolat) oral. Bei einem Rezidiv nach vorangegangener Co-trimoxazol-Therapie ist oft noch Penicillin V (3–4 × tgl. 1 Mio. IE) oder Doxycyclin (tgl. 0,2 g) wirksam. Bei einem lebensgefährlichen ZNS-Rezidiv kommt Ceftriaxon (tgl. 4 g) oder notfalls auch Chloramphenicol (tgl. 1 g) infrage. Weiterhin wurden bisher wohl die besten Erfahrungen mit einer Kombinationstherapie von Doxycyclin, Hydroxychloroquin in Kombination mit Sulfadiazin gemacht, vor allem auch bei Infektion mit vorangegangenem Therapieversagen und zerebraler Beteiligung.

Pseudomembranöse Enterokolitis (Clostridium-difficile-assoziierte Diarrhoe [CDAD], Antibiotika-assoziierte Diarrhoe [AAD], Antibiotika-assoziierte Colitis [AAC], pseudomembranöse Colitis [PMC])

Während einer Antibiotika-Therapie kann es zu Veränderungen der normalen Darmflora und zum Überwuchern von Clostridium difficile im Darm kommen (Tab. 12-8). Die gefährliche pseudomembranöse Enterokolitis durch Selektion von Clostridium difficile tritt relativ häufig nach Therapie mit Clindamycin, Ampicillin, Amoxicillin, Cephalosporinen, aber auch mit anderen Betalactam-Antibiotika auf. Sie äußert sich in profusen Durchfällen, Erbrechen, Kollaps und Kreislaufversagen. Andere Mittel, die eine pseudomembranöse Enterokolitis auslösen können, sind alle sonstigen genannten Penicilline, Aztreonam, Carbapeneme, Co-trimoxazol, Makrolide, Chloramphenicol u. a., aber auch Zytostatika. Eine weitgehend normale Darmflora ist zumeist in der Lage, Clostridium-difficile-Infektionen zu kontrollieren.

Erreger: Clostridium difficile (CD) ist ein strikt anaerob wachsendes Bakterium. 75 % aller Stämme bilden Toxine (TcdA und TcdB). Gefährliche Ausbrüche mit hochpathogenen sog. »hypervirulenten« Stämmen sind möglich (z. B. Ribotyp O27/NAP1 mit TcdC-Deletion). Clostridium difficile bilden sehr widerstandsfähige, alkoholresistente (!) Sporen aus, über die fäkal-oral zumeist eine Verbreitung erfolgt.

Klinik: Das klinische Bild ist sehr variabel und schließt asymptomatische Träger, kurzzeitige, selbstheilende Durchfallerkrankungen bis hin zur schweren, lebensbedroh-

Tab. 12-8 Auftreten von Clostridium-difficile-assoziierter Diarrhoe (CDAD) in Verbindung mit Antibiotika.

CDAD häufig zu erwarten	CDAD seltener zu erwarten
Cephalosporine (vor allem der 2. und 3. Generation)	Piperacillin oder Ticarcillin mit Clavulansäure
	Chloramphenicol
Ampicillin und Amoxicillin	Metronidazol
andere (inkl. Betalactamase-stabile) Penicilline	Aminoglykoside
Clindamycin	Amphotericin B
Fluoroquinolone	Rifampicine
Tetracyclin (?)	Doxycyclin, Tigecyclin (?)
Erythromycin und andere Makrolide	Doxorubicin und Cyclophosphamid
	5-Fluorouracil und Methotrexat
Trimethoprim/Sulfamethoxazol	Sulfonamide

lichen Komplikationen ein. Letztere mit Ausbildung typischer Pseudomembranen im gesamten Colon, blutigen Diarrhoen, der Ausbildung eines toxischen Megakolons, Perforation und andern oft fatalen Folgen. Vielfach treten Fieber, Krämpfe, Übelkeit, Erbrechen und Leukozytose auf. Selten kommt es zu extraintestinalen Manifestationen mit Bakteriämie, Milzabszessen, Osteomyelitis oder auch reaktiver Arthritis oder Synovitis. Typisch sind erste Symptome nach 5–10 Tagen unter Antibiotika-Therapie, Erkrankungen sind aber auch 2–10 Wochen nach Abschluss der Therapie noch möglich.

Diagnostik: Eine pseudomembranöse Enterokolitis verläuft oft protrahiert; schwere Formen können tödlich enden. Das Krankheitsbild ähnelt einer Colitis ulcerosa und beruht auf der Bildung von Zytotoxin und Enterotoxin durch Clostridium difficile. Es gibt auch wässrige Durchfälle ohne Blutbeimengung. Im Stuhlpräparat findet man mikroskopisch reichlich Granulozyten. Clostridium difficile ist aus den Fäzes in großer Menge anzüchtbar. Beweisend ist der Toxinnachweis in der Gewebekultur, heute einfacher und rascher mit dem Enzym-Immunassay. Die Verdachtsdiagnose kann auch bei einer vorsichtigen Koloskopie gestellt werden.

Therapie: Die Therapie sollte bereits auf Verdacht hin begonnen werden. Schwere Formen einer pseudomembranösen Enterokolitis, die plötzlich mit starken Durchfällen und schweren Allgemeinsymptomen beginnen, haben unbehandelt eine schlechte Prognose. Bisher konnte sich keine Stadieneinteilung durchsetzen und die Beurteilung des Schweregrades und der Gefährdung der Patienten muss auch im Hinblick auf eine notwendige chirurgische Intervention einer individuellen guten Verlaufsbeobachtung vorbehalten bleiben. Zunehmende Leukozytose > 20 000/µl und Kreatininerhöhung sprechen jedoch stets für einen schweren, ggf. intensivüberwachungspflichtigen Verlauf.

Soweit möglich, sollte zunächst die auslösende Antibiotika-Therapie beendet bzw. pausiert werden. Ist diese aber weiter zwingend erforderlich, so ist zu prüfen, ob die Antibiotika auf Substanzen umgestellt werden können, die bekannt seltener eine CDAD auslösen: Hier bieten sich Aminoglykoside,

Glykopeptide, Sulfonamide, Makrolide und Tetracycline einschl. Tigecyclin als Alternativen an.

Mittel der Wahl zur Behandlung der CDAC ist nach alter Tradition Vancomycin per os (0,125 g 4 × tgl., bei Kindern 5 mg/kg KG alle 6 h) für 10–14 Tage. Für Kinder (Dosierung nach Körpergewicht) ist die orale Gabe der Infusionslösung praktikabler und billiger. In der Regel ist diese Dosierung voll ausreichend, eine Dosiserhöhung auf bis zu 4 × 0,5 g täglich kann einen Heilungserfolg bei Rezidiven und schweren Erkrankungen bewirken. Vancomycin hatte lange immer noch die beste Wirkung von allen Alternativen, wird aber nun in dieser Position ersetzt durch das neu geprüfte Fidaxomicin (Dificlir [Deutschland], Dificid [USA]; ehemals OPT-80 und PAR-101), nach dessen Therapie deutlich weniger Rezidive zu finden sind. Fidaxomicin wird nicht resorbiert, wurde nur für Clostridium-difficile-Infektionen entwickelt und zugelassen und ist bis auf Weiteres nun nach überzeugenden Studien Mittel der ersten Wahl (2 × 200 mg p. o.). Bei zunächst gleicher Wirkung sind damit weniger Rezidive zu erwarten. Auch Metronidazol (4 × tgl. 0,25 g oder 3 × tgl. 0,5 g, bei Kindern 7 mg/kg oral) ist noch etwa vergleichbar gegen Clostridium difficile wirksam. Metronidazol kann jedoch häufiger versagen, auch wenn Resistenzen selten sind. Andere infrage kommende Antibiotika sind: Teicoplanin oral (teurer, aber nicht besser als Vancomycin), Fusidinsäure, Nitazoxanid oder Rifamycin, die zumeist schlecht untersucht sind und keinesfalls besser als Fidaxomicin, Metronidazol oder Vancomycin wirken. Keine Kombination ist bisher einer Monotherapie überlegen. Falls eine orale Applikation nicht möglich ist, wirkt auch i. v. infundiertes Metronidazol (4 × tgl. 400 mg) – nicht aber Vancomycin i. v. Über die erfolgreiche Instillation von Vancomycin über einen Darmkatheter (6 × tgl. 0,5 g) wurde berichtet (**cave:** Darmperforation). Rezidive (nach Beendigung der Therapie) kommen in 10–20 % der Fälle vor und sprechen erneut auf Vancomycin oder Metronidazol an. Mehrfachrezidive erfordern manchmal vielwöchige Behandlungen mit langsamer Reduktion der Vancomycin-Dosis oder dem Versuch einer Anschlussbehandlung mit Rifaximin (2 × 400 mg) oder Nitazoxanid (2 × 500 mg) täglich für 2 Wochen (noch in klinischer Prüfung!). Eine Prüfung mit Fidaxomicin steht für diese Fälle noch aus.

Bei schweren Formen mit profusen Durchfällen und Schocksymptomen ist eine intensive Behandlung mit Substitution der Wasser- und Elektrolytverluste wichtig, auch sollten hier bereits dem Chirurgen die Patienten bekannt sein. Die auslösenden Antibiotika müssen sofort abgesetzt werden.

> **!** Peristaltikhemmer wie Loperamid oder Morphine sind kontraindiziert; in jedem Fall, wenn keine wirksame Therapie eingeleitet wurde oder sich keine Besserung zeigt bzw. wenn damit eine lebensbedrohliche Progression der Erkrankung verschleiert wird.

Bei Darmperforation mit Peritonitis ist eine sofortige Operation notwendig. Der Nutzen prophylaktischer oraler Gaben von Vancomycin bei gefährdeten Patienten ist nicht erwiesen.

Appendizitis

Eine Appendizitis stellt immer noch einen wichtigen medizinischen Notfall dar, selbst wenn die Inzidenz in den letzten Jahrzehnten zurückgegangen ist. Die Diagnose hat sich durch Sono- und Computertomographie wesentlich verbessert. Das Risiko einer schnell einsetzenden Perforation mit anschließender Peritonitis existiert weiter. Es gibt immer noch Todesfälle durch eine im Prinzip gut behandelbare Appendizitis.

Differenzialdiagnose: Das Krankheitsbild einer Appendizitis kann durch eine Reihe anderer Erkrankungen imitiert werden (Lymphadenitis mesenterialis, Divertikulitis, Amöbiasis, neurogene Appendikopathie u. a.), die eine andere Behandlung erfordern.

Therapie: Eine unkomplizierte Appendizitis benötigt nach üblicher Auffassung keine Antibiotika-Therapie; die Behandlung der Wahl ist die frühzeitige Operation. Es gibt freilich gute Gründe für eine perioperative Antibiotika-Prophylaxe, die sekundäre Wundheilungen und intraabdominale Abszesse verhindern kann. Die mikrochirurgische Appendektomie ist eine therapeutische Alternative, kann aber eher zu vermehrten Sekundärinfektionen (lokale Abszesse) führen.

Eine **Antibiotika-Therapie** ist stets indiziert, wenn es zu Komplikationen (Perforation, Peritonitis, Pylephlebitis, intraabdomineller Abszess) gekommen ist. Auch wenn eine Operation (z. B. auf hoher See) unmöglich ist, muss eine Antibiotika-Therapie durchgeführt werden. Eine Antibiotika-Therapie (unter obligatorischem Einschluss von Metronidazol) sollte auch bei Verdacht auf Appendizitis stattfinden, wenn in Zusammenhang mit einem Tropenaufenthalt ein Amöbom nicht ausgeschlossen werden kann. Bei schweren Allgemeinsymptomen einer Appendizitis, die auf Komplikationen hindeuten, ist es ratsam, bereits präoperativ eine Antibiotika-Therapie einzuleiten.

Die Antibiotika-Therapie einer **perforierten Appendizitis mit Peritonitis** sollte die häufigsten Erreger einer stets vorhandenen Mischinfektion erfassen (Bacteroides fragilis, anaerobe Streptokokken, Enterobakterien). Hierfür eignen sich Kombinationen wie Cefotaxim + Metronidazol oder Imipenem. Therapeutische Alternativen können Moxifloxacin bzw. Ertapenem sein. Eine Perforation wird wie eine Peritonitis behandelt. Eine perioperative Prophylaxe sollte mit einem Anaerobier-Cephalosporin (Cefoxitin) oder Acylaminopenicillin (z. B. Mezlocillin) durchgeführt werden.

Peritonitis

Man unterscheidet primäre und sekundäre Peritonitiden.

Primäre Peritonitis: Die primäre Peritonitis entsteht häufig hämatogen bei einer systemischen Infektion. Disponiert sind Patienten mit einer Leberzirrhose und einem Aszites; hierbei kommt es vergleichsweise oft zu einer meist relativ blanden Überwanderung von Keimen aus dem Darm. Es gibt auch eine primäre Peritonitis bei sonst gesunden Personen mit einer Bakteriämie.

Sekundäre bakterielle Peritonitis: Die sekundäre bakterielle Peritonitis ist meist eine vom Magen-Darm-Trakt ausgehende Perforations- oder Durchwanderungsperitonitis und häufig die Folge eines penetrierenden Traumas, eines Malignoms, einer Appendizitis, Divertikulitis, Enteritis, Cholezystitis oder eines Ulcus duodeni. Dabei können sich eine umschriebene oder diffuse Peritonitis, ein intraabdomineller Abszess oder eine Bakteriämie entwickeln. Eine umschriebene oder diffuse Peritonitis kann auch bei einem Pankreas- oder Milzabszess entstehen. Sonderformen sind die Beckenperitonitis (s. S. 638) und die Peritonitis bei kontinuierlicher ambulanter Peritonealdialyse (CAPD; s. unten).

Erreger: Bei primärer Peritonitis liegt in der Regel eine Monoinfektion vor; am häufigsten mit Escherichia coli (40–60 %). Andere Erreger sind Pneumokokken (15 %), Enterokokken (Enterococcus faecalis), A-Streptokokken (Streptococcus pyogenes), Staphylokokken, Gonokokken, aerobe gramnegative Stäbchen, Chlamydia trachomatis, Anaerobier und Pseudomonas. Das mikroskopische

Präparat des Peritonealexsudats bzw. -eiters zeigt dann meist nur eine Keimart und mehr als 300 Granulozyten/µl. In jedem Fall sollte eine Kultur für aerobe und anaerobe Keime angelegt werden, außerdem eine Blutkultur. Bei sekundärer Peritonitis besteht immer eine Mischinfektion (meist von aeroben und anaeroben Keimen aus dem Magen-Darm-Kanal). Dabei ist mit Escherichia coli, anderen Enterobakterien, Enterokokken, Bacteroides fragilis und anderen Anaerobiern zu rechnen.

Therapie:

- **Primäre Peritonitis:** Bei primärer Peritonitis kann auf eine Laparotomie verzichtet werden. Bei gramnegativen Stäbchen im mikroskopischen Präparat gibt man initial Cefotaxim (tgl. 6 g) + Gentamicin (tgl. 5 mg/kg) + Metronidazol (tgl. 1,2 g). Alternativ sind auch Carbapeneme einsetzbar, vor allem bei Verdacht auf ESBL. Bei Pneumokokken- und A-Streptokokken-Peritonitis genügt Penicillin G i. v. (tgl. 5–10 Mio. IE). Gonokokken sind immer gegen Cefotaxim empfindlich (tgl. 6 g). Gegen Staphylokokken verwendet man Cefazolin oder Vancomycin (entsprechend dem Antibiogramm). Gegen Enterokokken wirken am besten Ampicillin oder Mezlocillin i. v. **Behandlungsdauer** bei primärer Peritonitis mindestens 2 Wochen.
- **Sekundäre Peritonitis:** Bei sekundärer Peritonitis ist immer eine Operation notwendig zur Drainage und Beseitigung der auslösenden Ursache. Dabei wird auch das Bauchhöhlenexsudat mikrobiologisch untersucht. Danach sind oft wiederholte Revisionen der Bauchhöhle erforderlich. Die unverzichtbare optimale Antibiotika-Therapie (nach den Regeln einer Interventionstherapie; s. S. 476) sollte stets vor der Operation beginnen. Sie trägt entscheidend dazu bei, die schlechte Prognose schwerer diffuser Peritonitiden zu bessern. Da bei Darmperforation immer Mischinfektionen vorliegen, darf ein nachgewiesener Keim nie für den alleinigen Erreger gehalten werden (Anaerobier sterben beim Transport leicht ab). Stets muss die Antibiotika-Therapie das gesamte mögliche Erregerspektrum abdecken. Geeignete Kombinationen enthalten Metronidazol (gegen Anaerobier) und Cefotaxim oder Ceftriaxon oder Piperacillin. Die Antibiotika Imipenem, Meropenem, Piperacillin und Tazobactam wirken auch ohne Metronidazol ausreichend. **Behandlungsdauer** mindestens 2 Wochen. Die Antibiotika dienen auch zur Verhinderung einer Sepsis und einer Abszessbildung. Eine oft gleichzeitig bestehende Niereninsuffizienz muss bei der Dosierung berücksichtigt werden. Die meisten Antibiotika dringen gut in das entzündete Peritoneum ein und erzeugen bei systemischer Gabe dort therapeutische Konzentrationen.

Die **intraperitoneale Instillation von Antibiotika** reicht zur Therapie nicht aus und hat zahlreiche Nebenwirkungen. Aminoglykoside oder Polymyxine können dabei eine gefährliche neuromuskuläre Blockade mit Atemstillstand auslösen (Gegenmittel: Prostigmin und Kalziumgluconat i. v.). Die meisten Antibiotika, vor allem Penicilline und Cephalosporine, werden bei intraperitonealer Instillation so schnell resorbiert, dass eine Lokalbehandlung keine Vorteile bringt. Peritonealspülungen mit Taurolin, Povidon-Iod und anderen Desinfektionsmitteln sind problematisch (geringe Aktivität, zytotoxische Wirkung, Resorption von Iod und Povidon, fehlende internationale Akzeptanz).

Bei **kontinuierlicher ambulanter Peritonealdialyse (CAPD)** entsteht nicht selten eine Peritonitis mit oder ohne Bakteriämie. Häufig sind sog. Tunnelinfektionen oder Infektionen an der Eintrittsstelle des Katheters. Meist liegt eine Monoinfektion vor. Die häufigsten Erreger sind Staphylococcus epidermidis (40 %), Staphylococcus aureus, Enterokokken, Escherichia coli, Klebsiella, Enterobacter, Proteus, Pseudomonas, Candida und Anaerobier, selten Mykobakterien und andere Pilze. Mit einer Vielzahl von raren Erregern muss gerechnet werden. In 5–10 % der Fälle bleiben die Kulturen steril. Zur **ungezielten Initialtherapie** wird eine einmalige i. v. Gabe von Vancomycin (1 g) und Gentamicin (1,5 mg/kg) empfohlen. Danach setzt man bei einer nachgewiesenen Staphylokokken-Infektion jeden Tag dem Dialysat pro Liter 25 mg Vancomycin zu, bei einer nachgewiesenen Infektion durch gramnegative Stäbchen 4 mg Gentamicin (für etwa 2 Wochen). Eine Besserung ist in der Regel nach 2–3 Tagen erkennbar. Bei den Dosierungen muss eine evtl. noch vorhandene Restdiurese berücksichtigt werden. In den USA wird eine ungezielte intraperitoneale Therapie der CAPD-Peritonitis mit Cefazolin + Ceftazidim je 1 g pro Dialyse-Beutel empfohlen. Bei Nichtansprechen muss die Therapie entsprechend den mikrobiologischen Ergebnissen geändert werden und es sind in jedem Fall resistente Erreger wie ESBL oder auch Carbapenemase-Bildner mit in Erwägung zu ziehen. Wenn nach 7 Tagen immer noch Bakterien nachweisbar sind, sollte der infizierte Peritonealkatheter entfernt werden. Bei einer Candida-Infektion kann man dem Dialysat Amphotericin B (1–3 mg/l) hinzufügen, das aber nicht immer ausreichend wirkt und lokal schlecht vertragen wird. Dann kommt eine i. v. Anwendung infrage. Alternativen sind Azole wie Fluconazol oder Itraconazol oder auch Echinocandine. Meist ist die Katheterentfernung nicht zu umgehen. Bei häufig rezidivierender Peritonitis (> 3 Episoden in 6 Monaten) ist eine Fortsetzung der CAPD meistens nicht mehr möglich.

Pankreatitis

Ätiologie: Eine akute Pankreatitis entsteht in der Regel durch Autodigestion und ist primär ein steriler Prozess (meist bei Alkoholismus, seltener als Sekundärprozess bei Gallenwegserkrankungen). Dennoch spielen bakterielle Infektionen in der Spätphase der Erkrankung eine sekundäre Rolle (häufig Mischinfektionen mit den gleichen Erregern wie bei Gallenwegsinfektionen).

Diagnostik: Durch Sono- und Tomographie kann ein Pankreasabszess oder eine infizierte Pseudozyste nachgewiesen werden. Die wichtige Unterscheidung zwischen einer sterilen und einer infizierten Pankreatitis ist durch Feinnadelpunktion möglich. Infizierte Nekrosen und Abszesse haben auch mit Operation bzw. endoskopischer Entlastung eine relativ schlechte Prognose.

Therapie: Im Vordergrund der Behandlung stehen die Schockbehandlung (bis 8 l/Tag nach ZVD), Analgetika (Procain, Indometacin, Buprenorphin), Absaugen des Mageninhaltes und zunächst Nahrungskarenz und parenterale Ernährung, Kalziumgluconat i. v. (bei Hypokalzämie), die Ausschaltung auslösender Ursachen, evtl. Operation. Bei konservativer Therapie sollte dann sobald als möglich mit enteralem Kostaufbau, ggf. über eine Magen- oder Jejunalsonde, begonnen werden. Wenn ein Pankreasabszess diagnostiziert worden ist oder ein starker Verdacht besteht, muss in jedem Fall eine antibiotische Behandlung stattfinden. Studien belegen klar den Wert auch einer ungezielten Antibiotika-Therapie bei schwerer Pankreatitis. Die Initialtherapie sollte gegen Escherichia coli, andere Enterobakterien und gramnegative Anaerobier wirksam sein. Sie entspricht der Therapie der sekundären Peritonitis (s. oben). Empfohlen wird traditionell Mezlocillin i. v. (Erwachsene tgl. 6–15 g, Kinder 150 mg/kg, verteilt auf 3–4 ED) oder Cefoxitin in Kombination mit Metronidazol i. v. (tgl. 1,2 g). Bessere Alternativen sind Cefotaxim, Ceftriaxon oder Piperacillin/Tazobactam (in Kombination mit Metronidazol bzw. Ciprofloxacin) oder einem Carbapenem. Häufig muss ein Pankreasabszess operiert werden.

Leberabszess

Ätiologie: Ein Leberabszess kann bei Entzündungen im Bereich der Gallenwege und der Pfortader (Pylephlebitis), bei Sepsis und bei Amöben-Hepatitis vorkommen.

Erreger: Bakterielle Erreger sind Keime der Bacteroides-Gruppe, anaerobe und mikroaerophile Streptokokken, auch Enterobakterien und Staphylokokken. Bei Leukämiepatienten können multiple Abszesse auch durch Candida oder Aspergillus bedingt sein. Die wichtigste Differenzialdiagnose ist ein Amöbenabszess, der gelegentlich auch in Mitteleuropa erworben wird; meist ist der Erkrankung aber im letzten halben Jahr eine Reise in die Tropen bzw. Subtropen vorausgegangen.

Diagnostik: Die Diagnose von Leberabszessen ist nicht schwierig (Leberklopfschmerz, Lebersonographie, Leberszintigraphie, Magnetresonanztomographie, Computertomographie, außerdem Amöbenantikörper im Serum, evtl. Amöbennachweis im Stuhl). Bei bakteriellen Abszessen, die meist hämatogen entstanden sind, kann die Blutkultur positiv sein. Bei großen Abszessen Punktion unter Antibiotika-Schutz. Im Punktat eines Amöbenabszesses können lebende Amöben mikroskopisch nachweisbar sein. Für eine Amöbenätiologie spricht auch eine vermehrte Galliumaufnahme in die Abszesswand, während im Zentrum des Abszesses die Aufnahme vermindert ist. Bei manchen Amöbenabszessen besteht gleichzeitig eine bakterielle Infektion.

Therapie: Die Therapie muss die wichtigsten Erreger einschließlich Amöben erfassen; es kommen daher nur Kombinationen infrage, wie Mezlocillin + Metronidazol oder Cefotaxim + Metronidazol. Ebenfalls geeignet sind Kombinationen mit Metronidazol unter Einschluss von Moxifloxacin, Ceftriaxon, Imipenem, Meropenem und auch Ertapenem (nicht nur bei ESBL-Verdacht) oder Piperacillin/Tazobactam. Wenn Amöben im Punktat nachgewiesen sind, reicht meist eine Monotherapie mit Metronidazol (s. S. 595). Bei Pilzen als Ursache wirkt am besten Amphotericin B (evtl. kombiniert mit Flucytosin). Ist bei einem Amöbenabszess die **Therapiedauer** mit 7–10 Tagen Metronidazol (3 × 750 mg!) noch weitgehend bestimmt, so muss ein bakterieller Abszess vermutlich eher 4 Wochen und länger behandelt werden, am besten 2 Wochen i. v. und nachfolgend mit wirksamen oralen Antibiotika. In einem Teil der Fälle genügt eine perkutane Punktion oder Drainage unter Ultraschallkontrolle. Bei Abszessruptur, bei größeren Abszessen oder bei gleichzeitiger Divertikulitis oder Appendizitis ist ein chirurgisches Eingreifen notwendig.

Gallenwegsinfektionen

Ätiologie: Es besteht fast nie eine Korrelation zwischen bestimmten Erregern und klinischem Bild. Fast immer handelt es sich um sekundäre Gallenwegsinfektionen, die durch einen mechanischen Verschluss (Konkrement, Tumor, Papillenstenose u. a.) bedingt sind. In Südostasien gibt es als Sonderform eine primäre bakterielle Cholangitis ohne mechanische Ursache. Auch bei Cholezystitis oder Gallenblasenempyem besteht in der Regel eine Abflussbehinderung. Das klinische Bild einer akuten Cholezystitis kann vieldeutig sein. Das Murphy-Zeichen (Druckschmerz der Gallenregion und Atemstillstand bei tiefer Inspiration) ist das zuverlässigste klinische Zeichen. Fieber, Ikterus, Sonographie, Leukozytose, Erhöhung der alkalischen Phosphatase und des CRP sind weitere wichtige Befunde. Es gibt aber keinen Einzelbefund, der eine akute Cholezystitis beweist. Eine Therapie muss daher auch oft bei begründetem klinischem Verdacht erfolgen; die infrage kommenden differenzialdiagnostisch wichtigen Erkrankungen (Leberabszess, lokale Oberbauchperitonitis, basale Pneumonie) sprechen auf die gleiche Therapie ebenfalls an.

Erreger: Escherichia coli, aerobe und anaerobe Streptokokken, Bacteroides-Arten, seltener andere Enterobakterien, Salmonellen, Aeromonas hydrophila, Clostridium perfringens u. a. (oft Mischinfektionen).

Diagnostik: Der Erregernachweis ist schwierig. Nur bei relativ wenigen Patienten können die Keime aus der Blutkultur im Fieberanstieg nachgewiesen werden. Auch durch Untersuchung von Duodenalsaft ist eine sichere Erregerdiagnose nicht möglich. Bei einer Operation und bei einer ERCP sollte jedoch immer Galle zur kulturellen Untersuchung gewonnen werden.

Therapie: Ein Antibiotikum, das zur Behandlung von Gallenwegsinfektionen verwendet wird, sollte bestimmte Voraussetzungen erfüllen:

- Wirkung auf das bei Gallenwegsinfektionen vorkommende Erregerspektrum,
- hohe Blut- und Gewebespiegel,
- wirksame Spiegel in der Lebergalle (nicht nur unwirksame Metaboliten),
- hohe aktive Gallenspiegel auch bei Cholestase,
- keine antagonistische Wirkung von Galle auf die Wirksamkeit des Antibiotikums.

Cholezystitis und Cholangitis: Die Antibiotika-Therapie der Cholezystitis und Cholangitis ist weitgehend gleich und dient auch der Verhütung septischer Komplikationen. Günstige Parameter für die Behandlung von Gallenwegsinfektionen haben Mezlocillin, Piperacillin, gallengängige Cephalosporine (z. B. Ceftriaxon) und Ciprofloxacin. Sie sind alle wirksam, ohne dass eine Überlegenheit einzelner Substanzen festgestellt werden konnte. Die orale Therapie der Wahl stellt Ciprofloxacin dar. Herkömmliche Betalactam-Antibiotika, wie Ampicillin, Cefazolin, Cefuroxim und Cefoxitin, die sich in der Galle nicht anreichern, sollten bei Gallenwegsinfektionen nur ausnahmsweise angewandt werden, wenn keine Cholestase vorliegt.
Bis 1980 galten Tetracycline als Mittel der Wahl. Sie werden in hoher Konzentration in der Galle ausgeschieden; ihr Erregerspektrum erfasste die wichtigen Erreger von Gallenwegsinfektionen. Die Therapieergebnisse mit Tetracyclinen waren jedoch enttäuschend. Als eine Erklärung für die häufigen Versager kann ein Antagonismus von Galle auf die Wirksamkeit der Tetracycline angesehen werden; in der normalerweise schwach alkalischen Galle sind Tetracycline inaktiv. Die Inaktivierung von Tetracyclinen durch Galle äußert sich auch in der schlechten Keimelimination unter einer Tetracyclin-Therapie. Es bleibt abzuwarten, ob diese Ergebnisse auch auf Glycylcycline und damit Tigecyclin übertragbar sind, das zu 60 % über die Galle ausgeschieden wird und dessen Anreicherung in hoher Konzentration von ca. 59 % mit dem erweiterten Wirkspektrum für Gallenwegsinfektionen prädestiniert wäre. Im Gegensatz zu diesem Wirkverlust in der Gallenflüssigkeit sind Betalactam-Antibiotika und auch Ciprofloxacin hier wirksam und führen zu einem schnellen Verschwinden der Bakterien aus der Galle.

Schwere Gallenwegsinfektionen: Bei schweren Gallenwegsinfektionen kann die Kombination von Ceftriaxon mit einem Aminoglykosid, evtl. ergänzt durch Metronidazol, notwendig sein.

Unkomplizierte Gallenwegsinfektionen: Für unkomplizierte Gallenwegsinfektionen eignen sich besonders Ceftriaxon (tgl. 2 g) oder Mezlocillin (tgl. 6–15 g). Wird Ciprofloxacin (in Kombination) eingesetzt, so erfordert dies eine Tagesdosis i. v. von 0,8 g. Zur **ambulanten Therapie** leichterer Gallenwegsinfektionen kann Ciprofloxacin (tgl. 1 g) oral

gegeben werden. Reservesubstanzen sind Ceftriaxon, Imipenem, Meropenem, Ertapenem, Moxifloxacin.
Die baldige Beseitigung eines Abflusshindernisses durch Operation oder Papillotomie ist die wichtigste Voraussetzung für die dauerhafte Heilung einer Cholangitis. Ohne Beseitigung der Obstruktion kommt es immer wieder zu neuen Fieberschüben.

Gallenblasenempyem: Bei einem Gallenblasenempyem sollte eine Cholezystektomie unter Antibiotika-Schutz durchgeführt werden (entweder als Frühoperation oder im Intervall nach Abklingen der akuten Symptome unter Antibiotika-Therapie). Gut geeignet zur perioperativen Prophylaxe bei Gallenwegserkrankungen sind Mezlocillin oder Ceftriaxon.

Perforation der Gallenblase mit Peritonitis: Eine Perforation der Gallenblase mit Peritonitis erfordert ebenfalls eine sofortige Operation unter Antibiotika-Therapie. Darüber darf auch nicht eine vorübergehende Besserung unter der Antibiotika-Therapie hinwegtäuschen.

Virushepatitis: Siehe Therapie der Virusinfektionen (S. 778).

Prophylaxe: Da bei **endoskopischen Eingriffen** an den Gallenwegen (z. B. ERCP) häufig bakterielle Komplikationen (Fieber, Sepsis, Cholangitis, Pankreatitis) eintreten, erscheint eine Infektionsprophylaxe bei allen Eingriffen sinnvoll. Auch wird durch eine perioperative Antibiotika-Verabreichung bei Gallenwegsoperationen die Frequenz von Sekundärinfektionen verringert. Geeignete Mittel sind Mezlocillin, Ertapenem, Ceftriaxon und Ciprofloxacin. Die Prophylaxe sollte kurz vor dem Eingriff beginnen und nur für kurze Zeit durchgeführt werden. Antibiotika mit längerer Halbwertszeit haben einen besseren Effekt als Substanzen mit kurzer Halbwertszeit.

Mundsoor

Mundsoor äußert sich durch weiße abwischbare Beläge auf der Mundschleimhaut, z. T. Schmerzen oder nur Erythem, kein Fieber. Auftreten oft sekundär bei einer Grundkrankheit (z. B. Diabetes mellitus) und bei Immundefekten (z. B. AIDS). Nachweis von Sprosszellen und Pseudomyzelien durch Methylenblaupräparat oder quantitative Kultur (Mundspülwasser).

Erreger: Primär Candida albicans, bei rezidivierenden Erkrankungen und Vorbehandlung mit Azolen vielfach Azol-resistente Spezies wie Candida glabrata.

Therapie: **Lokaltherapie** mit Nystatin, Miconazol, Natamycin oder Amphotericin B als Lutschtabletten oder Suspension (zum Spülen oder Auspinseln) über 1–3 Wochen (Rezidivneigung).
Bei schwerer Immunsuppression ist der Mundsoor oft nur das einfach sichtbare Zeichen einer gleichzeitig bestehenden **Soor-Ösophagitis** und eine **systemische Behandlung** mit Fluconazol oral (1–2 × tgl. 100–200 mg bis zu 2 Wochen) ist unabdingbar. Wegen möglicher Resistenzen sollte eine mikrobiologische Diagnostik der Candida-Spezies erfolgen.

Prophylaxe: Eine Prophylaxe ist bei rezidivierenden Soor-Episoden (z. B. AIDS) mit täglich 100–200 mg Fluconazol möglich (s. S. 391).

Orale Abzesse

Erreger: Phlegmonöse oder abszedierende Prozesse, wie Peritonsillarabszess, Retropharyngealabszess und Mundbodenphlegmone, sind fast immer Mischinfektionen durch Fusobacterium necrophorum, aerobe und anaerobe Streptokokken, Staphylokokken, Bacteroides u. a. Bei hartnäckigen und destruierenden Erkrankungen ist immer auch an eine Infektion mit Actinomyces-Spezies zu denken (s. S. 737).

Therapie: Die frühzeitige Therapie erfolgt mit Clindamycin i. v. oder oral, täglich 1,2 g, oder Penicillin G + Metronidazol. Bei schweren Erkrankungen kommen auch Cefoxitin, Ertapenem oder Imipenem infrage (gute Anaerobier-Wirksamkeit). Punktion und Entleerung des Eiters mit der Spritze oder Inzision, bei Peritonsillarabszess Inzision, evtl. Tonsillektomie (wegen Rezidivgefahr!). Der aspirierte Eiter sollte mikroskopisch und kulturell untersucht werden (einschließlich Anaerobier-Kultur). Als seltene, aber sehr gefährliche Komplikation kann eine Jugularvenenthrombose mit Sepsis und Lungenabsiedlungen (Lemierre-Syndrom) auftreten.

Odontogene Infektionen

Erreger: Es handelt sich bei odontogenen Infektionen fast immer um polymikrobielle Infektionen durch anaerobe und aerobe Keime (vorwiegend Peptostreptokokken, Streptococcus mutans, A-Streptokokken, Bacteroides-Arten einschließlich Prevotella, Fusobakterien, Aktinobazillen, Aktinomyzeten, Borrelien u. a.). Etwa die Hälfte der Keime der Mundflora ist noch unbekannt! Sie sind fast immer empfindlich gegen Penicillin V und Clindamycin, Anaerobier auch gegen Metronidazol. Die Korrelation zwischen Erkrankungen und Erregern ist generell schlecht. Die Ursache und Kausalitätskette vieler chronischer Entzündungen ist letztlich unklar.

Grundsätzliches zur Therapie: Die Antibiotika-Therapie spielt bei odontogenen Infektionen eine wichtige Rolle. Odontogene Infektionen gehen entweder von der Pulpa oder vom Periodontium aus. Zu den odontogenen Infektionen gehören Pulpitis, periapikaler Abszess, Gingivitis, Periodontitis und Pericoronitis. Die rechtzeitige, richtige Antibiotika-Therapie odontogener Infektionen kann gefährliche Komplikationen verhüten, z. B. eine Sepsis, eine eitrige Thrombophlebitis der Jugularvene, eine septische Sinus-cavernosus-Thrombose und eine Oberkiefer-Osteomyelitis.
Man unterscheidet die folgenden Hauptgruppen von odontogenen Infektionen.

Karies: Es kann kein Zweifel daran bestehen, dass Karies einen infektiösen Prozess darstellt, bei dem Streptococcus mutans eine wesentliche kausale Rolle spielt. Karies hat eine auffällige geografische Verbreitung. Weite Teile Afrikas und Asiens sind weitgehend kariesfrei. Die Korrelation von Zuckergenuss und Karies ist schwächer als die Korrelation zum Verzehr von Weizenmehl. Karies wird jedoch noch nicht zu den typischen odontogenen Infektionen gerechnet und eine Antibiotika-Therapie der Karies ist unbekannt. Es gibt eine schwer erklärliche Korrelation von Zahnkaries mit Infektionen durch Helicobacter pylori, die auf soziale Faktoren zurückgeführt wird.

Dentoalveoläre Infektionen: Sie gehen von der Zahnpulpa aus und entstehen meist durch Karies, seltener durch mechanische oder chemische Noxen. Die Zerstörung von Zahnschmelz und Dentin führt zu Pulpitis und Pulpanekrose. Durch Fortschreiten der Entzündung kann sich ein periapikaler Abszess oder ein akuter Alveolarabszess entwickeln. Außerdem können sich periapikale Granulome und Zysten bilden.

Therapie: Das Prinzip der Behandlung ist die Sanierung der infizierten Pulpa, die Zahnsteinentfernung und Drainage eines Abszesses, notfalls eine Zahnextraktion. Es gibt Arbeiten über die erfolgreiche Therapie einer Pulpitis durch lokale Clindamycin-Gabe. Systemische Antibiotika (Penicillin V + Metronidazol oder Clindamycin oral) sind immer indiziert bei Perforation und Ausbreitung in das umgebende Weichteilgewebe.

Periodontale Infektionen: Sie können zuerst die Gingiva, später auch das periodontale Gewebe betreffen. Bei der sog. einfachen Gingivitis findet man eine bläuliche Verfärbung, Schwellung und Verdickung des freien Zahnfleischrandes. Eine Sonderform ist die akute nekrotisierende ulzerierende Gingivitis (ANUG), welche plötzlich mit starken Schmerzen und Fieber einsetzt. Rasch entstehen tiefe Nekrosen (beginnend in den interdentalen Papillen), die von grauen Pseudomembranen bedeckt sind.

Therapie: Die Behandlung besteht in einer Abtragung der Nekrosen und Spülung, außerdem in der kombinierten Anwendung von Penicillin V und Metronidazol, die eine rasche Besserung bewirken.

Periodontitis: Eine Periodontitis (chronische Entzündung des Periodontiums) ist die Hauptursache von Zahnverlusten bei Erwachsenen.

Therapie: Sie erfordert eine rechtzeitige Behandlung mit Antibiotika (Clindamycin, Penicillin V, Doxycyclin, Metronidazol, Moxifloxacin) und eine entsprechende Lokalbehandlung durch den Zahnarzt. Ein dabei vorkommender periodontaler Abszess muss drainiert werden.

Pericoronitis: Bei Pericoronitis (Entzündung des Zahnfleischs um die Zahnkrone eines Weisheitszahnes) ist neben der Lokalbehandlung eine Antibiotika-Therapie besonders dann indiziert, wenn in der Umgebung bereits eine stärkere Weichteilentzündung stattgefunden hat.

Kieferosteomyelitis: Siehe Seite 626.

Perioperative Prophylaxe: Bei zahnärztlichen operativen Eingriffen mit Eröffnung von Spongiosaräumen, Entfernung großer Zysten usw., evtl. auch bei der Implantation von alloplastischen Materialien, ist eine kurzfristige Antibiotika-Gabe (z. B. Clindamycin) notwendig (vor allem bei Risikopatienten). Die Ausräumung von Abszessen erfordert eine Antibiotika-Therapie nach den Regeln der septischen Chirurgie.

Endokarditis-Prophylaxe: Vor jeder Zahnextraktion oder jedem vergleichbaren invasiven Eingriff in der Mundhöhle muss sich der Zahnarzt versichern, ob der Patient eine Endokarditis-Prophylaxe benötigt (z. B. 2 Dosen Penicillin V perioperativ).

13 Infektionen des Urogenitaltraktes

13.1 Harnwegsinfektionen

Die Differenzierung von Harnwegsinfektionen in **Pyelonephritis** und **Zystitis** stößt oft auf Schwierigkeiten. Neben klinisch eindeutigen Krankheitsbildern gibt es viele Harnwegsinfektionen, bei denen eine Unterscheidung nicht möglich ist. Obstruktive Faktoren, wie Abflusshindernisse, Konkremente, Ureterabknickung, Ureterozele oder Prostatahypertrophie, spielen bei der Genese von Harnwegsinfektionen eine wichtige Rolle. Eine Unterteilung in **obstruktive** und **nicht obstruktive** Harnwegsinfektionen ist sinnvoll. Angeborene Fehlbildungen (Hydronephrose, Megaureter, Harnröhrenklappen und andere Anomalien) sind bei Kindern (vor allem Jungen) in 10–20 % der Fälle Ursache von rezidivierenden Harnwegsinfektionen. Sonographisch lassen sich derartige Ursachen in der Regel gut erkennen; sie sind für die notwendige Behandlungsdauer entscheidend. Bei rezidivierenden Harnwegsinfektionen sollten ggf. weitere Untersuchungen (z. B. Uroflow, Urographie, Miktionszystographie) durchgeführt werden.

Nierensteine können das Resultat einer Harnwegsinfektion selbst, meist mit Proteus-Arten, sein. Dabei handelt es sich zumeist um sogenannte Struvitsteine (Magnesiumammoniumphosphat), die sich im alkalischen Urin als Folge einer Pyelonephritis bilden (11 % aller Nierensteine). Es wurde auch eine primäre Genese von Kalziumphosphat-Nierensteinen durch extrem kleine steinbildende Nanobakterien diskutiert.

Diagnostik: Zuverlässige Untersuchungsmethoden und eine richtige Beurteilung der erhaltenen Ergebnisse sind wesentliche Voraussetzungen für die Therapie. Häufig erfolgt eine unnötige Behandlung, weil Urinkulturen fehlerhaft durchgeführt worden sind.

Urindiagnostik: Zur mikroskopischen und bakteriologischen Urindiagnostik wird in der Regel Mittelstrahlurin verwendet, der nach Reinigung der Urethraöffnung bzw. Vulva mit physiologischer NaCl-Lösung oder schwachen Desinfizienzien, z. B. 2%iger H_2O_2-Lösung, gewonnen wird. Bei Säuglingen wird ein steriler Urinkollektor verwendet, der kurzfristig vor den Genitalien befestigt wird. Bei Erwachsenen wird der Urin in einem sterilen Gefäß aufgefangen; die schnelle Verarbeitung des Urins innerhalb von 30 min oder eine sofortige Abkühlung auf 4 °C und ein rascher Transport zum Untersuchungslabor sind essenziell. Bei dringendem Krankheitsverdacht kann es zweckmäßig sein, Katheterurin zu untersuchen. Eine sichere Methode zur Uringewinnung ist die suprapubische Blasenpunktion bei gefüllter Blase (auch bei Säuglingen möglich). Bei liegendem Blasendauerkatheter kann das Ergebnis von Urinkulturen vieldeutig sein; ggf. ist auch hier die Durchführung einer Blasenpunktion (nach Zustöpseln des Katheters) notwendig. Bei Fehlen eines nahegelegenen bakteriologischen Untersuchungslabors sollte das Objektträgerkulturverfahren benutzt werden (s. u.).

Untersuchung auf Zellen: Der frische, unzentrifugierte Mittelstrahlurin wird in der Zählkammer mikroskopisch auf Granulozyten (pathologisch > 20/µl) und Erythrozyten untersucht. Die Leukozytenzahl im Urinsediment ist irreführend, da hierbei große, technisch bedingte Schwankungen auftreten. Ein Schnellnachweis von Granulozyten im Urin ist mit Teststreifen möglich (Cytur, Multistix). Er beruht auf dem Chloracetatesterase-Gehalt der Granulozyten und erfasst auch bereits lysierte Zellen. Verglichen mit der Kammerzählung hat der Teststreifen eine Zuverlässigkeit von 90–95 %. Es ergeben sich dabei also auch falsch positive und falsch negative Resultate. Richtige Uringewinnung vorausgesetzt, sind Teststreifen in der Praxis und bei Hausbesuchen, aber auch zur regelmäßigen Selbstkontrolle des Patienten sehr sinnvoll.

Mikroskopischer Erregernachweis im frischen, unzentrifugierten Mittelstrahlurin: Normalerweise sind auf dem mit Methylenblau gefärbten Objektträgerausstrich des Urins keine Bakterien sichtbar. Werden Keime mikroskopisch nachgewiesen, so liegt eine eindeutig pathologische Bakteriurie vor (> 100 000 Bakterien/ml Urin).

Bestimmung der Keimzahl: Keimzahlen > 100 000/ml Mittelstrahlurin werden (in falscher englischer Übersetzung) als **»signifikante Bakteriurie«** bezeichnet (besser wäre »relevante Bakteriurie«) (Abb. 13.1-1). Verunreinigungen oder Keime der Urethraflora kommen in kleinerer Zahl vor (meist unter 10 000/ml, Grenzbereich 10 000–100 000 Keime/ml). Nach internationalen Vereinbarungen sind unter speziellen Voraussetzungen auch bereits niedrige Keimzahlen ein Hinweis auf eine relevante Bakteriurie; so ist z. B. bei Nachweis von Staphylococcus aureus im Urin vor allem von Männern von einer behandlungsbedürftigen Infektion auszugehen (Tab. 13.1-1).

Bei der unbehandelten akuten Pyelonephritis gehen Keimzahl und Zellgehalt parallel. Eine hohe Keimzahl im Urin bei normalem Leukozytengehalt erweckt den Verdacht auf unsachgemäße Uringewinnung; es kann aber auch eine sog. asymptomatische Bakteriurie bestehen, die als Vorstufe einer Pyelonephritis aufgefasst werden muss.

> Generell ist es besser, zweifelhafte Befunde (ohne klinische Beschwerden) zu kontrollieren, als sofort eine antibiotische Behandlung zu beginnen.

Objektträgerkulturen können heute in jeder Praxis und jedem Kliniklaboratorium durchgeführt werden. Die Interpretation der 12–18 h bebrüteten Kulturen ist relativ einfach und kann von erfahrenem Hilfspersonal durchgeführt werden. Das Fehlen einer Bakteriurie schließt ohne Vorbehandlung eine bakterielle Harnwegsinfektion weitgehend aus.

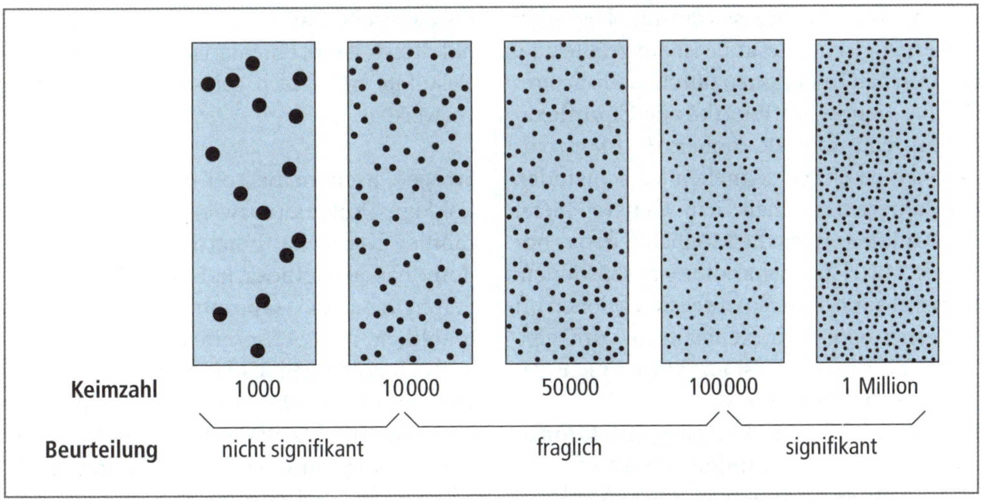

Abb. 13.1-1 Keimzahlbestimmung im Mittelstrahlurin mit dem Objektträgerkulturverfahren.

Tab. 13.1-1 Keimzahlbestimmung und Wahrscheinlichkeit einer Harnwegsinfektion (Definition der Bakteriurie im Mittelstrahlurin, wie diese unter anderem für Studien Verwendung findet).

Art und Bezeichnung der Infektion (gültig nur unter Nachweis einer gleichzeitigen Pyurie!)	Erforderliche Keimzahl (CFU) im Urin (Definition)
asymptomatische Bakteriurie ohne Pyurie	2 × ≥ 100 000 CFU/ml
akute unkomplizierte Zystitis bei Frauen:	
• gramnegative Erreger	≥ 1 000 CFU/ml
• grampositive Erreger (nur Staphylokokken!)	≥ 100 CFU/ml
akute unkomplizierte Pyelonephritis:	
• gramnegative Erreger	≥ 10 000 CFU/ml
• grampositive Erreger (nur Staphylokokken!)	≥ 1 000 CFU/ml
akute komplizierte Zystitis und Pyelonephritis	≥ 10 000 CFU/ml
Harnwegsinfektion bei Männern (jede)	≥ 10 000 CFU/ml

CFU = *colony forming unit*, koloniebildende Einheit.

Antibiogramm: Die Korrelation zwischen Antibiogramm und klinischem Erfolg ist bei Harnwegsinfektionen relativ schlecht. Hohe Konzentrationen der Antibiotika im Urin können auch bei resistent erscheinenden Keimen noch zu klinischen Erfolgen führen. Herkömmliche Antibiogramme sind jedoch auf Konzentrationen ausgerichtet, die im Gewebe erreicht werden. Kontrollen während und nach der Behandlung sind häufig informativer als Antibiogramme. Der Wert bakteriologischer Befunde ist am größten bei chronischen Infektionen durch mehrfach resistente Keime. Antibiotika wie Ciprofloxacin führen infolge der hohen Harnkonzentrationen zu einem schnellen Verschwinden der Bakterien aus dem Urin. Generell bietet das Antibiogramm die Möglichkeit, das optimale Mittel zur Behandlung auszuwählen. Da bei chronischen Harnwegsinfektionen oft hochresistente Bakterienstämme vorliegen, kann freilich auf Antibiogramme nicht generell verzichtet werden.

Bei **unkomplizierten Harnwegsinfektionen** wird unter Praxisbedingungen weitgehend ohne Antibiogramm behandelt. Moderne Fluorchinolone wirken so breit, dass das Risiko resistenter Erreger bei Erstbehandlung und außerhalb des Krankenhauses hierbei immer noch relativ klein ist. Die Identifizierung der Keime und die Erstellung des Antibiogramms sind teuer und benötigen im Gegensatz zur Anzüchtung ein gut ausgerüstetes bakteriologisches Laboratorium. Bei **komplizierten Harnwegsinfektionen** sollte nicht der Urin, sondern die bewachsene Objektträgerkultur an das bakteriologische Labor geschickt werden. Der Nitrittest ist problematisch. Nur positive Resultate mit frisch gelassenem Urin sind verwertbar.

Erreger: Escherichia coli 60–80 %, Enterokokken, Proteus (vorwiegend Proteus mirabilis), Klebsiella, Enterobacter und Pseudomonas aeruginosa je 5 %. Seltener sind Staphylococcus saprophyticus, B-Streptokokken und Anaerobier, bei Urethritis auch Gonokokken, Chlamydia trachomatis, Ureaplasma urealyticum und Mycoplasma hominis. Infektionswechsel, Mischinfektionen und Infektionen durch hochresistente Erreger sind bei chronischer Pyelonephritis und nach urologischen Eingriffen relativ

Tab. 13.1-2 Dosierung zur Antibiotika-Therapie bei Harnwegsinfektionen.

Therapeutikum	Mittlere Tagesdosis bei kontinuierlicher Therapie		Dosierungsintervall (h)	In der Gravidität anwendbar	Dosis bei Einmaltherapie (g)
	Kinder (mg/kg)	Erwachsene (g)			
Amoxicillin	50	1,5	8	ja	2,0–3,0
Amoxicillin/Clavulansäure	45	1,875	8	nein	1,875 (= 3 Tbl.)
Cefaclor	50	1,5	8	ja	?
Cefadroxil	25	1	12	ja	?
Cefixim, Cefpodoxim	8	0,4	12–24	ja	0,4
Ceftibuten	9	0,4	12	ja	?
Cefuroximaxetil	10	0,5	12	ja	?
Co-trimoxazol	48	1,92	12	nein[2]	1,92
Trimethoprim	4	0,4	12	nein[2]	0,4
Nitrofurantoin	> 3. Monat: (3–)5	0,2	6 (8)	ja (nicht 3. Trimenon)	?
Norfloxacin	kontraindiziert[1]	0,8	12	nein	0,4
Levofloxacin	kontraindiziert[1]	0,5–0,75	24	nein	0,75
Ciprofloxacin	kontraindiziert[1]	0,5–1	12	nein	0,75
Fosfomycin[3]	100–300	9–16	8	ja	3
Aztreonam	100–150	2–4	(8–)12	ja	?
Cefuroxim	60	3,0–4,5	8	ja	3,0
Cefotaxim	60	3,0–4,0	8–12	ja	1,0
Ceftriaxon	50–100	1,0	24	ja	1,0
Ceftazidim	60	3,0–4,0	8–12	ja	?
Mezlocillin, Piperacillin	100	6,0	8–12	ja	2–5
Ertapenem	15–30	1	24	nein	1
Imipenem	30	1,5–2	8–12	ja	0,5
Meropenem	30	1,5–3,0	8–12	ja	?
Gentamicin	5–7,5	0,16–0,24	12–24	ja	0,16
Amikacin	15	0,5–1,0	12–24	nein	0,5

[1] Die Kontraindikation von Chinolonen bei Kindern wurde zurecht wesentlich relativiert: Inzwischen sind bereits sehr viele Kinder behandelt worden, ohne dass es zu den nach den Tierexperimenten befürchteten Knorpelschäden kam. Vor allem Ciprofloxacin kann nicht nur bei fehlenden Alternativen wie z. B. bei Pseudomonas-Infektionen, sondern auch bei Kurzzeitbehandlung (1–2 Wochen) mittlerweile weitgehend sicher im Off-label-Use eingesetzt werden.

[2] Trimethoprim nicht im 1. Trimester, Sulfamethoxazol nicht im 3. Trimester.

[3] Zur oralen Behandlung Fosfomycin-Trometamol, 8 g Fosfomycin-Granulat entsprechen 3 g Fosfomycin.

häufig. Häufig wechselnde Kulturbefunde, auch Mischinfektionen mit wechselnden Erregern, deuten auf eine Verunreinigung des Urins durch die Genitalflora hin. Katheter- oder Punktionsurin ist normalerweise steril.

Grundsätzliches zur Therapie: Bei akuten Symptomen einer Harnwegsinfektion muss eine Therapie eingeleitet werden, ehe das Ergebnis der bakteriologischen Untersuchung vorliegt. Hierbei sind die Vorgeschichte des Patienten und der Ort der Behandlung wichtig. Bei erstmaliger Harnwegsinfektion (ohne vorausgegangene Operation) sind resistente Erreger (Pseudomonas, Enterobacter) kaum zu erwarten. Im Krankenhaus oder z. B. in Pflegeeinrichtungen muss allerdings auch bei Erstinfektionen schon oft mit sehr resistenten Erregern gerechnet werden (Chinolon-Resistenz, ESBL etc.). Hier ist die Kenntnis der örtlichen Resistenzlage mitentscheidend für die primäre Auswahl des Antibiotikums. Zumindest für eine Kurzzeittherapie (bis 7 Tage) und ohne Niereninsuffizienz ist das seit 60 Jahren bekannte und erprobte Nitrofurantoin unter der aktuellen Resistenzsituation wieder eine Therapiealternative, zumal die gastrointestinale Verträglichkeit der Tabletten verbessert wurde.
Die **Initialtherapie** sollte prinzipiell trotz zunehmender Resistenz bevorzugt noch mit Ciprofloxacin oder Levofloxacin erfolgen (Dosierung s. Tab. 13.1-2). Co-trimoxazol ist die traditionelle, aber weniger effektive Alternative. Hohe regionale Chinolon-Resistenz (> 25–40 %) kann ggf. eine initiale Behandlung mit Fosfomycin-Trometamol, einem Oralcephalosporin oder wieder mit Nitrofurantoin erfordern. Bei Eintreffen des bakteriologischen Befundes wird die Behandlung unter Berücksichtigung des Antibiogramms fortgesetzt und ggf. modifiziert.
Die **intravesikuläre Instillation** eines Antibiotikums reicht zur Therapie von Harnwegsinfektionen nicht aus. Wenn überhaupt intravesikuläre Instillationen vorgenommen werden, sollte man Desinfektionsmitteln bevorzugen. Dabei müssen zur Vermeidung von Irritationen die Dosierungsvorschriften (Tab. 13.1-3) beachtet werden.

Tab. 13.1-3 Konzentration von Lösungen zur intravesikulären Instillation und Spülung.

Mittel	Konzentration
Chlorhexidin	0,02 %
Gentamicin	0,5–1,0 %
Neomycin	0,5 % und 1,0 %
Polymyxin B-Sulfat	0,1 %
Amphotericin B	100 mg/ml

Behandlungsdauer: Nach früherer Auffassung bestand die Therapie von Harnwegsinfektionen generell aus einer 10–14 Tage dauernden Behandlung mit Antibiotika. Es hat sich jedoch gezeigt, dass unkomplizierte Infektionen der unteren Harnwege bei jüngeren Frauen durch eine Einmaltherapie (eine einzige Dosis) oder Kurzzeittherapie (max. 3 Tage) erfolgreich behandelt werden können (Abb. 13.1-2). Die häufigen Harnwegsinfektionen älterer Frauen mit Descensus oder anderen obstruktiven Faktoren erfordern allerdings eine etwas längere Therapie (z. B. für 5–7 Tage).

Therapieprinzip »Responder – Non-Responder«
Eine Unterteilung in Harnwegsinfektionen, die auf eine Einmaltherapie ansprechen (»Responder«), und Harnwegsinfektionen, die auf eine Einmaltherapie nicht ansprechen (»Non-Responder«), ist sinnvoll.

Das Vorliegen obstruktiver Faktoren, Konkremente, vorausgegangene urologische Eingriffe sowie die klinischen Zeichen einer akuten Pyelonephritis sprechen gegen eine Einmaltherapie. Bei chronischer Pyelonephritis und bei Harnwegsinfektionen von Männern ist die früher empfohlene Behandlungs-

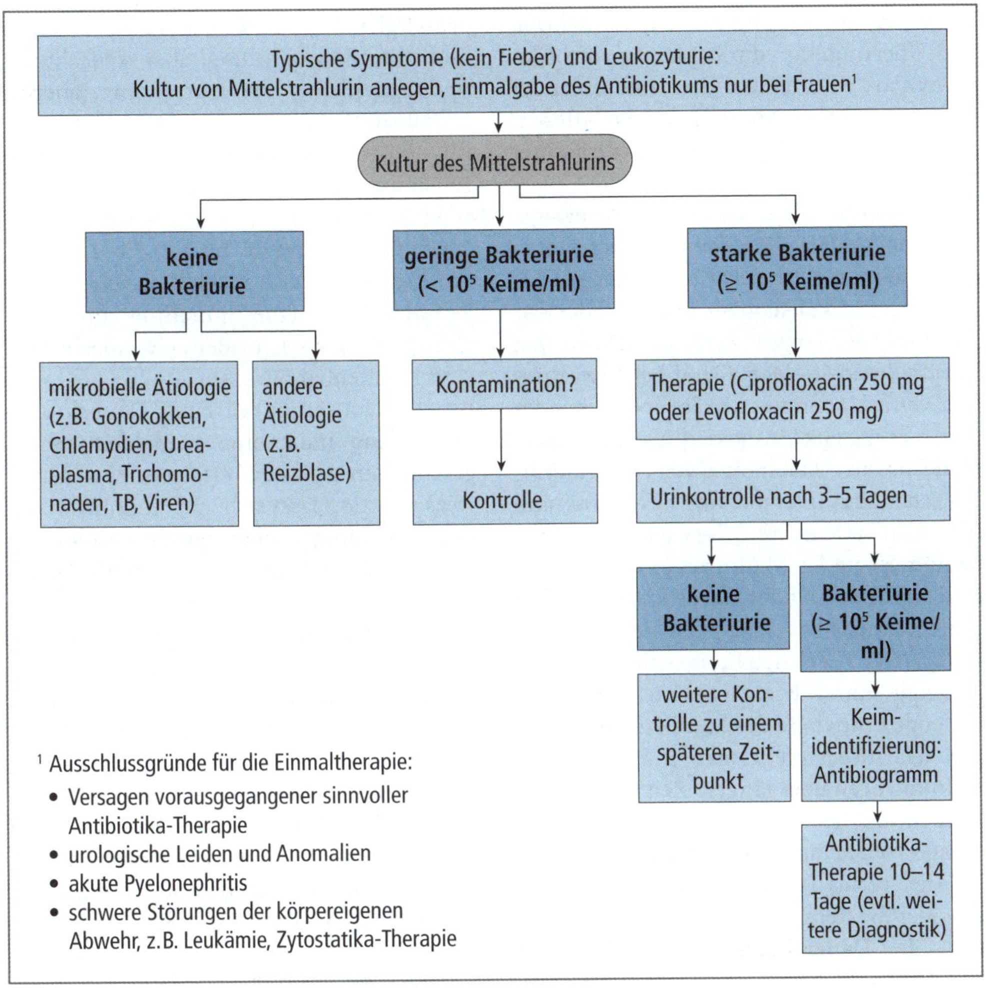

Abb. 13.1-2 Schema der Einmaltherapie von unkomplizierten Harnwegsinfektionen bei Frauen.

dauer von 10–14 Tagen jedoch zu kurz. Die Therapie sollte hierbei über einen längeren Zeitraum (1–2 Monate) erfolgen.

Bei **jüngeren Frauen** mit einer **akuten unkomplizierten Harnwegsinfektion** genügt meist eine Einmaltherapie (s. Tab. 13.1-2). Neben Levofloxacin oder Ciprofloxacin, Oralcephalosporinen und Fosfomycin-Trometamol mit erweitertem Spektrum (z. B. Cefixim) sind zur Einmaltherapie auch injizierbare Antibiotika, wie Ceftriaxon oder Gentamicin, geeignet. Es gibt aber auch Untersuchungen über geringfügig bessere Resultate mit einer verlängerten Therapie über 3 Tage. Symptome einer akuten Pyelonephritis sowie Hinweise auf obstruktive Faktoren verbieten eine Einmaltherapie. Wenn bei regelmäßigen Nachuntersuchungen ein Rezidiv festgestellt wird, ist eine erneute Behandlung notwendig. Da Spermizide (auch an Kondomen) das Risiko für Harnwegsinfektionen deutlich erhöhen, sollte bei rezidivierenden Infektionen ggf. auf diese verzichtet werden. Bei Einmaltherapie sind Urinkontrollen nach 48 h, 5 Tagen sowie 10 Tagen ratsam. Bei der sog. **Honeymoon-**

Zystitis ist vorwiegend mit einer Infektion und Übertragung von Staphylococcus saprophyticus zu rechnen, die trotz fehlender Symptome beim Mann auch bei diesem mitbehandelt werden sollte – ähnlich einer Gonorrhoe.

Bei **Männern** mit einer **akuten Harnwegsinfektion** und bei allen komplizierten Harnwegsinfektionen (mit Abflusshindernis) behandelt man konsequent über mindestens 20 Tage (oder länger, wenn es sich um ein Rezidiv handelt). Dabei sind bei Erwachsenen Gyrase-Hemmer erfolgversprechender als Co-trimoxazol, Amoxicillin oder Oralcephalosporine. Unabhängig von der bakteriologischen Erstuntersuchung des Harns sind bei jedem Patienten 2–3 Tage nach Therapiebeginn erneut Urinkulturen anzulegen, um eine Sterilisierung des Harns unter der Therapie festzustellen. Eine persistierende Bakteriurie ist ein Zeichen für eine ungenügende Therapie (durch Erregerwechsel, Resistenz, fehlende Einnahme des Medikaments u. a.).

Alle Harnwegsinfektionen müssen durch **Urinkulturen** über längere Zeit kontrolliert werden, um ein Rezidiv (durch denselben Erreger) oder eine Reinfektion (durch andere Erreger) rechtzeitig zu erkennen. Das Rezidiv oder die Reinfektion wird erneut behandelt. Eine **Dauertherapie** kommt bei nicht zu beseitigender Harnwegsobstruktion (z. B. infizierter Nierenstein mit rezidivierenden Fieberschüben) infrage.

Eine andere Form der Dauerbehandlung ist die **Reaszensionsprophylaxe** bei rezidivierenden Harnwegsinfektionen jüngerer Frauen. Die Ursache hierfür liegt offenbar in einem Versagen der Mechanismen, die eine Aszension von Bakterien durch die Urethra verhindern. Sexualaktivitäten, aber auch unterlassene Miktion bei Harndrang spielen dabei eine Rolle. Bei Frauen kann die lang dauernde Einnahme von Therapeutika in kleiner Dosis das Risiko einer erneuten Harnwegsinfektion vermindern. Geeignet für eine Reaszensionsprophylaxe sind Co-trimoxazol (tgl. 0,24–0,48 g) oder Trimethoprim (tgl. 0,2 g) oder Cefalexin (tgl. 250 mg) und mit guter Wirkung, aber schlechterer Verträglichkeit, Nitrofurantoin (abends 1 × 50–100 mg).

Eine kostengünstige Alternative zur Reaszensionsprophylaxe ist die sofort einsetzende, einmalige Selbstbehandlung mit 1,92 g Co-trimoxazol oder 0,25–0,5 g Ciprofloxacin bei den ersten Anzeichen eines Rezidivs. Auch eine Einnahme von 0,48 g Co-trimoxazol nach jedem Geschlechtsverkehr ist offenbar wirksam.

Bei der Notwendigkeit einer **Dauerkatheterisierung** muss eine Urinableitung im geschlossenen System erfolgen. Eine Harnwegsinfektion lässt sich auch hiermit weder durch Spülungen noch durch Antibiotika-Prophylaxe auf Dauer vermeiden. Bei länger liegendem Katheter ist zu überlegen, inwieweit eine intermittierende Katheterisierung durchführbar ist. Eine suprapubische Blasendrainage führt seltener zu Infektionen als ein Dauerkatheter in der Harnröhre; sie ist zumindest bei Männern günstiger, da sie die Komplikation einer sekundären Epididymitis vermeidet. Die wichtigste Maßnahme bei einer Katheter-bedingten Harnwegsinfektion ist die Entfernung oder das Auswechseln des infizierten Katheters.

Kriterien des Behandlungserfolgs: Sterilisierung des Urins nach 24- bis 48-stündiger Therapie, Rückgang der Leukozyturie, Entfieberung, Rückgang der Dysurie. Regelmäßige Kontrollen der Zellzahl im Urin und der Urinkultur während und nach Beendigung der Therapie sind ratsam. Die Fortdauer einer Bakteriurie spricht für ein Versagen der Therapie oder einen Infektionswechsel. Wenn keine Bakterienkultur angelegt worden ist, reicht bei Frauen mit einer unkomplizierten Harnwegsinfektion der Rückgang der Symptome und der Leukozyturie (Teststäbchen) zur Beurteilung aus.

Relativ häufig werden bei Mischinfektionen durch die antibakterielle Therapie Bakterienstämme selektiert, die gegen das angewand-

te Antibiotikum resistent sind. So kommt es unter Therapie mit Amoxicillin häufig zu einer Selektion von Ampicillin-resistenten Klebsiellen. Das ist ein Grund, bei der Therapie von Harnwegsinfektionen möglichst breit wirksame Antibiotika zu bevorzugen.
Ein **Versagen der Antibiotika-Therapie** kann verschiedene Gründe haben: Mischinfektion, Infektionswechsel, sekundäre Resistenzentwicklung, mechanische Faktoren (Abflusshindernisse, Konkremente, Fehlbildungen), Fremdkörper mit Biofilm wie Ureterstents, Prostatitis, Fehldiagnose (Nierentuberkulose, Trichomoniasis), unzureichende Therapie (Unterdosierung, zu kurze Therapiedauer, Wahl des falschen Mittels).

Pilzinfektionen des Urogenitaltraktes

Entstehung: Mit Pilzinfektionen der Harnwege ist vor allem bei Langzeitkatheter- oder Langzeit-Antibiotika-Behandlung zu rechnen. Weitere Risikofaktoren sind Diabetes mellitus, chronische Harnwegsobstruktionen, urologische Eingriffe, Stents und Immunsuppression.
Für eine Candidurie gibt es im Gegensatz zu Bakteriurie keine Keimzahlbestimmung, die auf eine relevante, behandlungsbedürftige Infektion schließen lässt. Auch der Nachweis von Pseudohyphen lässt keine Unterscheidung von Infektion und z. B. Kontamination durch perineale Flora zu. Lediglich das Fehlen einer Leukozyturie spricht bei nicht immunsupprimierten Patienten gegen eine invasive Infektion. Im Rahmen von Begleiterkrankungen und bei Fieber ist jedoch auch mit invasiven Infektionen, Nieren- und Blasenabszessen sowie hämatogener Streuung zu rechnen.

Erreger: Wesentliche Erreger sind Candida albicans, Candida parapsilosis und Candida glabrata.

Therapie: Eine erstmals aufgetretene **asymptomatische Candidurie** erfordert zunächst keine antimykotische Behandlung, vor allem wenn infrage kommende, infizierte Fremdkörper und Katheter entfernt werden können. Ausnahmen sind Candidurien bei Neonaten und ggf. Kleinkindern, notwendiger unverzüglicher Wechsel der Katheter, nachfolgend geplante urologische Eingriffe oder Candidurien bei Hochrisiko-Patienten für disseminierte Pilzinfektionen wie z. B. knochenmarktransplantierte Patienten.
Bestehen zusätzlich typische Symptome und Befunde einer **Zystitis** oder lässt sich eine **Pyelonephritis** nachweisen, so ist immer eine antimykotische Behandlung indiziert. Unter allen Azolen erreicht nur Fluconazol (in hoher Dosierung) relevante Urinkonzentrationen, alle anderen Azole werden wie auch die Echinocandine nicht oder nur minimal über die Niere ausgeschieden, können aber vor allem aufgrund guter Gewebespiegel bei invasiven Infektionen dennoch wirksam eingesetzt werden. Fluconazol-empfindliche Erreger werden mit Amphotericin B nicht besser und wirksamer eliminiert, sodass zu deren Therapie in erster Linie Fluconazol in einer Dosierung von 200 mg (3 mg/kg) 2 × täglich oral oder i. v. für ca. 14 Tage (bzw. mehrere Tage perioperativ) einzusetzen ist. Eine doppelte Startdosis von 400 mg erscheint angebracht. International übliche Dosisunterschiede zwischen Zystitis und Pyelonephritis erscheinen bei guter Verträglichkeit und zunehmendem Anstieg der Fluconazol-MHK von Candida spp. auch wegen der klinisch problematischen Differenzierung der beiden Erkrankungen nicht sinnvoll. Bei Niereninsuffizienz sollte die mögliche Höchstdosis gewählt werden, um subtherapeutische Konzentrationen weitgehend zu vermeiden. Fluconazol-resistente Erreger werden in der Regel sicher systemisch mit Amphotericin B oder der liposomalen Variante behandelt, isolierte oder kombinierte Blasenspülungen sind heute kaum noch erforderlich, können jedoch bei

Organsysteme

hartnäckigen Rezidiven und nicht entfernbarem Fremdmaterial indiziert sein. Kurzzeittherapien sind bei urologischen Pilzinfektionen nicht erprobt, häufig beobachtete Rezidive erfordern je nach Lokalisation und Schweregrad der Erkrankung deshalb vermutlich eine **Behandlungsdauer** von mindesten 7 oder 14 Tagen.

Pyelonephritis

Akute Pyelonephritis: Eine akute Pyelonephritis mit Fieber, Nierenklopfschmerz, Leukozytose, hoher BSG, hohem CRP bedeutet ein erhebliches Risiko für den Patienten. Hieraus entwickelt sich leicht eine Urosepsis oder eine nekrotisierende Pyelonephritis mit bleibender Nierenschädigung; evtl. entstehen dabei auch Nierensteine oder Stenosen. Häufig sind mechanische Faktoren (Konkremente, Abflusshindernisse, Fehlbildungen) Ursachen einer akuten Pyelonephritis. Das Erregerspektrum ist ähnlich wie bei den akuten Harnwegsinfektionen (s. S. 612).

Therapie: Eine Pyelonephritis sollte mit Co-trimoxazol, Cephalosporinen (Cefixim, Cefpodoxim) oder bei Erwachsenen mit Ciprofloxacin behandelt werden. Durch hinreichende Erfahrung, z. B. auch bei Mukoviszidose-Therapie, erscheint auch bei Kindern unter 5 Jahren mittlerweile eine zeitlich begrenzte Behandlung mit Ciprofloxacin hinsichtlich der Gelenkentwicklung unproblematisch. Gegen das früher oft verwandte Amoxicillin ist heute etwa ein Drittel aller Stämme von Escherichia coli resistent. Allerdings hat auch der Prozentsatz von Escherichia coli mit Resistenz gegen Co-trimoxazol und Ciprofloxacin erheblich zugenommen. Komplizierte Formen, wie **Pyelonephritis nach urologischem Eingriff**, erfordern eine parenterale Therapie mit einem Cephalosporin, Piperacillin/Tazobactam oder einem Chinolon (Ciprofloxacin, Levofloxacin). Die Carbapeneme sind gut wirksame Reservepräparate. Nach klinischer Besserung der akuten Pyelonephritis findet dann eine mehrwöchige orale Therapie je nach Antibiogramm statt (10–20 Tage). Eine Kurzzeittherapie einer akuten Pyelonephritis ist nicht ausreichend! Bei einem oder mehreren Rezidiven wird die Behandlung länger (über 6–12 Wochen) durchgeführt als bei der ersten Reinfektion.

Chronische Pyelonephritis: Chronische Pyelonephritiden wurden früher nicht genügend differenziert. Dahinter verbergen sich rezidivierende Pyelonephritiden, chronisch-obstruktive Harnwegsinfektionen (z. B. infizierte Nierensteine, Nephrokalzinose), aber auch sekundär infizierte interstitielle Nephritiden anderer Genese (z. B. Phenacetin-Niere). Die Exazerbation einer chronischen Pyelonephritis sollte wie eine akute Erkrankung therapiert werden; dabei müssen frühere Urinbefunde berücksichtigt werden. Häufig liegen Infektionen durch resistente Keime (Proteus vulgaris, Pseudomonas, ESBL u. a.) vor. Bei der chronischen Pyelonephritis sind regelmäßige Urinkontrollen wichtig, da Rezidive, Reinfektionen, Infektionswechsel, sekundäre Resistenz sowie Erregerpersistenz häufig vorkommen. Jedes Rezidiv und jede Reinfektion sollten erneut gezielt behandelt werden.

Therapie: Bei chronischer Pyelonephritis können Bakterien über lange Zeit im Nierenmark persistieren. Daher ist eine Langzeittherapie über mehrere Monate sinnvoll. Bei ausgeprägten anatomischen oder funktionellen Veränderungen ist eine lang dauernde Suppressionsbehandlung mit einem Gyrase-Hemmer, evtl. auch mit Co-trimoxazol, anzuraten.

Schwangerschafts-Pyelonephritis: Eine Pyelonephritis ist in der Schwangerschaft relativ häufig. Nicht selten löst die Gravidität den akuten Schub einer schon länger bestehenden, bisher unbemerkten chronischen Harnwegsinfektion aus. Eine akute Pyelonephritis kann aber auch die Schwangerschaft gefährden.

Therapie: Die Behandlung in der Schwangerschaft ist im Prinzip dieselbe wie bei jeder akuten Pyelonephritis. Sie wird aber dadurch erschwert, dass einige Mittel aus Verträglichkeitsgründen (wegen einer möglichen Schädigung des Fetus) in der Schwangerschaft nicht gegeben werden sollten (Aminoglykoside eingeschränkt, Doxycyclin, Co-trimoxazol, Nitrofurantoin bei G6PD-Mangel, Gyrase-Hemmer wie Ciprofloxacin u. a.). Sulfonamide sind in den ersten 4 Schwangerschaftsmonaten nicht erlaubt, da sie im Tierversuch teratogen wirken. Auch in den letzten Tagen vor dem Geburtstermin sind Co-trimoxazol und andere Sulfonamide kontraindiziert, weil sie beim Neugeborenen zu verstärktem Ikterus führen können. Praktisch stützt sich daher die orale Therapie der Harnwegsinfektionen in der Schwangerschaft in erster Linie auf Amoxicillin (ohne Clavulansäure!) und Oralcephalosporine. Parenteral können gut verträgliche Betalactam-Antibiotika, wie Cefuroxim, Ceftriaxon, Mezlocillin und Imipenem angewandt werden, weshalb zur Sicherheit frühzeitig auch ambulant eine entsprechende parenterale Therapie erwogen werden sollte.

Asymptomatische Bakteriurie: Da einer Schwangerschafts-Pyelonephritis oft eine asymptomatische Bakteriurie vorausgeht, werden für alle Schwangeren Vorsorgeuntersuchungen empfohlen.

Therapie: Bei Feststellung einer Bakteriurie sollte eine Therapie mit Amoxicillin oder Cefixim durchgeführt werden. In der Schwangerschaft ist eine Einmaltherapie weniger wirksam, da hier oft Obstruktionen vorliegen.

Zystitis

Eine sichere Trennung der Zystitis von einer Pyelonephritis ist nach den klinischen Symptomen nicht immer möglich. Dysurische Harnbeschwerden beruhen nur in einem Teil der Fälle auf einer Zystitis und können auch durch eine Urethritis (z. B. bei einer Gonorrhoe, Chlamydien- oder Trichomonaden-Infektion) bedingt sein. Bei einer Zystitis fehlen Fieber, Leukozytose, Senkungsbeschleunigung, CRP-Anstieg und Klopfschmerz der Nierenlager. Starke Schmerzen, evtl. mit blutigem Urin, kommen auch bei prognostisch günstiger Zystitis vor. Oft ist aber eine Zystitis nur die Teilerscheinung einer Pyelonephritis, selten einer Nierentuberkulose.

Erreger: Als Erreger kommen vor allem Escherichia coli, seltener andere Enterobakterien sowie Staphylococcus saprophyticus in Betracht. Eine **akute hämorrhagische Zystitis** kann auch durch Adenoviren oder (bei onkologischen Patienten) toxisch durch Cyclophosphamid hervorgerufen werden.

Therapie: Die Therapie (wichtig zur Verhinderung einer aufsteigenden Infektion und Pyelonephritis) muss das typische Erregerspektrum berücksichtigen. Bei Frauen ist eine Einmaltherapie (s. Abb. 13.1-2, S. 615) mit einem Ciprofloxacin oder Levofloxacin und Co-trimoxazol empfehlenswert. Oralcephalosporine, Amoxicillin oder orales Fosfomycin sind Reservemittel, evtl. auch Ceftriaxon i. v. oder ein Aminoglykosid. Ein Versagen der Einmal- bzw. auch der Kurzzeittherapie (3 Tage) bei Sensibilität der Erreger kann auf einer bisher nicht erkannten Nierenbeteiligung beruhen. Eine wirksame Therapie der Zystitis führt in der Regel zur prompten Besserung der subjektiven Beschwerden. Wenn im Urin bei dysurischen Beschwerden keine Erreger nachweisbar sind, ist eine Antibiotika-Therapie nur dann indiziert, wenn eine Gonorrhoe, Trichomonaden- oder eine Chlamydien-Infektion vorliegt. Für die nicht seltenen rezidivierenden Harnwegsinfekte bei Frauen kommen mehrere Regime infrage, von denen je nach Erreger und Resistenz z. B. Co-trimoxazol 480 mg 3 × pro Woche, Cefalexin oder Ciprofloxacin je 125 mg/Tag, Nitrofurantoin 50 mg/Tag oder 3 g Fosfomycin alle 7–10 Tage vergleichbar gute Ergebnisse zeigen. Bis auf Fosfomycin sind in gleicher Einmaldosis diese Substanzen auch zur postkoitalen Prophylaxe bei rezidivierenden Infektionen gut wirksam.

Prophylaxe: Aus einigen Studien gibt es ernstzunehmende Hinweise auf die prophylaktische Wirkung der amerikanischen Moosbeere »Cranberry« (Vaccinium macrocarpon Aiton, Ericaceae), vergleichbar der Preiselbeere (Vaccinium vitis-idaea, Ericaceae). Jedoch fehlt eine klare Evidenz. Problematisch ist bei allen Studien die unklare Dosierung und Zubereitung. So ist verglichen mit dem reinen Saft der Moosbeere der sog. Nektar um zwei Drittel schwächer und Konzentrate sowie Trockenextrakte um das 5- bis 8-fache und Saftpulver sogar um das 30-fache höher konzentriert. Oligomere Procyanidine sollen als wichtige Inhaltsstoffe dafür verantwortlich sein, in einer Dosierung von 36–38 mg Procanidin (entspricht ca. 100 ml reinem Saft) eine Adhäsion der Bakterien an die Blasenepithelien zu verhindern. Preiselbeersaft ist eventuell noch wirkungsvoller und eine tägliche Dosis von 100 mg Muttersaft bzw. von äquivalenten Dosierungen anderer Zubereitungen ist auch bei Kindern zumindest kaum schädlich.

Urethritis

Entstehung: Auslösende Ursachen können Meatusstenosen, Fremdkörper, Tumoren, periurethrale Abszesse oder Divertikel sein. Eine kindliche Urethritis kann auch durch Oxyuren bedingt sein oder bei einer Vulvovaginitis auftreten. Bei einer Herpes-simplex-Virus- oder Chlamydien-Infektion besteht nicht selten gleichzeitig eine Erkrankung des Sexualpartners.
Ein Nachweis ist im Harnröhrensekret möglich. Bei Frauen können Chlamydien auch durch Untersuchung von Zervixsekret festgestellt werden. In der ersten Harnportion ist der Leukozytengehalt höher als in den folgenden Portionen.

Erreger: Als Erreger kommen u. a. Gonokokken, Chlamydia trachomatis, Escherichia coli, Proteus, Ureaplasma urealyticum, Mycoplasma genitalium vor.

Grundsätzliches zur Therapie: Bei bakteriell bedingter Urethritis ist oft eine länger dauernde Antibiotika-Therapie erforderlich, da sich sonst periurethrale Abszesse, Harnröhrenstrikturen, aszendierende Infektionen oder eine Epididymitis entwickeln können. Eine Instillation von Desinfizienzien in die Urethra war vor der Antibiotika-Ära das Mittel der Wahl; es gibt keine vernünftigen Gründe, diese schmerzhafte Uralt-Therapie wieder aufzunehmen.

Mykoplasmen-Infektion: Bei einer Mykoplasmen-Infektion (durch Ureaplasma urealyticum bzw. Mycoplasma genitalium) wirken Doxycyclin und Makrolide sowie Ciprofloxacin/Levofloxacin.

Herpes-simplex-Urethritis: Bei Herpes-simplex-Urethritis gibt man systemisch Aciclovir (s. S. 348).

Gonorrhoe: Bei Gonorrhoe (im Urethraexsudat gramnegative intrazellulär gelegene Diplokokken) erfordert die derzeitige Resistenzsituation eine Einmaltherapie mit Ceftriaxon. Zumindest in Großstädten wie auch im Ausland ist mit einer mehr als 20%igen Resistenz gegen Penicillin, Tetracyclin oder Gyrase-Hemmer zu rechnen. Wegen einer oft gleichzeitigen Chlamydien-Infektion ist eine anschließende Behandlung mit Doxycyclin oder Azithromycin ratsam (s. S. 174).

Chlamydien-Urethritis: Weitverbreitete Geschlechtskrankheit, häufig auch Ursache der postgonorrhoischen Urethritis, verursacht durch den Erreger Chlamydia trachomatis. In den befallenen Epithelzellen der Urethra treten Einschlusskörperchen auf, die im Giemsa-Präparat eines Urethraabstriches als rötliche Granula im Zellzytoplasma nachweisbar sind (meist in Halbmondform um den Nucleolus angeordnet). Sicherer ist der fluoreszenzserologische Nachweis im mikroskopischen Präparat (mit MikroTrak-Testkit). Eine Anzüchtung in der Zellkultur sowie eine PCR sind in Speziallabors möglich.

Therapie: Zur Therapie verwendet man Doxycyclin, Makrolide, Levofloxacin oder Ciprofloxacin (mindestens 2 Wochen lang). Die Einmaltherapie mit 1 g Azithromycin ist die bequemste Therapieform. Eine evtl. vorhandene bakterielle Sekundärinfektion ist zu berücksichtigen. Doxycyclin wirkt auch bei einer gleichzeitigen Infektion durch Ureaplasmen. Wenn möglich, sollte der Sexualpartner mitbehandelt werden.

Candida-Urethritis: Bei einer Infektion durch Candida albicans gibt man am besten Fluconazol oral, das mit dem Harn in hohen Konzentrationen ausgeschieden wird; gleichzeitig Genital-Soor durch geeignete Creme (z. B. Clotrimazol, Miconazol) behandeln (Gefahr einer endogenen Reinfektion).

Trichomonas-Urethritis: Häufige Ursache einer Urethritis bei Frauen und Männern ist Trichomonas. Übertragung auch bei latenten Infektionen möglich, besonders bei Männern (wichtig bei der Partnersanierung). Milchige, schleimig-eitrige oder rein eitrige Sekretion aus der Urethra, evtl. mit Prostatabeteiligung. Mikroskopischer Nachweis der charakteristischen, beweglichen Erreger im Nativpräparat oder im nach Gram oder Pappenheim gefärbten Ausstrich des Urinsediments oder eines Harnröhrenabstriches.

Therapie: Mittel der Wahl ist Metronidazol wie bei der Trichomonas-Kolpitis (s. S. 636). Eine Einmaltherapie ist mit Tinidazol (einmalig 2 g) möglich. Immer Sexualpartner mitbehandeln!

13.2 Infektionen des männlichen Genitales

Prostatitis

Es gibt eine akute und eine chronische bakterielle Prostatitis, außerdem diverse Formen der nichtbakteriellen Prostatitis.

Akute bakterielle Prostatitis: Bei akuter bakterieller Prostatitis bestehen meist hohes Fieber, Damm- und Rückenschmerzen sowie Dysurie, manchmal auch Harnsperre. Der Mittelstrahlurin enthält oft mehr als 10^5 Bakterien/ml. Eine Untersuchung von Prostatasekret (gewonnen durch Prostatamassage) ist anzustreben.

Erreger: Die Erreger waren früher meist Gonokokken; heute dominieren Enterobakterien. Auch Staphylokokken, Streptokokken, Anaerobier und Chlamydia trachomatis kommen vor.

Therapie: Eine gezielte Therapie ist oft nicht möglich. Gut geeignet ist Co-trimoxazol, da es besser als andere Mittel in das Prostatagewebe eindringt. Levofloxacin und Ciprofloxacin wirken vergleichbar und zusätzlich auch gegen Chlamydien. Bei Gonorrhoe ist Ceftriaxon (tgl. 2 g) zuverlässig wirksam. Selten ist eine operative Behandlung (bei

Abszedierung) notwendig. In schwierigen Fällen kann eine lang dauernde Suppressionsbehandlung, z. B. mit niedrig dosiertem Co-trimoxazol, nützlich sein.

Chronische bakterielle Prostatitis: Bei chronischer bakterieller Prostatitis können Damm- und tiefe Rückenschmerzen sowie Dysurie fehlen. Periodisch treten Symptome einer akuten Harnwegsinfektion ohne höheres Fieber auf. Die chronische bakterielle Prostatitis ist bei älteren Männern die häufigste Ursache von rezidivierenden Harnwegsinfektionen.

Erreger: Mögliche Erreger sind Enterobakterien, Pseudomonas, Enterokokken, auch Tuberkelbakterien, Chlamydien und Gonokokken.

Therapie: Behandlungsversuch in erster Linie mit Co-trimoxazol für 1–3 Monate. Alternativen sind Levofloxacin oder Ciprofloxacin (hohe Wirksamkeit, gute Gewebepenetration). Auch Doxycyclin kann versucht werden.

Nichtbakterielle Prostatitis: Bei der häufigen nichtbakteriellen Prostatitis ist die Ursache der Entzündung unbekannt. Die Symptome sind ähnlich wie bei der chronischen bakteriellen Prostatitis. Eine begleitende Harnwegsinfektion fehlt. Das Prostatasekret enthält reichlich Leukozyten, aber keine Bakterien.

Therapie: Die Therapie ist schwierig. Wenn man bakterielle Erreger nicht sicher ausschließen kann, ist ein Behandlungsversuch mit Clarithromycin oder Doxycyclin gerechtfertigt. Es gibt aber auch ein offensichtlich nicht infektiöses, ätiologisch unklares, chronisches Prostata-Schmerzsyndrom mit Beschwerden wie bei einer Prostatitis, aber negativem Erregernachweis und fehlenden Zellen im Prostataexprimat.

Epididymitis

Entstehung: Eine Epididymitis entsteht meist durch aszendierende Infektion und ist bei jüngeren Erwachsenen i. d. R. eine durch Geschlechtsverkehr übertragene Infektion mit Chlamydien und/oder Gonokokken. Bei älteren Erwachsenen ist sie oft mit einer Prostatitis kombiniert und z. T. nach Katheterismus entstanden. Bei einer Sonderform der Epididymitis bei homosexuellen Männern sind die häufigsten Erreger Enterobakterien oder Pseudomonas. Aus einer Epididymitis entwickelt sich oft eine eitrige Orchitis. Auch eine tuberkulöse Epididymitis sowie eine Epididymitis bei Brucellose kommen vor, spielen in Europa freilich keine große Rolle mehr.

Therapie: Bei jüngeren Erwachsenen ist eine Therapie mit Doxycyclin (tgl. 0,2 g für 3 Wochen) ratsam. Gegen Gonokokken ist Ceftriaxon (s. S. 691) zuverlässig wirksam. **Behandlungsdauer** 10 Tage. Bei der Epididymitis homosexueller Männer sind Chinolone indiziert.

Bei älteren Erwachsenen gibt man Co-trimoxazol oral (2 × tgl. 0,96 g für 4 Wochen), das auch bei Prostatitis wirkt. Eine Alternative ist Cipro- oder Levofloxacin (500 mg/Tag) oral für 4 Wochen.

Orchitis

Eitrige Orchitis: Neben der viralen Orchitis (v. a. bei Mumps, selten auch bei Mononukleose) gibt es eine eitrige Orchitis, die von einer bakteriellen Entzündung des gleichseitigen Nebenhodens ausgeht oder hämatogen entsteht (bei einer Sepsis). Bei einer akuten Orchitis bestehen meist Fieber, starke Schmerzen und Hodenschwellung (Differenzialdiagnose Hodentorsion!).

Erreger: Häufigste Erreger sind Enterobakterien oder Pseudomonas (manchmal gleichzeitig mit Staphylokokken oder Streptokokken).

Therapie: Eine gezielte Therapie ist meist nicht möglich (evtl. Punktion). Eine Therapie mit Imipenem, Meropenem, Piperacillin + Tazobactam, Ciprofloxacin oder Ceftriaxon hat die besten Erfolgschancen. Bei Abszedierung oder Infarzierung des Hodens kann eine Orchidektomie erforderlich sein.

Granulomatöse Orchitis mit chronischem Verlauf: Eine granulomatöse Orchitis mit chronischem Verlauf kommt bei Tuberkulose, Lepra, Aktinomykose, Brucellose, Lues oder einer Pilz-Infektion vor und erfordert eine entsprechende Therapie. Es gibt aber auch eine ungeklärte granulomatöse Orchitis ohne bekannte Erreger.

Fournier-Gangrän des Skrotums

Entstehung: Nekrotisierende Fasziitis des männlichen Genitale. Langsamer Beginn bei älteren Personen, rascher Beginn bei jüngeren Erwachsenen mit Skrotumschwellung und Schmerzen, später ausgedehnten Nekrosen. Übergreifen auf Perineum und Penis möglich.

Erreger: Typische Anaerobier-Infektion (besonders anaerobe Streptokokken). Oft Mischinfektion mit aeroben Keimen (Enterobakterien, Pseudomonas, Staphylococcus aureus, Streptococcus pyogenes).

Therapie: Sofortiger Beginn mit einer breit wirksamen Therapie, z. B. mit Cefotaxim + Clindamycin oder Ceftriaxon + Metronidazol oder mit Imipenem bzw. Meropenem. Bei fortgeschrittener Erkrankung sind chirurgische Maßnahmen (Inzision, Drainage, plastische Deckung) unerlässlich. Es gibt auch eine klinisch und pathogenetisch ähnliche nekrotisierende Vulvanekrose bei der Frau.

14 Infektionen der Knochen und Muskeln

Osteomyelitis

Die Osteomyelitis kann in **4 Hauptformen** auftreten, die eine unterschiedliche Behandlung erfordern:

- als akute hämatogene Osteomyelitis (vorwiegend bei Kindern),
- als akute postoperative oder posttraumatische Osteomyelitis,
- als Kieferosteomyelitis,
- als chronische Osteomyelitis.

Erreger:

- **Akute hämatogene Osteomyelitis:** Bei der akuten hämatogenen Osteomyelitis sind die Erreger meistens Staphylokokken, seltener B-Streptokokken, Bacteroides, Klebsiellen, Salmonellen, Brucellen u. a., bei Kleinkindern und älteren Personen Haemophilus influenzae.
- **Wirbel- oder Schambein-Osteomyelitis:** Bei Heroinsüchtigen wird häufiger auch Pseudomonas als Erreger einer Wirbel- oder Schambein-Osteomyelitis nachgewiesen. Bei immunsupprimierten Patienten kommen auch Pilze wie Candida und Aspergillus vor, bei AIDS-Patienten nicht selten Mykobakterien-Arten (z. B. Mycobacterium avium intracellulare).
- **Posttraumatische Osteomyelitis:** Die posttraumatische Osteomyelitis wird außer durch Staphylokokken unter anderem auch durch Proteus, Pseudomonas aeruginosa oder Escherichia coli hervorgerufen (häufig Mischinfektionen).
- **Fortgeleitete Osteomyelitis:** Die fortgeleitete Osteomyelitis (z. B. von den Zähnen oder – bei Diabetikern mit peripheren Durchblutungsstörungen – von trophischen Hautulzera im Bereich der kleinen Fußknochen) ist ebenfalls häufig mischinfiziert (mit anaeroben und aeroben Keimen).
- **Brodie-Abszess:** Eine Sonderform der chronischen Osteomyelitis ist der Brodie-Abszess, der meist Staphylokokken-bedingt ist.

Diagnostik: Erregeranzüchtung und Antibiogramm sind wichtige Voraussetzungen für eine erfolgreiche Behandlung. Es kommt darauf an, die Erreger möglichst vor Therapiebeginn in der Blutkultur oder aus dem Sepsisausgangsherd (häufig Pyodermien oder Abszesse) anzuzüchten. Wenn sich bereits ein subperiostaler Abszess gebildet hat, kann durch Punktion von Eiter Material zur bakteriologischen Untersuchung gewonnen werden. Wenn die Blutkultur steril geblieben oder unterlassen worden ist, kann eine Knochenbiopsie durchgeführt werden, um eine histologische und kulturelle oder zumindest molekularbiologische Untersuchung auf aerobe und anaerobe Keime, Mykobakterien und Pilze durchführen zu können. Bei Wirbelosteomyelitis ist zur Erregerdiagnostik eine Nadelbiopsie unter CT-Führung möglich. Intraoperativ gewonnenes Material (bei chronischer Osteomyelitis) muss sorgfältig untersucht werden (Zerkleinern der Probe, verschiedene Nährböden, lange Bebrütung). Bei der **Staphylokokken-Osteomyelitis** steigt der Antistaphylolysintiter im Verlauf der Erkrankung an (nicht bei Infektionen durch Staphylococcus epidermidis). Eine **A- und B-Streptokokken-, Salmonellen-, Brucellen- und Haemophilus-Typ-b-Osteomyelitis** lassen sich ebenfalls serologisch diagnostizieren. Radiologisch sichtbare Veränderungen treten meist erst ab der 3. Krankheitswoche, bei Säuglingen ab der 2. Krankheitswoche auf. Durch Knochenszintigraphie (in der 1. Woche oft noch negativ), besser durch CT oder

MRT und PET-CT, kann eine Frühdiagnose gestellt werden.

Grundsätzliches zur Therapie: Die Behandlung hat sich an den nachgewiesenen Erregern und deren Resistenztestung, zumindest aber an dem wahrscheinlich zu erwartenden Keimspektrum, der Langzeitverträglichkeit und Penetrationsfähigkeit der infrage kommenden Substanzen zu orientieren und ist nahezu immer systemisch, zumindest begleitend, durchzuführen. Eine chirurgische Behandlung sollte stets miterwogen werden. Die Behandlung kann nur bei erfolgter chirurgischer Sanierung frühzeitig beendet werden. Akute Osteomyelitiden bedürfen in der Regel einer mindestens 6-wöchigen **Therapiedauer**, die aber oft 3–6 Monate und länger erforderlich ist. Zur Beurteilung müssen regelmäßige radiologische Kontrolluntersuchungen und der Verlauf der Entzündungsparameter herangezogen werden.

Prophylaxe: Knochen- und Gelenkoperationen erfordern eine sorgfältige perioperative Prophylaxe, die die Haupterreger (Staphylokokken) erfasst. Meist werden Cefuroxim, Cefotiam oder Cefazolin und bei MRSA-Besiedlung Vancomycin oder Linezolid als Einzeldosis verwendet.

Ungezielte Therapie

Sobald die klinische Verdachtsdiagnose gestellt ist, wird – nach Entnahme von Blutkulturen und Abstrichen vom Ausgangsherd und, soweit möglich, auch von der Osteomyelitis – unverzüglich eine hochdosierte Antibiotika-Therapie eingeleitet. Mit Cefazolin i. v. (Erwachsene tgl. 6 g, Kinder 200 mg/kg) erfasst man Staphylokokken und Streptokokken als die wichtigsten Erreger. Bei Kleinkindern (1–6 Jahre) kommen neben Staphylokokken Keime der Haemophilus-Gruppe häufiger vor, weshalb zur Initialtherapie die Kombination von Clindamycin + Cefotaxim vorteilhaft ist. Bei Neugeborenen oder Patienten mit schwerem Grundleiden und Abwehrschwäche ist auch mit Pseudomonas und anderen gramnegativen Stäbchen (Salmonellen) zu rechnen. Dann sind breit wirksame Kombinationen wie Ceftazidim + Fluorchinolon oder Piperacillin + Fluorchinolon günstig. Nach Bekanntwerden des Antibiogramms wird die Therapie mit dem wirksamsten Mittel fortgesetzt. Wenn die Erkrankung auf diese Therapie nicht anspricht, sollten erneut bakteriologische Untersuchungen stattfinden. Eine Besiedlung mit MRSA sollte stets auch an eine MRSA-Osteomyelitis denken lassen (s. u.). Bei der Osteomyelitis von Heroinsüchtigen ist mangels venösen Zugangs oft nur eine orale Therapie mit Clindamycin, ggf. in Kombination mit Rifampicin oder Linezolid (MRSA), evtl. auch mit Chinolonen möglich.

Akute hämatogene Osteomyelitis: Bei der akuten hämatogenen Osteomyelitis gelten für die Therapie grundsätzlich dieselben Regeln wie bei den septischen Infektionen.

Therapie: Die Behandlung erfolgt im Allgemeinen mit bakteriziden Antibiotika in hoher Dosierung. Durch die schlechte Diffusion der Antibiotika in den z. T. nekrotischen Knochen erklärt sich die Rezidivgefahr, weshalb eine über viele Monate dauernde Nachbehandlung notwendig ist.

Behandlungsdauer: Nach klinischer Besserung einer akuten Osteomyelitis, die nach hochdosierter intravenöser Initialtherapie im Allgemeinen rasch eintritt, kann oral weiterbehandelt werden. Bei einer Staphylokokken-Osteomyelitis folgt auf die intravenöse Therapie mit Cefazolin eine längere orale Nachbehandlung mit Clindamycin (Erwachsene tgl. 0,9 g, Kinder 15 mg/kg) bis zur völligen Heilung.

Fortgeleitete Osteomyelitis: Bei fortgeleiteter Osteomyelitis im Rahmen einer Gefäßinsuffizienz muss mit einer polymikrobiellen Ätiologie gerechnet werden (inklusive Anaerobiern und gramnegativen Stäbchen).

Therapie: Bei leichteren Infektionen kann ein Chinolon (z. B. Moxifloxacin) versucht werden. Schwere Infektionen erfordern eine breite intravenöse Therapie, z. B. mit Imipenem, Meropenem, Piperacillin/Tazobactam, ggf. kombiniert mit Fosfomycin. Die Prognose hängt entscheidend von der Revaskularisation ab.

Kieferosteomyelitis: Meist fortgeleitet von einer Zahnwurzelentzündung oder Sinusitis maxillaris; unterschiedliches Erregerspektrum. Überwiegend liegt eine Staphylokokken-Infektion oder eine Mischinfektion mit Anaerobiern (Streptokokken, Bacteroides, Fusobakterien, Actinomyces u. a.) vor.

Therapie: Neben der operativen Versorgung ist eine hochdosierte Antibiotika-Behandlung angezeigt. Ist eine Staphylokokken-Infektion ausgeschlossen, kann initial eine Therapie mit Penicillin G in hoher Dosis versucht werden (evtl. in Kombination mit Metronidazol). Beim Versagen der Penicillin-Therapie ist eine Behandlung mit Clindamycin indiziert.

Chronische Osteomyelitis: Diese Form ist selten geworden. Durch die Antibiotika-Therapie ist die Osteomyelitis heute kein Lebensschicksal mehr. Eine chronische Osteomyelitis entsteht nach Operationen und Traumen, selten bei fortgeleiteten Infektionen, nach ungenügend behandelter akuter Osteomyelitis sowie bei infizierten Fremdkörpern. Die Diagnostik kann schwierig sein. Oft gelingt es nicht, den ursächlichen Erreger nachzuweisen. Bei unklarer Ätiologie sind eine Tuberkulose, Aktinomykose und Brucellose auszuschließen.

Therapie: Die Therapie erfordert in erster Linie chirurgische Maßnahmen (Entfernung von Sequestern, Fremdkörpern, ggf. Knochenplastik). Der Erfolg einer zunächst ungezielten Antibiotika-Therapie lässt sich nur an klinischen Parametern (Entfieberung, CRP, Rückgang von Schmerzen) beurteilen. Die gezielte Therapie richtet sich nach dem Antibiogramm.
Als **lokale Behandlung** ist die intra- oder periossäre Instillation von Antibiotika oder eine Spüldrainage der Osteomyelitishöhle möglich; heute erfolgt in Deutschland meist auch ein Einlegen von Gentamicin-PMMA-Kugeln oder resorbierbaren Schwämmen (s. S. 140). Zusätzlich ist die Implantation Tobramycin- oder Vancomycin-imprägnierter Knochentransplantate möglich.
Die **systemische Antibiotika-Therapie** wird über lange Zeit (3–12 Monate) durchgeführt; manchmal ist sogar eine Dauersuppressionsbehandlung erforderlich. Chronische Staphylokokken-Infektionen werden üblicherweise mit Clindamycin behandelt. Betalactam-Antibiotika wirken bei chronischer Osteomyelitis unsicher, können aber in **Kombination mit Rifampicin oder Fusidinsäure** angewandt werden. Bei Infektionen durch Enterobakterien kommen Ceftriaxon oder Ciprofloxacin, evtl. auch Piperacillin in Kombination mit Gentamicin in Betracht. Eine Pseudomonas-Osteomyelitis wird mit Ceftazidim + Tobramycin oder Ceftazidim + Ciprofloxacin behandelt. Levofloxacin und Ciprofloxacin penetrieren gut in den Knochen; ihr Wert ist auch bei der Brucellen-Osteomyelitis erwiesen. Bei Anaerobier-Infektionen (häufig Mischinfektionen) wirken am besten Clindamycin, Metronidazol und Imipenem bzw. Meropenem, bei empfindlichen Keimen ist auch Penicillin G oder Moxifloxacin eine gute Alternative.
Chronische MRSA-Osteomyelitiden – am ehesten auch bei diabetischem Fuß-Syndrom – sind prinzipiell gut mit Linezolid, ggf. in Kombination mit Rifampicin, zu behandeln. Problematisch sind jedoch die schon frühzeitigen toxischen Reaktionen mit Thrombozytopenie, Anämie etc., die in mehr als

50 % der Fälle keine Langzeitbehandlung erlauben. Sofern noch empfindlich, kommen zur oralen Behandlung des Weiteren Co-trimoxazol und Rifampicin in hoher Dosierung infrage.

Gezielte Therapie

Die ersten Erfolge bei der früher weitgehend nicht behandelbaren Osteomyelitis wurden mit Penicillin G bei primärer Osteomyelitis durch die zu dieser Zeit noch eher Penicillin-G-empfindlichen Staphylokokken erzielt. Heute kann kaum mehr mit Penicillin-sensiblen Staphylokokken gerechnet werden. In internationalen Empfehlungen werden weiterhin die klinisch und mikrobiologisch enttäuschenden und relativ toxischen Oxacillin-Derivate empfohlen. Generell ist die Effektivität von Betalactam-Antibiotika bei der Staphylokokken-Osteomyelitis nicht besonders hoch. Statt Oxacillin-Derivaten sollten unseres Erachtens Cephalosporine mit guter Staphylokokken-Aktivität (Cefazolin, Cefuroxim), Imipenem, Clindamycin oder Kombinationen bevorzugt werden. Bei Infektionen durch Staphylokokken ist generell die Kombination eines Betalactam-Antibiotikums mit Clindamycin, Fosfomycin, Fusidinsäure, Rifampicin oder auch eines Chinolons zu empfehlen.
Die heute nur noch schwer erhältliche Fusidinsäure (günstige Pharmakokinetik, jedoch Gefahr einer schnellen Resistenzentwicklung) ist bei Osteomyelitis gut wirksam; Dosierung bei Erwachsenen täglich 1,5–2 g oral, bei Kindern 30 mg/kg in 3–4 ED nach dem Essen.

> Fusidinsäure oder Rifampicin sollten stets mit einem zweiten wirksamen Mittel kombiniert werden.

Fluorchinolone sind bisher kaum zur Behandlung der Osteomyelitis geprüft, wenngleich diese hierfür aufgrund ihrer PK/PD-Daten besonders geeignet sind. Beim Nachweis empfindlicher Erreger sind prinzipiell alle drei Chinolone mit hoher Bioverfügbarkeit und Gewebegängigkeit für eine Osteomyelitis-Therapie geeignet. Allein das Risiko von Sehnenrupturen gerade bei Langzeitbehandlungen und eine bei Monotherapien schnell mögliche Resistenzentwicklung sind jedoch besonders zu beachten. Dosierung bei Erwachsenen pro Tag: Ciprofloxacin: 2 × 750 mg, Levofloxacin: 1 × 750 mg, Moxifloxacin: 1 × 400 mg.
Cefazolin i. v. gibt man bei Erwachsenen täglich 6 g, bei Kindern 100–200 mg/kg. Die Cephalosporine entsprechen in ihrer antibakteriellen Aktivität gegen Staphylokokken den Penicillinase-festen Penicillinen (Kreuzresistenz mit Flucloxacillin und Dicloxacillin). Cephalosporine haben jedoch eine viel bessere Pharmakokinetik und Verträglichkeit.
Eine Alternative ist Clindamycin: Erwachsene erhalten 3 × täglich je 0,3–0,6 g i. v., Kinder täglich 20–40 mg/kg. Zur Nachbehandlung verwendet man Clindamycin oral: Erwachsene täglich 0,9–1,2 g, Kinder 15–20 mg/kg in 4 ED.
Vancomycin, Teicoplanin (obwohl relativ schlecht knochengängig) oder Fosfomycin (gut knochengängig) sind bei Osteomyelitis durch Staphylococcus epidermidis indiziert, z. B. bei Infektionen von Gelenkprothesen. Wegen der besseren Wirksamkeit ist auch hierbei immer eine Kombination mit Fusidinsäure oder Rifampicin empfehlenswert. Bei MRSA-Infektionen sind in erster Linie Linezolid, Tigecyclin oder Daptomycin indiziert, jedoch aufgrund der vielfach zu erwartenden Nebenwirkungen (Linezolid) oder bei der notwendig langen parenteralen Behandlungsdauer limitiert. Abhängig von der Resistenztestung kann eine Dauerbehandlung dann mit Rifampicin und Cotrimoxazol erwogen werden. Handelt es sich aber um **caMRSA-Stämme** – mit oder ohne PVL –, so kann nach Antibiogramm oft eine Behandlung mit oralen Kombinationen der

gut gewebegängigen Substanzen Clindamycin und Rifampicin, Minocyclin oder Doxycyclin und Co-trimoxazol erfolgreich sein (s. auch Tab. 14-1).

Andere Osteomyelitiden: Andere Erreger, postoperative und posttraumatische Formen werden je nach Antibiogramm behandelt. Bei einer Infektion durch Streptokokken ist Penicillin G in hoher Dosierung das Mittel der Wahl, bei einer Haemophilus-influenzae-Infektion Ceftriaxon oder Cefotaxim. Bei Pseudomonas-Infektionen (häufig nach perforierender Verletzung durch die Tennisschuhsohle!) gibt man entweder Piperacillin + Tobramycin oder Piperacillin + Ciprofloxacin. Alternativen sind Ceftazidim, Aztreonam und Meropenem. Bei Salmonellen-Osteomyelitis ist Cefotaxim in hoher Dosierung oder Ciprofloxacin indiziert.

Eitrige Arthritis

Entstehung: Hämatogen, traumatisch oder fortgeleitet (bei Osteomyelitis oder Weichteilinfektionen), gelegentlich auch iatrogen nach intraartikulärer Injektion von Corticosteroiden.

Erreger: Am häufigsten sind Staphylokokken, seltener Streptokokken, Pneumokokken, Gonokokken, Meningokokken, Salmonellen, Enterobakterien, Anaerobier (oft Mischinfektion), Mykobakterien, Pilze u. a., bei jüngeren Kindern auch Haemophilus influenzae und Escherichia coli. Bei älteren Menschen und Heroinsüchtigen kommen neben Staphylokokken häufiger gramnegative Stäbchen vor, bei jüngeren Erwachsenen Gonokokken. Bei infizierten Gelenkprothesen sind besonders häufig Staphylococcus epidermidis, nicht so häufig Staphylococcus aureus, Enterobakterien, Anaerobier und Pseudomonas.

Diagnostik: Die Sonographie ist zur Feststellung von Gelenkergüssen wertvoll, auch zur kontrollierten Aspiration von Eiter. Bei septischer Arthritis ist oft die Blutkultur positiv. Ein Nachweis der Erreger ist im Gelenkpunktat, häufiger durch Arthrozentese möglich.

Therapie: Nach Eiterentleerung durch Punktion und Anlegen einer Blutkultur gezielte Therapie je nach möglicher Entstehungsursache und dem Resultat der bakteriologischen Eiteruntersuchung. Die Dosierung und Therapiedauer entsprechen dem Vorgehen bei akuter Osteomyelitis und Sepsis. In der Regel werden Antibiotika-Kombinationen in höherer Dosierung parenteral für 2–4 Wochen gegeben. Bei **gonorrhoischer Arthritis**, die auf Ceftriaxon i. v. rasch anspricht, genügt oft eine 1- bis 2-wöchige Behandlung. Für eine Eiterentleerung ist zu

Tab. 14-1 Dosierungen zur Behandlung der Osteomyelitis bei Kindern und Erwachsenen pro Tag.

	Linezolid (i. v./p. o.)	Fosfomycin (i. v.)	Daptomycin (i. v.)	Rifampicin (i. v./p. o.)	Co-trimoxazol (TMP/SMX) (i. v./p. o.)
Erwachsene	2 × 600 mg	3 × 5–8 g	1 × 6–8 mg/kg	1–2 × 600–900 mg	2 × 960 mg
Kinder (1–12 Jahre)	3 × 10 mg/kg	2 × 4–8 g	1 × 9 mg/kg (experimentell!)	2 × 10 mg/kg	2 × 40/200 mg (5 ml)

SMX = Sulfamethoxazol; TMP = Trimethoprim.

sorgen. Gelenkspülungen mit Antibiotika sind im Allgemeinen unnötig und können eine chemische Synovitis hervorrufen.

Pyomyositis

Entstehung und Vorkommen: Hämatogen kommt es zur Absiedlung von Staphylokokken, seltener von Streptokokken und Salmonellen in der Skelettmuskulatur (meist des Oberschenkels). Betroffen sind besonders ältere Kinder und jüngere Erwachsene meist ohne Grundkrankheit. In 25 % der Fälle ist ein Trauma oder eine besondere Belastung vorangegangen.
Die Erkrankung ist in Europa und in den USA selten, in Afrika dagegen häufig und kommt relativ oft auch bei HIV-Infizierten vor.

Klinik: Zuerst treten Muskelschmerzen, dann Fieber und Schwellung auf. Die entzündete Muskulatur ist induriert, später fluktuierend. Meist handelt es sich um einen Solitärabszess, seltener um multiple Abszesse. Ohne Behandlung kann sich eine Sepsis entwickeln. Es besteht eine ausgeprägte Leukozytose und CRP-Erhöhung, jedoch ist die Creatinphosphokinase (CPK) im Serum häufig normal.

Diagnostik: Die Diagnose wird in der vieldeutigen Initialphase oft noch nicht gestellt. Durch Sonographie, Computer- oder Magnetresonanztomographie lassen sich Abszesse im Muskel lokalisieren. Die technisch einfache diagnostische Punktion ermöglicht den Erregernachweis. Blutkulturen sind meist negativ.

Therapie: Wenn möglich mit einem Staphylokokken-wirksamen Antibiotikum (Cefazolin, Cefuroxim oder Clindamycin) über längere Zeit. Bei einer Salmonellen-Infektion kommt Ceftriaxon oder Ciprofloxacin infrage. Eine Inzision und Drainage ist bei stärkerer Eiteransammlung notwendig.

Prognose: Bei rechtzeitigem Therapiebeginn ist die Prognose gut.

Nekrotisierende Fasziitis

Entstehung: Akute nekrotisierende tiefe Phlegmone (Synonyma: Meleneys synergistische Gangrän, im Bereich des Skrotums Fournier-Gangrän) mit Beteiligung von oberflächlichen Faszien und subkutanem Fettgewebe bei starker Ausbreitungstendenz (entlang des Faszienverlaufs). Entweder handelt es sich um eine Infektion durch Streptococcus pyogenes (Toxin-bildende A-Streptokokken), die sich spontan oder im Anschluss an ein leichteres Trauma entwickelt hat (allein oder in Kombination mit Staphylococcus aureus), oder es liegt eine aerobe/anaerobe Mischinfektion vor, die nach einer Bauchoperation oder einer Operation im Urogenitalbereich entstanden ist.

Klinik: Immer bestehen nach plötzlichem Beginn heftige Schmerzen, starke Rötung und Zeichen der Hautgangrän, bei aerober/anaerober Mischinfektion teilweise auch Gasbildung und fauliger Geruch des Exsudates. Zu Beginn kann die Unterscheidung von einer oberflächlichen Phlegmone, einem Gasbrand oder einem Erysipel schwierig sein. Bei einer Fasziitis durch A-Streptokokken kann ein Streptokokken-Toxin-Schock-Syndrom auftreten (mit Hypotension und Multiorganversagen); hierbei ist eine Kombination mit Clindamycin notwendig.

Diagnostik: Die Diagnose wird klinisch und bei der sofortigen Operation gestellt (longitudinale Eröffnung, Entfernung nekrotischen Gewebes und Drainage = Débridement). Die Blutkultur ist häufig positiv. Im serös-eitrigen Exsudat und im nekrotischen Gewebe lassen sich die Keime nachweisen.

Therapie: Auf eine alleinige Antibiotika-Therapie spricht eine nekrotisierende Fasziitis ungenügend an. Geeignete Antibiotika sind Imipenem i. v. (tgl. 3 g) bzw. Meropenem oder die Kombination von Cefotaxim (tgl. 6 g) + Metronidazol i. v. (tgl. 2 g). Die Sterblichkeit ist dennoch hoch. Bei wahrscheinlichen clostridialen Infektionen wird deshalb oft auch eine hyperbare Oxygenierung (Druckkammer) erwogen, die jedoch nicht überall verfügbar ist und mit den schnell erforderlichen diagnostischen, chirurgischen und intensivmedizinischen Eingriffen und Behandlungen konkurriert. Noch konnte keine verlässliche Studie die zusätzliche Wirksamkeit einer solchen Behandlung belegen. Sie ist deshalb nur indiziert, wenn keinesfalls alle anderen Maßnahmen hierdurch verzögert werden (s. auch Gasbrand, S. 716).

Prognose: Für die Prognose entscheidend ist ein früher Therapiebeginn.

15 Gynäkologische und geburtshilfliche Infektionen

Bei den gynäkologischen und geburtshilflichen Infektionen gelten die allgemeinen Regeln der Antibiotika-Therapie. Während der Gravidität sind jedoch aus Verträglichkeitsgründen viele Antibiotika nicht oder nur eingeschränkt anwendbar (s. S. 894). Die gefährlichen und schwer erreichbaren Infektionen des inneren Genitales erfordern eine hochdosierte parenterale Antibiotika-Therapie. Die Forderung nach einer gezielten Therapie ist meist nicht zu erfüllen, da die Erreger bei tief sitzenden Prozessen nur unter besonderen Umständen nachweisbar sind (z. B. wenn Abradate, bei der Operation gewonnener Eiter, exzidiertes Gewebe oder Blutkulturen untersucht werden können). Bei den leichter zugänglichen Infektionen des äußeren Genitales besteht häufig eine Mischinfektion durch fakultativ pathogene Keime; es lässt sich bei dem hier gewonnenen Untersuchungsmaterial nur selten zwischen primärem Krankheitserreger und Keimen der Oberflächenflora unterscheiden. Infolgedessen ist man meist gezwungen, zunächst ungezielt zu behandeln, und richtet sich bei der Wahl des Antibiotikums in erster Linie nach der Häufigkeit der infrage kommenden Erreger. Der Nachweis von A-Streptokokken in einer Klinik ist immer ein Alarmsignal und erfordert für den Fall eines gynäkologischen Eingriffs stets eine großzügige Antibiotika-Prophylaxe.

Ovulationshemmer und Antibiotika: Es ist über einige Jahrzehnte die Auffassung vertreten worden, dass der Effekt oraler Kontrazeptiva durch eine Antibiotika-Therapie jeglicher Art generell gestört werden könne. In den Standardinformationen vieler Antibiotika finden sich daher auch heute noch entsprechende Warnhinweise. Neuere Analysen haben freilich keinen Hinweis für einen derartigen Effekt ergeben, mit Ausnahme von Rifampicin und Derivaten. Zusätzlich infrage kommende NNRTIs sowie Protease-Hemmer der HIV- und Hepatitis-C-Therapie wurden bisher aus begreiflichen Gründen nur pharmakologisch untersucht und sollten danach zumeist eher die Wirksamkeit (der Kontrazeptiva) erhöhen. Wissenschaftliche und pharmakokinetische Daten unterstützen also die These nicht, dass übliche Antibiotika den Effekt von Kontrazeptiva in relevanter Weise beeinträchtigen. Es handelt sich hierbei wohl eher um eine »juristische Nebenwirkung«.

15.1 Infektionen des äußeren Genitales

Bartholinitis

Erreger: Meist Streptokokken, Enterobakterien, Anaerobier und Staphylokokken, früher oft Gonokokken. Häufig aerobe/anaerobe Mischinfektion.

Therapie: Wenn möglich gezielt (je nach dem Grampräparat des Abszesspunktats). Bei fehlendem Erregernachweis Behandlung mit Ceftriaxon, täglich 1–2 g, oder auch Ertapenem täglich 1 g bis zum Rückgang der lokalen Erscheinungen. Alternativen sind Levofloxacin + Clindamycin und Ciprofloxacin + Metronidazol. Gegebenenfalls Inzision oder Exzision.

Vulvitis

Therapie: Je nach klinischem Befund (Bläschen, Ulzera, Beläge) und bei bakterieller Ursache meist mit Antibiotika-haltigen Lokalpräparaten (s. S. 236). Nur bei tiefen Infektionen (Abszessbildung, Phlegmone, Gangrän) ist eine Allgemeintherapie mit Antibiotika notwendig.
Die häufigen Candida-Infektionen erfordern die Anwendung von lokalen Antimykotika. Azole (Clotrimazol, Miconazol, Econazol, Bifonazol, Oxiconazol), Nystatin oder Ciclopirox sind geeignet. Grundkrankheiten wie Diabetes mellitus und andere auslösende Faktoren (Ovulationshemmer, Antibiotika-Therapie), Hauterkrankungen, senile Kolpitis, Allergien und Geschlechtskrankheiten müssen bei der Therapie berücksichtigt werden.

Herpetische Vulvovaginitis: Siehe S. 636.

Vulvovaginitis bei Kindern

Erreger: Heute nur noch selten Gonokokken, häufiger Gardnerella, Trichomonaden und Candida albicans sowie Streptokokken, Pneumokokken und Staphylokokken. Die kulturelle Untersuchung ergibt oft Darmbakterien (Verunreinigung?). Verlässlicher ist die mikroskopische Beurteilung des Ausstrichs oder Deckglaspräparats.

Therapie: Je nach Keimart. Bei Nachweis von Gardnerella, Bacteroides oder anaeroben Kokken gibt man oral Metronidazol (2 × tgl. 7 mg/kg für eine Woche) oder Clindamycin (2 × tgl. 10 mg/kg für eine Woche), bei kulturell nachgewiesener Gonokokken-Infektion Ceftriaxon (tgl. 30 mg/kg). Bei Oxyuren-Befall (als Ursache der Vulvovaginitis) sind eine Wurmkur mit Pyrantel und hygienische Maßnahmen (Wäschewechsel, Kurzschneiden der Fingernägel usw.) notwendig. Durch Trichomonaden hervorgerufene Entzündungen werden oral mit Metronidazol (Dosierung s. S. 232) behandelt. Eine angeborene oder erworbene rektovaginale Fistel ist auszuschließen, ebenso Fremdkörper in der Vagina.

Herpetische Vulvovaginitis bei Kindern: Es gibt auch eine herpetische Vulvovaginitis bei Kindern mit sichtbaren Bläschen oder Ulzerationen an den kleinen Schamlippen und z. T. schmerzhafter Lymphadenitis inguinalis (Therapie s. S. 636).

Vaginitis (Kolpitis) bei Erwachsenen

Entstehung: Eine Vaginitis (Kolpitis) ist oft mit einer Vulvitis, Zervizitis oder Urethritis kombiniert und äußert sich vor allem durch Fluor. Bei Vaginitis sind oft bestimmte Grundleiden vorhanden (Karzinom, Diabetes, hormonelle Störungen, HIV-Infektion). Daher ist auch bei Feststellung einer Infektion stets nach einer auslösenden Ursache zu suchen. Bei Fluor unklarer Genese sollten in jedem Fall eine Lues, Gonorrhoe und Tuberkulose ausgeschlossen werden. Nach der Menopause begünstigt der physiologische Östrogenmangel die Entstehung einer Vaginitis (atrophische Vaginitis). Ursachen können auch Allergien durch Vaginalpräparate sowie Fremdkörper (Pessare, Tampons) sein (sog. Kontaktvaginitis). Bei einer Störung der normalen Vaginalflora (Döderlein-Stäbchen = säurebildende Lactobacillus-Arten) kommt es zur Invasion von fakultativ pathogenen Keimen.
Eine **Vulvovaginitis**, die sich meist durch vermehrten Ausfluss, Brennen oder Juckreiz, Schmerzen beim Koitus und oft auch durch Dysurie äußert, hat **drei Hauptformen** (Tab. 15.1-1):

Tab. 15.1-1 Ursachen und Formen der Vulvovaginitis bei Erwachsenen.

	Bakterielle Vaginose	Candida-Vaginitis	Trichomonaden-Vaginitis
Hauptsymptome	stark riechender Ausfluss (»Aminkolpitis«)	starker Juckreiz (Vulva), wenig krümeliger Ausfluss (kaum riechend)	reichlich dünnflüssiger Ausfluss (oft faulig riechend)
Vulvitis	selten	häufig	teilweise
Vaginalschleimhaut	wenig entzündet	Erythem mit dicken weißen Belägen	Erythem, z. T. mit Petechien (Zervix)
pH (Vagina)	≥ 4,5	≤ 4,5	≥ 5,0
Amingeruch	stark	fehlt	oft vorhanden
Mikroskopie	wenige Granulozyten, wenige Laktobazillen, reichlich gramnegative kokkoide Stäbchen, *»clue cells«*	mäßig viele Granulozyten und Epithelzellen, in 70 % der Fälle Sprosszellen und Pseudomyzelien	mäßig viele Granulozyten, in 80–90 % der Fälle bewegliche Trichomonaden

- bakterielle Vaginose,
- Candida-Vaginitis und
- Trichomonaden-Vaginitis.

Erreger: Charakteristisch ist eine Konzentrationsabnahme bestimmter Arten der fakultativ anaeroben Lactobacillus spp. bei gleichzeitiger massiver Zunahme (× 1 000) anderer anaerober Mikroorganismen. Auch Gardnerella vaginalis ist bei quantitativer Bewertung um den Faktor 100 vermehrt nachweisbar. Somit handelt es sich bei der bakteriellen Vaginitis um eine mikrobiologische Dysbalance, die durch eine deutliche Verschiebung zu den anaeroben Mikroorganismen (z. B. Mobiluncus spp., Peptostreptokokken, Prevotella spp.) auf Kosten der fakultativ anaeroben Flora, insbesondere der Laktobazillen, charakterisiert ist.

Diagnostik: Da Rückfälle bei unsachgemäßer Behandlung häufig sind, sollte vor Behandlungsbeginn durch eine klinische und mikroskopische Untersuchung die Ursache möglichst festgestellt werden. Vaginalsekret wird mit einem sterilen Watteträger entnommen und auf einen Objektträger gebracht. Nach Hinzufügen von 2 Tropfen 10%iger KOH-Lösung mikroskopiert man das Deckglaspräparat auf Zellen, Bakterien, Pilze und Trichomonaden. Im Grampräparat erkennt man, in welchem Maße die normalerweise vorhandenen langen grampositiven Stäbchen (Laktobazillen) durch gramnegative Kurzstäbchen (Gardnerella) ersetzt sind. Nicht selten ist die bakterielle Vaginose mit einer Trichomonaden-Infektion verbunden. Auch der Leukozyten-Gehalt sowie der Nachweis von typischen Hefezellen sind wichtige Parameter.

Bakterielle Vaginose (Aminkolpitis): Die bakterielle Vaginose wird auch als unspezifische Vaginitis oder Gardnerella-Vaginitis bezeichnet, für die spezielle Kriterien entwickelt wurden (Tab. 15.1-2). Wird dem Vaginalsekret auf dem Objektträger Kalilauge hinzugefügt, entwickelt sich ein durchdringender Fischgeruch, der durch Amine bedingt ist. Der pH des Vaginalsekrets, der sich mit einem Indikatorpapierstreifen leicht prüfen lässt, liegt über 4,5

Tab. 15.1-2 Diagnostische Kriterien für eine bakterielle Vaginitis (Amsel-, Spiegel- und Nugent-Kriterien von 1983/1991).

Amsel-Kriterien (> 90 % Spezifität)	Spiegel-/Nugent-Kriterien nach Gram-Präparat
homogener grauweißlicher Fluor vaginalis	**Grad I/Score 0–3:** normale Flora, dominiert durch Lactobacillus-Morphotypen
mikroskopischer Nachweis von sog. Schlüsselzellen (*clue cells*): vaginale Plattenepithelien mit reichlich Bakterien	**Grad II/Score 4–6:** intermediate Flora, reduzierte Lactobacillus-Flora, gemischt mit anderen Morphotypen; dabei handelt es sich um eine zwischenzeitliche Lactobacillus-Reduktion
vaginaler pH-Wert > 4,5	**Grad III/Score 7–10:** abnormale Flora, wenige bis gar keine Lactobacillus-Morphotypen mit einer erhöhten Anzahl von Gardnerella vaginalis und/oder anderen Morphotypen
positiver Amintest: Geruchsverstärkung (typischer Fischgeruch) bei Zugabe von 10%igem Kaliumhydroxid (KOH) zum Fluor	**bakterielle Vaginose:** Lactobacillus < 5 und Gardnerella-Morphotypen > 5, zusammen mit 5 oder mehr Morphotypen (grampositive Kokken, gramnegative Stäbchen) pro Gesichtsfeld × 1 000

(normal 3,8–4,5). Bei der Aminkolpitis sind die Scheidenwände gleichmäßig von einem grauweißen, nicht viskösen Sekret überzogen und nur wenig entzündet. Eine Vulvitis (mit Brennen und Juckreiz) fehlt meistens, die Frauen sind aber durch den vermehrten Ausfluss irritiert. Eine unspezifische Kolpitis erhöht das Risiko einer vorzeitigen Geburt, eines vorzeitigen Blasensprungs, einer Endometritis nach Kaiserschnitt und Abort. Eine Kolpitis ist offenbar auch ein Risikofaktor für die Übertragung einer HIV-Infektion.

Erreger: Das übel riechende Vaginalsekret enthält keine oder nur wenige Laktobazillen und Granulozyten, jedoch reichlich Gardnerella vaginalis (im Deckglaspräparat als kokkoide Stäbchen erkennbar) und Atopobium vaginae (> 100-fach), außerdem sporenlose Anaerobier (Bacteroides spp., Peptostreptokokken, Prevotella spp.) und gebogene bewegliche Stäbchen (Mobiluncus spp.). Eine Anzüchtung in der Kultur ist möglich, aber im Regelfall nicht sinnvoll. Die abgeschilferten Epithelzellen sind an der Oberfläche von Bakterien überzogen und wirken granuliert (»clue cells«).

Therapie: Die Therapie (Tab. 15.1-3) mit Metronidazol oral (2 × tgl. 0,5 g für 7 Tage) beseitigt Gardnerella vaginalis und Anaerobier und fördert die Wiederbesiedlung der Scheide durch Laktobakterien. Auch Clindamycin oral ist wirksam (2 × tgl. 0,3 g für 7 Tage). In der Schwangerschaft ist eine Behandlung mit Amoxicillin oral (3 × tgl. 0,5 g für 7 Tage) möglich. Die alleinige Lokalbehandlung mit Clindamycin-Creme (2 %) oder Metronidazol-Vaginalkapseln wirkt im Vergleich zur oralen Gabe weniger zuverlässig. Erythromycin und Doxycyclin sind unwirksam, desgleichen eine lokale Behandlung mit Povidon-Iod, Sulfonamiden oder Neomycin. Unspezifische Behandlungen mit Milchsäure-Präparaten oder topischem Vitamin C sind einer antibakteriellen Therapie unterlegen. Selbst wenn es Hinweise auf eine venerische Übertragung gibt, gilt eine Mitbehandlung des Sexualpartners als nicht erforderlich. Ein Rezidiv spricht in der Regel auf die erneute Gabe von Metronidazol an, wenn durch wie-

Tab. 15.1-3 Therapie von gynäkologischen Infektionen.

Erkrankung	Therapie der Wahl	Therapie in der Schwangerschaft
Vulvovaginitis:		
• bakterielle Vaginose	Metronidazol (oral 2 × tgl. 0,5 g für 7 Tage)	Amoxicillin (oral 3 × tgl. 0,5 g für 7 Tage)
• Candidiasis	Clotrimazol (lokal für 3–6 Tage) oder Fluconazol (tgl. 0,2 g für 5 Tage)	Nystatin (lokal)
• Trichomoniasis	Metronidazol oder Tinidazol (oral einmalig 2 g)	Natamycin (lokal)
Zervizitis:		
• Chlamydien-bedingt	Doxycyclin (oral 2 × tgl. 0,1 g für 14 Tage)	Erythromycin (oral 3 × tgl. 0,5 g für 14 Tage)
• Gonokokken-bedingt (häufig zusammen mit Chlamydien)	Ceftriaxon (i. v. einmalig 1–2 g) + Doxycyclin (oral 2 × tgl. 0,1 g für 14 Tage)	Ceftriaxon (i. v. einmalig 1–2 g) + Erythromycin (oral 3 × tgl. 0,5 g für 14 Tage)
Herpes simplex:	Aciclovir	
• primär	(oral: 3 × tgl. 0,4 g oder i. v. 3 × tgl. 5 mg/kg für 5 Tage)	möglichst nur topisch
• rekurrierend	(Beginn oral: 2 × tgl. 0,8 g für 2–5 Tage, dann 2 × tgl. 0,4 g für längere Zeit [< 6 Monate])	möglichst nur topisch
Salpingitis:		
• in der Klinik auftretend	Ertapenem (i. v. 1 × tgl. 1 g) oder Ceftriaxon (i. v. 1 × tgl. 2 g für 10 Tage) + Doxycyclin (i. v. 2 × tgl. 0,1 g für 14 Tage)	Ceftriaxon (i. v. 1 × tgl. 2 g für 10 Tage) + Erythromycin (oral 3 × tgl. 0,5 g für 14 Tage)
• außerhalb der Klinik auftretend	Clindamycin (oral tgl. 1,8 g für 10–14 Tage) + Ciprofloxacin (oral 2 × tgl. 0,5 g für 10–14 Tage)	Ceftriaxon (i. v. 1 × tgl. 2 g für 10 Tage) + Erythromycin (oral 3 × tgl. 0,5 g für 14 Tage)

derholte Untersuchung eine andere Ursache für den Fluor ausgeschlossen worden ist.

Candida-Vaginitis: Weißer, z. T. krümeliger, wenig riechender Ausfluss, oft begleitet von starkem Pruritus vulvae, schmerzhaftem Soor der Vulva und Dysurie. Der Scheiden-pH ist niedrig (< 4,5). Auf der geröteten Scheidenschleimhaut befinden sich meist dicke weißliche Beläge.

Erreger: Mikroskopischer Nachweis der Pilze im Gram- bzw. Methylenblau-Präparat (Sprosszellen und Pseudomyzelien sprechen für das Vorliegen von Candida albicans; bei den anderen Candida-Arten fehlen die Pseudomyzelien), außerdem Anzüchtung in der Kultur möglich, z. B. unter Verwendung einer Objektträgerkultur. Haupterreger ist Candida albicans; seltener sind Candida tropicalis, Candida krusei und Candida (Torulopsis) glabrata, welche weniger pathogen, aber schwerer zu behandeln sind.

Therapie: Lokalbehandlung mit topischen Azolen, z. B. Clotrimazol als Ovula oder Creme, entweder als Einmaltherapie oder für 3–6 Tage, gleichzeitig Vulvabehandlung mit antimykotischer Hautcreme. Alternativen sind Miconazol-Vaginalcreme (Gyno-Daktar®), Econazol (Gyno-Pevaryl®), Ciclopirox-Olamin (Batrafen®), notfalls auch die alten Therapieformen mit Borsäure oder Povidon-Iod. Im 1. Schwangerschaftsdrittel sollten Azole nicht lokal verwendet werden. Bei lokaler Behandlung mit Nystatin ist meist eine 2 × tägliche Anwendung für 2 Wochen notwendig. Bei immunsupprimierten Patienten, aber auch bei rekurrierender Candida-Vaginitis, sollte Fluconazol oral gegeben werden. Rezidive sind meist auch auf Selektion Fluconazol-resistenter Spezies zurückzuführen. Außerdem ist die Lokalbehandlung auf 3 Wochen zu verlängern. Eine Einmal- oder Kurzzeittherapie mit Fluconazol ist möglich, jedoch sind Rezidive häufiger als bei Lokaltherapie. Fördernde Faktoren einer Candida-Infektion (Diabetes, Gravidität, Ovulationshemmer, AIDS, Tetracyclin- bzw. auch andere Antibiotika-Behandlungen) sind zu berücksichtigen.

Trichomonaden-Vaginitis: Vorkommen akut oder chronisch. Infektion symptomatisch oder asymptomatisch. Typisch sind reichlich dünnflüssiger Ausfluss (meist faulig riechend), pH > 5 und ein positiver KOH-Test (Amingeruch), z. T. mit Dysurie. Vagina entzündlich gerötet, oft Petechien an der Zervix, Exsudat schaumig.

Erreger: Mikroskopischer Nachweis der lebhaft beweglichen Trichomonaden im Deckglaspräparat auf vorgewärmtem Objektträger (Material stets frisch untersuchen), im gefärbten Präparat (mit Methylenblau-Lösung) oder im Immuno-Assay. Kultur in Spezialnährböden möglich. Nicht selten Mischinfektion mit Gardnerella.

Therapie: Metronidazol oral, bei Erwachsenen 3 × täglich 1 Tablette à 250 mg, bei Mädchen zwischen 6 und 10 Jahren 2 × täglich ½ Tablette und bei Mädchen zwischen 2 und 5 Jahren 2 × täglich ¼ Tablette (bzw. 10 mg/kg/Tag). **Behandlungsdauer** 6 Tage, Wiederholung nicht vor 4–6 Wochen. Auch eine Einmalbehandlung mit Metronidazol (2 g) oder Tinidazol (2 g) ist möglich. Der infizierte Partner sollte immer mitbehandelt werden (beim Mann nur Trichomonaden-Urethritis, oft keine Erscheinungen). Es gibt auch eine relative Metronidazol-Resistenz; dann ist eine 3- bis 5-tägige Behandlung mit täglich 2 g Metronidazol oft noch erfolgreich. Sie kann durch eine Lokalbehandlung mit Clotrimazol ergänzt werden.
In den ersten Schwangerschaftsmonaten sollte auf Nitroimidazole zur oralen Therapie verzichtet werden; stattdessen kann eine lokale Behandlung mit Natamycin (Pimaricin) durchgeführt werden (2 × tgl. für 10 Tage).

Herpes-simplex-Vulvovaginitis: Es gibt eine relativ seltene primäre, akute Form mit Schwellung der regionalen Leistenlymphknoten und eine viel häufigere, chronisch-rezidivierende Herpesinfektion. Kennzeichnend sind zahlreiche Bläschen, die ulzerieren können, in der Vulva, Vagina, an der Zervix und am Damm. Sehr schmerzhaft (besonders bei Miktion, manchmal Harnverhaltung). Während der Gravidität besteht die Gefahr von Abort, Frühgeburt, Tod des

Neugeborenen an generalisiertem Herpes. Nachweis durch Färbung des Vaginalabstrichs nach Papanicolaou (intranukleäre Einschlusskörperchen in vielkernigen Riesenzellen) oder immunfluoreszenzserologischem Nachweis im Zervixsekret. Oft Sekundärinfektion durch Bakterien oder Pilze.

Erreger: Erreger meist Herpes-Virus Typ 2, seltener auch Typ 1.

Therapie: Eine lokale Behandlung mit Povidon-Iod wirkt unsicher (Waschung der Vulva, Vaginal-Gel oder -Suppositorien). Besser sind Sitzbäder, Kompressen und ein Behandlungsversuch mit Aciclovir-Creme (0,5 %), 1–2 × täglich für 2–3 Wochen. In schweren Fällen (bei primärem Herpes simplex, schwerer Symptomatik und bei Abwehrschwäche) gibt man Aciclovir (Zovirax®) oral, 5 × täglich 0,2 g oder i. v. 3 × täglich 5 mg/kg für 5 Tage. Für die orale Therapie sind Valaciclovir oder Famciclovir mit besserer Bioverfügbarkeit und längerer Halbwertszeit zu empfehlen. Mittlerweile liegen Behandlungsdaten für alle drei Substanzen von mehr als 2 000 Behandlungen **innerhalb des 1. Trimenons** vor, die keine Hinweise auf damit assoziierte Missbildungen zeigen. Rekurrierende Erkrankungen sind meist leichter und kürzer. Ein chronisch-rezidivierender Herpes genitalis kann jedoch ein erhebliches therapeutisches Problem darstellen.

Infektionen durch Papillomaviren

Entstehung: Papillomaviren führen zu weitverbreiteten und häufigen Infektionen, die aber oft klinisch inapparent verlaufen. Sie werden meist durch sexuelle Kontakte verbreitet und führen zu flachen, aber auch prominenten **Papillomen (Kondylomen)** an der Zervix und am äußeren Genitale. Ein sehr ausgeprägter Papillom-Befall ist stark verdächtig für eine HIV-Infektion. Bestimmte Humanpapillomaviren-(HPV-)Typen können zu einem Portiokarzinom führen. 70 % der Zervixkarzinome werden von den HPV-Typen 16 und 18 verursacht, 90 % der Kondylome entstehen durch die HPV-Typen 6 und 11.

Therapie: Eine systemische oder lokale antivirale Therapie ist nicht etabliert, wenn sich auch mit topischem Cidofovir bei anogenitalen Warzen eine Wirksamkeit nachweisen ließ. Die Therapie der Wahl ist derzeit noch eine mechanische Abtragung (z. B. Konisation) mit unterschiedlichen Techniken. Bei Kondylomen wird auch eine unspezifische lokale Therapie mit Podophyllotoxin-0,15 %- oder Imiquimod-5 %-Creme sowie adjuvant mit einem Interferon-β-Gel zur Selbstbehandlung durchgeführt, jedoch nicht in der Schwangerschaft. Alternativ stehen zur Behandlung Trichloressigsäure (85 %) oder die Kryotherapie zur Verfügung. Die ebenfalls wirksame Fluorouracil-5 %-Creme kann aufgrund der Nebenwirkungen und bestehender Alternativen nicht mehr empfohlen werden.

Prophylaxe: Zur Prophylaxe gegen alle vier HPV-Typen (6, 11, 16, 18) gibt es mittlerweile Impfstoffe aus sogenannten VLPS (Virus-ähnliche Partikel), die als leere Viruskapside ohne jegliche HPV-DNA hergestellt werden: ein tetravalenter Impfstoff zur Prophylaxe von HPV 6, 11, 16 und 18 (GARDASIL®) und ein bivalenter Impfstoff gegen HPV 16 und 18 (Cervarix®). Geimpft werden sollten alle Mädchen zwischen 12–17 Jahren vor dem ersten Sexualverkehr; bereits HPV-Infizierte profitieren nicht von der Impfung. Zu klären bleibt allerdings, ob Impfungen mit weiteren HPV-Typen, die nicht der Infektion zugrunde liegen, eine Schutzwirkung entfalten. Die Chance Vorstufen des Zervixkarzinoms (entsprechen den HPV-Typen) zu vermeiden, liegt bei 98–100 %, allerdings nur für vorher nicht HPV-infizierte Personen.

15.2 Infektionen des inneren Genitales

Infektionen des inneren Genitales sind oft schwer zu diagnostizieren. Eine erfolgreiche Therapie setzt eine gründliche Anamnese und eingehende gynäkologische Untersuchung einschließlich Sonographie und mikrobiologischer Untersuchungen voraus. Häufig ist die Therapie ungezielt (ohne Kenntnis des Erregers). Dabei sollte man das Erregerspektrum der Krankheit berücksichtigen und eine entsprechende Interventionstherapie durchführen.

Infektionen der Zervix: Infektionen der Zervix durch Chlamydien, Gonokokken, A-Streptokokken und Herpes-simplex-Viren können zu schwere Komplikationen führen. Durch Endometritis und Salpingitis kann es zu einer ektopischen Schwangerschaft, Infertilität, vorzeitigem Blasensprung, Frühgeburt, Chorioamnionitis und Puerperalsepsis kommen.

Diagnostik: Die ätiologische Diagnostik ist für den Behandlungserfolg von Bedeutung. Bei der Gewinnung von Zervixsekret ist es wichtig, mit einem langen Watteträger anhaftendes Vaginalmaterial von der Oberfläche der Zervix abzuwischen. Bei **mukopurulenter Zervizitis** sieht man unter dem Mikroskop in größerer Zahl neutrophile Granulozyten. Dann liegt meist eine Chlamydien-Infektion vor. Bei **Gonorrhoe** enthält das Zervixsekret gramnegative Diplokokken. Chlamydien und Gonokokken lassen sich molekularbiologisch (PCR) und mit anderen aufwendigen Verfahren nachweisen. Bei der **Herpes-simplex-Zervizitis** sieht man in dem nach Papanicolaou gefärbten Ausstrich vielkernige Riesenzellen und Epithelzellen mit intranukleären Einschlusskörperchen. Bei mikroskopisch negativen Befunden kann dennoch die Kultur auf Gonokokken oder Herpes-simplex-Viren positiv sein. Doppelinfektionen (Chlamydien und Gonokokken) und Mischinfektionen (von aeroben und anaeroben Keimen) sind häufig. Der Nachweis von Staphylokokken, Enterokokken oder Enterobakterien im Zervixabstrich hat meist keine Bedeutung für die Erkrankung. Die chronische Zervixinfektion durch bestimmte Typen von Papillomaviren ist die Ursache für das Portiokarzinom.

Adnexitis, Endometritis, Parametritis, Pelveoperitonitis: Die häufigsten Erreger sind Chlamydia trachomatis, Gonokokken und anaerobe Bakterien (anaerobe Streptokokken, Bacteroides, Clostridien).

Diagnostik: Die moderne Sonographie hat die Diagnostik entscheidend verbessert. Die Erregerdiagnose ist meist schwierig und gelingt allenfalls durch Untersuchung von Eiter oder von Material, das bei einer Operation oder Pelviskopie gewonnen wird. Relativ selten, aber hochgefährlich, sind Infektionen des inneren Genitales durch A-Streptokokken.

Eine Anzüchtung von **Chlamydien** ist in der Zellkultur aus Operationsmaterial oder Punktaten möglich (zur Einsendung Transportmedium benutzen). Als Schnelltest dient ein Immuno-Assay oder die PCR. Der mikroskopische Nachweis ist im Direktausstrich mit Immunfluoreszenz (MikroTrak) möglich.

Der **Gonokokken-Nachweis** erfolgt durch Immunfluoreszenz, ein Methylenblau- und Grampräparat von Zervixsekret, Urethra- und Rektumabstrich sowie durch die Kultur (sofortige Beimpfung des Selektivnährbodens nach Martin und Thayer, evtl. Einsendung unter Verwendung des Transportmediums nach Stuart).

Ein **Anaerobier-Nachweis** gelingt nur bei Transport des Untersuchungsmaterials unter streng anaeroben Bedingungen in einem geeigneten Transportmedium oder bei sofortiger Beimpfung eines evakuierten Kulturgefäßes (anaerobe Blutkulturflasche). Bei Tuberkuloseverdacht soll Menstruationsblut mit PCR und mittels Kultur untersucht werden. Bei zervikalem Fluor unklarer Genese ist u. a. ein Karzinom auszuschließen.

Therapie: Die stets ungezielte Initialbehandlung einer Endometritis und/oder Salpingitis muss kombiniert erfolgen, damit die häufigsten Erreger (Chlamydien, Gonokokken und Anaerobier) sicher erfasst werden. Eine traditionelle und sinnvolle Kombination ist Cefoxitin + Doxycyclin (Dosierung s. Tab. 15.1-3, S. 635). Anstelle von Cefoxitin kann Ceftriaxon (2 g) verwendet werden (für 10 Tage). Bei Schwangeren kann Erythromycin oder auch Azithromycin anstelle von Doxycyclin gegeben werden. Eine Alternative zu Ceftriaxon ist Ertapenem (bis auf Weiteres nicht in der Schwangerschaft; wie andere Carbapeneme aber nach sorgfältiger Prüfung möglich), das die relevanten fakultativ pathogenen Keime und auch Anaerobier, nicht aber Chlamydien sicher erfasst. Auch Moxifloxacin (nicht aber Ciprofloxacin oder Levofloxacin) eignet sich vom Wirkungsspektrum her gut für Infektionen des inneren Genitales. Der Verlauf sollte durch Sonographie kontrolliert werden. Wenn die Therapie ambulant erfolgt, sollte in der Regel nicht auf die initiale parenterale Gabe eines Gonokokken-wirksamen Cephalosporins (z. B. Ceftriaxon) verzichtet werden. Außerhalb der Klinik ist auch die Gabe von Clindamycin (oral tgl. 1,8 g) + Ciprofloxacin (oral 2 × tgl. 0,5 g) oder Levofloxacin (oral 2 × tgl. 0,5 g) für 2 Wochen möglich. Bei **Penicillin- und Cephalosporin-Allergie** kann meist noch Imipenem i. v. (3 × tgl. 0,5 g) gegeben werden, das eine starke Wirksamkeit gegen Gonokokken und Anaerobier hat, und ebenfalls mit Doxycyclin (gegen Chlamydien) kombiniert werden sollte. Wenn andere Erreger als Chlamydien, Gonokokken oder Anaerobier nachgewiesen werden, ist die Initialbehandlung u. U. zu korrigieren.

Tuben- oder Ovarialabszess: Hierbei ist nach der initialen i. v. Behandlung eine orale Nachbehandlung über mehrere Wochen ratsam (Rezidivgefahr). Eine Therapie mit Ciprofloxacin erfasst immer Gonokokken und gramnegative Enterobakterien, aber nicht alle Anaerobier (daher immer mit Clindamycin kombinieren). Eine Antibiotika-Therapie mit Imipenem oder Meropenem hat bei schweren Erkrankungen die besten Erfolgsaussichten. Chlamydien spielen bei Tuben- und Ovarialabszessen anscheinend keine große Rolle.

Adnexitis post abortum: Sie hat meist eine polymikrobielle Genese; es muss aber auch an eine Infektion durch A-Streptokokken sowie resistente Staphylokokken gedacht werden, wobei Clindamycin i. v. günstig wirkt (Wirkung auch auf Bacteroides, jedoch nicht auf Gonokokken).

Chronische Adnexitis: Haupterreger sind Chlamydien. Die chronische Adnexitis kann nur mit einer lang dauernden Therapie mit Doxycyclin, Makroliden oder Chinolonen geheilt werden. Als Symptom einer chronischen Gonorrhoe ist sie heute eine Rarität. Eine chronische Adnexitis/Metritis durch Aktinomyzeten, aber auch durch eine polymikrobielle Mischflora ist eine typische Komplikation nach lang liegender Intrauterin-Spirale.

Tuberkulöse Adnexitis: Es kann mittlerweile sehr selten auch eine nicht einfach zu diagnostizierende **Adnextuberkulose** vorliegen. Therapie der Wahl bei tuberkulöser Adnexitis ist eine Dreierkombination von Tuberkulostatika unter Einschluss von Rifampicin oder Chinolonen bzw. nach Resistenztestung für mehrere Monate.

15.3 Geburtshilfliche und weitere gynäkologische Infektionen

Infizierter Abort

Erreger: Meist aerob-anaerobe Mischinfektion aus Bacteroides fragilis, diversen Enterobakterien, Streptokokken und Enterokokken; seltener sind Gasbranderreger, Staphylokokken oder andere Keime. Die kulturelle Untersuchung von Blut, Zervixabstrich und Plazentagewebe ist wichtig; die Ergebnisse sind vorsichtig zu interpretieren. Auch wenn nur ein Erreger nachgewiesen wird, handelt es sich meist um eine Mischinfektion.

Therapie: Die Antibiotika-Therapie sollte möglichst früh einsetzen. Als traditionelle Initialtherapie gibt man bei leichteren Fällen Penicillin G (tgl. 10–30 Mio. IE) oder Cefoxitin (tgl. 6 g); hiermit werden vor allem die besonders gefährlichen Streptokokken und Clostridien erreicht. Bei schweren Verläufen, bei Uterusperforation und bei Anzeichen einer Peritonitis müssen neben Streptokokken und Clostridien auch Anaerobier der Bacteroides-Gruppe und Enterobakterien erfasst werden. Geeignete Therapieformen sind Imipenem bzw. Ertapenem als Monotherapie bzw. Ceftriaxon + Metronidazol. Wenn Chlamydien nachweisbar sind oder wenn eine vorangegangene Geschlechtskrankheit vermutet wird, ist zusätzlich Doxycyclin für 2 Wochen anzuwenden.
Die Behandlung ist mindestens bis zu 6–8 Tage nach der Entfieberung, auf jeden Fall bis zum völligen Rückgang der lokalen entzündlichen Veränderungen fortzusetzen. Daneben sind oft operative Maßnahmen (Kürettage usw.) notwendig. Vordringlich sind die Schockbekämpfung und die Prophylaxe oder Therapie einer Anurie oder Gerinnungsstörung. Bei unsterilem artifiziellem Abort durch Laien können als seltene Komplikationen auch Tetanus, Gasbrand oder eine A-Streptokokken-Sepsis auftreten.

Septische Thrombophlebitis der Beckenvenen: Kann bei infiziertem Abort und post partum vorkommen; sie wird in erster Linie durch Bacteroides fragilis und anaerobe Kokken (als Mischinfektion) hervorgerufen. Die Sicherung der Diagnose gelingt durch Doppler-Sonographie, Computer- (CT) oder Magnetresonanztomographie (MRT).

Therapie: Zur Therapie dieser lebensbedrohlichen Infektion eignet sich am besten Imipenem. Auch Kombinationen, wie Cefotaxim + Clindamycin und Piperacillin + Tazobactam, sind sinnvoll. Zusätzlich ist eine Antikoagulation indiziert.

Schwangerschaftsabbruch: Vorher sind möglichst eine Gonorrhoe und Chlamydien-Infektion auszuschließen; anderenfalls muss der Eingriff nach einer entsprechenden Behandlung erfolgen (s. S. 635 u. S. 639). Generell gilt ein blander, unkomplizierter Schwangerschaftsabbruch bei einer gesunden Frau nicht als Indikation für eine Antibiotika-Prophylaxe.

> Bei Frauen mit Herzfehlern muss bei allen invasiven Eingriffen am inneren Genitale (inklusive Abort) die vorgeschriebene **Endokarditis-Prophylaxe** mit Ampicillin und Gentamicin erfolgen.

Puerperalfieber

Erreger: Erreger der **Endometritis post partum** sind dieselben Keime wie beim infizierten Abort (s. oben). Besonders gefährlich sind Infektionen durch A-, aber auch B-Streptokokken und Clostridien (Gasbrand). Auch Gardnerella vaginalis, Ureaplasma urealyticum und Mycoplasma hominis kommen vor, bei der Spätform (bis zu 6 Wochen nach Entbindung) auch Chlamydia trachomatis. Das von Semmelweis beschriebene klassische **Kindbettfieber** durch A-Streptokokken (Streptococcus pyogenes) ist in Mitteleuropa sehr selten geworden, bleibt aber ein hochdramatisches, akut lebensbedrohliches Krankheitsbild mit ernsten Konsequenzen für die Patientin bzw. den behandelnden Arzt. Mischinfektionen sind häufig. Eintrittspforte für die Erreger sind entweder der puerperale Uterus, Wunden am Damm oder der eröffnete Uterus (Kaiserschnitt). Risikofaktoren für eine Puerperalsepsis sind ein vorzeitiger Blasensprung und eine verlängerte Geburt.

Therapie: Die Therapie entspricht im Wesentlichen der Behandlung des septischen Aborts, jedoch sollten die parenteralen Antibiotika wegen der Gefahr einer tödlichen Puerperalsepsis hoch dosiert werden. Entscheidend ist der sofortige Therapiebeginn. Beim Auftreten von Fieber im Wochenbett, das den Verdacht auf eine puerperale Infektion erwecken muss, ist nach Anlegen einer Blutkultur sofort mit einer hochdosierten Antibiotika-Therapie zu beginnen. Früher erfolgte die Behandlung mit Penicillin G in hoher Dosierung (20–30 Mio. IE i. v. in 2–3 Einzelgaben). Heute ist wegen des häufigeren Vorkommens von Anaerobiern und resistenten Staphylokokken eine breitere Therapie notwendig, z. B. mit Imipenem, Ertapenem oder mit Clindamycin + Cefotaxim. Gegen Chlamydien und Ureaplasma wirkt Doxycyclin (2 × tgl. 0,1 g) oder Clarithromycin (2 × tgl. 0,5 g) für 2 Wochen. Überwachung von Kreislauf und Diurese sind wichtig. In alten Empfehlungen, die zum Teil noch aus der Vorantibiotika-Ära stammen, werden auch operative Maßnahmen genannt (Drainage von Abszessen, Kürettage usw., notfalls Uterusexstirpation).

Bei Verdacht auf eine septische Beckenthrombophlebitis (s. o.) ist eine lückenlose Breitspektrum-Therapie, z. B. mit Cefotaxim + Piperacillin + Metronidazol oder mit Imipenem bzw. Meropenem, indiziert.

Infektionen von Bauchwunden: Infektionen von Bauchwunden nach Kaiserschnitt oder Infektionen von Dammriss- bzw. Dammschnittwunden können durch aerobe und anaerobe Keime verursacht werden.

Therapie: Diese Infektionen werden chirurgisch versorgt, erfordern aber stets auch eine systemische Antibiotika-Therapie, die auch Anaerobier erfasst (z. B. mit Cefoxitin oder Ertapenem). Bemerkenswert ist die Tatsache, dass auch große Dammrisse und Episiotomien fast immer ohne Antibiotika-Therapie primär verheilen, während gleich große Pfählungsverletzungen eine intensive breite Antibiotika-Therapie erfordern. In der Schwangerschaft sind Frauen offenbar gut vor Infektionen geschützt.

Nekrotisierende Fasziitis: Gefährliche oberflächliche Fasziennekrose, die vom Damm ausgeht und sich rasch in die Umgebung ausbreiten kann. Häufige Erreger sind A-Streptokokken und Anaerobier (Mischinfektion). Weibliches Gegenstück einer Fournier-Gangrän!

Therapie: Vorrangig ist die sofortige chirurgische Versorgung, die immer von einer sofort einsetzenden Antibiotika- und Sepsistherapie begleitet wird (z. B. mit Imipenem).

Fieber unter der Geburt

Bei vorzeitigem Blasensprung mit den Anzeichen einer Infektion des Fruchtwassers (Chorioamnionitis) sowie bei unklarem Fieber unter der Geburt ist eine antibiotische Behandlung angezeigt.

Erreger: Das Erregerspektrum entspricht weitgehend dem beim infizierten Abort

(s. S. 640). Am häufigsten sind B-Streptokokken, Enterokokken, Escherichia coli und andere Enterobakterien, nicht selten auch Listerien und Mycoplasma hominis. Die Rolle von Chlamydia trachomatis bzw. Gardnerella sp. ist nicht ganz klar.

Therapie: Das Ziel der Behandlung ist die Verhinderung einer kindlichen Pneumonie und Sepsis sowie die Verhütung von gefährlichen Komplikationen bei der Mutter. Die Therapie muss sofort nach Diagnosestellung beginnen. Es sollten Antibiotika bevorzugt werden, die in ausreichendem Maße in den fetalen Kreislauf und durch den fetalen Urin in das Fruchtwasser übertreten. Hierzu gehören die Penicilline und Cephalosporine, da sie im Fruchtwasser in vielfach höheren Konzentrationen als im Blut vorkommen. Die Therapie sollte aber auch Listerien erfassen. Eine gut verträgliche und gut wirksame Kombination mit breitem Spektrum besteht z. B. aus Cefotaxim + Piperacillin, die der Mutter in hoher Dosierung gegeben werden. Gegen Mycoplasma hominis wirkt allein Clindamycin. Die früher oft empfohlene Kombination von Ampicillin und Gentamicin hat Wirkungslücken (z. B. bei Anaerobiern) und ist wegen der zunehmenden Resistenz der möglichen Erreger problematisch. Cephalosporine allein sind wegen der fehlenden Wirkung auf Listerien nicht ausreichend. Wegen einer möglichen Bakterienresistenz sollten sofort nach der Entbindung auch beim Neugeborenen Blutkulturen angelegt und das Blutbild kontrolliert werden; ggf. muss die kombinierte Behandlung des Kindes mit Cefotaxim + Piperacillin ohne Zeitverlust fortgeführt werden. Bei mütterlicher Sepsis (oft mit Schock und Verbrauchskoagulopathie) sind eine breite Therapie und die erforderlichen intensivmedizinischen Maßnahmen unerlässlich.

Therapie

Prophylaxe unter der Geburt: Bei einer Schnittentbindung nach vorzeitigem Blasensprung ist stets eine Endometritis-Prophylaxe mit einem parenteralen Betalactam-Antibiotikum (z. B. Mezlocillin oder Cefotaxim) notwendig. Eine Antibiotika-Prophylaxe ist auch bei unkompliziertem Kaiserschnitt sinnvoll. Da das Antibiotikum auch für das noch Ungeborene verträglich sein muss, kommen fast nur bewährte Betalactam-Antibiotika infrage. Eine Episiotomie heilt erstaunlicherweise fast immer primär. Eine Antibiotika-Prophylaxe ist bei Episiotomie oder einfachem Dammriss offenbar nicht nötig. Eine Antibiotika-Therapie bei einer seltenen Sekundärinfektion nach Episiotomie bzw. Dammriss ist freilich indiziert.

Mastitis

Puerperale Mastitis: Erreger sind fast immer Staphylokokken, selten Streptokokken und andere Eitererreger. Die Keime können initial in der Milch, später auch im Abszesseiter nachgewiesen werden. Die Eintrittspforte stellen meist Rhagaden der Mamille dar.

Therapie: Die Therapie sollte frühzeitig mit einem Staphylokokken-Antibiotikum eingeleitet werden. In erster Linie kommt Cefazolin (tgl. 6 g) in Betracht. Leichtere Formen können mit Cefadroxil oral behandelt werden. Bei Methicillin-Resistenz ist Vancomycin indiziert.

Bei **Penicillin-Allergie** kann man Clindamycin (tgl. 0,9–1,2 g), notfalls auch Fusidinsäure (tgl. 1,5 g) anwenden. Rasche Besserungen sind nur bei frühzeitigem Behandlungsbeginn und konsequenter Weiterbehandlung in voller Dosierung zu erwarten. Daher empfiehlt sich initial eine parenterale Gabe des Antibiotikums und eine Fortsetzung der Therapie mit oralen Gaben (z. B. Cefadroxil) bis zum völligen Rückgang der lokalen entzündlichen Veränderungen. Bei schon stattgefundener Abszedierung dienen die Antibiotika dazu, eine weitere Ausbreitung und septische Metastasen zu verhindern. Symptomatische Maßnahmen sind Hochbinden der Brust, kühle Umschläge usw. sowie die Inzision oder Punktion eines Abszesses.

> **!** Bei Mastitis darf der Säugling an der entzündeten Brust nicht angelegt werden, da die bakterienhaltige Milch zur Erkrankung des Kindes führen kann.

Der prophylaktische Wert von lokalen antibakteriellen Hautpräparaten zur Pflege der Mamillen ist umstritten. Strikte hygienische Maßnahmen im Kreißsaal und auf der Wochenstation sind zur Vorbeugung wichtig.

Mastitis der nicht laktierenden Mamma: Erreger im häufig stinkenden Eiter sind in erster Linie Erreger anaerober Mischinfektionen (Bacteroides, Peptostreptokokken), seltener auch Staphylokokken. Der Erregernachweis ist hierbei besonders wichtig.

Therapie: Clindamycin oder Cefoxitin sind für eine ungezielte Therapie am günstigsten. Abszedierungen und Rezidive sind häufig. Manchmal liegt auch ein Tumor des Milchgangs zugrunde, der eine Infektion imitieren kann.

Hydradenitis purulenta der Areola: Hierbei handelt es sich um eine Sonderform, die durch Pseudomonas, Proteus, Staphylokokken und Streptokokken verursacht wird und auf der Gangobstruktion einer apokrinen Drüse beruht.

Therapie: Wie bei der Mastitis der nicht laktierenden Brust.

Toxic-shock-Syndrom

Entstehung: Man unterscheidet den häufigeren **Staphylokokken-Toxin-Schock** vom seltenen **Streptokokken-Toxin-Schock**. Auslösend sind pyrogene Superantigene, die von bestimmten Staphylococcus-aureus- bzw. Streptococcus-pyogenes-Stämmen gebildet werden. Selten können auch andere Erreger (Clostridium sordelli, andere Streptokokken) das Krankheitsbild hervorrufen. Das von den Staphylokokken gebildete Toxin ist entweder TSST-1 oder Enterotoxin B. Die Erkrankung setzt einen Mangel an spezifischem Antitoxin voraus. Bei der Entdeckung in den 70er-Jahren in den USA erkrankten überwiegend junge Mädchen und Frauen, die während der Menstruation bestimmte, in Deutschland nie verwendete Tamponsorten mit besonders starker Saugfähigkeit benutzt hatten (»Tamponkrankheit« durch Superadsorbants). Seitdem diese Tampons aus dem Handel genommen worden sind, erkranken fast nur noch nicht menstruierende Frauen sowie Kinder und Männer, die eine Infektion durch bestimmte toxinbildende Staphylokokken der Haut oder Schleimhäute (z. B. postoperativ) haben. Gefährdet sind auch Frauen post partum und Pessarträgerinnen. Die TSST-1-bildenden Staphylokokken sind meist gegen Penicillin G und Ampicillin resistent, die Enterotoxin-B-bildenden Staphylokokken auch gegen Methicillin und Cephalosporine. Die Erkrankung hinterlässt keine bleibende Immunität, sodass relativ häufig Rezidive auftreten können.

Die Pathogenese des Staphylokokken-Toxin-Schocks ist kompliziert. Dabei spielen die Freisetzung von Monokinen, eine Toxinstimulation von $CD4^+$-Zellen, Unterdrückung der B-Zell-Funktion und eine gesteigerte Kapillardurchlässigkeit eine Rolle. Irreversibler Schock und Multiorganversagen können zum Tode führen.

Diagnostik: Die Diagnose wird zunächst klinisch gestellt. Das initial vieldeutige Krankheitsbild ist charakterisiert durch plötzlichen Beginn mit hohem Fieber, Bauchschmerzen, Erbrechen und Durchfall, Auftreten eines generalisierten Scharlach-ähnlichen Exanthems und eines Enanthems, verbunden mit Hypotension und hypovolämischem Schock, sowie einer Funktionsstörung mehrerer Organe (mit Kreatinin-, Bilirubin- und Transaminasenanstieg im Serum, Bewusstseinsstörung, Thrombozytopenie, Muskelschwäche und CK-Erhöhung). Häufig bestehen eine Hypokalzämie, Hypophosphatämie, Hypokaliämie und eine disseminierte intravaskuläre Gerinnung. Die typischen groblamellösen Hautschuppungen (besonders an Händen und Füßen) treten erst 1–2 Wochen nach Krankheitsbeginn auf. Während das Vollbild typisch ist, sind leichtere Formen vieldeutig und werden oft übersehen. Die toxinbildenden Staphylokokken lassen sich aus der Vagina, dem Tampon, manchmal auch aus anderen Haut- oder Schleimhautläsionen anzüchten. Die genaue Identifizierung der toxinbildenden Stämme ist nur in Speziallabors möglich. Eine Bakteriämie ist dabei sehr selten.

Differenzialdiagnose: Differenzialdiagnostisch müssen ein septischer Schock, Scharlach, ähnliche toxische Streptokokken-Infektionen (Toxic-shock-Syndrom durch Streptokokken), Kawasaki-Syndrom, exfoliative Dermatitis (Lyell-Syndrom), Arzneimittelexantheme, Masern, Endometritis, Salpingitis, septischer Abort, hämorrhagisches Fieber, Vergiftungen u. a. ausgeschlossen werden.

Therapie: Vordringlich ist die Flüssigkeits- und Elektrolytsubstitution sowie die Behandlung von Schocklunge, Nierenversagen, Myokardinsuffizienz und Verbrauchskoagulopathie. Ein Tampon muss sofort entfernt werden. Auch wenn der Wert einer Antibiotika-Therapie immer noch nicht sicher geklärt ist, sollte diese stets durchgeführt werden: Clindamycin (tgl. 4 × 600 oder 3 × 900 mg, Kinder 30–40 mg/Tag), kombiniert mit Vancomycin oder auch Linezolid für insgesamt 10–14 Tage, reduziert die Rezidivrate von 65 % auf < 1 %. Frauen, die schon einmal ein Toxic-shock-Syndrom hatten, sollen keine Tampons mehr benutzen. Ein häufiger Wechsel der Tampons reduziert die Frequenz, genügt aber allein nicht. Bei einer Infektion durch Staphylokokken, die Enterotoxin B bilden, ist nur Vancomycin oder Teicoplanin wirksam. Als unspezifische Therapie wird zusätzlich Gammaglobulin i. v. in hoher Dosis empfohlen (einmalig mindestens 400 mg/kg). Die Therapie eines seltenen Streptokokken-Schocks ist besonders schwierig und ein Therapieversagen ist häufig, eine Clindamycin-Gabe ist notwendig.

16 Augeninfektionen

Die Antibiotika-Therapie der Augeninfektionen setzt umfassende Kenntnisse über die zu behandelnden Krankheiten voraus. Neben einer genauen augenärztlichen Untersuchung (nicht jedes gerötete Auge ist eine Konjunktivitis!) kommt es auf eine exakte Erregerdiagnose (Bakterien, Viren, Pilze oder Protozoen) an, um einen raschen Erfolg zu erzielen.

Diagnostik: Eine kulturelle und zytologische Untersuchung ist bei jeder Neugeborenenkonjunktivitis, pseudomembranösen Konjunktivitis, chronischen Konjunktivitis, Hornhautentzündung, Orbitalphlegmone und Endophthalmitis erforderlich. Ein Konjunktivalabstrich wird am besten mit einem sterilen Dacron- oder Alginat-Tupfer durchgeführt, den man vorher mit einem flüssigen Transportmedium befeuchtet hat. Um eine Kontamination durch Lidränder und Wimpern zu vermeiden, wischt man mit dem Tupfer den unteren Konjunktivalsack aus und streicht den Tupfer sofort auf mehreren Spezialnährböden aus, die dann an das mikrobiologische Labor gesandt werden. Wichtig ist auch ein Objektträgerausstrich für die Gram- und die Giemsa-Färbung. Für die Chlamydien-Anzüchtung ist ein spezielles Chlamydien-Transportmedium nötig, für die Virus-Anzüchtung die sog. Virus-Culturette (Dacron-Tupfer mit Transportmedium). Die mikroskopische Zellbeurteilung im Giemsa-Präparat gibt Hinweise auf den Erreger. Bei bakteriellen und Pilzinfektionen findet man überwiegend neutrophile Granulozyten, bei viralen Infektionen Lymphozyten, bei einer Chlamydien-Infektion oft eine Mischung von neutrophilen Granulozyten und Lymphozyten. Bei allergischer Konjunktivitis dominieren eosinophile Granulozyten. Zum immunfluoreszenzserologischen Chlamydien-Nachweis in den Konjunktivalepithelien muss der Abstrich sofort in das Labor durch Boten gebracht werden. Sensitiver und hochspezifisch sind heute molekularbiologische Nachweismethoden wie Nukleinsäure-Amplifikationstests. Bei Hornhautgeschwüren, die mit Bakterien und Pilzen infiziert sind, sollte der Augenarzt Geschwürmaterial mit einem speziellen Schaber gewinnen und sofort auf Nährböden ausstreichen sowie Objektträgerpräparate anfertigen.

Grundsätzliches zur Therapie: Eine **systemische Behandlung** mit Antibiotika ist bei allen schweren bakteriellen Infektionen des äußeren Auges (z. B. Gonoblennorrhoe, Hornhautulzerationen) erforderlich, auch bei den intraokulären und orbitalen Infektionen, die einer Lokalbehandlung nicht zugänglich sind. Dabei ist zu berücksichtigen, dass Antibiotika in unterschiedlichem Maße aus dem Blut in die einzelnen Augenabschnitte penetrieren (am geringsten in die bradytrophen Gewebe der Kornea, der Linse und des Glaskörpers). Bei den intraokulären Infektionen muss die Blut-Kammerwasser- und Blut-Glaskörper-Schranke durchbrochen werden. Von Tetracyclin gehen etwa 15–20 %, von Penicillin G, Ampicillin und Gentamicin etwa 10 % in das Kammerwasser über. Daher sind höhere Dosen von Penicillin G (10–20 Mio. IE) und Ampicillin (10 g) notwendig, um ausreichende intraokuläre Antibiotika-Konzentrationen zu erzielen. Relativ gut penetrieren Cefotaxim, Ceftriaxon, Ceftazidim, Rifampicin und Metronidazol. Im entzündeten Auge kann die Blut-Kammerwasser-Schranke durchlässiger sein und eine höhere Konzentration des Antibiotikums erreicht werden, als es normalerweise der Fall ist.

Eine **Lokalbehandlung** (Tab. 16-1) ist nicht nur durch äußerliche Anwendung eines Antibiotikums möglich, sondern auch durch subkonjunktivale und intravitreale Injektion oder intraokuläre Implantation eines Depots.

Durch **äußerliche Anwendung** lassen sich bakterielle Infektionen der Konjunktiva und der Kornea erfolgreich behandeln. Die Fähigkeit eines Antibiotikums, in die vorderen Augenabschnitte einzudringen, hängt nicht nur von der Wasser-, sondern auch von der Lipidlöslichkeit des Mittels ab; das Hornhautepithel enthält reichlich Lipide, die für fettunlösliche Medikamente eine unüberwindliche Barriere darstellen. Die meisten Sulfonamide und Antibiotika penetrieren nicht oder nur geringgradig durch die intakte Kornea, während z. B. Corticosteroide und Isoniazid besser penetrieren. Bei Epithelläsionen können manche Medikamente tiefer eindringen, nie aber über den

Tab. 16-1 Antiinfektiva als Ophthalmologika zur topischen Behandlung.

Wirkstoff	Handelsname	Dosierung	Zulassung oder Zulassungsbeschränkung
Aminoglykoside			
Gentamicinsulfat	• Gentamicin-POS AS/AT • Gentamicin AS/AT • Gentamytrex AS/AT • Gent-Ophtal AS/AT • Refobacin AS/AT • Terramycin N AS	4–6 × tgl. (ggf. stündl.) 1 Tr.	bakterielle Infektionen, präoperative Prophylaxe
Tobramycin	• Soframycin • Tobramaxin AT/AS	4–6 × tgl. (ggf. stündl.) 1 Tr.	
Kanamycinsulfat	• Kanamycin-POS AT/AS • Kanamytrex AS/AT	4–6 × tgl. (ggf. stündl.) 1 Tr.	bakterielle Infektionen, Wundprophylaxe
Kombinationen			
Neomycinsulfat, Bacitracin, Polymyxin-B-sulfat	• Polyspectran AT/AS	3–5 × tgl. 1 Tr. oder Salbe	bakterielle Infektionen, OP-Prophylaxe
Erythromycinlactobionat, Colisitinmethat-Natrium	• Ecolicin AT/AS	3-stdl. 1 Tr. oder 4 × tgl. Salbe	
Chinolone			
Norfloxacin	• Chibroxin AT	4 × tgl. ins Auge	unterschiedlich
Ciprofloxacin	• Ciloxan AT	4 × tgl. ins Auge, ggf. 0,5-stdl.	unterschiedlich
Ofloxacin	• Floxal AS/AT	3–4 × tgl.	Chlamydien und andere
Lomefloxacin-HCL	• Okacin AT	2–3 × tgl. (Beginn mit 1 Tr./h) in Fornix conjunctivale	

Tab. 16-1 Antiinfektiva als Ophthalmologika zur topischen Behandlung. *(Fortsetzung)*

Wirkstoff	Handelsname	Dosierung	Zulassung oder Zulassungsbeschränkung
Levofloxacin 0,5 H_2O	• Oftaquix AT	8 × tgl., später 4 × tgl. 1–2 Tr.	
Moxifloxacin-HCL	• Vigamox AT	3 × tgl. 1 Tr.	
Andere			
Fusidinsäure 0,5 H_2O	• Fucithalmic AG	2 × tgl. 1 Tr.	Strepto-/Staphylokokken
Chlortetracyclin-HCL	• Aureomycin AS	2-stdl. in Fornix conjunctivale	Chlamydien, vorwiegend grampositive Kokken
Oxytetracyclin-HCL	• Oxytetracyclin AS	3–6 × tgl. Salbenstrang	
Azithromycin 2 H_2O	• Azyter AT	2 × tgl. 1 Tr. in Fornix conjunctivale	Chlamydien
Chloramphenicol	• Posifenicol C 1 % AS	tgl. 1- bis 2-stdl.	
Antimykotika			
Natamycin 0,1 %	• Pima-Biciron N AS	tgl. 2-stdl.	Pilzinfektionen (auch Fusarien!); **cave:** geringe Konzentration!
Natamycin 5 %	• Natacyn AT	0,5- bis 1-stdl.	Internationale Apotheke
Fluconazol	• Diflucan i. v. Infusionslösung für AT/AS	nach Rezept	Apotheken-Herstellung
Voriconazol	• VFEND Infusionslösung für AT/AS	nach Rezept	Apotheken-Herstellung
Amphotericin B	• Amphotericin B AT	nach Rezept	Apotheken-Herstellung
Virustatika			
Aciclovir	• Acic-Ophtal AS • AciVision 30 mg/g AS • Zovirax AS • Virupos AS	5 × tgl. 1 cm Salbe	Herpes-simplex-Infektion
Trifluridin	• Triflumann AT	3-stdl. 1 Tr.	Herpes-simplex-Keratitis
Ganciclovir	• Virgan AG	5 × tgl. 1 Tr.	Herpes-simplex-Keratitis (nicht CMV-Retinitis!)

AG = Augengel; AS = Augensalbe; AT = Augentropfen.

Organsysteme

Ziliarkörper hinaus. Bei der äußerlichen Anwendung von Antibiotika werden in den Bindehautsack entweder Lösungen (isoton) eingetropft oder Salben (mit geeigneter Salbengrundlage) eingebracht. Augensalben haben im Vergleich zu Augentropfen den Vorteil, dass sie länger mit dem Auge in Kontakt bleiben und stabiler sind; sie führen aber zu einer Sehbehinderung, rufen häufiger eine Kontaktdermatitis hervor und können die Mitose der Hornhautepithelien hemmen, welche durch Augentropfen im Allgemeinen nicht beeinflusst wird.

Es ist praktisch, tagsüber eine Tropfenbehandlung durchzuführen und nachts eine Augensalbe anzuwenden. Der Zusatz von Hemicellulose in Augentropfen erhöht die Viskosität und verlängert die Verweildauer im Bindehautsack. Da ein Behandlungserfolg nur durch eine längere Einwirkung des Antibiotikums zu erwarten ist, kommt es entscheidend auf eine regelmäßige, wiederholte Anwendung des Präparates an, z. B. bei Augentropfen anfangs viertelstündlich, dann regelmäßig alle 2 h, bei Augensalbe zuerst alle 1–2 h, dann alle 4 h. Bei entzündeter oder ödematöser Hornhaut ist ein Eindringen des Antibiotikums in das Kammerwasser möglich.

Die **subkonjunktivale Injektion**, die der Augenarzt bei bestimmten Infektionen der Kornea und der Vorderkammer vornehmen kann, ermöglicht ein Eindringen durch die Sklera in den vorderen Teil des Auges, wodurch für mehrere Stunden hohe Antibiotika-Konzentrationen im Kammerwasser erzeugt werden. Sie kommt besonders bei intraokulären Infektionen, bei Keratitis, Ulcus serpens und Blennorrhoe infrage. Man injiziert 1 (bis 2) × täglich 0,3–0,5 ml der Antibiotika-Lösung, z. B. 50 mg Ampicillin oder 20 mg Gentamicin, im Allgemeinen nicht länger als 3 Tage. Die 1 × täglich vorgenommene subkonjunktivale Injektion von Penicillin G wird relativ gut vertragen, ist jedoch schmerzhaft und ruft manchmal Entzündungsreaktionen hervor, weshalb die Zahl der durchführbaren Injektionen begrenzt ist. Durch subkonjunktivale Injektion von 2 %iger Lidocain-Lösung (0,1–0,2 ml) 5 min vor der Injektion der Antibiotika-Lösung können Schmerzen gelindert werden. Bei bestimmten Erregern kann auch eine subkonjunktivale Injektion von Ampicillin (50 mg), Piperacillin (50 mg), Cefazolin (50 mg), Amikacin (25 mg), Genta- und Tobramycin (10–20 mg) oder Isoniazid (10–20 mg) indiziert sein. Die subkonjunktivale Injektion von Amphotericin B ist aus Toxizitätsgründen problematisch.

Eine **Injektion in den Glaskörper** kann bei Endophthalmitis indiziert sein, hat aber erhebliche Risiken.

Wahl des Antibiotikums zur Lokalbehandlung (s. Tab. 16-1): Bei Augeninfektionen mit Selbstheilungstendenz, z. B. den meisten Konjunktivitiden, kann auf eine Bakterienkultur und Erregertestung verzichtet werden. Wenn die ungezielte Behandlung einer Konjunktivitis erfolglos geblieben ist, müssen verbliebene Erreger angezüchtet werden. Eine bakteriologische Diagnostik ist bei schweren Augeninfektionen, wie Hornhautulzerationen oder Endophthalmitis, von Anfang an erstrebenswert. Wenn eine Erregerdiagnose unmöglich ist, können aufgrund des klinischen Bildes häufig vorkommende Erreger vermutet und entsprechend behandelt werden, z. B. bei zentralen Hornhautgeschwüren Pneumokokken, andere Streptokokken oder Pseudomonas. Wenn eine ungezielte Therapie keinen Erfolg zeigt, sollte man nach 2–3 Tagen auf ein anderes Antibiotikum übergehen.

Es gibt eine Vielzahl von empirisch zusammengesetzten Lokalpräparaten, die den Kriterien einer optimalen Therapie nicht immer entsprechen. Grundsätzlich sollten nur Einzelsubstanzen in genau angegebenen Grundlagen und mit gut verträglichen, genau deklarierten Konservierungsmitteln angewendet werden. Wichtig sind Abfüllungen zum einmaligen Gebrauch, da in Augen-

tropfflaschen häufig auch sekundär Keime (Pseudomonas!) auswachsen können.
Zur Lokalbehandlung eignen sich **Aminoglykoside**, wie Gentamicin, Tobramycin, Neomycin und Kanamycin, welche meist Staphylokokken, Proteus und andere Enterobakterien erfassen. **Gentamicin** und **Tobramycin** sind gut verträglich und haben ein breites Wirkungsspektrum, wirken aber nicht auf Chlamydien und kaum auf Pneumokokken (Refobacin- bzw. Tobramycin-Augentropfen, -Augensalbe). **Neomycin** führt nicht selten zu allergischen Reaktionen. Lokalpräparate mit **Chloramphenicol**, dem wasserlöslichen Chloramphenicol-Derivat Azidamphenicol oder mit einem **Tetracyclin** wirken nur bakteriostatisch, führen selten zur Sensibilisierung und haben sich bei Haemophilus-Infektionen bewährt. Augenpräparate mit **Ciprofloxacin**, **Levofloxacin**, **Ofloxacin** und **Norfloxacin** haben ein breites Spektrum, penetrieren gut und werden deshalb sehr häufig in der Erstbehandlung als Monotherapie eingesetzt (Chinolone sind auch gegen Chlamydien wirksam). Mit topischer Behandlung werden wesentlich höhere Konzentrationen am Wirkort erreicht, als bei systemischer Applikation möglich, dennoch ist auch hier mit Resistenzentwicklung zu rechnen!
Polymyxin B wirkt nur auf Pseudomonas aeruginosa und andere gramnegative Stäbchen und ruft selten eine Allergie hervor. In Polyspectran-Augensalbe sind die Antibiotika Polymyxin B, Neomycin und Bacitracin kombiniert, in Terramycin-Augensalbe Polymyxin B und Oxytetracyclin.
Bacitracin (wirkt nur auf grampositive Keime) kommt mit Neomycin in der Nebacetin-Augensalbe vor. **Fusidinsäure** (Fucithalmic-Augentropfen) ist gegen Staphylokokken wirksam (während der Behandlung keine Kontaktlinsen tragen!). **Erythromycin-Augensalbe** (1 %) kann zur Therapie von Chlamydien-Infektionen bei Neugeborenen verwendet werden. Es gibt diverse hochkonzentrierte **Sulfonamid-Augentropfen,** die zur Therapie des Trachoms manchmal noch in den Tropen verwendet werden.
Pimaricin bzw. **Natamycin** (in Pima-Biciron-Augensalbe 1%ig; besser und sicherer wirksam in Natacyn 5%ig über die Internationale Apotheke) ist bei lokalen Candida- und Schimmelpilzinfektionen einschließlich Fusarien anwendbar. Auch aus anderen Antimykotika wie Fluconazol, Voriconazol oder Amphotericin B lassen sich topische Präparate ebenso wie zur intravitrealen Injektion leicht herstellen, solange diese zum intravenösen Gebrauch vorliegen.
Gegen Herpes-simplex-Viren wirken Lokalpräparate von **Idoxuridin** (s. S. 366), **Trifluridin** (s. S. 366) und Vidarabin.

Mögliche Nebenwirkungen der antimikrobiellen Lokalbehandlung:

- **Augenreizungen** können durch eine zu hohe Konzentration in der verwendeten Lösung, durch pH-Änderung, durch zu große Kristalle in der Salbe oder Verunreinigung der Augentropfen bzw. -salbe durch Pseudomonas, Proteus, Pilze, Viren hervorgerufen werden.
- Als **allergische Reaktionen** (besonders durch Penicillin, Streptomycin, Sulfonamide) kommen Lidekzem, Lidödem, Konjunktivitis oder Allgemeinreaktionen (bei einer späteren allgemeinen Behandlung) vor. Häufig sind jedoch die zugesetzten Konservierungsmittel die Ursache.
- Eine **postantibiotische Keratokonjunktivitis** wird manchmal nach einer antibiotischen Lokalbehandlung durch Pseudomonas aeruginosa, Staphylokokken oder Pilze (z. B. Candida albicans) ausgelöst. Durch Glucocorticoide in antibiotischen Augensalben oder -tropfen kann eine **Pilzinfektion** (z. B. Keratitis mycotica) begünstigt oder eine **Herpes-simplex-Infektion** aktiviert werden, welche sich im Frühstadium nur mithilfe der Spaltlampe erkennen lässt. Da Corticosteroide bei einer oberflächlichen Herpes-simplex-Keratitis und bei Hornhautdefekten kontraindiziert

sind, sollten Augenpräparate, die Antibiotika und ein Corticosteroid enthalten, nur vom Ophthalmologen nach eingehender Untersuchung verordnet werden.

- Chinolonhaltige Augentropfen können bei langem Gebrauch **Hornhauttrübungen** verursachen.

Lidinfektionen

Blepharitis: Akuter oder chronischer Verlauf.

Erreger:

- **Blepharitis ulcerosa:** Die Blepharitis ulcerosa wird meist durch Staphylokokken oder Streptokokken hervorgerufen.
- **Anguläre Blepharitis:** Bei angulärer Blepharitis liegt häufig eine Infektion durch Moraxellen vor.
- **Ekzematoide Dermatitis und chronische seborrhoische Blepharitis:** Bei ekzematoider Dermatitis der Lider und bei der chronischen seborrhoischen Blepharitis kommen oft bakterielle Sekundärinfektionen vor. Krätzemilben und Läuse sind als Ursache auszuschließen.

Es gibt auch **Virusinfektionen der Lider** (Herpes simplex, Herpes zoster, Molluscum contagiosum, Papova-Viren) oder eine **Blepharitis im Rahmen einer Rosacea**, die eine spezielle Therapie erfordern.

Lokaltherapie: Zuerst Krusten entfernen (durch feucht-warme Umschläge mit physiologischer NaCl-Lösung oder durch geeignetes Öl), bei Ulzeration Nebacetin- oder Gentamicin-Augensalbe. Auch Ciprofloxacin-/Levofloxacin-haltige Augensalben kommen infrage.

Allgemeine Therapie: Bei schweren Infektionen Cefadroxil oder parenterale Cephalosporine. Eine Moraxellen-Infektion spricht am besten auf Doxycyclin an.

Hordeolum externum (Infektion der Drüsen am Lidrand) und Hordeolum internum (Infektion der Meibom-Drüsen in der Tarsalplatte): Orbitalphlegmone möglich. Gefahr einer Thrombophlebitis der Vena angularis.

Erreger: Staphylococcus aureus.

Lokaltherapie: Warme Kompressen oder trockene Wärme. Wenn keine Spontanperforation eintritt, ggf. Inzision. Lokalpräparate sind meist erfolglos.

Allgemeine Therapie: Bei Hordeolum internum: Cefadroxil oder Makrolid.

Chalazion (Hagelkorn): Chronische granulomatöse Entzündung der Meibom-Drüsen, manchmal Sekundärinfektion.

Lokaltherapie: Nach Abklingen der Entzündung operative Entfernung.

Lidabszess und Lidphlegmone: Entstehung posttraumatisch oder fortgeleitet (Nasennebenhöhleneiterung, Osteomyelitis), selten septisch-metastatisch. Es besteht die Gefahr einer Orbitalphlegmone oder septischen Thrombose der Orbitalvenen.

Erreger: Meist Staphylokokken-bedingt, seltener durch Streptokokken, Haemophilus oder Anaerobier.

Lokaltherapie: Ggf. Inzision (Augenarzt).

Allgemeine Therapie: Cefazolin oder Cefuroxim i. v. sowie ggf. Vancomycin (je nach Erreger und Antibiogramm), bei leichteren Erkrankungen Cefadroxil oral. Bei Sepsis wegen der Gefahr einer Orbitalphlegmone breite Therapie, z. B. mit Imipenem (s. S. 94).

Lidfurunkel: Es besteht die Gefahr einer Thrombophlebitis der Orbitalvenen und einer Meningitis.

Erreger: Staphylokokken.

Therapie: Wie bei Nasen- und Lippenfurunkel (s. S. 665), z. B. mit Cefadroxil oral oder Cefazolin i. v. oder Linezolid bzw. Vancomycin bei MRSA.

Liderysipel: Durch Streptococcus pyogenes verursacht.

Therapie: Täglich 10 Mio. IE Penicillin G (s. Erysipel, S. 675) und Nachbehandlung mit Penicillin V.

Mykosen der Lidhaut: Eine Candida-Infektion führt manchmal zu einem Geschwür am Lidrand, das an den Geschwürrändern kleine Granulome hat.

Therapie: Die Therapie erfolgt je nach Erreger mit Lokalpräparaten (Pimaricin = Natamycin), die vom Auge gut vertragen werden (Tab. 16-2), systemisch mit Fluconazol.

Herpes-simplex-Virus-Infektion der Lider: Kleine Bläschen mit Erythemhof, oft gleichzeitig an den Lippen, in jedem Fall augenärztliche Untersuchung zwecks genauer Lokalisation der Erkrankung (Hornhautbeteiligung?).

Lokaltherapie: Zum Schutz der Binde- und Hornhaut Trifluridin-Augensalbe in den Konjunktivalsack einbringen, Anwendung alle 4 h. Bei bakterieller Sekundärinfektion Polyspectran-Augensalbe.

! Keine Corticosteroide!

Allgemeine Therapie: In schweren Fällen Aciclovir (3 × tgl. 5 mg/kg) als i. v. Kurzinfusion für 5 Tage.

Dakryoadenitis: Akut bei Infektionskrankheiten (z. B. Mumps) oder fortgeleitet bei Entzündungen in der Nachbarschaft (durch Staphylokokken, Streptokokken, Klebsiella pneumoniae u. a.). Chronisch bei Leukämie, Lymphogranulomatose, TB, Lues, Trachom.

Therapie: Feuchte oder trockene Wärme. Bei bakterieller Infektion antibiotische Allgemeinbehandlung (bei Staphylokokken Cefadroxil, bei anderen Erregern je nach Antibiogramm). Bei chronischer Entzündung Therapie je nach Ursache. Bei zu geringer Tränenbildung evtl. Tränenersatzpräparat.

Dakryozystitis (Entzündung des Tränensackes): Akut oder chronisch. Ursache: Tränenabflussbehinderung, sekundäre Erreger (s. u.). Bei Neugeborenen häufig durch Stenose des Ductus nasolacrimalis bedingt. Es besteht die Gefahr der Abszedierung oder Entstehung einer Dakryozystophlegmone (evtl. Durchbruch nach außen und Fistelbildung). Bei chronischer Entzündung müssen TB, Lues und Trachom ausgeschlossen werden. Bei Aktinomykose lassen sich im Eiter, der aus dem Punctum lacrimale am inneren unteren Lidrand hervorquillt, typische Drusen nachweisen.

Erreger: Sekundäre Erreger sind Pneumokokken, Streptokokken, Staphylokokken, Haemophilus, Pseudomonas aeruginosa, Aktinomyzeten, Candida albicans u. a. Bei Tränennasengangentzündung (Canaliculitis) sind manchmal Actinomyces israelii, Arachnia oder Nocardien die Erreger.

Lokaltherapie: Nach Abklingen der akuten Entzündung Beseitigung einer Abflussstörung durch den Augenarzt, Spülung mit antibiotischen Lösungen; bei Abszessbildung u. U. Inzision (Gefahr der Fistelbildung), bei chronischer Dakryozystitis evtl. Dakryozystorhinostomie.

Allgemeine Therapie: Bei der akuten Form Penicillin G, Cefazolin, Ceftriaxon oder Cefotaxim (je nach Erreger). Orale Nachbehandlung mit Cefadroxil oder Clindamycin.

Tab. 16-2 Konzentration von antimikrobiellen Substanzen zur Lokaltherapie am Auge.

Mittel	Augensalbe, Augentropfen	Subkonjunktivale Injektion (Dosis)
Amikacin	0,5 %	25 mg
Ampicillin	–	50–100 mg
Bacitracin	300 IE/g (bzw. ml)	–
Chlor-, Azidamphenicol	0,4–1 %	100 mg
Cefazolin	–	50–100 mg
Clindamycin	–	15 mg
Erythromycin	0,5–1 %	–
Fusidinsäure	1 %	–
Gentamicin	0,3 %	10–20 mg
Gramicidin	0,02 %	–
Neomycin	0,5 %	–
Ciprofloxacin	0,3 %	–
Neomycin	0,5 %	–
Norfloxacin	0,3 %	–
Levofloxacin	0,3 %	–
Oxacillin	–	100 mg
Piperacillin	–	50–100 mg
Polymyxin B	0,1–0,2 %	5 mg
Sulfacetamid	10 %	–
Tetracyclin	0,5–1 %	–
Tobramycin	0,3 %	10–20 mg
Vancomycin	0,5–1 %	1 mg
Natamycin	1–5 %	–
Fluconazol	0,2 %	–
Voriconazol	1–2 %	100 µg
Amphotericin B	0,5 %	7,5 µg
Aciclovir	3 % (Salbe)	–
Idoxuridin	0,1 %	–
Trifluridin	2 % (Salbe)/1 % (Tropfen)	–
Vidarabin	3 % (Salbe)	–

Therapie

Orbitalphlegmone: Fortgeleitete Entzündung des periorbitalen oder orbitalen Gewebes einer eitriger Blepharitis, Dakryozystitis, Sinusitis, Kieferosteomyelitis oder Zahnwurzelentzündung. Auch eine hämatogene Entstehung ist möglich (Septikämie). Typische Symptome einer Orbitalphlegmone sind Protrusio bulbi, eingeschränkte Augenbeweglichkeit, verminderte Hornhautsensibilität und verschwommenes Sehen. CT und MRT sind von großem diagnostischem Wert.

Erreger: Breites Erregerspektrum (auch Anaerobier bei odontogener Entstehung sowie Aspergillus und Zygomyzeten = Mucor bei Diabetikern und immunsupprimierten Patienten). Häufig kommen Pneumokokken und Haemophilus influenzae (Typ b) vor; dann sind oft die Blutkultur sowie der Latex-Agglutinationstest mit Serum und Urin positiv. Andere Erreger sind Streptococcus pyogenes, Pseudomonas, Escherichia coli bzw. Anaerobier.

Therapie: Eventuell Operation. Drainage eines subperiostalen Abszesses, Orbitalabszesses, Zahnwurzelabszesses oder einer vereiterten Nasennebenhöhle. Behandlung ungezielt z. B. mit Ceftriaxon oder Cefotaxim + Clindamycin oder mit Imipenem. Gegebenenfalls Modifikation der Therapie nach späteren bakteriologischen Befunden.

Bindehautinfektionen

Entstehung: Es gibt zahlreiche infektiöse und nichtinfektiöse Ursachen einer Konjunktivitis. In schweren Fällen Untersuchung mit der Spaltlampe auf Hornhautveränderungen (Fremdkörper, Verletzungen, Ulzerationen). Eine Rötung des Auges kann auch auf einer Iridozyklitis, einem akuten Glaukom oder einer allergischen bzw. chemischen Reizung bzw. einer generalisierten Infektion beruhen. Keinesfalls dürfen Cortison-haltige Antibiotika-Salben oder -Tropfen angewendet werden, bevor durch eine Spaltlampenuntersuchung eine Herpesvirus-Infektion ausgeschlossen ist.

Erreger: Die häufigsten Erreger einer Konjunktivitis sind Pneumokokken, Staphylokokken, Haemophilus und Adenoviren. Zur physiologischen Konjunktivalflora gehören: Staphylococcus epidermidis, Sarcinen, saprophytäre Korynebakterien, vergrünende Streptokokken u. a.

Akute eitrige Konjunktivitis: Meist mit Exsudat (serös, schleimig-eitrig oder stark eitrig). Eine gefährliche Sonderform in den Tropen sind Augeninfektionen durch halophile Vibrionen, z. B. V. vulnificus. Bei wenig pathogenen Keimen oft Selbstheilung, der Übergang in eine chronische Konjunktivitis ist möglich.

Erreger: Pneumokokken, Staphylokokken, Streptococcus pyogenes, Haemophilus-Arten, selten Proteus, Escherichia coli, Pseudomonas aeruginosa, Gonokokken, Meningokokken, Moraxella lacunata u. a.

Therapie: Abkürzung der Erkrankung durch Antibiotika-Gabe (je nach Erreger).

Follikuläre Konjunktivitis: Diese akute nicht eitrige Form ist entweder durch Chlamydien (s. Einschlussblennorrhoe und Trachom) oder durch Adenoviren (u. a. Viren) verursacht. Eine follikuläre Konjunktivitis kommt auch bei Herpes-simplex-Virus-Infektionen des Lidrandes vor (zur Therapie s. S. 651).

Lokaltherapie: Aminoglykosid- oder Chinolon-haltige Augensalbe oder -tropfen, bei Haemophilus-Infektion auch Chloramphenicol-Augentropfen oder Oxytetracyclin-Augensalbe.

Allgemeine Therapie: Bei schweren eitrigen Infektionen oder bei Infektionen nach einem Trauma zur Komplikationsverhütung immer systemische Gabe, und zwar bei Pneumokokken, Streptokokken und Meningokokken Penicillin G, bei Staphylokokken Cefazolin, bei Haemophilus Cefixim oder Cefpodoxim, bei Pseudomonas Piperacillin + Tobramycin, bei Enterobakterien oder Gonokokken Cefotaxim oder Ceftriaxon.

Gonoblennorrhoe bei Neugeborenen (Beginn am 2.–4. Lebenstag) **oder Erwachsenen**: Es besteht die Gefahr einer Hornhautbeteiligung und Erblindung. Diagnose durch Gonokokken-Nachweis im Methylenblau- und Grampräparat und durch Kultur. Versagen der Credé-Prophylaxe in 0,1–0,2 %. Die Prophylaxe mit Argentum nitricum (1%ig, 1 Tr. in jeden Bindehautsack) ist gegen Chlamydien unwirksam. Gesunde Neugeborene von Müttern mit nachgewiesener Gonorrhoe sollten zusätzlich eine einzige i. v. oder i. m. Injektion von Cefotaxim (200 mg) erhalten. Therapiebeginn schon bei klinischem Verdacht (Restitutio ad integrum nur bei frühzeitigem Behandlungsbeginn). Eine gleichzeitige Infektion durch Chlamydia trachomatis ist mitzubehandeln.

Lokaltherapie: Spülungen, Umschläge, Chloramphenicol-Augentropfen oder -Augensalbe oder Gentamicin-Augentropfen. Gesundes Auge schützen.

Allgemeine Therapie: Unverzüglicher Therapiebeginn mit Cefuroxim oder Cefotaxim i. v., bei Neugeborenen täglich 60 mg/kg, bei Erwachsenen täglich 2–6 g für 7 Tage.

Neugeborenenkonjunktivitis (Ophthalmia neonatorum): Katarrhalisch oder eitrig, Infektion ante partum (bei vorzeitigem Blasensprung), intra partum oder post partum entstanden. Beim sog. »Silberkatarrh« (chemische Reizung durch Argentum nitricum), der am 1. Lebenstag beginnt, ist der Eiter steril.

Erreger: Staphylokokken, Gonokokken, Haemophilus, Pneumokokken, Escherichia coli, Streptokokken, Pseudomonas aeruginosa, Chlamydia trachomatis (s. Einschlusskonjunktivitis) u. a. Auch Herpes-simplex-Virus-Infektionen kommen vor (bei Neugeborenen selten).

Lokaltherapie: Bei bakterieller Ursache (außer Chlamydia trachomatis und Haemophilus) Augensalbe mit einem Aminoglykosid (z. B. Gentamicin).

Allgemeine Therapie: Bei bakterieller Ursache in schweren Fällen antibiotische Allgemeinbehandlung je nach Antibiogramm, ungezielt mit Cefotaxim i. v. (auch gegen Gonokokken wirksam), evtl. + Azlocillin (auch gegen Pseudomonas wirksam).

Einschlusskonjunktivitis bei Neugeborenen, älteren Kindern und Erwachsenen: Ausgelöst durch Schmierinfektion vom Genitale oder Übertragung bei der Geburt, bei Neugeborenen schleimig-eitriges Exsudat (fehlt bei Erwachsenen). Follikel findet man typischerweise an der palpebralen Konjunktiva (noch nicht bei Neugeborenen). Chronischer Verlauf (ohne Therapie). Bei Neugeborenen Beginn meist am 5.–7. Tag nach der Geburt, z. T. auch später (bis zur 4. Woche). Mikroskopischer Nachweis der typischen zytoplasmatischen Einschlusskörperchen in Epithelzellen durch Immunfluoreszenz, Anzüchtung in der Zellkultur (Wachstum in 2–3 Tagen). Meist Spontanheilung nach Wochen oder Monaten, jedoch sind Spätschäden oder der Übergang in eine chronische Keratokonjunktivitis möglich. Abkürzung durch Antibiotika-Therapie. Ohne systemische Behandlung mit Erythromycin kann im Alter von 1–6 Monaten eine Chlamydien-Pneumonie auftreten.

Erreger: Chlamydia trachomatis.

Lokaltherapie: Erythromycin-, Azithromycin-, Ciprofloxacin-/Levofloxacin- oder Oxytetracyclin-Augensalbe, 6 × täglich für mindestens 2 Wochen.

Allgemeine Therapie: Bei Erwachsenen und älteren Kindern immer zusätzlich Doxycyclin (2 × tgl. 0,1 g oral), bei Schwangeren Erythromycin (3 × tgl. 0,5 g oral) für 2–3 Wochen. Auch Azithromycin ist wirksam. Neugeborene erhalten Erythromycin (tgl. 30 mg/kg oral). Sexualpartner bzw. Eltern eines erkrankten Neugeborenen mitbehandeln.

Trachom: Infektion, die verschiedene Stadien aufweist mit akutem Katarrh, körnigen Follikeln auf der Bindehaut der Lider und am Limbus, Hornhautläsionen, Pannusbildung, Erblindung, Deformierung der Augenlider, oft Sekundärinfektionen durch Staphylokokken und andere Bakterien. In den Epithelzellen Einschlusskörperchen (Giemsa-Präparat oder immunfluoreszenzserologischer Nachweis).

Erreger: Chlamydia trachomatis (andere Serotypen als bei der einheimischen Chlamydien-Konjunktivitis).

Therapie: Mittel der Wahl ist Doxycyclin (1 × tgl. 0,2 g oral) für 2–4 Wochen, in der Schwangerschaft Erythromycin (3 × tgl. 0,5 g oral). Kinder unter 8 Jahren erhalten Clarithromycin (tgl. 12 mg/kg oral) oder Azithromycin. Eine neue Möglichkeit, besonders für die Tropen, ist die Einmaltherapie mit Azithromycin (in Mitteleuropa ist bei einem Trachom eine längere Therapie ratsam!). Gleichzeitig wird mit einer Tetracyclin-, Chinolon- oder Erythromycin-haltigen Augensalbe lokal behandelt (2–3 × tgl.). Wegen der Rezidivgefahr ist die Lokalbehandlung über längere Zeit durchzuführen (z. B. 2 × tgl. für 2 Monate oder unter erschwerten Umständen jeden Monat 2 × tgl. 5 Tage über insgesamt 6 Monate). Trachomkomplikationen, wie Entropium, Trichiasis und Hornhautleukome, müssen entsprechend behandelt werden. Es besteht ein WHO-Programm zur Eradikation des Trachoms bis 2020.

Konjunktivaldiphtherie: Extrem selten. Eine pseudomembranöse Konjunktivitis gibt es auch bei bestimmten Adenovirus-Infektionen und bei Infektionen durch Streptococcus pyogenes.

Lokaltherapie: Gentamicin-Augensalbe oder -tropfen.

Allgemeine Therapie: Diphtherie-Antitoxin und Penicillin G (Therapie wie bei anderen Diphtherieformen; s. S. 739).

Adenovirus-Konjunktivitis (epidemische Keratokonjunktivitis): Hochinfektiös, typischerweise einseitig (»pink eye«). Isoliert oder beim Pharyngokonjunktivalfieber von Kindern auftretend, follikuläre Konjunktivitis mit Schwellung der präaurikulären Lymphknoten. Bei Infektionen durch bestimmte Adenovirus-Serotypen ist auch eine Pseudomembranbildung auf der Tunica palpebrarum und eine subepitheliale Hornhautinfiltration möglich. Bei der Adenovirus-Konjunktivitis finden sich im Ausstrich kleine intranukleäre Einschlusskörperchen und viele mononukleäre Zellen. Spontanheilung nach 3–4 Wochen; manchmal längerer Verlauf.

Therapie: Keine Beeinflussung durch Antibiotika oder (bislang vorhandene) Virustatika. Symptomatische Behandlung durch kalte Kompressen, Kunsttränen und schleimhautabschwellende Augentropfen möglich. Bei Hornhautinfiltrationen evtl. lokal Cortison (Entscheidung durch den Augenarzt).

Chronische bakterielle Konjunktivitis: Sie manifestiert sich oft als Blepharokonjunktivitis. Die Erkrankung kann auch durch infizierte Augentropfen oder infizierte Kosmetika ausgelöst werden und sekundär bei Rosacea oder einer Tränennasengangstenose auftreten.

Erreger: Häufig durch Staphylokokken oder Moraxellen verursacht.

Therapie: Lokale Behandlung mit Ciprofloxacin-/Levofloxacin- oder Aminoglykosid-Augensalbe, bei Rosacea außerdem orale Gabe von Doxycyclin (tgl. 0,1 g). Gegen Moraxellen wirkt Tetracyclin-Augensalbe.

Chronische okuloglanduläre Konjunktivitis Parinaud: Das seltene, meist einseitige Krankheitsbild ist von einer stärkeren präaurikulären Lymphknotenschwellung begleitet. Die Konjunktivitis Parinaud kommt gelegentlich im Verlauf einer Katzenkratzkrankheit, Tularämie, Syphilis, Tuberkulose, Sarkoidose oder eines Lymphogranuloma venereum (s. S. 692) vor.

Therapie: Die Therapie richtet sich nach der Ätiologie. Bei der Katzenkratzkrankheit (häufigste Ursache) wirkt Ciprofloxacin (2 × tgl. 0,5 g oral für 10 Tage), bei Kindern

Co-trimoxazol (2 × tgl. 10 mg/kg oral für 10 Tage).

Hornhautinfektionen

Entstehung: Im Allgemeinen eine ernste und oft das Sehvermögen bedrohende Infektion. Jede Hornhautinfektion muss kompetent ophthalmologisch untersucht und behandelt werden. In Mitteleuropa meist Herpes-, in unterentwickelten Ländern oft bakterielle und Pilz- bzw. posttraumatische Infektionen.

Hornhautgeschwüre: Nicht selten entsteht auch eine bakterielle Keratitis (z. B. durch Pseudomonas aeruginosa) infolge kontaminierter Kontaktlinsen. Die Erregeranzüchtung aus Ulkussekret und das Antibiogramm sind für die Therapie wichtig. Behandlung wegen häufiger schwerer Komplikationen (z. B. sekundäres Glaukom, Hypopyon) nur durch den Augenarzt, der auch die zusätzliche Therapie bestimmt. Eine systemische Antibiotika-Gabe ist immer notwendig. Sie muss ungezielt sofort beginnen (bevor die bakteriologischen Ergebnisse vorliegen) und alle häufigen Erreger erfassen.

Erreger: Erreger sind Pneumokokken, Pseudomonas, Staphylokokken, Streptokokken, Bacillus cereus und Enterobakterien. Mischinfektionen sind häufig. Auch Pilze (z. B. Candida albicans, Aspergillus, Fusarium und andere seltene Pilze) sowie Acanthamöben können ein zentrales Geschwür erzeugen.

Lokaltherapie: Polymyxin B + Bacitracin + Neomycin (Polyspectran), Gentamicin (nicht bei Pneumokokken- und Streptokokken-Infektion), evtl. auch Ciprofloxacin-Augentropfen. Wichtig, aber auch lästig ist die häufige Anwendung der Augentropfen (anfangs alle 15 min). Bei tiefen Geschwüren mit Hypopyon ggf. subkonjunktivale Injektion von Penicillin G oder einem anderen Antibiotikum durch den Ophthalmologen (s. S. 648). Bei einer Pilzinfektion ist eine lokale Behandlung mit Natamycin (Pimaricin) oder Azolen möglich (s. Tab. 16-2, S. 652).

Systemische Therapie: Initialtherapie mit Ceftriaxon oder Imipenem. Beim Nachweis von empfindlichen Pneumokokken, Streptokokken und Staphylokokken gibt man Penicillin G in hoher Dosierung. Bei Infektionen durch Penicillin-G-resistente Staphylokokken ist meist Cefazolin oder Clindamycin wirksam. Bei Pseudomonas-Infektionen ist immer eine kombinierte Behandlung erforderlich, z. B. mit Ceftazidim + Tobramycin. Auch Ciprofloxacin + Gentamicin kommen infrage. Bei einer Pilzinfektion kann zusätzlich zur besonders wichtigen Lokalbehandlung Fluconazol oder Voriconazol oral bzw. i. v. gegeben werden.

Randgeschwüre der Hornhaut: Meist fortgeleitet von einer Konjunktivitis, selten durch eine primäre Hornhautinfektion (Staphylokokken, Haemophilus, Moraxella), auch allergische, medikamentös-toxische, traumatische oder trophische Ursachen sind möglich.

Therapie: Antibiotika-Therapie wie bei Konjunktivitis (je nach Ursache).

Ringabszess: Häufig nach Verletzungen oder operativen Eingriffen oder septisch-metastatisch entstanden, ungünstige Prognose. Es besteht die Gefahr einer Panophthalmie.

Erreger: Meist durch Pneumokokken oder Pseudomonas aeruginosa u. a. hervorgerufen.

Lokaltherapie: Je nach Erreger Polyspectran-Augensalbe oder Chinolon-haltiges Augenpräparat.

Systemische Therapie: Sofortiger Therapiebeginn mit Penicillin G (bei Pneumokokken-Infektion), mit Azlocillin + Tobramycin (bei Pseudomonas-Infektion), wenn möglich nach kulturellem Befund und Antibiogramm.

Borrelien-Keratitis: Es gibt noch weitere Manifestationen der Borreliose am Auge: Episkleritis, Iridozyklitis, Retinitis, Optikusneuritis, Parese des 6. und 7. Hirnnervs.

Therapie: Diagnose und Therapie siehe Seite 727.

Herpetische Keratitis/Keratokonjunktivitis: Vorkommen in jedem Alter, auch bei Neugeborenen, die sich während der Geburt mit Herpes genitalis der Mutter infiziert haben. Oft mit Beteiligung der Konjunktiva. In den Epithelzellen sieht man mikroskopisch eosinophile intranukleäre Einschlusskörperchen (Giemsa-Präparat, besser Immunfluoreszenztechnik). Diagnose und Therapie nur durch den Ophthalmologen.

Erreger: Erreger sind Herpes-simplex-Viren.

Therapie:

- **Dendritische Keratitis:** Bei der häufigeren oberflächlichen Form (dendritische Keratitis) ist eine topische Behandlung mit Trifluridin-Augentropfen (1 %) oder -Augensalbe (2 %) am wirksamsten. Alternativen sind Aciclovir- und Vidarabin-Augensalbe (3 %). Idoxuridin wird schlechter vertragen. Anwendung der Tropfen alle 1–2 h oder der Salbe 4 × täglich (bei Tropfenbehandlung nachts Salbe), gegen bakterielle Sekundärinfektion Gentamicin-Augentropfen, evtl. Abrasio.

  ! Keine Corticosteroide (diese können Ulzerationen hervorrufen oder verstärken).

- **Keratitis disciformis:** Bei der tiefer gelegenen Keratitis disciformis und bei anderen Formen einer herpetischen Keratitis ist die Behandlung schwieriger. Bei Neugeborenen mit Augenbeteiligung ist eine i. v. Therapie mit Aciclovir erforderlich. Die Entscheidung für eine topische Cortisonbehandlung bei tiefer Keratitis sollte nach Verlauf im Einzelfall vom Augenarzt getroffen werden.

Varicella-zoster-Keratitis: Oft kombiniert mit Iridozyklitis und Bläschen auf der Lidhaut. Es besteht die Gefahr von Skleritis, Sekundärglaukom, Optikusneuritis und Augenmuskellähmung.

Therapie: Sofortiger Beginn mit Aciclovir (entweder als i. v. Kurzinfusion 3 × tgl. 10 mg/kg für 5 Tage oder oral 5 × tgl. 0,8 g für 10 Tage). Alternativen sind Valaciclovir und Famciclovir oral. Bei Abwehrschwäche immer parenteral behandeln. Lokale Behandlung nur durch den Augenarzt. Bei bakterieller Sekundärinfektion ist ein breites Antibiotikum indiziert.

Keratitis parenchymatosa: Interstitielle Keratitis meist im Rahmen einer Uveitis. Vorkommen bei Lues (Therapie s. S. 687), bei Tuberkulose (Therapie s. S. 747) und bei Lyme-Borreliose (Therapie s. S. 727). Es gibt noch andere Ursachen für eine interstitielle Keratitis, z. B. Infektionen durch Chlamydia trachomatis, Herpes-simplex- und Varicella-zoster-Viren, die entsprechend zu behandeln sind.

Keratoconjunctivitis allergica (z. B. phlyctaenularis): Außer der sonstigen Therapie evtl. Behandlung einer bakteriellen Sekundärinfektion.

Lokaltherapie: Aminoglykosid- oder Chinolon-haltige Augentropfen oder -salbe.

Keratomykose: Eine Keratomykose wird oft zu spät erkannt und zunächst für eine herpetische Keratitis gehalten. Auftreten meist nach Verletzungen oder nach primären bakteriellen oder viralen Hornhauterkrankungen, öfters nach vorausgegangener lokaler Corticosteroidbehandlung. Hornhautulzeration sowie Beteiligung der Lider und Konjunktiven möglich. Meist chronischer Verlauf. Erregernachweis mikroskopisch (nach Spezialfärbung) und kulturell.

Erreger: Candida albicans, Aspergillus, Fusarium u. a.

Lokaltherapie: Pimaricin-Augensalbe (Pima-Biciron) für 3–6 Wochen, eventuell auch mit Fluconazol- oder Voriconazol-Lösung (stark verdünnt).

Systemische Therapie: In schweren Fällen Amphotericin B (Dosierung s. S. 381), wirksam gegen Candida, Aspergillus u. a., evtl. + Flucytosin. Heute ist eine systemische Behandlung auch mit Fluconazol oder Itraconazol bzw. mit Voriconazol oder den Echinocandinen wie Caspo- und Micafungin möglich (Anidulafungin nur bei Hefepilzinfektionen) (s. S. 393 u. S. 405).

! Corticosteroide weglassen!

Acanthamoeba-Keratitis: Infektion durch im Boden und Wasser vorkommende Acanthamoeba-Arten, die besonders nach Aufbewahrung von Kontaktlinsen in kontaminierten Lösungen auf die Hornhaut gelangen können. Auch beim Schwimmen in natürlichen Gewässern besteht eine Infektionsgefahr. Mikroskopischer Nachweis der Erreger im Hornhautgewebe (Geschabsel oder Bioptat).

Lokaltherapie: Je früher die topische Behandlung beginnt, umso besser sind die Heilungschancen. Am günstigsten scheint die kombinierte topische Behandlung mit Propamidin-Isethionat-Augentropfen (0,1 %) und Neomycin-haltigen Augentropfen (enthalten in Polyspectran) zu wirken. Anwendung anfangs alle 15–60 min für 5–7 Tage, dann 3–4 × täglich für 5–9 Monate. Auch Azole (Ketoconazol, Fluconazol) sind wirksam.

Endophthalmitis

Entstehung: Die Endophthalmitis ist eine infektiöse Entzündung des Augeninneren (einschließlich des Glaskörpers). Sie kommt meist postoperativ vor (z. B. nach Kataraktoperation) oder nach perforierenden Verletzungen, gelegentlich auch bei Ulcus corneae oder metastatisch im Rahmen einer Sepsis (bei Immunsuppression, Organtransplantation, Heroinsucht oder Endokarditis).
Eine Erregerdiagnose ist durch Aspiration von Glaskörperflüssigkeit und Kammerwasser, manchmal auch durch die Blutkultur möglich; sie ist wichtig wegen der Vielzahl der möglichen Erreger und der differenzialdiagnostischen Abtrennung gegen nichtbakterielle Formen einer Endophthalmitis und gegen Tumoren. Eine metastatische Candida-Endophthalmitis beruht nicht selten auf einer Venenkatheterinfektion (meist im Rahmen einer Intensivtherapie). Dabei lassen sich die Erreger häufig auch im Urin nachweisen.

Erreger: In erster Linie Staphylokokken, außerdem Streptokokken, Enterobakterien, Haemophilus, Pseudomonas, Bacillus cereus, Anaerobier u. a., gelegentlich auch Pilze (Candida, Aspergillus u. a.). Mischinfektionen kommen vor. Die Frühform durch Staphylococcus aureus oder Pseudomonas aeruginosa ist besonders gefährlich.

Therapie: Die **intravitreale Injektion** eines Antibiotikums kann mit folgenden Einzeldosen durchgeführt werden: Ampicillin 0,5 mg, Oxacillin 0,5 mg, Cefazolin und Ceftazidim 1–2 mg, Penicillin G 600 IE, Vancomycin und Clindamycin 1 mg.

> **!** Aminoglykoside sind bei intravitrealer Injektion für die Retina toxisch.

Einige Autoren empfehlen die Verwendung von Amikacin (0,4 mg), da es im Tierexperiment für die Retina weniger toxisch ist als Gentamicin und Tobramycin. Auch Amphotericin B hat hohes toxisches Potenzial, mit einer Einzeldosis von 7,5 µg besteht jedoch ausreichend gute Erfahrung. Voriconazol wird in einer Dosis von 100 µg in 0,1 ml appliziert. Beispiele zur eigenen Präparation finden sich in Tab. 16-3.

Die **Lokaltherapie** muss immer durch eine hochdosierte **systemische Therapie** ergänzt werden. Zur Initialtherapie verwendet man Kombinationen, die sowohl gegen Staphylokokken als auch gegen Pseudomonas und Anaerobier wirken und die möglichst gut in die Augen penetrieren. Diese Voraussetzungen erfüllen Kombinationen, wie Vancomycin + Amikacin + Metronidazol oder Ciprofloxacin + Rifampicin oder Imipenem. Bei schweren Erkrankungen (v. a. durch gramnegative Stäbchen und Pilze) kann eine frühzeitige Vitrektomie die Heilung begünstigen. Bei Vorliegen der typischen weißen chorioretinitischen Herde sollte unbedingt sofort eine Pilztherapie (z. B. mit Fluconazol initial 0,4–0,8 g, später 0,2–0,4 g) für längere Zeit durchgeführt werden. Das Ansprechen auf die Therapie erfolgt relativ langsam. Zur intravitrealen Injektion bei einer Pilzinfektion kommt neben Voriconazol auch Amphotericin B (0,005 mg) infrage, ist aber nicht ungefährlich.

Perioperative Prophylaxe: Bei der Glaskörper- und Netzhautchirurgie sowie bei allen Augenoperationen von gefährdeten Patienten und bei Patienten unter Corticosteroid-Therapie wird eine kurzfristige systemische Antibiotika-Gabe befürwortet (z. B. mit Ceftriaxon in hoher Dosierung für 1–2 Tage, beginnend 2 h vor der Operation). Diese kann durch eine lokale Antibiotika-Anwendung ergänzt werden.

Organsysteme

Tab. 16-3 Beispiele zur eigenen Präparation von antimykotischen Ophthalmologika.

Augentropfen oder -salben	Lösung zur intravitrealen Injektion
Voriconazol-Tropfen 1 % und 2 %	**Voriconazol (100 µg/0,1 ml)**
Tropfen: 1 Amp. Voriconazol, 200 mg in 9,5 ml (2%ig) oder 19 ml (1%ig) Aqua dest. steril lösen (schütteln und ruhen lassen) und mit 0,2 µm-Filter in Augentropfflaschen filtrieren (Haltbarkeit 1 Woche bei 2–8 °C)	in 1 Amp. Voriconazol 200 mg 19 ml Aqua dest. zur Injektion füllen (in 20 ml 10 mg/ml Voriconazol!); 10 ml Lösung abziehen und in 100 ml NaCl 0,9 % zufüllen (Voriconazol-Konzentration: 100 µg/0,1 ml) für 0,1 ml intravitreale Injektion
Amphotericin-B-Tropfen/-Salbe 0,5 % (5 mg/ml)	**Amphotericin B (75 µg/ml)**
• Tropfen: 50 mg Amphotericin-B-Trockensubstanz mit 10 ml Aqua dest. zur Injektion lösen; entweder direkt applizieren oder über mind. 1-µm-Filter in Augentropfflasche filtrieren (Haltbarkeit 1 Woche bei 2–8 °C) • Salbe: 1,5 ml Eucerin anhydr. + 1 g Bepanthen-Augensalbe® mit klarer Amphotericin-B-Lösung aus 50 mg Amphotericin-B-Trockensubstanz mit 3 ml Aqua dest. zur Injektion (Haltbarkeit 1 Woche bei 2–8 °C)	50 mg Amphotericin-B-Trockensubstanz mit 10 ml Aqua dest. zur Injektion lösen; davon 1 ml auf 10 ml mit Aqua dest. zur Injektion auf 5 mg verdünnen; davon 1 ml auf 6,7 ml mit Aqua dest. zur Injektion erneut verdünnen auf 74,62 µg/ml Amphotericin B; davon 0,1 ml zur intravitrealen (intrakameralen) Injektion (7,5 µg)

Prognose: Die Prognose ist abhängig vom frühzeitigen Beginn der hochdosierten Antibiotika-Therapie und von der Erregerart. Infektionen mit Staphylokokken haben eine wesentlich bessere Prognose als solche mit Enterobakterien. Der Grund für die ungünstigen Therapieergebnisse (Erblindung) ist vor allem die schlechte Penetration von Antibiotika in den Glaskörper. Eine penetrierende Augenverletzung ist stets Indikation für eine Antibiotika-Therapie.

Retinitis

Bei vielen Infektionen kann es hämatogen zum Auftreten einer Retinitis kommen. Relativ häufig ist eine **Candida-Retinitis** als Folge der Infektion eines lange liegenden Venenkatheters (i. v. Therapie mit Fluconazol, evtl. zusammen mit Flucytosin). Bei **Endocarditis lenta** gibt es manchmal Absiedlungen in der Retina (Roth-Flecken), die nach sachgemäßer Behandlung der Endokarditis verschwinden. Eine häufige, wenn nicht sogar die häufigste Ursache einer **Retinitis** oder **Uveitis** ist die Toxoplasmose. Wenn ein typischer Befund vorliegt, sollte daher auch auf Verdacht eine systemische Therapie mit Pyrimethamin plus Sulfonamid durchgeführt werden. Besonders bei Kindern wurde Borrelia burgdorferi häufiger als Erreger einer Uveitis nachgewiesen (Therapie mit Penicillin G oder Ceftriaxon, s. S. 727). Eine **granulomatöse Retinitis** kommt auch bei Miliartuberkulose vor (Therapie: s. S. 750). Larven des Hundespulwurms (Toxocara canis) können eine Retinitis hervorrufen, die schwer zu behandeln ist. Bei AIDS-Patienten ist jede Retinitis bis zum Beweis des Gegenteils durch CMV bedingt und Folge eines schweren zellulären Immundefektes (95 % < 80 CD4-Zellen/µl). Eine Behandlung mit Ganciclovir oder Foscarnet sollte unmittelbar bereits bei dringender Verdachtsdiagnose erfolgen, da diese Exazerbation einer Zytomegalie-Infektion unbehandelt zur Erblindung führt (s. S. 774).

17 Hals-Nasen-Ohren-Infektionen

Unter Berücksichtigung der ernsten Folgen, die eine Sinusitis, Laryngitis oder Otitis media nach sich ziehen kann, ist bei schweren Verlaufsformen eine rasch einsetzende Therapie notwendig. Durch den rechtzeitigen Einsatz von Antibiotika kann die Häufigkeit gefährlicher Komplikationen (otogene Meningitis, Mastoiditis, Jugularvenenthrombose, Sepsis, chronischer Verlauf) drastisch gesenkt werden.

Die Kenntnis der Normalflora ist eine wichtige Voraussetzung für die Therapie. Während in der Nase vergrünende und anhämolysierende Streptokokken, apathogene Neisserien und Corynebakterien, Staphylococcus epidermidis, Sarzinen und vereinzelt auch Staphylococcus aureus normalerweise vorhanden sind, können **in der Nase** gefundene Keime, wie Pneumokokken, Streptococcus pyogenes, Staphylococcus aureus einschl. MRSA, Moraxellen und Pseudomonas-Spezies, Erreger eines Krankheitsprozesses sein, kommen aber auch ohne Symptome vor. **In der Mundhöhle** gibt es normalerweise viele anaerobe Keimarten (z. B. Peptostreptokokken, Fusobakterien, Prevotella melaninogenica), die oft bei Sekundärinfektionen beteiligt sind. **Im Gehörgang** findet man bei Gesunden harmlose Hautkeime (Koagulase-negative Staphylokokken, Sarzinen, grampositive Stäbchen), aber keine Pneumokokken, hämolysierende Streptokokken, Koagulase-positive Staphylokokken, Moraxellen, Pseudomonas-Spezies, Escherichia coli und Klebsiellen.

Rhinitis

Entstehung: Eine Virusinfektion kann Schrittmacher für eine bakterielle Sekundärinfektion (**Rhinitis purulenta**) sein. Ein akuter wässriger Schnupfen ist sicher keine Indikation für eine Antibiotika-Therapie. Eine Therapie der meist zugrunde liegenden Rhinoviren ist noch nicht gefunden, selbst wenn erste vielversprechende Ansätze vorhanden sind. Bei **eitrigem Schnupfen**, der länger anhält, liegt meist auch eine Nebenhöhlenerkrankung vor (s. S. 664). Ein eitriger Schnupfen wird meist durch Pneumokokken, manchmal auch durch Haemophilus influenzae und A-Streptokokken (Streptococcus pyogenes) hervorgerufen. Bei der **Neugeborenenrhinitis**, die oft durch Staphylokokken bedingt ist, müssen eine Gonorrhoe und eine Lues ausgeschlossen werden. Bei Keuchhusten besteht im katarrhalischen Anfangsstadium häufig eine Rhinitis mit schleimiger Sekretion (im Blutbild starke Lymphozytose).

Therapie: Bei eitrigem Schnupfen von Kindern wird meist ein Antibiotikum verordnet. Die Therapie der eitrigen Rhinitis erfolgt gezielt je nach Erreger, ungezielt mit Penicillin V (wirksam gegen Strepto- und Pneumokokken), bei Versagen mit Cefaclor oder Cefadroxil (wirksam auch gegen Staphylokokken und Haemophilus) bzw. einem Makrolid wie Clarithromycin oder Azithromycin. Der klinische Nutzen ist nicht allzu ausgeprägt und die Therapiedauer sollte kurz gehalten werden.

Nasendiphtherie: Siehe Seite 739.

Tonsillitis/Pharyngitis

Entstehung: Bakterielle Haupterreger sind A-Streptokokken (Streptococcus pyogenes). Ein Exsudat auf den Tonsillen ist für Strep-

Organsysteme

tokokken typisch, aber nicht beweisend und kann auch fehlen, daher sollte der Abstrich möglichst kulturell untersucht werden. Heute ist ein Streptokokken-Antigennachweis aus dem Abstrich als Schnelltest möglich. Eine **eitrige Angina** kann auch durch hämolysierende Streptokokken der Gruppen C oder G hervorgerufen werden (nicht aber die gefürchteten Nachkrankheiten!). Selten, aber klinisch sehr ähnlich, sind Infektionen durch Arcanobacterium haemolyticum (ebenfalls Penicillin-sensibel). Auch Mykoplasmen, Pneumokokken, Haemophilus influenzae, Gonokokken, Chlamydia (Chlamydophila) pneumoniae, Diphtheriebakterien und diverse Viren können zu einer **Pharyngitis** führen. Eine stärkere Granulozytose spricht für eine **Streptokokken-Angina**, auch Druckschmerz der Kieferwinkellymphknoten. Eine Leukozytopenie bzw. normales CRP lassen eine **Streptokokken-Tonsillitis** unwahrscheinlich erscheinen. Die wichtigsten viralen Erreger einer Pharyngitis sind EBV (z. T. als infektiöse Mononukleose), HHV 6, Adenoviren, Herpes-simplex-Viren, ECHO, diverse Enteroviren, Zytomegalie-Viren (CMV) und HI-Viren (HIV) vor allem bei Primärinfektion.

Therapie: Penicillin V in Normaldosierung für 10 Tage (wichtig zur Verhütung von Komplikationen, besonders zur Prophylaxe von rheumatischem Fieber, Nephritis u. a.). Wegen mangelnder Compliance (zu kurze und unregelmäßige Einnahme) kommt es in 5–15 % der Fälle zu Therapieversagen oder einem Rezidiv. Eine bessere Compliance haben Oralcephalosporine, die ebenfalls rasch wirken, kürzer gegeben werden können und in > 95 % der Fälle zum Verschwinden der Streptokokken führen. Die Behandlungsergebnisse sind nach 5-tägiger Oralcephalosporin-Gabe signifikant besser als nach 10-tägiger Penicillin-V-Gabe (klinische und bakteriologische Versager seltener). Etwas aus der Mode, aber in den USA durchaus üblich, ist die einmalige i. m. Applikation von Benzathin-Penicillin G mit sicherer 10-tägiger Wirkung! Co-trimoxazol und Gyrase-Hemmer sind wegen möglicher Erregerresistenz und geringerer Wirkungsintensität ungeeignet. Auch Makrolide und Clindamycin sind wegen möglicher Resistenz und fehlender Bakterizidie nur 2. Wahl.

! Keine Behandlung mit Doxycyclin (keine Bakterizidie, Vorkommen resistenter Streptokokken-Stämme), Amoxicillin oder Ampicillin haben eine hohe Allergierate und sind bei Mononukleose kontraindiziert!

Eine alleinige Lokalbehandlung mit Desinfizienzien oder Lokalantibiotika ist unwirksam und verhindert nicht die gefürchteten Streptokokken-Nachkrankheiten. Die Unterlassung der systemischen Antibiotika-Therapie einer Streptokokken-Angina ist wegen der Spätkomplikationen (Nephritis, rheumatisches Fieber) gefährlich. Ein Nichtansprechen auf die Penicillin-Therapie innerhalb von 48 h spricht für eine infektiöse Mononukleose.

Bei **Penicillin-Allergie** und Streptokokken-Infektion sollte man bei Cephalosporin-Verträglichkeit ein Oralcephalosporin den Makroliden vorziehen. Ansonsten gibt man z. B. Clarithromycin per os, Erwachsene täglich 0,5 g, Kinder 12 mg/kg. Bei der nicht seltenen Resistenz von Streptococcus pyogenes gegen Clarithromycin kommt es trotz der Behandlung nicht zum Verschwinden der Erreger.

Bei symptomlosen Streptokokken-Trägern ist eine Behandlung nicht erforderlich. Sie führt in der Regel auch nicht zur Elimination dieser Streptokokken.

Angina Plaut-Vincent: Selten. Meist einseitiges, übel riechendes, schmierig belegtes Ulkus, überwiegend am oberen Tonsillenpol, oft einseitig, kein Fieber. Fusospirillose.

Erreger: Mischinfektion von Anaerobiern.

Therapie: Eine Therapie mit Penicillin V ist ausreichend. Bei Penicillin-Allergie ist Clindamycin (oral) indiziert oder auch ein Oralcephalosporin, kombiniert mit Metronidazol.

Begleitangina: Sekundär bei myeloischer Insuffizienz (Leukämie, Agranulozytose).

Erreger: Mischinfektionen sind die Regel (aerobe und anaerobe Streptokokken, Fusobakterien, Spirillen, Bacteroides, Enterobakterien, Pseudomonas). Schneller Keimwechsel kommt vor.

Therapie: Eine gezielte Therapie ist kaum möglich. Vordringlich ist die Behandlung des Grundleidens. Bei medikamentöser Agranulozytose Weglassen des auslösenden Mittels und frühzeitige Behandlung mit Granulozyten-stimulierenden Faktoren. Intensive antibiotische Therapie bis zur Erholung des Knochenmarks, z. B. mit einer bakteriziden Omnispektrum-Therapie wie bei myeloischer Insuffizienz (s. S. 959).

Chronische Tonsillitis: Tonsillen derb, zerklüftet, schwer luxierbar, mit eitrigem Exprimat, Tonsillarpfröpfen und peritonsillärem Druckschmerz, z. T. erhöhter Antistreptolysintiter.

Therapie: Bei Anzeichen für klinisch nachteilige Auswirkungen Tonsillektomie unter Antibiotika-Schutz (wenige Stunden vor bis 3 Tage nach der Tonsillektomie Normaldosen von Penicillin/Cephalosporinen oral oder i. v.).

Pharyngitis ohne Beteiligung der Tonsillen: Meist virusbedingt wie z. B. Influenza; hier auf Begleitmyalgie, Fieber und Husten achten. Bei Immundefekt und Ulzerationen ggf. Herpesabstrich. Eine chronische Pharyngitis kann auch durch Chlamydia pneumoniae und selten Mykoplasmen bedingt sein, tritt dann aber in der Regel auch mit pulmonaler Symptomatik wie Bronchitis auf.

Therapie: Bei klinischen Zeichen für eine typische Virusinfektion und ohne Abwehrstörung keine Antibiotika erforderlich. Bei der nicht seltenen Streptokokken-Pharyngitis sollte Penicillin V wie bei Tonsillitis (s. o.) verabreicht werden. Die Gonokokken-Pharyngitis (s. S. 691) heilt nur bei hoher Penicillin-G-Dosierung. Bei Penicillin-G-Resistenz gibt man Ceftriaxon oder Ciprofloxacin.

Laryngitis

Entstehung: Bei Erwachsenen oft zusammen mit einer Tracheitis (bellender Husten, Heiserkeit, Aphonie). Meist Virusinfektion (Influenza, Parainfluenza, Masern), nicht selten bakterielle Sekundärinfektion (durch Haemophilus influenzae, Streptokokken, Pneumokokken, Meningokokken).

Epiglottitis: Besonders bei Kindern, aber auch bei Erwachsenen gibt es eine akute Epiglottitis. Schnelle Entstehung, hochgradiger inspiratorischer Stridor, kein bellender Husten, Infektion durch Haemophilus influenzae, auch in der Blutkultur nachweisbar, Latex-Agglutinationstest mit Serum positiv. Ohne Intubation bei Kindern nicht selten tödlich.

Therapie: Bei Epiglottitis sofortige Klinikeinweisung zur rechtzeitigen Intubation und Antibiotika-Therapie vorzugsweise mit Ceftriaxon oder Cefotaxim (für eine Woche). Bei Verdacht auf eine Chlamydien- oder Mykoplasmen-Infektion gibt man ein Makrolid, bei Erwachsenen auch Levo- oder Moxifloxacin.

Subglottische Laryngitis: Bei der subglottischen Laryngitis (auch Pseudokrupp genannt, virusbedingt, allmählicher Beginn) fehlt ein Schluckschmerz, die Krankheit verläuft leichter und bessert sich auf symptomatische Maßnahmen.

Therapie: Bei subglottischer Laryngitis Inhalation mit Wasserdampf, Sekretolytika, bei jüngeren Kindern abschwellende Behandlung mit Prednison.

Laryngotracheobronchitis: Für die bei jüngeren Kindern vorkommende Laryngotracheobronchitis ist ein in- und exspiratorischer Stridor charakteristisch. Die Ursache sind Viren oder Mycoplasma pneumoniae (bakterielle Sekundärinfektion möglich). Ein »grippaler Infekt« mit länger anhaltender Laryngitis beruht oft auf einer Infektion durch Chlamydia pneumoniae. Bei chronischer Laryngitis spielt evtl. auch Helicobacter eine Rolle. Eine chronische entzündliche Laryngitis ist auch ein klassisches Symptom einer unbehandelten Lungentuberkulose. Papillomaviren können zu rezidivierenden Kehlkopfpapillomen führen.

Therapie: Bei Papillomen mechanische Abtragung, ggf. Interferon.

Larynxdiphtherie: Siehe Seite 739.

Sinusitis

Entstehung: Meist rhinogen, bei Sinusitis maxillaris auch dentogen (von einer Zahnwurzelperiostitis, dann auch chronischer Verlauf, fötider Eiter). Typische Erkrankung von Erwachsenen, denn die Nebenhöhlen entwickeln sich erst in der späteren Kindheit. Eine **katarrhalische Sinusitis** tritt oft bei akuter Rhinitis auf (Erreger: Rhinoviren, Adenoviren u. a.). Sie benötigt keine antibakterielle Therapie. Eine **virale Rhinitis** hat aber eine Schrittmacherfunktion für eine spätere bakterielle Infektion. Eitrige Entzündungen sind häufig einseitig, selten doppelseitig oder Teilerscheinung einer Pansinusitis. **Nekrotisierende Sinusitiden** kommen bei Scharlach und Virusgrippe vor. Eine Flüssigkeitsansammlung in der Kieferhöhle lässt sich sonographisch, stets aber mithilfe der Computer- (CT) oder Magnetresonanztomographie (MRT) erkennen.
Während eine **akute eitrige Sinusitis** meist starke Beschwerden hervorruft, fehlen bei der **chronischen Sinusitis** Fieber, Kopfschmerzen und eine eitrige Sekretion aus der Nase. Die chronische Sinusitis erkennt man oft erst an den Folgeerscheinungen (Pharyngolaryngitis, Bronchitis, Otitis media, Anosmie). Eine Abgrenzung gegen allergische oder chronisch-polypöse Formen ist wichtig.

Erreger: Häufige Erreger einer eitrigen Sinusitis sind Pneumokokken und Haemophilus influenzae; selten sind Staphylokokken, Streptococcus pyogenes, Moraxella catarrhalis, Klebsiella pneumoniae, Anaerobier, Chlamydien u. a. Bei Mukoviszidose ist Pseudomonas häufigster Erreger einer Sinusitis. Bei chronischer Sinusitis dominieren Anaerobier, die oft gemeinsam mit Haemophilus und aeroben Streptokokken vorkommen. Actinomyces israelii sind vermutlich häufiger beteiligt, als diese nachgewiesen werden, da sie vielfach in Kombination mit dem leicht identifizierbaren Staphylococcus aureus auftreten. Pilze (Aspergillus, Mucor, Candida, Pseudallescheria boydii) können die Nasennebenhöhlen besiedeln und bei Abwehrschwäche eine invasive Entzündung der Nasennebenhöhlen (im Extremfall bis zur Gesichtsnekrose) hervorrufen.

Therapie:

- **Akute eitrige Sinusitis:** Zur Verkürzung der Krankheit und zur Verhinderung gefährlicher Komplikationen ist eine hochdosierte Antibiotika-Therapie indiziert. Die Wahl des Antibiotikums richtet sich in erster Linie nach dem Schweregrad, nur selten primär nach einem Erregerbefund. Eine parenterale Anwendung ist bei einer akuten eitrigen Sinusitis frontalis, ethmoidalis und sphenoidalis zur Erzielung höherer Spiegel zu bevorzugen. Dabei gibt es mehrere Alternativen: Cefuroxim, Cefotiam oder Ceftriaxon (wirksam gegen Pneumokokken, andere Streptokokken, Haemophilus, Moraxella und Staphylokokken), bei Erwachsenen u. U. auch Moxifloxacin oder Levofloxacin. Erythromycin oder ein anderes Makrolid allein reicht zur Behandlung einer eitrigen Sinusitis meist nicht. Bei dentogener Entstehung beseitigt man den Ausgangsherd und verabreicht Penicillin G (tgl. 5–10 Mio. IE i. v.) oder Penicillin V ggf. mit Metronidazol gegen Peptostreptokokken und Prevotella melaninogenica. Die Antibiotika-Therapie muss für mindestens 2–3 Wochen fortgesetzt werden (zuletzt oral). Leichtere Erkrankungen können mit einem Oralcephalosporin (z. B. Cefpodoxim), Doxycyclin oder Amoxicillin/Clavulansäure behandelt werden. Wichtig ist die Gabe von abschwellenden Nasentropfen im akuten Stadium, um das Ablaufen von Sekret zu erleichtern. Bei stärkerer Eiteransammlung oder Versagen der Therapie kommt eine Sinusaspiration infrage.

- **Sinusitis ethmoidalis, Sinusitis sphenoidalis und Sinusitis frontalis:** Bei Sinusitis ethmoidalis kann als Komplikation eine Orbitalphlegmone, bei Sinusitis frontalis eine Osteomyelitis auftreten, die eine entsprechende Behandlung erfordern (s. S. 652 bzw. S. 624). Meningitis, Epi- oder Subduralempyem, Hirnabszess oder Sinusthrombose können die Folge einer Sinusitis ethmoidalis, sphenoidalis oder frontalis sein.
- **Subakute und chronische Sinusitis maxillaris:** Hierbei sind Antibiotika wenig erfolgreich und werden nur bei akuten Exazerbationen eingesetzt (wie bei akuter Sinusitis). Wenn eine Spülbehandlung indiziert ist, können Antibiotika instilliert werden (z. B. Gentamicin). Wichtig sind die Beseitigung von Abflusshindernissen durch endoskopische Eingriffe und die Erkennung und Behandlung auslösender Ursachen (z. B. Nasendeformitäten, Mukoviszidose, adenoide Wucherungen, Sinuspolyp oder -mukozele, Allergie). Es gibt auch eine chronische Sinusitis durch Chlamydia pneumoniae, die mit Doxycyclin oder einem Makrolid behandelt werden sollte.
  Bei einer chronischen Sinusitis durch Pilze (Aspergillus oder Mucor) ist eine Instillation von Amphotericin B (in ausreichender Verdünnung) möglich. Bei lebensbedrohenden Erkrankungen von immunsupprimierten Patienten ist zunächst eine systemische Therapie mit (liposomalem) Amphotericin B erforderlich; zur oralen Nachbehandlung kommen dann nach Spezies- und Resistenztestung Itraconazol, Voriconazol oder Posaconazol infrage.

»Zervikofaziale« Aktinomykose: Zur Behandlung einer möglicherweise auch über die Sinus fistelnden »zervikofazialen« Aktinomykose siehe Kapitel 21 (S. 737).

Nasen- und Lippenfurunkel

Über eine Thrombophlebitis der Vv. angularis und ophthalmica können sich als lebensgefährliche Infektionen eine Orbitalphlegmone oder eine Sinus-cavernosus-Thrombose wie auch Meningitiden entwickeln.

Erreger: Staphylococcus aureus.

Therapie: Bei jedem Nasenfurunkel ist daher rechtzeitig eine Allgemeinbehandlung mit Cefadroxil oder Flucloxacillin einzuleiten. Erwachsene täglich 2 g, Kinder 50 mg/kg, bei schwerem Krankheitsbild parenteral mit Cefazolin, Cefuroxim, Ceftriaxon. Bei Penicillin-/Cephalosporin-Allergie gibt man Clindamycin oder ein Makrolid (z. B. Clarithromycin) hochdosiert per os. Breite Inzision nach Möglichkeit vermeiden, da

Organsysteme

diese eine Infektion der Venen- und Lymphbahnen begünstigen kann. Bei ausgeprägtem Furunkel mit perifokalem Ödem sind parenterale Antibiotika (z. B. Cefazolin), Bettruhe, Sprechverbot und flüssige Kost notwendig.

Odontogene Infektionen: Siehe Seite 608.

Parotitis purulenta

Entstehung: Vorwiegend durch aszendierende Infektion, auch als Sekundärinfektion bei Sekretstauung durch Speichelsteine. Unter den Sialadenitiden erfolgt die Abgrenzung der Parotitis purulenta gegen Mumps, chronisch-rezidivierende Parotitis (Nachweis von Gangektasien durch Sialographie), Tumoren, Aktinomykose, Lues, Sarkoidose und Sjögren-Syndrom und auch nach Strahlen- oder Radioiodtherapie. Bei Druck auf die Parotis quillt aus dem Ausführungsgang Eiter, der bakteriologisch untersucht werden sollte. Eine Parotitis purulenta kann bei schweren Grundkrankheiten und postoperativ bei Dehydratation vorkommen.

Erreger: Meist Staphylokokken, seltener Streptokokken.

Therapie: Die Behandlung der eitrigen Parotitis sollte oral mit Clindamycin oder Cefadroxil, evtl. auch mit Flucloxacillin erfolgen, bei schweren Formen mit Cefazolin i. v. oder Ceftriaxon i. v. Erreger und Resistenz im Krankenhaus können auch eine Behandlung z. B. mit Piperacillin/Tazobactam oder Imipenem, ggf. auch Vancomycin (MRSA) erforderlich machen. Bei Einschmelzung müssen u. U. Punktionen oder Stichinzisionen parallel zum Fazialisverlauf durchgeführt werden.

Stomatitis

Stomatitis ulcerosa/gangraenosa: Eine Stomatitis ulcerosa/gangraenosa kann bei Grundkrankheiten und Abwehrschwäche verschiedener Genese (Leukämie, AIDS) vorkommen. Bei lang dauernder Agranulozytose kann eine Stomatitis leicht Bakteriämien/Fremdkörperinfektionen und Endokarditis auslösen. Differenzialdiagnostisch muss auch an Zytostatika-bedingte Nekrosen gedacht werden, die sich oft auch sekundär infizieren.

Erreger: Meist Anaerobier, seltener Streptokokken oder Staphylokokken.

Therapie: Penicillin G (hochdosiert), bei Versagen oder schweren Erkrankungen Cefoxitin, Imipenem oder Kombinationen mit Clindamycin i. v.

Candida-Stomatitis: Abwischbare weiße Beläge (Soor), mikroskopischer Nachweis der Pilze im Methylenblaupräparat und in der Kultur. Vorkommen besonders bei Abwehrschwäche und Immundefekten. Bei persistierender Abwehrschwäche und länger dauernder Fluconazol-Therapie ist regelhaft mit der Selektion Fluconazol-resistenter Stämme (z. B. Candida glabrata) zu rechnen.

Therapie: Nystatin- oder Amphotericin-B-Suspension per os, täglich 3–4 × 1–2 ml, Pimaricin-Lutschpastillen (Pimafucin) oder Amphotericin-B-Lutschtabletten (Ampho-Moronal). Bei Therapieversagen oder bei Abwehrschwäche (HIV und CD4 < 200 Zellen/µl) systemische Behandlung oral mit Fluconazol, Itraconazol oder Voriconazol (s. S. 391).

Stomatitis aphthosa: Herpes-Primärinfektion, seltener durch Coxsackie-Viren verursacht.

Therapie: Aciclovir (oral) ist wegen des relativ kurzen und fast immer gutartigen Verlaufs im Allgemeinen nicht erforderlich, jedoch bei immunsupprimierten Patienten indiziert. Es gibt auch erfolgreiche Studien zur Behandlung bei Kindern.

! Keine Antibiotika!

Solitäraphthen: Die Ursache und Pathogenese simpler Aphthen sind weitgehend unklar. Offenbar liegt eine überschießende Reaktion von Schleimhaut-Makrophagen bei Gesunden vor. Dies ist ursächlich für eine der häufigsten intraoralen Läsionen. Etwa 20 % aller Erwachsenen leiden an rezidivierenden Aphthen – Raucher weniger als Nichtraucher. Auch chemische Irritationen, z. B. durch Natriumlaurylsulfat als Bestandteil mancher Zahnpasta, werden diskutiert.

Therapie: Die unterschiedlichen und z. T. kontroversen Therapieempfehlungen sind Ausdruck der mangelnden Kenntnis über diese weitverbreitete Störung. Topische Behandlungen mit Tetracyclin-Präparaten oder einem Glucocorticoid haben sich in kontrollierten Studien als wirksam erwiesen. Eine symptomatische, schmerzstillende Behandlung mit Lidocain, Polidocanol oder Benzydamin kann Linderung zeigen. Auch ohne Therapie erfolgt eine spontane Heilung der stark schmerzhaften Herde binnen 6–10 Tagen ebenso schnell wie mit Teebaumöl, Melissen-, Salbei- oder Kamillenextrakt. Das häufig durchgeführte Ätzen mit Argentum nitricum (Höllenstein) ist abzulehnen (die Wirkung besteht offenbar in der Zerstörung von Schmerzrezeptoren).

Prophylaxe: Bei häufigen Rezidiven ist eine Prophylaxe mit einem topischen Glucocorticosteroid (z. B. Beclometason-Spray 1 × tgl. intraoral) möglich.

Perlèche (Angulus infectiosus): Meist Sekundärinfektion durch Candida albicans, seltener Staphylokokken, Streptokokken.

Therapie: Primär mit Nystatin-Salbe (gegen Candida albicans), bei Versagen oder Erregernachweis mit Clindamycin-haltiger Creme (gegen Kokken).

Ohrmuschelinfektionen

Perichondritis der Ohrmuschel: Sie entsteht durch Verletzungen mit nachfolgender Infektion.

Erreger: Pseudomonas aeruginosa, Staphylokokken u. a.

Therapie: Allgemeine und lokale Behandlung mit Antibiotika (wenn möglich gezielt nach dem Antibiogramm), bei Abszedierung Inzision und Entfernung von Knorpelnekrosen. Bei Diabetikern entwickelt sich gelegentlich aus einer nekrotisierenden Chondritis (Erreger: Pseudomonas aeruginosa) eine schwere, lebensbedrohende tiefe Chondritis mit Osteomyelitis (Otitis externa maligna; s. u.) – daher stets frühzeitige adäquate Antibiotika-Behandlung von oberflächlichen Pseudomonas-Infektionen, z. B. mit Cipro- oder Levofloxacin oral hochdosiert oder Piperacillin/Tazobactam, Ceftazidim oder einem Carbapenem i. v.

Erysipel der Ohrmuschel: Infektion, die von Läsionen am Gehörgangseingang oder von der Kopfhaut ausgeht. Differenzialdiagnostisch muss auch an einen Zoster der Ohrmuschel gedacht werden.

Erreger: Streptokokken.

Therapie: Allgemeine Behandlung mit Penicillin G oder V wie bei einem Gesichtserysipel (s. S. 675).

Otitis externa und Ohrfurunkel

Entstehung: Die Suche nach einem Grundleiden, z. B. Diabetes, ist notwendig. Eine harmlose, aber häufige Form der Otitis externa durch gramnegative Erreger entsteht nicht selten nach dem Baden (»swimmer's ear«).

Erreger: Erreger sind Pseudomonas, Enterobakterien und Proteus, selten Staphylokokken. Auch Virusinfektionen (Herpes) oder Pilzinfektionen (Candida, Aspergillus) kommen vor. Ein infiziertes Gehörgangsekzem kann auch Folge einer chronischen Cholesteatomeiterung sein. Bei Zoster finden sich Bläschen an der hinteren Gehörgangswand. Ohrfurunkel sind stets durch Staphylokokken bedingt.

Therapie: Je nach Erreger (Pseudomonas aeruginosa, Staphylokokken, E. coli, Proteus u. a.) und Antibiogramm. Lokale Behandlung mit Antibiotika-haltiger Salbe oder Lösung auf Wattetampon (s. S. 672), bei Nachweis von Pseudomonas mit Ciprofloxacin-Ohrentropfen, bei Candida-Otitis lokal mit einem Clotrimazol-Präparat (z. B. Canesten-Lösung). Aminoglykosid-haltige Ohrentropfen sind gefährlich und können zur Ertaubung führen. Bei Aspergillus-Otitis ist eine Lokalbehandlung mit 2%iger alkoholischer Salizylsäure oder mit Pimaricin (Natamycin) wirksam. Bei Herpes-simplex-Otitis wirkt die 3%ige Vidarabin-Salbe oder die systemische Gabe von Aciclovir. Bei Ohrfurunkel mit starker perifokaler Schwellung und Lymphadenitis führt man eine antibiotische Allgemeinbehandlung z. B. mit Cefadroxil durch; eine Stichinzision ist selten erforderlich.

Otitis externa maligna: Bei schwerem Diabetes und anderen Grundkrankheiten kann sich aus einer zunächst leichten Gehörgangsentzündung eine Otitis externa maligna entwickeln. Dabei kommt es zu einer fortschreitenden Entzündung des Gehörgangknorpels mit anschließender Osteomyelitis der Schädelbasis. Eine möglichst frühe Diagnose und Therapie der unbehandelt tödlichen Infektion sind wichtig.

Erreger: Die Erreger sind fast immer Pseudomonas aeruginosa.

Therapie: Man gibt initial Piperacillin/Tazobactam (tgl. 12–20 g) + Tobramycin (tgl. 0,24 g) und setzt nach 4 Wochen die Behandlung mit Ciprofloxacin oral (tgl. 1–1,5 g) für viele Monate fort. Eine Alternative ist Ceftazidim i. v. Zusätzlich sollten Ciprofloxacin-Ohrentropfen oder bei Resistenz Polymyxin-B-Tropfen (ggf. Internationale Apotheke, da in Deutschland nur in Kombination mit Aminoglykosiden als Augentropfen erhältlich) in den Gehörgang eingeträufelt werden. Eventuell Débridement erforderlich.

Otitis media

Erreger: Bakterielle Erreger der akuten Otitis media sind Pneumokokken, Haemophilus influenzae, seltener Streptococcus pyogenes, Moraxella catarrhalis, Anaerobier und Staphylococcus aureus, bei Säuglingen auch Escherichia coli. Bei Kindern lassen sich häufig keine Erreger nachweisen. Die genaue Rolle von Chlamydien, Mykoplasmen und anderen schwer anzüchtbaren Erregern ist unklar.

Grundsätzliches zur Therapie: Otitis media bei Kindern ist eine der häufigsten Indikationen für eine Antibiotika-Therapie. Offensichtlich werden dabei viele Kinder behandelt, die keine Antibiotika benötigen. Daher besteht seit Langem immer noch Unklarheit hinsichtlich des Zeitpunktes einer Antibiotika-Therapie. In Holland und England werden zur Behandlung der Mittelohrentzündung deutlich weniger Antibiotika eingesetzt als in den USA oder Deutschland. Die holländische Linie tendiert häufig zum Abwarten nach genauer Untersuchung und engmaschiger Beobachtung (48–72 h) sowie Gabe von (bedenklich toxischem!) Paracetamol. Neben ökonomischen Aspekten steht die Befürchtung einer vermehrten Bakterienresistenzentwicklung bei unnötig ausgeweiteter Antibiotika-Therapie im Vordergrund. Die Verfechter einer großzügigen Antibiotika-Gabe verweisen auf die häufig ernsten Komplikationen einer Otitis, aber auch das erhebliche Leiden der Betroffenen durch eine floride Otitis. Man behandelt daher wie so oft nicht die aktuelle Infektion, sondern mögliche Komplikationen. Spätestens nach max. 2–3 Tagen guter Beobachtung und ohne Besserung in dieser Zeit oder aber bei Verschlechterung sollte jedoch übereinstimmend eine Antibiotika-Therapie begonnen werden.

Therapie der akuten Otitis: Bei **akuter seröser Otitis media** im Rahmen einer Virusinfektion sind im Allgemeinen keine Antibiotika erforderlich. Mittelohrergüsse nach einer Otitis sind keine Indikation für eine Antibiotika-Therapie. Bei **akuter eitriger Otitis media** sowie **Otitis media necroticans** sollte jedoch wegen der Gefahr einer Mastoidbeteiligung immer eine Allgemeinbehandlung mit Antibiotika durchgeführt werden. Die lokale Anwendung von antibiotischen Ohrentropfen beeinflusst den Krankheitsverlauf einer Otitis media nicht. Bei noch nicht erfolgter Perforation sind regelmäßige Kontrollen des Trommelfellbefundes wichtig, um den richtigen Zeitpunkt für eine evtl. Parazentese nicht zu versäumen. Bei längerem Verlauf einer Otitis media kann auch eine Mastoiditis vorliegen.

Jede eindeutig nachgewiesene akute Otitis media sollte wegen der Möglichkeit von Komplikationen (Mastoiditis, Meningitis usw.) sofort antibiotisch behandelt werden. Abwartendes Verhalten kann gefährlich sein (besonders die Pneumokokken-Otitis hat eine geringe Tendenz zur Spontanheilung). Eine **ungezielte Interventionstherapie** ist die Regel. Es gibt daher gute Gründe für den frühzeitigen Einsatz breit wirkender Antibiotika, die das Erregerspektrum weitgehend erfassen. Die oralen Betalactam-Antibiotika Cefixim, Cefpodoxim, Cefuroximaxetil und Amoxicillin/Clavulansäure sind auch gegen Penicillinase-bildende Haemophilus- und Moraxella-Keime wirksam. **Behandlungsdauer** 7–10 Tage. Erythromycin, Clarithromycin, Roxithromycin und Azithromycin wirken zwar meist gegen Pneumokokken und Moraxella catarrhalis, jedoch kommen heute resistente Bakterienstämme häufiger vor. Die **parenterale Einmaltherapie** mit Ceftriaxon (60 mg/kg i. v. oder i. m.) hat sich bei Kindern als zuverlässig wirksam erwiesen. Bei Komplikationen sind Antibiotika in hoher Dosierung parenteral zu verabreichen (z. B. Ceftriaxon, Cefotaxim, Imipenem, bei Erwachsenen auch Ciprofloxacin + Clindamycin oder Moxifloxacin). Die Therapie einer Otitis durch resistente Pneumokokken ist schwierig (Vancomycin, Telithromycin, Moxifloxacin). Eine präventive Gabe von Antibiotika bei grippalen Infekten ist nicht sinnvoll; zumindest mit Penicillin V war sie nicht effektiv.

Bei **Versagen der ungezielten Therapie** sowie bei gleichzeitiger Mastoiditis sollte eine diagnostische Punktion des Trommelfells mit feiner Kanüle durch den Ohrenarzt stattfinden, um Exsudat oder Eiter aus dem Mittelohr kulturell untersuchen zu können. Bei der häufig protrahiert verlaufenden **Pneumococcus-mucosus-Otitis** (durch schleimbildende Pneumokokken) mit meistens blasser Infiltration des Trommelfells, die fast unbemerkt zur Mastoiditis führen kann, ist eine hochdosierte Penicillin-G-Behandlung (tgl. 10–15 Mio. IE) notwendig. Die Mukosus-Otitis kommt in jedem Alter vor, in größerer Häufigkeit aber bei Säuglingen und älteren Menschen sowie beim

männlichen Geschlecht; sie verläuft oft mit einer plötzlich auftretenden Schallleitungsschwerhörigkeit.
Die meist doppelseitige **Masern-Otitis** beginnt oft erst 1–2 Wochen nach Beginn des Exanthems und kann durch bakterielle Sekundärinfektionen lang dauernde Eiterungen zur Folge haben. Blutblasen auf dem Trommelfell treten bei der durch Mycoplasma pneumoniae hervorgerufenen Otitis oder Myringitis auf. Sie kommen auch bei Grippe-Otitis vor, die mit blutig-seröser oder blutig-eitriger Sekretion einhergehen kann. Die **Grippe-Otitis** erfordert keine Antibiotika, während die **Mykoplasmen-Otitis** am besten mit Doxycyclin oder Makroliden behandelt wird.
Die **Otitis media nach längerer nasotrachealer Intubation** (> 48 h) wird meist durch gramnegative Stäbchen (Pseudomonas, Klebsiella u. a.) hervorgerufen. Die Therapie erfolgt mit Ceftazidim, einem Carbapenem oder Ciprofloxacin.
Bei der sog. **sekretorischen Otitis media** (mit sterilem Paukenhöhlenerguss) und bei häufig rezidivierender Otitis media ist nach disponierenden Faktoren (z. B. adenoiden Wucherungen) zu suchen. Oft hilft eine Myringotomie mit Einlegen eines kleinen Paukenröhrchens zur Belüftung des Mittelohrs.

Therapie der chronischen Otitis: Hier liegt meist eine hartnäckige Schleimhauteiterung, teilweise mit Knochenzerstörung (sekundäre Cholesteatombildung), vor. In ungünstigen Fällen können sich hieraus intrakranielle Komplikationen (Hirnabszess, Meningitis, Sinusthrombose usw.) oder eine eitrige Labyrinthitis entwickeln. Aus dem bei Schleimhauteiterung zentral, bei Knocheneiterung randständig perforierten Trommelfell entleert sich stinkender Eiter, in dem meist gramnegative Bakterien (am häufigsten Pseudomonas aeruginosa, manchmal auch Proteus, Klebsiella, E. coli, Serratia) oder Staphylokokken enthalten sind. Häufig sind Mischinfektionen von aeroben und anaeroben Bakterien (Bacteroides und Prevotella-Arten, Peptococcus, Peptostreptococcus). Wegen der schwierigen Behandlung sollte dabei der Eiter in jedem Fall bakteriologisch (auch im Hinblick auf Mischinfektionen) untersucht werden. Es besteht die Gefahr einer zunehmenden Schwerhörigkeit.
Bei einer **Knocheneiterung** sind operative Eingriffe (Radikaloperation, Tympanoplastik) notwendig. Eine unterstützende Lokalbehandlung kann mit Desinfizienzien oder Antibiotika-Spülungen bzw. -Instillationen (z. B. Polymyxin B) durchgeführt werden. Dabei ist das Antibiogramm der angezüchteten Erreger zu berücksichtigen. Die längere örtliche Anwendung von Neomycin oder Gentamicin kann zu Innenohrschäden führen; daher heute Lokaltherapie mit Chinolonen (Ciprofloxacin-Ohrentropfen) bevorzugen. Eine systemische Antibiotika-Therapie allein führt bei Vorliegen eines Cholesteatoms nie zur Heilung, schafft aber bessere Voraussetzungen zur Operation.

Mastoiditis

Entstehung: Häufig bei unbehandelter protrahierter Otitis media purulenta. Auffallende Verschlechterung des Hörvermögens, Mastoiddruckschmerz, evtl. Eiterdurchbruch nach außen oder in den Gehörgang nach Schwellung der Hinterwand des äußeren Gehörganges. Eine periphere Fazialislähmung ist möglich. Antibiotika dienen vor allem der Verhinderung oder Behandlung intrakranieller Komplikationen (z. B. Hirnabszess, Epi-, Subduralempyem, Sinusthrombophlebitis).

Akute Mastoiditis: Zu Beginn einer akuten Mastoiditis können geeignete Antibiotika, z. B. Cefuroxim oder Ceftriaxon, die Entzündung rasch bessern, sodass eine Operation unterbleiben kann. Bei protrahiertem Verlauf führt erst die Operation (Mastoidektomie oder Antrotomie) zur Heilung. Als septische Chirurgie ist ein antibiotischer Schutz (z. B. ein Cephalosporin für 2–3–6 Wochen) notwendig. Bei einer Pneumococcus-mucosus-Infektion ist Penicillin G (in hoher Dosierung) zu bevorzugen. Bei Pneumokokken-Resistenz gegen Penicillin G ist die Kombination Ceftriaxon + Vancomycin wirksam.

Chronische Mastoiditis: Bei chronischer Mastoiditis (als Folge einer chronischen Otitis media) kommen außer Staphylokokken häufig auch gramnegative Stäbchen (vor allem Pseudomonas) und sporenlose Anaerobier (Bacteroides, Peptostreptokokken usw.) vor. Stets ist bei einer Fistelung auch an eine Aktinomykose zu denken. In diesen Fällen ist die Behandlung mit Imipenem i. v. oder einer Kombination von Cefotaxim + Clindamycin zu beginnen, um dann nach Emfindlichkeitstestung zu behandeln. Eine Operation mit langer Nachbehandlung ist meist unvermeidlich.

Halslymphknotenentzündung

Entstehung: Bei der **akuten Form** sind die betroffenen Lymphknoten schmerzhaft und neigen zur Abszedierung, bei der **chronischen Form** sind sie indolent und derb. Ihre Lokalisation weist auf den Ausgangsherd hin: Die submentalen und submandibulären Lymphknoten gehören zum unteren Bereich der Mundhöhle und der Zähne, die zervikalen Lymphknoten zu Tonsillen, Nasen-Rachen-Raum, Kehlkopf und Kopfhaut. Bei Allgemeininfektionen kann eine Beteiligung der Halslymphknoten auch hämatogen zustande kommen.

Erreger: Unspezifische Entzündungen der Halslymphknoten sind meist durch Staphylokokken oder Streptokokken bedingt, während spezifische Entzündungen bei TB, Infektionen durch nichttuberkulöse Mykobakterien (z. B. Mycobacterium scrofulaceum), Aktinomykose, Lues, Toxoplasmose, HIV-Infektion, Katzenkratzkrankheit und infektiöse Mononukleose entstehen. Auch nichtinfektiöse Erkrankungen, wie Leukämie, Lymphogranulomatose, Kikuchi-Krankheit (nekrotisierende Lymphadenitis) oder Tumoren kommen in Betracht.

Therapie:

- **Unspezifische Lymphadenitis:** Bei Streptokokken-Infektion Penicillin V, bei Staphylokokken-Infektion Cefadroxil per os (auch auf Streptokokken wirksam), außerdem Sanierung des Ausgangsherdes (Tonsillen, Adenoide, Zahnfleisch usw.). Bei Versagen dieser Therapie andere Krankheitsursachen ausschließen (evtl. Probeexzision oder Punktion).
- **Katzenkratzkrankheit:** Bei Katzenkratzkrankheit sind Co-trimoxazol, Rifampicin oder Ciprofloxacin wirksam.
- **Infektion durch nichttuberkulöse Mykobakterien:** Bei einer Infektion durch nichttuberkulöse Mykobakterien (z. B. M. scrofulaceum und M. kansasii) ist eine antimikrobielle Therapie wenig aussichtsreich; die operative Entfernung bei isolierter(!) Lymphadenitis vor allem durch schnell wachsende atypische Mykobakterien führt jedoch meist rasch zur Heilung (s. S. 749).

18 Hautinfektionen

Die Biologie von Hautinfektionen ist kompliziert. Neben mechanischen Faktoren spielen körpereigene antimikrobielle Peptide (Defensine) eine wichtige Rolle in der Abwehr von mikrobiellen Infektionen. Bei Behandlungsbeginn stellt sich die Frage, ob der Schweregrad der Hauterkrankung eine allgemeine Antibiotika-Therapie erfordert. Bei leichten Störungen genügt eine lokale Behandlung, während bei ausgedehnten Prozessen – sei es auf der Oberfläche oder in der Tiefe der Haut – eine systemische Behandlung erforderlich ist.

Erreger: Häufige Erreger von Hautinfektionen sind Staphylokokken einschließlich Methicillin-resistenter Staphylokokken, Streptokokken, Pseudomonas aeruginosa, Escherichia coli, Proteus, Klebsiella, Candida albicans u. a. Normalerweise findet man auf der Haut Staphylococcus epidermidis, andere Mikrokokken, Sarzinen, Propionibakterien, apathogene Corynebakterien, Sporenbazillen, Candida albicans (in geringer Zahl). Oft ist der Nachweis des primären Erregers einer Hauterkrankung durch nachfolgende Sekundärinfektionen erschwert.

Grundsätzliches zur Therapie: Eine antibiotische **Lokalbehandlung** ist nur bei oberflächlichen Hautinfektionen berechtigt, weil das Antibiotikum hier unmittelbar auf die Erreger einwirken kann. Antibiotika penetrieren nicht durch die intakte Haut, sodass eine örtliche Anwendung bei tiefen Hautinfektionen erfolglos bleiben muss. Zu den für eine Lokalbehandlung zugänglichen Hautprozessen gehören oberflächliche Pyodermien, Impetigo contagiosa, eiternde flache Wunden, Verbrennungen 2. und 3. Grades, sekundär infizierte Ulzera und Ekzeme. Wirkungslos ist die Anwendung eines Lokalantibiotikums bei geschlossenen tiefen Infektionen wie Erysipelas, Phlegmonen, Furunkeln oder Abszessen.

Zur **Lokalbehandlung von Hautinfektionen** sollten Antibiotika bevorzugt werden, die:

- das Spektrum der Erreger erfassen,
- nicht zu rascher Resistenzentwicklung der Bakterien unter der Therapie führen,
- keine oder nur geringe Sensibilisierungsgefahr für den Patienten haben,
- keine Zytotoxizität bei den vorliegenden lokalen Konzentrationen auch bei Eintrocknung besitzen.

In den Tab. 18-1 und 18-2 sind die bei Hautinfektionen lokal gebrauchten Antibiotika zusammengestellt, von denen Gentamicin, Chloramphenicol und Tetracyclin ein breites Wirkungsspektrum besitzen. Bacitracin, Mupirocin, Erythromycin, Fusidinsäure und Tyrothricin wirken nur gegen grampositive Bakterien. Clotrimazol, Ketoconazol, Miconazol, Ciclopirox, Nystatin, Pimaricin u. a. sind gegen Pilze wirksam. Die Virustatika Aciclovir, Foscarnet, Idoxuridin, Penciclovir, Tromantadin und Vidarabin sind bei Zoster und Herpes simplex lokal anwendbar. Da bei oberflächlichen Hauterkrankungen die Diagnose oft unklar ist, sind in vielen Handelspräparaten potenziell nicht unproblematische Kombinationen von Lokalantibiotika, Antimykotika plus Glucocorticoiden enthalten. Der Vorteil der Lokalantibiotika für die Therapie oberflächlicher Hautinfektionen besteht vor allem darin, dass hohe, meist bakterizid wirkende Konzentrationen des Antibiotikums zur Wirkung gelangen, die bei allgemeiner Behandlung nicht erreicht werden. Daher haben Antibiogramme für die Lokalbehandlung nur begrenzte

Tab. 18-1 Zur Lokalbehandlung der Haut gebräuchliche Antibiotika.

Substanz	Handelsname	Darreichungsform
Gentamicin	Refobacin, Sulmycin	Salbe, Creme
Chloramphenicol	Ichthoseptal	Salbe (1 %)
Tetracycline	Achromycin, Aureomycin	Salbe (3 %)
Meclocyclin	Meclosorb	Salbe (1 %)
Erythromycin	Aknemycin, Eryaknen, Erydermec, Inderm	Lösung, Salbe, Gel (2 % und 4 %)
Metronidazol	Metrogel, Metrocreme, Metrolotion	Gel, Creme, Emulsion (0,75 %)
Fusidinsäure	Fucidine	Salbe, Creme, Gel, Puder, Gaze, Lösung (2 %)
Clindamycin	Sobelin, DUAC Akne Gel	Lösung, Gel (1 %)
Mupirocin (Pseudomonilsäure)	Turixin, InfectoPyoderm	Salbe (2 %)
Nitrofurazon[1]	Furacin	Sol
Sulfadiazin-Silber[1]	Flammazine, Brandiazin	Creme (1 %)
Tyrothricin (Gentamicin + Tyrocidin)[1]	Tyrosur	Gel, Puder (0,1 %)
Retapamulin[1]	Altargo	Salbe (1 %)
Nadifloxacin[1]	Nadixa	Creme (1 %)
Framycetin[1]	Leukase N Kegel	Kegel (1 %)

[1] Nur lokal (nicht systemisch) anwendbar.

Gültigkeit. Für seltene Sonderfälle können auch antibakterielle Augensalben (z. B. Ciprofloxacin) bei Hautinfektionen verwendet werden. Wegen der Zytotoxizität, aber auch aufgrund von Resistenzproblemen, gibt es jedoch zu Recht erhebliche Vorbehalte gegen eine lokale Anwendung von Chinolonen. Gelegentlich kann es auch notwendig sein, antibakterielle Lokalpräparate durch den Apotheker herstellen zu lassen; dabei sollten jedoch möglichst keine Betalactam-Antibiotika verwendet werden.

Die relativ schwach wirksamen **Desinfektionsmittel** Chinolin, Chlorhexidin, Povidon-Iod u. a. werden bei der Lokalbehandlung unkomplizierter oberflächlicher Hautinfektionen von Hautärzten viel verwandt; sie sind aber alle aus toxikologischen Gründen problematisch.

> Desinfektionsmittel ersetzen keine systemische bzw. lokale Antibiotika-Therapie!

Bei der antibiotischen Lokalbehandlung von Hautinfektionen ist die **richtige Applikationsform** zu wählen (Salbe, Creme, Spray, Puder oder Lösung). Im Allgemeinen sind ein Spray, ein Hydrogel oder eine Lösung wirksamer als eine Creme oder Salbe und eine Creme (als Öl-in-Wasser-Emulsion) meistens günstiger als eine wasserfreie Salbe. Bei trockener Haut jedoch ist eine Salbe

Tab. 18-2 Wichtige Lokalpräparate bei Pilzinfektionen der Haut.

	Substanz	Handelsname	Darreichungsform
Polyene	Nystatin	Candio-Hermal, Moronal u. a.	Salbe, Creme, Paste
	Amphotericin B	Ampho-Moronal	Salbe, Creme
	Natamycin (Pimaricin)	Pimafucin	Creme, Paste
Azole	Clotrimazol	Canesten u. a.	Lösung, Salbe, Creme, Puder, Spray
	Miconazol	Daktar	Lösung, Creme, Puder
	Econazol	Epi-Pevaryl	Creme, Puder, Spray, Lotio
	Bifonazol	Mycospor	Creme, Puder, Lösung, Spray
	Ketoconazol	Nizoral, Terzolin	Creme, Lösung
	Isoconazol	Travogen	Creme, Spray
	Fenticonazol	Lomexin	Creme, Lösung, Spray
	Oxiconazol	Myfungar, Oceral	Creme, Lösung, Spray, Puder
	Tioconazol	Fungibacid	Creme, Lotio, Spray, Puder
sonstige	Naftifin	Exoderil	Creme, Gel, Lösung
	Terbinafin	Lamisil	Creme
	Tolnaftat	Tonoftal	Salbe, Creme, Lösung, Spray, Puder
	Ciclopirox	Batrafen	Lösung, Creme, Puder, Nagellack
	Amorolfin	Loceryl	Nagellack, Creme

einer Creme vorzuziehen (besonders bei längerer Behandlung). Salben und Öle haben den Vorteil, dass sie meist keine Konservierungsstoffe enthalten. Durch die Entfernung von Belägen, Krusten oder Hornhautauflagerungen mittels keratolytischer Salben können günstigere Bedingungen für die antibiotische Lokalbehandlung geschaffen werden. Wegen **Sensibilisierungsgefahr** werden Penicillin-, Cephalosporin- und Sulfonamidhaltige Lokalpräparate generell abgelehnt. Aufgrund der potenziellen Zytotoxizität und Resistenzentwicklung sind auch Chinolonhaltige Externa abzulehnen (Ausnahme: Augentropfen). Bei Neomycin kommt es häufig zu allergischen Reaktionen (Kontaktekzem usw.), während diese bei den übrigen Lokalantibiotika selten sind. Sensibilisierungen entstehen oft auch durch die in vielen Handelspräparaten vorkommenden allergenen Konservierungsmittel (z. B. Parabene). Andere Nebenwirkungen sind eine Störung der normalen Bakterienflora mit Überwuchern von Pilzen (Candida albicans u. a.), selten auch toxische Allgemeinerscheinungen durch eine perkutane Resorption des Mittels.

Akute bakterielle Infektionen

Pyodermien (Impetigo contagiosa und follicularis, bullöse Impetigo, Folliculitis simplex barbae, Pemphigus neonatorum, Ecthyma simplex): Kulturelle Untersuchungen sind sinnvoll, da sich die Therapie von Streptokokken- und Staphylokokken-Infektionen von grammegativen Infektionen deutlich unterscheidet. Die Erreger lassen sich bei unbehandelten Erkrankungen meist leicht im Abstrich nachweisen. Wenn ein Erregernachweis nicht mehr gelingt, sollte die Infektion wie eine Staphylokokken-Infektion behandelt werden.

Erreger: Meist Staphylokokken, bei Impetigo häufig Streptococcus pyogenes (zusammen mit Staphylokokken), bei Ecthyma zusätzlich auch Pseudomonas, seltener andere Keime. Es gibt eine Vielzahl seltener Erreger von Pyodermien (Pasteurella, Vibrio, Aeromonas, Chromobacterium, Corynebakterien, Mykobakterien u. a.), die jeweils eine andere Behandlung erfordern.

Lokaltherapie (nur bei Follikulitis ohne systemische Behandlung indiziert!): Neomycin + Bacitracin, Tyrothricin oder Mupirocin bei MRSA. Desinfektionsmittel sind nicht ausreichend.

Allgemeine Therapie: Bei größeren Prozessen und bei Abwehrschwäche (z. B. bei Neugeborenen) kommt es relativ häufig zu einer Generalisierung oder zu Nachkrankheiten (Nephritis, rheumatisches Fieber, Absiedlungen), weshalb hier Cefadroxil oder Penicillin G (bei Nachweis von Penicillin-G-empfindlichen Staphylokokken oder Streptokokken) für eine Woche gegeben werden sollte, bei **Penicillin-Allergie** Makrolide oder Clindamycin. Bei Streptokokken-Ätiologie ist die systemische Anwendung von Penicillin G oder Penicillin V der Lokalbehandlung mit einem Antibiotikum überlegen, da sie die Heilung beschleunigt und Rezidive verhindert. MRSA kann neben den Glykopeptiden mit Linezolid oder auch in einer Kombination aus Rifampicin und Co-trimoxazol (vor allem caMRSA) erfolgreich oral behandelt werden.

Erysipel: Ein Erysipel ist eine flache, intrakutane Phlegmone auch mit der Bezeichnung Wundrose. Es kommt bei Kindern und älteren Erwachsenen häufiger vor. Besonders betroffen sind Gesicht und Beine. Die Entstehung wird durch venösen Stau, Lymphödem, Diabetes, Alkoholismus oder Lähmungen begünstigt. Eintrittspforten sind kleine Ulzera, Verletzungen, Mazerierungen der Haut durch Fußpilze oder andere Prozesse. Ein Erysipel manifestiert sich anfangs als schmerzhafte, rote, indurierte Hautläsion mit schnell fortschreitender, deutlich demarkierter Randzone. Initial kann ein beginnendes Erysipel einer Thrombophlebitis ähneln. Meistens bestehen Fieber und CRP-Anstieg. Im weiteren Verlauf ist die Entwicklung von Blasen oder der Übergang in eine tiefe Phlegmone bzw. Sepsis möglich. Ein unbehandeltes Erysipel hat eine hohe Letalität. Besonders bei Formen mit Lymphödem kommt es in etwa 30 % der Fälle zu Rezidiven.

Erreger: Die Infektion wurde früher nahezu ausschließlich durch A-Streptokokken (Streptococcus pyogenes), selten durch B-, C- und G-Streptokokken, verursacht. Der Erregernachweis gelingt nur ausnahmsweise aus Eintrittspforten oder Hautblasen. In etwa 5 % der Fälle lassen sich die Erreger in der Blutkultur nachweisen.

Differenzialdiagnose: Die Differenzialdiagnose ist relativ einfach: Ein Erythema migrans verläuft weniger akut. Ein Erysipeloid verursacht im Allgemeinen kein Fieber. Insektenstiche zeigen eine andere Anamnese und keine Progression. Eine Thrombophlebitis nimmt einen anderen Verlauf. Sehr selten werden ähnliche Hautläsionen auch durch Staphylococcus aureus oder Klebsiella pneumoniae (mit-)verursacht. Kutane Lymphome können ähnlich wie ein chronisches Erysipel aussehen.

Therapie: Therapie der Wahl ist eine möglichst schnell einsetzende Behandlung mit Penicillin G i. v. (tgl. 10–20 Mio. IE), bei leichteren Fällen mit Penicillin V oral (tgl. 3 Mio. IE) für 2 Wochen. Bei **Penicillin-Allergie** kommen Makrolide, wie Clarithromycin oder Roxithromycin, und Cephalosporine infrage.

Chronisch rezidivierendes Erysipel: Ein chronisch rezidivierendes Erysipel kann ein großes therapeutisches Problem werden.

Therapie: Die Behandlung sollte hier mit hohen Dosen von Penicillin G i. v. (tgl. 10–20 Mio. IE) begonnen werden. Daran schließt sich eine Langzeitbehandlung mit Benzathin-Penicillin G i. m. (Tardocillin 1200) an, von dem man 1 ×/Monat 1,2 Mio. IE über mehrere Monate (3–12–24) gibt. Bei zuverlässigen Patienten kann ein Oralpenicillin verordnet werden. Es gibt immer wieder Fälle von therapieresistentem Erysipel (meist mit ausgeprägtem Lymphödem). Dann ist eine Dauersuppressivbehandlung mit einem Oralpenicillin oder Oralcephalosporin, evtl. auch mit einem anderen Antibiotikum (Doxycyclin, Makrolid, Clindamycin) notwendig. Ein derartiges ultrachronisches Erysipel mit chronischem Lymphödem lässt sich – trotz Sensibilität der ursächlichen Streptokokken – therapeutisch kaum mehr beeinflussen.

Furunkel: Verschiedene Formen vom kleinen Solitärfurunkel, der wie ein Pickel imponiert, bis zum handgroßen Karbunkel mit Fieber. Typisch ist die zentrale Nekrose, die zur Abheilung mit Narben führt.

Erreger: Stets durch Staphylokokken hervorgerufen. Der Erregernachweis gelingt leicht in der schnell auftretenden zentralen Eiterung. Hochresistente Staphylokokken-Stämme sind selten.

Differenzialdiagnose: Die Differenzialdiagnose ist einfach: Hautmilzbrand, Fremdkörpereiterungen, hämatogene Abszesse.

Therapie:

- **Kleine Solitärfurunkel:** Eine systemische Antibiotika-Therapie ist bei kleinen Solitärfurunkeln nicht unbedingt erforderlich, zur Verhinderung seltener Komplikationen (metastatische Abszesse, Narben) jedoch unbedingt ratsam. Man behandelt so nicht die lokale Infektion, sondern die relevante Komplikationsmöglichkeit (Ausnahmen sind Lippen-, Nasen- und Augenlidfurunkel, die stets eine obligatorische Antibiotika-Therapie erfordern; s. S. 665).
- **Großer Furunkel oder Karbunkel:** Ggf. Inzision, außerdem Cefazolin i. v. 3 × 2 g, Cefuroxim i. v. 3 × 1,5 g, Cefadroxil per os für 7–10 Tage (zur Verhinderung einer weiteren Ausbreitung), bei Betalactam-Allergie Clindamycin, bei MRSA Linezolid.

Furunkulose: Multipel, rezidivierend, oft bei resistenzmindernden Grundkrankheiten (Diabetes usw.).

Therapie: Cefadroxil per os für 1–2 Wochen. Neomycin-Bacitracin-Salbe in der Umgebung eines Furunkels kann die umgebende Haut schützen. Bei Furunkeln durch MRSA ist eine Therapie mit Vancomycin oder Linezolid erforderlich.

Dermatitis exfoliativa (Synonyma: »staphylococcal scalded skin syndrome«, SSSS; Dermatitis exfoliativa neonatorum Ritter von Rittershain): Toxische Dermatitis im 1.–5. Lebensjahr, oft periorifiziell, sonst axillär oder als Augen-, Ohren- bzw. respiratorischer Infekt beginnend (durch Toxin-bildende Staphylokokken), und zu unterscheiden vom medikamentös bedingten Lyell-Syndrom. Fieber, CRP-Anstieg, Hautrötung und Blasenbildung sind typisch. In den Blasen sind keine Staphylokokken nachweisbar (nur im Ausgangsherd).

Therapie: Zuerst i. v. Cefazolin, dann oral Cefadroxil. Auch Clindamycin ist wirksam. Unterstützende topische Behandlung ggf. durch Fusidinsäure-haltige Externa. Keine Indikation für Corticosteroide!

Ecthyma gangraenosum: Chronisch progressiv verlaufende Ulzera mit blutig-serösem Sekret, meist bei Abwehrschwäche.

Erreger: Hervorgerufen durch Pseudomonas aeruginosa.

Lokaltherapie: Polymyxin B, Gentamicin oder Povidon-Iod.

Allgemeine Therapie: Bei ausgedehnten Prozessen Piperacillin + Tobramycin i. v. in hoher Dosierung nach Resistenztestung. Orale Nachbehandlung bzw. Kombination mit Ciprofloxacin. Hämatogen entstandene Prozesse bei Neutropenie erfordern eine lange Therapiedauer.

Abszess, Phlegmone, Panaritium: Wegen der Vielzahl von möglichen Erregern sind kulturelle Untersuchungen ratsam.

Erreger: Erreger sind Staphylokokken, Streptokokken oder andere Keime (s. S. 511).

Lokaltherapie: Ggf. Inzision. Keine Lokalantibiotika.

Allgemeine Therapie (je nach Erreger): Cefazolin i. v., Cefuroxim i. v. oder Cefadroxil oral (Staphylokokken), Clindamycin, Doxycyclin, auch Rifampicin, ggf. kombiniert bei cMRSA (Antibiogramm beachten). Penicillin G (Streptokokken) oder Ceftazidim (Pseudomonas). Bei jüngeren Kindern kann eine Phlegmone auch durch Haemophilus influenzae hervorgerufen werden (Therapie mit Cefotaxim i. v., tgl. 100 mg/kg).

Ulcus cruris: Meist infolge einer örtlichen venösen Zirkulationsstörung entstanden. Vorkommen besonders nach Venenthrombose und Thrombophlebitis, bei Vena-perforans-Insuffizienz und bei ausgeprägter Stammvarikosis. Im fortgeschrittenen Stadium der chronisch-venösen Insuffizienz Ulkusbildung spontan oder nach Bagatellverletzungen der atrophischen Haut. Die Ulzera haben scharfe oder abfallende Ränder, sind tief oder oberflächlich; unter einer Kruste befindet sich feuchtes Granulationsgewebe. Die Geschwürbasis und die umgebende ödematöse Haut sind oft mischinfiziert.
Die Genese, aber auch die Therapie eines Ulcus cruris ist stark von sozialen Faktoren abhängig. Eine Therapie kann unter schlechten sozialen Verhältnissen (z. B. bei extremer Armut oder Obdachlosigkeit) schwierig bis unmöglich sein. Langsame Heilungstendenz (Wochen, Monate) und starke Rezidivneigung. Rekurrierende Ulzeration und Fettnekrosen führen zum Verlust von subkutanem Gewebe und zur Abnahme des Unterschenkelumfanges (Lipodermatosklerose). Von einem infizierten Ulcus cruris kann ein Erysipel ausgehen.

Erreger: Meist Mischinfektionen; der Nachweis von Monoinfektionen durch Streptococcus pyogenes oder Staphylococcus aureus ist ungewöhnlich.

Therapie: Nach Möglichkeit Normalisierung des venösen Rückflusses. Krustenentfernung mit proteolytischen Salben. Feuchte Umschläge und Kompressen (z. B. mit phys. NaCl-Lösung, 0,5%iger Essigsäure oder 0,5%iger Silbernitratlösung).

> **!** Bei Salbenverbänden ist eine Allergisierung durch Zusatzstoffe wie Neomycin, Parabene, Lanolin u. a. möglich.

Granulationsanregung z. B. mit hypertoner NaCl-Lösung oder Dextranomer (Debrisorb). Topische oder systemische Antibiotika können bei starker bakterieller Kontamination die Wundheilung beschleunigen (keine Dauertherapie). Bei phlegmonöser Entzündung in der Geschwürumgebung ist eine systemische Antibiotika-Therapie erforderlich, z. B. mit Moxifloxacin i. v. oder oral (1 × tgl. 0,4 g) oder Ceftriaxon i. v. (1 × tgl. 2 g) oder Clindamycin oral (2–3 × tgl. 0,6 g). In schweren Fällen evtl. Hauttransplantation. Rezidivprophylaxe u. U. durch Tragen von medizinischen Kompressionsstrümpfen.

Diabetischer Fuß: Beim »diabetischen Fuß« steht nicht die Makroangiopathie, sondern eine Mikroangiopathie mit peripherer Neuritis im Vordergrund. Hinzu kommt die allgemeine Abwehrschwäche von Diabetikern gegen Infektionen. Durch Ketoazidose werden u. a. zelluläre Abwehrmechanismen gestört. Es entstehen mehr oder weniger ausgedehnte Hautulzerationen wie ein Mal perforans, die Eintrittspforte für Bakterien sind und zu Komplikationen, wie Phlegmone, Osteomyelitis und Sepsis, führen können.

Erreger: Typisch ist eine anaerobe/aerobe Mischinfektion durch Peptokokken, Peptostreptokokken, Bacteroides, Clostridien sowie durch aerobe Staphylokokken, Streptokokken, Pseudomonas, Proteus und andere gramnegative Stäbchen. Besonders nach vorangehendem Aufenthalt in Hospital- und Pflegeeinrichtungen ist deshalb auch vielfach mit resistenten Erregern wie MRSA und ESBL zu rechnen.

Therapie: Zur Therapie sind wegen der Mischinfektion und zur Verhütung einer Sepsis Kombinationen, wie Cefazolin + Clindamycin, Ciprofloxacin + Clindamycin oder Gentamicin + Clindamycin, sinnvoll. In leichteren Fällen kann eine Monotherapie mit Ertapenem oder Moxifloxacin ausreichen. Linezolid und Tigecyclin wie auch eine Kombination aus z. B. Co-trimoxazol und Rifampicin sind mögliche Alternativen bei Resistenz, deren oft notwendig lange Behandlungsdauer aber durch die Nebenwirkungen dieser Regime oft limitiert ist.

Infizierte Dekubitalulzera: Ein Dekubitus entsteht primär durch Druck ohne bakterielle Komponente; größere Dekubitalulzera sind jedoch häufig mit aeroben und anaeroben Bakterien mischinfiziert. Hiervon können schwere Phlegmone, eine Sepsis, aber auch ein Erysipel ausgehen. Meist liegen jedoch chronische, wenig aktive Sekundärinfektionen mit schlechter Selbstheilungstendenz vor.

Erreger: Bei leichteren Infektionen dominieren Staphylokokken und Streptokokken, gegen die Cefadroxil oder Clindamycin wirksam sind. Bei tiefen Infektionen kommen als Erreger auch Enterobakterien, Pseudomonas und Anaerobier (Peptostreptokokken, Bacteroides u. a.) vor.

Therapie: Eine Antibiotika-Therapie ist stets bei ausgedehnten Entzündungsreaktionen, bei Lymphangitis und bei septischen Symptomen erforderlich, z. B. mit Imipenem oder mit Clindamycin + Ceftriaxon. Zusätzlich sind chirurgische Maßnahmen (Débridement, Drainage usw.) sowie eine sinnvolle Lokaltherapie notwendig. Die Rolle der Antibiotika sollte nicht überschätzt werden. Die Abheilung eines Dekubitus hängt in erster Linie von sorgfältigen pflegerischen Maßnahmen und einer Druckentlastung ab. Bei Wegnahme des Drucks heilt auch das Ulkus. Die wichtigste Präventionsmaßnahme sind moderne Pflegemethoden, bei denen Ulzera gar nicht erst entstehen.

Infizierte Gangrän: Siehe Seite 512.

Whirlpool-Follikulitis: Gutartiger, selbstheilender Prozess mit vielen kleinen Hautpusteln nach Besuch von engen, heißen Bädern (Jacuzzi), z. T. auch korreliert mit der Anwendung von Lufa-Schwämmen.

Erreger: Pseudomonas aeruginosa.

Therapie: Antibiotika (Ciprofloxacin) meist nicht erforderlich.

Prophylaxe: Durch gründliche Desinfektion des Warmbades und der Badegeräte.

Hämorrhagische Blasen mit Fieber und Schock: Entstehung nach Salzwasserexposition (z. B. in Florida oder Taiwan, selten in Europa) oder nach Essen von rohen Muscheln. Seltene, schwere, lebensbedrohende Erkrankung, meist bei Personen mit Leberzirrhose, die rohe Austern gegessen haben.

Erreger: Haupterreger sind Vibrio vulnificus oder verwandte halophile Vibrionen.

Therapie: Ceftazidim + Doxycyclin. Alternative: Ciprofloxacin.

Toxic-shock-Syndrom: Ohne Salzwasserexposition kann das Krankheitsbild auch beim Toxic-shock-Syndrom durch Staphylokokken oder Streptokokken (s. S. 643) vorkommen.
Ein weitgehend ähnliches tropisches Krankheitsbild mit Lokalinfektionen, Diarrhoen, aber auch schwerster Septikämie kann auch durch Chromobacterium violaceum, aber auch durch Aeromonas hydrophila verursacht werden.

Therapie: Ciprofloxacin, Imipenem.

Erysipeloid (Rotlauf): Charakteristische Hautläsionen an den Händen (günstige Prognose), nicht selten bei Verletzungen von Personen in Fisch- oder Fleischbetrieben, selten als Arthritis oder Sepsis mit Endokarditis verlaufend.

Erreger: Hervorgerufen durch Erysipelothrix rhusiopathiae (Rotlaufbakterien).

Therapie: Penicillin V oral, täglich 3 Mio. IE für 10 Tage, bei **Penicillin-Allergie** Doxycyclin (tgl. 0,2 g für 14 Tage).

Erythrasma: Nachweis des Erregers im Grampräparat (grampositive Stäbchen) und durch rotes Fluoreszieren der Effloreszenzen unter der Wood-Lampe. Erregeranzüchtung auf Spezialnährboden möglich.

Erreger: Corynebacterium minutissimum.

Lokaltherapie: Tetracyclin-Salbe (2 × tgl. für 3 Wochen), evtl. auch Dibenzoylperoxid.

Allgemeine Therapie: Erythromycin oder Clarithromycin per os, täglich 0,5 g, 2 Wochen lang. Alternative: Doxycyclin und Azithromycin.

Borreliose: Akut als Erythema migrans, chronisch als Lymphozytom und Acrodermatitis atrophicans. Als Komplikationen können Arthritis, Tendinitis, Meningitis, Herz-, Augen- und ZNS-Beteiligung auftreten (s. S. 727).

Erreger: Borrelia burgdorferi.

Therapie: Die Möglichkeit gefährlicher chronischer Formen (s. auch S. 728) erfordert eine 14-tägige Therapie jedes Erythema migrans und jedes entzündeten Zeckenbisses mit Doxycyclin (tgl. 0,2 g), Penicillin V, Amoxicillin (tgl. 2–3 g) oder Azithromycin (2 × tgl. 250 mg nur für 7–10 Tage!). Am sichersten und bei schweren, protrahierten Formen wirkt Ceftriaxon (tgl. 2 g für 14 Tage) (Tab. 18-3).

Bazilläre Angiomatose: Siehe S. 734.

Nekrotisierende Fasziitis: Siehe S. 629.

Tab. 18-3 Antibiotika und Dosierungen zur Behandlung der Borreliose.

Substanz	Dosierung		Dauer (p. o. oder i. v.) nach Stadium
	Erwachsene/Tag	Kinder/kg KG/Tag	
Doxycyclin oral	2 × 100 mg	ab 9. Jahre: 2–4 mg	2–3 Wochen
Amoxicillin oral	3 × 500–1 000 mg	50 mg	2–3 Wochen
Cefuroximaxetil oral	2 × 500 mg	30 mg	2–3 Wochen
Azithromycin oral	2 × 250 mg	5–10 mg	7–10 Tage
Penicillin G i. v.	4 × 5 Mio. IE	200–500 000 IE	2–4 Wochen
Ceftriaxon i. v.	1 × 2 g	50–80 mg	2–4 Wochen
Cefotaxim i. v.	3 × 2 g	100 mg	2–4 Wochen

Chronische bakterielle Infektionen

Hauttuberkulose (Lupus vulgaris, Tuberculosis cutis verrucosa, Scrophuloderm): Heute sehr selten.

Therapie: Gutes Ansprechen auf eine klassische Tuberkulose-Therapie, besonders mit Isoniazid (Erwachsene tgl. 300 mg per os, Kinder 8–10 mg/kg). Eine Kombination mit zwei anderen Tuberkulostatika (Ethambutol, Rifampicin o. Ä.) ist zur Verhinderung einer Resistenzentwicklung der Bakterien unbedingt notwendig.

Schwimmbad-Granulome: Ulzerierende Knoten am Kinn, an den Ellenbogen, Unterschenkeln und Füßen.

Erreger: Hervorgerufen durch Mycobacterium marinum (sive balnei).

Therapie: Lokal Exzision subkutaner Knoten, systemisch Rifampicin + Ethambutol. Auch Tetracycline (z. B. Minocyclin) sind wirksam.

Buruli-Ulkus: Chronische ulzerierende Entzündung, besonders an den Extremitäten, die unbehandelt zu großen Nekrosen führen kann.

Erreger: Erreger ist Mycobacterium ulcerans (langsam wachsend, am besten bei 33 °C). Relativ häufig im tropischen Afrika und in anderen tropischen Ländern.

Therapie: Die Therapie des fast immer solitären, wenig schmerzhaften Ulkus ist schwierig. Am sichersten ist die chirurgische Behandlung (Exzision, danach evtl. Hauttransplantation). In einem Teil der Fälle wirkt Streptomycin i. m. oder Ethambutol oral. Chinolone wie Moxifloxacin und Levofloxacin haben eine gute In-vitro-Aktivität; klinische Erfahrungen liegen jedoch kaum vor. Nach Tierversuchen wird eine Therapie mit Rifampicin + Amikacin oder Streptomycin empfohlen. Evtl. ist eine lokale Wärmeanwendung günstig.

Aktinomykose (zervikofaziale Form): Erreger ist Actinomyces israelii oder Actinomyces gerencseriae (s. S. 737).

Lokaltherapie: Evtl. Inzision und Drainage.

Allgemeine Therapie: Penicillin G, zuerst 2 × täglich 10 Mio. IE als i. v. Kurzinfusion für 4–6 Wochen, dann Penicillin V oral, täglich 2–5 Mio. IE für 2–6 Monate, evtl. länger. Alternative Therapie mit Ampicillin i. v. (50 mg/kg/Tag in 2–3 Dosen) initial, gefolgt von Amoxicillin oral (2 × tgl. 500 mg) jeweils für 6 Wochen bzw. anschließende Monate. Bei Mischinfektion mit Staphylokokken, anderen Anaerobiern usw. verwendet man zusätzlich Cefadroxil oder Clindamycin i. v. Bei **Penicillin-Allergie** kann zur Behandlung der Aktinomykose Doxycyclin gegeben werden. Sulfonamide sind dem Penicillin unterlegen und werden heute nur im Kombinationspräparat Co-trimoxazol (2 × tgl. 980 mg) zur oralen Langzeitsuppressionsbehandlung eingesetzt.

Sekundär bakteriell infizierte Virusinfektionen

Bakterielle Sekundärinfektionen (häufig Mischinfektionen) kommen bei Herpes-simplex-Infektion, Zoster, Varizellen-Infektion und beim Ekzema herpeticatum vor.

Therapie: Bei schweren Erkrankungen ist eine systemische Behandlung mit einem Cephalosporin oder mit Clindamycin sinnvoll. In leichteren Fällen ist eine Lokalbehandlung, z. B. mit Fusidinsäure oder Tyrothricin, ausreichend.

Sekundär infizierte Dermatosen

Ekzem, Neurodermitis im Exsudationsstadium, blasenbildende Dermatosen, Kontaktdermatitis und andere Dermatosen können durch Staphylokokken oder Streptokokken, nicht selten auch durch Proteus, Escherichia coli, Pseudomonas aeruginosa, Candida albicans sekundär infiziert werden. Chronische Unterschenkelgeschwüre sind ebenfalls oft mit Bakterien infiziert und sollten bei Entzündungszeichen antibiotisch behandelt werden.

Therapie: Meist genügt eine lokale Behandlung bei Mischinfektion mit Gentamicin, bei gramnegativen Bakterien mit Polymyxin B, bei grampositiven Kokken mit Fusidinsäure oder Tyrothricin, bei Candida albicans mit Nystatin, Miconazol oder Clotrimazol. In schweren Fällen oder bei Infektion mit gefährlichen Keimen (z. B. Streptococcus pyogenes) ist eine systemische Antibiotika-Therapie erforderlich.

Akne und Rosacea

Die genaue Ursache dieser zwei sehr häufigen Hauterkrankungen ist nicht eindeutig bekannt. Es gibt gute Argumente dafür, dass bei beiden offenbar nicht identischen Erkrankungen persistierende Infektionen eine zentrale Rolle spielen.

Grundsätzliches zur Therapie: Trotz unklarer Pathogenese ist die Antibiotika-Therapie von schweren Formen beider Erkrankungen nicht umstritten. Die notwendige Langzeitbehandlung ist jedoch nicht unproblematisch, da sich hierdurch häufig resistente Stämme von Propionibakterien und anderen Hautkeimen selektieren.

Akne: Bei der Pathogenese spielen eine erhöhte Hauttalgproduktion und Hyperkeratinisierung eine primäre Rolle. Sekundär kommt es zur Kolonisierung der Talgdrüsen mit Propionibacterium acnes und zur Freisetzung inflammatorischer Mediatoren in die Haut.

Therapie: Eine Allgemeintherapie mit einem niedrigdosierten Tetracyclin, z. B. mit dem besonders lipophilen Minocyclin per os (tgl. 0,1–0,05 g) oder mit Doxycyclin per os (tgl. 0,1 g), begünstigt die Heilung, was mit einer Unterdrückung der Freisetzung von inflammatorischen freien Fettsäuren in den Komedonen durch Propionibacterium acnes erklärt wird. Die Langzeitanwendung von Minocyclin ist aber wegen der Nebenwirkungen problematisch. Makrolide wirken ebenfalls günstig; insbesondere Azithromycin ist gut geeignet. Prinzipiell sollte aber eine topische Antibiotika-Therapie nur bei leichter bis mittelschwerer und umschriebener Akne zusammen mit topischen Retinoiden, Benzoylperoxid oder Azelainsäure in fixer oder sequenzieller Kombination für eine Dauer von 2–6 Wochen erfolgen. Eine systemische Behandlung ist nur bei schweren Erkrankungen sinnvoll. Neben den erwähnten Tetracyclin-Derivaten kommen in erster Linie Makrolide wie Azithromycin, aber auch Clarithromycin infrage, Co-trimoxazol kann bei Therapieversagen erwogen werden. Eine längere Therapiedauer als 3 Monate verspricht keine zusätzliche Verbesserung! Oft ist eine zusätzliche Behandlung mit UV-Licht, Ausdrücken der Komedonen, Benzoylperoxid oder Isotretinoin nützlich.

Rosacea: Bei Rosacea wirken Doxycyclin (tgl. 0,2 g oral für 4–6 Monate), Metronidazol (tgl. 0,4 g oral) oder Amoxicillin günstig, obwohl Erreger dieser Erkrankung mit eindeutiger infektiöser Komponente noch nicht zweifelsfrei nachgewiesen werden konnten. Eine Rolle der Haarbalgmilbe Demodex, aber auch Helicobacter- bzw. Chlamydien-Infektionen werden diskutiert. Ein Augenbefall ist gefährlich und kann auch zur Erblindung führen. Extreme, aber seltene Formen mit Rhinophym sind kosmetisch sehr entstellend. Zur lokalen Anwendung hat sich bisher Metronidazol-Gel (2 × tgl.) vor allem bei der pustulären Form der Krankheit am meisten bewährt. Aber auch Makrolidpräparate sollten eine gute Wirkung haben – im Gegensatz zur externen Tetracyclin-Behandlung. Dapson kommt bei therapieresistenten Formen in Betracht. Die Wirksamkeit wird als unspezifischer Effekt gedeutet. Azelainsäure und topische Retinoide sind eine mögliche künftige Option, zumal mit der systemischen Applikation von Isotretinoin (0,2 mg/kg KG) sehr gute Erfolge erzielt wurden. Das Vitamin-A-Säure-Präparat hat neben seiner bekannt embryotoxischen Wirkung allerdings auch Nebenwirkungen wie Kopfschmerzen, Leberfunktionsstörungen und möglicherweise Depressionen, die den Einsatz limitieren. Steroide wirken bei Rosacea kontraproduktiv.

Pilzinfektionen

Man unterscheidet **oberflächliche Pilzinfektionen** der Haut, die einer externen Therapie zugänglich sind, von **tiefen Pilzinfektionen**, die mit einem systemisch wirksamen Antimykotikum behandelt werden müssen. Siehe hierzu auch Kap. 25 »Pilzinfektionen« (S. 838).

Erreger: Erreger der oberflächlichen Hautpilzerkrankungen sind in erster Linie verschiedene, meist aus dem Tierreich stammende Trichophyton-Arten, die alle das Keratin der Haut als Wachstumsmedium benutzen. Recht ähnliche Erkrankungen an Tinea können aber auch durch Microsporum-Arten, Hendersonula toruloidea, Malassezia furfur (Pityrosporum orbiculare), Candida-Arten u. a. bedingt sein (Tab. 18-4).

Diagnostik: Vor einer Behandlung sind eine Sicherung der Diagnose durch eine mikroskopische Untersuchung (Deckglaspräparat mit 10%iger Kalilauge) und die Kultur wichtig, da es andere Dermatosen gibt, welche Pilzerkrankungen ähneln, und ein Teil der infrage kommenden Mittel nur auf bestimmte Pilze wirkt.

Therapie: Oberflächliche Epidermophytien werden meist **topisch behandelt** (z. B. mit Azolen, Tolnaftat oder Naftifin). Tiefe Epidermophytien erfordern eine **systemische Behandlung** (z. B. mit Itraconazol oder Terbinafin). Unabhängig von der Auswahl

Tab. 18-4 Klassische Pilzerkrankungen der Haut, Erreger und deren topische oder systemische Behandlung.

Pilzerkrankung der Haut	Erreger (vorwiegend)	Präparat	Tägliche Dosis	Therapie-dauer
Tinea capitis	Trichophyton tonsurans, Trichophyton violaceum, Microsporum canis	Griseofulvin	1 × 10 mg/kg	2 Monate
		Itraconazol	1 × 100 mg	4 Wochen
		Terbinafin	1 × 250 mg	3 Wochen
Tinea corporis	Trichophyton rubrum, Trichophyton mentagrophytes, Trichophyton tonsurans, Trichophyton veruccosum, Epidermophyton floccosum, Microsporum canis	Terbinafin Creme (1 %)	2 × topisch auftragen	1 Woche
		Itraconazol	2 × 100 mg	1 Woche
		Terbinafin	1 × 250 mg	1 Woche
Tinea cruris	Trichophyton rubrum, Epidermophyton floccosum	Clotrimazol, Miconazol	2 × topisch auftragen	3 Wochen
		Itraconazol	2 × 100 mg	1 Woche
		Terbinafin	1 × 250 mg	1 Woche
Tinea pedis	Trichophyton rubrum	Terbinafin Filmlösung	einmalig	
		Terbinafin Creme (1 %)	2 × topisch auftragen	1 Woche
		Clotrimazol Creme (1 %)	2 × topisch auftragen	1 Woche
		Itraconazol	2 × 100 mg	2 Wochen
		Terbinafin	1 × 250 mg	2 Wochen
Paronychie	Candida albicans	alle Imidazol-Lösungen	2 × topisch	6–10 Wochen
		Fluconazol	2 × 100 mg	4 Wochen
		Itraconazol	1 × 200 mg	4 Wochen
Onychomykose (topisch nur bei Befall < 50 % ohne Matrix; nicht Dermatophyten, stets systemisch)	Trichophyton rubrum, Trichophyton interdigitale, Trichophyton erinacei, Epidermophyton floccosum, Acremonium-, Fusarium- u. Aspergillus-Spezies, Scytalidium dimidiatum, Scytalidium hyalinum u. a.	Amorolfin Nagellack	1 × topisch	3 Monate
		Ciclopirox Nagellack	3 ×/2 ×/1 ×/ Woche	3 Monate
		Bifonazol + Harnstoff	2 × topisch/ Woche	3 Monate
		Itraconazol	2 × 200 mg	1 Woche/ Monat
		Terbinafin	1 × 250 mg	3 Monate
seborrhoische Dermatitis	Malassezia furfur (vormals Pityrosporum ovale)	Ketoconazol Creme	2 × topisch	10 Tage
		Ciclopiroxolamin Creme	2 × topisch	10 Tage
		Itraconazol	2 × 200 mg	3 Tage/Monat
Pityriasis versicolor, Malassezia-Follikulitis	Malassezia globosa	alle Imidazol-Lösungen	2 × topisch/ Woche	1 Monat
		Fluconazol	1 × 50 mg	14 Tage
		Itraconazol	2 × 100 mg	7 Tage

der Antimykotika sprechen die meisten Haut- und Nagelmykosen zunächst gut auf die Behandlung an, haben allerdings stets ein hohes Rezidivrisiko, weshalb – je nach Studie, Erkrankung und Substanz – sehr unterschiedliche Langzeitbehandlungen, kombiniert mit Rezidivprophylaxen, vor allem bei systemischer Therapie empfohlen werden. Bei Hautpilzinfektionen gebrauchte Antimykotika s. auch Tab. 18-4.

Die weitverbreitete Therapie von Hautinfektionen mit Kombinationen von Antimykotika und Corticoiden ist abzulehnen, da therapeutische Rückschlüsse auf ein Ansprechen kaum mehr möglich sind.

Fluconazol ist ein Triazol zur Therapie lokaler und generalisierter Candida- und Cryptococcus-Infektionen. Bei akuter und rekurrierender Candidiasis gibt man einmalig 150 mg Fluconazol oral, bei oropharyngealer Candidiasis täglich 100–200 mg oral für 1 Woche, bei Ösophagitis und Candidurie für 2 Wochen. Eine i. v. Applikation ist indiziert bei systemischen Pilzinfektionen einschließlich Cryptococcus-Meningitis (besonders bei immunsupprimierten und bei AIDS-Patienten). Fluconazol wirkt auch bei Tinea.

Itraconazol ist ein Triazol mit breitem Wirkungsspektrum und wird wie folgt dosiert: 2 × täglich 0,2 g für einen Tag bei vulvovaginaler Candidiasis, 1 × täglich 0,2 g für 1 Woche bei Pityriasis versicolor, 1 × täglich 0,1–0,2 g für 2 Wochen bei Tinea corporis und Tinea cruris, für 4 Wochen bei Tinea pedis und manuum. Eine längere Anwendung ist nicht ratsam.

Ketoconazol sollte wegen seiner Hepatotoxizität und seiner metabolischen Interaktionen nur noch ausnahmsweise systemisch verwendet werden (unter ständiger Kontrolle der Leberfunktion). Die orale Tagesdosis ist 0,2 g (bei Kindern 3 mg/kg) für höchstens 2 Wochen (am besten nur bis zum Verschwinden der Symptome und Negativwerden der Kulturen). Die Tagesdosis sollte 1 × täglich mit der Nahrung verabreicht werden. Ketoconazol-Creme wirkt besonders gut bei seborrhoischer Dermatitis, die durch Pityrosporon orbiculare (s. S. 843) verursacht ist, Ketoconazol-Lösung (als Haarwaschmittel) bei seborrhoischer Dermatitis der Kopfhaut durch den gleichen Erreger.

Miconazol, das als Lösung, Creme und Puder topisch anwendbar ist, wird zur systemischen Behandlung schwerer Pilzinfektionen heute nicht mehr verwandt, weil es im Vergleich zu Fluconazol und Itraconazol wesentlich schlechter verträglich und weniger wirksam ist.

Die **topischen Azole** Clotrimazol (Canesten) und Bifonazol (Mycospor) haben die Therapie von Pilzinfektionen der Haut wesentlich verbessert (s. Tab. 18-2, S. 674). Sie wirken als Breitspektrum-Antimykotika sowohl auf Dermatophyten als auch auf Sprosspilze. Indikationen für eine topische Anwendung sind gesicherte oder klinisch wahrscheinliche Dermatophytien, Candida-Mykosen, Erythrasma und Pityriasis versicolor. Es gibt daneben noch eine Vielzahl von weitgehend identischen topischen Azol-Derivaten, z. B. Econazol, Tioconazol, Sertaconazol, Croconazol, Isoconazol, Fenticonazol, Oxiconazol, mit denen aber geringere Erfahrungen als mit den klassischen Substanzen vorliegen.

Nystatin und Pimaricin (Natamycin) sind Alternativen für die topische Therapie von oberflächlichen Hautinfektionen durch Candida albicans, wie Perlèche, Erosio interdigitalis, Intertrigo, Paronychie.

Ciclopirox (Batrafen) ist bei topischer Anwendung gegen Candida und Schimmelpilze wirksam (gute Penetration in erkrankte Nägel).

Amorolfin (Loceryl) ist bei Nagelmykosen als Nagellack wirksam (sowohl gegen Dermatophyten als auch gegen Hefepilze).

Naftifin (Exoderil) und **Terbinafin** (Lamisil) sind mit anderen Antimykotika chemisch nicht verwandt und gut verträglich.

Sie wirken in der Creme und im Gel gegen Dermatophyten, Hefen und Schimmelpilze. Bei Onychomykose verwendet man die Lösung. Terbinafin ist auch systemisch anwendbar (gegen Epidermophytien wie auch bei schwerer Onychomykose) und wird besser vertragen als Griseofulvin, welches es heute zu Recht weitgehend ersetzt hat.
Die relativ toxische und nur verzögert wirksame Substanz **Griseofulvin** wurde früher bei Tinea (Epidermophytie, Trichophytie, nicht bei Tinea versicolor), Mikrosporie und Favus verwandt. Eine Resistenz gegen Griseofulvin ist teilweise bei Trichophyton rubrum, Microsporum canis und Epidermophyton floccosum festgestellt worden. Griseofulvin kommt heute nur noch in Ausnahmefällen zur Anwendung, die dann hohe Dosierungen erfordern.
Amphotericin B oder **liposomales Amphotericin B** wird parenteral bei invasiven Schimmelpilzerkrankungen der Haut (z. B. nach Verbrennungen) angewandt, lokal bei gleichen Indikationen wie Nystatin und Pimaricin.
Die neuen systemischen Antimykotika wie **Echinocandine** und auch **Voriconazol** haben keinen Platz bei den relativ leichten Hautinfektionen durch Pilze.

Candida-Infektionen der Haut: Siehe S. 848.

Skabies

Erreger: Krätzmilbe (Sarcoptes scabiei variatio hominis), ein humaner Parasit, der außerhalb des Menschen maximal 2 Tage lebensfähig ist und durch Hautkontakt übertragen wird.

Entstehung: Erste Symptome treten meist erst nach 2–5 Wochen auf. Die Parasiten sind mit gutem Auge noch sichtbar und bilden feine Tunnelgänge vorwiegend palmoplantar, perianal und an der behaarten Kopfhaut (Kinder) mit nachfolgendem immunvermitteltem Ekzem (Bläschen), das zu einem typischen starken Juckreiz führt, besonders bei Bettwärme in der Nacht. Durch Kratzwunden, Verkrustungen und mögliche Superinfektionen entsteht ein oft unterschiedliches Bild. Bei Immunsuppression (z. B. durch Corticosteroid-Einnahme oder AIDS) kommt es zur massiven Vermehrung der Milben mit dem Bild einer Scabies norvegica (Borkenkrätze) mit großflächiger Infektion und Psoriasisähnlichem Bild. Hier kann der typische Juckreiz ganz fehlen.

Diagnostik: Die Diagnose erfolgt mikroskopisch durch Nachweis der Milben, Eier oder Skybala aus Milbengängen oder Hautschuppen, die mit einer Kanüle oder einem Skalpell auf einen Objektträger aufgebracht werden.

Therapie (Tab. 18-5): Die früher üblichen Behandlungen mit Lindan, Crotamiton, Benzylbenzoat, Allethrin oder auch Schwefelverbindungen wurden durch das wesentlich wirksamere und einfacher anwendbare Permethrin weitgehend abgelöst. Resistenzen wurden aber schon gegen alle Substanzen beschrieben. Auch wenn mit Permethrin eine Eintagestherapie möglich wurde, empfiehlt es sich, diese zur Sicherheit bei ggf. schlechter Compliance an 2 Tagen hintereinander durchzuführen.
Wesentliche Nebenwirkungen sind bei allen Anwendungen kaum zu erwarten, jedoch sind aufgrund der besonderen Resorptionsbedingungen bei Neugeborenen, Schwangeren und stillenden Frauen die Anwendungsbeschränkungen (vorwiegend Dosis und Auftragungsorte) zu berücksichtigen.
Mit Ivermectin steht zudem zusätzlich eine einfache **systemische Therapie** zur Verfügung, die vor allem zur Behandlung der Scabies norvegica, bei Versagen oder nicht möglicher Lokaltherapie eingesetzt werden sollte. Ivermectin ist bisher nur in Frankreich zur Skabies-Behandlung zugelassen und muss

Tab. 18-5 Mittel zur Behandlung der Skabies und Scabies norvegica sive crustosa.

Wahl	Substanz	Handelsname	Zubereitung	Anwendung[1]
1.	Permethrin	Infectoscab (InfectoPedicul Extra + Nissenkamm)	Creme 5 % (Lösung für Haare)	1 × für 8–12 h (ab 3. Lebensmonat)
2.a	Lindan	Jacutin	Emulsion	3 Tage jeweils für 12 h (keine Neugeborenen)
2.b	Benzylbenzoat	Antiscabiosum	Emulsion 25 %	3 Tage jeweils für 12 h
			Emulsion 10 % (Kinder < 10 J.)	
3.	Crotamiton	Crotamitex, Eraxil	Gel 5 %, Lotio und Salbe 10 %	5 Tage jeweils 24 h
Scabies norvegica	Ivermectin	Stromectol, Mectizan	1 × tgl. 0,2 mg/kg KG p. o. für 3 Tage	3 Kuren alle 2 Wochen!

[1] Anwendungsrichtlinien beachten, bei Versagen ggf. nach 14 Tagen Behandlung wiederholen.

Therapie

unter dem Namen Stromectol oder Mectizan über die Internationale Apotheke bezogen werden.

! Ivermectin ist bisher noch kontraindiziert bei Schwangeren und Kindern unter 15 kg KG.

Neben der Behandlung ist besonders darauf zu achten, dass alle Kontaktgegenstände, Kleider und Bettwäsche bei 60 °C gewaschen oder zumindest isoliert für ca. 4 Tage trocken bei Raumtemperatur aufbewahrt und nicht benutzt werden. Die lokale Behandlung hat stets mit Handschuhen und Kittel zu erfolgen. Kontaktpersonen sollten trotz fehlender Symptome bereits mitbehandelt werden.

19 Geschlechtskrankheiten

Die Therapie der klassischen venerischen Infektionen hat sich in den letzten Jahrzehnten nur wenig verändert. Dennoch erfordert der Nachweis zunehmender Antibiotika-Resistenzen bei Gonokokken und auch Spirochäten besondere Aufmerksamkeit und Überwachung des Behandlungserfolges. Es gibt eine steigende Tendenz zu Einzeittherapieformen, die den Vorteil einer 100%igen Compliance haben. Der Therapie der bedrohlichsten venerischen Erkrankung, der HIV-Infektion, ist ein eigenes Kapitel gewidmet (s. Kap. 24.3, S. 792).

Syphilis (Lues)

Diagnostik: Vor der Therapie sollte die Diagnose gesichert werden. Bei der **Lues-Serologie** sind mit jeder Methode falsch positive Resultate (z. B. in der Schwangerschaft und bei Kollagenosen) und falsch negative Resultate (z. B. im Frühstadium) möglich. Als Suchreaktion dient der Treponema-pallidum-Hämagglutinations-Test (TPHA-Test). Die unspezifische Cardiolipin-Reaktion (als VDRL, RPR oder ART) wird erst in der zweiten Phase der Primärsyphilis positiv. Sie ist im Spätstadium meistens negativ. Bei positivem Ergebnis ist die Serodiagnostik zu erweitern (zur Bestätigung). Mit der **indirekten Immunfluoreszenztechnik** (FTA-ABS-Test) lassen sich Treponemen-spezifisches IgG und IgM nachweisen; eine Bestätigung spezifischer Antikörper ist auch mittels Westernblot möglich. Treponemen-spezifische IgM-Antikörper sind 3–24 Monate nach Behandlungsende nicht mehr nachweisbar, während spezifische IgG-Antikörper meist lebenslang bestehen bleiben (»Seronarbe«). Eine Anzucht der Spirochäten ist nicht möglich; Treponema pallidum kann in Haut- und Schleimhautexsudaten und anderen Materialien mittels Dunkelfeld- oder Fluoreszenzmikroskopie nachgewiesen werden. Auch PCR-Verfahren stehen zur Verfügung.

Da **Patienten mit HIV-Infektion** schlechter auf die Lues-Therapie ansprechen, sollte bei jedem positiven Befund auf Syphilis grundsätzlich auch eine HIV-Serologie durchgeführt werden. HIV-positive Patienten müssen länger und intensiver behandelt werden.

Bei **Neugeborenen syphilitischer Mütter** ist eine Unterscheidung der sog. Leihtiter (durch die diaplazentar übertragenen Antikörper) von den bei einer Erkrankung selbst gebildeten Antikörpern schwierig. Wenn die Mutter vorher ausreichend behandelt worden ist, werden die von der Mutter auf das Kind übertragenen Antikörper (IgG) im 1. Lebensjahr abgebaut und die Titer fallen stetig ab. Auf der anderen Seite bedeuten Titeranstieg und das Vorkommen von Treponema-pallidum-spezifischen IgM im kindlichen Blut eine Erkrankung des Kindes. Wenn das Kind erst am Ende der Schwangerschaft angesteckt wurde, kann die Syphilis-Serologie des Kindes nach der Geburt noch negativ sein. Serologische Suchreaktionen auf Syphilis sollten immer bereits zu Beginn der Schwangerschaft durchgeführt werden, bei Unterlassung oder bei besonderem Verdacht auch im 3. Drittel der Schwangerschaft und bei der Entbindung.

Grundsätzliches zur Therapie: Für die Behandlung der Syphilis (Lues) gilt nach wie vor Penicillin G in jedem Stadium der Erkrankung als Mittel der Wahl. Es wird bei **Penicillin-Allergie** durch Ceftriaxon oder Doxycyclin ersetzt. Schon 1965 wurde über Erythromycin-Resistenzen berichtet und heute ist mit einer hohen Zahl von Clarithro- und Azithromycin-Resistenz zu rechnen (> 50 %), sodass Makrolide kaum mehr zur Syphilisbehandlung infrage kommen können. Bei der Penicillin-Behandlung der Lues kommt es darauf an, dass die Therapiedauer von 2 Wochen nicht unterschritten wird. Bei Lues III und Neurosyphilis ist eine höhere Dosierung als bei Lues I und II erforderlich. Selbst wenn eine Resistenz bei Lues noch unbekannt ist, sind Therapieversager bei der verwandten Frambösie in Neuguinea beschrieben worden, die als Resistenz gedeutet werden. Die Frage einer Resistenz bleibt jedoch angesichts der Tatsache, dass Treponema pallidum nicht in Kulturen züchtbar ist, derzeit noch offen. Mangelndes Ansprechen oder Spätrezidive haben offenbar eher etwas mit der Persistenz in entlegenen Kompartimenten (Liquor, Kammerwasser, Innenohr) oder mit Abwehrschwäche (AIDS) als mit Resistenz zu tun. Die Syphilis hat in den letzten Jahren eine wieder ansteigende Frequenz, bevorzugt bei homosexuellen Männern.

Behandlungsrichtlinien: Über die Höhe der Penicillin-Dosierung und die notwendige Behandlungsdauer gibt es verschiedene Auffassungen. Übereinstimmung besteht aber darin, dass bei Lues III und Neurosyphilis, bei angeborener Lues sowie bei Abwehrschwäche eine höhere Dosierung von Penicillin G erforderlich ist und eine bestimmte Mindestdauer der Behandlung nicht unterschritten werden darf. Benzathin-Penicillin G, das bei Frühsyphilis besonders in den USA verwandt wird, erreicht kaum ausreichende Liquorspiegel und wird – da häufig bereits im Sekundärstadium während der Spirochotämie eine ZNS-Infektion erfolgt – nur mit Bedenken empfohlen.

Eine **Kontrolle** der Serumbefunde zur rechtzeitigen Erkennung eines Rezidivs wird 3, 6 und 12 Monate nach Abschluss der Penicillin-Behandlung empfohlen; eine 4. Kontrolle sollte bei Erkrankungen, die länger als ein Jahr bestanden haben, nach einem weiteren Jahr stattfinden. Bei Patienten mit Neurosyphilis sollte eine Kontrolle für mindestens 3 Jahre erfolgen (ggf. mit Liquoruntersuchung). Abfallende Titer können 1–2 Jahre nach der Penicillin-Therapie nachgewiesen werden. Reinfektionen nach erfolgreicher Erstbehandlung sind möglich. Die Mitbehandlung von Sexualpartnern ist anzustreben. Bei klinischem Verdacht sollte auch die Liquor-Serologie kontrolliert werden, um eine asymptomatische Neurosyphilis auszuschließen, bei der im Liquor auch Eiweiß und Zellen vermehrt sind.

Die früher generelle Empfehlung zur Durchführung einer Lumbalpunktion wurde auch in den USA revidiert. US-Indikationen wie auch die der AWMF für eine **Lumbalpunktion** sind: neurologische Symptome, Therapieversagen, Hinweise auf das Tertiärstadium, Therapie mit Doxycyclin, positiver HIV-Test. Bei Patienten mit einer HIV-Infektion ist mit einem abweichenden Verlauf der Lues-Serologie und einem geringeren Ansprechen auf die Therapie sowie mit häufigen Rückfällen zu rechnen, sodass erheblich höhere und längere Therapieformen notwendig sind.

Die **Behandlung** einer Lues in Deutschland ist seit 2003 erschwert, da die lange bewährten Depot-Penicilline Procain-Penicillin bzw. Clemizol-Penicillin aus unverständlichen formalistischen Gründen nicht mehr im Handel sind. Procain-Penicillin, das auch in der Liste der essenziellen Präparate der WHO steht, lässt sich freilich durch einen Importeur besorgen (Clemizol-Penicillin G = Megacillin™: 1 Mio. IE tgl. für 21 Tage; wässriges Procain-Penicillin G = Penicillin G Hoechst™ oder Procain-Penicillin Streuli™: per Infusion 1,2 Mio. IE tgl. für 10 Tage). Durch das Fehlen der Depot-Penicilline hat das mittlerweile ebenso preiswerte wie auch gut erprobte Ceftriaxon eine große Bedeutung für die Therapie der Lues bekommen, wenn auch nicht für jede Indikation bereits die adäquate Dosierung (zwischen 1–4 g tgl.) und Behandlungsdauer

ermittelt wurde. Sehr problematisch ist die Behandlung mit einem Oralcephalosporin zu bewerten, da stets mit unzureichenden Wirkspiegeln zu rechnen ist.
Trotz vieler offener Fragen bei der Therapie der Syphilis sind Therapieversager offenbar relativ selten. Offensichtlich erfolgt häufig auch eine unerkannte Therapie der Lues als Nebeneffekt einer Antibiotika-Therapie aus anderer Indikation. Die klassischen Spätfolgen der Lues (Neurolues, Aortenaneurysma, Gumma) sind zu ausgesprochenen Raritäten geworden, wenn nicht sogar total verschwunden.

Erworbene Lues

Lues I und II: Bei Lues I und II sowie bei **nicht länger als einem Jahr bestehender Lues latens** gab man in Deutschland traditionell ein Depot-Penicillin (Procain- oder Clemizol-Penicillin G), täglich 2,4 Mio. IE i. m. für 10–14 Tage (entspricht für Kinder einer Dosis von 50 000 IE/kg i. m. bis zur Erwachsendosis von 2,4 Mio. IE als Einzeldosis). Bei Patienten mit einer gleichzeitigen HIV-Infektion sollte Penicillin stets höher dosiert werden (2 × tgl. 10 Mio. IE wässriges Penicillin-G-Natrium i. v. für 14 Tage). Dabei sind Rezidive und ein beschleunigtes Auftreten einer Neurolues möglich. Alternativen sind 200 mg Doxycyclin für 14 Tage oder 2 g Ceftriaxon i. v. für 10 bzw. 14 Tage. Wie in den USA wird auch in Deutschland Benzathin-Penicillin 2,4 Mio. IE i. m. einmalig bei Lues I oder über 3 Wochen jeweils 1 × wöchentlich bei Lues II favorisiert (in jede Gesäßbacke je 1 schmerzhafte Ampulle à 1,2 Mio. IE zusammen mit Lokalanästhetikum). Bei Verweigerung einer parenteralen Therapie ist Doxycyclin 200 mg/Tag für 14 Tage eine offenbar weniger sichere Alternative.

Lues III und Neurosyphilis: Bei Lues III und Neurosyphilis sollte entweder wässriges Penicillin-G-Natrium i. v. (tgl. 20–30 Mio. IE in 2–3 Einzelgaben) über mindestens 14 Tage, besser über 21 Tage, appliziert werden. Alternativ können auch 2 g Ceftriaxon täglich über den gleichen Zeitraum verwendet werden. Die auch im Krankenhaus mittlerweile kaum praktikable alte amerikanische und deutsche Leitlinien-Therapie besteht aus 6 × 4 oder 5 × 5 Mio. IE Penicillin oder als kontinuierliche Infusion(!) täglich über 2 Wochen. Am 1. Behandlungstag kann eine **Jarisch-Herxheimer-Reaktion** (Fieber, Schüttelfrost, Zunahme von syphilitischen Läsionen, ausgelöst durch Freisetzung von Endotoxinen der Treponemen) auftreten. Diese klassische Bakteriolyse-Reaktion darf nicht mit einer Penicillin-Allergie verwechselt werden und bestätigt im Zweifelsfall die Diagnose. Sie wird mit Bettruhe und einem Antipyretikum behandelt, bei schweren Manifestationen auch einmalig mit Prednison (1 mg/kg KG). Eine Therapieunterbrechung ist nicht notwendig.

Lues III: Bei Lues III gibt man bei Penicillin-Allergie Ceftriaxon (1 × tgl. 2 g i. v. für 2 Wochen), bei gleichzeitiger Cephalosporin-Allergie Doxycyclin, täglich 0,2 g i. v. (in den USA bis zu 4 × tgl. 0,2 g!), oder Minocyclin, 2 × täglich 100 mg für 3 Wochen, bei **Neurosyphilis** und bei **länger als einem Jahr bestehender Lues latens** für 30 Tage. Bei diesen Behandlungen einer fortgeschrittenen Lues sind zur Erkennung eines möglichen Therapieversagens lang dauernde Kontrollen besonders wichtig. Alle Gyrase-Hemmer sind bei Lues unwirksam, Makrolide, insbesondere Azithromycin, sollten nur bei Betalaktam-Antibiotika-Allergie oder auch in der Schwangerschaft, infrage kommen (**cave:** Resistenz!). Bei HIV-Patienten sollte bei Penicillin-Allergie Doxycyclin wegen der geringeren Wirksamkeit generell nicht angewendet werden.

Syphilis in der Gravidität: Sie wurde traditionell mit 2,4 Mio. IE Procain-Penicillin G i. m./Tag behandelt (für 14 Tage). Sicherheitshalber kann man eine Behandlung 1–2 Monate vor dem Geburtstermin wiederholen (auf jeden Fall bei Titeranstieg der Serumreaktionen). Bei fehlendem Zugang zu Procain-Penicillin müssen die Patientinnen ggf. stationär aufgenommen und mit Penicillin i. v. behandelt werden. Bei **Penicillin-Allergie** verwendet man (nach Ausschluss einer Kreuzallergie) Ceftriaxon (tgl. 2 g für 2 Wochen), bei gleichzeitiger **Cephalosporin-Allergie** Erythromycin oral (tgl. 2 g) für 3 Wochen. Makrolid-Antibiotika sind allerdings schlecht plazentagängig und zudem schlechter wirksam.

! Tetrazykline sind kontraindiziert!

Wie auch bei HIV-positiven Patienten sollte stets eine (orale!) Desensibilisierung von Patienten mit Penicillin-Allergie erwogen werden, die vielfach auch gelingt, insgesamt aber ca. 6–8 h benötigt und im Krankenhaus zur Sicherheit der Patienten durchgeführt werden sollte (Tab. 19-1).

Postnatale Präventivbehandlung des Neugeborenen: Sie ist notwendig, wenn die seropositive Mutter noch nie, nicht ausreichend oder erst am Ende der Schwangerschaft mit Penicillin G (wegen Lues) behandelt worden ist. Eine Behandlung des Neugeborenen ist auch ratsam, wenn die Mutter in der Schwangerschaft wegen Penicillin-Allergie mit Erythromycin behandelt wurde. Da das Neugeborene anfangs symptomfrei sein kann und bei Ansteckung am Ende der Gravidität oft erst nach einer Latenzzeit seropositiv wird, sollte mit der Behandlung

Tab. 19-1 Protokoll zur oralen Desensibilisierung von Patienten mit Penicillin-Allergie bzw. nachweislich positivem Hauttest.[1]

Penicillin-V-Suspensionslösung (Dosis)		Anzahl IE/ml pro Dosis	ml pro Dosis	IE pro Dosis	Kumulative Dosis in IE
1	jede Dosis wird zunächst gelöst und dann jeweils in ca. 30 ml Wasser als Trinklösung verabreicht; nach jeder Applikation sollte bis zu jeder nächsten Dosissteigerung jeweils mind. 15 Minuten abgewartet werden!	1 000	0,1	100	100
2		1 000	0,2	200	300
3		1 000	0,4	400	700
4		1 000	0,8	800	1 500
5		1 000	1,6	1 600	3 100
6		1 000	3,2	3 200	6 300
7		1 000	6,4	6 400	12 700
8		10 000	1,2	12 000	24 700
9		10 000	2,4	24 000	48 700
10		10 000	4,8	48 000	96 700
11		80 000	1,0	80 000	176 700
12		80 000	2,0	160 000	336 700
13		80 000	4,0	320 000	656 700
14		80 000	8,0	640 000	1 296 700

[1] Nach Wendel GD Jr. et al. Penicillin allergy and desensitization in serious infections during pregnancy. N Engl J Med 1985; 312: 1229–32.

des Kindes sicherheitshalber sofort nach der Geburt begonnen werden (wie bei manifester Lues connata), vor allem wenn regelmäßige Nachuntersuchungen des Kindes nicht gewährleistet sind. Danach werden die Seroreaktionen regelmäßig kontrolliert.

Lues connata

Diagnostik: Bei allen Kindern mit vermuteter bzw. nachgewiesener Lues connata sollte eine Liquordiagnostik durchgeführt werden, um eine ZNS-Beteiligung abzuklären.

Therapie: Die Therapie der Lues connata besteht in der Gabe von wässrigem Penicillin G i. v., 200 000–250 000 IE/kg KG/Tag, verteilt auf 2 (1. Lebenswoche) bzw. 3 (ab 2. Lebenswoche) oder 4 Einzelgaben (ab 5. Lebenswoche) für 14 Tage. HIV-infizierte Neugeborene benötigen ggf. eine längere Therapie. Wegen der erhöhten Gefahr einer **Jarisch-Herxheimer-Reaktion** beim Neugeborenen wird von manchen Experten am 1. Behandlungstag die gleichzeitige Gabe von Prednison (2 mg/kg) empfohlen. Unter der Therapie kommt es zu einer raschen Besserung der Haut- und Schleimhautveränderungen und zu einem langsamen Rückgang der Hepatosplenomegalie sowie der Knochenveränderungen.

> **!** Bei Neugeborenen mit Lues connata besteht Ansteckungsgefahr, insbesondere bei Kontakt mit Blut und Wund- bzw. Nasensekret; 24 h nach Beginn der Penicillin-Therapie gelten die Kinder als nicht mehr kontagiös.

Die Seroreaktionen werden meist erst nach 6(–12) Monaten negativ. Serologische und klinische Nachuntersuchungen erfolgen zuerst alle 3 Monate, dann in halbjährlichen, später in einjährlichen Abständen, einschließlich einer Liquoruntersuchung bei initial pathologischem Befund. Bei Kindern, die älter als ein Jahr sind, sollte Procain-Penicillin G i. m. (1 × tgl. 100 000 IE/kg, max. 2,4 Mio. IE) für 2 Wochen injiziert werden. Moderne Alternativen sind unklar.

Gonorrhoe

Erreger: Eine Doppelinfektion durch Gonokokken und Treponema pallidum ist möglich; eine Syphilis kann sich auch erst nach Heilung der Gonorrhoe manifestieren. Andere Erreger können u. a. Chlamydien, Ureaplasma, Candida und Trichomonas sein. Häufig ist die Gonorrhoe mit einer Chlamydien-Infektion der Zervix oder Urethra assoziiert.

Diagnostik: Immer noch weitverbreitete Geschlechtskrankheit, oft unerkannt, daher bei Verdacht und zur Bestätigung der Diagnose immer bakteriologische Untersuchungen durchführen: mikroskopisches Präparat sowie Kultur auf Selektivnährboden (z. B. nach Martin und Thayer), evtl. Transportmedium benutzen. Heute auch mit PCR rasch und zuverlässig nachweisbar. Bei Frauen gelingt der Nachweis am häufigsten aus dem Zervixsekret. Außerdem Untersuchung von Urethrasekret, ggf. auch von Analabstrichen, Mundschleimhaut- und Pharynxabstrichen (bei Gonokokken-Pharyngitis). Asymptomatische Gonokokkenträger kommen häufig vor.
Wegen der häufigen Reinfektionen infolge Nichtbehandlung des Sexualpartners sollte 1–2 Monate nach der Behandlung eine mikroskopische und kulturelle Nachuntersuchung stattfinden (bei Männern von Urethraabstrichen, bei Frauen von Zervix- und Rektalabstrichen).

Grundsätzliches zur Therapie: Therapieziel ist die sofortige Heilung. Weniger zuverlässige Therapieformen (mit Tetracyclinen, Ampicillin, Amoxicillin, Makroliden, Co-trimoxazol) können heute nicht mehr empfohlen werden. Penicillin G war früher das Mittel der Wahl. In den letzten 20 Jahren ist aber überall ein hoher Prozentsatz von Penicillin-resistenten Gonokokken-Stämmen gefunden worden, die meist auch gegen Tetracycline und Erythromycin unempfindlich sind. In Südostasien sind 10–50 % der Gonokokken-Stämme gegen Gyrase-Hemmer resistent. Daher sollte man heute zur Einmalbehandlung der Gonorrhoe von vornherein ein Betalactamase-stabiles Cephalosporin verwenden, das (noch) immer wirkt. Große Erfahrungen liegen mit Ceftriaxon und Cefotaxim sowie mit Cefixim vor. Ein Versagen der Cephalosporin-Behandlung beruht entweder auf einer Fehldiagnose (andere Erreger) oder auf einer Reinfektion, sehr selten auf einer Bakterienresistenz.

Unkomplizierte Gonorrhoe: Hierbei ist die einmalige i. m. oder i. v. Injektion von Ceftriaxon (0,25–0,5 g) oder Cefotaxim (2 g) zuverlässig wirksam. Wegen der häufig gleichzeitig bestehenden Chlamydien-Infektion behandelt man (ohne das Ergebnis der mikrobiologischen Untersuchung abzuwarten) immer zusätzlich mit Doxycyclin oral, 1 × täglich 0,2 g für 2 Wochen (offizielle Empfehlung der WHO). Falls möglich, sollten Sexualpartner in gleicher Weise behandelt werden.

Zur **Einmaltherapie** wurde früher oft auch Spectinomycin verwendet; Dosis bei unkomplizierter Gonorrhoe einmalig 2 g i. m. (schmerzhaft, Versagerquote bis zu 10 %). Vorteilhafter sind modernere orale Formen einer Einzeittherapie wie Ciprofloxacin 1 g, Levofloxacin 0,75 g oder Azithromycin 2,0 g in jeweils einmaliger Maximaldosierung (**cave:** Stämme aus Südostasien!). Auch Cefixim und Cefpodoxim eignen sich zur Einmaltherapie der Gonorrhoe, nicht jedoch Cefalexin, Cefadroxil und Cefazolin.

Komplizierte Gonorrhoe (mit Salpingitis, Pyosalpinx, Ovarialabszess, Endometritis, Prostatitis, Epididymitis, Proktitis usw.): Hierbei sind 3 × täglich 2 g Cefotaxim i. v. oder 1 × täglich 2 g Ceftriaxon für 10 Tage erforderlich. Auch bei komplizierter Gonorrhoe ist die anschließende Gabe von Doxycyclin zur Behandlung einer gleichzeitigen Chlamydien-Infektion notwendig.

Gonokokken-Sepsis, -Arthritis, -Meningitis: Mittel der Wahl ist Ceftriaxon (tgl. 2 g) für 2–3 Wochen (bei Endokarditis für 4 Wochen). Nach klinischer Besserung ist auch eine orale Nachbehandlung mit Cefixim möglich. Bei generalisierten Erkrankungen von Neugeborenen (nach Fruchtwasserinfektion bei vorzeitigem Blasensprung und Gonorrhoe der Mutter) ist Cefotaxim i. v., täglich 100 mg/kg, geeignet.

Gonoblennorrhoe: Die Tagesdosis Cefotaxim ist für Neugeborene 100 mg/kg (für 7 Tage). Zusätzlich behandelt man lokal mit Gentamicin- oder Ofloxacin-Augentropfen. Wenn bei der Mutter während der Entbindung eine Gonorrhoe nachgewiesen worden ist, sollte das Neugeborene sofort nach der Geburt eine einmalige i. m. oder i. v. Injektion von Cefotaxim (100 mg/kg) erhalten.

Vulvovaginitis von Kindern: Einmalbehandlung mit Ceftriaxon i. v. (30 mg/kg), alternativ mit Cefixim oral.

Lymphogranuloma venereum

Synonym: Lymphogranuloma inguinale (nicht zu verwechseln mit Granuloma inguinale = Donovanosis).

Erreger: Chlamydia trachomatis (Serotyp 1, 2 oder 3).

Diagnostik: Komplementbindungsreaktion (KBR) mit Patientenblut in > 80 % positiv, z. T. auch bei Chlamydien-Urethritis; Kreuzreaktionen kommen bei Psittakose-Ornithose und Trachom vor. Wegen häufiger Koinfektionen sollte stets auch eine Gonorrhoe ausgeschlossen bzw. mitbehandelt werden.

Klinik: Im Primärstadium zuerst einzelne Papel, dann indolentes scharfrandiges oberflächliches Geschwür am Genitale, Schwellung der Leistenlymphknoten mit Abszedierung, im chronischen Stadium Proktitis und genitale Elephantiasis. Bei Primärinfektionen der Vagina oder des Darmes starke Vergrößerung der Lymphknoten im Becken und perirektal, bei oropharyngealer Infektion im Halsbereich.

Therapie: Doxycyclin, täglich 0,2 g oral für 3 Wochen, bei chronischem Verlauf länger; Rezidive sind möglich. Eventuell Entleerung der Bubonen durch Punktion. Auch Clarithromycin (tgl. 1 g) und Co-trimoxazol (tgl. 1,92 g) für 3 Wochen sind wirksam (Versager sind möglich). Im akuten Stadium wirkt auch Azithromycin (einmalig 1 g oral) vergleichbar gut wie Doxycyclin. Schwangere im 1. Trimenon sollten mit Azithromycin einmalig 1 g oder auch Amoxicillin 3 × 500 mg täglich für insgesamt 7 Tage behandelt werden. Zuletzt kann auch Erythromycin 4 × 500 mg täglich für eine Woche eine Alternative sein.

Bei nicht einfach zu diagnostizierender **perinataler Übertragung** kann es zu postnatalen Primärinfektionen kommen – häufig mit einer Konjunktivitis beginnend. Zur Behandlung wurde bisher in diesem Alter nur Erythromycin mit 4 × 12,5 mg/kg täglich (gesamt 50 mg/kg/Tag) über einen Zeitraum von 2 Wochen erprobt, obwohl Erythromycin im Alter über 6 Monaten vermutlich eine »infantile hypertrophe Pylorusstenose« (IHPS) auslösen kann. Eine bessere Alternative mit kurzer Behandlungsdauer wäre sicherlich auch 1 × 20 mg/kg Azithromycin täglich für 3 Tage, wie bereits vereinzelt erprobt.

Ulcus molle

Erreger: Haemophilus (Streptobacillus) ducreyi.

Diagnostik: Mikroskopischer und kultureller Erregernachweis aus Ulkussekret oder Eiter, außerdem Dunkelfeldmikroskopie auf Treponemen. Doppelinfektionen (Ulcus molle und Lues, Ulcus molle und Lymphogranuloma venereum) kommen vor. Eine Verwechslung mit ulzerierten Herpes-simplex-Bläschen ist möglich.

Klinik: Meist multiple druckschmerzhafte Genitalgeschwüre mit schmalem Randerythem, außerdem Lymphangitis und Lymphadenitis inguinalis (Bubo).

Therapie: Früher verwendete man Erythromycin oral (tgl. 2 g für 7 Tage). Auch Cotrimoxazol oral (tgl. 1,92 g für 7 Tage) war wirksam; es gibt aber immer häufiger resistente Stämme. Eine Einmalbehandlung (nicht bei AIDS-Patienten) mit Ceftriaxon (1 x 0,5 g i. m.) oder Ciprofloxacin (einmalig 1 g oral) ist besser. Bei AIDS-Patienten ist eine längere Behandlung mit Ceftriaxon oder Ciprofloxacin notwendig. Die Kombination von Amoxicillin und Clavulansäure (3 × tgl. 0,75 g oral für 7 Tage) wirkt ebenfalls zuverlässig. Gegebenenfalls Punktion der Bubonen zur Eiterentleerung. Sexualpartner mitbehandeln (auch bei Fehlen von Symptomen).

Granuloma inguinale (Donovanosis)

Erreger: Calymmatobacterium (Donovania) granulomatis. Gramnegative, bipolar gefärbte Stäbchen, die sich auf unbelebten Nährböden nicht vermehren. Vorkommen in Ulkussekret oder Biopsiematerial (extra- und intrazellulär). Charakteristisch sind Bakterienhaufen in intrazytoplasmatischen Vakuolen von großen mononukleären Zellen oder neutrophilen Granulozyten im Ulkussekret.

Diagnostik: Klinisch und zytologisch oder histologisch (maligne Entartung möglich). Eine evtl. gleichzeitig bestehende Gonorrhoe oder Syphilis ist auszuschließen.

Klinik: Meist durch Geschlechtsverkehr übertragen. In Europa sehr selten. An der Eintrittsstelle (äußere Genitalien) entstehen eine oder mehrere indurierte Papeln, die in unregelmäßig begrenzte, nicht schmerzende Geschwüre übergehen. Am Geschwürgrund findet sich pflastersteinähnliches rötliches Granulationsgewebe. Geschwürränder verdickt und glänzend. Keine inguinale Lymphknotenschwellung, manchmal jedoch Bildung von subkutanen Granulomen in der Inguinalgegend.

Therapie: Doxycyclin (1 × tgl. 0,2 g oral) für 3 Wochen, bei Schwangeren Erythromycin (4 × tgl. 0,5 g oral) für 3 Wochen. Auch Cotrimoxazol (2 × tgl. 0,96 g oral) für 2–3 Wochen oder Gyrase-Hemmer (z. B. Ciprofloxacin, 2 × tgl. 0,5 g oral) für 2 Wochen sind wirksam. Langsamer Rückgang der klinischen Läsionen. Rezidivrate 10–20 %. Die Erfahrungen mit Ceftriaxon (tgl. 1 g für 10 Tage) sind ebenfalls günstig.

C Spezieller Teil: Erreger

20 Infektionen durch fakultativ pathogene Bakterien

Die meisten Antibiotika werden zur Therapie von Infektionen durch fakultativ pathogene Bakterien verwendet, also gegen Infektionen mit den Keimen der eigenen Bakterienflora bzw. mit Keimen der eigenen unbelebten Umwelt.

Organinfektionen können durch verschiedene fakultativ pathogene Bakterien verursacht werden und dabei weitgehend identische Krankheitsbilder verursachen. Nicht selten handelt es sich um Mischinfektionen. Bestimmte Organinfektionen (z. B. Pyelonephritis) haben ein typisches Erregerspektrum; so sind die Haupterreger der akuten Pyelonephritis Escherichia coli (vor Proteus mirabilis und Enterokokken); Staphylokokken verursachen fast nie eine Pyelonephritis, sind aber die Haupterreger von Wundinfektionen.

Endogene Infektionen durch die körpereigene Bakterienflora sind weit häufiger als exogene Infektionen durch Erreger aus der unbelebten Umwelt. Infektionsketten (Übertragungen von Mensch zu Mensch) sind daher relativ selten, jedoch können sich die Haut- und Schleimhautflora von Personen, die eng zusammenleben, angleichen. Bei behandelten Patienten spielt der Selektionsdruck von bestimmten Antibiotika eine Rolle. So können während einer Ampicillin-Behandlung Ampicillin-resistente Klebsiellen in der Mundhöhle auftreten und Ursache späterer Klebsiellen-Pneumonien werden. Die einzelnen Erregerarten können unterschiedlich pathogen sein. Gefürchtet sind besonders mehrfach resistente Staphylokokken und A-Streptokokken und inzwischen auch Klebsiella pneumoniae. Die Antibiotika-Empfindlichkeit differiert vor allem bei Staphylokokken, Enterokokken, Enterobakterien, Pseudomonas und Acinetobacter. Bei diesen Keimen ist das Antibiogramm für eine optimale Therapie wichtig. In den letzten Jahren sind aber die früher stets sensiblen Pneumokokken zunehmend resistent geworden.

20.1 Infektionen durch Enterobakterien (Enterobacteriaceae)

Vorkommen und Bedeutung: Escherichia coli, Klebsiellen, Enterobacter und Proteus-Bakterien kommen normalerweise im menschlichen Darm vor. Bei einer Ansiedlung in anderen Organen können sie zu schweren Krankheitserscheinungen führen (Pyelonephritis, Cholezystitis oder Cholangitis, Wundinfektionen, Sepsis, Meningitis). Es handelt sich dabei meist nicht um eine Fremdinfektion, sondern um die Autoinfektion eines funktionell beeinträchtigten Organs (Fehlbildung, Steinleiden, Abwehrschwäche). Eine Fremdinfektion kann durch medizinisch-technische Geräte, wie Inhalatoren, Luftbefeuchter oder Narkosegeräte, stattfinden.

Resistenzrate und Antibiotika-Therapie: Eine erfolgreiche Antibiotika-Therapie setzt die Kenntnis der vorkommenden Erregerarten und ihrer Resistenzhäufigkeit voraus (Tab. 20.1-1).

Bei den meisten Enterobakterien wirken die Mittel der **Cefotaxim-Gruppe** und die **Carbapeneme** am stärksten. Dagegen haben die Penicilline mit erweitertem Spektrum sowie die Basis- und Intermediär-Cephalosporine eine erheblich geringere Aktivität.

Escherichia-coli-Infektionen: Die meisten Stämme von E. coli sind nur fakultativ pathogen; es gibt aber auch obligat pathogene Stämme, die Enteritiden hervorrufen. Gefürchtet sind die seit Anfang der 1980er Jahre neu aufgetretenen Verotoxin-bildenden Stämme (EHEC), die aus dem Tierreich stammen (Rinder!) und zu hochgefährlichen Infektionen (hämolytisch-urämisches Syndrom = HUS) führen können (s. Kap. 12,

Therapie

Tab. 20.1-1 Unterschiede in der In-vitro-Aktivität parenteraler Betalactam-Antibiotika bei häufiger vorkommenden gramnegativen Stäbchen.

Antibiotikum	Escherichia coli		Klebsiella pneumoniae		Enterobacter aerogenes	
	$MHK_{50\,\%}$	$MHK_{90\,\%}$	$MHK_{50\,\%}$	$MHK_{90\,\%}$	$MHK_{50\,\%}$	$MHK_{90\,\%}$
Ampicillin	3,1	200	100	> 200	> 200	> 200
Mezlocillin	1,6	50	6,2	> 200	3,1	12,5
Azlocillin	6,2	200	100	> 200	25	> 200
Piperacillin	1,6	50	6,2	200	1,6	6,2
Cefuroxim	3,1	3,1	3,1	6,2	12,5	50
Cefoxitin	3,1	3,1	3,1	6,2	50	200
Cefotiam	0,1	0,4	0,2	0,4	0,4	1,6
Cefotaxim	0,05	0,1	0,05	0,1	0,2	0,8
Ceftriaxon	0,02	0,1	< 0,05	0,1	0,2	0,8
Ceftizoxim	0,02	0,1	0,02	0,05	0,2	0,8
Cefotetan	0,1	0,1	0,8	0,2	0,5	0,5
Cefoperazon	0,1	1,6	6,2	0,2	0,8	0,8
Ceftazidim	0,1	0,2	0,4	0,2	0,4	0,4
Imipenem	0,1	0,2	1,6	0,4	0,8	0,8
Meropenem	0,02	0,03	0,1	0,05	0,1	0,1

MHK = minimale Hemmkonzentration bei 50 und bei 90 % der untersuchten Bakterienstämme.

S. 590). Etwa 30–40 % aller E.-coli-Stämme bilden Betalactamasen und sind gegen Ampicillin resistent. Mezlocillin und Piperacillin wirken teilweise etwas besser durch eine sehr gute Penetration in die Bakterienzelle. Die meisten Betalactamasen von E. coli lassen sich noch durch Betalactamase-Hemmer (Tazobactam, Sulbactam, Clavulansäure) hemmen, ohne dass dadurch die Aktivität der Penicilline verbessert wird. Dagegen sind Ceftriaxon, Cefotaxim, Cefepim und Aztreonam, Imipenem und Meropenem primär gegen die häufigsten Betalactamasen von E. coli stabil und haben daher eine wesentlich stärkere Aktivität. Diese Betalactam-Antibiotika sind daher bei schweren Infektionen durch E. coli zu bevorzugen. Ein kleiner, aber stetig zunehmender Prozentsatz von E.-coli-Stämmen (6–10 %) weist mittlerweile »extended spectrum betalactamases« (ESBL) bzw. Cephalosporinasen (bevorzugt große Kliniken mit Urologie oder Nephrologie) auf, die, zumeist mit anderen Resistenzen verbunden, deshalb allein mit Carbapenemen zu behandeln sind.

Gyrase-Hemmer ermöglichen bei E.-coli-Infektionen eine hochwirksame i. v. und orale Therapie. Resistente Stämme sind jedoch in der Klinik häufig (bis zu 20 %) und nehmen auch in der Praxis deutlich zu. Für leichte Infektionen durch E. coli kommen nach wie vor Amoxicillin sowie Co-trimoxazol infrage. Nach über 30-jährigem häufigem Gebrauch ist aber die Frequenz von Co-trimoxazol-resistenten Stämmen von E. coli hoch.

Infektionen durch Keime der Klebsiella-Enterobacter-Gruppe: Klebsiella pneumoniae, Enterobacter aerogenes und Enterobacter cloacae zeigen eine beträchtliche Resistenz gegen zahlreiche Antibiotika. Durch meist vorhandene Betalactamasen besteht grundsätzlich eine Resistenz gegen Ampicillin und Amoxicillin. Auf Klebsiellen wirken meis-

Proteus vulgaris		Citrobacter freundii		Serratia marcescens		Pseudomonas aeruginosa	
$MHK_{50\,\%}$	$MHK_{90\,\%}$	$MHK_{50\,\%}$	$MHK_{90\,\%}$	$MHK_{50\,\%}$	$MHK_{90\,\%}$	$MHK_{50\,\%}$	$MHK_{90\,\%}$
25	50	6,2	> 200	> 200	> 200	> 200	> 200
0,8	3,0	3,1	100	3,1	12,5	50	200
3,1	50	6,2	> 200	> 200	> 200	12,5	100
0,4	0,8	1,6	50	1,6	12,5	6,2	12,5
200	> 200	12,5	100	50	100	> 200	> 200
6,2	12,5	50	200	12,5	25	> 200	> 200
25	50	50	> 200	100	> 200	> 200	> 200
< 0,05	0,05	0,4	25	0,2	12,5	25	100
< 0,05	0,05	0,4	25	0,2	25	25	100
0,05	0,1	0,4	100	0,4	25	50	200
6,2	12,5	0,2	0,4	0,2	0,4	> 200	> 200
< 0,8	1,6	0,8	12,5	0,4	12,5	6,2	12,5
< 0,05	0,1	0,4	25	0,2	12,5	1,6	6,2
1,6	6,2	0,4	0,4	1,6	3,2	0,8	1,6
0,02	0,1	0,1	0,1	0,05	0,1	0,4	2,0

tens Mezlocillin und Piperacillin, die mit einem Betalactamase-Hemmer kombiniert werden sollten. Klebsiellen sind zwar in der Mehrzahl immer noch sensibel gegen Ceftriaxon, Cefotaxim und Carbapeneme. Es gibt aber mittlerweile in etwa 10–12 % der Fälle ESBL-Stämme mit hoher Resistenz. Carbapenemasen-bildende Klebsiella pneumoniae wurden vor Jahren schon in New York gefunden und sind in Griechenland, Israel und vermutlich auch in anderen Mittelmeer-Anrainerstaaten in Krankenhäusern bereits endemisch (40 %). In Deutschland werden diese seit 2009 immer wieder selten, aber regelmäßig nachgewiesen und sind in der Mehrzahl noch Importinfektionen. Alle wichtigen Carbapenemase-Typen werden in Mittel- und Südeuropa inzwischen gefunden, der mit Abstand häufigste ist immer noch OXA-48. Eine Unterscheidung der Carbapenemasen von Enterobakterien nach Ambler zeigt Tab. 20.1-2. Bei diesen multiresistenten Stämmen ist oft Colistin (Polymyxin B) die letzte, sicher wirksame Substanz, die dann in systemischer Kombinationstherapie eingesetzt werden muss.

Gyrase-Hemmer sind prinzipiell gut wirksam, auch hier ist auf eine erhebliche Zunahme der resistenten Stämme zu achten.

Enterobacter aerogenes wird durch Ceftriaxon, Cefotaxim, Aztreonam, Meropenem und Imipenem fast immer gehemmt. Enterobacter cloacae dagegen ist resistent gegen Acylaminopenicilline, meist auch gegen Cephalosporine, nicht aber gegen Imipenem, Meropenem, Doripenem und Ertapenem mit Ausnahme von Raritäten! Aminoglykoside versagen häufig bei Monotherapie und kommen nur für eine Kombinationstherapie infrage. Levofloxacin und Ciprofloxacin sind bis auf seltene Ausnahmen wirksam. Enterobacter cloacae ist seit ca. 1990 zu einem wichtigen Hospitalkeim geworden. Ein gehäuftes Auftreten kann Zeichen einer Selektion bei Anwendung von Cephalosporinen sein. Die Pathogenität von E. cloacae ist aber relativ gering.

Infektionen durch Proteus-Bakterien: Proteus mirabilis (Indol-negativ) verursacht häufig Harnwegsinfektionen und ist fast immer Ampicillin- und Cefazolin-empfindlich. Eine Vielzahl anderer Antibiotika ist ebenfalls wirksam. Die Therapie bereitet im Allgemeinen keine Schwierigkeiten.

Indol-positive Proteus-Stämme (insbesondere Proteus vulgaris) sind typische sekundäre Infektionserreger bei Nekrosen (Dekubitalulzera, Ulcus cruris, nekrotisierende Tumoren). Dabei versagen Ampicilline und Cefazolin, während Cefoxitin, Cefotaxim, Ceftriaxon sowie Carbapeneme fast immer wirksam sind. Die Betalactamasen von Proteus vulgaris werden durch Betalactamase-Hemmer gehemmt. Gyrase-Hemmer wirken gegen alle Proteus-Stämme. Oft ist auch eine orale Behandlung mit Cefixim oder Ceftibuten möglich.

20.2 Serratia-Infektionen

Vorkommen und Bedeutung: Serratia marcescens gehört zu den opportunistischen Keimen, die nur bei Vorliegen prädisponierender Faktoren (Abwehrschwäche) klinische Bedeutung erlangen. Einige Stämme von Serratia marcescens bilden ein rotes Pigment und lassen sich dann leicht identifizieren. Serratia marcescens kommt z. T. auch in der Darmflora gesunder Menschen vor. Das gilt auch für Serratia liquefaciens, die früher zur Spezies Enterobacter gezählt wurde. Andere Serratia-Spezies spielen dagegen nur eine geringe Rolle. Bei länger liegenden Blasenkathetern können Serratia-Keime schwer therapierbare Harnwegsinfektionen erzeugen. Bakteriämien durch Serratia marcescens entstehen nicht selten durch Infektionen von Venenkathetern (s. Kap. 6, »Serratia-Sepsis«, S. 500). Nekrotisierende Pneumonien durch Serratia marcescens kommen bei Patienten mit schweren Grundkrankheiten

Tab. 20.1-2 Carbapenem-Resistenz von Enterobakterien und ihre moderne Klasseneinteilung – außerhalb von Kombinationen mit Porin-Verlust und ESBL- oder AmpC-Resistenz.

	Serin-Betalactamasen					Metallo-Betalactamasen
Ambler-Klasse	A		C	D		B
Generaldesignation	ESBL		AmpC	OXA		Metallo-Betalactamase
Wichtige Beispiele	TEM-1, TEM-2, SHV-1, TEM-Typ: ESBL, SHV-Typ: ESBL, CTX-M	KPC, GES-4, -5, -6, SME, IMI	AmpC-Enzyme CMY, MOX, ACC, DHA	OXA-Typ: ESBL	OXA-Typ: Carbapenemase	Carbapenemasen VIM, IMP, KHM, NDM-1
Bevorzugt betroffene Erreger	Enterobakterien	E. coli, Klebsiella	Enterobakterien	E. coli, Klebsiella spp., Acinetobacter baumannii, Pseudomonas aeruginosa	Acinetobacter baumannii	E. coli, Klebsiella spp., Enterobacter spp., Acinetobacter baumannii, Pseudomonas aeruginosa
Relevante phänotypische Resistenz	Penicillin, Cefoxitin, Cefotaxim, Ceftazidim, Cefpodoxim	Penicilline, Cephalosporine, Imipenem, Meropenem, Doripenem, Ertapenem	Penicillin, Cefoxitin, Cefotaxim, Ceftazidim, Cefpodoxim	Oxacillin, Cefotaxim, Ceftazidim, Cefpodoxim	Penicilline, Cephalosporine, Imipenem, Meropenem, Doripenem, Ertapenem	Penicilline, einige Cephalosporine, Imipenem, Meropenem, Doripenem, Ertapenem

(chronischen Lungen- und Nierenkrankheiten) und unter der Therapie mit Corticosteroiden und Immunsuppressiva vor. Hospitalinfektionen durch Serratia spielen eine besondere Rolle auf Intensivstationen für Neugeborene. Serratia kann außerdem zu Infektionen bei Trägern weicher Kontaktlinsen führen.

Resistenzrate und Antibiotika-Therapie: Serratia marcescens und Serratia liquefaciens sind gegen viele Antibiotika resistent. Meistens wirksam sind Ceftriaxon, Cefotaxim, Aztreonam, Imipenem, Meropenem und Amikacin sowie Ciprofloxacin. Ein Teil der Stämme wird von Piperacillin und Mezlocillin gehemmt. Der Prozentsatz Gentamicin-resistenter Serratia-Stämme hat im letzten

Jahrzehnt zugenommen. Oft ist zur Sanierung eine Kombinationsbehandlung erforderlich.

20.3 Pseudomonas-Infektionen

Vorkommen und Bedeutung (s. Tab. 5.1-1, S. 472): Pseudomonas aeruginosa verursacht Wund- und Harnwegsinfektionen, selten Pneumonie, Sepsis, Hauterkrankungen, Keratitis, tiefe Augen- und Fremdkörperinfektionen. Die Keime sind wegen der häufigen Therapieresistenz, der Fähigkeit zur Toxin- und Schleimbildung sowie der leichten Übertragbarkeit gefürchtete Infektionserreger, deren Bekämpfung in vielen Krankenhäusern ein Problem darstellt (Pseudomonas-Hospitalismus). Bei myeloischer Insuffizienz sowie bei Mukoviszidose ist Pseudomonas aeruginosa ein gefährlicher Erreger von infektiösen Komplikationen. Vor allem in chirurgischen Kliniken und Intensivstationen können sich die ubiquitär vorkommenden und gegen Desinfektionsmittel relativ widerstandsfähigen Pseudomonas-Bakterien leicht ausbreiten. Dabei spielt die Trachealbesiedlung beatmeter Patienten eine wichtige Rolle. Erregerreservoire sind u. a. Ausgüsse, Waschbecken, Abfalleimer, Urinflaschen und Katheter. Ein kleiner Prozentsatz der Patienten scheidet Pseudomonas aeruginosa mit dem Stuhl aus. Auch Krankenhauskost (z. B. Salat) kann Pseudomonas-Keime enthalten. Die Keime müssen daher durch hygienische Maßnahmen (strenge Asepsis und Antisepsis, Isolierung usw.) unter Kontrolle gebracht werden. Eine systemische Antibiotika-Prophylaxe von Pseudomonas-Infektionen ist meist erfolglos. Wegen häufiger Besiedlung ist gerade bei beatmeten Patienten eine Abgrenzung zum Pneumonieerreger schwierig – bleiben doch Pseudomonas-Spezies oft die einzig nachgewiesenen Keime und sind dennoch nicht die tatsächlich Pneumonie auslösenden oder unterhaltenden Erreger.

Resistenzrate und Antibiotika-Therapie: Heute ist bei allen infrage kommenden Mitteln mit dem Vorkommen resistenter Stämme zu rechnen. Bei chronischen Infektionen kommt es relativ häufig zu einer Resistenzentwicklung unter der Therapie. Bei nachgewiesenen Infektionen ist eine gezielte Antibiotika-Therapie ratsam, die sich nach der Lokalisation der Erkrankung und der Erregerempfindlichkeit richten muss (Tab. 20.3-1). Bei schweren Infektionen wird traditionell ein Betalactam-Antibiotikum mit einem Aminoglykosid kombiniert. Die Kombination mit einem Gyrase-Hemmer ist vermutlich eine bessere und wirksamere Alternative, ohne dass dies klinisch geprüft werden konnte (z. B. Ceftazi-

Tab. 20.3-1 Mittlere minimale Hemmkonzentrationen (MHK) von Antibiotika und Resistenzhäufigkeit bei Pseudomonas aeruginosa (nach der Literatur).

Antibiotikum	MHK (mg/l)	Resistenzhäufigkeit (%)
Piperacillin	4	10–17
Ticarcillin	8	10–20
Ceftazidim	2	5–17
Cefepim	2	5–16
Cefotaxim	16	20–30
Ceftriaxon	16	20–30
Imipenem	0,8	7–15
Meropenem	0,4	5–12
Doripenem	0,4	3–12
Aztreonam	4	5–10
Tobramycin	1	5–10
Gentamicin	4	10–30
Amikacin	4	5–10
Netilmicin	8	5–10
Ciprofloxacin	0,5	10–20
Levofloxacin	2	20–30

dim + Ciprofloxacin). In jedem Fall sollten schwere Pseudomonas-Infektionen grundsätzlich mit einer Kombinationstherapie behandelt werden, in der auch das volle Dosierungsvolumen angewendet werden sollte (Verbesserung der in Monotherapie meist suboptimalen klinischen Ergebnisse und Vermeidung einer Resistenzentwicklung).

Tobramycin hat eine höhere Aktivität als Gentamicin. Amikacin, in geringerem Umfang auch Netilmicin, wirken z. T. auch auf Gentamicin-resistente Pseudomonas-Stämme. Eine Resistenz von Pseudomonas aeruginosa gegen Azlocillin und Piperacillin kommt in 5–10 % der Stämme vor. Bei Patienten mit Mukoviszidose und auf Intensivstationen sind höhere Resistenzraten bekannt.

Cephalosporine mit besserer Pseudomonas-Wirksamkeit haben die therapeutischen Möglichkeiten erweitert. Ceftazidim, Cefepim und das wieder zurückgezogene Cefsulodin haben von allen Cephalosporinen die stärkste Pseudomonas-Aktivität. Auch Aztreonam, Doripenem, Meropenem und Imipenem sind gut wirksam. Primär resistente Stämme können bei Mukoviszidose-Patienten vorkommen, sind außerhalb von Intensivstationen aber noch relativ selten.

Von den handelsüblichen **Gyrase-Hemmern** hat Ciprofloxacin die stärkste Pseudomonas-Aktivität. Resistente Stämme sind jedoch bei chronischen Infektionen sehr häufig.

Experimentelle Fluorchinolone, wie das wegen Toxizität nie eingeführte Clinafloxacin, können sogar eine Ciprofloxacin-Resistenz durchbrechen. Es bleibt also die Hoffnung, dass noch wirksamere Gyrase-Hemmer entwickelt werden können.

Polymyxine (Colistin und Polymyxin B) haben eine schlechte Gewebediffusion, sind toxisch und wirken unzuverlässig; sie sollten daher bevorzugt zur Lokaltherapie und zur Inhalation angewendet werden. Dennoch sind sie bei multiresistenten Stämmen wie auch bei Mukoviszidose-Patienten manchmal die letzten verbleibenden, sicher wirksamen Substanzen, die dann bei systemischer Gabe in Kombinationstherapie eingesetzt werden sollten.

Zur **Lokalbehandlung** können außerdem Povidon-Iod und Silber-Sulfadiazin verwandt werden, evtl. auch Gentamicin.

Erreger

Tab. 20.3-2 Antibiotika-Empfindlichkeit von Pseudomonas-Arten.

Pseudomonas-Arten	Piperacillin und Piperacillin/Tazobactam	Ceftazidim, Cefepim	Doripenem, Meropenem	Gentamicin, Tobramycin	Ciprofloxacin	Trimethoprim/Sulfamethoxazol
• Ps. aeruginosa	●	●	●	●	●	∅
• Burkholderia cepacia	∅	(+)	(+)	∅	(+)	●
• Ps. fluorescens	∅	●	●	(+)	+	?
• Ps. putida	∅	●	●	●	+	?
• Ps. alcaligenes	(+)	●	●	●	?	(+)
• Ps. stutzeri	●	●	●	●	?	●
• Stenotrophomonas maltophilia	(+)	∅	∅	∅	(+)	●

● = ≥ 90 % sensibel; + = meist sensibel; (+) = variabel sensibel; ∅ = > 50 % resistent.

Infektionen mit anderen Pseudomonas-Spezies: Pseudomonadaceae (Burkholderia cepacia, Stenotrophomonas [früher Xanthomonas] maltophilia, Ps. putida, Ps. fluorescens) führen gelegentlich zu Wundinfektionen, Septikämien und Harnwegsinfektionen. Der Nachweis von anderen Pseudomonas-Arten in Blutkulturen kann ein Hinweis auf eine Infusionsbakteriämie sein (s. Kap. 6, S. 494). Einige Arten haben eine starke Antibiotika-Resistenz (besonders B. cepacia und einige Stämme von Stenotrophomonas). Alle Arten gehören nicht zur normalen Körperflora, sondern stammen aus der unbelebten Umwelt. Sie können unter einer Therapie mit Betalactam-Antibiotika – z. B. auch Carbapenemen – selektiert werden. Unter entsprechender Restriktion der Antibiotika-Gruppe ist regelhaft auch mit dem Verschwinden der Erreger auf Stationen zu rechnen. Bei Stenotrophomonas maltiphilia bedarf es manchmal eines »7- bis 10-tägigen Carbapenem-Verbots«, um diesen aus den Feuchtbiotopen der Intensivstation zu verbannen. Burkholderia cepacia führt relativ oft zu unangenehmen Sekundärinfektionen bei Mukoviszidose. Zur Antibiotika-Wirksamkeit siehe Tab. 20.3-2. Gegen Stenotrophomonas wirken oft auch Co-trimoxazol, Ciprofloxacin, Levofloxacin, Moxifloxacin und Doxycyclin.

20.4 Haemophilus-influenzae-Infektionen

Vorkommen und Bedeutung: Bei Erwachsenen (vor allem älteren Personen) ist Haemophilus influenzae ein häufiger Erreger der akuten Exazerbation einer chronischen Bronchitis. Bei jüngeren Kindern kommt Haemophilus influenzae als Erreger von akuter Otitis media und Sinusitis wie auch von Epiglottitis vor. Im Kindesalter sind septische Erkrankungen durch Haemophilus influenzae (manchmal mit Waterhouse-Friderichsen-Syndrom), die Haemophilus-Meningitis und -Osteomyelitis gefährlich. Bekapselte Haemophilus-Keime sind durch die aktive Impfung bei Kindern seltener geworden. Bei jüngeren Kindern und älteren Menschen können Haemophilus-Keime außerdem eine Bronchopneumonie oder Lobärpneumonie hervorrufen. Selten sind eine Haemophilus-Endokarditis und -Perikarditis sowie eine Haemophilus-Arthritis. Eitrige oder katarrhalische Konjunktivitiden können durch Haemophilus influenzae bedingt sein.

Resistenzrate und Antibiotika-Therapie: Wie Tab. 20.4-1 zeigt, ist nur ein kleiner Teil der Haemophilus-Stämme gegen Doxycyclin, Co-trimoxazol und Chloramphenicol resistent. In Spanien sind jedoch multiresistente Stämme häufig. Die Häufigkeit einer Ampicillin-Resistenz nimmt überall zu. Sie ist in Deutschland zwar noch relativ gering (5–10 %), in den USA aber bereits auf > 30 % angestiegen. Eine Ampicillin-Resistenz kann in vitro bei üblicher Testtechnik übersehen werden. Gegen Erythromycin, Clarithromycin und Roxithromycin sind die meisten Haemophilus-Stämme nur schwach empfindlich, gegen Josamycin unempfindlich. Am stärksten unter den Makroliden wirkt Azithromycin. Von den Cephalosporinen sind Cefazolin, Cefoxitin, Cefalexin und Cefadroxil immer unwirksam, während Cefotaxim, Ceftriaxon, Cefuroxim, Cefotiam, Cefixim, Cefpodoxim, Ceftibuten sowie Loracarbef auch auf Ampicillin-resistente Haemophilus-Stämme gut wirken. Alle Carbapeneme und die Gyrase-Hemmer Levofloxacin und Ciprofloxacin sind stets wirksam.

Die stärkste Aktivität gegen Haemophilus influenzae haben die **Cephalosporine der Cefotaxim-Gruppe** sowie Cefixim und die **Gyrase-Hemmer** Levofloxacin, Moxifloxacin und Ciprofloxacin, die bei schweren Haemophilus-Infektionen zu bevorzugen

Therapie

Tab. 20.4-1 Mittlere minimale Hemmkonzentration (MHK) von Antibiotika bei empfindlichen Haemophilus-influenzae-Stämmen und Häufigkeit einer Resistenz.

Antibiotikum	MHK (mg/l)	Resistenzhäufigkeit (%)
Ampicillin, Amoxicillin	0,1	(1–)5–10(–30)
Chloramphenicol	1,6	< 1(–50)
Tetracyclin	6,2	5–10(–50)
Doxycyclin	1,6	5–10(–50)
Erythromycin	3,1	5–30
Clarithromycin	3,1	5–30
Roxithromycin	12,5	50
Azithromycin	1,6	< 1
Josamycin	12,5	100
Cefalexin	25	100
Cefaclor	3,1	5–10
Loracarbef	1,6	5
Cefuroxim	0,8	< 1
Cefpodoxim	0,1	< 1
Cefixim	0,05	< 1
Cefotaxim, Ceftriaxon	0,02	< 1
Imipenem	1,0	0
Meropenem	0,1	0
Co-trimoxazol	0,1	1-2
Ciprofloxacin	0,01	0
Levofloxacin	0,02	0

sind. Auch Imipenem, Meropenem und Ertapenem, die zur ungezielten Therapie und bei Mischinfektionen eingesetzt werden können, haben eine gute Haemophilus-Wirksamkeit.

Für Kinder, die keine Gyrase-Hemmer bekommen sollten, eignen sich zur oralen Anwendung besonders **Cefixim**, **Cefpodoxim** und **Cefuroximaxetil**. Leichtere Haemophilus-Infektionen, bei denen ein Therapieversagen infolge Bakterienresistenz in Kauf genommen werden kann (z. B. eitrige Bronchitis), lassen sich weiterhin mit Doxycyclin, Amoxicillin oder Co-trimoxazol behandeln. Erythromycin sollte wegen seiner schwachen Haemophilus-Wirksamkeit nicht mehr zur ungezielten Behandlung verwendet werden. Auch unter **Azithromycin**, dem aktivsten Makrolid gegen Haemophilus, gefolgt vom Ketolid Telithromycin, muss mit bis zu 50 % Behandlungsversagen gerechnet werden!

20.5 Staphylokokken-Infektionen

Resistenzrate und Antibiotika-Therapie: Während die sog. »Praxis-Staphylokokken« nur zu 30–50 % gegen Penicillin G und Amoxi-

Tab. 20.5-1 Häufigkeit der Resistenz von Staphylococcus aureus gegen verschiedene Antibiotika.

Antibiotikum	Häufigkeit der Resistenz (in %)
Penicillin G[1]	70–80
penicillinasefeste Penicilline[2]	2–15
Cefazolin, Cefuroxim, Cefotaxim, Ceftriaxon	2–15
Ceftarolin, Ceftobiprol	< 1
Imipenem, Meropenem, Ertapenem	2–15
Erythromycin, Clarithromycin	20–30
Clindamycin	5–15
Chloramphenicol	(7–)10–20(–50)
Tetracyclin, Doxycyclin	35–45
Tigecyclin	1
Gentamicin, Neomycin	10–20(–30)
Vancomycin, Teicoplanin	< 1
Rifampicin	< 1
Fusidinsäure	1–2
Levofloxacin, Ciprofloxacin	20–35
Moxifloxacin	20–30
Daptomycin	< 1
Linezolid	< 1
Quinupristin/Dalfopristin	< 1
Co-trimoxazol	2–12

[1] Auch Penicillin V, Ampicillin, Amoxicillin, Mezlo-, Piperacillin u. a.
[2] Methicillin, Oxacillin, Dicloxacillin, Flucloxacillin, Nafcillin.

Therapie

cillin unempfindlich sind, liegt die Resistenzhäufigkeit bei den im Krankenhaus angezüchteten Staphylokokken meist zwischen 70 und 80 % (Tab. 20.5-1). Als Testsubstanz wird die klinisch seit Langem verlassene toxische Pioniersubstanz Methicillin verwendet. **Methicillin-(Oxacillin-)resistente Staphylokokken-Stämme (MRSA)** haben zwar in den letzten 20 Jahren zugenommen, sind aber im Krankenhaus bei komplettem Eingangsscreening zuletzt konstant bei 5–7 % verblieben. Methicillin- und Oxacillin-Resistenz sind immer miteinander gekoppelt. Dabei codiert das *mecA*-Gen der Staphylokokken für das Penicillin-bindende Protein PBP_{2a}, dessen geringere Affinität zu Betalactam-Antibiotika als Ursache der Methicillin-Resistenz gilt. Methicillin-Resistenz bedeutet klinische Unwirksamkeit aller Betalactam-Antibiotika, selbst wenn In-vitro-Tests noch eine Aktivität anzeigen. Es gibt außerdem sog. Penicillin-tolerante Staphylokokken-Stämme, die durch Betalactam-Antibiotika bakteriostatisch gehemmt, aber auch bei höheren Konzentrationen nicht abgetötet werden. Tolerante Stämme können in vitro sensibel erscheinen. Die Therapie-Ergebnisse sind jedoch meist un-

Tab. 20.5-2 Wirksamkeit von Cephalosporinen gegen Staphylococcus aureus (keine MRSA).

Antibiotikum	GM	$MHK_{50\,\%}$	$MHK_{90\,\%}$
Cefazolin	0,2	0,1	0,4
Cefamandol	0,2	0,2	0,8
Cefotiam	1,4	0,4	0,8
Cefoxitin	1,6	1,6	3,1
Cefotaxim	2,0	1,6	3,1
Cefepim	2,0	1,6	3,1
Ceftizoxim	4,0	1,6	3,1
Ceftriaxon	4,1	3,12	6,2
Cefoperazon	4,0	3,1	6,2
Ceftazidim	6,8	4,0	8,0
Ceftobiprol	0,17	0,1	0,25
Ceftarolin	0,17	0,1	0,25

GM = geometrisches Mittel der minimalen Hemmkonzentrationen (mg/l); $MHK_{50\,\%}$, $MHK_{90\,\%}$ = minimale Hemmkonzentrationen (mg/l) bei 50 bzw. 90 % der untersuchten Stämme; MRSA = Methicillin-resistenter Staphylococcus aureus.

befriedigend. Bei Methicillin-resistenten und Penicillin-toleranten Stämmen ist daher stets auf Betalactam-Antibiotika zu verzichten.

Der Anteil von Staphylococcus-aureus-Stämmen, die gegen penicillinasefeste Penicilline und gegen Cephalosporine resistent sind (MRSA), war in Deutschland bis 1990 gering (Tab. 20.5-2). Seitdem kam es zu einem erheblichen Anstieg. Ein häufiges Vorkommen von MRSA in einzelnen Kliniken deutet auf eine besondere epidemiologische Situation hin (Ausbreitung eines bestimmten Sero- oder Lysotyps der Staphylokokken auch bei den Zuweisern). Methicillin-resistente Stämme sind oft auch gegen andere Antibiotika resistent (multiresistente MRSA). Von großer Bedeutung ist die Bekämpfung mehrfach resistenter Staphylokokken durch umfassende hygienische Maßnahmen. Bei MRSA sollte auch in Deutschland mittlerweile zwischen haMRSA (»*hospital aquired*«) und caMRSA (»*community aquired*«) unterschieden werden: **caMRSA** sind oft Stämme mit hoher Pathogenität, da sie meist ein besonderes, porenbildendes Exotoxin, das Panton-Valentine Leukozidin, aufweisen (sog. PVL-MRSA) und damit schwere, nekrotisierende Infektionen von Haut- und Weichgewebe verursachen können. Auf der anderen Seite sind **caMRSA**-Stämme bei gleicher Meticillin-Resistenz aber vielfach empfindlicher als die üblichen (haMRSA-) Krankenhaus-Stämme – auch wenn sich das Resistenzverhalten langsam angleicht. PVL-Stämme gibt es allerdings auch ohne Methicillin-Resistenz!

Methicillin-resistente Staphylokokken sind meist sensibel gegen Fusidinsäure, Rifampicin, Vancomycin, Teicoplanin, Linezolid, Daptomycin sowie Ceftarolin und Ceftobiprol. Die neueren Gyrase-Hemmer Moxifloxacin und Gatifloxacin (s. Kap. 1.2 »Chinolone«, S. 126) haben eine bessere Aktivität gegen Staphylokokken als die übrigen Gyrase-Hemmer, die häufig unwirksam sind.

Eine verminderte Sensibilität von Staphylococcus aureus gegen Vancomycin (bei sog. VISA-Stämmen) ist bisher extrem selten.

Bei Erythromycin und Clarithromycin schwankt die Resistenzrate zwischen 5 und 30 %, bei Clindamycin zwischen 1 und 12 %. Relativ selten treten Staphylokokken auf, die gegen Fusidinsäure und Rifampicin resistent sind. Dagegen findet man eine Unempfindlichkeit gegen Chloramphenicol in 7–50 %, gegen Doxycyclin in 35–67 % und gegen Gentamicin und Neomycin in 10–30 % der Fälle.

Aufgrund der früher niedrigen Resistenzrate galten lange Zeit bei allen Staphylokokken-Infektionen die **penicillinasefesten Penicilline** als Mittel der Wahl. Nachteile sind jedoch die relativ ungünstige Pharmakokinetik, die Hepatotoxizität, die vieldeutigen Testresultate und die hohe Frequenz klinischer Versager sowie das Vorkommen einer Penicillin-Toleranz. Parenterales Cefazolin

hat bei gleicher Aktivität günstigere pharmakokinetische Parameter als Flucloxacillin i. v. Entgegen mancher Leitlinie sollte man daher parenterales Flucloxacillin durch Cefazolin ersetzen.
Schwere Staphylokokken-Infektionen sollten initial nicht allein mit einem Betalactam-Antibiotikum behandelt werden. Günstiger sind **Kombinationen**, wie ein Cephalosporin + Clindamycin, Vancomycin oder Teicoplanin + Rifampicin, aber auch Daptomycin oder Linezolid + Rifampicin oder Fusidinsäure. Wegen der Gefahr einer Abszedierung oder eines Rezidivs darf die Therapie nicht zu früh abgebrochen werden (bei ernsten Erkrankungen nicht vor der 4.–6. Woche). Bei einer **Penicillin-Allergie** kann meist noch ein Cephalosporin eingesetzt werden (Kreuzallergie ausschließen). Makrolide (Erythromycin u. a.) führen häufig zu sekundärer Resistenzentwicklung der Staphylokokken.
Antibiotika der Reserve sind die gut verträgliche **Fusidinsäure**, die bei Hautinfektionen und Knochenprozessen in Kombination anwendbar ist, sowie **Fosfomycin**. Wenig geeignet sind Breitspektrum-Antibiotika, wie Doxycyclin, Amoxicillin und Mezlocillin, und Co-trimoxazol (häufig unwirksam). Prinzipiell vergleichbar gut gegen alle Staphylokokken wie Vancomycin wirken Linezolid, Daptomycin, Tigecyclin, Ceftarolin wie auch Ceftobiprol, obgleich diese Substanzen aufgrund der Zulassungen, Preise, Nebenwirkungen und ihrer besonderen Pharmakokinetik als MRSA-Substanzen firmieren und nur dort eingesetzt werden.

Staphylococcus-aureus-Infektionen: Staphylococcus aureus gehört zu den wichtigsten fakultativ pathogenen Bakterien und ist typischer Erreger von Furunkeln, Wundinfektionen, Fremdkörper-Infektionen, Osteomyelitis, Sepsis, Endokarditis, Nahrungsmittelvergiftungen und Toxic-shock-Syndrom. Infektionen kommen bei resistenzgeschwächten Personen im Krankenhausmilieu häufiger als bei ambulanten Patienten vor (infektiöser Hospitalismus). Vor allem Säuglinge und ältere Menschen sind betroffen. Die Häufigkeit von Staphylococcus aureus bei Sepsis beträgt 20–40 % und bei Wundinfektionen 30–90 %. Staphylokokken-Pneumonien sind heute relativ selten geworden; sie können aber besonders gefährlich sein.

Staphylococcus-epidermidis-Infektionen: Staphylococcus epidermidis (Koagulase-negative Staphylokokken) kommt normalerweise auf der Haut und auf Schleimhäuten vor. Die Pathogenität ist meist gering. Bei jedem Nachweis muss überlegt werden, ob eine Infektion vorliegt oder ob es sich um eine Kontamination handelt. Viele der in Blutkulturen nachgewiesenen Koagulase-negativen Staphylokokken sind Kontaminationen der Haut oder von venösen Zugängen. Der Nachweis in aerober und anaerober Flasche bzw. in mehreren Blutkulturen sind zusätzliche Kriterien für eine behandlungsbedürftige Infektion. Infektionen von Venenkathetern, implantierten Fremdkörpern, auch Harnwegsinfektionen und Endokarditiden sind häufig. Die antibiotische Empfindlichkeit kann stark variieren. Die Elimination der Staphylokokken von infizierten Fremdkörpern ist trotz Empfindlichkeit der Bakterien wegen Schleimbildung und Adhäsion der Bakterien erschwert. Am ehesten wirkt die Kombination von Vancomycin + Rifampicin. Viele Stämme sind mehrfach resistent (MRSE). Eine Methicillin-Resistenz ist stets mit einer Resistenz gegen Cephalosporine und Carbapeneme (Imipenem, Meropenem) gekoppelt.

Staphylococcus-saprophyticus-Infektionen: Staphylococcus saprophyticus, der bei Harnwegsinfektionen vorkommt, ist häufig multiresistent.

Infektionen mit anderen Staphylokokken-Spezies: Andere Staphylokokken-Arten sind selten und haben keine größere klinische

Bedeutung, können aber gelegentlich bei Fremdkörperinfektionen auftreten.

20.6 Streptokokken- und Pneumokokken-Infektionen

Streptococcus-pyogenes-Infektionen: Streptococcus pyogenes (Beta-hämolysierende Streptokokken der Gruppe A nach Lancefield; Synonym: A-Streptokokken) ist der typische Erreger von Angina, Erysipel und Impetigo. Toxin-bildende A-Streptokokken führen zu Scharlach. Selten sind Wundinfektionen, nekrotisierende Fasziitis und Puerperalsepsis, z. T. mit foudroyantem Verlauf. Auch ein Toxic-shock-Syndrom (TTS), das primär von Staphylotoxinen ausgelöst wird, kann im Verlauf einer A-Streptokokken-Infektion auftreten (Fasciitis necroticans, Tampon-assoziierte Infektion während der Menstruation). Als Komplikation einer Streptococcus-pyogenes-Infektion kann eine Glomerulonephritis oder ein rheumatisches Fieber auftreten. Ein Auftreten von offenbar im Krankenhaus erworbenen A-Streptokokken in einer Klinik ist immer ein Alarmzeichen. Jede Erkrankung durch Streptococcus pyogenes sollte mit Antibiotika behandelt werden. Angina, Erysipel, Impetigo und leichte Wundinfektionen sprechen auf orales Penicillin V an. Eine Streptokokken-Sepsis oder schwere Wundinfektionen sind mit hohen Dosen von Penicillin G i. v. zu behandeln. Penicillin G wirkt auf Streptococcus pyogenes stärker als alle anderen Penicilline. Dennoch wird vielfach Amoxicillin verwendet. Mit einer Resistenz von Streptococcus pyogenes gegen Penicillin G ist in Deutschland nicht zu rechnen. Eine Kombination mit Clindamycin ist bei schweren Infektionen sinnvoll (Blockierung der Toxin-Synthese). Bei **Penicillin-Allergie** kommen als Alternative Makrolide (Erythromycin u. a.) und Cephalosporine in Betracht. Allerdings hat die Frequenz Erythromycin-resistenter A-Streptokokken in den letzten Jahren zugenommen (regional verschieden). Co-trimoxazol erreicht bei Streptokokken-Infektionen keine vollständige Keimelimination. Ciprofloxacin und Levofloxacin wirken gegen A-Streptokokken nicht zuverlässig genug, wohl aber Moxifloxacin. Es gibt auch chronische Erysipel-Verläufe, die trotz In-vitro-Sensibilität kaum heilbar sind und eine Dauersuppression erfordern. Bei schweren Verläufen immer i. v. behandeln, ggf. auch mit Imipenem – insbesondere bei noch unklarem Erreger oder Verdacht auf eine Mischinfektion. Bei jeder schweren, Toxin-beeinflussten akuten A-Streptokokken-Infektion kann ebenso wie beim TSS die zusätzliche Gabe von i. v. IgG sinnvoll sein (1 g/kg Tag 1, 0,5 g/kg Tage 2 und 3). Die Behandlungsdauer richtet sich nach dem Ausmaß der Erkrankung, liegt in der Regel aber nicht unter 14 Tagen, da häufig mit Rezidiven zu rechnen ist. A-Streptokokken werden nur selten aus Blutkulturen nachgewiesen, daher sollte immer Abstrichmaterial (Wunde, Rachen, Vagina etc.) mit klinischem Verdacht eingesendet werden, dann gelingt oft zügig der Toxinnachweis.

Infektionen durch vergrünende Streptokokken: Vergrünende Streptokokken sind eine inhomogene Gruppe von Streptokokken (Teil der normalen Mundflora), die sich auch nicht in die Lancefield-Klassifikation einordnen lassen. Vergrünende Streptokokken (»Streptococcus viridans«) sind typische Erreger der Endocarditis lenta. Bei Leukämie-Patienten können vergrünende Streptokokken immer wieder zu schwerer Sepsis mit Schock führen, da diese nicht mit den üblichen Antibiotika-Prophylaxen erfasst werden. Vergrünende Streptokokken spielen auch eine Rolle bei der Entstehung von Karies und Periodontitis. Sie sind meist sensibel gegen Penicillin G und V. Gelegentlich finden sich bei Endocarditis lenta Streptokokken-Stämme mit verminderter Sensibilität

(MHK 1 mg/l statt 0,01 mg/l). Es gibt aber auch Streptococcus-viridans-Arten, die teilweise oder völlig Penicillin-G-resistent oder Penicillin-G-tolerant sind (s. u.).

Infektionen durch »Streptococcus milleri«: »Streptococcus milleri«, eine relativ seltene Gruppe von vergrünenden Streptokokken, hat eine wesentlich stärkere Pathogenität und kann als Monoinfektion eine schwere Sepsis und Abszesse (Leber, Gehirn usw.) hervorrufen. Streptokokken der Milleri-Gruppe sind Kommensalen der oberen Atemwege, des Darms und der Vagina. Streptococcus milleri ist gewöhnlich gegen Penicillin empfindlich. Ein Nachweis von vergrünenden Streptokokken bei einem relativ schweren Krankheitsbild sollte daher ernst genommen werden und eine Identifizierung auf Spezies-Gene erfolgen (z. B. S. intermedius, S. anginosus, S. constellatus). Der Bakteriologe sollte die recht schwierigen Untersuchungen zur Diagnostik eines Streptococcus milleri vornehmen. Oft kommt Streptococcus milleri auch als Mischinfektion – meist mit Anaerobiern – vor und wird dann nur von Spezialisten erkannt.

Pneumokokken-Infektionen: Pneumokokken (Streptococcus pneumoniae) haben eine Sonderstellung unter den Streptokokken. Der entscheidende Pathogenitätsfaktor ist die Kapsel, welche die Pneumokokken vor der Phagozytose durch Alveolarmakrophagen schützt. Pneumokokken verursachen in den Alveolen eine starke Leukozytose mit entzündlichem Ödem; durch intraalveoläre Ausbreitung kommt es zu einem segmentalen Befall. Pneumokokken können schnell zu Mikrozirkulationsstörungen führen, die irreversible Schädigungen hervorrufen.
Pneumokokken waren früher ausnahmslos hochsensibel gegen Penicillin G. Multiresistente Pneumokokken-Stämme traten 1977 zum ersten Mal epidemisch in Südafrika auf. Sie waren gegen Penicillin G, Cephalosporine, Lincomycin, Clindamycin, Erythromycin, Chloramphenicol und Tetracycline resistent. Penicillin-resistente Pneumokokken wurden inzwischen in allen Teilen der Welt in unterschiedlicher Häufigkeit gefunden (besonders unter den Serotypen 6 B, 14, 19 F und 23). Am häufigsten sind Penicillin-G-resistente Pneumokokken-Stämme in Spanien und Ungarn. In Deutschland sind 8–12 % aller Pneumokokken in ihrer Sensibilität gegen Penicillin G gemindert. Neben völliger Resistenz (MHK 2 mg/l) gibt es eine partielle Resistenz (0,1–1,0 mg/l). Völlige und teilweise Resistenz führt bei der Pneumokokken-Meningitis zu Therapieversagen, weil hier auch bei hoher Dosierung von Penicillin die Liquorkonzentrationen zur Abtötung der Pneumokokken nicht ausreichen. Bei einem Teil dieser Patienten versagen auch Ceftriaxon und Cefotaxim. Die Keime sind aber stets empfindlich gegen Vancomycin und Rifampicin. Die Penicillin-G-Resistenz der Pneumokokken beruht im Wesentlichen auf einer verminderten Affinität der Penicillin-Bindeproteine (nicht auf einer Penicillinase-Bildung). Sie entsteht durch Mutation und ist chromosomal bedingt. Gen-Übertragungen von Stamm zu Stamm sind möglich, anscheinend auch von Viridans-Streptokokken auf Pneumokokken. Imipenem und Meropenem sind in vitro noch wirksam.
Gegen Doxycyclin sind Pneumokokken zu 15–70 % resistent (regional verschieden). Erythromycin- und Clarithromycin-resistente Pneumokokken-Stämme kommen in 5–50 % der Fälle vor. Auch die Resistenz gegen Clindamycin variiert örtlich stark. Herkömmliche Gyrase-Hemmer haben eine relativ schwache Aktivität gegen Pneumokokken. Primär resistente Stämme sind häufig und können unter einer Therapie oder Prophylaxe mit Gyrase-Hemmern zu Sepsis führen. Dagegen haben die Gyrase-Hemmer Moxifloxacin, Gatifloxacin und auch Levofloxacin (s. Kap. 1.2 »Chinolone«, S. 126) eine stärkere Pneumokokken-Wirksamkeit; eine Resistenz ist noch selten (1–3 %). Telithromycin durchbricht eine Makrolidresistenz der

Pneumokokken. Es gibt eine gut verträgliche und wirksame Pneumokokken-Impfung, die vor den wichtigsten Stämmen schützt, allerdings werden mit dem 23-valenten Polysaccharid-Impfstoff nicht alle Serotypen, jedoch mehr als 90 % erfasst.

Infektionen durch B-Streptokokken: B-Streptokokken (Streptococcus agalactiae) spielen eine große Rolle als Erreger einer Sepsis oder Meningitis von Neugeborenen. Die Infektion erfolgt pränatal (bei vorzeitigem Blasensprung) oder perinatal (in den Geburtswegen der Mutter) und führt zu einer Früh- bzw. Spätform der Sepsis, die mit Penicillin G zu behandeln ist. B-Streptokokken kommen bei gesunden Frauen zu 20–30 % im äußeren Genitale vor und können in jedem Alter Harnwegsinfektionen hervorrufen. B-Streptokokken wurden häufig auch bei Erwachsenen mit Abwehrschwäche als Erreger von Septikämien und anderen Krankheiten festgestellt. Sie können auch ein eher gutartiges Erysipel hervorrufen. Die relativ geringe Aktivität der Penicilline und ein ausgeprägter Synergismus mit Aminoglykosiden sind die Begründung für eine kombinierte Behandlung mit Penicillin G und Gentamicin. Alternativen sind Cephalosporine und Makrolide.

Tab. 20.6-1 Vergleich der In-vitro-Wirksamkeit von Antibiotika gegen Enterococcus faecalis und Enterococcus faecium.

Antibiotikum	Enterococcus faecalis	Enterococcus faecium
	$MHK_{50\,\%}$ (mg/l)	
Ampicillin	1	8
Penicillin G	2	16
Piperacillin	2	16
Imipenem	2	16
Meropenem	8	> 16
Vancomycin	2	1
Teicoplanin	0,5	0,5
Daptomycin	1	2
Ciprofloxacin	1	4
Moxifloxacin	0,25–4	1–16
Quinupristin + Dalfopristin	4	2
Erythromycin	> 256	> 256
Doxycyclin	> 16	> 16
Tigecyclin	0,5	0,5
Chloramphenicol	8	4
Linezolid	1–2	1–2

$MHK_{50\,\%}$ = minimale Hemmkonzentration bei 50 % der untersuchten Stämme.

Infektionen durch D-Streptokokken (Enterokokken): Enterokokken (Enterococcus faecalis, Enterococcus faecium) kommen als Krankheitserreger bei Intensivpatienten und Patienten mit langandauernder Neutropenie immer häufiger vor. Sie werden durch mittlere Dosen von Penicillin G nicht gehemmt (Tab. 20.6-1) und werden häufig bei breiter Kombinationstherapie zum Teil mit hoher Resistenz selektiert.

Enterococcus faecalis ist meist gegen Ampicillin, Mezlocillin, Piperacillin, Imipenem und Meropenem empfindlich, nicht gegen Cephalosporine.

Enterococcus faecium kommt seltener vor und ist häufig Ampicillin-resistent. Als weltweites Problem gilt die zunehmende Verbreitung von multiresistenten Enterokokken gegen Vancomycin (VRE) und Teicoplanin (s. Kap. 1.9 »Glykopeptid-Antibiotika«, S. 189 u. 193). Unter insgesamt sechs bekannten Vancomycin-Resistenztypen – Van-A bis Van-F – sind klinisch bisher nur Van-A bis Van-C von Bedeutung (**Van-A** = Vancomycin-Teicoplanin-resistent; **Van-B** = Vancomycin-resistent und Teicoplanin-empfindlich; **Van-C** = nur teilweise Vancomycin-resistent bzw. hohe MHK). Meist gibt es noch eine gute Wirkung von Linezolid, Daptomycin und Tigecyclin bei allen E.-faecium-Erkrankungen. Weitere Alternativen bei Vancomycin-Resistenz sind die in Deutschland nicht mehr gehandelte Streptogramin-Kombination von Quinupristin und Dalfopristin und auch das parenteral wie oral applizierbare Iclaprim. Dagegen sind alle zugelassenen, herkömmlichen Gyrase-Hemmer gegen Enterokokken oft unwirksam.

Bei den Ampicillin-empfindlichen Enterokokken ist die bakterizide Wirkung von Ampicillin schwach. Eine Konzentrationserhöhung verschlechtert sogar die Bakterizidie (Eagle-Effekt). Aminoglykoside allein sind nahezu unwirksam gegen Enterokokken. Bei Kombination eines Penicillins mit einem Aminoglykosid werden jedoch ein starker Synergismus und eine rasche Bakterizidie erreicht. Schwere Enterokokken-Infektionen, insbesondere die Enterokokken-Endokarditis, sollten daher stets kombiniert behandelt werden, z. B. mit Ampicillin + Gentamicin. Nur bei hochgradiger Gentamicin-Resistenz ist auf Gentamicin zu verzichten und eine andere Kombination zu wählen. Bei Ampicillin-Allergie ist bei Enterococcus-faecalis-Infektionen noch eine Therapie mit Imipenem oder Moxifloxacin möglich, bei Endokarditis (und nachgewiesener Empfindlichkeit der Erreger) mit Vancomycin i. v. oder Daptomycin. Gegen Tetracycline sind Enterokokken meistens resistent.

20.7 Anaerobier-Infektionen

Vorkommen und Bedeutung: Man unterscheidet die **sporenbildenden Clostridien** (z. B. Gasbranderreger) von den **sporenlosen Anaerobiern**. Die häufigsten Erreger sind Bacteroides-Arten, gefolgt von Peptostreptococcus-Arten (anaerobe Streptokokken). Seltener sind Infektionen durch Fusobakterien, Veillonella, Propionibakterien und Aktinomyzeten. Die Erregerhäufigkeit bei bestimmten Krankheiten hängt u. a. von der Nachbarschaft des befallenen Organs zu den Schleimhäuten des Mundes, des Darms oder der Vagina ab, wo Anaerobier normalerweise in großer Zahl vorhanden sind (z. B. im Kolon im Verhältnis 300:1, d. h. 300–1 000 Anaerobier auf ein aerobes Bakterium!). So ist Bacteroides fragilis, ein regelmäßiger Darmbewohner, häufig ein Erreger bei infektiösen Prozessen im Bereich der Bauchhöhle und der Genitalorgane. Bei Lungenerkrankungen durch Anaerobier dagegen dominieren Penicillin-sensible Bacteroides-Arten der Prevotella-(Bacteroides-)melaninogenica-Gruppe. Bei Infektionen durch gramnegative obligat anaerobe Stäbchen liegen in mehr als 50 % der Fälle Mischinfektionen mit fakultativ anaeroben Bakterien (z. B. E. coli, Klebsiella pneumoniae, Haemophilus-Arten und Enterokokken) und bei etwa 35 % Mehrfachinfektionen durch 2–7 verschiedene Anaerobier (auch Clostridien) vor. Diese Angaben sind im Hinblick auf die Schwierigkeiten bei der Anzüchtung und Differenzierung der Anaerobier von Bedeutung. Bei typischem Krankheitsbild muss der Arzt – unabhängig von verspätet eingehenden, meist unvollständigen bakteriologischen Befunden – eine breit wirkende Antibiotika-Therapie durchführen, welche aerobe und anaerobe Keime erfasst.

Anaerobier sind die wesentliche Komponente von **abszedierenden Mischinfektionen** im oberen und unteren Respirationstrakt, im Gastrointestinal- und im weiblichen Genitaltrakt sowie bei arteriosklerotischer Gangrän. Sie spielen eine Rolle bei **Septikämie** und **Organabszessen** (Hirn, Leber usw.). Typisch ist der fötide, stinkende Eiter. Voraussetzung für die Ansiedlung von Anaerobiern ist eine Erniedrigung des Oxidations-Reduktions-Potenzials besonders an Körperstellen, die eine geringere aktive kapilläre Perfusion haben. Krankheitsdisponierend sind Schädigungen des Gewebes, die den kapillären Blutdurchfluss unterbrechen, wie Traumata, chirurgische Eingriffe, Arteriosklerose, maligne Tumoren und chemische Nekrosen. Die dabei eintretende Reduktion des Oxidations-Reduktions-Potenzials, oft begünstigt durch eine Mischinfektion mit O_2-verbrauchenden fakultativen Anaerobiern (z. B. E. coli), erlaubt die Vermehrung von Anaerobier-Arten, die sich in ihrer Sauerstoffempfindlichkeit graduell unterscheiden (z. B. sind bestimmte Clostridien-Arten viel empfindlicher gegenüber Sauerstoff als Campylobacter-Arten).

Eine Anaerobier-Infektion kann (besonders bei Entzündungen im Bereich des Beckens) eine **Thrombophlebitis** hervorrufen. Infizierte Emboli können kleinere oder größere Infarkte in Leber, Lunge, Hirn und in anderen Organen sowie eine Abszedierung durch Anaerobier erzeugen. Bei schweren Septikämien durch gramnegative Anaerobier kommt es oft zu einer disseminierten intravaskulären Gerinnung (Verbrauchskoagulopathie).

- **Oberer Respirationstrakt:** Anaerobe Infektionen des Mund-Rachen-Raums und der Zähne sind sehr häufig und spiegeln zumeist die normale Rachenflora wieder. Häufigste Erreger sind deshalb dort die Bacteroides-oralis-Gruppe, pigmentierte Prevotella spp. (früher B. melaninogenicus spp.), Porphyromonas asaccharolytica, Fusobacterium spp., Peptostreptococcus, mikroaerophile Streptokokken und aerobe Streptokokken. Die meisten klinisch relevanten dentalen Infektionen werden durch Anaerobier bestimmt, zumeist in Form eines Kontinuums von der Pulpitis (endodontale Infektion) über periapikale oder dentale Abszesse zu perimandibulären, faszialen Infektionen. Ebenso sind Gingivitis, Parodontitis und Pyorrhea Folgen von anaeroben Infektionen wie auch die nekrotisierende, ulzerierende Gingivitis (»Vincent-Angina«) und Cancrum oris (Noma), eine Erkrankung unterernährter Kinder mit Weichteil- und Knochendestruktion. Auch perimandibuläre Infektionen wie die Ludwig-Angina mit bilateralen sublingualen und submandibulären Infektionen oder auch das Lemierre-Syndrom mit lateralen pharyngealen Abszessen und komplizierender Thrombophlebitis der Jugularvene werden durch Anaerobier, hier Fusobacterium necrophorum (nicht F. nucleatum!) verursacht.
- **Unterer Respirationstrakt:** Singuläre oder multiple Lungenabszesse, diffuse Lungeninfiltrate oder eine nekrotisierende Pneumonie (mit Hohlraumbildung = Lungengangrän) entstehen entweder durch Aspiration von oropharyngealem Sekret auch bei Malignomen oder durch Embolie bei entzündlichen Erkrankungen im Bauchraum oder Becken. Häufige anaerobe Erreger sind Prevotella melaninogenica, Fusobakterien, Peptostreptokokken und Veillonella (oft zusammen mit Staphylokokken). Als häufige Komplikation kann ein Pleuraempyem auftreten.
- **Gastrointestinaltrakt:** Ulzerationen im Magen-Darm-Trakt durch Entzündungen oder einen malignen Tumor stellen die Eintrittspforte für anaerobe und aerobe Keime dar, die zu umschriebener oder diffuser Peritonitis und intraabdominellen Abszessen, auch Leberabszessen, evtl. mit Septikämie führen. Anaerobe Erreger sind häufig B. fragilis und C. perfringens.
- **Genitaltrakt:** Septikämien durch Anaerobier entstehen nicht selten bei septischem Abort und Chorioamnionitis. Eine Salpingitis durch Anaerobier kommt auch außerhalb der Schwangerschaft vor, z. B. als Komplikation nach gynäkologischen Eingriffen. Die am häufigsten isolierten anaeroben Erreger sind Peptostreptokokken, Bacteroides-Arten und Clostridien. Mischinfektionen sind die Regel. Oft verbirgt sich hinter einer durch Anaerobier infizierten Pyometra und Metritis ein Uteruskarzinom. Eine dramatisch verlaufende Anaerobier-Infektion des männlichen Genitales ist die Fournier-Gangrän (anaerobe Skrotalphlegmone; s. Kap. 13.2, S. 623).
- **Zentrales Nervensystem:** Hirnabszesse durch Anaerobier können von einer Si-

nusitis oder Mastoiditis ausgehen (und führen dann meist zu einem Epiduralabszess und zu Meningitis) oder sie entstehen metastatisch durch infizierte Emboli bei einer Lungenerkrankung oder Endokarditis. Bei angeborenen Herzfehlern mit Rechts-Links-Shunt sind durch Emboli entstandene Hirnabszesse relativ häufig.

Weitere wichtige Anaerobier-Infektionen sind die arteriosklerotische Gangrän, Wundinfektionen, Perinealabszesse, Mundbodenphlegmone, Tonsillenabszess und Appendizitis. Vielfach sind in nekrotisierenden Tumoren – wesentlich im HNO-Bereich – Anaerobier-Besiedlungen und in Folge auch Infektionen zu finden.

Klassische Anaerobier-Infektionen sind auch Gasbrand (s. Kap. 21, S. 716), Tetanus (s. Kap. 21, S. 715), Botulismus (s. Kap. 12, S. 595) und pseudomembranöse Enterokolitis (s. Kap. 12, S. 599).

Anaerobiernachweis und Antibiotika-Empfindlichkeitsprüfung: Der Anaerobiernachweis gelingt nur bei optimalem Transport des Untersuchungsmaterials (ohne Sauerstoffzutritt) und adäquaten Züchtungsbedingungen. Wegen des langsamen Wachstums und der Schwierigkeiten bei der Bestimmung der angezüchteten Keimarten vergeht oft viel Zeit, bis endgültige Resultate vorliegen. Der Nachweis nur einer anaeroben Keimart oder die ausschließliche Anzüchtung von aeroben Bakterien darf bei typischem Krankheitsbild nicht zu der falschen Schlussfolgerung führen, dass eine Monoinfektion vorliegt. Wichtig ist die sorgfältige mikroskopische Untersuchung des Direktausstriches, da der mikroskopische Bakteriennachweis auf Mischinfektionen und bei negativer Kultur auf eine Anaerobier-Infektion hinweisen kann. Meist kann schon ein fauliger Geruch, eine Krepitation oder eine mögliche Kontamination mit Fäkalflora sowie nekrotisches Gewebe auf eine Infektion durch Anaerobier schließen lassen.

Die Antibiotika-Empfindlichkeitsprüfung ist mit den sonst üblichen Testmethoden bei den langsam wachsenden Anaerobiern besonders ungenau.

Resistenzrate und Antibiotika-Therapie (Tab. 20.7-1): Da Anaerobier-Infektionen fast nie Monoinfektionen sind, muss immer das typische Erregerspektrum von aeroben und

Tab. 20.7-1 Klinische Wirksamkeit von Antibiotika bei Anaerobiern. Aminoglykoside und herkömmliche Gyrase-Hemmer sind unwirksam.

Anaerobier	Penicillin G, Ampicillin	Clindamycin	Metronidazol	Cefoxitin	Carbapeneme	Piperacillin/ Tazobactam	Moxifloxacin
Bacteroides-fragilis-Gruppe	∅	+	●	+	●	●	●
Prevotella	●	●	●	●	●	●	●
Fusobakterien	●	●	●	●	●	●	+
Clostridien-Arten	●	(+)	●	+	●	●	●
anaerobe Kokken	●	●	●	+	●	●	●
Actinomyces-Arten	●	●	∅	●	●	●	●

● = fast immer wirksam; + = meistens wirksam; (+) = unterschiedlich wirksam; ∅ = fast immer unwirksam.

Therapie

anaeroben Keimen erfasst werden. Bei **Infektionen der Mundhöhle** liegt im Allgemeinen eine Mischinfektion durch Peptostreptokokken, aerobe Streptokokken und Penicillin-sensible gramnegative Anaerobier (besonders Prevotella melaninogenica) vor. Hier wirkt **Penicillin** in hoher Dosierung am besten. Penicillin ist außerdem gegen die bei Mischinfektionen vorkommenden Clostridien und Aktinomyzeten wirksam. Wenn Staphylokokken als Erreger einer Mischinfektion möglich sind, sollte Clindamycin bevorzugt werden (z. B. bei Kieferosteomyelitis).

Bei **Anaerobier-Infektionen des Respirationstrakts** sind meist Penicillin-sensible Bacteroides-Arten beteiligt. Penicillin G ist bei Infektionen durch Prevotella melaninogenica gut wirksam und wirkt außerdem auf fast alle anderen Anaerobier (einschließlich Peptostreptokokken und Clostridien).

Bei **Infektionen des Bauchraums** und des **weiblichen Genitaltrakts** sowie bei arteriosklerotischer Gangrän sind Mischinfektionen durch Bacteroides fragilis, gramnegative Stäbchen und Streptokokken häufig. Hierbei sind **Kombinationen**, wie Cefotaxim + Metronidazol oder Clindamycin + Mezlocillin, günstig. Durch seine hohe Wirksamkeit bei den meisten Anaerobiern kann **Tigecyclin** mit wenigen Ausnahmen sicher auch allein bei Anaerobier- und Mischinfektionen vor allem des Bauchraums eingesetzt werden. Imipenem, Ertapenem, Meropenem und Doripenem zeichnen sich dadurch aus, dass sie ein sehr breites Wirkungsspektrum, eine starke Aktivität gegen Staphylokokken und Enterobakterien sowie eine gute Wirksamkeit gegen Anaerobier besitzen. Sie kommen daher auch zur Monotherapie von Anaerobier- und Mischinfektionen in Betracht (z. B. bei Aspirationspneumonie). Auch **Methoxycephalosporine** (Cefoxitin, Cefotetan) sind gegen Bacteroides fragilis und die übliche Begleitflora wirksam. Herkömmliche Gyrase-Hemmer haben keine zuverlässige Wirkung bei Anaerobier-Infektionen. Allerdings besitzt Moxifloxacin gegen alle Bacteroides-Arten eine gute Aktivität.

Eine inkomplette Stabilität gegen die Betalactamasen von Bacteroides fragilis haben Mezlocillin, Piperacillin und Cefotaxim; bei diesen Mitteln ist eine Kombination mit einem Betalactamase-Hemmer (z. B. Sulbactam oder Tazobactam) sinnvoll. Doxycyclin und Erythromycin versagen meist bei Infektionen durch Bacteroides fragilis. Die Resistenzhäufigkeit von Bacteroides fragilis liegt bei Metronidazol unter 1 %, bei Clindamycin unter 20 %, bei Tigecyclin unter 20 %, bei anderen Tetracyclinen über 60 % und bei Penicillin G über 90 %.

Unter den anderen anaeroben gramnegativen Stäbchen sind Fusobakterien am stärksten empfindlich gegen Penicillin G, meist auch gut empfindlich gegen andere Betalactam-Antibiotika, Metronidazol, Tigecyclin, Tetracycline und Clindamycin, obwohl einzelne Stämme gegen diese Mittel resistent sein können. Erythromycin ist gegen Fusobakterien nur schwach wirksam.

Anaerobe grampositive Kokken (z. B. Peptostreptococcus) sind fast immer empfindlich gegen Clindamycin, Penicillin G und Cefazolin, z. T. aber resistent gegen Tetracycline (30–40 %) und Erythromycin (10–20 %). Metronidazol ist dabei sehr gut wirksam. Auch Tigecyclin wirkt gegen die meisten anaeroben grampositiven Kokken.

Unter den anaeroben grampositiven Stäbchen ist **Actinomyces israelii** am stärksten empfindlich gegen Penicillin G, weniger gegen die anderen Mittel und meist resistent gegen Metronidazol (s. Kap. 1.15 »Nitroimidazole«, S. 232). Bei **Clostridium perfringens** ist die Rangfolge der Wirksamkeit: Penicillin G, Clindamycin, Metronidazol, Vancomycin, Erythromycin. Gegen Tetracycline sind 20–30 % der Stämme resistent. Andere Clostridien-Arten (z. B. Clostridium ramosum) sind z. T. resistent gegen Penicillin G, Tetracycline, Erythromycin und Clindamycin, während Metronidazol und Vancomycin stets wirksam sind. Die In-

Erreger

vitro-Wirksamkeit von Tigecyclin bedarf hier noch der klinischen Überprüfung. Gegen Clostridium difficile ist Vancomycin (s. Kap. 1.9 »Glykopeptid-Antibiotika«, S. 191) sehr gut wirksam, ebenso wie Fidaxomicin, aber auch Metronidazol ist aktiv. Cephalosporine, Penicilline und Gyrase-Hemmer haben keine Wirkung gegen Clostridium difficile. Propionibakterien werden durch nahezu alle Antibiotika gehemmt (Betalactam-Antibiotika, Clindamycin, Vancomycin, Rifampicin u. a.).

Anaerobier werden allerdings nur in Ausnahmefällen von Mikrobiologen gestestet, da in der Routine ohne sicher Grenzwerte vielfach die Ergebnisse nicht verwertbar und für die Klinik schlecht beurteilbar sind.

21 Klassische Infektionskrankheiten

Tetanus

Die Krankheit ist in den letzten Jahrzehnten in Mitteleuropa sehr selten geworden, in Deutschland werden mittlerweile jährlich kaum noch 10 Fälle registriert. Die Prognose ist trotz optimaler Behandlung weiterhin sehr ernst; etwa die Hälfte der Erkrankten stirbt, weltweit treten sind ca. 80–85 % aller Tetanus-Fälle neonatal auf.

Erreger: Clostridium tetani.

Klinik: Das klinische Bild bei **generalisiertem Tetanus** mit vorwiegend absteigenden, tonischen Muskelkrämpfen, Trismus und Dysphagie bei klarem Bewusstsein wird durch das Tetanus-Toxin hervorgerufen. Inkubationszeit 4–40 Tage! Bei Neugeborenen beginnt die Erkrankung 3–10 Tage nach der Geburt und äußert sich durch Schwierigkeiten beim Saugen und Schlucken, durch anhaltendes Schreien sowie durch tonische Starre und Spasmen der Muskulatur. Der **neonatale Tetanus** stellt nach wie vor ein großes Problem in den Entwicklungsländern dar. Daneben gibt es einen **lokalisierten Tetanus** (meist auf die Extremität oder auch den Kopf mit dem Ort der Verletzung beschränkt), der oft Folge einer unzureichenden Immunisierung ist.

Therapie: Am wichtigsten ist eine schnelle chirurgische Wundsanierung und **gleichzeitig** die Applikation von humanem Tetanus-Immunglobulin (hTIG = Tetagam), einmalig mindestens 500 IE i. m. bis max. 10 000 IE (nie i. v.!), sowie eine zusätzliche zirkuläre Infiltration der Wundränder mit gleicher Dosis. Damit kann noch nicht gebundenes Toxin neutralisiert werden. Die meist aufwendige Intensiv-Behandlung in einer optimal ausgerüsteten Intensivstation sollte baldmöglichst sichergestellt sein. Eine Antibiotika-Therapie kann durch eine Abtötung der Keime eine weitere Toxinbildung verhindern, wozu Penicillin G geeignet ist. Die hochdosierte Gabe von Metronidazol (6 × tgl. 500 mg) wird heute aber bevorzugt, da Studien bessere klinische Resultate erbrachten. Häufig liegen die Erreger in der Tiefe und/oder in unmittelbarer Nachbarschaft eines Fremdkörpers und werden so nur von hohen Dosen des Antibiotikums erreicht. Außerdem dient die Antibiotika-Therapie der Bekämpfung einer oft gleichzeitig bestehenden Aspirationspneumonie oder einer Wundinfektion durch andere Bakterien. Optimal ist primär die o. g. Metronidazol-Dosis oder sekundär 10–20 Mio. IE Penicillin G, verteilt auf 2–3 i. v. Kurzinfusionen, bei Tetanus neonatorum täglich 1 Mio. IE/kg, bei Penicillin-Allergie entweder Cefazolin i. v. (tgl. 6 g, vorher Kreuzallergie ausschließen) oder Doxycyclin i. v. (tgl. 0,2 g) für mindestens 10 Tage. Intensivpflege und symptomatische Therapie entscheiden über den weiteren Krankheitsverlauf. Hierzu gehören vor allem eine ausreichende Sedierung und Krampfbehandlung durch geeignete Benzodiazepine, Baclofen als GABA-Antagonist, ggf. auch Barbiturate, Muskelrelaxanzien, evtl. Beta-Rezeptoren-Blocker, frühzeitige Tracheotomie und mechanische Beatmung, ggf. erneute chirurgische Maßnahmen (Wundexzision usw.). Mit humanem Tetanus-Hyperimmunglobulin (hTIG) können nur geringe Mengen an freiem zirkulierendem Toxin (TTX) neutralisiert werden; bereits neuronal gebundenes oder endozytiertes TTX wird nicht erreicht; hTIG kann auch intrathekal appliziert werden, wenngleich die Überlegenheit gegenüber einer i. m. Gabe nicht sicher belegt ist.

Wegen der Gefahr eines Rezidivs sollte sofort in der Postakutphase und 3 Wochen später eine aktive Impfung mit 0,5 ml Tetanus-Toxoid (TTX-td = Tetanol) i. m. in eine andere Extremität vorgenommen werden, die je nach Impfstatus später wiederholt wird.

Tetanol ist auch in der Schwangerschaft applizierbar.

Tetanus-Prophylaxe bei Verletzungen:

- **Vollständig vorimmunisierte Personen:** Bei vollständig vorimmunisierten Personen, deren letzte Impfung länger als ein Jahr zurückliegt, erfolgt eine Auffrischimpfung mit Tetanus-Toxoid (0,5 ml i. m.); bei verschmutzten Wunden gibt man zusätzlich Penicillin V oral für 10 Tage (bei Penicillin-Allergie Doxycyclin). Bei erhöhter Tetanusgefahr (zerfetztes Gewebe, Erdverschmutzung, verspätete Versorgung usw.) kann zusätzlich menschliches Hyperimmunglobulin i. m. (250 IE) verabreicht werden.
- **Ungeimpfte (oder unvollständig vorimmunisierte) Personen:** Bei ungeimpften (oder unvollständig vorimmunisierten) Personen wird stets eine Simultanimpfung mit Tetanus-Hyperimmunglobulin 250 IE i. m. und mit 0,5 ml Tetanus-Toxoid (Tetanol) i. m. an kontralateralen Körperstellen durchgeführt. Bei erhöhter Tetanusgefahr werden 500 IE (statt 250 IE) Tetanus-Hyperimmunglobulin i. m. injiziert. Nach 2–3 Wochen und nach einem Jahr ist die aktive Impfung mit Tetanus-Toxoid zu wiederholen.

Die alleinige Gabe von Tetanus-Hyperimmunglobulin kann eine Erkrankung nicht mit Sicherheit verhindern.

Gasbrand

Erreger: Wichtigster Erreger ist Clostridium perfringens (welchii), jedoch kommen auch andere anaerobe Clostridien-Arten als Gasbranderreger vor (Clostridium novyi, C. septicum, C. histolyticum, C. bifermentans, C. sordelli, C. fallax). Häufig liegen Mischinfektionen mit anderen Anaerobiern (Peptostreptokokken, Bacteroides) sowie Enterobakterien vor. Die weitverbreiteten Bakterien gelangen durch Schmutz oder Erde bei Verkehrsunfällen (z. B. mit dem Motorrad), bei Verletzungen in der Landwirtschaft oder durch Schussverletzungen in tiefe Wunden, wo sie unter anaeroben Bedingungen Toxin bilden. Pathogene Clostridien gehören zur normalen Darmflora von Mensch und Tier und können auch Nahrungsmittelvergiftungen sowie Enteritiden verursachen. Bei offenen, traumatisch entstandenen Wunden ist vielfach mit einer Besiedlung der Wunde mit Sporen oder auch vegetativen Formen von Clostridien zu rechnen (bis zu 50 %), die aber ohne avitales bzw. schon nekrotisches Gewebe nur selten zu einer Infektion führt.

Diagnostik: Die Diagnose eines Gasbrandes wird in typischen Fällen klinisch durch Nachweis der Krepitation gestellt; Röntgenuntersuchungen inkl. Computer- (CT) oder Magnetresonanztomographie (MRT) können Gasbildung, Tiefe und Ausdehnung beschreiben. Die Diagnose kann durch den mikroskopischen Nachweis der typischen, großen grampositiven oder gramlabilen Stäbchen im Wundsekret schnell bestätigt werden. Die Anzüchtung ist nicht schwierig, erfordert aber Spezialmedien. Es gibt auch klinisch ähnliche, prognostisch wesentlich günstigere Phlegmonen mit starker subkutaner Gasbildung und Myonekrosen, die durch gramnegative Stäbchen und Streptokokken sowie durch Bacteroides-Arten hervorgerufen werden.

> Nicht alle gasbildenden Phlegmonen sind Gasbrand! Nicht alle Clostridien-Infektionen verlaufen mit Gasentwicklung!

Klinik: Es gibt verschiedene klinische Formen:

- **Gasbrandphlegmone:** Bei der langsam entstehenden, lokalisierten Gasbrandphlegmone von Haut und Unterhautfettgewebe mit starker Krepitation ist das Muskelgewebe nicht beteiligt; die Prognose ist relativ günstig, wenn avitales Gewebe schnell entfernt werden kann.
- **Gasbrandmyositis:** Eine lebensbedrohende Gasbrandmyositis tritt plötzlich auf und führt sehr schnell zu einer schweren allgemeinen Intoxikation, zu intravaskulärer Hämolyse, septischen Absiedlungen und Multiorganversagen. Eine Gasbildung ist dabei gering oder kann sogar fehlen. Gynäkologische Gasbrandinfektionen können sehr vieldeutig verlaufen.
- **Gasbrand-Sepsis:** Im Jahr 2000 kam es in Großbritannien zu einer klinisch vieldeutigen Epidemie von Gasbrand-Septikämie bei Süchtigen durch kontaminierte Drogen; hierbei waren besonders toxigene Stämme von Clostridium novyi beteiligt. Die Letalität war sehr hoch und es dauerte geraume Zeit, bis die pathogenetischen Zusammenhänge erkannt waren. Es gibt auch eine vom Darm ausgehende Clostridien-Septikämie (z. B. bei Leukämie oder Kolonkarzinom).
- **Postoperativer Gasbrand:** Eine besondere Form ist der postoperative Gasbrand nach Amputation wegen arteriosklerotischer Gangrän; die Erreger gelangen hier offenbar durch eine Lymphangitis in das Wundgebiet.

Weitere typische klinische Formen sind der **schwere Gasbrand des Uterus** bei artifiziellem Abort und der **postoperative Gasbrand nach Gallenblasenoperation.**

Therapie: Bereits bei Verdacht sollte unverzüglich eine hochdosierte Therapie mit Penicillin G (30–40 Mio. IE/Tag in 3–4 i. v. Kurzinfusionen) begonnen werden. Ziel der Penicillin-Therapie ist es, ein weiteres Fortschreiten der Infektion zu verhindern. Gasbrand-Clostridien sind Penicillin-sensibel. Die hohe Dosierung ist nötig, um die Erreger im nekrotischen Gewebe zu erreichen. Eine Kombination mit Clindamycin (3 × 900 mg) verbessert die Wirkung (wegen der häufigen Mischinfektion mit anderen Anaerobiern) und sollte obligatorisch ebenfalls appliziert werden, zumal bereits vereinzelt Resistenzen nachgewiesen wurden. Bei **Penicillin-Allergie** kann zusätzlich Metronidazol, Tetracyclin, evtl. auch Ceftriaxon oder Imipenem gegeben werden. Eine Resistenz gegen Metronidazol ist möglich. Chirurgische Maßnahmen (Exzision von Nekrosen, Drainage von Eiter, Spaltung von Faszien zur Verhinderung eines Kompartmentsyndroms, offene Wundversorgung) sind zumindest bei der Gasbrandmyositis stets notwendig. Bei septischem Abort ist eine Kürettage erforderlich (ggf. Uterusamputation). Der Wert einer Behandlung in einer Sauerstoffüberdruckkammer wird unterschiedlich beurteilt und z. T. sogar bezweifelt. Voraussetzungen sind frühzeitiger Beginn und schonender Transport in eine nahe gelegene Kammer ohne Verzögerung der chirurgischen Intervention. Mit G-CSF kann zusätzlich die hämatopoetische Proliferation angeregt werden. Am wichtigsten bleibt jedoch die sofort einsetzende Antibiotika-Therapie.

Relativ häufig lassen sich, ohne dass klinische Zeichen für Gasbrand bestehen, Gasbrand-Clostridien in Wunden nachweisen (auch im Uterus, in intraoperativ gewonnener Galle, in Wunden nach Abdominaloperationen). Auch bei einem isolierten Erregernachweis sollte immer eine Therapie mit Penicillin G oder – falls nicht greifbar – einem anderen Betalactam-Antibiotikum erfolgen. Anaerobe gasbildende Mischinfektionen sprechen auf Penicillin nicht an und erfordern eine Therapie mit Cefotaxim + Metronidazol,

sodass generell eine Mehrfach-Kombinationstherapie günstiger erscheint.
Intensivbehandlung mit Schocktherapie, ggf. Blut- und Plasmatransfusionen, Flüssigkeitszufuhr, Ausgleich von Elektrolytstörungen sowie Hämodialyse bei Nierenversagen sind von großer Bedeutung. Die Gabe von Gasbrandserum ist unnötig und gefährlich; auch Corticosteroide und Gammaglobuline haben bei Gasbrandinfektionen keinen Wert.

Prophylaxe: Penicillin G in hoher Dosierung (10–20 Mio. IE/Tag) kann bei verschmutzten Wunden mit starker Gewebsschädigung einem Gasbrand vorbeugen. Bei kontaminierten Wunden (z. B. offene Fraktur) ist eine Prophylaxe mit mittleren Penicillin-Dosen unerlässlich, ihre Unterlassung ein Kunstfehler. Die prophylaktische Gabe von Gasbrand-Antitoxin wird heute abgelehnt. Ein Impfstoff wird im Tierversuch erprobt.

Milzbrand (Anthrax)

Autochthone Erkrankungen sind in Deutschland heute extrem selten; allenfalls bei Personen, die beruflich mit Tieren, Rohwolle oder Fellen umgehen. Es gibt aber noch einzelne kontaminierte Weiden bzw. Abdeckerplätze. Ebenso sind Importinfektionen durch tropische Produkte in Europa immer wieder vorgekommen. In Großbritannien ebenso wie in Deutschland werden immer wieder Fälle bei Drogenabhängigen durch kontaminiertes Heroin berichtet. Milzbrand hat als einfaches und billiges Agens einer bakteriologischen Kriegsführung im letzten Jahrzehnt eine enorme Beachtung vor allem in den USA gefunden. Als biologische Waffen sind Penicillin- und Tetracyclin-resistente Stämme entwickelt worden.

Erreger: Bacillus anthracis.

Diagnostik: Der Erregernachweis ist im Eiter oder Sputum möglich (mikroskopisch und kulturell), bei generalisierten Erkrankungen in der Blutkultur, bei Meningitis im Liquor. Molekulare Nachweismethoden und Immunhistologie sind in Speziallaboratorien möglich. Die Abgrenzung von apathogenen aeroben Sporenbazillen kann schwierig sein.

Klinik: An der Haut entwickelt sich meist der typische Milzbrandkarbunkel (häufigste Form, meist gutartig, Selbstheilung möglich). Prognostisch ungünstig sind der **Lungen- und Darmmilzbrand**, die **Milzbrand-Sepsis** und die **hämorrhagische Meningitis** (trotz Behandlung meist tödlich).

Therapie (Tab. 21-1): Wegen der unterschiedlichen Penicillin-Empfindlichkeit der Erreger ist aus Sicherheitsgründen stets eine hohe Dosierung von Penicillin G erforderlich. Ebenso wirksam sind Doxycyclin und Ciprofloxacin, bei schweren Infektionen auch gemeinsam. Breitspektrum-Cephalosporine (z. B. Cefotaxim, Ceftriaxon, Cefuroxim und Ceftazidim) sind bei Milzbrand nicht wirksam. Unwirksam sind auch Aztreonam und Co-trimoxazol.
Bis zum Nachweis der Resistenztestung **Basistherapie mit Penicillin G** i. v., bei Erwachsenen täglich 20 Mio. IE, bei Kindern 0,5 Mio. IE/kg und bei **Penicillin-Allergie** Doxycyclin (tgl. 0,2 g). Zusätzlich sollte in Kombination Ciprofloxacin plus Carbapenem oder Rifampicin (alternativ Clindamycin, Vancomycin, Aminoglykoside oder Linezolid) appliziert werden. Die Wahl des 2. oder 3. Antibiotikums sollte auch der Art der Infektion vorbehalten bleiben (z. B. bei Meningitis mit ZNS-gängigen Substanzen).
Behandlungsdauer bei Hautmilzbrand 2 Wochen, bei den anderen Formen mindestens 4 Wochen (je nach Schwere der Erkrankung).

Prophylaxe: Eine Prophylaxe erfolgte bei Exposition nach traditioneller Empfehlung mit

Tab. 21-1 Zu erwartende Empfindlichkeit und minimale Hemmkonzentrationen (MHK; E-Test) von unterschiedlichen Antibiotika gegen Bacillus anthracis (im Mittel aus unterschiedlichen Studien[1–5] aus den USA und Frankreich).

Antibiotika	MHK in g/ml	Empfindlichkeit in %
Penicillin	≤ 0,06–128	95
Amoxicillin	0,125–16	85
Amoxicillin/Clavulansäure	0,016–0,5	100
Piperacillin	0,25–32	98
Imipenem	0,125–2	100
Tetracyclin	0,03–0,094	100
Doxycyclin	0,125–0,25	100
Erythromycin	0,5–4	15–80
Azithromycin	1–12	25
Clindamycin	≤ 0,5–1	95
Chloramphenicol	2–8	100
Ciprofloxacin	0,03–0,4	100
Levofloxacin	0,03–1	100
Streptomycin	0,5–2	100
Gentamicin	0,125–0,5	100
Rifampin	≤ 0,25–0,5	100
Vancomycin	0,5–2	100
Teicoplanin	0,125–0,5	100

[1] Brook I et al. In vitro resistance of Bacillus anthracis Sterne to doxycycline, macrolides and quinolones. Int J Antimicrob Agents 2001; 18: 559–62.
[2] Cavallo J et al. Antibiotic susceptibilities of 96 isolates of Bacillus anthracis isolated in France between 1994 and 2000. Antimicrob Agents Chemother 2002; 46: 2307–9.
[3] Coker P et al. Antimicrobial susceptibilities of diverse Bacillus anthracis isolates. Antimicrob Agents Chemother 2002; 46: 3843–5.
[4] Mohammed M et al. Antimicrobial susceptibility testing of Bacillus anthracis: comparison of results obtained by using the National Committee for Clinical Laboratory Standards broth microdilution reference and Etest agar gradient diffusion methods. J Clin Microbiol 2002; 40: 1902–7.
[5] Turnbull P et al. MICs of selected antibiotics for Bacillus anthracis, Bacillus cereus, Bacillus thuringiensis, and Bacillus mycoides from a range of clinical and environmental sources as determined by the Etest. J Clin Microbiol 2004; 42: 3626–34.

0,2 g Doxycyclin. Beim US-Ausbruch 2001, der vermutlich auf ein Attentat eines frustrierten militärischen Milzbrandforschers zurückging, wurde Ciprofloxacin in großem Umfang zur Prävention eingesetzt. Eine aktive Impfung ist möglich (der sehr schlecht verträgliche Impfstoff ist jedoch bisher nur im militärischen Bereich erhältlich und evtl. über die Centers for Disease Control and Prevention [CDC]).

Inhalations-Milzbrand: Der sog. Inhalations-Milzbrand (bei Einsatz von Milzbrandsporen als biologischer Waffe) ist 1979 durch das Sverdlovsk-Unglück bekannt geworden, bei dem ein defekter Filter einer Biowaffen-Fabrik zu zahlreichen Infektionen geführt hat. Inhalativer Milzbrand hat 2001 in den USA eine starke Publizität bekommen.

Diagnostik: Das Röntgenbild zeigt als Folge der hämorrhagischen Mediastinitis vorwiegend eine Mediastinalverbreiterung mit Vergrößerung der Mediastinallymphknoten. Im Blutausstrich sieht man reichlich grampositive Bazillen. Die Blutkultur ist positiv.

Klinik: Bei fast allen Betroffenen entwickelt sich nach 2–43 Tagen ein schweres Krankheitsbild. Im ersten Stadium entstehen oft innerhalb von Stunden Fieber, Brustschmerzen, Husten, Atemnot, Erbrechen und Schwächegefühl. Im zweiten Stadium nehmen Atemnot und Zyanose beträchtlich zu und in etwa 90 % der Fälle tritt im schweren Schock der Tod ein. In etwa 50 % der Fälle besteht gleichzeitig eine hämorrhagische Meningitis.

Therapie des inhalativen Milzbrandes nach B-Waffen-Einsatz: Ein Erfolg ist nur bei frühem Therapiebeginn und unmittelbar nach Exposition zu erwarten. Da hierbei Penicilline und Tetracycline unwirksam sein können, wird bei Erkrankten die i. v. Gabe von Ciprofloxacin (400 mg alle 12 h) empfohlen (bei Kindern 10–15 mg/kg alle 12 h, max. 0,5 g alle 12 h), jeweils ebenfalls kombiniert mit einer Reihe anderer Substanzen (ggf. einschließlich Chloramphenicol, z. B. bei Meningitis). Hierbei ist dann – abgeleitet von experimentellem Lungenmilzbrand im Tierversuch – eine ungewöhnlich lange **Therapiedauer** von 60 Tagen erforderlich.
Wenn sich der Epidemiestamm als empfindlich gegen Penicillin und Doxycyclin erwiesen hat, kann mit Penicillin G, evtl. auch Doxycyclin (Dosierung s. o.) weiterbehandelt werden. Längere Behandlungsdauer.

Prophylaxe: Zur Postexpositionsprophylaxe erscheint Ciprofloxacin oral (0,5 g alle 12 h) geeignet. Bei Kindern gibt man zur Vorbeugung dieser lebensgefährlichen Krankheit ebenfalls Ciprofloxacin oral (10–15 mg/kg alle 12 h). Es besteht aber kein Zweifel daran, dass andere Fluorchinolone (Moxifloxacin, Levofloxacin) ebenfalls wirksam und durch ihre längere Halbwertszeit sogar potenziell besser sind. Diese Empfehlungen beruhen zum größten Teil auf tierexperimentellen Studien.

Listerien-Infektionen

Erreger: Listerien sind relativ leicht anzüchtbare grampositive aerobe Stäbchen, die als fakultativ pathogene Keime im Tierreich und in der unbelebten Natur weitverbreitet sind. Verwechslungen mit Enterokokken sind möglich. Die Isolierung aus einer Mischflora kann schwierig sein. Kleinere Epidemien durch kontaminierte Nahrungsmittel (z. B. Käse und andere Milchprodukte) sind beschrieben.

Grundsätzliches zur Therapie: Listerien sind gegen viele Antibiotika resistent. Ampicillin und Amoxicillin sowie Penicillin G (in höherer Konzentration) sind gut wirksam, auch Piperacillin und Mezlocillin. Imipenem ist in vitro schwächer wirksam als Ampicillin. Es besteht ein starker Synergismus zwischen Ampicillin und Gentamicin. Alle Cephalosporine sind unwirksam. Ciprofloxacin und Levofloxacin sind nicht wirksam; Moxifloxacin und Gatifloxacin haben eine mittlere Aktivität (MHK 0,5 mg/l); klinische Erfahrungen fehlen. Auch Rifampicin ist in vitro aktiv, ohne dass relevante klinische Untersuchungen vorliegen. Eine Listeriose ist der Prototyp einer intrazellulären Infektion. In-vitro-Aktivität und klinische Wirksamkeit von Antibiotika sind daher schlecht korreliert.
Neben Neugeborenen und Schwangeren sind Ältere (> 60 Jahre) und immunsupprimierte

Patienten sowie solche mit Eisenüberladung besonders für eine Erkrankung nach Listerien-Infektion empfänglich.

Früh- und Neugeborenenlisteriose: Diaplazentare Übertragung des Erregers, häufig Totgeburt oder Frühgeburt, entzündliche Veränderungen in der Plazenta. Auf eine Neugeborenenlisteriose können folgende Symptome hinweisen: mekoniumhaltiges Fruchtwasser, septischer Neugeborenenikterus, Granulome an der Rachenhinterwand, eitrige Konjunktivitis, Pneumonie, Meningitis oder Enzephalitis. Eine Infektion des Neugeborenen während der Geburt (durch Kontakt mit Listerien-haltigem Vaginalsekret) kann zu Meningitis oder isolierter Darmerkrankung führen (sog. Spätform).

Diagnostik: Eine **Frühdiagnose** kann durch die bakteriologische Untersuchung des Mekoniums, eines Augen- oder Nasenabstrichs sowie von Urin, Liquor, Blut, Trachealsekret oder Plazentagewebe gestellt werden. Schon das Vorkommen grampositiver Stäbchen im normalerweise sterilen Mekonium rechtfertigt die Durchführung einer Blutkultur und den sofortigen Beginn einer antibiotischen Behandlung. Eine Mekoniumuntersuchung sollte bei allen Frühgeborenen routinemäßig am 1. Lebenstag stattfinden (schon vor dem Auftreten septischer Symptome), da eine vorzeitige Entbindung häufig das erste Symptom einer angeborenen Listeriose ist. Serologische Untersuchungen bei Mutter und Kind sind unzuverlässig.

Therapie: Die Behandlung mit Ampicillin oder Amoxicillin, alternativ mit Piperacillin oder Mezlocillin, hat sich gegenüber der früher empfohlenen Therapie mit Tetracyclinen oder Chloramphenicol als überlegen erwiesen. Ampicillin wird i. v. in der maximalen Tagesdosis von 200–400 mg/kg in 4 Einzelgaben gegeben. **Behandlungsdauer** mindestens 3 Wochen, bei Vorliegen einer Meningitis länger. Eine Kombination mit Gentamicin oder Co-trimoxazol verbessert die Wirkung. Um einem Rezidiv vorzubeugen, kann nach 2–3 Wochen die Ampicillin-Therapie für 14 Tage wiederholt werden. Eine gleichzeitige Behandlung der Mutter ist im Allgemeinen nicht erforderlich, sofern keine Krankheitserscheinungen bestehen. Cephalosporine sind unwirksam. Rifampicin und Carbapeneme wirken unsicher, können aber bei Allergien gegen Ampicillin oder Sulfonamide eingesetzt werden.
Da Eisenüberladung ein Risikofaktor für die Erkrankung zu sein scheint, sollte mit Eisensubstitution bei Eisenmangel erst nach erfolgreicher Therapie der Infektion begonnen werden.

Meningoenzephalitis (erworbene Form): Eine Übertragung von Listerien ist auf verschiedene Weise, auch durch kontaminierten Käse und durch infizierte Milch, möglich. Als vorwiegend granulomatöse Meningitis nimmt die **Listerien-Meningitis** eine Sonderstellung unter den Meningitiden ein. Sie befällt sowohl vorher gesunde Personen als auch Patienten mit resistenzschwächenden Grundkrankheiten (bei Immunsuppression, Lymphom und vor allem Lebererkrankung) und führt in der Mehrzahl der Fälle zu einer nur mäßigen Liquorpleozytose (300–1 000 Zellen/µl, z. T. als mononukleäre Zellen). Niedrigere Zellzahlen (< 300/µl), aber auch höhere Zellzahlen wie bei Meningitis purulenta kommen vor.
Es gibt auch eine **Enzephalitis ohne Begleitmeningitis** (meist als Rhombenzephalitis mit progressiven Hirnnervenlähmungen und zerebellaren Symptomen, evtl. Hemiparese). Das MRT zeigt Läsionen im Hirnstamm, im Kleinhirn und in der Hirnrinde. Der Liquor ist dabei steril, die Blutkultur oft positiv.

Diagnostik: Die Diagnose kann bei Meningitis durch die Erregeranzüchtung aus dem Liquor gestellt werden (oft längere Bebrütung der Kulturen erforderlich). Die mikroskopische Erkennung im Direktpräparat gelingt nicht immer wegen des spärlichen, meist intrazellulären Vorkommens der Bakterien. Die Serodiagnostik ist unzuverlässig. Da die Listerien-Meningoenzephalitis immer hämatogen entsteht, erübrigt sich die Suche nach einem rhinogenen oder otogenen Ausgangsherd.

Therapie (s. auch S. 539): Die Listerien-Meningitis sollte mit Ampicillin, Piperacillin oder Mezlocillin behandelt werden (Erwachsene tgl. 6–12 g i. v. in 3–4 ED, Kinder tgl. 200–400 mg/kg). Auch hohe Dosen von Penicillin G (tgl. 20 Mio. IE) sind wirksam. Eine Kombinationsbehandlung mit Aminopenicillinen und Co-trimoxazol oder Gentamicin (tgl. 5 mg/kg) wirkt synergistisch und sollte obligat erfolgen. Es gibt Hinweise, dass Co-trimoxazol hierbei dem Gentamicin überlegen ist. Bei **Penicillin-Allergie** kommt Minocyclin (wegen seiner relativ guten Liquorgängigkeit) in Kombination mit Co-trimoxazol oder Gentamicin infrage. Bei **Penicillin-Allergie und/oder Schwangerschaft** (keine Sulfonamide) kommt alternativ auch Vancomycin oder ein Makrolid zur Kombination infrage. Wegen der schlechten Diffusion der Antibiotika in das granulomatöse Gewebe muss die Therapie über mindestens 4 Wochen fortgeführt werden.

Listerien-Sepsis: Erworbene Form, nicht seltene Komplikation bei Leberzirrhose, malignen Lymphomen, nach Nierentransplantation.

Therapie: Da der Listerien-Sepsis häufig eine Meningitis folgt, sollte die Behandlung wie bei Meningitis mit Ampicillin + Gentamicin erfolgen. Cephalosporine sind unwirksam.

Schwangerenlisteriose: Meistens fehlen Krankheitserscheinungen. Manchmal bestehen unklares Fieber, eine Pyelonephritis, eine Metritis und bemerkenswert selten eine Meningitis. Die Blutkultur kann positiv sein. Die Ursache wird oft nicht erkannt.

Therapie: Ampicillin i. v., täglich 6 g für mindestens 3 Wochen.

Okuloglanduläre oder kutane Form: Therapie mit Amoxicillin, täglich 3 g bzw. 100 mg/kg bis zur klinischen Heilung. Bei Penicillin-Allergie Doxycyclin oder Minocyclin.

Salmonellen-Infektionen

Typhus und Paratyphus (Erreger: Salmonella typhi, S. paratyphi A, B oder C) unterscheiden sich als septikämische Krankheiten in pathogenetischer, diagnostischer und therapeutischer Hinsicht von den meist gutartigen Salmonellen-Enteritiden (viele Serotypen), bei denen die Erkrankung im Allgemeinen auf den Darm beschränkt ist, es bei Vorliegen einer relevanten Abwehrschwäche (AIDS) allerdings auch schnell zu Septikämien kommen kann. Diese Trennung hat auch für die **Behandlung der Salmonellen-Ausscheidung** praktische Bedeutung, da Typhus- und Paratyphus-Bakterienausscheider in epidemiologischer Hinsicht eine größere Gefahr darstellen als die Enteritis-Salmonellen-Ausscheider, bei denen die Ausscheidung fast immer spontan aufhört.

Salmonellen-Ausscheider: Es ist zu unterscheiden zwischen:

- **Typhus- und Paratyphus-Ausscheidern** (Sitz der Keime meist in der Gallenblase, manchmal auch nur im Darm oder in den Harnwegen, spontane Sanierung kaum zu erwarten, potenziell gefährlich, aber heute bei Mitteleuropäern sehr selten geworden).
- **Enteritis-Salmonellen-Ausscheidern** (temporäre, postenteritische Ausscheidung aus dem Darm, fast immer spontane Sanierung nach Wochen oder Monaten, weitgehend harmlos).

Typhus- und Paratyphus-Dauerausscheider: Personen, die noch ein Jahr nach der Er-

Therapie

krankung Salmonella typhi, Salmonella paratyphi A, B oder C im Stuhl oder Urin ausscheiden, gelten als Dauerausscheider. Bei ihnen besteht meist eine chronische Cholezystitis oder ein Gallensteinleiden. Vor jedem Sanierungsversuch eines Typhus- oder Paratyphus-Ausscheiders sollten eine bakteriologische Untersuchung des Duodenalsaftes und eine Sonographie der Gallenblase durchgeführt werden. Bei Feststellung von Gallensteinen ist nur eine operative Entfernung unter gleichzeitiger Antibiotika-Therapie (s. u.) erfolgversprechend. Inwieweit dabei das Operationsrisiko in Kauf genommen werden darf, muss individuell entschieden werden. Bei normalem Gallenblasenbefund und fehlenden Konkrementen ist trotz Salmonellen-Ausscheidung eine Cholezystektomie nicht indiziert; in diesem Falle sollte zunächst eine Antibiotika-Therapie versucht werden.

Therapie: Am besten wirkt offenbar Ciprofloxacin (2 × tgl. 0,5 g oral für 4 Wochen). Auch Ceftriaxon (tgl. 2 g für 2 Wochen) kann zum Verschwinden der Erreger führen. Relativ gute Ergebnisse wurden früher mit einer oralen Co-trimoxazol-Langzeittherapie erzielt (tgl. 1,92 g für 4–6 Wochen). Die Anwendung von Chloramphenicol bei Typhus- und Paratyphus-Dauerausscheidern ist bedenklich und bleibt stets erfolglos.

Enteritis-Salmonellen-Ausscheider: Bei Dauerausscheidern von Enteritis-Salmonellen befinden sich die Erreger im Darm, nur selten in der Gallenblase. Es kommt fast regelmäßig nach einigen Wochen oder Monaten ohne weitere Behandlung dazu, dass der Erreger nicht weiter ausgeschieden wird.

Therapie: Therapieversuche mit Ampicillin oder Co-trimoxazol unterdrücken die Salmonellen-Ausscheidung nur vorübergehend und können diese insgesamt sogar verlängern. Wenn man sich bei Beschäftigten in Lebensmittelbetrieben zu einem Behandlungsversuch entschließt, kommt am ehesten Ciprofloxacin oral (2 × tgl. 0,5 g für 10 Tage) infrage.
Kontaktinfektionen von Mensch zu Mensch sind selten, kommen aber in Krankenhäusern, Kindergärten und psychiatrischen Anstalten gelegentlich vor. Der Schutz vor Ansteckungen wird am besten durch eine strenge Nahrungsmittelhygiene erreicht (nicht durch Vermeidung von Kontaktinfektionen).

Typhus und Paratyphus

Erreger: Salmonella typhi, Salmonella paratyphi A, B (S. schottmuelleri) und C (S. hirschfeldii).

Erregernachweis: In der 1. Krankheitswoche im Blut, ab 2. Woche in Stuhl und Urin. Nachweis von Serumagglutininen (Gruber-Widal), bei Titeranstieg der 0-Antikörper verwertbar. Das Antibiogramm ist wichtig, da im Ausland häufig mehrfachresistente Salmonella-typhi-Stämme isoliert worden sind, die gegen Chloramphenicol, Co-trimoxazol, Ampicillin u. a. unempfindlich waren. Gyrase-Hemmer und Ceftriaxon sind fast immer wirksam (vereinzelt kommen resistente Stämme vor).

Klinik: Septikämische Erkrankungen mit Vorkommen der Bakterien im Blut. Meist Importinfektion, z. B. nach einer Indienreise. Typhus und Paratyphus sind relativ selten geworden; je ca. 80 gemeldete Fälle/Jahr in Deutschland. Dies hat aber auch die Konsequenz, dass viele Ärzte noch nie eine Typhus-Erkrankung gesehen haben! Unklares, langsam ansteigendes Fieber mit Kopfschmerzen, ohne Lokalbefund (keine Diarrhoe!), aber mit sonographisch feststellbarer Milzvergrößerung nach Indienreise ist die typische Konstellation. Die **typischen Laborbefunde** sind:

- fehlende Leukozytose, jedoch Linksverschiebung mit Fehlen der Eosinophilen,
- CRP-Erhöhung,
- geringe Erhöhung der Transaminasen.

Im angloamerikanischen Sprachgebrauch wird der Typhus als »enteritic (typhoid) fever« bezeichnet – in Abgrenzung vom »murine typhus« bei Rickettsiose!

Therapie: Die frühere Behandlung mit Chloramphenicol ist heute durch Ciprofloxacin (bei Erwachsenen) und Ceftriaxon abgelöst worden (niedrigere Resistenzrate, bessere Wirksamkeit, geringeres Risiko von Nebenwirkungen). Die orale Tagesdosis von Ciprofloxacin ist 1 g. **Behandlungsdauer:** 2 Wochen. Auch Levofloxacin und Moxifloxacin sind wirksam. Jedoch wird auch bei den Fluorchinolonen über eine stete Abnahme der Empfindlichkeit aus vielen Regionen Asiens berichtet. Eine noch relativ neue Alternative besonders für Kinder ist Azithromycin. Mit Ceftriaxon (tgl. 2 g) für 1–2 Wochen erreicht man ebenfalls gute klinische Resultate. Es gibt auch Einzeittherapiestudien mit Ceftriaxon und Ciprofloxacin mit positiven Ergebnissen; unter europäischen Bedingungen ist jedoch eine etwas längere Therapie ratsam. Bei allen Therapieformen tritt eine Entfieberung erst nach 4–5 Tagen ein. Die Versagerquote liegt bei 10 %, die Rezidivrate bei 5–10 %. Ampicillin sowie Co-trimoxazol, die zu einer langsameren Entfieberung und einem verzögerten Rückgang der klinischen Erscheinungen führen, sind den anderen Mitteln unterlegen und sollten zur Therapie des Typhus nicht mehr verwendet werden.
Bei **Schocksymptomen** (meist bei Behandlungsbeginn) oder bei besonders schwerem Krankheitsverlauf kann für 2 Tage Dexamethason i. v. (initial 3 mg/kg, dann 1 mg/kg alle 6 h) verabreicht werden, jedoch ist es ab 3. Krankheitswoche oder bei Auftreten einer intestinalen Komplikation (Darmblutung, Peritonitis) wegen der Gefahr einer Darmperforation kontraindiziert. Bei Darmperforation (Mischinfektion von aeroben und anaeroben Bakterien) ist eine Kombination mit Clindamycin und Gentamicin erforderlich.

! Keine Verwendung von Salizylaten oder anderen Antipyretika wegen der Gefahr einer Hypothermie!

Ein **Rezidiv** sollte mit einem bisher noch nicht verwandten Mittel behandelt werden (z. B. Ceftriaxon, wenn vorher Ciprofloxacin gegeben worden ist). Bei Absiedlungen in anderen Organen (Osteomyelitis, Spondylitis, Cholezystitis, Gallenblasenempyem, Meningitis, Orchitis) benutzt man Ceftriaxon oder Ciprofloxacin in höherer Dosierung und mit längerer Behandlungsdauer.

Salmonellen-Enteritis

Erreger: Die Erreger sind Enteritis-Salmonellen (viele Serotypen, am häufigsten Salmonella typhimurium und S. enteritidis), die in der Regel weder im Blut noch im Urin nachweisbar sind, sich aber schon zu Beginn der Erkrankung aus dem Stuhl züchten lassen.

Klinik: Die Erkrankung kommt fast immer durch infizierte Nahrungsmittel zustande (s. S. 588), tritt in den Sommermonaten gehäuft auf und verläuft gewöhnlich unter dem klinischen Bild einer fieberhaften Enteritis, die bei geschwächten Personen oder bei starkem Wasserverlust bedrohlich sein kann. Die Häufigkeit einer Resistenz von Enteritis-Salmonellen gegen Ampicillin, Tetracyclin, Chloramphenicol und Co-trimoxazol hat erheblich zugenommen. Eine Resistenz gegen Cefotaxim, Ceftriaxon und Ciprofloxacin ist selten. Bei Abwehrschwäche führen Infektionen mit Enteritis-Salmonellen nicht selten zu einer schwer verlaufenden Septikämie, oft mit septischem Schock. Die in Europa sehr seltene, aber in den USA häufige Subspezies Salmonella choleraesuis führt oft zu Septikämien.

Therapie: Bei leichten Erkrankungen, die oft erst nach Abklingen der klinischen Erscheinungen als Salmonellose erkannt werden, kann auf ein Antibiotikum verzichtet werden. Wenn eine Antibiotika-Therapie notwendig erscheint, kommen Co-trimoxazol oder Ciprofloxacin infrage. Die Therapie hat in erster Linie das Ziel, septische Absiedlungen zu verhindern. Eine Salmonellen-Enteritis sollte bei Abwehrschwäche (Lymphom, AIDS, Nierentransplantation etc.) sowie bei geschwächten älteren Menschen und bei Patienten mit Herzklappen- und Gelenkprothesen stets antibiotisch behandelt werden (mit Ciprofloxacin oder Ceftriaxon), um Komplikationen wie Septikämie oder Abszesse zu verhüten. Dabei sind trotz des Ansprechens auf die Therapie Rezidive häufig.
Bei nachgewiesenem bakteriämischem Verlauf (mit hohem Fieber und septischen Erscheinungen) sind Ciprofloxacin oder Ceftriaxon am günstigsten. Eine Salmonellen-Meningitis behandelt man mit Ceftriaxon in höherer Dosierung (nur notfalls mit Chloramphenicol). Die **Behandlungsdauer** mit modernen Antibiotika kann relativ kurz sein (5–7 Tage).

Brucellosen

Die Erkrankung ist zurzeit in Mitteleuropa selten; 2008 wurden 24 Fälle von Brucellose in Deutschland gemeldet, meist als Importinfektion aus dem Mittelmeerraum (viele aus Portugal!). Brucellen waren die ersten Erreger, die von Industrienationen zur biologischen Kriegsführung geprüft und in das Arsenal aufgenommen wurden.

Erreger: Vier Brucellen-Arten kommen beim Menschen in unterschiedlicher Häufigkeit vor. Übertragung der Erreger auf den Menschen ist möglich von Rindern (Brucella abortus), Schafen und Ziegen (Brucella melitensis), Schweinen (Brucella suis) und Hunden (Brucella canis).

Diagnostik: Leukozytenzahl normal oder vermindert. Ein kultureller Erregernachweis im Blut und Knochenmarkpunktat bei Verwendung von Spezialnährböden und längerer Bebrütung in normaler und CO_2-angereicherter Atmosphäre ist möglich. Das Laborpersonal sollte auf einen klinischen Verdacht hingewiesen werden. Vorkommen von agglutinierenden Antikörpern im Patientenserum (Titer ab 1 : 160 positiv). Der Antikörpernachweis kann durch blockierende Antikörper erschwert sein. Die PCR zeigt hohe Spezifität und Sensitivität.

! Ein DNA-Nachweis ist manchmal im Blut trotz erfolgreicher Behandlung ohne Rezidiv möglich!

Klinik: Es gibt septikämische Erkrankungen mit akutem, subakutem oder chronischem Verlauf. Mit einer unspezifischen Erkrankung (Fieber, Nachtschweiß, Abgeschlagenheit, Appetitlosigkeit, Kopf- und Rückenschmerzen) ist 2–4 Wochen nach einer Inokulation zu rechnen. Komplikationen sind u. a. Osteomyelitis, Arthritis, Spondylitis, Endokarditis, Meningoenzephalitis, granulomatöse Hepatitis, Pneumonie, Abort, Epididymitis oder Orchitis. Histologisch findet man epitheloidzelliges Granulationsgewebe. Rezidive sind nicht selten und treten oft 3–6 Monate nach Ende der Therapie auf. Sie sind weniger Folge einer Resistenz als Folge noch nicht sanierter Herde.

Therapie: Schwierig, besonders bei subakutem und chronischem Verlauf. Trotz wirksamer Antibiotika-Therapie kommt es häufig zu Rezidiven. Die In-vitro-Aktivität korreliert nicht sicher mit der In-vivo-Wirksamkeit! Substanzen mit guter intrazellulärer Anreicherung sind zu bevorzugen. Mittel der Wahl ist Doxycyclin per os, täglich 0,2 g (bei Kindern tgl. 4 mg/kg) für 6 Wochen, in

Kombination mit Gentamicin, 5 mg/kg KG täglich für 7–10 Tage. Eine neuere Empfehlung ist die Kombination von Doxycyclin mit Rifampicin (tgl. 0,9 g) für 6 Wochen. Kinder unter 8 Jahren erhalten statt Doxycyclin Co-trimoxazol (in Kombination mit Rifampicin). Dieses Regime kann auch in der Schwangerschaft angewendet werden. Es gibt Hinweise darauf, dass Minocyclin in Kombination dem Doxycyclin aufgrund seiner Lipophilie überlegen ist und die lange Behandlungszeit verkürzen kann. Möglicherweise ist zukünftig z. B. eine Kombination von Minocyclin oder Doxycyclin mit Levofloxacin (2 × tgl. 500 mg) eine neue, gleichwertige Behandlungsalternative.

Brucellen-Endokarditis und -Meningoenzephalitis: Bei Brucellen-Endokarditis und -Meningoenzephalitis sollte die Therapie mit Doxycyclin plus Gentamicin stets durch Rifampicin ergänzt werden. Über Gyrase-Hemmer bei akuter und chronischer Brucellose liegen noch relativ wenige Erfahrungen vor; sie sind aber ebenfalls wirksam.
Bei **Rezidiven** wirkt Doxycyclin weiterhin günstig (keine Resistenzentwicklung beobachtet). Immer sollte zusätzlich Rifampicin oral verwendet werden.

Chronische Verlaufsformen, Brucellen-Osteomyelitis: Wenn es sich um eine chronische Verlaufsform oder um eine Brucellen-Osteomyelitis handelt, gibt man Doxycyclin in maximaler Dosierung in Kombination mit Gentamicin oder Streptomycin (1 × tgl. 15 mg/kg) + Rifampicin oral für 6 Wochen und führt über 3–4 Monate eine orale Nachbehandlung mit Doxycyclin und Rifampicin durch. Alternativen sind Ciprofloxacin bzw. Levofloxacin oder Co-trimoxazol in Kombination mit Rifampicin.

Tularämie

In Mitteleuropa zurzeit sehr selten (2005: 508 Fälle in Europa). Häufigeres Vorkommen noch in Schweden, Finnland und Ungarn. Ansteckung durch Nagetiere (Kaninchen, Hasen), Haustiere, infiziertes Fleisch (besonders Wild, Hasen), Zeckenbisse und Moskitos.
Tularämie ist ein potenzielles Agens zur bakteriologischen Kriegsführung; die Erreger müssen dafür aber kompliziert per Aerosol verbreitet werden.

Erreger: Francisella tularensis.

Erregernachweis: Nachweis von Agglutininen im Serum (Titer ab 1 : 160 positiv). PCR und Real-time-PCR haben eine gute Sensitivität – vor allem im längeren Verlauf der Erkrankung. Eine Anzüchtung der Erreger auf Spezialnährböden ist möglich.

Klinik: Primärherd in der Haut (scharf begrenztes Geschwür) mit starker Schwellung der regionären Lymphknoten (Vereiterung möglich). Auch Pneumonie, Konjunktivitis und septische Erkrankungen kommen vor.

Therapie: Streptomycin ist nach früheren Erfahrungen wegen seiner guten Wirksamkeit zur Therapie am besten geeignet, jedoch kommt es rasch zu einer Resistenzentwicklung. Die übliche hohe Dosierung mit 7,5–10 mg/kg 2 × täglich i. m. entspricht eher einer historischen, weil sehr schmerzhaften Behandlung. Intravenös wird vermutlich eine vergleichbare Wirkung erzielt. Maximaldosis bei Erwachsenen 2 g/Tag, Kinder täglich 30–40 mg/kg. Gentamicin (5 mg/kg/Tag) wirkt ebenso zuverlässig wie Streptomycin. Günstige Behandlungsresultate sind bei rechtzeitigem Therapiebeginn auch mit Tetracyclinen erzielt worden – bei hohen Rezidivraten unter disseminierten Infektionen. Fluorchinolone sind hingegen schnell und mit einer Sicherheit von ca. 85 % wirksam, sodass allein bei Lymphknoten-Beteiligung eine Monotherapie mit Ciprofloxacin (tgl. 2 × 400 mg i. v.) oder Levofloxacin (tgl. 2 × 500 mg i. v. oder oral) für 10–14 Tage ausreicht, bei schweren Erkrankungen in Kombination mit Gentamicin oder Streptomycin. Ciprofloxacin wird zumindest in Empfehlungen zur Prophylaxe von B-Waffen und auch zur Behandlung von Kindern empfohlen (Dosis tgl. 15–20 mg/kg für 14 Tage). Auch Azithromycin ist prinzipiell wirksam. Ceftriaxon scheint klinisch zu versagen. Zur Rezidivprophylaxe verwendet man entweder Fluorchinolone oder Doxycyclin per os. Grundsätzlich sollte immer eine Kombinationsbehandlung erwogen werden. Die **Behandlungsdauer** richtet sich nach der Art der Erkrankung, in der Regel mindestens 10–14 Tage bis mindestens 5 Tage nach Entfieberung.

Borreliose

Einzelmanifestationen der Krankheit sind in Europa schon lange bekannt (Erythema migrans, Acrodermatitis atrophicans, Meningoradikulitis Bannwarth). Die Erkrankung wird durch Zeckenbisse übertragen. Erregerreservoir sind infizierte Wildtiere (Rehe, Mäuse, Vögel) und Haustiere (Hunde, Kühe), die z. T. auch selbst erkranken. Die Krankheit ist offenbar sehr weit verbreitet und kommt überall dort vor, wo es geeignete Zecken gibt.

Erreger: Wegen des Ansprechens auf Penicillin und andere Antibiotika wurde schon lange ein bakterieller Erreger vermutet. Bei einer Epidemie in Lyme (USA) wurden die Erkrankungen als Krankheitseinheit definiert und als »Lyme disease« bezeichnet. 1981 wurde Borrelia burgdorferi als Erreger nachgewiesen. Es gibt mehrere Untertypen desselben Erregers, welche z. T. für die unterschiedlichen Verläufe der Krankheit verantwortlich sein könnten. Die in den USA nicht vorhandenen Stämme Borrelia garinii und B. afzelii können weitgehend das gleiche Krankheitsbild bewirken.

Diagnostik: Es gibt keine typischen Laborbefunde. Die Neuromanifestationen sind meist von einer Liquorpleozytose begleitet, im Liquor lässt sich mittels PCR Borrelien-DNA nachweisen: Falsch negative Resultate sind sowohl im Serum als auch im Liquor möglich, falsch positive Resultate sind eher ein Laborproblem. Die Anzüchtung von Borrelien aus Biopsiematerial und Liquor gelingt nur selten und erfordert Spezialmedien. Die Serologie ist problematisch, auch wegen regional unterschiedlicher Epitope. Viele Patienten mit eindeutigem Krankheitsbild haben eine ungenügende Antikörperantwort. Ein isolierter negativer serologischer Befund schließt eine Borreliose nicht aus (vor allem im Frühstadium der Krankheit). Es vergehen bei Durchführung mehrerer unterschiedlicher Antikörpernachweise – zunächst ELISA, dann Westernblot – meist 2–3 Wochen nach Krankheitsbeginn, bis Antikörper nachweisbar sind. Ist der ELISA noch wenig sensitiv, so ist der Westernblot mit > 95 % doch immerhin sehr spezifisch, allerdings nur bei deutlich symptomatischer Infektion. Wenn Antikörper gebildet worden sind, können diese jahrelang persistieren (trotz adäquater Behandlung und klinischer Heilung). Bei der starken Durchseuchung der Bevölkerung beweisen Antikörper daher keineswegs eine Erkrankung.

Differenzialdiagnose: Differenzialdiagnostisch sind Erysipel, Erysipeloid, Pilzinfektionen, Allergien und andere Krankheiten mit ähnlicher Symptomatik auszuschließen. Eine Neuroborreliose kann eine beginnende Multiple Sklerose imitieren!

Klinik: Die Erkrankung kann akut und chronisch verlaufen.

Im **akuten Stadium** kommt es 2–20 Tage nach dem Zeckenbiss an der Bissstelle zu einer Rötung, die sich zentrifugal ausbreitet (Erythema migrans). Das Erythem ist wenig schmerzhaft. Oft bestehen nach einigen Wochen eine leichte Meningitis sowie diverse Allgemeinerscheinungen (Fieber, Muskelschmerzen, Lymphknotenschwellung). In unbehandelten Fällen können sich 3–6 Wochen nach dem Erythema migrans verschiedenartige Symptome entwickeln. Am häufigsten ist eine wechselnde Arthritis oder eine Meningoradikulitis (z. T. mit Fazialis- und Augenmuskellähmungen). Nicht selten treten eine Tendinitis und unterschiedliche Exantheme auf. Bei Kindern sieht man häufig am Ohrläppchen, bei Erwachsenen auch in der Umgebung der Brustwarze ein Lymphozytom, das sich als solitärer blauroter Knoten manifestiert. Relativ selten kommt es in diesem Stadium zu einer meist gutartigen Karditis mit Herzrhythmusstörungen (AV-Block).

Im **chronischen Stadium** der Krankheit (Jahre nach der Infektion) können sich eine Acrodermatitis atrophicans, ein chronisches Lymphozytom, eine chronische Arthritis und Tendinitis oder eine chronische Enzephalomyelitis (mit ähnlicher Symptomatik wie bei Multipler Sklerose) entwickeln. Seltene Manifestationen sind Demenz-ähnliche Zustände, Epilepsie, Augenmanifestationen sowie Beteiligung von Leber, Milz und Hoden. Sehr selten ist in der Schwangerschaft eine Übertragung auf den Feten mit Abort oder Fruchtschädigung.

Therapie (Tab. 21-2): Offensichtlich hat die Infektion eine starke Selbstheilungstendenz. Allerdings bestehen zwischen den Stadien nicht immer sicher abgrenzbare Übergänge und es gibt vereinzelt Hinweise auf eine Persistenz der Erreger nach »adäquater« Behandlung. Nationale und internationale Leitlinien verschiedener Fachgesellschaften unterscheiden sich hinsichtlich Auswahl und Dosierung der Substanzen.

Wegen der Gefahr gefährlicher Spätkomplikationen sollten in jedem Fall entzündete Zeckenbisse und jedes Erythema migrans antibiotisch behandelt werden. Penicilline, Cephalosporine, Doxycyclin und Makrolide sind wirksam. Am besten praktikabel ist eine 21 Tage dauernde Behandlung mit Doxycyclin oral (tgl. 0,2 g). Bei Kindern unter 8 Jahren sind Oralpenicilline oder Oralcephalosporine (Cefixim) oder Clarithromycin indiziert. Bei zu kurzer Behandlung oder Unterdosierung ist ein Übergang in das Spätstadium möglich. Sorgfältige Nachuntersuchungen erkrankter Patienten erbrachten keinen Hinweis auf eine Häufung chronischer Formen bei korrekter Therapie. Doxycyclin oral ist bei unkomplizierter Infektion gleich gut wirksam wie Ceftriaxon. Eine präventive Behandlung mit Doxycyclin nach jedem Zeckenbiss ist zwar effektiv, wird aber als übertriebene Maßnahme abgelehnt. Die chronische Form einer Borreliose ist schwierig zu behandeln.

Neuroborreliose: Bei Neuroborreliose hat sich wegen der besseren Liquorgängigkeit eine 2–4 Wochen dauernde Behandlung mit Ceftriaxon i. v. (Erwachsene: tgl. 2–4 g, Kinder < 15 Jahre: 80 mg/kg) etabliert. Eine Alternative ist die Behandlung mit täglich 20 Mio. IE Penicillin G. Echte Rezidive (beruhend auf einer Persistenz der Erreger) kommen in 10–20 % der Fälle vor und erfordern eine erneute Therapie mit Ceftriaxon oder Penicillin G. Bei Nichtansprechen ist die Diagnose noch einmal zu überprüfen.

Chronische Arthritis: Die chronische Arthritis kann auch mit täglich 0,2 g Doxycyclin oral behandelt werden (über 4 Wochen). Gyrase-Hemmer sind bei der **Zecken-Borreliose** unwirksam. Leiden Patienten nach einer akuten Borreliose weiter unter eher unspezifischen Beschwerden ohne klar fassbare Symptome, ist eine erneute Antibiotika-Therapie wirkungslos. Da die Krankheit häufig schwer zu diagnostizieren ist und chronisch

Tab. 21-2 Stadien- und manifestationsgerechte Behandlung der Borreliose.

Stadien I und II; frühe Infektion (lokal oder disseminiert)	
Erwachsene	• Doxycyclin, 100 mg 2 × tgl. oral für 2–3 Wochen • Amoxicillin, 500 mg 4 × tgl. oral für 2–3 Wochen **Alternativen bei Allergie/Unverträglichkeit:** • Cefuroximaxetil, 500 mg 2 × tgl. oral für 2–3 Wochen • Clarithromycin, 500 mg 2 × tgl. oral für 2–3 Wochen
Kinder (bis 8 J.)	• Amoxicillin, 250 mg 3 × tgl. (bzw. 20 mg/kg/Tag) oral für 2–3 Wochen **Alternativen bei Allergie/Unverträglichkeit:** • Cefuroximaxetil, 125 mg 2 × tgl. oral für 2–3 Wochen • Erythromycin, 250 mg 3 × tgl. (bzw. 30 mg/kg/Tag) oral für 2–3 Wochen
Stadium II oder III nach Komplikation	
Arthritis (intermittierend oder chronisch)	• Doxycyclin, 100 mg 2 × tgl. für 4–8 Wochen • Amoxicillin, 500 mg 4 × tgl. für 4–8 Wochen • Ceftriaxon, 2–4 g tgl. i. v. für 3–4 Wochen • Penicillin G, 4 × 5 oder 3 × 10 Mio. IE i. v. für 2–3 Wochen
Neuroborreliose (frühe und späte Manifestation)	• Ceftriaxon, 2–4 g tgl. i. v. für 3–4 Wochen • Penicillin G, 4 × 5 oder 3 × 10 Mio. IE i. v. für 2–3 Wochen **Alternative bei Allergie/Unverträglichkeit:** • Doxycyclin, 100 mg oral 3 × tgl. für 3–4 Wochen (Versagen möglich)
allein Facialislähmung	• orale Behandlung wie bei Arthritis vermutlich auch ausreichend
Kardiale Erkrankung	
AV-Block 1. Grad (PQ-Intervall > 0,3 s)	• orale Behandlung wie Stadium I
höherer AV-Block	• wie Neuroborreliose

verlaufen kann, sollte man zumindest in der Anfangsphase die Indikation zur Antibiotika-Therapie großzügig stellen (schon bei Verdacht). Bei Therapiebeginn kann es durch Bakteriolyse zu einer Verstärkung der Symptome kommen (Jarisch-Herxheimer-Reaktion). In der Schwangerschaft ist immer Ceftriaxon i. v. anzuwenden (in allen Stadien).

Rückfallfieber: Die klassische Borreliose ist das Rückfallfieber (durch Borrelia recurrentis), das durch andere Zecken oder Kleiderläuse übertragen wird. Die hochakute septikämische Infektion, die zurzeit in Mitteleuropa nicht vorkommt (wohl aber in den USA und Afrika), spricht auf viele Antibiotika (z. B. Penicilline, Cephalosporine, Tetracycline) an. Mit Doxycyclin ist sogar eine Einmaltherapie (0,2 g oral oder i. v.) möglich. Es gibt auch noch weitere Erkrankungsformen durch andere Borrelia-Arten, die aber alle gleich behandelt werden können.

Erreger

Leptospirosen

Die Übertragung auf den Menschen erfolgt durch Kontakt mit infizierten Tieren (z. B. Ratten, Hunde, Schweine) oder durch kontaminiertes Süßwasser (Wassersport, Angeln, Kanalarbeiter). Bei vermutlich hoher Dunkelziffer wurden 1998–2006 in Deutschland jährlich ca. 50 Fälle gemeldet. Massenausbrüche, z. B. bei Schwimmern in einem Triathlon oder bei Erdbeerpflückern 2007, sind möglich.

Erreger: Verschiedene Subspezies (Serovars) von Leptospira interrogans kommen vor. Nach der alten Nomenklatur waren in Europa am häufigsten Leptospira icterohaemorrhagiae (**Weil-Krankheit**), L. grippotyphosa (**Feldfieber**), L. canicola und L. pomona (**lymphozytäre Meningitis**).

Diagnostik: Da die Symptome am Anfang vieldeutig sind, wird die Diagnose meist erst spät gestellt. Der Nachweis von Agglutininen und spezifischem IgM im Serum gelingt meist erst ab der 2. Woche. Ein kultureller Nachweis aus Blut und Liquor ist in der 1. Woche (Initialphase), aus Urin ab der 2. Woche möglich. Eine Frühdiagnose ist jedoch durch PCR (DNA-Nachweis) möglich.

Klinik: Zwischen asymptomatischem (90%ige Selbstheilung) und letalem Verlauf sehr variables Krankheitsbild. Die Erkrankung beginnt mit einer uncharakteristischen (septikämischen) Initialphase, die oft für eine Grippe gehalten wird. Typisch können starke Kopf- und Wadenschmerzen, vieldeutige Exantheme und Konjunktivitis sein. Die Patienten haben in dieser Phase meist keine Leukozytose und nur eine geringfügige Transaminasenerhöhung, aber erhöhtes CRP und beschleunigte BSG (Liquor: aseptische Meningitis). Nach 5 Tagen schließt sich eine mehr oder weniger ausgeprägte Immunphase der Organmanifestationen an. Eine Weil-Krankheit mit Ikterus, Nierenversagen und Symptomen eines Multiorganversagens erfordert die Behandlung auf einer Intensivstation. Das Vollbild kann ähnlich wie ein hämorrhagisches Fieber verlaufen.

Therapie: Schwere der Erkrankung und Prognose hängen entscheidend von der Virulenz der Erreger, dem frühen Behandlungsbeginn in den ersten 7 Tagen der Erkrankung und dem Alter des Patienten ab (bei älteren Personen ungünstiger). Die schlechte Prognose bei der **Weil-Krankheit** rechtfertigt eine früh einsetzende Therapie schon bei relativ vagem klinischem Verdacht (hohes CRP, hohe CK!). Positive Erfahrungen liegen mit Doxycyclin i. v. (1 × tgl. 0,2 g, Kinder bei schwerer Erkrankung tgl. 4 mg/kg) vor, das auch bei Niereninsuffizienz anwendbar ist; nach Eintritt einer Besserung kann die Therapie mit oralen Gaben fortgesetzt werden. Besser scheint Penicillin G zu wirken (tgl. 10–20 Mio. IE für 7 Tage). Auch Ampicillin i. v. (tgl. 4 g) war erfolgreich. Andere Betalactam-Antibiotika wie Cefotaxim oder Ceftriaxon sind ebenfalls wirksam, Fluoroquinolone besitzen in vitro auch Aktivität, bessere Wirksamkeit zeigen Makrolide und unter diesen insbesondere Clarithromycin, Azithromycin und Telithromycin. Auch für Schwangere und Kinder geeignet. Neben Doxycyclin empfiehlt sich deshalb die Behandlung mit einem Betalactam-Antibiotikum in Kombination mit z. B. Azithromycin sowohl in der Frühphase als auch bei schwerer Erkrankung (Kinder z. B. tgl. 30–40 000 IE Penicillin i. v. plus 5 mg/kg, max. 250 mg/Tag; Azithromycin mit doppelter Initialdosis!). Bei Behandlungsbeginn kann eine Jarisch-Herxheimer-Reaktion auftreten.

Rickettsiosen

Klinik: Es gibt verschiedene klinische Formen: **Klassisches Fleckfieber** (Erreger: Rickettsia prowazeki) und andere Rickettsiosen sind in Mitteleuropa im letzten Jahrzehnt kaum noch aufgetreten. Mit der gelegentlichen Einschleppung von unterschiedlichen exotischen Fleckfieberformen, jedoch auch mit Einzelfällen bei einheimischen Obdachlosen, ist aber weiterhin zu rechnen. So werden nach Reisen in den Mittelmeerraum und nach Afrika immer wieder Fälle von **Zeckenbiss-Fleckfieber (»Fièvre boutonneuse«)** durch Rickettsia conori bzw. R. africae beobachtet. Ein neues Krankheitsbild, verursacht durch Rickettsia slovacae mit lokaler Eintrittspforte oft am Kopf, Lymphadenopathie, aber ohne Exanthem, wurde in Ungarn und Frankreich beobachtet und **Tibola (»tick-borne lymphadenopathy«)** genannt. Häufig sind solche oft gutartigen Infektionen nach dem Besuch von Nationalparks in Südafrika (»feld fever«). Endemische Erkrankungen durch Rickettsia conori kommen selten auch in Mitteleuropa vor, wobei Hunde eine Rolle als Vektoren spielen können. In den USA ist das **Rocky-Mountains-Spotted-Fieber** (durch Rickettsia rickettsii) relativ häufig.
Reisende in Südostasien können am ebenfalls sehr gefährlichen **Tsutsugamushi-Fieber** erkranken. Das klinische Bild ist typisch (Exanthem, Primärherd, schweres Krankheitsgefühl). Die Verdachtsdiagnose kann frühzeitig durch den immunfluoreszenzserologischen mikroskopischen Rickettsien-Nachweis im Hautbiopsat (aus einer typischen Läsion), durch PCR und ab dem 10. Krankheitstag durch den Antikörpernachweis im Patientenblut (z. B. durch den Latex-Agglutinationstest, die ELISA-Technik oder Immunfluoreszenzreaktion) bestätigt werden. Eine Erregerisolierung ist in Gewebekulturen und im Tierversuch möglich (Speziallabor erforderlich; das beste Labor ist in Marseille). Es sind offenbar noch nicht alle humanpathogenen Rickettsien entdeckt und es gibt sicher noch eine Vielzahl weiterer Rickettsien, die nicht zuletzt auch in deutschen Stadtparks auf ihre Identifizierung warten und in Einzelfällen auch Ursache humaner Erkrankungen sind – ein weiterer Grund für einen Therapieversuch mit Doxycyclin bei unklaren vieldeutigen Erkrankungen.

Therapie: Doxycyclin ist in jedem Fall zunächst das Mittel der Wahl bei allen Spezies und auch bei Kindern aufgrund der kurzen Behandlungsdauer indiziert. Anfangs i. v., später oral (1 × tgl. 0,2 g) zwischen 3 und 10 Tagen bzw. bis zu 6 Tage nach Entfieberung. Besonders bei schweren Formen ist ein früher Behandlungsbeginn wichtig. Die Eindosistherapie des durch Läuse übertragenen Fleckfiebers (Erreger: R. prowazeki) mit 0,2 g Doxycyclin hat sich in Afrika bewährt. Früher wurde auch Chloramphenicol in einer Dosis von 50–75 mg/kg (tgl. in 4 Dosen) bzw. initial täglich 3 g per os, nach Entfieberung täglich 2 g, verwendet; diese Therapie sollte heute jedoch vermieden werden und ist als letzte Möglichkeit in der Schwangerschaft zu erwägen. Alle Betalactam-Antibiotika sind unwirksam gegen Rickettsien. Bei schweren Erkrankungen kann für einige Tage zusätzlich Prednison, täglich 50 mg, gegeben werden.

Prophylaxe: Eine Prophylaxe des Tsutsugamushi-Fiebers (Scrub-Typhus) ist durch die 1 × wöchentliche Gabe von 0,2 g Doxycyclin oral für 6 Wochen nach Exposition möglich. Bereits ein Fleckfieber-Verdacht ist ein Grund, auch Kindern Doxycyclin zu verabreichen (das nur minimale Risiko von Zahnverfärbungen ist hierbei irrelevant!). Bei Tsutsugamushi-Fieber gibt es Doxycyclin-resistente Stämme ebenso wie Ciprofloxacin-Versager in Südostasien. Fluorchinolone wie Levofloxacin, zudem Rifampicin und die Makrolide Azithromycin und Telithromycin sind meist bezüglich der In-vitro-Wirksamkeit gegen Rickettsien dem Doxycyclin vergleichbar, jedoch für eine generelle Empfehlung nur unzureichend erprobt. Für Azithromycin liegen bereits die meisten Erfahrungen mit gutem Ansprechen vor.

Q-Fieber

Q-Fieber ist in Deutschland seit 1990 wieder erheblich häufiger geworden und eine zurzeit durchaus besorgniserregende Zoonose. Regelmäßig wurde über Massenausbrüche im süd- und westdeutschen Bereich berichtet (360/190 berichtete Fälle in 2008/2009, bevorzugt in Winter und Frühjahr, anscheinend mit sehr hoher Dunkelziffer). Offenbar sind viele Schafherden latent infiziert. Besonders die Plazenten von Schafen und somit die Lammungsorte können hochinfektiös sein. Gelegentlich kommt es zu Q-Fieber-Erkrankungen auf Reisen infolge des Kontakts mit infizierten Rindern oder Schafen. Q-Fieber ist auch ein potenzielles Agens zur biologischen Kriegsführung; dies setzt allerdings eine komplizierte Aerosoltechnik voraus. Q-Fieber verläuft meist als interstitielle Pneumonie, z. T. mit stärkerer Leberbeteiligung.

Erreger: Coxiella burnetii.

Klinik: Q-Fieber verläuft meist als schwere grippeartige Erkrankung. Die Manifestation variiert von schweren Symptomen mit Gelenkbeschwerden bis zu subklinischen Erkrankungen. Bei einem Drittel der Patienten entwickeln sich unterschiedliche Lungeninfiltrationen, die meist wie eine atypische Pneumonie verlaufen. Seltener kommt es zu einer schnell fortschreitenden Lungenentzündung. Häufig wird eine Pneumonie ohne pulmonale Beschwerden bei der Untersuchung des Patienten als Überraschungsbefund festgestellt. Eine granulomatöse Hepatitis gehört mit zu den häufigsten Manifestationen des Q-Fiebers. Viele Betroffene haben starke Kopfschmerzen. Der Liquorbefund ist jedoch in der Regel normal. Schwere Verlaufsformen (Endokarditis, Infektionen von Gefäßprothesen oder Aneurysmen, Osteomyelitis) kommen, wenn auch relativ selten, vor. Dabei ist die Endokarditis die häufigste Manifestation des chronischen Q-Fiebers. Die Letalität von Q-Fieber betrug in einer Serie 2,4 %.

Therapie: Doxycyclin i. v. oder oral, 1 × täglich 0,2 g (Kinder tgl. 4,4 mg/kg). Erythromycin wirkt unsicher. In der Schwangerschaft, die durch eine Q-Fieber-Infektion vor allem im 1. Trimester stark gefährdet ist, wird eine Therapie mit Co-trimoxazol während der gesamten Schwangerschaft empfohlen. Ergibt sich danach das serologische Profil eines chronischen Q-Fiebers, sollte eine Behandlung wie bei Endokarditis angeschlossen werden. Neben Doxycyclin sind auch Rifampicin und Fluorchinolone wirksam. Bei Endokarditis wird eine Kombination mit Chloroquin empfohlen. **Behandlungsdauer:** 2 Wochen oder bis 3 Tage nach Entfieberung. Alle Betalactam-Antibiotika sind unwirksam.

Q-Fieber-Endokarditis: Zur speziell und sehr lange zu behandelnden Q-Fieber-Endokarditis s. S. 524.

Prophylaxe: Veterinärhygienische Maßnahmen wie Desinfektion von Schafmist, Beseitigung von Schafplazenten. Vermeidung unnötigen Kontakts mit Schafherden. Eine Impfung von Tieren und Menschen ist prinzipiell möglich, ein erster Impfstoff wurde in der ehemaligen UdSSR entwickelt, aber zurückgezogen. In Australien erfolgte die Erprobung und Zulassung (nicht USA und Europa) eines inaktivierten Impfstoffes 2001 (Q-Vax, Fa. CSL), mit dem nach Ausschluss einer Infektion (z. B. Hauttest) vor allem beruflich exponiertes Personal (wie Veterinäre, Landwirte, Labor- und Schlachthofarbeiter) geimpft wird.

Für Schafe und Ziegen werden in Europa zwei Impfstoffe (Coxevac und Chlamyvax FQ) geprüft, die mit Ausnahmegenehmigung (§ 17 Tierseuchengesetz) eingesetzt werden dürfen.

Ehrlichiose

Die Ehrlichiose ist eine meist durch bestimmte Zeckenarten übertragene, akut verlaufende bakterielle Infektionskrankheit. Die europäischen Erregerformen werden meist durch die Zeckenart Ixodes ricinus (Holzbock) übertragen (am häufigsten in den Monaten Mai–September). Allerdings wird der Zeckenbiss nicht immer bemerkt. Das Reservoir der menschenpathogenen Ehrlichia-Arten bei Tieren ist nicht genau bekannt. Hinweis auf den gleichen Vektor gibt der bemerkenswert häufige, gleichzeitige serologische Nachweis von Anaplasma-phagocytophilum- (5–35 %) und Borrelia-burgdorferi- oder Babesia-microti-Infektionen. Charakteristisch ist die Bildung von sogenannten Morulae (Bakterienhaufen) in einer von einer Membran umgebenen Vakuole im Zytoplasma von Monozyten und Makrophagen (bei der monozytären Form) oder im Zytoplasma von neutrophilen Granulozyten (bei der granulozytären Form). Das Auffinden der Morulae in Blutzellen setzt viel Geduld und Erfahrung voraus. Die Dunkelziffer der Erkrankung dürfte erheblich sein.

Erreger: Der mit Rickettsien verwandte, obligat intrazelluläre Erreger der monozytären Form ist Ehrlichia chaffeensis (Vorkommen besonders in den USA; 1990 erstmals beschrieben). Die vor allem in Europa vorkommende granulozytäre Form wird durch Ehrlichia phagozytophila (Anaplasma phagocytophilum) und verwandte Ehrlichia-Arten hervorgerufen. Auch die weitverbreiteten Tiererreger von Anaplasma und Cowdria-Spezies gehören zu den Ehrlichien. In Südostasien gibt es eine ähnliche Ehrlichiose durch E. sennetsu.

Diagnostik: Die Diagnose muss anfangs klinisch gestellt werden (bei entsprechenden Symptomen nach Zeckenbiss in einem Endemiegebiet). Häufig bestehen dabei eine Leukozytopenie, Thrombozytopenie und Transaminasenerhöhung im Serum. Im gefärbten Blutausstrich sieht man bei genauer Betrachtung typische Morulae in Monozyten und/oder Granulozyten. Morulae findet man bei der monozytären Form nur in einem Teil der Fälle, bei der granulozytären Form häufiger (bis zu 80 %). Die Morulae finden sich auch im Liquor oder Knochenmarkpunktat, das zum Ausschluss einer Leukämie untersucht wird, in größerer Zahl. Das Knochenmarkpunktat zeigt außerdem eine gesteigerte Hämatopoese und häufig auch Granulome und eine granulomatöse Entzündung. Eine Anzüchtung der Erreger in der Zellkultur gelingt selten, erfordert mehr Zeit (> 4 Wochen) und ein Speziallabor.
Die **Polymerase-Kettenreaktion (PCR)** ist eine sehr empfindliche Nachweismethode, um bakterielle DNA nachzuweisen, und ist mittlerweile Methode der Wahl, wird aber bisher nur in Speziallabors durchgeführt.
Der **Antikörpernachweis im Serum** mit der indirekten Immunfluoreszenzreaktion mit Ehrlichia-infizierten Zellen ist durch Verlaufsuntersuchungen diagnostisch verwertbar, und zwar bei Serokonversion oder bei mindestens 4-fachem Titeranstieg. Der Titerabfall beginnt nach 6–12 Wochen. Der mittlere geometrische Titer nach 17–30 Wochen ist 80 oder weniger. Der Test wird in den USA zentral im Centers for Disease Control and Prevention (CDC; Atlanta) durchgeführt, in Deutschland im Pettenkofer-Institut München.

Klinik: Die Inkubationszeit beträgt 1–2(–3) Wochen. Bei Krankheitsbeginn treten zunächst Fieber, Schüttelfrost, Anorexie, Kopfschmerzen und Myalgien auf, oft auch Übelkeit und Erbrechen. Kinder haben häufig einen generalisierten makulösen oder makulopapulösen Hautausschlag. Möglich sind auch Leber- und Milzvergrößerung, Lymphknotenschwellungen, Ödeme der Hände und Füße, Arthritis oder Arthralgien sowie eine lympho- oder granulozytäre Meningitis, bei schweren Erkrankungen außerdem Lungeninfiltrationen, Atem- und Niereninsuffizienz, gastrointestinale Blutungen, toxisches Schock- und Sepsis-Syndrom. Es gibt leichte und schwere Verläufe mit tödlichem Ausgang, die Letalität beträgt ca. 3 %. Patienten mit HIV-Infektion haben ein schwereres Krankheitsbild mit toxischem Verlauf. Die Krankheit dauert im Durchschnitt 1–2 Wochen mit verzögerter Rekonvaleszenz.

Therapie: Die Therapie erfolgt mit Doxycyclin oral oder i. v. für 7–10 Tage und bewirkt eine rasche Besserung. Bei Kindern unter 8 Jahren und Schwangeren kann auch Rifampicin (Erwachsene 2 × 300–450 mg/Tag) wirksam sein. Bei immunsupprimierten Patienten mit oft schwerem und eher letalem Verlauf ist generell eine deutlich längere Therapiedauer zu empfehlen, wenn auch nicht durch Studien belegt. Neben dem kaum noch eingesetzten, aber sicher wirkenden Chloramphenicol sind auch prinzipiell Fluorchinolone eine Therapiealternative, für die aber, wie z. B. für Levofloxacin, nur eine In-vitro-Empfindlichkeit nachgewiesen wurde.

Prophylaxe: Zur Prophylaxe wichtig ist die sofortige Zeckenentfernung und in Endemiegebieten die Vermeidung einer Zeckenexposition im Sommerhalbjahr.

Katzenkratzkrankheit

Erreger: Der Haupterreger der seit langer Zeit bekannten Krankheit wurde erst in den 1980er Jahren entdeckt. Es handelt sich um ein kleines, gebogenes, gramnegatives, langsam wachsendes Stäbchen (Bartonella henselae = Rochalimaea henselae) mit unterschiedlichen genotypischen Gruppen (Houston-1- und Marseille-Serotyp). Offenbar gibt es noch andere, seltenere Erreger dieses Syndroms wie Bartonella clarridgeiae und Afipia felis. Die Erreger lassen sich histologisch besonders im Endothel kleiner Gefäße nachweisen.

Diagnostik: Die Diagnose wird in typischen Fällen durch die Vorgeschichte, den Ausschluss anderer Ursachen und die typische Histologie bestätigt. Die Kultur erfordert Spezialverfahren. Im Serum lassen sich spezifische Antikörper nachweisen (z. B. mit dem Enzym-Immunassay = EIA). Ein Hauttest ist möglich. Bei Erkrankung innerer Organe ist die Differenzialdiagnose schwierig. Die Infektionen bei AIDS wurden in erster Linie histologisch diagnostiziert. Der schnellste und sicherste Nachweis erfolgt heute über eine Real-time-PCR aus Direktmaterial (geeignet sind z. B. Lymphknoten- oder Leberbiopsien), die sehr sensitiv und spezifisch ist und zudem eine Unterscheidung zwischen Bartonella henselae und Bartonella quintana ermöglicht (Tab. 21-3).

Klinik: Ein kleiner Primärherd in der Haut und eine stärkere Schwellung regionärer Lymphknoten einige Wochen nach dem Kratzen oder dem Biss einer gesund erscheinenden, meist jüngeren Katze sind typisch. Die in 10 % abszedierende Lymphadenitis wird häufig von Fieber und Allgemeinsymptomen begleitet. Disseminierte Exantheme und generalisierte Erkrankungen (z. B. mit granulomatöser Hepatitis) kommen vor. Eine Sonderform ist die **Parinaud-Konjunktivitis** (s. S. 655). Gelegentlich ist das Zentralnervensystem beteiligt (Enzephalitis, Radikulitis, Neuroretinitis). Die Infektion verläuft bei AIDS- und anderen Patienten mit schweren Immundefekten dramatischer. Die Patienten entwickeln große blaurote,

Tab. 21-3 Bartonella-Spezies, durch sie verursachte Erkrankungen und Empfindlichkeiten der Erreger gegenüber ausgewählten Antibiotika.

Bartonella-Spezies	Typische Spezies-spezifische Erkrankungen	Gentamicin	Ceftriaxon	Clarithromycin	Penicillin	Ciprofloxacin	Doxycyclin	Rifampicin	Trimethoprim/Sulfamethoxazol
		Minimale Hemmkonzentration (MHK) in g/ml							
Bartonella henselae	KKK, BA, PH, Endokarditis, Bakteriämie, Neuroretinitis, Enzephalopathie	0,12–0,25	0,12–0,25	0,006–0,03	0,03–0,06	0,25–1	0,12	0,03–0,06	1/5
Bartonella quintana	BA, Endokarditis, Perikarditis, Trench-Fieber, chronische Bakteriämie	0,12–0,2	0,06–0,25	0,006–0,03	0,03	0,5–2	0,06–0,25	0,06–0,25	0,25/1,25–1/5
Bartonella bacilliformis	Carrión-Krankheit: Oroyafieber + Verruga peruana	1–2	0,003–0,006	0,15–0,03	0,15–0,03	0,25–0,5	0,03–0,06	0,003	0,4/2–0,8/4
Bartonella vinsonii	Bakteriämie, Endokarditis	0,5	0,06	0,03	0,03	1	0,25	0,12	1/5
Bartonella elizabethae	Endokarditis	0,12	0,12	0,015	0,015	0,5	0,06	0,03	0,5/2,5
Bartonella grahamii	Retinitis	n. u.	n. u.	n. u.	n. u.	n. u.	n. u.	n. u.	n. u.
Bartonella washoensis	Myokarditis	n. u.	n. u.	n. u.	n. u.	n. u.	n. u.	n. u.	n. u.

BA = bazilläre Angiomatose; KKK = Katzenkratzkrankheit; n. u. = nicht untersucht; PH = Peliosis hepatis.

manchmal gestielte Hautläsionen, die für ein Kaposi-Sarkom gehalten werden können. Die Erkrankung bei AIDS-Patienten wird als **bazilläre Angiomatose** bezeichnet (s. S. 834). Sie hat im Gegensatz zur gutartigen Form bei normaler Abwehr eine schlechte Prognose.

Therapie: Leichte Erkrankungen heilen spontan, schwere Erkrankungen sprechen gut auf eine Reihe von Antibiotika an. Es gibt Berichte über eindeutige Besserungen durch Ciprofloxacin, Rifampicin, Aminoglykoside, Co-trimoxazol, Azithromycin oder Clarithromycin und Doxycyclin.

Dosierung: Ciprofloxacin 2 × täglich 0,5 g oral, Co-trimoxazol 2 × täglich 0,96 g (Kinder 2 × tgl. 10 mg/kg) für 10–14 Tage; Rifampicin täglich 0,6 g (Kinder 15 mg/kg), Azithromycin mit doppelter Initialdosis 1 × täglich 250 mg (Kinder 5 mg/kg) für 5 Tage; Clarithromycin 2 × 500 mg (Kinder 2 × 10 mg/kg) für 10 Tage. Bei Erwachsenen und älteren Kindern wirkt auch Doxycyclin oral (tgl. 0,2 g) für 10–14 Tage. Penicillin G und Oralcephalosporine sind unwirksam. Die Behandlungsdauer sollte bei Abwehrschwäche wesentlich länger sein.

Therapie

Pest

Vorkommen auch heute noch weltweit, v. a. in Asien, Sibirien, Afrika, Madagaskar, den südwestlichen Staaten der USA und Südamerika (nicht Australien). Endemisch oder epidemisch auftretende Zoonose (besonders bei Ratten, Murmeltieren, Präriehunden und Erdhörnchen), die durch Flohstiche (meist Rattenfloh Xenopsylla cheopis) auf den Menschen übertragen wird. Eine Übertragung ist auch durch direkten Kontakt mit erkrankten Tieren oder durch Tröpfcheninfektion bei an Pneumonie erkrankten Menschen oder Tieren möglich. Eine Ansteckung von Mensch zu Mensch ist heute sehr selten. Pest ist eine potenziell sehr gefährliche Infektionskrankheit, die seit Jahrhunderten viele Menschen das Leben gekostet hat. Die Gefahr sollte aber auch nicht überschätzt werden. In den USA sind von 1987–2001 noch 125 autochthone Einzelfälle bekannt geworden, ohne dass es zu einer epidemischen Ausbreitung kam, wie diese regelmäßig immer noch aus Afrika, Indien und Südamerika mit bis zu 1 000 Fällen/Jahr gemeldet wird. Pest (engl. »plague«; bedeutet Ungeziefer!) ist ein potenzielles B-Waffen-Agens, da Yersinien in der Umwelt lange überleben können – je kälter, umso länger.

Erreger: Yersinia pestis.

Diagnostik: Die Diagnose kann bei raschem Auftreten der charakteristischen Bubonen mit hohem Fieber nach einem Flohstich in einem Endemiegebiet bereits klinisch gestellt werden. Die Erreger sind mikroskopisch als bipolar gefärbte Stäbchen im Lymphknotenpunktat oder Blutausstrich leicht zu erkennen (Spezialfärbung). Sie lassen sich aus Liquor und Blut ohne Schwierigkeiten anzüchten. Speziallaboratorien halten auch eine PCR bereit, das Militär auch einen sogenannten RDT (»rapid diagnostic test«) für schnelle Felduntersuchungen (15 min).

Klinik: Es gibt verschiedene Krankheitsformen:

- **Bubonenpest:** Am häufigsten ist die Bubonenpest, die sich nach einem Flohstich durch massive, sehr schmerzhafte Lymphknotenschwellungen in der Axilla, Leistengegend oder am Hals äußert (begleitet von hohem Fieber und Schock mit starkem Blutdruckabfall). Unbehandelt kann in 2–4 Tagen der Tod eintreten (Letalität 20–30 %). Dabei besteht fast immer eine intermittierende Bakteriämie.
- **Sepsis:** Eine Sepsis kann sich auch ohne Lymphknotenschwellungen rasch entwickeln und geht stets mit einer massiven Bakteriämie einher.

- **Pneumonie:** Eine Pneumonie entsteht bei Pest entweder durch hämatogene Ausbreitung der Erreger oder durch Tröpfcheninfektion und manifestiert sich durch Husten, starke Brustschmerzen und Hämoptoe. Sie führt, wenn die Antibiotika-Therapie nicht sofort einsetzt, mit den Zeichen einer Verbrauchskoagulopathie immer rasch zum Tode.
- **Meningitis:** Eine Meningitis, die immer hämatogen entsteht, beginnt bei inadäquat behandelten Erkrankungen meist erst in der 2. Krankheitswoche. Im Liquor sind vorwiegend Granulozyten und Bakterien enthalten.
- **Gastrointestinale Form:** Es gibt auch eine vorwiegend mit Erbrechen, Durchfall und Bauchschmerzen einhergehende gastrointestinale Form, die dem Auftreten der Bubonen vorausgeht oder bei einer Sepsis ohne Bildung von Bubonen auftritt.

Therapie: Entscheidend ist der sofortige Behandlungsbeginn, nach alter Rezeptur mit Streptomycin i. m. (2 × tgl. 15 mg/kg, max. 2 g), das seit Langem als Mittel der Wahl gilt, aber auch durch das vermutlich besser wirksame Gentamicin (1 × tgl. 5 mg/kg oder 2 × tgl. 2,5 mg/kg) ersetzt werden kann, **Behandlungsdauer** 10 Tage. Bei Kontraindikationen für Aminoglykoside (z. B. bereits bestehende Schwerhörigkeit) sind Doxycyclin i. v. (tgl. 0,2 g) und Co-trimoxazol (2 × tgl. 480 mg) wirksam. Chinolone wirken im Tiermodell vergleichbar gut wie Aminoglykoside, wurden allerdings immer noch kaum klinisch erprobt. Von einer guten Wirkung besonders in Kombination ist auszugehen (z. B. Ciprofloxacin 2 × tgl. 400 mg i. v. oder 2 × tgl. 750 mg oral).
Bei **Meningitis** ist Chloramphenicol i. v. indiziert (initiale Loading-Dosis bei Kindern 25 mg/kg, gefolgt von 4 × tgl. 15 mg/kg) für 10 Tage. Erwachsene erhalten täglich 4 g (in 4 ED). Bei **Pestpneumonie** sind eine strikte Isolierung der Erkrankten (zumindest in den ersten 2 Behandlungstagen) und das Tragen von Handschuhen und Atemschutz durch das Personal erforderlich.

Prophylaxe: Eine Antibiotika-Prophylaxe ist bei Familienangehörigen und anderen Kontaktpersonen durch orale Gabe von täglich 0,1–0,2 g Doxycyclin oder 2 × täglich 0,48 g Co-trimoxazol möglich (für eine Woche).

Aktinomykose

Erreger: Actinomyces israelii (fadenförmige, anaerob wachsende Bakterien), seltener andere Actinomyces-Arten (A. naeslundi, A. odontolyticus, A. viscosus, A. meyeri) und Propionibacterium (Arachnia) propionicum. In den letzten Jahren sind viele Actinomyceten neu klassifiziert und mit wohltönenden Namen versehen worden.

Diagnostik: Die grampositiven Erreger sind im Eiter mikroskopisch nachweisbar (z. T. als Drusen). Die Anzüchtung gelingt auf Spezialmedien unter anaeroben Bedingungen. Häufig liegen Mischinfektionen vor. Auch eine histologische Diagnose ist möglich, immer wieder entpuppen sich klinisch hochgradig tumorverdächtige Prozesse als Aktinomykose. Diese Differenzialdiagnose ist deshalb erfahrenen HNO-Ärzten bestens bekannt. Die Diagnose einer Aktinomykose ist schwierig; Fehldiagnosen sind häufig.

Klinik: Klinisch verläuft die Aktinomykose als chronisch indurierende Entzündung mit Tendenz zur Abszess- und Fistelbildung. Am häufigsten tritt die **zervikofaziale Form** auf, seltener sind die **thorakale Form** (z. T. mit Pleuraempyem), die **abdominelle bzw. hepatische Form** und die **genitale Form** (bei Trägerinnen von Intrauterinpessaren). Auf metastatischem Wege kann eine Aktinomykose der Haut, Knochen, Leber, Nieren, Hoden, Herzklappen, von implantierten Fremdkörpern oder ein Hirnabszess entstehen.

Therapie: Actinomyces israelii ist gegen Penicillin G im Allgemeinen gut empfindlich. Penicillin-G-resistente Stämme sind selten. Die Penicillin-Therapie muss wie bei anderen chronischen Entzündungen über lange Zeit und wegen der schlechten Penetration in das Granulationsgewebe in hoher Dosierung durchgeführt werden.
Bei der **thorakalen und abdominellen Form** verabreicht man Penicillin G, 2–3 × täglich 10 Mio. IE als i. v. Kurzinfusion für 4–6 Wochen. Anschließend lange Nachbehandlung mit Penicillin V (tgl. 2–5 Mio. IE) oder Amoxicillin (tgl. 1,5 g) für 6–12 Monate. Bei Penicillin-Allergie oder Versagen der Penicillin-Therapie ist eine Behandlung mit Doxycyclin i. v. oder Minocyclin oral (tgl. 2 × 0,1 g) und anderen Antibiotika (z. B. Imipenem oder Ceftriaxon) möglich. Clindamycin i. v. (3 × tgl. 900 mg) ist ebenfalls wirksam. Metronidazol und Aminoglykoside sind unwirksam. Bei der **zervikalen Form** können niedrigere Penicillindosen (tgl. 3 Mio. IE für 6 Wochen) ausreichend sein. Die früher empfohlenen Sulfonamide verbessern die Therapieresultate auch bei Kombination mit Penicillin nicht. Aus In-vitro-Untersuchungen und nach aktueller Empfindlichkeitsprüfung können noch Substanzen wie Linezolid, Moxifloxacin, Vancomycin, Ertapenem und auch Azithromycin zur Therapie oder als Kombinationspartner in Erwägung gezogen werden, ohne dass hierzu relevante klinische Studien vorlägen. Wegen der nahezu stets vorliegenden Mischinfektion mit anderen Anaerobiern (Actinobacillus actinomycetem comitans, Eikenella corrodens, Bacteroides, Streptokokken) kann die zusätzliche Gabe von Doxycyclin oder Metronidazol sinnvoll sein. In manchen Fällen ist zur Beschleunigung der Heilung außerdem eine chirurgische Behandlung notwendig (Resektion, Inzision, Drainage).

Botryomykose: Eine weitgehend ähnliche Erkrankung wie eine zervikofaziale Aktinomykose kann durch Staphylokokken verursacht werden (Botryomykose); sie verlangt eine andere Therapie (Clindamycin).

Nocardiose: Bei Versagen der Antibiotika-Therapie muss die seltene, klinisch und mikroskopisch ähnliche Nocardiose in Erwägung gezogen werden, die auf eine Sulfonamid- oder Co-trimoxazol-Therapie anspricht, manchmal erst auf eine Behandlung mit Imipenem oder Ceftriaxon (da Sulfonamid-resistente Stämme vorkommen). Imipenem kann bei schweren Erkrankungen mit Amikacin kombiniert werden. Es gibt auch gute klinische Erfahrungen bei Nocardiose mit Minocyclin (s. S. 546).

Therapie

Scharlach

Erreger: Scharlach ist eine durch toxinbildende A-Streptokokken (Streptococcus pyogenes) hervorgerufene Infektion (meist als Angina, manchmal auch als Wundinfektion) mit toxischem Exanthem, wobei als Komplikation eine Nephritis oder Myokarditis, selten auch eine Hepatitis auftreten kann.

Diagnostik: Besonders in der 3. und 4. Krankheitswoche sollten Harnuntersuchungen (zum Ausschluss einer Nephritis) sowie eine EKG-Untersuchung (bei Myokarditis-Verdacht) durchgeführt werden. Die Differenzialdiagnose zum Staphylokokken-bedingten Toxic-shock-Syndrom (s. S. 643), Streptokokken-bedingten Toxic-shock-Syndrom, Kawasaki-Syndrom, Lyell-Syndrom und zu Arzneimittelexanthemen kann schwierig sein.

Klinik: Heute meist leicht verlaufend. Es gibt aber auch schwere Formen (**toxischer Scharlach**, **Streptokokken-Toxic-shock-Syndrom**; s. S. 643). Eine frühzeitige Penicillin-Therapie kürzt den Krankheitsverlauf ab und verhindert Komplikationen. Aus diesem Grunde ist eine antibiotische Behandlung (in der Regel mit Penicillin für die Dauer von 10 Tagen) unbedingt erforderlich.

Therapie: Obwohl A-Streptokokken gegen viele Antibiotika sensibel sind, ist Penicillin traditionell das Mittel der Wahl. Man gibt Penicillin V oral in normaler Dosierung für die Dauer von 10 Tagen. Eine gleichwertige Alternative ist ein Oralcephalosporin (s. S. 84), das eine bessere Compliance hat. Zur Behandlung kann auch einmalig Benzathin-Penicillin G i. m. (Tardocillin 1 200) in einer Dosis von 0,6 Mio. IE (Kinder) bzw. 1,2 Mio. IE (Erwachsene) i. m. injiziert werden, wodurch ein ausreichender Blutspiegel für mindestens 10 Tage gewährleistet ist. Wenn ein Toxic-shock-Syndrom nicht ausgeschlossen werden kann, ist Cefadroxil zu bevorzugen (auch gegen Staphylokokken wirksam). Patienten, die nach der Penicillin-Behandlung noch A-Streptokokken im Rachen haben (in 10–15 % der Fälle), brauchen nicht erneut behandelt zu werden.
Bei einer Penicillin-Allergie verwendet man ein Oralcephalosporin oder ein Makrolid. Co-trimoxazol, Gyrase-Hemmer und Doxycyclin sind ungeeignet.

Prophylaxe: Nach Exposition kann bei Geschwistern und Spielgefährten eine orale Penicillin-Behandlung (in der therapeutischen Dosierung) die Erkrankung unterdrücken.

Diphtherie

Diagnostik: Mikroskopischer Nachweis der Erreger im Neisser-Präparat und Anzüchtung in der Kultur mit Spezialanreicherungen möglich (für eine Untersuchung Schleimhautabstriche nach Ablösen der Pseudomembran einsenden; Untersuchungsdauer ca. 3–4 Tage).

Klinik:

- **Tonsillar- und Rachendiphtherie:** Bei der Tonsillar- und Rachendiphtherie finden sich fest haftende Beläge, die z. T. auf den weichen Gaumen übergreifen, mäßiges oder fehlendes Fieber, z. T. Gaumensegellähmung, Schock und Granulozytose. Auch Nase, Ohr, Konjunktiven, Kehlkopf und Hautwunden können befallen sein. Durch aktive Impfung und den weitverbreiteten Antibiotika-Einsatz in Deutschland sehr selten geworden (0–2 Fälle/Jahr), jedoch gibt es seit einigen Jahren Epidemien in osteuropäischen Ländern (z. B. Russland, Ukraine, Lettland). Bei Einschleppung nach Deutschland erkranken z. T. ältere Menschen, die keinen Impfschutz mehr haben. Da heute nur noch wenige Ärzte jemals einen Fall von Diphtherie gesehen haben, wird die Ursache oft zu spät erkannt (deshalb häufig tödlicher Ausgang). Durch das sehr seltene Vorkommen sind auch Bakteriologen und insbesondere Laborärzte oft nicht mehr mit dem Erreger vertraut. Bei begründetem Verdacht sollte daher ein spezialisiertes Laboratorium eingeschaltet werden (z. B. Pettenkofer-Institut, München). Ein weitgehend identisches Bild kann selten auch durch toxinbildende Stämme von Corynebacterium ulcerans verursacht werden.
- **Larynxdiphtherie:** Bei der Larynxdiphtherie bestehen Heiserkeit und bellender Husten, bei stärkerer Membranbildung inspiratorischer Stridor, Dyspnoe und jugulare Einziehungen.

Therapie: Bei leichteren Erkrankungen 30 000–50 000 IE Diphtherie-Antitoxin (Pferdeserum) als 1-stündige i. v. Infusion, bei schweren Erkrankungen 60 000–120 000 IE (nach intrakutaner Vorprobe mit der Verdünnung 1 : 100 in physiologischer NaCl-Lösung). Antibiotika verringern die Toxinproduktion und eine Ausbreitung der Erreger. Daher stets gleichzeitig Penicillin G, bei Kindern täglich 100 000 IE/kg für 14 Tage. Notfalls Intubation oder Tracheotomie. Bei **Penicillin-Allergie** Clarithromycin (tgl. 12 mg/kg) für 10 Tage. Doxycyclin, Clindamycin und Rifampicin sind ebenfalls klinisch wirksam. Auch Cephalosporine und Peneme sind in vitro aktiv.

! Strenge Bettruhe wegen möglicher Myokarditis! Regelmäßige EKG-Kontrollen!

Schwere Erkrankungen müssen auf einer vollwertigen Intensivstation versorgt werden. Ab 3 Tage nach Therapieende sollten je 3 Nasen- und Rachenabstriche negativ sein.

Prophylaxe: Eine Antibiotika-Prophylaxe bei engem Kontakt mit einem Erkrankten ist mit einem Makrolid (Erythromycin) oder mit Penicillin V indiziert. Bei einem Diphtheriefall in einem Krankenhaus wird eine antibiotische Behandlung des akut involvierten Personals notwendig. Das Personal einer Diphtheriestation kann durch regelmäßige Impfungen sicher geschützt werden. Zusätzlich sind adäquate Desinfektionsmaßnahmen in der Umgebung angezeigt. Bei Umgebungsuntersuchungen entdeckte symptomlose Träger toxinbildender Stämme müssen antibiotisch behandelt werden, z. B. mit Clarithromycin: Erwachsene täglich bis zu 1 g, Kinder täglich 12 mg/kg, für 2 Wochen.

22 Tuberkulose

Durch die Einführung der Tuberkulostatika ist die Sterblichkeit an Tuberkulose (TB) auf ein Minimum gesenkt und die Prognose bedeutend verbessert worden. Mit Neuerkrankungen ist aber weiterhin zu rechnen. Reaktivierungen kommen besonders bei älteren Personen, Migranten aus Endemiegebieten, Patienten mit AIDS, chronischen Leukämien und anderen Grundleiden vor, die mit Immunsuppressiva behandelt werden. Tuberkulose ist oft auch die klinische Erstmanifestation von AIDS. Da die Therapie konsequent über lange Zeit fortgeführt werden muss und wegen möglicher Nebenwirkungen nicht ohne Risiko ist, muss die Diagnose in jedem Fall durch bakteriologische und andere Untersuchungsbefunde gesichert werden. Hinzu kommt die international zunehmende Resistenz gegen wichtige Erstliniensubstanzen, die für den Behandlungserfolg bedeutend ist und stets nicht nur der Diagnose, sondern zusätzlich der eingehenden Testung von Alternativ- und Reservesubstanzen bedarf.

Diagnostik: Folgende diagnostische Maßnahmen sind – vor Einleitung der Behandlung – durchzuführen:

- Die **mikroskopische Untersuchung** von Sputum, Magensaft u. a. reicht allein nicht aus, um eine Tuberkulose zu beweisen. Säurefeste Stäbchen im Untersuchungsmaterial können auch harmlose saprophytäre Mykobakterien oder sog. »atypische« (nichttuberkulöse) Mykobakterien sein. Nur bei starker Keimausscheidung ist das mikroskopische Präparat positiv. Mehrfach negative, provoziert gewonnene Sputumproben schließen hingegen eine Aerosolübertragung der Tuberkulose praktisch aus.
- Eine **kulturelle Untersuchung** sollte zur Bestätigung der Diagnose und zur Durchführung einer Resistenzbestimmung unbedingt angestrebt werden. Sputum, Bronchialsekret (bei Bronchoskopie gewonnen), Nüchternmagensaft, ggf. Eiter, Urin, Liquor oder Punktate, sollten vor Beginn der Therapie zur Untersuchung eingeschickt werden. Exzidiertes Gewebe sollte nicht nur histologisch, sondern auch kulturell untersucht werden. Heute sind mit Spezialverfahren eine schnellere Anzüchtung und Sensibilitätstestung sowie ein Tuberkelbakterien-DNA-Nachweis im Sputum mit einem käuflichen PCR-Testkit möglich.
- Die **molekularbiologische Untersuchung** sowohl von Primärmaterial als auch von Kulturproben zur Identifizierung und Differenzierung von Mykobakterien einschließlich der unmittelbaren genetischen Resistenzbestimmung ersetzt die althergebrachte Mikroskopie und Kultur noch nicht, verbessert aber bereits die Geschwindigkeit sowohl des Nachweises als auch der Resistenzprüfung wesentlich. Auch wenn die molekularbiologische Untersuchung vielfach noch nicht etabliert ist, ist zukünftig zu fordern, dass alle klinisch bedeutsamen Proben in gleicher Weise zur TB-Diagnostik molekularbiologisch untersucht werden, sodass mit Ergebnissen bereits innerhalb weniger Tage gerechnet werden kann.
- Primäre Resistenzen gegen einzelne Substanzen sowie MDR- und XDR-Tuberkulose (MDR = *multidrug resistant*; XDR = *extensively drug resistant*) bei Patienten erfordern zu sicheren Behandlung **immer den kulturellen Nachweis,** der eine komplette Austestung der Stämme und die vorangehende genotypische Resistenzanalyse erlaubt. Der kulturelle Nachweis unterbleibt nach wie vor immer

noch zu häufig – vor allem bei (chirurgischen) diagnostischen Eingriffen, wenn diese z. B. in erster Linie zum Ausschluss eines Malignoms durchgeführt werden. Nach Ansicht des Autors sollten solche Versäumnisse klarer zukünftig als Kunstfehler geächtet werden!

- Die **Tuberkulindiagnostik** hat in der gegenwärtigen epidemiologischen Situation nicht nur bei Kindern, sondern auch bei Erwachsenen eine große praktische Bedeutung, da gesunde jugendliche Erwachsene heute zu mehr als 80 % noch Tuberkulin-negativ sind. Erkrankte reagieren, mit Ausnahme der Miliartuberkulose, bereits auf schwache Tuberkulinkonzentrationen (1 Tuberkulin-Einheit [TE]) bei intrakutaner Testung positiv. Negative Reaktionen (auf 1 und 10 TE intrakutan) sprechen in der Regel gegen eine tuberkulöse Erkrankung; falsch negative Resultate kommen unter Tuberkulosepatienten in < 1 % der Fälle vor (präallergische Phase, Anergie, Corticosteroid-, Zytostatika-Therapie, Masern, AIDS, Testfehler). Eine positive Hautreaktion beweist noch keine Infektion durch humane oder bovine Tuberkelbakterien, sondern lediglich eine Infektion durch Mykobakterien, da auch bei Erkrankungen durch Mycobacterium kansasii, M. avium intracellulare, M. fortuitum u. a. die Hautprobe mit dem Tuberkulin aus humanen Tuberkelbakterien positiv ausfallen kann. Nach einer früheren Bacille-Calmette-Guérin-(BCG-)Impfung ist für mindestens 5–10 Jahre mit einer positiven Hautreaktion zu rechnen.
- Zunehmend abgelöst wird die Tuberkulintestung – zumindest in westlichen Industrienationen – durch immunologische Testverfahren wie den **γ-Interferon- und den T-Spot-Test**. Mit diesen Tests wird nach Stimulation mit spezifischen (M.-tuberculosis-)Antigenen im frischen Blut entweder der Überstand an γ-Interferon oder die Zahl der γ-Interferon-produzierenden Zellen gemessen. Die Spezifität der Tests ist höher (ca. 98 %) als die der Tuberkulintestung und die Sensitivität liegt zwischen 80–100 % – auch in Abhängigkeit von der (präanalytischen) Probenqualität, der Laborerfahrung und der Zellzahl. Bei immunsupprimierten Patienten und Kleinkindern sind beide Testverfahren eingeschränkt beurteilbar, allerdings mit Vorteilen für den weniger verbreiteten **ELISPOT**. Auch diese Tests können den Zeitpunkt einer möglichen Infektion nicht eruieren und zwischen Erkrankung und Infektion unterscheiden. Sie sind jedoch etabliert zur Risikoabschätzung möglicher TB-Erkrankungen vor immunsuppressiven Therapien, vor allem in der Rheumatologie. Bei unklaren Ergebnissen empfiehlt sich hier die Wiederholung mit anderen Testverfahren inkl. Tuberkulintestung.
- Mit der Identifizierung spezieller TB-Transkriptionssignaturen wurden 2010 erstmals **Biomarker** bekannt, mit denen nach vielversprechenden Studienergebnissen möglicherweise zukünftig aktive von latenten TB-Infektionen unterschieden werden können.
- Eine **Resistenzbestimmung** mit den angezüchteten Mykobakterien sollte gegen alle relevanten Mittel durchgeführt werden, und zwar nicht nur bei Diagnosestellung, sondern ggf. auch später, um eine sekundäre Resistenz zu erkennen. Sie können derzeit nur in geringem Umfang schon durch die molekularen Testmethoden ersetzt werden, die noch nicht einmal alle Standard-Tuberkulosemittel umfassen. Völlige oder teilweise Resistenz gegen Mittel wie Rifampicin, Isoniazid, Pyrazinamid oder Fluorchinolone ist ein bedeutsames Alarmzeichen für eine MDR- oder eine XDR-Tuberkulose. Andererseits kann eine atypische Resistenz gegen mehrere Mittel bei frischen Erkrankungen auch ein erstes Anzeichen für eine atypische Mykobakteriose sein

(genaue bakteriologische Differenzierung erforderlich).
Von einer **MDR- und XDR-Tuberkulose** (MDR = *multidrug resistant*; XDR = *extensively drug resistant*) wird gesprochen, wenn eine Resistenz gegen mindestens zwei der Standardtuberkulosemittel wie Rifampicin, Isoniazid oder Streptomycin vorliegt. Eine **XDR-Tuberkulose** setzt hingegen eine Resistenz gegen Isoniazid, Rifampicin, Pyrazinamid und mindestens noch den Chinolonen voraus. Jede Resistenz, die zu spät entdeckt wird, birgt jeweils die Gefahr einer zwischenzeitlich aufgetretenen additiven neuerlichen Resistenzentwicklung.

- **Histopathologie:** Granulomatöse Gewebsveränderungen mit Epitheloid- und Riesenzellen in operativ entfernten Organen oder in Probeexzisionsmaterial sind zwar typisch, aber nicht spezifisch für eine Tuberkulose; sie kommen auch bei anderen Mykobakteriosen, bei Pilzinfektionen, Brucellose und Sarkoidose vor. Eine Verkäsung dagegen ist weitgehend typisch.
- Alle an Tuberkulose Neuerkrankten sollten serologisch auf eine **HIV-Infektion** untersucht werden, weil eine Tuberkulose-Erkrankung vielfach erst Folge einer HIV-Infektion ist und zudem bei AIDS modifizierte Behandlungsregeln gelten (s. S. 749).

22.1 Allgemeine Therapierichtlinien

Immer ist eine **langfristige kombinierte Behandlung** mit mehreren vollwertigen Tuberkulostatika erforderlich. Mittel der 1. Wahl sind Isoniazid (INH), Rifampicin (RMP), Pyrazinamid (PZA), Ethambutol (EMB) und Streptomycin (SM), Mittel der 2. Wahl Protionamid (PTH) und Capreomycin (CM). Weitere Alternativsubstanzen, die nur sehr speziellen Therapiebedingungen vorbehalten bleiben sollten (Multiresistenz oder Entwicklungsländer), sind Gyrase-Hemmer (Levo- und Moxifloxacin), Thioacetazon, Tetracycline, D-Cycloserin/Terizidon, Paraaminosalizylsäure, Rifabutin, Rifapentin und Linezolid.
Am besten wirken Isoniazid, Rifampicin und Pyrazinamid. Streptomycin wirkt schwächer als Isoniazid und Rifampicin, aber stärker als Ethambutol. Ethambutol und Protionamid sind nur bakteriostatisch wirksam. Levofloxacin und Moxifloxacin haben eine gute Aktivität gegen Mycobacterium tuberculosis. Ihre Anwendung kommt bislang nur bei multiresistenter Tuberkulose oder INH- und Rifampicin-Unverträglichkeit in Betracht. Die Therapie bei Abwehrschwäche und bei HIV-Infektion entspricht weitgehend der Behandlung von Problemfällen (s. S. 749 und S. 756). Bei ansteckungsfähiger Tuberkulose (mikroskopischer Nachweis im Sputum) ist in der ersten Zeit der Behandlung eine Isolierung der Patienten in Einzelzimmern notwendig.
In der **Schwangerschaft** kann eine aktive Tuberkulose ohne größere Gefährdung des Feten mit Isoniazid, Rifampicin und Ethambutol behandelt werden. Rifampicin sollte aber in den letzten Schwangerschaftswochen wegen der Blutungsgefahr nicht mehr genommen werden. Bisherige Behandlungen mit Pyrazinamid in der Schwangerschaft weisen zwar darauf hin, dass auch diese Substanz keine Gefahr für den Feten darstellt, wegen fehlender ausreichender Erfahrung sollte dies jedoch nur zwingenden Gründen (z. B. hohe Resistenz) vorbehalten bleiben. Zu vermeiden sind Streptomycin und Amikacin (fetale Schädigung möglich), außerdem Protionamid/Ethionamid und Chinolone.
Bei **vorgeschädigter Leber** sind Streptomycin und Ethambutol unbedenklich. Isoniazid kann, wenn es während der Tuber-

kulose nicht zu einer Verschlechterung der Leberfunktion kommt, weiterhin gegeben werden. Bei frischer Hepatitis sind Isoniazid und Rifampicin zu vermeiden. Die Gefahr einer Leberschädigung durch Isoniazid ist bei Patienten über 50 Jahren größer als bei jüngeren Erwachsenen und bei Kindern.

Bei **eingeschränkter Nierenfunktion** werden Isoniazid und Rifampicin in normaler Dosierung angewandt, da sie in der Leber in starkem Maße metabolisiert werden. In reduzierter Dosierung gibt man Ethambutol (s. S. 257) und Pyrazinamid. Auf Protionamid, Ethionamid und Streptomycin ist möglichst zu verzichten. Bei Dialysepatienten gelten andere Dosierungsregeln (s. S. 942).

Bei **Kindern** erfolgt die Tuberkulosebehandlung nach den gleichen Grundsätzen wie bei Erwachsenen. Sollte bei der sehr seltenen angeborenen Tuberkulose eine Therapie bereits im 1. Lebensmonat notwendig sein, so darf wegen der noch nicht voll ausgereiften Nierenfunktion und der Gefahr einer Kumulation Streptomycin nur in reduzierter Dosierung angewandt werden. Zur Dosierung von Rifampicin siehe Seite 253.

Glucocorticosteroide können zu Beginn der Behandlung bei Patienten mit Hypoxämie, anhaltendem Fieber und Kachexie nützlich sein (tgl. 50–100 mg Prednison für 2–4 Wochen). Sekundärinfektionen sind bei kurzer Dauer kaum zu befürchten. Bei tuberkulöser Pericarditis constrictiva wird die Frequenz von notwendigen Perikardektomien vermindert; bei tuberkulöser Meningitis werden ein Hirnödem und Hirnnervenausfälle gebessert. Bei ausgeprägter Pleuritis wird die Schwartenbildung verringert. Die Therapie einer Tuberkulose mit einem Corticosteroid sollte immer erst dann eingeleitet werden, wenn die volle Dosis mehrerer sicher wirksamer Tuberkulostatika gegeben worden ist.

Eine **Bakterienresistenz** gegen Isoniazid, die in Europa bei einer Ersterkrankung selten vorkommt (in 1–5 % der Fälle), ist bei Zweiterkrankungen häufiger und zwingt zu therapeutischen Konsequenzen. Eine primäre Resistenz gegen Rifampicin und Pyrazinamid ist in Deutschland selten. Dagegen hat in einigen Großstädten der USA, in einigen Regionen Afrikas und vor allem in Osteuropa die **multiresistente Tuberkulose** erheblich zugenommen. Die Therapie einer komplett resistenten Tuberkulose kann ein großes Problem – auch für das Pflegepersonal – sein. Von Mehrfachresistenz spricht man bereits bei Unwirksamkeit von Isoniazid und Rifampicin. Man beginnt bei einem Rezidiv (oder bei Therapieversagen) die Behandlung mit einer Dreierkombination, bei der mindestens zwei Mittel früher noch nicht angewandt worden sind (z. B. Ethambutol + Protionamid + Levofloxacin). Über die weitere Verwendung entscheidet das Ergebnis der Resistenzprüfung, die alle Alternativpräparate, wenn möglich mit MHK-Bestimmungen, einschließen sollte. Wenn im Verlauf einer Behandlung die Unwirksamkeit eines Tuberkulostatikums nachgewiesen wird, kommt eine Reihe anderer Mittel in Betracht, von denen sich Protionamid bei kombinierter Anwendung als gut wirksam erwiesen hat. Capreomycin ist nur bei Streptomycin-Resistenz und nachgewiesener Empfindlichkeit einzusetzen (Kreuzresistenz möglich), nicht aber bei schon eingetretener Innenohrschädigung durch Streptomycin (additive Toxizität). Levofloxacin, Moxifloxacin, Ciprofloxacin, Linezolid, evtl. auch Rifabutin, Clarithromycin, Tetracycline in hoher Dosierung, Paraaminosalizylsäure und D-Cycloserin/Terizidon, sind weitere Reservemittel. Zukünftig sind auch Diarylquinoline wie das Bedaquilin (TMC207) zu erwarten.

Die z. T. erheblichen **Nebenwirkungen** der Kombinationstherapie erfordern regelmäßige Kontrollen durch einen Arzt mit Erfahrung in der Tuberkulose-Therapie, meist einen Lungenfacharzt oder Infektionsspezialisten (Tab. 22.1-1).

Isoniazid (INH) kann zu einer Störung des Pyridoxin-Stoffwechsels führen; deshalb verabreicht man während einer Isoniazid-Be-

Therapie

Tab. 22.1-1 Wichtige Nebenwirkungen von Tuberkulostatika (bei üblicher Dosierung).

Nebenwirkungen auf:	Isoniazid	Rifampicin	Ethambutol	Streptomycin	Protionamid	Pyrazinamid	Levofloxacin
Magen und Darm	+	–	–	–	+	(+)	–
Leber	+	+	–	–	+	+	–
Nieren		(+)	–	(+)		(+)	–
Nervensystem (zentral)	+	(+)	+	(+)	(+)	–	(+)
Nervensystem (peripher)	+	–	Optikus-Schädigung	Vestibularis-Schädigung	–	–	–
blutbildende Organe	+	(+)	–	–	(+)	–	–
Haut	Pellagroid	Verfärbung (+ Urin, Tränenflüssigkeit)		Allergie	Pellagroid	Photodermatose	Photodermatose
Weiteres	Blutungsbereitschaft (Gefäßwandschädigung)	Grippe-ähnliches Syndrom				Gicht	Achillessehnenriss
Vorsichtige Anwendung oder Kontraindikationen	Leberschaden, Alkoholgenuss, Epilepsie, psychische Störungen	Leberschaden, Frühgravidität, Vorsicht bei intermittierender Gabe	Augenleiden (mit Optikus-Atrophie)	Niereninsuffizienz, Hörstörung, Gravidität	Leberschaden, Psychosen, Epilepsie, Alkoholabusus, Frühgravidität, Diabetes mellitus	Niereninsuffizienz, Leberschaden, Gicht	Gravidität, Krampfleiden, Kinder

+ = häufiger; (+) = selten; – = keine.

handlung gefährdeten Personen (s. S. 247) täglich 20 mg Pyridoxin (zur Vorbeugung einer peripheren Neuritis). Isoniazid kann selten auch zu Leberschädigungen führen. Bei Kombination mit **Rifampicin** ist eine verstärkte Lebertoxizität möglich (regelmäßige Kontrollen von Transaminasen und Bilirubin sind notwendig). Wenn eine Leberfunktionsstörung auftritt, sind Isoniazid und Rifampicin sofort wegzulassen. Nach Normalisierung der Leberwerte kann Isoniazid in langsam steigenden Dosen erneut gegeben werden (unter häufiger Kontrolle der Leberfunktion) und Rifampicin wird durch ein anderes wirksames Mittel ersetzt. Erfahrungsgemäß sind dann die Einzelsubstanzen für sich allein verträglich, nicht aber in ihrer Kombination.

Streptomycin (SM) wie auch Amikacin und Kanamycin erfordern wegen Ototoxizität regelmäßige Innenohrkontrollen (Audiogramm, Vestibularisprüfung) und muss bei den ersten Anzeichen für eine Innenohrschädigung, die schon bei einer Gesamtdosis von 20 g auftreten kann, durch ein anderes Tuberkulostatikum (jedoch nicht durch Capreomycin) ersetzt werden. Ab Überschreiten einer Gesamtdosis von 30 g ist verstärkt mit einer Ototoxizität zu rechnen.

! Niemals dürfen Aminoglykoside (Streptomycin, Capreomycin, Kanamycin, Gentamicin, Tobramycin, Amikacin u. a.) miteinander kombiniert werden.

Wenn ein Aminoglykosid bereits längere Zeit gegeben worden ist, ist die Fortsetzung der Therapie mit einem anderen Aminoglykosid nur bei normalem Audiogramm und unter fortlaufender Prüfung der Innenohrfunktion möglich.

Pyrazinamid (PZA) führt nahezu immer zu Harnsäureerhöhungen, löst aber seltener Gichtanfälle aus, die allerdings gut mit Urikosurika (ohne Absetzen der Therapie) zu behandeln sind. Metabolische Interaktionen mit anderen Pharmaka sind möglich (s. S. 258). Die Kombination von Pyrazinamid und Levofloxacin ist schlecht verträglich. Durch Ethambutol können Sehschäden auftreten, durch Protionamid vielfältige, meist harmlose Nebenwirkungen.

Wenn unter einer Kombinationstherapie **allergische Symptome** auftreten, so ist zunächst das Medikament mit der größten Allergiehäufigkeit (Streptomycin oder Rifampicin) wegzulassen und durch ein anderes zu ersetzen.

Bei jüngeren Frauen unter tuberkulostatischer Therapie sind ggf. konzeptionsverhütende Maßnahmen indiziert, um einer Schwangerschaft und evtl. teratogenen Schädigungen (s. S. 895) vorzubeugen. Ovulationshemmer wirken allerdings bei Therapie mit Rifampicin unsicher; sinnvoll ist daher das Einlegen einer Intrauterinspirale.

Kriterien für den Behandlungserfolg: Hier sind zu nennen:

- Entfieberung des Patienten,
- Sputumkonversion (mikroskopisches Verschwinden der Tuberkelbakterien),
- Rückbildung einer Kaverne oder eines Infiltrats,
- Besserung der BSG,
- Besserung des Allgemeinzustandes, Zunahme des Appetits, Gewichtszunahme.

Das **Versagen der Therapie** kann bedingt sein durch:

- ungenügende Initialbehandlung (Unterdosierung) oder Monotherapie,
- unregelmäßige Medikamenteneinnahme (Non-Compliance),
- primäre Bakterienresistenz oder sekundäre Resistenzentwicklung,
- Grundleiden (Silikose, Leukämie, M. Hodgkin, AIDS etc.),
- Erkrankung durch atypische Mykobakterien,
- Fehldiagnose (z. B. Sarkoidose, Tumor).

Eine **klinische Besserung** sollte nach 1–2 Wochen eintreten, gefolgt von einem

Therapie

allmählichen Rückgang der Röntgenveränderungen bei Lungentuberkulose. Initiale Verschlechterungen können Zeichen einer Bakteriolyse sein, bei HIV-Infektion unter HAART auch Zeichen einer Immunrekonstitution. Eine Sputumkonversion findet meist nach 4–8 Wochen statt. Wenn nach 4-monatiger Kombinationsbehandlung noch Bakterien nachgewiesen werden, sind diese fast immer gegen eines oder mehrere der angewandten Mittel resistent oder eine sehr große Kaverne hat Bronchusanschluss (vorausgesetzt, der Patient hat seine Medikamente auch genommen).

Prophylaxe: Eine Prophylaxe kann nach Exposition eines Kindes oder älteren Familienangehörigen (trotz noch fehlender Krankheitserscheinungen und fehlender Tuberkulin-Reaktion) durch eine mindestens 3 Monate dauernde Gabe von Isoniazid (bei jüngeren Kindern 10 mg/kg/Tag, max. 300 mg, bei Erwachsenen 300 mg/Tag) erfolgen. Wenn ein Kind nach dieser Zeit noch Tuberkulin-(Quantiferon-)negativ ist, kann die Behandlung abgebrochen werden, sofern der erkrankte Familienangehörige durch eine voll wirksame Behandlung nicht mehr infektiös ist (sonst weiterbehandeln). Wenn trotz Isoniazid-Gabe eine Tuberkulinkonversion (= erstmaliges Auftreten eines positiven Tuberkulintests) eingetreten ist und Krankheitszeichen fehlen, behandelt man mit Isoniazid weiter.
Das **Neugeborene** einer Mutter, die in der Gravidität oder früher ausreichend behandelt worden ist und keine aktive Tuberkulose mehr hat, braucht nach der Geburt nicht von der Mutter getrennt zu werden; es benötigt kein Isoniazid und kann BCG-geimpft werden.

Empfehlungen für eine präventive Therapie mit Isoniazid:

- **Kürzlich stattgefundene Tuberkulinkonversion bzw. Vergleichbares im Kindesalter.** Dosierung: Erwachsene täglich 300 mg, Kinder täglich 10 mg/kg (max. 300 mg) Isoniazid + Vitamin B_6 für 6 Monate. Eine Monotherapie ist möglich, weil die zu behandelnde Bakterienpopulation noch so klein ist, dass mit Isoniazid-resistenten Varianten nicht zu rechnen ist. Bei auftretenden Röntgenveränderungen wird eine Kombinationsbehandlung wie üblich durchgeführt.
- **Gefahr der Reaktivierung eines älteren tuberkulösen Prozesses** bei Leukämie, AIDS, Organtransplantation, Behandlung mit Glucocorticosteroiden, Biologicals oder anderen Immunsuppressiva. Dosierung: Erwachsene täglich 300 mg, Kinder täglich 10 mg/kg (max. 300 mg) Isoniazid + Vitamin B_6 für die Dauer der Gefährdung. Vorsicht ist wegen der Hepatotoxizität von Isoniazid bei älteren Menschen und Patienten mit einer Lebererkrankung geboten. Sollten sich dennoch Röntgenveränderungen entwickeln, so ist eine kombinierte Therapie erforderlich.
- In den USA gibt es eine zunehmende Tendenz zur präventiven Therapie bei **Tuberkulin-positiven Personen in Risikosituationen** (z. B. im Gefängnis).

22.2 Klinische Formen und Therapie

Unkomplizierte Tuberkulose

Therapie: Beim **Normalfall** (unkomplizierte Lungentuberkulose, Abb. 22.2-1) schließt sich einer 2(–3) Monate dauernden intensiven Initialbehandlung eine 4(–7) Monate dauernde Konsolidierungstherapie an. Als erfolgversprechendes Behandlungsschema mit einer Rezidivrate unter 1 % bei einer Gesamtbehandlungsdauer von nur 6 Monaten hat sich die in Tab. 22.2-1 dargestellte

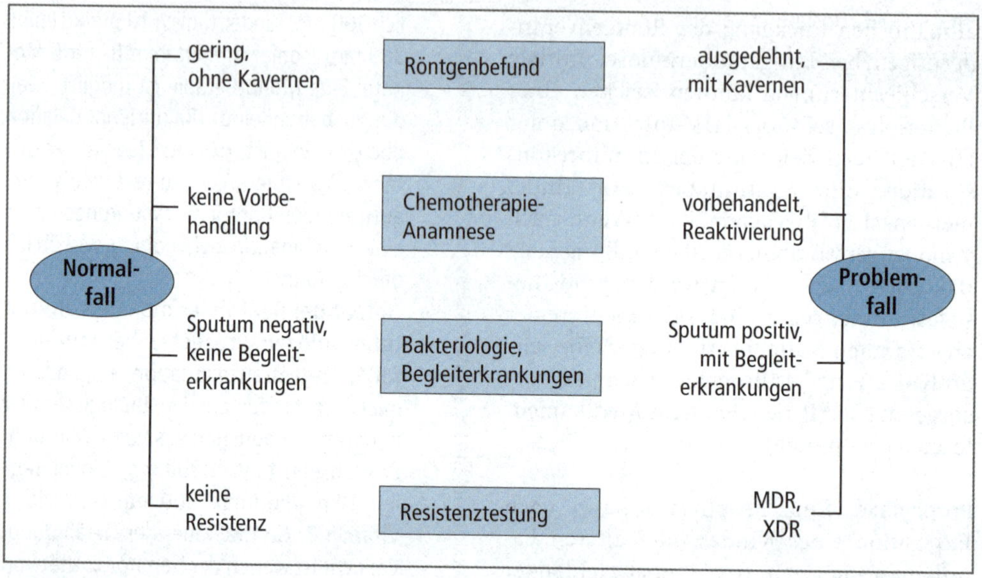

Abb. 22.2-1 Differenzierung der Lungentuberkulose in Normal- und Problemfall. MDR = *multi drug-resistant*; XDR = *extensively drug-resistant.*

Therapie

Kombination erwiesen. Die **Vierfachkombination** berücksichtigt die Möglichkeit einer primären Resistenz gegen ein oder zwei Mittel, sodass wenigstens zwei Mittel ausreichend wirksam sind. Statt Pyrazinamid oder Ethambutol kann auch Streptomycin als 4. Komponente gegeben werden.

Die **Behandlung in der 2. Phase** kann bei voller Wirksamkeit der Substanzen ggf. auch intermittierend als 2 × wöchentliche Verabreichung einer Zweier- oder Mehrfachkombination erfolgen (Tab. 22.2-2), besonders

Tab. 22.2-1 Behandlungsschema bei der unkomplizierten Lungentuberkulose.

Initialtherapie: 2 Monate	Konsolidierungstherapie: 4 Monate
Rifampicin	Rifampicin + Isoniazid
+ Isoniazid	
+ Pyrazinamid	
+ Ethambutol	

wenn die Zuverlässigkeit der Gabe zu Hause nicht gewährleistet ist und die Einnahme überwacht werden soll (»directly observed therapy« = DOT). Diese Behandlung ist auch bei Non-Compliance sinnvoll, verursacht jedoch oft erhebliche organisatorische Schwierigkeiten (z. B. bei Obdachlosen, Psychotikern, Alkoholikern und dementen Patienten). Dabei kann Rifapentin mit langer Halbwertszeit (Orphan-Drug) anstelle von Rifampicin verwendet werden (s. S. 255).

Eine **modifizierte Vierfachkombination** besteht aus der Basiskombination Isoniazid + Rifampicin + Pyrazinamid sowie der täglich wechselnden Gabe von Ethambutol bzw. Streptomycin. Der Vorteil hierbei ist die Gabe des bakteriziden Streptomycins über 2–3 Monate.

Wenn eine orale Applikation nicht möglich ist, gibt es für die Initialtherapie parenterale Präparate von Isoniazid, Rifampicin, Ethambutol und Streptomycin.

Mit einer Reihe von Studien konnte auch die Wirksamkeit einer auf 4 oder 3 Monate ver-

Tab. 22.2-2 Dosierung von Tuberkulostatika.

Medikament	Tagesdosis (g/Tag)	Tagesdosis (mg/kg)	Dosierungsintervall (h)	Intermittierende Einnahme[1]
Isoniazid	0,3	5	24	15 mg/kg
Rifampicin	0,45–0,6 (max. 0,75)	10	24	10 mg/kg (max. 0,75 g)
Streptomycin	0,75–1,0	15	24	0,75–1 g
Ethambutol	1	15	8–12	40 mg/kg
Pyrazinamid	1,5–2,0	25–30	24	60 mg/kg (3–4 g)
Protionamid	0,5–1,0	8–10	12	0,5–1 g

[1] Einzeldosis bei 2 × wöchentlicher Gabe.

kürzten Therapie bei unkomplizierter, nicht kavernöser oder miliarer Lungentuberkulose gezeigt werden, die etwas höhere Rate an Versagern und Rezidiven erlaubt aber keine generelle Empfehlung zu einer kürzeren Behandlungszeit als 6 Monate.

Komplizierte Tuberkulose

Therapie: Bei **Problemfällen** (komplizierte Lungentuberkulose) ist oft eine wesentlich längere Behandlung (12–18 Monate) notwendig. Als Komplikation gelten ausgedehnte Lungenveränderungen, Kavernenbildung, Nachweis von massenhaft Bakterien im Sputum, Reaktivierung einer alten Tuberkulose, Anzüchtung von resistenten Tuberkelbakterien und das Bestehen einer resistenzmindernden Grundkrankheit (Diabetes, Alkoholismus, Neoplasien, HIV/AIDS, Leukämie, Glucocorticosteroid-Dauertherapie).
Die Therapie mit einer optimal wirksamen Viererkombination wird auf jeden Fall bis zur Sputumkonversion (Negativwerden der Sputumpräparate) durchgeführt, mindestens jedoch 2 Monate. Daran schließt sich eine längere Behandlung mit einer voll wirksamen Zweierkombination an (bevorzugt unter Einschluss von Rifampicin).

Organtuberkulose

Pleuritis exsudativa: Mehrmonatige Behandlung mit Isoniazid + Rifampicin + Ethambutol wie bei der Lungentuberkulose. Anfangs gibt man zusätzlich ein Corticosteroid zwecks rascher Resorption des Ergusses und zur Vermeidung von Adhäsionen. Dosierung: Beginn mit 30–50 mg Prednison, dann Rückgang auf 10–20 mg (für etwa 4 Wochen). Die intrapleurale Instillation von Isoniazid oder Streptomycin ist unnötig.

Pleuraempyem: Therapie wie bei der Lungentuberkulose. Instillation von Isoniazid oder Streptomycin in die Pleurahöhle möglich (Resorption bei gleichzeitig systemischer Gabe berücksichtigen). Evtl. chirurgische Behandlung, die ggf. durch eine gezielt gelegte (CT-gesteuerte) Drainage unterbleiben kann. Nicht selten kommt es zur Sekundärinfektionen durch Staphylokokken oder andere Keime, die gezielt antibiotisch behandelt werden müssen.

Halslymphknotentuberkulose: Bei Infektionen durch humane oder bovine Tuberkelbakterien sollte sich das Therapieregime nicht von dem einer unkomplizierten Lungentuberkulose unterscheiden. Eine teilweise oder komplette Exstirpation leicht erreichbarer Lymphknoten anstelle einer Biopsie allein zur Erregergewinnung kann die Erkrankung abkürzen. Verstümmelnde Eingriffe sind bei dieser relativ gutartigen Erkrankungsform zu vermeiden. Mit Beginn, aber auch noch zum Ende der Therapie kann es immer wieder zum Anschwellen der Lymphknoten kommen, ohne dass dies als Zeichen des Therapieversagens gewertet werden kann. Abszesse sollten punktiert werden, da wie bei inkompletter chirurgischer Behandlung stets die Gefahr der Ausbildung einer chronischen Fistel besteht.

Mesenteriallymphknoten-, Darm- und Peritonealtuberkulose: Heute meist Folge einer hämatogenen Streuung oder durch das Verschlucken von bakterienhaltigem Sputum bedingt. Das Krankheitsbild kommt auch als AIDS-Komplikation vor. Prädestinierter Ort auch für diese Infektion ist der Ileozökalpol, z. T. mit schweren, übergreifenden Entzündungsreaktionen und abszedierenden Lymphknotenkonglomerat-Tumoren.

Therapie: Kombinierte Behandlung wie bei der Lungentuberkulose.

Miliartuberkulose: Heute selten geworden. Die ersten Symptome sind vieldeutig. Gefährdet sind Kinder aus Risikokollektiven, Personen aus Endemieländern (Indien!) sowie HIV-Patienten und vergleichbar immunsupprimierte Patienten. Bei typischem Lungenbild und fehlendem Erregernachweis aus Bronchialsekret gelingt dieser meist unproblematisch durch eine Leberpunktion.

Landouzy-Sepsis: Eine Sonderform ist die Landouzy-Sepsis mit positivem Erregernachweis aus der Blutkultur bei Abwehrschwäche.

Therapie: Soweit möglich, parenterale Dreier- oder Viererkombination von Isoniazid, Rifampicin und Pyrazinamid und/oder Streptomycin, zusätzlich kurzfristig Prednison (bei starker Dyspnoe oder toxischem Verlauf). Zum Ausschluss einer gleichzeitigen Meningitis muss der Liquor untersucht werden! Eine lang dauernde Therapie trotz rascher Besserung ist immer notwendig. Nach klinischer Besserung gleiche Behandlung wie bei der Lungentuberkulose. Nach Überstehen des kritischen Initialzustands besteht eine gute Prognose.

Meningitis tuberculosa: Entsteht fast immer im Rahmen einer Miliartuberkulose. Entscheidend ist die frühzeitige Diagnosestellung. Heute ist mit der PCR aus Liquor eine Schnelldiagnose möglich.

> Mit jeder Verzögerung der Diagnostik steigt das Risiko von Dauerschäden (daher sofortige Therapie schon bei begründetem Verdacht).

Therapie: Behandlungsbeginn nach Entnahme von Liquor mit 4 Mitteln in maximaler Dosierung:
- Isoniazid: bei Erwachsenen initial 10 mg/kg, nach 3–4 Wochen 5–7 mg/kg; bei Kindern initial 15–20 mg/kg, nach 3–4 Wochen 10 mg/kg; Tageshöchstdosis bei Erwachsenen 1 g, bei Kindern 0,5 g;
- Rifampicin: täglich 10 mg/kg, Tageshöchstdosis bei Erwachsenen 0,75 g;
- Pyrazinamid: täglich 30 mg/kg (max. tgl. 2 g);
- Streptomycin oder Amikacin: 20 mg/kg i. v., Tageshöchstdosis 1 g (bei Erwachsenen bis 1,5 g); Dauer ein Monat, ab dem 2. Monat nur 2 × wöchentlich.

Die **intralumbale Gabe** von Tuberkulostatika ist heute verlassen worden.
Wenn sich die angezüchteten Tuberkelbakterien gegen eines dieser Tuberkulostatika als resistent erweisen, kann stattdessen das liquorgängige Protionamid angewandt werden (tgl. 10 mg/kg, max. 1 g). Abhängig vom klinischen Verlauf und dem Liquorbefund kann nach 2–3 Monaten auf die Kombina-

tion von Isoniazid (tgl. 5 mg/kg) und Rifampicin übergegangen werden (für weitere 10 Monate). In schweren Fällen (bei erhöhtem Hirndruck) ist die Gabe von Dexamethason indiziert.

Tuberkulome des Gehirns: Selten in Europa, relativ häufig in Ostafrika (Äthiopien). Sie können supra- oder infratentoriell lokalisiert sein und singulär oder multipel vorkommen. Sie führen wie ein Hirntumor oft zu Krämpfen und neurologischen Ausfällen und sind im CT oder MRT nachweisbar. Beim Hineinwachsen in den Subarachnoidalraum rufen sie eine Meningitis hervor.

Therapie: Die Therapie entspricht der bei tuberkulöser Meningitis, die in den meisten Fällen zur Rückbildung führt (auch ohne Operation). Eine lange Behandlung ist notwendig!

Urogenitaltuberkulose: Kombinierte Behandlung wie bei anderen schweren Organtuberkulosen, vorzugsweise mit Isoniazid, Rifampicin, Pyrazinamid und Ethambutol. Levofloxacin ist ein potenzieller Kombinationspartner (gut nierengängig), der auch gegen bakterielle Sekundärinfektionen wirkt. Von den oben genannten Mitteln müssen bei eingeschränkter Nierenfunktion nur Ethambutol und Levofloxacin niedriger dosiert werden. Wegen der großen Rezidivgefahr ist eine lange tuberkulostatische Behandlung (für 9–12 Monate) notwendig. Ein chirurgisches Eingreifen ist heute kaum noch erforderlich. Sekundärinfektionen verschlechtern die Prognose; daher sollten endourethrale Eingriffe (Katheterisierung, Zystoskopie etc.) möglichst vermieden werden.

Knochen- und Gelenktuberkulose: Heute selten geworden, aber immer wieder bei Migranten zu finden. Häufigster Manifestationsort ist die Wirbelsäule am thorakolumbalen Übergang, bei der Erstdiagnose nicht selten bereits mit einem Senkungsabszess oft bis in die Psoas. Zur Diagnosesicherung ist nahezu immer eine Biopsie indiziert.

Therapie: Langzeittherapie über mindestens ein Jahr mit voll wirksamen Kombinationen, evtl. chirurgische Behandlung, orthopädische Maßnahmen.

Hauttuberkulose: Heute sehr selten.

Therapie: Behandlung mit typischer Dreierkombination, z. B. Isoniazid + Rifampicin + Ethambutol. Chirurgische Maßnahmen sind heute nicht mehr erforderlich.

Multiresistente Tuberkulose

Früher war das Resistenzproblem in erster Linie ein Problem chronisch Kranker, die über Jahre insuffizient behandelt worden waren, sodass es zum Auftreten einer sekundären bzw. erworbenen Resistenz gekommen war. Zusätzlich werden in den letzten Jahren weltweit zunehmend Primärresistenzen bei Tuberkulose-Erkrankungen beobachtet, die bereits übertragen wurden. In Mitteleuropa sind etwa 5 % aller neu aufgetretenen Infektionen durch Stämme bedingt, die zumindest gegen **ein** übliches Tuberkulostatikum resistent sind. Dieser Prozentsatz ist in Osteuropa höher (10–15 %) und kann an einzelnen Orten noch wesentlich höher sein (Gefängnis-Insassen). Aus epidemiologischen, aber auch aus praktisch-therapeutischen Erwägungen werden von den Tuberkulosen mit singulären Resistenzen (z. B. Isoniazid-resistente TB) die MDR-Tuberkulose und die XDR-Tuberkulose unterschieden:

- **MDR-TB (»multi drug-resistant tuberculosis«):** Tuberkulose mit Nachweis von Resistenzen gegen Isoniazid und Rifampicin. Weitere Resistenzen sind möglich.
- **XDR-TB (»extensively drug-resistant tuberculosis«):** MDR-Tuberkulose mit zusätzlichem Nachweis von Resistenzen

gegen Flourchinolone und gegen parenterale Substanzen wie Amikacin, Kanamycin und Capreomycin. Weitere Resistenzen sind möglich.

Therapie: Die Therapie einer erstmals diagnostizierten Tuberkulose mit resistenten Erregern unterscheidet sich vom üblichen Vorgehen (Tab. 22.2-3). Die Patienten müssen wesentlich länger mit einer Vierfachkombination behandelt werden (mind. 9 Monate ab Beginn der wirksamen Therapie) sowie mit einer anschließenden wünschenswerten Kombination von Isoniazid + Rifampicin für weitere 12–24 Monate. Da aber in der Mehrzahl eine Resistenz oder eingeschränkte Empfindlichkeit gegen INH oder Rifampicin besteht, muss eine dieser Substanzen meist durch zwei schwächer wirksame Präparate ersetzt werden. Die Therapie richtet sich nach der Resistenz der Erreger und dem klinischen Ansprechen. Besondere Probleme entstehen bei einer Tuberkulose mit mehrfach resistenten Stämmen. Hierbei muss ggf. auch auf unübliche Tuberkulostatika zurückgegriffen werden (je nach Resis-

Tab. 22.2-3 Tuberkulosemittel und Gruppeneinteilung.

Tuberkulose-mittel	Dosis pro Tag	Applikation	Resistenz und Resistenzmechanismen
Gruppe I: Orale Erstlinien-Substanzen			
Isoniazid	5 mg/kg	1 × tgl. oral oder i. v.	• Resistenzmutationen des katG-Gens entsprechen hoher Isoniazid-Resistenz, aber in der Regel keine Kreuzresistenz mit Protionamid oder Ethionamid • Resistenzmutationen des inhA-Gens bzw. anderer in der Promoter-Region sind meist verbunden mit Kreuzresistenz gegen Protionamid/Ethionamid, aber noch erhaltener Isoniazid-Wirksamkeit mit hoher (doppelter) Dosis
Rifampicin	10 mg/kg	1 × tgl. oral oder i. v.	• Mutationen in der 81bp-Region der RNA-Polymerase-b-Subunit-(rpoB-)Gene führen zu Rifampicin-Resistenz mit Kreuzresistenz gegen Rifapentin • 15–20 % der Rifampicin-resistenten Stämme sind jedoch noch Rifabutin-empfindlich
Ethambutol	15–25 mg/kg	1–3 × tgl. oral oder i. v.	• gut verträgliches, schwach wirksames TB-Mittel • Resistenztestung nicht sicher etabliert • bei Resistenznachweis jedoch vermutlich keine Wirksamkeit mehr
Pyrazinamid	30 mg/kg	1 × tgl. oral	• Empfindlichkeitsprüfung schwierig • ohne sicher nachgewiesene Resistenz Mittel der Wahl für die Dauerbehandlung der MDR-Tuberkulose

Tab. 22.2-3 Tuberkulosemittel und Gruppeneinteilung. *(Fortsetzung)*

Tuberkulosemittel	Dosis pro Tag	Applikation	Resistenz und Resistenzmechanismen
Gruppe II: Nur parenteral applizierbare Erstlinien-Substanzen (jeweils nur eine Substanz der Gruppe einsetzbar, bei gleichem genetischem Angriffspunkt)			
Streptomycin	15 mg/kg	1 × tgl. i. v.	• Resistenz, die eine Hemmung der Proteinsynthese durch irreversible Bindung an die 30S-ribosomale Subunit verhindert, führt schnell zu einer Kreuzresistenz gegen alle Aminoglykoside, nicht aber des in chemisch anderer Struktur vorliegenden, im Wirkmechanismus gleichen Polypeptids Capreomycin • Streptomycin-resistente Stämme sind eher noch Capreomycin- und Kanamycin-sensibel, Capreomycin-resistente Erreger noch Amikacin-sensibel und Amikacin-resistente Stämme zumeist resistent gegen die gesamte Klasse
Kanamycin	15 mg/kg	1 × tgl. i. v.	
Amikacin	15 mg/kg	1 × tgl.	
Capreomycin	15 mg/kg	1 × tgl. i. v.	
Gruppe III: Fluorchinolone oral oder parenteral (jeweils nur eine Substanz der Gruppe einsetzbar, bei gleichem genetischem Angriffspunkt)			
Ofloxacin	15 mg/kg	1 × tgl.	• Nachweis einer Resistenzmutation im gyrA-Gen bei Indikator- und Testsubstanz ist verbunden mit Kreuzresistenz gegen alle Fluorchinolone • Resistenz auch durch Mutationen im gyrB-Gen möglich • Ofloxacin und Ciprofloxacin sind die vermutlich schwächsten Substanzen • Moxifloxacin hat vermutlich die beste sterilisierende Wirkung • Levofloxacin hat aber das vergleichbar beste Wirk- und Nebenwirkungsprofil bei hoher Dosierung (mind. 1 000 mg/Tag)
Ciprofloxacin	15–20 mg/kg	2–3 × tgl.	
Levofloxacin	15 mg/kg	1–2 × tgl. oral oder i. v.	
Moxifloxacin	7,5–10 mg/kg	1 × tgl. bevorzugt oral	
Gruppe IV: Geringer wirksame Alternativsubstanzen (alle ggf. gemeinsam einsetzbar)			
Ethionamid oder Protionamid	15 mg/kg	1 × tgl.	• unter den Substanzen der Gruppe IV sind die Thionamide wirksamer als Cycloserin, gefolgt von Paraaminosalizylsäure • eine Resistenz gegen Ethionamid/Protionamid entsteht wie bei Isoniazid über eine inhA- oder besonders über eine ethA-Gen-Mutation prinzipiell sehr schnell unter Monotherapie • das bakteriostatische Cycloserin und das vergleichbare Terizidon hemmen ein Enzym zum Aufbau von Bestandteilen (Alanindipeptid) der Zellwand
Cycloserin oder Terizidon	15 mg/kg	1 × tgl.	
Paraaminosalizylsäure	150 mg/kg	1–3 × tgl.	

Tab. 22.2-3 Tuberkulosemittel und Gruppeneinteilung. *(Fortsetzung)*

Tuberkulosemittel	Dosis pro Tag	Applikation	Resistenz und Resistenzmechanismen
			• Resistenzen sind noch selten, die Wirksamkeit von Cycloserin ist besser untersucht, Terizidon ist vermutlich weniger toxisch (ZNS-Nebenwirkungen)
Gruppe V: Wenig wirksame bzw. wenig klinisch geprüfte Reservesubstanzen (ggf. alle gemeinsam einsetzbar bei fehlender Wirksamkeit anderer Mittel)			
Clofazimin	100 mg	1 × tgl.	• wenig bei TB untersuchtes Lepramittel mit potenzieller intra- und extrazellulärer Wirkung • Photosensibilität beachten • nach Linezolid vermutlich wirksamstes Mittel der Gruppe V
Amoxicillin + Clavulansäure	1 750/250 mg	2 × tgl.	• allein einige Fallberichte sprechen für die Behandlung mit einem Betalactamase-Hemmer bei XDR-TB bei den sonst eher nicht wirksamen Betalactam-Antibiotika (s. u.)
Linezolid	600 mg	1 × tgl.	• Oxazolidinone sind vielversprechende und gut wirksame Substanzen für eine MDR-/XDR-Tuberkulose-Behandlung – trotz fehlender Bakterizidie • hämatologische Toxizität schnell therapielimitierend
Imipenem	3 g	3 × tgl.	• vermutlich haben alle Carbapeneme kaum ein Therapiepotenzial • zusammen mit Betalactamase-Hemmer fragliche Erfolge • Ultima-Ratio-Behandlung
Clarithromycin	1 g	2 × tgl.	• wie auch Azithromycin kaum Wirkung gegen TB • Ultima-Ratio-Behandlung
Hochdosis-Isoniazid	10–15 mg/kg	1 × tgl.	• bei einer XDR-TB immer niedrige oder hohe Isoniazid-Resistenz prüfen • bei Niedrigresistenz Versuch mit doppelter Dosis indiziert (**cave:** erhöhte Toxizität!)
Thioacetazon	150 mg	1 × tgl.	• hochtoxisches Steven-Johnson-Syndrom möglich • schwach wirksame bakteriostatische Substanz mit wenig Kreuzresistenz (Protionamid?) • bei HIV kontraindiziert

MDR = *multidrug resistant*; XDR = *extensively drug resistant.*

Therapie

tenz). Die Festlegung der Linien der meist sehr teuren Therapie einer multiresistenten Tuberkulose sollte Spezialisten vorbehalten sein. Die Therapie erfordert genaue Laborkontrollen. Patienten mit multiresistenter Tuberkulose sollten streng isoliert werden.

Behandlungsprinzipien der MDR- oder XDR-Tuberkulose

- Eine kontrollierte (Referenzlabor-)Resistenztestung einschließlich der möglichen Bestimmung einer niedrigen oder hohen Resistenz einzelner Substanzen wie Isoniazid ist für eine optimale Behandlung unerlässlich.
- Jede MDR- und XDR-Tuberkulose sollte mit mindestens 4 wirksamen Substanzen dauerhaft behandelt werden. Eine Reduktion der Zahl von Substanzen, wie bei der Standardbehandlung üblich, ist bei MDR- und XDR-TB nicht möglich.
- Jede MDR- oder XDR-Tuberkulose sollte in Deutschland zumindest innerhalb der ersten 3 Monate von einem hierfür ausgewiesenen Behandlungszentrum oder Experten therapiert werden. Der mögliche Einsatz von noch nicht zugelassenen oder in Prüfung befindlichen Substanzen ist stets erneut zu prüfen (»off label« oder »compassionate use«, z. B. Bedaquilin).
- Jede Resistenz gegen eine der Erstlinien-Substanzen hat automatisch eine verlängerte Behandlungsdauer um mindestens 3, oft mehr als 3–6 Monate zur Folge. Für die meisten Behandlungskonstellationen gibt es weder sicher erprobte Substanzkombinationen noch klare Empfehlungen zur Therapiedauer. Mit der Zahl resistenter Erstlinien-Substanzen ist schnell eine 2-, 3- oder mehrfache Therapiedauer erforderlich.
- Mindestens bis zum sicheren Nachweis einer kompletten Resistenz von Isoniazid, Rifampicin oder Pyrazinamid und bei jeder nur noch unsicher wirkenden Alternativmedikation sollten diese Substanzen jeweils einzeln oder kombiniert zusätzlich in hoher Dosis appliziert werden.
- Bei jedem Verdacht oder sonstigem Hinweis auf eine MDR-Tuberkulose sollte immer gleichzeitig ein Fluorchinolon (z. B. Levofloxacin 1 000 mg/Tag) appliziert werden.
- Bei jedem Verdacht oder sonstigen Hinweis auf eine MDR-Tuberkulose sollte gleichzeitig eine parenterale Substanz (Aminoglykoside oder Polypeptid) gegeben werden. Hierbei ist nach Resistenzwahrscheinlichkeit und möglicher Kreuzresistenz an erster Stelle Capreomycin vor Amikacin und vor Streptomycin einzusetzen.
- Zur Vervollständigung einer wirksamen Vierfachbehandlung ist der zusätzliche kombinierte Einsatz von anderen Zweit- oder Drittlinien-Tuberkulostatika oder Antibiotika stets erforderlich. Diese sollten in der folgenden Rangfolge ihrer Wirksamkeit (bei fehlender Resistenz!) hinzugefügt werden: Protionamid oder Ethionamid, Cycloserin oder Terizidon, zuletzt Paraaminosalizylsäure, Tetracycline, Fusidinsäure und andere schlecht wirksame Substanzen!
- Wegen der schlechten und klinisch kaum untersuchten Wirkung sollten die unter Gruppe V (s. Tab. 22.2-3) genannten Antiinfektiva nur jeweils zu zweit oder sogar zu dritt als eine vollwertige Substanz der Vierfachkombination gezählt werden. Linezolid ist vermutlich die wirksamste, aber auch toxischste Substanz, die nur selten länger als 4–6 Wochen applizierbar ist. Eher nach Applizierbarkeit, Verfügbarkeit und Nebenwirkungen kann wegen vermutlich vergleichbar schlechter Wirkung ohne weitere Präferenz unter den folgenden anderen Substanzen unterschieden werden: Clofazimin, Amoxicillin-Clavulansäure, Minocyclin, Fusidinsäure, Imipenem oder Meropenem, Clarithromycin oder Azithromycin.

BCG-Tuberkulose: Die intravesikale Installation von Bacille-Calmette-Guérin (BCG), einem lebend-attenuierten Stamm von Mycobacterium bovis, gehört heute zum Standard einer adjunktiven Immuntherapie bestimmter Blasenkarzinome. In Einzelfällen

Erreger

kann es zu lokalisierten und disseminierten Erkrankungen kommen, die nicht allein mit Corticosteroiden, sondern auch mindestens 3-monatig tuberkulostatisch behandelt werden müssen. Wie bei der seltenen, importierten Mycobacterium-bovis-Infektion erfolgt dies mit einem klassischen tuberkulostatischen Regime, allerdings ohne das stets unwirksame Pyrazinamid.

Tuberkulose bei Immunsuppression

Vor allem AIDS-Patienten aus TB-Endemiegebieten und ältere langzeittransplantierte Patienten erkranken häufig an Tuberkulose mit atypischen Lungen- und extrapulmonalen Manifestationen (Darm, Meningitis, Landouzy-Septikämie).

Diagnostik: Das Leitsymptom ist zunächst **Antibiotika-resistentes Fieber**. An zweiter Stelle stehen Lymphknotenschwellungen und eine Gewichtsabnahme. Eine **Lungentuberkulose** verläuft hierbei oft akzeleriert, nicht selten wie eine Lobärpneumonie. Auf eine **Darmtuberkulose** (meist am Ileozökalpol lokalisiert) können unstillbare Durchfälle und Bauchschmerzen hinweisen. Die Erreger sollten kulturell aus Körperflüssigkeiten und Stuhl angezüchtet werden. Auch **bildgebende Verfahren** wie Sonographie, Röntgen, CT und ggf. eine Endoskopie sind dringend geboten. Da bei schwer immunsupprimierten Patienten die typischen röntgenologischen Veränderungen einer Tuberkulose fehlen können, sollte bei Fieber, unklaren Lungeninfiltrationen ohne Erregernachweis und produktivem Husten stets eine Bronchoskopie mit Lavage durchgeführt werden. Es gibt aber auch eine **isolierte Bronchialtuberkulose** mit vielen säurefesten Stäbchen im Sputum bei unauffälligem Röntgenbild. Bei **Lymphknotentuberkulose** steht die **Gewebeuntersuchung** im Vordergrund, wobei jedoch das typische Granulationsgewebe fehlen kann, sodass hier die Diagnose durch den mikroskopischen oder kulturellen Erregernachweis gesichert werden muss.

Ein **Tuberkulin-Hauttest (THT)** ist bei immunsupprimierten Patienten (CD4-Zellen < 200/µl) diagnostisch kaum verwertbar. Ein positiver Tuberkulintest bei noch normalen Helferzellen bedeutet jedoch ein erhebliches Risiko für eine spätere Reaktivierung. Besser, aber auch nicht sicher diagnostisch verwertbar, sind vor allem negative Resultate bei einem TB-Elispot oder dem Quantiferon-Test, für deren Ergebnisse neben der Qualität der Untersucher vor allem das Ausmaß der residualen zellulären Immunabwehr ist.

Therapie: Wegen des oft schnellen Verlaufs sollte schon bei vagem, aber begründetem Verdacht eine tuberkulostatische Therapie stattfinden. Das fehlende Ansprechen (Entfiebern) auf eine 10-tägige Kombinationstherapie mit Isoniazid, Pyrazinamid, Ethambutol und Rifampicin schließt eine Tuberkulose weitgehend aus.

> **!** Bei ausbleibender Entfieberung sollten stets eine XDR-Tuberkulose (selten), *»drug fever«* oder ein Immunrekonstitutions-Syndrom bedacht werden!

Beim mikroskopischen Nachweis von säurefesten Stäbchen sollte zunächst neben der obligaten Viererkombination (Isoniazid, Rifampicin, Ethambutol und Pyrazinamid) zu Beginn auch stets eine zusätzliche 5. Substanz (Streptomycin oder Amikacin) erwogen werden werden, um die vielfach foudroyanten Infektionen durch z. T. resistente Tuberkelbakterien zu erfassen. Dieses Konzept berücksichtigt auch die vielfach notwendigen Anpassungen durch Unverträglichkeiten und Interaktionen von Rifampicin-Derivaten (> 50 % bei HIV-Patienten!). Nach 2–3 Monaten kann die Therapie mit einer Zweierkombination mit getesteten und wirksamen Mitteln fortgesetzt werden.

Prognose: Bei frühzeitiger Diagnose einer Tuberkulose ist die Prognose selbst bei starker Immundefizienz relativ gut. Die oft ausgedehnten Organbefunde bilden sich offenbar in kürzerer Zeit zurück als bei Immunkompetenten, was durch das fehlende Granulationsgewebe erklärt wird.

> Als **Faustregel** lässt sich zumindest **für AIDS-Patienten** formulieren: Die Tuberkulose bei HIV kommt rasch und verschwindet schnell, wenn rechtzeitig mit der Therapie begonnen wird. Der schnelle Rückgang der klinischen Symptomatik sollte jedoch nicht zu einer Verkürzung der üblichen Therapiedauer führen.

Eine antiretrovirale Therapie ist bei TB und HIV nahezu immer indiziert – wenn Verträglichkeit der Tuberkulostatika erprobt und Interaktionen berücksichtigt sind. Mit teilweise schweren Immunrekonstitutions-Syndromen – einer neuerlichen akuten Tuberkulose ähnlich – sollte stets, zumindest bei CD4-Zellen < 200/µl, zu Beginn der Kombinationstherapien gerechnet werden.

Maskierte Tuberkulose

Einige moderne Antibiotika haben eine gute antimykobakterielle Aktivität. Durch eine Therapie mit Levofloxacin, Moxifloxacin, Linezolid oder Minocyclin (evtl. auch mit modernen Makroliden oder Fusidinsäure) kann eine Tuberkulose unbemerkt unterdrückt werden. Die Chance, dass eine Tuberkulose durch eine derartige zufällige Mitbehandlung ausheilt, ist allerdings gering. Eher entstehen vieldeutige, schwer interpretierbare Krankheitsbilder, evtl. auch mit sekundär resistent gewordenen Erregern. Demnach gibt es gute Gründe, eine Tuberkulose **auch bei vagem klinischem Verdacht** diagnostisch zu berücksichtigen.

Infektionen durch »atypische« Mykobakterien

Die klinische Bedeutung der Infektionen durch »nichttuberkulöse« (früher »atypische«) Mykobakterien hat durch AIDS und andere Krankheiten, die zu einer Immunsuppression führen, zugenommen. Auch Organerkrankungen, vor allem der Lungen (Staublunge, Bronchiektasen, Mukoviszidose usw.), sowie Corticosteroide disponieren für eine Mykobakterien-Infektion.

Erreger

Erreger: Von den zahlreichen Mykobakterien-Arten sind als Krankheitserreger am häufigsten die langsam wachsenden Mycobacterium avium intracellulare und M. kansasii, während die schnell wachsenden Mykobakterien (M. fortuitum, M. abscessus, M. chelonae u. a.) seltener vorkommen. Es gibt eine Vielzahl von seltenen Erregern dieser Gruppen.
Mycobacterium avium intracellulare und M. kansasii können nicht nur chronische Lungeninfektionen, sondern auch disseminierte Erkrankungen mit Bakteriämien hervorrufen (vor allem bei AIDS-Patienten). Chronische Lungenentzündungen werden nicht selten auch durch M. kansasii, M. fortuitum, M. malmoense, M. abscessus, M. chelonae und M. genavense verursacht.
Lokalisierte extrapulmonale Erkrankungen gibt es durch M. marinum (Schwimmbad-Granulome) und M. ulcerans (chronische Hautulzerationen) sowie durch M. kansasii und einige schnell wachsende Mykobakterien (Lymphadenitis, Haut- und Weichteilinfektionen – vor allem bei Kleinkindern).
Die ubiquitär vorkommenden Mykobakterien werden meist durch Wasser oder Bodenkontakt übertragen. Eine Übertragung von Mensch zu Mensch erscheint nicht relevant.

Diagnostik: Die Diagnose einer chronischen Lungeninfektion wird zunächst klinisch und radiologisch gestellt. Auf dem Röntgenbild sieht man besonders bei M.-avium-, M.-kansasii- und M.-xenopii-Infektionen Veränderungen wie bei einer Lungentuberkulose (u. U. auch Kavernen). In Sputum, Bronchialsekret oder bronchoskopisch entnommenem Biopsiematerial lassen sich wiederholt mikroskopisch und kulturell Mykobakterien nachweisen, die früher oft für Tuberkelbakterien gehalten oder als »atypische« Mykobakterien nicht beachtet worden sind. Sie haben häufig ein ungewöhnliches Resistenzmuster, das jedoch zu der gefundenen Mykobakterien-Art passt. Für den klinischen Alltag sind aber generell Resistenztestungen von atypischen Mykobakterien nicht evaluiert und nur als Anhaltspunkte zu verwenden, da mit Ausnahme von M. avium die In-vitro-Testergebnisse auch von Referenzinstituten oft keine Entsprechung in vivo erfüllen bzw. nicht überprüft werden konnten. Dies gilt insbesondere für die Testergebnisse der schnell wachsenden Spezies. Histologisch findet sich wie bei der Tuberkulose eine chronische granulomatöse Entzündung (jedoch nur selten mit Verkäsung: M. kansasii). Tuberkulintestungen der Haut fallen meist positiv aus (infolge von Kreuzreaktionen). Bei disseminierten Erkrankungen können die Keime aus der Blutkultur, aus dem Knochenmark oder aus Organproben gezüchtet werden. Bei lokalisierten Erkrankungen ist oft eine Untersuchung von Eiter möglich. Da die ubiquitär vorkommenden Mykobakterien in vielen Fällen nur für eine Besiedlung und nicht für eine Infektion verantwortlich sind, sich prinzipiell durch eine geringe Pathogenität auszeichnen und die Behandlung schwierig und langwierig ist, sollten zur Diagnose einer Erkrankung strenge Maßstäbe angesetzt werden. Auch beim Nachweis aus prinzipiell sterilen Materialien sollte die Möglichkeit einer Kontamination in Erwägung gezogen werden. Ein schwerer Immundefekt oder eine Organinsuffizienz, ggf. der wiederholte Nachweis in Reinkulturen und wenn möglich ein histologisches Korrelat einer solchen Infektion sind wesentliche Kriterien für die Diagnose einer invasiven Infektion oder Erkrankung.

Therapie: Die Therapie ist schwierig, da die Erregerempfindlichkeit auch innerhalb einer Art stark variieren kann und die In-vitro-Ergebnisse nicht immer den klinischen Behandlungsresultaten entsprechen. Dies gilt besonders für die Spezies der schnell wachsenden Mykobakterien. Daher sind die in Tab. 22.2-4 enthaltenen Angaben über die In-vitro-Wirksamkeit der infrage kommenden Mittel mit Vorsicht zu verwerten und sollen nur Hinweise auf eine mögliche Initialtherapie geben.

In der Regel ist wie bei der Tuberkulose eine Kombinationstherapie notwendig (vor allem zur Verhinderung einer Resistenzentwicklung). Oft muss die Therapie begonnen werden, bevor die Ergebnisse der Resistenzprüfung vorliegen. Das Ansprechen auf eine initiale Behandlung kann schwer zu beurteilen sein. Ein Therapieversagen ist vor allem an einem Ausbleiben der Sputumkonversion und bei disseminierten Erkrankungen an weiterhin positiven Blutkulturen zu erkennen. Bei einer schweren Immunsuppression ist oft nur mit einer Besserung durch eine Immunrekonstitution zu rechnen, die dann zunächst Symptome und Befunde der Erkrankung verschlechtert (z. B. unter einer wirksamen HIV-Therapie!).

Nach bisher vorliegenden Erkenntnissen geltende Therapieempfehlungen:

- **Mycobacterium-avium-intracellulare-Infektionen** werden am besten mit der Kombination von Rifabutin + Clarithromycin + Ethambutol behandelt (ein Jahr oder länger). Der Stellenwert von Rifabutin ist in dieser Kombination unklar! Auch Clofazimin, Ciprofloxacin oder Amikacin sind meist wirksam und können in die Kombination eingeschlossen werden. Bei AIDS-Patienten muss bei disseminierten Erkrankungen die Therapie lange Zeit fortgesetzt

Tab. 22.2-4 In-vitro-Wirksamkeit von antimykobakteriellen Mitteln.

Mycobacterium (Mykobakterien-Art)	Isoniazid	Rifampicin	Ethambutol	Pyrazinamid	Streptomycin	Protionamid	Amikacin	Clofazimin	Levofloxacin	Clarithromycin
M. tuberculosis	●	●	●	●	●	●	+	+	●	(+)
M. avium intracellulare	∅	(+)	(+)	∅	∅	∅	(+)	(+)	+	+
M. kansasii	(+)	+	(+)	∅	∅	(+)	∅	∅	∅	(+)
M. fortuitum	∅	∅	(+)	∅	∅	(+)	(+)	∅	+	(+)
M. abscessus	∅	∅	∅	∅	∅	∅	+	∅	∅	(+)
M. chelonae	∅	∅	∅	∅	∅	(+)	(+)	?	∅	+
M. malmoense	?	+	+	∅	∅	?	?	?	∅	+
M. scrofulaceum	∅	(+)	∅	∅	∅	∅	?	∅	∅	(+)
M. marinum	∅	+	(+)	∅	∅	∅	+	∅	∅	(+)
M. ulcerans	∅	∅	(+)	∅	(+)	∅	?	∅	∅	∅
M. leprae	∅	●	∅	∅	∅	(+)	(+)	●	+	(+)

● = immer wirksam; + = meist wirksam; (+) = teilweise wirksam; ∅ = meist unwirksam.

werden, da sie nur suppressiv (nicht kurativ) wirkt und auf eine Immunrekonstitution angewiesen ist. Die Verträglichkeit muss regelmäßig überwacht werden. Bei der Kombination von Rifabutin und Clarithromycin ist besonders auf mögliche Interaktionen (s. S. 254) zu achten.

- **Mycobacterium-kansasii-Infektionen** sind erfolgreich mit Isoniazid + Rifampicin + Ethambutol behandelt worden. Auch Clarithromycin, Azithromycin, Co-trimoxazol, Levo- oder Moxifloxacin, Streptomycin und Amikacin sind in vitro wirksam und können ggf. für die Kombinationstherapie verwandt werden. Nach Resistenztestung kann die übliche Isoniazid- und Streptomycin-Dosis allerdings evtl. zu niedrig sein.
- Bei **Mycobacterium-fortuitum-Infektionen** ist zu unterscheiden zwischen dem Subtyp Biovar peregrinum (Clarithromycin-wirksam) und den beiden anderen Subtypen Biovar fortuitum und Biovar 3 (Clarithromycin-unwirksam). Biovar peregrinum kann Haut- und Weichteilinfektionen verursachen. Dabei wirken Clarithromycin, Cefoxitin und Amikacin (in einer Zweierkombination), bei Biovar 3 (Haut- und Weichteilinfektionen) am besten Cefoxitin und Amikacin, nicht jedoch Clarithro- und Azithromycin. Biovar fortuitum, der auch disseminierte Erkrankungen, Lungenerkrankungen, Endokarditis und Keratitis erzeugen kann, spricht auf eine Zweierkombination von Ciprofloxacin, Cefoxitin, Amikacin oder Imipenem an.
- **Mycobacterium-scrofulaceum-Infektionen** äußern sich als Lymphadenitis colli bei Kindern, als disseminierte Erkrankung oder Lungenerkrankung bei erwachsenen AIDS-Patienten. In vitro wirken Rifampicin und Clarithromycin, manchmal auch Ethambutol, die zur Kombinationsbehandlung benutzt werden.

- **Lungeninfektionen durch Mycobacterium abscessus** sprechen bei Kombination auf Cefoxitin, Amikacin und Clarithromycin an. Die Dosierungen sollten maximal hoch gewählt werden. Anstelle von Cefoxitin und Clarithromycin kann auch Imipenem bzw. Azithromycin eingesetzt werden. Schwächere Alternativen sind Linezolid, Clofazimin, Doxycyclin oder Minocyclin und Fluoroquinolone.
- **Infektionen mit Mycobacterium chelonae** sollten mit Imipenem und Tobramycin sowie Clarithromycin primär behandelt werden. Resistenztestungen sollten eine Wirksamkeit der Substanzen nachweisen können. Wegen schlechter Behandelbarkeit sollte stets eine gleichzeitige chirurgische Behandlung erwogen werden.
- **Lungeninfektionen durch Mycobacterium malmoensis** können kombiniert mit Rifampicin, Ethambutol und Clarithromycin behandelt werden. Protionamid, Fluorchinolone und Cycloserin sind mögliche Reservesubstanzen. M. malmoense zeichnet sich durch eine besondere Schwierigkeit der klinisch relevanten Resistenztestung aus.
- **Infektionen mit Mycobacterium xenopi** gehören nach MAC (Mycobacterium-avium-Komplex) zu den zweithäufigsten pulmonalen atypischen Mykobakteriosen der Lunge. Zu den Basistherapeutika gehören Clarithromycin, Rifampicin und Ethambutol. Moxifloxacin und Streptomycin sind hierzu Alternativen, können aber auch ggf. ergänzt werden.
- Bei **Hautinfektionen durch Mycobacterium marinum** ist nach den Labordaten eine Behandlung mit Rifampicin, Clarithromycin, Ethambutol oder Minocyclin sinnvoll.
- **Infektionen mit Mycobacterium gordonae** sind sehr selten, wenngleich M. gordonae häufig nachgewiesen wird. Es gibt keine Standardempfehlung zur Behandlung. In vitro sind Ethambutol, Rifabutin, Clarithromycin, Linezolid und Fluorchinolone Kandidaten zur Kombinationstherapie.
- **Pulmonale Infektionen mit Mycobacterium szulgai** sind in klinischer Präsentation einer klassischen Tuberkulose sehr ähnlich und werden auch mit einer klassischen, tuberkulostatischen Vierfachkombination behandelt. Fluorchinolone und Makrolide sind zumindest nach In-vitro-Tests auch theoretische Alternativen.
- Bei **Mycobacterium-ulcerans-Infektionen** ist eine medikamentöse Therapie problematisch. Neben der chirurgischen Behandlung, die im Vordergrund stehen sollte, verspricht eine Kombination mit Clarithromycin und Rifampicin am ehesten Erfolg. In einem Teil der Fälle wird auch Streptomycin, Ethambutol und dem in vitro empfindlichen Minocyclin eine Wirkung zugeschrieben.
- Eine **Infektion mit Mycobacterium leprae** (s. S. 761) ist heute mit Dapson, Rifampicin, Clofazimin, Protionamid, Fluorchinolonen, Makroliden und Minocyclin gut therapierbar. Eine Eradikation der Lepra erscheint möglich.

Für alle Erkrankungen durch atypische, d. h. ubiquitär vorkommende Mykobakterien gibt es keine Empfehlung zur **notwendigen Dauer der Behandlung**, die sich deshalb an den klinischen Befunden und auch dem ggf. ursächlich zugrunde liegenden Immundefekt oder der betroffenen, chronischen Organerkrankung orientieren muss. So sind erfolgreiche kurze Behandlungen ebenso wie lang andauernde Suppressionstherapien möglich. Diese sind vor allem bei Patienten ohne mögliche Verbesserung der ursächlich verantwortlichen Grunderkrankung erforderlich.

23 Lepra

Chronische Infektionskrankheit (engl. »leprosy«), die an der Haut, den Schleimhäuten, den peripheren Nerven und in inneren Organen lokalisiert sein kann. In manchen Entwicklungsländern, aber auch in Ostasien (Japan, China), immer noch weitverbreitet. Möglicherweise ist Lepra eine Zoonose, da Gürteltiere (Armadillos) und einige Affen ebenfalls infiziert sein können. Beim Menschen sind latente Infektionen offenbar viel verbreiteter als klinisch manifeste Erkrankungen, was sich z. B. durch PCR-Untersuchungen von Nasenschleim nachweisen lässt.

Erreger: Mycobacterium leprae.

Diagnostik: Eine Lepra wird zunächst klinisch diagnostiziert. Mit der Ziehl-Neelsen- oder einer anderen Spezialfärbung lassen sich mikroskopisch bei der lepromatösen Form in Hautläsionen (Scratch-Test) oder im Nasenschleim säurefeste Stäbchen nachweisen. Die histologische Untersuchung eines Bioptates gestattet eine Klassifikation der Krankheit bzw. der Bakteriendichte und somit auch Aussagen über die Prognose. Leprabakterien lassen sich praktisch nicht anzüchten, selbst wenn experimentell wohl eine Anzucht gelungen ist. Durch Injektion von Gewebematerial, das während einer Therapie entnommen wurde, lässt sich für wissenschaftliche Zwecke am Fußballen der Maus oder im Armadillo feststellen, ob die Leprabakterien noch vital sind. Eine Resistenzentwicklung ist bei einer Monotherapie nicht selten.

Klinik: Es gibt verschiedene Krankheitsformen (abhängig von der Immunitätslage und Krankheitsdauer):

- **Tuberkuloide Lepra** mit makulo-anästhetischen Herden: Lepromin-Hauttest stark positiv. Nur wenige Bakterien im Gewebe. Häufig Beteiligung peripherer Nerven mit Lähmungen. Führt oft zu Verkrüppelung, aber nicht zum Tode.
- **Lepromatöse Lepra** (Anergie gegen Mycobacterium-leprae-Antigen): Lepromin-Hauttest immer negativ. Massenhaft Bakterien im Gewebe. Keine Nervenbeteiligung (außer im Spätstadium). Kann nach längerem Verlauf zum Tod führen.
- **Borderline-Lepra** (dimorphe oder intermediäre Form): Bei dieser Form sind gleichzeitig Merkmale der tuberkuloiden und der lepromatösen Form vorhanden. Lepromin-Hauttest schwach positiv oder negativ. Mäßig viele Bakterien im Gewebe. Beteiligung peripherer Nerven häufig. Es gibt auch Übergangsformen der Borderline-Lepra, die mehr der tuberkuloiden Lepra oder mehr der lepromatösen Lepra ähneln.
- **Unbestimmte (undeterminierte) Form** bei Krankheitsbeginn: Diese kann in eine tuberkuloide oder lepromatöse Form übergehen. Dabei sind keine oder nur sehr wenige Bakterien im Gewebsschnitt nachweisbar. Lepromin-Hauttest schwach positiv oder negativ. Keine Nervenbeteiligung.

Klinisch findet man bei der häufigeren **tuberkuloiden Lepra** meist pigmentarme oder erythematöse Hautflecken, die gegen Berührung oder Hitze unempfindlich sind; später treten oft palpable Nervenstränge, Nervenschmerzen und an Händen und Füßen trophische Störungen auf, die zu Lähmungen, Ulzera und Verstümmelungen führen.
Bei der **lepromatösen Lepra** sieht man knotige Hautveränderungen (besonders an den Streckseiten der Arme und Beine, an Stirn, Wange und Ohrmuschel), später durch

Schleimhautbefall ständige Nasensekretion, Schluckbeschwerden, Heiserkeit und Atemnot.

Übertragung: Die Gefahr einer Ansteckung durch unbehandelte Patienten ist offenbar gering, wie Kontaktuntersuchungen bei Erkrankten zeigen. Sie ist aber fünfmal höher bei bakterienreichen als bei bakterienarmen Patienten.

Leprareaktionen:

- Die **Leprareaktion vom Typ 1** (sog. »reversal reaction«) kommt bei der **Borderline-Lepra** vor und äußert sich durch entzündliche Veränderungen in alten Lepraherden und Auftreten neuer makulopapulöser Satellitenherde, begleitet von akuter Neuritis (mit der Gefahr bleibender Nervenschädigung).
- Als **Leprareaktion vom Typ 2** bezeichnet man das **Erythema nodosum leprosum**. Es entwickelt sich bei der lepromatösen Lepra einige Monate nach Beginn der Therapie und beruht offenbar auf verschiedenen Immunreaktionen. Es kann von Exanthemen, einem Erythema nodosum, von Fieber, einer Synovitis oder Iridozyklitis begleitet sein.

Therapie: Die Lepra ist heute keine unbehandelbare Krankheit mehr. Jede Erkrankung muss über längere Zeit einer kombinierten Therapie (»multi drug therapy« = MDT) unterzogen werden, weil nur hierdurch eine Heilung möglich ist und die bei Monotherapie drohende Resistenzentwicklung der Bakterien verhindert werden kann. Der Anteil Dapson-resistenter Bakterienstämme hat in vielen Ländern wegen der früher üblichen alleinigen Anwendung von Dapson erheblich zugenommen. Eine primäre Resistenz gegen Clofazimin und gegen Rifampicin ist sehr selten. Bei nachgewiesener Resistenz kommen als Mittel der Reserve Ethionamid oder Protionamid (s. S. 262) infrage. Gyrase-Hemmer (Levofloxacin und sein Vorgänger Ofloxacin, Ciprofloxacin) sind gut wirksam, dagegen sind klassische Tuberkulostatika, wie INH, Ethambutol und Streptomycin, unwirksam. Minocyclin und neue Makrolide (z. B. Clarithro- und Azithromycin) wirken offenbar ebenfalls gut.

Nach einer Empfehlung der WHO für Entwicklungsländer sollten die verschiedenen Krankheitsformen wie folgt behandelt werden (Tab. 23-1):

- **Bakterienarme Lepra:** Bei der bakterienarmen Lepra (d. h. der tuberkuloiden Form, der undeterminierten Form und der Übergangsform zwischen tuberkuloider und Borderline-Lepra) gibt man 6–12 Monate lang Dapson (tgl. 0,1 g ohne Kontrolle) + Rifampicin (1 × im Monat 0,6 g mit kontrollierter Einnahme). Man kann Rifampicin auch täglich in gleicher Dosierung geben, was in einigen Ländern bevorzugt wird. Eine Nachbehandlung mit Dapson allein (zur Rezidivprophylaxe) für 1–2–3 Jahre wird allgemein emp-

Tab. 23-1 WHO-Empfehlungen zur Therapie der Lepra (Erwachsene).

Medikament	Bakterienreich	Bakterienarm
Rifampicin	1 × 600 mg/Monat (überwacht)	1 × 600 mg/Monat (überwacht)
Dapson	1 × 100 mg tgl.	1 × 100 mg tgl.
Clofazimin	1 × 300 mg/Monat (überwacht) sowie 50 mg tgl.	
Dauer	12 Monate	6 Monate

fohlen. Eine neue (von uns favorisierte) Therapieform ist die Kurzzeittherapie mit Rifampicin, Minocyclin + Levofloxacin (bzw. Ofloxacin).

- **Bakterienreiche Lepra:** Bei der bakterienreichen Lepra (d. h. der lepromatösen Form, Borderline-Form und Übergangsformen zwischen lepromatöser und Borderline-Lepra) hat sich eine Kombination von Dapson (tgl. 0,1 g) + Rifampicin (1 × im Monat 0,6 g, besser tgl. 0,6 g) + Clofazimin (tgl. 0,05 g und zusätzlich 1 × im Monat 0,3 g) für mindestens 2 Jahre oder bis zum Negativwerden des mikroskopischen Präparates (im Allgemeinen 5 Jahre) bewährt. Eine Alternative für das schlecht verträgliche Clofazimin (Rotfärbung der Haut) ist Protionamid (tgl. 0,375 g). Zur Rezidivprophylaxe kann eine jahrelange Nachbehandlung mit Dapson allein notwendig sein. Da es dennoch zu Rückfällen kommen kann, sind regelmäßige Nachuntersuchungen erforderlich (bei Rezidivverdacht einschließlich mikroskopischer Untersuchung). Auf Nebenwirkungen von Dapson (s. S. 263), Rifampicin (s. S. 251) und Clofazimin (s. S. 265) ist sorgfältig zu achten.

Bei der **Leprareaktion vom Typ 2** (Auftreten eines Erythema nodosum leprosum) wirkt am besten Thalidomid (abends 0,1–0,3 g), das jedoch in Deutschland kaum erhältlich ist.

Bei der **Leprareaktion vom Typ 1** (»reversal reaction«) gibt man stattdessen Prednison, anfangs täglich 50–100 mg, nach Eintritt der Besserung in reduzierter Dosierung für 2–3 Monate (Rezidivgefahr). Die antilepröse Behandlung sollte dabei nicht unterbrochen werden. Eine Iridozyklitis behandelt man lokal mit einem Corticosteroid und einem Mydriatikum.

Diese kostengünstigen und vereinfachten Therapie-Schemata sind auf die Belange von armen tropischen Entwicklungsländern zugeschnitten. In Europa sollte man eine lepromatöse Lepra in Kombination mit stärker wirksamen (aber teureren) Substanzen behandeln (z. B. Levofloxacin, Clarithromycin, Minocyclin oder hohen Dosen von Rifampicin). Ist Rifampicin nicht applizierbar, sollte stattdessen Levo- oder Moxifloxacin eingesetzt werden. Wegen der Seltenheit der Erkrankung in Industrieländern lassen sich keine Aussagen über die optimale Therapieform machen.

Zusätzliche wichtige Maßnahmen sind eine Prednison-Therapie bei Neuritis, Patientenerziehung, Kontrollen der Medikamenteneinnahme, orthopädische Behandlung, Physiotherapie, berufliche Rehabilitation und Kampagnen gegen Diskriminierung.

> Eine Isolierung in abgelegenen Spezialkliniken (Leprosorien) ist heute keineswegs mehr notwendig, sondern ein Verstoß gegen die Menschenrechte der Erkrankten – in jedem Land!

24 Virusinfektionen

Die meisten Virusinfektionen waren bis vor 20 Jahren noch weitgehend unbehandelbar. Mit der Bekämpfung von AIDS entwickelte sich die Virustherapie im letzten Jahrzehnt des 20. Jahrhunderts zu einer neuen Disziplin der Infektiologie. Die Hoffnung, Breitspektrum-Virustherapeutika zu finden, hat sich bislang nicht erfüllt. Die Virustherapie setzt neben klinischem Wissen stets eine genaue Kenntnis des Erregers voraus. Einzelne Viren müssen jeweils spezifisch behandelt werden. Da Viren sich intrazellulär vermehren, weisen die meisten Virustatika eine höhere Toxizität als eigentliche Antibiotika auf, die nur den Stoffwechsel von Bakterien hemmen. Eine Überraschung der Virustherapie war, dass offenbar Resistenzphänomene hier eine noch größere Rolle als bei bakteriellen Infektionen spielen. Die Virustherapie ist somit zu einer hochinteressanten, aber auch hochkomplizierten Spezialdisziplin geworden. Genau genommen handelt es sich sogar um unterschiedliche Disziplinen, denn Patienten, die eine

- Hepatitis-Therapie,
- Grippe-Therapie,
- Herpes-Therapie oder
- HIV-Therapie

erhalten, werden nur selten von den gleichen Spezialisten betreut. Die Virustherapie (Tab. 24-1, Tab. 24-2) steht bislang noch immer am Anfang. Mit erheblichen weiteren Innovationen ist in der nächsten Zeit vor allem bei der Hepatitis-Therapie zu rechnen.

24.1 Infektionen durch Viren der Herpes-Gruppe

Herpes-simplex-Virus-(HSV-) Infektionen

Leichte Formen eines rezidivierenden Herpes benötigen keine Therapie. Die Therapie einer Herpes-Primärinfektion ist umstritten. Eine Herpes-Enzephalitis sowie nekrotisierende Herpes-Infektionen bei Abwehrschwäche sind eindeutige Indikationen für eine unverzüglich notwendige Behandlung.

Grundsätzliches zur Therapie: Mittel der 1. Wahl bei Herpes-simplex-Infektionen ist zunächst stets Aciclovir. Unverträglichkeitsreaktionen sind sehr selten und nur bei häufigen Rezidiverkrankungen und bei immunsupprimierten Patienten ist mit einer zunehmenden Resistenzentwicklung zu rechnen. Diese betrifft nicht das latente Virus, weshalb eine reaktivierte Infektion durchaus wieder eine Aciclovir-Empfindlichkeit zeigen kann. Zwar sollte eine Sensibilitätstestung ggf. angestrebt werden, jedoch ist der Einsatz von Alternativpräparaten wie Foscavir oder Cidofovir vorwiegend von der klinischen Wirksamkeit abhängig zu machen (Tab. 24.1-1).

HSV-Enzephalitis: Bei der HSV-Enzephalitis ist ein früher Therapiebeginn entscheidend, um einen tödlichen Ausgang und Spätschäden zu verhindern. Es sollte schon bei vagem klinischem Verdacht sofort mit der Behandlung begonnen werden, vor allem wenn Hirnnervenlähmungen, Sprachstörungen oder Herdanfälle auf eine Lokalisation im

Tab. 24-1 Humane Herpesviren (HHV) – Klassifikation und wichtige Therapieoptionen.

Typ	Synonym	Sub-Familie	Zielzellen *(Persistenz)*	Erkrankung	Substanz	Alternative oder 2. Wahl
HHV-1	Herpes-simplex-Virus 1 (HSV-1)	Alpha	epithelial *(Ganglien)*	oraler, selten genitaler Herpes, Enzephalitis	Aciclovir, Famciclovir, Valaciclovir	(Brivudin)
HHV-2	Herpes-simplex-Virus 2 (HSV-2)	Alpha	epithelial *(Ganglien)*	genitaler, selten oraler u. a. Herpes	Aciclovir, Valaciclovir	Famciclovir
HHV-3	Varicella-zoster-Virus (VZV)	Alpha	epithelial *(Ganglien)*	Varizellen und Zoster (speziell: perinatal, progressive und disseminierte Varizellen)	Aciclovir, Valaciclovir, Brivudin	Famciclovir
HHV-4	Epstein-Barr-Virus (EBV), Lymphokryptovirus	Gamma	B-Lymphozyten, epithelial *(B-Lymphozyten)*	infektiöse Mononukleose, Burkitt-Lymphom, ZNS-Lymphom, posttransplantations-lymphoproliferative Erkrankung (PTLD), Nasopharynx-Karzinom, Haarleukoplakie	keine antivirale Herpes-Therapie	
HHV-5	Zytomegalie-Virus (CMV)	Beta	Monozyten, Lymphozyten, epithelial	Mononukleose-like Syndrom, Retinitis, Enzephalitis, Pneumonie, Colitis u. a.	Ganciclovir, Valganciclovir	Foscavir, Cidofovir
HHV-6	Roseolovirus, Herpes-lymphotropes Virus	Beta	T-Lymphozyten u. a.? *(T-Lymphozyten)*	Roseola infantum, Exanthema subitum	keine antivirale Herpes-Therapie	
HHV-7	Roseolovirus	Beta	T-Lymphozyten u. a.? *(T-Lymphozyten)*	Roseola infantum, Exanthem subitum	keine antivirale Herpes-Therapie	
HHV-8	Kaposi-Sarkom-assoziiertes Herpesvirus (KSHV)	Gamma	Lymphozyten u. a. *(B-Lymphozyten)*	Kaposi-Sarkom, Primary effusion lymphoma (PEL), Morbus Castleman	keine antivirale Herpes-Therapie	

Tab. 24-2 Wichtige Möglichkeiten der Virustherapie.

Virusgruppe	Virus	Erkrankung	Substanz	Substanz der 2. Wahl
Hepatitis-viren	Hepatitis-A-Virus	akute Hepatitis	keine	
	Hepatitis-B-Virus	akute und chronisch persistierende Hepatitis	Tenofovir, Entecavir	Lamivudin
	Hepatitis-C-Virus	akute und chronisch persistierende Hepatitis	Ribavirin + Peginterferon, Telaprevir, Boceprevir	
Influenza-Viren	Influenza-Virus	Grippe	Oseltamivir, Zanamivir	Amantadin, Peramivir
Papovaviren	Papilloma-virus	Papillome/Kondylome	Interferon alfa-2b	
Picornaviren	Echo-, Polio-, Coxsackie-Virus	Virus-meningitis	Pleconaril	
Retroviren	HIV	HIV-Infektion/AIDS	antiretrovirale Kombinationen: nukleosidischer Reverse-Transkriptase-Inhibitor (NRTI) + nicht-nukleosidischer Reverse-Transkriptase-Inhibitor (NNRTI) oder Protease-Inhibitor (PI)	in Kombinationen auch Eintritts-Hemmer (Enfuvirtid), Integrase-Inhibitoren (Raltegravir) oder Korezeptor-(CCR5-)-Antagonisten (Maraviroc)

Stirn- und Schläfenlappen hindeuten. Eine Schnelldiagnose aus dem Liquor ist durch Polymerase-Kettenreaktion (PCR) möglich, dagegen ist die Viruskultur fast immer negativ. Durch Magnetresonanztomographie (MRT) und Elektroenzephalographie (EEG) gelingt der Nachweis einer ZNS-Infektion bereits im Frühstadium.

Therapie: Das **Mittel der Wahl** ist Aciclovir i. v., von dem 3 × täglich 10 mg/kg durch i. v. Kurzinfusion (nicht Injektion) gegeben werden. **Behandlungsdauer** 2–3 Wochen. Für eine ausreichende Flüssigkeitszufuhr ist zu sorgen. Die Verträglichkeit ist gut, auf mögliche Nierenfunktionsstörungen ist zu achten (Kreatinin- und Harnstoffkontrolle). Die Gefahr von Interaktionen bei gleichzeitiger Gabe anderer Medikamente ist gering. Eine Aciclovir-Resistenz der Erreger kommt bei immunsupprimierten Patienten nach früherer längerer Anwendung von Aciclovir (z. B. zur Prophylaxe) vor. Wenn die Resistenz auf einem Fehlen der zur Aktivierung von Aciclovir benötigten Thymidin-Kinase von HSV beruht, ist zunächst Foscarnet (s. S. 359) und vermutlich auch Cidofovir eine vollwertige Alternative, weil es von den Viren nicht phosphoryliert werden muss, um wirksam zu werden. Die anzuwendende Foscarnet-Dosis beträgt 3 × täglich 40 mg/kg bis zur Abheilung der Läsionen. Wenn

Tab. 24.1-1 Substanzen und Dosierungen (Erwachsene) zur Behandlung von Infektionen durch Herpesviren.

Substanz	Tagesdosis (mg/kg)	Kommentar
Aciclovir	15 in 3 ED i. v.	Therapie von Herpes-simplex-Infektionen
	30–45 in 3 ED i. v.	Therapie von Windpocken/Herpes zoster
Brivudin	15 in 2–3 ED p. o. (max. 500)	Therapie von Herpes zoster und Option der oralen Therapie mukokutaner HSV-1-Infektionen
Cidofovir	5 in 1 ED i. v. Tage 1 und 7, dann alle 14 Tage	Therapie der CMV-Retinitis: Option der Therapie Ganciclovir- und Foscarnet-refraktärer CMV-Reaktivierungen bzw. Herpes-simplex-Virus-(HSV-) und Varicella-zoster-Virus-(VZV-) Infektionen im Rahmen eines individuellen Heilversuchs
Famciclovir	1 000 in 2 ED p. o.	Option der oralen Therapie von Herpes-simplex-Infektionen
	1 500 in 3 ED p. o.	Option der oralen Therapie des Herpes zoster
Foscarnet	180 in 3 ED i. v.	Alternative der Induktionstherapie bei CMV-Reaktivierung (Tage 1–14)
	90–120 in 1 ED i. v.	Alternative der Erhaltungstherapie bei CMV-Reaktivierung (ab Tag 15)
	120 in 2–3 ED i. v.	Therapie Aciclovir-resistenter Herpes-simplex-Infektionen, Therapie des Aciclovir-resistenten Herpes zoster
Ganciclovir	10 in 2 ED i. v.	Induktionstherapie bei Zytomegalie-Virus-(CMV-)-Reaktivierung (Tage 1–14)
	5 in 1 ED i. v.	Erhaltungstherapie bei CMV-Reaktivierung (ab Tag 15)
Valaciclovir	1 000 in 2 ED p. o.	Option der oralen Therapie von Herpes-simplex-Infektionen
	3 000 in 3 ED p. o.	Option der oralen Therapie des Herpes zoster

ED = Einzeldosis.

ein anderer Resistenzmechanismus vorliegt (eine veränderte Substratspezifität der Thymidin-Kinase oder eine DNA-Polymerase mit veränderter Substratspezifität), versagen Foscarnet und vermutlich auch Cidofovir.

Herpes-simplex-Infektionen in der Schwangerschaft: Es besteht kein relevantes Risiko für den Fetus und das Neugeborene, wenn es sich bei seropositiven Frauen um Reaktivierungen handelt. Problematisch sind frische Infektionen und Erkrankungen besonders kurz vor der Entbindung, die (in geringem Prozentsatz) transplazental zu Abort oder Retardierung führen können.

Therapie: Schwangere sind in diesen Fällen oral entweder mit 3 × 400 mg Aciclovir oder besser 2 × 500–1 000 mg Valaciclovir täglich für 7–10 Tage zu behandeln.

Neugeboreneninfektionen: Neugeboreneninfektionen können an der Haut oder Schleimhaut lokalisiert sein und disseminiert in inneren Organen auftreten (oft mit Enzephalitis). Die meisten Neugeborenenerkrankungen entstehen vor der Geburt durch eine aufsteigende Infektion von den mütterlichen Genitalien oder während der Geburt bei Passage durch den Geburtskanal einer erkrankten Mutter. Primärinfektionen in der Schwangerschaft können zu Abort, Frühgeburt, typischen Hautläsionen und Chorioretinitis des Kindes sowie zu Mikrozephalie führen.

Kongenitale Infektionen: Kongenitale Infektionen erkennt man nach der Geburt an Ikterus, Hepatosplenomegalie, Blutungsneigung, Mikrophthalmie und Krämpfen. Oft treten die Symptome einer disseminierten Infektion erst nach mehreren Tagen oder Wochen auf. Dabei kann eine Neugeborenensepsis vorgetäuscht werden. Im Liquor findet man eine Pleozytose und einen vermehrten Eiweißgehalt (bei normalem Glucosegehalt). Nicht selten entwickelt sich eine schwere Verbrauchskoagulopathie. Die Sterblichkeit beträgt bei unbehandelten disseminierten HSV-Infektionen des Neugeborenen etwa 85 %.

Diagnostik: Eine Schnelldiagnose ist durch den Nachweis von vielkernigen Riesenzellen im gefärbten Ausstrich von Haut- und Schleimhautläsionen möglich. Abstriche von der mütterlichen Zervix können mit einer Spezialfärbung auf intranukleäre Einschlusskörperchen untersucht werden. IgM-HSV-Antikörper im kindlichen Blut nach der Geburt sprechen für eine kongenitale Infektion, können aber auch erst im Laufe des 1. Lebensmonats gebildet werden.

Therapie: Die Behandlung mit Aciclovir i. v. (tgl. 60 mg/kg in 3 ED) muss so rasch wie möglich begonnen werden (auch bei zunächst lokalisiert erscheinenden Infektionen, da diese meist bald generalisieren). Aciclovir wird von Neugeborenen gut vertragen; es muss für mindestens 2–3 Wochen gegeben werden.

Prophylaxe: Zur Prophylaxe einer Neugeboreneninfektion wird bei manifestem Herpes genitalis der Mutter vor dem Blasensprung eine Schnittentbindung empfohlen. Nach dem Blasensprung soll bei mütterlichen Erkrankungen die Geburt so rasch wie möglich beendet werden (durch Sectio oder vaginale Entbindung).

Herpes genitalis: Erstmalige Herpes-simplex-Typ-2-Erkrankungen verlaufen in der Regel so schwer, dass eine i. v. Therapie mit Aciclovir notwendig ist. Bei Frauen können Vulva, Damm, Gesäß, Vagina und Zervix beteiligt sein. Die Bläschen ulzerieren rasch und sind dann von einem grauweißen Exsudat bedeckt. Die Läsionen sind sehr schmerzhaft. Eine Harnröhrenbeteiligung führt oft zu Dysurie und Harnretention. Bei Männern sind die Herpesbläschen und -ulzera auf der Glans, dem Präputium, am Penisschaft oder auch anal lokalisiert. Allgemeinerscheinungen (Fieber, schweres Krankheitsgefühl) und Leistenlymphknotenschwellungen sind bei Ersterkrankungen häufig, bei rekurrierenden Infektionen selten (Tab. 24.1-2).

Therapie: Bei primärem Herpes genitalis wirkt Aciclovir zuverlässig, jedoch nicht bei rekurrierendem Herpes genitalis. Bei primären Erkrankungen gibt man Aciclovir oral (5 × tgl. 0,2 g) oder i. v. (3 × tgl. 5 mg/kg) für 5 Tage (s. Tab. 24.1-1). Bei rekurrierendem Herpes genitalis wird eine Suppressionsbehandlung mit Aciclovir oral durchgeführt (zuerst 2 × tgl. 0,4 g, dann 2 × tgl. 0,2 g) für mindestens 6 Monate (s. Tab. 24.1-2). Eine alleinige topische Anwendung von Aciclovir-Hautcreme wirkt bei Herpes genitalis unsicher. Valaciclovir und Famciclovir sind zur oralen Therapie von Herpes genitalis zugelassen und aufgrund der besseren Bioverfügbarkeit dem oralen Aciclovir vorzuziehen (s. S. 348 und S. 351). Brivudin wirkt nicht bei den häufigen Genitalerkrankungen durch HSV Typ 2.

Bei **immunsupprimierten Patienten** (z. B. bei Leukämie, Lymphom, AIDS oder nach Organtransplantation) wird jede HSV-Erkrankung mit Aciclovir (am besten i. v.) behandelt, da sonst mit einer Progression, d. h. mit schweren nekrotisierenden Ulzerationen gerechnet werden muss. Die Dosierung ist

Tab. 24.1-2 Therapieoptionen und Behandlungserfolg kutaner Herpes-Infektionen am Beispiel primärer und rezidivierender (episodischer) genitaler Herpes-II-Infektionen.

Symptome und Befunde aus Therapiestudien			Therapie genitaler Herpes-II-Infektionen				
Symptome und Befunde	**Aciclovir**		**Herpes-mittel**	**Primär**		**Rezidivierend**	
	ohne	**mit**		**Tages-dosis**	**Dauer**	**Tages-dosis**	**Dauer**
Allgemeinsymptome	6	3	Aciclovir	5 × 200 mg	10 Tage	5 × 200 mg	5 Tage
lokale Schmerzen	7	5	Aciclovir	–	–	2 × 800 mg	5 Tage
Zeit bis zur Verkrustung aller Läsionen	10	7	Famciclovir	3 × 250 mg	10 Tage	2 × 125 mg	5 Tage
Zeit bis zur Heilung aller Läsionen	16	10	Valaciclovir	2 × 1 000 mg	10 Tage	2 × 500 mg	5 Tage
Virusreplikation	9	2					

3 × täglich 5 mg/kg, bei generalisiertem Herpes 3 × täglich 10 mg/kg. Zur oralen Behandlung kommen Valaciclovir (2 × tgl. 500 mg) oder Famciclovir (3 × tgl. 500 mg) infrage. **Behandlungsdauer** in der Regel 7–10 Tage. Bei Aciclovir-Resistenz kommt Foscarnet (s. S. 359) infrage. Zur Prophylaxe von Rezidiven können über längere Zeit orale Valaciclovir-Dosen von 1 × täglich 500 mg oder Famciclovir von 2 × täglich 500 mg nützlich sein.

HSV-Infektionen des Auges: Sie werden meist durch den HSV Typ 1 (HSV-1) hervorgerufen und verlaufen als **follikuläre Konjunktivitis** (meist einseitig), **Blepharitis** (mit Bläschen am Lidrand) oder als **Keratitis** (s. S. 657), z. T. mit gefährlichen Folgen.

Therapie: HSV-Infektionen des Auges werden in der Regel topisch behandelt. Nur bei Neugeborenen mit Augenbeteiligung und bei immunsupprimierten Patienten ist die i. v. Anwendung von Aciclovir unverzichtbar.

Herpes-simplex-Infektionen der Haut (z. B. Herpes labialis) oder Mundschleimhaut (Stomatitis aphthosa): Hierbei ist meist eine symptomatische Behandlung ausreichend. Nur bei generalisiertem Herpes der Haut, z. B. bei atopischer Dermatitis (**Eczema herpeticatum**), ist eine i. v. oder orale Gabe von Aciclovir erforderlich (s. Tab. 24.1-2).

Herpes-simiae-Infektionen (Herpes B): Sehr seltene, unbehandelt meist tödlich verlaufende Infektionen durch Affen-Herpesviren; initial als Bläschen nach Affenbiss, später als Enzephalitis. Typisches Berufsrisiko bei Personen, die mit Affen arbeiten.

Therapie: Die Infektion spricht auf die üblichen Herpesmittel Aciclovir, Valaciclovir und Ganciclovir in der Frühphase an, nicht mehr jedoch im Spätstadium der Enzephalitis.

Varizellen und Zoster

Das Varicella-zoster-Virus (VZV) gehört zur Familie der Herpesviren und ist gegen Aciclovir schwächer empfindlich als das Herpes-simplex-Virus (HSV). Bei **Erstin-**

fektion führt es bei seronegativen Personen zu **Varizellen**, bei **Reaktivierung nach einer Latenzzeit** bei seropositiven Personen zu **Herpes zoster**. Eine antivirale Therapie ist nur bei bestimmten klinischen Formen indiziert.

Varizellen

Im Vergleich zum Herpes-simplex-Virus (HSV) ist gegen Varicella-zoster-Virus (VZV) das Aciclovir hochselektiv wirksam, es wird jedoch bei VZV in vitro eine deutlich höhere Konzentration bzw. Dosis benötigt, um effektiv eine Replikation des Virus zu unterbinden. Mittels parenteraler Gabe wird diese Dosis unproblematisch erreicht, bei oraler Gabe sind jedoch hierzu oft sehr hohe Dosen von Aciclovir/Valaciclovir erforderlich.

Grundsätzliches zur Therapie: Bei Kindern verlaufen Varizellen im Allgemeinen gutartig und benötigen keine antivirale Behandlung. Bei Jugendlichen und Erwachsenen kann eine primäre Infektion stärker ausgeprägt auftreten. Eine sofort einsetzende Aciclovir-Therapie kann dann den Krankheitsverlauf um ca. einen Tag verkürzen und die Ausbreitung der Läsionen um ca. 25 % vermindern. Voraussetzung ist allerdings der Beginn einer Behandlung innerhalb der ersten 24 Stunden, die dann mit 4 × 20 mg/kg bei 2- bis 16-Jährigen bzw. bis zu 5 × 800 mg Aciclovir bei Älteren über 5 Tage durchgeführt werden sollte. Im Gegensatz hierzu gibt es die folgenden zwingenden Indikationen zur Behandlung, die bei schweren Verläufen lebensrettend sein können.

VZV-Infektionen in der Schwangerschaft: Diese verlaufen deutlich schwerer und gelegentlich lebensbedrohlich für Mutter und Kind, vor allem in der 2. Hälfte der Schwangerschaft. Plazenta-Nekrosen oder das **fötale kongenitale Varizellensyndrom (FKV)** sind für das Kind die größten Bedrohungen.

Therapie: Seronegative Frauen sollten deshalb unverzüglich (innerhalb von 72 Stunden) VZV-Immunglobulin 1 mg/kg i. v. erhalten. Ungeimpft – bereits schon bei Exposition, in jedem Fall aber bei schwerer Erkrankung (großer Hautbefall, Fieber, Pneumonie) – sind Schwangere mit Varizellen mit 3 × täglich 7,5–10 mg Aciclovir für 7 Tage zu behandeln. Je nach Ansprechen können Dosis und Therapiedauer erhöht werden.

Perinatale Varizellen (bei intrauteriner Übertragung in den letzten 5 Tagen vor der Geburt oder bei Virusübertragung in den ersten 2 Tagen nach der Geburt): Die Gefährlichkeit einer Erkrankung ist deshalb so groß, weil das Neugeborene von der Mutter keine protektiven Antikörper bekommen hat und sein Immunsystem noch unreif ist. Die rasch fortschreitende Erkrankung des Neugeborenen führt durch Beteiligung innerer Organe, besonders der Lungen, in etwa 30 % der Fälle zum Tode. Dies veranlasste auch zu der Überlegung, in diesen Fällen den Geburtszeitpunkt über eine Tokolyse bis zur Bildung maternaler Antikörper hinauszuschieben.

Therapie: Man verabreicht dem Neugeborenen Varicella-Immunglobulin, wenn bei der Mutter in den letzten 5 Tagen vor der Entbindung oder in den ersten 2 Tagen nach der Entbindung eine Varizellen-Erkrankung begonnen hat. Zusätzlich gibt man Aciclovir i. v. (3 × tgl. 10 mg/kg als Kurzinfusion). Nach der 2. Lebenswoche auftretende Varizellen, die postnatal erworben sind, haben eine bessere Prognose, sollten aber auch mit Aciclovir i. v. behandelt werden, da tödliche Erkrankungen beobachtet wurden.

Prophylaxe: Bei sicherer Exposition einer seronegativen Schwangeren erhält diese sofort Varicella-Immunglobulin (s. o.).

Progressive Varizellen-Infektionen bei immunsupprimierten Patienten (z. B. Tumorleiden, AIDS, Organtransplantation): Sie verlaufen unbehandelt häufig tödlich.

Therapie: Diese Manifestationen müssen immer mit Aciclovir i. v. (3 × tgl. 10 mg/kg als Kurzinfusion), bei Aciclovir-Resistenz mit Foscarnet (s. S. 359) behandelt werden. Wegen der schlechten Prognose sollte jeder stark immunsupprimierte Patient schon bei Varizellen-Beginn Aciclovir i. v. erhalten, um ein Fortschreiten der Erkrankung (mit Hirn-, Leber- und Lungenbeteiligung) zu verhindern. Nach einer früheren Erkrankung an Varizellen können bei Leukämikern Zweiterkrankungen auftreten.

Varizellen-Pneumonie: Die Varizellen-Pneumonie ist eine bei Erwachsenen und bei immunsupprimierten Patienten nicht selten tödliche Komplikation. Sie beginnt meist zwischen dem 3. und 5. Krankheitstag und äußert sich durch Tachypnoe, Husten und anhaltendes Fieber. Röntgenologisch sieht man Zeichen einer interstitiellen Pneumonie mit nodulären Infiltraten – meist eine radiologische Blickdiagnose. Sie kann auch isoliert auftreten und 6–12 Wochen andauern. Leichtere Verläufe sind möglich.

Therapie: Aciclovir i. v. verkürzt den Krankheitsverlauf und ist obligat bei Immunsupprimierten einzusetzen.

Postinfektiöse Meningoenzephalitis, akute zerebellare Ataxie: Sehr seltene Komplikationen. Ob Aciclovir dabei den Verlauf beeinflussen kann, der oft im Tod oder mit Defektheilung endet, ist nicht genau bekannt. In jedem Fall ist nicht nur bei schweren Erkrankungen ein Behandlungsversuch mit Aciclovir i. v. gerechtfertigt.

Zoster

Die Erkrankung kommt vorwiegend bei älteren Erwachsenen und immunsuppressiv behandelten Patienten mit einer Teilimmunität nach früher durchgemachten Varizellen (30 % aller AIDS-Patienten!) vor. Eine Zoster-Infektion ist eine typische Manifestation der HIV-Infektion schon bei gering ausgeprägtem Immundefekt. Dabei kommt es zu teilweise starken und persistierenden Nekrosen, Schmerzen und gefährlichen Verläufen (Myelitis, Lähmungen).
Das Krankheitsbild entsteht durch eine Viruspersistenz in Spinal- oder Hirnnervenganglien, spätere Virusaktivierung (bei Herabsetzung der Immunität) und Ausbreitung entlang der sensiblen Nerven. Es erkranken auch Kinder mit Tumorleiden oder unter immunsuppressiver Therapie sowie Säuglinge nach Varizellenexposition in utero.

Klinik: Segmentale, meist einseitige Anordnung der Bläschen entlang des Nervenverlaufs, begleitet von Neuralgien und Fieber. Die Bläschen sind größer als bei Varizellen, ulzerieren leichter und bilden ausgedehnte Krusten. Sie sind häufig am Thorax, im Trigeminusbereich (Gesicht, Auge) und am Ohr (als **Ramsay-Hunt-Syndrom** mit Fazialisparese) lokalisiert. Selten sind **generalisierter Herpes zoster** und ein **Zoster sine herpete** (keine Hauterscheinungen, dagegen lokalisierte Schmerzen, Parästhesien, regionäre schmerzhafte Lymphknotenschwellungen). Herpes zoster ist vorwiegend eine klinische Diagnose, eine Bestätigung kann mittels PCR oder Virusanzüchtung aus Bläscheninhalt und Liquor erfolgen. Ein stärkerer Titeranstieg komplementbindender Antikörper nach 2–4 Wochen ist diagnostisch verwertbar.

Therapie: Mit Aciclovir i. v. (3 × tgl. 10 mg/kg als Kurzinfusion) behandelt man alle Zoster-Erkrankungen von **immunsupprimierten Personen**. Diese Therapie soll ernste Komplikationen, wie generalisierten Zoster, progressive Enzephalitis, Myelitis, Retinitis und granulomatöse zerebrale Angiitis (nach Zoster ophthalmicus) verhüten.

Mit Aciclovir oral, besser aber mit Valaciclovir (ein Absorptionsester von Aciclovir) oder Famciclovir (bessere Resorption) oder Brivudin oral werden Zoster-Erkrankungen von **immunkompetenten Patienten** behandelt. Diese Mittel können bei rechtzeitiger Gabe (bester Effekt bis 2 Tage nach Auftreten des Exanthems!) die Heilung der Hautläsionen beschleunigen und eine akute Neuritis bessern, verhindern aber nicht Rezidive und postherpetische Neuralgien, die monatelang anhalten können. Die Tagesdosis ist je nach Mittel verschieden (s. Tab. 24.1-1), die **Behandlungsdauer** beträgt 5 Tage.

Zoster ophthalmicus: Ein Zoster ophthalmicus mit und ohne Retinitis ist ein ophthalmologischer Notfall, der dringend einer fachärztlichen (Mit-)Behandlung bedarf. Bei mehr als 50 % der periokulär auftretenden Zoster-Effloreszenzen ist auch mit einer direkten okulären Beteiligung und schwerwiegenden Komplikationen zu rechnen.

Therapie

Therapie: Spätestens 48 Stunden nach Beginn der Erkrankung sollte mit einer Aciclovir-Behandlung begonnen worden sein – bei immunsupprimierten Patienten oder sehr wahrscheinlicher retinaler Beteiligung muss die Behandlung immer i. v. (3 × tgl. 10–15 mg/kg) begonnen werden, bei guter Abheilung ist eine Umstellung auf 3 × täglich 1 g Valganciclovir für einen längeren Zeitraum von insgesamt 4–6 Wochen möglich. Bei fehlendem Ansprechen nach 5–7 Tagen sollte eine parenterale Kombinationsbehandlung mit Ganciclovir plus Foscarnet erwogen werden, die mit und ohne begleitende intravitreale Mitbehandlung dann in Einzelfällen zur Besserung führen kann. Die zusätzliche ophthalmologische Behandlung besteht neben der Abwägung einer intravitrealen Therapie in ausreichender Schmerzbehandlung, kühlenden, feuchten Kompressen, prophylaktischer lokaler Antibiotika-Applikation (z. B. Bacitracin/Polymyxin-Augentropfen), topischer Steroidbehandlung (2–6 × 0,25–1 % Prednisolon) sowie bei Bedarf (Iriitis) in der Anwendung von Mydriatika und einer Glaukomprophylaxe. Bei massivem Befall, heftigen Schmerzen und deutlichem Ödem ist eine systemische Corticosteroid-Therapie indiziert (z. B. 3 × 20 mg tgl. für 4 Tage, dann jeweils auf 2 × und 1 × tgl. reduziert).

Epstein-Barr-Virus-(EBV-) Infektionen

Epstein-Barr-Viren (EBV) gehören wie das Zytomegalie-Virus (CMV) auch zur Familie der Herpesviren und werden als humanpathogene DNA-Viren auch als humanes Herpesvirus 4 (HHV-4) bezeichnet. Bei hoher Durchseuchung sind spätestens mit 40 Jahren die Menschen zu 98 % infiziert. Die Infektion erfolgt zumeist asymptomatisch im Kindesalter, bei Jugendlichen auch als Pfeiffersches Drüsenfieber, zumeist über Tröpfchen, auch als Kontakt- oder Schmierinfektion. Reaktivierungen sind vor allem bei Immunsuppression möglich. Zusammen mit anderen Viren wie HHV-8 oder auch HTLV-1 (HTLV = *human T-cell-leucemia virus*) gehört EBV zu den Viren, denen eine wesentliche Rolle bei der Entstehung unterschiedlicher Tumoren zugeschrieben wird (besonders gut in Zusammenhang mit einer HIV-Infektion zu studieren: Morbus Hodgkin, Burkitt-Lymphom und andere Lymphome, in Afrika Nasopharynxkarzinom, aber auch als lymphoproliferative Erkrankung nach Transplantation [posttransplantative lymphoproliferative Erkrankung, PLTD]). Bei dem vielfältigen Nachweis wundert es nicht, dass EBV auch bei zahlreichen anderen Erkrankungen eine Rolle spielen soll, die bisher ätiologisch nur unzureichend erklärt werden können, wie viele der sog. Autoimmunerkrankungen oder auch das »chronic fatigue syndrome« (CFS).

Klinik: Die häufigste und klinisch bedeutsame Erkrankung durch EBV ist die **infektiöse Mononukleose**, eine fast immer gutartige Erkrankung durch Erstinfektion mit dem Epstein-Barr-Virus bei jüngeren Erwachsenen, die in den letzten Jahren jedoch offenbar seltener geworden ist. Die Erkrankung wird auch Pfeiffersches Drüsenfieber oder Morbus Pfeiffer nach dem Wiesbadener Badearzt genannt. Die Inkubationszeiten liegen variabel zwischen 1–7 Wochen (mit zunehmendem Alter eher länger). Die Erkrankung beginnt mit Fieber bis 39 °C, grippeähnlichen Symptomen, Bauchschmerzen, Nachtschweiß und starker Müdigkeit. Lymphknotenschwellungen an Hals und Nacken, selten eine generalisierte Lymphadenopathie treten hinzu. Zusätzlich typische Halsentzündung bzw. Angina tonsillaris mit schmutziggrauem (nicht weißem) Belag nur auf den Tonsillen, verbunden mit Heiserkeit und auffälligem Foetor ex ore. Immer findet sich eine erhebliche Splenomegalie (**cave:** Milzruptur). Daneben oft unterschiedlichste Allgemeinsymptome wie Kopf-, Muskel- und Gelenkschmerzen, Appetitlosigkeit, Übelkeit, trockener Husten, Schwindel oder Orientierungsstörungen, Schüttelfrost sowie Depression und Stimmungsschwankungen, die auch bis zu 8 Wochen anhalten können.

Diagnostik: Mäßiges oder hohes, meist länger anhaltendes Fieber, z. T. weiße, leicht abwischbare Beläge, die auf die vergrößerten Tonsillen beschränkt sind, typischerweise generalisierte Lymphknotenschwellung, Splenomegalie, charakteristisches Blutbild mit über 50 % mononukleären Zellen, davon > 10 % Lymphoidzellen. Der Mononukleose-Schnelltest (Paul-Bunnel-Reaktion) ist meist positiv (anfangs noch negativ). Im Serum sind Antikörper gegen das Epstein-Barr-Virus der IgM-Klasse nachweisbar (verschwinden einige Zeit nach der Erkrankung, während die Antikörper der IgG-Klasse persistieren können).

Differenzialdiagnose: An Differenzialdiagnosen sind zu nennen:

- akute Zytomegalie,
- primäre HIV-Infektion,
- Lues II,
- Agranulozytose und Leukämie,
- Streptokokken-Angina,
- Diphtherie.

Therapie: Antibiotika sind bei Mononukleose nicht indiziert (außer bei kulturellem Nachweis von A-Streptokokken). Wenn trotzdem Antibiotika verabreicht werden, kommt es wesentlich häufiger als sonst – besonders nach Anwendung von Penicillin, Amoxicillin und Ampicillin – zu einem allergischen Hautexanthem (s. S. 48). Nicht selten werden diese Exantheme dann auch später als Penicillin-Allergie erinnert und verhindern zu Unrecht den unproblematischen Einsatz dieser Substanzen! Während des Fiebers Bettruhe, weiterhin körperliche Schonung. Es gibt eine relevante Gefahr einer spontanen Milzruptur, die meist durch Splenektomie behandelt werden muss! Glucocorticoide gibt man nur bei extrem vergrößerten Tonsillen, welche die Atmung behindern (hierdurch lässt sich oft eine Intubation vermeiden). Eine generelle Glucocorticoid-Gabe bei Mononukleose ist jedoch nicht indiziert! Bei den sehr seltenen fulminanten Fällen ist Aciclovir i. v. oder Famciclovir wirksam; bei normalen Verläufen dagegen offenbar wenig effektiv.

In vitro zeigen Aciclovir, Ganciclovir und Foscarnet eine Wirkung gegen EBV und hemmen die Replikation in Viruskulturen. Vergleichbar mit der In-vitro-Wirksamkeit gegen HHV-6 bis -8 hemmen auch diese Substanzen die virale DNA-Polymerase, die allerdings nur bei lytischer und nicht bei latenter Infektion exprimiert wird. Da die wesentlichen EBV-assoziierten Erkrankungen wie infektiöse Mononukleose, Burkitt-Lymphom, ZNS-Lymphom, posttransplantative lymphoproliferative Erkrankung (PTLD), Nasopharynx-Karzinom und Haarleukoplakie fast ausschließlich latenten EBV-Infektionen entsprechen, sind antivirale Behandlungen bisher dort nicht wirksam. Erst nach der Entwicklung von Substanzen mit antiviraler Wirksamkeit gegen latente Infektionen ist ein Durchbruch bei der Behandlung vieler schwerwiegender Komplikationen der HHV-4- sowie der HHV-6- bis HHV-8-Infektionen zu erwarten.

Zytomegalie-Virus-(CMV-) Infektionen

Zytomegalie-Viren (CMV) gehören zur Familie der Herpesviren und sind bei Mensch und Tier weitverbreitet. Die meisten CMV-Infektionen sind inapparent. Es gibt jedoch eine breite Palette von humanen Erkrankungen, die in unterschiedlicher Schwere verlaufen können.

Klinik: Zytomegalie ist eine relativ häufige, pränatale Infektion; sie kann zu Enzephalitis, Chorioretinitis, Hepatitis, thrombozytopenischer Purpura und Mikrozephalie oder Hydrozephalus führen.
Man unterscheidet die **Erstinfektionen** bei vorher seronegativen Personen von den **rekurrierenden Infektionen** bei seropositiven Personen, die entweder durch Reaktivierung einer latenten Infektion oder durch eine Reinfektion entstehen. Meist verlaufen Erstinfektionen schwerer als rekurrierende Infektionen.
Bei **immunkompetenten Erwachsenen und Kindern** gibt es die meist gutartige **CMV-Mononukleose**, welche jedoch zahlreiche Komplikationen haben kann (z. B. Hepatitis, Myokarditis, Pneumonie und Polyradikulitis).
Bei **immunsupprimierten Kindern und Erwachsenen** sind zahlreiche Organmanifestationen möglich, von denen die **CMV-Pneumonie**, **CMV-Retinitis** und **CMV-Gastroenterokolitis** gefürchtet sind. Eine Zytomegalie-Virus-Infektion bietet nur beim Vorliegen einer Retinitis ein kaum verwechselbares und erregertypisches klinisches Bild. Die Symptome anderer CMV-bedingter Erkrankungen sind uncharakteristisch, die Diagnose lässt sich oft nur histologisch bestätigen. Auffällig ist der Unterschied der Organmanifestationen bei immunsupprimierten Patienten: So ist bei AIDS die Retinitis die mit Abstand häufigste und erste klinische Manifestation, während isolierte CMV-Pneumonien bei allen Organtransplantierten führend sind. Bei über 50 % aller an AIDS verstorbenen Patienten wurde eine floride CMV-Infektion in verschiedenen Organen festgestellt. Dabei sind die Lungen (besonders bei gleichzeitiger Pneumocystis-Pneumonie), die Nebennieren und der Gastrointestinaltrakt (**CMV-Colitis**) besonders betroffen. Auch Hirnsymptome können durch CMV bedingt sein.

Diagnostik: Auch ein positiver histologischer Befund beweist keineswegs eine behandlungsbedürftige Infektion. Serologische Methoden sind wenig geeignet, da nahezu alle Patienten Antikörper gegen CMV haben und Titeranstiege bei immundefizienten Patienten nicht zu erwarten sind. Durch PCR lässt sich virale DNA in mononukleären Blutzellen und in Urin, Liquor, Bronchialsekret oder -lavage nachweisen. Die Entscheidung für die mit erheblichen Nebenwirkungen belastete Therapie der CMV-Infektion muss klinisch – in Verbindung mit den histologischen bzw. molekularbiologischen Nachweisen sowie einer besonderen Gefährdung durch Immunsuppression – getroffen werden.

Therapie: Die Schwierigkeiten der CMV-Therapie beruhen vor allem darauf, dass es mit den wesentlichen zur Verfügung stehenden Substanzen Ganciclovir, Foscarnet und Cidofovir nicht gelingt, alle Viren abzutöten, und es nach der Beendigung der Behandlung häufig zu einem Rezidiv kommt.

Die Übergänge von akuter Behandlung, Suppressionstherapie und Rezidivprophylaxe sind deswegen oft fließend. Außerdem sind Ganciclovir, Foscarnet und Cidofovir schlecht verträglich und dürfen nur mit großer Vorsicht über längere Zeit gegeben werden (Tab. 24.1-3).

Ganciclovir, Valganciclovir (ein Prodrug von Ganciclovir), Foscarnet und Cidofovir sind zur Therapie von CMV-Infektionen zugelassen und wurden vor allem bei der CMV-Retinitis von AIDS-Patienten untersucht, die ohne Behandlung immer zur Erblindung führen würde. Die Therapie schwerer lokaler oder systemischer Infektionen ist mit oralem Ganciclovir aufgrund der schlechten Resorption der Substanz unsicher, hingegen zeigen vergleichende Untersuchungen von Valganciclovir mit Ganciclovir i. v. vergleichbar gute Ergebnisse (zur Dosierung bei der Initial- und Erhaltungstherapie sowie den möglichen Nebenwirkungen s. S. 355 und S. 358). Foscarnet und Cidofovir sollten nur bei schwerer Myelotoxizität von Ganciclovir oder einer Ganciclovir- bzw. Valganciclovir-Resistenz von CMV verwendet werden. Über die Wirksamkeit von Cidofovir im Vergleich zu den beiden anderen Substanzen liegen keine Studienergebnisse vor, wenn auch die klinische Erfahrung hinsichtlich der Wirksamkeit bisher keine Unterschiede erkennen lässt. Sowohl Foscarnet als auch Cidofovir können sehr schnell zu irreversiblen Nierenschädigungen führen, weshalb ihr Einsatz nur unter strengem Infusionregiment und nephrologischer Kontrolle erfolgen sollte. Dies ist besonders bei Cidofovir wegen seiner extrem langen Halbwertszeit zu beachten, andererseits ist diese für eine ambulante (14-tägige) Therapie besonders attraktiv.

Prophylaxe: Nach Organtransplantation kann Ganciclovir zur Vermeidung einer CMV-Erkrankung verabreicht werden. Initial gibt man Patienten mit normaler Nierenfunktion Ganciclovir i. v. 5 mg/kg alle 24 h (an 7 Tagen in der Woche) oder 6 mg/kg alle 24 h (an 5 Tagen in der Woche). Die Dauer der Prophylaxe hängt von der Dauer und vom Grad der Immunsuppression ab (bis max. 120 Tage nach Transplantation). Für eine Langzeit-Prophylaxe ist eine orale Behandlung mit Ganciclovir-Tabletten möglich (tgl. 3 g, verteilt auf 3–4 ED), die allerdings eher mit Valganciclovir wegen der besseren Bioverfügbarkeit und der deutlich geringeren Tablettenzahl (2 × tgl. 1 Tbl. à 450 mg) erfolgen sollte. Die Tabletten sind stets mit der Mahlzeit einzunehmen. Bei seronegativen Transplantatempfängern kann zusätzlich wiederholt CMV-Immunglobulin (Cytoglobin, Cytotect) gegeben werden (Tab. 24.1-4).

Erreger

Tab. 24.1-3 Intravenöse Mittel gegen Zytomegalie-Viren (CMV).

Parameter	Ganciclovir	Cidofovir	Foscarnet
Aktivität	+	++	(+)
Verteilung im Gewebe	gut (auch Liquor)	nicht liquorgängig	gut (auch Liquor)
Verträglichkeit	schlecht	schlecht	schlecht
Tagesdosis	2 × 5 mg/kg (initial)	5 mg/kg: 2 × alle 14 Tage initial, dann 1 × alle 14 Tage	200 mg/kg (initial)
bei Ganciclovir-Resistenz	unwirksam	meist unwirksam	wirksam

++ = sehr stark wirksam; + = stark wirksam; (+) = gering wirksam.

Eine **Primärprophylaxe** bei anderen, z. B. AIDS-Patienten, konnte sich bisher nicht durchsetzen, hingegen sollte bei Hochrisikopatienten (niedrige CD4-Zell-Zahl, schwere Immunsuppression) und vorangegangener bzw. akut behandelter CMV-Infektion in der Regel eine **Rezidiv- oder Sekundärprophylaxe** durchgeführt werden, sofern sich die immunologische Situation der Patienten nicht verbessern lässt. Bei AIDS-Patienten heißt dies, dass auch unter wirksamer HAART eine weitere Suppressionstherapie für mindestens weitere 3 Monate durchgeführt werden sollte und ein Absetzen erst bei nachweislichem Anstieg oder mehr als 100–150 CD4-Zellen/µl zu empfehlen ist.

Humane-Herpesvirus-(HHV-) Infektionen Typ 6 bis Typ 8

Humane-Herpesvirus-Infektionen vom Typ 6 und Typ 7

Klinik:

- **Infektionen mit HHV-6:** Infektionen mit HHV-6 sind besonders bei **Kindern** als meist unspezifische, selbstlimitierende fieberhafte Erkrankung mit oder ohne Exanthem (Roseola infantum oder Exanthema subitum) bekannt. Zusätzlich können aber auch eine Rhinitis, selten eine Hepatitis, Myokarditis oder auch eine Enzephalitis damit verbunden sein. Bei **Erwachsenen** sind diese Organmanifestationen dann einschließlich einer Pneumonitis und Panzytopenie vor allem unter Immunsuppression, nach Organtransplantationen einschließlich schwerer Komplikationen mit akutem Leber- oder Herzversagen möglich. Unklar bleibt, ob dies Folge einer akuten Infektion oder einer Reaktivierung ist, ebenso wie HHV-6 auch immer wieder – bisher ohne Beweis – ursächlich für das chronische Müdigkeitssyndrom, Malignome, einige Formen der Epilepsie wie auch für die Entstehung einer Multiplen Sklerose verantwortlich gemacht wird.
- **Infektionen mit HHV-7:** Infektionen mit HHV-7 (Roseolavirus) sind hingegen regelhaft asymtomatisch und ggf. klinisch nicht von einer HHV-6-Infektion zu unterscheiden. Als Rarität wurden neben einer Hepatitis vorwiegend neurologische Symptome mit Enzephalopathie, Meningitis und Myelits (Krampfanfälle, Hemiplegie) sowie eine Optikusneuritis beschrieben.

Therapie: Gegen humane Herpesviren Typ 6 (HHV-6) und Typ 7 (HHV-7) sind in absteigender Reihenfolge Foscarnet und Cidofovir sowie Ganciclovir in vitro (Zellkultur) wirksam – Aciclovir hat keine Aktivität. Von HHV-6 sind zwei Varienten, HHV-6A und HHV-6B, bisher bekannt, von denen der Subtyp B vor allem bei Gesunden und der Subtyp A mehr bei Kindern mit akutem Fieber vor allem in Afrika bisher detektiert wurde und eher in vitro eine Resistenz gegen Ganciclovir aufweist (Mutationen an den Genlokalisationen U38, U69 und M318 V). Eine wirksame Behandlung konnte klinisch bisher jedoch nicht sicher bewiesen und etabliert werden – auch aufgrund der geringen Inzidenz der Erkrankungen. Vereinzelt wurde über eine erfolgreiche Behandlung von HHV-6-Enzephalitiden oder -Karditiden mit Ganciclovir oder Foscavir berichtet, sodass bei schweren, mutmaßlichen oder nachweislichen Infektionen ein Behandlungsversuch über 7–10 Tage gerechtfertigt ist. Bei Vorbehandlungen und langer Prophylaxe mit Ganciclovir ist mit bereits nachgewiesener Ganciclovir-Resistenz ggf. eine Kombinationstherapie mit Foscarnet zu erwägen. Indikationen zur Behandlung einer HHV-7-Infektion bestehen nicht und wurden auch noch nicht beschrieben.

Tab. 24.1-4 Therapieregime zur Behandlung schwerer Zytomegalie-Virus-(CMV-)Infektionen.[1]

Substanz	Therapie	Dosierung bei Akuttherapie/Induktion	Zeit (Tage) bis zu Rezidiv/Progression	Dosierung bei Erhaltungs-/Suppressionstherapie	Unerwünschte Wirkungen
Cidofovir i. v.		1 × 5 mg/kg/Woche für 14 Tage	64–120	1 × 5 mg/kg alle 14 Tage	hohe Nephrotoxizität, selten Neutropenie, Uveitis, Neuropathie, Übelkeit, Fieber, Exanthem
Foscarnet i. v.	Standard	2 × tgl. 90 mg/kg für 14 Tage	53–93	1 × tgl. 90 mg/kg	Nephrotoxizität, Hypokalzämie, genitale Ulzerationen, Überwässerung
	Hochdosis	2 × tgl. 90 mg/kg für 14 Tage		1 × tgl. 120 mg/kg	
	intravitreale Injektion	2 × 2 400 µg/Woche	keine Daten	1 × 2 400 µg/Woche	intravitreale Blutung, Endophthalmitis
Ganciclovir i. v.	Standard	2 × tgl. 5 mg/kg für 14 Tage	47–125	1 × tgl. 5 mg/kg	Neutro- und Thrombozytopenie
	Hochdosis	2 × tgl. 5–7,5 mg/kg für 14 Tage		1 × tgl. 7,5 mg/kg	
Ganciclovir + Foscarnet i. v.	bei Granulozytopenie	Ganciclovir 1 × tgl. 5 mg/kg plus Foscarnet 2 × tgl. 90 mg/kg für 14 Tage	131	Ganciclovir 1 × tgl. 5 mg/kg plus Foscarnet 1 × tgl. 90 mg/kg	Neutro- und Thrombozytopenie, Nephrotoxizität, Hypokalzämie, genitale Ulzerationen, Überwässerung
	bei Niereninsuffizienz	Ganciclovir 2 × tgl. 5 mg/kg plus Foscarnet 1 × tgl. 90 mg/kg für 14 Tage			
Valganciclovir p. o.	Standard	2 × tgl. 900 mg für 21 Tage	160	1 × tgl. 900 mg	Neutro- und Thrombozytopenie, Diarrhoe
	Implantat (okulär)	chirurgische Implantation	196–226	Wechsel nach 6 Monaten	intravitreale Blutung, Endophthalmitis, Retina-Ablösung (bei Hochdosis!)
	intravitreale Injektion	2 × 400 µg/Woche		1 × 400 µg/Woche	

[1] Die Dosierungs-Schemata wurden zumeist für CMV-Retinitis bei AIDS erprobt, sind aber auf andere Organmanifestationen mit möglichen Unterschieden in der Behandlungsdauer übertragbar. Unbedingt sind spezielle Applikationsvorschriften, Begleittherapien und Dosisanpassungen bei Niereninsuffizienz zu beachten.

Humane-Herpesvirus-Infektionen vom Typ 8

Klinik: Akute Infektionen mit HHV-8 werden selten beobachtet und verlaufen ohne Immundefekt meist blande und innerhalb einer Woche selbstlimitierend. Bei **Kindern** zeigen sich gelegentlich unter nachweislicher Serokonversion typische Zeichen einer Virusinfektion mit Fieber, makulopapulösem Exanthem an Stamm und Extremitäten, Abgeschlagenheit und Diarrhoe, seltener (**Erwachsene**) eine Splenomegalie, Lymphknotenschwellungen und eine Panzytopenie.

Therapie: Zur HHV-8-Therapie steht prinzipiell eine Reihe von antiviralen Substanzen zur Verfügung, die in vitro aktiv gegen die lytische Replikation des Virus sind. Hierzu zählen Ganciclovir, Foscarnet, Cidofovir und Adefovir – nicht aber Aciclovir.
Nahezu keine Wirkung haben allerdings alle diese Substanzen gegen die latente HHV-8-Infektion und -Replikation des Virus, wie sie vorwiegend bei den HHV-8-assoziierten schweren Erkrankungen wie Kaposi-Sarkom, »Primary Effusion Lymphoma« (PEL) und Morbus Castleman zu finden sind. Neben den hierbei üblichen Behandlungen konnte eine adjuvante antivirale HHV-8-Therapie bisher keine zusätzlichen Erfolge erzielen. Immerhin ließ sich aber zeigen, dass bei AIDS-Patienten unter Ganciclovir- und Valganciclovir-Prophylaxe und -Therapie die Inzidenz von Kaposi-Sarkomen abnimmt und die Virusreplikation bei oropharyngealem Kaposi-Sarkom reduziert wird. Dies wird als Zeichen einer Wirksamkeit gegen lytische Infektionen gesehen, die bei der Übertragung eine wesentliche Rolle spielen.

24.2 Virus-Hepatitis (HAV, HBV, HCV)

Die chronischen Hepatitiden durch das Hepatitis-B-Virus (HBV) und das Hepatitis-C-Virus (HCV) sind in den letzten Jahren zu gut behandel- und teilweise heilbaren Erkrankungen geworden. Die fast immer leicht und nie chronisch verlaufende Hepatitis A ist ebenso wie die Hepatitis E zwar nicht behandelbar, aber wohl auch nicht behandlungsbedürftig. Zumindest die Hepatitis-C-Therapie ist ein schwieriges Spezialgebiet mit stetig neuen Entwicklungen und Behandlungsmodifikationen geworden. Sie sollte daher derzeit möglichst nur in kontrollierten Therapieprogrammen mithilfe von spezialisierten Ambulanzen und bei Fachärzten vorgenommen werden, wo auch die klinischen Ergebnisse regelmäßig ausgewertet werden sollten.

Akute Hepatitis

Wie bei Hepatitis A und Hepatitis E ist auch bei akuter Hepatitis B wegen der hohen Spontanheilung beim Erwachsenen keine Therapieindikation gegeben. Ausnahmen können Patienten mit sehr seltener fulminanter Hepatitis B sein, die Zeichen einer deutlich beeinträchtigten Syntheseleistung der Leber aufweisen. Diese sollten wegen der Gefahr des Leberversagens frühzeitig einem Transplantationszentrum zugeführt werden.

Therapie: Die Therapie beschränkt sich zunächst auf rein symptomatische Maßnahmen und die Vermeidung von hepatotoxischen Medikamenten (Paracetamol!) und Alkohol. Die Abheilung einer akuten Hepatitis setzt keineswegs Bettruhe voraus; allenfalls schwere körperliche Arbeit ist negativ zu beurteilen. Es gibt bislang keine etablierte antivirale Therapie der akuten Hepatitis A, B und C sowie weiterer Formen. Die antivirale Therapie erfolgt bis auf Weiteres (s. o.) bei Vorliegen einer chronischen Verlaufsform.

Chronische Hepatitis

Alle Patienten mit einer chronischen Hepatitis B oder C sind grundsätzlich Kandidaten für eine antivirale Therapie. Zur Indikationsstellung ist neben vielen anderen Kriterien, wie Entzündungs-, Fibrose- und Zirrhose-Stadium, in erster Linie die Höhe der Hepatitis-Virus-Replikation im Serum bzw. die Zahl der Viruskopien/ml heranzuziehen (bei Hepatitis B aktuell ein Grenzwert von 10 000 Kopien/ml.)

Diagnostik: Der Verdacht auf eine chronische Hepatitis entsteht, wenn die Serum-Transaminasen länger als 6 Monate erhöht sind und bei Hepatitis B HBs-Antigen persistiert. Für eine **chronisch aktive Hepatitis B** sprechen auch ein hoher Anti-HBc-IgG-Titer und HBc-Antigen-Titer, während Anti-HBs fehlt. Bei **chronischer Hepatitis C** findet man im Serum oft noch längere Zeit HCV-Antikörper, außerdem Antikörper gegen einen Cytochrom-P-450-Bestandteil in den Mikrosomen.
Bestätigt werden kann die Diagnose bei Zweifeln an der serologisch meist eindeutigen Konstellation einer chronischen Hepatitis durch eine Leberbiopsie. Bei der chronisch-aggressiven Form finden sich die typischen histologischen Veränderungen, die bei der chronisch-persistierenden Form fehlen. Mit dem Grading wird die entzündliche Aktivität und mit dem Staging (ggf. auch durch Fibroscan) das Ausmaß der Fibrose bestimmt. Der Übergang von einer chronisch-persistierenden in eine chronisch-aggressive Form ist möglich, aber selten.

Differenzialdiagnose: Andere Ursachen einer chronischen Hepatitis sind auszuschließen: Autoimmunhepatitis, toxische (medikamentenbedingte) Hepatitis, Alkohol-Hepatitis, angeborene Stoffwechselerkrankungen wie Wilson-Krankheit, α_1-Antitrypsin-Mangel, zystische Fibrose u. a.

Therapie: Die Kunst bei der Therapie einer chronischen Hepatitis besteht bei den aktuellen Behandlungsmöglichkeiten vor allem darin, die Patienten herauszufinden, die von einer Therapie profitieren. War früher eine Virustherapie bei ausgebrannter Leberzirrhose in der Regel nicht mehr sinnvoll und sogar schädlich, hat sich dies bei guter Verträglichkeit einiger Therapieschemata deutlich verändert. Erst Langzeitstudien können zukünftig den Nutzen einer Therapie bei rein asymptomatischen Virusträgern ohne Zeichen einer Hepatitis und niedriger Replikation klären. Bei persistierender aktiver HBV- oder HCV-Infektion kann sich jedoch später eine Zirrhose oder ein Leberzellkarzinom entwickeln.

Hepatitis B (HBV)

Erreger: Ursache ist das sehr kleine, zu einer eigenen Spezies gehörende Hepadna-Virus mit einer gewissen Verwandtschaft zu Retroviren. Da das Hepatitis-B-Virus zur Replikation des Virusgenoms eine genomische RNA verwendet, die mithilfe einer viralen reversen Transkriptase in DNA umgeschrieben wird, ist HBV auch den Retroviren nahe verwandt und kann z. B. mit Reverse-Transkriptase-Hemmern behandelt werden. Nur einige Affenarten können experimentell infiziert werden. Eine Kultur ist bislang nicht möglich.

Übertragung: HBV wird v. a. sexuell und über Blut übertragen, das Risiko bei Nadelstichverletzungen ist bei HBV mit ca. 30 % deutlich höher als bei HCV mit ca. 2 %!

Verlauf: Eine Koinfektion mit dem Hepatitis-D-(Delta-)Virus (HDV) kann den Verlauf ungünstig beeinflussen. HDV ist ein defektes Virus, dessen viroidähnliches Genom zwar replizieren kann, aber zur Infektion und Freisetzung auf die Hüllproteine von HBV angewiesen ist.

Diagnostik: Für das Hepatitis-B-Screening werden das HBs-Antigen sowie Anti-HBs und Anti-HBc bestimmt (Tab. 24.2-1). Ist das HBsAg positiv, so sind zusätzlich HBeAg, Anti-HBe und HBV-DNA auch quantitativ zu ermitteln, einschließlich einer HDV-Diagnostik. Bei Erstdiagnose sollte einmalig und bei chronischer Infektion alle 6–12 Monate das α-Fetoprotein (AFP) bestimmt und die Leber sonographiert werden (über 10 % der Patienten mit Hepatitis B entwickeln auch ohne Zirrhose ein HCC). Eine Biopsie der Leber ist bei Hepatitis B kaum noch zur Diagnose und Therapieentscheidung erforderlich (ggf. nur Patienten mit hoher Virämie und normalen Transaminasen sowie bei gesunden HBsAg-positiven Trägern ohne Replikationszeichen). Das Fibrosestadium lässt sich mit wenigen Ausnahmen recht zuverlässig mittels Fibroscan bestimmen. Die Hepatitis B geht bei ca. 5–10 % der Patienten (2–5 % bei Immunkompetenten) in eine **chronische Verlaufsform** über. Von einer chronischen Hepatitis spricht man, wenn die Virusreplikation über 6 Monate bestehen bleibt. Der natürliche Verlauf kann in **drei Phasen** eingeteilt werden: eine anfängliche Phase der Immuntoleranz, eine Phase der ausgeprägten Hepatitis-Symptomatik und eine chronische Phase mit normalen Transaminasen, in der nur noch leere Virushüllen (HBs-Antigen) produziert werden. Diese letzte Phase ist charakterisiert durch den Verlust der HBV-DNA und des HBeAg sowie durch das Auftreten von Anti-HBe. Der Verlauf kann durch erneute Hepatitisschübe kompliziert werden.

Grundsätzliches zur Therapie (Tab. 24.2-2): Die Therapie hat sich in den letzten Jahren erheblich verbessert. Die früher übliche Monotherapie mit Alpha-Interferon erbrachte nur ungenügende Ergebnisse. Pegyliertes Alpha-2a-Interferon (Peginterferon α_{2a}) mit 2 × wöchentlicher Applikation und größerer Verträglichkeit zeigte hier schon allein Verbesserungen. Durch eine Kombination mit Lamivudin wurden in höherem Ausmaß eine Serokonversion und Ausheilung der Hepatitis B erreicht.

Die Therapie mit Lamivudin war bislang durch eine rasche Resistenzentwicklung problematisch, die sich zwar in geringerem Ausmaß, aber auch bei Telbivudin zeigte. In-

Tab. 24.2-1 Hepatitis-B-Marker und ihre Bewertung.

Hepatitis B	HBsAg	Anti-HBs	Anti-HBc	HBeAg	Anti-HBe	HBV-DNA
akute Infektion	+	–	+ (IgM)	+	–	+
ausgeheilte Infektion	–	+	+ (IgG)	–	+	–
chronische Infektion	+	–	+ (IgG)	+	–	+
latente Infektion	–	–	+ (IgG)	–	–	+
Pre-Core-Mutante	+	–	+ (IgG)	–	+	+
»gesunder« Träger	+	–	+ (IgG)	–	+	–
Impf-Immunität	–	+	–	–	–	–

+ = nachweisbar; – = nicht nachweisbar.

Tab. 24.2-2 Vergleich der zur Hepatitis-B-Therapie zugelassenen Substanzen.[1]

	IFN-α	Lamivudin	Adefovir	Entecavir	Telbivudin	Tenofovir
Dosierung						
• Erwachsene	IFN-α: tgl. 5 Mio. IE oder 3 × 10 Mio. IE/Woche PEG-IFN-α: 1 × 180 µg/Woche	1 × tgl. 100 mg	1 × tgl. 10 mg	1 × tgl. 1 mg	1 × tgl. 600 mg	1 × tgl. 300 mg
• Kinder	3 × 6 Mio. IE/m²/Woche	tgl. 3 mg/kg				
Indikation						
• HBeAg + OT/PT[2] normal	nicht indiziert	nicht indiziert	nicht indiziert	nicht indiziert	nicht indiziert	nicht indiziert
• HBeAg + chronische Hepatitis	indiziert	indiziert[3]	indiziert	indiziert	indiziert[3]	indiziert
• HBeAg – chronische Hepatitis	indiziert	indiziert[3]	indiziert	indiziert	indiziert[3]	indiziert
Therapiedauer						
• HBeAg + chronische Hepatitis	4–12 Monate[4]	≥ 1 Jahr[5]	≥ 1 Jahr[5]	≥ 1 Jahr[5]	≥ 1 Jahr[5]	≥ 1 Jahr[5]
• HBeAg – chronische Hepatitis	1 Jahr	> 1 Jahr	> 1 Jahr	> 1 Jahr	> 1 Jahr	> 1 Jahr
Applikation	s. c.	p. o.	p. o.	p. o.	p. o.	p. o.
Unerwünschte Wirkungen	viele	gering	potenziell nephrotoxisch	gering	gering	potenziell nephrotoxisch
Resistenz	–	ca. 20 %, 1 Jahr	keine, 1 Jahr	ca. 1 %, 5 Jahre[6]	ca. 25 %, 2 Jahre	keine, 1 Jahr
		ca. 70 %, 5 Jahre	29 %, 5 Jahre	–	–	nur 1 Jahr untersucht
Kosten[7]	hoch	niedrig	mittel	hoch	mittel	mittel

[1] Wegen Resistenzentwicklung und Verträglichkeit sind PEG-IFN-α, Entecavir, Tenofovir und ggf. Truvada bevorzugt einzusetzen. [2] Entspricht den Transaminasen bzw. Leberenzymen: GOT = Glutamat-Oxalacetat-Transaminase (AST, Aspartataminotransferase); GPT = Glutamat-Pyruvat-Transaminase (ALT, Alaninaminotransferase). [3] Kaum noch indiziert wegen hoher Resistenzrate. [4] PEG-IFN Zulassung für 12 Monate Behandlung. [5] Therapiedauer für mindestens 12 Monate, davon mindestens 6 Monate nach Anti-HBe-Serokonversion. [6] Entecavir-Resistenz nach einem Jahr bei vorbestehender Lamivudin-Resistenz. [7] Vergleich der Kosten für ein Jahr Therapie.

nerhalb von 2 Jahren tritt bei bis zu 50 % der Patienten eine Resistenz gegen Lamivudin auf, bei bis zu 20 % eine Resistenz gegen Telbivudin. Aufgrund des anderen Resistenzprofils der Nukleotid-Analoga Adefovir und Tenofovir haben diese aber noch Wirksamkeit bei Lamivudin-resistenten Stämmen der Hepatitis B. Ein anderes, 2003 zugelassenes Mittel ist das Entecavir, das nach Tenofovir bisher die geringste Resistenzentwicklung zeigte, nicht jedoch bei vorbestehender Lamivudin-Resistenz einsetzbar ist. Adefovirdipivoxil ist seit 2003 zur Behandlung der chronischen Hepatitis B zugelassen, wird aber durch das davon abgeleitete besser wirksame und geringer nephrotoxische Tenofovir weitgehend ersetzt. Unter Berücksichtigung allein der In-vitro-Replikationshemmung ergibt sich die folgende absteigende Wirksamkeit unter den Substanzen, ohne dass dies bisher auch klinisch gezeigt werden konnte: Entecavir > Telbivudin > Tenofovir > Lamivudin > Adefovir > Emtricitabin.

Therapie

Indikation und Auswahl der Therapie (Tab. 24.2-3, Tab. 24.2-4): Beides unterliegt derzeit noch einem stetigen Wandel, der sich an neuen Studienergebnissen zu orientieren hat, weshalb die jeweils aktuellen Leitlinien der Fachgesellschaften zu berücksichtigen sind. Es ist zu erwarten, dass mit Verbesserung der Behandlungsergebnisse jede chronische Hepatitis B behandelt werden sollte. Bis dahin sind es in jedem Fall alle Patienten mit deutlicher Fibrose oder Zirrhose und nachweislicher HBV-Replikation oder einer HBV-DNA > 10^4 Kopien/ml und Transaminasenerhöhung bzw. histologischen Anzeichen einer aktiven Lebererkrankung. Zusätzliche Behandlungsindikationen sind Risikofaktoren für ein HCC oder andere extrahepatische Manifestationen der HBV-Infektion sowie eine zusätzliche HIV-Infektion oder eine andere Immunsuppression. **Behandlungsziele:** anhaltende HBsAg-Clearance (HBeAg und HBV-DNA-Clearance), Anti-HBs-Serokonversion, Normalisierung der Transaminasen. Eine Reduzierung der Fibroseaktivität und des HCC-Risikos sind dabei nicht in jedem Fall dauerhaft zu erreichen.

Zunächst ist zu klären, ob neben einer Langzeittherapie mit Nukleosidanaloga (Nukleotidanaloga) eine Behandlung mit Interferon indiziert ist, die als einzige Therapieform geeignet ist, bei einem Teil der chronisch infizierten Patienten innerhalb einer definierten Behandlungsdauer eine anhaltende Serokonversion (30–40 %) zu erreichen. Diese wird bei ausgewählten Patienten mit vermutlich guten Erfolgschancen mit PEG-IFN-α (180 µg/Woche) zunächst für 3 Monate durchgeführt. Nur wenn dann das HBsAg bereits < 1 500 IE/ml ist, sollte die Behandlung über insgesamt ein Jahr weiter durchgeführt werden. Für eine Interferon-Therapie sprechen zudem eine niedrige Ausgangsviruslast von $< 2 \times 10^5$ IE/ml, der Genotyp A, keine Vorbehandlung und erhöhte Transaminasen.

Aufgrund der Nebenwirkungen und mangelnden Wirksamkeit ist eine Interferon-Behandlung bei depressiven Patienten, bei anhaltendem Drogenabusus, bekannter fehlender Compliance, Leberzirrhose (max. Child-Pugh A), Autoimmunhepatitis, HIV-Infektion und eingeschränkt bei negativem HBeAg in der Regel nicht indiziert bzw. kontraindiziert.

Die Behandlung mit HBV-DNA-Polymerase-Hemmern (Nukleosid- und Nukleotidanaloga) ist aufgrund der insgesamt guten Verträglichkeit, der unkomplizierten Einnahmebedingungen und wenigen Kontraindikationen eine einfache und vergleichbar wirksame Behandlung, die allerdings lang dauernd durchzuführen ist, da auch nach 12 und 24 Monaten Behandlung mit erfolgreicher Serokonversion diese nach dem Absetzen oft nicht erhalten bleibt. Bisher kann nur bei HBeAg-positiven Patienten 12 Monate nach der Serokonversion und Anti-HBe ein Auslassversuch mit realistischen Chancen auf einen anhaltenden Effekt unternommen werden. Bei HBeAg-negativen und z. B.

Tab. 24.2-3 Anwendung und Wirksamkeit von Substanzen zur Behandlung der chronischen Hepatitis B.

	Pegyliertes Interferon α	Lamivudin	Adefovir	Entecavir	Telbivudin	Tenofovir	Emtricitabin
Abkürzung	PEG-IFN	3TC	ADV	ETV	TBV (LdT)	TDF	ETC
Handelsname	Pegasys	Zeffix	Hepsera	BARACLUDE	Sebivo	Viread	Emtriva
Dosis (1 ×/Tag/Woche)	180 µg/Woche	100 mg/Tag	10 mg/Tag	0,5 mg/Tag 1,0 mg/Tag bei 3TC-Resistenz	600 mg/Tag	300 mg/Tag	200 mg/Tag
Applikation	s. c.	p. o.	p. o.	p. o.	p. o.	p. o.	p. o.
HBeAg-Serokonversion	27 %	16–21 %	12 %	21 %	22 %	21 %	
log_{10}-HBV-DNA-Reduktion							
• HBeAg-positiv	4,5	5,5	3,5	6,9	6,5	6,2	
• HBeAg-negativ	4,1	4,7	3,9	5,0	5,2	4,6	
HBV-DNA-PCR-negativ							
• HBeAg-positiv	25 %	44 %	21 %	67 %	60 %	76 %	
• HBeAg-negativ	63 %	73 %	64 %	90 %	88 %	93 %	
Alaninaminotransferase-(ALT-)Normalisierung							
• HBeAg-positiv	39 %	75 %	61 %	68 %	77 %	68 %	
• HBeAg-negativ	38 %	79 %	77 %	78 %	74 %	76 %	
• HBsAg-negativ unter Therapie	3–4 %	≤ 1 %	0 %	2 %	< 1 %	3 %	
Resistenz	keine	15–30 %	keine	keine	2–5 %	0 %	
• Kreuzresistenz	–	ETC	ADV	(3TC)	–	(ADF)	3TC
• im Verlauf > 1 Jahr	keine	5 J.: 70 %	5 J.: 29 %	≤ 1 %	2 J.: 9–22 %	0 %	

Tab. 24.2-4 Kreuzresistenzen häufig vorkommender HBV-Varianten (Resistenztypen).

Resistenztyp (Aminosäuren-Substitution)	Lamivudin	Telbivudin	Entecavir	Adefovir	Tenofovir
Wildtyp	E	E	E	E	E
M204I	R	R	I	E	E
L180M + M204V	R	R	I	E	E
A181T/V	I	E	E	R	E
N236T	E	E	E	R	I
L180M + M204 V/I ± I169T ± V173L ± M250V	R	R	R	E	E
L180M + M204 V/I ± T184G ± S202I/G	R	R	R	E	E

E = empfindlich; I = intermediär empfindlich; R = resistent.

Therapie

HIV-koinfizierten Patienten ist eine Langzeit- bzw. Dauerbehandlung bis auf Weiteres erforderlich.

Erstaunlich wenige Daten und Erfahrungen gibt es mit Kombinationsbehandlungen bei Hepatitis B, obwohl hier wie zuvor bei der HIV-Infektion schnell das Problem der Resistenzentwicklung evident wurde. Die Wahrscheinlichkeit einer Resistenzentwicklung ist einerseits substanz- und klassenspezifisch, aber auch abhängig von der Wirksamkeit und damit der Länge der Zeit, bis die HBV-DNA unter Therapie die Nachweisgrenze unterschreitet (HBV-load negativ = < 100 Kopien; TaqMan® PCR). Unter den zur Verfügung stehenden Substanzen sollten bei einer **Erstbehandlung Tenofovir** oder **Entecavir** eingesetzt werden, die gleichermaßen wirksam sind und die höchste Resistenzbarriere besitzen. Stets ist bei HIV-Koinfizierten die Wirksamkeit der HBV-Therapie auf HIV zu beachten – in der Regel kein nennenswertes Problem, da bei einer chronischen Hepatitis auch bei HIV-Infizierten mit gutem Helferzellstatus eine Behandlung beider Infektionen indiziert ist. Bei zu erwartender Resistenz, bei immunsupprimierten Patienten oder schwerer Leberzirrhose sollte auch schon ohne Absicherung durch entsprechende Studien eine Kombinationsbehandlung in Erwägung gezogen werden: Infrage kommen hierfür z. B. die Kombinationen Entecavir + Tenofovir; Tenofovir + Lamivudin oder Tenofovir + Emtricitabin (Truvada).

Patienten mit einer **Lebertransplantation** wegen dekompensierter HBV werden üblicherweise nach Protokoll präemptiv und nachfolgend mit Hochdosis-Hepatitis-B-Immunglobulin (HBIG) behandelt. Zusätzlich sollte, wenn möglich, eine Kombinationsbehandlung mit Nukleosid- und Nukleotidanaloga erfolgen, um das Risiko eines Hepatitis-B-Rezidivs zu verhindern. Die bisher hierfür übliche Kombination von Lamivudin und Adefovir sollte wegen Resistenz und Verträglichkeit ebenfalls besser durch die o. g. Kombinationen ersetzt werden.

Bei Patienten mit einer chronischen Hepatitis B und **Immunsuppression** (Corticosteroide, HIV, Chemotherapie) ist unter der Behandlung prinzipiell mit einem höheren Resistenzrisiko und einer höheren HBV-Replikationsrate zu rechnen, wie auch nicht selten der Rückgang der Transaminasenerhöhungen eher mäßig ausfällt. Diese Patienten bedürfen einer frühzeitigen, meist dauerhaften Kombinationstherapie, die insbesondere die Wechselwirkungen mit anderen Substanzen und ggf. die gleichzeitige

HIV-Therapie zu berücksichtigen hat. Ohne Resistenz sollte bei diesen Patienten eine Behandlung mit Tenofovir + Emtricitabin (Truvada) erfolgen. Eine Interferon-Therapie ist nicht indiziert.
Hingegen kann eine Interferon-Therapie wirksam Hepatitis-B-bedingte **Vaskulitiden oder Immunkomplex-Erkrankungen** (z. B. Nephritis) verbessern, dies können aber auch Entecavir und Tenofovir, die hier zunehmend die Interferon-Behandlungen ersetzen. Einzig Lamivudin ist bisher im **3. Trimenon bei Schwangeren** mit chronischer Hepatitis B erprobt worden, ohne dass eine solche Behandlung die Mutter-Kind-Übertragung von HBV wesentlich beeinflussen und die Wirksamkeit der üblichen Immunglobulin-Gabe (HBIG) und Hepatitis-B-Impfung von Neugeborenen verbessern konnte. Unter Abwägung der Risiken ist ggf. bei fulminanter Hepatitis und sehr hoher Virämie in der Schwangerschaft eine Behandlung mit Nukleosidanaloga indiziert.

Behandlungsdauer (Tab. 24.2-5): Die Therapiedauer einer Hepatitis B orientiert sich in erster Linie an der Indikation, den eingesetzten Substanzen und dem Behandlungserfolg. Interferone sind in der Regel maximal 12 Monate einzusetzen, die Nukleosid- bzw. Nukleotidanaloga können bei Verlust des Antigens und nach halbjährlicher Persistenz der Immunantwort (AK) auch abgesetzt werden. Vielfach ist jedoch eine lebenslange Suppressionsbehandlung erforderlich.

Hepatitis C (HCV)

Erreger: RNA-Virus aus der Familie der Flaviviren, von dem 6 Genotypen (1–6) und ca. 30 Subtypen (a, b, c …) existieren; besonders relevant sind die Typen 1, 2 und 3. Geno- und Subtypen sind geografisch unterschiedlich verteilt: die weltweit zumeist vorkommenden Subtypen 1a, 1b und 3a

Erreger

Tab. 24.2-5 Behandlungsdauer der chronischen und akut schweren Hepatitis B nach Indikation und antiviraler Substanz.

	Substanzgruppe/Therapie-Indikation		
	IFN-α	**PEG-IFN-α**	**NRTI (vorwiegend Entecavir + Tenofovir bzw. Emtricitabin [Truvada])**
HBeAg-positive chronische Hepatitis B	16 Wo.	48 Wo.	bis zur HBeAg-Serokonversion und bis HBV-DNA negativ sowie + 6 Monate, nachdem Anti-HBe positiv
HBeAg-negative chronische Hepatitis B	48 Wo.	48 Wo.	bis HBsAg negativ
kompensierte Leberzirrhose	–	–	lange Therapie, evtl. stoppen, wenn HBeAg positiv; wenn HBeAg-Serokonversion, HBV-DNA, Anti-HBe positiv, dann zusätzlich mind. 6 Monate
dekompensierte Leberzirrhose	–	–	lebenslange Therapie
HBV-Rezidiv bei Lebertransplantation	–	–	lebenslange Therapie

IFN-α = Interferon-alfa; NRTI = nukleosidische Reverse-Transkriptase-Inhibitoren; PEG-IFN-α = pegyliertes Interferon-alfa.

vorwiegend in Europa und Amerika bei i. v. Drogenabhängigen, Subtyp 1b vorwiegend in Asien, Genotyp 4 in Afrika (Südafrika), Genotyp 5 in Hongkong und Genotyp 6 in Vietnam. Die Genotypen 2 und 3 finden sich in geringerer Zahl weltweit. Der Mensch ist der einzige Wirt von HCV, Schimpansen lassen sich infizieren, erkranken jedoch nicht chronisch. Es gibt allerdings ein virusproduzierendes Zellkultursystem.

Übertragung: Die Übertragung erfolgt vor allem über Blut (parenteral) wie auch beim Piercing und Tätowieren, nur selten sexuell, jedoch bleibt der Übertragungsweg bei ca. einem Drittel der Patienten ungeklärt.

Verlauf: Die akute Form verläuft meist leichter als eine Hepatitis B. Die chronische Hepatitis durch HCV ist die häufigste Form einer chronischen Hepatitis. Eine chronische Hepatitis C entsteht bei 50–85 % der akut erkrankten Patienten. Aber nur ca. 20 % entwickeln später eine Zirrhose, sodass es zu Beginn schwierig ist, diejenigen Patienten herauszufinden, die eine Therapie benötigen. Im Rahmen von HCV-Therapiestudien und Leitlinien ist mittlerweile auch in Deutschland viel von »rapid virological response« (RVR), »early virological response« (EVR), »partial early virological response« (PeVR) und »sustained virological response« (SVR) die Rede. Wesentlicher Parameter zur Beurteilung der Wirksamkeit eines Therapieregimes ist jedoch ausschließlich die »sustained virological response« – einfach definiert mit einer innerhalb von mindestens 6 Monate nach Therapieende nicht mehr nachweisbaren Viruslast.

Da aufgrund bisheriger Nachbeobachtungen davon auszugehen ist, dass bei Patienten mit SVR zu 99 % auch nach weiteren 5 Jahren stets keine Virusreplikation nachweisbar sein wird, hat SVR somit bis auf Weiteres die Bedeutung eines kompletten und anhaltenden virologischen Erfolgs, wenn nicht gar einer Heilung.

Grundsätzliches zur Therapie: Die Behandlung der Hepatitis C wird in den nächsten Jahren durch Zulassung neuer Substanzklassen eine deutliche Modifikation erfahren – wie auch gleichzeitig mit weiteren zu erwartenden Erfolgen die Behandlungsindikationen sicher verändert bzw. erweitert werden. Für diese Substanzen wird der – in Abgrenzung zu Interferon und Ribavirin – etwas unglückliche Begriff der »direct(ly) acting antivirals« (DAA) verwendet, der natürlich auch für Aciclovir gelten könnte. Die lange und ausschließliche Kombinationstherapie mit einem (pegylierten) Interferon und Ribavirin wurde 2011 um zwei erstmals sehr spezifisch HCV-wirksame Protease-Hemmer erweitert. In dieser Gruppe der NS3-Protease-Inhibitoren sind neben Telaprevir und Boceprevir (Tab. 24.2-6) noch viele andere in klinischer Entwicklung, deren effizienter Einsatz sich über Boostereffekte, ähnlich wie in der HIV-Therapie, verbessern lässt. Zusätzlich sind Reverse-Transkriptase-, Caspase- und NS5B-Polymerase-Inhibitoren in Entwicklung, mit denen zukünftig auch die schnell zu beobachtende (Klassen-)Resistenzentwicklung verhindert bzw. umgangen werden könnte.

Indikation und Auswahl der Therapie: Nicht nur die aktuellen Neuentwicklungen, sondern auch das Ausmaß der Nebenwirkungen, Resistenzen und der Kosten der Behandlung einer Hepatitis C erfordern nun bis auf Weiteres eine ständige Orientierung an aktuellen Protokollen und Leitlinien, die ähnlich der HIV-Infektion mit den Möglichkeiten und Notwendigkeiten einer individualisierten Hepatitis-Therapie bald einen spezialisierten HCV-Arzt erfordert.

- **Akute Hepatitis C:** Anders als bei der chronischen HBV-Infektion werden allein mit Interferon-Therapie bei einer akuten HCV-Infektion Heilungsraten von 70–90 % erzielt, sodass prinzipiell eine Behandlung nach 3–4 Monaten erfolgen sollte wenn noch HCV in der PCR nach-

Tab. 24.2-6 Hepatitis-C-Behandlungsregime mit Boceprevir oder Telaprevir nach Studiendesign und Zulassung.

Therapie-Wochen	Interferon/Ribavirin + Boceprevir		Interferon/Ribavirin + Telaprevir	
1–4	Peginterferon + Ribavirin		Peginterferon + Ribavirin + Telaprevir 3 × tgl. 750 mg	
5–12	Peginterferon + Ribavirin + Boceprevir 3 × tgl. 800 mg			
13–24			Peginterferon + Ribavirin	Peginterferon + Ribavirin
25–28			HCV-RNA[1] nach 4 + 24 Wochen negativ	
29–48	Peginterferon + Ribavirin	HCV-RNA[1] nach 8 Wochen negativ		
HCV-RNA-abhängige Therapie + Dauer	HCV-RNA[1] nach 8 Wochen positiv			HCV-RNA[1] nach 8 Wochen positiv; vor 24. Woche negativ

[1] HCV-RNA-Bestimmung jeweils mindestens nach 4, 8 und 24 Wochen sowie am Ende der Therapie (gestrichelte Linie markiert das Ende der Therapie bzw. die jeweils notwendige Behandlungsdauer).

weisbar ist. Da aber die HCV-Infektion oft asymptomatisch (anikterisch), zumeist ohne Einschränkung der Lebersyntheseleistung verläuft und fulminante Hepatitiden eine Rarität darstellen, wird es oft nur ungenau möglich sein, den Infektionszeitpunkt zu bestimmen. Die Therapie sollte mit pegyliertem Interferon-α_{2b} (Dosierung: 1,5 µg/kg 1 ×/Woche s. c.) oder pegyliertem Interferon-α_{2a} (Dosierung: 180 µg 1 ×/Woche s. c.) erfolgen. Ob eine zusätzliche Gabe von Ribavirin oder auch der zugelassenen neuen Protease-Hemmer den guten Behandlungserfolg noch verbessert, ist unklar – wie auch die notwendige Dauer der Behandlung.

- **Chronische Hepatitis C** (Tab. 24.2-7): Jede chronische Hepatitis C stellt heute prinzipiell eine Behandlungsindikation dar, die dennoch vor allem aufgrund der immer noch erheblichen Nebenwirkungen und im Hinblick auf den zu erwartenden Behandlungserfolg auch nach Genotyp und Begleiterkrankungen individuell abgewogen werden muss. Bei den meisten Kontraindikationen bzw. Einschränkungen der Therapieindikation liegen die Gründe vorwiegend in den oft nur schwer kalkulierbaren Risiken der Interferon-Therapie, welche nach individueller Abwägung mit dem Patienten besprochen und bei guter engmaschiger Kontrolle vertretbar minimiert werden können. Stets ist dann zu prüfen, ob mit der Behandlung noch abgewartet werden kann, bis andere und besser wirksame Behandlungsoptionen zur Verfügung stehen. Eine HIV-Konfektion ist bei gut kontrollierter, erfolgreicher HIV-Behandlung keine Kontraindikation.

Interferone: Vor 2000 bestand die Therapie aus einer Kombination mit 3 × wöchentlichen Interferon-Injektionen, kombiniert mit oralem Ribavirin. Diese Therapie war teuer, schlecht verträglich und wenig effektiv. Nur ca. 40 % der behandelten Patienten wurden geheilt. Lang wirkende pegylierte Interferone haben seit 2001 die Therapie der chronischen Hepatitis C entscheidend

Tab. 24.2-7 Indikationen und Kontraindikation zur HCV-Therapie (nach Sarrazin C, Berg T, Cornberg M et al. Expertenempfehlungen zur Triple-Therapie der HCV-Infektion mit Boceprevir und Telaprevir. Z Gastroenterol 2012; 50: 57–72).

Indikation	Kontraindikation
Therapie-naiv	**Absolute Kontraindikationen**
• eine chronische Hepatitis C stellt unter Berücksichtigung der Kontraindikationen eine Indikation zur antiviralen Therapie dar • ein frühzeitiger Behandlungsbeginn im Verlauf der chronischen Infektion erhöht die Chancen auf ein anhaltendes virologisches Ansprechen (*sustained viral response*, SVR) und wird unter Berücksichtigung der möglichen Nebenwirkungen und Effektivität der heute verfügbaren antiviralen Therapie empfohlen (A) • erhöhte Transaminasen und/oder Nachweis einer Fibrose sind keine in jedem Fall notwendigen Voraussetzungen zur Therapie • Child-A-Zirrhose dringend mit Triple-Therapie • extrahepatische Manifestationen, berufliche Gründe, Elimination des Transmissionsrisikos oder Therapiewunsch des Patienten können unabhängig von der Erkrankungsaktivität eine Therapieindikation darstellen • bei asymptomatischen Patienten (geringe Krankheitsaktivität) mit HCV-Genotyp-1-Infektion ist ein abwartendes Verhalten im Hinblick auf zukünftige Therapieoptionen gegenüber der Triple-Therapie immer weniger gerechtfertigt	• schwere Zytopenien • Malignom mit ungünstiger Prognose • schwerwiegende/symptomatische kardiopulmonale Erkrankungen • schwere aktive Autoimmunerkrankungen • Schwangerschaft, Stillen • Kinder < 3 Jahre • aktueller Alkoholabusus • unkontrollierter Drogenabusus • unbehandelte schwere psychiatrische Erkrankung • akute Suizidalität • schwere akute und chronische neurologische Erkrankungen
Nach Vortherapie (Relapse)	**Relative Kontraindikationen (individuelle Risiko-Nutzen-Abwägung)**
• bei Patienten mit Relapse besteht prinzipiell eine Indikation zur Re-(Triple-)Therapie; die Dringlichkeit zu einer Re-Therapie wird anhand individueller Faktoren gestellt	• dekompensierte Zirrhose (Child C/D), Triple-Therapie vor Lebertransplantation nur in Zusammenarbeit mit Transplantationszentrum! • Autoimmunerkrankungen • Hämoglobinopathien • asymptomatische koronare Herzerkrankungen/unbehandelter Hypertonus/vaskuläre Erkrankungen • unbehandelte Schilddrüsenerkrankungen • Epilepsie • Polyneuropathie • frühere schwere Depression • Suizidversuche in der Vorgeschichte • aktuelle psychische Erkrankungen • unzureichend eingestellter Diabetes mellitus • Neurodermitis, Psoriasis, Sarkoidose • Retinopathien • Organtransplantation (nicht Lebertransplantation) • floride Infektionen • Telaprevir bei Dialyse • unverzichtbare Begleitmedikation mit Kontraindikation zu Telaprevir und Boceprevir lt. Fachinfo für Triple-Therapie
Ohne Ansprechen auf Vortherapie	
• Patienten mit Non-Response, die bislang keine adäquate Standardtherapie erhalten haben, wird eine Re-Therapie empfohlen; über Dringlichkeit entscheiden individuelle Faktoren • bei Patienten, die auf eine adäquat dosierte und lege artis durchgeführte Standardtherapie (mit PEG-IFN + Ribavirin) nicht angesprochen haben, wird eine Re-Therapie empfohlen (Triple-Therapie bei Genotyp 1)	

A = höchster Empfehlungsgrad der Leitlinie (in der Regel mit hoher Evidenz) entsprechend dem Oxford Centre of Evidence Based Medicine (http://www.cebm.net/levels_of_evidence.asp).

verbessert. Zwei pegylierte Interferone sind erhältlich: Peginterferon α_{2a} (PEG-IFN-α_{2a}) (Pegasys) und Peginterferon α_{2b} (PEG-IFN-α_{2b}) (PegIntron). Sie haben unterschiedliche physikochemische, pharmakokinetische und pharmakodynamische Eigenschaften: PEG-IFN-α_{2a} liegt als Lösung vor und wird in einer festen Dosierung gegeben, während PEG-IFN-α_{2b} ein Pulver ist, das aufgelöst werden muss; die Dosierung hängt vom Körpergewicht ab. Beide Peginterferone werden als eine Injektion pro Woche gegeben; in Monotherapie sind sie effektiver als die alten Formen. Peginterferon α_{2a} erwies sich in Monotherapie etwas effektiver als Peginterferon α_{2b}, was auf unterschiedliche Dosierungen zurückgeführt werden kann. In Kombination mit Ribavirin haben beide Interferone ein akzeptables Nebenwirkungsprofil. Gut 50 % der Patienten werden mit beiden Formen geheilt. Die Behandlungsresultate hängen entscheidend vom Subtyp des Virus ab. Nach 12-wöchiger Therapie lässt sich das Ansprechen meist gut voraussagen. Subtyp 1 benötigt eine höhere Dosierung und längere Therapiedauer als die Subtypen 2 und 3. Vermutlich wird ab 2013 ein neues Albinterferon zur Therapie zugelassen sein und die Interferon-Behandlung verbessern, da es nur 1 × alle 14 Tage appliziert werden muss. Es besteht aus einem rekombinanten Molekül von humanem Albumin und pegyliertem Interferon α_{2b}.

Ribavirin: Die übliche Dosierung von Ribavirin (Copegus, Rebetol/Virazole) bei chronischer Hepatitis C ist zumeist 1 000 mg (< 75 kg KG) bzw. 1 200 mg (> 75 kg KG) in 2 × täglicher Dosis. Bei allen Genotypen sollte bis auf Weiteres die Dosis gewichtsadaptiert mit täglich 15 mg/kg erfolgen, bei den Genotypen 2 und 3 ist vermutlich auch eine etwas geringe Dosis mit 800 mg (tgl. 12 mg/kg) ähnlich erfolgreich. Die Hauptnebenwirkung von Ribavirin ist eine durch Hämolyse bedingte Anämie. Die Kombinationstherapie hat zusätzlich noch eine Vielzahl anderer Nebenwirkungen.

Protease-Hemmer: Mit Telaprevir und Boceprevir stehen zur Erweiterung der Kombinationstherapie zwei Protease-Hemmer zur Verfügung, die den Therapieerfolg beim Genotyp 1 deutlich verbessern. Dort führt die »Triple-Therapie« genannte Kombinationsbehandlung unter Einschluss eines Protease-Hemmers bei therapienaiven Patienten zu einer Verbesserung des anhaltenden virologischen Erfolgs um 25–30 % und bei vorbehandelten Patienten um 25–60 %. Beide Substanzen werden einzeln jeweils der Interferon- und Ribavirin-Therapie nach unterschiedlichen, bis auf Weiteres höchst komplizierten Schemata hinzugefügt, die Folge einer relativ strikten Zulassung nach jeweiligem Studiendesign sind. Ein »Blick über diesen Tellerrand« hinaus fällt auch deshalb schwer, da diese Behandlungen mit erheblichen Mehrkosten verbunden sind und beide trotz unterschiedlicher Anwendung bemerkenswert gleich viel kosten. Die Auswahl des geeigneten Protease-Hemmers wird sich vermutlich weniger an den gering unterschiedlichen, virologischen Ansprechraten orientieren, sondern eher nach dem Nebenwirkungsprofil und den Einnahmebedingungen richten, die außerhalb von Studien wesentlich zum Erfolg beitragen (Tab. 24.2-8). Die Verträglichkeit und Wirksamkeit ist bei Sonderkollektiven wie z. B. HIV-infizierten Patienten nur unzureichend untersucht. Vor allem ist mit diesen Substanzen auch auf die möglichen Interaktionen mit anderen Medikamenten und die damit ggf. notwendige, aber noch wenig untersuchte Dosisanpassung zu achten. Zumindest bei Tela- und Boceprevir hat Ritonavir keinen relevanten Boostereffekt.

Behandlungsdauer: Die notwendige Therapiedauer sowohl für die Zweifach- als auch Dreifachtherapie ist bei der Hepatitis-Behandlung immer noch Gegenstand vieler Untersuchungen und muss in jedem Fall individualisiert werden. Schwierig sind

Tab. 24.2-8 Vergleich der Hepatitis-C-Protease-Hemmer Boceprevir und Telaprevir nach Studienergebnissen.

Unterschiede	Boceprevir	Telaprevir
PEG-IFN, Formulierung	2b (2a)	2a, 2b
PEG-IFN/RBV, Lead-in-Phase	ja: 4 Wochen	nein
Applikation	3 × tgl. 800 mg	3 × tgl. 750 mg
Tablettenzahl + RBV	18	12 + fettreiche Mahlzeit!
Dauer Dreifachtherapie + Zweifachtherapie	24–44 Wochen + 28–48 Wochen PEG-IFN/RBV	8–12 Wochen + 12–40 Wochen PEG-IFN/RBV
Kriterien zur möglichen Verkürzung der Dreifachtherapie	RVR: HCV-RNA negativ bis Woche 12 der Dreifachtherapie	RVR: HCV-RNA negativ in Wochen 8–24
anhaltender virologischer Erfolg (%)	63–66	69–75
kürzere Therapie (%)	44	58
Relaps (%)	9	9
Abbruchkriterien (*futility rules*) nach Anzahl Wochen: HCV-Last im Serum (IE/ml)	• Woche 12: ≥ 100 IE/ml • Woche 24: nachweisbar	• Woche 4: ≥ 1 000 IE/ml • Woche 12: ≥ 1 000 IE/ml • Woche 24: nachweisbar
unerwünschte Wirkungen (häufig)	Anämie (gesamt 40 %, 20 % mehr EPO!), Geschmacksstörungen	Exanthem + Juckreiz (50 %!), Anämie, Übelkeit

EPO = Erythropoetin; PEG-IFN = pegyliertes Inferferon; RBV = Ribavirin; RVR = *rapid virological response*.

hierbei einerseits die Beurteilung weiterer Behandlungen bei Therapieversagen mit entsprechenden Kriterien und Stopp-Regeln (s. hierzu auch Tab. 24.2-8) und andererseits die noch nicht ausgeschöpften Verkürzungen der Therapien bei sehr schnellem virologischem Ansprechen.

Auf der Grundlage vieler Studien wird die Dauer einer Hepatits-C-Therapie im Wesentlichen von folgenden Faktoren abhängig gemacht, die mit der Behandlungsdauer entscheidend für den lang andauernden Therapieerfolg (SVR) sind:

- Genotyp 2 oder 3 ist zumeist im Vergleich zu den Genotypen 1 und 4–6 wenig untersucht (beide werden meist wie Genotyp 1 behandelt),
- initiale HC-Viruslast ≤ 800 000 IE/ml (= ca. 2 Mio. Kopien/ml),
- Alter (jünger/älter als 40 Jahre) und Geschlecht,
- Fibrosierungsgrad der Leber, HIV-Koinfektion,
- Viruskinetik unter antiviraler Therapie: hier RVR (*rapid virological response*) mit HCV-PCR < 50 IE/ml nach 4 Wochen oder EVR (*early virological response*) mit HCV-PCR < 50 IE/ml nach 12 Wochen Therapie.

Richtwerte zur Dauer der Behandlung sind Tab. 24.2-9 zu entnehmen, soweit diese für die alte Standardbehandlung noch ohne spezifisch wirksame Hepatitis-C-Substanzen ermittelt wurden, die absehbar mit Einführung neuer Substanzen und weiterer Erkenntnisse individuell verlängert, aber auch verkürzt werden kann.

Tab. 24.2-9 Im Mittel notwendige Behandlungsdauer, um ein dauerhaftes virologisches Ansprechen (*sustained viral response*, SVR) zu erreichen (Behandlung ohne Protease-Inhibitoren).

HCV-Genotyp	HIV-Koinfektion	Nur Peginterferon (Wochen)	Peginterferon + Ribavirin		Ribavirin-Dosis (inkl. gewichts-adaptiert)
			Frühes Ansprechen (HCV-RNA < 10 IE/ml negativ < 12 Wochen)	Schnelles Ansprechen (HCV-RNA < 10 IE/ml negativ < 4 Wochen)	
1	nein	48	48	24	tgl. 1,0–1,2 g
	ja	52	72	48	
2, 3	nein	48	24	16	tgl. 0,8 g
	ja	52	48	24	
4, 5, 6	nein	48	wie Genotyp 1 (wenig Erfahrung)	wie Genotyp 1 (wenig Erfahrung)	tgl. 1,0–1,2 g
	ja	52	72	48	

Begleittherapie: Die sonstige Therapie aller Hepatitiden ist rein symptomatisch mit Vermeidung von hepatotoxischen Medikamenten und Alkohol (Tab. 24.2-10). Es gibt keine überprüfte nachweisliche Wirksamkeit unspezifischer Medikamente (s. u.). Corticosteroide werden heute bei der akuten und chronischen Hepatitis B und C nicht mehr empfohlen, sind jedoch bei der seltenen chronischen Autoimmunhepatitis und bei

Tab. 24.2-10 Mittel zur Behandlung der chronischen Hepatitis C.

Substanz (Klasse)	Handelsname	Dosierung
Alfa-Interferon		
pegyliertes Interferon alfa-2a	Pegasys	1 × 180 µg/Woche (evtl. bei KG > 90 kg 270 µg/Woche)
pegyliertes Interferon alfa-2b	PegIntron	1 × 1,5 µg/kg KG/Woche (evtl. 1 × 1 µg/kg KG/Woche bei Unverträglichkeit)
Interferon alfa-2a	Roferon	3 × 3–4,5 Mio. IE/Woche
Interferon alfa-2b	IntronA	3 × 3 Mio. IE/Woche
Ribavirin		
Ribavirin	REBETOL, Copegus, Virazole	2 × tgl. 400–600 mg (tgl. 15 mg bei Genotyp 1 [4–6] und tgl. 12–15 mg bei Genotyp 2 und Genotyp 3)
Protease-Inhibitor		
Telaprevir	Incivo	3 × tgl. 750 mg (2 Tbl. à 375 mg)
Boceprevir	Victrelis	3 × tgl. 800 mg (4 Tbl. à 200 mg)

schweren Begleitvaskulitiden zum Teil unvermeidbar und können deren Verlauf günstig beeinflussen.

- **Vitamin-D-Spiegel:** Aufgrund der Beobachtung, dass Hepatitis-C-infizierte Patienten (Genotyp 1) deutlich geringere Vitamin-D-Spiegel im Vergleich zu Nicht-Infizierten aufweisen, wurden orale Substitutionsstudien mit Vitamin D_3 (tgl. 1 000–4 000 IE) durchgeführt, die in Ergänzung zur Standardtherapie mit Peginterferon und Ribavirin den Therapieerfolg bei Hepatitis C (anhaltendes virologisches Ansprechen, schnellere HCV-Clearance und geringere Fibrose) verbessern konnten. Vitamin D_3 (Cholecalciferol) wird erst in der Leber und dann in der Niere zum biologisch aktiven 1α-25$(OH)_2$-Vitamin D_3 (1,25-Dihydroxycholecalciferol = Calcitriol) hydroxyliert, das vermutlich eine immunregulatorische Funktion hat. Niedrige Vitamin-D_3-Spiegel stellen im Übrigen auch ein Risiko für mykobakterielle Infektionen und andere Virusinfektionen dar und sind bei Hepatitis C vermutlich auch eine Folge verminderter CYP27A1-Expression. Bis auf Weiteres ist deshalb die Bestimmung des Vitamin-D-Spiegels und ggf. eine begleitende Vitamin-D_3-Substitution zur Kombinationstherapie bei Hepatitis C indiziert.
- **Nadelstichverletzungen:** Das Risiko einer HCV-Infektion nach Stichverletzung mit HCV-kontaminierten Nadeln ist kleiner als 0,5 % (1 : 6 500). Eine Postexpositionsprophylaxe wird aktuell – auch mit den neuen zur Verfügung stehenden Substanzen – noch nicht empfohlen.
- **Koinfektionen:** Eine Hepatitis-Therapie bei gleichzeitiger HIV-Infektion bereitet zumeist keine Schwierigkeit, da klassische Mittel gegen Hepatitis B auch Aktivität bei HIV-Infektionen (Lamivudin, Tenofovir, Adefovir) besitzen, dort aber zumeist in etwas höherer Dosierung eingesetzt werden. Allerdings ist es ein Kunstfehler, HIV- und HBV-koinfizierte Patienten ausschließlich in Monotherapie mit Nukleosidanaloga zu behandeln! Alpha-Interferon hat kaum Aktivität bei HIV. Ribavirin ist unwirksam. Es gibt mittlerweile aber eine Reihe von erfolgreichen Therapiestudien bei HIV- und Hepatitis-Doppelinfektionen.

Prophylaxe: Die Hepatitis A und E lassen sich durch Nahrungsmittelhygiene und Hepatitis A durch eine gut verträgliche Impfung verhindern. Hepatitis B und C werden durch Blutkontakt und Bluttransfusionen übertragen; diese Übertragungswege können durch Kontrollen im Blutspendewesen, durch Spritzenaustauschprogramme bei i. v. Drogenabhängigen und Kenntnis der Infektion weitgehend verhindert werden. Hepatitis B wird relativ oft auch genital übertragen, in geringem Umfang auch Hepatitis C. Gegen Hepatitis B gibt es gut verträgliche und effektive Impfstoffe, nicht aber gegen Hepatitis C. Mit Impfung und Impfschutz gegen Hepatitis B wird gleichzeitig auch ein Schutz gegen eine Infektion mit Hepatitis D erzielt.

24.3 HIV-Infektion und AIDS

Durch die moderne hochaktive antiretrovirale Therapie (*highly active antiretroviral therapy*, HAART) hat sich das klinische Bild der HIV-Infektion stark verändert. Aus einer nicht behandelbaren, fast immer zum Tode führenden Infektion ist eine behandelbare Infektion geworden, die jedoch eine komplizierte und teure Dauerbehandlung (ca. 1 500 Euro/Monat) erfordert.

> AIDS war früher das Endstadium der HIV-Infektion und ist heute ein prinzipiell reversibles Infektionsstadium.

Therapie

Infektionen durch das nahe verwandte HIV-2-Virus treten vorwiegend in Westafrika auf und sind in Europa selten. Eine HIV-2-Infektion verläuft ähnlich, aber noch protrahierter. Die antiretrovirale Therapie von HIV-2-Infektionen unterscheidet sich von der von HIV-1-Infektionen.

Erreger: Das immunsuppressive Retrovirus HIV-1 (*human immunodeficiency virus* 1, Humanes Immundefizienz-Virus 1) ist die Ursache von AIDS (*acquired immune deficiency syndrome*); es kann bei infizierten Personen aus Blut und Lymphknoten regelmäßig isoliert werden.

Übertragung: Eine Übertragung der Viren erfolgt:
- durch Geschlechtsverkehr,
- durch gemeinsame Benutzung infizierter Injektionsbestecke,
- durch Transfusion von Blut oder Blutprodukten,
- diaplazentar oder intrapartal von einer infizierten Mutter auf ihr Kind.

Andere Übertragungsmechanismen spielen epidemiologisch kaum eine Rolle. Die seit 1980 epidemisch auftretende Krankheit, deren primäres Erregerreservoir offenbar afrikanische Affen waren, breitet sich weiterhin weltweit aus. Besonders betroffen sind männliche Homosexuelle, Heroinsüchtige, Sexualpartner von Erkrankten sowie Neugeborene infizierter Mütter. Die relative Häufigkeit von Ansteckungen durch heterosexuellen Geschlechtsverkehr nimmt in Europa seit einigen Jahren zu, die der homosexuellen Übertragungen eher ab.
Am Anfang der Epidemie wurden außerdem Empfänger von Bluttransfusionen, Hämophilie-Patienten sowie Empfänger bestimmter Plasmaderivate angesteckt. In dieser Gruppe ist kaum mehr mit Neuinfektionen zu rechnen (bei regelmäßiger Kontrolle der Blutspender und korrekter Sterilisation von Plasmaprodukten). Gleichfalls sollte es heute bei regelhafter Schwangerschaftsbetreuung und den zur Verfügung stehenden Therapien keine Mutter-Kind-Übertragungen mehr geben!
Die Infektion kann bereits in der Latenzzeit von infizierten, aber noch nicht auffällig erkrankten Personen übertragen werden. Im Gegensatz zu den meisten anderen Virusinfektionen haben HIV-Infizierte mit Antikörpern im Regelfall eine Dauervirämie (unabhängig von ihrem Gesundheitszustand); ihr Blut und ihre Genitalsekrete sind potenziell infektiös. Der Virusgehalt im Blut (die sog. **Viruslast**) nimmt mit dem Verlauf der Erkrankung zu und ist ein wichtiger Parameter zur Überwachung einer HIV-Therapie.

Klinik: Die Latenzphase ist die Zeit einer weitgehend inapparenten, aber heftigen Auseinandersetzung zwischen Viren und körpereigener Abwehr. Schwere klinische Erscheinungen treten erst auf, wenn die Infektion die Abwehr überwindet. 1–6 Wochen nach der Ansteckung kann das **akute HIV-Syndrom** (s. u.) auftreten, das ohne Therapie bald abklingt. Im Allgemeinen dauert es 6–8(–12) Wochen, bis nach einer Exposition Antikörper gebildet werden. Bei wenigen Patienten ist der Antikörpernachweis erst später möglich. In der Latenzzeit, die meist 3–10 Jahre dauert (selten auch länger), lassen sich bei genauen Untersuchungen oft schon immunologische Abweichungen nachweisen. Das Virus befällt vor allem Zellen des Immunsystems, bevorzugt die T-Helfer-Lymphozyten (CD4-Zellen) und die Makrophagen, aber auch andere Zellsysteme. Durch die Dysfunktion und Verminderung der T-Helfer-Zellen und Makrophagen kommt es im Verlauf der Erkrankung zu unterschiedlichen opportunistischen Infektionen und zur Entstehung von Tumoren. Kachexie und Enzephalopathie sind offenbar durch das Virus selbst bedingt. Die ersten Jahre der antiretroviralen Therapie waren enttäuschend, da die Viren sehr schnell resistent wurden und nur geringe und kurz dauernde Effekte mit einer Mono-

therapie erzielt werden konnten. Nach Einführung der **hochaktiven antiretroviralen Kombinationstherapie (HAART)** im Jahre 1995 hat sich der Verlauf der Erkrankung dramatisch gebessert. So ist auch die Inzidenz opportunistischer Infektionen stark zurückgegangen; das gesamte Krankheitsbild hat sich verändert.
Beim Auftreten von sekundären Tumoren spielen möglicherweise onkogene Viren (z. B. Epstein-Barr-, Papova-, Herpes-Viren wie HHV-8) als Kofaktoren eine wichtige Rolle. Häufig vorkommende Malignome bei Erwachsenen sind das Kaposi-Sarkom (meist atypisch an der Haut, z. T. auch viszeral), unterschiedliche Lymphome, Non-Hodgkin-Lymphome, Morbus Castleman, ZNS-Lymphome, Morbus Hodgkin, Portio- und Analkarzinome und Seminome. Selten werden atypische Hämophagozytose-Syndrome beobachtet.

Therapie

Neuro-AIDS: HIV hat einen ausgeprägten Neurotropismus. Bereits im Frühstadium der Krankheit kann es zu einer initial diskreten Hirnbeteiligung kommen, die im weiteren Verlauf progredient sein und zu einer schweren Demenz führen kann (**AIDS-Enzephalopathie**). Die Symptome der AIDS-Enzephalopathie sind manchmal von sekundären Infektionen des Gehirns (Toxoplasmose, Zytomegalie, multifokale Leukenzephalopathie) schwer zu trennen. Die Unterscheidung einer HIV-Enzephalopathie von einer Neurolues kann bei gemeinsamer Infektion praktisch unmöglich sein (Therapie der Lues bei Verdacht!). Bereits eine akute HIV-Infektion kann sich mit einer primären Affektion des ZNS (z. B. Krampfanfälle) manifestieren und ist nach Auffassung des Autors wegen der ernsten Prognose auch bei guten Helferzellzahlen ein gewichtiger Grund für den unmittelbaren Beginn einer (auch liquorgängigen) HAART.

Verlauf: Die HIV-Infektion ist eine klinische Einheit. Eine Trennung der AIDS-Erkrankung (mit schwerem Immundefekt) und der Vorstadien der HIV-Infektion ist unscharf. Die aktuelle HIV-Klassifikation der WHO basiert hauptsächlich auf der Zahl der T-Helfer-Zellen (CD4-Lymphozyten). Unter einer Helferzellzahl von 250–300/µl (normal > 500/µl) sind die Patienten von sekundären Infektionen und Tumoren bedroht. Im Endstadium haben die Patienten fast keine Helferzellen mehr. Nur zu einem sehr geringen Prozentsatz (3–5 %?) gibt es sog. Non-Progressors oder »Elite-Controller«, die auch Jahrzehnte nach einer sicher nachweislichen Infektion keine Zeichen eines zellulären Immundefektes und in der PCR keine Virusreplikation aufweisen. Diese so HIV-Infizierten könnten immer noch der Schlüssel für ein noch nicht vorhandenes Verständnis der erfolgreichen Abwehr und ggf. einer erfolgreichen Immunisierung sein.

Einteilung: Die CDC (Centers for Disease Control) teilt die HIV-Erkrankung in die **drei klinischen Kategorien** A bis C und in die **drei CD4-Zellzahl-Bereiche** 1 bis 3 ein (Tab. 24.3-1). In der so entstehenden Matrix werden die Patienten in die Untergruppen A1 bis C3 eingeordnet.

- **Kategorie A** entspricht dem **asymptomatischen Stadium** der Infektion.
- **Kategorie B** umfasst **symptomatische Patienten ohne AIDS-definierende Erkrankungen**.
- **Kategorie C** umfasst **Patienten mit AIDS-definierenden Erkrankungen.**

- **Akute HIV-Infektion:** Das Virus selbst kann mehrere Wochen nach der Ansteckung ein Krankheitsbild mit Fieber und Lymphadenitis hervorrufen, das einer akuten Mononukleose, selten auch einer aseptischen Meningitis ähnelt und ohne Behandlung wieder zurückgeht. Eine derartige akute HIV-Infektion wird nur bei einem kleinen Teil der Patienten diagnostiziert. Oft sind die Antikörpertests noch

Tab. 24.3-1 CDC-Klassifikation mit den Subgruppen A1 bis C3.

Laborkategorie (CD4-Zellen/ml)	Klinische Kategorie		
	A (asymptomatisch)	B (Symptome, kein AIDS)	C (Symptome, AIDS)
1: 500	A1	B1	C1
2: 200–499	A2	B2	C2
3: < 200	A3	B3	C3

Kategorie A: asymptomatische HIV-Infektion (ICD-10, U60.1).
Kategorie B: Erkrankungen, die nicht als AIDS-definierende Erkrankungen gelten, z. B. unkomplizierter Soor, Haarleukoplakie, unklares Fieber (ICD-10, U60.2).
Kategorie C: AIDS-definierende Erkrankungen wie Pneumocystis-Pneumonie, Toxoplasma-Enzephalitis, Kryptokokken-Infektion, Kaposi-Sarkom (ICD-10, U60.3).

negativ, die Virus-PCR ist aber positiv. Ein **akutes HIV-Syndrom** gilt als prognostisch ungünstiges Zeichen.

- **Latenzphase:** Nach einem asymptomatischen Stadium kommt es bei den meisten Patienten zum Auftreten eines **Lymphadenopathie-Syndroms (LAS)**, das in seiner schweren Ausprägung auch **AIDS-Related Complex (ARC)** genannt wird. In diesem Stadium haben die Patienten Fieber, Lymphknotenschwellungen und ein Schwächegefühl, aber auch bereits opportunistische Infektionen (Mundsoor, seborrhoische Dermatitis, Zoster, Pneumokokken-Pneumonien u. a.).
- **AIDS:** Mit dem ersten Auftreten bestimmter (= definierender) opportunistischer Infektionen bzw. Malignome ist das Vollbild von **AIDS** erfüllt (Tab. 24.3-2). Daneben gibt es – zumindest regional unterschiedlich – seltene Infektionen, die nicht als AIDS-definierende Erkrankungen gelten, z. B. eine Amöben-, Coccidioides-, Histoplasma- oder Rhodococcus-Infektion.
  Auffällig ist, dass die üblichen fakultativpathogenen Keime, wie Staphylokokken, Escherichia coli, Pseudomonas, bei AIDS-Patienten nur relativ selten zu Infektionen führen.

Die **ursprüngliche Stadieneinteilung** ist nach der Einführung der hochaktiven antiretroviralen Therapie (HAART) problematisch geworden, da sich zuvor massiv Erkrankte mit dem Vollbild AIDS dramatisch bessern und wieder in das Stadium eines unauffällig Infizierten zurückkehren können. Das ursprüngliche Schema hatte derartige Besserungen nicht berücksichtigt.
Die **heutige Einteilung** erfolgt weitgehend nach den **CD4-Zellen** und der **Viruslast**, ergänzt durch Krankheitsdauer und antiretrovirale Vorbehandlung (Tab. 24.3-3).

Diagnostik: Die wichtigste serologische Methode ist der Antikörpernachweis **(ELISA-Technik)**, zur Bestätigung dient die **Westernblot-Technik**. Beide Tests fallen mehr als 3 Monate nach Ansteckung in fast 100 % der Fälle positiv aus, können jedoch auch mit gutem Erfolg schon ab der 3.–4. Woche eingesetzt werden. Ein früherer Nachweis ist durch die Bestimmung einer Virämie möglich. Es gibt Schnelltests zum Antikörpernachweis, die eine hohe Sensitivität und Spezifität haben und bereits nach 10–20 min ablesbar sind.

> Alle serologischen HIV-Tests müssen bei positivem Ergebnis durch eine zweite Methode bestätigt werden.

Tab. 24.3-2 Wichtige opportunistische Erreger und typische Krankheitsbilder, deren Auftreten bei Personen mit einer HIV-Infektion auf AIDS hinweisen.

Erreger	Typische Krankheitsbilder
Aktinomyzeten, Nocardien	Pneumonie, Eiterungen, Hirnabszess
Aspergillus fumigatus	Pneumonie, ZNS-Befall
Bartonella henselae	bazilläre Angiomatose, granulomatöse Hepatitis, Enzephalitis, Retinitis
Candida albicans	Soor-Stomatitis, -Ösophagitis
Cryptococcus neoformans	Abszesse innerer Organe, Meningitis, Sepsis
Enteritis-Salmonellen	Septikämie (rezidivierend), Empyeme, Weichteil- und Organabszesse
Herpes-simplex-Virus (Typen 1 und 2)	kutane und mukokutane Ulzera, Proktitis, perianale Ulzera, Enzephalitis
Kryptosporidien	therapieresistente Diarrhoe
Mikrosporidien	therapieresistente Diarrhoe, Cholestase
Molluscum-contagiosum-Virus	Molluscum contagiosum (groß, multipel)
Mycobacterium avium intracellulare und andere Mykobakterien	Septikämie, extrapulmonaler Befall mehrerer Organe, generalisierter Lymphknotenbefall, Enteritis
Mycobacterium tuberculosis	extrapulmonale Tuberkulose, Befall mehrerer Organe, generalisierte Lymphknoten-Tuberkulose, Lungen-Tuberkulose, Landouzy-Septikämie
Papova-Viren (JC-Virus)	multifokale Leukenzephalopathie, Papillome
Pityrosporon ovale	seborrhoische Dermatitis
Pneumocystis jirovecii	meist doppelseitige interstitielle Pneumonie
Toxoplasma gondii	Toxoplasmose-Enzephalitis (selten Retinitis)
Varicella-zoster-Virus	progressive Varizellen, Varizellen-Pneumonie, generalisierter Zoster, Myelitis
Zytomegalie-Virus	Retinitis, Pneumonie, disseminierter Befall innerer Organe, Diarrhoe

Tab. 24.3-3 Einfache Regel für den Beginn einer antiretroviralen Therapie bei einem noch nicht vorbehandelten Patienten.

Helferzellen/ml[1]	Virämie			Malignom, AIDS, Hepatitis C/B
	Niedrig (< 10 000/ml)	Mittel (10–99 000/ml)	Hoch (100 000/ml)	
< 100	HAART	HAART	HAART	HAART
< 350	evtl. HAART	HAART	HAART	HAART
350–500	HAART erwägen	HAART erwägen	HAART	HAART
> 500	keine Therapie	keine Therapie	HAART erwägen	HAART

[1] Bei Kindern unter 5 Jahren keine Absolutwerte – 350/µl entspricht etwa 25 %.

Therapie

Ein **direkter Virusnachweis** ist durch die HIV-Antigenbestimmung, die Virusisolierung und die HIV-PCR möglich. Die Empfindlichkeit ist abhängig von der Testmethode und dem Krankheitsstadium. Der Antigennachweis wird u. a. zur Frühdiagnose bei der akuten HIV-Infektion (vor Serokonversion) benutzt. Der quantitative Antigennachweis zeigt in allen Stadien der HIV-Infektion und AIDS das Ausmaß einer Virämie an und ist heute einer der zentralen Parameter der HIV-Therapie. Die Viruskultur ist in fast allen Stadien einer HIV-Infektion positiv, aber teuer und arbeitsintensiv.

Die quantitative **Bestimmung der Viruslast** (des Grades der Virämie) ist wichtig zur Erkennung des Stadiums einer HIV-Infektion und der Notwendigkeit eines Therapiebeginns (s. u.), außerdem zum therapeutischen Monitoring. Es gibt dafür mehrere Methoden, von denen die Bestimmung der Plasma-RNA-Spiegel am häufigsten benutzt wird (z. B. mithilfe der quantitativen RNA-PCR). Die Nachweisbarkeitsgrenzen liegen heute in der Routinediagnostik bei 20 Kopien/ml. Zu Studienzwecken können auch bis zu 5 Kopien/ml bestimmt werden. Ein Behandlungserfolg lässt sich bereits an einer 3- bis 5-fachen Änderung (Abnahme um 0,5 log) erkennen, ein Misserfolg am Ausbleiben einer Änderung oder einer Zunahme.

Nach der Virusanzüchtung ist auch eine **Prüfung der Empfindlichkeit gegen Virustatika** möglich, welche besonders bei Versagen einer vorangegangenen Kombinationstherapie wichtige Informationen liefern und bei neuen Infektionen die Übertragung primärer Resistenzen nachweisen kann. Die üblicherweise durchgeführte genotypische Resistenzbestimmung gelingt leider oft erst ab einer Viruslast von > 750–1 000 Kopien/ml, sodass einer frühzeitig notwendigen Entdeckung von Einzelresistenzen zur Vermeidung fortschreitender Resistenzentwicklung noch methodische Grenzen gesetzt sind.

Therapieziele: AIDS ist seit 1995 eine behandelbare Erkrankung geworden, bei der eine endgültige Heilung (Eradikation der Infektion oder ruhende Infektion ohne Erkrankung und Infektiosität) mit den derzeit vorhandenen Medikamenten jedoch nicht zu erreichen ist.

> Das primäre Therapieziel der HAART ist immer noch die Verlängerung des Lebens bei möglichst guter Gesundheit und Lebensqualität. Nachdem eine Annäherung an die »normale« Lebenserwartung schon erreicht werden kann, rückt als weiteres Therapieziel immer mehr die noch sicher fehlende Übertragbarkeit von HIV auf den Sexualpartner, von der Mutter auf ihr Kind und nicht zuletzt über Blut, Serum und Verletzungen in den Mittelpunkt.

Man unterscheidet zwischen:

- **antiretroviraler Therapie** (Behandlung der HIV-Infektion),
- **Behandlung sekundärer opportunistischer Erkrankungen** (sekundäre Infektionen und Tumoren) und
- **symptomatischer Therapie** (z. B. Schmerztherapie, Ernährungstherapie, Psychopharmaka).

Bei einigen **opportunistischen Infektionen** (Pneumocystis, Toxoplasma, Mycobacterium avium, Mycobacterium tuberculosis, Cryptococcus neoformans, Zytomegalie-Virus) ist eine primäre **medikamentöse Prophylaxe** möglich (Tab. 24.3-4). Eine **Immuntherapie** der HIV-Infektion (präventive Impfung, therapeutische Impfung, therapeutische Immunrekonstitution) ist noch nicht klinisch aktuell. An einer **Gentherapie** der HIV-Infektion wird aktiv geforscht. Eine antiretrovirale Postexpositionsprophylaxe wird vielfach durchgeführt, ihre Wirksamkeit kann nur eingeschränkt prospektiv untersucht werden und lässt sich zumeist nur retrospektiv schätzen.

Tab. 24.3-4 Möglichkeiten der primären Prophylaxe opportunistischer Infektionen bei HIV-Infizierten.

Erreger	Indikation	Bevorzugtes Mittel	Alternative
Cryptococcus neoformans	CD4 < 100/ml	Fluconazol (tgl. 0,1 g oral)	–
Mycobacterium tuberculosis	positiver Tuberkulintest (Elispot, ELISA) nach früherer TB-Erkrankung	INH (1 × tgl. 0,3 g)	Zweifach-Kombination (evtl. + Rifampicin oder Pyrazinamid oder Levofloxacin)
Mycobacterium-avium-Komplex	CD4 < 100/ml	Rifabutin (tgl. 0,3 g oral)	Clarithromycin (tgl. 1,0 g)
Pneumocystis	CD4 < 200/ml	Co-trimoxazol (3 ×/Woche 0,96 g oral)	Pentamidin-Inhalation oder Dapson (tgl. 0,5 g oral)
Toxoplasma	CD4 < 200/ml (wenn Toxoplasma-Antikörper im Serum vorhanden sind)	Co-trimoxazol (3 ×/Woche 0,96 g oral)	Pyrimethamin (1 ×/Woche 0,05 g) oder Dapson (1 ×/Woche 0,05 g)
Zytomegalie-Virus (CMV)	CD4 < 100/ml	Ganciclovir (tgl. 0,2 g oral)	–

Antiretrovirale Therapie

Ziel der Therapie ist eine Unterdrückung bzw. eine Verminderung der Virämie bis unter die Nachweisbarkeitsgrenze und die Vermeidung einer sekundären Resistenzentwicklung. Die Suppression der Virusinfektion führt zur Wiederherstellung bzw. Erhaltung einer Immunkompetenz. Die antiretrovirale Therapie soll zusätzlich weitgehend sicher Virusübertragungen zwischen Mutter und Kind oder zwischen Sexualpartnern verhindern. Zur antiretroviralen Therapie stehen zurzeit 19 Substanzen aus vier Klassen (Tab. 24.3-5) zur Verfügung; weitere antiretrovirale Mittel – auch aus mehreren neuen Wirkstoffklassen – sind in Entwicklung. Die **sechs Klassen** sind:

- Nukleoside (NRTI = Nukleosid-Reverse-Transkriptase-Inhibitoren),
- Protease-Inhibitoren (PI),
- Nicht-Nukleoside (NNRTI = Non-Nukleosid-Reverse-Transkriptase-Inhibitoren),
- Fusions-Hemmer,
- Integrase-Hemmer und
- CCR5-Inhibitoren.

In der praktischen Therapie müssen mittlerweile kaum noch Substanzen verwendet werden, die in Deutschland prinzipiell noch nicht zugelassen wurden, jedoch ist nach wie vor sehr häufig eine Ausweitung der Indikationen über die Zulassung hinaus zur Behandlung erforderlich. Dies betrifft sowohl den Einsatz bei Erst- oder Sekundärbehandlung, bei der Auswahl der Kombinationspartner als auch den Einsatz bei Kindern, älteren Patienten und bei Organinsuffizienz. Die meisten HIV-Therapeutika wurden bereits nach kritisch kurzer Erprobungsphase zugelassen. Die HIV-Therapie

Tab. 24.3-5 Mittel zur antiretroviralen Therapie und deren Dosierungen.[1]

Generika (Abk.)/ Handelsname	Dosierung			
	Erwachsene	**Kinder nach Alter und/oder Gewicht[2]**	**Bei Niereninsuffizienz (NI) nach Kreatinin-Clearance (ml/min) oder Hämodialyse (HD)**	**Bei Leberinsuffizienz (LI) nach Child-Pugh-Score (A, B, C)**
Abacavir (ABC) Ziagen	2 × 300 mg oder 1 × 600 mg	**< 3 Monate:** keine sichere Empfehlung; evtl. 2 mg/kg/Tag in 1–2 ED **> 3 Monate bis 13 Jahre:** 8 mg/kg/Tag – max. 2 × 300 mg **ab 13 Jahre:** 2 × tgl. 300 mg oder 1 × tgl. 600 mg	keine Dosisanpassung erforderlich	**A:** 2 × 200 mg Lsg. **B + C:** kontraindiziert
Abacavir (ABC) + Zidovudin (AZT, ZDV) + Lamivudin (3TC) Trizivir			[3]	
Atazanavir (ATV) REYATAZ	1 × tgl. 300 mg + 1 × 100 mg Ritonavir (RTV); Alternative: 1 × tgl. 400 mg, zusammen mit Mahlzeit oder mit Efavirenz	**< 6 Jahre:** keine Dosisempfehlung **15–25 kg KG:** 1 × tgl. 150/80 mg **25–36 kg KG:** 1 × tgl. 200/100 mg **36–39 kg KG:** 1 × tgl. 250/100 mg **> 39 kg KG:** 1 × tgl. 300/100 mg (ATV/RTV)	keine Dosisanpassung bei NI erforderlich; bei HD nur unter Spiegelkontrolle (AUC)	**B:** 1 × 300 mg **C:** vermeiden kein RTV-Booster bei LI
Darunavir (DRV) PREZISTA	1 × tgl. 800 mg + 1 × 100 mg Ritonavir (RTV) (nur naiv + CD4 > 100/µl); sonst: 2 × tgl. 600 mg + 2 × 100 mg RTV, jeweils mit kleiner Mahlzeit	**< 3 Jahre:** keine Anwendung **3–6 Jahre:** nicht geprüft **6–18 Jahre:** • **20–30 kg KG:** 2 × tgl. 375/50 mg • **30–40 kg KG:** 2 × tgl. 450/60 mg • **> 40 kg KG:** 2 × tgl. 600/100 mg DRV/RTV	keine Dosisanpassung erforderlich	**leichte LI:** keine Dosisanpassung erforderlich **C:** vermeiden

Tab. 24.3-5 Mittel zur antiretroviralen Therapie und deren Dosierungen.[1] *(Fortsetzung)*

Generika (Abk.)/ Handelsname	Dosierung			
	Erwachsene	Kinder nach Alter und/oder Gewicht[2]	Bei Niereninsuffizienz (NI) nach Kreatinin-Clearance (ml/min) oder Hämodialyse (HD)	Bei Leberinsuffizienz (LI) nach Child-Pugh-Score (A, B, C)
Delavirdin (DLV) Rescriptor	3 × 400 mg	keine Dosisempfehlung	keine Dosisanpassung erforderlich	keine Empfehlung zur Dosisanpassung (keine Indikation bei LI)
Didanosin (DDI) Videx EC	**≥ 60 kg KG:** 1 × 400 mg **< 60 kg KG:** 1 × 250 mg p. o.	**20–25 kg KG:** 1 × 200 mg **25–60 kg KG:** 1 × 250 mg **> 60 kg KG:** 1 × 400 mg	**30–59:** • 200 mg (> 60 kg KG) • 125 mg (< 60 kg KG) **< 30, HD:** • 125 mg (> 60 kg KG) • 125 mg (< 60 kg KG)	keine Dosisanpassung erforderlich
Didanosin Lösung (DDI) Videx	**≥ 60 kg KG:** 1 × 400 mg **< 60 kg KG:** 1 × 250 mg	**2 bis max. 12 Wochen:** 2 × 50 mg/m² KO **3–8 Monate:** 2 × 100 mg/m² KO **> 8 Monate:** 100–15 mg/m² KO	**30–59:** • 200 mg (> 60 kg KG) • 150 mg (< 60 kg KG) **10–29:** • 150 mg (> 60 kg KG) • 100 mg (< 60 kg KG) **< 10, HD:** • 100 mg (> 60 kg KG) • 75 mg (< 60 kg KG)	keine Dosisanpassung erforderlich
Efavirenz (EFV) SUSTIVA	600 mg p. o. vorzugsweise nüchtern	**< 3 Jahre:** keine Dosisempfehlung **ab 3 Jahre:** • **10–15 kg KG:** 1 × tgl. 200 mg • **15–20 kg KG:** 1 × tgl. 250 mg • **20–25 kg KG:** 1 × tgl. 300 mg • **25–32,5 kg KG:** 1 × tgl. 350 mg • **32,5–40 kg KG:** 1 × tgl. 400 mg • **> 40 kg KG:** 1 × tgl. 600 mg	keine Dosisanpassung erforderlich	keine Empfehlung zur Dosisanpassung **bei LI:** in jedem Fall Spiegelkontrolle – bei Leber-CI (CPT: Grad C) Verdopplung der Spiegel, ½ Dosis?

Tab. 24.3-5 Mittel zur antiretroviralen Therapie und deren Dosierungen.[1] *(Fortsetzung)*

Generika (Abk.)/ Handelsname	Dosierung			
	Erwachsene	Kinder nach Alter und/oder Gewicht[2]	Bei Niereninsuffizienz (NI) nach Kreatinin-Clearance (ml/min) oder Hämodialyse (HD)	Bei Leberinsuffizienz (LI) nach Child-Pugh-Score (A, B, C)
Efavirenz (EFV) + Emtricitabin (FTC) + Tenofovir (TDF) ATRIPLA	1 Tbl. vorzugsweise nüchtern	nur ab 40 kg KG, dann Erwachsenendosis (Plasmaspiegelkontrolle)	kontraindiziert bei Kreatinin-Clearance < 50 ml/min[3]	FTC und TDF kein relevantes Problem; zu Efavirenz (s. d.)
Elvitegravir (EVG)/ Cobistat (COBI), auch zusammen mit Truvada in QUAD	1 × 150 mg EVG + 1 × 150 mg COBI	noch nicht geprüft	Elvitegravir; keine Dosisanpassung erforderlich[3]	noch keine Empfehlung zur Dosisanpassung
Emtricitabin (FTC) Emtriva	1 × 200 mg (Kps.) 1 × 240 mg (Lsg.)	**0–3 Monate:** 1 × 3 mg/kg **3 Monate bis 17 Jahre:** 1 × 6 mg/kg	**30–49:** • 200 mg Kps./48 h • 120 mg Lsg./24 h **15–29:** • 200 mg Kps./72 h • 80 mg Lsg./24 h **< 15, HD:** • 200 mg Kps./96 h • 60 mg Lsg./24 h (nach HD an Dialysetag)	keine Dosisanpassung erforderlich
Emtricitabin (FTC) + Tenofovir (TDF) Truvada	1 × 1 Tbl. (245 mg TDF/200 mg FTC)	s. Einzelsubstanzen	**30–49:** 1 × 1 Tbl. alle 2 Tage **< 30, HD:** vermeiden[3]	keine Empfehlung zur Dosisanpassung; für FTC nicht untersucht; Tenofovir-PK aber auch bei Leber-CI kaum verändert (s. o.)

Tab. 24.3-5 Mittel zur antiretroviralen Therapie und deren Dosierungen.[1] *(Fortsetzung)*

Generika (Abk.)/ Handelsname	Dosierung			
	Erwachsene	Kinder nach Alter und/oder Gewicht[2]	Bei Niereninsuffizienz (NI) nach Kreatinin-Clearance (ml/min) oder Hämodialyse (HD)	Bei Leberinsuffizienz (LI) nach Child-Pugh-Score (A, B, C)
Enfuvirtid (T20) Fuzeon	2 × 90 mg s. c.	**< 6 Jahre:** nicht geprüft **ab 6 Jahre:** 2 × 2 mg/kg KG s. c.	keine Dosisanpassung erforderlich	keine Empfehlung zur Dosisanpassung
Etravirin (ETR) Intelence	2 × 200 mg nach einer Mahlzeit	noch keine Dosisempfehlung – bisher nicht bei Kindern geprüft	keine Dosisanpassung erforderlich	**A + B:** keine Dosis-anpassung erforderlich **C:** keine Empfehlung zur Dosisanpassung
Fosamprenavir (FPV) Lexiva	2 × 1 400 mg 2 × 700 mg + 2 × 100 mg Ritonavir (RTV) 1 × 1 400 mg + 1 × 200 mg RTV (1 × tgl. nicht sicher empfohlen!)	**< 2 Jahre:** nicht geprüft **2–18 Jahre:** • **ohne RTV:** 2 × 30 mg/kg • **mit RTV:** 2 × 18/3 mg/kg (FPV/RTV)	keine Dosisanpassung erforderlich	**A:** 2 × 700 mg FPV + 1 × 100 mg RTV **B:** 2 × 450 mg FPV + 1 × 100 mg RTV **C:** 2 × 300 mg FPV + 1 × 100 mg RTV
Indinavir (IDV) CRIXIVAN	2 × 800 mg + 2 × 100 mg RTV (nüchtern!) ohne Ritonavir: 3 × 800 mg	nicht für Kinder geprüft (Dosis vermutlich ca. 3 × 500 mg/m²)	keine Dosisanpassung erforderlich bzw. keine PK-Daten zu Niereninsuffizienz	nur bei Leberzirrhose Dosisanpassung: 3 × 600 mg
Lamivudin (3TC) Epivir	1 × 300 mg 2 × 150 mg	**< 4 Wochen:** 2 × 2 mg/kg **> 4 Wochen:** 2 × 4 mg/kg bis max. 2 × 150 mg	**30–49:** 1 × 150 mg/24 h **15–29:** 1 × 150 mg/24 h, dann 100 mg/24 h **4–14:** 1 × 150 mg/24 h, dann 50 mg/24 h **< 5, HD:** 1 × 50 mg/24 h, dann 1 × 25 mg/24 h (nach HD an Dialysetag)	keine Dosisanpassung erforderlich

Tab. 24.3-5 Mittel zur antiretroviralen Therapie und deren Dosierungen.[1] *(Fortsetzung)*

Generika (Abk.)/ Handelsname	Dosierung			
	Erwachsene	Kinder nach Alter und/oder Gewicht[2]	Bei Niereninsuffizienz (NI) nach Kreatinin-Clearance (ml/min) oder Hämodialyse (HD)	Bei Leberinsuffizienz (LI) nach Child-Pugh-Score (A, B, C)
Lopinavir/Ritonavir (LPV/r) Kaletra	2 × tgl. 400/100 mg 1 × tgl. 800/200 mg (nur HAART-naive Patienten)	**< 14 Tage:** keine Daten! **> 14 Tage bis 6 Monate:** tgl. 300/75 mg/m² oder tgl. 16/4 mg/kg (**cave:** niedrige Spiegel!) **< 15 kg:** 2 × tgl. 12/3 mg **15–40 kg:** 2 × tgl. 10/2,5 mg **> 40 kg:** 2 × tgl. 400/100 mg LPV/r	keine Dosisanpassung erforderlich	keine Empfehlung zur Dosisanpassung, **bei LI:** Spiegelkontrolle und Alternativen erwägen
Maraviroc (MVC) CELSENTRI	2 × tgl. 150 mg in Kombination mit Protease-Inhibitoren (Ausnahme: TPV/r) 2 × tgl. 300 mg in Kombination mit Nukleosid-Reverse-Transkriptase-Inhibitoren (NRTI), Enfuvirtid (T-20) + Nevirapin (NVP) 2 × tgl. 600 mg in Kombination mit Efavirenz (EFV) und Etravirin (ETR)	**< 16 Jahre:** nicht geprüft **ab 16 Jahre:** Erwachsenendosis	noch keine Empfehlung zur Dosisanpassung, bei Kreatinin-Clearance < 50 ml/min MVC in Kombination mit CYP3A-Hemmer vermeiden	keine Empfehlung zur Dosisanpassung, mit zunehmender LI Anstieg der Plasmaspiegel zu erwarten
Nelfinavir (NFV) VIRACEPT	2 × tgl. 1 250 mg zusammen mit einer Mahlzeit	**< 2 Jahre:** nicht geprüft **2–13 Jahre:** 2 × tgl. 45–55 mg/kg **> 13 Jahre:** wie Erwachsene	keine Dosisanpassung erforderlich	**A:** keine Dosisanpassung erforderlich **(B)–C:** vermeiden
Nevirapin/xr (NVP) Viramune Retard	1 × 400 mg (bei HAART-naiven Patienten Beginn mit 1 × 200 mg für 14 Tage, mit Starterpackung)	**< 14 Tage:** nicht geprüft **< 8 Jahre:** 2 × 200 mg/m² **> 8 Jahre:** 2 × 120–150 mg/m²	keine Dosisanpassung erforderlich (evtl. zusätzliche Dosis von 200 mg bei HD jeweils nach Dialyse; ggf. Spiegel-[AUC-]Kontrolle)	**B + C:** kontraindiziert

Tab. 24.3-5 Mittel zur antiretroviralen Therapie und deren Dosierungen.[1] *(Fortsetzung)*

Generika (Abk.)/ Handelsname	Dosierung			
	Erwachsene	Kinder nach Alter und/oder Gewicht[2]	Bei Niereninsuffizienz (NI) nach Kreatinin-Clearance (ml/min) oder Hämodialyse (HD)	Bei Leberinsuffizienz (LI) nach Child-Pugh-Score (A, B, C)
Raltegravir (RAL) ISENTRESS	2 × 400 mg	**< 16 Jahre:** nicht geprüft **ab 16 Jahre/ vermutlich auch > 25 kg:** 2 × tgl. 400 mg (2 × tgl. 8 mg/kg)	keine Dosisanpassung erforderlich	**A:** keine Dosisanpassung erforderlich **B + C:** noch keine Dosisempfehlung; ggf. Spiegelmessung
Ritonavir (RTV) Norvir	nur als Boostersubstanz: 1–2 × 100–200 mg	nur als Boostersubstanz anwenden	keine Dosisanpassung erforderlich	s. Kombinationspartner: keine Indikation für Monotherapie bei LI
Saquinavir (SQV) INVIRASE	2 × 1 000 mg + 2 × 100 mg Ritonavir (RTV) zusammen mit einer Mahlzeit	**< 2 Jahre:** nicht geprüft **> 2 Jahre:** • **5–15 kg:** 2 × tgl. 50/5 mg • **15–40 kg:** 2 × tgl. 50/2,5 mg • **> 40 kg:** 2 × tgl. 50 mg/kg + 100 mg RTV	keine Dosisanpassung erforderlich	**A:** wenn möglich Alternative; Spiegelkontrolle und Vorsicht **B + C:** kontraindiziert
Stavudin (D4T) Zerit	**≥ 60 kg KG:** 2 × 40 mg **< 60 kg KG:** 2 × 30 mg	**bis 13 Tage:** 2 × 0,5 mg/kg **ab 13 Tage bis 30 kg:** 2 × 1 mg/kg	**26–50:** • 20 mg/12 h (> 60 kg KG) • 15 mg/12 h (< 60 kg KG) **10–25, HD:** • 20 mg/24 h (> 60 kg KG) • 15 mg/24 h (< 60 kg KG) (nach HD an Dialysetag)	keine Empfehlung zur Dosisanpassung; bei jeder OT- oder PT-Erhöhung unter D4T ist eine Therapiepause dringlich!
Tenofovir (TDF) Viread	1 × 300 mg	**< 12 Jahre:** keine Dosisempfehlung (vermutlich 1 × 8–10 mg/kg) **> 12 Jahre:** 1 × 300 mg	**30–49:** 1 × 300 mg alle 2 Tage **10–29:** 2 × 300 mg alle 7 Tage	keine Dosisanpassung erforderlich

Tab. 24.3-5 Mittel zur antiretroviralen Therapie und deren Dosierungen.[1] *(Fortsetzung)*

Generika (Abk.)/ Handelsname	Dosierung			
	Erwachsene	**Kinder nach Alter und/oder Gewicht[2]**	**Bei Niereninsuffizienz (NI) nach Kreatinin-Clearance (ml/min) oder Hämodialyse (HD)**	**Bei Leberinsuffizienz (LI) nach Child-Pugh-Score (A, B, C)**
Tenofovir (TDF) Viread *(Fortsetzung)*			**< 10, ohne HD:** vermeiden **HD:** 1 × 300 mg alle 7 Tage (nach HD)	
Tipranavir (TPV) APTIVUS	2 × 1 000 mg + 2 × 200 mg Ritonavir (RTV) zusammen mit einer Mahlzeit	**< 2 Jahre:** nicht geprüft **2–18 Jahre:** 2 × tgl. 14 mg/kg + 6 mg/kg RTV (max.: Erwachsenendosis)	keine Dosisanpassung erforderlich	**A:** wenn möglich Alternative; Spiegelkontrolle und Vorsicht **B + C:** kontraindiziert
Zidovudin (ZDV) Retrovir	2 × 250 oder 300 mg	Prinzip: 360–480 mg/m²/Tag in 2 ED; dies entspricht etwa: **< 6 Wochen:** 4 × tgl. 2 mg/kg p. o. oder 4 × tgl. 1,5 mg/kg i. v. **6 Wochen bis 18 Jahre:** • **4–9 kg KG:** 2 × tgl. 12 mg/kg • **9–30 kg KG:** 2 × tgl. 9 mg/kg • **> 30 kg KG:** 2 × tgl. 250–300 mg	**< 15, HD:** 1 × tgl. 250/300 mg	keine Empfehlung zur Dosisanpassung; aber bei Leber-CI wegen verminderter Glucuronidierung vermutlich kumuliert; sorgfältige Überwachung (Anämie?), ggf. 2–4 × ½ Tag Pause/ Woche
Zidovudin (AZT, ZDV) + Lamivudin (3TC) Combivir			[3]	

KO = Körperoberfläche.
[1] Wenn nicht anders angegeben, Dosierung peroral und täglich.
[2] Bei Dosisunsicherheit wenn möglich bei PI, NNRTI und RAL Plasmaspiegelbestimmungen vornehmen.
[3] Die Anwendung von fixen Dosierungen (Combivir und Trizivir, Truvada, Atripla und Kivexa) sollte in jedem Fall unter einer CrCL < 50 ml/min vermieden werden!

Therapie

ist daher bemerkenswert oft immer noch eine »Off-label-Therapie«. Viele Nebenwirkungen und insbesondere Interaktionen (Tab. 24.3-6) der HIV-Therapeutika sind meist zu Beginn unklar und immer noch nicht adäquat für den angemessenen praktischen Einsatz beschrieben. Interaktionen von fünf bis sieben Medikamenten lassen sich experimentell auch praktisch nicht mehr prüfen.

> Eine HIV-Therapie ist grundsätzlich immer eine Kombinationstherapie.

Eine Monotherapie, auch mit neuen und ganz besonders aktiven Virustherapeutika, führt potenziell immer noch zu einer schnellen Resistenzentwicklung. Versuche einzelner »HIV-Spezialisten« z. B. mit Darunavir und auch Kaletra sind weiterhin noch lange skeptisch zu beurteilen! Unter geringem Selektionsdruck und bei Substanzen mit hoher Resistenzbarriere ist bei guter Compliance und Kontrolle eine solche Mono- oder Dualtherapie wieder vorstellbar geworden. Einzelsubstanzen erreichen aber zumeist nicht alle Kompartimente und bei jeder aktuellen Monotherapie muss der Patient wissen, dass vor allem er dabei das Risiko einer Resistenzentwicklung trägt – auch wenn diese erst Jahre später auftritt.

> Eine Monotherapie ist daher bis auf Weiteres grundsätzlich zu vermeiden (umstrittene Ausnahmen: Prä- und Postexpositions-Prophylaxe, peripartale Prophylaxe).

Klinische Parameter: Klinische Parameter einer Besserung sind Gewichtszunahme, Rückgang der Frequenz von Sekundärinfektionen (vor allem Soor), Besserung des Allgemeinbefindens, Rückgang der erhöhten CRP-Werte, Anstieg des Serumcholesterins. **Langzeitparameter** sind die fehlende Progression der Erkrankung sowie die längere Überlebenszeit. Die Wirkung der antiretroviralen Therapie muss dabei stets von den Wirkungen einer gleichzeitig stattfindenden Therapie der Sekundärinfektionen und -erkrankungen abgetrennt werden.

Therapieüberwachung: Die Therapieüberwachung erfolgt vorwiegend über eine zunächst 4-wöchige Kontrolle der Viruslast mit dem Ziel einer nicht mehr nachweisbaren Virämie (Absinken der Plasmavirämie unter die Nachweisgrenze von 20 HIV-RNA-Kopien/

Tab. 24.3-6 Internet-Adressen mit tabellarischen Übersichten und Suchfunktionen zu Interaktionen mit antiretroviraler Therapie.

Internet-Adresse	Beschreibung	Verantwortlich
http://www.hiv-druginteractions.org	Interaktionen von »Anti-HIV-Substanzen« und anderen, einschl. pharmakologischer Grundlagen	Department of Pharmacology & Therapeutics, University of Liverpool, UK
http://www.hep-druginteractions.org/interactions.aspx	Interaktionen von »Anti-Hepatitis-Substanzen«	
http://hivinsite.ucsf.edu/insite	Database der antiretroviralen Interaktionen	HIVInSite – UCSF Center for HIV Information, USA
http://www.hivclinic.ca/main/drugs_interact.html	Interaktionstabellen mit aktuellen Revisionen und PK/PD-Daten	Toronto General Hospital (Immunodeficiency Clinic), Canada

ml). Nach Beginn einer Therapie sollte dies in der Regel mit modernen Kombinationen nach 3–4, jedoch spätestens nach 6 Monaten erreicht werden. Bereits nach 4 Wochen sollte die HIV-RNA um 2 $\log_{10}$-Stufen reduziert sein. Werden diese Kriterien nicht erfüllt oder kommt es zu einem kontrollierten Wiederanstieg der Plasmavirämie (mehrfacher Nachweis > 50–100 Kopien/ml), so erfordert dies eine Überprüfung der ausgewählten Kombinationstherapie (Interaktionen, Compliance, Plasmaspiegel, Resistenz etc.). Die Bedeutung sog. »Blips« (vereinzelter Nachweis von < 100 Kopien/ml) oder auch einer »Low level«-Replikation für die Langzeitbehandlung und ein zukünftiges Therapieversagen mit der Notwendigkeit einer Therapieumstellung ist noch unbekannt und umstritten, weil auch hier selten bereits eine Resistenz nachweisbar ist. Auch in komplizierten Therapiesituationen wie z. B. bei Begleiterkrankungen (Tuberkulose, aktive Hepatitis, Lymphom und Malignome) sollte spätestens nach einem Jahr die Viruslast unterhalb der Nachweisgrenze sein. In zweiter Linie sollte es zu einem Anstieg der CD4-Zellen (vor allem des Prozentsatzes von Gesamtleukozyten) kommen, der sich bei lange vorbestehender, ausgeprägter CD4-Zell-Depletion über viele Jahre hinziehen kann.

Resistenzprüfung: Da mittlerweile zunehmend resistente Virusstämme übertragen werden, empfiehlt sich auch bereits vor der Einleitung der ersten Therapie eine Resistenztestung. Kommt es unter Therapie zu einem Wiederanstieg der Viruslast, sollte ebenfalls eine Resistenztestung durchgeführt werden, mit deren Hilfe unter Beachtung der Vortherapie ein Therapiewechsel (mindestens zwei neue Substanzen bzw. Substanzgruppen) einzuleiten ist (s. Tab. 24.3-5). In der Regel erfordert die Resistenztestung eine Viruslast > 1 000 Kopien/ml (eine geringere Viruslast kann durch eine Blutmenge wie z. B. 50 ml etwas kompensiert werden).

Beginn der Therapie: Je später im Verlauf der HIV-Infektion mit einer Behandlung begonnen wird, umso wahrscheinlicher sind irreversible Schädigungen und eine geringere Lebenserwartung. Auch wenn dies derzeit nur für einen Therapiebeginn bei < 350 CD4-Zellen/µl oder > 100 000 HIV-Kopien/ml bewiesen wurde, so wird ernsthaft der optimale Zeitpunkt für einen Behandlungsbeginn nur noch für immunologisch kaum kompromittierte (CD4-Zellen > 500/ml) und asymptomatisch neu infizierte Patienten kontrovers diskutiert. Die Langzeitverträglichkeit und die potenzielle Resistenzentwicklung der aktuell eingesetzten Substanzen sind mittlerweile besser kalkulierbar als die Folgen einer späten Therapie (z. B. Tumor- und Lymphomgenese). Der Start einer Therapie richtet sich neben Begleiterkrankungen und HIV-assoziierter Symptomatik weitgehend nach der Zahl der Helferzellen (CD4-Zellen) sowie dem Ausmaß der Virämie und der Dynamik beider Parameter (Veränderung innerhalb von 3 Monaten), vor allem im mittleren Bereich (CD4-Zellen zwischen 200 und 500/µl oder Viruslast zwischen 30 000 und 300 000/ml). Zudem tritt der Aspekt einer sicheren Vermeidung weiterer HIV-Infektionen durch konsequente und wirksame HIV-Therapie sowohl individuell als auch epidemiologisch immer mehr in den Vordergrund und diese ist dann nur noch bedingt abhängig vom aktuellen Immunstatus.

Problematisch ist oft der notwendige, schnelle Beginn einer HIV-Therapie bei sog. »Late-Presentern« – also Patienten mit einer AIDS-Manifestation, für deren Behandlung und zur Vermeidung weiterer Erkrankungen eine möglichst sofortige Immunrekonstitution wünschenswert wäre. Zumindest bei allen akut lebensbedrohlichen, aber behandelbaren Erkrankungen sollte jedoch zunächst eine erste, sichere Besserung unter Behandlung der aktuellen Erkrankung(en) in den ersten 1–2 Wochen abgewartet werden, um vielfach zu erwartende Nebenwirkungen,

Interaktionen, zusätzliche Erkrankungsmanifestationen und Immunrekonstitutions-Syndrome voneinander abgrenzen und anschließend eine regelmäßige und kontrollierte HIV-Therapie sicherstellen zu können.
Die Therapieentscheidung bei vorbehandelten Patienten ist ähnlich; sie muss jedoch immer die vorausgegangene Therapie, die aktuelle und eine möglicherweise »archivierte« Resistenz berücksichtigen.

Therapiestrategie: Der lebensverlängernde Effekt einer antiretroviralen Therapie ist klar erwiesen. Es gibt derzeit keinen anderen seriösen Weg, die unheilvolle Progression der HIV-Infektion aufzuhalten. Die Unterlassung einer HAART bei eindeutiger Indikation ist ein Behandlungsfehler. Ein Arzt, der mit den Einzelheiten einer HAART nicht vertraut ist, kann sich jederzeit bei einer Spezialambulanz oder Schwerpunktpraxis beraten lassen.
Das strategische Ziel der HIV-Therapie (HAART), konsequent und lebenslang eine Unterdrückung jeglicher Virusreplikation mit Rekonstitution des zellulären Immunsystems zu erreichen und damit auch dauerhaft jede Übertragung des Virus auf andere zu verhindern, erfordert derzeit die regelmäßige und dauerhafte Behandlung mit drei unterschiedlichen Substanzen aus mindestens zwei unterschiedlichen Gruppen (Tab. 24.3-7). Es ist absehbar, dass dieses aus klinischen Studien und langer Erfahrung gewonnene aktuelle Therapieprinzip mit Verbesserung der antiretroviralen Substanzen (Resistenzbarriere, Toxizität, Pharmakokinetik und Wirksamkeit) verändert werden kann und zukünftig zumindest auch wieder Monotherapien denkbar sind. Nukleosidanaloga (NRTI) als »Rückgrat« der HIV-Therapie haben sich bewährt und sind bestens untersucht, wenngleich immer noch die Langzeitverträglichkeit unklar ist und auch die Grundlagen der empfohlenen Dosierungen verbessert werden könnten.

Bei Protease-Hemmern ist das »Boostern« mit Ritonavir ein großer Erfolg für die Akzeptanz der Substanzen geworden, aus pharmakologischer Sicht würde man sich jedoch baldmöglichst »reine« Protease-Hemmer bzw. Boostersubstanzen mit übersichtlichen und immer kalkulierbaren Interaktionen wünschen.

Durchführung der Kombinationstherapie: Die Initialtherapie bei Patienten, die erstmals behandelt werden, ist meist eine Kombination von zwei Nukleosiden mit einem Protease-Inhibitor oder NNRTI, nach besserer Studienlage auch ggf. Integrase- oder CCR5-Inhibitoren.

> Die **klassische antiretrovirale Dreifachkombination** war: Zidovudin (ZDV) + Lamivudin (3TC) + Indinavir.

Hiermit wurden 1993–1995 in Studien die ersten spektakulären Erfolge der HAART erzielt.

> Es gibt jedoch inzwischen eine Reihe **besser wirksamer und verträglicher Alternativen** nach dem gleichen Muster (Tab. 24.3-8):
> Zwei Nukleoside +
> - ein Protease-Inhibitor (geboostet),
> - ein NNRTI,
> - ein Integrase-Hemmer,
> - ein Eintritts-Hemmer.

Prinzipiell werden die sog. Basis-Nukleosidanaloga Zidovudin, TDF und ABV von den anderen Nukleosidanaloga Lamivudin, Emtricitabin, Didanosin und Stavudin unterschieden, die als erste Kombinationspartner zur Verfügung stehen. Wegen Toxizität sind heute allerdings Zidovudin, Stavudin und Didanosin nur noch Reserve-Nukleosidanaloga. Als zweite Kombinationspartner sollten in allen Fällen andere Substanzgruppen, also Protease-Inhibitoren, nichtnukleosidische Reverse-Transkriptase-Inhibitoren oder zukünftig auch Integrase-Hemmer

Tab. 24.3-7 HAART-Kombinationspartner bei HIV-Therapie.

HAART-Kombinationspartner	Zu bevorzugen bei:	Nicht bevorzugt oder kontraindiziert bei:
1. Nukleosid-Reverse-Transkriptase-Inhibitoren (sog. „Backbone")		
Tenofovir/Emtricitabin (Truvada®)	Risiko für vaskuläre Erkrankungen	Niereninsuffizienz
Abacavir/Lamivudin (Kivexa®)	Niereninsuffizienz (**cave:** Dialyse und Fixdosis von 2 Substanzen)	Hypersensitivität (HLA-B5701-positiv), hohes kardiovaskuläres Risiko
Retrovir/Lamivudin (Combivir® und ggf. Trizivir®)	HIV-Enzephalopathie, hohe HIV-Viruslast im Liquor (zeitlich begrenzt)	kein Erstlinien-Kombinationspartner bei sonstiger Erstbehandlung, Hypersensitivität (HLA-B5701-positiv)
2. Non-Nukleosid-Reverse-Transkriptase- oder Protease-Inhibitoren („klassische" Kombinationspartner)		
Efavirenz (SUSTIVA®; ATRIPLA®)	unkomplizierte Einmaltherapie, erforderlich mit abendlicher Einnahme	Depression, Schwangerschaft und Kinderwunsch, Hepatitis-C-Therapie
Nevirapin (Viramune®)	unkomplizierte Einmaltherapie; Ritonavir- und Efavirenz-Unverträglichkeit; Hyperlipidämie; hohe HIV-Viruslast im Liquor (gut liquorgängig); Kinderwunsch und Schwangerschaft	allergische Reaktion, Lebererkrankung, Hepatitis-C-Therapie, Hepatotoxizität erhöht bei $CD4^+/\mu l > 250$ (w) bzw. $> 400/\mu l$ (m), hohe CD4-Zellen > 400/ml (m) bzw. > 250/ml (w)
Etravirin (Intelence®)	Salvage-Therapie	
Atazanavir/r (REYATAZ®)	1 × tgl. Behandlung mit Protease-Inhibitor; Kinderwunsch und Schwangerschaft	bekannte Cholestase, Chemotherapie
Darunavir/r (PREZISTA®)	1 × tgl. Behandlung mit Protease-Inhibitor	
Lopinavir/r (Kaletra®)	Schwangerschaft	chronische Diarrhoe, Hyperlipoproteinämie
Fosamprenavir/r (Telzir®)	gleichzeitige Methadon-Gabe (geringe Interaktion und gute Akzeptanz)	chronische Diarrhoe, Hyperlipoproteinämie
Saquinavir/r (INVIRASE®)	Schwangerschaft	
3. Integrase- und Eintritts-Hemmer		
Raltegravir (ISENTRESS®)	Begleittherapie mit Substanzen hoher Enzymaktivität (Interaktion mit Protease-/Non-Nukleosid-Reverse-Transkriptase-Inhibitoren); (Niereninsuffizienz?)	Therapie ohne sichere Plasmaspiegel
Maraviroc (CELSENTRI®)	HIV-Enzephalopathie; (Niereninsuffizienz?)	CXCR-4- oder Dual-Mix-Tropismus
Enfuvirtid (Fuzeon®)	4-Klassen-Resistenz; Unmöglichkeit enteraler Applikation (kurzfristig)	Dauerbehandlung

Tab. 24.3-8 Prinzipien der HAART 2012 (NRTI-Kombination mit jeweils einer anderen Substanzklasse). Empfehlungen sind fett, Alternativen kursiv hervorgehoben.

NRTI-Kombination	**Tenofovir/Emtricitabin oder Abacavir/Lamivudin**
	bei Unwirksamkeit oder Unverträglichkeit Zidovodin/Lamivudin oder Didanosin/Lamivudin bzw. Emtricitabin
+ NNRTI	**Efavirenz, Nevirapin oder Rilpivirin**
+ PI (geboostet)	**Atazanavir/r, Darunavir/r oder Lopinavir/r**
+ Integrase-Inhibitor	**Raltegravir**
+ PI (ungeboostet)	*Fosamprenavir oder Saquinavir*
+ CCR5-Inhibitor	*Maraviroc*

(N)NRTI = (nicht)nukleosidische Reverse-Transkriptase-Inhibitoren; PI = Protease-Inhibitoren; r = Ritonavir.

Therapie

und ggf. CCR5-Blocker eingesetzt werden. Zwar ist auch eine sog. **Triple-Nuc-Therapie** von drei Nukleosiden (z. B. Trizivir allein) möglich, diese sollte aber aufgrund ihrer vergleichbar kürzeren Langzeitwirkung, der geringeren klinischen Effektivität und vor allem der bekannten Langzeittoxizität heute nur noch besonderen Indikationen vorbehalten bleiben (z. B. Unverträglichkeiten von herkömmlichen Kombinationen).
Die Auswahl der möglichen Kombinationen, die nicht alle gegeneinander geprüft werden konnten, richtet sich im Wesentlichen nach folgenden Faktoren:

- Ergebnisse klinischer und pharmakologischer Studien,
- antiretrovirale Vorbehandlung und/oder Resistenzprofil,
- Verträglichkeit und Applizierbarkeit der Substanzen,
- therapiebedürftige Begleiterkrankungen (z. B. Hepatitis, Tuberkulose),
- pharmakologisch relevante Organinsuffizienz oder -ersatzverfahren (z. B. Leber, Niere, Dialyse),
- Interaktionen mit notwendiger Begleitmedikation,
- Lebensalter oder Schwangerschaft.

Boostern: Protease-Inhibitoren können sich in ihrer Effektivität gegenseitig erheblich verstärken (boostern). So wird das in Monotherapie eher schwache Derivat Ritonavir in niedriger Dosis mit anderen Protease-Inhibitoren (Atazanavir, Darunavir, Saquinavir, Amprenavir, Lopinavir u. a.) kombiniert, um die gegenseitige Wirkung erheblich zu verstärken. Damit wird Saquinavir, in Monotherapie ein eher schwächlicher Protease-Inhibitor, zusammen mit niedrig dosiertem Ritonavir zu einem erstrangigen Mittel. Lopinavir wird daher nur in einer festen Kombination mit Ritonavir vertrieben.

> Ein geboosterter Protease-Inhibitor wird als **ein Medikament** gewertet, sodass stets noch zu den zwei Protease-Inhibitoren zwei weitere Substanzen gegeben werden müssen!

Um Dosierungsfehler mit oder ohne Ritonavir zu vermeiden, wird die Therapie deshalb z. B. als DRV/r angegeben (Darunavir mit Ritonavir geboostet: 1 × tgl. 800/100 mg).
Ungünstige Kombinationen, die nicht verwendet werden sollten, sind Zidovudin + Stavudin, Zalcitabin + Didanosin, Efavirenz + Nevirapin. Doppel-Protease-Inhibitoren, die nicht allein dem Boostern dienen, können bei Resistenzproblemen indiziert sein. Die gemeinsame Gabe von NNRTI und Protease-Inhibitoren ist in jedem Fall problematisch, sollte besonderen Indikationen (hohe Resistenz) vorbehalten bleiben und erfordert spezielle Kenntnisse und pharmakologische Prüfungen.

Kombinationstabletten: Während anfangs die HAART komplizierte Einnahmerituale erforderte und die Patienten z. T. mittels

einer Weckuhr an die Tabletteneinnahme erinnert werden mussten, sind heute wesentlich patientenfreundlichere Applikationsformen mit geringerer Substanzbelastung entwickelt worden, die auf eine 1–2 × tägliche Einnahme hinauslaufen. Ein Weg hierzu sind sinnvolle Kombinationstabletten. 2012 stehen bereits vier 1 × tägliche, geprüfte Kombinationstherapien zur Verfügung – sowohl mit Protease-Inhibitoren (Atazanavir oder Darunavir) als auch mit NNRTIs (Sustiva und Nevirapin/XR). Weitere Kombinationen, auch mit Integrase-Hemmern (Dolutegravir), sind zu erwarten.
Die Durchführung der Kombinationstherapie wird durch **fixe Kombinationen** wie Zidovudin plus Lamivudin (Combivir) bzw. plus Abacavir (Trizivir) oder Tenofovir plus Emtricitabin (Truvada) bzw. plus Efavirenz (Atripla) und Abacavir plus Lamivudin (Kivexa) als Kombinationstablette erleichtert. Die Kombination von Ritonavir mit Protease-Inhibitoren wie Atazanavir, Darunavir, Lopinavir (Kaletra) hat eine andere Begründung (s. o.). Die beiden Substanzen verstärken (boostern) sich in der Pharmakokinetik und sollten daher bei der Kombination mit weiteren Mitteln immer wie eine Einzelsubstanz gesehen werden. Dieses »Boostern« erlaubt in der Regel eine 2 × und bei Atazanavir und Darunavir eine 1 × tägliche Gabe bei sicheren Plasmaspiegeln im therapeutischen Bereich über 24 Stunden. Um das »Bostern« sicherer und hoffentlich auch unabhängiger gestalten zu können, werden eigene *pharmaco enhancer* entwickelt, die ausschließlich durch Hemmung spezifischer Cytochrom-Isoenzyme, wie CYP-3A4, die Wirkung von CYP-3A4-Substraten deutlich steigern können ohne eigene oder weitere Effekte. Eine solche erste Alternative zu Ritonavir ist **Cobicistat** (vormals GS-9350). Zusammen mit Elvitegravir, Emtricitabin und Tenofovirdisoproxil-Fumarat wird Cobicistat nach eingehender Prüfung zukünftig wie Atripla als zweites Einzeltablettenpräparat als sog. »Quad-Pille« mit gleicher Wirkung und verbessertem bzw. anderem Nebenwirkungsprofil zur Verfügung stehen und die dauerhafte Einnahme und somit Compliance verbessern.
Ähnlich der Applikation von Immunsuppressiva wie Ciclosporin oder Tacrolimus sollte über Plasmaspiegelmessungen der Protease-Inhibitoren oder der NNRTIs eine individuelle Dosisanpassung erfolgen (Individualisierung der HIV-Therapie).

Begleiterkrankungen:

- **Koinfektion mit Hepatitis B und C:** Relativ viele HIV-Patienten haben eine Koinfektion mit Hepatitisviren, die z. B. durch einen früheren Drogengebrauch erworben wurde. Im Einzelfall muss abgewogen werden, welche Therapie im Vordergrund steht. Auch eine gleichzeitige Therapie gegen beide Infektionen ist möglich. Patienten mit einer chronisch-aggressiven Hepatitis vertragen oft keine HIV-Medikamente, die Leberwerte müssen regelmäßig überwacht werden. Bei starkem Transaminasenanstieg muss ggf. die Therapie unterbrochen werden. Die bislang übliche Therapie der Hepatitis C hat keine gleichzeitige Wirkung auf die HIV-Infektion, jedoch meist eine Reihe von relevanten Interaktionen mit den HIV-Therapeutika, die unbedingt beachtet werden müssen. Dies gilt insbesondere für die um die neuen Protease-Hemmer Telaprevir und Boceprevir verbessert wirksame Kombinationsbehandlung der Koinfektion mit Hepatitis C während der die HIV-Therapie zur Vermeidung von Interaktionen oft zumindest für den Behandlungszeitraum umzustellen ist. Lamivudin und Tenofovir wirken gleichzeitig auch auf Hepatitis B. Patienten mit HBV-Koinfektion sollten aufgrund bester Ansprechraten und geringer Resistenz(-entwicklung) stets gleichzeitig mit Tenofovir behandelt werden.
- **Immunrekonstitutions-Syndrom:** Patienten, die bei fortgeschrittener HIV-In-

fektion mit sehr niedrigen Helferzellen behandelt werden, können in der Phase des Wiederanstiegs der Helferzellen an einem Immunrekonstitutions-Syndrom leiden. Es können sich hierbei chronisch persistierende, latente Infektionen klinisch manifestieren, insbesondere durch Mycobacterium avium intracellulare, aber auch Zytomegalie, Toxoplasmose, Leishmaniose, Kryptokokkose. Eine latente Hepatitis B oder C kann exazerbieren. Daneben können auch zuvor nicht manifeste Autoimmunkrankheiten auftreten. Ein fortgeschrittenes Krankheitsbild mit hoher Viruslast und niedrigen Helferzellen scheint diese Komplikation zu begünstigen. Die **Behandlung** ist schwierig. Neben der gezielten Therapie der Erreger hat auch die Gabe von Glucocorticoiden eine wichtige Position. Für Dosierung und Dauer gibt es keine sicheren Empfehlungen, in der Regel nach initial 3 × täglich 100 mg Prednisolon sollte eine individuell angepasste Dosisreduktion erfolgen, die bei mykobakteriellen Erkrankungen oft in 2–4 Wochen abgeschlossen sein kann, bei Kryptokokkenmenigititen aber auch gelegentlich über viele Monate erfolgen muss. Das Immunrekonstitutions-Syndrom ist ein warnendes Beispiel dafür, dass es schädlich ist, mit dem Beginn einer HAART zu lange zu warten.

Wechsel der Medikamente: Bei Unverträglichkeit oder dem Versagen einer initialen Standardtherapie wird unter Berücksichtigung von Medikamentenanamnese, klinischem Befund und ggf. Antivirogramm eine andere Kombination gewählt. Das Umsetzen setzt Spezialkenntnisse und eine genaue Strategie voraus. Ein simples Ausprobieren diverser Medikamente ist nicht korrekt. Bei Patienten mit sehr starker Virämie und/oder sehr niedrigen Helferzellzahlen kann es sinnvoll sein, initial mit mehr als 3 Medikamenten zu behandeln. Es gibt Hinweise darauf, dass nicht nur das Ausmaß der Viruslastsenkung, sondern auch die Kürze des Zeitraums, in der diese erreicht wird, für den Erfolg der Therapie bedeutsam sind.
Das Endziel einer lang dauernden, möglichst lebenslangen Suppression der Virusvermehrung ist auch **heute noch** offenbar nur mit einer permanenten, penibel genauen Einnahme der Medikamente zu erreichen. Das setzt gute Kenntnisse und eine Kooperation der Patienten voraus.

> Im Idealfall wird ein HIV-infizierter Patient zum **»Facharzt für sich selbst«**.

Therapieversagen: Ein erneuter Abfall der CD4-Zell-Zahl und vor allem ein Wiederanstieg der Viruslast unter einer Kombinationstherapie sind Hinweise auf ein Therapieversagen. Schwierig ist bei erneutem Wiederanstieg zunächst die Abgrenzung eines beginnenden Therapieversagens von sog. »Blips«, die nur kurzfristig auftreten können (in der Regel nicht über 100 HIV-Kopien/ml) und dann nicht unbedingt Folge von Resistenzentwicklung und Therapieversagen sein müssen. Hier muss eine engmaschige Kontrolle und Überprüfung der Compliance erfolgen. Mit Antivirogrammen lassen sich phäno- und genotypische Resistenzen gegen die antiretroviralen Therapeutika nachweisen. Voraussetzung für die übliche genotypische Bestimmung ist aber eine relevante Virämie (> 1 000 HIV-Kopien/ml). Bei Therapieversagen wird ein Wechsel der Substanzen oder ggf. eine »Salvage«-Therapie notwendig.
Die Auswahl der Substanzen nach einem Therapieversagen stellt jedoch eine der kompliziertesten Fragen der Pharmakotherapie der HIV-Infektion dar und sollte ausgewiesenen AIDS-Spezialisten vorbehalten bleiben.
Salvage-Therapie: Problematisch wird die Therapie bei jahrelang vorbehandelten Patienten, die zuvor bereits eine Vielzahl von Medikamenten in unterschiedlichen Kom-

binationen erhalten und eine Reihe von Resistenzmutationen erworben und archiviert haben. Hier sind verschiedene Strategien einer Salvage-Therapie indiziert. Mit der Einführung neuer Substanzen wie Integrase- oder Eintritts-Hemmern sind solche Salvage-Therapien zwar seltener geworden, in Einzelfällen jedoch weiter erforderlich. Das Maximum kann dabei eine sogenannte **Mega-HAART-Therapie** sein, bei der die Patienten, je nach Resistenz des Virusstamms und der Medikamentenanamnese, bis zu 8 unterschiedliche Medikamente erhalten. Im Prinzip sollte eine generell neuartige Kombinationstherapie aus neuen Substanzen bestehen, gegen die keine individuelle Resistenz, in jedem Fall keine Klassenresistenz besteht. Bei mehrfach vorbehandelten Patienten werden mithilfe des Antivirogramms Substanzen ausgewählt, gegen die der Virusstamm noch nicht resistent ist. Liegt eine Multiresistenz vor, kann versucht werden, zeitweilig durch eine »Vielfach«-Kombination antiretrovirale Summationseffekte zu erzielen. Nicht nur vielversprechend, sondern auch bemerkenswert wirksam sind geboosterte Doppel-PI-Therapien – ggf. in Ergänzung zu anderen noch wirksamen Substanzen. Zumindest kurzfristig ist der Einsatz des Fusions-Inhibitors Enfuvirtid in variablen Kombinationen wirksam und auch applizierbar. Eine derartige, sehr teure Mega-HAART-Therapie ist eine besonders starke Patientenbelastung, führt aber oft noch zu einer Reduktion der Viruslast und zu einer klinischen Besserung. Es gibt auch Patienten mit multiresistenten Viren, bei denen die Virusbeladung stark angestiegen ist, aber ein Abfall der Helferzellen und eine klinische Verschlechterung ausgeblieben sind. Es wird angenommen, dass es hier unter der antiretroviralen Therapie zu einer erheblichen Abschwächung der Viruspathogenität gekommen ist.

Therapiepausen: Diese sollten weitgehend vermieden werden und bergen immer das Risiko einer besonderen Resistenzentwicklung. Sie werden aus individuellen Gründen von Patienten nicht selten selbständig durchgeführt (Abbruch der Behandlung). Wegen rezidivierenden Erbrechens, akuten Begleiterkrankungen oder nicht absehbarer Interaktionen kann aber auch eine Therapiepause medizinisch indiziert sein. Jede Pause sollte ärztlich begleitet werden und erfordert besonders bei Substanzen mit niedriger Resistenzbarriere oder sehr langer Halbwertszeit ein angepasstes, zeitlich unterschiedliches Absetzen der Substanzen. In der Regel ist unter Kontrolle der Resistenz bei Wiederbeginn zunächst eine Behandlung mit dem ursprünglichen Regime möglich und wirksam.

Bei einem Therapieversagen kann eine Pause indiziert sein, um dann schnellstmöglich eine sichere Resistenztestung durchführen zu können. Strategische Therapiepausen bis zum Wiederauftreten des ursprünglichen sensiblen Stamms mit anschließender Behandlung haben ungünstige Resultate ergeben.

Compliance: Bei der antiretroviralen Therapie ist die Compliance (Adhärenz, Zuverlässigkeit der Medikamenteneinnahme, Therapietreue) oft ein limitierender Faktor. Die Patienten müssen genauestens über die zentrale Bedeutung einer exakten Medikamenteneinnahme informiert werden. Unnötig komplizierte Behandlungsschemata sollten möglichst vermieden werden. Gut geeignet sind Medikamente wie Sustiva und Nevirapin, Atazanavir und Darunavir sowie zukünftig Integrase-Hemmer wie Dolutegravir und Elvitegravir, die ebenfalls nur 1 × täglich gegeben werden müssen. In AIDS-Zentren werden Compliance-Seminare sowohl für Patienten als auch für behandelnde Ärzte durchgeführt. Bei Patienten mit Compliance-Problemen (z. B. bei Drogensucht) kann eine kontrollierte Einnahme erforderlich sein. Es gibt so durchaus positive Erfahrungen bei aktiv Heroinsüchtigen, die eine antiretrovirale Therapie gleichzeitig mit der Methadon-Substitution kontrolliert einnahmen.

Verträglichkeit: Während anfangs die eigentliche antiretrovirale Therapie im Vordergrund stand, hat sich der klinische Schwerpunkt in den letzten Jahren auf Fragen der chronischen Toxizität, Nebenwirkungen, Interaktionen und metabolische Störungen (Hyperlipidämie, Diabetes) verschoben. So ist das Thema der chronischen Körperfettverschiebung (Lipodystrophie und -atrophie) zu einem zentralen Aspekt der HAART geworden. Bei allen Erfolgen der antiretroviralen Therapie in Europa und anderen Industrieländern sollte nicht vergessen werden, dass das kostenintensive Konzept der lebenslangen, permanenten, antiretroviralen Therapie nicht die Lösung des weltweiten AIDS-Problems darstellt.

Ausblick:

- **Induktionstherapie:** Wenn auch theoretisch interessant und wünschenswert, haben bisher alle Versuche mit einer zeitlich begrenzten, intensivierten HAART mit 4 und mehr Substanzen keinen schnelleren kompletten HIV-Replikationsstopp erreichen können. Dieses Konzept bleibt deshalb bis auf Weiteres Studien oder einem individuellen Heilversuch überlassen.
- **Erhaltungstherapie:** Das Konzept einer Induktionstherapie mit einer Drei- oder Vierfach-Kombination und einer Erhaltungstherapie mit einer einzigen Substanz hat sich mit den bisher vorhandenen Mitteln nicht bewährt. Es ist auch unwahrscheinlich, dass dieses Konzept mit den derzeit verfügbaren Substanzgruppen jemals generell zum Tragen kommt.
- **Langzeittherapie:** Es gibt mittlerweile viele Patienten, die konsequent über 8–10 Jahre eine antiretrovirale Dreifachtherapie bekommen haben und die aus desolatem Zustand heraus weitgehend beschwerdefrei und wieder arbeitsfähig geworden sind. Ziel eines 30-jährigen HIV-Infizierten ist freilich eine normale Lebenserwartung. Bei der notwendigen Langzeittherapie über 50 und mehr Jahre bleiben insgesamt noch sehr viele Fragen offen.

Die hochaktive antiretrovirale Therapie (HAART) ist heute zu einer komplizierten und teuren Disziplin geworden, die nur noch Spezialisten beherrschen. Allein die Medikamentenkosten betragen ca. 15 000–20 000 Euro/Jahr. Die HAART nimmt somit eine ähnliche Position wie die medikamentöse Leukämietherapie ein.

Aktuelle Therapierichtlinien: HIV-Therapie (HAART) und -Prophylaxe, Nebenwirkungen, Interaktionen und spezielle Therapieprobleme (Resistenz, Kinder etc.)

- **Deutschland**
  http://www.daignet.de/site-content/hivtherapie/leitlinien-1
  oder
  http://www.awmf.org/leitlinien
  (Therapie, Prophylaxe, Schwangerschaft)
- **Europa**
  http://www.europeanaidsclinicalsociety.org
  (Therapie, Prophylaxe, Resistenztestung; in vielen Sprachen!)
- **USA**
  http://www.aidsinfo.nih.gov/Guidelines
  oder
  http://www.cdc.gov/std/treatment/2010
  (Therapie und Prophylaxe: Erwachsene, Kinder, Schwangerschaft, opportunistische Infektionen)

Postexpositions-Prophylaxe

Nach jeder relevanten HIV-Exposition sollen nach den Empfehlungen der Deutschen und Österreichischen AIDS-Gesellschaft so-

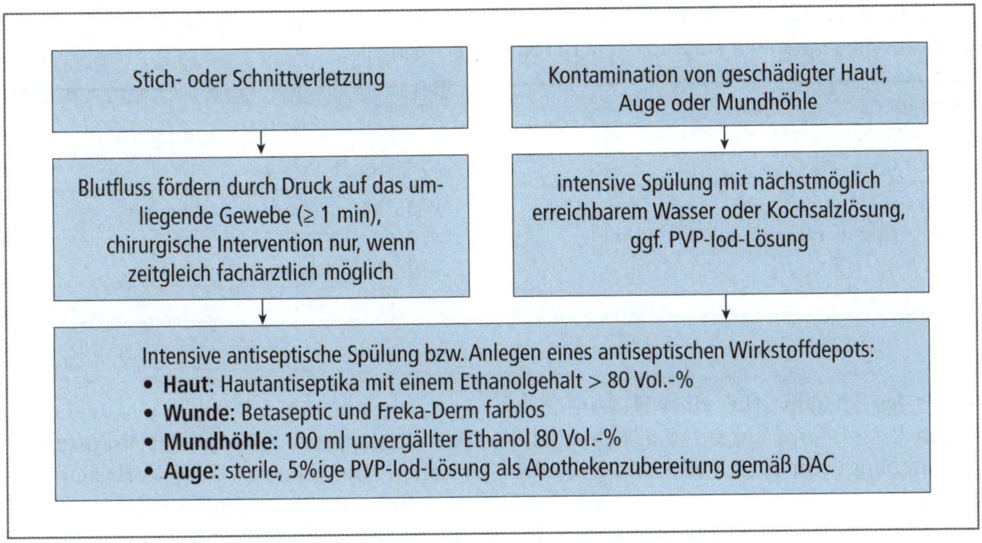

Abb. 24.3-1 Postexpositions-Prophylaxe nach HIV-Exposition.

wie des Robert-Koch-Instituts Berlin die in Abb. 24.3-1 aufgelisteten Sofortmaßnahmen eingeleitet werden.

Indikation bei beruflicher Exposition: Empfohlen wird eine medikamentöse Postexpositions-Prophylaxe nur, wenn ein **erhöhtes Übertragungsrisiko** besteht. Folgende Faktoren erhöhen das durchschnittliche Übertragungsrisiko von 0,3 % bei perkutanen Stich- oder Schnittverletzungen:

- sehr tiefe Stich- oder Schnittverletzungen (etwa 16-fach erhöhtes Risiko),
- sichtbare, frische Blutspuren auf dem verletzenden Instrument (etwa 5-fach erhöhtes Risiko),
- die verletzende Kanüle oder Nadel war zuvor in einer Vene oder Arterie platziert (etwa 5-fach erhöhtes Risiko),
- die Index-Person hat eine hohe Viruslast, z. B. bei akuter HIV-Infektion oder AIDS ohne antiretrovirale Therapie (etwa 6-fach erhöhtes Risiko).

Für eine optimal wirksame medikamentöse Postexpositions-Prophylaxe sollte die HIV-exponierte Person so schnell wie möglich behandelt werden: Zwischen Exposition und Beginn der oralen Behandlung wäre zumindest bei Nadelstichverletzungen ein Zeitraum < 2 Stunden wünschenswert, auch innerhalb von 24 Stunden erscheint nach Expertenmeinung eine Postexpositions-Prophylaxe bei HIV noch sinnvoll, nicht mehr jedoch nach 72 Stunden. Ist mit Resistenzen zu rechnen (z. B. bekannt unzuverlässige oder unwirksame Behandlung des Index-Patienten), so sollte möglichst mit Medikamenten behandelt werden, gegen die das Virus mit großer Wahrscheinlichkeit nicht resistent ist. Bei Unsicherheiten bezüglich der Medikamentenkombination sollte jede HIV-Postexpositions-Prophylaxe zunächst mit einer Standardprophylaxe erfolgen (Tab. 24.3-9).

Indikation bei nichtberuflicher Exposition: Indiziert ist eine HIV-Postexpositions-Prophylaxe bei nichtberuflicher Exposition nach:

- ungeschütztem vaginalem oder analem Geschlechtsverkehr (z. B. infolge eines gerissenen Kondoms) mit einer HIV-infizierten Person; das Risiko einer heterosexuellen Übertragung pro Sexualkontakt

Tab. 24.3-9 Standardkombination der Postexpositions-Prophylaxe und Alternativen (bei Schwangerschaft nur Zidovudin und Lamivudin verwenden).

Combivir® (Lamivudin + Zidovudin 150/300 mg) → 2 × tgl. 1 Tbl.	+	Kaletra® (Lopinavir + Ritonavir 400/100 mg) → 2 × tgl. 1 Tbl.
Truvada® (Emtricitabin + Tenofovir 200/300 mg) → 1 × tgl. 1 Tbl.	+	PREZISTA® (Darunavir 400 mg) → 1 × tgl. 2 Tbl. + Norvir® (Ritonavir 100 mg) → 1 × tgl. 1 Tbl.

für den Sexualpartner einer HIV-infizierten Person wird auf 0,1–0,5 % geschätzt und hängt von einer Reihe von Faktoren ab,

- Gebrauch von HIV-kontaminiertem Injektionsbesteck durch mehrere Drogengebrauchende gemeinsam oder nacheinander.

Nach ungeschütztem oralem Geschlechtsverkehr mit Aufnahme von Sperma des HIV-infizierten Partners in den Mund kann eine medikamentöse Postexpositions-Prophylaxe (nach Aufklärung über die geringe Höhe des Infektionsrisikos und die Risiken einer Prophylaxe) auf ausdrücklichen Wunsch des Exponierten verschrieben werden.

Eine HIV-Postexpositions-Prophylaxe ist vermutlich unwirksam, wenn sie später als 72 Stunden nach einer Schleimhautexposition begonnen wird. Nach perkutaner oder intravenöser Exposition dürfte eine medikamentöse Postexpositions-Prophylaxe bereits sinnlos werden, wenn sie später als 24 Stunden nach Exposition begonnen wird. Ein maximaler Schutz wird wahrscheinlich nur dann erzielt, wenn noch innerhalb der ersten 2 Stunden mit der Prophylaxe begonnen wird.

Normalerweise soll eine medikamentöse Postexpositions-Prophylaxe nach einer HIV-Exposition aus einer Kombination von drei Substanzen (zwei Nukleosidanaloga und einem Protease-Inhibitor) bestehen. Es wird empfohlen, die Medikamente über einen Zeitraum von 4 Wochen einzunehmen. Bei Schwangeren sollte die HIV-Postexpositions-Prophylaxe bis zum Vorliegen weiterer Erkenntnisse mit den hier am besten untersuchten Substanzen wie Zidovudin und Lamivudin (Combivir) sowie Lopinavir/r (Kaletra) durchgeführt werden.

Serologische Kontrollen: Serologische Kontrollen auf HIV, HCV und HBV sind bei beruflich inokulierten Personen nach 6 Wochen, 3 und 6 Monaten ratsam, auf HCV und HBV zusätzlich nach 12 Monaten. Nach sexueller Exposition und bei Drogengebrauchenden sollten neben dem HIV-Test ebenfalls die Hepatitis-Serologie und ggf. Untersuchungen auf sexuell übertragbare Krankheiten (Syphilis, Gonorrhoe, Chlamydien) durchgeführt werden.

Verhinderung einer HIV-Übertragung auf den Fetus: Ohne Behandlung findet eine prä- oder perinatale Übertragung in 15–20(–50) % der Fälle statt und ist hierbei von verschiedenen Faktoren abhängig.

Durch die antiretrovirale Therapie einer seropositiven Schwangeren kann das Risiko einer HIV-Übertragung auf den Fetus stark gesenkt und mit allen heute bekannten Maßnahmen weitgehend ausgeschlossen werden. So führte in einer größeren Studie die in der 14.–34. Schwangerschaftswoche begonnene Therapie mit 5 × täglich 100 mg Zidovudin (ZDV) bis zum Tag der Entbindung zu einer Reduktion der Übertragung von 23 auf

8 % (ohne schädliche Folgen für Mutter und Kind). Während der Entbindung erhielt die Mutter eine einstündige i. v. Infusion von initial 2 mg Zidovudin/kg KG und weiter eine Dauerinfusion von 1 mg Zidovudin/kg pro Stunde bis zur Geburt des Kindes. Dem Neugeborenen wurde 8–12 Stunden nach der Geburt eine orale Dosis von 2 mg Zidovudin/kg verabreicht und die orale Gabe mit 4 × täglich 2 mg/kg bis zum Ende der 6. Lebenswoche fortgesetzt. Nach bisherigen Erfahrungen ist dabei trotz Monotherapie – die sonst kontraindiziert ist – mit einer Resistenzentwicklung der Viren kaum zu rechnen (Ausnahme: peripartale Prophylaxe mit Nevirapin).

Wenn die Schwangere bei Auftreten von Symptomen eine vollwertige Therapie mit 3 Mitteln benötigt, ist diese ohne größeres Risiko für das Kind möglich (vorzugsweise unter Verwendung von Zidovudin und Lamivudin). Soll lediglich eine Transmissionsprophylaxe durchgeführt werden, so ist diese bei mütterlicher Viruslast > 100 000 Kopien/ml bereits in der 29. Schwangerschaftswoche, sonst in der 32. Schwangerschaftswoche zu beginnen, um sicher eine Übertragung zu verhindern. Auch jeder spätere Beginn ist stets indiziert, weil zumeist auch noch wirksam.

Therapie von HIV-Infektionen bei Kindern

Glücklicherweise ist die Zahl der infizierten Kinder in Mitteleuropa klein. Es gibt deutliche Unterschiede im Verlauf und der Symptomatik der HIV-Infektion bei Kindern (z. B. Entwicklungs- und Gedeihstörungen, häufige Diarrhoen und rezidivierende bakterielle Infekte der oberen Atemwege).

Für die Helferzellen gelten andere Normwerte: Unter 12 Monaten sind diese für eine Therapieentscheidung unbedeutend und bis zum 5./6. Lebensjahr sollte in erster Linie der jeweilige CD4-Prozentsatz für die Risikoeinschätzung und Behandlungsindikation herangezogen werden. Die **klinische Stadieneinteilung bei Kindern** ist **nicht identisch** mit der Stadieneinteilung bei Erwachsenen, wenngleich die AIDS-definierenden Erkrankungen weitgehend auf gleichen Erregern beruhen.

Therapie: Die Therapie bei Kindern unterscheidet sich im Prinzip nicht von der Therapie bei Erwachsenen – die Indikation zum Behandlungsbeginn ist jedoch auch vom Alter abhängig: Kinder unter einem Jahr sollten alle behandelt werden, alle Älteren in jedem Fall bei AIDS-definierenden Erkrankungen, CD4-Zellen < 350/µl oder < 25 % oder einer Viruslast > 100 000/µl. Das Ausmaß der Virämie ist ein ganz besonders wichtiger Parameter. Eine Monotherapie oder Zweierkombinationen sind bei Kindern ebenso wenig wie bei Erwachsenen gestattet. Die Kinder werden meist mit Dreifachkombinationen aus 2 NRTIs plus einem Protease-Inhibitor bzw. einem NNRTI behandelt. Die meisten antiretroviralen Mittel sind mittlerweile auch für Kinder zugelassen (Tab. 24.3-10). Das gilt jedoch nicht für neue Substanzen, für die zumeist klinische Studien ausstehen und Dosierungsempfehlungen noch fehlen. Voraussetzung für eine erfolgreiche Therapie bei Kleinkindern sind kindgerechte Saftformen. Für folgende Medikamentenkombinationen liegen pharmakokinetische Daten im Neugeborenen- und Säuglingsalter vor: Didanosin + Stavudin + Nelfinavir; Zidovudin + Lamivudin + Nevirapin. Das Ansprechen von Kindern auf die Therapie ist häufig schlechter als bei Erwachsenen. Die Compliance-Probleme bei den fast immer ebenfalls infizierten und häufig drogensüchtigen Müttern erschweren zusätzlich die Therapie. Mit einer Eradikation der HIV-Infektion kann bei Kindern so wenig wie bei Erwachsenen gerechnet werden. Die Therapie der relativ wenigen mit HIV infizierten Kinder wird

Tab. 24.3-10 Applikation und Kinderdosierungen antiretroviraler Wirkstoffe (geboosterte Protease-Hemmer können zumeist unabhängig von der Nahrungsaufnahme eingenommen werden).

Wirkstoff	Pädiatrische Dosis[1]	Flüssige Applikation (Saft)	Nüchtern	Mit Mahlzeit	Egal
Abacavir	**< 3 Monate:** keine sichere Empfehlung; evtl. 2 mg/kg/Tag in 1–2 ED **> 3 Monate bis 13 Jahre:** 2 × 8 (evtl. 1 × 16) mg/kg/Tag – max. 2 × 300 mg **ab 13 Jahre:** 2 × tgl. 300 mg oder 1 × tgl. 600 mg	×			×
Atazanavir/ (Ritonavir)	**< 6 Jahre:** keine Dosierungsempfehlung **≥ 6 Jahre (immer in Kombination mit Ritonavir):** • **15 bis < 20 kg KG:** 1 × tägl. 150/80 mg • **20 bis < 40 kg KG:** 1 × tägl. 200/100 mg • **≥ 40 kg KG:** 1 × tägl. 300/100 mg **6–13 Jahre (und Kombination mit Ritonavir nicht möglich):** nach Studien 1 × tägl. 520 mg/m², jedoch maximal 400 mg!			×	
ATRIPLA®	nur ab 40 kg KG, dann Erwachsenendosis (1 Tbl.) (Plasmaspiegelkontrolle)		×		
Combivir®	**Adoleszente (< 40 kg):** 2 × tgl. 1 Tbl.				×
Darunavir/ (Ritonavir)	**< 3 Jahre:** keine Anwendung **3–6 Jahre:** experimentell nach Gewicht **6–18 Jahre (nach Gewicht):** • **20–30 kg KG:** 2 × tgl. 375/50 mg • **30–40 kg KG:** 2 × tgl. 450/60 mg • **> 40 kg KG:** 2 × tgl. 600/100 mg DRV/RTV	×		×	
Didanosin:					
• Videx EC	**20–25 kg KG:** 1 × 200 mg **25–60 kg KG:** 1 × 250 mg **> 60 kg KG:** 1 × 400 mg	×	×		
• Videx, Lösung	**2 bis max. 12 Wochen:** 2 × 50 mg/m² KO **3–8 Monate:** 2 × 100 mg/m² KO **> 8 Monate:** 100–15 mg/m² KO	×	×		

Tab. 24.3-10 Applikation und Kinderdosierungen antiretroviraler Wirkstoffe (geboosterte Protease-Hemmer können zumeist unabhängig von der Nahrungsaufnahme eingenommen werden). *(Fortsetzung)*

Wirkstoff	Pädiatrische Dosis[1]	Flüssige Applikation (Saft)	Nüchtern	Mit Mahlzeit	Egal
Efavirenz	**< 3 Jahre:** keine Dosisempfehlung **ab 3 Jahre (nach Gewicht):** • **10–15 kg KG:** 1 × tgl. 200 mg • **15–20 kg KG:** 1 × tgl. 250 mg • **20–25 kg KG:** 1 × tgl. 300 mg • **25–32,5 kg KG:** 1 × tgl. 350 mg • **32,5–40 kg KG:** 1 × tgl. 400 mg • **> 40 kg KG:** 1 × tgl. 600 mg	×	×		
Emtricitabin	**0–3 Monate:** 1 × 3 mg/kg **3 Monate bis 17 Jahre:** 1 × 6 mg/kg	×			×
Enfuvirtid	**< 6 Jahre:** nicht geprüft **ab 6 Jahre:** 2 × tgl. 2 mg/kg KG s. c.	oral			×
Etravirin	noch keine Dosisempfehlung – bisher nicht bei Kindern geprüft			(danach)	
Fosamprenavir	**< 2 Jahre:** nicht geprüft **2–5 Jahre:** 2 × tgl. 30 mg/kg KG (ohne Ritonavir!) **> 6 Jahre:** 2 × tgl. 18 mg/kg + 3 mg/kg Ritonavir	×			×
Indinavir	optimale Dosis unbekannt! **> 1 Jahr ohne Ritonavir:** 3 × tgl. 500 mg/m² **> 1 Jahr mit Ritonavir:** 2 × tgl. 350 mg/m² + 125 mg/m² Ritonavir		×		
Kaletra®	**< 14 Tage:** keine Daten! **> 14 Tage bis 6 Monate:** 2 × tgl. 300/75 mg/m² **6 Monate bis 12 Jahre (nach Gewicht):** • **< 15 kg:** 2 × tgl. 12/3 mg • **15–40 kg:** 2 × tgl. 10/2,5 mg • **> 40 kg:** 2 × tgl. 400/100 mg (wie Erwachsene)	×			×

Erreger

Tab. 24.3-10 Applikation und Kinderdosierungen antiretroviraler Wirkstoffe (geboosterte Protease-Hemmer können zumeist unabhängig von der Nahrungsaufnahme eingenommen werden). *(Fortsetzung)*

Wirkstoff	Pädiatrische Dosis[1]	Flüssige Applikation (Saft)	Nüchtern	Mit Mahlzeit	Egal
Kivexa®	siehe Abacavir und Lamivudin! In Kombination keine Formulierung für Kinder verfügbar!				×
Lamivudin	< **4 Wochen:** 2 × tgl. 2 mg/kg > **4 Wochen:** 2 × tgl. 4 mg/kg (max. 150 mg) > **2 Jahre:** 1 × tgl. 8 mg/kg	×			×
Lopinavir	siehe Kaletra®!	×		×	
Maraviroc	< **16 Jahre:** nicht geprüft **ab 16 Jahre:** Erwachsenendosis			×	
Nelfinavir	< **2 Jahre:** nicht geprüft **2–13 Jahre:** 2 × tgl. 45–55 mg/kg > **13 Jahre:** wie Erwachsene	×		×	
Nevirapin	< **14 Tage:** nicht geprüft < **8 Jahre:** 2 × 200 mg/m² > **8 Jahre:** 2 × 120–150 mg/m²	×			×
Raltegravir	< **2 Jahre:** nicht geprüft **2–6 Jahre (nach Gewicht):** • **10–14 kg KG:** 2 × tgl. 75 mg • **14–20 kg KG:** 2 × tgl. 100 mg • **20–28 kg KG:** 2 × tgl. 150 mg • **28–40 kg KG:** 2 × tgl. 200 mg • < **40 kg KG:** 2 × tgl. 300 mg > **12 Jahre:** • > **25 kg KG:** 2 × tgl. 400 mg				×

Tab. 24.3-10 Applikation und Kinderdosierungen antiretroviraler Wirkstoffe (geboosterte Protease-Hemmer können zumeist unabhängig von der Nahrungsaufnahme eingenommen werden). *(Fortsetzung)*

Wirkstoff	Pädiatrische Dosis[1]	Flüssige Applikation (Saft)	Nüchtern	Mit Mahlzeit	Egal
Retrovir	**< 6 Wochen:** 4 × tgl. 2 mg/kg p. o. oder 4 × tgl. 1,5 mg/kg i. v. **6 Wochen bis 18 Jahre (nach Gewicht):** • **4–9 kg KG:** 2 × tgl. 12 mg/kg • **9–30 kg KG:** 2 × tgl. 9 mg/kg • **> 30 kg KG:** 2 × tgl. 250–300 mg	×			×
Ritonavir	nur als Boostersubstanz anwenden	×		×	
Saquinavir (+ Ritonavir)	**< 2 Jahre:** nicht geprüft **> 2 Jahre (nach Gewicht):** • **5–15 kg:** 2 × tgl. 50/5 mg • **15–40 kg:** 2 × tgl. 50/2,5 mg • **> 40 kg:** 2 × tgl. 50 mg/kg + 100 mg RTV		×		
Stavudin	**bis 13 Tage:** 2 × 0,5 mg/kg **ab 13 Tage bis 30 kg:** 2 × 1 mg/kg	×	×		
Tenofovir	**< 12 Jahre:** keine Dosisempfehlung (vermutlich 1 × 8–10 mg/kg) **> 12 Jahre:** 1 × 300 mg	×		×	
Tipranavir	**< 2 Jahre:** nicht geprüft **2–18 Jahre:** 2 × tgl. 14 mg/kg + 6 mg/kg RTV (max. Erwachsenendosis)			×	
Trizivir®	siehe Retrovir, Abacavir, Lamivudin				×
Truvada®	siehe Tenofovir, Emtricitabin			×	

[1] Wenn nicht anders angegeben, Dosierung peroral und täglich.

Erreger

aus gutem Grund in Behandlungszentren an Universitäts- und Großkliniken in kooperativen Studien zusammengefasst und sollte zumindest in Kooperation mit solchen erfolgen.

Therapie der Sekundärinfektionen bei AIDS und schwerer zellulärer Immunsuppression

Sekundärinfektionen bei AIDS entsprechen vielfach auch denen bei anderem zellulärem Immundefekt, z. B. durch Immunsuppression im Rahmen der Transplantationsmedizin. Wenn auch dort die Erkrankungen in anderer Frequenz und mit gelegentlich anderer Manifestation auftreten, so werden diese doch in fast allen Fällen in Analogie zu AIDS-Patienten behandelt – wurden doch bei diesen in der Regel auch die maßgeblichen klinischen Studien durchgeführt und die besten Erfahrungen gewonnen.

Die Frequenz solcher Sekundärinfektionen ist insgesamt und bei HIV mit Einführung der HAART stark zurückgegangen. Die richtige und schnell einsetzende Behandlung kann das Leben der Erkrankten beträchtlich verlängern. Hierzu gehört die genaue Kenntnis des Krankheitsverlaufs und der Komplikationen sowie der Möglichkeiten einer Frühdiagnose. Selten ist beim Auftreten einer Sekundärinfektion sofort eine Erregerdiagnose möglich. Je nach Organbeteiligung, Anamnese und klinischem Bild sind bestimmte Erreger zu vermuten. Da es sich vielfach um intrazelluläre Infektionen handelt, müssen auch intrazellulär wirksame, z. T. relativ schlecht verträgliche Mittel eingesetzt werden. Generell ist die Nebenwirkungsrate der antiinfektiösen Therapie bei AIDS hoch.

Bei den unterschiedlichen klinischen Situationen von AIDS, die meist mit Fieber einhergehen, gibt es eine empirische Interventionstherapie, die im Einzelfall modifiziert werden kann (Tab. 24.3-11). Vor einer Interventionstherapie sollten, wenn möglich, Materialien zur Erregerdiagnostik gewonnen werden (Blut, Sputum, Urin und Abstriche). Eine Bronchoskopie bei pulmonaler Infektion ist zur Sicherung der Diagnose einer Pneumocystis-Pneumonie oder einer Mykobakterien-Infektion indiziert. Die Diagnostik dieser Erreger wird – zumindest in den ersten Tagen – durch eine Interventionstherapie kaum beeinflusst.

Pneumocystis-Pneumonie

Erreger: Der Erreger Pneumocystis carinii, ehemals den Parasiten zugerechnet, wurde nun den Pilzen zugeordnet und in Pneumocystis jirovecii nach dem tschechischen Parasitologen Otto Jirovec umbenannt. Da es bisher keine andere menschenpathogene Pneumocystis-Art gibt, die eine Unterscheidung verlangt, ergibt sich für uns keine Notwendigkeit, die treffende Bezeichnung Pneumocystis-Pneumonie zu verlassen.

Diagnostik: Es ist unbedingt notwendig, bei Patienten mit einer HIV-Infektion, die länger als 3 Tage an der Trias Fieber, Husten und zunehmende Dyspnoe leiden, eine Röntgenaufnahme und ggf. eine Computertomographie des Thorax zu veranlassen. Auch wenn röntgenologisch nur geringe Veränderungen vorhanden sind, findet man eine verminderte Sauerstoffspannung im Blut sowie eine erhebliche Verminderung der Vitalkapazität. Eine Computertomographie kann zusätzliche Hinweise auf die Diagnose geben.

> Wenn eine atypische Pneumonie nicht binnen 3 Tagen auf Doxycyclin, Chinolon oder ein Makrolidantibiotikum anspricht, besteht ein erheblicher Verdacht auf eine Pneumocystis-Pneumonie (HIV-Test?). Interstitielle Pneumonien bei Patienten mit weniger als

Therapie

Tab. 24.3-11 Interventionstherapie bei unklaren Infektionen und AIDS.

Symptomatik	Mögliche Erreger	Therapie-Versuch 1	Therapie-Versuch 2	Therapie-Versuch 3
unklares Fieber (keine Lokalisation)	Salmonellen, Mykobakterien, Staphylokokken, Pilze	Ciprofloxacin (tgl. 1 g)	Imipenem + Fluconazol	evtl. Tuberkulostatika (einschl. Rifampicin)
Pneumonie bei CD4 > 200/µl (segmental oder lobär)	Pneumokokken, Pneumocystis, Mykobakterien	Ceftriaxon (tgl. 2 g)	Co-trimoxazol (tgl. 7,68 g bzw. 1 Tbl. 960 mg/4 kg KG)	Tuberkulostatika (einschließlich Rifampicin)
Pneumonie bei CD4 < 200/µl (interstitiell oder untypisch)	Pneumocystis, Zytomegalie-Virus, Pilze	Co-trimoxazol (tgl. 7,62 bzw. 1 Tbl. 960 mg/4 kg KG)	+ Ganciclovir	evtl. Amphotericin B
Enteritis bei AIDS/ARC	Salmonellen, Mikro-, Cryptosporidien, Isospora, Mykobakterien	Ciprofloxacin (tgl. 1 g)	Co-trimoxazol (tgl. 3,84 g)	evtl. Tuberkulostatika
unklare Bauchschmerzen + Fieber	Salmonellen, Mykobakterien, Zytomegalie-Virus	Ciprofloxacin (tgl. 1 g) + Metronidazol	Rifampicin + Ciprofloxacin	evtl. Ganciclovir (oral)
nekrotisierende Gingivitis	Staphylokokken, Anaerobier	Penicillin	Metronidazol	Clindamycin
Bläschenausschlag	Herpes-, Varicella-zoster-Virus	Valaciclovir oral, bei Varicella-zoster-Virus evtl. auch Brivudin	Aciclovir i. v.	Foscarnet

200 CD4-Zellen/µl sind bis zum Ausschluss einer Pneumocystis-Pneumonie sofort wie diese zu behandeln.

Die Diagnose sollte durch eine Bronchoskopie mit Lavage oder durch Gewinnung von provoziertem Sputum mit färberischem Nachweis der Pneumozysten gesichert werden. Die hohe Letalität und erhebliche Gefährdung des Patienten durch eine verzögerte Diagnose rechtfertigt den sofortigen Beginn einer gezielten Therapie bei begründetem Verdacht. Die Erreger sind auch noch viele Tage nach Beginn einer wirksamen Therapie nachweisbar.

Klinik: Eine Pneumocystis-Pneumonie ist die häufigste lebensbedrohliche Sekundärinfektion bei AIDS in Mitteleuropa. Es erkranken fast nur HIV-Patienten mit Helferzellzahlen unter 200/µl. Eine Pneumocystis-Pneumonie ist oft die erste schwere Manifestation. Unbehandelt führt diese Erkrankung auch im Rahmen einer anderen Immunsuppression zum Tod. Bei verspätetem Behandlungsbeginn droht ein zystischer und schwerwiegender fibrotischer Umbau der Lunge. Rechtzeitig erkannt und behandelt, überleben nahezu alle Patienten diese Episode der Infektion. Der Beginn einer Pneumocystis-Pneumonie ist im Gegensatz zu bakteriellen Pneumonien schleichend. Häufig werden die ersten Symptome wie Fieber und Husten ohne Auswurf falsch gedeutet; die Gefährlichkeit der Infektion wird nicht erkannt. Vor allem die Tatsache, dass bei der Auskultation Infiltrationszeichen meist fehlen, führt dazu, dass die Krankheit initial als banale Virusinfektion oder als »atypische Pneumonie« angesehen wird.

Therapie: **Therapie der Wahl** bei der Pneumocystis-Pneumonie ist **Co-trimoxazol** in 4-facher Normaldosis (7,68 g i. v.) für 21 Tage (1 Ampulle Co-trimoxazol/4 kg KG/Tag bis max. 18 Ampullen/Tag) (Tab. 24.3-12, Tab. 24.3-13). Die hohen i. v. Dosen von Co-trimoxazol werden häufig schlecht vertragen. Viele Patienten reagieren auf Co-trimoxazol in dieser Dosierung nach einer Woche mit Hautausschlag, Neutropenie, Übelkeit oder anderen Erscheinungen, die oft nach 7–10 Tagen einen Wechsel der Therapie erfordern. Dabei ist unklar, ob Co-trimoxazol selbst, Metaboliten von Sulfamethoxazol, Hilfsstoffe im parenteralen Präparat oder die veränderte Immunlage

Tab. 24.3-12 Substanzen zur Behandlung der Pneumocystis-Pneumonie (Behandlungsdauer jeweils 21 Tage).

Substanz	Tagesdosis	Kommentar
Co-trimoxazol (TMP/SMX)	15–20 mg/kg (TMP) bzw. 75–100 mg/kg (SMX) in 3–4 ED i. v.	Standard-Substanz zur Therapie der Pneumocystis-Pneumonie[1], **cave:** Exanthem/Suppression der Hämatopoese, Hyperkaliämie
Pentamidin	4 mg/kg in 1 ED i. v. (wegen Kumulation ggf. Dosisreduktion auf 2–3 mg/kg nach 1–2 Wochen)	Alternativ-Substanz zur Therapie der Pneumocystis-Pneumonie[1], **cave:** Niereninsuffizienz (Nephrotoxizität abhängig von kumulativer Dosis), Pankreatitis, Arrhythmien, Hypo- und Hyperglykämie, Diabetes mellitus, Hypokalzämie und Hypokaliämie
Dapson/ Trimethoprim	1–1,5 mg/kg in 1 ED bzw. 15 mg/kg (TMP) in 3 ED p. o.	Alternative bei leichten Verlaufsformen (paO_2 > 70 mmHg) und Ausschluss eines Glucose-6-Phosphat-Dehydrogenasemangels, **cave:** hämolytische Anämie, Methämoglobinämie
Primaquin/ Clindamycin	0,25 mg/kg (Base) in 1 ED p. o. bzw. 30 mg/kg in 3–4 ED i. v. oder p. o.	Alternative bei leichten Verlaufsformen (paO_2 > 70 mmHg) und Ausschluss eines Glucose-6-Phosphat-Dehydrogenasemangels, **cave:** Exanthem, hämolytische Anämie, Methämoglobinämie, Diarrhoe (C-diff.)
Atovaquon	30 mg/kg in 2 ED p. o.[2]	Alternative bei leichten Verlaufsformen (paO_2 > 70 mmHg), Suspension wegen besserer Absorption zu bevorzugen, zum Essen einnehmen

ED = Einzeldosis.

[1] Bei deutlicher Hypoxämie (paO_2 < 70 mmHg) plus Prednison (2 mg/kg in 2–4 ED; ab Tag 6: 1 mg/kg in 2 ED; ab Tag 11: 0,5 mg/kg in 2 ED).

[2] 45 mg/kg bei Kindern zwischen 4 und 24 Monaten.

Tab. 24.3-13 Klinik, Diagnostik und Befunde sowie Therapie bei Pneumocystis-Pneumonie von HIV-Infizierten.

Symptome	Diagnostische Maßnahmen/Befunde	Therapie
• schleichender Beginn • Abgeschlagenheit • Fieber • Husten ohne Auswurf • zunehmende Dyspnoe	• Auskultation: meist kein auffälliger Befund, evtl. verschärftes Atemgeräusch, nur selten diskretes Knisterrasseln • Röntgen-Thorax: oft interstitielle Zeichnungsvermehrung • Vitalkapazität: erniedrigt • Blutgasanalyse: pO_2 erniedrigt • Bronchoskopie mit Lavage und evtl. Biopsie: Pneumocystis in Lavage bzw. Biopsiematerial mit Spezialfärbung nachweisbar	Co-trimoxazol i. v. (tgl. 100 mg Sulfamethoxazol + 20 mg Trimethoprim pro kg KG für 21 Tage) in 2–4 Einzelgaben • bei Allergie (starke Hautrötung) Dosis reduzieren, evtl. Therapiepause, evtl. Steroide • evtl. zusätzlich Pentamidin als Inhalation • bei Versagen von Co-trimoxazol Pentamidin i. v. • bei fortgeschrittener Erkrankung zusätzlich tgl. 0,08 g Prednison

des Patienten Ursache der Unverträglichkeit sind.

Bei fortgeschrittener (beatmungspflichtiger) Pneumocystis-Pneumonie ist die Prognose schlecht, wenn röntgenologisch bereits eine »weiße Lunge« festgestellt wird. In diesem Fall ist die zusätzliche Gabe eines Glucocorticoids (80–120 mg, z. B. 3 × tgl. 40 mg Prednison) indiziert, nach Studienlage auch in geringerer Dosierung (2 × tgl. 40 mg) bereits bei einem $pO_2 < 70$ mmHg (Raumluft). Unter dieser Begleittherapie muss jedoch häufiger mit einer Zoster- oder einer Aspergillus-Infektion gerechnet werden. Sehr oft besteht – spätestens nach Steroidbegleittherapie – zusätzlich eine behandlungsbedürftige Zytomegalie-Virus-(CMV-)Infektion (Pneumonie oder »Pneumonitis«).

Die **orale Therapie** einer Pneumocystis-Pneumonie kommt nur bei leichten und beginnenden Infektionen infrage. Die hohe Dosis von Co-trimoxazol (7,68 g/Tag = 4 × 2 große Tbl.) wird jedoch oft nicht akzeptiert und führt zu Magenbeschwerden.

Bei **Co-trimoxazol-Versagen oder -Unverträglichkeit** ist die wichtigste und in ihrer Wirksamkeit dem Co-trimoxazol vergleichbare Alternative Pentamidin (Pentacarinat). Es muss als langsame i. v. Infusion gegeben werden (4 mg/kg). Wegen einer möglichen Kumulation sollte stets nach klinischer Besserung im Verlauf nach einer oder zwei Wochen eine Dosisreduktion um 1 mg/kg erwogen werden. Fast alle Patienten erleiden Nebenwirkungen, wie Hypo- oder Hyperglykämie, Harnstoffanstieg, Leukopenie. Dabei geht die Nephrotoxizität den offenbar auf einer Pankreasschädigung beruhenden Blutzuckerveränderungen voraus. Eine systemische Therapie mit Pentamidin sollte daher nur bei Versagen besser verträglicher Therapieformen durchgeführt werden. Diese Einschränkung gilt jedoch nicht für die Möglichkeit einer Inhalationstherapie mit Pentamidinisethionat, die sowohl als adjuvante Therapie als auch zur Rezidivprophylaxe geeignet ist. Eine alleinige Therapie mit Pentamidin-Inhalationen reicht nicht aus.

Es besteht ein dringender Bedarf an besseren Medikamenten für die Therapie der Pneumocystis-Pneumonie. Trimetrexat (Neutrexin, USA), ein Analogon des Methotrexats, ist ein Inhibitor der Dihydrofolatreduktase von Pneumocystis, wirkt aber schwächer als Co-trimoxazol. In Kombination mit Folinsäure ist die Toxizität relativ gering.

Eine **Alternative** bei leichteren Erkrankungen ist **Atovaquon** (s. S. 449). Es ist ein Hydroxynaphthochinon-Derivat mit Aktivität gegen Pneumocystis, Toxoplasmen und Malaria. Die Resorption nach oraler Gabe ist ausreichend, die Verträglichkeit gut (auch bei AIDS-Patienten). Es erwies sich in einer Dosis von 3 × täglich 0,75 g für die ersten Tage und der Erhaltungsdosis von 2 × täglich 0,75 g für weitere 16 Tage bei Pneumocystis-Pneumonie von AIDS-Patienten als wirksam, ist aber offenbar einer Co-trimoxazol-Therapie unterlegen.
Relativ gut vertragen wird die Kombination von **Trimethoprim + Dapson**, sie ist jedoch bei schweren Erkrankungen weniger effektiv als Co-trimoxazol. Die Kombination von **Pyrimethamin + Clindamycin** ist bei leichteren Erkrankungen wirksam, führt aber häufig zu Exanthem, Übelkeit und Diarrhoe. Auch **in der Schwangerschaft** ist zur Behandlung der Pneumocystis-Pneumonie Co-trimoxazol Mittel der Wahl, gefolgt von Trimethoprim/Dapson, wenn auch bei Applikation nach dem 1. Trimester das Risiko von Neuralrohrschädigungen steigt. Deswegen ist gleichzeitig eine Folsäuresubstitution zu empfehlen. Pentamidin wirkt zwar nicht teratogen, jedoch embryotoxisch.

Prophylaxe: Eine Pneumocystis-Pneumonie rezidiviert schnell ohne ausreichende Immunrekonstitution. Eine Rezidivprophylaxe ist daher immer notwendig, am besten mit Co-trimoxazol in reduzierter Dosis (tgl. 0,48 g oder 3 × wöchentlich 0,96 g). Die Co-trimoxazol-Prophylaxe verhindert offenbar auch eine Toxoplasmose. Sie ist deshalb der Inhalation von Pentamidin vorzuziehen, die nur bei Unverträglichkeit von Co-trimoxazol infrage kommt (Inhalation von 200 mg alle 2 Wochen oder 300 mg alle 3–4 Wochen). Die Pentamidin-Prophylaxe erfordert ein geeignetes Inhalationsgerät (z. B. Respigard II) sowie eine gute Kooperation des Patienten. Die beste Pneumocystis-Prophylaxe ist eine effektive HAART; nach Wiederanstieg der Helferzellen, aber auch bereits bei deutlicher Reduktion der HI-Viruslast (2 log-Stufen) kommt es auch ohne Prophylaxe nicht mehr zu einer Pneumocystis-Infektion.

Toxoplasmose

Erreger: Toxoplama gondii.

Diagnostik: In der Computer- (CT) oder Magnetresonanztomographie (MRT) sind meist große raumfordernde Prozesse (Ringstrukturen) im Gehirn mit Begleitödem darstellbar. Die Abgrenzung gegen einen Abszess anderer Erreger oder ein Hirnlymphom kann schwierig sein. Mit einer Toxoplasmose-Enzephalitis ist bei AIDS erst unter einer CD4-Zell-Zahl von 100/µl zu rechnen. Serologische Untersuchungen auf Toxoplasmose bei AIDS-Patienten sind unzuverlässig, wenn auch eine negative Toxoplasmose-Serologie eine Enzephalitis meist ausschließen kann. Vereinzelt wurden jedoch auch Serokonversionen von positiv zu negativ bei AIDS beschrieben. Die Diagnose kann bei einer aktiven Infektion durch den DNA-Nachweis der Erreger (PCR) in Liquor und anderen Körperflüssigkeiten und Augenhintergrunduntersuchung gestützt werden. Im Zweifel, wie bei seronegativem Befund, sollte durch eine Hirnbiopsie und histologische Untersuchung (Nachweis der Tachyzoiten) die Diagnose gesichert werden.

Klinik: Eine Toxoplasmose führt bei HIV-Infektion und anderer schwerer Immunsuppression zu Erkrankungsbildern, die bei normaler Abwehrlage nicht vorkommen. Hauptmanifestation bei AIDS ist eine **Toxoplasmose-Enzephalitis** (Tab. 24.3-14), selten ist mit einer **Pneumonitis** oder **Chorioretinitis** zu rechnen. Prinzipiell sind aber Infektionen und Erkrankungen nahezu aller Organe (Leber, Herz, Muskel, Hoden etc.) möglich.

Tab. 24.3-14 Klinik, Diagnostik und Befunde sowie Therapie bei Toxoplasmose-Enzephalitis.

Symptome	Diagnostische Maßnahmen/Befunde	Therapie
• Fieber • Kopfschmerzen • Wesensveränderungen • Gleichgewichtsstörungen • Krampfanfälle	• neurologische Untersuchung: lokale Ausfälle, z. B. Hemiparese, Hemianopsie, Aphasie • EEG: Herdbefunde und Allgemeinveränderungen • CT/MRT: hypodense Bezirke, Ödem • mit Kontrastmittel: oft ringförmige Anreicherung • Liquor: leichte entzündliche Veränderungen, Antikörper wie im Serum • Serologie: Titer unzuverlässig, negative Serologie schließt Toxoplasmose eher aus	Pyrimethamin (Tag 1: 200 mg, dann tgl. 50–100 mg) + Sulfonamid (Sulfadiazin, 1–1,5 g in 2–3 ED tgl.) + Folinsäure (1 × tgl. 15–20 mg) für mindestens 6 Wochen Therapiekontrolle: • Thrombopenie möglich • klinische Besserung in einer Woche • Rückgang der Herde im CT/MRT in 4 Wochen • bei Hirndrucksymptomatik: Dexamethason (tgl. 4–16 mg) • bei schneller Besserung kann vermutlich bereits nach 4 Wochen das Sulfonamid abgesetzt werden • bei Sulfonamidunverträglichkeit: Pyrimethamin + Clindamycin (30–40 mg/kg tgl. in 4 ED) oder + Azithromycin (1 × tgl. 1,2–1,5 g) oder + Atovaquon-Suspension (4 × tgl. 750 mg oder 2 × tgl. 1 500 mg) • Therapie mit Co-trimoxazol wie bei Pneumocystis-Pneumonie ist möglicherweise gleich wirksam, jedoch nicht verlässlich geprüft • Rezidivgefahr, daher lebenslange Prophylaxe (ohne Immunrekonstitution!) mit Pyrimethamin (tgl. 25–50 mg) und/oder Clindamycin (tgl. 1,2 g)

Hauptsymptome sind Krämpfe, Wesensveränderungen, neurologische Herdsymptome, Bewusstseinsstörungen und Lähmungen.

Therapie: Oft erfolgt die Diagnose ex juvantibus durch das prompte Ansprechen auf eine Therapie mit Pyrimethamin (tgl. 0,1 g) und ein Sulfonamid für mindestens 4 Wochen. Wegen der zu erwartenden Thrombozytopenie durch Pyrimethamin ist eine zusätzliche Behandlung mit täglich mindestens 15 mg Folinsäure (Lederfolat) notwendig. Auf bei AIDS-Patienten häufige Nebenwirkungen des relativ schlecht verträglichen Sulfadiazins (Kristallurie, Hämaturie, Hautausschlag) ist zu achten. Bei Unverträglichkeit von Sulfonamiden kann Pyrimethamin mit Clindamycin (tgl. 2,4 g) kombiniert werden. Pyrimethamin ist auch in Kombination mit Azithromycin (1 × tgl. 1,2 g), Clarithromycin (2 × tgl. 500 mg) oder Atovaquon (4 × tgl. 750 mg) anstelle des Sulfonamids wirksam. Auf die gleichzeitige Gabe von Azidothymidin (Retrovir) ist bei der Therapie mit Pyrimethamin wegen möglicher Interaktionen und additiver Toxizität zu verzichten.

Prophylaxe: Eine Hirntoxoplasmose hat eine starke Rezidivneigung. Eine Rezidivprophylaxe mit 25–50 mg Pyrimethamin/Tag + 1,2 g Clindamycin/Tag oder mit Pyrimethamin + Dapson (2–3 × wöchentlich)

oder mit Fansidar (Sulfadoxin + Pyrimethamin) ist unbedingt erforderlich.
Eine **Primärprophylaxe**, z. B. mit Co-trimoxazol (tgl. oder jeden 2. Tag 0,96 g) oder mit Dapson + Pyrimethamin, ist bei AIDS-Patienten mit Helferzellen < 200/µl und positiver Toxoplasmose-Serologie sinnvoll und beugt gleichzeitig einer Pneumocystis-Pneumonie (s. S. 822 u. S. 858) vor. Ohne diese Prophylaxe ist (in Europa) in mehr als 30 % der Fälle mit einer Toxoplasmose-Enzephalitis zu rechnen.

Kryptosporidien- und Mikrosporidien-Infektionen

Erreger: Im Rahmen von AIDS wurde die wichtige Rolle der zu den Kokzidien gehörenden Kryptosporidien als Enteritis-Erreger erkannt. Die genaue Zugehörigkeit der Erreger ist unklar, sie werden teils als Parasit, teils als Pilz klassifiziert (s. auch S. 597).

Diagnostik:

- **Kryptosporidien:** Der Nachweis der zahlreich im Stuhl enthaltenen Kryptosporidien mit Spezialfärbungen ist nicht schwierig, jedoch muss die Methode im Labor eingeführt sein.
- **Mikrosporidien:** Der Erregernachweis im Stuhl ist schwierig; meist wird eine Duodenalbiopsie benötigt. Zur genauen Speziesbestimmung sind elektronenmikroskopische Untersuchungen notwendig.

Klinik:

- **Kryptosporidien-Infektion:** Bei Patienten ohne Abwehrschwäche führen die im Tierreich weitverbreiteten Kryptosporidien nur zu kurz dauernden gutartigen Diarrhoen. Bei Patienten mit schwerer Immundefizienz ruft dieses Protozoon unstillbare, nicht blutige, stark wässrige Durchfälle ohne Fieber hervor.
- **Mikrosporidien-Infektion:** Die verwandten, ebenfalls von Haustieren stammenden Mikrosporidien (Enterocytozoon bieneusi und E. intestinalis) können zu ähnlichen Krankheitsbildern führen. Oft bestehen neben Diarrhoen zusätzlich Zeichen einer Cholangitis. Eine okulare Beteiligung ist jeweils auszuschließen.

Therapie:

- **Kryptosporidien-Infektion:** Eine allgemein anerkannte Therapie der Kryptosporidien-Infektion (s. S. 597) ist nicht bekannt. Das auch heute noch gelegentlich empfohlene Spiramycin versagt nahezu immer. Eine Behandlung mit Azithromycin und Paromomycin kann versucht werden. Am erfolgversprechendsten ist Nitazoxanid in einer Dosis von 2 × täglich 0,5–1,0 g. Symptomatische Maßnahmen sind Rehydratation, Peristaltik-Hemmer, Opiate. Auch Somatostatin kann bei Kryptosporidien-Enteritis eine unspezifisch positive Wirkung haben. Obligat ist immer die Einleitung einer wirksamen antiretroviralen Therapie, unter der sich eine Kryptosporidien-Enteritis erstaunlich bessern kann. Es gibt aber auch Patienten, bei denen sich die schweren Diarrhoen durch die Therapie nicht beherrschen lassen und den Tod mit verursachen. Patienten mit Kryptosporidien-Infektionen sollten isoliert werden, da eine Übertragung zwischen Patienten möglich ist.
- **Mikrosporidien-Infektion:** Gegen Enterocytozoon bieneusi wirkt am besten Fumagillin (3 × tgl. 20 mg oral) oder das synthetische Fumagillin-Analogon TMP-470. Alternativ kann Nitazoxanid (2 × tgl. 1 g) mit mäßigen Erfolgsaussichten versucht werden. Gegen Enterocytozoon intestinalis wirkt Albendazol (2 × tgl. 400 mg), evtl. auch kombiniert mit Itraconazol (2 × tgl. 200 mg). Atovaquon oder Fumagillin sind kaum geprüfte und unsichere Alternativen, die ggf. erprobt werden können. Rezidive sind häufig. Zur Behandlung einer

okulären Beteiligung sollten Fumagillin-Augentropfen (70 µg/ml) eingesetzt werden (anfangs 2-stdl. 2 Tr., später alle 6 h).

Candida-Infektionen

Erreger: Candida albicans ist der häufigste Erreger von Sekundärinfektionen bei AIDS. Bei langer Vorbehandlung mit Fluconazol und auch anderen Azolen ist mit einer Selektion von Azol-resistenten Candida-Spezies, wie z. B. C. glabrata, zu rechnen. Eine Azol-Resistenz von C. albicans ist selten.

Diagnostik: Der Befall des Ösophagus kann radiologisch oder besser endoskopisch bewiesen werden. Eine Biopsie vermag auch eine ggf. unter den Soorbelägen nicht sichtbare Zytomegalie-Virus-(CMV-)Ösophagitis nachzuweisen.

Klinik: Im Endstadium der Erkrankung, oft auch bereits im Frühstadium, haben die Patienten einen schweren **Mundsoor**. Ein therapieresistenter Soor bei einem jüngeren Patienten ist hochgradig verdächtig auf das Vorliegen einer HIV-Infektion. Der Lokalbefund kann dabei sehr typisch sein. Es gibt auch Verläufe, bei denen ein Enanthem der Mundschleimhaut, Geschmacksstörungen und Zungenbrennen im Vordergrund stehen. Die manchmal vieldeutige Symptomatik erfordert einen semiquantitativen Nachweis der Hefen aus dem Mundspülwasser. Wenn Schluckstörungen, ein Kloßgefühl im Hals sowie Schmerzen hinter dem Sternum hinzukommen, besteht der Verdacht auf eine **Soor-Ösophagitis** (Tab. 24.3-15). Die Schluckstörungen können so ausgeprägt sein, dass die Nahrungsaufnahme erschwert oder unmöglich ist.

Therapie: Typisch für eine Candidiasis bei AIDS ist das ungenügende Ansprechen auf topische Antimykotika; auf die orale Gabe einer Amphotericin-B- oder Nystatin-Suspension gehen die Beschwerden allenfalls kurzzeitig zurück. Bei eindeutigem klinischem Befund empfiehlt sich nach Abnahme der Kultur eine Therapie mit einem systemischen Antimykotikum. Die erste systemisch verfügbare Therapie war Ketoconazol oral. Vor allem wegen der Gefahr von metabolischen Interaktionen mit der HIV-Therapie sollte Ketoconazol oder Voriconazol nicht eingesetzt werden. Mit Fluconazol ist sowohl eine Therapie (2 × tgl. 100 mg) als auch eine Prophylaxe von Candida-Infektionen möglich (tgl. 50–100 mg). Eine Alternative ist

Tab. 24.3-15 Klinik, Diagnostik und Befunde sowie Therapie bei Mundsoor und Soor-Ösophagitis von HIV-Infizierten.

Symptome	Diagnostische Maßnahmen/ Befunde	Therapie
• weißliche Beläge im Mund, manchmal nur Rötung und Brennen • Geschmacksstörungen • Kloßgefühl • Druckgefühl über dem Sternum • Schluckstörungen	• Abstrich mikroskopisch und kulturell: Candida albicans (und andere Candida-Arten), Mundspülwasser zur Keimzahlbestimmung • Ösophagoskopie: weißliche Beläge • Ösophagus-Breischluck: perlschnurartige Aussparungen	• bei oraler Behandlung mit Azolen ist eine Lösung/Suspension vorzuziehen • Fluconazol (2 × tgl. 0,1–0,2 g, Dauertherapie mit 1 × tgl. 0,05–0,1 g) oder • Itraconazol (2 × tgl. 0,2 g) oder • Posaconazol (2 × tgl. 400 mg) • bei Azol-Resistenz: Caspofungin oder Anidulafungin (1 × 50 mg)

Itraconazol oder Posaconazol oral. Es gibt aber auch Azol-resistente Candida-Arten, deren Behandlung schwierig ist. Dann kommen Echinocandine und zuletzt bei schweren, hochresistenten, systemischen Candida-Infektionen weiterhin eine intravenöse Behandlung mit Amphotericin-B-Derivaten, ggf. in Kombination mit Flucytosin, infrage.

Kryptokokken-Meningitis

Erreger: Cryptococcus neoformans.

Diagnostik: Bei der Mikroskopie des Liquors können die gefärbten und ungefärbten Erreger mit Lymphozyten verwechselt werden. Die Schleimkapseln der Kryptokokken lassen sich gut in einem Tuschepräparat darstellen. Das Wachstum in der Kultur oder der Nachweis von Cryptococcus-Antigen in Liquor, Serum und Urin bestätigen die Diagnose. Auf dem Röntgenbild des Thorax erkennt man selten Lungenherde.

Klinik: Die ohne Grundkrankheit sehr seltene Kryptokokken-Meningitis (Tab. 24.3-16) tritt relativ häufig bei AIDS-Patienten auf. Sie verläuft als subakute Meningitis, der häufig Kopfschmerzen oder Sinusitis-artige Beschwerden vorausgehen.

Therapie: Standardtherapie der Kryptokokken-Meningitis war bislang die Kombination von Amphotericin B + Flucytosin. Auch Fluconazol zeigt gute Wirkung auf Kryptokokken. Weder Amphotericin B + Flucytosin noch Fluconazol (als Monotherapie) führen zu optimalen klinischen Resultaten. Es gibt daher gute Argumente für eine initiale Dreifachkombination mit liposomalem Amphotericin B + Flucytosin + Fluconazol. Nur damit lassen sich akzeptable Therapieergebnisse erzielen. Nach klinischer Besserung, die nach einigen Wochen eintritt, soll eine Dauertherapie mit Fluconazol angeschlossen werden (1 × tgl. 0,2–0,4 g für lange Zeit; Absetzen allenfalls, falls sich die Helferzellen des Patienten wieder weitgehend erholt haben). Unter HAART ist bei Kryptokokken-Meningitis ein Immunrekonstitutions-Syndrom (IRS) sehr häufig zu beobachten und unter der deshalb vielfach notwendigen Prednisolon-Therapie oft schwer von einem echten Rezidiv zu unterscheiden.

Tab. 24.3-16 Klinik, Diagnostik und Befunde sowie Therapie bei Kryptokokken-Meningitis und anderen Kryptokokken-Infektionen von HIV-Infizierten.

Symptome	Diagnostische Maßnahmen/Befunde	Therapie
• langsamer Beginn • Kopfschmerzen • Fieber • Meningismus • Hirnnervenausfälle • zunehmende Bewusstseinstrübung, z. T. Hautherde	• Lumbalpunktion: im Liquor Pleozytose, Zucker erniedrigt, Eiweiß vermehrt • Tuschepräparat: runde Hefezellen mit hellem Hof und Schleimkapsel • Kulturen: typische Kolonien auf Spezialmedium • Kryptokokken-Antigen in Blut, Liquor und Urin: positiv (hoher Titer) • CT oder MRT (Schädel): basale granulomatöse Veränderungen, Raumforderungen, Liquorzirkulationsstörung • Röntgen-Thorax: Rundherde	Amphotericin B i. v.[1] (1 × tgl. 0,3–0,6 mg/kg) + Flucytosin (tgl. 100–150 mg/kg, auf 4 ED verteilt) + Fluconazol (tgl. 0,4–0,8 g, auf 2 ED verteilt) Rezidivprophylaxe: • Fluconazol (tgl. 0,2–0,4 g) • auch Itraconazol ist wirksam

[1] Besser nur noch liposomales Amphotericin B (1 × tgl. 3 mg/kg) oder Amphotericin-B-Lipidkomplex (1 × tgl. 5 mg/kg).

Aspergillus-Infektionen

Diagnostik: Der Erregernachweis erfordert wiederholte Sputumkulturen. Die mikroskopische Untersuchung von Bronchialspülflüssigkeit und transbronchial gewonnenem Bioptat kann auf eine Gewebeinvasion hinweisen. Mit Schimmelpilzinfektionen ist bei HIV-Patienten heute noch vor allem bei gleichzeitiger zytostatischer Tumortherapie und Neutropenie zu rechnen.

Klinik: Während Candida-Infektionen bei AIDS-Patienten sehr häufig sind und zu typischen Erkrankungen führen, sind Aspergillus-Erkrankungen mittlerweile sehr selten und allein klinisch schwer diagnostizierbar. Aspergillus- und andere Schimmelpilzinfektion sind nach wie vor eher typische Komplikationen einer lang dauernden Granulozytopenie. Bei AIDS handelt es sich um Spätkomplikationen, die unter HAART nicht mehr auftreten sollten. So wurde auch bei bis zu einem Viertel von verstorbenen HIV-Patienten Aspergillus in der Lunge nachgewiesen. Die meisten Patienten hatten intra vitam vieldeutige Hinweise auf eine Aspergillus-Infektion, jedoch kein typisches Krankheitsbild.

Therapie: Nachgewiesene Aspergillus-Infektionen sollten mit der Kombination von lipidformuliertem Amphotericin B + Flucytosin behandelt werden. Die Anwendung von reinem Amphotericin B ist zwar vergleichbar wirksam, jedoch bei der bekannten Nephrotoxizität im Rahmen dieser Anwendungen trotz erheblicher Preisunterschiede nicht mehr zu vertreten. Itraconazol hat trotz guter In-vitro-Aktivität eine relativ schwache klinische Wirkung auf Aspergillus-Infektionen. Unter den neuen Azol-Derivaten mit guter Aspergillus-Wirksamkeit (Voriconazol und Posaconazol) bzw. Caspofungin und Micafungin sollte die jeweils bestverträgliche Substanz und bei AIDS mit den geringsten Interaktionen mit HAART ausgewählt werden. Eine prophylaktische Inhalation von Amphotericin B kann in fortgeschrittenen AIDS-Stadien versucht werden.

Infektionen durch seltene Pilze

In Südostasien spielen **Infektionen durch den fakultativ pathogenen Pilz Penicillium marneffei** eine wichtige Rolle (Tab. 24.3-17). Dieser ist z. B. in Thailand der häufigste Erreger schwerer Pilzinfektionen bei AIDS. Die leicht anzüchtbaren, aber weniger leicht identifizierbaren Erreger haben biologische, histologische und klinische Ähnlichkeiten mit Histoplasmen.
Die Infektion führt zu einer uncharakteristischen Symptomatik mit protrahiertem Fieber, Lymphadenitis, Lungenmanifestationen und vieldeutigen Hautherden, die ähnlich wie Mollusken aussehen können. Amphotericin B und Itraconazol sind wirksam. Nach Überstehen der Infektion ist eine lang dauernde Rezidivprophylaxe erforderlich bei hohen Rezidivraten auch bei nicht immunsupprimierten Patienten.
In den USA, aber auch in Zentralafrika spielen **Infektionen mit Histoplasma capsulatum** regional eine ähnliche Rolle wie **Infektionen mit Penicillium** als relativ häufiger opportunistischer Erreger bei HIV-Infektionen.
Dagegen sind **Kokzidoidomykosen** auch in den Endemiegebieten seltene Infektionen bei AIDS. Die dabei üblichen, vorwiegend Atemwegserkrankungen mit grippeähnlichem Bild führen bei AIDS-Patienten schnell zu einer lebensbedrohlichen disseminierten Erkrankung.
Mit einer gelegentlichen Einschleppung derartiger Infektionen ist zu rechnen. Grundsätzlich sollten alle diese Infektionen bis zum meist verzögert möglichen Nachweis der Erreger bereits bei Verdacht mit Amphotericin B und Itraconazol behandelt werden. Bei Kokzidien wirken prinzipiell auch andere Azole (Flu-, Vori- und Posaconazol).

Tab. 24.3-17 Klinik, Diagnostik und Befunde sowie Therapie bei außereuropäisch zu erwartenden schweren Pilzinfektionen von HIV-Infizierten (Penicillium marneffei, Histoplasma capsulatum, Coccidioides immitis und posadasii; s. auch Kap. 25, S. 838).

Symptome	Diagnostische Maßnahmen/Befunde	Therapie
• langsamer Beginn, meist über Wochen • im Vordergrund zumeist pulmonale Symptomatik (Histo- und Kokzidoidomykose), aber auch Hauteffloreszenzen (Penicillium) • über hämatogene Streuung Fungämie mit Kopfschmerzen, Fieber, Meningismus, und septischen, z. T. Tuberkulose-ähnlichen Absiedlungen auch in Knochen und Gelenken	• Blutkulturen, Bronchoskopie und Lavage, Lumbalpunktion: im Liquor Pleozytose, Zucker erniedrigt, Eiweiß vermehrt • Kulturen: typische Kolonien auf Spezialmedium (tropische Pilze?) • Kryptokokken-Antigen in Blut, Liquor und Urin: positiv (hoher Titer) • CT der Lunge, CT oder MRT (Schädel + ggf. WS): basale granulomatöse Veränderungen, Raumforderungen, Liquorzirkulationsstörung	• liposomales Amphotericin B (1 × tgl. 3–5 mg/kg i. v.) oder • Amphotericin-B-Lipidkomplex (1 × tgl. 5 mg/kg i. v.) + Itraconazol (2 × tgl. 0,2 g p. o.) Rezidivprophylaxe: Itraconazol (2 × tgl. 0,2 g p. o.)

Therapie

Mykobakterien-Infektionen

AIDS-Patienten erkranken häufig an Tuberkulose und extrapulmonalen Infektionen durch andere ubiquitär vorkommende (nichttuberkulöse) Mykobakterien, besonders Mycobacterium avium intracellulare (s. auch S. 834). Mykobakterien-Infektionen haben bei AIDS-Patienten einen anderen Verlauf als bei Immunkompetenten.

Diagnostik und Klinik: Das Leitsymptom einer Mykobakterien-Infektion ist Fieber (Tab. 24.3-18). An zweiter Stelle stehen Lymphknotenschwellungen und Gewichtsabnahme. Bei **Lungentuberkulose** ist ein produktiver Husten typisch, im Gegensatz zum trockenen, unproduktiven Husten bei der Pneumocystis-Pneumonie. Eine Lungentuberkulose verläuft bei AIDS akzeleriert (nicht selten wie eine Lobärpneumonie). Auf eine **Darmtuberkulose** können unstillbare Durchfälle und Bauchschmerzen hinweisen. Die Erreger sollten kulturell aus Körperflüssigkeiten und Stuhl angezüchtet werden. Auch bildgebende Verfahren, wie Sonographie, Röntgen, CT, sind dringend geboten. Lymphknoten und Infiltrationen am terminalen Ileum sind bei HIV immer verdächtig auf mykobakterielle Infektionen. Nichttuberkulöse Mykobakterien lassen sich bei disseminierten Erkrankungen mithilfe von Spezialverfahren auch aus Blutkulturen anzüchten. Die Diagnose gelingt jedoch gleichhäufig zumeist über eine Knochenmark- oder Leberbiopsie. Da bei AIDS-Patienten die typischen radiologischen Veränderungen einer Tuberkulose fehlen können, sollte bei Fieber, unklaren Lungeninfiltrationen ohne Erregernachweis und produktivem Husten eine Bronchoskopie mit Lavage durchgeführt werden. Es gibt aber auch eine **isolierte Bronchialtuberkulose** mit vielen säurefesten Stäbchen im Sputum bei unauffälligem Röntgenbild. Bei **Lymphknotentuberkulose** steht die Gewebeuntersuchung im Vordergrund, wobei jedoch das typische Granulationsgewebe fehlen kann, sodass hier die Diagnose durch den mikroskopischen oder kulturellen Erregernachweis gesichert werden muss.

Tab. 24.3-18 Klinik, Diagnostik und Befunde sowie Therapie bei Mykobakterien-Infektionen (durch Mycobacterium tuberculosis und nichttuberkulöse Mykobakterien) von HIV-Infizierten.

Symptome	Diagnostische Maßnahmen/Befunde	Therapie
• Fieber • zunehmende Schwäche • Nachtschweiß • Gewichtsverlust • Husten meist produktiv • Lymphknotenschwellung (generalisiert oder lokal) • Durchfälle (persistierend)	• Serien von Blutkulturen auf Spezialmedien, BACTEC-Verfahren, lange Bebrütung, evtl. PCR, dicker Blutstropfen (mikroskopischer Nachweis) • Untersuchung von Sputum, wenn negativ Bronchoskopie + Lavage, Blut, Punktat, Biopsiematerial, Stuhl, Urin: mikroskopisch säurefeste Stäbchen, kulturell Mykobakterien (M. genavense nur in flüssigem Medium anzüchtbar, lange Bebrütung) • Biopsie von Lymphknoten, Leber, KM und Haut: mikroskopisch säurefeste Stäbchen, häufig kein typisches Granulationsgewebe (mykobakterielle Histiozytose) • Sonographie (Abdomen, Hals): Lymphknotenschwellung	• bei dringendem klinischem Verdacht auf TB mit mikroskopischem Nachweis säurefester Stäbchen sofort Kombination von INH, RMP, EMB, PZA, evtl. + Amikacin (s. S. 748) • bei anderen Mykobakterien Therapie modifizieren (s. unten) • M. avium: Clarithromycin + EMB (evtl. auch Rifabutin und/oder Amikacin, Ciprofloxacin) • M. genavense: wie bei M. avium

INH = Isoniazid; RMP = Rifampicin; EMB = Ethambutol; PZA = Pyrazinamid.

Erreger

Ein **Tuberkulintest** ist bei AIDS-Patienten diagnostisch kaum verwertbar. Er fällt bei Patienten mit schwerer Immundefizienz auch bei nachgewiesener Tuberkulose meist negativ aus. Sensitiver – und deshalb immer einzusetzen – sind Gamma-Interferon-Tests, unter denen bei HIV-Positiven der T-Elispot die besten und der Quantiferon-Test akzeptable Ergebnisse liefert. Ein positives Testergebnis bei noch normalen Helferzellen bedeutet jedoch ein erhebliches Risiko für eine spätere Reaktivierung. Viele Formen einer fortgeschrittenen Tuberkulose bei AIDS lassen sich nicht eindeutig diagnostizieren.

Therapie: Wegen des oft schnellen Verlaufs sollte schon bei vagem, aber begründetem Verdacht eine tuberkulostatische Therapie stattfinden. Das fehlende Ansprechen auf eine 10-tägige Kombinationstherapie mit Isoniazid, Ethambutol, Rifampicin schließt eine »empfindliche« Tuberkulose weitgehend aus, nicht jedoch MDR- und XDR-Tuberkulose.

Tuberkulose: Therapie s. S. 743.

Prognose: Bei frühzeitiger Diagnose einer Tuberkulose ist die Prognose selbst bei starker Immundefizienz relativ gut. Die oft ausgedehnten Organbefunde bilden sich offenbar in kürzerer Zeit zurück als bei Immunkompetenten, was durch das fehlende Granulationsgewebe erklärt werden kann.

> Als **Faustregel** lässt sich formulieren: Die Tuberkulose bei AIDS kommt rasch und verschwindet schnell, wenn rechtzeitig mit der Therapie begonnen wird.

Der schnelle Rückgang der klinischen Symptomatik sollte jedoch nicht zu einer Verkürzung der üblichen Therapiedauer führen. Die prinzipiell gute Behandelbarkeit der Tuberkulose bei HIV-Infektion wird vielfach begrenzt durch interaktionsbedingte Einschränkungen der zumeist notwendigen HAART.

Infektionen durch atypische Mykobakterien

Erreger: Mycobacterium avium intracellulare (MAI) und verwandte Mykobakterien.

Diagnostik: Die Erreger lassen sich relativ leicht im Blut, in Lymphknoten und im Knochenmark mikroskopisch und kulturell nachweisen.
Autoptisch findet sich ein starker Befall des retikulohistiozytären Systems vieler Organe (mykobakterielle Histiozytose). In der Ära von HAART sind chronische Eiterungen im Rahmen eines Immunrekonstitutions-Syndroms, wie einschmelzende Lymphknoten, zunehmend häufiger geworden.

Klinik: Infektionen mit M. avium intracellulare verlaufen sehr vieldeutig; sie sind typische Komplikationen in der Spätphase von AIDS (über 90 % der Patienten mit CD4-Zell-Zahl < 50/µl). Nach schleichendem Beginn kommt es zu Kachexie, mäßigem Fieber, Schwäche und Durchfällen.
Eine Infektion durch Mycobacterium genavense führt zu einem ähnlichen Krankheitsbild wie bei einer Mycobacterium-avium-intracellulare-Infektion. M. genavense lässt sich jedoch nicht oder nur extrem schwer in Kulturen anzüchten.

Therapie: Infektionen mit Mycobacterium avium intracellulare (MAI) und verwandten Mykobakterien (M. genavense) sind sehr schwer zu behandeln. Am ehesten wirken Kombinationen von Clarithromycin in hoher Dosis (mind. 2 × tgl. 500 mg) in Kombination mit Ethambutol (Tab. 24.3-19). Eine bessere Wirksamkeit durch weitere Kombination mit Rifabutin wurde nie bewiesen. Eine Alternative zu Clarithromycin ist Azithromycin. Reservemittel sind Rifabutin, Ciprofloxacin, Levofloxacin oder Amikacin.

Bazilläre Angiomatose

Erreger: Bartonella (= Rochalimaea) henselae (Haupterreger der Katzenkratzkrankheit).

Tab. 24.3-19 Therapie und Prophylaxe der M.-avium-Infektionen bei HIV-Infizierten.

Akute Behandlung	Medikamente	Tagesdosierungen
Therapie der Wahl	Clarithromycin + Ethambutol + evtl. Rifabutin	2 × 1 Tbl. à 500 mg + 1 × 3 Tbl. à 400 mg + 1 × 2 Tbl. à 150 mg
Alternative	Azithromycin + Ethambutol + evtl. Rifabutin	1 × 600 mg + 1 × 3 Tbl. à 400 mg + 1 × 2 Kps. à 150 mg
Reservesubstanzen	Amikacin Levofloxacin Clofazimin	1 × 15 mg/kg i. v. 2 × 1 Tbl. à 500 mg 1 × 1 Tbl. à 100 mg
Erhaltungstherapie	Clarithromycin	2 × 1 Tbl. à 500 mg (Absetzen ab CD4 > 100/µl)
Prophylaxe	Azithromycin Clarithromycin	1 × 200 mg/Woche 1–2 × 500 mg (nur bei CD4-Zellen < 50/µl indiziert)

Diagnostik: Nachweis der Erreger im Hautbiopsat oder bei disseminierten Erkrankungen am erfolgreichsten aus der Leberbiopsie (Warthin-Starry-Silberfärbung). Eine herdförmige Leberbeteiligung (bazilläre Peliosis hepatis) oder eine Osteomyelitis ist mittels CT diagnostizierbar.

Klinik: An der Haut treten oberflächlich oder tiefer gelegene Knoten unterschiedlicher Größe auf (oft in großer Zahl am ganzen Körper).

Therapie: Es gibt klinische Erfahrungen mit Erythromycin (4 × tgl. 500 mg i. v. oder oral) und Doxycyclin (tgl. 0,2 g oral) für ca. 12 Wochen. Clarithromycin (2 × tgl. 500 mg) oder Azithromycin (1 × tgl. 500 mg). Auch Ciprofloxacin sowie Rifampicin sind wirksam.

Salmonellen-Septikämie

Typischerweise führen Enteritis-Salmonellen (z. B. Salmonella typhimurium) bei Patienten mit AIDS zu einem septikämischen Krankheitsbild. So ist es charakteristisch, dass Patienten mit CD4-Zell-Zahlen von < 200/μl bei relativ blander Enteritis mit Fieber positive Blutkulturen haben.

Therapie: Mittel der Wahl ist Ciprofloxacin oral (Alternative: Levofloxacin). Auch Ceftriaxon kommt infrage. Das wesentlich schwächer wirksame Co-trimoxazol sollte auch wegen der häufigen Allergien bei HIV-Patienten möglichst vermieden werden. Wegen der Rezidivgefahr ist eine längere Behandlung erforderlich (z. B. 14 Tage), bei aufgetretenem Rezidiv ggf. eine Dauertherapie mit einem Gyrase-Hemmer.

Herpes

Herpes-simplex-Virus-Infektionen (s. auch S. 764) sind bei AIDS häufig und verlaufen besonders lang, schwer und mit der Tendenz zu tiefen Nekrosen. Die schmerzhaften Ulzerationen sind meist im Pharynx, an den Lippen, perianal oder an den Genitalien lokalisiert.

Therapie: Mittel der Wahl ist das relativ gut verträgliche Aciclovir (15 mg/kg/Tag i. v.). Bei chronisch-rezidivierenden Formen ist ggf. auch eine orale Applikation möglich; dabei bewirken Valaciclovir oder Famciclovir wesentlich höhere Spiegel als orales Aciclovir. Bei einer im Rahmen von AIDS sehr seltenen Herpes-Enzephalitis sind hohe intravenöse Dosen notwendig. Bei geringeren Manifestationen an der Haut kommt auch eine Behandlung mit Aciclovir-Salbe infrage. Bei Rezidiven lässt sich oft eine lang dauernde orale Therapie nicht vermeiden (z. B. mit Aciclovir, 3–5 × tgl. 0,2 g). Eine Resistenz gegen Aciclovir ist möglich. Foscarnet hat eine Wirkung auch gegen resistente Herpes-Stämme, nicht jedoch Brivudin bei HSV.

Zoster und Varizellen

Eine Zoster-Infektion (s. auch S. 769) ist eine typische Manifestation der HIV-Infektion schon bei gering ausgeprägtem Immundefekt. Dabei kommt es zu teilweise starken und persistierenden Nekrosen, Schmerzen und gefährlichen Verläufen (Myelitis, Lähmungen). Ein idiopathischer Zoster beim jungen Patienten ist verdächtig auf eine HIV-Infektion.

Therapie: Jede Zoster-Infektion bei einer HIV-Infektion sollte grundsätzlich systemisch mit Aciclovir behandelt werden. Bei Hypogammaglobulinämie wird eine Kombination mit hochdosiertem Gammaglobulin empfohlen. HIV-infizierte Personen mit einer Varizellen-Infektion sind vital bedroht und müssen mit Aciclovir i. v. (3 × tgl. 10 mg/kg) behandelt werden. Das gleiche gilt für einen generalisierten Zoster bei AIDS. Famciclovir wird als Absorptionsester von Penciclovir besser resorbiert und ermöglicht die orale Nachbehandlung eines Zoster, ebenso Valaciclovir (ein Absorptionsester von Aciclovir). Auch mit Brivudin liegen bei rein segmentalem Zoster gute Erfahrungen mit HIV-Patienten vor, wenngleich keine abgesicherten Studien (s. auch S. 353).

Zytomegalie

Eine Zytomegalie-Virus-(CMV-)Infektion (s. auch S. 774) bietet nur beim Vorliegen einer Retinitis ein typisches klinisches Bild. Die Symptome der anderen CMV-bedingten Erkrankungen sind uncharakteristisch und die Diagnose lässt sich oft nur histologisch bestätigen.

Diagnostik: Ein positiver, auch quantitativer PCR-Befund beweist jedoch keineswegs eine behandlungsbedürftige Infektion. Auch serologische Methoden sind wenig geeignet, da nahezu alle Patienten Antikörper gegen CMV haben und Titeranstiege bei immundefizienten Patienten nicht zu erwarten sind. Durch PCR lässt sich virale DNA in mononukleären Blutzellen und im Urin nachweisen.

Therapie: Bei über der Hälfte aller an AIDS verstorbenen Patienten wurde eine floride CMV-Infektion in verschiedenen Organen festgestellt. Dabei sind die Lungen, die Nebennieren und der Gastrointestinaltrakt besonders betroffen. Auch Hirnsymptome können durch CMV bedingt sein. Die Entscheidung für die mit erheblichen Nebenwirkungen belastete Therapie der CMV-Infektion muss klinisch getroffen werden. So kann bei einer Pneumocystis-Pneumonie (PCP) bronchoskopisch häufig auch CMV mittels Polymerase-Kettenreaktion (PCR) nachweisbar sein, ohne dass dies bei einer sonstigen klinischen Besserung eine CMV-Therapie erfordert.

Die Behandlung einer CMV-Infektion ist meist langwierig. Die schlecht verträglichen Medikamente sollten zur möglichst schnellen Immunrekonstitution zusammen mit einer HAART gegeben werden, sodass sich die Nebenwirkungen addieren können.

Mittel der 1. Wahl bei einer **CMV-Retinitis** ist das Nukleosidanalogon **Ganciclovir** in einer Dosierung von 2 × 5 mg/kg/Tag i. v. (s. S. 355). Ohne Immunrekonstitution ist eine Dauertherapie mit täglich 5 mg/kg Ganciclovir i. v. notwendig, um das Sehvermögen zu erhalten. Die Dauertherapie mit Ganciclovir i. v. setzt einen permanenten Zugang (z. B. Port) voraus. Bei oraler Erhaltungs- bzw. Suppressionstherapie ist Valganciclovir (Absorptionsester von Ganciclovir) mit 1 × tgl. 900 oder 1 000 mg dem Ganciclovir wegen seiner wesentlich besseren Resorption vorzuziehen. Ganciclovir und Valaciclovir wirken erheblich myelotoxisch und die Therapie erfordert genaue Laborkontrollen. Zur intraokulären Implantation eines CMV-wirksamen Implantats s. S. 357 und S. 365.

Bei Patienten, die Ganciclovir nicht vertragen oder bei denen es zum Auftreten resistenter Stämme gekommen ist, stellt Foscarnet (s. S. 359) eine Alternative dar. Das Nebenwirkungsprofil ist anders als bei einer Behandlung mit Ganciclovir (Nephrotoxizität, Elektrolytverschiebungen, Penis-Ulzera, Thrombophlebitis). Vergleichbar wirksam (und nephrotoxisch) ist Cidofovir i. v. (Vistide; s. S. 362), das aufgrund der langen Halbwertszeit besonders für eine ambulante Therapie geeignet ist.

Infektionen durch Polyomaviren

Eine weitere opportunistische Virusinfektion bei AIDS ist die **progressive multifokale Leukenzephalopathie (PML)**, die durch das weitverbreitete, aber erst 1971 bei einem Patienten mit Hodgkin-Lymphom isolierte und nach ihm (John F. Cunningham, »JC«) benannte humane DNA-Polyomavirus hervorgerufen wird. Es handelt sich in der Regel um eine Reaktivierung einer frühen inapparenten Infektion, auch der Oligodendrozyten und Astrozyten im ZNS, bei 70–80 % Durchseuchung in Westeuropa.

Klinik: Die klinische Symptomatik kann sehr vieldeutig sein, oft ist eine Unterscheidung von einer HIV-Enzephalopathie oder einer anderen Enzephalomyelopathie (z. B. HHV-6) zunächst schwierig. Im Verlauf zeigt sich eine multifokale Demyelinisierung, die überwiegend die weiße und nur selten die graue Hirnsubstanz betrifft. Bereits bei der ersten Diagnose sind meist schon asymmetrisch beide Hemisphären wie auch das Kleinhirn betroffen.
Klinisch fallen die Patienten durch mehr oder weniger progrediente (Wochen bis Monate) Konzentrations- und andere kognitive Störungen oder auch Visus- und motorische Defizite mit Mono- oder Hemiparesen auf.

Diagnostik: Die Diagnose der progressiven multifokalen Leukenzephalopathie intra vitam wird gestellt mittels einer Kombination aus:

- Immundefekt,
- Liquorbefund und vor allem
- im MRT typisch nachweisbarer Läsionen.

Da der Liquorbefund nicht spezifisch und im Liquor auch ohne Erkrankung nicht selten das JC-Virus nachweisbar ist, sollte im Zweifel die Diagnose mittels Hirnbiopsie erfolgen, auch um die Erkrankung von anderen, besser behandelbaren Infektionen abzugrenzen.

Therapie: Eine etablierte Therapie der progressiven multifokalen Leukenzephalopathie ist nicht vorhanden. Die Erkrankung führt oft in einigen Wochen oder Monaten zum Tod. Es gibt eine Reihe widersprüchlich zu beurteilender Therapieversuche mit Cidofovir, Malarone, dem Zytostatikum Camptothecin oder auch mit Serotonin-Rezeptor-Antagonisten, deren Ergebnisse eher an einer Wirksamkeit zweifeln lassen. Immer sollte einem solchen, sehr experimentellen Therapieversuch eine optimale, intensive antiretrovirale Behandlung vorausgehen und diesen ggf. begleiten. Eine Besserung der PML ist nach aktuellem Wissen vor allem mit einer Rekonstitution des meist schweren Immundefektes, d. h. hier mit HAART, zu erwarten. Zur HIV-Therapie sind dabei in Kombination vor allem auch gut ZNS- bzw. Liquor-gängige Präparate einzusetzen, wie Retrovir, Abacavir, Emtricitabin (z. B. auch Trizivir), Kaletra, Lopinavir und Nevirapin.

25 Pilzinfektionen

Die fakultativ pathogenen Pilze sind eine große Gruppe von unterschiedlichen Erregern.

> Für **praktische Zwecke** ist folgende Unterscheidung sinnvoll:
> - Dermatophyten (Trichophyton, Microsporum, Epidermophyton u. a.),
> - fakultativ pathogene Hefen (Candida, Cryptococcus u. a.),
> - fakultativ pathogene Schimmelpilze (Aspergillus, Mucor u. a.),
> - dimorphe Pilze (Erreger von Systemmykosen, wie Histoplasma, Coccidioides u. a.).

Fadenförmige Bakterien, wie Aktinomyzeten und Nocardien, wurden früher zu den Pilzen gerechnet; sie sind ihnen aber nur morphologisch ähnlich und werden wie Bakterien durch antibakteriell wirksame Mittel gehemmt. Andererseits wurden Pneumocystis und Microsporidien nach DNA-Sequenzierung nun nicht mehr den Protozoen, sondern den Pilzen zugeordnet und aus der zoologischen in die botanische Nomenklatur übernommen. Aufgrund ihrer nicht pilztypischen Behandlungen werden diese Erreger jedoch weiterhin unter den opportunistischen Infektionserregern besprochen.

Diagnostik: Der mikroskopische und kulturelle **Erregernachweis** ist bei fakultativ pathogenen Pilzen im Allgemeinen einfach. Da sie aber Teil der normalen Körperflora oder der unbelebten Umwelt des Patienten sein können, ist die Interpretation von Pilzbefunden häufig schwierig. **Dermatophyten** erkennt man mikroskopisch in einem Deckglaspräparat mit 10%iger Kalilauge, andere Pilze in gefärbten Präparaten (z. B. mit Methylenblau). Dabei wird man vor allem Material vom Rande einer Hautläsion untersuchen; bei Bläschen findet man die Hyphen am ehesten in der Bläschenwandung (nicht in der Flüssigkeit und am Grund). Haare entfernt man in voller Länge mit der Pinzette. Nagelproben sollen in voller Dicke und soweit hinten wie möglich abgeschnitten werden. **Opportunistische Hefen und Schimmelpilze** können mikroskopisch (Calcofluor- bzw. PAS- oder Grocott-Färbung) und kulturell (Sabouraud-Medium u. a.) nachgewiesen werden. Eine genaue Identifizierung der Spezies ist wichtig, da primäre Resistenzen gegenüber Standard-Antimykotika vor allem bei Non-albicans-Candida-Spezies wie C. glabrata und Fluconazol oder bei Non-fumigatus-Aspergillus-Spezies wie A. terreus und Amphotericin B bekannt sind und für die Substanzauswahl relevant sein können.

Der **Nachweis** einer Pilzsepsis oder von Organmykosen ist jedoch z. T. sehr schwierig und an invasive Methoden gebunden. Häufig wird beim Versagen einer ungezielten Antibiotika-Therapie eine systemische Pilzinfektion vermutet, was allenfalls bei Patienten mit myeloischer Insuffizienz oder nach komplizierter Organtransplantation, seltener auch bei AIDS im finalen Stadium oder Intensivpflegepatienten mit zentralen Venenkathetern manchmal zutreffen kann. Bei Patienten ohne besondere Gefährdung finden sich jedoch im Verlauf vielfach andere Ursachen für unklares Fieber.

Grundsätzliches zur Therapie: Die Therapie von schweren Pilzinfektionen hat sich ab 2003 erheblich verbessert, da seit dieser Zeit zwei wesentliche, neue Substanzen, Caspofungin und Voriconazol, zur Verfügung stehen. Mit der Zulassung von weiteren neuen Pilzmitteln (Anidulafungin, Micafungin, Posaconazol und Ravuconazol) konnte das

Wirkspektrum dieser Substanzen zwar nicht mehr wesentlich erweitert werden, allerdings wurden unterschiedliche Indikationsfelder, unerwünschte Wirkungen und Interaktionen besser geprüft. Zur Behandlung von schweren Pilzinfektionen steht deshalb nun – ähnlich den Antibiotika – eine zunehmend große Auswahl von Substanzen und Substanzgruppen zur Verfügung, deren Auswahl sich verbessert hat, aber auch komplizierter geworden ist.

Tab. 25-1 gibt einen Überblick über die Anwendungsmöglichkeiten systemischer Antimykotika.

Tab. 25-1 Anwendungsmöglichkeiten systemischer Antimykotika.

Pilzerkrankung	Polyene			5-Flucytosin	Azole					Echinocandine[1]		
	Amphotericin B	Liposomales Amphotericin B	Amphotericin-B-Lipidkomplex	5-Flucytosin	Ketoconazol	Fluconazol	Itraconazol	Voriconazol	Posaconazol	Caspofungin	Micafungin	Anidulafungin
Aspergillose	xxx	xxx	xxx	++	–	–	0	xxx	xxx	xxx	0	0
Blastomykose	xxx	xxx	xxx	–	0	0	xxx	xxx	?	0 ?	–	–
Candidiasis (albicans)	xxx	xxx	xxx	++	0	xxx	++	xxx	xxx	++	xxx	xxx
Candidiasis (non albicans)	++	++	++	xxx	0	0	0	++	++	xxx	xxx	xxx
Chromoblastomykose	0	0	0	–	0	–	++	++	++	0	?	?
Coccidioidomykose	xxx	xxx	xxx	–	++	++	xxx	++	xxx	–	–	–
Cryptococcose	xxx	xxx	xxx	++	0	xxx	++	xxx	xxx	–	–	–
Fusariose	++	++	++	–	–	–	0	0	++ (?)	–	–	–
Histoplasmose	xxx	xxx	xxx	–	0	0	++	0	xxx	–	–	–
Mucormykose	xxx	xxx	xxx	–	–	–	–	–	xxx	0 ?	–	–
Penicilliose	xxx	xxx	xxx	–	–	–	++	++	++	–	–	–
Pseudallescheriasis	–	0	–	–	–	–	++ (?)	++	++ (?)	–	–	–

xxx = Hohe In-vitro- und klinisch erprobte Wirksamkeit, Mittel der Wahl; ++ = In-vitro-Wirksamkeit, zur Therapie ggf. geeignet, gegen einige Spezies Resistenz möglich; 0 = Gegen einzelne Spezies Wirksamkeit in vitro möglich, zur Behandlung meist nur als Kombinationspartner geeignet; – = Resistenz, zur Behandlung nicht geeignet.

[1] Alle Echinocandine zeigen in vitro eine hohe antimykotische Wirkung gegen Mycelien von dimorphen Pilzen wie Histoplasma capsulatum, Blastocystis dermatitidis, Coccidioides immitis, P. brasiliensis, P. marneffei und Sporothrix schenckii, jedoch nur eine schwache Aktivität gegen die therapeutisch relevante, human-pathogene Hefeform. Auch gegen Zysten von Pneumocystis jirovecii sind Echinocandine in vitro hochwirksam, nicht jedoch gegen deren proliferierende Trophozoiten, weshalb auch hier Echinocandine in vivo zur Behandlung akuter Infektionserkrankungen ungeeignet sind. Echinocandine könnten jedoch interessante Kandidaten für eine Prophylaxe gegen diese Pilze sein.

Erreger

Dermatophytien

Erreger: Diverse Trichophyton- und Epidermophyton-Arten. Meist werden sie durch direkten Kontakt (z. T. von Tieren) übertragen. Allgemeinerkrankungen, Immundefekte, auch kleinste Verletzungen und feucht-warmes Klima begünstigen Infektionen.

Diagnostik: Während der Nachweis von Pilzhyphen unter Verwendung von Kalilauge mikroskopisch einfach ist, erfordert die Anzüchtung und Identifizierung der Erreger ein Speziallaboratorium; bei typischem klinischem Befund kann man jedoch auf einen Erregernachweis verzichten. Die Unterscheidung einer kutanen Candida- von einer Dermatophyten-Infektion durch die Kultur ist bei einer entzündlichen Intertrigo wichtig, da die typischen Hautpilzmittel Griseofulvin, Terbinafin und Tolnaftat nicht gegen Candida wirken.

Klinik: Eine Vielzahl von Lokalisationen (Tinea pedis, Tinea corporis, Tinea inguinalis u. a.) ist möglich, typischerweise kommt eine Invasion von tiefem Gewebe und von Schleimhäuten nicht vor. Nicht selten entwickelt sich eine Infektionsallergie (ein sog. Mykid) mit Bläschen auch an nicht infizierten, topographisch getrennten Hautstellen.

Therapie:

- **Systemische Behandlung schwerer Dermatophytien:** Die längsten Erfahrungen liegen mit Griseofulvin vor. Dabei setzt der Effekt verzögert ein, ein Therapieversagen ist nicht selten. Dosierung: 0,5–1 g/Tag; Kinder > 1 Jahr 1 × 10 mg/kg KG in ein- oder zweimaliger Tagesdosis, jeweils zusammen mit einer fettreichen Mahlzeit. **Behandlungsdauer** 3–6 Wochen, evtl. länger. **Kontraindikationen** sind vor allem Gravidität und Leberschäden (s. S. 417). Wegen seiner systemischen Toxizität und Onkogenität ist Griseofulvin heute zu einem Präparat geworden, das nur bei Versagen anderer Therapieoptionen eingesetzt werden sollte (nicht während der Schwangerschaft, nicht bei Kindern < 1 Jahr und nur unter Konzeptionsschutz!).
  Systemische Mittel der Wahl bei **oberflächlichen Epidermophytien** sind heute Itraconazol (s. S. 388), Terbinafin und andere neuere Pilzmittel. Man gibt Itraconazol 1 × täglich 0,1–0,2 g oral für 2–4 Wochen (Behandlungszyklen mit 400 mg tgl. für 1 Woche/Monat sind auch erfolgversprechend) oder Terbinafin 1 × täglich 0,25 g oral für 4–6 Wochen bis zu 3 Monaten (vor allem bei Rezidiven). Fluconazol und Ketoconazol sind aufgrund geringerer Aktivität bzw. höherer Toxizität systemische Reservemittel. Meist kommt man bei Dermatophyten mit einer lokalen Therapie aus.
- **Leichtere Infektionen** sprechen auf **Lokalpräparate** gut an (z. B. topische Azole, Allylamine, Hydroxypyridone oder Morpholine; Tab. 25-2). Kopfhaut- und Haarinfektionen erfordern jedoch in aller Regel eine zusätzliche systemische Therapie (Itraconazol 0,2–0,4 g bzw. Terbinafin 0,25 g für 4 Wochen). Neben zahlreichen alten Benzoesäure-Derivaten gilt Tolnaftat (Tonoftal) als ein Standardmittel zur Lokaltherapie von Dermatophytien. Neuere Präparate wie die topischen Azole (Clotrimazol = Canesten, Miconazol = Daktar, Bifonazol = Mycospor u. a.), aber auch Naftifin (Exoderil) oder Ciclopirox (Batrafen) haben den Vorteil einer zusätzlichen Wirkung auf Candida albicans. Eine längere topische Anwendung 2 × täglich über 3–4 Wochen ist ratsam, da zumeist nur proliferierende Pilze und ruhende Sporen erst mit Erneuerung der Haut abgetötet werden. Terbinafin-Lösungen haben sich jedoch auch in der Einmaltherapie oder Eintagesbehandlung, zumindest von Tinea pedes, bewährt. Historische Antimykotika auf Benzoesäure-Basis mit Methenamin,

Tab. 25-2 Alternativen zur topischen Behandlung von Dermatophytien (leichte Infektionen).[1]

Wirkstoff	Handelsname (Beispiel)	Erkrankung	Dosis und Dauer
Bifonazol	Canesten Extra Bifonazol Gel, Bifon Creme	Tinea manuum	1 × tgl. für 1–2 Wochen
Ciclopirox	Batrafen Creme, Ciclopirox-ratiopharm Creme	Tinea corporis	2 × tgl. für 3–4 Wochen
Clotrimazol	Canesten Creme, Canifug Creme	Tinea corporis	2–3 × tgl. für 3–4 Wochen
	Imazol Paste	Windeldermatitis	2 × tgl.
Isoconazol	Travogen	Tinea corporis	1–2 × tgl. für 3–4 Wochen
Ketoconazol	Nizoral Creme	Tinea pedes	1–2 × tgl. für 3–4 Wochen
Miconazol	Daktar Creme, Micotar Creme	Tinea corporis	2–3 × tgl. für 3–4 Wochen
Nystatin	Nystatin Puderspray, Candio-Hermal Paste	Windeldermatitis	3–4 × tgl. Haut und ggf. Wäsche
Terbinafin	Lamisil Creme	Tinea corporis	1 × tgl. für 2 Wochen

[1] In Ausnahmefällen kann bei schweren entzündlichen Hautreaktionen auch initial (für kurze Zeit) der Einsatz von Kombinationspräparaten mit Glucocorticosteroiden indiziert sein.

Borsäure oder mit Undecylensäure entsprechen nicht mehr heutigem Therapiestandard und sind weitgehend verlassen worden.

Nagelmykosen: Am häufigsten sind Nagelmykosen der Zehennägel (allein oder bei einer Tinea pedis oder Tinea an anderen Stellen), während Fingernagelmykosen eher selten sind.

Erreger: Die häufigsten Erreger sind Dermatophyten; jedoch können auch Candida-Arten und Schimmelpilze (Scopulariopsis, Hendersonula, Aspergillus u. a.) zu klinisch nicht unterscheidbaren Nagelinfektionen führen. Mischinfektionen, z. B. von Candida und Dermatophyten, sind nicht selten.

Therapie: Eine allein topische Behandlung kann bei geringem Befall und guter Begleitbehandlung (sorgfältiges Abfeilen der Nägel mit Einmalfeilen) auch zum Erfolg führen; lange Behandlungen sind in jedem Fall erforderlich. Auch ein systemischer Behandlungserfolg kann durch eine begleitende topische Therapie verbessert werden (Tab. 25-3). Azol-Derivate und Terbinafin sind zur topischen Anwendung bei Nagelmykosen ohne gutes Eindringvermögen in die Nägel weniger geeignet. Für die Anwendung der Wirkstoffe stehen in der Regel spezielle Nagelsets bereit. Eine vorbereitende Behandlung der Nägel mit Harnstoff verbessert den topischen Effekt.

In schweren Fällen (ab einem Nagelbefall von > 50 %) kann eine orale Therapie mit Terbinafin (bei Dermatophytien) oder Itraconazol indiziert sein, die lange genug dauern muss, da nicht abgetötete Pilze in distalen Nagelteilen mit dem Nagel herauswachsen müssen. Dermatophyten-Infektionen der Fingernägel erfordern in der Regel eine mindestens 6-wöchige (Terbinafin 0,25 g/Tag) bzw. 12-wöchige (Itraconazol 1 × tgl. 0,2 g oder 2 × tgl. 0,2 g jeweils eine Woche im Monat) Behandlung (unter regelmäßiger Kontrolle der Leberwerte). Diese sollte ergänzt

Tab. 25-3 Topische Therapie der Nagelmykosen (einschließlich Abtragung der Nagelplatte mittels Harnstoff).

Wirkstoff	Handelsname (Beispiel)	Dosierung und Anwendung	Dauer
Harnstoff (40 %) und Bifonazol (1 %)	Canesten Extra Nagelset Salbe	1 × tgl. für 7–14 Tage Harnstoff auftragen und mit Schaber abkratzen	7–14 Tage nach Abtragen des Nagels Weiterbehandlung mit Bifonazol Creme
Harnstoff (20 %)	Onychomal Creme	dick mit Okklusivverband auftragen; nach 5–10 Tagen Entfernung der erweichten Nagelteile	nach 14–16 Tagen zusätzlich topisches Antimykotikum (s. u.)
Amorolfin	Loceryl Nagellack	1–2 × wöchentlich	nach Klinik
Ciclopirox	Nagel Batrafen	• Monat 1: jeden 2. Tag • Monat 2: 2 × wöchentlich • ab Monat 3: 1 × wöchentlich	nicht länger als 6 Monate

Therapie

werden durch lokal wirkende Therapeutika (Clotrimazol, Miconazol, Ciclopirox) und durch mechanische Maßnahmen (Dünnfeilen der Nägel).
Besonders schwierig ist die Behandlung von Infektionen der Großzehennägel, die empfohlene **Therapiedauer** bei Einsatz von Itraconazol (0,2 g/Tag) bzw. Terbinafin (0,25 g/Tag) beträgt hier 12 Wochen. Rezidive sind jedoch häufig. Unter schwerer Immunsuppression und auch AIDS sind ggf. Dosiserhöhungen und Verlängerungen der Therapiedauer indiziert.

> Die früher oft übliche operative Entfernung der Nägel hat mit Verfügbarkeit der heutigen Substanzen keinen Stellenwert mehr in der Behandlung: Sie führt schnell zu einem Rezidiv, ist schmerzhaft und traumatisch, führt zur Deformation der Matrix und ist deshalb obsolet.

Ausnahmen hiervon können allerdings Onychomykosen z. B. mit Fusarium-Spezies bei Leukämiepatienten sein, in deren Folge schwere systemische, oft letale Infektionen auftreten und die evtl. durch Extraktion der betroffenen Nägel verhindert werden können. Eine zusätzliche topische Behandlungsmethode ist die Applikation von antimykotischem Nagellack (z. B. Amorolfin, s. S. 420) auf den dünn gefeilten Nagel. Langzeit-Heilungsraten sind jedoch deutlich geringer als bei systemischer Therapie, evtl. können Kombinationsbehandlungen die Behandlungen verkürzen und den Langzeiterfolg verbessern. Das relativ nebenwirkungsreiche und wenig wirksame Griseofulvin sollte bei Nagelmykosen nicht mehr gegeben werden.

Mikrosporie: Infektionen der Kopfhaut mit anthropophilen Stämmen (Microsporum audouinii) sind hochkontagiös, besonders unter Schulkindern. Mikrosporie ist meldepflichtig. Die Kopfhaare zeigen Fluoreszenz unter der Wood-Lampe. Bei **Tinea capitis** kommt differenzialdiagnostisch auch eine Trichophytie infrage.

Therapie: Die Therapie wurde früher mit Griseofulvin durchgeführt. Heute sollten weniger toxische systemische Mittel (Terbinafin, Itraconazol) zusammen mit topischem Ketoconazol verwendet werden.

Pityriasis versicolor: Das Auftreten ist stark abhängig von Wirts- und Umweltfaktoren (Hitze, Schwitzen, Corticosteroide).

Erreger: Erreger ist Pityrosporum (Malassezia) furfur.

Therapie: Viele Lokaltherapeutika sind wirksam. Als klassisches, jedoch bedenklich toxisches Mittel der Wahl galt Selendisulfid (Selsun 2,5 %). Aber auch andere lokal wirkende Antiseptika sind prinzipiell wirksam, so z. B. folgende Rezeptur: Acid. Salic. 5,9; Resorcini 5,0; Sp. Isopropyl 70 % ad 100,0. Diese werden jedoch heute durch topische Azole (Clotrimazol, Miconazol, Ketoconazol) abgelöst, die lokal wirksam und weniger toxisch sind. Systemisch kann Itraconazol (0,4 g für 3–7 Tage) oder Fluconazol (1 × 0,4 g) gegeben werden (Terbinafin ist nicht wirksam). Bei hartnäckigen Rezidiven kann eine Prophylaxe auch mit Ketoconazol-Shampoo (1 ×/Woche/Monat) durchgeführt werden.

Seborrhoische Dermatitis: Die seborrhoische Dermatitis durch Pityrosporum ovale (orbiculare) spricht ebenfalls auf Azole lokal, aber auch systemisch an. Kopfschuppen sind heute keine metabolischen Verhornungsstörungen mehr, wie man früher glaubte, sondern das Resultat einer chronisch persistierenden Infektion. Die Erkrankung kommt bei AIDS-Patienten häufiger und in relativ schwerer Form vor.

Therapie: Ketoconazol-Lösung (topisch), besonders bei seborrhoischer Dermatitis der Kopfhaut, oder andere topische Azole. Bessere kosmetische Haarpflegemittel gegen Schuppen enthalten mittlerweile auch diverse Azole, was allerdings aus Resistenzgründen sehr bedenklich ist.

Hefepilz-Infektionen

Candida-Infektionen

Candida-Infektionen werden begünstigt durch Antibiotika, Ovulationshemmer, Gravidität, Diabetes, Eisenmangel, Abwehrschwäche, HIV-Infektion und AIDS. Bei vielen Patienten ist die auslösende Ursache für eine Candida-Infektion nicht bekannt. Durch Selektion, aber auch durch häufige Behandlungen und vermutlich Unterdosierungen ist vor allem bei immunsupprimierten Patienten zunehmend mit resistenten Erregern zu rechnen – wenn auch grundsätzlich immer noch der häufigste Hefepilz, Candida albicans, Fluconazol-empfindlich ist (Tab. 25-4). Candida-Infektionen können verschieden lokalisiert sein (s. u.).

Erreger: Häufigster Erreger ist Candida albicans. Andere Candida-Arten (C. glabrata, C. parapsilosis, C. tropicalis, C. pseudotropicalis, C. krusei u. a.) werden zunehmend häufig beobachtet und machen bei invasiven Isolaten zusammen etwa knapp die Hälfte aller Candida spp. aus. Atypische Candida-Stämme mit erheblicher Ähnlichkeit mit C. albicans, die sich häufig bei HIV-Patienten nachweisen ließen, werden heute als neue Spezies Candida dublinensis abgetrennt. Candida albicans ist eine häufige Komponente der normalen Körperflora (Darm, Mund).

Genitalsoor: Bei Frauen als Vulvitis und Kolpitis mit Rötung, Juckreiz, weißlichen Belägen und cremeartigem Ausfluss. Manchmal steht auch nur der Juckreiz bei relativ geringem Lokalbefund im Vordergrund der Beschwerden. Bei Männern oft als Balanitis. Meist Partnerinfektionen, z. T. mit venerischer Komponente. Gelegentlich sekundäre Folge einer systemischen antibakteriellen Behandlung mit Breitband-Antibiotika.

Tab. 25-4 Wirksamkeit von Antimykotika gegen Candida-Spezies.

Candida-Spezies	Fluconazol	Itraconazol	Voriconazol	Posaconazol	5-Flucytosin	Amphotericin B	Echinocandine
C. albicans	E (R*)	E	E	E	E	E	E
C. tropicalis	E	E	E	E	E	E	E
C. parapsilosis	E	E	E	E	E	E	E–R
C. glabrata	EI–R	EI–R	EI–R	EI–R	E	E–I	E
C. krusei	R	I–R	EI–R	EI–R	I–R	E–I	E
C. lusitaniae	E	E	E	E	E	S–R	E
C. guilliermondii	E	E	E	E	E	E	R

E = empfindlich; EI = nur mit Hochdosis empfindlich; I = intermediär; R = resistent; R* = sehr selten resistent.

Therapie

Therapie: Für eine topische Therapie kommen Azole, wie Clotrimazol (Canesten GYN), Miconazol (Gyno-Daktar), Bifonazol, Econazol (Gyno-Pevaryl), aber auch Nystatin und andere Substanzen infrage. Povidon-Iod und Ciclopiroxolamin können ebenfalls zur kurzfristigen topischen Therapie verwendet werden. **Behandlungsdauer**: (3–)6–14 Tage. Nach Möglichkeit sollte der Partner mitbehandelt werden, der auch eine symptomarme Candida-Balanitis bzw. -Vulvitis haben kann. Die Rezidivneigung ist hoch, jedoch liegt dabei fast nie eine Resistenzentwicklung zugrunde. Auch eine systemische Eintagestherapie des Vaginalsoors mit Fluconazol (200 mg) oder Itraconazol (2 × 200 mg) ist wirksam. Rezidivierender Genitalsoor kann bei manchen Patientinnen ein erhebliches Problem darstellen (s. auch Kap. 15, S. 631).

Mundsoor: Häufig bei Frühgeborenen, auch unter Antibiotika-Therapie, bei Trägern von Gebissprothesen, bei Abwehrschwäche, AIDS (s. S. 829) und bei schwerkranken älteren Patienten.

Therapie: Eine bewährte Therapie ist die lokale Gabe von Nystatin als Suspension: 1 ml Suspension mit 100 000 IE/ml soll alle 3–6 Stunden in den Mund geträufelt werden (nach der Mahlzeit). Durch Herunterschlucken behandelt man potenziell auch im Ösophagus befindliche Läsionen. Lutschtabletten mit Pimaricin, Amphotericin B oder Clotrimazol sowie Miconazol-Mundgel und Miconazol-Tabletten sind ebenfalls gut wirksam.

Mundsoor bei AIDS spricht auf eine topische Behandlung schlecht an und muss systemisch mit Fluconazol oder Itraconazol, unter Umständen (resistente Candida-Spezies) auch mit Caspofungin oder Amphotericin B behandelt werden.

Für Säuglinge sind die Polyene Nystatin und Amphotericin B als Suspension oder auch Miconazol-Mundgel zur Behandlung gut geeignet.

Soor-Ösophagitis: Relativ häufige Komplikation bei Patienten mit myeloischer Insuffizienz oder schwerem T-Zell-Defekt bei AIDS (oft zusammen mit Mundsoor). Bei anderen Patienten ist eine Soor-Ösophagitis selten. Die Diagnose beruht auf einer Röntgenuntersuchung mit Breischluck oder besser einer Ösophagoskopie mit Erregergewinnung.

Therapie: Da es bei Soor-Ösophagitis auch zu einer Pilzinvasion in die Blutbahn kommen kann, ist bei Risikopatienten und klinischem Verdacht (Schluckschmerzen, retrosternales Druckgefühl) eine ungezielte Therapie berechtigt. Mittel der Wahl ist die orale Gabe von Nystatin oder Amphotericin B als Suspension. Bei schweren Formen und in jedem Fall bei hochgradiger Abwehrschwäche (AIDS) sollte immer eine systemische Therapie mit Fluconazol, Itraconazol oder einem Echinocandin bei Azol-Resistenz oder zur Vermeidung von Interaktionen erfolgen. Bei AIDS-Patienten (s. S. 829) hat sich die Gabe von Suspensionen bewährt, mit denen neben der systemischen auch sehr hohe topische Substanzkonzentrationen erzielt werden können (z. B. Itraconazol-Cyclodextrin-Suspension).

Candida-Erkrankungen des Darmes: Sehr selten. Im Stuhl von Gesunden nachweisbare Hefen haben keine klinische Bedeutung! Nur bei onkologischen Patienten mit hochgradiger Abwehrschwäche können durch Candida albicans entzündliche Schleimhautveränderungen hervorgerufen werden. Es ist ein bei Laien, Alternativmedizinern und Heilpraktikern weitverbreiteter Irrglaube, dass im Darm keine Pilze vorkommen dürfen. Es gibt in Deutschland ein Phänomen des »Pilzwahns«, bei dem Patienten, aber auch ihre Heiler extrem auf die Vorstellung fixiert sind, dass eine Vielzahl ihrer Beschwerden durch Pilze in ihrem Darm bedingt sei.

> Sogenannte Darmsanierungen von Candida bei Gesunden sind wissenschaftlich unbegründet und abzulehnen.

Eine Ausnahme ist die rezidivierende **Candida-Vulvovaginitis**, bei der gegen eine Darmbesiedlung zusätzlich Nystatin oral gegeben werden kann.

Candida-Pneumonie: Selten (nur bei Abwehrschwäche). Sie entsteht meist hämatogen (bei einer Candida-Sepsis, z. B. bei infiziertem Venenkatheter), manchmal auch durch Aspiration. Die Diagnose ist schwierig. Ein Nachweis von Hefen im expektorierten Sputum rechtfertigt keineswegs die Diagnose einer Candida-Pneumonie. Candida spp. sollten zumindest durch Bronchoskopie in größerer Zahl nachgewiesen werden. Bei längerer Intubation und Beatmung findet man häufig Candida-Arten im Trachealsekret ohne Pneumonie; meist liegt nur eine durch eine breite antibakterielle Therapie bedingte harmlose Selektion von Hefepilzen vor. Eine Prophylaxe mit Fluconazol bei Intensivpflegepatienten ist zu Recht sehr umstritten. Der »Kollateralschaden« durch Selektion und Resistenz wiegt den individuellen Nutzen kaum auf. Eine Prophylaxe kommt allenfalls bei schwer Kranken mit langer Liegezeit und sekundärer Abwehrschwäche sowie bei bestimmten chirurgischen Hochrisikopatienten, vor allem nach komplizierter Abdominalchirurgie, in Betracht.

Therapie: Bei vermuteter bzw. gesicherter Candida-Pneumonie wird eine systemische Therapie wie bei einer Candidämie mit Fluconazol (800 mg Tagesdosis, nur Candida-albicans-Stämme) oder bei Fluconazol-resistenten Spezies nach Antimykogramm mit Voriconazol oder einem der vergleichbar wirkenden Echinocandine, ggf. auch mit lipidformuliertem Amphotericin B (mit oder ohne Flucytosin) parenteral durchgeführt. Bei leichteren Formen kommt auch Fluconazol bzw. Voriconazol oral in Betracht.

Candida-Infektionen der Harnwege: Der Nachweis von Hefepilzen im Urin des Gesunden ist selten; meist findet man dann nur geringe Keimzahlen. Außer Candida albicans können auch Candida (Torulopsis) glabrata und Candida tropicalis nachgewiesen werden, deren klinische Bedeutung gering ist. Häufig stammen die Hefen nicht aus der Harnblase, sondern sind Kontaminationen des Urins bei einem Genitalsoor. Daher ist vor Einleitung einer Pilztherapie ggf. die exakte mikrobiologische Diagnose durch eine Blasenpunktion angezeigt. Eine symptomlose Fungurie auch mit hohen Keimzahlen kann nach kurzer Zeit spontan verschwinden. Diabetes mellitus, Blasendauerkatheter, externe Ableitungen und Zustand nach Nierentransplantation sind wichtige Prädispositionsfaktoren für eine Harnwegsinfektion durch Hefepilze. Candida kann auch bei disseminierter Candidiasis mit multiplen Nierenherden in den Urin gelangen und sekundär die Blasenschleimhaut befallen.

Therapie: Zur Therapie verwendet man am besten Fluconazol oral oder intravenös (400 mg Tagesdosis), mit dem im Urin sehr hohe Konzentrationen erreicht werden. Die i. v. Gabe von Caspo- oder Anidulafungin und ggf. lipidformuliertem Amphotericin B kommt bei Nierenparenchymbeteiligung bzw. Candida-Sepsis infrage. Dabei muss die Nierenfunktion genau überwacht werden.

Candidämie und invasive Candidiasis: Die häufigsten Eintrittspforten sind zentrale Venenkatheter. Selten, aber sehr gefährlich ist eine postoperative Endokarditis nach Implantation künstlicher Herzklappen. Vor allem bei myeloischer Insuffizienz und Mukositis, aber auch nach komplizierten abdominalchirurgischen Eingriffen mit Darmeröffnung und Gewebehypoxie kann es zum Übertritt von Candida spp. aus den Schleimhäuten des Gastrointestinaltrakts in die Blutbahn kommen. Andere Manifestationen sind Candida-Peritonitis oder intraabdominelle Abszesse nach bauchchirurgischen Eingriffen, Peritonealdialyse und selten spontane Peritonitis bei Aszites und Leberzirrhose. Eine invasive Candida-Infektion ist in anderen Situationen extrem selten, so z. B. im Rahmen der HIV-Infektion bzw. AIDS.

Klinik: Keine spezifischen Symptome, meist nur Fieber unter Antibiotika; relativ häufig entstehen Absiedlungen in Retina, Gehirn und Nieren. Ein septischer Schock ist eher selten. Nur bei massiver Fungämie lassen sich die Erreger in Blutkulturen nachweisen; häufig findet man Candida im Urin bzw. an den Spitzen der Venenkatheter oder im Aszites bzw. im Dialysat.

! Bei Candidämie und invasiver Candidiasis muss immer der Augenhintergrund kontrolliert werden!

Eine Sonderform der invasiven Candidiasis stellt die **chronisch disseminierte Candidiasis** mit multiplen Herden in Leber, Milz und anderen Organen dar. Betroffen sind vor allem Patienten mit akuten Leukämien. Typischerweise wird die Erkrankung mit Erholung des Knochenmarks und Anstieg der Granulozyten durch persistierendes Fieber, Leberdruckschmerz, erhöhte alkalische Phosphatase und sonographisch zielscheibenartige Läsionen manifest.

Therapie: Die klassische Therapie invasiver Candida-Infektionen ist die Kombination von konventionellem Amphotericin B + Flucytosin, das heute prinzipiell wegen der bekannten Nephrotoxizität durch lipidformuliertes Amphotericin B (LFAmB) ersetzt werden sollte (Tab. 25-5). Echinocandine wie Anidulafungin, Caspofungin und Micafungin sind mittlerweile eine gut erprobte, vergleichbar wirkende, sehr gut verträgliche und effektive Alternative zur Amphotericin-B-Therapie bei invasiven Candida-Infektionen nichtgranulozytopener Patienten. Bei unkomplizierter Fungämie (Abwesenheit von Organherden, ausreichende Granulozytenzahl, keine vorherige Azol-Prophylaxe) kann Fluconazol (tgl. 400 mg) gegeben werden. Bei Candida-Retinitis kommt auch die Kombination von Fluconazol (tgl. 400 mg) und Flucytosin (tgl. 100 mg/kg) infrage. Die Therapie der chronisch disseminierten Candidiasis muss individuell festgelegt werden. Eine Stabilisierung und kontinuierliche antimykotische Therapie vorausgesetzt, ist diese Erkrankung dabei keine absolute Kontraindikation für eine weitere intensive onkologische Therapie.

Ein **infizierter Fremdkörper** sollte, wann immer möglich, entfernt werden; auch nach Entfernen eines infizierten Venen- oder Dialysekatheters sollte eine 10-tägige sys-

Tab. 25-5 Therapieschemata zur Behandlung schwerer invasiver Candida-Infektionen.

Erkrankung	Therapie 1. Wahl	Alternativ-Therapie 2. Wahl	Dauer und Kommentar
Candidämie	• Fluconazol 2 × tgl. 200 mg (6 mg/kg), Initialdosis 2 × 400 mg (12 mg/kg) oder • ein Echinocandin (Anidulafungin, Caspofungin oder Micafungin)	• LFAmB[1] 1 × tgl. 3–5 mg/kg (1. Wahl bei neutropenen Patienten) oder • Voriconazol 3 mg/kg/Tag (Initialdosis 2 × tgl. 4 mg/kg)	• Behandlungsdauer: mind. 14 Tage ab erster negativer Blutkultur und Symptomfreiheit (und Erholung von der Neutropenie) • Behandlung von Nicht-C.-albicans-Stämmen sollte sicherheitshalber stets mit einem Echinocandin erfolgen
Endokarditis	• LFAmB 1 × tgl. 5 mg/kg oder • AmB 0,7–1,0 mg/kg/Tag ± 5-Flucytosin 1 × tgl. 100 mg/kg • auch Echinocandin in hoher Dosis vermutlich gleichwertig	• Fluconazol 2 × tgl. 400 mg (12 mg/kg) • ggf. niedrigere Dosis (2 × tgl. 400 mg) bei negativer Blutkultur und guter Empfindlichkeit	• Klappenoperation ist nahezu immer indiziert • nach 6 Wochen Induktionsbehandung meist lebenslange Suppressionstherapie erforderlich (Dosisanpassung/Tag: Anidulafungin 150–200 mg oder Caspofungin 100–150 mg)
Meningitis	LFAmB 1 × tgl. 5–6 mg/kg + Flucytosin 1 × tgl. 100 mg/kg	Fluconazol 2 × tgl. 400 mg (12 mg/kg)	• Therapie ca. 6 Wochen in Abhängigkeit von klinischer Besserung und Liquorbefund • ggf. Fluconazol-Langzeittherapie, dann mit reduzierter Dosis (2 × tgl. 200 mg)
Osteomyelitis	• LFAmB 3–5 mg/kg/Tag oder • Fluconazol 6–12 mg/kg/Tag	Echinocandin in Normaldosierung	• Therapiedauer (parenteral) 3–6 Wochen • danach orale Anschlussbehandlung mit Fluconazol 2 × 200 mg für mind. 6, eher 12 Monate • chirurgische Mitbehandlung oft indiziert – in jedem Fall bei Fremdkörperinfektionen!
Endophthalmitis	• LFAmB 1 × tgl. 3–5 mg/kg + 5-FC 1 × tgl. 100 mg/kg und/oder	Voriconazol 2 × tgl. 3–4 mg/kg (Initialdosis 2 × 6 mg/kg an Tag 1)	• Therapiedauer (parenteral) 4–6 Wochen • frühzeitig Vitrektomie prüfen (zur Erhaltung des Augenlichts)

Tab. 25-5 Therapieschemata zur Behandlung schwerer invasiver Candida-Infektionen. *(Fortsetzung)*

Erkrankung	Therapie 1. Wahl	Alternativ-Therapie 2. Wahl	Dauer und Kommentar
Endo-phthalmitis *(Fortsetzung)*	• intravitreale Appl.: AmB 5 µg + 5-FC oder • Fluconazol 2 × tgl. 200–400 mg (6–12 mg/kg)		• orale Anschlussbehandlung nach Klinik und Grunderkrankung
Ösophagitis	• Fluconazol 2 × tgl. 100–200 mg (3–6 mg/kg) oder • ein Echinocandin in z. T. angepasster Dosierung	• Itraconazol (Lösung) 2 × tgl. 100 mg oder • Posaconazol 2 × tgl. 400 mg oder • Voriconazol 2 × tgl. 200 mg	• Therapiedauer 2–3 Wochen • orale Applikation der Azole ist einer parenteralen Applikation vorzuziehen • Echinocandin-Dosierung (nur Anidulafungin initial doppelte Dosis): – Caspofungin 50 mg/Tag – Micafungin 150 mg/Tag – Anidulafungin 50 mg/Tag

[1] Lipidformuliertes Amphotericin B (liposomales AmB oder AmB-Lipidkomplex – zu beachten sind hierbei substanzspezifische Dosisunterschiede!).

Therapie

temische Nachbehandlung erfolgen. Die Entfernung eines infizierten Katheters darf nicht über einen Leitdraht (»guide wire«) erfolgen, da hierdurch Pilze im Katheter massiv losgelöst und zu einer unmittelbaren Besiedlung des neuen Katheters führen können. Bei einer **Candida-Endokarditis** ist eine Entfernung der infizierten Herzklappe fast immer notwendig und auch dann verbunden mit einer langen (lebenslangen?) Dauer-Suppressionsbehandlung. Mit lipidformuliertem Amphotericin B und Azolen (Fluconazol) zur Behandlung der Candida-Endokarditis liegen schon Erfahrungen vor, die für Echinocandine bisher weitgehend fehlen. Ihr Einsatz erscheint dennoch erfolgversprechend und gerechtfertigt – jedoch unter Anwendung der jeweils zugelassenen Höchstdosis!

Candida-Infektionen der Haut: Relativ häufig, nicht gefährlich, aber lästig. Die sehr häufigen klinischen Krankheitsbilder Intertrigo, Perianalekzem, Windeldermatitis, Balanitis, chronische Paronychie, Perlèche und Otitis externa werden überwiegend (aber nicht immer) durch Candida albicans verursacht. Eine lokale Mazeration oder Irritation der Haut und bakterielle Superinfektionen können bei der Pathogenese eine Rolle spielen. Auf eine Candida-Infektion deuten Rötung, erheblicher Juckreiz, weiße Beläge, manchmal auch eine Schuppung hin.

Therapie: Die Therapie oberflächlicher Infektionen besteht in der topischen Anwendung von Antimykotika. Meist werden Polyene (Nystatin, Amphotericin B) oder Azole (Clotrimazol, Miconazol, Bifonazol u. a.) als Salbe, Creme oder Lösung angewandt.

> Griseofulvin, Terbinafin und Tolnaftat wirken bei Candida-Infektionen nicht!
> Flucytosin als Monotherapie sollte wegen der Gefahr einer Resistenzentwicklung vermieden werden.

Die systemische Gabe von Fluconazol bzw. Itraconazol ist nur bei schweren Infektionen indiziert. Bei starkem Juckreiz kann gleichzeitig eine Infektionsallergie vorliegen. Dann ist eine zusätzliche, kurz dauernde topische Therapie mit einem Corticosteroid indiziert. Auslösende Faktoren, wie Hautmazerationen, sind möglichst zu beseitigen. Bei Intertrigo sind Kombinationen von Pilzmitteln mit Zinksalbe sinnvoll.

Chronische mukokutane Candidiasis: Die chronische mukokutane Candidiasis (Candidiasis granulomatosa) findet sich meist bei Kindern mit primärem oder erworbenem, isoliertem oder kombiniertem T-Zell-Defekt; die klassische Form ist eine eigenständige Entität und mit progressiven Autoimmunphänomenen assoziiert.

Therapie: Die Therapie einer chronischen mukokutanen Candidiasis ist schwierig. Eine Heilung oder Besserung ist oft nicht möglich. Eine lang dauernde topische Therapie führt zu unbefriedigenden Ergebnissen. Die orale Gabe von Fluconazol, Itraconazol oder Voriconazol (nach Rezidiv) für längere Zeit bis hin zu mehreren Jahren hat am ehesten Aussicht auf Erfolg. Mit Rezidiven und vor allem einer Resistenzentwicklung ist zu rechnen. Die Kombination von Amphotericin B mit Flucytosin oder Anidulafungin und Caspofungin kommt nur kurzfristig bei schweren therapieresistenten Formen in Betracht.

Schimmelpilz-Infektionen

Aspergillus-Infektionen

Häufungen von Aspergillus-Infektionen in Kliniken sind meist durch Baumaßnahmen oder defekte Ventilationssysteme bedingt. Aspergillus-Sporen werden von gesunden Menschen häufig inhaliert und ohne Folgen wieder expektoriert. Ein einmaliger Nachweis einer einzigen Kolonie von Aspergillus fumigatus im Sputum bedeutet daher noch keine Erkrankung; ein wiederholter oder massiver Nachweis aber ist fast beweisend, da A. fumigatus nicht zur normalen Körperflora gehört.

Erreger: Wichtigster Erreger ist der thermophile Schimmelpilz Aspergillus fumigatus; seltener sind andere Aspergillus-Arten (A. flavus, A. nidulans, A. niger, A. terreus/glaucus) beteiligt. Aspergillus fumigatus ist weitverbreitet in der Umwelt (Erde, Feuchtzonen, Blumentöpfe, Hausstaub, faulendes Holz, schimmelnde Pappe, Tapeten).

Diagnostik: Der kulturelle Nachweis gelingt am besten auf einem Pilzmedium, das bei erhöhten Temperaturen (40–45 °C) bebrütet wird. Im Serum lassen sich Aspergillus-fumigatus-Antigene wie Galactomannan bzw. Genprodukte nachweisen (in klinischer Evaluation bei granulozytopenen Patienten) – auch durch spezifische Antikörper (unzuverlässig bei Abwehrschwäche). Mikroskopisch lassen sich Aspergillus-Infektionen mit ihren hyalin septierten Hyphen oft von einer Mucormykose unterscheiden, nicht aber von anderen opportunistischen Pilzen wie Fusarium, Pseudallescheria und anderen Spezies, weshalb zur Auswahl der geeigneten Therapie stets ein kultureller Nachweis anzustreben ist.

Klinik: Aspergillus-Arten können zu verschiedenartigen Erkrankungen führen.

- **Bronchopulmonale Aspergillose:** Neben rein allergischen Formen, die sich als Asthma manifestieren und durch Inhalation von Sporen entstehen, kann es auch zu einem lokal invasiven Befall der Bronchien mit Destruktionen der Bronchialwand kommen. Eine systemische Therapie kommt bei wiederholtem Pilznachweis im Bronchialsekret in Betracht. Oft besteht gleichzeitig eine Pilzsinusitis.

- **Aspergillom:** Dabei handelt es sich um eine Aspergillus-Infektion präformierter Höhlen (Lungenzysten, alte Kavernen). Röntgenbild, CT und MRT sind typisch für Schimmelpilze, jedoch nicht immer spezifisch für Aspergillus. Oft kommt es dabei zu Hämoptoe. Ein Aspergillom (= Pilzball) war bislang mit einer systemischen Therapie kaum behandelbar (eine Behandlung mit Itraconazol oder vermutlich besser Voriconazol kann versucht werden) und muss bei schwerer Hämoptoe meist operativ behandelt werden. Es gibt Spezialisten, die einen Aspergillus-Pilzball nach Einlegen eines feinen Katheters (perkutan, transbronchial) topisch mit Amphotericin B, Itraconazol oder anderen Pilzmitteln offenbar erfolgreich behandelt haben.
- **Invasive pulmonale Aspergillose:** Diese gibt es als extrem therapieresistente Pneumonie mit z. T. relativ typischen Röntgenbildern bei hochgradiger Abwehrschwäche (z. B. Leukämie, Knochenmarktransplantation, Organtransplantation, AIDS vor der HAART-Ära). Sie tritt häufig zusammen mit anderen Komplikationen, meist im Finalstadium der Grundkrankheit, auf. Gefürchtet sind pulmonale Massenblutungen nach Arrosion großer Pulmonalarterienäste. Therapie der Wahl ist entweder Voriconazol (2 × tgl. 200 mg nach doppelter Initialdosis) oder lipidformuliertes Amphotericin B (5–6 mg/kg/Tag) für meist lange Zeit (Wochen bis Monate). Unter den Echinocandinen ist nur Caspofungin zur Therapie zugelassen und eine Alternative bei Unverträglichkeit der anderen Substanzen.
- **Disseminierte Aspergillose:** Vorkommen bei hochgradiger Abwehrschwäche. Eintrittspforte ist zumeist die Lunge, manchmal jedoch nicht erkennbar. Häufig hämatogene Absiedlungen (Organabszesse, infizierte Infarkte), vor allem in Gehirn, Nieren, Myokard, Leber. Blutkultur meist negativ.
- Seltenere Formen sind Augeninfektionen, Otitis externa, Sinusitis und Besiedlung chronischer Hautulzera oder Brandwunden sowie Fremdkörperinfektionen, z. B. bei Venenkathetern.

Therapie: Die Therapie von Aspergillus-Infektionen ist schwierig. Bei schweren Erkrankungen verwendete man über viele Jahre bislang die Kombination von Amphotericin-B-Deoxycholat und Flucytosin in maximaler Dosierung (1–1,5 mg/kg/Tag, infundiert über 2–4 h; s. S. 378 u. S. 382). Die besser verträgliche Alternative mit liposomalem Amphotericin B (3–5 mg/kg/Tag) oder auch AmB-Lipidkomplex hat diese konventionelle Behandlung weitgehend abgelöst (s. S. 378). Weitere Alternativen bzw. Mittel der 1. Wahl sind Voriconazol auch bei refraktären Infektionen sowie bis auf Weiteres an 2. Stelle intravenös verabreichtes Itraconazol, orales Posaconazol oder Caspofungin i. v. Zumindest gegenüber konventionellem AmB ist Voriconazol überlegen – nicht nur mit verbesserter antimykotischer Effektivität, sondern auch einem Überlebensvorteil. Eine nahezu gleichwertige Alternative ist die Therapie mit Caspofungin – gegenüber Voriconazol mit dem Nachteil der notwendigen parenteralen Behandlung, aber mit Vorteil der geringeren Interaktionen (s. S. 418). Eine Inhalation von Amphotericin B bei bronchopulmonaler Aspergillose wirkt unterstützend.

Prognose: Die Prognose invasiver Aspergillus-Infektionen bei Granulozytopenie ist auch bei optimaler Therapie relativ schlecht – mit einer Gesamtmortalität von 53–70 % 3 Monate nach Diagnosestellung. Bei einem Therapieansprechen ist eine prolongierte Behandlung erforderlich, die sich über Monate hinziehen kann; chirurgische Maßnahmen können zur Herdsanierung erforderlich sein. Nicht selten ist eine Aspergillus-Infektion die finale Komplikation einer schweren Erkrankung mit Abwehrschwäche. Voraussetzung einer erfolgreichen Therapie ist nahezu immer die Überwindung der zugrunde liegenden Abwehrstörung.

Zygomykosen

Zygomykosen werden durch verschiedene Schimmelpilzarten (Zygomyzeten) hervorgerufen. Eintrittspforten sind Haut und Schleimhäute des Respirationstrakts sowie infizierte Venenkatheter. Die Pilze können bei immunsupprimierten Patienten sowie bei ketoazidotischen Diabetikern die Gefäßwände durchdringen und Thromben sowie Infarkte im Gehirn und in anderen Organen verursachen. Oberflächliche Infektionen der Haut, im äußeren Gehörgang und der Ösophagus- und Magen-Darm-Schleimhaut, die zu eitrigen Nekrosen führen, sind leichter zu diagnostizieren als Lungenerkrankungen (Infarkte), zur Orbita bzw. zum Gehirn fortgeleitete Infektionen der Nasennebenhöhlen und disseminierte Erkrankungen.

Erreger: Am häufigsten sind Infektionen durch Rhizopus und Mucor (Mucormykosen).
Von steigender Bedeutung bei Patienten mit Neutropenie bzw. nach Organtransplantation sind Infektionen mit Fusarium- und Scedosporium-Arten. Daneben gibt es eine Vielzahl von früher seltenen Schimmelpilzen, die gelegentlich auch eine Infektion verursachen können, welche klinisch und radiologisch nicht von einer invasiven Aspergillose zu unterscheiden ist.

Therapie: Derzeitige Therapie der Wahl invasiver Zygomykosen ist liposomales Amphotericin in Maximaldosierung (5 mg/kg und höher), kombiniert mit chirurgischem Débridement; herkömmliche Azole sind unwirksam. Noch nicht abschließend geklärt ist die Bedeutung einer Kombinationsbehandlung, die jedoch zumindest bei schweren invasiven Infektionen mit Hinweisen auf besseren Erfolg durchgeführt werden sollte: entweder zusammen mit Caspofungin oder auch bei Nachweis einer Wirksamkeit zusammen mit Posaconazol. Zumindest in vitro hat die zusätzliche Applikation eines Nicht-Desferrioxamin-Eisenchelat-Bildners einen zusätzlichen Effekt gegen Zygomykosen. Neue Triazole wie Voriconazol oder Posaconazol wirken im Übrigen zumeist auch gegen Fusarium und einige andere seltene Hyalophyomyzeten und Schwärzepilze (Phäohyphomyzeten) und sind dann Mittel zur oralen Behandlung über einen sehr langen Zeitraum. Problematisch bei Posaconazol ist die rein orale Applikation einer Suspension, deren Absorption sehr variabel vor allem bei Mucositis und in Abhängigkeit fettreicher Mahlzeiten ist. Zudem wird ein wirksamer Spiegel erst innerhalb einer Woche aufgebaut und ist auch mit Dosiseskalation über 800 mg/Tag nicht zu erhöhen. Insgesamt ist die Therapie seltener Schimmelpilz-Infektionen komplex und bedarf im Einzelfall der Expertenkonsultation.

Andere Pilzinfektionen

Sporotrichose: Chronische, granulomatöse Hautmykose, die bei ausgeprägter Abwehrschwäche und gelegentlich auch bei offenbar Gesunden durch hämatogene Streuung innere Organe, Augen und Knochen befallen kann. Die hefeähnlichen dimorphen Pilze (rund oder zigarrenförmig) sind im Gewebe oft sternförmig von PAS-positivem, eosinophilem Material umgeben. Weltweites Vorkommen bei Tieren und Menschen, vor allem in wärmerem Klima. Die Pilzsporen dringen durch kleine Hautverletzungen mit kontaminierten Dornen, Holzsplittern oder Grashalmen ein. Nach 1–4 Wochen entsteht ein schmerzloser Primärherd (einige Millimeter bis zu 4 cm großer Knoten, glatt oder verrukös, oft ulzerierend und von rotem Hof umgeben). Sekundärläsionen können proximal entlang dem Lymphgefäßverlauf auftreten (**lymphokutane Sporotrichose**; meist ohne Lymphknotenbeteiligung) und ähneln morphologisch dem Primärherd. Spontanheilungen nach Monaten oder Jahren sind möglich. Beim Fortschreiten kann es zu Arthritis, Osteomyelitis oder Meningitis, selten auch zu einer multifokalen disseminierten Erkrankung (besonders bei immunsupprimierten Patienten) kommen. Bei Sporeninhalation kann sich eine **granulomatöse Pneumonie** mit ein- oder beidseitigen Kavernen ausbilden.

Erreger: Sporothrix schenckii.

Diagnostik: Die Diagnose gelingt durch den mikroskopischen und kulturellen Nachweis der Pilze im Bioptat.

Therapie

Therapie: Die Therapie der **lymphokutanen Sporotrichose** besteht in der Gabe von Itraconazol (Itraconazol-Cyclodextrinlösung). Fluconazol ist ebenfalls wirksam, aber weniger effektiv (60–70 % Heilung). Standardtherapie lebensbedrohlicher invasiver Infektionen ist nach wie vor Amphotericin B (heute lipidformuliert). Über die klinische Wirksamkeit neuerer Substanzen wie Voriconazol und Caspofungin ist bislang sehr wenig bekannt. Die herkömmliche orale Behandlung mit gesättigter Kaliumiodidlösung (»*saturated solution potassium iodide*«, SSKI) ist gut bei lymphokutaner Sporotrichose wirksam, muss in ansteigender Dosierung 6–12 Wochen durchgeführt werden und hat häufig Nebenwirkungen. Besser verträglich ist Itraconazol (tgl. 100–200 mg, bei Knochen- und Gelenkbeteiligung tgl. 200–400 mg). Bei **extrakutanen Formen** sollte primär Amphotericin B (bei Meningitis in Kombination mit Flucytosin und Itraconazol i. v.) eingesetzt werden, wenngleich auch bei Immunsuppression langfristig Itraconazol zu vergleichbaren Ergebnissen führt. Aufgrund unterschiedlicher Bioverfügbarkeit und häufiger Interaktionen sollten Spiegelmessungen von Itraconazol durchgeführt werden (ein Talspiegel von nicht metabolisiertem Itraconazol von 500 ng/ml sollte in Analogie zu Aspergillus-Infektionen angestrebt werden).

Prognose: Die Prognose ist bei den kutanen Formen ausgezeichnet, bei Knochen- und Gelenkbeteiligung ebenfalls günstig (jedoch ist eine längere Behandlung notwendig); bei disseminierten Formen ist sie relativ ungünstig (ein letaler Ausgang ist möglich).

Kryptokokkose: Siehe S. 542 und S. 830.

Klassische endemische Mykosen: Es gibt exotische Pilzinfektionen, die klinisch ähnlich wie eine Tuberkulose verlaufen können und deren Auftreten an die endemische Verbreitung ihrer Erreger gebunden ist.

Histoplasmose: Siehe S. 570.

Coccidioidomykose: Die Coccidioidomykose gehört zu den in Europa nicht vorkommenden Systemmykosen und tritt in mehreren Formen auf: **primär pulmonal, primär extrapulmonal**, als **Meningitis** und **disseminiert.** Die überwiegende Mehrzahl aller Infektionen erfolgt pulmonal. Davon sind viele selbstlimitierende Erkrankungen, nur wenige sind Pneumonien, oft verbunden mit einer Pleuritis, die sich bis zur Kavernenbildung zunächst kaum von bakteriellen Pneumonien unterscheiden. Extrapulmonale Manifestationen sind eine Rarität, jedoch häufiger bei schwerem Immundefekt wie AIDS. Typisch sind bereits bei Beginn »Rheuma-ähnliche« Symptome und Befunde, wie Fieber, Arthralgien, flüchtiges Exanthem und Erythema nodosum, weshalb die Coccidioidomykose auch als Wüstenrheumatismus bezeichnet wurde.

Erreger: Die Coccidioidomykose wird hervorgerufen durch Coccidioides immitis (Kalifornien) und Coccidioides posadasii (Vorkommen in trockenem Klima Nord-, Mittel- und Südamerikas).

Diagnostik: Die Diagnose wird mikroskopisch, kulturell und serologisch gestellt, evtl. auch durch einen Hauttest.

Therapie: Frühe unkomplizierte Infektionen ohne Risikofaktoren wie HIV bedürfen zunächst keiner Behandlung. Amphotericin B, Itraconazol, Ketoconazol und Fluconazol sind wirksam, wenn auch nicht sehr zuverlässig. Mittel der Wahl bei Meningitis ist Fluconazol (die früher übliche intrathekale Amphotericin-B-Applikation verbessert die Ergebnisse nicht wesentlich), bei extrameningealen, nicht lebensbedrohlichen Manifestationen Itraconazol. Offensichtlich zeigen einige Heilversuche auch eine sehr gute Wirkung von Posaconazol. Da die Zellwand der Coccidioides-Spezies auch Chitin und β-1,3-Glucan enthält, sollte auch Caspofungin wirken (Tab. 25-6).

Blastomykose: In den Flussebenen von Mississippi und Missouri, Zentral- und Ostkanada, aber auch in Südamerika und Afrika

Tab. 25-6 Therapieschemata zur Behandlung von Coccidioidomykosen (Coccidioides immitis, Coccidioides posadasii).

Erkrankung	Behandlung (Dosis/Tag)	Alternative (Dosis/Tag)	Dauer und Anmerkungen
primäre Erkrankung (unkomplizierte Pneumonie: Valley fever)	Fluconazol 2 × 200–400 mg	Itraconazol 2–3 × 200 mg	• 3–6 Monate • Therapie nur erforderlich bei Immunsuppression, Schwangerschaft, Diabetes
primäre Erkrankung (miliar und retikulo-nodulär)	lipidformuliertes AmB 3–5 mg/kg	• Fluconazol 2 × 200–400 mg oder • Itraconazol 2 × 200 mg im Anschluss	• ca. 12 Monate • nachfolgend regelmäßige jährliche Kontrolluntersuchungen
chronisch pulmonal	• Fluconazol 2 × 200–400 mg oder • Itraconazol 2–3 × 200 mg + chirurgische Mitbehandlung	lipidformuliertes AmB 3–5 mg/kg nur bei Unwirksamkeit der Azole (ggf. Heilversuch mit Posaconazol)	• mind. 12, 24 Monate • chirurgische Resektion von Herden, wenn möglich
disseminiert	Fluconazol 2–3 × 400 mg + lipidformuliertes AmB 3–5 mg/kg	Itraconazol 3(–4) × 200 mg (besser bei ossärer Beteiligung)	• Monate bis Jahre, Prognose aber gut • Stellenwert von zusätzlichem Amphotericin B unklar
Meningitis	Fluconazol 2 × 400 mg + lipidformuliertes AmB 3–5 mg/kg	Itraconazol 3 × 200 mg oder Posaconazol	bei refraktärer Meningitis AmB intrathekal (0,1 bis max. 1,5 mg/Dosis 1–3 ×/Woche)
Prophylaxe bei Transplantation + Immunsuppression	Fluconazol 2 × 100–200 mg	Posaconazol vermutlich sehr gut wirksam	für ein Jahr nach Transplantation in Endemiegebieten, bei Sekundärprophylaxe vermutlich lebenslang

Erreger

vorkommende Systemmykose mit chronisch granulomatösen Haut-, Lungen- und extrapulmonalen Manifestationen. Die klinischen Manifestationen sind denen der Coccidioidomykosen nicht unähnlich, jedoch mit sehr viel häufigerer diagnostizierten extrapulmonalen Infektionen und Erkrankungen.

Erreger: Erreger ist ein dimorpher Pilz, Blastomyces dermatitides.

Diagnostik: Die Diagnose erfolgt durch den mikroskopischen, histopathologischen und kulturellen Erregernachweis. Serologische Methoden sind ungeeignet.

Therapie: Therapie der Wahl nicht lebensbedrohlicher, nicht meningealer Infektionen ist Itraconazol 200–400 mg/Tag oral für 6 Monate. Im Vergleich zu den Coccidioidomykosen wirkt bei den Blastomykosen Itraconazol geprüft besser als Fluconazol. Alternativen sind dennoch bis auf Weiteres, zumindest bei Unverträglichkeit, zunächst Fluconazol und bei lebensbedrohlichen und meningealen Infektionen Amphotericin B mit oder ohne Flucytosin sowie auch allein oder in Kombination Voriconazol (vielversprechend).

Paracoccidioidomykose: Trotz des Erregernamens – mit Ausnahme von Chile – in tropischen und subtropischen Wäldern von Gesamt-Südamerika vorkommende, relativ seltene Systemmykose. Typisch sind pulmonale und extrapulmonale Infektionen, die neben akuten juvenilen Formen vor allem auch viele Jahre nach der ersten Infektion als Reaktivierung (erwachsene Form) zu polymorph progressiven Erkrankungen führen.

Erreger: Paracoccidioides brasiliensis.

Therapie: Sulfonamide sind wirksam in hoher Dosis und langer, viele Monate dauernder Behandlung (Sulfadiazin 4 g/Tag bzw. 80–100 mg/kg/Tag für Kinder oder auch Cotrimoxazol 2 × tgl. 960 mg). Itraconazol oder Ketoconazol, bei lebensbedrohlichen bzw. meningealen Infektionen auch Amphotericin B und/oder Voriconazol, Posaconazol wurde noch nicht geprüft (in nicht publizierten Erfahrungsberichten jedoch viel versprechend!).

Penicilliose: Bedeutsam wurde die Penicilliose vor allem erst durch hohe Erkrankungsraten bei AIDS-Patienten mit weniger als 100 CD4-Zellen/µl in der Zeit vor HAART, verbunden mit einer hohen Mortalität (in Thailand dritthäufigste AIDS-Manifestation!). Auf Importinfektionen sollte geachtet werden. Typische Symptome dieser Infektion mit einem eher chronischen Verlauf sind subfebrile Temperaturen, Anämie, Gewichtsverlust; zusätzlich liegen eine oder mehrere Hautläsionen (70 %), Husten und eine generalisierte Lymphadenopathie (50 %) vor. Auch sind Reaktivierungen unter Immunsuppression noch nach 10 Jahren beschrieben.

Erreger: Infektionen werden durch den in Südostasien einschl. Südchina und Indonesien (auch Singapur) endemisch vorkommenden Pilz Penicillium marneffei verursacht.

Therapie: Penicillium ist hochempfindlich gegenüber Itraconazol, Ketoconazol und auch Flucytosin. Etwas geringer (intermediär) wirksam sind Fluconazol und Amphotericin B. Bei Einzelsubstanzen ist jedoch jeweils in 20–25 % der Fälle mit einem Therapieversagen zu rechnen. Die Behandlung sollte in der Regel mit dem am besten geprüften und wirksamen Azol Itraconazol (2 × tgl. 200 mg für mind. 2 Monate und Rekonstitution der zellulären Immunität) erfolgen, schwere Infektionen werden initial zusätzlich mit lipidformuliertem Amphotericin B (5 mg/kg/Tag), evtl. auch kombiniert mit Flucytosin (100 mg/Tag) parenteral behandelt. Eine Langzeitprophylaxe ist erforderlich, solange die Zahl von CD4-Zellen nicht > 200/µl liegt (2 × 100 mg Itraconazol). Voriconazol ist dem Itraconazol vergleichbar, Fluconazol ist weniger wirksam.

26 Parasitäre Erkrankungen

Die vierte Gruppe von Infektionserregern neben Bakterien, Viren und Pilzen stellen Parasiten dar. Man unterscheidet zwischen **einzelligen Protozoen** und **vielzelligen Parasiten (Würmern)**. Die jeweiligen Organinfektionen (z. B. Amöbiasis, Amöben-Enzephalitis, Pneumocystis-Infektionen) werden in den entsprechenden Organkapiteln dargestellt.

Toxoplasmose

Die Infektion durch den im Tierreich weitverbreiteten Parasiten Toxoplasma gondii ist die häufigste parasitäre Erkrankung in Mitteleuropa. Nur ein kleiner Teil der Infizierten weist jedoch eine klinische Symptomatik auf.

Erreger: Toxoplasma gondii.

Diagnostik:

- **Erregernachweis:** Bei angeborener Toxoplasmose können nur selten Toxoplasmen im gefärbten Liquorsedimentausstrich mikroskopisch nachgewiesen werden. Ein Antigennachweis ist mit verschiedenen Methoden (auch PCR) in Liquor, Blut und Fruchtwasser möglich und hat bei einer aktiven Infektion eine hohe Sensitivität und Spezifität. In der Plazenta und in Bioptaten beweist das Vorkommen von Tachyzoiten, bei Neugeborenen auch von reichlich Zysten, eine aktive Toxoplasmose.
- **Serologie:** Der Sabin-Feldman-Test (Goldstandard), der indirekte Fluoreszenz-Antikörpertest (IFA) und der Hämagglutinationstest eignen sich als Suchreaktionen und weisen IgG-Antikörper nach, die frühestens 2 Wochen nach Infektion und dann lebenslang bestehen bleiben können. Das Auftreten von Toxoplasma-spezifischen IgM (ca. eine Woche nach Infektion) und ihr späteres Verschwinden sprechen bei immunkompetenten Personen für eine kürzlich stattgefundene Infektion. Allerdings können spezifische IgM, die in der frühen Schwangerschaft erstmals festgestellt werden, auch schon vor Eintritt der Gravidität gebildet worden sein. Eine kritische Interpretation der serologischen Befunde ist wichtig (im Zweifel Bestätigung durch ein Referenzlabor), da Antikörper mit höherem Titer auch bei stummer Infektion längere Zeit persistieren können und auch falsch negative Tests bei niedrigem IgG-Titer möglich sind (IFA). Meist sind zur Kontrolle mehrere serologische Methoden erforderlich.
  - **Neugeborene** können ohne Erkrankung im Serum von der Mutter stammende Leihtiter (IgG) haben, die in den ersten Lebensmonaten allmählich abfallen. Beweisend ist die Feststellung von spezifischen IgM mit ansteigendem Titer beim Neugeborenen. Ein rasch abfallender Titer von IgM kann auf dem seltenen Übergang mütterlicher Antikörper auf das Kind durch einen Plazentariss vor der Geburt beruhen. Viele Neugeborene mit angeborener Toxoplasmose haben in den ersten Lebenswochen noch keine Toxoplasma-spezifischen IgM gebildet, und es kommt erst nach Monaten zu einem Titeranstieg. Bei Krankheitsverdacht sollten Neugeborene mit negativem IgM-Test nach 2–4 Wochen serologisch mit der Doppel-Sandwich-IgM-ELISA-Technik und dem IgM-ISAGA kontrolliert werden, welche

empfindlicher als die gewöhnliche IgM-Immunfluoreszenzreaktion sind. Mit diesen Tests können auch falsch positive Reaktionen im IgM-ELISA erkannt werden. Der Nachweis von Toxoplasma-spezifischen IgA- und IgE-Antikörpern im Serum, auch von spezifischen IgM-Antikörpern im Liquor, sichert die Diagnose.

- Bei **immunsupprimierten Patienten** mit einer aktiven Toxoplasmose (besonders bei AIDS) ist die serologische Erkennung schwierig. Fehlende IgG-Antikörper machen eine Diagnose weniger wahrscheinlich, schließen sie aber nicht aus! Umso bedeutsamer ist der direkte Nachweis der Erreger aus der Biopsie (z. B. mithilfe der PCR). Bei einer isolierten Toxoplasmose-Chorioretinitis oder einem Hirnabszess (im Rahmen von AIDS) sind die Serumtiter oft auffallend niedrig. Dann kann das Kammerwasser bzw. der Liquor Antikörper in höherer Konzentration enthalten.

- **Tomographie:** Bei immunsupprimierten Patienten (z. B. mit AIDS) und bei Verdacht auf eine angeborene Toxoplasmose kann eine CT oder MRT typische Befunde mit zumeist mehreren Ringabszessen und Begleitödem, bevorzugt in den Basalganglien, ergeben.
- Die **Ophthalmoskopie** kann bei angeborener und bei erworbener Toxoplasmose diagnostisch wertvoll sein.

Klinik: Die Symptomatik ist vieldeutig und beweist allein keine Toxoplasmose. Die bei angeborenen Formen vorkommenden Organmanifestationen (Enzephalitis, intrazerebrale Verkalkungen, Chorioretinitis, Hydro- oder Mikrozephalus, Hepatosplenomegalie und Ikterus) können auch bei konnataler Zytomegalie vorkommen. Das Erkennen einer erworbenen Toxoplasmose-Erkrankung (Enzephalitis, Lymphadenitis, Retinitis) ist ebenfalls schwierig, da andere Erreger ähnliche Krankheitserscheinungen hervorrufen. Bei onkologischen Patienten (vor allem an einem Lymphom erkrankte Patienten) und Patienten unter immunsuppressiver Behandlung sowie bei AIDS-Patienten (s. S. 826) können tödlich ausgehende Toxoplasmose-Erkrankungen (mit Enzephalitis, Pneumonie, Myokarditis usw.) auftreten. Diese entstehen üblicherweise durch Reaktivierung einer chronisch latenten Infektion, selten durch eine Primärinfektion. Toxoplasmen-Infektionen können bei einer Organtransplantation von einem infizierten Spender ausgehen, wenn der Empfänger seronegativ ist.

Therapie: **Pyrimethamin** (Daraprim) **und Sulfonamide** hemmen die Folsäuresynthese der Erreger mit verschiedenem Angriffspunkt. Sie wirken synergistisch auf die proliferativen Toxoplasmen (Tachyzoiten), nicht auf die Zysten (Bradyzoiten). Mit diesen Mitteln sind überzeugende Erfolge erzielt worden, vor allem in der Schwangerschaft und im 1. Lebensjahr, und der Prozentsatz neurologischer Spätschäden ist stark zurückgegangen.

Es gibt unterschiedliche Therapieschemata und Dosierungen. Bei zu niedriger Dosis kann der Behandlungserfolg ausbleiben; bei höherer Dosis ist die Gefahr von Nebenwirkungen größer. Kontrovers diskutiert werden die notwendige Behandlungsdauer, die Wahl des Sulfonamidpräparats und die Frage, welche Mittel bei Pyrimethamin-Sulfonamid-Unverträglichkeit gegeben werden können.

Die **Nebenwirkungen von Pyrimethamin** (Daraprim) äußern sich vor allem in einer Neutropenie, Thrombopenie oder Anämie. Bei Patienten mit zerebralem Anfallsleiden sind zentralnervöse Störungen (z. B. Krämpfe) möglich (eine einschleichende Dosierung ist ratsam). Unter der Therapie mit Pyrimethamin sind regelmäßige Blutbildkontrollen notwendig. Bei den ersten Anzeichen einer toxischen Knochenmarkschädigung kann zunächst eine Dosisreduzierung versucht werden. Als Antidot gibt man stets prophylaktisch und therapeutisch Folinsäure (Lederfolat), bei Erwachsenen täglich 10–15 mg oral. Oft normalisiert sich das Blutbild wieder, und man kann die Pyrimethamin-Sulfonamid-Behandlung in vorsichtiger Dosierung fortsetzen. Anderenfalls muss die Behandlung abgebrochen werden; als weniger effektive Maßnahme schließt sich eine Therapie mit Clindamycin an.

Sulfonamid-Nebenwirkungen sind z. B. Neutropenie, Hämaturie, Fieber, flüchtige Exantheme. Sulfadiazin wird oft schlecht vertragen und kann u. a. zu Kristallurie und Oligurie führen. Bei Sulfonamid-Unverträglichkeit kann Pyrimethamin an erster Stelle mit Clindamycin, aber auch mit Atovaquon oder Azithromycin kombiniert werden. Das offiziell zur Therapie der Toxoplasmose nicht zugelassene Sulfalen (Longum, Kelfizina) ist eine bessere Alternative, aber nicht mehr im Handel.

Co-trimoxazol wirkt bei Toxoplasmose schwächer und eignet sich nur zur Suppressions- oder Rezidivprophylaxe. **Spiramycin** verhindert in der Frühschwangerschaft eine Übertragung der Infektion auf den Fetus (unsicher), ist aber zur Therapie ungeeignet.

Angeborene Toxoplasmose: Jedes nachweislich infizierte Kind sollte behandelt werden, unabhängig davon, ob es bei der Geburt Symptome hat oder nicht, da die neurologischen Erscheinungen (vor allem schwere Seh- und Hörstörungen) oft erst nach einer längeren Latenzzeit auftreten.

Therapie: Die Therapie der Wahl besteht in der Gabe von Pyrimethamin (Loading-Dosis 2 mg/kg KG/Tag an Tag 1 und 2, jeweils in 1 Einzeldosis; danach 1 mg/kg KG/Tag) in Kombination mit Sulfadiazin (100 mg/kg KG/Tag in 2 Einzeldosen). Zur Verhinderung von Blutbildungsstörungen bekommt das Kind 5 mg/kg Folinsäure oral (Lederfolat) an zwei Tagen der Woche. Bei akuter ZNS-Infektion bzw. aktiver Chorioretinitis (mit Erblindungsgefahr) wendet man außerdem Prednison (1–2 mg/kg/Tag) an, bis eine deutliche Besserung eingetreten ist.

Die **Behandlungsdauer** gesicherter, symptomatischer Infektionen beträgt ein Jahr (mind. 6 Monate), um eine Erkrankungsprogression zu verhindern. Auch die asymptomatische, serologisch gesicherte Toxoplasmose-Infektion des Neugeborenen sollte für mindestens 6 Monate behandelt werden. Bei kontinuierlicher Kombinationstherapie sollten regelmäßig (d. h. alle 2–4 Wochen) Blutbild, Leberfunktion und Urinstatus (Gefahr der Kristallurie) überwacht werden. Gegebenenfalls kann die Kombinationstherapie initial für 6 Wochen und danach in 4-Wochen-Zyklen (4 Wochen Therapiepause – vier Wochen Kombinationstherapie) durchgeführt werden. Asymptomatisch und serologisch unauffällige Neugeborene mit nachgewiesener mütterlicher Erstinfektion werden in der Regel nicht behandelt; jedoch sollten im Rahmen der üblichen Vorsorgeuntersuchungen im 1. Lebensjahr weitere serologische Kontrollen erfolgen. Bei persistierenden oder ansteigenden IgG-Antikörpertitern sollten zumindest weitere regelmäßige augenärztliche Kontrollen erfolgen, um eine Chorioretinitis rechtzeitig behandeln zu können, u. U. kann auch bei signifikantem Titeranstieg ohne Symptome eine Kombinationstherapie in Betracht gezogen werden.

Toxoplasmose in der Schwangerschaft: Eine in der Schwangerschaft erworbene Infektion darf in den ersten 16 Schwangerschaftswochen wegen der möglichen Teratogenität nicht mit Pyrimethamin + Sulfonamid behandelt werden.

Therapie: Indiziert ist Spiramycin (3 × tgl. 1 g oral), das eine fetale Infektion verhindern kann. Ist eine Infektion des Fetus bereits erfolgt, beeinflusst Spiramycin die Erkrankung nicht mehr (Plazentaschranke). Ohne

verfügbares Spiramycin muss die Behandlung mit Clindamycin oder Sulfonamiden erfolgen.
Nach der 16. Schwangerschaftswoche erfolgt die weitere Behandlung der Schwangeren bei nachgewiesener Infektion des Fetus (positiver Erregernachweis im Fruchtwasser, serologischer Nachweis im Fetalblut oder sonographisch hinweisende Befunde) mit Pyrimethamin (tgl. 25–50 mg; Tag 1: 100 mg) + Sulfadiazin (4 × tgl. 0,5 g) + Folinsäure (tgl. 10 mg). Dabei muss das Blutbild 2-mal wöchentlich kontrolliert werden. Die Kombinationstherapie sollte bis zur Geburt am besten kontinuierlich erfolgen; Konzepte mit 4-wöchigen Therapieintervallen im Wechsel mit 4-wöchigen Therapiepausen sollen eine vergleichbare Wirkung zeigen. Bei schwerer Unverträglichkeit kann alternativ Azithromycin, Clarithromycin oder Co-trimoxazol versucht werden – hier stehen klinische Überprüfungen jedoch aus.

Lymphknoten-Toxoplasmose: Heilt bei immunkompetenten Personen immer spontan (ohne Behandlung).

Therapie: Bei schweren Erkrankungen ist zur Abkürzung des Krankheitsverlaufs eine Therapie mit Pyrimethamin (am 1. Tag 50 mg, dann tgl. 25 mg) + Sulfonamid (Tagesdosis s. Tab. 26-1) + Folinsäure (tgl. 10 mg) für 4 Wochen ratsam. Keine Wiederholungskur (auch bei weiterhin hohen Antikörpertitern im Serum).

Reaktivierte Toxoplasmose: Bei immunsupprimierten Patienten und bei AIDS-Patienten können durch Reaktivierung einer älteren Toxoplasma-Infektion eine schwere Enzephalitis oder andere Organerkrankungen auftreten. Es gibt aber auch schwere Primärinfektionen bei immunsupprimierten Patienten.

Therapie: Schwere Primärinfektionen bei immunsupprimierten Patienten werden mit Pyrimethamin (tgl. 50–75 mg) und einem Sulfonamid (Tagesdosis s. Tab. 26-1) über ca. 6 Wochen oder so lange behandelt, bis alle Zeichen einer aktiven Infektion verschwunden sind. Bei AIDS-Patienten mit weniger als 200 CD4-Zellen/µl ist immer eine Sekundär-, d. h. eine Rezidiv-Prophylaxe (s. S. 827) in zumeist halber Dosierung notwendig. Sie kann dann auch eine Pneumocystis-Pneumonie verhindern und ersetzt während der Therapie das sonst erforderliche Co-trimoxazol. Bei einer Unverträglichkeit des Sulfonamids (häufig bei AIDS-Patienten) kann Pyrimethamin mit Clindamycin (tgl. 2,4 g oral) oder Atovaquon (3 × tgl. 0,75 g) kombiniert werden.

Prophylaxe: Zur Primärprophylaxe der Gehirn-Toxoplasmose bei seropositiven AIDS-Patienten gibt man Co-trimoxazol (tgl. 480 mg oder 3 ×/Woche 0,96 g) wie bei einer Pneumocystis-Pneumonie oder Dapson (1 × wöchentlich 0,05 g) bei niedriger CD4-Lymphozyten-Zahl (< 200/µl). Bei guter Wirkung von HAART und einem Anstieg der CD4-Zellen ist auch unter 200/µl und ohne Prophylaxe eine ZNS-Toxoplasmose unwahrscheinlich.

Chorioretinitis: Eine isolierte Chorioretinitis kann sowohl bei angeborener Toxoplasmose als auch bei einer reaktivierten Toxoplasmose auftreten.

Therapie: Pyrimethamin für 4 Wochen (tgl. 25 mg) + Sulfonamid (Dosierung s. Tab. 26-1). Die weitere Behandlung kann mit Clindamycin (tgl. 2,4 g) für mindestens 3 Wochen erfolgen. Bei Toxoplasmose-Herden in Nähe der Macula (Erblindungsgefahr!) gibt man zusätzlich Prednison (tgl. 60–100 mg). Die meisten Patienten sprechen gut auf diese Behandlung an und benötigen keine weitere Therapie. Bei den übrigen Patienten sind wiederholte Zyklen mit Pyrimethamin und einem Sulfonamid notwendig.

Tab. 26-1 Akute Therapie (mind. 6 Wochen) und Sekundär-Prophylaxe einer Toxoplasmose bei immunsupprimierten bzw. AIDS-erkrankten Patienten.

Substanz		Dosis pro Tag			
		Akutbehandlung (ca. 4–6 Wochen)		Sekundärprophylaxe	
Nr.[1]	Name	Erwachsene	Kinder (< 1 Jahr)	Erwachsene	Kinder
1	Pyrimethamin	1 × 50 mg	1 × 1 mg/kg	1 × 25 mg	1 × 1 mg/kg
	Folinsäure	1 × 15 (10–20) mg	1 × 5–10 mg	1 × 5 mg	1 × 5 mg
2	Sulfadiazin	4 × 1 g	2 × 50 mg/kg	2 × 1 g	2 × 50–60 mg/kg
3	Clindamycin	4 × 600 mg	4 × 7,5 mg/kg	2 × 600 mg	3 × 20–30 mg/kg
4	Co-trimoxazol	3 × 5 mg/kg (à 80/400 TMP/SMX)	3 × 5 mg/kg (TMP)	2 × 2 mg/kg (à 80/400 TMP/SMX)	–
a	Atovaquon	2 × 1,5 g	2 × 15 mg/kg	1 × 1,5 g	1 × 30 mg/kg
b	Dapson	1 × 100 mg	1 × 15 mg/m²	1 × 50 mg (?)	–
c	Azithromycin	1 × 900 mg	1 × 7,5 mg/kg	–	–
d	Clarithromycin	2 × 500 mg	2 × 7,5 mg/kg	–	–

[1] 1. Wahl: 1 + 2, 1 + 3; 2. Wahl: 1 + a, b, c oder d, 3 oder 4 ggf. + a, b, c oder d.
SMX = Sulfamethoxazol; TMP = Trimethoprim.

Leishmaniose

In den Tropen, Subtropen und Mittelmeerländern vorkommende Krankheit durch verschiedene Leishmania-Arten. Wirtswechsel zwischen Mensch und Wirbeltieren (bei der viszeralen Form vor allem Hunde). Übertragung der Protozoen durch Phlebotomus-(Sand-)Mücken, die nur nachtaktiv sind. Klinisch unterscheidet man viszerale, kutane und mukokutane Formen, die unterschiedlich verbreitet sind:

- **viszerale Leishmaniose (VL)**: südlich der Alpen, Spanien, Nord- und vor allem Ostafrika, Mittlerer Osten, Indien, China, Süd- und Mittelamerika,
- **kutane Leishmaniose (CL)**: Afrika, Mittlerer Osten bis Indien, selten Südeuropa,
- **mukokutane Leishmaniose (MCL)**: Süd- und Mittelamerika, selten Mexiko.

Es kann zu einem plötzlichen oder langsamen Krankheitsbeginn kommen, zu einem akuten, subakuten oder chronischen Verlauf.

Erreger:
- **Viszerale Leishmaniose (Kala-Azar)**: Die viszerale Form wird vor allem durch Leishmania donovani und L. infantum hervorgerufen.
- **Haut-Leishmaniose** (in der »Alten Welt« als Orientbeule bezeichnet): Sie wird vor allem durch L. tropica hervorgerufen.
- **Haut-Schleimhaut-Leishmaniose** (in der »Neuen Welt« Mittel- und Südamerika Espundia genannt): Sie wird durch L. braziliensis, L. mexicana u. a. hervorgerufen.

Diagnostik: Nachweis der Erreger in Aspirat oder Biopsie mikroskopisch und kulturell möglich (bei der viszeralen Form aus Milz-, Leber-, Knochenpunktat, bei der kutanen Form vom Geschwürrand oder Hautbiopsat). Der Antikörpernachweis (ELISA, IFT) ist sensitiv, jedoch unzuverlässig bei AIDS-Patienten und kann eine asymptomatische

Infektion nicht sicher von der Erkrankung unterscheiden (relevant nur in Endemiegebieten).

Klinik: Vielfach auch asymptomatisch, jedoch können Leishmanien lebenslang persistieren, z. B. können sie im Rahmen von Immundefekten reaktiviert werden und viele Jahre später zu Erkrankungen führen. Inkubationszeit der **viszeralen Leishmaniose (VL)** 2–6 Monate oder auch Jahre, dann subakut oft unspezifische Symptome wie Schwäche, Gewichtsverlust, Fieber, aber spezifisch deutliche Milz- ohne Lebervergößerung. Panzytopenie inkl. Aneosinophilie – oft mit ausgeprägter Anämie. Nach Behandlung einer viszeralen Leishmaniose (vorwiegend L. donovani) kann es in 10–50 % der Fälle nach 0,5–4 Jahren zum Auftreten (auch bei AIDS) einer **Post-Kala-Azar dermalen Leishmaniose (PKDL)** mit hypo- und hyperpigmentierten nodulären oder verrukösen Hautläsionen kommen, in denen Parasiten nachweisbar sind. Bei einem Progress der Lepra-ähnlichen Läsionen ist eine Behandlung indiziert.

Therapie: Bei der **viszeralen Form** sind die klassischen Mittel schlecht wirksame und relativ schlecht verträgliche 5-wertige organische Antimonverbindungen: Stibogluconat (Pentostam; Sb) oder Meglumin-Antimon (Glucantim).

> **!** Unter Stibogluconat sind letale Nebenwirkungen beschrieben und es sollte keinesfalls während der Schwangerschaft appliziert werden.

Therapie der Wahl in Europa ist liposomales Amphotericin B ebenso wie Miltefosin (Tab. 26-2). **Dosierung:** Antimon-Verbindungen: täglich 20 mg Sb/kg i. v. oder i. m. (für 3–4 Wochen). Zumindest für Meglumin-Antimon ist bekannt, dass es aufgrund einer höheren Antimon-Clearance bei Kindern unter gleichen Gewichts-adaptierten Dosierungen zu geringeren Serumspiegeln führt und evtl. höher dosiert werden muss. Klinisches Ansprechen in Mittelmeerländern in bis zu 90 % (bei AIDS in < 75 %). Bewertet werden Entfieberung, Abnahme der Milzvergrößerung, Besserung der Anämie, Leukopenie, Thrombozytopenie und Verschwinden der Erreger aus Untersuchungsproben (Punktaten oder Bioptaten).
Die viszerale Form spricht bei immunsupprimierten Patienten und AIDS-Patienten auf die Initialbehandlung mit Antimon-Präparaten oft langsamer oder gar nicht an und Rezidive sind häufiger. Alle europäischen Patienten sollten deshalb grundsätzlich (nicht nur bei Antimon-Versagen oder -Resistenz) entweder mit Miltefosin (s. u.) oder zu Beginn mit der besser verträglichen liposomalen Formulierung des Amphotericin B (tgl. 3 mg/kg) behandelt werden. Bei Anwendung von konventionellem Amphotericin B i. v. entspricht dies einer Dosierung von täglich 0,5 mg/kg oder jeden 2. Tag 1 mg/kg bis zu 8 Wochen. Pentamidinisethionat ist ebenfalls wirksam, jedoch meist zu toxisch. Bei den häufigen bakteriellen Sekundärinfektionen sind Antibiotika mit breitem Wirkungsspektrum (z. B. Ceftriaxon oder Imipenem) indiziert. Rezidive (gewöhnlich in den ersten 6 Monaten nach Therapieende) werden im Allgemeinen mit dem gleichen Mittel wie bei der Erstbehandlung therapiert. Eine neuartige orale Therapie der Kala-Azar ist mit dem ursprünglich als antineoplastische Substanz entwickelten Miltefosin (Impavido, 2,5 mg/kg/Tag) möglich, mit dem vergleichbare Ergebnisse wie mit Amphotericin B erzielt werden können. Mit Miltefosin können auch Kinder behandelt werden (Gewicht < 25 kg: 50 mg/Tag, > 25 kg: 100 mg/Tag).

> **!** Aufgrund der bekannten Teratogenität sollte Miltefosin nicht in der Schwangerschaft eingesetzt und wegen der langen Halbwertszeit auch bis 2 Monate nach Absetzen eine sichere Kontrazeption durchgeführt werden!

Tab. 26-2 Behandlung der viszeralen Leishmaniose (VL) und der Post-Kala-Azar dermalen Leishmaniose (PKDL).

Leishmaniose	Therapie der Wahl	Alternative	Optional
VL bei immunkompetenten Patienten	LAMB: 3 mg/kg/Tag i. v. (Tage 1–5, 14, 21 oder Tag 1–10) 10 mg/kg/Tag für 2 Tage	AMBD: 0,75–1,0 mg/kg/Tag jeden 2. Tag für 1 Monat oder Miltefosin: 2,5 mg/kg/Tag p. o. jeweils für 1 Monat	Ernährung, Therapie infektiöser Komplikationen Alternative VL-Therapie: Paromomycin 15 mg/kg/Tag (i. v.) oder Sb: 20 mg/kg/Tag i. v. für 1 Monat
VL bei HIV-Koinfektion	LAMB: 4 mg/kg/Tag i. v. Tage 1–10 oder Tag 1–5, 10, 17, 24, 31, 38 (bis zu max. Gesamtdosis 60 mg/kg) möglichst in Kombination mit Miltefosin 2,5 mg/kg/Tag p. o. für 1 Monat	AMBD: 0,5–1,0 mg/kg/Tag bis Gesamtdosis 1,5–2,0 g oder Sb: 20 mg/kg/Tag i. v. für 1 Monat	HAART initiieren oder fortsetzen Alternative VL-Therapie: Miltefosin 2,5 mg/kg/Tag p. o. für 1 Monat erwägen
	Sekundär-Prophylaxe: LAMB: 4 mg/kg alle 2–4 Wochen	Sekundär-Prophylaxe: Miltefosin: genaue Dosis noch nicht erprobt	Sekundär-Prophylaxe: Sb: 20 mg/kg/Tag i. v. 1 ×/Monat
PKDL	Sb: 20 mg/kg/Tag i. v. für 3–4 Monate (20 Tage Therapie – 10 Tage Pause im Wechsel)	AMBD: 1 mg/kg/Tag i. v. für 2 Monate (20 Tage Therapie – 20 Tage Pause im Wechsel)	Miltefosin: 2,5 mg/kg/Tag p. o. für 3 Monate

AMBD = Amphotericin-B-Desoxycholat; LAMB = liposomales Amphotericin B; SB = Stibogluconat.

Bei HIV und AIDS ist Miltefosin zur Akutbehandlung allein schlechter wirksam als liposomales Amphotericin B (LAMB), jedoch erfahrungsgemäß sehr gut zur Langzeittherapie geeignet. Eine Kombinationstherapie (LAMB + Miltefosin) könnte zu besseren Heilungsraten (HIV) und möglicherweise zur Verkürzung der Therapiedauer führen, sie wird in manchen Ländern (Hochendemiegebieten) zur Resistenzprophylaxe empfohlen. Bei der **kutanen Leishmaniose** richtet sich die Behandlung nach der Ausdehnung und Lokalisation der Veränderungen. Bei nicht fortschreitenden Prozessen in der »Alten Welt« sind langsame Spontanheilungen mit Narbenbildung (Orientbeule) die Regel. Bei allen anderen Erkrankungen führt man (auch wegen der Gefahr einer diffusen Ausbreitung und der Gefahr des Übergangs in die mukokutane Form) eine Antimon-Behandlung (s. o.) durch (für mind. 20 Tage), innerhalb der allerdings noch keine komplette Abheilung (Reepithelialisierung) erwartet werden kann. Bei Schleimhautbeteiligung ist eine längere Therapie erforderlich. Bei Versagen ist Amphotericin B bzw. liposomales Amphotericin B (s. o.) oder Pentamidin anzuwenden. Miltefosin hat ebenfalls eine gute Wirkung gegen eine kutane und mukokutane Leishmaniose und sollte hier durchaus auch eingesetzt werden, in Deutschland gibt es jedoch regelmäßig zulassungsbedingte Verordnungsprobleme. Zu beachten ist in jedem Fall, dass gegen einzelne Spezies wie L. vianna braziliensis oder L. mexicana jedoch nur unzureichende Heilungsraten (20–50 %) erzielt werden konnten. Fluconazol und Itraconazol wirken auf die kutane Leishmaniose nicht zuverlässig genug. Auch Allopurinol hat eine - wenn auch unsichere - Wirkung gegen Leishmanien. Leichtere Formen sprechen evtl. auf eine längere Salbenbehandlung mit 15%igem Paromomycin + 12%igem Methylbenzathonium an.

Malaria

Endemische Malaria ist in Europa ausgerottet. Die Malaria tropica setzt eine aktuelle Reise in ein tropisches Endemiegebiet voraus, bei der Malaria tertiana und quartana können selten auch Monate zwischen Reise und Ausbruch der Krankheit liegen. Als Rarität kann es durch Bluttransfusion oder Import infizierter Mücken (»Airport-Malaria«) oder - noch seltener - ausgehend von chronisch infizierten Personen und Übertragung durch einheimische Anopheles-Arten auch zu einer sporadischen Malariaerkrankung in Mittel- und Südeuropa kommen.

Die chronische Malaria eines Afrikaners, der mit seiner Infektion auf Dauer lebt, ist anders zu bewerten als die Malaria bei Rückreisenden aus Endemiegebieten. Afrikaner, die in Europa leben, verlieren nach kurzer Zeit ihre relative Immunität und können bei Afrikareisen wieder an schwerer Malaria tropica erkranken.

Die Malaria ist die wichtigste Importinfektion in Deutschland. Jedes Jahr werden ca. 800–1 000 Fälle gemeldet mit einer Letalität von ca. 2,5 %. Gut zwei Drittel sind Erkrankungen an Malaria tropica. Eine akute Malaria tropica ist stets als Notfall anzusehen, bei dem sofortiges richtiges Handeln über Leben und Tod entscheiden kann.

> Das Nichterkennen einer Malaria kann ein Kunstfehler sein!

Bei Rückreisenden aus tropischen Ländern treten infolge Unterlassung oder unvollständiger Durchführung der Malaria-Prophylaxe jedes Jahr in Europa zahlreiche Malariaerkrankungen (auch nicht wenige im Prinzip vermeidbare Todesfälle) auf.

Erreger: Wie in den Endemiegebieten auch gibt es verschiedene Malariaerreger und Verlaufsformen:

- **Malaria tropica** (durch Plasmodium falciparum): Fieberanfälle unregelmäßig, schwerste Form mit verschiedenartigen Symptomen und hoher Letalität,
- **Malaria tertiana** (durch Pl. vivax, selten Pl. ovale): Fieberanfälle in 48-stündigem Abstand,
- **Malaria quartana** (durch Pl. malariae): Fieberanfälle in 72-stündigem Abstand,
- **Doppelinfektionen.**

Inkubationszeit: Infektionen durch Pl. falciparum: 7–15 Tage; Pl. vivax und Pl. ovale: 12–18 Tage; Pl. malariae: 18–40 Tage. Längere Inkubationszeiten sind selten (meist infolge unzureichender Prophylaxe!).

Diagnostik: Die Erkrankungen, welche nach Verlassen des Malaria-verseuchten Landes kürzere oder längere Zeit später auftreten, werden häufig nicht sofort erkannt und nehmen bei Malaria tropica einen schweren, oft tödlichen Verlauf.

> Jeder Patient mit Fieber bis zu 6 Monate nach einer Reise ins tropische Afrika und entsprechenden Endemiegebieten in Südostasien hat so lange Malaria, bis die Diagnose ausgeschlossen ist.

- **Nachweis im Blutausstrich:** Entscheidend ist der Nachweis von Schizonten und Trophozoiten (Ringen) im Blutausstrich. Die Diagnose gelingt am besten aus nach Giemsa gefärbten Blutausstrichen (auch im Fieberintervall). Der »dicke Tropfen« ist ein schwer zu beurteilendes Anreicherungsverfahren, das viel Erfahrung in der Mikroskopie voraussetzt. Die genaue Identifizierung der verschiedenen Malariaerreger erfordert Erfahrung. Dabei ist die Unterscheidung zwischen Plasmodium falciparum von den gutartigen anderen Formen besonders wichtig. Die Schwere der Malaria lässt sich an der Zahl der befallenen Erythrozyten im Blutausstrich beurteilen (kritische Grenze ab 2 %).

Bei **Malaria tropica** sind in den ersten Tagen tägliche Blutausstriche erforderlich, um eine Persistenz der Erreger (Therapieversagen) rechtzeitig zu erkennen. Ein korrekter Blutausstrich ohne Parasiten schließt ein lebensgefährliches Stadium der Malaria tropica weitgehend aus.

- Zum raschen Nachweis von Plasmodien eignet sich auch die **QBC-Methode** *(quantitative buffy coat)*, bei der nach Zentrifugation die Parasiten-DNA mit Acridinorange angefärbt wird.
- **Antigennachweis:** Seit einiger Zeit stehen Schnelltests zur Verfügung, die auf dem Nachweis parasitenspezifischer Antigene beruhen (z. B. ICT-Malaria-P.F.-Test, OptiMAL-Test). Der entscheidende Nachteil der Malaria-Schnelltests besteht darin, dass auch bei hohen Parasitämien falsch negative Befunde auftreten können (unspezifische Reaktionen in Gegenwart von Rheumafaktoren). Die Schnelltests sind damit auch nur unzureichend geeignet, Reisenden eine Entscheidungsgrundlage zur eventuell notfallmäßigen Selbstbehandlung zu geben.
- Mit **Spezialverfahren** lassen sich spezifische Antikörper im Serum nachweisen (evtl. nützlich bei der retrospektiven Diagnostik nach Stand-by-Therapie; generell aber nicht sinnvoll). Es gibt auch eine Malaria-PCR, die ggf. postmortal eine Malaria beweisen kann.

Hospitalbehandlung: Wegen des bedrohlichen Charakters der Malaria tropica (Falciparum-Malaria) mit u. U. tödlichen Komplikationen sollte innerhalb Europas jeder Patient mit Verdacht auf Malaria sofort in eine Klinik eingewiesen werden, die über die notwendige Erfahrung und Voraussetzungen zur schnellen Diagnostik, Therapie und Intensivpflege verfügt. Bei starker Parasitämie (> 8 % der Erythrozyten befallen) ist sehr häufig mit schweren Komplikationen zu rechnen. Wegen möglicher Sequestrierung der von Parasiten befallenen Erythrozyten korreliert die bestimmte Parasitämie allerdings nicht regelmäßig mit der Schwere der Erkrankung. Hilfreich ist zudem eine klinische Einschätzung der Schwere der Erkrankung bzw. der Komplikationen, um angemessene supportive Therapiemaßnahmen schnell einleiten und bereitstellen zu können. Die Leitlinien der DTG entsprechen hierbei einer lange schon international publizierten und praktikablen Kriterienbestimmung für die Unterscheidung in einen bedrohlichen und einen lebensbedrohlichen Verlauf (Tab. 26-3). Diese Kriterien gelten für Erwachsene wie auch für Kinder. Bei Kindern ist zusätzlich zu berücksichtigen, dass deren klinischer Verlauf viel foudroyanter voranschreitet und Anämie, Krampfanfälle, aber auch andere Befunde oft sehr viel schneller als bei Erwachsenen auftreten (Ausnahme: ARDS und Ikterus). Daher muss zusätzlich eine Beurteilung hinsichtlich der Fähigkeit der Kinder, zu stehen, zu sitzen und der Nahrungsaufnahme nachzukommen, erfolgen.

Grundsätzliches zur Therapie: Als Voraussetzung einer angemessenen Therapie sollten die Untersuchungsergebnisse die Klassifizierung in eines der folgenden 4 Krankheitsbilder erlauben:

- unkomplizierte Malaria tropica,
- komplizierte Malaria tropica (bedrohlich oder lebensbedrohlich),
- Malaria tertiana,
- Malaria quartana.

Tab. 26-3 Kriterien einer komplizierten und schweren Malaria nach DTG-Leitlinien (mindestens einer der folgenden Befunde sollten jeweils erfüllt sein).

Akute Lebensgefahr (Intensivtherapie)	Bedrohlicher Verlauf (Überwachung)
• Bewusstseinstrübung • zerebraler Krampfanfall • Schock • Spontanblutung • respiratorische Insuffizienz • Hypoglykämie (BZ < 40 mg/dl) • Azidose (Basendefizit > 8 mmol/l) • Hyperkaliämie (Kalium > 5,5 mmol/l)	• schwere Anämie (Hb < 8 g/dl) • Niereninsuffizienz (< 400 ml/24 h oder Kreatinin steigend > 2,5 mg/dl) • Transaminasenerhöhung > Dreifach-Norm • Ikterus (Bilirubin > 3 mg/dl; > 50 µmol/l) • hohe Parasitendichte (> 5 % der Erythrozyten; > 100 000 Plasmodien/µl) (**cave:** niedrige Parasitendichte schließt komplizierte Malaria nicht aus!)

Therapie

Um diese Krankheitsbilder zu differenzieren, sollten bei jedem Verdacht im Krankenhaus die in Tab. 26-4 aufgeführte Anamnese und die Befunde erhoben werden.

> Ein Krankenhaus muss die Medikamente und das Know-how zur Behandlung einer akuten Malaria vorrätig halten, sonst liegt ein Organisationsmangel vor.

Bei Patienten, die in Deutschland an Malaria tropica verstarben, fanden sich **typische Fehler**, die beim Management der im Prinzip weitgehend verhinderbaren Erkrankung gemacht worden waren (Tab. 26-5).

Therapie der Malaria

Durch die zunehmende Resistenz der Parasiten ist die Therapie der Malaria tropica bereits seit 1990 zunehmend komplizierter geworden. Entsprechend werden auch die Therapie-Leitlinien von der DTG regelmäßig aktualisiert und sind im Internet unter »S1-Leitlinie Diagnostik und Therapie der Malaria« abrufbar.

> **Mittel der Wahl bei Malaria tropica (Stand 2012):**
> - Atovaquon + Proguanil (Malarone),
> - Artemether + Lumefantrin (Riamet),
> - Chinin (i. v. oder p. o.) + Doxycyclin,
> - Artesunat (i. v.),
> - Mefloquin (Lariam) (+ Doxycyclin).

Tab. 26-4 Notwendige Anamnese und Befunde zur Wahl der Malaria-Therapie.

Anamnese	Herkunft des Patienten, genaue Reiseanamnese, Prophylaxen, Vorerkrankungen bzw. Kontraindikationen gegen Medikamente
Körperlicher Untersuchungsbefund	Temperatur (Fieberkurve), Blutdruck (RR), Puls, Atemfrequenz, Bewusstseinszustand
Parasitologische und mikrobiologische Ergebnisse	Plasmodien-Spezies, bei Pl. falciparum Quantifizierung der Parasitendichte (% infizierte Erythrozyten) (Parasitämie); Blutkulturen und Urinkultur
Laborwerte	Blutbild, Differenzialblutbild, Blutzucker, Kreatinin (Cystatin C), Transaminasen, Laktatdehydrogenase, Bilirubin, Elektrolyte (evtl. auch Procalcitonin)
Apparative Diagnostik	EKG (evtl. Langzeitüberwachung/Monitor), Röntgen-Thorax

Tab. 26-5 Typische Behandlungsfehler bei Patienten, die in Deutschland an Malaria verstorben sind.[1]

Fehler und Probleme auf ärztlicher Seite	• Erkrankung nicht in Erwägung ziehen
	• unzureichende Anamneseerhebung
	• fehlende Kenntnis der Endemiegebiete
	• Erkrankung bzw. Verdacht nicht ernst nehmen
	• Fehl- oder Überbewertung der Prophylaxe
	• Überbewertung des bei Malaria tropica in der Regel fehlenden Symptoms des periodischen Fiebers
	• Fehleinschätzung der Symptomatik (Grippe, Gastroenteritis und andere Fehldiagnosen)
	• Zaudern bei der Diagnostik (z. B. Antikörpersuche statt direkten Parasitennachweises im »dicken Tropfen«)
	• Unterschätzung der Lebensgefährlichkeit der Erkrankung
	• zu späte Krankenhauseinweisung
	• insuffiziente Therapie (Chemotherapie, supportive Therapie)
Fehler aufseiten des Patienten	• unzureichende Vorbereitung auf Tropenreisen
	• fehlende Prophylaxe
	• falsche Prophylaxe (z. B. homöopathisch)
	• Abbruch der Prophylaxe
	• zu später Arztbesuch
	• keine Erwähnung der Tropenreise beim Arzt

[1] Nach Robert-Koch-Institut, Epidemiologische Bulletin 1999; 37.

Bei **unkomplizierter Malaria tropica** genügt eine stationäre Therapie mit oralen Medikamenten. Bei **komplizierter Malaria tropica** (z. B. ZNS-Beteiligung, hochgradige Anämie) sollte unter stationären Bedingungen eine parenterale Chinin-Gabe in Kombination mit Doxycyclin erfolgen. Alternativ kann – falls für akute Therapie vorrätig – auch eine Therapie mit parenteralem Artesunat erfolgen. Die Resistenzproblematik hat zu der Empfehlung geführt, eine Malaria grundsätzlich mit Kombinationen zu behandeln.

Präparate (Tab. 26-6):

- **Chloroquin:** Das klassische Malaria-Mittel war Chloroquin (Resochin), ein 4-Aminochinolin. Es wirkt auf die in den Erythrozyten befindlichen Schizonten und Trophozoiten (Ringformen) und heilt bei alleiniger Anwendung eine sensible Malaria tropica, bei der keine sekundären Gewebsformen vorkommen, sicher aus. Chloroquin-resistente Stämme von Pl. falciparum kommen heute in fast allen tropischen Ländern vor: besonders häufig in Zentral-, Ost- und Westafrika sowie in Südostasien, aber auch auf dem indischen Subkontinent, auf Inseln im westlichen Pazifik und in Südamerika. Da sich eine Chloroquin-Resistenz nur schwer nachweisen lässt, sollten Patienten aus diesen Ländern so behandelt werden,

Tab. 26-6 Salz- und Base-Äquivalente der Chinolone zur Behandlung der Malaria.

Malaria-Mittel (Chinolone)	Salz/Base-Äquivalent	
	Salz (mg)	Base (mg)
Chininsulfat	**363**	**300**
Chininbisulfat	508	300
Chininhydrochlorid	405	300
Chinindihydrochlorid	366	300
Chinidinsulfat	**217**	**200**
Chinidinbisulfat	234	200
Chinidingluconat	289	200
Chloroquinsulfat	**204**	**150**
Chloroquindiphosphat	242	150
Chloroquinhydrochlorid	184	150
Mefloquinhydrochlorid	**274**	**250**
Primaquinphosphat	**26**	**15**

als ob eine Chloroquin-Resistenz vorläge. Chloroquin ist aber nach wie vor Mittel der Wahl bei den gutartigen Formen der Malaria tertiana und quartana, bei denen es fast keine Resistenzprobleme gibt. Nahe verwandt ist Amodiaquin; es hat offenbar eine höhere Effektivität, kann aber zu schweren Nebenwirkungen führen und wird deshalb zumindest zur Prophylaxe nicht mehr eingesetzt.

- **Chinin** (s. S. 432): Das klassische, relativ schlecht verträgliche Chinin wurde zwischenzeitlich wieder zum wichtigsten Therapeutikum bei der importierten Malaria tropica. Es ist auch heute nach Artemisin-Kombinationsderivaten immer noch ein wichtiges Mittel zur Therapie von Prophylaxeversagern, von Chloroquin-resistenter Malaria in Europa (in Kombination mit Doxycyclin) und zur parenteralen Therapie der schweren Malaria. In Südostasien (Thailand u. a.) kommt es allerdings schon zu einer Abnahme der Wirksamkeit von Chinin bei schwerer Malaria. Die Chinin-Dosierungen unterscheiden sich weltweit und sind kompliziert, da es verschiedene Salze gibt. Im Gegensatz zu den anderen Chinolonen (Dosierung: Base) wird traditionell die Chinin-Dosis in Salz angegeben (s. Tab. 26-6). Chinin zur intravenösen Therapie ist nur schwer zu beschaffen, weshalb – wie in den USA – zumeist Chinidin verwendet wird.
- **Pyrimethamin** (Daraprim) (s. S. 225): Diaminopyrimidin, das vorwiegend die extraerythrozytären Formen hemmt, wurde zwischenzeitlich in den Tropen in Kombination mit dem Sulfonamid Sulfadoxin als Fansidar zur Behandlung der Chloroquin-resistenten Malaria tropica durch Plasmodium falciparum eingesetzt. Eine Therapie und Prophylaxe mit dem in Deutschland nicht mehr erhältlichen Fansidar sollte wegen gefährlicher Nebenwirkungen (Lyell-Syndrom) und gelegentlicher Resistenz ohne Not unterbleiben. Proguanil ist mit Pyrimethamin verwandt.
- **Mefloquin** (Lariam) (s. S. 435): Wird zur Behandlung der Malaria tropica (durch Plasmodium falciparum) verwendet (besonders bei Versagen einer Prophylaxe mit Chloroquin). Es ist auch zur Prophylaxe bei Europäern bei Reisen in Gebiete mit Chloroquin-resistenter Malaria tropica anwendbar; allerdings hat es häufig erhebliche zentralnervöse Nebenwirkungen (bis hin zur Psychose), die z. B. Autofahren, Tauchen oder eine Tätigkeit als Pilot unmöglich machen.
- **Doxycyclin:** Es hat bei Chloroquin-resistenter Malaria eine relativ schwache Wirkung und spielt eine wichtige Rolle als Partner bei einer Kombinationstherapie sowie bei der Prophylaxe in Gegenden mit hoher Resistenzproblematik.
- **Clindamycin:** Als Einzelsubstanz zur Malaria-Therapie ungeeignet (relativ

schwache und langsame Wirkung); wichtige Rolle als Partner einer Kombinationstherapie bei Kindern. Auch bei Erwachsenen dem Kombinationspartner Doxycyclin vergleichbar.

- **Atovaquon + Proguanil** (Malarone; s. S. 449): Wichtiges und relativ nebenwirkungsarmes Kombinationstherapeutikum zur Therapie und Prophylaxe der unkomplizierten Malaria tropica (Stand-by-Medikation).
- **Artemisinin-Derivate:** In Asien und Afrika entwickelte, geprüfte und in vielen Kombinationen seit Langem eingesetzte Präparate, die durch schnelle Wirksamkeit und gute Verträglichkeit weltweit Mittel der ersten Wahl zur Behandlung leichter und schwerer Formen der Malaria tropica sind. Zu den Artemisinin-Derivaten zählen: Artesunat, Artemotil, Arteether und Artemether, z. T. in unterschiedlichen Kombinationszusammenstellungen *(ACT = Artemisinin-based combination therapy).* Für Deutschland relevant ist die Kombination von Artemether und Lumefantrin (Riamet), welches bis auf Weiteres Mittel der 1. Wahl bei leichterer, auch Chloroquin-resistenter Falciparum-Malaria ist und auch bei Kindern ab 5 Jahren angewendet werden kann. Das in den Tropen auch intravenös infundierbare oder i. m. injizierbare Artemisinin-Derivat Artesunat kann mittlerweile in verlässlicher Zubereitung über Großbritannien bezogen werden und hat neben WHO- und europäischen Empfehlungen nun auch Eingang in deutsche Therapiestandards (PEG) gefunden. Es ist zumindest im (sub-)tropischen Ausland den Ergebnissen einer Chinin-Therapie der komplizierten Malaria überlegen. Erste Resistenzen aus Südostasien wurden beschrieben.
- **Halofantrin** (Halfan): Halofantrin hat einen chininartigen arrhythmogenen Effekt und kann lebensbedrohliche ventrikuläre Herzrhythmusstörungen hervorrufen. Es wird daher nur noch ausnahmsweise zur Therapie der Chloroquin-resistenten Malaria eingesetzt und ist kontraindiziert bei jeder angeborenen oder erworbenen Verlängerung des QT-Intervalls im EKG.
- **Primaquin/Tafenoquin:** Primaquin und das nahe verwandte Tafenoquin sind 8-Aminochinoline, die auf die intrahepatischen Formen von Malaria tertiana und quartana wirken und so die Rezidive nach Chloroquin-Therapie verhindern. Auch eine Prophylaxe mit Primaquin ist möglich (**Cave** beim bei Europäern seltenen, bei Afrikanern jedoch häufigen Glucose-6-Phosphat-Dehydrogenase-Mangel = Favismus: Hämolyse!).
- **Malaria-Mittel der Reserve:** Azithromycin sowie das chinesische Acridin-Derivat Pyronaridin, das bei Chloroquin-resistenter Malaria tropica offenbar gut wirksam ist.

Malaria tertiana und quartana: Mittel der Wahl bei diesen gutartigen, praktisch nie zum Tode führenden Erkrankungen ist immer noch das klassische Chloroquin (Tab. 26-7). Trotz Wirksamkeit kann das Fieber noch bis zu 3 Tage unter Therapie fortbestehen. Bei der Malaria tertiana beseitigt Primaquin die Gameten und die extraerythrozytären Formen, die ohne gesonderte Behandlung häufig zu Rezidiven führen. Die Standardtherapie einer Malaria tertiana durch Plasmodium vivax bzw. Plasmodium ovale ist also die Initialbehandlung mit Chloroquin und Nachbehandlung mit Primaquin. Primaquin ist in Deutschland nur als Importpräparat erhältlich. Eine Malaria quartana braucht keine Nachbehandlung. Bei den sehr seltenen Erkrankungen durch Chloroquin-resistente Plasmodium vivax wirkt orales Mefloquin. Diese Formen benötigen keine Hospitalisierung.

Unkomplizierte Malaria tropica: Die Therapie der unkomplizierten Malaria tropica bei nicht immunen Europäern sollte wegen

Tab. 26-7 Therapie der Malaria tertiana und quartana.

Chloroquin (1 Tbl. Resochin® enthält 155 mg Chloroquinbase) über 2 Tage	
Therapiebeginn	10 mg Chloroquinbase/kg KG
6 h nach Therapiebeginn	5 mg Chloroquinbase/kg KG
24 h nach Therapiebeginn	5 mg Chloroquinbase/kg KG
48 h nach Therapiebeginn	5 mg Chloroquinbase/kg KG
Nebenwirkungen	Übelkeit und Erbrechen, orthostatische Hypotension, bei Afrikanern oft Juckreiz, sehr selten neuropsychiatrische Symptome oder zerebelläre Dysfunktion
Kontraindikationen	Kombination mit hepatotoxischen Substanzen, MAO-Hemmern, vorbestehende Retinopathie und Gesichtsfeldeinschränkungen, Erkrankungen des blutbildenden Systems, Myasthenia gravis, Psoriasis, Porphyrie sowie schwere Leber- und Nierenerkrankungen
Primaquin (zusätzlich bei Malaria tertiana), 30 mg Base (0,5 mg Base/kg KG) 1 × tgl. über insgesamt 14 Tage	
Nebenwirkungen	Übelkeit und Erbrechen; hämolytische Anämie bei Glucose-6-Phosphat-Dehydrogenase-Mangel (deshalb vor Primaquin-Gabe Ausschluss eines G6PD-Mangels); Einnahme immer mit dem Essen
Kontraindikationen	Krankheiten, die zur Granulozytopenie prädisponieren, wie Lupus erythematodes und rheumatoide Arthritis

der Möglichkeit einer raschen Verschlechterung grundsätzlich stationär erfolgen. Es gibt drei wesentliche Therapiemöglichkeiten (Tab. 26-8). Riamet ist als klares Mittel der Wahl in der Regel zu bevorzugen!

> Wegen des hohen Risikos einer Chloroquin-Resistenz sollten heute keine Therapieversuche mehr mit Chloroquin begonnen werden!

Bei der Auswahl der Therapie sind stets die Region (s. u.), in der sich der Patient die Malaria erworben hat, eine evtl. vorausgegangene Malaria-Prophylaxe, die Dauer der Erkrankung und eine eventuelle Vortherapie zu berücksichtigen.
Hierunter sollten die Patienten schnell entfiebern. Die Parasitämie muss verschwinden. Eine Nachbehandlung ist nicht notwendig.

Komplizierte Malaria tropica: Eine komplizierte Malaria tropica sollte auf einer Intensivstation mit kompetenter infektiologischer bzw. tropenmedizinischer Fachberatung behandelt werden. Nachdem auch in Deutschland Artesunat zur parenteralen Behandlung in geeigneter Qualität erhältlich ist, kann dies Chinin i. v. als Mittel der 1. Wahl ablösen. Sowohl bei Erwachsenen als auch bei Kindern mit Malaria ist Artesunat dem Chinin hinsichtlich Mortalität, Parasiten-Eliminationszeit und Hypoglykämie überlegen. Sofern Artesunat nicht sofort applizierbar (erhältlich) ist oder bei Unverträglichkeit, sollte bei schwerkranken Patienten ohne sichere Tabletteneinnahme sofort die Therapie mit Chinin i. v. zusammen mit Doxycyclin oder Clindamycin über 7–10 Tage begonnen werden. Falls keine orale Behandlung mit Chinin oder Mefloquin in den letzten 24 Stunden vorausgegangen ist, sollte die Chinin-Therapie mit einer Loading-Dosis beginnen.

Tab. 26-8 Therapie der unkomplizierten Malaria tropica.

Malaria-Mittel	Dosis, Applikation		Bemerkungen, Kontraindikationen
	Erwachsene	Kinder	
1. Wahl			
Artemether + Lumefantrin (1 Tbl. Riamet = 20 mg Artemether + 120 mg Lumefantrin)	• **1. Tag:** 4 Tbl. sofort, 4 Tbl. nach 8 h • **2. Tag:** 2 × 4 Tbl. • **3. Tag:** 2 × 4 Tbl.	• **5–15 kg KG:** 1 Tbl./Dosis • **15–25 kg KG:** 2 Tbl./Dosis • **25–35 kg KG:** 3 Tbl./Dosis • **ab 12 Jahre und > 35 kg KG:** Erwachsenendosis	• schnellste Parasitenelimination • gut verträglich. • **cave:** QT-Zeit-Verlängerung; Einsatz bei Schwangerschaft nur im 2. und 3. Trimenon, dann verlängerte Therapiedauer, 7 Tage. • noch kontraindiziert bei Schwangerschaft im 1. Trimenon • Interaktion von Lumefantrin über CYP3A4
2. Wahl			
Atovaquon + Proguanil (1 Tbl. Malarone = 250 mg Atovaquon + 100 mg Proguanil)	• **1. Tag:** 4 Tbl. • **2. Tag:** 4 Tbl. • **3. Tag:** 4 Tbl.	• **11–20 kg KG:** 1 Tbl. • **20–30 kg KG:** 2 Tbl. • **30–40 kg KG:** 3 Tbl. als ED/Tag für 3 Tage	• besser verträglich als Chinin und Mefloquin • zumeist nur gastrointestinale Symptome • mit geringen Resistenzen muss gerechnet werden
Alternativen			
Mefloquin (1 Tbl. Lariam = 250 mg)	• **Therapiebeginn:** 750 mg = 3 Tbl. • **6 h danach:** 500 mg = 2 Tbl. • **12 h danach:** 250 mg = 1 Tbl.	• **ab 3 Monate + 5 kg KG:** 25 mg/kg KG in 2 Dosen mit kleiner Mahlzeit	• **cave:** psychotrope Substanz • kontraindiziert in früher Schwangerschaft und bei neuro-psychiatrischen Erkrankungen • häufigere Resistenzen in Südostasien
	Kombination mit Doxycyclin ist ratsam	Kombination mit Clindamycin	
Chinin-Sulfat (1 Tbl. Chininum sulfuricum = 200 mg Base oder Salz)	10 mg/kg (in der Regel 600 mg) oral als ED alle 8 h für 3–7 Tage	–	• nahezu alle Patienten entwickeln Chininismus: Schwerhörigkeit, Ohrgeräusche, Übelkeit, Erbrechen – Dosisreduktion auf 2 × tgl. bei Reduktion der Parasitämie • **cave:** Hypoglykämie, Arrhythmie • Mittel der Wahl bei Schwangerschaft im 1. Trimenon mit Clindamycin
	Kombination mit Doxycyclin oder Clindamycin	Kombination mit Clindamycin	

ED = Einzeldosis.

Artesunat intravenös

- Infusion von 2,4 mg/kg KG Artesunat als Startdosis (Stunde 0), dann
- Infusion von 2,4 mg/kg KG Artesunat zur Stunde 12 und Stunde 24, gefolgt von
- Infusion von 2,4 mg/kg KG Artesunat 1 × pro Tag.

Bei Besserung und sicherer oraler Applikation kann die Umstellung auf Artemether/Lumefantrin erfolgen.

Chinin intravenös

- Infusion von 7 mg/kg KG Chinin als Salz über die ersten 30 Minuten, dann 10 mg/kg KG über 4 Stunden.
- Weiter mit 10 mg/kg KG alle 8 Stunden für 7–10 Tage (max. Tagesdosis 3 × 600 mg).

Alternative der Initialtherapie (und gleichzeitig Kinderdosierung)

- 20 mg/kg KG in den ersten 4 Stunden, dann weiter mit 10 mg/kg KG alle 8 Stunden.

Kinder unter 2 Jahren erhalten diese Dosis alle 12 Stunden.

Bei gutem Ansprechen mit deutlicher Reduktion der Parasitenzahl kann wegen »Chininismus« die Chinin-Dosis auf zwei Drittel verringert werden bzw. ein Substanzwechsel erfolgen.

- Zusätzlich zum Chinin erhält der Patient 200 mg **Doxycyclin** oral, ggf. auch i. v.
- Alternative zu Doxycyclin: **Clindamycin** 2 × täglich 10 mg/kg KG p. o., ggf. auch i. v.

Schnelles Umsetzen auf eine orale Gabe, wenn diese möglich ist.

! Doxycyclin ist bei Kindern unter 8 Jahren wegen einer Gelbfärbung der Zähne kontraindiziert. Alternative: Clindamycin.

Der wichtigste **Erfolgsparameter** der Therapie ist der Rückgang der Parasitendichte, die allerdings in den ersten 24 Stunden noch ansteigen kann. Ein Persistieren der Parasitämie über 48 Stunden ist ein Hinweis auf das Vorliegen einer Resistenz, die ein Umsetzen der Therapie erfordert, z. B. von Artemisinin-Derivaten auf Chinin.

Die **Intensivtherapie** der schweren Malaria tropica ist schwierig. Hämolyse, Anämie, Nierenversagen, Überwässerung, Ateminsuffizienz, Hypoglykämie und zerebrale Malaria mit Krampfanfällen sind limitierende Faktoren. Eine Austauschtransfusion bei sehr hoher Parasitendichte ist umstritten und brachte bisher keine überzeugenden Effekte. Unspezifische Therapieverfahren wie Glucocorticoide, Pentoxifyllin, Heparin oder Chelatbildner sind nicht effektiv und z. T. sogar schädlich.

Schwangerschaft: Die Anwendung von Chloroquin und Proguanil ist möglich. Erfahrungen bei der Anwendung von Mefloquin im 2. und 3. Trimenon haben bisher keine Fruchtschädigung erkennen lassen. Halofantrin und Pyrimethamin-Sulfadoxin sind problematisch. Atovaquon + Proguanil sind in der Schwangerschaft wenig erprobt, Artemether + Lumefantrin sind zumindest im 2. und 3. Trimenon der Schwangerschaft weitgehend unbedenklich. Weiterhin gilt aber bis auf Weiteres eine Schwangerschaft für die Applikation von Atovaquon/Proguanil, Artemether/Lumefantrin, Primaquin und Doxycyclin als Kontraindikation! Bei Unsicherheit und in der Frühschwangerschaft sollten Chinin und Clindamycin zur Anwendung kommen.

Vor jeder Anwendung muss eine sorgfältige Nutzen-Risiko-Analyse erfolgen, da es zurzeit außer Chloroquin kein sicheres Mittel gibt, das in der Schwangerschaft gleichermaßen wirksam wie unbedenklich appliziert werden kann.

Allerdings ist das Leben der Mutter und auch des Fetus durch eine Malaria tropica ohne Behandlung stark gefährdet.

Hinsichtlich einer Prophylaxe sollte gründlich geprüft werden, ob der Aufenthalt in einem Malariagebiet dringend erforderlich ist (speziell in Regionen mit intensiver Übertragung und hochgradiger Parasitenresistenz).

Malaria in Vorderasien und Mittelamerika: Hier gibt man nicht immunen Personen (Europäern) mit akuter Malaria initial 0,6 g Chloroquin-Base (entsprechend 1 g Chloroquindiphosphat = 4 Tbl.) und weiterhin nach 6, 24 und 48 Stunden je 0,3 g Chloroquin-Base. Säuglinge, Kleinkinder und Schulkinder erhalten initial 0,1 g bzw. 0,2 g bzw. 0,3 g und weiterhin nach 6, 24 und 48 Stunden je 50 mg bzw. 100 mg bzw. 150 mg.

Kinder: Kinder sind durch Malaria tropica besonders gefährdet. Schwere Verlaufsformen mit ZNS-Beteiligung treten schneller als bei Erwachsenen auf. Die klinischen Symptome können vieldeutig sein. Die Letalität einer unbehandelten Malaria tropica bei Kindern ist sehr hoch. Bei Kindern ist die korrekte Durchführung einer Malaria-Prophylaxe daher besonders wichtig, gleichzeitig aber auch schwierig. Die unnötige Exposition von jüngeren Kindern sollte daher vermieden werden.

> Keine unnötigen Tropenreisen mit Schwangeren oder Kleinkindern!

Ein relativ häufiges Problem in Deutschland sind gutartige Erkrankungen an Malaria tertiana bei türkischen Kindern, die sich im Urlaub in der Osttürkei infiziert haben.

Malaria-Prophylaxe

Eine Malaria-Prophylaxe im engeren Sinne, d. h. die Verhinderung einer Infektion, gelingt nicht, da es bisher kein Mittel gegen die durch den Mückenstich übertragenen Sporozoiten gibt. Die regelmäßige Einnahme von Chloroquin oder anderen Mitteln zur Malaria-Prophylaxe (Tab. 26-9) stellt daher in Wirklichkeit nur eine Suppressionsbehandlung dar, welche die Entwicklung der Blutschizonten hemmt und damit die Entstehung einer Erkrankung verhindert. Bei der Entscheidung, welches Mittel zur Prophylaxe dienen soll, ist die aktuelle Malariasituation in dem zu besuchenden Gebiet zu berücksichtigen (s. hierzu auch die jeweils aktualisierten Empfehlungen der DTG unter http://www.dtg.org/).

> Wegen der häufig wechselnden Medikamentenresistenz in einem Land sind allgemeingültige Prophylaxeempfehlungen nicht mehr möglich.

Prophylaxe in Gebieten mit Chloroquin-Resistenz: **Mefloquin** ist zur Prophylaxe in Endemiegebieten mit Chloroquin-resistenter Malaria gut wirksam. Man beginnt die Prophylaxe eine Woche vor Ankunft im Endemiegebiet und gibt 1 × wöchentlich 0,25 g Base bis 4 Wochen nach Verlassen des Endemiegebietes. Mefloquin wird **nicht empfohlen** für Schwangere im 1. Trimenon, Piloten, Kinder unter 5 kg Gewicht, Epileptiker, psychiatrische Patienten und Patienten, die Beta-Rezeptoren-Blocker erhalten. Eine Resistenz gegen Mefloquin ist selten.
Eine besser verträgliche Prophylaxe ist die Einnahme von 1 Tablette zu 250 mg Atovaquon + 100 mg Proguanil = 1 Tablette **Malarone**/Tag.
In Gebieten mit Chloroquin-Resistenz kann die Kombination von **Chloroquin + Proguanil** eine Chloroquin-resistente Malaria weitgehend verhindern (bei Schwangerschaft unbedenklich).
In Gebieten mit Chloroquin-Resistenz oder Mehrfachresistenz kann die alleinige orale Prophylaxe mit **Doxycyclin** (0,1 g tgl.) indiziert sein (beginnend 2 Tage vor der Einreise in das Endemiegebiet bis 4 Wochen nach Verlassen des Endemiegebietes), jedoch ist bei Europäern die Möglichkeit einer Photosensibilisierung durch Doxycyclin zu bedenken (Lichtschutz!).

Prophylaxe in Gebieten ohne Chloroquin-Resistenz: Die Malaria-Prophylaxe in diesen immer kleiner werdenden Gebieten besteht

Tab. 26-9 Medikamente und Dosierungen zur Malaria-Prophylaxe.

Substanz (mg/Tbl.)	Dosis (Tbl.) Kinder nach kg KG					Dosis (Tbl.) Erwachsene und Kinder > 45 kg KG	Frequenz der Einnahme	Beginn (vorher)	Ende (nach)
	< 6	6–10	10–16	16–25	25–45				
Chloroquin 150 mg	¼	½	¾	1	1½	2 (> 75 kg: 3)	Woche	1 Woche	1 Monat
Proguanil/ Atovaquon 62,5/25 mg; 100/250 mg	–	–	1 (10–20)	2 (21–30)	3 (31–40)	1	Tag	2 Tage	1 Woche
Mefloquin 250 mg	–	¼	¼	½	¾	1	Woche	3 Wochen	4 Wochen
Primaquin 15 mg	⅛	¼	½	¾	1–1½	1½ (> 60 kg: 2)	Tag	1 Tag	1 Woche
Proguanil 100 mg	¼	¼	½	½–¾	1	2	Tag	1 Tag	1 Woche

in der Einnahme von **Chloroquin** (Resochin), regelmäßig 1 × wöchentlich 0,3 g Base (entspricht 0,5 g Diphosphat = 2 Tbl.; bei > 75 kg KG 3 Tbl.).

- Kinder im 1. Lebensjahr erhalten 50 mg,
- Kinder von 1–4 Jahren erhalten 50–100 mg,
- Kinder von 5–8 Jahren erhalten 100–150 mg,
- Kinder von 9–15 Jahren erhalten 150–300 mg.

Behandlungsdauer: Beginn 1 Woche vor Einreise, während des Aufenthaltes im Endemiegebiet und bis 6 Wochen nach Ausreise. In der Schwangerschaft ist Chloroquin unbedenklich.

Stand-by-Therapie: Das Konzept der Malaria-Prophylaxe ist ungeeignet für Europäer, die lange in einem Endemiegebiet leben. Die Alternative für Europäer, die in Afrika leben, ist die sofortige Einnahme von Malaria-Mitteln bei jedem Auftreten von Fieber (Stand-by-Therapie). Die Auswahl des Mittels erfordert am besten auch Informationen durch örtlich erfahrene Ärzte bzw. vorab auch der Deutschen Tropenmedizinischen Gesellschaft (DTG).

> **Prinzip:** Fragen Sie die lokalen Experten *(»ask the local health experts«)*, in Deutschland auch über die DTG (http://www.dtg.org/).

Eine derartige notfallmäßige Selbstbehandlung ist jedoch für Touristen ohne eingehende Informationen eher ungünstig und sollte echten Notfällen vorbehalten bleiben. Wie bei der Therapie der unkomplizierten Malaria kommt am ehesten zur notfallmäßigen Selbstbehandlung Artemether/Lumefantrin (Riamet) oder Atovaquon/Proguanil (Malarone) (Stand-by-Therapie) infrage.

Eine **überstandene Malaria** beim Europäer hinterlässt keine Immunität. Dauernde Bewohner einer endemischen Zone erwerben nach vielen Infektionen eine Semiimmunität, die zu einem Dauerträgertum der Parasiten und zu verringerter körperlicher Leistung führt (»chronische Malaria«). Diese Semiimmunität der Afrikaner geht verloren, wenn diese z. B. in Europa studieren, sodass sie bei Rückkehr erneut schwer erkranken.

Für die Behandlung von Afrikanern in Afrika gelten demnach etwas andere Behandlungsregeln als für Europäer!

Eine Impfung gegen Malaria ist bislang nicht vorhanden.

Expositionsprophylaxe: Eine Expositionsprophylaxe kann das Risiko, an Malaria zu erkranken, deutlich vermindern.

Folgende Maßnahmen kommen in Betracht:
- der Aufenthalt in moskitosicheren Räumen (Klimaanlage!),
- das Schlafen unter Moskitonetzen, am besten imprägniert mit insektenabtötenden Substanzen,
- das Tragen abweisender heller Kleidung (langärmlige Blusen und Hemden, lange Hosen, Socken) in der Dämmerung und Dunkelheit,
- die Anwendung von Insektenschutzmitteln (Repellenzien).

Die wichtigste unspezifische, aber durchaus effektive Maßnahme zur Malaria-Prophylaxe ist die Anwendung von mit Insektiziden imprägnierten Moskitonetzen.

Ausblick: Insgesamt gesehen ist die derzeitige Malariasituation seit der weltweiten Einführung der Artemisin-Derivate als Kombinationsmittel zumindest kurzfristig entspannter. Noch kann allerdings nicht in allen Ländern die Forderung nach umfassender Versorgung und Bereitstellung einer regelhaften Kombinationstherapie erfüllt werden. Mit einer zunehmenden Verbreitung von Plasmodium-falciparum-Malaria mit Resistenz gegen die sog. ACT-Mittel muss deshalb gerechnet werden. Dringender Bedarf besteht daher weiter an neuen Medikamenten und einer besseren Moskitobekämpfung. Neue Malaria-Mittel sollten grundsätzlich nicht mehr als Einzelsubstanz vergeudet werden, da sich bislang bei allen Substanzen nach wenigen Jahren Resistenzen zeigten.

Babesiose

Die Babesiose ist eine bei Tieren und Menschen vorkommende Protozoeninfektion, die durch bestimmte Zeckenarten (Ixodes-Arten) von infizierten Tieren, die als Reservoir dienen, übertragen wird.

Erreger: Der Erreger ist in den USA vorwiegend Babesia microti, der bei Nagetieren vorkommt, in Europa vorwiegend Babesia divergens und Babesia bovis, die bei Rindern vorkommen. Weitere seltene Spezies gehören wie alle Babesien zur Gattung der Piroplasmiden (man nennt die Babesiose daher auch Piroplasmose). Die Babesien pflanzen sich durch Zweiteilung fort. Sie sind birnenförmig, oval oder rund. Babesien dringen nach Übertragung durch Zeckenbiss in die Erythrozyten des Menschen ein und können Fieber, Hämolyse und Hämoglobinurie hervorrufen. Eine Übertragung ist auch durch eine Bluttransfusion möglich. Bei splenektomierten und immunsupprimierten Menschen verlaufen die Erkrankungen immer schwerer.

Diagnostik: Im gefärbten Blutausstrich von infizierten Personen erkennt man die Babesien in den Erythrozyten als ring- und hantelförmige Organismen. Charakteristisch sind bei fortgeschrittener Erkrankung die randständigen Ringformen mit einem blassen Zentrum, das bei Malaria fehlt. Außerdem sieht man Tetraden von Merozoiten (Tochterzellen). Gewöhnlich sind 1–10 %, in schweren Fällen bis zu 85 % der Erythrozyten befallen. Bei Babesiose gibt es keine synchrone Stadienentwicklung und kein extraerythrozytäres Stadium in der Leber wie bei Malaria und es fehlen Schizonten und Gametozyten. Die Sporozoiten aus der Zecke entwickeln im Blut Ringformen und Trophozoiten, aus denen durch Zweiteilung Merozoiten entstehen, welche andere Erythrozyten infizieren, und der Zyklus beginnt von neuem. Bei geringer Parasitämie bzw. negativer Mikroskopie ist der serologische Nachweis (IFT) von IgM-AK möglich oder mittels PCR der Nachweis Spezies-spezifischer Babesien-DNA.

Klinik: Die Inkubationszeit nach Zeckenbiss beträgt 1–4 Wochen. Die Krankheit beginnt allmählich mit uncharakteristischen Symptomen (Fieber, Anorexie, Kopf-, Gelenk- und Muskelschmerzen, Übelkeit, Erbrechen und Dunkelfärbung des Urins). Das Fieber kann kontinuierlich sein oder intermittierend auftreten und bis auf 40 °C ansteigen. Die hämolytische Anämie geht mit einem verminderten Haptoglobinspiegel im Serum und häufig mit einer Thrombozytopenie einher. Der Coombs-Test kann positiv sein. Eine völlige Heilung tritt meist erst nach mehreren Wochen ein. Die in Europa diagnostizierten Erkrankungen verliefen meist tödlich nach Nieren- und Multiorganversagen. Babesiosen treten nicht selten in Kombination mit einer Borreliose auf.

Therapie: Leichte Erkrankungen benötigen keine Therapie. Splenektomierte Patienten, immunsupprimierte Patienten und schwer kranke Patienten sollten mit der Kombination von Clindamycin i. v. (0,3–0,6 g alle 6 h, bei Kindern tgl. 20 mg/kg) + Chininsulfat oral (600 mg alle 8 h, bei Kindern tgl. 25 mg/kg) für 7–10 Tage behandelt werden. Atovaquon (2 × tgl. 750 mg) + Azithromycin (1 × tgl. 500 mg) für 1–2 Wochen ist ebenfalls mit vergleichbarem Erfolg eingesetzt worden und ist Mittel der 1. Wahl bei nicht lebensbedrohlichen Infektionen. Die Parasitämie geht unter einer wirksamen Therapie nur langsam zurück. Chloroquin ist unwirksam (wie die meisten anderen Malaria-Mittel). Bei schwer kranken Patienten wird zusätzlich eine Blutaustauschtransfusion empfohlen.

Prophylaxe: Splenektomierte und immunsupprimierte Personen sollten von Mai bis September Endemiegebiete meiden. In Endemiegebieten sollte bei Aufenthalt im Freien stets eine den Körper völlig bedeckende Kleidung getragen werden. In Endemiegebieten darf nach einem Zeckenbiss oder nach unklarem Fieber in den letzten 2 Monaten (in der warmen Jahreszeit) kein Blut gespendet werden.

Trypanosomiasis

Erreger:

- **Akut verlaufende ostafrikanische Trypanosomiasis:** Trypanosoma brucei rhodesiense.
- **Subakut verlaufende mittel- und westafrikanische Trypanosomiasis (Schlafkrankheit):** Trypanosoma brucei gambiense.
- **Chagas-Krankheit:** Trypanosoma cruzii ist der Erreger der meist chronischen Chagas-Krankheit in Süd- und Mittelamerika. Die bei Europäern ebenfalls extrem seltene Erkrankung erfolgt durch den Stich einer infizierten Raubwanze in Eingeborenenhütten in Südamerika, selten auch durch eine Bluttransfusion.

Trypanosomiasis: Die bei Europäern sehr seltene Erkrankung setzt einen Stich durch eine infizierte Tsetsefliege in einem Endemiegebiet voraus.

Diagnostik: Erst genaue epidemiologische Hinweise in Kombination mit typischen Symptomen weisen auf eine mögliche Infektion im frühen oder späten Stadium der Schlafkrankheit hin, für die allerdings in der Regel eine Vielzahl anderer und häufiger vorkommender tropischer Krankheiten infrage kommen. Die Diagnose wird allein durch den Nachweis der Parasiten gesichert, der – trotz relativ großer Flagellaten in Blut, Liquor, Knochenmark bzw. Gewebe – meist schwierig ist. Üblicherweise erfolgt die Diagnose durch Nachweis von Antikörpern

Tab. 26-10 Therapie der Trypanosomiasis (Schlaf- und Chagas-Krankheit).

Erreger	Stadium		Dauer	Unerwünschte Wirkung
Afrikanische Trypanosomiasis	**I (lymphatisch)**	**II (enzephalitisch); Liquor: Trypanosomen oder Leukozyten > 5/mm³**		
Trypanosoma rhodesiense	**Suramin i. v.:** Testdosis • Tag 1: 5 mg/kg • Tag 3: 10 mg/kg • Tage 5, 11, 17, 23, 30: 20 mg/kg (max. 1 g/Tag) **Melarsoprol:** bei ZNS-Beteiligung, sonst wegen Toxizität 2. Wahl!	**Melarsoprol i. v.:** • 2–3,6 mg/kg KG tgl. für 3 Tage in 3 Zyklen jeweils nach 10 Tagen ab Tag 1 (je 3 Dosen tgl.) • Kinder < 15 Jahre (?): insgesamt 18–25 mg/kg über 1 Monat in Zyklen wie oben angegeben	Suramin und Melarsoprol intermittierend wie angegeben – i. d. R. über 1 Monat	**Suramin:** • **cave:** Anaphylaxie! • Niereninsuffizienz • Panzytopenie **Melarsoprol:** • Arsen-Enzephalopathie (bis zu 10 % fatal!) • Paraplegie • Myokarditis • Arrhythmie • Albuminurie
Trypanosoma gambiense	**Pentamidinisethionat i. v.:** • 4 mg/kg KG 1 × tgl. • max. 300 mg/Tag i. v. oder **Eflornithin (Difluormethyl-Ornithin = DFMO)** (auch Suramin wirksam, aber schlechtere Alternative!)	**Eflornithin (DFMO) i. v.:** • Erwachsene: 400 mg/kg KG/Tag i. v. in 4 ED • Kinder < 15 Jahre: 600 mg/kg KG/Tag i. v. in 4 ED	beide Regime (Eflornithin oder Pentamidinisethionat) ca. 14 Tage – Eflornithin bevorzugt einsetzen	**Pentamidinisethionat:** • Neutropenie • Niereninsuffizienz • Hypo-/Hyperglykämie **Eflornithin (DFMO):** • Panzytopenie • Krampfanfälle
Amerikanische Trypanosomiasis	**Frühstadium**	**Zwischen- und Spätstadium**		
Trypanosoma cruzi	**Nifurtimox p. o.:** • 8–10 mg/kg KG tgl. in 4 ED • Kinder 1–10 Jahre: 15–20 mg/kg KG tgl. in 4 ED • Kinder 10–18 Jahre: 12,5–15 mg/kg KG tgl. in 4 ED	keine wesentliche Wirkung	• frühzeitiger Therapiebeginn entscheidend • auch kongenitale Infektion • 3–4 Monate	• abduzierende Schmerzen • Übelkeit • Erbrechen • Schwindel • Krampfanfälle • Parästhesien
	Benznidazol p. o.: • 2 × 3 mg/kg KG/Tag • Kinder: 2 × 5 mg/kg KG	keine wesentliche Wirkung	2–3 Monate	• periphere Neuropathie • Granulozytopenie • Exanthem

ED = Einzeldosis.

bzw. PCR in einem Tropeninstitut; der klassische Nachweis war früher der Tierversuch.

Therapie: Die klassischen Medikamente bei der afrikanischen Trypanosomiasis sind die altbekannten, schlecht verträglichen Derivate Suramin, Pentamidin (Lomidin) und Arsenpräparate. Als neues, gut verträgliches Medikament ist Eflornithin (Difluoromethylornithin, DFMO) hinzugekommen.
Die klassische Behandlung der **Frühphase** ohne Beteiligung des ZNS besteht aus Pentamidinisethionat. Alternativen sind Suramin in ansteigender Dosierung bei Trypanosoma rhodesiense bzw. bei Trypanosoma gambiense das besser verträgliche Eflornithin.
Bei der **Spätform** mit ZNS-Befall und Liquorveränderungen müssen das hochgefährliche Arsenderivat Melarsoprol (Arsobal) bzw. das weniger effektive, aber ebenfalls mit erheblichen Nebenwirkungen belastete Suramin (Germanin) angewendet werden.
Die Therapie der Schlafkrankheit ist schwierig und sollte Abteilungen für klinische Tropenmedizin vorbehalten bleiben (Tab. 26-10).

Prophylaxe: Prophylaxe bedeutet Expositionsprophylaxe, Insektenschutzmittel und Tragen von Kleidung, die einen Stich der Tsetsefliege verhindern. Es gibt weder eine Impfung noch eine praktikable medikamentöse Prophylaxe.

Chagas-Krankheit: Das akute Stadium mit einer lokalen schmerzlosen Schwellung (**Chagom**) nach dem Biss der infizierten Raubwanze wird auch in Südamerika nur selten beobachtet. Es heilt spontan ab, zurück bleibt aber eine chronisch persistierende Infektion. Das Problem sind die viele Jahre später auftretenden Spätfolgen, insbesondere die chronische Karditis mit schweren Herzrhythmusstörungen und Herzinsuffizienz, aber auch eine Ösophagusdilatation und Kolondilatation. Dabei ist die genaue Pathogenese der Organbeteiligungen unklar.

Diagnostik: Die Diagnose erfolgt mittels PCR und Serologie; die sehr spärlichen Parasiten lassen sich nur selten finden.

Therapie: Die Therapie ist bislang unbefriedigend. Die beiden vorhandenen Präparate, das Nitrofuran-Derivat Nifurtimox (Lampit) und das Nitroimidazol Benznidazol (ROCHAGAN), sind bei der notwendigen Langzeitbehandlung toxisch und bei chronischen Infektionen oft nicht mehr wirksam. Ketoconazol, Fluconazol, Allopurinol und Interferon γ besitzen zwar eine In-vitro-Aktivität, haben aber klinisch enttäuscht.

> Die Mittel gegen afrikanische Trypanosomiasis sind bei Chagas nicht wirksam!

Bei Immunsuppression kann eine chronische Chagas-Infektion aufflammen und neue Erkrankungen (z. B. Hirnabszesse) verursachen; hierdurch wird die kausale Therapie der Herzerkrankung durch eine Herztransplantation erschwert.

Prophylaxe: Die Prophylaxe besteht darin, in Epidemiegebieten die Übernachtung in primitiven Eingeborenenhütten zu vermeiden, wo in den Ritzen der unverputzten Wände die Raubwanzen leben.

Wurminfektionen

Als Wurmkrankheiten kommen in Mitteleuropa vor allem **Rundwurm-(Nematoden-) Infektionen** durch Ascaris, Enterobius, Trichuris und Trichinella vor, weiterhin **Bandwurm-(Cestoden-)Infektionen** durch Taenia, Diphyllobothrium, Hymenolepis und Echinococcus-Spezies. Bei Reisen in außereuropäische Länder sind auch **Infektionen durch andere Wurmarten wie Trematoden, d. h. Saugwürmer** (Schistosoma u. a.), möglich.

Diagnostik: Sie stützt sich auf das klinische Bild und den Erregernachweis. Der Wurmeiernachweis im Stuhl ist prinzipiell auf einfache Weise durch einen Stuhlausstrich oder eine Anreicherung mit Kochsalz möglich (jedoch ungeeignet für Saugwürmer und den Fischbandwurm). Oxyuren- und Bandwurmeier lassen sich am besten auf einem Tesafilm nachweisen, den man mit der Klebseite auf die Afterhaut drückt, danach auf einen Objektträger bringt und mikroskopiert. Der Nachweis von Wurmeiern setzt eine Routine voraus, die man in Deutschland bedingt durch die Seltenheit der Erkrankungen kaum mehr erwerben kann.

Grundsätzliches zur Therapie: Die bei Wurminfektionen infrage kommenden Mittel sind in Tab. 26-11 aufgeführt.

Bandwurm-Infektionen: In Deutschland kommen nahezu ausschließlich die weitgehend harmlosen **Infektionen mit dem Rinderbandwurm** (Taenia saginata) vor.

Therapie: Als Therapie von Bandwurm-Infektionen jeden Typs hat **Praziquantel** (Dosis 10–20 mg/kg einmalig oral) die früher übliche Behandlung mit Niclosamid (Yomesan) abgelöst. Bei obstipierten Patienten ist für eine Darmentleerung vor der Kur zu sorgen. Die Heilungsraten betragen > 95 %. Bei einem erneuten Abgang von Proglottiden kann die Kur wiederholt werden. Hymenolepis nana ist widerstandsfähiger, die Dosis für Praziquantel sollte daher 30 mg/kg einmalig betragen.

Hydatiden-Erkrankungen: Die gefährlichen **Infektionen mit dem Schweinebandwurm**, bei denen innere Infektionen mit Zysten (**Zystizerkose**) auftreten können, sind in Europa sehr selten geworden. Die **Neurozystizerkose** stellt aber in Indien und Mittelamerika ein erhebliches Problem dar. Die Zystizerkose erfordert längere Behandlungen mit Praziquantel oder Albendazol.

Eine **Infektion mit dem Hundebandwurm bzw. Fuchsbandwurm** führt zur **Echinokokkose**. Therapie der Wahl ist die Operation der Zysten, ggf. auch eine Punktion mit Absaugung und Instillation abtötender Substanzen wie Ethanol oder hypertoner Kochsalzlösung – stets kombiniert mit einer lang dauernden Albendazolbehandlung. Der seltene Fuchsbandwurm (s. u.) ist mit seinen kleinen Zysten kaum einer operativen Behandlung zugänglich. Therapie der Wahl ist eine Langzeitbehandlung mit Albendazol.

- **Zystizerkose:** Verursacht durch den **Schweinebandwurm** (Taenia solium). Der Mensch ist der einzige (meist asymptomatische) Wirt des erwachsenen Wurms. Eine Infektion mit dem Schweinebandwurm erfolgt entweder über infiziertes Schweinefleisch oder fäkal-oral über die Aufnahme von Proglottiden der Würmer. In Europa ausgerottet, häufig (bis zu 2 % Infektionen) noch in Zentral- und Südamerika, Indien, Südostasien und China. Gefährlich sind fast ausschließlich nur die maximal 2 cm großen Zysten in Organen wie Augen, Herz und überwiegend im ZNS (**Neurozystizerkose**). Die Infektion kann deshalb vielfach lebenslang unerkannt bleiben. Die Diagnose wird daher in aller Regel erst nach zerebralen Symptomen (z. B. einem Krampfanfall), im Rahmen einer epidemiologisch möglichen Infektion anhand einer positiven Serologie (ELISA) bzw. bildgebend radiologisch gestellt (kleine hypodense, auch kalzifizierende Läsionen). Eine Eradikation des Bandwurms kann unproblematisch mit einer Dosis von 10 mg/kg Praziquantel erfolgen.
  Therapie: Therapie der Wahl ist **Albendazol** mit einer Dosis von 15 mg/kg mit einer vergleichbaren bis besseren Wirkung als Praziquantel. Auch eine 8–10 Tage dauernde Therapie mit Albendazol hat die gleiche Wirkung wie die früher in Studien geprüfte 30-Tage-Therapie. Gleiches gilt im Übrigen auch für die

Praziquantel-Behandlung mit 50 mg/kg KG täglich in 2 Dosen: Auch diese Behandlung kann von den früher üblichen 15 Tagen auf 8 Tage verkürzt werden. Die Nebenwirkungen bei beiden Substanzen sind eher Folgen der Entzündungsreaktion bei Zerstörung der Zystizerci im ZNS und sollten mit einer relevanten Steroid-Dosis begleitend behandelt werden.
- **Zystische Echinokokkose:** Verursacht durch den **Hundebandwurm** (Echinococcus granulosus), einem weltweit verbreiteten Parasiten, der häufig in Mittelmeerländern, Ostafrika, Mittel- und Südamerika sowie Australien auftritt bzw. in Gebieten mit Schafzucht vorkommt, wenn Hunde mit den Eingeweiden der geschlachteten Schafe gefüttert werden und dann infektiöse Eier ausscheiden. Die Übertragung auf den Menschen erfolgt über kontaminiertes Wasser, Gemüse etc., direkten Kontakt mit infizierten Hunden (fäkal-oral, bevorzugt bei Kindern) und durch Arthropoden. Zystenbildung v. a. in der Leber (zu 60 %, vorwiegend rechter Leberlappen) und der Lunge (zu 20 %) als ein- oder mehrkammerige, bis zu 30 cm große flüs-

Therapie

Tab. 26-11 Charakteristika der wichtigsten Antihelminthika.

	Praziquantel (Biltricide, Cesol, Cysticide)	Albendazol (Eskazole)
Wirkungsspektrum	die meisten Trematoden, einige Cestoden	Nematoden, Cestoden, Trematoden
Hauptindikation	Infektionen durch Schistosomen, Trematoden und Cestoden, Taenia solium und T. saginata einschl. Zystizerkose und Neurozystizerkose (**cave:** nicht wirksam bei okulärer Zystizerkose!), Hymenolepis nana und Diphyllobothrium spp.	Mittel der Wahl bei inoperabler Echinokokkose; gut wirksam bei Infektionen mit Strongyloides, Ascaris lumbricoides, Ancylostoma duodenale, Trichinella spiralis, Enterobius vermicularis, Trichuris trichiura; wirksam gegen Taenien und bei Neurozystizerkose
Pharmakokinetik	rasche, fast komplette orale Resorption	geringe Resorption nach oraler Gabe; schneller First-pass-Abbau
Nebenwirkungen	gastrointestinale Beschwerden, Kopfschmerzen, Blutdruckabfall, insgesamt gut verträglich	selten und mild (z. B. gastrointestinale Beschwerden)
Kontraindikationen	intraokuläre Zystizerkose, Kinder < 2 Jahre, Schwangerschaft, Stillzeit, Anwendungsbeschränkung bei Leber- und Niereninsuffizienz	Kinder < 2 Jahre, Schwangerschaft, Stillzeit
Dosierung	variabel nach Parasiten, meist 20–60 mg/kg ein- oder zweimalig, sichere Dosis bei 2 × 30 mg (Kinder und Erwachsene)	gleiche Dosierungen in mg/kg für Erwachsene und Kinder ≥ 2 Jahre! Dosierung, Frequenz und Dauer jedoch variabel nach Parasiten; bei Echinokokkose und Neurozystizerkose stets Maximaldosierung: 15 mg/kg in 2 ED/Tag (max. 2 × 400 mg/Tag!) • Kinder 1–2 Jahre: vermutlich 2 × 100 mg/Tag • Kinder < 1 Jahr: keine Empfehlung
Beurteilung	Mittel der Wahl bei Bandwürmern und Trematoden (Schistosomiasis)	Standardmittel für Nematoden und Bandwürmer

sigkeitsgefüllte Blasen (Hydatidenzysten) mit einer äußeren azellulären, lamellären Membran und einer inneren Keimschicht mit Tausenden infektiöser Protoskolizes. Die Diagnose erfolgt unschwer serologisch und über typische sonographische sowie radiologische Befunde.

Therapie: Therapie der Wahl ist eine kombinierte antiparasitäre, chemische (PAIR = Punktion, Aspiration, Injektion, Reaspiration) und chirurgische Behandlung. Zweifellos kommt der chirurgischen Resektion die Hauptaufgabe zu: von der chirurgischen Kompetenz, von Ort und Ausdehnung der Zyste(n), Begleiterkrankungen u. a. werden Umfang und Art des Einsatzes der anderen Methoden bestimmt. Noch nicht geklärt ist, ob und wie jede zufällig entdeckte Echinococcus-granulosus-Zyste behandelt werden muss – immerhin konnte in einer Studie gezeigt werden, dass drei Viertel der nicht behandelten Patienten auch 10 Jahre später noch asymptomatisch waren.

Zur medikamentösen Behandlung kommen prinzipiell **Mebendazol** und **Albendazol** infrage (Tab. 26-12). Wegen der gering besseren Verträglichkeit und Bioverfügbarkeit ist als Mittel der 1. Wahl Albendazol dem Mebendazol

Mebendazol (Vermox, Vermox forte)	Ivermectin (Mectizan)	Pyrantel (Helmex)
Nematoden	Nematoden	Nematoden
Mittel der Wahl bei Trichuris trichiura; gut wirksam bei Ascaris lumbricoides, Enterobius vermicularis, Ancylostoma duodenale; Langzeittherapie bei inoperabler Echinokokkose (Albendazol jedoch meist besser als Mebendazol)	Mittel der Wahl bei Onchocerca volvolus; gut wirksam bei allen Filariosen, Askariasis, Trichuriasis, Strongyloidiasis und Enterobiasis; Scabies norvegica, z. B. bei AIDS	Infektionen mit Ascaris lumbricoides, Trichostrongylus, Enterobius vermicularis, Ancylostoma duodenale
geringe Resorption nach oraler Gabe	schnelle Resorption im Gastrointestinaltrakt	geringe Resorption
gelegentlich gastrointestinale Beschwerden, in hohen Dosen Schädigung des Knochenmarks	selten und mild	selten gastrointestinale Beschwerden, sehr selten Kopfschmerzen, Schwindel
Kinder < 2 Jahre, Schwangerschaft Vermox forte: Kinder < 14 Jahre	Schwangerschaft, Stillzeit	Leberschäden, Kinder < 6 Monate
–	bei Onchozerkose 150 µg/kg KG einmalig, Wiederholung nach 6 Monaten	–
Alternativmittel bei Helminthen	Mittel für Onchozerkose und seltene Infektionen, Mittel der Wahl bei schwerer Krätze	Reservemittel für Spul- und Madenwürmer

Erreger

Tab. 26-12 Benzimidazole zur Behandlung der zystischen Echinokokkosen.

Präparat	Dosis pro Tag	Unerwünschte Wirkungen	Kontrollen
Mebendazol	40–50 mg/kg (3 × 1,5 g) mit fettreicher Mahlzeit	Hepatotoxizität, Leukopenie, Alopezie, gastrointestinal (embryotoxisch und teratogen!)	Blutbild, Transaminasen zunächst 6 × 14-tägig, dann monatlich bis 3 Monate nach Abschluss
Albendazol	15–20 mg/kg (2 × 400 mg) mit fettreicher Mahlzeit		

vorzuziehen, wenngleich zu Mebendazol bessere Daten und z. B. wünschenswerte Zielspiegel (250 nmol/l) vorliegen. Beide Substanzen lassen sich gleichermaßen in der Zystenflüssigkeit nachweisen (nicht Praziquantel!), jedoch sind lang dauernde Gaben und heroisch hohe Dosen erforderlich, um dort relevante Spiegel zu erreichen. Je nach Ort und Größe kann nach 1–3 Monaten Behandlung damit gerechnet werden, dass in 50–90 % der Fälle keine lebensfähigen Organismen mehr in den Zysten zu finden sind. Die Applikation sollte in möglichst kontinuierlicher Behandlung erfolgen: mindestens 4 Tage bis zu einem Monat vor einem chirurgischen Eingriff oder PAIR und mindestens noch ein Monat, besser vermutlich 3 Monate nach dem Eingriff. Aufgrund derzeitiger pharmakodynamischer Erkenntnisse wäre zumindest perioperativ eine Kombinationstherapie von Albendazol mit Praziquantel (2 × tgl. 30 mg) wünschenswert, da die Kombination zusammen eine bessere Abtötung der Protoskolizes vor allem auch in Zysten außerhalb der Leber ermöglicht (Praziquantel hat keine Wirkung auf E. alveolaris!).
Eine ehemals sehr kontrovers diskutierte Behandlungsmethode gehört nach weiterer Entwicklung nun fest zum Instrumentarium der Echinokokken-Therapie, wenn eine kompetente Behandlung durch erfahrene Spezialisten sichergestellt werden kann und interdisziplinär erwogen wird. Sie betrifft in der Regel zunächst nur Behandlungen von Echinococcus-granulosus-Läsionen, wird aber vereinzelt auch bei Echinococcus-alveolaris-Zysten (s. u.) eingesetzt: Sonographisch oder CT-gesteuert erfolgt hierbei eine perkutane Zystenpunktion mit Aspiration des wesentlichen Zysteninhaltes und nachfolgender Injektion einer protoskoliziden Substanz (z. B. Ethanol 95 %, NaCl-hyperton) mit nachfolgender Reaspiration (Verweildauer mind. 15 min in der Zyste). Gegebenenfalls muss die Prozedur wiederholt werden. Erste gute Ergebnisse mit der Radiofrequenzablation müssen noch überprüft werden. Auch PAIR hat heute noch eine Reihe von Komplikationen und die Prinzipien der perioperativen medikamentösen Therapie sollten unbedingt eingehalten werden (Tab. 26-13).

- **Alveoläre Echinokokkose:** Verursacht durch den **Fuchsbandwurm** (Echinococcus multilocularis). Auf die nördliche Halbkugel der Welt beschränkte Infektion (Alaska, Kanada, nördliche USA, sibirische Tundra, Japan, China und Nord-Europa inkl. Alpenregion). Trotz hoher Durchseuchungsrate der Füchse in der Schweiz oder auf der Schwäbischen Alb nur 10–250 Fälle/Jahr. Die lange Inkubationszeit von 10–20 Jahren erlaubt nur geringe statistische Aussagen. Die Übertragung vom Endwirt (Fuchs) auf den Menschen (falscher Zwischenwirt)

Tab. 26-13 PAIR – Indikationen und Kontraindikationen.

Indikation	Kontraindikation (z. T. nur relativ)
• Patient lehnt Operation ab • Patient ist inoperabel • Schwangerschaft • Kinder > 3 Jahre • CE-Zyste der Leber > 5 cm • multiple Zysten in unterschiedlichen Lebersegmenten • segmentierte Zysten (> 5 Segmente) • keine Kommunikation mit Gallenwegen • Rezidiv nach chirurgischem Eingriff • Versagen der Pharmakotherapie	• Patient ist unkooperativ • Zyste für Punktion schwer zugänglich • Parenchymbedeckung < 2 cm • Zysten in ZNS, Herz, Lunge, Urogenitaltrakt, Knochen • kalzifizierte Zysten • inaktive Zysten

PAIR = Punktion, Aspiration, Injektion, Reaspiration.

ist nicht sicher geklärt, evtl. auch über mehrfache Reinfektion mit Bandwurmeiern aus dem Fell von Haustieren, Katzen oder Hunden in Endemiegebieten; hingegen wurde noch nie eine Übertragung durch orale Aufnahme über bodennahe Pilze und Beeren nachgewiesen. Aus den aufgenommen Eiern entwickeln sich die 6-Haken-Larven und gelangen über die Lymph- und Blutbahn in das Gewebe, bilden dort Hydatiden, über die nach außen weitere Infektionen des umliegenden Gewebes erfolgen. Die Erkrankung wird immer noch sehr spät diagnostiziert, da sie viele Jahre asymptomatisch bleibt. Zumeist ist die Leber betroffen. Die Erkrankung ist dann bei Infiltration der Gallenwege mit einer hohen Mortalität verbunden (septischer Schock). Auch weit entfernte »Distanzmetastasen« in allen Organen sind im Spätstadium möglich und erfordern ein gründliches Staging. Die Diagnose erfolgt neben der radiologischen Darstellung serologisch über Em2- oder Em18-ELISA- bzw. II/3-10-ELISA-Tests, die auch bei prognostischer Beurteilung und der Therapieüberwachung eine Rolle spielen. Zusätzlich können mit RT-PCR Gewebeproben untersucht werden.

Therapie: Die Behandlung einer Echinococcus-alveolaris-Infektion erscheint in allen Fällen indiziert und dringlich, wenn eine Diagnose gestellt wurde. Unbehandelt ist je nach Ausmaß der Infektion innerhalb von 10 Jahren in 90 % der Fälle mit dem Tod zu rechnen. Auch Echinococcus-alveolaris-Zysten sollten möglichst radikal chirurgisch entfernt werden – wenn dies nach den Prinzipien der radikalen Tumorchirurgie möglich ist (trifft auf etwa die Hälfte aller Fälle zu – auch wenn dann mit einer Rezidivwahrscheinlichkeit von 10–20 % gerechnet werden muss). Vielfach sind zusätzliche palliative chirurgische Maßnahmen (Anastomosen, T-Drains, Shunt-OP) erforderlich.

Eine medikamentöse Therapie mit **Albendazol** in hoher Dosierung ist bei jeder Echinococcus-alveolaris-Infektion erforderlich: bei nicht operablen Patienten, bei Patienten mit nicht komplett reseziertem Material, bei allen zunächst erfolgreich operierten Patienten sowie bei allen lebertransplantierten Patienten nachfolgend für 2 Jahre. Die Dosierung entspricht der bei der Behandlung der zystischen Echinokokkose, jedoch mit sehr viel längerer, noch unbekannter Behandlungsdauer (evtl. lebenslang).

Aufgrund der besseren Ergebnisse sollten alle palliativen chirurgischen Eingriffe zugunsten einer Pharmakotherapie oder einer perkutanen Intervention unterbleiben, auch bei biliären und vaskulären Komplikationen.

Nematoden-Infektionen: In Deutschland sind nur noch Ascaris-, Enterobius- sowie Trichuris-Infektionen relevant.

Therapie: Die Therapie von Rundwurm-Infektionen war früher komplizierter und weniger erfolgreich (Tab. 26-14). Die neueren Mittel Albendazol, Mebendazol und Ivermectin haben die Behandlungsergebnisse aber erheblich verbessert. Therapie der Wahl für die gängigen Nematoden **Ascaris, Trichuris** und **Enterobius** ist die einmalige Gabe von 400 mg Albendazol oral. Größere Probleme können z. B. bei Afrikanern bestehen, die z. T. von mehreren Wurmarten gleichzeitig befallen sein können. Eine einfache **Schnellentwurmung** bei »exotischen« Patienten besteht aus der Kombination von Albendazol und Praziquantel. In Afrika ist es durchaus sachgerecht und üblich, in ländlichen Gegenden mit hohem Befall an Hakenwürmern und anderen Darmparasiten routinemäßig derartige Wurmkuren zu verordnen. Hiermit hebt man schnell und einfach den allgemeinen Gesundheitszustand der Personen. Bei afrikanischen Flüchtlingen und ähnlichen Gruppen aus Endemiegebieten ist eine billige routinemäßige Wurmkur (ohne teure Diagnostik!) ebenfalls indiziert.

Hakenwurm-Infektionen: Einwohner tropischer Areale haben oft Hakenwurm-Infektionen mit Ancylostoma duodenale oder Necator americanus, die bei schwerem Befall zu Anämie, Leistungsminderung und bei Kindern zu Wachstumsstörungen führen können.

Therapie: Therapie der Wahl ist auch hier Albendazol bzw. Mebendazol.

Strongyloides-Infektionen: Die gefährlichste Fadenwurm-Infektion sind Strongyloides-Infektionen. Hierbei kann es zu inneren Reinfektionen kommen, die ggf. auch zum Tode führen können. Besonders gefährdet sind Patienten mit Abwehrschwäche.

Therapie: Am besten wirkt Ivermectin mit einer Dosis von 200 µg/kg/Tag für 2–3 Tage.

Filariasis: Auch die ebenfalls früher schwierige Therapie der Filarien-Infektionen (**klassische Filariasis** und **Loa loa**) ist mit Ivermectin einfacher geworden. Die zirkulierenden Mikrofilarien lassen sich mit Diethylcarbamazin eliminieren (Tab. 26-15). Die adulten Würmer sind schwer zu eliminieren (Gefahr von allergischen Parasitolyse-Reaktionen; Prednison!) und führen immer wieder zu Rückfällen. Die **Onchozerkose** war früher weitgehend therapieresistent. Durch breiten Einsatz von Ivermectin gelingt es, die Erkrankung einzudämmen (s. Tab. 26-15). Problematisch bleibt auch hier die ungenügende Wirkung auf die adulten Würmer, sodass wiederholte Gaben, z. B. halbjährlich, notwendig sind, um eine Mikrofilarämie auf niedrigem Niveau zu halten.

Therapie: Eine neue Therapielinie ist die Behandlung der Filariasis und Onchozerkose (nicht Loa loa) mit Doxycyclin, wodurch die obligaten parasitären Endosymbionten Wolbachia (Rickettsien-artige Bakterien) gehemmt und die weiblichen Würmer sterilisiert werden. Die **Therapie der Wahl** der Onchozerkose ist heute deshalb eine Kombination aus Albendazol und Ivermectin + lang dauernder Doxycyclin-Gabe (Tagesdosis 100 mg) für 3 Monate. Bei einer okulären Beteiligung lassen neuere Daten vermuten, dass eine häufigere Applikation von Ivermectin alle 3 Monate zu besseren Ergebnissen führt (Sehfeldeinschränkungen, Iridozyklitis und sklerosierende Keratitis).

Toxocariasis: Der Mensch kann Fehlwirt des Hunde- und Katzenspulwurms Toxocara

Tab. 26-14 Therapieoptionen zur Behandlung und Elimination von intestinalen Wurminfektionen. Das Mittel der Wahl bzw. dessen Dosierung ist fett hervorgehoben.

Anti-helminthikum	Krankheit (Erreger)						
	Enterobiasis (Enterobius vermicularis)	**Trichuriasis (Trichuris trichiura)**	**Ascariasis (Ascaris lumbricoides)**	**Toxocariasis (Toxocara canis, cati)**	**Kutane Larva migrans (Ancylostoma braziliense, caninum)**	**Kutane Larva currens (Strongyloides myopotami, procyornis)**	**Trichostrongyliasis (Trichostrongylus colubriformis, orientalis)**
Albendazol	**1 × 400 mg einmalig**	1 × tgl. 400 mg für 3 Tage	**1 × 400 mg einmalig**	**2 × 400 mg für 5 Tage**	**1 × tgl. 400 mg für 3–7 Tage**	1 × tgl. 400 mg für 3 Tage	**1 × 400 mg einmalig**
Mebendazol	1 × 100 mg einmalig	**1 × 500 mg einmalig**	1 × 500 mg einmalig	2 × 500 mg für 5 Tage	1 × 500 mg einmalig	1 × 500 mg einmalig (?)	–
Ivermectin	–	1 × tgl. 200 µg/kg für 3 Tage	–	–	**12 mg einmalig**	**1 × tgl. 200 µg/kg für 2–3 Tage**	–
Pyrantelembonat	1 × 10 mg/kg einmalig	–	1 × 10 mg/kg einmalig	–	–	–	1 × tgl. 10 mg/kg für 3 Tage
Nitazoxanid	–	1 × 500 mg für 3 Tage	1 × 500 mg für 3 Tage	–	–	–	–
Levamisol	–	–	1 × 2,5 mg/kg einmalig	–	–	–	1 × 2,5 mg/kg einmalig
Thiabendazol	–	–	–	2 × 50 mg/kg für 1 Monat	topisch	–	–

[1] Wiederholungen der Behandlung bei schweren Infektionen oder zur Elimination der Umgebung erforderlich.

Tab. 26-15 Diethylcarbamazin und Ivermectin zur Behandlung von Filarien-Parasiten.

Substanz	Parasitenstadium	Dosierung	Loa loa	Mansonella perstans	Mansonella streptocerca	Mansonella ozzardi	Onchocerca volvulus
Diethylcarbamazin (DEC)	Mikrofilarien	• 6 mg/kg KG tgl. in 3 Dosen nach der Mahlzeit • Therapiedauer: 2–3 Wochen	gute Elimination	mäßige Elimination	gute Elimination	kein Effekt	gute Elimination
	adulte Würmer		mäßige Elimination	kein Effekt	gute Elimination	kein Effekt	kein Effekt
Ivermectin	Mikrofilarien	• 150 µg/kg KG • in der Regel einmalig	gute Elimination	kein Effekt	gute Elimination	gute Elimination	gute Elimination
	adulte Würmer		bisher unklare Wirkung (vermutlich nur sehr gering)				

canis und T. cati sein, die nach einiger Zeit im Larvenstadium von selbst absterben, bei massivem Befall allerdings bis dahin über viele Jahre leben, wandern und eine **Toxocariasis (granulomatöse Ophthalmitis)** bzw. **viszerale Larva-migrans-Infektion (VLM)** auslösen können. Diagnostisch führend sind eine Eosinophilie, eine Leukozytose und eine verminderte Albumin/Globulin-Ratio. Larven sind selten nachzuweisen. Neben dem ophthalmologischen Befund ist eine positive Serologie (ELISA) sehr spezifisch und mit > 75 % sensitiv.

Therapie: Bei schwerer (VLM) und jeder okulären Symptomatik sollte mit Albendazol behandelt werden (Dosierung s. Tab. 26-14). Prednison ist wichtig gegen die gleichzeitig ablaufenden Überempfindlichkeitsreaktionen.

Trematoden-Infektionen: Weltweit die wichtigste Trematoden-Infektion ist die Schistosomiasis (s. u.).

Therapie: Alle Infektionen durch Egel (Trematoden) sind nahezu ausnahmslos sensibel gegen Praziquantel, das mit Ausnahme der Infektion durch Leberegel das Mittel der Wahl darstellt (Tab. 26-16).

Schistosomiasis (Bilharziose): Mittel der Wahl ist bei allen humanpathogenen Formen die Gabe von Praziquantel als 1 × tägliche Dosis. Eine nur selten relevante Alternative ist Oxamniquin. Die übliche Gabe als Einzeittherapie entspricht jedoch nicht unbedingt europäischen Sicherheitskriterien, sodass hier etwas längere Therapieformen sinnvoll sind. Zudem gibt es Unterschiede in der täglichen Dosierung von 40–75 mg/kg KG in jeweils 2–3 × täglichen 20- bis 30-mg-Dosen. Die Dosis ist abhängig von der Spezies, aber auch von der Schwere der Infektion, weshalb z. B. beim Nachweis von mehr als 800 Schistosoma-mansoni-Parasiteneiern in 1 g Stuhl in jedem Fall eine Dosis von 2 × täglich 30 mg zu empfehlen ist.

Infektionen durch intestinale Trematoden: Intestinale Trematoden (z. B. Clonorchis sinensis, Heterophyes, Paragonimus, Opisthorchis) lassen sich ebenfalls mit einer

Tab. 26-16 Unterschiedliche Trematoden-Infektionen und Praziquantel-Dosierungen.

Trematoden	Spezies	Herkunft	Praziquantel-Dosis pro Tag (1–2 Tage)
Schistosoma	Schistosoma mansoni	Südamerika, Afrika, Naher Osten	2 × 20 mg/kg
	Schistosoma japonicum	China, Südostasien	3 × 20 mg/kg
	Schistosoma mekongi	Südostasien	3 × 20 mg/kg
	Schistosoma intercalatum	Zentral- und Westafrika	2 × 20 mg/kg
	Schistosoma haematobium	Afrika, Mittlerer Osten	2 × 20 mg/kg
Leberegel	Clonorchis sinensis	China, Taiwan, Korea, Japan, Vietnam	3 × 25 mg/kg
	Opisthorchis viverrini	Südostasien	3 × 25 mg/kg
	Opisthorchis felineus	Osteuropa, Russland	3 × 25 mg/kg
	Fasciola hepatica	Panamerika, Europa, Asien, Westpazifik, Nordafrika	3 × 25 mg/kg
	Opisthorchis viverrini	Südostasien	Triclabendazol 1 × 10 mg/kg
Intestinaler Egel	Fasciolopsis buski	Ferner Osten, Indien	1 × 25 mg/kg
	Heterophyes heterophyes	Mittlerer und ferner Osten, Südeuropa	1 × 25 mg/kg
	Metagonimus yokogawai	Ferner Osten, Russland, Südeuropa	1 × 25 mg/kg
Lungenegel	Paragonimus westermani und andere	Südostasien, Westafrika, Panamerika	3 × 25 mg/kg

Kurzzeittherapie mit Praziquantel behandeln. Nur die in Europa sehr wohl in Einzelfällen vorkommende **Infektion mit dem großen Leberegel** (Fasciola hepatica) erfordert eine Behandlung mit dem schwer zu beschaffenden Therapeutikum Bithionol (Japan/China) bzw. dem Veterinärtherapeutikum Triclabendazol (Novartis Vet).

Ausblick: Die früher einmal recht komplizierte Therapie von Wurminfektionen in der ärztlichen Praxis in Deutschland ist insgesamt recht einfach geworden. Mit den beiden wesentlichen Substanzen Albendazol und Praziquantel sowie den nachfolgend aufgeführten Reservemitteln lassen sich alle relevanten Wurminfektionen behandeln:

- **Standardmittel:** Albendazol und Praziquantel.
- **Reservemittel:** Mebendazol, Pyrantel, Ivermectin (Bithionol und Triclabendazol).

Auch sind diese Mittel bemerkenswert gut verträglich. Die Ergebnisse der zumeist den tropischen Gebieten angepassten Einmaldosierungsempfehlungen der WHO können in Europa durch längere Therapiedauer deutlich verbessert werden. Ältere Wurmmittel sollten keine Rolle mehr spielen. Die Diagnostik und Therapie von seltenen Wurminfektionen (Anisakis, Capillaria, Baylisascaris, Paragonimus u. a.) kann dagegen sehr schwierig sein. Sie erfordert Experten mit hohem Sachverstand.

IV Spezielle Therapieprobleme

27 Therapie bei unklarem Fieber

Ätiologie: Unklares Fieber (»*fever of unknown origin*«, FUO) bei Kindern und bei Erwachsenen ohne Grundkrankheiten ist in der Praxis häufig durch Virusinfektionen bedingt und in den meisten Fällen kurz dauernd. Wenn eine bakterielle Infektion möglich erscheint (Schüttelfrost, Anstieg des C-reaktiven Proteins, Leukozytose), sollte bereits in der Praxis schnell auch eine ggf. ungezielte Behandlung mit einem Antibiotikum erfolgen. Zur Klärung von länger andauerndem, therapieresistentem Fieber ist oft eine Einweisung in die Klinik notwendig, um den Patienten genau überwachen und spezielle Untersuchungen durchführen zu können.

> Nach der 1991 ergänzten Definition aus dem Jahr 1961 sollte nur dann von unklarem Fieber gesprochen werden, wenn der Patient über mehr als 3 Wochen krank ist, in dieser Zeit immer wieder Fieber (> 38,5 °C) hat und ein Krankenhausaufenthalt von einer Woche noch zu keiner Diagnose führte.

Die Differenzialdiagnose unklaren Fiebers ist nicht einfach und gehört zu den schwierigsten Kapiteln der Medizin. Nur in einem Drittel der Fälle finden sich bei Erwachsenen Infektionen als Ursache; etwa gleich häufig liegen (nicht infektiöse) Systemerkrankungen mit Fieber vor. Bei einem weiteren Drittel sind andere Ursachen vorhanden (Allergie, Tumor, tiefe Thrombophlebitis, rheumatische Erkrankungen, Selbstbeschädigung u. a.) (s. Tab. 27-1). Unter den infektiösen Ursachen müssen gefährliche, schwer zu diagnostizierende Infektionen wie bakterielle Endokarditis, Typhus, Malaria, Amöbenabszess, SARS (schweres akutes respiratorisches Syndrom), Miliartuberkulose und AIDS berücksichtigt werden. Manchmal lassen sich die Ursachen des unklaren Fiebers nicht sofort, sondern erst im weiteren Verlauf klären.

Für eine bessere Eingrenzung und Zuordnung der Patienten wird seit 1991 noch zwischen **klassischem, nosokomialem, neutropenischem** und **HIV-assoziiertem unklarem Fieber** unterschieden. Es erscheint in diesem Zusammenhang allerdings auch sinnvoll, davon noch das **unklare Fieber auf Intensivstationen** abzugrenzen.

Zur Klärung der Ätiologie sind folgende Kriterien heranzuziehen:

- **Anamnese:** Exakte eingehende Anamnese (wie wird Fieber empfunden, B-Symptomatik, Nachtschweiß, Gewichtsverlust, Ernährungsgewohnheiten, Drogen, Alkohol, infektiöse Erkrankungen in der Umgebung des Patienten, Sexualanamnese, genaue berufliche Tätigkeit, Reisen im letzten Jahr und Tropen- sowie Subtropenaufenthalte, Tierkontakte, Hobbys, familiäre Erkrankungen, Vorkrankheiten, Vorbehandlung inkl. Zahnarzt, Impfungen, Akutbehandlung inkl. beispielsweise homöopathischer Eigentherapie, Fremdkörpermaterial, Tuberkulose-Anamnese, AIDS-Anamnese, SARS-Anamnese, Verletzungen) und genaue Erfragung der Initialsymptomatik.
- **Klinische Befunde** mit exakter und eingehender körperlicher Untersuchung (Fiebertyp, Lymphknotenschwellung, Milzvergrößerung, Palpationsbefund der Leber, Haut- und Schleimhautveränderungen [Exantheme, Herde], Lungeninfiltrationen, ggf. rektale und gynäkologische Untersuchung).
- **Laborbefunde** mit Blutbild und Differenzialblutbild per Hand (Leukozytose, Eosinophilie), Blutkörperchensenkungsgeschwindigkeit (BSG), C-reaktives Protein (CRP), Procalcitonin, Elektrophorese,

Tab. 27-1 Ursachen von längerem unklarem Fieber.

Infektionen	Neoplasien
• Virusinfektionen (z. B. infektiöse Mononukleose, HIV-, CMV- und West-Nil-Virus-Infektionen oder typisch für Myokarditis: Infektionen mit ECHO- und Enteroviren wie Coxsackie und Parvo B19, Mumps) • bakterielle Infektionen (z. B. bakterielle Endokarditis, chronische Brucellose, Q-Fieber, Leptospirose, Infektionen durch Legionellen spp., Psittakose, Tuberkulose, Typhus, Morbus Whipple, Infektionen durch Bartonella) • Pilzinfektionen (z. B. Aspergillus-, Cryptococcus-Infektionen) • Protozoen-Infektionen (z. B. Malaria, Babesiose, Amöben-Abszess)	• Hodgkin-Lymphome • Non-Hodgkin-Lymphome • Leukämien (auch Präleukämie) • Nierenzellkarzinome • Hepatome • Vorhof-Myxome • ZNS-Tumoren • Kolonkarzinom
Überempfindlichkeitsreaktionen und Autoimmunkrankheiten	**Sonstige Ursachen**
• Lupus erythematodes (generalisiert) • Still-Krankheit • Sharp-Syndrom • Polyarteriitis nodosa • Arteriitis temporalis • andere Vaskulitiden • rheumatisches Fieber • Erythema multiforme • Serumkrankheit • Medikamentenfieber	• tiefe Thrombophlebitis • familiäres Mittelmeerfieber • Morbus Addison • Hyperthyreose • Münchhausen-Syndrom • zyklische Neutropenie • Divertikulose • ZNS-Erkrankungen • Sarkoidose • infizierte Fremdkörper (Prothesen, Stents, Infusoports, Schrittmacher etc.)

CMV = Zytomegalie-Virus; HIV = Humanes Immundefizienz-Virus.

Immunglobuline quantitativ, Beta-2-Mikroglobulin, Urindiagnostik, Serumtransaminasen, Laktatdehydrogenase (LDH), Kreatinkinase (CK), Liquoruntersuchung (bei den geringsten Anzeichen für eine Meningitis).

- **Spezialuntersuchungen:** Gegebenenfalls Inspektion des Augenhintergrundes, Untersuchung der Nebenhöhlen und der Genitalorgane, Tuberkulintestung (Elispot oder ELISA), ggf. Knochenmarkspunktion, Leberpunktion und Gefäßuntersuchung (z. B. Temporalarterien).
- **Bildgebende Verfahren:** Sonographie aller möglicherweise beteiligten Körperregionen (Leber, Nieren, Becken, Herzklappen in jedem Fall mit transösophagealer Echokardiographie [TEE] usw.), Röntgenaufnahmen der Lungen, ggf. auch Computertomographie (CT), Magnetresonanztomographie (MRT), Szintigramme (Granulozyten-Szintigramme haben sich bisher jedoch als wenig hilfreich und sensitiv erwiesen) und auch eine Positronenemissionstomographie (PET), deren Bedeutung für diese Indikation sich erst in Zukunft mit zunehmender Anwendung und Überprüfung erweisen wird. Auch aufgrund der hohen Kosten sollte der PET-Scan noch nicht am An-

fang der Untersuchungen stehen, er hat jedoch bisher schon bemerkenswerte, sonst nicht detektierte Ursachen und vor allem Lokalisationen bei Fieber unklarer Ursachen und Infektionsherde aufklären können.

- **Mikrobiologische Untersuchungen** wie Kulturen bzw. Mikroskopie auf Bakterien, Mykobakterien, Pilze, Viren, Protozoen und Parasiten von Blut, Urin, Stuhl, Sputum, Rachen- und Nasenabstrich, evtl. aus Knochenmarkspunktat und Bioptaten, ggf. Wundabstrich.
- **Serologische und vergleichbare Untersuchungen** auf Typhus, Paratyphus, Brucellose, Ornithose, Q-Fieber, Borreliose, Leptospirose, Rickettsiose, Toxoplasmose, infektiöse Mononukleose, Lues, HIV, Tuberkulose (Quantiferon oder Elispot), rheumatische Krankheiten vor allem mit Vaskulitiden, Tropenkrankheiten.
- **Direkte Methoden** zum Erregernachweis je nach klinischer Konstellation vor allem bei frischen Virusinfektionen oder unklarem serologischem Befund (z. B. Polymerase-Kettenreaktion [PCR]: HIV, Zytomegalie-Virus [CMV], Epstein-Barr-Virus [EBV], neben HSV und VZV ggf. auch HHV-6 und -8 sowie Hepatitisviren). Bei begründetem Verdacht und entsprechender Anamnese auch Nachweis von Tropenkrankheiten (Malaria, Amöbiasis, Leishmaniasis usw.).

Bei länger anhaltendem Fieber und **Fehlen charakteristischer Symptome** ist vor allem an **infektiöse Ursachen** zu denken, z. B. subakute bakterielle Endokarditis, Sepsis, Typhus, Tuberkulose, Rickettsiose, Q-Fieber, Syphilis, Borreliose, Babesiose, Katzenkratzkrankheit, Brucellose, Osteomyelitis, Organabszesse, tiefe Zahnabszesse, intraabdominelle Entzündungen (Divertikulitis, Appendizitis, Lymphadenitis mesenterialis) und Adnexitis. Virusinfektionen als Ursache für längeres unklares Fieber sind das Lymphadenopathie-Syndrom bei HIV-Infektion, das »infektiöse Mononukleose-Syndrom« durch das Epstein-Barr-Virus (EBV) oder das Zytomegalie-Virus (CMV) und seit 2003 auch SARS durch Coronavirus-Infektionen. Bei nosokomialem unklarem Fieber sind regelmäßig auch hochresistente Erreger und Fremdkörperinfektionen mit in Erwägung zu ziehen, bei denen oft eine probatorische Antiinfektiva-Therapie versagt. Neutropenes Fieber kann bei langer Neutropenie und zahlreichen Prophylaxen sehr häufig durch schwer nachweisbare und sonst wenig pathogene Schimmelpilze verursacht sein. Unklares Fieber bei einer HIV-Infektion ist je nach T-Zell-Defekt (CD4-Zellzahl) durch entsprechende, oft noch insipiente opportunistische Infektionen oder auch Lymphome bedingt. Nach wie vor ist das Krankheitsbild mit all seinen Facetten nicht ausreichend beschrieben: neue oder seltene Erkrankungen wie Morbus Castleman, Hämophagozytose-Syndrome oder auch vielfältige, durch Medikamente und deren Interaktionen induzierte Fieberreaktionen.

Nichtinfektiöse Krankheiten, die mit Fieber einhergehen können, sind die häufigsten Ursachen von lang dauerndem therapieresistentem Fieber, z. B. Kollagenosen und Vaskulitis (rheumatisches Fieber, Still-Krankheit, Periarteriitis nodosa, Lupus erythematodes u. a.), Lymphogranulomatose, Leukämie, Kolonkarzinom, maligne Tumoren mit paraneoplastischem Fieber, granulomatöse Hepatitis, Morbus Crohn, Kikuchi-Krankheit, Hyperimmunglobulinämie-D-Syndrom, Durstfieber bei Neugeborenen und Säuglingen, Allergien, Drug-Fieber, zyklische Neutropenie, familiäres Mittelmeerfieber, sog. zentrales Fieber, zentraler oder nephrogener Diabetes insipidus, habituelle Hyperthermie, Hyperthyreose, subakute Thyreoiditis, Morbus Addison, simuliertes bzw. selbst induziertes Fieber (Münchhausen-Syndrom).

Therapie: Wenn sich die Fieberursache auch nach der Klinikaufnahme nicht alsbald klären lässt, kann bei leichter Symptomatik die weitere Entwicklung des Fiebers für einige Tage ohne eine antiinfektive Therapie abgewartet werden. Dabei sollte man auf eine medikamentöse Fiebersenkung nach Möglichkeit verzichten, da der Fieberverlauf wichtige Hinweise auf die Art der Erkrankung geben kann.

Probatorische Therapie: Wenn alle Untersuchungen nicht zu einer gesicherten Diagnose geführt haben oder wenn eine schwere Symptomatik vorliegt, sollte dem Patienten nicht zugemutet werden, längere Zeit ohne Behandlung zu bleiben. Zudem werden bei den verschiedenen Formen des unklaren Fiebers (so in der Neutropenie, bei HIV-Infektion oder bei zunehmendem Organversagen) die diagnostischen Möglichkeiten auch zeitlich eingeschränkt oder es liegen Hinweise auf einen vieldeutigen Fokus vor, der nicht weiter abgeklärt werden kann. Je nach Anamnese und Begleitsymptomen (Haut-, Darm-, Gelenkerscheinungen, Organvergrößerung, Lymphknotenschwellungen) sollte eine klinische Verdachtsdiagnose gestellt und eine kausale Behandlung begonnen werden. Dabei sind besonders die Anamnese, der bisherige Verlauf, der Fiebertyp sowie die Art einer vorangegangenen Antibiotika-Therapie zu berücksichtigen. Eine derartige probatorische Therapie hat auch das Ziel, das Fortschreiten einer zugrunde liegenden Krankheit, Komplikationen sowie Defektheilungen zu verhindern. Auch ein fehlendes Ansprechen auf eine Antibiotika-Therapie kann ein wichtiges differenzialdiagnostisches Argument sein. Es gibt also gute Gründe, zunächst ungezielt eine Antibiotika-Therapie einzuleiten.
Bei vermuteter infektiöser Ätiologie ist die Behandlung wie bei bekannter Ursache durchzuführen. So liegt es nahe, anzunehmen, dass das Kind eines Vaters mit offener Tuberkulose ebenfalls eine Tuberkulose hat.

> Länger anhaltendes, unklares Fieber bei Personen aus einem Entwicklungsland ist hochgradig verdächtig auf Tuberkulose!

Eine probatorische Behandlung mit **Tuberkulostatika** sollte mit einer Kombination ohne Aktivität gegen andere Erreger erfolgen (z. B. Isoniazid, Streptomycin, Pyrazinamid + Ethambutol). Bei Rifampicin ist zu berücksichtigen, dass es auch sehr gut gegen Staphylokokken, Chlamydien, Anaerobier, Brucellen und Legionellen wirkt. Bei der Auswahl anderer Substanzen ist ebenfalls stets zu berücksichtigen, dass unter den Breitbandantibiotika die Fluorchinolone auch eine tuberkulostatische Wirkung haben und deshalb bei Ansprechen auf diese Substanzen eine Tuberkulose nicht ausgeschlossen ist. Bei Zeckenbissen in den letzten Wochen könnte eine Borreliose, Babesiose oder Rickettsiose vorliegen. Wenn ein angeborener Herzfehler bekannt ist, sollte besonders eine Endokarditis (sog. abakteriämische Form oder anbehandelte Erkrankung) erwogen werden. Bei immunsupprimierten Patienten ist auch an eine chronische Sepsis als Fieberursache zu denken.

> Unklares intermittierendes Fieber bei einem älteren Menschen ist verdächtig auf ein Kolonkarzinom.

In Entwicklungsländern spielen nach wie vor klassische Infektionen die Hauptrolle (Tuberkulose, Malaria, Typhus, Rickettsiosen, Leishmaniose, Brucellose).

> Unklares Fieber nach einer Afrikareise: Hochgradiger Verdacht auf Malaria!

Response – Non-Response: Aus dem Ansprechen oder Nichtansprechen auf eine bei Infektionen meist wirksame Therapie sind – mit Vorsicht – diagnostische Rückschlüsse erlaubt. So kann das Ansprechen auf eine probatorische Behandlung mit Doxycyclin auf eine chronische intrazelluläre Infektion (z. B. durch Chlamydien, Rickettsien, Bartonellen oder Brucellen) hindeuten. Eine Tuberkulose spricht binnen einer Woche auf eine tuberkulostatische Therapie an –

wenn keine bedeutenden Resistenzen vorliegen.

Glucocorticoide: Wenn eine infektiöse Ursache unwahrscheinlich ist und auch durch wiederholte Diagnostik weitgehend ausgeschlossen werden kann, sollte man entsprechend der klinischen Verdachtsdiagnose eine nicht-antibiotische Therapie einleiten. Corticosteroide sind bei unklarem Fieber problematisch, da sie in der Frühphase einer bakteriellen Infektion die Abwehr beeinträchtigen können. Bei AIDS-Verdacht sind Corticosteroide im Allgemeinen kontraindiziert. Viele infektiöse Prozesse sprechen kurzfristig auf Corticosteroide an; die klinische Situation wird jedoch verschleiert. Auch Fieber bei einem hochmalignen Lymphom (z. B. Burkitt-Typ) kann zunächst sofort auf die Steroid-Therapie ansprechen. Die rechtzeitige Diagnose wird damit aber verhindert, manchmal wochenlang unmöglich und verschlechtert die kurativen Therapiechancen! Eine bei unklarem Fieber notwendige Corticosteroid-Therapie sollte daher vorher sehr sorgfältig abgewogen werden und setzt den Abschluss wesentlicher vorangegangener Untersuchungen voraus. Eine prompte Entfieberung auf Glucocorticoide kann aber auch ein Zeichen für eine Kollagenose sein. Die gelegentlich praktizierte ungezielte Gabe von Immunglobulinen i. v. ist bei unklarem Fieber unnötig, bei Vorliegen eines generalisierten Lupus erythematodes sogar gefährlich. Die großzügige Gabe von Antipyretika ist in derartigen Situationen problematisch, da hierdurch der wichtige Parameter »Fieber« nicht mehr beurteilbar wird.

Psychogene Ursachen: Länger anhaltendes, unregelmäßig rezidivierendes Fiebers kann aber auch Symptom einer psychiatrischen Erkrankung sein.

> An ein keineswegs seltenes **Münchhausen-Syndrom** (d. h. artifiziell durch den Patienten selbst herbeigeführtes Fieber) ist zu denken, wenn die Fieberschübe allzu unregelmäßig sind und zu keinen herkömmlichen Erkrankungen passen.

Häufig betroffen sind jüngere Frauen mit medizinischen Vorkenntnissen. Gut die Hälfte der Erkrankungen an Münchhausen-Syndrom betrifft eine Infektionsfragestellung. Derartigen Selbstbeschädigungen, z. B. durch Injektion von Schmutzwasser oder Milch, in harmloser Weise nur durch Manipulation des Thermometers, liegt meist eine nicht leicht erkennbare primäre Persönlichkeitsstörung (Borderline-Syndrom) zugrunde. Es handelt sich keineswegs um Simulanten, sondern um Patienten mit einer schweren psychiatrischen Erkrankung und schlechter Prognose! Die Abklärung eines Münchhausen-Syndroms kann überaus schwierig sein und erfordert ggf. Nachforschungen in der Privatsphäre des Patienten. Durch Injektion von kontaminierten Flüssigkeiten können septische Bilder entstehen, die sehr wohl eine Antibiotika-Therapie erfordern. Bei Kindern sollte auch an ein **Münchhausen-by-proxy-Syndrom** gedacht werden, bei dem die Mutter Manipulationen am Kind vornimmt.

28 Antiinfektiva-Therapie in der Schwangerschaft und Stillperiode

28.1 Infektionen und Antiinfektiva in der Schwangerschaft

Grundsätze in der Schwangerschaft

Für die Verwendung von Medikamenten in der Schwangerschaft geltende Prinzipien:

- Fast alle Arzneistoffe passieren die Plazenta.
- Einige Arzneistoffe können das Kind schädigen, andere vermutlich nicht. Unsere Kenntnis reicht jedoch kaum aus, um verlässliche Aussagen zu treffen. Darum kann heute praktisch kein Wirkstoff als 100%ig sicher gelten.
- Bei schweren mütterlichen Erkrankungen ist eine Arzneimitteltherapie oft unerlässlich, auch wenn sie Risiken für das Kind birgt. Schwere Infektionen bedeuten häufig ein erhebliches Risiko für die Schwangerschaft. Der gewünschte Erfolg muss gegen mögliche unerwünschte Wirkungen für das Kind abgewogen werden.
- Substanzen mit bekannt teratogener Wirkung sind Frauen im gebärfähigen Alter nur nach Ausschluss einer Schwangerschaft unter sicherem kontrazeptivem Schutz zu verabreichen. Es gibt jedoch nicht viele ausgeprägt teratogene Antiinfektiva (Rifampicin, Nitrofurantoin, Ivermectin).

Verträglichkeit: Antibiotika dürfen in der Gravidität weder den Organismus der Schwangeren noch die Entwicklung des Embryos bzw. Fetus schädigen. Am kritischsten ist die Phase der Organogenese im 1. Schwangerschaftsdrittel (ca. 20–55 Tage nach Konzeption oder 34–69 Tage nach dem 1. Tag der letzten Menstruation). Alle Substanzen mit einem Molekulargewicht < 1 000 Dalton können prinzipiell – und unter 600 Dalton sehr einfach – die Plazentaschranke mittels Diffusion oder aktivem Transport überwinden. Dies trifft für die meisten Antiinfektiva zu. Die Substanzkonzentration, der ein Embryo oder Fetus ausgesetzt ist, ist jedoch noch von vielen pharmakologischen Eigenschaften der Substanzen wie Wasserlöslichkeit, Eiweißbindung u. Ä. abhängig. Für Schwangere können Tetracycline (vor allem bei parenteraler Gabe in höherer Dosierung und bei gleichzeitiger Nierenerkrankung) hepatotoxisch sein. Andere Antibiotika, welche die Leber schädigen können (z. B. Isoniazid), dürfen nur unter laufender Kontrolle der Leberfunktion angewendet werden. Bei Vorschädigung der Nieren sind potenziell nephrotoxische Antibiotika mit besonderer Vorsicht einzusetzen. Viele neuere Antiinfektiva sind noch nicht an Schwangeren erprobt und es gibt auch nur wenige Hinweise aus Tierversuchen, sodass diese Substanzen zunächst eher in einer höher toxischen Gruppe eingestuft werden, wie z. B. derzeit noch die Echinocandine und viele antivirale Substanzen. Auch gilt beispielsweise die Sicherheit von Cephalosporinen immer noch nicht als erwiesen, obwohl es bisher keinerlei Hinweise auf Teratogenität oder Fetotoxizität der üblichen Derivate gibt. Die offizielle Eingruppierung einer Unschädlichkeit ist nur schwer und unter Aufwendung hoher Kosten zu erbringen; daher haben viele Pharmafirmen darauf verzichtet. Es sollte bei der Risikoabwägung nicht vergessen werden, dass eine etablierte Infektion selbst ein erhebliches teratogenes Risiko darstellt. Es gibt also stets gute Gründe, eine Infektion in einer Schwangerschaft schnell und effektiv zu behandeln.

Kontraindikationen: Eine Teratogenität für den Menschen ist anzunehmen, wenn entsprechende tierexperimentelle Befunde vorliegen. Daher sind **in den ersten 16 Schwangerschaftswochen** Therapeutika mit der Möglichkeit einer zytotoxischen oder mutagenen Wirkung (Griseofulvin, Cotrimoxazol, Trimethoprim, Metronidazol, Clarithromycin, Flucytosin, Ketoconazol, Rifampicin, Chloramphenicol, Nitrofurantoin u. a.) wenn möglich von der Therapie auszuschließen (s. Tab. 28.1-1). Der Einsatz dieser Substanzen im 1. Trimenon ist nur bei überprüfter »Alternativlosigkeit« und Gefahr für Mutter und Kind gerechtfertigt.

Nach der 16. Schwangerschaftswoche dürfen Tetracycline wegen der Gefahr von Wachstumsstörungen und einer Gelbfärbung der kindlichen Zähne nur bei vitaler Indikation und Unwirksamkeit anderer Therapeutika verordnet werden. Eine Verfärbung der Zähne ist erst bei Einsatz von Tetracyclinen 5–6 Monate nach Gestation zu erwarten. Ototoxische Substanzen (Aminoglykoside) haben in der Schwangerschaft zu Innenohrschäden des Kindes geführt. Deshalb sollen Aminoglykoside prinzipiell während der gesamten Schwangerschaft nicht eingesetzt werden (bei sehr seltener vitaler Indikation sollte die Tagesdosis 3-mal über den Tag verteilt appliziert werden). Gyrase-Hemmer (sehr niedriges Molekulargewicht) sind in der Gravidität kontraindiziert bzw. nur Wirkstoffe der Reserve (Ciprofloxacin) (s. S. 118).

Tab. 28.1-1 Deutsche und US-amerikanische Bewertungen zum Einsatz von Antiinfektiva in der Schwangerschaft (nach Wirkstoffen alphabetisch sortiert, Stand 2012).

Antibiotikum	Hinweise zur Anwendung	FDA-Kategorie	Rote-Liste-Kategorie[1]
Geeignet			
Amoxicillin	1. Wahl in der Schwangerschaft	B	weitgehend unbedenklich
Ampicillin	1. Wahl in der Schwangerschaft	B	weitgehend unbedenklich
Benzyl-penicillin	1. Wahl in der Schwangerschaft	B	weitgehend unbedenklich
Cefaclor		B	weitgehend unbedenklich
Cefazolin	Cephalosporin der Wahl in der Schwangerschaft	B	weitgehend unbedenklich
Cefepim		B	weitgehend unbedenklich
Cefixim		B	weitgehend unbedenklich

Tab. 28.1-1 Deutsche und US-amerikanische Bewertungen zum Einsatz von Antiinfektiva in der Schwangerschaft (nach Wirkstoffen alphabetisch sortiert, Stand 2012). *(Fortsetzung)*

Antibiotikum	Hinweise zur Anwendung	FDA-Kategorie	Rote-Liste-Kategorie[1]
Cefotaxim		B	weitgehend unbedenklich
Ceftazidim		B	weitgehend unbedenklich
Ceftriaxon		B	weitgehend unbedenklich
Cefuroxim		B	weitgehend unbedenklich
Chloroquin	bei Nichtschwangeren: Konzeptionsschutz unter Therapie bis 3 Monate nach Ende der Therapie	C	weitgehend unbedenklich
Cycloserin		C	weitgehend unbedenklich
Erythromycin	Erythromycinestolat nicht im 2. + 3. Trimenon anwenden!	B	weitgehend unbedenklich
Ethambutol	indiziert zur Tuberkulose-Therapie in der Schwangerschaft	B	weitgehend unbedenklich
Flucloxacillin		B	weitgehend unbedenklich
Fusidinsäure		–	weitgehend unbedenklich
Isoniazid	indiziert zur Tuberkulose-Therapie in der Schwangerschaft; Gabe nur zusammen mit Pyridoxin (Vitamin B_6)	C	weitgehend unbedenklich
Mefloquin	bei Nichtschwangeren: Konzeptionsschutz unter Therapie bis 3 Monate nach Ende der Therapie	B	weitgehend unbedenklich
Mezlocillin		B	weitgehend unbedenklich
Nystatin	Antimykotikum der Wahl in der Schwangerschaft	A (lokal vaginal) C (peroral)	weitgehend unbedenklich
Phenoxymethylpenicillin	1. Wahl in der Schwangerschaft	B	weitgehend unbedenklich
Spiramycin		B	weitgehend unbedenklich
Mit Einschränkungen geeignet			
Aciclovir	Virostatikum der Wahl in der Schwangerschaft	B	potenziell embryotoxisch, teratogen

Therapieprobleme

Tab. 28.1-1 Deutsche und US-amerikanische Bewertungen zum Einsatz von Antiinfektiva in der Schwangerschaft (nach Wirkstoffen alphabetisch sortiert, Stand 2012). *(Fortsetzung)*

Antibiotikum	Hinweise zur Anwendung	FDA-Kategorie	Rote-Liste-Kategorie[1]
Albendazol		C	potenziell embryotoxisch, teratogen
Amoxicillin/ Clavulansäure	möglichst nicht im 3. Trimenon	B	Sicherheit nicht erwiesen
Amphotericin B	keine ausreichenden Daten (lokale Anwendung möglich)	B	Sicherheit nicht erwiesen
Anidulafungin		C	Sicherheit nicht erwiesen
Ampicillin/ Sulbactam		B	Sicherheit nicht erwiesen
Artesunat		C	potenziell embryotoxisch, teratogen
Atazanavir		B	Sicherheit nicht erwiesen
Atovaquon/ Proguanil	ggf. Komedikation mit Folsäure (tgl. 5 mg)	C	Sicherheit nicht erwiesen
Azithromycin		B	Sicherheit nicht erwiesen
Aztreonam		B	Sicherheit nicht erwiesen
Caspofungin		C	Sicherheit nicht erwiesen
Ciprofloxacin	Reserve-Antibiotikum in der Schwangerschaft (Penicilline, Cephalosporine und Makrolide sind zu bevorzugen)	C	potenziell fetotoxisch
Clarithromycin	möglichst nicht im 1. Trimenon (Azithromycin ist zu bevorzugen)	C	potenziell embryotoxisch, teratogen
Clavulansäure		B	Sicherheit nicht erwiesen
Clotrimazol	möglichst nicht im 1. Trimenon	C (peroral) B (intravaginal)	strenge Indikation
Clindamycin	Reserve-Antibiotikum in der Schwangerschaft (Penicilline, Cephalosporine und Makrolide sind zu bevorzugen)	B	Sicherheit nicht erwiesen
Colistin	strenge Indikation (keine ausreichenden Daten)	C	Anwendung möglich

Therapieprobleme

Tab. 28.1-1 Deutsche und US-amerikanische Bewertungen zum Einsatz von Antiinfektiva in der Schwangerschaft (nach Wirkstoffen alphabetisch sortiert, Stand 2012). *(Fortsetzung)*

Antibiotikum	Hinweise zur Anwendung	FDA-Kategorie	Rote-Liste-Kategorie[1]
Co-trimoxazol	Reserve-Antibiotikum in der Schwangerschaft (Penicilline, Cephalosporine und Makrolide sind zu bevorzugen); möglichst nicht im 3. Trimenon; bei Hochdosistherapie (HIV) prophylaktische Komedikation mit Folsäure (tgl. 5 mg)	C	potenziell embryotoxisch, teratogen
Daptomycin		B	Sicherheit nicht erwiesen
Dapson		C	Sicherheit nicht erwiesen
Darunavir		B	Sicherheit nicht erwiesen
Doripenem	Meropenem bevorzugen	B	Sicherheit nicht erwiesen
Econazol	lokale Anwendung möglich	C (topisch)	potenziell embryotoxisch, teratogen
Enfuvirtid		B	Sicherheit nicht erwiesen
Entecavir	bei Nichtschwangeren: Konzeptionsschutz unter Therapie	C	potenziell embryotoxisch, teratogen
Ertapenem	Meropenem bevorzugen	B	Sicherheit nicht erwiesen
Etravirin		B	Sicherheit nicht erwiesen
Famciclovir		B	Sicherheit nicht erwiesen
Foscavir		C	potenziell embryotoxisch, teratogen
Fosfomycin		B	Sicherheit nicht erwiesen
Imipenem/ Cilastatin	Meropenem bevorzugen	C	Sicherheit nicht erwiesen
Lamivudin		C	Sicherheit nicht erwiesen
Linezolid	nur bei zwingender Indikation (keine ausreichenden Daten); bei MRSA Vancomycin bevorzugen	C	potenziell embryotoxisch, teratogen

Therapieprobleme

Tab. 28.1-1 Deutsche und US-amerikanische Bewertungen zum Einsatz von Antiinfektiva in der Schwangerschaft (nach Wirkstoffen alphabetisch sortiert, Stand 2012). *(Fortsetzung)*

Antibiotikum	Hinweise zur Anwendung	FDA-Kategorie	Rote-Liste-Kategorie[1]
Lopinavir	im 2.–3. Trimenon einsetzbar; Spiegelkontrollen indiziert; im 3. Trimenon reguläre Dosis von 2 × 2 auf 3 × 3 Tbl. erhöhen	C	Sicherheit nicht erwiesen
Maraviroc		B	Sicherheit nicht erwiesen
Meropenem		B	Sicherheit nicht erwiesen
Metronidazol	1. Trimenon: strenge Indikation; 2. + 3. Trimenon geeignet (möglichst lokale Applikation!)	B	potenziell embryotoxisch, teratogen
Micafungin		C	Sicherheit nicht erwiesen
Miconazol	i. v. Applikation kontraindiziert; lokale Anwendung kontraindiziert im 1. Trimenon	–	Sicherheit nicht erwiesen
Nevirapin		C	Sicherheit nicht erwiesen
Nitrofurantoin	kontraindiziert im 3. Trimenon; 1. + 2. Trimenon strenge Indikation	B	potenziell embryotoxisch, teratogen
Oseltamivir		C	Sicherheit nicht erwiesen
Pentamidin		C	Sicherheit nicht erwiesen
Piperacillin	vermutlich unproblematisch	B	Sicherheit nicht erwiesen
Piperacillin/ Tazobactam	wenn möglich auf Betalactamase-Inhibitor verzichten (wenig untersucht)	B	Sicherheit nicht erwiesen
Proguanil/ Atovaquon	ggf. Komedikation mit Folsäure (tgl. 5 mg)	C	Sicherheit nicht erwiesen
Pyrazinamid	strenge Indikation (Tuberkulostatikum der Reserve)	C	Sicherheit nicht erwiesen
Pyrimethamin	kontraindiziert bis 16. SSW (bei Chloroquin-resistenter Malaria indiziert!); bei Toxoplasmose ab 17. SSW in Kombination mit Sulfadiazin + Folsäure (tgl. 5 mg)	C	Sicherheit nicht erwiesen
Quinupristin/ Dalfopristin		B	Sicherheit nicht erwiesen
Rifampicin	indiziert zur Tuberkulose-Therapie in der Schwangerschaft, möglichst nicht in den letzten Schwangerschaftswochen	C	potenziell embryotoxisch, teratogen

Tab. 28.1-1 Deutsche und US-amerikanische Bewertungen zum Einsatz von Antiinfektiva in der Schwangerschaft (nach Wirkstoffen alphabetisch sortiert, Stand 2012). *(Fortsetzung)*

Antibiotikum	Hinweise zur Anwendung	FDA-Kategorie	Rote-Liste-Kategorie[1]
Rifaximin	möglichst nicht im 1. Trimenon	C	Sicherheit nicht erwiesen
Ritonavir	in Kombination mit Atazanavir und Lopinavir siehe dort	B	Sicherheit nicht erwiesen
Roxithromycin		C	Sicherheit nicht erwiesen
Saquinavir		C	Sicherheit nicht erwiesen
Spectinomycin		B	Sicherheit nicht erwiesen
Sulbactam		B	Sicherheit nicht erwiesen
Sulfadiazin	kontraindiziert im 1. Trimenon; bei Toxoplasmose in Kombination mit Pyrimethamin + Folsäure (tgl. 5 mg)	C	potenziell embryotoxisch, teratogen
Sulfamethoxazol	Reserve-Antibiotikum in der Schwangerschaft (Penicilline, Cephalosporine und Makrolide sind zu bevorzugen)	C	potenziell embryotoxisch, teratogen
Tazobactam	wenn möglich auf Betalactamase-Inhibitor verzichten (wenig untersucht)	B	Sicherheit nicht erwiesen
Teicoplanin		C	Sicherheit nicht erwiesen
Telithromycin		C	Sicherheit nicht erwiesen
Tenofovir	bei HIV- und Hepatitis-B-Koinfektion indiziert; unter Nukleosidanaloga mehr Erfahrung mit Lamivudin	B	Sicherheit nicht erwiesen
Terbinafin		B	Sicherheit nicht erwiesen
Tipranavir		C	potenziell embryotoxisch, teratogen
Trimethoprim	Reserve-Antibiotikum in der Schwangerschaft (Penicilline, Cephalosporine und Makrolide sind zu bevorzugen)	C	potenziell embryotoxisch, teratogen
Valaciclovir		B	Sicherheit nicht erwiesen
Valganciclovir		C	Sicherheit nicht erwiesen

Therapieprobleme

Tab. 28.1-1 Deutsche und US-amerikanische Bewertungen zum Einsatz von Antiinfektiva in der Schwangerschaft (nach Wirkstoffen alphabetisch sortiert, Stand 2012). *(Fortsetzung)*

Antibiotikum	Hinweise zur Anwendung	FDA-Kategorie	Rote-Liste-Kategorie[1]
Vancomycin	Reserve-Antibiotikum in der Schwangerschaft (Penicilline, Cephalosporine und Makrolide sind zu bevorzugen)	C	Sicherheit nicht erwiesen
Zanamivir		C	Sicherheit nicht erwiesen
Zidovudin	bisher größte Erfahrung und immer noch in Kombination Standardsubstanz zur Vermeidung der HIV-Übertragung auf das Kind	C	Sicherheit nicht erwiesen
Kontraindiziert (Einsatz in der Schwangerschaft nur bei vitaler Indikation)			
Amikacin	kontraindiziert	D	potenziell fetotoxisch
Artemether	Reserve-Antibiotikum in der Schwangerschaft (indiziert bei Chloroquin-resistenter Malaria tropica), kontraindiziert im 1. Trimenon	C	potenziell embryotoxisch, teratogen
Chinin	kontraindiziert (indiziert bei Chloroquin-resistenter Malaria tropica)	C	potenziell fetotoxisch
Chlor-amphenicol	kontraindiziert	C	potenziell embryotoxisch, teratogen
Doxycyclin	kontraindiziert ab der 16. SSW; im 1. Trimenon Reserve-Antibiotikum (Einsatz bei strenger Indikation möglich)	D	potenziell fetotoxisch
Efavirenz	kontraindiziert	D	potenziell embryotoxisch, teratogen
Fluconazol	kontraindiziert zur systemischen Therapie, möglichst nicht im 1. Trimenon	C	Sicherheit nicht erwiesen
Flucytosin	1. Trimenon kontraindiziert; 2. + 3. Trimenon nur bei vitaler Indikation	C	potenziell embryotoxisch, teratogen
Ganciclovir	kontraindiziert (bei Nichtschwangeren: Konzeptionsschutz unter Therapie bis 3 Monate nach Ende der Therapie)	C	potenziell embryotoxisch, teratogen
Gatifloxacin	kontraindiziert	C	potenziell fetotoxisch
Gentamicin	kontraindiziert	D	potenziell fetotoxisch
Griseofulvin	kontraindiziert	C	potenziell embryotoxisch, teratogen

Therapieprobleme

Tab. 28.1-1 Deutsche und US-amerikanische Bewertungen zum Einsatz von Antiinfektiva in der Schwangerschaft (nach Wirkstoffen alphabetisch sortiert, Stand 2012). *(Fortsetzung)*

Antibiotikum	Hinweise zur Anwendung	FDA-Kategorie	Rote-Liste-Kategorie[1]
Itraconazol	kontraindiziert	C	potenziell embryotoxisch, teratogen
Ivermectin	kontraindiziert	C	potenziell fetotoxisch
Kanamycin	kontraindiziert	D	Sicherheit nicht erwiesen
Ketoconazol	systemische Therapie kontraindiziert; lokale Anwendung unbedenklich	C	potenziell embryotoxisch, teratogen
Levofloxacin	kontraindiziert	C	potenziell fetotoxisch
Lumefantrin	kontraindiziert	C	potenziell embryotoxisch, teratogen
Mebendazol	kontraindiziert	C	potenziell embryotoxisch, teratogen
Miltefosin	kontraindiziert (bei Nichtschwangeren: Konzeptionsschutz unter Therapie bis 3 Monate nach Ende der Therapie)	X	potenziell fetotoxisch
Minocyclin	kontraindiziert ab der 16. SSW; sonst Reserve-Antibiotikum in der Schwangerschaft	D	potenziell fetotoxisch
Moxifloxacin	kontraindiziert	C	potenziell fetotoxisch
Netilmicin	kontraindiziert	D	potenziell fetotoxisch
Nitroimidazol	kontraindiziert	–	potenziell embryotoxisch, teratogen
Ofloxacin	kontraindiziert	C	potenziell fetotoxisch
Posaconazol	kontraindiziert	C	potenziell embryotoxisch, teratogen
Protionamid	kontraindiziert	–	potenziell fetotoxisch
Raltegravir	kontraindiziert	C	potenziell embryotoxisch, teratogen

Therapieprobleme

Tab. 28.1-1 Deutsche und US-amerikanische Bewertungen zum Einsatz von Antiinfektiva in der Schwangerschaft (nach Wirkstoffen alphabetisch sortiert, Stand 2012). *(Fortsetzung)*

Antibiotikum	Hinweise zur Anwendung	FDA-Kategorie	Rote-Liste-Kategorie[1]
Ribavirin	kontraindiziert	X	potenziell fetotoxisch
Streptomycin	kontraindiziert	D	potenziell fetotoxisch
Tetracyclin	kontraindiziert	D	potenziell fetotoxisch
Tigecyclin	kontraindiziert	D	potenziell fetotoxisch
Tobramycin	kontraindiziert	D	potenziell fetotoxisch
Voriconazol	kontraindiziert	D	potenziell embryotoxisch, teratogen

[1] Weitgehend unbedenklich: Rote-Liste-Gruppen 1–3; Sicherheit nicht erwiesen: Rote-Liste-Gruppen 4, 5; potenziell embryotoxisch, teratogen: Rote-Liste-Gruppen 6, 7; potenziell fetotoxisch: Rote-Liste-Gruppen 8–11; s. auch Text.

Therapieprobleme

> Bei Infektionen, die in der Schwangerschaft besonders schwer verlaufen können (z. B. Malaria, Tuberkulose, AIDS), darf aber auf eine lebensnotwendige Therapie mit potenziell toxischen Medikamenten nicht verzichtet werden (Nutzen-Risiko-Abwägung).

In der letzten Woche vor dem errechneten Entbindungstermin dürfen keine Sulfonamide und kein Co-trimoxazol verordnet werden, da sie beim Neugeborenen durch Verdrängen von Bilirubin aus der Plasmaeiweißbindung einen verstärkten Ikterus mit der Gefahr einer Bilirubin-Enzephalopathie (durch Kernikterus) hervorrufen können. Das nicht nur in der Schwangerschaft bedenkliche Nitrofurantoin kann beim Neugeborenen, wenn es kurz vor der Geburt an die Mutter verabreicht worden ist, wegen Enzymunreife eine hämolytische Anämie auslösen.

In Tab. 28.1-1 sind die Antiinfektiva aufgeführt, die teratogen, embryotoxisch oder fetotoxisch sein könnten (in Deutschland wird hierfür die Einteilung des Bundesverbandes der Pharmazeutischen Industrie e. V. verwendet). Laut **Roter Liste** sind folgende Gruppierungen möglich:

- **Gruppen 1 und 2:** Kein Verdacht auf embryotoxische/teratogene Wirkungen (auch nicht im Tierversuch: Gruppe 1).
- **Gruppe 3:** Kein Verdacht auf embryotoxische/teratogene Wirkungen beim Menschen. Tierversuche erbrachten Hinweise auf toxische Effekte, die aber für den Menschen ohne Bedeutung erscheinen.
- **Gruppen 4 und 5:** Ausreichende Erfahrungen beim Menschen liegen nicht vor. Im Tierversuch nicht embryotoxisch oder teratogen.
- **Gruppen 6 und 7:** Der Tierversuch ergab entsprechende Hinweise. Es besteht ein embryotoxisches/teratogenes Risiko beim Menschen (1. Trimenon).
- **Gruppe 8:** Es besteht ein fetotoxisches Risiko beim Menschen (2.–3. Trimenon).

- **Gruppen 9 bis 11:** Es besteht ein Risiko für eine perinatale/hormonspezifische/mutagene bzw. kanzerogene Schädigung (in der Regel jedoch nicht mit Antiinfektiva assoziiert!).

Die **»Food and Drug Administration« (FDA)** verwendet mit A–D und X andere Kategorien:

- **A:** Geeignete und gut kontrollierte Studien an Menschen haben kein Risiko für den Fetus im 1. Trimenon ergeben und es gibt keine Evidenz für ein Risiko im 2.–3. Trimenon.
- **B:** Tierversuchsstudien haben kein Risiko für den Fetus ergeben und es existieren keine geeigneten und gut kontrollierten Studien mit schwangeren Frauen. Oder: Tierversuchsstudien haben eine unerwünschte Wirkung gezeigt, aber geeignete und gut kontrollierte Studien mit schwangeren Frauen zeigten kein Risiko im 1., 2. oder 3. Trimenon.
- **C:** Tierversuchsstudien haben eine unerwünschte Wirkung auf den Fetus gezeigt und es existieren keine geeigneten und gut kontrollierten Studien am Menschen, aber der potenzielle Nutzen rechtfertigt möglicherweise die Anwendung des Wirkstoffs bei schwangeren Frauen trotz möglicher Risiken.
- **D:** Aufgrund der Daten zu unerwünschten Wirkungen aus Forschungs- oder Zulassungsstudien an Menschen ist die Risikoerhöhung für den Fetus evident, aber der potenzielle Nutzen rechtfertigt möglicherweise die Anwendung bei schwangeren Frauen trotz möglicher Risiken.
- **X:** Tierversuchsstudien oder Studien an Menschen haben fetale Fehlbildungen gezeigt und/oder aufgrund der Daten zu unerwünschten Wirkungen aus Forschung oder Marktbeobachtungen ist die Risikoerhöhung für den Fetus evident und die Risiken einer Anwendung bei schwangeren Frauen überwiegen eindeutig den potenziellen Nutzen.

Weitgehend unbedenkliche Präparate: In der Schwangerschaft umfangreich erprobt und geeignet sind Penicilline und Cephalosporine sowie Erythromycin, auf die sich die Therapie in erster Linie stützen sollte. Unter den neuen Makroliden sollte eher Azithromycin als Clarithromycin eingesetzt werden. Mit den Penicillinen Piperacillin, Mezlocillin und den bewährten Cephalosporinen, vor allem Cefotaxim, Ceftriaxon, Cefuroxim und Cefoxitin, besteht ein breites Spektrum von Betalactam-Antibiotika, es gibt auch bisher keine Hinweise auf eine fetale Toxizität der Betalactamase-Hemmer (Sulbactam, Tazobactam und Clavulansäure). Daher kann auch bei schweren Infektionen auf Aminoglykoside und andere potenziell toxische Antibiotika meist verzichtet werden. Bei Notwendigkeit von Carbapenemen sollte Meropenem den anderen vorgezogen werden. Bei Methicillin-resistenten Staphylococcus-aureus-(MRSA-) und Enterokokken-Infektionen sollte zunächst das bisher noch am besten untersuchte Vancomycin eingesetzt werden Es gibt eine Reihe neuer Substanzen, deren Sicherheit in der Schwangerschaft noch nicht erwiesen ist (Gruppe 4 und Gruppe 5). Tierversuche ergaben jedoch keine Hinweise auf embryotoxische oder teratogene Wirkungen. Trotz Hinweisen auf mögliche Embryotoxizität aus Tiermodellen (meist mit einem Vielfachen der üblichen Dosierung) werden Wirkstoffe wie Artemether und Artesunat aufgrund der bestehenden Notwendigkeit vielfältig in der Schwangerschaft eingesetzt. Über teratogene Wirkungen wurde noch nicht berichtet, dennoch bleiben auch diese Substanzen weiter Reservemittel (Gruppe 6 und Gruppe 7).

> Die Verträglichkeit von Virustatika in der Schwangerschaft ist grundsätzlich problematisch, da viele Virustatika gewisse zytotoxische Effekte haben.

Pharmakokinetik und Dosierung: Studien zu einzelnen Antiinfektiva in der Schwangerschaft weisen auf eine deutlich veränderte Pharmakokinetik vieler Antiinfektiva, vor allem in der Spätschwangerschaft, hin. Durch mögliche Veränderung bei der Aufnahme, Verteilung und Elimination ist damit zu rechnen, dass es bei der Mehrzahl der Substanzen vermutlich eher zu niedrigeren Plasmaspiegeln kommt (Tab. 28.1-2). Nur bei sehr wenigen Substanzen wie bei Ampicillin oder Lopinavir ließ sich bisher allerdings nachweisen, dass durch größeres Verteilungsvolumen und schnellere Elimination auch höhere Dosierungen erforderlich sind, um therapeutisch wirksame Spiegel zu erreichen. Besonders bedeutsam ist dies z. B. auch bei antiretroviralen Substanzen, die zudem noch eine maternale Virustransmission auf das Kind verhindern sollen. Soweit möglich, sollten deshalb hier die notwendigen Dosierungen durch regelmäßige Blutspiegelkontrollen während der Schwangerschaft angepasst werden.

Plazentagängigkeit: Penicilline und Cephalosporine treten in unterschiedlichem Maß in den fetalen Kreislauf über. Von Penicillin G, Acylaminopenicillinen und Cephalosporinen ist bekannt, dass die Konzentrationen im Nabelschnurblut etwa 50 % der mütterlichen Serumspiegel betragen. Aminoglykoside, Erythromycin und Clindamycin sind relativ schlecht plazentagängig. Bei den vorwiegend renal ausgeschiedenen Penicillinen und Cephalosporinen tritt infolge Ausscheidung durch die fetalen Nieren eine Anreicherung in der Amnionhöhle ein. Aus dem Fruchtwasser gelangt das Antibiotikum in den Magen-Darm-Kanal des Fetus und wird hier zum Teil wieder resorbiert. So lassen sich im Fruchtwasser bei genügend hoher Dosierung vielfach höhere Konzentrationen als im mütterlichen Blut erzielen. Hierdurch sind auch im fetalen Blut therapeutisch wirksame Antibiotika-Spiegel möglich.

! Vor der Amoxicillin-Clavulansäure-Kombination wurde wegen des Risikos einer Enterokolitis beim Neugeborenen gewarnt.

Das Mittel der Wahl zur Therapie einer Syphilis in der Schwangerschaft ist Penicillin G; es bestehen aber offene Fragen hinsichtlich der Dauer, der Dosierung sowie des Vorgehens bei Abwehrschwäche (HIV!).

Tab. 28.1-2 Physiologische Effekte der Schwangerschaft auf eine Antiinfektiva-Therapie.

Physiologische Effekte der Schwangerschaft	Implikationen für Antiinfektiva-Therapie
erhöhtes Blutvolumen (> 40 % bei Geburt) und Gesamtverteilungsvolumen	ggf. höhere Dosierungen erforderlich
verminderte Serumeiweiß-Konzentration	abhängig von der Eiweißbindung – eher Unterschätzung der freien, wirksamen Substanzen
erhöhter Leber-Stoffwechsel	ggf. höhere Dosierungen und/oder kürzere Dosierungsintervalle
erhöhte Kreatinin-Clearance	ggf. höhere Dosierungen und/oder kürzere Dosierungsintervalle
verminderte gastrointestinale Motilität	schlecht kalkulierbare Absorption, Resorption oraler Medikation, evtl. erhöhte unerwünschte gastrointestinale Wirkungen
spezielle Veränderungen während Präeklampsie (Hypertonie, Proteinurie)	hohe Dosen erforderlich, am besten Substanzen mit hoher Sicherheit oder Spiegelmessungen

Infektionen mit besonderer Relevanz in der Schwangerschaft

War das Kindbettfieber noch bis Mitte des letzten Jahrhunderts eine gefürchtete und häufige Komplikation unter der Geburt, so ist es heute - zumindest in Industrienationen - eine Rarität geworden, wenn auch dafür andere, meist subtilere Infektionen immer noch eine große Bedeutung in der Schwangerschaft haben. Hierzu zählt auch die besondere Empfänglichkeit der Feten wie auch der Frühgeburten für spezielle oder (sub-)klinische Infektionen. An erster Stelle dieses Kapitels stehen daher Ursachen und Folgen von Frühgeburtlichkeit und vorzeitigem Blasensprung, gefolgt von häufigen und besonderen Infektionsproblemen in der Schwangerschaft und unter der Geburt.

Bakterielle Vaginose

Bei einer bakteriellen Vaginose handelt es sich zunächst nur um eine veränderte und damit untypische Besiedlung des Scheidenmilieus mit vorwiegend anaerober Mischflora auf Kosten der sonst üblichen (fakultativ anaeroben) Laktobazillen. Dabei sind vorwiegend Gardnerella vaginalis nachweisbar, zusätzlich noch Prevotella-Spezies, Peptostreptokokken und andere Erreger. Bedeutsam sind zudem Atopobium vaginae, da diese im Biofilm unter Metronidazol-Therapie oft wegen Resistenz verbleiben. Diese veränderte vaginale Besiedlung kann symptomlos bleiben, aber auch eine Kolpitis und selten eine Vulvovaginitis auslösen. Während der Schwangerschaft werden bakterielle Vaginosen am häufigsten beobachtet (und vermutlich untersucht!) und sind über eine aszendierende Infektion mit vorzeitigem Blasensprung, vorzeitiger Wehentätigkeit sowie Frühgeburtlichkeit und Neugeborenensepsis assoziiert – bis hin zur Endometritis post partum.

Therapie: Auch während der Schwangerschaft ist die Notwendigkeit einer Behandlung der asymptomatischen bakteriellen Vaginose umstritten, sollte allerdings bei jedem (frühgeburtlichen) Risiko wie auch bei allen chirurgischen vaginalen Eingriffen stets frühzeitig erfolgen (Tab. 28.1-3). Neben den klassischen Anaerobier-wirksamen Subs-

Tab. 28.1-3 Behandlung der bakteriellen Vaginose.

Wahl	Therapie	Schwangerschaft	Stillzeit
1.	Metronidazol 2(–3) × tgl. 500 mg für 7 Tage	1. Trimenon; nur bis 20. SSW	nein
	Clindamycin 2(–3) × tgl. 300 mg für 7 Tage	ab 2. Trimenon; nur bis 20. SSW	nein
2.	Amoxicillin 3 × tgl. 0,5–1,0 g für 7 Tage	ja	ja
3.	Metronidazol 1 × 2 g (Einmaldosis)	nein	nein
4.	Tinidazol 1 × tgl. 1 g für 5 Tage	nein	nein
	Tinidazol 1 × 2 g (Einmaldosis)	nein	nein
lokal	Metronidazol Gel (0,75 %) 1 × tgl. vaginal für 5 Tage	ggf. nur in Kombination!	nein
	Borsäure	nein	nein
	Clindamycin-Creme (2 %) 1 × tgl. vaginal für 7 Tage	ggf. nur in Kombination!	ja

tanzen kommen vor allem bei Unverträglichkeit dieser Substanzen aufgrund der In-vitro-Testungen auch Amoxicillin (ggf. plus Clavulansäure) infrage (mit Resistenz gegen seltene Prevotella- und Mobiluncus-Spezies muss jedoch gerechnet werden). Soweit klinisch geprüft können damit allein allerdings keine einer Metronidazol- oder Clindamycin-Therapie vergleichbaren Erfolge erzielt werden! Auch mögliche Kombinationstherapien, wie z. B. von Metronidazol mit Amoxicillin – ähnlich einer Helicobacter-Eradikation –, wurden bisher nicht überprüft. Die Behandlung der bakteriellen Vaginose sollte deshalb bei Schwangeren frühzeitig zunächst mit Metronidazol oder Clindamycin oral erfolgen und nur nach Beginn der 20. SSW ggf. auch mit Amoxicillin durchgeführt werden. Die Behandlung kann durch topische Vaginalcremes unterstützt werden – allein sind sie außerhalb von Schwangerschaften wirksam, nicht jedoch zur Vermeidung assoziierter Schwangerschaftskomplikationen! Die Wirksamkeit intravaginal applizierter Antiseptika, Döderlein-Lyophilisate oder Milchsäurebakterien ist wissenschaftlich nicht belegt und daher ohne Indikation.

Infektionen bei vorzeitigem Blasensprung

Zu den wichtigsten prädisponierenden Faktoren des vorzeitigen Blasensprungs zählen neben Mehrlingsschwangerschaften und Polyhydramnion genitale Infektionen sowie Infektionen des unteren Eipols durch aszendierende Erreger aus dem Urogenitaltrakt einschließlich der Gruppe-B-Streptokokken (GBS) (s. u.). Mit der Eröffnung der Amnionhöhle sind vielfältige Komplikationen möglich, insbesondere Frühgeburtlichkeit und Amnioninfektionssyndrom.

Prophylaxe: Die Prophylaxe von Amnioninfektionssyndrom bzw. Neugeborenensepsis erfolgt mit Penicillin G (initial 5 Mio. Einheiten, dann 2,5 Mio. Einheiten alle 4 h bis zur Geburt); alternativ mit Ampicillin (3 × tgl. 2 g i. v.) plus Erythromycin (2 × tgl. 1 g i. v.).

! Amoxicillin/Clavulansäure sollte wegen des Risikos einer nekrotisierenden Enterokolitis beim Neugeborenen nicht zur Prophylaxe gegeben werden.

Das Prozedere richtet sich dabei nach dem Schwangerschaftsalter:

- **Blasensprung vor der 36. SSW, GBS-positiv:** Infektionsprophylaxe zur Vermeidung einer Neugeborenensepsis antibiogrammgerecht, möglichst mit Penicillin G.
- **Blasensprung vor der 36. SSW, GBS-Status unbekannt:** Wenn die zeitnahe Geburt nicht ausgeschlossen werden kann, wird mit einer Prophylaxe begonnen. Kann die Geburt verzögert werden, sollten mikrobiologische Abstriche von Scheide und Anorektum zur Bestimmung des GBS-Status entnommen werden. Die Prophylaxe wird dann bis zur Geburt bzw. bis zum Ausschluss einer GBS-Infektion (i. d. R. 48 h) fortgesetzt.
- **Blasensprung ab der 36. SSW:** Eine Infektionsprophylaxe ist indiziert bei einer Dauer des Blasensprungs > 18 h oder einer Temperaturerhöhung der Mutter ≥ 38 °C unter der Geburt; außerdem bei GBS-Bakteriurie, positivem GBS-Screening, AIS-Zeichen oder wenn bei einer vorausgegangenen Geburt eine Neugeborenensepsis aufgetreten war.

Amnioninfektionssyndrom

Das Amnioninfektionssyndrom (AIS; auch Chorioamnionitis) besteht aus einer Infektion von Plazenta, Eihäuten und möglicherweise auch des Fetus mit der Gefahr der schnellen Ausbreitung und Sepsis. Das AIS

Therapieprobleme

ist eine gefährliche Komplikation des vorzeitigen Blasensprungs und gekennzeichnet durch Fieber (> 38 °C), hohe Entzündungswerte, fetale bzw. maternale Tachykardie, druckschmerzhaftem Uterus sowie fötid riechendem Fruchtwasser. Auslösende Erreger sind ähnlich der bakteriellen Vaginose meist Escherichia coli, B-Streptokokken, Enterokokken und pathogene Anaerobier wie Prevotella-Spezies, mitunter auch Listerien und genitale Mykoplasmen. Zum Erregernachweis sind mikrobiologische und native Zervix- und Vaginalabstriche obligat.

Therapie: Jedes Amnioninfektionssyndrom mit vitaler mütterlicher Gefährdung sollte sowohl zum Schutz der Mutter als auch des Fetus unverzüglich präpartal mit Antibiotika parenteral behandelt werden – selbst wenn gleichzeitig mit der Beendigung der Schwangerschaft bzw. der Geburt auch der mütterliche »Infektionsherd« (Plazenta und Fetus) beseitigt wird. Ohne sicheren Nachweis der Infektionserreger erfolgt die Therapie zunächst kalkuliert mit 3 × 4,5 g Piperacillin/Tazobactam oder 3 × 1,5 g Cefuroxim, jeweils plus 3 × 600 mg Clindamycin. Bei den am häufigsten zu erwartenden pathogenen Erregern wie B-Streptokokken, Enterobakterien und Anaerobiern und deren zunehmenden Resistenzen wäre auch kalkuliert – wenngleich nicht klinisch geprüft – eine Behandlung mit Imipenem oder Meropenem nicht nur bei Nachweis von ESBL eine sehr gute Alternative!

Infektionsprophylaxe bei Sectio caesarea

Eine Infektionsprophylaxe erfolgt mit der Einmalgabe von Cefuroxim 1,5 g i. v. Hierbei sollte die Applikation vor dem Abklemmen der Nabelschnur – also regulär 30 min vor dem Schnitt – erfolgen, da nur so die Prävalenz der postpartalen Endometritis und anderer Infektionen gesenkt werden kann; die Komplikationsrate beim Neugeborenen wird hierdurch allerdings nicht beeinflusst.

Harnwegsinfekte

Um aszendierende Infektionen und eine damit assoziierte Frühgeburtlichkeit zu verhindern, besteht in der Schwangerschaft nicht nur bei symptomatischen Harnwegsinfekten, sondern bereits bei asymptomatischer Bakteriurie die Indikation zur Antibiotika-Therapie. Die Diagnostik der akuten unkomplizierten Harnwegsinfekte ist identisch mit jener bei nicht schwangeren Patientinnen, sollte jedoch neben der körperlichen Untersuchung auch Urinstatus, -sediment sowie eine Urinkultur einschließen.

Therapie: Die Antibiotika-Therapie der asymptomatischen Bakteriurie, der akuten unkomplizierten Zystitis sowie der Pyelonephritis gravidarum sollte sich weitgehend am Erregernachweis und der Resistenztestung orientieren. Zur Therapie der **akuten unkomplizierten Zystitis** und der **asymptomatischen Bakteriurie** geeignet sind die oral verfügbaren Cephalosporine Cefuroxim (2 × tgl. 125–250 mg p. o.), Cefixim (1 × tgl. 400 mg p. o.) und Cefpodoxim (2 × tgl. 100–200 mg p. o.) sowie Amoxicillin (1 × 3 g p. o. als ED) und Fosfomycin-Trometamol (1 × 3 g p. o. als ED). Einmaltherapien sind jedoch in der Schwangerschaft wegen der dabei häufigeren Harnwegsobstruktionen gegenüber Nichtschwangeren weniger wirksam und sollten deshalb eher, in jedem Fall bei Rezidiven, über eine Dauer von etwa 3–5 Tagen durchgeführt werden.

Bei der **akuten Pyelonephritis** einer ansonsten gesunden Schwangeren sollte die stationäre Behandlung erwogen und bis zum Vorliegen des (obligatorischen!) Antibiogramms mit der empirischen Therapie begonnen werden (Cefuroximaxetil, Cefixim, Cefpodoximproxetil, Amoxicillin). Bei Fieber und anderen systemischen Reaktionen sowie Begleiterkrankungen sollte bereits frühzeitig eine parenterale Antibiotika-Therapie erfolgen, die unter schnellem Erfolg und entsprechender Empfindlichkeit der Erreger auf eine orale Medikation umgestellt werden kann. Nach Therapieende muss bei Schwangeren die erfolgreiche Erregereradikation durch negative Urinkultur(en) verifiziert werden.

Klassische Erreger und durch sie verursachte Infektionen in der Schwangerschaft

Bakterielle Erreger

Gruppe-B-Streptokokken (GBS-Infektionen)

Besondere Bedeutung bekommen die »Gruppe-B-Streptokokken« bei Infektionen in der Schwangerschaft und durch deren perinatale Übertragung als häufiger Erreger einer vielfach letalen **Neugeborenensepsis.** B-Streptokokken sind Teil der physiologischen Darmflora, aber auch bei ungefähr 30 % der Frauen vaginal zu finden; hierbei vorwiegend mit der Spezies Streptococcus agalactiae, die außerhalb von Schwangerschaften selten als Erreger meist unkomplizierter Harnwegsinfekte in Erscheinung treten.

GBS-Screening: Um das Risiko insbesondere einer *Early-onset-type*-Sepsis des Neugeborenen zu minimieren, sollte zwischen der 35. und der 37. SSW ein GBS-Screening durchgeführt werden. Ergänzend kann die Schwangere mit Spezialhandschuhen (Care Plan®) regelmäßig prophylaktisch auch selbst den vaginalen pH-Wert im Hinblick auf eine Besiedlung bzw. Infektion kontrollieren.

Prophylaxe und Therapie: Ist das Ergebnis des GBS-Screenings negativ (max. 5 Wochen vor Entbindung erhoben!), kann auf eine subpartale Antibiotika-Prophylaxe verzichtet werden. Ist das Ergebnis des GBS-Screenings bei einer ansonsten asymptomatischen Schwangeren positiv, so genügt die subpartale Prophylaxe mit Penicillin G (initial 5 Mio. Einheiten, dann 2,5 Mio. Einheiten alle 4 h bis zur Entbindung) oder Ampicillin (initial 2 g i. v., dann 1 g i. v. alle 4 h bis zur Entbindung), bei Betalactam-Allergie auch Vancomycin (1 g i. v. alle 12 h bis zur Entbindung). Liegt bei Beginn der Entbindung kein Ergebnis des GBS-Screenings vor und bestehen Risikofaktoren wie eine drohende Frühgeburt vor der 37. SSW, Blasensprung ≥ 18 h oder maternales Fieber ≥ 38 °C, so sollte eine subpartale Prophylaxe wie oben beschrieben erfolgen. Bei einer primären Schnittentbindung kann auf eine antibiotische GBS-Prophylaxe verzichtet werden.

> Patientinnen mit GBS-Bakteriurie während der Schwangerschaft oder mit Fieber unter der Geburt sind umgehend zu behandeln.

Geeignet sind neben der bevorzugten parenteralen Therapie mit Benzylpenicillin 4 × täglich 5 Mio. IE und Ampicillin 3 × täglich 2 g bei Penicillin-Allergie oder zur oralen Therapie auch Cefuroximaxetil (2 × tgl. 500 mg) oder Clindamycin (2–3 × tgl. 300 mg). Die systemische Antibiotika-Therapie kann durch lokale Anwendung geeigneter Desinfizienzien unterstützt werden (z. B. Dequaliniumchlorid, als Vaginaltabletten).

Chlamydia trachomatis (Chlamydien-Infektionen)

Die genitale Chlamydien-Infektion entsteht unabhängig von der Klinik durch Kolonisation der Cervix uteri und/oder Urethra mit Chlamydia trachomatis der Serotypen D bis K. Die Chlamydien-Infektion ist mit

Schwangerschaftskomplikationen und einer erhöhten perinatalen Morbidität und Mortalität des Neugeborenen assoziiert – und zwar unabhängig von der klinischen Symptomatik der Mutter, die von asymptomatischen Verlaufsformen über eine unspezifisch erscheinende Zervizitis/Adnexitis bis zum typischen mukopurulenten zervikalen Ausfluss reichen kann. Assoziierte Risiken sind insbesondere vorzeitiger Blasensprung, Frühgeburtlichkeit und niedriges Geburtsgewicht. Ob auch die chronifizierte Chlamydien-Infektion das Risiko einer Fehlgeburt erhöht, ist weiterhin umstritten. Mit einer perinatalen Übertragung von der Mutter auf das Neugeborene ist in rund zwei Dritteln der Fälle zu rechnen. Diese führt dann vornehmlich zu einer Einschlusskörperchen-Konjunktivitis, seltener zu Otitis media oder einer nasopharyngealen Infektion.

Therapie: Die Antibiotika-Therapie der Chlamydien-Infektion bei Schwangeren erfolgt über 7 Tage mit Amoxicillin (3 × tgl. 500 mg p. o.), alternativ mit Erythromycinethylsuccinat (4 × tgl. 800 mg p. o.). Bei einem Lymphogranuloma venereum verlängert sich die notwendige Behandlungsdauer auf 3 Wochen. Möglich ist auch die Einmalgabe von Azithromycin (1 g p. o.).

> **!** Erythromycinestolat ist aufgrund der Hepatotoxizität in der Schwangerschaft kontraindiziert, ebenso die außerhalb der Schwangerschaft indizierten Gyrase-Hemmer und das Doxycyclin!

Der Behandlungserfolg muss 4 Wochen nach Therapieende kontrolliert werden. Obligatorisch ist außerdem die Therapie des Sexualpartners.

Neisseria gonorrhoeae (Gonorrhoe)

Die Infektion mit Neisseria gonorrhoeae verläuft wie die Chlamydien-Infektion insbesondere bei jungen Frauen symptomarm und klinisch uncharakteristisch; im Falle einer aufsteigenden Infektion besteht jedoch das Risiko einer Adnexitis bzw. einer **»pelvic inflammatory disease«** (PID) mit Endometritis, Parametritis, Salpingitis, Oophoritis oder Tuboovarialabszessen bis hin zur Peritonitis. Eine solche PID ist bei Infektionen nach dem 1. Trimester der Schwangerschaft weitgehend ausgeschlossen, jedoch kann es zur Chorioamnionitis und Infektion der Frucht mit der Entwicklung eines hohen Abortrisikos, vorzeitigem Blasensprung, Frühgeburt und perinataler Kindersterblichkeit kommen. Folge der subpartalen Transmission ist eine häufig kompliziert verlaufende Keratokonjunktivitis (Gonoblennorrhoe) des Neugeborenen.

Therapie: Therapie der Wahl ist bei Schwangeren wie Nichtschwangeren die parenterale Gabe von Drittgenerations-Cephalosporinen in Form einer Einmalgabe von z. B. Ceftriaxon 1–2 g oder Cefotaxim 2 g (Tab. 28.1-4). Wie bei Nichtschwangeren kann bei unkompliziertem Verlauf und gutem Ansprechen auch eine Umstellung auf Cefixim oral erfolgen. Eine Alternative ist – bei allerdings schlechterer Verträglichkeit und höherer Resistenzrate – Azithromycin (2 g p. o. ED). Wichtig ist die Mitbehandlung des Sexualpartners.

Listerien (Listeriose)

Der Erreger der Listeriose, Listeria monocytogenes, ist bei Haustieren, Nagern und Vögeln weitverbreitet und die Übertragung auf die Schwangere erfolgt meist oral über Nahrungsmittel wie Käse, Eier, Fleisch oder Rohkost. Nicht selten findet man auch Listerien im Stuhl von Schwangeren ohne klinische Erkrankung bzw. bei nur leichten grippeartigen Symptomen. Während die Listeriose bei Schwangeren wie Nichtschwangeren meist unspezifisch symptomarm verläuft, kann es selten auch zu schweren Verläufen mit Sepsis, Endokarditis und Meningoenzephalitis

Tab. 28.1-4 Therapie der Gonorrhoe mit Ceftriaxon.

Lokalisation/Erkrankung	Dosierung
Zervix, Urethra, Rektum, Pharynx	1 × 250–500 mg i. v. (Cefixim 1 × 0,4 g p. o.)
Konjunktivitis	1 × 1 g i. v.
disseminierte Infektion	1 × 1 g i. v. (Cefixim 2 × 0,4 g p. o.)
Meningitis	2 × tgl. 2 g für 14 Tage
Endokarditis	2 × tgl. 1–2 g für 4–6 Wochen
Ophthalmia neonatorum	1 × 25–50 mg/kg i. v./i. m. (max. 125 mg)

kommen. Die vertikale Übertragung der Listerien erfolgt diaplazentar oder perinatal über das Vaginalsekret. Infektionen im 1. und 2. Trimenon der Schwangerschaft führen häufig zu intrauterinem Fruchttod und Fehlgeburten, Infektionen im letzten Schwangerschaftsdrittel zur Geburt eines infizierten (häufig frühgeborenen) oder eines gesunden und eventuell besiedelten Kindes. Die sichere Diagnostik ist nur durch kulturellen Erregernachweis aus Blut, Liquor oder anderen Punktaten möglich.

Therapie: Die Antibiotika-Therapie der Listeriose muss möglichst frühzeitig einsetzen; bei erfolgreicher Behandlung stellt die Listeriose keine Indikation zum Schwangerschaftsabbruch dar. Die Therapie erfolgt bei Schwangeren wie bei Nichtschwangeren mit Ampicillin (3 × tgl. 2 g i. v.) über mindestens 3 Wochen. Penicillin G wirkt – wenn auch nicht geprüft – vermutlich kaum schlechter. Soweit es das Stadium der Schwangerschaft erlaubt, ist auch Trimethoprim/Sulfamethoxazol als Mittel der 2. Wahl gut wirksam und verbessert eventuell in Kombination mit Ampicillin dessen Wirkung. Weniger wirksame, bei Penicillin-Allergie jedoch mögliche Alternativen sind hochdosiertes Erythromycin (4 × tgl. 1 g i. v.) oder auch Vancomycin (2 × tgl. 1 g i. v.).

Treponema pallidum (Lues, Syphilis)

Neben der perinatalen Übertragung von Treponema pallidum ist bei Schwangeren ab der 20. SSW auch die diaplazentare Transmission möglich, die je nach Entwicklungsstadium des Ungeborenen zu intrauterinem Fruchttod, Abort oder Schädigung des Kindes führen kann (**Syphilis connata**).

Therapie: Mittel der Wahl ist nach wie vor Penicillin G, bei ambulanter Therapie möglichst in Form des Depotpenicillins Benzylpenicillin-Benzathin. Dosierung und Dauer der Penicillin-Therapie orientieren sich am Stadium der Lues und unterscheiden sich in der Schwangerschaft nicht von der Behandlung nichtschwangerer Patientinnen. Bei erworbener Lues I und Lues II sowie einer nicht länger als einem Jahr bestehenden Lues latens werden einmalig 2,4 Mio. Einheiten Benzylpenicillin-Benzathin intramuskulär injiziert. Zuvor muss eine Penicillin-Allergie sicher ausgeschlossen werden (Intrakutantest). Bei einer Lues latens, die länger als ein Jahr besteht, werden dreimal jeweils 2,4 Mio. Einheiten Benzylpenicillin-Benzathin im Abstand von je einer Woche verabreicht. Ein bis zwei Monate vor dem Geburtstermin kann die Gabe des Depotpenicillins sicherheitshalber wiederholt werden, auf jeden Fall jedoch bei neuer Serumkonversion.

Bei fehlendem Zugang zu Depotpenicillin oder Unsicherheit der Therapie sollte eine

14-tägige (ggf. stationäre) Behandlung mit unretardiertem Penicillin G durchgeführt werden. Eine eigenanamnestische Penicillin-Allergie sollte dringend durch einen Intrakutantest überprüft werden; bestätigt sich diese, sollte eine Penicillin-Desensibilisierung (oral oder i. v.) mit aufsteigenden Dosen über 4 Stunden durchgeführt werden, um die Schwangere anschließend wirksam mit Penicillin therapieren zu können.
Im Vergleich zu den Penicillinen sind die Alternativen wie Ceftriaxon immer noch weniger geprüft (SS-Kat. B), wenn auch bereits vielfach eingesetzt und weitgehend sicher.
Eine vermutlich auch in der Schwangerschaft vergleichbar wirksame Alternative ist Ceftriaxon (1 × tgl. 2 g i. v. über 14 Tage, Kreuzallergie möglich!), wenn auch die adäquaten Dosierungen noch nicht evaluiert sind und z. B. bei HIV-Infektion mehr Versager beschrieben wurden. Bei Betalactam-Allergie kommt Erythromycin (2 × tgl. 1 g p. o. über 3 Wochen) infrage.
Wurde die Lues-Therapie in der Schwangerschaft nicht mit Penicillin durchgeführt, sollte auch bei symptomfreien Neugeborenen sicherheitshalber direkt nach der Geburt zunächst die Antibiotika-Therapie wie bei der manifesten Lues connata begonnen werden.

Virale Erreger

Herpes-simplex-Virus

Beide Herpes-simplex-Virus-Typen (HSV-1 und HSV-2) können eine Primärinfektion des Herpes genitalis verursachen, wobei der Anteil von HSV-1 überwiegt. Unter der Geburt können beide Virus-Typen von der Mutter auf das Kind übertragen werden und schwere neonatale Herpesinfektionen auslösen. Die Transmissionsrate für HSV-1 ist deutlich größer als für HSV-2, die Übertragung erfolgt überwiegend im Rahmen einer Primärinfektion und nur selten bei einer reaktivierten, latenten Infektion. Die Unterscheidung zwischen Primärinfektion und Reaktivierung ist jedoch klinisch oft nicht möglich.

Therapie: Herpes-Episoden in der Schwangerschaft – sowohl Primärinfektionen als auch Rezidive – sind mit Aciclovir oder oral, wegen besserer Bioverfügbarkeit, mit Valaciclovir zu behandeln, ggf. unterstützt durch topische applizierte Aciclovir-haltige Dermatika. Die episodische Therapie erfolgt mit Valaciclovir 2 × täglich 500 mg p. o. oder Aciclovir 5 × täglich 200 mg p. o. über jeweils 7–10 Tage. Obwohl die (Val-)Aciclovir-Gabe im 1. Trimenon sicher erscheint, sollte auch hier der Einsatz möglichst restriktiv erfolgen. Valaciclovir und auch Famciclovir besitzen eine vergleichbare virustatische Wirksamkeit wie Aciclovir und sind aufgrund der aktuellen Datenlage vermutlich von vergleichbarer pränataltoxikologischer Sicherheit. Famciclovir ist jedoch für die Behandlung in der Schwangerschaft nicht zugelassen. Zum Ende der Schwangerschaft überwiegen der Nutzen einer Aciclovir-Therapie bei Herpes genitalis durch Verhinderung unnötiger Schnittentbindungen und ein mögliches pränataltoxikologisches Risiko deutlich.

Transmissionsprophylaxe: Eine positive Herpes-genitalis-Anamnese bei fehlender akutgenitaler Symptomatik zum Geburtsbeginn ist keine Indikation zur Sectio caesarea; dagegen reduziert eine Schnittentbindung bei klinischen Herpesläsionen und/oder positivem Virusnachweis zur Geburt das Transmissionsrisiko deutlich und ist deshalb indiziert. Die prophylaktische virustatische Suppression ab der 36. SSW auch ohne akute klinische Episode (Aciclovir: 3 × tgl. 400 mg p. o.; Valaciclovir: 2 × tgl. 250 mg p. o.) kann die Häufigkeit klinischer Manifestationen und die Viruslast zum Zeitpunkt der Geburt höchstwahrscheinlich reduzieren.

HIV

Ziele der Therapie HIV-infizierter Schwangerer sind neben der maximalen Hemmung der Virusreplikation bei der Mutter mit möglichst wenig unerwünschten Wirkungen auf die Schwangere und das Ungeborene auch eine sichere HIV-Transmissionsprophylaxe sowie der Erhalt zukünftiger Behandlungsoptionen der Mutter.

> Eine intra- oder perinatale Infektion von Kindern HIV-infizierter Mütter sollte heute in jedem Fall der Vergangenheit angehören!

Die am besten untersuchte Transmissionsprophylaxe besteht aus der Verbindung von mütterlicher antiretroviraler Kombinationstherapie während der Schwangerschaft, intravenöser Zidovudin-Gabe unter der Geburt und anschließender Zidovudin-Therapie des Neugeborenen (Tab. 28.1-5). Eine elektive, primäre Schnittentbindung (möglichst blutfrei am wehenfreien Uterus ab der 37. SSW) ist nur noch unter wenigen Voraussetzungen (z. B. bei mehr als 50 HIV-Kopien/µl zeitnah zum Geburtstermin) indiziert! Bei HIV-infizierten Schwangeren sollten die immunologisch-virologischen Parameter mindestens 8-wöchentlich kontrolliert werden. Die letzte Bestimmung der Viruslast vor der Geburt sollte so erfolgen, dass das Ergebnis zur Geburt vorliegt; bei erhöhter Viruslast kann dann noch eine erweiterte antiretrovirale Prophylaxe des Neugeborenen erfolgen. Bei der HIV-Behandlung von Frauen mit potenzieller Empfängnis bzw. Schwangerschaft sind teratogene Risiken durch eine entsprechende Auswahl der eingesetzten Wirkstoffe oder durch eine sichere Empfängnisverhütung zu minimieren.

Therapie: Für Schwangere gelten zunächst die üblichen Indikationen und Therapieleitlinien wie für nichtschwangere Erwachsene. Vielfach gibt es aber immer noch spezielle, risikoadaptierte Empfehlungen zur Therapieentscheidung, wenn auch das Risiko für einen Abort, eine fetale bzw. perinatale Schädigung und für Infektionen bereits ab Beginn der Schwangerschaft mit der Dauer einer aufgeschobenen HIV-Therapie steigt. Soweit es den Einsatz von Kombinationstherapien mit bisher ungeprüften Substanzen betrifft, sollte dennoch – wenn klinisch vertretbar – die HIV-Therapie erst nach Abschluss der Organogenese ab der 13. SSW begonnen werden. Es ist zu berücksichtigen, dass durch den immunsuppressiven Effekt der Schwangerschaft die CD4-Werte auch bei Gesunden um 10–20 % sinken, bei HIV-Infizierten sogar um bis zu 40 %. Bei jeder neu begonnenen Therapie in der Schwangerschaft ist immer eine initiale Resistenztestung indiziert, um kein Therapieversagen durch mögliche Primärresistenzen zu riskieren. Gleiches gilt für ein virologisches Therapieversagen sowie für den Fall, dass auch unter Therapie der Mutter und HIV-Transmissionsprophylaxe die Viruslast kurz vor dem Entbindungstermin noch relevant nachweisbar ist.

Abgesehen von Zidovudin ist kein antiretroviraler Wirkstoff in der Schwangerschaft zugelassen. Vor allem die plazentare Metabolisierung von Zidovudin scheint für die transmissionsverhindernde Wirksamkeit mitverantwortlich zu sein. Dennoch ist Zidovudin heute kein zwingender Bestandteil der antiretroviralen Therapie in der Schwangerschaft mehr, da das Ausmaß der Viruslastsenkung der entscheidende Parameter für die wirksame vertikale HIV-Transmissionsprophylaxe ist – unabhängig von der verwendeten Substanz. Aufgrund ihres pränataltoxikologischen Profils sind die veralteten Nukleosidanaloga mit ausgeprägter mitochondrialer Toxizität, d. h. Dideoxycytidin, Stavudin und Didanosin, kontraindiziert (s. Tab. 28.1-5). Auch aufgrund von Neuralrohrdefekten in Tierversuchen war Efavirenz lange Zeit bis heute in vielen Leitlinien als mögliche teratogene Substanz vor allem im 1. Trimenon der Schwangerschaft nicht indiziert. Bis 2012

Tab. 28.1-5 Antiretrovirale Substanzen zur Behandlung während der Schwangerschaft.

A	**Während der Schwangerschaft empfohlene Substanzen und Kombinationen**	
1	Zidovudin + Lamivudin + Lopinavir/ Ritonavir	bevorzugtes Regime, das bisher am besten klinisch untersucht wurde
2	Zidovudin + Lamivudin + Atazanavir/ Ritonavir	wirksam wie die Lopinavir-Kombination, auch zunehmend eingesetzt, vergleichbar gut untersucht
3	Zidovudin + Lamivudin + Saquinavir/ Ritonavir	wirksames, aber veraltetes Regime wegen der Anzahl an Tabletten und dem eher unsicheren Wirkspiegel
4	Zidovudin + Lamivudin + Nelfinavir	gut untersuchtes Regime mit verträglichem PI, aber z. B. einer Lopinavir-Kombination unterlegen
5	Zidovudin + Lamivudin + Nevirapin	nicht beginnen bei CD4 > 250/µl (auch fetaler Hepatotoxizität und Exanthem); bestehendes, gut wirksames Regime kann fortgesetzt werden
B	**Substanzen mit unzureichender Erfahrung**	
1	Darunavir, Fosamprenavir, Tipranavir	Protease-Hemmer (PI) mit unzureichender Erfahrung, bisher keine unerwünschten Wirkungen in der Schwangerschaft bekannt
2	Etravirin, Enfuvirtid, Raltegravir, Maraviroc	bisher keine Prüfung in der Schwangerschaft, ggf. notwendiger Einsatz (Resistenz) muss individuell abgewogen werden
3	Tenofovir	in Tierstudien fetale Toxizität; bisher bei vielfachem Einsatz im 1. Trimester keine Toxizität
C	**Substanzen mit Indikation trotz unzureichender Erfahrung**	
1	Tenofovir, Emtricitabin	bei behandlungsbedürftiger Hepatitis B mit HIV-Infektion in der Schwangerschaft, wie Lamivudin, bevorzugt einzusetzende Kombinationspartner
D	**Kontraindizierte Substanzen in der Schwangerschaft**	
1	Didanosin, Stavudin, Dideoxycytidin	wegen mitochondrialer Toxizität (fetale Laktatazidose und Leberversagen) kontraindiziert
2	Efavirenz	wegen möglicher fetaler Toxizität vor allem im 1. Trimenon bis auf Weiteres nicht indiziert (s. Text!)

ließ sich dieser Effekt in großen Schwangerschafts-Registern nicht bestätigen, weshalb Efavirenz zwar weiterhin zur Sicherheit im 1. Trimenon vermieden werden sollte, mittlerweile aber z. B. nach WHO wie Nevirapin in der Schwangerschaft eingesetzt werden kann. Weitere Änderungen in den unterschiedlichen nationalen Empfehlungen sind zu erwarten!

Bei der Wahl des Therapieregimes ist auch zu berücksichtigen, dass die Pharmakokinetik antiretroviraler Substanzen schwangerschaftsphysiologisch deutlich verändert sein kann (Tab. 28.1-2, S. 905). Dies betrifft mit reduzierten Plasmakonzentrationen insbesondere die Protease-Inhibitoren (PI) Nelfinavir, Indinavir, Saquinavir, aber auch Lopinavir, Atazanavir und Ritonavir sowie die nukleosidischen Reverse-Transkriptase-Inhibitoren Zidovudin und Didanosin. Bei dem zumeist indizierten Einsatz von Protease-Inhibitoren sollten deshalb Talspiegel kontrolliert oder auch der Ritonavir-Booster um 50 % erhöht werden (z. B. von 100 mg auf 150 mg).

Bei bestehender mütterlicher Therapieindikation wird zur Initialtherapie ein Standardregime verwendet. Hierzu kommen insbesondere infrage (s. auch Tab. 28.1-5):

- **Kombination zweier nukleosidischer Reverse-Transkriptase-Inhibitoren mit einem Protease-Inhibitor:** Zidovudin + Lamivudin + Lopinavir/Ritonavir, alternativ Zidovudin + Lamivudin + Atazanavir/Ritonavir oder Zidovudin + Lamivudin + Nelfinavir.
- **Kombination zweier nukleosidischer Reverse-Transkriptase-Inhibitoren mit einem nichtnukleosidischen Reverse-Transkriptase-Inhibitor:** Zidovudin + Lamivudin + Nevirapin. Nevirapin sollte wegen seiner Hepatotoxizität bei CD4-Werten > 250/µl nicht eingesetzt werden. Wird Nevirapin während der Schwangerschaft über längere Zeit eingenommen, reicht aufgrund der Enzyminduktion die Normaldosierung beim Neugeborenen zur Transmissionsprophylaxe nicht mehr aus.

Risikoadaptierte HIV-Transmissionsprophylaxe: Die natürliche HIV-Transmissionsrate liegt bei durchschnittlich 16 %, kann jedoch je nach Subgruppe bis zu 40 % betragen. Durch eine umfassende Prophylaxe ist sie auf rund 1 % absenkbar. Wichtig sind ebenfalls die konsequente Diagnostik und Therapie genitaler Infektionen während der Schwangerschaft wie z. B. Chlamydien-Infektionen, bakterielle Vaginosen oder Trichomoniasis, da diese nicht nur mit vorzeitigen Wehen, sondern auch mit einem erhöhten HIV-Transmissionsrisiko verbunden sind.

Der Modus der HIV-Transmissionsprophylaxe richtet sich nach dem individuellen Transmissionsrisiko und der Viruslast im mütterlichen Blut:

- **Standardrisiko, < 100 000 Viruskopien/ml:** Soll nur eine Transmissionsprophylaxe erfolgen, so ist diese in Form einer Kombinationstherapie spätestens ab der 28. SSW zu beginnen. Hierfür sind Efavirenz oder Nevirapin zu vermeiden und (geboosterte) Protease-Inhibitoren einzusetzen. Nur bei Schwangeren mit sehr niedriger Viruslast und ohne Risiko für Frühgeburtlichkeit kann ein späterer Beginn (ggf. bis zur 32. SSW) erwogen werden.
- **Standardrisiko, > 100 000 Viruskopien/ml:** Soll trotz mütterlicher Behandlungsindikation nur eine Transmissionsprophylaxe erfolgen, so ist mit einer Kombinationstherapie spätestens ab der 28. SSW – dann wie oben beschrieben – zu beginnen.
- **Erhöhtes Risiko durch Mehrlingsschwangerschaft, vorzeitige Wehen, Frühgeburt > 33. SSW:** Mehrlingsschwangerschaften sind durch die assoziierte Frühgeburtlichkeit mit einem erhöhten HIV-Transmissionsrisiko verbunden. Daher sollte hier die antiretrovirale Kombinationstherapie unabhängig von der mütterlichen Viruslast spätestens ab der 24. SSW begonnen werden.
- **Sehr hohes Risiko durch Frühgeburt < 33. SSW oder vorzeitigen Blasensprung:** Falls nicht bereits eine HIV-Therapie erfolgte, sollte vor der Entbindung zusätzlich Nevirapin (Einmalgabe 200 mg) gegeben werden. Bei einer mütterlichen Viruslast > 50 Viruskopien/ml wird beim Neugeborenen die Dreifach-Postexpositionsprophylaxe, bestehend aus Zidovudin (2 mg/kg p. o. alle 6 h) + Lamivudin (tgl. 4 mg/kg p. o.) für 6 Wochen sowie Nevirapin, durchgeführt. Falls die Mutter präpartal kein Nevirapin erhalten hat, bekommt das Neugeborene eine Zweifachgabe (erste Dosis mit 2 mg/kg sofort nach Entbindung, zweite Dosis mit 2 mg/kg innerhalb von 72 h). Hat die Mutter selbst präpartal Nevirapin erhalten, genügt beim Neugeborenen die Ein-

Therapieprobleme

malgabe. Wurde die Mutter während der Schwangerschaft längere Zeit mit Nevirapin behandelt, muss die kindliche Gabe höher dosiert werden (4 mg/kg pro Dosis). Bei einer mütterlichen Viruslast < 50 Viruskopien/ml hängt das Schema der Postexpositionsprophylaxe beim Neugeborenen von der Dauer der mütterlichen Viruslastsuppression ab: Lag die Viruslast länger als 12 Wochen vor der Geburt < 50 Viruskopien/ml, genügt die kindliche Prophylaxe mit Zidovudin (2 mg/kg p. o. alle 6 h) über 6 Wochen post partum. Bei einer kürzeren Viruslastreduktion < 50 Viruskopien/ml sollte beim Neugeborenen die erweiterte Prophylaxe in Form der Dreifachkombination mit Zidovudin + Lamivudin + Nevirapin (s. o.) erfolgen.

Um die jeweils neuesten Erkenntnisse berücksichtigen zu können, sollte sich die Betreuung von HIV-positiven Schwangeren stets auch an den häufig aktualisierten Leitlinien der DAIG orientieren (www.daig.net).

Influenza-Virus

Schwangere Frauen erkranken nicht häufiger an einer Influenza als nicht schwangere Frauen. Jedoch können die daraus resultierenden Sekundärinfektionen wie virale und bakterielle Pneumonien schwerwiegendere Konsequenzen haben. Der beste Schutz vor einer Influenza-Infektion und ggf. auch vor Folgeerkrankungen besteht in der jeweils aktuellen Grippeschutzimpfung vor jeder Saison. Aufgrund der überprüften Unbedenklichkeit der (Tot-)Impfstoffe sollten auch Schwangere – insbesondere bei erhöhtem mütterlichem oder fetalem Risiko – bereits ab dem 1. Trimenon geimpft werden. Die Empfehlung, bei normal verlaufender Schwangerschaft erst ab dem 2. Trimenon zu impfen, hat allein den Grund, dass die im 1. Trimenon noch häufigeren Spontanaborte nicht mit der Vakzination in Verbindung gebracht werden sollen. Auch in der Stillperiode ist eine Impfung möglich und indiziert (Tab. 28.1-6).

Therapie: Eine Schwangerschaft stellt keine Kontraindikation für die Anwendung der Neuraminidase-Hemmer dar, sondern im Gegenteil gehören Schwangere bei einer Influenza-Infektion zur Patientengruppe mit erhöhtem Komplikationsrisiko. Die Datenlage zur Sicherheit von Oseltamivir und Zanamivir in der Schwangerschaft ist noch unzureichend, doch bislang existieren keinerlei

Tab. 28.1-6 Impfungen während der Schwangerschaft.[1]

Impfung/Impfstoff	Impfstoff/Typ[2]	Applikation[2]	Schwangerschaft		
			Vor	Während	Nach
Gelbfieber	(L) lebend	i. m.	ja, 4 Wochen keine Konzep.	nein (wenn unumgänglich, nach 16. SSW)	bei Indikation
Hepatitis A	(T) inaktiviert	i. m.	ja, bei Risiko	ja, bei Risiko	ja, bei Risiko
Hepatitis B	(T) inaktiviert	i. m.	ja, bei Risiko	ja, bei Risiko	ja, bei Risiko
HPV	(T) inaktiviert	i. m.	ja, bei 9–26 J.	nein (exper.)	ja, bei 9–26 J.

Therapieprobleme

Tab. 28.1-6 Impfungen während der Schwangerschaft.[1] *(Fortsetzung)*

Impfung/Impfstoff	Impfstoff/Typ[2]	Applikation[2]	Schwangerschaft		
			Vor	Während	Nach
Influenza Trivalent inakt.	(T) inaktiviert	i. m. und i. d.	ja	ja	ja
Influenza lebend atten.	(L) lebend	Nasenspray	ja, < 50 J: 4 Wochen keine Konzep.	nein	ja, < 50 J: 4 Wochen keine Konzep.
MMR (Masern, Mumps, Röteln)	(L) lebend	s. c.	ja, 4 Wochen keine Konzep.	nein	ja, sofort
Meningokokken • Polysaccharid • Konjugat	 • (T) inaktiviert • (T) inaktiviert	 • s. c. • i. m.	bei Indikation	bei Indikation	bei Indikation
Pneumokokken Polysaccharide	(T) inaktiviert	i. m. oder s. c.	bei Indikation	bei Indikation	bei Indikation
Td (Tetanus/ Diphtherie)	Toxoid (T) inaktiviert	i. m.	ja (Tdap bevorzugt)	ja (Tdap bevorzugt ab 20. SSW)	ja (Tdap bevorzugt)
Tdap (Tetanus/ Diphtherie/Pertussis)	Toxoid (T) inaktiviert	i. m.	ja	ja	ja
Tollwut	(HDC-)inaktiviert	i. m.	bei Risiko oder Post-Exp.	bei Risiko oder Post-Exp.	bei Risiko oder Post-Exp.
Typhus	• (L) lebend • (T) inaktiviert	• p. o. • s. c.	• bei Indikation • ja	• nein • nein	• ja • ja
Varizellen	(L) lebend	s. c.	ja, 4 Wochen keine Konzep.	nein	ja, sofort

[1] **Immunglobuline** können in den meisten Fällen nach Infektion bzw. Indikation während der Schwangerschaft an seronegative Schwangere gegeben werden. Eine schädliche Wirkung auf Schwangerschaft oder Embryo/Neugeborenes ist nicht zu erwarten.
FSME-Immunglobulin: prä- und postexpositionelle FSME-Sofortprophylaxe.
Hepatitis-B-Immunglobulin: postexpositioneller HBsAG-Kontakt.
Hepatitis-A-Immunglobulin: präexpositioneller Schutz (6–8 Wochen).
Tollwut-Immunglobulin: postexpositionelle, passive Tollwutprophylaxe.
Röteln-Immunglobulin: ggf. postexpositionelle Therapie.
Tetanus-Immunglobulin: + Impfung postexpositionelle Sofortprophylaxe.
Varizellen-Hyperimmunglobulin: postexpositionelle (4 Tage) Varizellenprophylaxe.
Mumps-Hyperimmunglobulin: postexpositionelle Mumpsprophylaxe.
CMV-Immunglobulin: postexpositionelle Prophylaxe und Therapie der CMV-Infektion.
[2] L = Lebendimpfstoff; T = Totimpfstoff; i. d. = intradermal; i. m. = intramuskulär; s. c. = subkutan.

Hinweise auf ein erhöhtes pränataltoxikologisches Risiko. Daher sollten Schwangere bei Verdacht oder Nachweis einer Influenza-Infektion mit einem Neuraminidase-Hemmer, möglichst Oseltamivir, therapiert werden (2 × tgl. 75 mg p. o. über 5 Tage). Bei nur geringer systemischer Resorption wäre das inhalative Zanamivir vorzuziehen, jedoch ist das oral applizierbare Oseltamivir bei respiratorisch eingeschränkten Patienten eher wirksam und Zanamivir bei Asthma durch mögliche Bronchospasmen problematisch. Im Hinblick auf die fetale Sicherheit sollte bei einer Influenza-Infektion auch die effektive Fiebersenkung der erkrankten Mutter mit Wadenwickeln und Paracetamol einen besonderen Stellenwert besitzen.

Sekundäre Prophylaxe: Da jede Influenza-Infektion, insbesondere bei gefährdeten Personen, die Gefahr einer bakteriellen Superinfektion birgt (meist Pneumonien mit Haemophilus, Pneumokokken und Staphylokokken), sollten akut grippeinfizierte Schwangere – in jedem Fall bei Risikoschwangerschaft – eine kurzfristige Antibiotika-Prophylaxe erhalten. Hierfür kommt insbesondere Cefuroximaxetil (2 × tgl. 500 mg) infrage, alternativ auch Amoxicillin/Clavulansäure (2 × tgl. 872/125 mg), jedoch möglichst nicht im 3. Trimenon.

Zytomegalie-Virus

Die kongenitale Zytomegalie-Virus-(CMV-) Infektion ist die häufigste teratogene angeborene Virusinfektion; ihre Inzidenz liegt zwischen 0,7–1,5 % aller Lebendgeburten. Für die Schwangere verläuft eine CMV-Infektion meist asymptomatisch. Nach der CMV-Primärinfektion folgt bei Immunkompetenz der Übergang in die lebenslang persistierende Infektionsphase, aus der das Virus bei gestationsbedingter Immunmodulation reaktiviert werden kann (endogene Reinfektion). 90 % der Neugeborenen mit kongenitaler CMV-Infektion sind bei der Geburt asymptomatisch, doch bei 5–10 % dieser Kinder entwickelt sich eine zum Teil gravierende Dauersymptomatik mit Hörschäden, Sehschäden und mentaler Retardierung.

Transmissionsprophylaxe: Die transplazentare CMV-Transmissionsrate liegt bei Müttern mit CMV-Primärinfektion zwischen 50–70 %, selten ist dagegen die intrauterine CMV-Transmission bei bereits präkonzeptionell CMV-seropositiven Müttern mit endogener Sekundärinfektion (ca. 1 %). Der epidemiologisch häufigste Übertragungsweg ist die Infektion des Neugeborenen über postnatal aufgenommene Muttermilch; die so erfolgende CMV-Infektion reifer Neugeborener verläuft jedoch fast ausnahmslos asymptomatisch und ohne Spätfolgen.
In Deutschland ist kein Arzneimittel zur CMV-Prophylaxe in der Schwangerschaft oder zur Therapie der prä-/postnatalen CMV-Infektion des Fetus bzw. Neugeborenen zugelassen; dies gilt insbesondere für die ansonsten zur CMV-Therapie bzw. -Prophylaxe indizierten Virostatika Ganciclovir, Valganciclovir und bei bekannter Resistenz, Unwirksamkeit oder Unverträglichkeit der Ganciclovir-Derivate Foscarnet oder Cidofovir.
Zwar gibt es noch keine klare Empfehlung zum Einsatz von Ganciclovir beim Fetus oder Neugeborenen zur Behandlung der kongenitalen Infektionen, jedoch ist eine Therapie mit Ganciclovir nachweislich in der Lage, bei symptomatischer CMV-Infektion die bekannten ernsten Folgeschädigungen wesentlich zu reduzieren – vor allem, wenn lange genug und nicht nur 6 Wochen behandelt wird. Unter dem bekannten und deshalb zu überwachenden Risiko der Granulozytopenie besteht die aktuell favorisierte Behandlung in Ganciclovir 2 × 6 mg/kg pro Tag i. v. für 6 Wochen und nachfolgend Valganciclovir mit einer Dosierung von 2(–3) × 15 mg/kg pro Tag bis zu einer Gesamtbehandlungsdauer von 6 Monaten.

Therapieprobleme

Foscarnet und Cidofovir sind im Tierversuch teratogene, embryotoxische und potenziell mutagene wie auch kanzerogene Substanzen, die z. B. fetale Schäden am Skelett und an Zähnen (Foscarnet) hervorrufen können. Ihr Einsatz ist deshalb sehr sorgfältig in der Schwangerschaft abzuwägen.

Therapie und Prävention kongenitalen CMV-Infektionen: Bis zum Nachweis der Unbedenklichkeit und der Wirksamkeit in der Schwangerschaft verspricht auch eine Behandlung mit humanem CMV-Hyperimmunglobulin gute Erfolge zur Therapie und Prävention kongenitaler CMV-Infektionen. In den einzigen bisher vorgelegten Studien, die allerdings hinsichtlich Design und Sponsoring durchaus fragwürdig sind, scheint der Einsatz von CMV-Immunglobulin, z. B. Cytotect®, in der Schwangerschaft jedoch sicher und zur Vermeidung symptomatischer CMV-Infektionen der Neugeborenen erfolgreich zu sein. Seit 2006 besitzt das humane CMV-Immunglobulin deshalb in der EU zwar eine *orphan designation* zur Prävention der angeborenen CMV-Infektion des Neugeborenen nach primärer CMV-Infektion der Mutter, nicht jedoch den Status einer zugelassenen *orphan drug*. Mit den erprobten Dosierungen von 100–200 mg/kg zur Therapie bzw. Prophylaxe entspricht dies bei 60 kg Körpergewicht einer Einzeldosis von 6–12 g.

Protozoische Erreger

Toxoplasma gondii (Toxoplasmose)

Die primäre Toxoplasmose-Infektion mit den Parasiten Toxoplasma gondii verläuft üblicherweise symptomarm bis asymptomatisch, kann aber bei Schwangeren zu Fehl-, Früh- oder Totgeburten sowie zur konnatalen Toxoplasmose des Neugeborenen mit gravierenden Spätmanifestationen führen. Rund 90 % der konnatalen Infektionen bleiben allerdings asymptomatisch und die klassische Trias aus Hydrozephalus, Retinochorioiditis und zerebraler Kalzifikation ist mit nur 2 % selten zu finden. Eine erfolgreiche Therapie der (frisch!) infizierten Mutter senkt das fetale Infektionsrisiko um 75–90 % sowie zusätzlich den Schweregrad möglicher intrauteriner Schädigungen.

Die erste serologische Untersuchung auf Toxoplasma-spezifische IgM sollte frühestmöglich, am besten vor Eintritt der Schwangerschaft, durchgeführt werden. Ein serologisch positiver Befund in der Frühschwangerschaft ist kritisch zu beurteilen, da IgM bereits vor Eintritt der Schwangerschaft gebildet worden sein können.

Bei Nachweis Toxoplasma-spezifischer IgM in der 6.–8. SSW wird man am ehesten davon ausgehen können, dass der Titer bereits vor Beginn der Schwangerschaft bestand. Dies gilt als verifiziert, wenn bei einer zweiten Bestimmung 4 Wochen später kein Titeranstieg erfolgt ist. Liegt bei der Folgebestimmung allerdings ein höherer Titerwert vor, deutet dies auf eine frische und somit therapiebedürftige Toxoplasma-Infektion hin.

Ist die Schwangere bei der Erstuntersuchung seronegativ, kann es im Laufe der Schwangerschaft zu einer nicht erkannten, asymptomatisch verlaufenden Primärinfektion kommen. Bei seronegativen Schwangeren wird deshalb die regelmäßige Testwiederholung im Abstand von 8 Wochen empfohlen.

Therapie: Bei Nachweis einer in der Schwangerschaft erworbenen Toxoplasmose erhält die Mutter bis zur vollendeten 16. SSW Spiramycin (tgl. 9 Mio. IE p. o.), um eine fetale Infektion zu verhindern; eine bereits erfolgte Infektion des Fetus wird dadurch allerdings nicht mehr beeinflusst. Ist Spiramycin nicht verfügbar, kann alternativ Clindamycin verabreicht werden. Unabhängig von einer durchgeführten Spiramycin-Therapie ist nach Abschluss der 16. SSW und nachgewiesener fetaler Infektion die Kombinationstherapie mit Pyrimethamin (Initialdosis 100 mg p. o., dann tgl. 25–50 mg p. o.) plus

Therapieprobleme

Sulfadiazin (tgl. 50 mg/kg KG, verteilt auf 4 ED p. o.) plus Folinsäure (tgl. 10 mg p. o.) indiziert. Unter der Kombinationstherapie muss das Blutbild 2-mal wöchentlich kontrolliert werden. Bei Sulfonamid-Allergie kann das Sulfadiazin durch Spiramycin oder Clindamycin ersetzt werden.

Plasmodien (Malaria)

Jede Malaria – auch Infektionen mit den eher harmlosen Spezies wie Plasmodium vivax, P. ovale und P. malariae – stellt eine besondere Gefahr für Mutter und Kind dar und ist deshalb frühestmöglich zu diagnostizieren und zu behandeln. Die Auswirkungen einer systemischen hochfieberhaften Infektion mit mütterlicher und fetaler Anämie führen zu höherer Letalität, Früh- und Totgeburten, fetalen Wachstumsstörungen und auch möglichen fetalen Malaria-Infektionen.

Therapie und Prophylaxe:

- Zumindest jede schwangere Frau mit komplizierter Malaria oder jede Schwangere, die mit Chinin behandelt werden muss, sollte stets intensivmedizinisch überwacht werden. Wegen des besonderen Erkrankungsrisikos sollte auch ein Aufenthalt von Schwangeren in Endemiegebieten weitgehend vermieden werden, wenn unumgänglich, sind mittlerweile eine Reihe von Prophylaxen auch in der Schwangerschaft erprobt. Eine Stand-by-Medikation in der Schwangerschaft sollte nur erwogen werden, wenn dennoch unverzüglich ein Krankenhaus aufgesucht wird und die Risiken solcher Behandlungen für Mütter und ggf. Begleiter bestens verstanden werden. Bei den für Prophylaxe und Therapie zur Verfügung stehenden Substanzen sind die üblichen Nebenwirkungen und Kontraindikationen zu berücksichtigen (Tab. 28.1-7). Weitgehend unbedenklich und zur Prophylaxe erprobt sind Chloroquin und Proguanil sowie Mefloquin in der wöchentlichen Prophylaxedosierung. Zur Behandlung ist Mefloquin in höherer Dosis jedoch ungeeignet. Atovaquon/Proguanil wurde zwar schon vielfach wirksam und unkompliziert zur Behandlung eingesetzt und wäre auch am besten zur Prophylaxe in der Schwangerschaft geeignet, ist jedoch für diese Indikation noch nicht zugelassen.

Tab. 28.1-7 Prophylaxe und Therapie der Malaria in der Schwangerschaft sowie hilfreiche Links im Internet.

Malaria	In der Schwangerschaft indiziert	In der Schwangerschaft nicht indiziert
Prophylaxe	Chloroquin (ggf. + Proguanil) (Chloroquinphosphat oder Hydroxychloroquinsulfat) Dosis: 1 × 300 mg Chloroquin (Base)/Woche	Atovaquon/Proguanil (bisher bei Behandlung unproblematisch, jedoch wenige Daten zur Prophylaxe!) Dosis: 1 × tgl. 250/100 mg
	Mefloquin (2. + 3. Trimenon, ggf. auch 1. Trimenon) Dosis: 1 × 250 mg/Woche	Doxycyclin
	Proguanil Dosis: 1 × tgl. 200 mg + 5 mg Folsäure tgl.	Primaquin

Tab. 28.1-7 Prophylaxe und Therapie der Malaria in der Schwangerschaft sowie hilfreiche Links im Internet. *(Fortsetzung)*

Malaria	In der Schwangerschaft indiziert	In der Schwangerschaft nicht indiziert
Therapie		
unkompliziert: • Plasmodium vivax, ovale und malariae	Chloroquin (Base) Dosis: 1 × 600 mg, dann 1 × 300 mg nach 8 h und Tag 2 und 3 (nur bei P. vivax und P. ovale!)	Doxycyclin
• Plasmodium falciparum	Artemether/Lumefantrin Riamet® 2 × tgl. 4 Tbl. (KG > 35 kg!) mit Fett oral (für 3 Tage)	Primaquin
	Chinin, ggf. + Clindamycin Dosis: • Chininum sulforicum 3 × tgl. 600 mg • Clindamycin 3 × tgl. 450 mg (für 7 Tage)	**cave:** Chinin wegen schwerer, lebensbedrohlicher Hypoglykämien vor allem in der Spätschwangerschaft!
	Atovaquon/Proguanil Dosis: Malarone® 1 × tgl. 4 Tbl. (für 3 Tage)	–
kompliziert	Artesunat parenteral Dosis: 1 × 2,4 mg/kg i. v. an Stunde 0, 12, 24 und alle weiteren 24 h bis zur möglichen Applikation von oraler Medikation (Artesunat 1 × tgl. 2 mg/kg oder Riamet® wie oben)	–
	Chinin parenteral Dosis: Initialdosis • entweder 1 × 20 mg/kg in 5 % Glucose über 4 h • oder 7 mg/kg über 30 min (Perfusor) • dann 3 × 10 mg/kg über 4 h + 3 × 450 mg Clindamycin nach Besserung und möglicher oraler Therapie entsprechende Umstellung!	–
Internet-Links für Schwangerschaft und Malaria		
• www.patient.co.uk/health/Malaria-Prevention.htm • www.hpa.org.uk/HPA/Topics/InfectiousDiseases/InfectionsAZ/1191942128239 • www.cdc.gov/malaria • http://www.cdc.gov/malaria/stories/malaria_travel_pregnancy.html • http://cdc-malaria.ncsa.uiuc.edu/ • www.healthlinkbc.ca/healthfiles/hfile41f.stm • www.malariahotspots.co.uk/facts-maphotspots.asp • http://nobelprize.org/educational_games/medicine/malaria		

- Die Artemisin-Derivate wurden mittlerweile auch sehr oft in der Schwangerschaft ohne Hinweise auf mütterliche oder fetale Schädigungen eingesetzt, sodass diese Substanzen auch in der Schwangerschaft zukünftig zu den Erstliniensubstanzen gehören werden, vor allem bei komplizierter Malaria tropica.
- Primaquin und Doxycyclin sind stets zu vermeiden, bei entsprechenden Alternativen gibt es auch keine Indikation für diese Mittel zur Behandlung einer Malaria in der Schwangerschaft.

Kalkulierte Antibiotika-Therapie in der Schwangerschaft

Die kalkulierte Antibiotika-Therapie nimmt im klinischen Alltag eine wichtige Rolle ein. Sie bildet das Prinzip der initialen Antibiotikagabe, bevor ein Keimnachweis oder Antibiogramm vorliegt. Daher zielt die Auswahl des kalkuliert eingesetzten Antibiotikums auf das empirisch erwartete Erregerspektrum der vermuteten Infektion. Es kommt hier auf die richtige Einschätzung der klinischen Situation und der ursächlichen Erreger an. Die kalkulierte Antibiotika-Therapie in der Schwangerschaft stellt jedoch zusätzlich die Aufgabe, bei der Wahl des geeigneten Antibiotikums nicht nur Klinik und Erregerspektrum zu berücksichtigen, sondern auch die pränataltoxikologische Sicherheit mit in die Therapieentscheidung einzubeziehen. Die Auswahl des Antibiotikums findet hier also im Spannungsfeld von klinischer Diagnostik, mikrobiologischer Eignung, Nutzen-Risiko-Abwägung für die Mutter und Nutzen-Risiko-Abwägung für das Ungeborene statt. Dies führt dazu, dass in der Schwangerschaft mitunter andere Wirkstoffe die 1. Wahl der kalkulierten Therapie bilden, als es bei nichtschwangeren Patientinnen der Fall wäre. Gleiches gilt auch für Dosierung und Dauer der kalkulierten Behandlungen, die von den sonst üblichen Empfehlungen

Tab. 28.1-8 Kalkulierte Antibiotika-Therapie in der Schwangerschaft.

Infektion	Kalkulierte Antibiotika-Therapie
akute Exazerbation der COPD	Ceftriaxon 1 × tgl. 2 g/ i. v.
Aminkolpitis	Metronidazol 1 × tgl. 100 mg (Vaginal-Tbl.)
Amnioninfektionssyndrom	1. Wahl: Piperacillin/Tazobactam 3 × tgl. 4,5 g/i. v. + Clindamycin 3 × tgl. 600 mg Alternative: Cefuroxim 3 × tgl. 1,5 g i. v. + Clindamycin 3 × tgl. 600 mg
Arthritiden	Cefuroxim 2–3 × tgl. 1 500 mg i. v.
Bakteriurie, asymptomatisch	nur antibiogrammgerecht (Oralcephalosporine, Amoxicillin, Fosfomycin-Trometamol)!
Borreliose, Frühphase	Amoxicillin 50 mg/kg KG tgl. p. o.
Borreliose, Spätphase	Ceftriaxon 1 × tgl. 2 g i. v.
B-Streptokokken, vaginal	1. Wahl: Benzylpenicillin 4 × tgl. 5 Mio. IE Alternativen: Ampicillin 3 × tgl. 2 g i. v. oder Cefuroximaxetil 2 × tgl. 500 mg p. o. oder Clindamycin 2 × tgl. 300 mg p. o.
Clostridium-difficile-assoziierte Diarrhoe	Vancomycin 4 × tgl. 125 mg p. o.

Tab. 28.1-8 Kalkulierte Antibiotika-Therapie in der Schwangerschaft. *(Fortsetzung)*

Infektion	Kalkulierte Antibiotika-Therapie
Chlamydien-Infektion	1. Wahl: Amoxicillin 3 × tgl. 500 mg p. o. Alternative: Erythromycinethylsuccinat 4 × tgl. 800 mg p. o.
Cholangitis, bakteriell	Ceftriaxon 1 × tgl. 2 g i. v. + Metronidazol 2 × tgl. 500 mg i. v.
Cholezystitis	Ceftriaxon 1 × tgl. 2 g i. v. + Metronidazol 2 × tgl. 500 mg i. v.
Divertikulitis	Ceftriaxon 1 × tgl. 2 g i. v. + Metronidazol 2 × tgl. 500 mg i. v.
Endometritis (selten)	Ciprofloxacin 2 × tgl. 500 mg p. o. + Metronidazol 2 × tgl. 400 mg p. o.
Enteritis, akut bakteriell	• 1./2. Trimenon: Amoxicillin/Clavulansäure 2 × tgl. 875/125 mg p. o. • 3. Trimenon: Rifaximin 3 × tgl. 200 mg p. o.
Erysipel	Benzylpenicillin 3 × tgl. 10 Mio. IE i. v. + Clindamycin 3 × tgl. 600 mg p. o.
Gonorrhoe	1. Wahl: Ceftriaxon 2 g i. v. (Einmalgabe) oder Cefotaxim 2 g i. v. (Einmalgabe) Alternative: Azithromycin 2 g p. o. (Einmalgabe)
Harnwegsinfekt	nur antibiogrammgerecht (Oralcephalosporine, Amoxicillin, Fosfomycin-Trometamol)!
Listeriose	1. Wahl: Ampicillin 3 × tgl. 2 g i. v. Alternative: Erythromycin 4 × tgl. 1 g i. v.
Lues	1. Wahl: Benzylpenicillin-Benzathin 2,4 Mio. IE (i. m. Einmalgabe) Alternative: Benzylpenicillin 2 × tgl. 10 Mio. IE i. v.
Meningitis, bakteriell	Ceftriaxon 2 × tgl. 2 g i. v. + Ampicillin 6 × tgl. 2 g i. v.
Osteomyelitis	Cefuroxim 3 × tgl. 1,5 g i. v. + Clindamycin 3 × tgl. 600 mg i. v.
Otitis media	Cefuroxim 3 × tgl. 500 mg p. o.
Pankreatitis, nekrotisierend	Meropenem 3 × tgl. 2 g i. v.
Pankreatitis, primär diffus	Ceftriaxon 1 × tgl. 2 g i. v. + Metronidazol 2 × tgl. 500 mg i. v.
Pankreatitis, sekundär diffus	Meropenem 3 × tgl. 2 g i. v.
Pneumonie, nosokomial (Gruppe I: 1–2 Punkte)	Cefuroxim 3 × tgl. 1,5 g i. v.
Pneumonie, nosokomial (Gruppe II: 3–5 Punkte)	Piperacillin/Tazobactam 3 × tgl. 4,5 g i. v.
Pneumonie, nosokomial (Gruppe III: > 5 Punkte)	Meropenem 3 × tgl. 2 g i. v.
Pneumonie, ambulant erworben (»*community-acquired pneumonia*«, CAP), ohne Risikofaktoren	Ceftriaxon 1 × tgl. 2 g i. v., ggf. + Azithromycin 1 × tgl. 500 mg p. o.
Pneumonie, ambulant erworben (»*community-acquired pneumonia*«, CAP), schwer	Piperacillin/Tazobactam 3 × tgl. 4,5 g i. v. + Clarithromycin 2 × tgl. 0,5 g i. v.

Tab. 28.1-8 Kalkulierte Antibiotika-Therapie in der Schwangerschaft. *(Fortsetzung)*

Infektion	Kalkulierte Antibiotika-Therapie
Pyelonephritis	1. Wahl: Cefuroxim 2 × tgl. 125–250 mg p. o. Alternative: Cefixim 1 × tgl. 400 mg p. o.
Salpingitis (selten)	Erythromycin 3 × tgl. 1 g i. v. + Ciprofloxacin 2 × tgl. 400 mg i. v.
Sectio caesarea	Cefuroxim 1,5 g i. v. (Einmalgabe)
Sepsis, ambulant	Piperacillin/Tazobactam 3 × tgl. 4,5 g i. v. + Ciprofloxacin 2 × tgl. 400 mg i. v.
Sepsis, nosokomial	Piperacillin/Tazobactam 3 × tgl. 4,5 g i. v. + Ciprofloxacin 2 × tgl. 400 mg i. v. (Anpassung an Fokus!)
Sinusitis acuta	Cefuroxim 3 × tgl. 500 mg p. o.
Thrombophlebitis	Cefuroxim 3 × tgl. 500 mg p. o.
Tonsillitis	Phenoxymethylpenicillin 3 × tgl. 1,5 Mio. IE p. o.
Toxoplasmose, Primärinfektion	• bis 16. SSW: 1. Wahl: Spiramycin tgl. 9 Mio. IE p. o. Alternative: Clindamycin 2 × tgl. 300 mg p. o. • ab 17. SSW: Pyrimethamin (Initialdosis 100 mg p. o., dann tgl. 25–50 mg p. o.) + Sulfadiazin (tgl. 50 mg/kg KG, verteilt auf 4 ED p. o.) + Folinsäure (tgl. 10 mg p. o.)
Tuberkulose, Initialtherapie	Rifampicin 1 × tgl. 450–600 mg p. o. (nicht letzte Schwangerschaftswochen) + Isoniazid (INH) 1 × tgl. 5 mg/kg KG p. o. + Pyridoxin (Vitamin B_6) tgl. 100 mg p. o. (nur mit INH erforderlich) + Pyrazinamid 1 × tgl. 1,5–2,0 g p. o. (strenge Indikation, z. B. hohe Resistenz) + Ethambutol 1 × tgl. 25 mg/kg KG p. o.
Tuberkulose, Konsolidierungstherapie	Rifampicin 1 × tgl. 450–600 mg p. o. (nicht letzte Schwangerschaftswochen) + Isoniazid 1 × tgl. 5 mg/kg KG p. o. + Pyridoxin (Vitamin B_6) tgl. 100 mg p. o. (nur mit INH erforderlich)
Weichteilinfektion, schwer	Ceftriaxon 1 × tgl. 2 g i. v. + Clindamycin 3 × tgl. 600 mg p. o.
Wundinfektion	Ceftriaxon 1 × tgl. 2 g i. v.
Vaginalmykose	• 1. Trimenon: Nystatin (lokal) • 2./3. Trimenon: Clotrimazol (lokal)
Vaginitis, Vaginose	1. Wahl: Amoxicillin 3 × tgl. 500–1 000 mg p. o. Alternative: Clindamycin 2 × tgl. 300 mg p. o.
vorzeitiger Blasensprung	1. Wahl: Benzylpenicillin (initial 5 Mio. IE, dann 2,5 Mio. IE alle 4 h bis zur Geburt) Alternative: Ampicillin 3 × tgl. 2 g i. v. + Erythromycin 2 × tgl. 1 g i. v.
Zystitis	nur antibiogrammgerecht (Oralcephalosporine, Amoxicillin, Fosfomycin-Trometamol)!

ED = Einzeldosis.

Tab. 28.2-1 Elimination von Antiinfektiva beim Säugling.

Alter in Wochen	24–27	28–33	34–39	40–43	44–67	> 68
Elimination von Antiinfektiva im Vergleich zum Erwachsenen (in %)	ca. 5	ca. 10	ca. 33	ca. 50	ca. 66	ca. 100

aufgrund der besonderen physiologischen Bedingungen in der Schwangerschaft abweichen können bzw. sollten (Tab. 28.1-8). Eine besondere Herausforderung der antiinfektiven Therapie in der Schwangerschaft besteht deshalb auch darin, ggf. frühzeitig und hochdosiert Substanzen einzusetzen, deren Eignung und dosisabhängige Toxizität für Mutter und Embryo bis auf wenige Ausnahmen nur unzureichend geprüft und bekannt sind.

28.2 Antiinfektiva während der Stillperiode

Nahezu alle Antiinfektiva oder deren Metaboliten lassen sich prinzipiell – in allerdings sehr unterschiedlicher prozentualer Menge und zeitlicher Verzögerung (abhängig von Proteinbindung) – auch in der Muttermilch nachweisen und können so vom Säugling aufgenommen werden. Abhängig von der Dosis und der Stillfrequenz wird die zu erwartende Plasmakonzentration im Säugling auch noch von dessen eher reduzierter Resorption aus dem Darm (↓), dessen geringerer Proteinbindung (↑) und dessen noch verminderter Eliminationsleistung von Leber oder Nieren bestimmt (↑) (Tab. 28.2-1). Kleine (Molekülgröße z. B. < 200 Dalton) und lipophile Substanzen treten am schnellsten und in höheren Konzentrationen in die Muttermilch über.

Mit verschiedenen Berechnungsmethoden lässt sich annähernd aus den unterschiedlichen Faktoren der Übertritt von Antiinfektiva in die Muttermilch berechnen. Ist dies weniger als 1 % einer auf das Körpergewicht bezogenen therapeutischen Dosis, so gilt diese Menge als untoxisch und klinisch irrelevant (trifft für Penicillin und Amoxicillin, Betalactamase-Hemmer und alle Cephalosporine zu, soweit diese in üblicher Dosis appliziert werden). Chinolone und Tetracycline, Metronidazol und Sulfonamide wie auch hochdosierte und deshalb nur parenteral verabreichte Makrolide, Isoniazid und Ethambutol können hingegen zu relevanten Spiegeln beim gestillten Kind führen. Eine direkte und anhaltend toxische Wirkung unter Antiinfektiva-Behandlung der stillenden Mutter auf den Säugling wurde bisher nicht beschrieben, wenngleich auch wenig bekannt ist über einen möglichen »Kollateralschaden« in Form von Resistenzentwicklungen durch länger anhaltende, unzureichende Wirkspiegel. Nicht vergessen werden sollten auch zunächst harmlose Auswirkungen einer Antibiotika-Therapie, die aber z. B. bei Metronidazol allein schon durch den unangenehmen Geschmack der Muttermilch zur Verweigerung des Säuglings und einer möglichen Unterernährung führen können. Wie bei der Beurteilung von Antiinfektiva in der Schwangerschaft, so werden auch zu deren Bewertung in der Stillperiode Arzneimittel in Gruppen (1–5) unter dem eigenen Merkmal »LA« (Laktationszeit) eingeordnet (s. Fachinformation bzw. Rote Liste). Diese Eingruppierung kann sich ebenfalls kaum auf Studien stützen und wird vor allem durch Kategorien wie »unbekannt« oder »nicht untersucht« bestimmt. Notgedrungen sind diese Bewertungen sehr restriktiv und ändern sich kaum. Gleiches gilt für viele Publikationen zum Thema wie auch für die nachfolgend zur Orientierung eingefügte Zusammenstellung wichtiger Antiinfektiva und ihrem Einsatz während der Stillperiode (Tab. 28.2-2).

In jedem Fall sollten vor der Entscheidung über eine Stillpause oder notwendiges Abstillen aktuelle Informationen eingeholt werden. Um den Effekt der mütterlichen Einnahme von Antiinfektiva auf den Säugling besonders klein zu halten, reicht es in vielen Fällen schon aus, die notwendige Medikation nach dem Stillen einzunehmen und möglichst lange Zeit bis zum nächsten Stillen abzuwarten (in der Regel ist dies lediglich mit etwas älteren Kindern möglich, die nur noch 1 × pro Tag gestillt werden).

Tab. 28.2-2 Antiinfektiva während der Stillperiode.

Einsatz unproblematisch (sicher)	Einsatz nur mit Vorsicht (Effekte nicht bekannt)	Einsatz nicht empfohlen (ggf. Stillpause)
• Aminoglykoside • Amoxicillin • Amoxicillin/Clavulansäure • Cephalosporine • Makrolide • Penicillin • Co-trimoxazol • Tuberkulosemittel (Standardpräparate)	• Chloramphenicol • Dapson • Metronidazol (niedrige Dosis) • Nalidixinsäure • Nitrofurantoin • Penicilline (sehr hohe Dosis) • Tetracycline	• Metronidazol (hohe Dosis) • Chloramphenicol • Chinolone • Clindamycin • Glykopeptide
• Aciclovir (oral) • Amantadin • Valaciclovir	• Aciclovir (parenteral, hohe Dosis) • antiretrovirale Substanzen • Famciclovir • Foscavir • Ganciclovir	
• Clotrimazol • Ketoconazol • Nystatin	• Amphotericin • Fluconazol • Itraconazol • Flucytosin	
• Chloroquin • Hydroxychloroquin • Chinin	• Albendazol • Mebendazol • Mefloquin • Pentamidin • Praziquantel • Proguanil • Primaquin • Pyrimethamin	

29 Antimikrobielle Therapie in der Neugeborenenperiode

Neugeboreneninfektionen können durch Bakterien, Viren oder Pilze hervorgerufen werden und prä-, peri- oder postnatal entstehen. Ursachen invasiver bakterieller Infektionen, der häufigsten Form der Neugeboreneninfektion, sind Fruchtwasserinfektionen bei vorzeitigem Blasensprung, Asphyxie, Mekoniumaspiration und – vor allem bei Frühgeborenen – die Unreife der unspezifischen und spezifischen Immunität im Zusammenhang mit Hautverletzungen und medizinischen Maßnahmen wie mechanischer Beatmung und liegenden intravasalen Kathetern.

Erregerspektrum: Nach der Art der Akquisition werden in den **ersten 3–4 Lebenstagen diagnostizierte Infektionen** (»early onset«), deren Erreger in der Regel der mütterlichen Rektovaginalflora entstammen, von **späten Infektionen** (»late onset«) durch Erreger der patienteneigenen bakteriellen Flora bzw. durch Hospitalkeime (nosokomiale Infektionen) unterschieden. Häufigste Erreger von **Early-onset-Infektionen** sind B-Streptokokken, Escherichia coli, Staphylococcus aureus, Klebsiellen, Enterokokken, A- und C-Streptokokken und Listeria monocytogenes. Andere Erreger einschließlich Anaerobier (z. B. Bacteroides fragilis) sind selten. Das Erregerspektrum von **Late-onset-Infektionen** umfasst bei hospitalisierten Neugeborenen vor allem Koagulase-negative Staphylokokken, daneben aber auch gramnegative Erreger wie Pseudomonas aeruginosa, Enterobacter-, Citrobacter- und Serratia-Arten, Klebsiellen, Salmonellen und Staphylococcus aureus. Im Vergleich zu Early-onset-Infektionen ist das Erregerspektrum bei Late-onset-Infektionen wesentlich variabler und bestimmt von der nosokomialen Erregerzusammensetzung der jeweiligen Klinik. Invasive Pilzinfektionen durch Candida-Arten (Candidämie, Meningitis, Pneumonie) treten nahezu ausschließlich als nosokomiale Infektionen bei intensivmedizinisch behandelten, mit Candida spp. besiedelten, sehr unreifen Neugeborenen auf und müssen in diesem Patientenkollektiv mit in Betracht gezogen werden.

Akute kongenitale Virusinfektionen (durch Herpes-simplex-Virus, Zytomegalie-Virus, Humanes Immundefizienz-Virus) sowie klassische bakterielle und parasitäre kongenitale Infektionen (Lues, Listeriose, Toxoplasmose) müssen bei neonatalem Infektionsverdacht stets in die Differenzialdiagnose einbezogen werden; ihr antimikrobielles Management ist in den entsprechenden Infektionskapiteln dargestellt.

Pharmakokinetik: Die Besonderheiten der Pharmakokinetik antimikrobieller Substanzen beim Neugeborenen werden impliziert durch

- Nierenunreife,
- Leberunreife,
- einen größeren Extrazellulärraum (größeres Verteilungsvolumen),
- verminderte Plasmaeiweißbindung,
- gesteigerte Gefäßpermeabilität,
- verminderte Resorption nach oraler Gabe.

Bei fast allen antimikrobiellen Substanzen ist die **mittlere Halbwertszeit** wegen unterschiedlicher Nierenreife je nach Lebenswoche verschieden. Diese Unterschiede sind bei den gut verträglichen Penicillinen und Cephalosporinen in der klinischen Praxis ohne größere Bedeutung; zwischen Früh-

Therapieprobleme

und Reifgeborenen bestehen jedoch größere Unterschiede in der Halbwertszeit, die bei der Dosierung berücksichtigt werden sollten (Tab. 29-1).

Die Dosierung von Aminoglykosiden muss bei Frühgeborenen durch Blutspiegelbestimmungen überwacht werden. Ähnliches gilt auch für Vancomycin und sollte bei anderen Substanzen mit relevanten, leicht verfügbaren Serumspiegelbestimmungen ebenfalls zur Dosisüberwachung durchgeführt werden. Dass Leberunreife die Halbwertszeit eines Medikamentes verlängern kann, wurde zuerst am Beispiel von Chloramphenicol gezeigt. Besonders bei sehr unreifen Frühgeborenen ist die Situation extrem kompliziert, eine pharmakokinetisch begründete Dosierung ist vielfach aufgrund der individuell nicht vorhersehbaren Unreife bzw. Funktionsstörungen von Leber und Niere und extremen Alterationen des Extrazellulärraumes nicht möglich. Während in jedem Fall eine Unterdosierung vermieden werden muss, ist ein besonders sorgfältiges Monitoring dosisabhängiger potenzieller Nebenwirkungen angezeigt.

Bei vielen Antibiotika ist bei Neugeborenen die Resorption nach oraler Gabe im Vergleich zum älteren Kind herabgesetzt. Daher ist bei invasiven bakteriellen Infektionen immer die parenterale Gabe zu bevorzugen (Tab. 29-1).

Verträglichkeit antimikrobieller Substanzen: Bei Neugeborenen, besonders Frühgeborenen, können wegen Leberunreife bestimmte Antibiotika nicht in normaler Weise metabolisiert und entgiftet werden. **Chloramphenicol** ruft daher bei Neugeborenen bei der sonst üblichen Dosierung von 80 mg/kg das gefürchtete Gray-Syndrom (s. S. 160) hervor. **Gyrase-Hemmer**, **Co-trimoxazol** und **Tetracycline** kommen bei Neugeborenen wegen schlechter Verträglichkeit bzw. Toxizität nicht infrage.

Wenn **Penicilline** bei Neu- und Frühgeborenen in hoher Dosierung verabreicht werden, können sie wegen Nierenunreife kumulieren und zerebrale Krämpfe auslösen, die nach Beendigung der Medikation sistieren. **Ceftriaxon** sollte nicht an ikterische Neugeborene verabreicht werden, da es indirektes Bilirubin aus der Plasmaeiweißbindung verdrängen kann (Alternative: Cefotaxim). Einige Substanzen sind für Neugeborene nicht zugelassen, sodass sie nur bei zwingender Indikation und fehlenden Therapiealternativen eingesetzt werden sollten.

Grundsätzliches zur Therapie: Bei Infektionsverdacht ist der frühzeitige Beginn einer kalkulierten antimikrobiellen Therapie nach mikrobiologischer Diagnostik von entscheidender prognostischer Bedeutung.

Therapieprobleme

Tab. 29-1 Dosierungen antimikrobieller Substanzen zur parenteralen Therapie im 1. Lebensjahr.[1]

Substanz	Gesamtdosis pro Tag in mg/kg KG verteilt auf x Einzeldosen (ED)				
	< 2 000 g		> 2 000 g		
	1. Woche	2.–4. Woche	1. Woche	2.–4. Woche	> 4 Wochen
Penicillin G	0,1 Mio. IE/ 2 ED	0,2 Mio. IE/ 3 ED	0,15 Mio. IE/ 3 ED	0,2 Mio. IE/ 4 ED	0,2 Mio. IE/ 4 ED
Ampicillin	100/2 ED	150/3 ED	150/3 ED	200/4 ED	200/4 ED
Piperacillin, Mezlocillin	150/2 ED	225/3 ED	150/2 ED	225/3 ED	240/4 ED
Flucloxacillin	50–100/3 ED	50–100/3 ED	50–100/3 ED	50–100/3 ED	–

Tab. 29-1 Dosierungen antimikrobieller Substanzen zur parenteralen Therapie im 1. Lebensjahr.[1] *(Fortsetzung)*

Substanz	Gesamtdosis pro Tag in mg/kg KG verteilt auf x Einzeldosen (ED)				
	< 2 000 g		> 2 000 g		
	1. Woche	2.–4. Woche	1. Woche	2.–4. Woche	> 4 Wochen
Cefuroxim	100/2 ED	150/3 ED	150/3 ED	150/3 ED	150/3 ED (240/3 ED bei Meningitis)
Cefotaxim, Ceftazidim	100/2 ED	150/3 ED	100/2 ED	150/3 ED	150/3 ED (300/4 ED bei Meningitis)
Ceftriaxon	50/1 ED	50/1 ED	50/1 ED	75/1 ED	75/1 ED
Imipenem	50/2 ED	50/2 ED	100/3 ED	75/3 ED	75–100/3 ED
Meropenem	40/2 ED	60/3 ED	60/3 ED	90/3 ED	90/3 ED
	Bei Meningitis oder hoher minimaler Hemmkonzentration der Erreger für alle 120/3 ED				
Aztreonam	60/2 ED	90/3 ED	60/2 ED	120/3 ED	120/3–4 ED
Gentamycin, Tobramycin	2,5/1 ED	5/2 ED	5/2 ED	5/2 ED	7,5/3 ED
Amikacin	7,5/1 ED	15/2 ED	20/2 ED	20/2 ED	30/3 ED
Vancomycin	25/2 ED	30/2 ED	36/2 ED	44/2 ED	44/2 ED
Linezolid	20/2 ED	30/3 ED	30/3 ED	30/3 ED	30/3 ED
Metronidazol	7,5/1 ED	15/2 ED	15/2 ED	30/2 ED	30/3 ED
Erythromycin	20/2 ED	30/3 ED	20/2 ED	40/3 ED	–
Azithromycin	10/1 ED	10/1 ED	10/1 ED	10/1 ED	10/1 ED
Clindamycin	10/2 ED	15/3 ED	15/3 ED	20/4 ED	30/4 ED
Amphotericin B	0,7–1/1 ED	0,7–1/1 ED	0,7–1/1 ED	0,7–1/1 ED	1/1 ED
lipophiles AmB	3–5/1 ED	3–5/1 ED	3–5/1 ED	3–5/1 ED	3–5/1 ED
AmB-Lipid-Komplex	5/1 ED	5/1 ED	5/1 ED	5/1 ED	5/1 ED
Flucytosin	60–80/2 ED	80–100/3 ED	60–80/2 ED	80–100/3 ED	80–100/3 ED
Fluconazol	12/0,5 ED (48 h)	6(–12)/1 ED	12/0,5 ED (48 h)	12/1 ED	12/1 ED
Voriconazol	8–20/2 ED	8–20/2 ED	8–20/2 ED	8–20/2 ED	8–20/2 ED
Caspofungin	2/1 ED	2/1 ED	2/1 ED	2/1 ED	2/1 ED
Micafungin	10/1 ED	10/1 ED	10/1 ED	10/1 ED	10/1 ED
Aciclovir	40/2 ED	60/3 ED	60/3 ED	60/3 ED	60/3 ED
Ganciclovir	10/2 ED	10/2 ED	10/2 ED	10/2 ED	–
Chloramphenicol	25/4 ED	25/4 ED	25/4 ED	50/4 ED	75–100/3–4 ED (max. 2–4 g/m^2 KO/Tag)
	Chloramphenicol-Absorption (Palmitat-Suspension) wie auch Serumspiegel nach i. v. Applikation (Succinat) bei Kindern < 3 Monate sehr variabel und kaum vorhersehbar, deshalb 2-tägige Spiegelbestimmung!				

[1] Modifiziert nach: American Academy of Pediatrics (ed). Red Book. Report of the Committee on Infectious Diseases. 24th ed. Elk Grove Village, IL: American Academy of Pediatrics 1997; Bradley JS, Nelson JD. Nelson's Pocket Book of Paediatric Antimicrobial Therapy 2010–2011. 18th ed. Elk Grove Village, IL: American Academy of Pediatrics 2010.

Bei der Substanzauswahl sind zu beachten:
- Erregerspektrum und Alter (»early onset« vs. »late onset«),
- antimikrobielle Vorbehandlung,
- nosokomiale Resistenzdaten,
- Infektionslokalisation (z. B. ZNS-Penetration bei Meningitis),
- Erregerspektrum häufig eingesetzter Substanzen (z. B. fehlende Aktivität von Cephalosporinen gegenüber Enterokokken und Listerien; von Betalactam-Antibiotika und Aminoglykosiden gegenüber Koagulase-negativen Staphylokokken und Enterobacter spp.; von Aminopenicillinen, Cephalosporinen und Aminoglykosiden gegenüber Bacteroides fragilis).

Eine einheitliche Empfehlung für eine kalkulierte antimikrobielle Therapie ist nicht möglich.

Standardalgorithmen zur kalkulierten Behandlung bei vermuteter Early-onset-Infektion sind die Kombination von Cefotaxim plus Ampicillin bzw. Ampicillin (Mezlocillin, Piperacillin) plus Aminoglykosid; bei Meningitis-Verdacht Ampicillin plus Cefotaxim plus Gentamycin oder Tobramycin in Maximaldosierungen. Bei Verdacht auf eine Anaerobierinfektion ist die zusätzliche Gabe von Metronidazol indiziert, bei Nachweis von B-Streptokokken oder Listerien die Kombination von Ampicillin und Gentamycin. Empfohlene Optionen zur kalkulierten Initialtherapie von Late-onset-Infektionen sind Ceftazidim plus Aminoglykosid, Ceftazidim plus Vancomycin und Meropenem bzw. Imipenem plus Vancomycin.

Bei **erfolgreicher Erregeridentifikation** aus Blutkulturen kann die antimikrobielle Therapie nach Antibiogramm und allgemeinen Grundsätzen der erregerspezifischen Behandlung modifiziert werden. Die **Behandlungsdauer** beträgt 7–10 Tage bei unkomplizierter Bakteriämie, 14–21 Tage bei Meningitis und etwa 7 Tage bei Kultur-negativem, blandem Sepsis-Syndrom. Kann ein Infektionsverdacht mikrobiologisch, klinisch und laborchemisch nicht aufrechterhalten werden, sollte die Therapie möglichst umgehend beendet werden.

Bei **therapierefraktären Infektionen** sollte immer an eine Herpes-simplex-Virus-Infektion gedacht werden; bei intensivmedizinisch behandelten, mit Candida spp. besiedelten und sehr unreifen Neugeborenen an eine invasive Candida-Infektion. Substanz der Wahl bei gesicherter und vermuteter neonataler Herpes-simplex-Infektion ist Aciclovir. Zur Therapie invasiver Candida-Infektionen stehen Amphotericin-B-Desoxycholat (plus

Tab. 29-2 Evidenzbasierte Therapieempfehlungen für eine Auswahl typischer Erkrankungen in der Neugeborenenperiode.[1]

Erkrankung	Erreger	Bevorzugte Therapie (soweit möglich evidenzbasiert)
Konjunktivitis	Chlamydien	Azithromycin oder Erythromycin p. o./i. v. (Alternative nach 2. Woche: Sulfonamide)
	Gonokokken	Ceftriaxon oder Cefotaxim i. v.
	MSSA	Neomycin topisch, ggf. + Cefazolin oder Flucloxacillin
	MRSA	Vancomycin oder Linezolid, bei caMRSA ggf. auch Clindamycin
	Pseudomonas spp.	Ceftazidim + Tobramycin oder Piperacillin/Tazobactam oder Meropenem, ggf. auch in Kombination mit Tobramycin

Therapieprobleme

Tab. 29-2 Evidenzbasierte Therapieempfehlungen für eine Auswahl typischer Erkrankungen in der Neugeborenenperiode.[1] *(Fortsetzung)*

Erkrankung	Erreger	Bevorzugte Therapie (soweit möglich evidenzbasiert)
Otitis media	ohne Erregernachweis	Amoxicillin + Betalactamase-Hemmer p. o. oder Piperacillin/Tazobactam i. v. (auch Cefotaxim)
	Streptokokken (A, B)	Amoxicillin p. o. oder i. v.; Penicillin G, Ceftriaxon
	Staphylococcus aureus	Cefuroxim p. o. oder i. v. oder Clindamycin; MRSA: Linezolid (Daptomycin nur ohne Pneumonie)
	Haemophilus spp.	Amoxicillin, ggf. + Betalactamase-Hemmer
	Escherichia coli (Enterobakterien)	Cefuroxim p. o. oder i. v.; Amoxicillin + Betalactamase-Hemmer (ESBL: Meropenem)
Parotitis	Staphylokokken (selten gramnegative)	Flucloxacillin + Gentamycin, ggf. auch Cefuroxim + Gentamycin oder Vancomycin bei MRSA
Pneumonie	Chlamydien, Bordetella (para)pertussis	Azithromycin oder Erythromycin (**cave:** mögliche Verbindung von Pylorusstenose mit Makrolidtherapie)
	Aspiration	Clindamycin + Gentamicin
Harnwegs-infektionen	ohne Erregernachweis	Ampicillin + Gentamicin oder Ampicillin + Cefotaxim
	mit Erregernachweis	nach Resistenztestung Umstellung auf orale Therapie, wenn asymptomatisch
Sepsis, Meningitis	ohne Erregernachweis	Ampicillin + Cefotaxim + Gentamicin oder Meropenem + Gentamicin (**cave:** MRSA, ESBL)
	mit Erregernachweis	nach Resistenztestung
kongenitale Infektionen	Treponema pallidum (nachweislich)	Penicillin G (Dosis und Dauer nach Klinik), Cefuroxim vermutlich auch möglich (nicht geprüft!)
	Toxoplasma gondii	Sulfadiazin (erst nach Ikterus) mit 2 × tgl. 50 mg/kg + Pyrimethamin 1 × tgl. 1 mg/kg (initial doppelte Dosis) + Folinsäure 3 × 10 mg/Woche (bei Chorioretinitis + Corticosteroide!)
	CMV	Ganciclovir i. v. (möglich auch Valganciclovir mit 2 × tgl. 16 mg/kg p. o., wenn auch bisher noch wenig geprüft)
	HIV	Zidovudin in Dosis nach Gestationsalter + Nevirapin + Lamivudin (bei Therapie der Mutter) – Therapie immer zusammen mit HIV-Pädiater, ggf. PCP-Prophylaxe (Vortherapie der Mutter einschl. möglicher Resistenz beachten)

[1] Modifiziert nach: Bradley JS, Nelson JD. Nelson's Pocket Book of Paediatric Antimicrobial Therapy 2010–2011. 18th ed. Elk Grove Village, IL: American Academy of Pediatrics 2010.

caMRSA = *community acquired MRSA*; CMV = Zytomegalie-Virus; ESBL = *extended spectrum betalactamase*; HIV = Humanes Immundefizienz-Virus; MRSA = Methicillin-resistenter Staphylococcus aureus; MSSA = Methicillin-sensibler Staphylococcus aureus; PCP = Pneumocystis-Pneumonie.

Flucytosin bei Meningitis) bzw. liposomales Amphotericin B zur Verfügung. Auch Fluconazol ist zur Therapie invasiver Candida-Infektionen bei fehlendem Nachweis von Candida krusei und Candida glabrata (Resistenz bzw. reduzierte Empfindlichkeit) geeignet. Aufgrund der sehr variablen Pharmakokinetik in den ersten Lebenstagen unreifer Frühgeborener erscheint es angezeigt, Fluconazol erst nach Ablauf der 1. Lebenswoche einzusetzen. Für Anidulafungin existieren bislang keine evidenzbasierten Dosisempfehlungen, diese gibt es jedoch für das unter den Echinocandinen neben dem Micafungin auch in Deutschland bevorzugt und mit der meisten Erfahrung eingesetzte Caspofungin. Die Tab. 29-2 zeigt eine Auswahl typischer Erkrankungen in der Neugeborenenperiode mit den für diese weitgehend evidenzbasierten Empfehlungen. Es handelt sich weitgehend um konservative Therapieregime, die aber in ihrer Wirksamkeit und Verträglichkeit erprobt wurden. Insbesondere bei Hospitalinfektionen mit potenziell resistenten Erregern wie MRSA (Methicillin-resistenter Staphylococcus aureus) und ESBL (»extended spectrum betalactamases«, Betalactamasen mit erweitertem Wirkspektrum) sind auch stets Carbapeneme und ggf. zusätzlich Vancomycin und Linezolid mit in die Differenzialtherapie einzubeziehen. Für Daptomycin existieren bisher noch keine evidenzbasierten Dosisempfehlungen.

Infektionsprophylaxe: Nachgewiesen effektive Maßnahmen der Infektionsprophylaxe bei Neugeborenen beschränken sich auf die Gabe von Ampicillin an mit B-Streptokokken besiedelte Schwangere mit zusätzlichen Risikofaktoren (vorzeitige Wehen, vorzeitiger Blasensprung, Frühgeburt, Fieber, Erhöhung des C-reaktiven Proteins). Die prophylaktische Gabe von topischen Polyenen (Nystatin) ist von ungeprüfter Wirksamkeit. In Institutionen bzw. Populationen mit einer hohen Inzidenz invasiver Candida-Infektionen kann Fluconazol (1 × tgl. 3 mg/kg alle 3 Tage) die Inzidenz dieser Infektionen verringern, jedoch ohne Effekt auf die Gesamtmortalität. Die prophylaktische Gabe von Immunglobulinen wird, wie in anderen Patientenkollektiven, kontrovers beurteilt. Die Prophylaxe von Respiratory-syncytial-Virus-(RSV-)Infektionen (in Zeiten erhöhten Risikos) innerhalb der ersten 2 Lebensjahre mit Palivizumab mit 1 × monatlicher i. m. Applikation von 15 mg/kg bleibt Frühgeborenen vorbehalten bzw. Neugeborenen mit kongenitalen, hämodynamisch wirksamen Herzfehlern oder pulmonalen und neuromuskulären Erkrankungen oder Reifungsstörungen.

Antimikrobielle Substanzen in der Muttermilch: Bei der Gabe antimikrobieller Substanzen an stillende Mütter ist immer mit einem Übertritt in die Muttermilch zu rechnen (in stärkerem Maße bei Tetracyclinen, Chloramphenicol, Aciclovir, Chloroquin, Ethambutol, Isoniazid, Erythromycin i. v., Mebendazol, Metronidazol, Pyrimethamin und Sulfonamiden; s. hierzu auch Kap. 28.2, S. 925). Bei der Behandlung der Mutter sollten vorsichtshalber alle Mittel vermieden werden, die bei Neugeborenen kontraindiziert sind (s. o.). Allerdings sind schädliche Wirkungen auf gestillte Neugeborene durch eine antiinfektive Therapie der Mutter bisher nicht bekannt. Die Mengen in der Muttermilch reichen auch nicht für eine Therapie des Kindes aus. Penicilline, Cephalosporine und Aminoglykoside sind im Allgemeinen unschädlich und gelangen nur in geringer Menge in die Milch. Auch Co-trimoxazol kann zur Therapie unkomplizierter Harnwegsinfektionen der Mütter wahrscheinlich gefahrlos eingesetzt werden. Jeweils aktuelle Daten zu ggf. dringend einzusetzenden Substanzen können über die Internet-Adresse der U.S. National Library of Medicine in Erfahrung gebracht werden (http://toxnet.nlm.nih.gov/cgi-bin/sis/html).

30 Antiinfektiva-Therapie bei gestörter Leberfunktion

Es gibt derzeit keine gängigen Antiinfektiva mit starker Lebertoxizität, jedoch können bei vielen Medikamenten Metabolisierung, biliäre Ausscheidung und Enzyminduktion limitierende Faktoren sein. Man verwendet auch bei der antimikrobiellen Therapie keine Substanzen mit voraussehbarer Hepatotoxizität, die ähnlich dem Acetaminophen (Paracetamol) bei Überdosierung regelmäßig zu schwerer Toxizität führen. Es gibt aber Substanzen mit relevanter, im Einzelfall jedoch nicht voraussehbarer Hepatotoxizität (Rifampicin, Isoniazid, Oxacillin-Derivate, Clavulansäure, Nitrofurantoin) (Tab. 30-1). Unvorhersehbare Lebertoxizität tritt oft erst nach einem längeren Therapieintervall auch mit **Hypersensitivitätsreaktionen** (Fieber, Eosinophilie, Exanthem) auf. Ein anderer

Tab. 30-1 Antibiotika, die bei gestörter Leberfunktion nicht oder nur mit Vorsicht anwendbar sind.

Potenziell hepatotoxisch (Alternativen anwenden)	Mit Vorsicht anwendbar (Dosisreduzierung)
• Caspofungin	• Abacavir
• Clavulansäure	• Atazanavir
• Ethionamid/Protionamid	• Azithromycin
• Griseofulvin	• Ceftriaxon
• Isoniazid (bei Tuberkulose ggf. Dosisreduktion)	• Chloramphenicol
• Itraconazol	• Ciprofloxacin
• Ketoconazol	• Clarithromycin
• Nitrofurantoin	• Clindamycin
• Protionamid (bei Tuberkulose ggf. Dosisreduktion)	• Co-trimoxazol
• Pyrazinamid (bei Tuberkulose ggf. Dosisreduktion)	• Darunavir
• Rifampicin/Rifabutin (bei Tuberkulose ggf. Dosisreduktion)	• Delavirdin/Doxycyclin
• Terbinafin	• Efavirenz
• Tetracyclin i. v.	• Enfurvitide
• Telithromycin	• Erythromycin (v. a. Erythromycinestolat)
• Trovafloxacin	• Flucloxacillin
• Moxifloxacin	• Fosamprenavir
• Quinupristin/Dalfopristin	• Fusidinsäure
• Voriconazol	• Lopinavir/Ritonavir
	• Metronidazol (Antabus-Effekt)
	• Mezlocillin
	• Minocyclin
	• Nelfinavir/Nevirapin
	• Oxacillin
	• Roxithromycin
	• Sulfonamide

Therapieprobleme

Typ einer nicht vorhersehbaren Hepatotoxizität verläuft mit **ausgeprägten Zeichen einer Cholestase** mit Erhöhung der alkalischen Phosphatase und einem Bilirubinanstieg (z. B. nach Makroliden, Co-trimoxazol), die bei Absetzen schnell wieder reversibel ist. Die Auffassung, dass Erythromycinestolat häufiger zu einer Cholestase führt, hat sich als falsch erwiesen. Ein anderer Mechanismus der Hepatotoxizität ist die **toxische Verfettung von Leberzellen**, z. B. nach Überdosierung von Tetracyclin i. v.

Es gibt historische Beispiele dafür, dass Antibiotika wegen Hepatotoxizität zurückgezogen werden mussten (Novobiocin, Trovafloxacin). Hepatotoxizität kann ein wichtiger Faktor bei der **tuberkulostatischen Therapie** sein (Rifampicin, Isoniazid, Pyrazinamid), wobei Rifampicin (1–2 %) oder Isoniazid (1 %) oft allein verträglich, in der Kombination vermutlich additiv, dann aber hepatotoxisch wirken (2–12 %). Die Hepatotoxizität einiger **Antimykotika** kann recht ausgeprägt sein (z. B. Ketoconazol, Griseofulvin). Einige **Virustatika** (Protease-Hemmer, Zidovudin, Stavudin, Nevirapin, Interferon) haben eine relevante Hepatotoxizität, die in der Kombinationstherapie von HIV bzw. Hepatitis durchaus limitierend sein kann.

Therapieprobleme

Grunderkrankungen der Leber: Die Störung der Leberfunktion ist bei akuten Erkrankungen der Leber (z. B. akuter Hepatitis) im Allgemeinen schwerer als bei chronischen Lebererkrankungen (z. B. Leberzirrhose) und auch bei derselben Krankheit unterschiedlich. Der Grad der Leberfunktionsstörung kann durch verschiedene Labormethoden (Bilirubin, Transaminasen, Gerinnungsparameter) geprüft werden, ist aber im Vergleich zu Nierenfunktionsstörungen schwerer zu beurteilen. Deshalb ist zu Beginn und im Verlauf einer Therapie mit potenziell lebertoxischen Antiinfektiva eine sorgfältige Überwachung des Patienten (einschließlich Laborkontrollen) wichtig. Der wichtigste hepatotoxische Kofaktor ist **Alkoholabusus**, der zweitwichtigste **Paracetamol**. Die über das Cytochrom-P-450-System metabolisierten Antiinfektiva können die Wirkspiegel anderer Medikamente ungünstig beeinflussen und dadurch zu ernsten Nebenwirkungen führen (z. B. bei der Kombination von Erythromycin und Terfenadin). Derartige Interaktionen können aber auch bei Zuführung von größeren Mengen Grapefruitsaft auftreten.

HIV-Patienten haben durch vorausgegangenen Drogengebrauch relativ oft auch gleichzeitig eine chronische Hepatitis C, seltener eine Hepatitis B. Die antiretrovirale Therapie bei Patienten mit chronischer Hepatitis kann ausgesprochen schwierig sein. Umgekehrt wird die Therapie der Hepatitis bei gleichzeitiger HIV-Infektion problematisch.

Verträglichkeit der Antiinfektiva:

- **Unbedenklich** sind Antibiotika, die in unveränderter Form überwiegend renal ausgeschieden werden (z. B. Penicillin G, Amoxicillin, Cefalexin, Cefadroxil, Cefoxitin, Cefuroxim, Imipenem, Levofloxacin, Gentamicin). Bei allen Betalactam-Antibiotika kommen bei ca. 1–5 % der Patienten geringe Transaminasenerhöhungen im Serum vor. Diese ätiologisch unklaren Transaminasenerhöhungen sind harmlos und beruhen offenbar nicht auf einer fassbaren Leberfunktionsstörung.
- **Potenziell hepatotoxische Medikamente:** Bestimmte Antibiotika (s. Tab. 30-1) können bei vorgeschädigter Leber oder bei Überdosierung schädlich wirken. Am relevantesten ist wohl die Hepatotoxizität der Clavulansäure in Kombination mit dem unbedenklichen Amoxicillin. Eine Kombination mit anderen potenziell lebertoxischen Medikamenten (insbesondere dem als Antipyretikum gebrauchten Paracetamol) ist zu vermeiden.
  - **Rifampicin** führt relativ häufig zu einer Enzyminduktion mit Transaminasenerhöhung und anderen Störungen

der Leberfunktion (z. T. mit Ikterus). In einigen Fällen sind tödliche Leberdystrophien beobachtet worden. Floride Lebererkrankungen, insbesondere eine akute Hepatitis, sind eine Kontraindikation für Rifampicin. Auch die Tuberkulostatika **Isoniazid**, **Protionamid** und **Pyrazinamid** können lebertoxisch sein. Eine tuberkulostatische Kombinationstherapie erfordert so stets eine regelmäßige Kontrolle der Leberwerte.

- Das heute nur noch selten verwandte **Griseofulvin** wirkt ebenfalls hepatotoxisch. Es kommt für die Langzeittherapie von Hautpilzerkrankungen generell kaum mehr infrage. Auch **Flucytosin**, **Ketoconazol** und **Miconazol**, selten **Fluconazol**, können die Leber schädigen (s. S. 391).
- Auch die klassischen Tetracycline **Tetracyclin** oder **Oxytetracyclin** waren besonders bei i. v. Gabe bemerkenswert hepatotoxisch. **Minocyclin** und das davon abgeleitete **Tigecyclin** können ebenfalls gelegentlich zu hepatotoxischen Nebenwirkungen führen. Das hochwirksame Fluorchinolon **Trovafloxacin** musste wegen starker Hepatotoxizität und einer Reihe von Fällen mit Leberdystrophie zurückgezogen werden. Bei schweren Lebererkrankungen sollten jeweils renal eliminierte Medikamente anstelle der biliär eliminierten Substanzen der gleichen Gruppe verwendet werden (z. B. Levofloxacin statt dem z. T auch biliär eliminierten Ciprofloxacin oder Cefotaxim statt Ceftriaxon).
- Durch **Clavulansäure**, **Oxacillin**, **Cloxacillin** und **Flucloxacillin** können relativ häufig Leberzellschädigungen mit Ikterus hervorgerufen werden; Todesfälle sind aufgetreten.
- Die Kombination von **Rifampicin** und **Pyrazinamid** hat im Rahmen eines präventiven Therapieprogramms zu zahlreichen hepatischen Nebenwirkungen geführt.
- Mit Vorsicht anwendbar sind bei gestörter Leberfunktion bestimmte Antibiotika, die in stärkerem Maße **durch die Leber metabolisiert** und **in den Darm ausgeschieden** werden (z. B. Doxycyclin, Erythromycin und andere Makrolide, Metronidazol, Mezlocillin, Ceftriaxon). Auch Chloramphenicol, Clindamycin, Co-trimoxazol und Sulfonamide werden in der Leber in stärkerem Maße metabolisiert, sodass ihre Anwendung vor allem in hoher Dosierung bei gestörter Leberfunktion problematisch werden kann. Vorsicht auch bei Alkoholismus, bei akuter bzw. chronischer Hepatitis sowie bei gleichzeitiger Gabe des bemerkenswert hepatotoxischen **Paracetamols** oder anderer hepatotoxischer Medikamente.
- Wegen Störung der Blutgerinnung bei schweren Leberkrankheiten sollten Antibiotika, die ihrerseits zu einer **Blutungsneigung** führen können (z. B. die veralteten Betalactame Ticarcillin, Cefoperazon, Cefmenoxim) bei Leberkranken vermieden werden.

Intrahepatische Cholestase: Erythromycinestolat, aber auch andere Erythromycin-Derivate, können wie alle Makrolide besonders bei Erwachsenen bei längerer Anwendung (über 10 Tage) oder wiederholter Therapie eine offenbar allergisch bedingte cholestatische Hepatose auslösen. Dabei treten Symptome eines Verschlussikterus mit Anstieg der alkalischen Serumphosphatase auf, außerdem Fieber und Eosinophilie. Die Veränderungen sind gutartig und gehen nach Absetzen des Mittels rasch zurück, sind aber der Grund dafür, besser verträgliche Antibiotika zu verwenden. Eine cholestatische Hepatose kann auch durch Sulfonamide, Nitrofurantoin, Oxacillin, Flucloxacillin, Terbinafin, Voriconazol, Co-trimoxazol u. a. hervorgerufen werden.

HAART und Leber: Mit einer erhöhten Lebertoxizität durch antiretrovirale Substanzen ist vor allem im Rahmen folgender Mechanismen zu rechnen:

- **Patienten- oder erkrankungsspezifische Metabolisierung:** In der Regel dosisabhängige intrinsische Toxizität bei NNRTIs und Protease-Inhibitoren (PI). Die Lebertoxizität von Nevirapin ist auch assoziiert mit HLA-DRB 0101 und einem geringen BMI. Bei Protease-Inhibitoren ist insgesamt mit einer toxischen Reaktion bei 5–10 % der Patienten zu rechnen, vor allem aber bei HBV- oder HCV-Koinfektionen und Alkoholismus. Hingegen führten Doppel-PI-Therapien und auch die Fähigkeit vieler Protease-Inhibitoren zur Erhöhung des unkonjugierten Bilirubins nicht zu einer vermehrten Lebertoxizität!
- **Mitochondriale Toxizität:** Diese ist vor allem eine Folge der Behandlung mit Nukleosidanaloga und hier hauptsächlich der alten, deshalb mittlerweile kaum noch verwendeten Substanzen wie Didanosin (DDI), Stavudin (D4T) und Zidovudin (AZT). Jedoch können prinzipiell auch Abacavir, Tenofovir und Lamivudin/Emtricitabin zu einer mitochondrialen Schädigung mit nachfolgender Laktatazidose und Fettleber führen.
- **Hypersensitivitätsreaktionen:** Damit ist oft bereits zu Beginn der Behandlung (innerhalb der ersten 8 Wochen) auch HLA-abhängig bei Einsatz von Nevirapin, Abacavir und Fosamprenavir zu rechnen.
- **Immunrekonstitution:** Vor allem innerhalb der ersten 1(–2) Monate einer wirksamen HIV-Therapie sind bevorzugt bei Patienten mit sehr niedriger CD4-Zell-Zahl bei sehr schneller Erholung und weiterhin bei einer Koinfektion mit Hepatitis B lebertoxische Reaktionen möglich.

Bei den meisten antiretroviralen Kombinationstherapien (HAART = *highly active antiretroviral therapy*) werden Substanzen eingesetzt, die bei einer schweren Leberinsuffizienz in der Dosis verringert werden müssen. Nur Stavudin, Zalcitabin, Lamivudin und Amprenavir lassen sich in unverminderter Dosierung verabreichen, allerdings mit dem Nachteil einer eigenen spezifischen Toxizität (s. o.). Unter Beachtung der möglichen Lebertoxizität (Transaminasenkontrollen) sollten aber bei bekannter Leberinsuffizienz durchaus Protease-Hemmer eingesetzt werden, für deren adäquate Dosierung allerdings im Steady State dann Messungen der Serumspiegel durchzuführen sind.

Leberkoma: Bei einem Leberkoma ist zur Verringerung einer intestinalen Ammoniakproduktion eine orale Aminoglykosidbehandlung, z. B. mit Neomycin oder Paromomycin, üblich. Diese führt bei vielen Patienten zu einer Besserung, auch wenn hierfür eine voll befriedigende Erklärung fehlt. Oral verabreichte Aminoglykoside (auch Neomycin) erreichen keine Darmsterilisierung, sondern allenfalls eine Verminderung der Zahl der Enterobakterien. Eine längere orale Anwendung von Aminoglykosiden ist bedenklich, da sie eine Zottenatrophie im Dünndarm auslösen kann.

31 Antiinfektiva-Therapie bei Niereninsuffizienz

Im Rahmen neuerer Zulassungsverfahren werden Antiinfektiva regelmäßig in vitro und auch in vivo hinsichtlich ihres Modus und Umfangs der renalen Elimination geprüft, die mit vielen anderen Faktoren, wie z. B. Metabolisierung und Halbwertszeiten, Rückschlüsse auf notwendige Dosisanpassungen bei Niereninsuffizienz erlauben. Zusätzlich können In-vitro-Untersuchungen unterschiedlicher Filtrations- und Dialysetechniken Auskunft über die mögliche Elimination dieser Substanzen über Nierenersatzverfahren geben. Wenngleich hierzu – wie auch in diesem Buch und Kapitel – viele tabellarische Übersichten existieren, so können diese doch nicht darüber hinwegtäuschen, dass es kaum verlässliche Daten gibt, nach denen die Antiinfektiva-Dosierung adäquat bei unterschiedlicher Art und unterschiedlichem Ausmaß der Niereninsuffizienz einschließlich der Nierenersatzverfahren exakt gesteuert werden kann.

Neben der Berücksichtigung der bekannten Wirksamkeit und Verträglichkeit der Antiinfektiva sollten deshalb bei deren Auswahl zur Behandlung niereninsuffizienter Patienten zusätzlich solche Substanzen den Vorzug erhalten,

- die eine große therapeutische Breite aufweisen, wie z. B. Cephalosporine oder auch andere Betalactam-Antibiotika;
- die substanzspezifisch kein relevantes Potenzial zur weiteren Nieren(funktions)-schädigung zeigen;
- deren Plasmaspiegel auch bei Niereninsuffizienz gut kontrollier- oder kalkulierbar sind, z. B. über standardisierte Bestimmungen der Serumspiegel;
- deren Nebenwirkungsprofile weitgehend linear der Dosierung bzw. dem Serumspiegel entsprechen, möglichst gut mit einfachen Parametern (z. B. Laborwerte für Überdosierung) zu überwachen und reversibel sind; dies gilt im besonderen Maß für beatmete und sedierte Patienten;
- die möglichst komplett »nicht renal« eliminiert werden oder deren Verzögerung renaler Elimination gut berechenbar bzw. aus Erfahrung gut kalkulierbar ist (eher bei niedrigen Halbwertszeiten);
- für die hinsichtlich des ausgewählten Nierenersatzverfahrens Kenntnisse und geprüfte Erfahrungen zur jeweils unterschiedlichen Elimination der Substanz oder ihrer Metaboliten nach Dauer, Fluss, Membranverhalten u. a. vorliegen.

Erfahrungsgemäß werden vor allem Antibiotika-Dosierungen bei Patienten auf Intensivstationen mit teilweise schneller Änderung der Eliminationsbedingungen und wegen möglicher Toxizität nicht adäquat bzw. meist zu niedrig angepasst. Für diese Patienten besteht deshalb bei septischen Erkrankungen meist eine größere Gefahr durch Unterdosierung im Vergleich zu einer schweren toxischen Reaktion als Folge einer Überdosierung mit bleibendem Schaden. Letztere kann nur durch den Verzicht auf solche Substanzen weitgehend ausgeschlossen werden.

31.1 Ausscheidungsmodus

Während einige Antibiotika, z. B. Penicillin G, Cefazolin, Levofloxacin und Vancomycin, fast ausschließlich mit dem Harn ausgeschieden werden, erfolgt die Ausscheidung bei anderen Antibiotika (z. B. Ceftriaxon, Ciprofloxacin) nur zum Teil durch die Nieren (entweder unverändert in aktiver Form oder als Metabolit in inaktiver Form), zum anderen Teil durch die Galle und den Darm.

Die **Wiederfindungsrate** (»recovery rate«) im Urin in aktiver Form und als Metabolit ist ein wichtiger Basisparameter der Antibiotika-Therapie. Bei bestimmten Antibiotika (z. B. Makroliden, Fusidinsäure, Itraconazol) erscheinen im Harn nur geringe aktive Konzentrationen; der größte Teil wird im Organismus metabolisiert und überwiegend mit der Galle und dem Stuhl ausgeschieden. Eine verzögerte renale Elimination (Kumulation) erkennt man bei überwiegend renal ausgeschiedenen Antibiotika an höheren Blutspiegeln und einer Verlängerung der Halbwertszeit im Blut (Tab. 31.1-1). Der **Schweregrad der Niereninsuffizienz** ist am besten an der Verminderung der Kreatinin-Clearance (weniger am Serumharnstoff und Serum-Kreatininwert) zu erkennen:

- der Kreatinin-Clearance von > 40 ml/min entspricht im Allgemeinen ein Serum-Kreatininwert von < 2 mg/dl,
- der Kreatinin-Clearance von 40–20 ml/min ein Serum-Kreatininwert von 2–4 mg/dl und
- der Kreatinin-Clearance von 20–10 ml/min ein Serum-Kreatininwert von 4–8 mg/dl.

Die Gefahr von Nebenwirkungen wird vor allem bestimmt durch die Toxizität des verabreichten Antibiotikums und seiner Abbauprodukte und dem Ausmaß der Kumulation dieser Substanzen. Daraus lassen sich für die Dosierung bei Niereninsuffizienz Erfahrungsregeln ableiten, nach denen mittlere Einzeldosen in größeren Abständen gegeben werden sollen.

31.2 Potenziell nephrotoxische Antibiotika

- Das nephrotoxischste antimikrobielle Medikament ist **Amphotericin B**, das zur Therapie generalisierter Pilzinfektionen unverzichtbar war, aber nun durch andere Formulierungen und Alternativen kaum noch benötigt wird. Die Nephrotoxizität von Amphotericin-Desoxycholat kann zwar durch eine großzügige Hydratation wesentlich verringert werden, bei Niereninsuffizienz und notwendiger Langzeitanwendung sollten jedoch stets

Therapieprobleme

Tab. 31.1-1 Dosierungsintervalle zwischen mittleren Einzeldosen bei Niereninsuffizienz.

Antiinfektiva	Halbwertszeit (h)		Dosierungsintervall (h) bei Kreatinin-Clearance (ml/min)				Urin-Recovery (%)[1] bei normaler Nierenfunktion
	Normal	Niereninsuffizienz (schwer)	> 80	80–50	50–10	< 10	
Antibiotikum							
liposomales Amphotericin B	7	7	24	24	24	24	0
Amikacin	2,3	72–96	8	24	24–72	72–96	90
Ampicillin	1,0	8,5	6	8	12	12–24	60
Anidulafungin	32	32	24	24	24	24	< 5
Azithromycin	40	40	24	24	24	24–?	12
Aztreonam	1,7	6–9	6	8	12	24	70

Tab. 31.1-1 Dosierungsintervalle zwischen mittleren Einzeldosen bei Niereninsuffizienz. *(Fortsetzung)*

Antiinfektiva	Halbwertszeit (h)		Dosierungsintervall (h) bei Kreatinin-Clearance (ml/min)				Urin-Recovery (%)[1] bei normaler Nierenfunktion
	Normal	Niereninsuffizienz (schwer)	> 80	80–50	50–10	< 10	
Caspofungin	9	9	24	24	24	24	2
Cefaclor	1,0	6–10	6	6	8	12	60
Cefadroxil	1,5	5–20	12	12	24	36	85
Cefalexin	1,0	30	6	6	8	24–48	90
Cefazolin	1,5	5–20	6	8	12	24	90
Cefepim	2,0	18	12	12	24	48	85
Cefixim	2,5	5–10	24	24	24	24	20
Cefotaxim	1,0	14	8	8	8	12	50
Cefotiam	0,75	5–10	6	8	12	24	70
Cefoxitin	0,75	5–10	6	8	12	24	90
Cefpodoxim	2,3	5–10	12	12	12	24	40
Ceftazidim	2,0	15–25	8	12	24	48	90
Ceftobiprol	3,3	verlängert	8	8	12	12	89
Ceftriaxon	7–8	12–15	12–24	24	24	24	50
Cefuroxim	1,2	5–20	6	8	12	24	90
Chinin	8	8?	8	8	8	8	20
Chlor-amphenicol	3	3	8	8	8	8	12
Ciprofloxacin	3–4	10	12	12	12	24	40
Clarithro-mycin	5	10–20	12	12	12	12	18
Clindamycin	3	3–5	6	6	8	12	40
Colistin	4,2	15	8	8	12–18	18–24	?
Daptomycin	8	19	24	24	< 30–48	48	50
Doripenem	1	verlängert	8	8	8	?	71
Doxycyclin	15	24	24	24	24	24	70
Ertapenem	4	ca. 8	24	24	24–48	48–?	40
Erythromycin	2	8	8	8	8	8	12
Flucloxacillin	0,75	8	6	8	8	12	35
Fluconazol	25	98	24	48	72	96	70
Flucytosin	3–4	70	6	8	12–24	–	90
Fusidinsäure	5	5	8	8	8	8	1

Therapieprobleme

Tab. 31.1-1 Dosierungsintervalle zwischen mittleren Einzeldosen bei Niereninsuffizienz. *(Fortsetzung)*

Antiinfektiva	Halbwertszeit (h)		Dosierungsintervall (h) bei Kreatinin-Clearance (ml/min)				Urin-Recovery (%)[1] bei normaler Nierenfunktion
	Normal	Niereninsuffizienz (schwer)	> 80	80–50	50–10	< 10	
Gentamicin	2	60	8	12	18–24	48	90
Imipenem	1	3–4	6	8	12	12–24	20
Itraconazol	24	24	24	24	24	24	0
Isoniazid	–	–	24	24	24	24–48	–
Levofloxacin	7	35	12	12	24	48	86
Loracarbef	1,0	30	12	12	24	48	90
Lumefantrin/ Artemether	2/2 Tage	keine Daten	Stunden 0, 8, 24 und 12	Stunden 0, 8, 24 und 12	Stunden 0, 8, 24 und 12	Stunden 0, 8, 24 und 12	unklar
Meropenem	1,0	5–10	8	8	12	24	70
Metronidazol	7	8–12	8	8	12	24	30
Mezlocillin	0,8	6–14	6	8	8	12–24	60
Minocyclin	14–22	gering verlängert	12	12	12	12	10–15 % (aktive Metaboliten)
Micafungin	14	24	24	24	24	24?	12
Oxacillin	0,4	2	4–6	6	6	8	25
Penicillin G	0,65	7–10	6	8	8	12	90
Pentamidin-isethionat	6,4	6,4	24	24	24	nach 7–10 Tagen 48	2,5
Piperacillin	1,0	6–10	6	8	8	12–24	60
Posaconazol	35	35	12	12	12	12	14
Pyrazinamid	10	verlängert	24	24	24	48?	?
Rifampicin	3	3	12	12	12	12	30
Roxithromycin	10	10	12	12	12	12	12
Teicoplanin	3,6	?	24	24	48	72	50
Tigecyclin	42,2	42	12	12	12	12	32
Tobramycin	2	60	8	12	18–24	48	90
Trimethoprim	10	12–24	12	12	24	–	60
Sulfamethox-azol	12	24–48	12	12	24	–	80
Vancomycin	6	250	12	72	240	240	85
Voriconazol	6	6	12	12	12 oral!	–	4

Therapieprobleme

Tab. 31.1-1 Dosierungsintervalle zwischen mittleren Einzeldosen bei Niereninsuffizienz. *(Fortsetzung)*

Antiinfektiva	Halbwertszeit (h)		Dosierungsintervall (h) bei Kreatinin-Clearance (ml/min)				Urin-Recovery (%)[1] bei normaler Nierenfunktion
	Normal	Niereninsuffizienz (schwer)	> 80	80–50	50–10	< 10	
Virostatikum							
Aciclovir	3	19,5	8	8	12	24	62–91
Adefovir	7,2	verlängert	24	24	(48)	(72)	45
(Fos-)Amprenavir	8	8	12	12	12	12	< 1
Cidofovir	17–65	verlängert	330	–	–	–	> 90
Darunavir/r	15	15	12/24	12/24	12/24	12/24	8
Entecavir	135	200	24	24	48	48–72	75
Famciclovir (Penciclovir)	2,2	verlängert	8	8	12–48	48	0
Foscavir (Foscarnet)	1,9	25 ± 19	8	8-12	24	24	? > 90
Ganciclovir	3	verlängert	12	12–24	24	24	90
Indinavir	1,8	?	8	8	8	8	10–12
Lamivudin	12	verlängert	12	12	24	24	?
Maraviroc	13	keine Daten	12	12[2]	12[2]	12[2]	variabel um 8
Oseltamivir	10	verlängert	12	12	12–24	–	80
Palivizumab	18	–	1/Monat	1/Monat	1/Monat	1/Monat	–
Raltegravir	9	9	12	12	12	12	32
Ritonavir	4	4	12	12	12	12	gering
Saquinavir	7	7	8	8	8	8	1
Stavudin	1,5	verlängert	12	12	24	24	70
Telbivudin	42	120	24	24	48–72	96	> 50
Efavirenz	48	48–?	24	24	keine Daten	keine Daten	< 1
Tenofovir	16	> 30	24	24	48	72–96	78
Emtricitabin	–	–	24	48	< 30–72	96	86
Abacavir	1,5	1,5	24	24	24	–	2
Valaciclovir	3	–	8	8	12–24	24	> 80
Valganciclovir	4,5	9–15	12	12	24	48	82
Zidovudin	1	1–2	8	8	8	12	14

[1] Unverändert. [2] Solange keine starken CYP3A4-Hemmer eingenommen werden.

Therapieprobleme

die vergleichbar wirksamen lipidformulierten Amphotericin-B-Präparate (liposomales Ampho B oder Ampho-B-Lipidkomplex) zum Einsatz kommen.

- Die nephrotoxischen Antibiotika **Bacitracin**, **Neomycin** und **Paromomycin** dienen nur noch als Lokalantibiotika. **Polymyxine** sind ebenfalls nephrotoxisch; sie können bei Niereninsuffizienz kumulieren und neurologische Störungen hervorrufen, sodass sie in der Routine lange Zeit nicht mehr systemisch angewandt wurden. Wegen fehlender wirksamer Alternativen muss dennoch Colistin wieder zunehmend bei schweren Infektionen mit hochresistenten Pseudomonas- oder auch Acinetobacter-Spezies sowie bei invasiven Enterobakterien-Infektionen mit Carbapenemase-Bildnern systemisch eingesetzt werden. Da es sich beim **Einsatz von Colistin** bei diesen Patienten meist um die einzig verbliebene Therapieoption handelt, können vor allem Unterdosierungen Unwirksamkeit und Resistenzen fördern. Besonders problematisch ist hierbei deshalb das Fehlen verlässlicher, evidenzbasierter Daten zur Dosierung bereits bei nierengesunden Patienten und erst recht bei solchen mit Niereninsuffizienz. Die Empfehlungen orientieren sich eher an einer individuell vermuteten Toxizitätsgrenze als an pharmakodynamischen und mikrobiologischen Untersuchungen.
- Alle **Aminoglykoside** (Streptomycin, Kanamycin, Amikacin, Gentamicin, Tobramycin, Netilmicin, Capreomycin) können bei höherer Dosierung die Nierentubuli schädigen und bei Kumulierung neurotoxisch wirken. Sie dürfen bei Niereninsuffizienz nur aus vitaler Indikation in reduzierter Dosierung (stets unter Kontrolle des Blutspiegels) verabreicht werden. Die Ototoxizität wird bei gleichzeitiger Gabe von Schleifendiuretika wie Furosemid gesteigert (s. S. 136). Für die Bestimmung der Blutspiegel von Gentamicin, Tobramycin und Amikacin sind Testbestecke im Handel, mit denen bereits kurze Zeit nach der Blutentnahme ein Ergebnis vorliegt. Von besonderem Interesse ist dabei der vor einer erneuten Gabe nachweisbare Blutspiegel (Trough- oder Tal-Spiegel), der bei richtiger Wahl des Dosierungsintervalles nicht wesentlich höher liegt als der von Nierengesunden bei normalem Dosierungsintervall. Die Nephrotoxizität von Aminoglykosiden ist bei einer einzigen Dosierung pro Tag geringer als bei einer Therapie mit mehreren Dosen.
- **Rifampicin** kann relativ selten, besonders nach intermittierender Gabe, zu akutem Nierenversagen führen. Ursache sind Überempfindlichkeitsreaktionen, die durch kontinuierliche Einnahme vermieden werden können.
- Diverse **Virostatika** haben eine ausgeprägte Nephrotoxizität, z. B. Foscarnet, Cidofovir und Adefovir, in geringerem Umfang auch Tenofovir. In jedem Fall ist die Gabe von Cidofovir bei Niereninsuffizienz kontraindiziert, wie auch die Komedikation mit anderen potenziell nephrotoxischen Substanzen wie Tenofovir, Adefovir, Aminoglykosiden, Glykopeptiden oder Pentamidin.

31.3 Antibiotika mit Dosisreduktion bei chronischer Niereninsuffizienz

- Das kaum noch verwendete klassische **Tetracyclin**, das nach oraler Gabe zu 10–25 %, nach i. v. Gabe zu 50–70 % mit dem Harn ausgeschieden wird, kumuliert bei Niereninsuffizienz und kann zu einer toxischen Leberschädigung führen. Die heute fast ausnahmslos angewendeten Derivate Doxycyclin und Minocyclin dagegen führen bei Niereninsuffizienz nicht zur Kumulation (Tigecyclin erfordert allerdings eine Dosisanpassung bei schwerer Niereninsuffizienz).

- **Betalactam-Antibiotika** sollten wegen einer gewissen Kumulation generell bei Niereninsuffizienz angepasst dosiert werden. Extrem hohe Dosierungen sind zu vermeiden.
- Die heutigen **Cephalosporine** haben keine Nephrotoxizität; es gab jedoch früher Derivate mit erheblicher Nephrotoxizität (z. B. Cefaloridin, Cefsulodin, Cefodizim; Cefaloridin dient heute sogar als experimentelle Referenzsubstanz einer Nephrotoxizität). Von Clindamycin gibt man bei schwerer Niereninsuffizienz 25–50 % der Normaldosis. Eine Dosisreduzierung ist auch bei Flucytosin (s. Tab. 31.1-1 und S. 414) und Fluconazol (s. S. 391) sowie bei Chinolonen und den Glykopeptiden wie Vancomycin erforderlich. Das zu einem hohen Anteil auch biliär eliminierte Ciprofloxacin erscheint bei Niereninsuffizienz günstiger als das ausschließlich renal ausgeschiedene Levofloxacin.
- Optimale **Sulfonamide** rufen infolge der besseren Wasserlöslichkeit und geringeren Acetylierung (bei normalen Ausscheidungsverhältnissen) keine Nierenschäden hervor. Bei eingeschränkter Nierenfunktion jedoch ist eine reduzierte Dosierung notwendig. Das gilt auch für das (veraltete) Sulfadiazin, das als nahezu einziges Sulfonamid verblieben ist (keine Anwendung bei Exsikkose, Urämie, Vorschädigung der Nieren). **Co-trimoxazol** mit zwei Substanzen unterschiedlicher Pharmakokinetik sollte bei einer Kreatinin-Clearance unter 15 ml/min nicht angewandt werden; bei einer Kreatinin-Clearance von 15–30 ml/min wird die Tagesdosis halbiert.
- Das auch aus vielerlei anderen Gründen gefährliche **Nitrofurantoin** kann bei eingeschränkter Nierenfunktion schwere neurotoxische Nebenwirkungen (Polyneuritis usw.) auslösen und ist auch bei leichter Niereninsuffizienz generell zu vermeiden.

31.4 Antibiotika ohne Dosisreduktion bei chronischer Niereninsuffizienz

- **Penicillin G** ist wenig toxisch, sodass es trotz geringer Kumulation bei mäßig eingeschränkter Nierenfunktion in der normalen Tagesdosis gegeben werden kann. Die Dosierungsintervalle können je nach Grad der Niereninsuffizienz verlängert werden. Maximaldosen über 10 Mio. IE Penicillin G pro Tag allerdings können bei Urämie Krämpfe auslösen; daher sollte diese Grenze bei Niereninsuffizienz nicht überschritten werden.
- Auch **andere Penicilline** wie Ampicillin, Amoxicillin, Mezlocillin, Piperacillin, Oxacillin, Flucloxacillin und Dicloxacillin können bei Niereninsuffizienz in mittlerer Dosierung verwendet werden. Extremdosen sind allerdings zu vermeiden. Bei Urämie muss der Elektrolytgehalt eines Antibiotikums berücksichtigt werden (Fosfomycin, Betalactam-Antibiotika als Natriumsalz).
- Unter den **Cephalosporinen** werden z. B. Cefotaxim, Cefixim und Cefpodoxim im Organismus stärker metabolisiert und kumulieren weniger als die übrigen Cephalosporine. Dementsprechend sind nur bei hochgradiger Niereninsuffizienz die Dosierungsintervalle zu verlängern; mittlere Tagesdosen sind meist ungefährlich. Betalactam-Antibiotika mit starker biliärer Elimination (z. B. Ceftriaxon und Mezlocillin) kumulieren weniger als die überwiegend renal ausgeschiedenen Derivate; so ist bei Ceftriaxon kaum eine Dosisbeschränkung bei Niereninsuffizienz erforderlich.
- **Erythromycin** und **andere Makrolide**, **Fusidinsäure** und **Rifampicin** werden bei Niereninsuffizienz (sofern die Leberfunktion normal ist) gut vertragen.

- **Doxycyclin** und **Minocyclin** sind bei Niereninsuffizienz uneingeschränkt anwendbar. Tigecyclin erfordert hingegen bei schwerer Niereninsuffizienz eine Dosisanpassung.
- **Glykopeptide** müssen vielfach auch bei Niereninsuffizienz eingesetzt werden und erfordern eine Anpassung der Dosis, die regelmäßig durch häufige Kontrollen der Talspiegel erfolgen sollte, da immer mit einer Kumulation zu rechnen ist.

31.5 Antibiotika-Therapie bei Anurie

Bei akuter Anurie können diejenigen Antibiotika, die unter chronischer Niereninsuffizienz bei mittlerer Dosierung nicht zu einer Dosisreduktion zwingen (s. o.), in der Normaldosis verwendet werden: Penicilline, Doxycyclin, Chloramphenicol, Erythromycin, Fusidinsäure, Rifampicin.

Stärker toxische Antibiotika, wie Glykopeptide, dürfen bei anurischen Patienten im Allgemeinen nur einmalig angewandt werden. Da diese nicht dialysierbar sind und kaum extrarenal ausgeschieden werden, bleiben sie u. U. wochenlang in ausreichenden Konzentrationen im Blut. Eine wiederholte Gabe sollte nur nach Blutspiegelbestimmungen erfolgen. In der Regel führt man Antibiotika bei Urämie parenteral zu, da Resorption und Verträglichkeit oraler Gaben bei urämischer Gastroenteritis beeinträchtigt sein können. Immerhin lässt sich diese extreme Kumulation auch therapeutisch nutzen. Anurische Patienten mit Hämodialyse erhalten so eine einzige Dosis von Vancomycin 1–2 × pro Woche – eine Kontrolle der Talspiegel sollte dennoch erfolgen (Tab. 31.5-1)!

Tab. 31.5-1 Dosierung von Antiinfektiva nach Hämodialyse (HD) oder bei Peritonealdialyse (CAPD).[1]

Antiinfektiva	Zusätzliche Dosis nach Dialyse (bei Anurie)	Tagesdosis bei CAPD
Aciclovir i. v.	2,5(–5) mg/kg	2,5(–5) mg/kg
Amikacin	2,5–3,75 mg/kg	2,5 mg/kg
Amoxicillin i. v.	1,0 g	1,0 g
Amoxicillin/ Clavulansäure i. v.	500 mg Amoxicillin + 125 mg Clavulansäure (initial doppelte Dosis)	500 mg Amoxicillin + 125 mg Clavulansäure (initial doppelte Dosis)
Ampicillin i. v.	0,5–2,0 g	1,0–4,0 g
Ampicillin/ Sulbactam i. v.	2,0 g Ampicillin + 1,0 g Sulbactam	2,0 g Ampicillin + 1,0 g Sulbactam alle 12 h
Azithromycin	0	0,5 g (3 Tage), sonst 0,25 g
Amphotericin B	0	0,05–0,07 g
liposomales Amphotericin B	0	1–3 mg/kg
Anidulafungin	0	100 mg (dialyseunabhängig!)
Caspofungin	0	50 mg (dialyseunabhängig!)
Micafungin	0	100–150 mg

Therapieprobleme

Tab. 31.5-1 Dosierung von Antiinfektiva nach Hämodialyse (HD) oder bei Peritonealdialyse (CAPD).[1] *(Fortsetzung)*

Antiinfektiva	Zusätzliche Dosis nach Dialyse (bei Anurie)	Tagesdosis bei CAPD
Posaconazol	0,4 g (dialyseunabhängig; unsicher)	0,4 g (dialyseunabhängig; unsicher)
Voriconazol	0,2 g (nur oral; **cave** i. v. Lösungsvermittler SBECD mit Cyclodextrinderivat-Kumulation – nur mit High-flux-Filtern dialysierbar!)	0,4 g (nur oral; s. HD)
Chinin	0	15 mg/kg alle 12 h (?)
Colistin	2–3 mg/kg alle 12 h	2–3 mg/kg alle 12 h
Darunavir	0	0
Entecavir	0,05–0,1 mg	0,05–0,1 mg
Foscarnet	50 mg/kg	**Cave:** Halbwertszeit × 10 verlängert!
Pyrazinamid	25 mg/kg	keine Angaben
Raltegravir	400 mg	keine Angaben
Valganciclovir	200 mg (48 h)	200 mg (48 h)
Tenofovir	300 mg/7 Tage oder 12 h Dialyse	keine Angaben
Aztreonam	1,0 g	0,25(–0,5) g (initial 1 × 2 g)
Cefaclor	0,25–0,5 g	keine Angaben
Cefadroxil	0,5–1,0 g	keine Angaben
Cefalexin	0,25–1,0 g	keine Angaben
Cefazolin	0,25–0,5 g	0,25–0,5 g alle 24 h
Cefepim	1,0 g	1,0 g
Cefixim	0,2 g	0,2 g
Cefotaxim	0,5–2,0 g	1 g alle 24 h
Cefotiam	1,0 g	keine Angaben
Cefoxitin	1,0–2,0 g	Normaldosierung
Cefpodoxim	0,1–0,2 g	keine Angaben
Ceftarolin	0,2 g	keine Angaben
Ceftazidim	1,0 g	0,5 g
Ceftobiprol	4 h Hämodialyse entfernen ca. 30 % (70 mg) einer Dosis; keine Empfehlung	keine Angaben
Ceftriaxon	2 g (48-h-Intervall)	1 g alle 12 h
Cefuroxim	1,0 g	750 mg alle 12 h
Chloramphenicol	1,0 g	Normaldosierung
Ciprofloxacin	0,25–0,5 g	0,25–0,5 g
Clindamycin	0	0,6–1,2 g

Therapieprobleme

Tab. 31.5-1 Dosierung von Antiinfektiva nach Hämodialyse (HD) oder bei Peritonealdialyse (CAPD).[1] *(Fortsetzung)*

Antiinfektiva	Zusätzliche Dosis nach Dialyse (bei Anurie)	Tagesdosis bei CAPD
Dicloxacillin	0	Normaldosierung
Doxycyclin	0	Normaldosierung
Erythromycin	0	Normaldosierung
Ethambutol	15 mg/kg	15 mg/kg
Flucloxacillin	0	Normaldosierung
Fluconazol	0,05–0,1(–0,2) g	200 mg alle 2 Tage
Flucytosin	20,0–37,5 mg/kg	reduzierte Dosierung
Ganciclovir oral	0,5 g	keine Angaben
Ganciclovir i. v.	1,25 mg/kg	450 mg alle 2 Tage?
Gentamicin	nur 3–5 mg/kg zu Dialysebeginn!	1,5–2,0 mg/kg alle 24 h
Imipenem	0,5 g	0,5 g alle 12 h
Isoniazid	0	evtl. reduzierte Dosierung
Itraconazol	0	Normaldosierung
Meropenem	0,5–1,0 g	0,5–1 g alle 12 h
Metronidazol	150–200 mg	Normaldosierung
Mezlocillin	2,0–3,0 g	6,0 g
Minocyclin	0	Normaldosierung
Netilmicin	2,0 mg/kg	keine Angaben
Penicillin G	0,5 Mio. IE	reduzierte Dosierung
Penicillin V	0,25 g (0,4 Mio. IE)	Normaldosierung
Piperacillin	1,0 g	2 g alle 8 h
Piperacillin/ Tazobactam	0,75 g	2,25 g alle 8–12 h
Rifampicin	0	Normaldosierung
Streptomycin	0,5 g	keine Angaben
Teicoplanin	0	10 mg/kg alle 2–3 Tage
Tobramycin	1,0 mg/kg	2 mg/kg alle 24–36 h
Trimethoprim/ Sulfonamid	2,0 mg/kg (nur Trimethoprim)	0,16 g (nur Trimethoprim) alle 48 h
Valaciclovir	0,2 g	0,5 g alle 24 h
Vancomycin	0	15 mg/kg 1 ×/Woche
Zidovudin	0	0,1 g alle 8 h

[1] Dosisangaben für Erwachsene; stets sollte eine individuelle Dosisanpassung geprüft werden, wenn möglich nach Plasmaspiegel (immer bei Glykopeptiden und Aminoglykosiden).
CAPD = kontinuierliche ambulante Peritonealdialyse; HD = (intermittierende) Hämodialyse.

Therapieprobleme

Nierenersatztherapie: Bei intermittierender Hämo- oder Peritonealdialyse ist oft wegen einer bakteriellen Infektion eine Antibiotika-Behandlung notwendig. Wenn bei dem nachgewiesenen Erreger nicht-kumulierende Mittel ungeeignet sind, kommen andere Antibiotika infrage, die in größeren Abständen gegeben werden müssen. Die Dosierung richtet sich nach der Restdiurese, der Möglichkeit einer extrarenalen Elimination, der Häufigkeit der durchgeführten Dialysen, der angewendeten Filtrations- oder Dialyseverfahren und der Dialysierbarkeit des angewandten Antibiotikums. Harnstoff- und Kreatininwerte sind bei Dialysepatienten kein Maßstab für die Antibiotika-Dosierung. Eine **Verabreichung am Ende jeder Dialyse (normale Einzeldosis) ist zweckmäßig**, weil die meisten Antibiotika dialysierbar sind (mit Ausnahme von Clindamycin, Fusidinsäure, Vancomycin, Teicoplanin, anscheinend auch Rifampicin). Penicillin G und Penicillinase-feste Penicilline werden durch Dialyse z. T. entfernt und müssen anschließend entsprechend ersetzt werden. Die Angaben in der Literatur über Halbwertszeiten von Antibiotika während der Hämodialyse sind widersprüchlich und teilweise Folge von unterschiedlichen Membraneigenschaften der Dialysatoren und den verschiedenen Dialysezeiten und -techniken. Ein möglicher Antibiotika-Zusatz zur Dialyseflüssigkeit ist bei der Dosierung zu berücksichtigen, da bei den meisten Antibiotika auch eine Diffusion ins Blut möglich ist. Nach Möglichkeit sollten solche Antibiotika bevorzugt werden, die stärker biliär ausgeschieden werden und bei Niereninsuffizienz normal dosiert werden können (z. B. Ceftriaxon, Doxycyclin). Die Aussagen über die Dialysierbarkeit gelten nicht für die Hämofiltration. Die Anwendbarkeit eines Antibiotikums bei Hämofiltration muss im Einzelnen überprüft werden. So wird Vancomycin, das nicht dialysierbar ist, durch Hämofiltration schnell entfernt (Tab. 31.5-2).

Zwar liefern die pharmakokinetischen Daten der Antiinfektiva wichtige Informationen zur Dosisanpassung bei Niereninsuffizienz und Nierenersatzverfahren – ohne Berücksichtigung der pharmakodynamischen Eigenschaften besteht allerdings die Gefahr,

Tab. 31.5-2 Intravenöse Dosierung wichtiger Antiinfektiva bei schweren Infektionen und kontinuierlichen Nierenersatzverfahren (Dosierungen für Patienten mit ca. 70 kg KG und pro Tag).[1]

Antiinfektiva	Normal	Hämodialyse[2] (CVVHD oder CVVHDF)	Hämofiltration[2] (CAVH oder CVVH)
Penicilline			
Amoxicillin/ Clavulansäure	3–4 × 1,2 g	3 × 2,2 g	2 × 2,2 g
Ampicillin	3 × 5 g	2 × 1 g	2 × 1 g
Ampicillin/ Sulbactam	4 × 3 g	3 × 3 g	2 × 3 g
Flucloxacillin	4 × 2 g	3 × 2 g	3 × 1–2 g
Piperacillin/ Tazobactam	3–4 × 4,5 g	initial: 4 × 4,5 g/2 Tage dann: 4 × 3/0,375 g	initial: 3 × 4,5 g/2 Tage dann: 4 × 2/0,25 g (Tazobactam-Akkumulation unter kontinuierlicher Filtration nicht bekannt)

Tab. 31.5-2 Intravenöse Dosierung wichtiger Antiinfektiva bei schweren Infektionen und kontinuierlichen Nierenersatzverfahren (Dosierungen für Patienten mit ca. 70 kg KG und pro Tag).[1] *(Forts.)*

Antiinfektiva	Normal	Hämodialyse[2] (CVVHD oder CVVHDF)	Hämofiltration[2] (CAVH oder CVVH)
Cephalosporine			
Cefepim	3 × 2 g	2 × 2 g	2 × 1(–2) g
Cefpirom	3 × 2 g	2 × 1–1,5 g	3 × 2 g
Ceftazidim	3 × 2 g	initial: 3 × 2 g/2 Tage dann: 2 × 2 g	initial: 3 × 2 g/1 Tag dann: 2 × 1(–2) g
Ceftriaxon	1 × 2–4 g	2 × 2 g	1- bis 2-mal 2 g
Carbapeneme			
Imipenem/ Cilastatin	4 × 0,5–1 g	4 × 0,25–0,5 g	4 × 0,25 g oder 3 × 0,5 g
Doripenem	3 × 500 mg	keine Empfehlungen	keine Empfehlungen
Meropenem	3 × 1–2 g	3 × 1 g	2 × 1 g
Chinolone			
Ciprofloxacin	3 × 0,4 g	2 × 0,4 g	initial: 1 × 0,4 g dann: 3 × 0,2 g
Levofloxacin	1 × 0,5–1 g	initial: 1 × 0,5 g dann: 1 × 250 mg	1 × 0,5 g
Aminoglykoside			
Amikacin	1 × 15 mg/kg	initial: 1 × 10 mg/kg dann: 7,5 mg/kg/24–48 h und nach Spiegel	initial: 1 × 10 mg/kg dann: 7,5 mg/kg/24–48 h und nach Spiegel
Gentamicin und Tobramycin	1 × 3–5 mg/kg	initial: 1 × 3 mg/kg dann: 2 mg/kg/24–48 h und nach Spiegel	initial: 1 × 3 mg/kg dann: 2 mg/kg/24–48 h und nach Spiegel
Glykopeptide			
Teicoplanin	1 × 12–15 mg/kg	Tag 1: 2 × 6 mg/kg dann: 1 × 6 mg/kg/24 h und nach Spiegel	Tag 1: 2 × 6 mg/kg dann: 1 × 6 mg/kg/48 h und nach Spiegel
Vancomycin	2 × 1 g	1 × 1 g/24 h und nach Spiegel	2 × 1 g/24 h und nach Spiegel
Andere Antibiotika			
Clindamycin	4 × 0,6 g oder 3 × 0,9 g	3 × 0,9 g	3 × 0,6–0,9 g

Therapieprobleme

Tab. 31.5-2 Intravenöse Dosierung wichtiger Antiinfektiva bei schweren Infektionen und kontinuierlichen Nierenersatzverfahren (Dosierungen für Patienten mit ca. 70 kg KG und pro Tag).[1] *(Forts.)*

Antiinfektiva	Normal	Hämodialyse[2] (CVVHD oder CVVHDF)	Hämofiltration[2] (CAVH oder CVVH)
Colistin[3] Colistin CF (80 mg ≙ 1 Mio. IE) oder Coly-mycin M (150 mg Base ≙ 360 mg ≙ 4,5 Mio. IE)	3 × 2(–3) Mio. IE ≙ 60–75 000 IE/kg tgl. in 2–3 ED oder 2 × 150–160 mg ≙ max. 5 mg/kg tgl.	keine sicheren Empfehlungen, z. B.: Initialdosis (Tag 1): 1 × 200 mg ≙ 2,5 mg/kg ab Tag 2: 1 × 100 mg ≙ 1 × 1–1,2 Mio. IE ≙ 1,5–2 mg/kg/24 h oder 1 × 150 mg/36 h	keine sicheren Empfehlungen, z. B.: Initialdosis (Tag 1): 1 × 200 ≙ 2,5 mg/kg ab Tag 2: 1 × 100 mg ≙ 1 × 1–1,2 Mio. IE ≙ 1,5–2 mg/kg/24 h oder 1 × 150 mg/36 h
Polymyxin B (Polymyxin-B-Sulfate)	2 × 10–15 000 IE/kg ≙ 2 × 1–1,5 mg/kg	keine Empfehlungen (wenn möglich vermeiden)	keine Empfehlungen (wenn möglich vermeiden)
Daptomycin	1 × 4–6(–8) mg/kg	1 × 6 mg/kg/48 h	keine sicheren Empfehlungen (1 × 4–6 mg/kg/48 h)
Fosfomycin	3 × 8 g	1 × 2 g	1 × 2 g (?)
Linezolid	2 × 0,6 g	2 × 0,6 g	2 × 0,6 g
Metronidazol	4 × 0,4 g oder 3 × 0,5 g (max. tgl. 30 mg/kg)	3 × 0,4 g oder 3 × 0,5 g	3 × 0,4 g oder 3 × 0,5 g
Rifampicin	1 × 10 mg/kg	1 × 5 mg/kg	1 × 5 mg/kg
Tigecyclin	2 × 50 mg	2 × 50 mg	2 × 50 mg
Antimykotika			
Amphotericin B	1 × 1–1,5 mg/kg	1 × 1–1,5 mg/kg	1 × 1–1,5 mg/kg
liposomales AmB	1 × 3–5 mg/kg	1 × 2 mg/kg	1 × 3–5 mg/kg
Fluconazol	2 × 0,2–0,4 g (1 × 10 mg/kg)	1 × 0,4–0,8 g bei schwerer Infektion und/oder hoher Flussrate: > 2 l/h (stets hohe Dosis erwägen!)	Tag 1: 1 × 0,4 g dann: 1 × 0,2–0,4 g
Voriconazol	2 × 4 (6) mg/kg	2 × 4 (6) mg/kg	2 × 4 (6) mg/kg
Anidulafungin	1 × 100 (200)[2] mg/kg	1 × 100 (200)[2] mg/kg	1 × 100 (200)[2] mg/kg

Tab. 31.5-2 Intravenöse Dosierung wichtiger Antiinfektiva bei schweren Infektionen und kontinuierlichen Nierenersatzverfahren (Dosierungen für Patienten mit ca. 70 kg KG und pro Tag).[1] *(Forts.)*

Antiinfektiva	Normal	Hämodialyse[2] (CVVHD oder CVVHDF)	Hämofiltration[2] (CAVH oder CVVH)
Caspofungin	1 × 50(70)[2] mg/kg	1 × 50(70)[2] mg/kg	1 × 50(70)[2] mg/kg
Micafungin	1 × 100–150 mg	1 × 100–150 mg	1 × 100–150 mg
Flucytosin	100–150 mg/kg in 4 ED	1 × 50 mg/kg nach HD	1 × 50 mg/kg nach HF
Virostatika			
Aciclovir	3 × 10 mg/kg	1 × 5–7,5 mg/kg	1 × 5–7,5 mg/kg
Ganciclovir	2 × 5 mg/kg	1 × 2–2,5 mg/kg	5 mg/kg/48 h
Foscarnet	2 × 90 mg/kg	keine Empfehlungen (60 mg/kg wie nach intermittierender HD?)	keine Empfehlungen (60 mg/kg wie nach intermittierender HD?)

[1] Soweit technisch bedingt keine kontinuierlichen, sondern immer wieder intermittierende Nierenersatzverfahren zum Einsatz kommen, sollte mindestens eine Dosis stets nach der Dialyse/Filtration oder einem Filterwechsel erfolgen.
[2] Auch wenn nicht überall extra angegeben, kann bei den meisten Substanzen eine initiale (Loading-)Dosis ohne Einschränkung gegenüber der ersten Normaldosis erwogen werden.
[3] Dosisangaben für Colistin erfolgen ausschließlich in mg für CMS (Colistinmethat-Sodium), wenn nicht für pures Colistin extra angegeben (Colistin-Base), sowie zur Überprüfung stets noch in IE. Europäische und US-amerikanische Dosis-Empfehlungen unterscheiden sich zum Teil um bis zu 50 % (und mehr in den USA).
CAVH = kontinuierliche arteriovenöse Hämofiltration; CVVH = kontinuierliche venovenöse Hämofiltration; CVVHD = kontinuierliche venovenöse Hämodialyse; CVVHDF = kontinuierliche venovenöse Hämodiafiltration; ED = Einzeldosis; h = Stunde; HD = Hämodialyse.

den erwünschten Effekt nicht zu erreichen und möglicherweise zusätzlich noch zur Resistenzentwicklung beizutragen.
Bei schweren Infektionen – zum Teil ohne Erregernachweis, Multiorganversagen, komplizierenden Grunderkrankungen, wechselndem Katecholamin- und Flüssigkeitsbedarf sowie starken Schwankungen der Filtrations- bzw. Dialyse-Leistung – ist auf Intensivstationen oft eine individualisierte und täglich zu überprüfende Dosisanpassung der Antiinfektiva-Therapie erforderlich, um die optimale Dosis zwischen den beiden prinzipiell stets möglichen Dosen und daraus resultierenden **Dosierungsfehlern** zu finden (Tab. 31.5-3):

- **Unterdosierung** (häufiger) mit der Gefahr der Wirkungslosigkeit und Resistenzentwicklung,
- **Überdosierung** (seltener) mit der Gefahr toxischer Nebenwirkungen, die zumeist nur schwer von den Folgen der zu behandelnden Erkrankung abzugrenzen sind.

Diese Fehler sind nicht trivial, bei dem oft nur spärlich verfügbaren Datenmaterial sowie fehlender überprüfter Evidenz aber kaum zu vermeiden, jedoch zu minimieren.

Tab. 31.5-3 Pharmakokinetische/-dynamische Parameter (PK/PD) wichtiger Antiinfektiva zur individuellen Kalkulation und Anpassung der Dosierungen bei kritisch kranken Patienten mit Nierenversagen bzw. unter Nierenersatztherapie.

Antiinfektiva	Vorwiegende Wirkung	Vorwiegende Elimination	Proteinbindung (%)	Verteilungsvolumen (l/kg)	Halbwertszeit, normal (h)	Halbwertszeit, Anurie (h)	Erforderliche Talspiegel für MHK (noch empfindlich) (mg/l)
Penicilline							
Amoxicillin	Zeitdauer	Niere	20	0,3	1,2	12	2
Ampicillin (Sulbactam) (Clavulansäure)	Zeitdauer (Zeitdauer) (?)	Niere (Niere) (Leber)	28 (38) (30)	0,29 (0,25–0,5) (0,3)	1–1,2 (2) (1)	13 (8) (4)	8 (1–4) (?)
Flucloxacillin	Zeitdauer	–	93	0,13	0,8	3	2
Piperacillin (Tazobactam)	Zeitdauer (?)	Niere (Niere)	16 (20–23)	0,18 (0,18–0,33)	1 (1)	4 (8)	16 (4)
Cephalosporine							
Aztreonam	Zeitdauer	Niere	56	0,2	1,7–2,9	8,5	8
Cefepim	Zeitdauer	Niere	16	0,25	2,1	15	8
Cefotaxim	Zeitdauer	Niere	27–38	0,15–0,55	1	8	8
Ceftazidim	Zeitdauer	Niere	21	0,23	1,6–2,1	25	8
Ceftriaxon	Zeitdauer	Leber	90	0,15	8	15	8
Chinolone							
Ciprofloxacin	Konzentration	Niere	40	1,8	4,1	10	1
Levofloxacin	Konzentration	Niere	24–38	1,09	7–8	72	2
Moxifloxacin	Konzentration	Leber	50	1,7–2,7	12	15	2
Carbapeneme							
Imipenem (Cilastin)	Zeitdauer (?)	Niere (Niere)	20 (40)	0,23 (0,20)	1 (1)	2,9 (13,3)	4 (?)
Doripenem	Zeitdauer	Niere	8,1	0,25	1	6–9	4
Meropenem	Zeitdauer	Niere	2	0,25	1	20	4
Aminoglykoside							
Amikacin	Konzentration	Niere	3–11	0,28	2,3	40–85	10
Gentamicin	Konzentration	Niere	< 10	0,3	1,9–2,6	48–72	< 2
Tobramycin	Konzentration	Niere	< 30	0,25	2–2,8	50–70	< 4
Glykopeptide							
Teicoplanin	Zeitdauer	Niere	90	0,9–1,6	90	160	20
Vancomycin	Zeitdauer	Niere	55	0,7	6	5–6 d	10

Tab. 31.5-3 Pharmakokinetische/-dynamische Parameter (PK/PD) wichtiger Antiinfektiva zur individuellen Kalkulation und Anpassung der Dosierungen bei kritisch kranken Patienten mit Nierenversagen bzw. unter Nierenersatztherapie. *(Fortsetzung)*

Antiinfektiva	Vorwiegende Wirkung	Vorwiegende Elimination	Proteinbindung (%)	Verteilungsvolumen (l/kg)	Halbwertszeit, normal (h)	Halbwertszeit, Anurie (h)	Erforderliche Talspiegel für MHK (noch empfindlich) (mg/l)
Andere Antibiotika							
Clindamycin	Zeitdauer	Leber	60–95	0,6–1,2	3	3	2
Colistin	Konzentration	Niere	55	0,34	2	?	4
Daptomycin	Konzentration	Niere	92	0,13	8	33	4
Fosfomycin	Konzentration	Niere	10	0,2–0,4	1,5	20	4
Linezolid	Zeitdauer	Leber	31	0,6	4,8–5,4	6,9	4
Metronidazol	Konzentration	Niere	< 20	0,5–0,8	7,3–7,9	bis 34	–
Rifampicin	Zeitdauer	Leber	60–90	0,7	4,5	4,5	–
Tigecyclin	Zeitdauer	Leber	80	7–10	37–66	22 (?)	–
Antimykotika							
Amphotericin B	Zeitdauer	Leber	91–95	4	24 (360)	35 (360)	–
liposomales AmB	Zeitdauer	Leber	90	4	24 (92)	24 (160)	–
Fluconazol	Zeitdauer	Niere	12	0,65	25–30	110	16
Itraconazol	Zeitdauer	Leber	99	10	21	25	0,25
Voriconazol	Zeitdauer	Leber	58	4,6	8	12	0,5
Anidulafungin	Zeitdauer	Leber	99	0,6	24	24?	5,0
Caspofungin	Zeitdauer	Leber	97	0,15	9	10	–
Micafungin	Zeitdauer	Leber	99	0,4	13	?	–
Flucytosin	Zeitdauer	Niere	2,9–4	0,7	4–6	150	–
Virostatika							
Aciclovir	Zeitdauer	Niere	15	0,6	2–4	25	–
Ganciclovir	Zeitdauer	Niere	1–2	0,7	3–4	30	–
Foscarnet	Zeitdauer	Niere	15	0,4–0,6	4,5	120	–

? = unbekannt; h = Stunden; MHK = minimale Hemmkonzentration.

Fatale Auswirkungen können durch **zwei einfache Regeln** weitgehend vermieden werden:

- Um **Unterdosierungen zu vermeiden,** sollten auch bei anurischem Nierenversagen stets die kompletten Startdosen appliziert werden, wie sich auch die nachfolgenden Dosierungen für 3–5 Tage an den Spitzenspiegeln orientieren sollten.
- Um **Überdosierungen zu vermeiden,** sind die gewählten, angepasst hohen Dosierungen ab (ca.) dem 3. Tag einer kritischen Prüfung hinsichtlich ihrer Kumulationskinetik zu unterziehen. Mit schweren – auch lebensbedrohlichen – toxischen Reaktionen ist nahezu bei jeder Substanz erst ab dem 3. bis 5. Tag zu rechnen.

Bei **Hämodialyse** ist das Risiko einer Infektion des Dialysezugangs ein wichtiger limitierender Faktor. Penible Sauberkeit bei der Anlage und Pflege der Katheter sind eine Grundvoraussetzung. Die Durchtrittsstelle des Katheters durch die Haut muss besonders gepflegt werden. Eventuelle kleine lokale Wundheilungsstörungen müssen energisch behandelt werden. Zur Prophylaxe, ggf. auch zur Therapie, kommt die »Lock-in-Technik« infrage; hierbei werden geeignete Antibiotika im dialysefreien Intervall in den Katheter instilliert (z. B. Gentamicin). Bei jedem Fieberschub sind Blutkulturen und ggf. auch Abstriche von eventuellen Eintrittspforten indiziert.

Bei **Peritonealdialyse** werden bestimmte Antibiotika, z. B. Penicillin G und Cefazolin, die hämodialysierbar sind, nur teilweise entfernt. Die meisten Antibiotika aber verhalten sich bei Peritoneal- und bei Hämodialyse ungefähr gleich. Wenn bei der Peritonealdialyse der Spülflüssigkeit ein Antibiotikum zugesetzt wird, kann es zur Antibiotika-Diffusion ins Blut und hierdurch zu Nebenwirkungen kommen. Relativ ungefährlich jedoch sind Ampicillin, Oxacillin, Cefotaxim und Cefazolin, die bei einer peritonealen Infektion in Mengen von 50 mg/l der Spülflüssigkeit zugefügt werden können. Hierdurch steigen die Serumkonzentrationen zunächst an; danach fallen sie infolge Metabolisierung und extrarenaler Ausscheidung allmählich ab.

! Aminoglykoside sollen generell nicht intraperitoneal gegeben werden (Gefahr der neuromuskulären Blockade!). Auch die topische Gabe von Chinolonen ist problematisch (Risiko der Zytotoxizität).

Eine Peritonealdialyse hat ein nicht geringes Risiko einer (meist eher gutartig verlaufenden) Peritonitis, meist durch Staphylococcus epidermidis, aber auch durch Pilze.

Hierbei spielen auch Antibiotika im Dialysat eine Rolle. Bei einer Pilzinfektion der Bauchhöhle kann Amphotericin B oder Fluconazol instilliert werden. In Tab. 31.5-2 bedeutet Normaldosierung die Dosierung wie bei Nierengesunden. Eine reduzierte Dosierung soll dem Grad der Niereninsuffizienz entsprechen. Bei Zweifeln an der richtigen individuellen Dosierung, in jedem Fall aber bei Aminoglykosiden und Glykopeptiden, sollten Serumspiegel bestimmt werden.

Peritonitis bei CAPD: Zur Behandlung der Peritonitis bei CAPD s. S. 603.

Antiretrovirale Therapie bei Niereninsuffizienz: Eine HAART bei Niereninsuffizienz ist trotz gut dosierbarer und verträglicher neuer Substanzen weiterhin schwierig. Die meisten Präparate können bei eingeschränkter Nierenfunktion nur in reduzierter Dosis gegeben werden. Auf der anderen Seite sind viele antiretrovirale Therapeutika durch ihr hohes Verteilungsvolumen und eine hohe Proteinbindung nicht dialysierbar.

Kombinationspräparate und Lösungsvermittler bei Niereninsuffizienz: Die meisten Kombinationspräparate sind auch als Einzelsubstanzen verfügbar und sollten bei bekannter, unterschiedlicher Pharmakokinetik auch einzeln dosiert und appliziert werden. Feste Kombinationen mit Betalactamase-Inhibitoren wie Amoxicillin/Clavulansäure oder Piperacillin/Tazobactam sind jedoch hinreichend geprüft und in der erforderlichen abgestimmten Dosierung sicher zu verabreichen. Problematisch können Lösungsvermittler, Stabilisatoren oder Emulgatoren sowohl für die Zubereitung von i. v. Lösungen als auch für manche Trinklösungen sein, die sich pharmakologisch in der Regel anders verhalten als das Chemotherapeutikum und so z. B. bei fehlender renaler Elimination bzw. mangelnder Hämodialysier- oder -filtrierbarkeit über besondere Kumulation zusätzliche toxische Effekte entwickeln. Zwar haben sich auch bei kompletter Anurie Cilastatin bei Imipenem oder Propylenglycole bei Arzneimittellösungen oder -sirup wie z. B. bei Amprenavir als weitgehend gut verträglich erwiesen. Insbesondere bei Langzeitgaben sollte aber wegen einer möglichen Kumulation und neurotoxischer Effekte, Laktatazidosen u. a. die Gabe solcher Antiinfektiva bzw. entsprechender Formulierungen nur mit Bedacht erfolgen. Hierzu gehört auch Povidon in der kaum noch gebräuchlichen i. v. Zubereitung von Doxycyclin.

32 Therapie von Infektionen bei Granulozytopenie

Mit wachsender Intensität der antineoplastischen Chemotherapie und der Zunahme invasiver supportiver Verfahren sind Infektionen trotz verbesserter diagnostischer, therapeutischer und präventiver Verfahren unverändert eine der wichtigsten Komplikationen bei der Behandlung bösartiger Erkrankungen. Infektiöse Komplikationen können auch durch deshalb notwendige Unterbrechungen der onkologischen Behandlung die Heilungsaussichten der Grunderkrankung wesentlich beeinträchtigen und sind nach wie vor – trotz Einsatz aller verfügbaren therapeutischen Maßnahmen – immer wieder Ursache eines scheinbar unbeeinflussbaren tödlichen Verlaufs.

32.1 Infektionsgefährdung des onkologischen Patienten

Beim onkologischen bzw. stammzelltransplantierten Patienten liegt, bedingt durch die Grunderkrankung und die zytotoxische bzw. immunsuppressive Therapie, eine komplexe Abwehrstörung vor (Abb. 32.1-1), die in einem breiten Spektrum ggf. auch hochresistenter oder relativ seltener Infektionserreger resultiert; Mischinfektionen sind häufig (Tab. 32.1-1).

Ganz im Vordergrund der Infektionsgefährdung des onkologischen Patienten un-

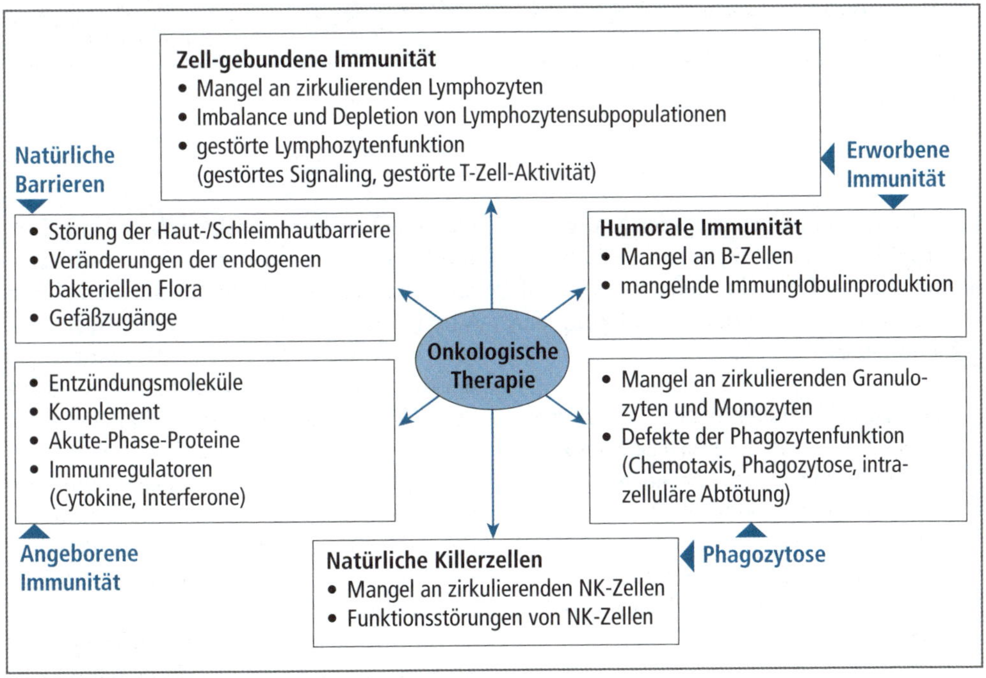

Abb. 32.1-1 Einflussgrößen der Infektionsgefährdung onkologischer Patienten (mod. nach: Lehrnbecher T et al. Therapy-induced alterations in host defense in children receiving therapy for cancer. J Pediatr Hematol Oncol 1997; 19: 399).

Tab. 32.1-1 Infektionserreger bei Patienten mit hämatologisch-onkologischen Erkrankungen (die häufigsten Erreger sind fett hervorgehoben).

Bakterien	Viren	Pilze	Andere
• **Staphylococcus aureus** • **Koagulase-negative Staphylokokken** • **Alpha-hämolysierende Streptokokken** • **Enterokokken** • **Pneumokokken** • **Haemophilus influenzae** • **Pseudomonas aeruginosa** • **Escherichia coli** • **Klebsiella spp.** • **Enterobacter spp.** • Salmonella spp. u. a. • Anaerobier • Mycobacterium tuberculosis • atypische Mykobakterien • Nocardia spp. • Listeria spp. • Legionella spp. • Mycoplasma pneumoniae • Chlamydia spp.	• **Zytomegalie-Virus (CMV)** • **Varicella-zoster-Virus (VZV)** • **Herpes-simplex-Virus (HSV)** • Epstein-Barr-Virus (EBV) • Humanes Herpes-Virus 6 (HHV-6) • Humanes Herpes-Virus 8 (HHV-8) • Influenzaviren • Adenoviren • Echoviren • Respiratory-syncytial-Virus (RSV)	• **Aspergillus spp.** • **Candida spp.** • Cryptococcus neoformans • Trichosporon beigelii • Fusarium spp. • Zygomycetes • pigmentierte Schimmelpilze • Histoplasma capsulatum[1] • Coccidioides immitis[1]	• **Pneumocystis jirovecii** • Toxoplasma gondii • Cryptosporidium spp. • Strongyloides stercoralis[1]

[1] Nur bei geografischer Exposition.

ter Polychemotherapie steht der Mangel an neutrophilen Granulozyten mit einem erhöhten Risiko für bakterielle Infektionen, vor allem bei gleichzeitiger Schädigung der Schleimhäute.

> Sinkt die Zahl der neutrophilen Granulozyten unter 500/µl, steigt das Risiko einer invasiven bakteriellen Infektion in Abhängigkeit von der Dauer der Granulozytopenie. Bei länger anhaltender (10 Tage) Granulozytopenie wächst darüber hinaus täglich die Wahrscheinlichkeit von invasiven Hefe- und Schimmelpilzinfektionen.

Komplexe, zum Teil über die Beendigung der Therapie hinaus persistierende Defekte der **zellvermittelten Immunität** als Folge von Grunderkrankung, antineoplastischer Chemotherapie bzw. Therapie mit Corticosteroiden prädisponieren zu Infektionen durch Viren, bestimmte Parasiten und intrazelluläre Erreger, während gleichzeitige Störungen der **humoralen Immunität** zu einer Gefährdung durch Bakterien und möglicherweise auch respiratorische Viren beitragen. Speziell **splenektomierte Patienten** haben ein lebenslang erhöhtes Risiko für fulminante Bakteriämien durch bekapselte Bakterien. Weitere, die Infektionsgefährdung bestimmende Einflussgrößen sind:

- Störungen der Granulozytenfunktion,
- Schädigung der Haut- bzw. Schleimhaut-Barriere durch Zytostatika, Strahlentherapie, Punktionen, Katheter, Port-Systeme, Drainagen und operative Eingriffe,

- Kolonisation der Schleimhäute durch Candida spp. und Hospitalkeime,
- Tumorobstruktionen,
- ZNS-Funktionsstörungen mit nachfolgender Aspirationsgefahr,
- schwerer, reduzierter Allgemein- und Ernährungszustand.

Das Infektionsrisiko **nach einer hämatopoetischen Stammzelltransplantation (HSZT)** folgt konzeptuell **drei Phasen**, die von den jeweilig vorherrschenden Abwehrstörungen bestimmt sind:

- Granulozytopenie und Schleimhautschädigung bis Engraftment (Auftreten der neuen Hämatopoese),
- Störung der zellvermittelten erworbenen Immunität,
- inkomplette Regeneration der erworbenen zellvermittelten und humoralen Immunität und Störungen des retikuloendothelialen Systems bei allogen transplantierten Patienten mit GVHD oder alternativen Spendern.

32.2 Fieber bei Granulozytopenie

Die Messung der Körpertemperatur sollte beim granulozytopenen Patienten etwa alle 4 Stunden erfolgen. Ambulante Patienten müssen bei Fieber umgehend die Klinik aufsuchen und evaluiert werden.

> **Fieber** wird hierbei definiert als eine Temperaturerhöhung auf ≥ 38,3 °C oral bei einmaliger Messung bzw. auf ≥ 38,0 °C für mindestens eine Stunde.
> **Granulozytopenie** ist definiert als < 500 neutrophile Granulozyten/µl oder ≤ 1 000 neutrophile Granulozyten mit absehbarer Reduktion auf < 500/µl.

Grundsätzlich muss beim fiebernden granulozytopenen Patienten immer von einer invasiven Infektion ausgegangen werden, spezifischere klinische oder radiologische Zeichen fehlen häufig. Auf der anderen Seite ist Fieber nicht obligat, sodass bei allen unklaren Symptomen und Befunden eine beginnende Infektion immer differenzialdiagnostisch berücksichtigt werden muss.

> Da invasive bakterielle Infektionen bei eingeschränkter Abwehrlage binnen Stunden einen unbeeinflussbar tödlichen Verlauf nehmen können, ist eine **rasche empirisch breite und hochdosierte antibakterielle Behandlung** des fiebernden oder infektionsverdächtigen granulozytopenen Patienten vor dem Erhalt mikrobiologischer Ergebnisse unbestrittener Standard der supportiven Therapie krebskranker und stammzelltransplantierter Patienten (Abb. 32.2-1).

Auch wenn in der Neutropenie bei Fieber zu einem hohen Prozentsatz die Ursache (Erreger) nicht nachgewiesen und gesichert werden kann und es sich somit auch um ein **»Fieber unbekannter Ursache«** handelt, sollten für diese Situationen nicht der Begriff **»FUO«** (**»fever of unknown origin«**), sondern besser die Begriffe **»Neutropenes Fieber«** bzw. **»Fieber in Neutropenie«** verwendet werden. Zu unterschiedlich nämlich sind die Differenzialdiagnosen sowie das diagnostische und therapeutische Vorgehen.

Initiale Diagnostik

Neben der unmittelbaren Beurteilung von **Kreislauf und Atmung** dienen Anamnese, subjektive Symptome, insbesondere Schmerzen, und die sorgfältige **körperliche Untersuchung** des Patienten vor allem der Lokalisation möglicher Infektionsherde. Nicht zu vergessen sind dabei Oropharynx, Ösophagus, Anogenitalbereich, die Weichgewebe

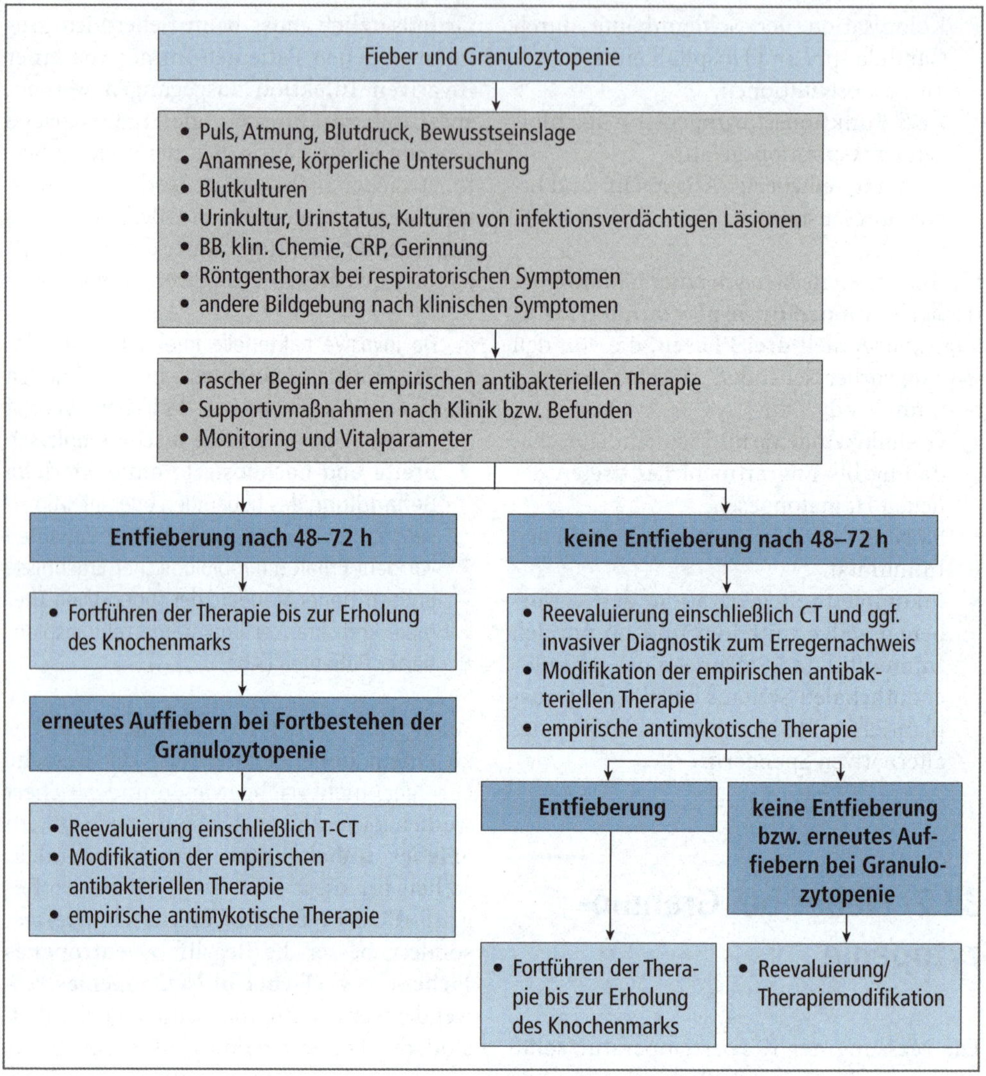

Abb. 32.2-1 Diagnostisch-therapeutischer Algorithmus bei Fieber und Granulozytopenie (mod. nach: Groll AH, Müller FM. Progress in prevention and therapy of infectious complications in children and adolescents with neoplastic diseases. Clin Pediatr 1998; 210: 106–14). T-CT = hochauflösende thorakale Computertomographie.

und das Integument mit Punktionsstellen, liegenden Kathetern und Nagelfalz. Die routinemäßige Anfertigung eines **Röntgenthorax** wird kontrovers betrachtet, erforderlich ist er bei respiratorischen Symptomen und Befunden, empfohlen bei geplanter ambulanter Therapie. Das **Labor** sollte großes Blutbild, C-reaktives Protein, Serumelektrolyte, Parameter der Leber- und Nierenfunktion, Gerinnungsstatus, Urinstatus mit Urinkultur und ggf. eine Blutgasanalyse mit Säure-Basen-Status umfassen.

Nach Möglichkeit sind **zwei Blutkultursets** zur gleichen Zeit abzunehmen, bei liegendem zentralvenösen Katheter oder Infusoportsystem ein Set aus jedem Lumen; die Ausbeute der Kulturen ist dabei vom gewonnenen Probenvolumen und dem eingesetzten System abhängig. Die zusätzliche Abnahme peripherer Blutkulturen ist umstritten, der Vergleich peripher und zentral gewonnener Kulturen zur Diagnose von Katheterinfektionen ist aufwendig und in der Routine nicht erforderlich. Von zugänglichen infektionsverdächtigen Stellen ist **Material für eine Gram-Färbung** und für **Routinekulturen auf Bakterien und Pilze** zu gewinnen. Mikrobiologische Untersuchungen von Nasen oder Rachensekret, Stuhl oder Liquor sind nur bei entsprechender Klinik angezeigt.

Im Einzelfall können nach Bewertung der Befunde weitere bildgebende, endoskopische, bioptische und spezielle mikrobiologische diagnostische Verfahren erforderlich sein (s. Abb. 32.2-1).

Initiale antibakterielle Therapie

> Bei etwa 20 % der fiebernden granulozytopenen Patienten kann ein Erreger in Blutkulturen nachgewiesen werden, etwa 20 % haben eine mikrobiologisch gesicherte Infektion ohne Bakteriämie, weitere 20 % eine nur klinisch-bildgebend nachweisbare Infektion, bei etwa 40 % der Patienten kann eine Infektion als Ursache des Fiebers nicht gesichert werden.

Die überwiegende Mehrzahl mikrobiologisch gesicherter bakterieller Infektionen ist auf Erreger der endogenen Flora zurückzuführen, von denen wiederum etwa die Hälfte im Krankenhaus erworben ist. Im Laufe der 1980er Jahre wurde neben einer leichten relativen Abnahme der zuvor dominierenden gramnegativen Erreger eine Zunahme grampositiver Erreger (insbesondere Koagulase-negativer Staphylokokken, aber auch Alpha-hämolysierender Streptokokken und Staphylococcus aureus) in Blutkulturen registriert. In jüngerer Zeit ist wieder eine Zunahme gramnegativer und hochresistenter Erreger zu beobachten. Die Häufigkeit von Anaerobiern als Infektionserreger mit Ursprung in Mundhöhle und Dickdarm blieb über die Jahre mit < 5 % konstant. Bei Patienten aus den Tropen können auch Infektionen durch Erreger wie Strongyloides oder Amöben aktiviert werden.

Grundsätzliche **Anforderungen an die empirische antibakterielle Therapie** granulozytopener Patienten sind intravenöse Applizierbarkeit, hohe Serumbakterizidie, minimale Toxizität, geringes Potenzial für die Induktion von Resistenzen, Synergie bei Einsatz mehrerer Substanzen und Wirksamkeit gegen ein breites Erregerspektrum, das auch bei erfolgreichem Erregernachweis in ggf. modifizierter Form wegen möglicher Zweit- bzw. Doppelinfektionen beibehalten werden sollte. Eine initiale empirische Therapie mit oral verabreichten Substanzen ist bei definierten »Niedrigrisikopatienten« möglich, aber für diese im ambulanten Bereich nicht evaluiert und daher nicht zu empfehlen.

> Das **Prinzip** lautet: **Frühtherapie**!

Ein in jeder Situation optimales empirisches antibakterielles Regime existiert nicht. In Abhängigkeit vom abteilungsspezifischen Erregerspektrum und der Resistenzsituation, präexistenten Organfunktionsstörungen bzw. Allergien des Patienten, der vorangehenden antiinfektiven Prophylaxe und der Komedikation besteht die **Initialtherapie** aus einer Pseudomonas aeruginosa einschließenden Zweifachkombination aus einem Acylaminopenicillin (Mezlocillin, Piperacillin) + Betalactamase-Inhibitor bzw. einem Cephalosporin (Ceftazidim, Cefepim) oder Carbapenem (Imipenem bzw. Meropenem) und einem Aminoglykosid (Gentamycin, Tobramycin, Amikacin) (Tab. 32.2-1).

Therapieprobleme

Tab. 32.2-1 Häufig verwendete Substanzen bei der Behandlung vermuteter bzw. gesicherter bakterieller Infektionen bei Patienten mit hämatologischen/onkologischen Erkrankungen bzw. bei Neutropenie.[1]

Substanz	Tagesdosis (mg/kg)	Kommentar
Mezlocillin	200–300 in 3 ED i. v. (max. 20 g)	• breites gramnegatives Spektrum (bes. Pseudomonas aeruginosa), Anaerobier, Enterokokken, Streptokokken • nur in Kombination mit Aminoglykosid/Cephalosporin der 3. Generation
Piperacillin	200–300 in 3–4 ED i. v. (max. 20–24 g)	
Piperacillin + Tazobactam	320/40 in 4 ED	• beste Kombination Acylaminopenicillin + Betalactamase-Inhibitor • breites gramnegatives und grampositives Spektrum einschl. Anaerobier-Wirksamkeit • Pseudomonas-aeruginosa-Aktivität ähnlich Meropenem – hier Hochdosis und Kombination mit Aminoglykosid empfohlen
Ceftazidim	100–150 in 3 ED i. v. (max. 6 g)	• breites gramnegatives Spektrum einschl. Pseudomonas aeruginosa • limitiertes grampositives Spektrum • keine Aktivität gegenüber Anaerobiern • Kombination mit Aminoglykosid bei gramnegativer Bakteriämie empfohlen
Cefepim	150 in 3 ED i. v. (max. 6 g)	• Pseudomonas-Aktivität ähnlich Ceftazidim • bessere Aktivität gegenüber Streptokokken und Oxacillin-sensiblen Staphylokokken • Alternative zu Ceftazidim
Ceftriaxon	50–80 in 1(–2) ED i. v. (max. 4 g)	• Option in der empirischen Therapie nicht granulozytopener Patienten mit zentralvenösem Katheter bzw. in der ambulanten Therapie • unzureichende Aktivität gegenüber Pseudomonas aeruginosa (ggf. Kombination mit Aminoglykosid) • aktiv gegenüber Oxacillin-sensiblen Staphylokokken
Imipenem	100/100 (Imipenem/Cilastin) in 4 ED i. v. (max. 4 g)	• breites gramnegatives und grampositives Spektrum einschl. Pseudomonas aeruginosa • breite Anaerobier-Wirksamkeit • keine Aktivität gegenüber Oxacillin-resistenten Staphylokokken • Kombination mit Aminoglykosid empfohlen für Therapie von Pseudomonas-Infektionen
Meropenem	60 in 3 ED i. v. (max. 6 g)	
Ertapenem	30 in 2 ED (Kinder < 13 Jahre), sonst 1 × 1 g maximal	• Option zur parenteralen ambulanten Therapie auch bei ESBL • für 1 × tgl. Applikation kritisch kurze Halbwertszeit • keine Pseudomonas-Wirksamkeit!
Aztreonam	100–150 in 3–4 ED i. v. (max. 8 g)	• ausschließlich gramnegatives Spektrum einschl. vieler Pseudomonas-aeruginosa-Isolate • mit Vancomycin (ggf. plus Gentamicin) Alternative bei Betalactam-Allergie

Tab. 32.2-1 Häufig verwendete Substanzen bei der Behandlung vermuteter bzw. gesicherter bakterieller Infektionen bei Patienten mit hämatologischen/onkologischen Erkrankungen bzw. bei Neutropenie.[1] *(Fortsetzung)*

Substanz	Tagesdosis (mg/kg)	Kommentar
Vancomycin	30–40 in 2–3 ED i. v. (max. 2–4 g; Talspiegel 10–15 µg/ml)	• ausschließlich grampositives Spektrum • Monitoring der Plasmakonzentrationen empfohlen bzw. erforderlich bei eingeschränkter Nierenfunktion
Teicoplanin	6 in 1 ED i. v. (max. 400–600 mg); Initialdosis Tag 1(–2) beachten: 2 × 6 (2 × 400 mg/d) i. v.	• ausschließlich grampositives Spektrum • Monitoring der Plasmakonzentrationen nur bei eingeschränkter Nierenfunktion erforderlich • Talspiegel: ≥ 20 µg/ml
Linezolid	20 g in 2 ED p. o. oder i. v. (max. 1,2 g)	• sehr gutes Spektrum auch gegen sehr resistente grampositive Erreger (MRSA, MRSE, VRE) mit für Knochenmark-supprimierte Patienten problematischen hämatotoxischen Nebenwirkungen • bei Pneumoniebehandlung von empfindlichen Keimen dem Vancomycin überlegen
Gentamicin	4–7 in 1 oder 3 ED i. v. (Serumspiegel: max. 6–10, min. 1,5–2 µg/ml)	• Kombinationspartner in der empirischen Therapie und in der Therapie dokumentierter gramnegativer Infektionen • Bestandteil von Rescue-Regimen bei Sepsis-Syndrom und septischem Schock • Monitoring der Plasmakonzentrationen empfohlen bzw. erforderlich bei eingeschränkter Nierenfunktion • Einmalgabe pro Tag zu bevorzugen
Tobramycin	5–7,5 in 1 oder 3 ED i. v. (Serumspiegel: max. 5–10, min. 2 µg/ml)	
Amikacin	15(–20) in 1–2 ED i. v. (max. 1 g)	
Metronidazol	20–30 in 3 ED i. v./p. o. (max. 1,5 g; 2 g Amöbenabszess)	• Anaerobier-aktive Substanz (intraorale, abdominelle, perirektale Prozesse), 1. Wahl zur Therapie von Clostridium difficile (p. o.).
Erythromycin	30–50 in 4 ED i. v. (max. 4 g)	• Standardtherapie von vermuteten bzw. gesicherten Infektionen durch intrazelluläre Erreger (Chlamydien, Mykoplasmen und Legionellen)
Ciprofloxacin	30–45 in 2–3 ED i. v. oder p. o. (max. 1,2 g i. v. oder 1,5 g p. o.)	• gute Aktivität gegenüber gramnegativen Darmkeimen einschl. Pseudomonas aeruginosa und gegen Oxacillin-sensible Staphylokokken, jedoch häufige Resistenz • eingeschränkte Aktivität gegenüber Anaerobiern, Enterokokken und Streptococcus viridans • Kombinationspartner mit Amoxicillin + Clavulansäure in der oralen ambulanten Therapie bei Fieber und Granulozytopenie

Tab. 32.2-1 Häufig verwendete Substanzen bei der Behandlung vermuteter bzw. gesicherter bakterieller Infektionen bei Patienten mit hämatologischen/onkologischen Erkrankungen bzw. bei Neutropenie.[1] *(Fortsetzung)*

Substanz	Tagesdosis (mg/kg)	Kommentar
Amoxicillin + Clavulansäure	45/6,4–70/10 in 2–3 ED p. o. (max. 2,625/0,375 g)	• Spektrum und Aktivität wie Ampicillin • breitere Aktivität im gramnegativen Spektrum und gegenüber Anaerobiern • Kombinationspartner mit Ciprofloxacin in der oralen ambulanten Therapie bei Fieber und Granulozytopenie
Cefixim	8 in 1–2 ED p. o. (max. 400 mg)	• Oralcephalosporin mit erweitertem Spektrum gegenüber gramnegativen Stäbchen und guter Aktivität im grampositiven Bereich (Streptokokken und Penicillin-sensible Pneumokokken) • nicht aktiv gegenüber Pseudomonas aeruginosa, Oxacillin-resistenten Staphylokokken und Enterokokken • Option in der oralen ambulanten Therapie bei Fieber und Granulozytopenie

[1] Dosierungen entsprechen Empfehlungen zur Maximaldosierung. Vor allem bei Betalactam-Antibiotika und Kindern sind altersentsprechende (oft höhere) Dosierungen wegen schnellerer Elimination zu beachten!
ED = Einzeldosis; i. v. = intravenöse Gabe; p. o. = orale Gabe.

Die tägliche Einmalgabe von Ceftriaxon in Kombination mit einem Aminoglykosid erscheint gleichermaßen effektiv wie die Gabe von Ceftazidim und einem Aminoglykosid 3 × täglich, ist jedoch weniger gut evaluiert. Aufgrund hoher Bakterizidie und breiter Wirkspektren ist zunächst die Monotherapie mit Cefepim, Imipenem + Cilastatin oder Meropenem eine gleichwerte Alternative zu Zweifachkombinationen. Beim Einsatz von Ceftazidim und Cefepim in der Monotherapie ist die Existenz von Typ-1- und »Extended-spectrum-Betalactamasen« gramnegativer Erreger zu berücksichtigen. Im Gegensatz zu Ceftazidim haben allerdings Imipenem und Meropenem eine bessere Aktivität gegenüber Viridans-Streptokokken und Pneumokokken.

Allen hier erwähnten Substanzgruppen gemeinsam ist jedoch eine unzureichende Aktivität gegenüber Koagulase-negativen Staphylokokken, Oxacillin-resistenten Staphylokokken und Vancomycin-resistenten Enterokokken. Der Nutzen von Chinolonen (auch in Kombination) ist durch die häufige Verwendung von Cipro- und Levofloxacin in der antibakteriellen Prophylaxe limitiert; ein routinemäßiger Einsatz von Substanzen dieser Klasse als Monotherapie, aber auch ungezielt in einer Kombinationstherapie bei Granulozytopenie und Fieber, erscheint deshalb obsolet.

Aufgrund der **Gefahr der Selektion** vor allem resistenter Enterokokken-Stämme ist die routinemäßige Gabe von Glykopeptiden (Vancomycin, Teicoplanin) in der empirischen Initialtherapie sehr kritisch zu bewerten – vor allem, wenn diese ohne Erregernachweis zu lange erfolgt. In mehreren Studien wurde gezeigt, dass i. d. R., ein gezielter Einsatz nach dem Erhalt mikrobiologischer Ergebnisse ausreichend ist. Ausnahmen sind:

- Institutionen und Patientenkollektive mit hoher Infektionsrate durch Betalactam-

resistente Alpha-hämolysierende Streptokokken, wobei unter anhaltend negativen Blutkulturen das Glykopeptid nach 48–72 Stunden abgesetzt werden sollte,
- Verdacht auf schwere Katheter-assoziierte Infektionen,
- bekannte Kolonisation mit Penicillin-resistenten Pneumokokken oder Methicillin-resistenten S. aureus,
- Nachweis grampositiver Bakterien in Blutkulturen vor der Identifizierung und Resistenztestung,
- Kreislaufinstabilität.

Mit Ausnahme einer ambulanten, empirisch parenteralen Therapie und der gezielten Behandlung von Teicoplanin-empfindlichen, aber Vancomycin-resistenten Enterokokken gibt es keinen Grund, Teicoplanin dem Vancomycin in der empirischen Behandlung vorzuziehen. In diesen Fällen sollte das Glykopeptid empirisch zusätzlich zu oben genannten Zweifach- oder Monotherapien verabreicht werden.

Sepsis-Syndrom bzw. **septischer Schock:** Für Patienten mit Sepsis-Syndrom bzw. septischem Schock stellen Kombinationen aus Imipenem, Meropenem oder Cefepim plus einem Aminoglykosid und ggf. auch einem Glykopeptid und einem Azol maximal breite und bakterizide bzw. fungizide »rescue regime« dar. Bei Betalactam-Allergie ist Aztreonam + Vancomycin (bei Instabilität in Kombination mit einem Aminoglykosid) eine effektive, validierte Alternative (s. Tab. 32.2-1). Im Falle zwingender renaler Komplikationen kann das Aminoglykosid im individuellen Fall durch ein hochdosiertes Chinolon (Cipro- oder Levofloxacin) ersetzt werden. Bei eingeschränkter Nierenfunktion oder auch bekannter Infektion mit Vancomycin-resistenten Enterokokken (VRE) sollte bereits initial anstelle eines Glykopeptid-Antibiotikums Daptomycin oder Linezolid zum Einsatz kommen. Die häufigen hämatologischen Nebenwirkungen unter Linezolid (Thrombopenie, Anämie) schränken zumindest eine länger dauernde Behandlung damit (z. B. > 12 Tage) bei diesen Patienten ein.

Behandlungsdauer: Ist der Patient nach 48–72 Stunden fieberfrei, kreislaufstabil und ist kein Erreger bzw. Infektionsherd nachgewiesen, sollte die antibiotische Therapie bis zur hämatopoetischen Regeneration (> 500 Granulozyten/µl und Abwesenheit von Fieber für 48 Stunden) fortgeführt werden (s. Abb. 32.2-1). Bei entfieberten und klinisch von der Infektion wenig beeinträchtigten Patienten mit niedrigem Risiko für schwere Infektionen (Remission der Grunderkrankung; erwartete Granulozytopeniedauer < 7 Tage, negative Blutkulturen, unauffälliger Röntgenthorax, kein anderer Infektionsfokus, Abwesenheit von Leber- und Nierenfunktionsstörungen, Abwesenheit einer höhergradigen Mukositis) kann die Behandlung auch ambulant mit intravenösen bzw. oralen (Ciprofloxacin plus Amoxicillin + Clavulansäure bzw. Cefixim und/oder Linezolid) antibakteriellen Substanzen individuell fortgesetzt werden (s. Tab. 32.2-1). Voraussetzung hierfür ist allerdings eine rasche Erreichbarkeit der behandelnden Klinik, eine zuverlässige häusliche Überwachung oder ggf. tägliche ambulante Vorstellungen. Ein Absetzen der antibiotischen Therapie vor der hämatopoetischen Regeneration wird bei dieser Patientengruppe immer wieder auch erfolgreich durchgeführt, ist allerdings ohne systematische Untersuchung mit erhöhten Reinfektionsrisiken verbunden.

Beim **Nachweis eines Erregers** in Blutkulturen beträgt die Behandlungsdauer 10–14 Tage nach der letzten positiven Blutkultur, bei Organinfektionen ist, abhängig von Erreger und Lokalisation, unter Umständen eine länger dauernde Therapie bis zur Resolution aller klinischen und radiologischen Befunde, ggf. auch eine chirurgische Interventionen erforderlich. Hierzu gehören auch Fremdkörperinfektionen: in den meisten Fällen besiedelte oder infizierte Portsysteme. Orientiert am Antibiogramm ist das antibiotische Regime ggf. zu optimieren, bei persistierender Granulozytopenie bis zur hämatopoetischen Regeneration jedoch immer unter Beibehaltung des breiten Spektrums. Bei Nachweis virulenter gramnegativer Erreger empfiehlt sich die Kombination mit einem Aminoglykosid. Für Infektionen durch Glykopeptid-resistente grampositive Kokken stehen Linezolid, Daptomycin und bei Unverträglichkeit ggf. auch Quinupristin/Dalfopristin oder Tigecyclin zur Verfügung.

Persistierendes Fieber unter empirischer Therapie (Non-Response)

Beim **persistierend fiebernden Patienten** sollten mehrfach Blutkulturen entnommen werden. Im Labor ist zum Nachweis von Pilzen und langsam wachsenden, oft weniger pathogenen Erregern auf längere Kulturzeiten (14 Tage) zu achten. Bei länger als 48–72 Stunden persistierendem Fieber oder bei Wiederauftreten von Fieber unter antibiotischer Therapie ist eine **Reevaluierung** der klinischen Situation einschließlich der erneuten Anlage von Blutkulturen angezeigt. Unter Berücksichtigung der häufigsten infektiösen Komplikationen sind hierbei bildgebende Verfahren mit hochauflösender CT der Lungen, ggf. auch der Nasennebenhöhlen, und eine Sonographie des Abdomens richtungweisend. Auch ohne Erregernachweis sind immer auch Katheter- und Infusoportsysteme als Infektionsquelle mit in Erwägung zu ziehen. Hierbei besteht ein erhöhtes Risiko, wenn zurückliegend Bedienungsfehler auftraten, die Systeme nicht mehr voll funktionsfähig (z. B. nicht mehr rückläufig) und thrombotische Auflagerungen nachweisbar sind sowie diese Systeme vermehrt auch zur parenteralen Ernährung genutzt wurden.

Ist der Patient in einem **klinisch stabilen Zustand** und ergeben sich keine neuen klinischen, radiologischen und mikrobiologischen Gesichtspunkte, so ist die Fortführung des initialen Regimes unter sorgfältiger Beobachtung gerechtfertigt, insbesondere wenn ein baldiges Ende der Granulozytopenie abzusehen ist.

Hat sich der **klinische Zustand verschlechtert**, sind Blutkulturen weiterhin positiv, zeigen Infektionsherde eine Progression oder sind neue Läsionen klinisch bzw. radiologisch nachweisbar, ist spätestens zu diesem Zeitpunkt eine **Modifizierung** der antimikrobiellen Therapie angezeigt und/oder ggf. infiziertes Fremdmaterial als persistierende Infektionsquelle zu entfernen. Bei unklaren Befunden und möglichen Konsequenzen für das weitere Vorgehen ist unter Umständen auch eine invasive Diagnostik erforderlich.

Bestehen Hinweise auf eine Beteiligung **grampositiver Erreger** (Haut-, Weichteil- oder Katheter-assoziierte Läsionen), sollte Vancomycin oder Teicoplanin zum initialen Regime hinzugefügt werden. Enthielt das initiale Regime Penicillin-Derivate, kann auf Ceftazidim bzw. Imipenem in Kombination mit einem Aminoglykosid umgestellt werden. Bei intraoralen, perirektalen oder intraabdominellen Befunden sind Anaerobier (wirksam: Metronidazol, Clindamycin, Meropenem, Imipenem) bzw. Enterokokken (wirksam: Glykopeptide) zu berücksichtigen. Bei diffusen interstitiellen pulmonalen Infiltraten ist in erster Linie an Pneumocystis jirovecii und Zytomegalie-Virus, beim Nachweis neuer – vor allem peripher gelegener – fokaler Infiltrate vor allem an Aspergillus spp. und andere Schimmelpilze zu denken. In zweiter Linie sind stets auch intrazelluläre Erreger sowie Infektionen durch Adeno-, Respiratory-syncytial-, Parainfluenza- und Influenzaviren zu berücksichtigen (Tab. 32.2-2).

Empirische antimykotische Therapie: Aufgrund einer vor allem bei **prolongierter**

Therapieprobleme

Tab. 32.2-2 Optionen zur Modifikation der empirischen Initialtherapie fiebernder granulozytopener Patienten.

Befunde/Klinik	Modifikationen des initialen Regimes
initiale Blutkulturen: • grampositive Erreger • gramnegative Erreger • Nachweis von Hefepilzen	 • zusätzlich Glykopeptid • zusätzlich Aminoglykosid • zusätzlich Azole oder Echinocandine
Blutkulturen unter Therapie: • grampositive Erreger • gramnegative Erreger • Nachweis von Hefepilzen	 • zusätzlich Glykopeptid, Daptomycin oder Linezolid • Mero- oder Doripenem statt Cephalosporin, ggf. zusätzlich Colistin • zusätzlich Echinocandine oder Azole
Mukositis/Gingivitis	• zusätzlich Metronidazol oder Clindamycin (Anaerobier) • zusätzlich Aciclovir (Herpes simplex)
ösophageale Symptome	• zusätzlich Fluconazol, Voriconazol oder Echinocandin (Hefen) • wenn refraktär: ggf. Aciclovir
abdominelle, perirektale und perianale Schmerzen	• zusätzlich Metronidazol oder Clindamycin (Anaerobier) • zusätzlich Vancomycin (Enterokokken)
neue fokale pulmonale Infiltrate	• zusätzlich Schimmelpilz-wirksame antimykotische Therapie, ggf. BAL bzw. Biopsie • ggf. auch neue Makrolide (Mykoplasmen, Chlamydien, Legionellen – nicht wahrscheinlich bei Chinolon-Vorbehandlung/Prophylaxe!)
neue interstitielle Pneumonie	• Sputuminduktion bzw. BAL (CMV, PCP u. a.) • auch empirische Behandlung mit TMP/SMZ oder Ganciclovir
Sinusitis/intranasale Ulzera	• Erregernachweis erstrebenswert wegen Indikation zur Amphotericin-B-Gabe (Aspergillus vs. Zygomyzeten)
fokale ZNS-Symptome	• Berücksichtigung von Schimmelpilzen, Nokardien, Toxoplasma
diffuse ZNS-Symptome	• Berücksichtigung von Herpesviren, Toxoplasma, Schimmelpilzen
Sepsis-Syndrom, septischer Schock	• Imipenem oder Meropenem + Gentamicin + Vancomycin + Fluconazol

BAL = bronchoalveoläre Lavage; CMV = Zytomegalie-Virus; PCP = Pneumocystis-Pneumonie; TMP/SMX = Trimethoprim + Sulfamethoxazol.

Granulozytopenie (< 500/µl für > 10 Tage) bestehenden Bedrohung durch invasive Pilzinfektionen ist der Beginn einer empirischen, antimykotischen Therapie bei länger als 3–5 Tage anhaltendem Fieber wie auch bei erneutem Auffiebern unter antibiotischer Therapie zu einem Standard der supportiven Behandlung geworden (s. Abb. 32.2-1). Dies gilt prinzipiell für alle Patienten – auch zunächst ohne mikrobiologische oder klinische Hinweise auf eine invasive Pilzinfektion. Konzeptionell entspricht diese empirische The-

Therapieprobleme

Tab. 32.2-3 Substanzen und Dosierungen zur empirischen antimykotischen Therapie bei Patienten mit hämatologisch-onkologischen Erkrankungen.[1]

Substanz	Tagesdosis	Indikationen
Amphotericin-B-Desoxycholat	0,7–1 mg/kg in 1 ED i. v.	empirische antimykotische Therapie bei Fieber und Granulozytopenie (hinsichtlich Nebenwirkung und Applikationsform den liposomalen Derivaten unterlegen!)
liposomales Amphotericin B	3–5 mg/kg in 1 ED i. v.	empirische antimykotische Therapie bei Fieber und Granulozytopenie
Fluconazol	8 mg/kg in 2 ED i. v. (max. 800 mg)	empirische antimykotische Therapie bei Patienten ohne relevantes Risiko invasiver Schimmelpilz-Infektionen (**cave:** Fluconazol-resistente Candida-Spezies!)
Itraconazol	200 mg/kg in 1 ED i. v. (Tage 1–2: 2 × 200 mg)	empirische antimykotische Therapie bei Fieber und Granulozytopenie
Voriconazol	8 mg/kg in 2 ED i. v. (Tag 1: 12 mg in 2 ED i. v.)	empirische antimykotische Therapie (Hefe- und Schimmelpilze) bei Fieber und Granulozytopenie
Caspofungin	50 mg in 1 ED i. v. (Tag 1: 70 mg in 1 ED)	empirische antimykotische Therapie (Candida- und Aspergillus-Spezies) bei Fieber und Granulozytopenie
Anidulafungin	100 mg in 1 ED i. v.	empirische antimykotische Therapie (Hefen wie Candida-Spezies) bei Fieber und Granulozytopenie

[1] Amphotericin-B-Lipidkomplex, Posaconazol und Micafungin sind den jeweiligen für die empirische antimykotische Therapie zugelassenen Substanzen gleichwertig, jedoch für diese Indikationen nicht geprüft.
ED = Einzeldosis; i. v. = intravenöse Gabe.

rapie dann entweder einer Prophylaxe unter höchstem Infektionsrisiko oder der Frühtherapie nach okkulter Infektion. Auch zur Ermittlung der notwendigen Behandlungsdauer sollte weitestgehend der Ausschluss einer manifesten, invasiven Infektion erfolgen.

Zur empirischen antimykotischen Therapie **zugelassene Substanzen** (Tab. 32.2-3) sind konventionelles Amphotericin-B-Desoxycholat, liposomales Amphotericin B, Ampho-B-Lipidkomplex und auch Caspofungin. Äquivalente Effektivität im Vergleich zu konventionellem Amphotericin B wurde darüber hinaus für Itraconazol intravenös und Fluconazol intravenös bei nicht allogen transplantierten Patienten mit hämatologischen Neoplasien nachgewiesen. Wegen fehlender Aktivität gegenüber Schimmelpilzen ist jedoch der Einsatz von Fluconazol bei Patienten mit hohem Risiko für invasive Schimmelpilzinfektionen (z. B. Patienten mit akuter myeloischer Leukämie bzw. nach allogener hämatopoetischer Stammzelltransplantation) nicht geeignet und sollte durch Voriconazol, ggf. auch durch Posaconazol ersetzt werden. Auch wenn Posaconazol nur zur Prophylaxe zugelassen und ausschließlich oral verfügbar ist, kann dies eine Alternative zu den Amphotericin-Derivaten bei empfindlichen »Non-Aspergillus«-Schimmelpilzen sein. Ist der Patient nach Überwindung der Granulozytopenie entfiebert und besteht kein klinischer oder computertomographischer Anhalt für eine invasive Pilzinfektion, kann die antimykotische Therapie beendet werden.

Bei **persistierendem Fieber unter empirischer antibiotischer und antimykotischer Therapie** und **fehlendem Infektionsnachweis** sind neben nicht infektiösen Ursachen unverändert okkulte Pilzinfektionen sowie Erkrankungen durch Viren, Parasiten und intrazelluläre Erreger sowie hochresistente Erreger wie z. B. Carbapenem-resistente Klebsiella spp. differenzialdiagnostisch im Auge zu behalten. Bei letztlich **negativem Infektionsnachweis** und klinisch stabiler Situation ist ein Absetzen der antimikrobiellen Therapie nach etwa 2 Wochen (< 500 Granulozyten/µl) bzw. bei Knochenmarkserholung (> 500 Granulozyten/µl) unter sorgfältiger Überwachung des Patienten gerechtfertigt. Dies gilt nicht für nachgewiesene oder klinisch-radiologisch dringend verdächtige Schimmelpilzinfektionen, die in der Regel einer wochenlangen, über nächste Chemotherapiezyklen hinausgehenden Behandlung bedürfen. Persistierendes, hohes Fieber nach Überwindung der Granulozytopenie, insbesondere im Zusammenhang mit Druckschmerz im rechten oberen Quadranten und pathologischen Leberfunktionswerten, ist ein Leitsymptom der **chronisch disseminierten Candidiasis** und sollte zu einer entsprechenden Herdsuche im Bereich der Oberbauchorgane veranlassen.

Hatten Patienten in der Vergangenheit Kontakt zu anderen Patienten mit hochresistenten Erregern wie MRSA, VRE, Acinetobacter, Pseudomonas spp, Klebsiellen oder anderen Enterobakterien, so sind diese Patienten selbstverständlich zu isolieren. Speziell bei persistierendem Fieber ist eine Besiedlung bzw. Infektion und Erkrankung mit diesen Erregern auszuschließen oder in kritischem Zustand auch empirisch zu behandeln. Oft werden erst wieder unter Einsatz von Glykopeptiden VRE oder unter Carbapenemen sog. Carbapenemase-bildende Enterobakterien wie Klebsiellen (OXA-48, NDM-1, -2 u. a.) entdeckt!

Prognose bei Fieber und Granulozytopenie

Neben erregerbezogenen Faktoren (Virulenz, Resistenz) und der Bedeutung supportiver Maßnahmen ist die Prognose des fiebernden granulozytopenen Patienten im Wesentlichen vom **sofortigen Beginn der empirischen Therapie** und im Weiteren von der Überwindung der Granulozytopenie abhängig. Die infektionsbedingte Mortalität liegt derzeit deutlich unter 10 %, bei gramnegativer Sepsis jedoch über 10 % und ist wesentlich höher bei polymikrobieller Bakteriämie. Die größte unmittelbare Gefahr besteht in der Ausbildung eines **Sepsis-Syndroms** bzw. eines **septischen Schocks**. Dieser ist mit einer Letalität von über 80 % verbunden und kann bei grundsätzlich jedem Erreger auftreten. Das **Sepsis-Syndrom** äußert sich klinisch mit Hyperthermie bzw. Hypothermie, Tachykardie und Tachypnoe sowie zusätzlichen Befunden wie Hypoxämie, erhöhtem Plasmalactat, verminderter Urinausscheidung und zerebralen Funktionsstörungen. Bei insuffizientem systolischem Blutdruck liegt ein **septischer Schock** vor. Dieser ist auch bei Patienten in der Granulozytopenie nach den gleichen Regeln der Sepsis-Therapie intensivmedizinisch zu behandeln – wenn auch bei länger zu erwartender Neutropenie mit schlechter Prognose.

Supportive immunmodulatorische Verfahren

- **Granulozytentransfusionen:** Der therapeutische Nutzen von Granulozytentransfusionen zur Supportivtherapie vermuteter und auch gesicherter Infektionen bei Granulozytopenie ist weiterhin unklar. Die Vorbehandlung von Spendern mit G-CSF (*granulocyte colony-stimulating factor*), verbesserte Phereseverfahren und die Inkubation separierter Granulozyten mit Zytokinen haben neue Perspektiven für dieses Verfahren eröffnet. Aufgrund des ausstehenden Effektivitätsnachweises und der potenziell assoziierten Risiken (RDS [*respiratory distress syndrome*], Übertragung von CMV-(Zytomegalie-Virus-)Infektionen, Alloimmunisierung und vCJD [*variant Creutzfeldt-Jakob disease*]) sind Granulozytentransfusionen bis zum Vorliegen adäquater klinischer Studien derzeit nur bei sehr therapierefraktären progredienten Infektionen zu erwägen.

- **Rekombinante Kolonie-stimulierende Faktoren** (G-CSF, GM-CSF [*granulocyte-macrophage colony-stimulating factor*]) führen zu einer Verkürzung der Granulozytopeniephase nach zytotoxischer Chemotherapie und hämatopoetischer Stammzelltransplantation. Eine hierdurch bedingte Reduktion von Häufigkeit, Schwere und Mortalität Granulozytopenie-assoziierter Infektionen erscheint zwar intuitiv plausibel, ist jedoch bislang nicht eindeutig belegt. Ob Kolonie-stimulierende Faktoren eine Bedeutung bei der Behandlung nachgewiesener Infektionen bei Patienten mit neoplastischen Erkrankungen haben, ist ebenfalls noch unklar; eine Anwendung ist jedoch bei absehbar lang anhaltender Granulozytopenie und refraktären Infektionen gerechtfertigt. Für den rationalen Einsatz Kolonie-stimulierender Faktoren (Beginn und Dauer) liegen Leitlinien international anerkannter Fachgesellschaften vor.
- Die Effektivität von **hochdosierten Steroiden** bei Sepsis-Syndrom und septischem Schock ist nicht belegt, jedoch hat bei Patienten mit nicht ausreichendem Anstieg des freien Cortisols nach Corticotropin-Stimulation niedrig dosiertes Hydrocortison zu einer Senkung der 28-Tage-Mortalität geführt. Nicht gesichert ist die Wirksamkeit von **polyvalenten Immunglobulinpräparaten** und von **Antiseren** bzw. **monoklonalen Antikörpern** gegen Endotoxin-Bestandteile der Zellmembran gramnegativer Bakterien (J-5, HA-1A). Klinische Studien zur Modulation **inflammatorischer Zytokine** (TNF, IL-1 u. a.) sind bislang ohne positive Ergebnisse verlaufen. Auch **aktiviertes Protein C** konnte nach einem ersten erfolgversprechenden Einsatz (auch bei ausgewählten Subkollektiven von Sepsis-Patienten) nicht zur Reduktion der Mortalität bei schwerer Sepsis führen. Es ist deshalb kaum zu erwarten, dass panzytopene Patienten mit einem zusätzlich erhöhten Risiko schwerer Hämorrhagien von dieser Therapie profitieren.

32.3 Infektionsprävention

Nicht medikamentöse Prävention

Die Pflege und Behandlung hämatologischer/onkologischer Patienten erfolgt in der Regel zunächst auf offenen Stationen, ggf. unter den Bedingungen einer Umkehrisolation (maximal Zweibettzimmer mit Verwendung von Mund-Nasen-Schutz, Handschuhen und Einmalkitteln seitens aller Kontaktpersonen). Mit positivem Luftdruck und High-Efficiency-Particulate-Air(HEPA)-Filtern ausgestattete Räume werden bisher nur im Rahmen allogener hämatopoetischer Stammzelltransplantation bis Engraftment empfohlen bzw. gefordert. Auch noch ohne Erregernachweis sollten jedoch bereits fiebernde Patienten wie solche mit direkt oder indirekt übertragbaren Infektionen bzw. einer Kolonisation durch hochresistente Erreger nach den gültigen Regeln der Infektionsprävention – möglichst auch in Einzelzimmern – behandelt werden. Die meisten bakteriellen Infektionen onkologischer Patienten sind auf Erreger der endo-

Therapieprobleme

genen Flora zurückzuführen, von denen etwa die Hälfte nosokomial akquiriert wurde. Da der häufigste nosokomiale Übertragungsweg der von Mensch zu Mensch ist, ist die **hygienische Händedesinfektion** mit einem von der Deutschen Gesellschaft für Hygiene und Mikrobiologie (DGHM) zertifizierten alkoholischen Händedesinfektionsmittel vor und nach jedem Patientenkontakt unverändert eines der wichtigsten Elemente der allgemeinen Infektionsprävention im Krankenhaus.

Eine wichtige Aufgabe ist die lokale kontinuierliche, prospektive Erfassung definierter nosokomialer Infektionen nach einheitlichem Standard (Surveillance), die Auswertung und Interpretation der Daten, die zeitnahe Rückmeldung sowie die Ausarbeitung und Überwachung von Maßnahmen (Standardarbeitsanweisungen) zu ihrer Verminderung. Die Vorgaben des Infektionsschutzgesetzes sind hierbei nur Mindestanforderungen, die jedoch nicht ausreichend für eine erforderliche maximale Infektionskontrolle in großen hämato-/onkologischen und Transplantationskliniken sind. Grundvoraussetzung für die effiziente Implementierung eines Infektionskontrollprogramms sind Motivation und Schulung aller Mitarbeiter, eine ausreichende Personalausstattung und eine lokal und zeitnah mitarbeitende mikrobiologische und infektiologische Fachabteilung.

Medikamentöse Prävention

Die prophylaktische Gabe von Antiinfektiva bei Patienten mit absehbar prolongierter Granulozytopenie erscheint zunächst plausibel. Zahlreiche Studien mit nicht resorbierbaren Antibiotika (Gentamicin, Paromomycin, Vancomycin, Polymyxin, Colistin) und vom Gastrointestinaltrakt resorbierten Antibiotika (Trimethoprim/Sulfamethoxazol, Ciprofloxacin und Levofloxacin) haben jedoch zu keinem universell effektiven und akzeptierten Verfahren geführt. Problematisch sind vor allem die Selektion multiresistenter Erreger, unerwünschte Arzneimittelwirkungen und bekannt schlechte Compliance. Unter Berücksichtigung zunehmender Carbapenemase-bildender Erreger sollte grundsätzlich zum Resistenzschutz auf eine lokale Applikation von Colistin/Polymyxin verzichtet werden, das als einzige verbleibende, systemisch wirksame Substanz für diese Erreger zur Verfügung steht.

Mit einem hohen Risiko invasiver Pilzinfektionen belastet sind Patienten mit akuter myeloblastischer Leukämie, aplastischer Anämie und Patienten nach allogener hämatopoetischer Stammzelltransplantation bis Engraftment bzw. Graft-versus-Host-Reaktion (GVHD, *graft-versus-host disease*) Grad III/Grad IV. In diesen Populationen beträgt die Inzidenz invasiver Pilzinfektionen 10–25 % bei einer unbereinigten Mortalität von 50–75 %. Eine wirksame Chemoprophylaxe invasiver Candida-Infektionen mit signifikanter Verbesserung der Langzeit-Überlebenswahrscheinlichkeit wurde bei Patienten nach allogener hämatopoetischer Stammzelltransplantation und Prophylaxe mit Fluconazol bis zum Tag +75 nachgewiesen. Bei Patienten mit hämatologischen Neoplasien sind Fluconazol wie auch Itraconazol effektiv in der Reduktion invasiver Candida-Infektionen und Candida-assoziierter Mortalität. Die Pflege in Laminar-air-flow-Einheiten mit HEPA-Filtern ist eine wirksame Maßnahme zur **Prävention invasiver Aspergillus-Infektionen** und gehört zur Grundausstattung von Transplantationszentren. Eine effektive Chemoprävention dieser Infektionen ist durch Studien für Itraconazol-Suspension nur mäßig belegt und konnte erst mit **Posaconazol** eindrücklich kontrolliert bewiesen werden (Patienten mit akuter myeloischer Leukämie [AML] oder myelodysplastischem Syndrom [MDS] mit remissionsinduzierender Chemotherapie wie auch nach Stammzelltransplantation und Immunsuppression bei GVHD) (Tab. 32.3-1).

Tab. 32.3-1 Chemoprophylaxe oberflächlicher und invasiver Pilzinfektionen – Dosierungsempfehlungen.

Prophylaxe	Dosierungsempfehlung
Primärprophylaxe invasiver Candida-Infektionen	**Fluconazol** • Kinder (1 Monat bis 12 Jahre): 8–12 mg/kg/Tag in 1 ED i. v. oder p. o. • Jugendliche ab 13. Lebensjahr und Erwachsene: 200–400 mg/Tag in 1 ED i. v. oder p. o. **Itraconazol-Cyclodextrin-Suspension**[1] • Kinder (ab 6 Monate), Jugendliche und Erwachsene: 5 mg/kg/Tag in 2 ED p. o.
Primärprophylaxe invasiver Aspergillus-Infektionen	**Posaconazol-Suspension** • 800 mg/Tag in 2 ED p. o. (1. Wahl) **Itraconazol-Cyclodextrin-Suspension**[1] • Kinder (ab 6 Monate), Jugendliche und Erwachsene: 5 mg/kg/Tag in 2 ED p. o.
Sekundärprophylaxe rezidivierender oberflächlicher Candida-Infektionen	**nicht resorbierbare Polyene (Amphotericin B, Nystatin)** **nicht resorbierbare Azole (Clotrimazol, Miconazol u. a.)** **Fluconazol** • Kinder (1 Monat bis 12 Jahre): 3–6 mg/kg/Tag in 1 ED p. o. • Jugendliche ab 13. Lebensjahr und Erwachsene: 100–200 mg/Tag in 1 ED p. o. **Itraconazol**[1] • Kinder (6 Monate bis 12 Jahre): 5 mg/kg/Tag in 1 oder 2 ED (Suspension) • Jugendliche ab 13. Lebensjahr und Erwachsene: 200 mg/Tag p. o. (Kps./Suspension)

[1] Nicht zugelassen für Altersstufen < 18 Jahre; vorliegende Daten unterstellen keine Unterschiede bezüglich Verträglichkeit und Wirksamkeit im Vergleich zu Erwachsenen. Bei oraler Gabe von Itraconazol zur Prophylaxe invasiver Pilzinfektionen wird die Aufrechterhaltung von Talspiegeln von Itraconazol von > 0,5 µg/ml (Bioassay: > 2 µg/ml) durch eine entsprechende Dosisanpassung empfohlen.
ED = Einzeldosis; i. v. = intravenöse Gabe; p. o. = orale Gabe.

Trimethoprim/Sulfamethoxazol (5/25 mg/kg/Tag in 2 ED für Patienten < 12 Jahre und für Patienten > 12 Jahre 160/800 mg in 1 ED tgl. oder an 3 Tagen der Woche) ist eine nahezu 100%ig effektive **Prophylaxe der Pneumocystis-Pneumonie**. Sekundäre Alternativen sind die Gabe von **Dapson** bzw. **Atovaquon** und die monatliche Inhalation mit Pentamidinisethionat. In adäquaten Studien gesicherte Indikationen liegen bei allogener hämatopoetischer Stammzelltransplantation und hämatologischen Neoplasien mit dosisintensiver Chemotherapie vor. Jedoch kann auch bei autolog transplantierten Patienten, bei Patienten mit soliden Tumoren und bei Patienten mit Hirntumoren und Corticosteroidgabe aufgrund der ausgeprägten T-Zell-Depletion von einem ähnlich hohen Infektionsrisiko ausgegangen werden und damit eine Prophylaxe indiziert sein (Tab. 32.3-2).

Zur **Prophylaxe von Herpes simplex und Herpes zoster** nach Knochenmarktransplantation bzw. bei Rezidiven unter intensiver Chemotherapie kann **Aciclovir** eingesetzt werden, in individueller Abwägung das für diese Indikation noch wenig geprüfte, aber besser bioverfügbare **Valaciclovir**, ggf. auch **Famciclovir**. Aciclovir-refraktäre chronische Herpes-simplex-Virus-(HSV-) und Varicella-zoster-Virus-(VZV-)Infektionen sind nach hämatopoetischer Stammzelltransplantation beschrieben und müssen bei Rezidiven berücksichtigt werden. Die **primäre Präven-**

Tab. 32.3-2 Chemoprophylaxe der Pneumocystis-Pneumonie – Dosierungsempfehlungen (mod. nach: Groll AH et al. Guidelines for prevention of Pneumocystis carinii pneumonitis in children and adolescents with cancer. Clin Pediatr 2001; 213 [Suppl 1]: A38).

Verfahren der 1. Wahl	
Kinder (1 Monat bis 12 Jahre)	150 mg TMP/m²/Tag + 750 mg SMX/m²/Tag p. o. • in 2 ED an 3 aufeinanderfolgenden Tagen der Woche (z. B. Mo/Mi/Fr) • in 2 ED an 7 Tagen der Woche
Jugendliche ab 13 Jahre und Erwachsene	160 mg TMP/Tag + 800 mg SMX/Tag p. o. • in 1 ED an 7 Tagen der Woche • in 1 ED an 3 aufeinanderfolgenden Tagen der Woche (z. B. Mo/Mi/Fr)
Alternativen bei TMP-/SMX-Intoleranz	
Kinder	• Inhalation mit Pentamidinisethionat 300 mg monatlich mit Respirgard-II-Inhalator (ab 5. Lebensjahr möglich) - nach vorangehender 3-tägiger Aufsättigung • Dapson (ab 1. Lebensmonat) 2 mg/kg p. o. (max. 100 mg) täglich in 1 ED • Atovaquon 30 mg/kg p. o. (1.–3. Lebensmonat und ab dem 25. Lebensmonat) bzw. 45 mg/kg p. o. (4.–24. Lebensmonat) täglich in 1 ED
Jugendliche und Erwachsene	• Inhalation mit Pentamidinisethionat 300 mg monatlich mit Respirgard-II-Inhalator – nach vorangehender 3-tägiger Aufsättigung • Dapson 100 mg p. o. täglich in 1 oder 2 ED • Atovaquon 1 500 mg p. o. täglich in 1 ED

ED = Einzeldosis; p. o. = orale Gabe; SMX = Sulfamethoxazol; TMP = Trimethoprim.

tion von Windpocken VZV-seronegativer Patienten besteht in der **Vermeidung einer Exposition**. Hat eine Exposition stattgefunden, kann durch die Gabe von VZV-Hyperimmunglobulin ein sicherer Schutz erzielt werden, wenn es innerhalb von 24 bis spätestens 96 Stunden verabreicht wird und der Inkuband vom Erkrankten isoliert bleibt. Der Betroffene gilt danach als nicht inkubiert. Bei einer Reexposition nach mehr als 14 Tagen muss erneut immunisiert werden. Bei nicht zeitgerecht möglicher passiver Immunprophylaxe wird die Chemoprophylaxe mit hochdosiertem Aciclovir für 7 Tage ab dem 8. Inkubationstag (Beginn der Virämie) empfohlen. Wichtigste Maßnahme zur **Vermeidung von Zytomegalie-Virus-(CMV-)Infektionen** ist die ausschließliche **Gabe CMV-negativer Blutprodukte** bzw. die Verwendung spezieller Leukozytenfilter. Nach allogener Knochenmarktransplantation und Seropositivität von Empfänger bzw. Spender sind die Prophylaxe mit Ganciclovir (ab Engraftment bis Tag +100) bzw. die präemptive Therapie mit Ganciclovir oder auch Foscarnet beim Nachweis von CMV-Antigen bzw. Genprodukten nachgewiesen wirksam zur Prävention manifester Erkrankungen.

Während Mumps und Röteln keine besondere Bedrohung darstellen, ist bei einer **Masernexposition** die Gabe eines **polyvalenten Immunglobulinpräparates** zwingend und effektiv, wenn der Exponierte vom Erkrankten isoliert bleibt. Zur Chemoprophylaxe der **Influenza** bei Kontakt bzw. Epidemien stehen **Oseltamivir** und, ab dem 12. Lebensjahr zugelassen, **Zanamivir**, evtl. auch **Amantadin** zur Verfügung.

Prävention mit polyvalenten Immunglobulinen und Vakzinen

Die regelmäßige Gabe polyvalenter Immunglobuline hat keine gesicherte Indikation in der Infektionsprävention onkologischer Patienten; ein Einfluss auf die Häufigkeit infektiöser Komplikationen bzw. auf eine infektionsassoziierte und allgemeine Mortalität ist nicht nachgewiesen. Bei Patienten nach hämatopoetischer Stammzelltransplantation liegen Daten vor, die eine infektionspräventive Wirksamkeit polyvalenter Immunglobulingaben unterstellen; eine universelle Empfehlung aus infektionspräventiver Sicht wird jedoch kontrovers beurteilt.

33 Antimikrobielle Therapie nach hämatopoetischer Stammzelltransplantation (HSZT)

Neben der »**Graft-versus-Host-Reaktion**« sind **Infektionen** die wichtigste Ursache von Morbidität und Mortalität nach hämatopoetischer Stammzelltransplantation (HSZT).
Nahezu alle hämatologischen Kliniken sowie Transplantationseinheiten und -kliniken in Deutschland führen die Behandlung ihrer Patienten (einschließlich der Therapie und Prophylaxe von Infektionen) im Rahmen standardisierter Protokolle durch. Gleichzeitig gibt es mittlerweile eine Reihe von regelmäßig erneuerten nationalen und internationalen Leitlinien und Empfehlungen, die durch eine Vielzahl von kontrolliert durchgeführten Studien innerhalb der letzten Jahre zunehmend an Evidenz gewinnen. Diese Protokolle sollten sich zusätzlich stets an den besonderen lokalen und aktuellen Daten zur Epidemiologie der Erreger und ihrer Resistenz orientieren.

33.1 Infektionsrisiko und Erregerspektrum

Das Infektionsrisiko nach hämatopoetischer Stammzelltransplantation (HSZT) folgt konzeptuell **drei Phasen**, die von den jeweils vorherrschenden Abwehrstörungen bestimmt werden (Abb. 33.1-1):

- Die **frühe Phase** (Transplantation bis Engraftment) ist durch die in Abhängigkeit von der durchgeführten Konditionierung mehr oder weniger ausgeprägte Granulozytopenie und Schleimhautschädigung bestimmt – mit hieraus resultierendem prädominantem Risiko für invasive Infektionen durch Bakterien der residenten Flora, Candida spp. und Aspergillus spp. sowie mukokutane Herpes-simplex-Reaktivierungen.
- Die **mittlere Phase** (Engraftment bis Tag +100 nach Transplantation) wird von der Störung der zellvermittelten erworbenen Immunität dominiert, die wesentlich vom Auftreten einer Graft-versus-Host-Reaktion (GVHD, *graft-versus-host disease*) bzw. ihrer massiv immunsuppressiven Therapie beeinflusst wird. In dieser Phase sind die Patienten vor allem durch Herpesviren, insbesondere Zytomegalie-Virus (CMV), aber auch Aspergillus spp., Pneumocystis jirovecii (vormals carinii), und – bei T-Zell-depletiertem Transplantat bzw. alternativem, nicht vollständig HLA-kompatiblem Spender – auch durch Adenoviren und Epstein-Barr-Virus-(EBV-)assoziierte lymphoproliferative Erkrankungen gefährdet.
- Die **späte Phase** (nach Tag +100) wird von der noch inkompletten Regeneration der erworbenen zellvermittelten und humoralen Immunität und Störungen des retikuloendothelialen Systems bei allogen transplantierten Patienten mit GVHD oder alternativen Spendern bestimmt. Die wichtigsten Infektionserreger bei diesen Patienten umfassen Herpesviren (CMV, Varicella-zoster-Virus [VZV]), Epstein-Barr-Virus-assoziierte lymphoproliferative Erkrankungen, Adenoviren, respiratorische Viren, Aspergillus spp., Pneumocystis jirovecii und Infektionen durch bekapselte Bakterien (z. B. Pneumokokken, Haemophilus influenzae).

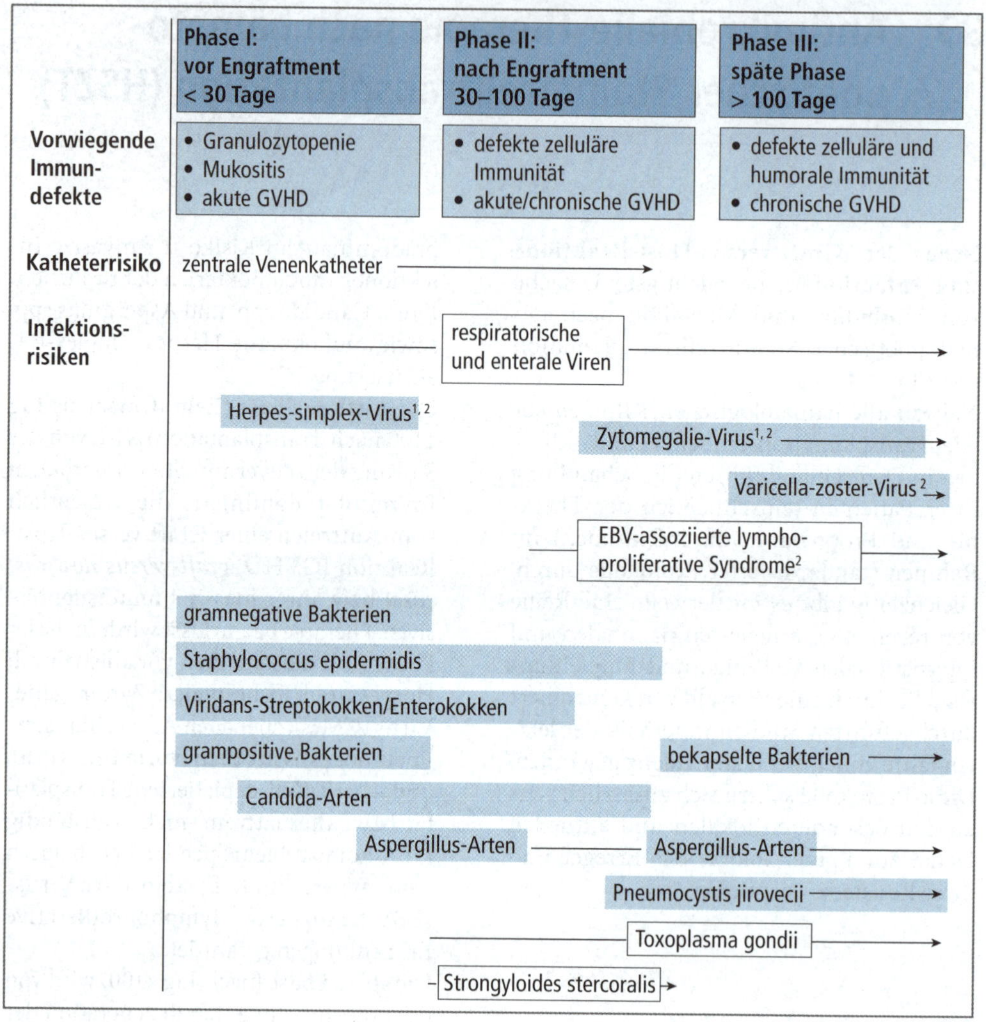

Abb. 33.1-1 Infektionsrisiken nach hämatopoetischer Stammzelltransplantation (mod. nach: CDC: Centers for Disease Control. Guidelines for preventing opportunistic infections among hematopoietic stem cell transplant resipients. MMWR Recomm Rep 2000; 49 (RR-10): 1–125, CE1–7).
[1] Ohne Standardprophylaxe.
[2] Vorwiegend bei seropositiven Patienten (bereits vor HSZT).
(grau hinterlegt): hohes Infektionsrisiko (> 10 %); (Kasten): niedriges Infektionsrisiko (< 10 %); →: anhaltendes Infektionsrisiko.

Patienten nach **autologer HSZT** haben in der Regel eine raschere Regeneration der erworbenen Immunität und damit ein deutlich geringeres Risiko für opportunistische Infektionen in den Phasen II und III. Das Risiko **allogen transplantierter** Patienten ist im Wesentlichen proportional zum Auftreten und Schweregrad der GVHD, deren Risiko wiederum mit dem Ausmaß der Divergenz der Histokompatibilität steigt. Wichtige zusätzliche Variablen der Infektionsgefährdung nach allogener HSZT sind die Kondi-

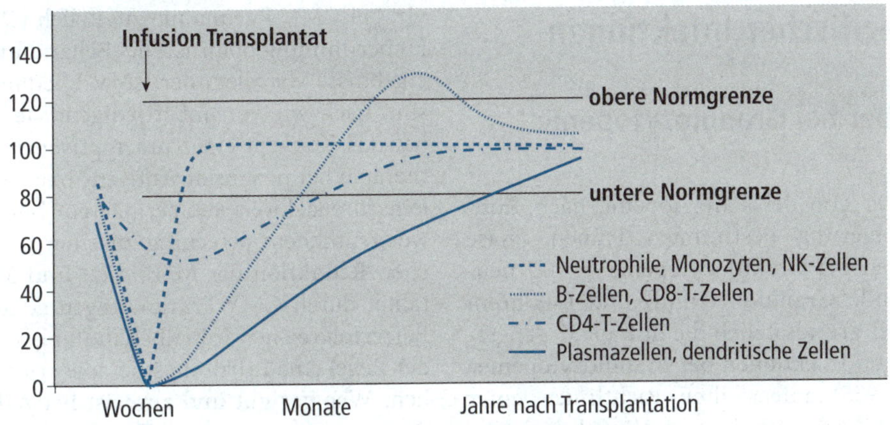

Abb. 33.1-2 Zu erwartende Zahl unterschiedlicher immunologisch relevanter Zellen im Verlauf der myeloablativen Stammzelltransplantation (mod. nach: Storek J. Immunological reconstitution after hematopoietic cell transplantation – its relation to the contents of the graft. Expert Opin Biol Ther 2008; 8: 583–97).

tionierungsregime (z. B. myeloablativ versus nicht myeloablativ), Manipulationen des Grafts (z. B. T-Zell-Depletion in vivo und ex vivo), die immunsuppressive Therapie (z. B. Steroide oder Antilymphozytenglobulin) sowie antiinfektiöse Supportivmaßnahmen (z. B. Posaconazol-Prophylaxe), die alle einem kontinuierlichen Wandel unterworfen sind und bei der Beurteilung des individuellen Patienten berücksichtigt werden müssen (Abb. 33.1-2).

33.2 Infektiologische Evaluation

Die infektiologische Evaluation **vor der Transplantation** umfasst die serologische Untersuchung von potenziell übertragbaren latenten Infektionserregern (CMV, EBV, VZV, HBV [Hepatitis-B-Virus], HCV [Hepatitis-C-Virus], HIV [Humanes Immundefizienz-Virus], Toxoplasma gondii), die Anlage eines Tuberkulin-Tests bzw. TB-ELISA oder ELISPOT von Spender und Empfänger sowie die Untersuchung von Lungen, Nasennebenhöhlen und Kiefer zum Ausschluss therapiebedürftiger Infektionsherde. **Nach der Transplantation** beschränkt sich das infektiologische Screening im Wesentlichen auf in den ersten 3–6 Monaten durchgeführte Überwachungsuntersuchungen auf CMV mittels Nukleinsäure- bzw. Antigenassays. Bei auftretenden Erkrankungen werden – orientiert an Symptomen, klinisch-radiologischen Befunden und vermutetem Erreger – alle geeigneten Untersuchungsverfahren, ggf. unter Einschluss invasiver diagnostischer Verfahren, zum direkten Erregernachweis und einer daraus resultierenden, möglichst spezifischen Therapie eingesetzt.

33.3 Management wichtiger spezifischer Infektionen

Fieber bei Granulozytopenie

In der von der Panzytopenie nach Konditionierung bestimmten frühen Phase treffen bei Granulozytopenie (< 500 neutrophile Granulozyten/µl) und unklarem Fieber grundsätzlich die in Kap. 32 »Therapie von Infektionen bei Granulozytopenie« (s. S. 955) aufgestellten Richtlinien einer antimikrobiellen Interventionstherapie zu und sind daher an dieser Stelle nicht weiter ausgeführt.

Infektionen durch Herpesviren

Infektionen durch Zytomegalie-Viren (CMV): Die häufigste und schwerwiegendste Manifestation einer Infektion durch Zytomegalie-Viren (CMV) ist die **interstitielle Pneumonie**. Vor Einführung effektiver Strategien der Chemoprävention betrug ihre Inzidenz nach allogener Knochenmarktransplantation 10–40 %, die assoziierte Mortalität lag bei bis zu 50 %. Weitere Zielorgane invasiver Infektionen sind Ösophagus, Magen und Darm, Retina sowie selten das ZNS und andere Organe (Leber, Myokard, Nieren, Nebennieren, Lunge u. a.). Wesentliche prädiktive Faktoren für eine CMV-Erkrankung im Transplantationssetting sind der Serostatus von Spender und Empfänger vor Transplantation, eine Graft-versus-Host-Reaktion, ein Lebensalter von > 20 Jahren und eine unzureichende lymphozytäre Rekonstitution nach Transplantation. Der natürliche Erkrankungsgipfel liegt innerhalb der ersten 3 Monate nach Transplantation; unter derzeitigen präventiven HSZT-Strategien sind jedoch späte Erkrankungen nach Tag +100 häufiger geworden.

Therapie: Therapie der Wahl ist **Ganciclovir**, bei CMV-Pneumonie zusätzlich CMV-Hyperimmunglobulin. Die Behandlungsergebnisse vor allem der CMV-Pneumonie sind nach wie vor unbefriedigend. Jedoch hat das Konzept einer präemptiven Frühtherapie bei positivem Antigen- bzw. Nukleinsäurenachweis aus peripherem Blut bei wöchentlichem Screening zu einer deutlichen Reduktion der Morbidität und Mortalität durch CMV-Erkrankungen geführt. Bei erfolgreicher Initialbehandlung ist in der Regel eine Erhaltungstherapie erforderlich. Weniger gut und zumeist bei AIDS-Patienten untersuchte Therapieoptionen sind **Foscarnet** und nachgeordnet die Kombination von Ganciclovir plus Foscarnet sowie Cidofovir und Ganciclovir-beladene Implantate bei Chorioretinitis. Die Rolle von Valganciclovir, ein oral verabreichbarer Monovalyl-Ester von Ganciclovir mit nahezu gleicher Plasmaexposition wie Ganciclovir, wird immer noch in klinischen Studien evaluiert.

Infektionen durch Herpes-simplex-Viren (HSV): Herpes-simplex-Virus (HSV) Typ I und Typ II können bei immunsupprimierten Patienten ausgedehnte bläschenförmige bzw. ulzerierende Läsionen von Haut- und Schleimhäuten einschließlich der Mundhöhle, des Ösophagus und des Anogenitalbereichs hervorrufen. Invasive Infektionen (Zielorgane: ZNS, Lunge, Leber) sind jedoch sehr selten.

Infektionen durch Varicella-zoster-Viren (VZV): Im Gegensatz dazu beträgt das natürliche Risiko systemischer Manifestationen (Pneumonitis, Meningoenzephalitis, Hepatitis) bei primären Varicella-zoster-Virus-(VZV-)Infektionen etwa 30 % mit bis zu 20 % assoziierter Mortalität. Reaktivierungen in Form eines Zoster sind bei bis zu 50 % seropositiver Patienten zu erwarten; systemische Manifestationen bei sekundären VZV-Erkrankungen sind selten. Häufige Komplikationen beider Erkrankungen sind bakterielle Superinfektionen.

Therapie: Mit intravenösem **Aciclovir** steht ein effektives Virostatikum zur Primärtherapie schwerer HSV- und VZV-Infektionen zur Verfügung. Alternative bei seltener virologischer Resistenz ist **Foscarnet** bzw. **Cidofovir** (Tab. 33.3-1). Die für pädiatrische Patienten nicht zugelassenen oralen Substanzen Brivudin, Valaciclovir und Famciclovir sind individuell einzusetzende Alternativen bei leichten Verlaufsformen oberflächlicher Infektionen.

Invasive Pilzinfektionen

Infektionen durch Candida- und Aspergillus-Spezies sowie weitere Pilzerreger: Invasive Pilzinfektionen durch Candida- und Aspergillus-Spezies, aber auch Infektionen durch zuvor seltene und besonders schwie-

Tab. 33.3-1 Substanzen zur Behandlung von Infektionen durch Herpesviren.

Substanz	Tagesdosis	Indikationen
Aciclovir	15 mg/kg in 3 ED i. v.	Therapie von Herpes-simplex-Infektionen
	30–45 mg/kg in 3 ED i. v.	Therapie von Windpocken/Herpes zoster
Ganciclovir	10 mg/kg in 2 ED i. v.	Induktionstherapie bei CMV-Reaktivierung (Tage 1–14)
	5 mg/kg in 1 ED i. v.	Erhaltungstherapie bei CMV-Reaktivierung (ab Tag 15)
Foscarnet	180 mg/kg in 3 ED i. v.	Alternative der Induktionstherapie bei CMV-Reaktivierung (Tage 1–14)
	90–120 mg/kg in 1 ED i. v.	Alternative der Erhaltungstherapie bei CMV-Reaktivierung (ab Tag 15)
	120 mg/kg in 2–3 ED i. v.	Therapie Aciclovir-resistenter Herpes-simplex-Infektionen
		Therapie des Aciclovir-resistenten Herpes zoster
Cidofovir	5 mg/kg in 1 ED i. v. jeden 7. bzw. 14. Tag[1]	Therapie der CMV-Retinitis; Option der Therapie Ganciclovir- und Foscarnet-refraktärer CMV-Reaktivierungen bzw. HSV- und VZV-Infektionen im Rahmen eines individuellen Heilversuchs
Brivudin	15 mg/kg in 2–3 ED p. o. (max. 500 mg)	Option der oralen Therapie mukokutaner HSV-1-Infektionen und von Herpes zoster
Valaciclovir	1 000 mg in 2 ED p. o.[1]	Option der oralen Therapie von Herpes-simplex-Infektionen
	3 000 mg in 3 ED p. o.[1]	Option der oralen Therapie von Herpes zoster
Famciclovir	1 000 mg in 2 ED p. o.[1]	Option der oralen Therapie von Herpes-simplex-Infektionen
	1 500 mg in 3 ED p. o.[1]	Option der oralen Therapie von Herpes zoster

[1] Erwachsenendosierung.
ED = Einzeldosis; i. v. = intravenöse Gabe; p. o. = orale Gabe.
CMV = Zytomegalie-Virus; HSV = Herpes-simplex-Virus; VZV = Varicella-zoster-Virus.

rig behandelbare Erreger wie Fusarium spp., Scedosporium spp., Zygomyzeten und pigmentierte Schimmelpilze sind wichtige infektiöse Komplikationen nach HSZT. Die wesentlichsten spezifischen Risikofaktoren sind die ausgeprägte und prolongierte Granulozytopenie sowie die Gabe von Glucocorticosteroiden in pharmakologischen Dosierungen.

Candida spp. gehören zur endogenen Flora des Menschen; der Orointestinaltrakt ist das Haupterregerreservoir und Ausgangspunkt endogener Infektionen. Quellen exogener Infektionen sind zentrale Venenkatheter. Die wichtigsten klinischen Manifestationen umfassen neben oberflächlichen Infektionen der Schleimhäute die **isolierte, häufig Katheter-assoziierte Candidämie**, akute disseminierte bzw. fokale invasive Infektionen mit oder ohne Candidämie sowie die **chronisch disseminierte (»hepatolienale«) Candidiasis**.

Invasive Infektionen durch **Aspergillus spp.** und andere Schimmelpilze betreffen neben Haut- und Weichteilen (z. B. nach Katheterimplantation) und den Nasennebenhöhlen ganz überwiegend den tiefen Respirationstrakt und werden in aller Regel aerogen erworben. Spezifische Komplikationen sind die Streuung der Infektion in das ZNS und pulmonale Blutungen.

Aufgrund der Vielfalt möglicher Pilzerreger, vorhandener Verfahren der Resistenztestung und der Verfügbarkeit neuer Antimykotika sollte eine **mikrobiologische Diagnose** nach Möglichkeit immer angestrebt werden. Moderne bildgebende Verfahren, insbesondere die hochauflösende Computertomographie, erleichtern ein frühes Erkennen von pulmonalen Infiltraten, die mit einer invasiven Schimmelpilzinfektion vereinbar sind. Obwohl periphere, zu Beginn meist kleinfleckige Infiltrate, das sog. Halo-Zeichen und Einschmelzungen charakteristisch für eine invasive Schimmelpilzinfektion sind, ersetzen sie dennoch nicht den mikrobiologischen Erregernachweis (Mikroskopie, Kultur, PCR und Fish[Fluoreszenz-in-situ-Hybridisierung]-Technik). Das serielle Monitoring von Galaktomannan-Antigen bzw. Aspergillus-spezifischen Nukleinsäuresequenzen im peripheren Blut ist vielversprechend, aber als Basis für Therapieentscheidungen noch nicht ausreichend evaluiert.

Therapie: Therapieoptionen bei **oberflächlichen Candida-Infektionen** umfassen topische **Polyene** und **Azole** (beschränkt auf oropharyngeale, vulvovaginale und kutane Infektionen), **Amphotericin-B-Desoxycholat**, **Fluconazol**, **Itraconazol-Suspension** sowie **Voriconazol** und **Caspofungin**. Bei vergleichbarer Wirkung und besserer Verträglichkeit haben in der initialen Standardtherapie bei granulozytopenen Patienten und Nachweis eines Hefepilzes in Blutkulturen die **Echinocandine** konventionelles Amphotericin B abgelöst. Handelt es sich um Candida albicans, kann eine Therapie mit hochdosiertem Fluconazol erwogen werden, wenn der Patient eine unkomplizierte Fungämie und keine Azole als antimykotische Prophylaxe erhalten hat. Wenn möglich, sollte ein vorbestehender zentraler Venenkatheter entfernt werden. Bei **akuter disseminierter Candidiasis** mit hämodynamischer Instabilität, persistierend positiven Blutkulturen und Hinweisen auf eine Invasion tiefer Gewebe kann nach wie vor die hochdosierte Gabe von **liposomalem Amphotericin B plus Flucytosin** empfohlen werden. Der alleinige Einsatz von Fluconazol ist in dieser Situation umstritten und sollte nur bei nachweislich gut empfindlich getesteten Spezies erwogen werden. Konventionelles Amphotericin B sollte bei einer Reihe besserer Alternativen – weil geringer toxisch – hier keine Rolle mehr spielen. Daten einer randomisierten vergleichenden Doppelblindstudie bei vorwiegend nicht granulozytopenen Patienten zeigten eine gleiche therapeutische Wirksamkeit von **Caspofungin** im Vergleich zu konventionellem Amphotericin B in der Primärtherapie invasiver Candida-Infektionen bei besserer Verträglichkeit (Tab. 33.3-2).

Tab. 33.3-2 Substanzen zur Behandlung vermuteter bzw. gesicherter invasiver Pilzinfektionen.

Substanz	Tagesdosis	Indikationen
Amphotericin-B-Desoxycholat	0,7–1,0 mg/kg in 1 ED i. v.	nur noch Resistenzpräparat für: invasive Candida-Infektionen, Kryptokokken-Meningoenzephalitis (in Kombination mit 5-Flucytosin)
	1,0–1,5 mg/kg in 1 ED i. v. (max. 1,5 mg/kg in 1 ED)	Infektionen durch Aspergillus und andere Fadenpilze (z. B. Fusarium spp. und andere hyaline Fadenpilze; Zygomyzeten; pigmentierte Fadenpilze)
liposomales Amphotericin B	3–5 mg/kg in 1 ED i. v. (max. 10 mg/kg in 1 ED)	Standardtherapie invasiver Pilzinfektionen (spätestens bei Unverträglichkeit bzw. Versagen von Amphotericin-B-Desoxycholat); maximale Dosierung (5 mg/kg) bei invasiven Infektionen durch Aspergillus und andere Fadenpilze dringend empfohlen
Fluconazol	8 mg/kg in 2 ED i. v. (max. 400 mg)	Konsolidierungs- und Erhaltungstherapie bei Kryptokokken-Meningoenzephalitis
	8–12 mg/kg in 2 ED i. v. (max. 800 mg)	Therapie invasiver Candida-Infektionen
Itraconazol[1]	200 mg in 1 ED i. v. (Tage 1 + 2: 2 × 200 mg)	Therapie (leichter) invasiver Aspergillus-Infektionen bei Unverträglichkeit bzw. Versagen von Amphotericin-B-Derivaten
	5 mg/kg in 2 ED p. o. (Suspension)	Konsolidierungs- und Erhaltungstherapie invasiver Infektionen durch Aspergillus spp. und andere Schimmelpilze; Itraconazol-Talspiegel > 0,5 µg/ml empfohlen (HPLC)
Voriconazol	8 mg/kg in 2 ED i. v. (Tag 1: 12 mg/kg in 2 ED)	Primär- und Sekundärtherapie invasiver Aspergillus-Infektionen, Sekundärtherapie invasiver Infektionen durch Fusarium spp., Scedosporium prolificans und Candida spp.
Posaconazol	800 mg in 2 ED oral (mit Nahrung)	in erster Linie zur Prophylaxe, in Einzelfällen auch zur Behandlung v. a. von Schimmelpilzinfektionen und hier Zygomykosen
Caspofungin[2]	50 mg in 1 ED i. v. (Tag 1: 70 mg in 1 ED)	Therapie invasiver Aspergillus-Infektionen bei Unverträglichkeit bzw. Versagen von Amphotericin-B- und Azol-Derivaten, Primärtherapie invasiver Candida-Infektionen nicht granulozytopener Patienten
Anidulafungin	1,5 mg/kg in 1 ED; initial 1 × 200 mg, dann 1 × 100 mg	Therapie aller invasiven Candida-Infektionen
Micafungin	2, max. 3 mg/kg in 1 ED (max. 150 mg)	Therapie aller invasiven Candida-Infektionen
Flucytosin	100 mg/kg in 3–4 ED i. v.	in Kombination mit Amphotericin-B-Derivaten bei Kryptokokkose, Candida-Meningoenzephalitis, Endophthalmitis sowie bei renaler, peritonealer und disseminierter Candidiasis; Spiegelbestimmungen empfohlen (< 100 µg/ml)

[1] Untersuchungen zur Dosis der intravenösen Formulierung von Itraconazol bei pädiatrischen Patienten liegen nicht vor. Itraconazol ist für pädiatrische Alterstufen (< 18 Jahre) nicht zugelassen.

[2] Caspofungin ist bislang nicht für pädiatrische Patienten zugelassen. Vorläufige pharmakokinetische Untersuchungen unterstellen eine Dosierung von 50 mg/m² (Tag 1: 70 mg/m²) bei Patienten < 18 Jahre.

ED = Einzeldosis; i. v. = intravenöse Gabe; p. o. = orale Gabe.

Substanzen der 1. Wahl bei vermuteten bzw. nachgewiesenen **invasiven Aspergillus-Infektionen** sind **Voriconazol** und mittlerweile **liposomales Amphotericin B**. Zumindest gegenüber konventionellem Amphotericin-B-Desoxycholat zeigen vergleichende klinische Studien zur Primärtherapie invasiver Aspergillus-Infektionen eine bessere antimykotische Wirksamkeit und niedrigere Mortalität bei initial mit Voriconazol behandelten Patienten. Weitere Alternativen bei Patienten mit refraktären Infektionen bzw. Unverträglichkeit sind neben liposomalem Amphotericin B noch ohne pädiatrische Zulassung und Dosis Itraconazol und Caspofungin i. v. Bei lokalisierten Infektionen und auch bei der invasiven pulmonalen Aspergillose können zusätzlich chirurgische Maßnahmen indiziert sein. Kombinationstherapien von Amphotericin B und Echinocandinen bzw. neuer Triazole mit Echinocandinen wie Caspofungin oder Micafungin sind intuitiv vielversprechend, der Nachweis einer verbesserten Wirksamkeit durch adäquate klinische Studien steht jedoch bislang aus (s. Tab. 33.3-2).

Infektionen durch Pneumocystis

Mit der Intensivierung der Chemotherapie neoplastischer Erkrankungen Anfang der 1970er Jahre wurde das hohe Risiko Krebskranker für eine **Pneumocystis-Pneumonie** deutlich. Neben Patienten mit hämatologischen Neoplasien sind solche nach allogener HSZT besonders gefährdet. Die Leitsymptome der Pneumocystis-Pneumonie bei Patienten mit bösartigen Erkrankungen und nach allogener HSZT sind trockener Husten, Fieber, Dyspnoe und Hypoxie bei oft minimalem Auskultationsbefund und eine rasche Progression. Radiologisch besteht eine diffuse Zeichnungsvermehrung der Lungen bis hin zur völligen Verschattung. Vor allem unter inhalativer Pentamidin-Prophylaxe sind jedoch auch atypische Verläufe möglich.

Therapie: **Standardtherapie** ist die intravenöse Gabe von **Trimethoprim/Sulfamethoxazol** über 14–21 Tage; nachgeordnete Alternativen sind intravenös verabreichbares Pentamidin, Atovaquon sowie die Kombination von Trimethoprim und Dapson. Bei deutlicher Hypoxämie (paO_2 < 70 mmHg) ist die Gabe von Prednison angezeigt (2 × tgl. 1 mg/kg; ab Tag 6: 2 × tgl. 0,5 mg/kg; ab Tag 11: 2 × tgl. 0,25 mg/kg; Tab. 33.3-3). Die Prognose der behandelten Pneumocystis-Pneumonie ist im Wesentlichen von ihrer Progression zu Therapiebeginn abhängig; die Überlebensraten bei Krebskranken liegen global zwischen 42 und 85 %.

33.4 Therapiekonzepte spezifischer Infektionen nachgeordneter Häufigkeit

Infektionen durch Mykobakterien

Die Inzidenz der **Tuberkulose (TB)** ist bei erwachsenen onkologischen Patienten im Vergleich zu Gesunden deutlich erhöht und miliare pulmonale Infiltrate sowie extrapulmonale Manifestationen sind häufig – vor allem bei Patienten mit Vorerkrankungen und aus Tuberkulose-Endemiegebieten. Pulmonale Erkrankungen können ohne Tuberkulose-typische Infiltrate leicht mit anderen Infektionen oder der Grunderkrankung verwechselt werden. Die Mortalität – aber auch die Infektiosität – sind hoch und erfordern deshalb eine frühzeitige differenzialdiagnostische Berücksichtigung der TB.

Therapie: Die Behandlung einer TB bei abwehrgeschwächten Patienten unterscheidet sich nicht prinzipiell von der sonst üblichen Therapie und sollte initial immer mit mindestens 4 wirksamen Substanzen (Isoniazid,

Tab. 33.3-3 Substanzen zur Behandlung einer Pneumocystis-Pneumonie bei HSZT.

Substanz	Tagesdosis	Kommentar
Co-trimoxazol	15–20 bzw. 75–100 mg/kg in 3–4 ED i. v.	Standardsubstanz der Therapie der Pneumocystis-Pneumonie[1] **Cave:** Exanthem/Suppression der Hämatopoese
Pentamidin	4 mg/kg in 1 ED (nach Ansprechen und 7–10 Tagen Reduktion auf 2–3 mg/kg) i. v.	Alternativ-Substanz zur Therapie der Pneumocystis-Pneumonie[1] **Cave:** Niereninsuffizienz, Hypoglykämie
Dapson/ Trimethoprim	**Erwachsene:** 100 mg in 1 ED bzw. 5 mg/kg in 3 ED p. o.	Alternative bei leichten Verlaufsformen ($paO_2 > 70$ mmHg)
	Kinder: 1 mg/kg in 1 ED bzw. 5 mg/kg in 3 ED p. o.	
Primaquin/ Clindamycin	**Erwachsene:** 15 mg in 1 ED bzw. 1 600 mg in 4 ED p. o.	Alternative bei leichten Verlaufsformen ($paO_2 > 70$ mmHg)
	Kinder: 0,25 mg/kg in 1 ED bzw. 30 mg/kg in 4 ED p. o.	
Atovaquon	**Erwachsene:** 1 500 mg in 2 ED p. o.	Alternative bei leichten Verlaufsformen ($paO_2 > 70$ mmHg)
	Kinder: 30 mg/kg in 1 ED p. o.[2]	

[1] Bei deutlicher Hypoxämie ($paO_2 < 70$ mmHg) plus Prednison (2 mg/kg in 2 ED; ab Tag 6: 1 mg/kg in 2 ED; ab Tag 11: 0,5 mg/kg in 2 ED).
[2] 45 mg/kg bei Kindern zwischen 4 und 24 Monaten.
ED = Einzeldosis; i. v. = intravenöse Gabe; p. o. = orale Gabe.

Rifampicin, Ethambutol, Pyrazinamid) in üblicher Dosierung beginnen und unter Berücksichtigung der Resistenztestung für mindestens 9 Monate erfolgen. Eine prolongierte Erhaltungstherapie kann bei Patienten mit anhaltender Abwehrschwäche indiziert sein.

Infektionen durch Listerien

Listeria monocytogenes ist der häufigste Erreger der **bakteriellen Meningitis** krebskranker Erwachsener und hat eine außerordentlich schlechte Prognose. Seine differenzialdiagnostische Berücksichtigung ist besonders wichtig, da die üblicherweise in der empirischen Therapie fiebernder krebskranker Patienten eingesetzten Substanzen keine Aktivität gegenüber diesem Erreger haben. Die klinischen Manifestationen der **Listeriose** umfassen Bakteriämien mit typischerweise schwerem septischem Krankheitsbild und/oder Meningitis und Enzephalitis mit charakteristischer Bevorzugung des Hirnstamms.

Therapie: Standardbehandlung ist die Gabe von **Ampicillin** mit oder ohne Gentamicin; hochdosiertes Trimethoprim-Sulfamethoxazol oder die Kombination von Ampicillin mit Trimethoprim-Sulfamethoxazol sind alternative, weniger gut evaluierte Therapiestrategien.

Infektionen durch Mykoplasmen, Chlamydien und Legionellen

Mykoplasmen, Chlamydien und Legionellen müssen immer in die Differenzialdiagnose refraktärer, lokalisierter wie auch diffuser pulmonaler Infiltrate eingeschlossen werden.

Therapie: **Therapiestandard** der Infektionen durch Mykoplasmen, Chlamydien und Legionellen ist **Erythromycin**; die Kombination mit Rifampicin wird für bedrohlich kranke Patienten empfohlen. Tetracycline, vor allem aber auch Azithromycin, Clarithromycin, Levofloxacin und Moxifloxacin und Chinolone stellen weitere, Letztere neue und wirksamere, aber noch weniger gut untersuchte Therapieoptionen dar.

Therapieprobleme

Infektionen durch seltene Pilzerreger

Infektionen durch Zygomyzeten: Zygomyzeten (Rhizopus, Mucor, Absidia, Cunninghamella u. a.) sind bei immunsupprimierten Patienten eine eher seltene Ursache vor allem sinu-orbitaler und pulmonaler Infektionen mit häufiger ZNS-Beteiligung. Sie gelten nach bisheriger Datenlage als resistent gegenüber zugelassenen Azolen und Echinocandinen.

Therapie: **Grundprinzipien der Therapie** beinhalten das Débridement chirurgisch angehbarer Läsionen, die hochdosierte Gabe von konventionellem bzw. liposomalem **Amphotericin B** (s. Tab. 33.3-2) und – falls möglich – das Absetzen von Corticosteroiden bzw. die Gabe von G-CSF (*granulocyte colony-stimulating factor*) oder GM-CSF (*granulocyte-macrophage colony-stimulating factor*) bei granulozytopenen Patienten. Präklinische und frühe klinische Daten zu Posaconazol, weisen auf eine Wirksamkeit dieser Substanz bei der Therapie von Zygomykosen und mögliche Therapiealternativen in der Zukunft hin.

Infektionen durch Kryptokokken: Kryptokokken können vor allem bei Defekten der zellvermittelten Immunität über Lunge und regionale Lymphknoten in potenziell jedes Organ, bevorzugt aber in das ZNS, gelangen. Dementsprechend sind die klinisch häufigsten Manifestationen eine fokale oder diffuse Pneumonie bzw. eine meist symptomarme Meningoenzephalitis.

Therapie: **Standardtherapie** ist die Induktion mit **Amphotericin B in Kombination mit Flucytosin**, gefolgt von **Fluconazol** oder **Itraconazol** (s. Tab. 33.3-2). Da Rezidive häufig sind, ist eine Erhaltungstherapie nach erfolgreicher Behandlung für die Dauer der Abwehrschwäche erforderlich.

Infektionen durch seltene hyaline und pigmentierte opportunistische Schimmelpilze: Klinische Manifestationen von Infektionen durch seltene hyaline und pigmentierte opportunistische Schimmelpilze sind aufgrund des meist aerogenen Infektionsweges klinisch und bildgebend nicht von invasiven Aspergillus-Infektionen unterscheidbar, ihre Diagnose beruht auf dem kulturellen Erregernachweis. Alle seltenen Erreger invasiver Pilzinfektionen sind schwierig therapierbar – die individuelle Konsultation ausgewiesener Experten wird angeraten.

Infektionen durch Herpesviren

Infektionen durch Epstein-Barr-Viren (EBV): Abwehrgeschwächte Patienten mit ausgeprägter Störung der T-Zell-Immunität sind nicht in der Lage, die Proliferation von mit Epstein-Barr-Virus (EBV) infizierten B-Lymphozyten zu kontrollieren und können neben Symptomen der infektiösen Mononukleose schwere, häufig letal verlaufende lymphoproliferative Krankheitsbilder bis hin zu malignen B-Zell-Lymphomen entwickeln. Gefährdet sind vor allem Patienten nach T-Zell-depletierter bzw. HLA-diskordanter HSZT, nach Gabe von Anti-Lymphozyten-Antikörpern, mit CMV-Erkrankung und primärer EBV-Infektion. Da lymphoproliferative Komplikationen mit einer Erhöhung der EBV-Virus-Last im Blut assoziiert sind, kann in Hochrisikopopulationen ein serielles Monitoring mittels quantitativer PCR als Kriterium für eine präemptive Therapie eingesetzt werden.

Therapie: Therapeutische Optionen bestehen in der Reduktion der Immunsuppression (falls möglich), der Gabe von Donor-Lymphozyten, einer zytoreduktiven Chemotherapie sowie monoklonalen Anti-B-Zell-Antikörpern.

Infektionen durch humanes Herpesvirus Typ 6 (HHV-6): Manifestationen nach Reaktivierungen bzw. Erstinfektionen durch humanes Herpesvirus-(HHV-)6, dem Erreger des Dreitagefiebers, bei Patienten nach allogener HSZT umfassen fieberhafte Krankheitsbilder mit interstitieller Pneumonie, Hepatitis, Enzephalitis, Retinitis, Panzytopenie mit und ohne Exanthem. Wie bei CMV-Infektionen besteht eine Assoziation mit Graft-versus-Host-Reaktionen (GVHD). Ähnlich wie CMV ist HHV-6 gegenüber Ganciclovir und Foscarnet sensibel. Aussagekräftige klinische Studien existieren jedoch derzeit nicht.

Infektionen durch Ortho- und Paramyxoviren

Maserninfektionen: Über Maserninfektionen immuner Patienten nach HSZT ist wenig bekannt. Bei Infektionen nicht immuner krebskranker Patienten beträgt das Risiko einer Pneumonie über 60 %, die Mortalität liegt zwischen 36 und 83 %. Typische klinische Manifestationen (Exanthem, Enanthem) können gerade bei komplizierten Verläufen fehlen und Expositionsanamnese und Serologie sind unzuverlässig.

Infektionen durch Respiratory-syncytial-Viren (RSV): Patienten nach HSZT haben ein beträchtliches Risiko für komplizierte Infektionen durch das Respiratory-syncytial-Virus (RSV). In einer prospektiven Studie an stationär aufgenommenen pädiatrischen Patienten wurden pneumonische Verläufe auch bei älteren Kindern (> 24 Monate) in 100 % der Fälle registriert, die Gesamtmortalität betrug 15 %. Über die Hälfte der Infektionen waren nosokomial akquiriert, immer wieder werden begrenzte Ausbrüche auf spezifischen Stationen beschrieben.

Infektionen durch Parainfluenzaviren: Auch Parainfluenzaviren können bei ausgeprägter Immunsuppression schwere Infektionen des unteren Respirationstraktes hervorrufen. Ihre Inzidenz liegt bei knochenmarktransplantierten Patienten zwischen 2 und 3 %, Pneumonien werden in etwa 70 % der Erkrankungsfälle mit einer assoziierten Mortalität von bis zu 50 % beobachtet. Auch das Risiko einer Influenzaerkrankung ist erhöht. Art und Ausmaß klinischer Symptome unterscheiden sich nicht von denen Immunkompetenter, der Krankheitsverlauf kann jedoch prolongiert sein. Häufige Komplikationen sind bakterielle Superinfektionen des Respirationstraktes, eine erhöhte Inzidenz für die primäre Influenza-Pneumonie ist nicht bekannt.

Tab. 33.4-1 Substanzen zur Behandlung von Infektionen durch Ortho- und Paramyxoviren bei HSZT und Abwehrschwäche.

Substanz	Tagesdosis	Indikationen
Amantadin	**Erwachsene:** 200 mg in 2 ED p. o. **Kinder:** 5–8 mg/kg in 2 ED p. o. (max. 200 mg)	Prophylaxe und Therapie von Influenza-A-Infektionen
Rimantadin[1]	**Erwachsene:** 200 mg in 2 ED p. o. **Kinder:** 5 mg/kg in 2 ED p. o. (max. 150 mg)	Prophylaxe und Therapie von Influenza-A-Infektionen
Ribavirin	6 000 mg über 12–18 h per inhalationem	Therapie schwerer Atemwegsinfektionen durch Masern, RSV, Influenza- und Parainfluenzaviren im Rahmen eines individuellen Heilversuchs (auch systemisch; Erwachsenendosis: 20–35 mg/kg/Tag i. v./p. o.)
Oseltamivir	60–150 mg in 2 ED p. o.	Therapie und Prophylaxe von Influenza-A- und -B-Infektionen
Zanamivir	20 mg in 2 ED per inhalationem[2]	Therapie von Influenza-A- und -B-Infektionen

[1] In Deutschland nicht zugelassen.
[2] Ab dem 12. Lebensjahr.
ED = Einzeldosis; i. v. = intravenöse Gabe; p. o. = orale Gabe.
RSV = Respiratory-syncytial-Virus.

Therapie: Die **therapeutischen Optionen** gegenüber Ortho- und Paramyxoviren sind beschränkt. Sie umfassen Amantadin, Ribavirin und – bei Influenza – Neuraminidase-Inhibitoren wie Oseltamivir und Zanamivir (Tab. 33.4-1).

Infektionen durch Adenoviren

Adenoviren können bei ausgeprägter Immunsuppression invasive Infektionen von Gastrointestinaltrakt (Enterokolitis), Urogenitaltrakt (hämorrhagische Zystitis), inneren Organen (Pneumonie, Hepatitis, Enzephalitis) sowie disseminierte Infektionen bewirken. Die Häufigkeit invasiver Infektionen bei unselektierten pädiatrischen Patienten nach allogener HSZT beträgt zwischen 5 und 10 %. Risikofaktoren sind eine Graft-versus-Host-Reaktion (GVHD), Immunsuppression mit Steroiden sowie HLA-divergente bzw. T-Zell-depletierte Grafts. Die Prognose korreliert mit der Anzahl betroffener Kompartimente bzw. der Viruslast im peripheren Blut. Speziell bei pulmonaler Beteiligung liegt die fallbezogene Mortalität bei über 70 %.

Therapie: Behandlungskonzepte für die Zukunft sind die primäre Chemoprophylaxe bei Hochrisikopatienten sowie präemptive Therapieansätze wie bei CMV. Bislang ungeprüfte, potenzielle Optionen der Chemotherapie sind Ribavirin und Cidofovir.

Infektionen durch Parvovirus B19

Parvovirus B19, Erreger der **Ringelröteln** und Agens **aplastischer Krisen** bei Patienten mit angeborenen hämolytischen Anämien, kann vor allem bei Patienten mit hämatologischen Neoplasien Ursache chronischer lytischer Infektionen mit prolongierter Anämie, Thrombozytopenie und selten auch Panzytopenie sein. Obwohl immunologische Reaktionen wie Exanthem und Arthralgien typischerweise fehlen, werden auch persistierendes Fieber, Myalgien und Hautausschläge berichtet.

Therapie: Die Gabe von Immunglobulinen bzw. die Reduktion der Immunsuppression kann zu einer Reversibilität Parvovirus-B19-induzierter Anämien führen. Andere, vor allem ursächlich wirksame antivirale Behandlungsoptionen, sind nicht bekannt.

Infektionen durch Toxoplasma gondii

Hauptmanifestationen von Toxoplasmose-Erkrankungen nach HSZT sind fokale und disseminierte Enzephalitiden, daneben sind auch diffuse Pneumonien und disseminierte Infektionen beschrieben. Meist handelt es sich um Reaktivierungen, seltener um Erst- bzw. Neuinfektionen durch orale Aufnahme von Oozysten durch zystenhaltige Fleisch- und Wurstwaren, durch erregerhaltige Blutprodukte oder transplantierte Organe und selten durch Inhalation.
Beim Nachweis Kontrastmittel aufnehmender zerebraler Läsionen sollte immer an eine ZNS-Toxoplasmose gedacht werden. Eine Hirnbiopsie kann zum Ausschluss anderer infektiöser Ätiologien und zum Ausschluss von ZNS-Lymphomen erforderlich sein.

Therapie: **Standardtherapie** ist unverändert die Kombination von **Pyrimethamin plus Sulfadiazin**; nachgeordnete, weil weniger geprüfte alternative Kombinationssubstanzen sind Clindamycin, Co-trimoxazol und Atovaquon in hohen Dosierungen (Tab. 33.4-2). Aufgrund der potenziell fulminanten Klinik kann eine präemptive Therapie vor Diagnosesicherung angezeigt sein.

33.5 Infektionsprävention

Nicht medikamentöse Prävention

Für die nicht medikamentöse Infektionsprävention treffen grundsätzlich die in Kap. 32.2 »Fieber bei Granulozytopenie« (s. S. 957) genannten Grundsätze zu. Eine Pflege in Umkehrisolation (Einzelzimmer mit Verwendung von Mund-Nasen-Schutz, Handschuhen und Einmalkitteln seitens aller Kontaktpersonen) und in mit positivem Luftdruck und High-Efficiency-Particulate-Air-(HEPA-)Filtern ausgestatteten Räumen wird zukünftig für ausgewiesene Zentren nach allogener HSZT vom Zeitpunkt der Stammzellgabe bis Engraftment verpflichtend durchgeführt.

Medikamentöse Prävention

Die prophylaktische Gabe von antibakteriellen Substanzen in den ersten 100 Tagen nach Stammzellgabe kann aufgrund unzureichender Daten nicht generell empfohlen werden. Obwohl einzelne Studien eine Reduktion von Bakteriämien nach antibakterieller Prophylaxe zeigen konnten, ist ein Effekt auf die infektionsassoziierte Mortalität nicht belegt. Problematisch sind vor allem die Selektion polyresistenter Erreger, daneben unerwünschte Nebenwirkungen und Aspekte der Compliance.

Tab. 33.4-2 Substanzen zur Behandlung von schweren Toxoplasma-Infektionen bei HSZT.

Wahl	Substanz	Tagesdosis	Kommentar
1.	Pyrimethamin + Sulfadiazin	50–75 mg in 1–2 ED p. o. 4–6 g in 4 ED p. o. **Kinder:** 0,5–1 mg/kg in 2 ED p. o. 120–150 mg/kg in 4 ED p. o.	• **cave:** Bei jeglicher Pyrimethamin-Kombination muss eine Substitution mit Folinsäure erfolgen (Dosis: 5–10 mg/Tag oder 3 × 15 mg/Woche)! • wenn nur eine parenterale Therapie möglich ist: Versuch mit Clindamycin i. v. (ggf. in Kombination mit Co-trimoxazol)
	Pyrimethamin + Clindamycin	50–75 mg in 1–2 ED p. o. 2,4–3,6 g in 3–4 ED i. v. oder p. o. **Kinder:** 0,5–1 mg/kg in 2 ED p. o. 25–40 mg/kg in 4 ED p. o.	• weniger gut untersuchte Alternative zu Clindamycin ist eine Kombination mit Atovaquon-Suspension (2 × 1,5 g)
2.	Co-trimoxazol	480 mg/4 kg KG in 4 ED (max. ca. 8,5 g)	• zur Prophylaxe in niedriger Dosis wirksam, zur Therapie (inkl. Dosierung) nur unzureichend geprüft
• weitere Alternativen bei Unverträglichkeit einzelner Substanzen: Clarithromycin, Azithromycin oder Dapson • Alternative zu Sulfadiazin: Sulfadoxin			

ED = Einzeldosis; i. v. = intravenöse Gabe; p. o. = orale Gabe.

Nach Ablauf der ersten 100 Tage nach Transplantation wird für Patienten mit chronischer Graft-versus-Host-Reaktion (GVHD) und aktiver Behandlung derselben eine Prophylaxe gegenüber bekapselten Bakterien (Haemophilus influenzae, Streptococcus pneumoniae und Neisseria meningitidis) mit Penicillin oder einer alternativen Substanz empfohlen. Wichtig sind darüber hinaus die Aufklärung über das besondere Infektionsrisiko und eine präemptive antibakterielle Therapie bei unklaren Fieberzuständen.

Patienten nach allogener HSZT bis Engraftment bzw. mit GVHD Grad III/IV haben ein hohes (> 10 %) Risiko für invasive Pilzinfektionen.

Prävention invasiver Candida-Infektionen: Eine wirksame Prophylaxe invasiver Candida-Infektionen mit signifikanter Verbesserung der Langzeit-Überlebenswahrscheinlichkeit wurde bei Patienten nach allogener HSZT für die Gabe von Fluconazol (400 mg/Tag in 1 ED) vom Beginn der Konditionierung bis Tag +75 nachgewiesen und ist in den meisten Zentren Standard der antiinfektiösen Supportivtherapie. Itraconazol i. v. oder p. o. (zwischen Tag +1 bis +100 nach Transplantation) führt zwar zu einer geringeren Rate invasiver Pilzinfektionen als Fluconazol, allerdings mit nur unwesentlicher Verbesserung der Mortalität. Itraconazol wirkt auch gegen Aspergillus spp. – die Prophylaxe ist aber stets mit der Substanz als Suspension durchzuführen, da die Kapseln bei transplantierten Patienten kaum resorbiert werden. Verglichen mit Posaconazol ist allerdings die Wirksamkeit von Itraconazol geringer und wurde deshalb weitgehend durch die auch deutlich teurere Azol-Prophylaxe ersetzt.

Prävention invasiver Aspergillus- und anderer Schimmelpilz-Infektionen: Pflege in

»Laminar-air-flow«-Einheiten mit HEPA-Filtern stellt eine notwendige und wirksame Maßnahme dar, um die Zahl invasiver Schimmelpilzinfektion im Rahmen schwerer und lang dauernder Neutropenie-Phasen zu vermindern. Eine effektive Chemoprävention dieser Infektionen konnte lange nicht durch kontrollierte Studien belegt werden. Mit Itraconazol-Suspension wurde erstmals eine präventive Wirksamkeit in Metaanalysen bei Patienten mit hämatologischen Neoplasien gezeigt. Besser noch als Itraconazol – und auch durch kontrollierte Studien belegt – zeigt Posaconazol-Suspension die bisher beste prophylaktische Wirkung gegen Pilzinfektionen bei Patienten mit AML oder MDS in der Myelophthise und mit HSCT bei Graft-versus-Host-Reaktionen (GVHD). Bei Unverträglichkeit eines Azols oder zur Vermeidung von Interaktionen (z. B. mit Vinca-Alkaloiden) kann auch ein Echinocandin wie Micafungin oder Caspofungin eingesetzt werden; für diese Indikation hat aber bisher nur Micafungin eine Zulassung – die Langzeitprophylaxe ist hier auch durch die notwendige i. v. Gabe limitiert.
Unabhängig von der Art einer Prophylaxe wurden bisher keine Untersuchungen zur ihrer genau notwendigen und ausreichenden Dauer durchgeführt, sodass bis auf Weiteres auch für die Beendigung einer Pilzprophylaxe die folgenden Grundregeln gelten:

- bis zum Anstieg der Neutrophilen über $0{,}5 \times 10^9$/l oder
- bei allogenen Transplantationen bis zum Tag +75 oder bis zum Ende der Immunsuppression bei Graft-versus-Host-Reaktion.

Ein partielles Ansprechen und die Fortführung der antimykotischen Therapie mit wirksamen Substanzen in therapeutischen Dosierungen vorausgesetzt (Sekundärprophylaxe bzw. Erhaltungstherapie) gelten invasive Pilzinfektionen wie eine chronisch disseminierte Candidiasis oder eine invasive pulmonale Schimmelpilzinfektion nicht als absolute Kontraindikation für eine HSZT (s. Tab. 32.3-1, S. 970).

Prophylaxe der Pneumocystis-Pneumonie: Co-trimoxazol (5/25 mg/kg/Tag in 2 ED für Patienten < 12 Jahre und für Patienten > 12 Jahre 160/800 mg in 1 ED tgl. oder an 3 Tagen der Woche) ist eine nahezu 100%ig effektive Prophylaxe bei allogener HSZT. Bei autolog transplantierten Patienten kann aufgrund der ausgeprägten T-Zell-Depletion von einem ähnlich hohen Infektionsrisiko ausgegangen werden und eine Prophylaxe bis 3 Monate (allogene HSZT: mind. 6 Monate) nach Engraftment wird empfohlen. Patienten mit erfolgreich behandelter Pneumocystis-Pneumonie bedürfen einer vergleichbaren Sekundärprophylaxe (s. Tab. 32.3-2, S. 971).

Prophylaxe von Herpes simplex und Herpes zoster nach Knochenmarktransplantation: Hierbei kann Aciclovir eingesetzt werden, in individueller Abwägung aber eher auch das besser resorbierte Valaciclovir. Aciclovir-refraktäre chronische Herpes-simplex-Virus-(HSV-) und Varicella-zoster-Virus-(VZV-) Infektionen sind nach HSZT beschrieben und müssen bei Prophylaxedurchbrüchen berücksichtigt werden. Die primäre Prävention von Windpocken VZV-seronegativer Patienten entspricht den in Kap. 32.2 »Fieber bei Granulozytopenie« (s. S. 957) abgehandelten Interventionen. Wichtigste Maßnahme zur Vermeidung von Zytomegalie-Virus-(CMV-)Infektionen ist die ausschließliche Gabe CMV-negativer Blutprodukte bzw. die Verwendung spezieller Leukozytenfilter. Nach allogener HSZT und Seropositivität von Empfänger bzw. Spender sind die Prophylaxe mit Ganciclovir (ab Engraftment bis Tag +100) bzw. die präemptive Therapie mit Ganciclovir (oder auch Foscarnet) bei Nachweis von CMV-Antigen bzw. Genprodukten nachgewiesen wirksam in der Prävention manifester Erkrankungen.

Prävention mit polyvalenten Immunglobulinen und Vakzinen

Für Patienten nach **allogener HSZT** liegen Daten vor, die eine infektionspräventive Wirksamkeit polyvalenter Immunglobulin-Gaben unterstellen; eine universelle Empfehlung aus infektionspräventiver Sicht wird jedoch kontrovers beurteilt.

Für Patienten nach **autologer oder allogener HSZT** ohne Graft-versus-Host-Reaktion (GVHD) und immunsuppressive Therapie werden eine Grundimmunisierung mit Totimpfstoffen ab 12 Monate und Impfungen mit Lebendimpfstoffen ab 24 Monate nach Transplantation empfohlen. Empfohlene Indikationsimpfungen sind die Pneumokokken-Impfung und jährliche Gaben der Influenza-Vakzine (Tab. 33.5-1).

Eine wichtige Maßnahme der Infektionsprävention durch aktive Immunisierung besteht in einem ausreichenden Impfschutz von Familien- und Haushaltsmitgliedern bzw. medizinischem Personal unter Einschluss von Influenza, Masern und – kontrovers beurteilt – Varizellen bei seronegativen Personen.

Tab. 33.5-1 Empfehlung zu Impfungen bei Patienten mit autologer oder allogener Stammzelltransplantation.

Impfstoff	Kommentar	Monate nach HCT bis Beginn der Impfung	Anzahl Dosen
Impfung empfohlen			
Pneumokokken-Konjugatimpfstoff (23-PCV)	unter Anwendung der 23-valenten, Polysaccharid-Pneumokokken-Vakzine (PPSV23); Ansprechen auf PCV vermutlich besser als auf PPSV23 (ggf. 4. Impfdosis erwägen)	3–6	3 (4)
Tetanus, Diphtherie, Pertussis	azellulärer Pertussis-Impfstoff bevorzugt	6–12	3
Haemophilus-influenzae-Konjugat		6–12	3
Meningokokken-Konjugat	entsprechend den Empfehlungen für die Gesamtbevölkerung (Robert-Koch-Institut)	6–12	1
inaktivierte Polio		6–12	3
rekombinante Hepatitis B	entsprechend den Empfehlungen für die Gesamtbevölkerung (Robert-Koch-Institut)	6–12	3
inaktivierte Influenza	jährlich (Kinder < 9 Jahre ggf. 2 ×/Jahr)	4–6	1 (2)
Masern, Mumps, Röteln	Masern: alle Kinder und seronegative Erwachsene; Röteln: in jedem Fall Frauen im gebärfähigen Alter	24	1–2

Therapieprobleme

Tab. 33.5-1 Empfehlung zu Impfungen bei Patienten mit autologer oder allogener Stammzelltransplantation. *(Fortsetzung)*

Impfstoff	Kommentar
Impfung optional	
Hepatitis A	entsprechend den Empfehlungen für die Gesamtbevölkerung (Robert-Koch-Institut); Immunglobuline für Patienten mit hohem Hepatitis-A-Expositionsrisiko oder als Post-Expositionsprophylaxe
Varicella, Zoster	keine Daten zur Sicherheit und Wirksamkeit
humanes Papillomavirus	entsprechend den Empfehlungen für die Gesamtbevölkerung (Robert-Koch-Institut); keine Daten zum besten Zeitpunkt nach HCT und Immunantwort (Wirksamkeit der Impfung)
Gelbfieber	keine Daten zur Sicherheit und Wirksamkeit; bei unvermeidlichen Reisen in Endemiegebiete überwiegt der Nutzen vermutlich das Risiko der Impfung
Rabies	kann empfohlen werden für Transplantationspatienten mit klar erhöhtem Tollwut-Expositionsrisiko; Präexpositionsimpfung frühestens 12–24 Monate nach Transplantation (Immunglobuline postexpositionell jederzeit nach HCT)
Frühsommer-Meningoenzephalitis (FSME)	entsprechend den Empfehlungen für die Gesamtbevölkerung in Endemiegebieten (Robert-Koch-Institut); keine Daten zum besten Zeitpunkt nach HCT und Immunantwort (Wirksamkeit der Impfung)
japanische B-Enzephalitis	entsprechend den lokalen Empfehlungen in endemischen Gebieten, wenn Reisen dorthin unvermeidbar; keine Daten zum besten Zeitpunkt nach HCT und Immunantwort (Wirksamkeit der Impfung)
Impfung nicht empfohlen	
Bacille-Calmette-Guérin (BCG) (lebend)	kontraindizierte Lebendimpfung bei Stammzelltransplantation
oraler Poliovirus-Impfstoff (lebend)	kontraindiziert bei Stammzelltransplantation; es existiert eine effektive Alternative mit inaktiviertem Impfstoff
Influenza intranasal (lebend)	keine Daten zur Sicherheit und Wirksamkeit; kontraindiziert bei Stammzelltransplantation; es existiert eine effektive Alternative mit inaktiviertem Impfstoff
Cholera	keine Daten zur Sicherheit und Wirksamkeit bei HCT
Typhus, oral (lebend)	keine Daten zur Sicherheit, Immunogenität und Wirksamkeit bei HCT
Typhus (i. m.)	keine Daten zur Sicherheit, Immunogenität und Wirksamkeit bei HCT
Rotavirus	nur sicher, wenn appliziert innerhalb der ersten 3 Lebensmonate

34 Antimikrobielle Therapie nach Transplantation solider Organe (SOT)

Infektionen sind die häufigsten lebensbedrohlichen Komplikationen der Organtransplantation; ihre Prävention und adäquate Therapie gehören zu den wichtigsten Zielen in der Transplantationsmedizin. Klinische Erscheinungen und Erregerspektrum sind vielfältig und abhängig von einer Reihe von Variablen wie Grunderkrankung, transplantiertem Organ, spezifischen intra- und postoperativen Komplikationen sowie Ausmaß und Art der immunsuppressiven Therapie. Das Infektionsrisiko wird dabei im Wesentlichen von **zwei Faktoren** bestimmt:

- der Exposition gegenüber potenziellen Infektionserregern und
- dem kombinierten Effekt aller Faktoren, die zur Prädisposition des betroffenen Individuums für Infektionen beitragen.

Unterschiedliche immunsuppressive Substanzen und Therapieschemata prädestinieren auch zum Teil für folgende spezifische Infektionen:

- **Antilymphozytenglobuline:** T-Zell-depletierende Antikörper imitieren eine Alloimmunantwort mit Aktivierung von latenten Infektionen (Herpesviren), Fieber und Zytokinfreisetzung,
- **Corticosteroide:** Bakterien, Pneumocystis-Pneumonie, (Re-)Aktivierung von Hepatitis C/B,
- **Azathioprin:** Neutropenie, mögliche Rolle bei Papillomavirus-Infektionen,
- **Mycophenolatmofetil:** frühe bakterielle Infektionen, B-Zell-Depression, späte Zytomegalie-Virus-(CMV-)Infektionen,
- **Ciclosporin/Tacrolimus:** gesteigerte Replikation bei Virusinfektionen, B-Zell-Depression, gingivale Infektionen, Infektionen mit intrazellulären Erregern,
- **Rapamycin:** Begleit- und Folgeinfektionen (auch in Abhängigkeit der Begleitmedikation) zu interstitieller Pneumonitis, SIRS und Glomerulonephritiden, BK-Virus-Nephropathie und JC-Virus-assoziierter, progressiv multifokaler Leukenzephalopathie (PML),
- **Plasmapherese:** Infektionen durch verkapselte Bakterien (Pneumo-/Meningokokken etc.),
- **Rituximab:** B-Zell-Depletion, bakterielle und virale Infektionen,
- **Alemtuzumab:** CMV- und andere virale Infektionen, Pilzinfektionen.

34.1 Exposition und Prädisposition

Die **Exposition des transplantierten Patienten** ist vielfältig: Die Übertragung von Erregern kann durch das Spenderorgan (z. B. CMV, Toxoplasmose) erfolgen, nosokomial im Krankenhaus (z. B. Pseudomonas aeruginosa, Enterobakterien wie Klebsiella spp. mit ESBL oder Carbapenemasen, Methicillin-resistente Staphylokokken, Clostridium difficile) oder außerhalb des Krankenhauses (z. B. respiratorische Viren, Listerien, Mycobacterium tuberculosis). Eine Erkrankung kann darüber hinaus auch durch die Aktivierung einer latenten endogenen Infektion entstehen (z. B. durch Herpes-simplex-Virus [HSV], Varicella-zoster-Virus [VZV], Zytomegalie-Virus [CMV], Epstein-Barr-Virus [EBV] und Mycobacterium tuberculosis). Gerade in der postoperativen Phase oder

Zeit intensivmedizinischer Behandlung sind häufig Bakterien und Pilze der natürlichen Haut- und Schleimhautflora für auftretende Organ-, Wund- und Gefäßinfektionen oder für eine Sepsis verantwortlich.

Die **Prädisposition des transplantierten Patienten** (»net stage of immunosuppression«) ist das Resultat einer Vielzahl von Einzelfaktoren. Die wichtigsten sind:

- unterschiedliche Grund- oder Begleiterkrankungen wie Diabetes, Niereninsuffizienz, COPD u. a.,
- Operationsdauer, intra- und postoperative Komplikationen,
- Integrität bzw. Unterbrechung mukokutaner Oberflächen durch Katheter und Drainagen,
- Intensität, Dauer und zeitliche Abfolge der immunsuppressiven Therapie,
- vorbestehende Virusinfektionen mit intrinsischem immunmodulierendem Effekt (CMV, EBV, Hepatitis-B-Virus [HBV], Hepatitis-C-Virus [HCV]).

Neben intra- und postoperativen Komplikationen ist vor allem die bei den meisten Organtransplantationen lebenslänglich erforderliche medikamentöse Immunsuppression wesentlich für die Entstehung von Infektionen verantwortlich. **Ciclosporin A bzw. Tacrolimus**, die derzeitigen Basissubstanzen der Prävention der Organabstoßung, hemmen die Aktivierung der spezifischen T-zellulären Immunität. Zytostatika wie **Azathioprin** können bei höherer Dosierung eine Verminderung der B- und T-Zell-Proliferation, vor allem aber eine Neutropenie hervorrufen. **Glucocorticosteroide** als Bestandteil der Basisimmunsuppression oder der Therapie akuter Abstoßungsreaktionen haben ausgeprägte pleiotrope Effekte auf die zelluläre und humorale Immunität wie auch auf die Funktion professioneller Phagozyten und sind ein wesentlicher Risikofaktor für Infektionen durch opportunistische Pilzerreger. Bei drohender Transplantatabstoßung zusätzlich eingesetztes **Antilymphozyten- bzw. Antithymozytenglobulin und OKT3** (monoklonale Anti-T-Zell-Globuline) haben profunde immunsuppressive Wirkungen auf humorale und spezifische zelluläre Immunität und potenzieren vor allem das Risiko von CMV-Infektionen, Adenovirus-Infektionen und von EBV-assoziierten lymphoproliferativen Syndromen.

34.2 Infektionsrisiko versus Zeit nach Transplantation

Das Infektionsrisiko nach Transplantation solider Organe (SOT) kann in **drei zeitlich unterschiedliche Phasen** unterteilt werden (Abb. 34.2-1):

- Die meisten Infektionen **innerhalb des 1. Monats** nach Transplantation sind durch chirurgische oder technische Komplikationen bedingt. Sie umfassen Wundinfektionen durch Bakterien und Candida spp., Pneumonien, Harnwegsinfektionen, Katheter- und Drainage-assoziierte Infektionen. Im Allgemeinen sind diese postoperativen bzw. intensivmedizinischen Infektionen ähnlich denen, wie sie bei anderen größeren chirurgischen Eingriffen auftreten. Nieren- und pankreastransplantierte Patienten haben ein erhöhtes Risiko von Hämatomen, Lymphozelen und Urinleckagen im Operationsgebiet, lebertransplantierte Patienten ein erhöhtes Risiko für einen Reflux von Darmkeimen in die Gallenwege, Gallenwegsstrikturen und -leckagen und hepatische Gefäßokklusionen. Bei Patienten nach Herztransplantation besteht ein erhöhtes Risiko für eine Mediastinitis und Infektionen der aortalen Anastomose, Patienten nach Lungentransplantation haben ein erhöhtes Risiko für eine infektionsbedingte Insuffizienz der bronchialen Anastomose.

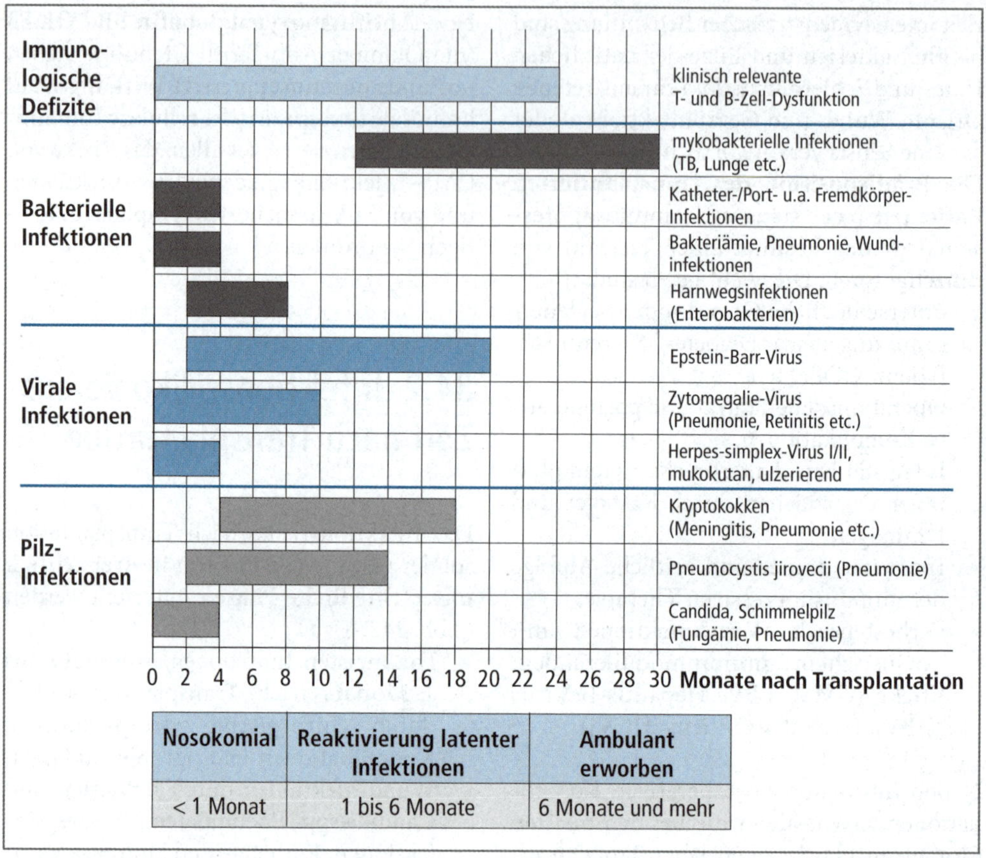

Abb. 34.2-1 Infektionsrisiken nach Transplantation solider Organe in Abhängigkeit von der Zeit nach Transplantation (in Anlehnung an: Fishman JA. Infection in solid organ transplant recipients. New Engl J Med 2007; 357: 2601).

- In der Zeit **zwischen dem 2. und dem 6. Monat** nach Transplantation dominiert das Risiko für klassische opportunistische Infektionen durch CMV, Pneumocystis jirovecii, Aspergillus-Spezies und/oder andere seltenere Schimmelpilze, Nokardien, Toxoplasma gondii und Listerien. Die wichtigste Virusinfektion in dieser Phase ist die CMV-Infektion. In Abhängigkeit vom Serostatus von Empfänger und Spender, Immunsuppression, HLA-Kompatibilität und transplantiertem Organ beträgt ihr Auftreten zwischen 10 und 50 %; häufig ist hierbei das Transplantat das Zielorgan der Infektion. Invasive Pilzinfektionen durch Hefe- und Schimmelpilze (meist Candida spp. und Aspergillus spp.) treten im Allgemeinen in den ersten 3 Monaten nach Transplantation auf und zeigen außerhalb des postoperativen Settings eine Assoziation mit Phasen intensivierter Immunsuppression wegen Transplantatabstoßung.
- Nach **Ablauf von 6 Monaten** und Ausbleiben wesentlicher Komplikationen geht es den meisten organtransplantierten Patienten relativ gut. Spezifische Infektionsrisiken bestehen für respira-

torische Viren einschließlich Influenza, Pneumokokken, Harnwegsinfektionen, reaktivierte VZV-Infektionen (Herpes zoster) und – sehr selten – CMV-Retinitis. Ausnahmen sind Patienten mit wiederholter akuter Organabstoßung oder chronischer Organabstoßung und intensivierter Immunsuppression, bei denen das Risiko für opportunistische Infektionen ähnlich hoch ist wie in den ersten 6 Monaten, sowie Patienten mit chronischen Infektionen (Hepatitis B und C) und erhöhtem Risiko für andere Infektionen.

Immer ist zu berücksichtigen, dass dieser Zeitrahmen nicht für alle Patienten zutrifft, durch neue Verfahren der Transplantationsmedizin bzw. Infektionsprophylaxe beeinflusst werden kann, mehrere Infektionen gleichzeitig auftreten können und sich in ihrem Verlauf negativ beeinflussen. Ein wichtiger Faktor für das Auftreten bzw. Persistieren von Infektionen ist das Ausmaß der Immunsuppression: Dosis, Dauer und Abfolge immunsuppressiver Interventionen, die zusätzliche Gabe von OKT3 und Antilymphozytenglobulin sowie intrinsische immunsuppressive Effekte von Viren wie CMV, humanes Herpesvirus-(HHV-)6, EBV, Hepatitis-B- und -C-Virus sind hierbei zu berücksichtigen.

34.3 Infektiologische Evaluation

Um nach einer Transplantation auftretende Infektionsrisiken abschätzen zu können, sollten von Spender und Empfänger vor der Transplantation die Existenz potenziell übertragbarer latenter Infektionserreger (CMV, EBV, VZV, HBV, HCV, HIV, Toxoplasma gondii) serologisch untersucht und die Tuberkulose-Reaktivität (TB-Elispot oder Quantiferon) geprüft werden.
Nach Transplantation sind in den ersten 3–6 Monaten wöchentliche Überwachungsuntersuchungen auf CMV mittels Nukleinsäure- bzw. Antigenessays durchzuführen und ggf. eine präemptive Therapie einzuleiten. Bei auftretenden Erkrankungen sind je nach Symptomen, klinischen Befunden, vermutetem oder nachweislichem Ort der Infektion und Erreger alle infrage kommenden, auch invasiven Untersuchungsverfahren anzuwenden – zumindest Blut- und Urinkulturen möglichst vor Beginn der antiifektiven Therapie.

34.4 Antimikrobielle Therapie

Eine ausführliche Besprechung der antimikrobiellen Therapie infektiöser Komplikationen nach Organtransplantation überschreitet den Rahmen dieses Kapitels. Substanzauswahl und -dosierungen ähneln den in Kap. 24.3 »HIV-Infektion und AIDS« (s. S. 792) und in Kap. 33 »Antimikrobielle Therapie nach hämatopoetischer Stammzelltransplantation« (s. S. 973) gegebenen Empfehlungen und sind darüber hinaus in den spezifischen Substanz- bzw. Infektionskapiteln dargelegt. Darüber hinaus werden von den jeweiligen Fachgesellschaften vielfach aktualisierte spezielle Leitlinien herausgegeben, die sowohl Prophylaxe als auch zumindest die erste »Interventionstherapie« bei unklarem Fieber nach Organtransplantation festlegen.
Entsprechend anderen Patienten unter Immunsuppression können auch bei Organtransplantierten Organsymptome und Fieber anfangs fehlen. Aufgrund des potenziell foudroyanten Verlaufs von Infektionen bei Abwehrschwäche muss eine antimikrobielle

Therapie oft schon bei begründetem Verdacht empirisch oder präemptiv auf Grundlage bildgebender, serologischer und anderer Befunde sowie unter Berücksichtigung der phasentypischen Infektionsrisiken begonnen werden (s. Abb. 34.2-1). Immer sollte versucht werden, die zugrunde liegende Infektionsursache, ggf. auch durch invasive diagnostische Verfahren, zu sichern. Bei der Auswahl antimikrobieller Substanzen müssen Art und Umfang der antiinfektiven Vorbehandlung oder Prophylaxe sowie das Risiko häufiger pharmakokinetisch relevanter und oft kaum gut kalkulierbarer Interaktionen mit Immunsuppressiva und anderer Begleitmedikation bedacht werden, wie z. B. zwischen Ciclosporin oder Tacrolimus sowie Makroliden, Rifampicin oder Azolen.

Postoperativ oder auf Intensivstationen erworbene Infektionen sind hierbei zunächst analog den nach größeren chirurgischen Eingriffen vergleichbar auftretenden Infektionen zu behandeln. Bei Granulozytopenie (< 500 neutrophile Granulozyten/μl) mit unklarem Fieber gelten die in Kap. 32 »Therapie von Infektionen bei Granulozytopenie« (s. S. 955) aufgestellten Grundsätze einer Interventionstherapie. Häufige Ursache von unklarem Fieber nach Organtransplantation ist eine CMV-Infektion, seltener eine EBV-Infektion bzw. ein EBV-assoziiertes lymphoproliferatives Syndrom. Das Fieber kann aber auch auf nicht infektiösen Ursachen beruhen, vor allem einer beginnenden Transplantatabstoßung oder einer Medikamentenreaktion (besonders häufig nach der Gabe von Anti-T-Zell-Globulinen). Opportunistische Infektionen nach Organtransplantation sind je nach Ursache zu behandeln und können in Abhängigkeit vom Ausmaß der vorliegenden Abwehrschwäche auch spät (> 6 Monate nach Transplantation) manifest werden (s. Kap. 33 »Antimikrobielle Therapie nach hämatopoetischer Stammzelltransplantation«, S. 973).

34.5 Infektionsprävention

Eckpfeiler der Infektionsprophylaxe in der unmittelbar postoperativen Phase ist eine Vermeidung nosokomialer, bakterieller Infektionen im Operationsgebiet und einer Sepsis nach allgemeingültigen Regeln der Infektionsprävention.

Prophylaxe mit Trimethoprim/Sulfamethoxazol: Aufgrund einer geschätzten natürlichen Inzidenz der Pneumocystis-jirovecii-Pneumonie von ≥ 10 % nach Organtransplantation und der hohen präventiven Wirksamkeit bei zuverlässiger Einnahme ist die Prophylaxe mit Trimethoprim/Sulfamethoxazol in den ersten 6–12 Monaten in vielen Zentren Standard der antiinfektiösen Supportivtherapie (s. Kap. 32.2 »Fieber bei Granulozytopenie«, S. 957). Eine längere Dauer ist ggf. nach einer Lungentransplantation mit besonderem Risiko indiziert. Die Kombination ist darüber hinaus effektiv in der Prävention von Harnwegsinfekten in den ersten 6 Monaten nach Nierentransplantation und aktiv gegenüber Listerien, Nokardien und T. gondii; ein präventiver Effekt gegenüber den letztgenannten Infektionserregern ist bislang jedoch nicht belegt.

Prävention invasiver Pilzinfektionen: Ansätze zur Prophylaxe invasiver Pilzinfektionen (s. auch Kap. 32.2 »Fieber bei Granulozytopenie«, S. 957) nach Organtransplantation werden kontrovers bewertet und institutionelle Standards variieren in Abhängigkeit von ihrer lokalen Häufigkeit beträchtlich. **Invasive Candida-Infektionen**, zumeist als Candidämie, sind klinisch relevante Komplikationen nach Leber- (5–10 %), Pankreas- (40 %) und Dünndarmtransplantation (60 %). **Invasive Aspergillus-Infektionen**, zumeist pulmonal, spielen vor allem eine Rolle nach Leber- (1–8 %) und Lungentransplantation (3–14 %), hierbei sollten Tracheobronchitiden und Infektionen der bronchialen Anastomose von invasiven pulmonalen Infektionen unterschieden werden. Vorschläge für eine gezielte, über eine partielle Darmdekontamination hinausgehende, antimykotische Prophylaxe auf Basis etablierter Risikofaktoren und klinischer Studien mit systemisch bzw. inhalativ verabreichten Polyenen und Triazolen sind in Tab. 34.5-1 aufgeführt. Daten zu Substanzen wie Voriconazol, Posaconazol oder Echinocandine existieren für diese Indikation bislang nicht. Gegebenenfalls ist ihr Einsatz in Anlehnung an die Prophylaxe-Empfehlungen bei Stammzell-Transplantation gerechtfertigt. Dies betrifft besonders den Einsatz von Echinocandinen bei Hochrisiko-Patienten, die aufgrund von Lebertoxizität oder nicht kalkulierbaren Interaktionen z. B. mit Immunsuppressiva kein Azol erhalten sollten (Tab. 34.5-2).

Prävention von CMV-Infektionen: Neben Fieber und invasiven Organinfektionen ist eine CMV-Erkrankung mit erhöhter Gesamtmortalität, reduziertem Überleben des Transplantates und einer erhöhten Inzidenz von invasiven Infektionen durch Bakterien und Pilze assoziiert. Die Prävention von CMV-Erkrankungen ist daher ein unumstrittener Standard nach Transplantation solider Organe. Die am häufigsten eingesetzte Substanz ist Ganciclovir i. v. oder p. o., entweder als kontinuierliche Prophylaxe oder als Teil einer präemptiven Strategie, basierend auf dem Nachweis von CMV-Antigen bzw. Nukleinsäurefragmenten als Marker aktiver Virusreplikation (s. Kap. 33 »Antimikrobielle Therapie nach hämatopoetischer Stammzelltransplantation«, S. 973). Der präventive Einsatz von Ganciclovir (oral: Valganciclovir) hat zu einer deutlichen Re-

Tab. 34.5-1 Indikationen und Modalitäten der antimykotischen Prophylaxe nach Organtransplantation.

Transplantat	Pilzart	Risikofaktoren	Substanz und Prophylaxedauer
Leber	Aspergillus	• schlechte Graftfunktion bzw. primäres Graftversagen • akutes Leberversagen vor Transplantation • Retransplantation • Dialyse	liposomales Amphotericin B über 4 Wochen
	Candida	• hoher intraoperativer Transfusionsbedarf • prolongierte Operationsdauer • Zweiteingriffe • Nierenversagen	Fluconazol (häufig Selektion resistenter Candida spp.) oder Itraconazol über 4, ggf. auch 10 Wochen
Lunge	Aspergillus	• Nachweis von Aspergillus spp. aus dem Respirationstrakt, insbesondere bei Patienten mit Abstoßung, augmentierter Immunsuppression, CMV-Infektion und Bronchiolitis obliterans	Itraconazol ± aerosolisiertes Amphotericin B über 4–6 Monate
Pankreas	Candida	• Darmdrainagen • Zustand nach Nierentransplantation • präoperative Peritonealdialyse • postoperative Pankreatitis • Retransplantation	Fluconazol (häufig Selektion resistenter Candida spp.) oder Itraconazol über 4, ggf. auch 10 Wochen

Tab. 34.5-2 Potenzielle Interaktionen von Antiinfektiva mit immunsuppressiven Mitteln bei Organtransplantation.

Antiinfektiva	Immunsuppressiva	Effekt
Aciclovir	Mycophenolat	erhöhte Mycophenolatmofetil-Spiegel
Aminoglykoside	Ciclosporin	Zunahme der Nephrotoxizität
Amphotericin	Ciclosporin	Zunahme der Nephrotoxizität
Trimethoprim/ Sulfamethoxazol	Ciclosporin	mögliche Zunahme der Nephrotoxizität, erniedrigte Ciclosporin-Spiegel
	Azathioprin	mögliche Zunahme der Myelosuppression
Doxycyclin	Ciclosporin	erhöhte Ciclosporin-Spiegel
Erythromycin (u. a. Makrolide)	Ciclosporin	erhöhte Ciclosporin-Spiegel
	Rapamycin	erhöhte Rapamycin-Spiegel
Fluconazol	Ciclosporin	erhöhte Ciclosporin-Spiegel
	Rapamycin	erhöhte Rapamycin-Spiegel
Flucytosin	Azathioprin	mögliche Zunahme der Myelosuppression
Ganciclovir	Azathioprin	mögliche Zunahme der Myelosuppression
	Ciclosporin	Zunahme der Nephrotoxizität
Itraconazol	Ciclosporin	erhöhte Ciclosporin-Spiegel
	Vincristin	Zunahme der Nephrotoxizität
	Rapamycin	erhöhte Rapamycin-Spiegel
Posaconazol	Ciclosporin	erhöhte Ciclosporin-Spiegel
	Tacrolimus	deutlich erhöhte Tacrolimus-Spiegel
Pentamidin (i. v.)	Ciclosporin	mögliche Zunahme der Nephrotoxizität
Rifampicin (Rifampin)	Ciclosporin	erniedrigte Ciclosporin-Spiegel
	Prednison	erniedrigte Prednisolon-Spiegel
	Rapamycin	erhöhte Rapamycin-Spiegel
Vancomycin	Ciclosporin	Zunahme der Nephrotoxizität
Voriconazol	Ciclosporin	erhöhte Ciclosporin-Spiegel
	Rapamycin	erhöhte Rapamycin-Spiegel

duktion von Häufigkeit und Schwere der CMV-Erkrankungen und ihrer Nebeneffekte geführt, allerdings auch zum Auftreten Ganciclovir-resistenter Isolate (UL97-Mutation) in etwa 2 % der Fälle. Alternativen in dieser Situation sind Foscarnet und Cidofovir, wobei in Einzelfällen Resistenzen gegenüber allen drei Substanzen auftreten können (kombinierte UL97- und UL54-Mutationen).

35 Antiinfektiva-Therapie schwerer Infektionen auf Intensivstationen

Die Behandlung schwerer, oft akut lebensbedrohlicher Infektionserkrankungen auf Intensivstationen und in vergleichbaren (Notfall-)Einrichtungen unterscheidet sich infolge der krankheitsbedingten komplexen Störungen der Organfunktionen vieler Patienten, aber auch durch besondere Bedingungen mit Überwachungs- und Eingriffsmöglichkeiten in vielen Aspekten von einer Therapie an anderem Ort – wenngleich deren Behandlung dort ggf. vor allem auch dazu dienen sollte, durch schnelle und hinreichend wirksame Maßnahmen unter Abwendung von Komplikationen eine intensivmedizinische Therapie zu vermeiden. Ob aufgrund der Infektion selbst, ihrer unzureichenden Therapie, möglicher Therapienebenwirkungen oder auch infolge von Grund- und Begleiterkrankungen eine intensivmedizinische Behandlung erforderlich ist oder aber die Infektion erst mit der Behandlung auf einer Intensivstation auftritt, ist für die besonders zu beachtenden Behandlungsbedingungen zunächst nur von geringer Bedeutung.

Gemeinsam ist allen Infektionen auf Intensivstationen, dass grundsätzlich stets besondere Bedingungen für die Auswahl, Dosierung und Applikation der Antiinfektiva bestehen:

- Die besondere Schwere der Infektionen (Sepsis, septischer Schock etc.) erfordert umso mehr eine sichere, sofortige Wirksamkeit der primär ausgewählten Therapie.
- Sepsis, septischer Schock und andere Ursachen für Kreislaufstörungen, der Einsatz von Katecholaminen und einer speziellen Sepsis- oder Schocktherapie führen bei vielen Antiinfektiva zu wesentlichen Veränderungen der Verteilungsvolumina in unterschiedlichen Kompartimenten und mithin auch zu wechselnden Blut- und Gewebespiegeln.
- Organinsuffizienzen wie Nieren- und Leberversagen mit deutlich veränderter Pharmakokinetik (PK), aber auch der Pharmakodynamik (PD), erfordern regelmäßige Überprüfungen und Anpassungen bei Auswahl, Applikation und Dosierung der Antiinfektiva. Dies gilt umso mehr bei den unterschiedlich angewendeten Organersatzverfahren mit ihren jeweils speziellen veränderten pharmakokinetischen Bedingungen.
- Für etliche, ausschließlich oral verfügbare, aber dennoch klinisch bedeutsame und unverzichtbare Antiinfektiva sind die PK/PD-Bedingungen, die individuellen Bioverfügbarkeiten und deren Wirksamkeit in unterschiedlich gelösten Formen sowie eine Applikation über Magen- oder Duodenalsonden kaum geklärt (z. B. antiretrovirale Mittel, Riamet oder Posaconazol).
- Zwischen vielen intensivmedizinisch erforderlichen und angewendeten Mitteln (Sedativa, Analgetika, Antikonvulsiva etc.) und zahlreichen Antiinfektiva besteht ein relevantes Interaktionspotenzial, das oft nicht ausreichend untersucht wurde und somit individuell zu schwer kalkulierbaren Veränderungen von Wirksamkeit und Toxizität der kombinierten Substanzen führen kann.
- Alle Patienten auf Intensivstationen sind besonders gefährdet für Kolonisation, Infektion und Erkrankung mit (hoch-)resistenten Erregern, die ohne deren Nachweis eine schnell wirksame, kalkulierte Therapie wie auch eine gezielte Behandlung deutlich erschweren.

- Eine postoperativ gestörte Wundheilung, vorangegangene septische Chirurgie, vielfach implantierte Fremdkörper, viellumige Katheter einschließlich Gewebe- und Hohlraumdrainagen können auch bei bester Überwachung und deren frühzeitigem Wechsel immer wieder Ursache schwerer Infektionen oder für deren Persistenz verantwortlich sein.

Auch wenn sich individuell die Voraussetzungen zur Anpassung der antiinfektiösen Therapie jeweils unterscheiden und im Einzelfall auf einer Intensivstation täglich neu zu überprüfen sind, gibt es doch einige spezielle Grundsätze, die sich allerdings auf kaum mehr als individuelle Erfahrungen, einleuchtende theoretische Überlegungen oder in vitro ermittelte Erkenntnisse stützen können, nicht aber methodisch durch hinreichend akzeptable Studien mit entsprechender Evidenz belegt sind und sich deshalb nur selten bereits in konkreten Empfehlungen (Leitlinien) wiederfinden lassen. Beispiele hierfür sind vor allem sehr unterschiedlich praktizierte Dosierungen von Antiinfektiva bei Patienten mit Sepsis auf Intensivstationen, die nach wie vor weiterer Überprüfung bedürfen und nicht durch Herstellerangaben und Zulassung abgesichert sind.

Für das Verständnis der Auswahl, Applikation und Dosierung von Antiinfektiva, aber auch für deren Einschränkungen beim Einsatz zur Behandlung kritisch kranker Patienten ist die Kenntnis der pharmakokinetischen und -dynamischen Profile der eingesetzten Substanzen bedeutsam (Tab. 35-1). Ebenso wesentlich sind aber auch die Kenntnis ihrer antimikrobiellen Wirkungen bzw. die konkret ermittelten oder anzunehmenden minimalen Hemmkonzentrationen (MHK) und damit die erforderlichen Dosierungen, mit denen die Erreger innerhalb möglichst kurzer Zeit sicher abgetötet oder zumindest am Wachstum gehindert werden.

Therapieprobleme

Tab. 35-1 Pharmakokinetisch bedeutsame Parameter für wichtige Gruppen von Antiinfektiva, die Auswirkungen auf Dosierung und Wirksamkeit bei kritisch kranken Patienten haben können.

Antiinfektiva	Löslichkeit	Vorwiegende Elimination	Pharmakodynamische Parameter für maximale Wirkung	Initiale Dosierung bei erhöhtem Verteilungsvolumen	Dosierung (Erhaltung) bei:	
					Akutem Nierenversagen	Akutem Leberversagen
Zeitabhängig						
β-Lactame	hydrophil	renal	$fT >$ MHK	Erhöhung	Reduktion durch kleinere Dosis	normal
Glykopeptide	hydrophil	renal	AUC_{0-24}/MHK	Erhöhung	Reduktion durch größere Intervalle	normal
Oxazolidinone	lipophil	hepatisch	$fT >$ MHK; AUC_{0-24}/MHK	normal	normal	normal
Flucytosin	lipophil	renal	$fT >$ MHK	normal	Reduktion durch größere Intervalle	normal

Tab. 35-1 Pharmakokinetisch bedeutsame Parameter für wichtige Gruppen von Antiinfektiva, die Auswirkungen auf Dosierung und Wirksamkeit bei kritisch kranken Patienten haben können. *(Fortsetzung)*

Antiinfektiva	Löslichkeit	Vorwiegende Elimination	Pharmakodynamische Parameter für maximale Wirkung	Initiale Dosierung bei erhöhtem Verteilungsvolumen	Dosierung (Erhaltung) bei:	
					Akutem Nierenversagen	Akutem Leberversagen
Konzentrations- und zeitabhängig						
Lincosamide	lipophil	renal, hepatisch	AUC_{0-24}/MHK; fT > MHK	Erhöhung (Tag 1)	Reduktion durch kleinere Dosis	Erniedrigung
Makrolide	lipophil	hepatisch	fT > MHK; AUC_{0-24}/MHK	vermutlich normal	normal	normal
Nitroimidazole	lipophil	hepatisch	C_{max}/MHK	normal	normal	Erniedrigung
Triazole	lipophil, hydrophil (Fluconazol)	hepatisch	AUC_{0-24}/MHK	Erhöhung	kleinere Dosis (nur Fluconazol)	Erniedrigung (z. B. Itraconazol, Voriconazol)
Konzentrationsabhängig						
Aminoglykoside	hydrophil	renal	C_{max}/MHK	Erhöhung	größere Intervalle	normal
Chinolone	lipophil	renal (Ciprofloxacin, Moxifloxacin), hepatisch (Levofloxacin)	AUC_{0-24}/MHK, C_{max}/MHK	Erhöhung (Tag 1)	kleinere Dosis	Erniedrigung (zumindest Levofloxacin)
Tetracycline	lipophil	hepatisch	AUC_{0-24}/MHK	unklar (normal)	normal	Erniedrigung
zyklische u. a. Lipopeptide	lipophil, hydrophil	renal	C_{max}/MHK	Erhöhung (Tag 1)	größere Intervalle	normal
Polymyxine	lipophil	renal	AUC_{0-24}/MHK C_{max}/MHK	Erhöhung (Tag 1)	kleinere Dosis	normal
Echinocandine	lipophil	hepatisch (nicht Anidulafungin)	C_{max}/MHK	unbekannt	normal	Erniedrigung (Caspofungin, Micafungin)
Polyene	lipophil	renal	C_{max}/MHK	normal	normal	normal

AUC_{0-24}/MHK = Verhältnis der Fläche unter der Konzentration-Zeit-Kurve über 0–24 h zur minimalen Hemmkonzentration.

C_{max}/MHK = Verhältnis der Medikamenten-Spitzenkonzentration zur minimalen Hemmkonzentration.

fT > MHK = Zeit über minimaler Hemmkonzentration.

Therapieprobleme

Es ist deshalb unerlässlich, dass Patienten-Materialien und daraus isolierte Erreger von Intensivstationen einer über die Routine hinausgehenden, besonders schnellen und umfangreichen mikrobiologischen Diagnostik unterzogen werden (z. B. frühzeitige Prüfung sog. »Reserve«-Substanzen, Bestimmung genauer MHK-Werte und ggf. auch Kombinationstestungen). Zudem sollten diese Proben auch zum Nachweis wachstumsgehemmter Erreger oder z. B. von Pilzen stets länger kultiviert und für Nach- oder Vergleichstestungen hinreichend lange (mind. 1 Woche) aufbewahrt werden.

Dies gilt nicht nur für Erreger aus primär sterilen Materialien wie z. B. aus Blut- oder Liquorkulturen, also den vermutlich nachweislichen »Bakteriämie- oder Sepsiserregern«, sondern in gleicher Weise für Erreger aus anderen Materialien wie Trachealsekreten, Wundabstrichen usw. In weit mehr als 50 % aller Fälle muss die initial sofort wirksame Therapie kalkuliert ohne sicheren Erregernachweis erfolgen und deshalb oft auch Nachweis und Resistenzprofil von kolonisierenden Keimen mit in das zu behandelnde Spektrum einbeziehen.

35.1 Auswahl der Antiinfektiva

Die Auswahl der Antiinfektiva hat die bekannte Wirksamkeit sowie die Schnelligkeit ihres Eintritts, das Nebenwirkungsspektrum, die Bioverfügbarkeit am Ort der Infektion sowie die Applizier- und Steuerbarkeit zu berücksichtigen. Hinzu kommen noch die Kosten, die Gefahren einer Resistenzentwicklung oder sogenannter »Kollateralschäden« mit Selektion resistenter Erreger, vor allem unter Breitspektrum-Antibiotika. Schließlich werden die Auswahl und der Erfolg auch durch die Erfahrung und Kenntnis von Pharmakokinetik und -dynamik der Substanz beim Patienten bestimmt, zumindest mit den zutreffenden typischen Merkmalen von »Intensiv-Patienten«: mit vasokonstriktiver und/oder Volumen-Therapie, mit Analgesierung und Sedierung, mit maschineller Beatmung und Nierenersatzverfahren, Lungenstauung oder schon Beatmungspneumonie, ggf. mit großen Wundflächen, Drainagen und Eiweißverlusten oder -verschiebungen sowie oft zahlreichen Fremdkörpern wie Kathetern als Quelle stetiger Biofilme.

Neben den typischen substanzspezifischen Charakteristika wie Lipo- oder Hydrophilie, Proteinbindung und Molekülgröße, die auch oder oft erst bei schwer kranken Patienten und deren Intensivbehandlung eine besondere Bedeutung erlangen, sind es vor allem die Veränderungen des Verteilungsvolumens und der Elimination, die neben einer Dosisanpassung bereits eine Vorauswahl der einzusetzenden Antiinfektiva verlangen (Tab. 35.1-1). Die Substanzen sollten parenteral verfügbar und ihre Verteilung und Elimination wie auch ihre Toxizität weitgehend kalkulierbar, wenn nicht sogar berechenbar sein. Zudem sollten mögliche Interaktionen und die Verträglichkeit mit anderen Substanzen bei gleichzeitiger Applikation bekannt sein. Von großem Vorteil für eine angepasste Dosierung kann es sein, wenn – wie bei Aminoglykosiden, Glykopeptiden, aber auch z. B. bei Azolen – schnell, zuverlässig und wenig aufwendig Tal- und/oder Maximalspiegel bestimmt werden können.

Kalkulierte Therapie: Die überwiegende Zahl aller Therapien von schweren Infektionen erfolgt auf Intensivstationen mit Antiinfektiva initial in Form einer kalkulierten Therapie, d. h. zunächst ohne sicheren Erregernachweis und meist auch noch ohne genaues Wissen über Eintrittspforte, Wege und Ausbreitung der Infektion. Hinweise auf Beginn, Ort und Ausprägung einer Organinfektion sowie Vor- und Begleiterkrankungen lassen

Tab. 35.1-1 Ursachen veränderter Pharmakokinetik von Antiinfektiva (hier vor allem Verteilung und Elimination unter Sepsis und septischem Schock) bei schwer kranken Patienten und ihre möglichen Folgen sowie erforderlichen Konsequenzen für die Behandlung.

Resorption, Verteilung und Elimination		Ursachen veränderter Verteilung und Elimination	Folgen oder Konsequenzen
Resorption nach oraler Applikation	erhöht	• möglicherweise bei speziellen Substanzen im Rahmen von Nierenversagen durch urämisch gestörte Mukosa (ungeprüft)	• kaum relevant • ohne oder nach Sepsis ggf. frühzeitige Umstellung von i. v. auf orale Applikation möglich
	vermindert	• verminderte Perfusion von Magen oder Darm durch Schock oder vasokonstriktive Substanzen • ohne enterale Ernährung schnell intestinale Atrophie mit möglichen Absorptionsstörungen • durch Protonenpumpen-Inhibitoren oder H_2-Blocker erhöhter pH-Wert des Magens kann die Absorption basischer Moleküle (Antiinfektiva) vermindern, sofern diese zur Aufnahme ein saures Milieu benötigen • zumindest für Tetracycline, aber auch z. T. für Chinolone wie Ciprofloxacin ist nachgewiesen, dass die gleichzeitige Gabe konventioneller Ernährungslösungen die Bioverfügbarkeit der Tetracycline und Chinolone vermindert	• bei schweren Infektionserkrankungen Behandlungsbeginn stets mit parenteralen Antiinfektiva • ggf. zeitlich versetzte Applikationen und unterschiedliche Bioverfügbarkeiten unter enteraler Ernährung nach Zulassung beachten • **cave:** unterschiedliche Resorption bei Magen- oder Duodenalsonden! • ausschließlich oral verfügbare Antiinfektiva wie viele antivirale Substanzen (HIV-Infektion/Hepatitis) sind möglichst zu pausieren bzw. nur dann einzusetzen, wenn die Sicherheit der Resorption gewährleistet ist • soweit Spiegelmessungen möglich sind, sollten diese vorgenommen werden
Verteilungsvolumen (VL)	erhöht	• Sepsis mit endothelialer Schädigung, erhöhter Kapillarpermeabilität und Flüssigkeitsverschiebung aus dem vaskulären in den interstitiellen Raum; davon sind vorwiegend hydrophile Substanzen betroffen • massive Volumengabe bei (septischem) Schock, Reanimation, parenteraler Medikation und Ernährung • Flüssigkeitsverlust durch Operationen, Drainagen, Verbrennungen, Kompartmentierung (Aszites, Pleuraerguss, Mediastinitis) • verminderte Urinproduktion bei akutem Nierenversagen	• bereits bei SIRS, stets aber bei Sepsis und/oder Schock Beginn der Therapie mit hoher Loading-Dosis • Orientierung der Dosierung an der möglichen Maximaldosis (β-Lactam-Antibiotika, aber auch Chinolone, Aminoglykoside, Glykopeptide, Antimykotika) • bei hohen MHK-Werten β-Lactam-Antibiotika oder Vancomycin nach Vorschrift in kontinuierlicher oder prolongierter Infusion applizieren • je nach Infektion auch Kombination von lipo- mit hydrophilen Substanzen erwägen

Tab. 35.1-1 Ursachen veränderter Pharmakokinetik von Antiinfektiva (hier vor allem Verteilung und Elimination unter Sepsis und septischem Schock) bei schwer kranken Patienten und ihre möglichen Folgen sowie erforderlichen Konsequenzen für die Behandlung. *(Fortsetzung)*

Resorption, Verteilung und Elimination		Ursachen veränderter Verteilung und Elimination	Folgen oder Konsequenzen
Verteilungsvolumen (VL) *(Fortsetzung)*	erhöht	• durch verminderte Eiweißbindung infolge geringer Produktion Verschiebung in den Extrazellularraum und in Konkurrenz mit Urämie-bedingten Substanzen um Proteinbindungsstellen (bei Nierenversagen) • übergewichtige Patienten (BMI ≥ 30 kg/m²) vor allem bei lipophilen (geringer bei hydrophilen) Substanzen	• sofern keine Dosierung nach kg Körpergewicht (KG) empfohlen ist, bei deutlich übergewichtigen Patienten zumindest die Dosis lipophiler Substanzen an das KG anpassen (über empfohlene Normaldosis!)
	vermindert	• selten bei Infektionen relevant, jedoch stets bei schneller Rekompensation und Normalisierung der Sepsis(-parameter) zu beachten	• bei Wahl (sehr) hoher Dosierungen auch aufgrund des erhöhten Verteilungsvolumens täglich bei Besserung eine Dosisreduktion erwägen
Metabolismus	erhöht	• bei hepatischem bzw. nichtrenalem Metabolismus in hyperdynamer Kreislaufsituation mit hohem Blutfluss durch offene Shunts – vor allem zur Leber • kompensatorischer hepatischer Metabolismus oder transintestinale Exkretion z. B. bei Sepsis und Nierenversagen (nachweislich für Ciprofloxacin gültig)	• da eine hyperdyname Kreislaufsituation eher dem Beginn einer Sepsis entspricht, zumindest in dieser Zeit noch keine Dosiseinschränkung vorwiegend hepatisch eliminierter Antiinfektiva • dies gilt auch zumindest zu Beginn eines akuten Nierenversagens für eine Reihe von Antiinfektiva
	vermindert	• durch verminderten hepatischen Fluss infolge schwerer Sepsis oder Schock wie auch durch Therapie mit vasokonstriktiven Substanzen • verminderte Enzymaktivität (CYP450-Isoenzyme) bei Schock und akutem Nierenversagen, bisher aber nicht quantifizierbar	• bis auf Weiteres schlecht quantifizierbare Störung der Metabolisierung mit sowohl unklarer möglicher Akkumulation von (unwirksamen) Metaboliten als auch Toxizität • Langzeitmedikation solcher Substanzen mit hoher Toxizität zumindest bei kombiniertem Leber- und Nierenversagen vermeiden

Tab. 35.1-1 Ursachen veränderter Pharmakokinetik von Antiinfektiva (hier vor allem Verteilung und Elimination unter Sepsis und septischem Schock) bei schwer kranken Patienten und ihre möglichen Folgen sowie erforderlichen Konsequenzen für die Behandlung. *(Fortsetzung)*

Resorption, Verteilung und Elimination		Ursachen veränderter Verteilung und Elimination	Folgen oder Konsequenzen
		• Substanzen mit nicht ausschließlich renalem Metabolismus haben bei Sepsis und Anurie infolge akuten Nierenversagens immer noch eine meist mehr als doppelte Clearance wie bei Anurie und chronischem Nierenversagen	• typische und diesbezüglich überprüfte Substanzen sind Imipenem und Meropenem sowie Glykopeptide, die bei akutem Nierenversagen zunächst noch höher – am besten mit kompletter Loading-Dosis – dosiert werden sollten
Elimination bei akutem Nierenversagen	gegenüber chronischem Nierenversagen erhöht	• Reabsorption zumindest von Fluconazol bei kritisch Kranken und akutem Nierenversagen erheblich beeinträchtigt • deshalb auch dann Normaldosis, evtl. sogar höhere Dosis indiziert • bei Sepsis und akutem Nierenversagen meist noch Restfunktion erhalten, die gegenüber komplett anurischen Patienten deshalb noch höhere Dosierungen erfordert, als bisher sicher ermittelt und meist nur für Nierenversagen bei Anurie angegeben bzw. publiziert wurde	• auch bei akutem Nierenversagen und notwendiger Fluconazol-Behandlung keine Dosisbeschränkung – eher Dosiserhöhung und Therapie mit 800 mg/Tag • tägliche Bestimmung der Urinproduktion und tägliche Anpassung der Dosierungen, z. B. von β-Lactam-Antibiotika • besser noch: renal eliminierte Substanzen einsetzen, für die Spiegelmessungen etabliert sind (Aminoglykoside, Vancomycin), und an deren Spiegel (Steady State) die Dosierung anderer renal eliminierter Antiinfektiva orientieren
	gegenüber chronischem Nierenversagen vermindert	• bei Sepsis-induziertem Nierenversagen neben glomerulärer Filtration zusätzlich auch tubuläre Sekretion und Reabsorption beeinträchtigt • β-Lactam-Antibiotika mit zusätzlich gestörtem aktivem Anionen-Transport (Typ 1) haben deshalb höhere Spiegel – wenn die Dosierung nur an der Filtrationsrate gemessen wird	• gegenüber anderen Einflussgrößen vermutlich von untergeordneter Bedeutung • aus diesem Grund Dosisreduktion nur bei Hinweisen auf kumulative Toxizität oder bei Langzeit-Nierenversagen erwägen • noch Gegenstand pharmakologischer Untersuchungen

Tab. 35.1-1 Ursachen veränderter Pharmakokinetik von Antiinfektiva (hier vor allem Verteilung und Elimination unter Sepsis und septischem Schock) bei schwer kranken Patienten und ihre möglichen Folgen sowie erforderlichen Konsequenzen für die Behandlung. *(Fortsetzung)*

Resorption, Verteilung und Elimination		Ursachen veränderter Verteilung und Elimination	Folgen oder Konsequenzen
Elimination bei Nierenersatzverfahren	erhöht	• kleineres Molekulargewicht, geringeres Verteilungsvolumen, niedrigere Eiweißbindung – Prozentsatz ungebundener Substanz höher • Substanzen mit hohem Molekulargewicht bei Konvektionsverfahren (z. B. CVVHF) mit Filtration gegenüber Diffusionsverfahren (Osmose) (intermittierende Dialyse oder CVVHD) • Filtermembran wie z. B. heute übliche Polysulfon-Membran von High-flux-Filtern gegenüber z. B. Cuprophan-Membran • Dosiserhöhung des Gesamteffluats von z. B. 20 auf 35 oder 45 ml/kg/h (abhängig von Flussrate und Therapiedauer)	• regelmäßiger Einsatz eines Kalkulators für kontinuierliche Nierenersatzverfahren (Prä- und Post-Dilutionsverfahren) wie SCUF, CVVHF, CVVHD oder CVVHDF zur Berechnung, Überprüfung und regelmäßige Dosisanpassung (Applikation!) • werden Dosierungen aus Literaturempfehlungen entnommen, ist stets die aktuelle und in dem Publikationsjahr zugrunde liegende Standardempfehlung zur Flussrate zu berücksichtigen (im Laufe der Jahre eher zunehmend – jetzt eher individualisiert) • tägliche Ermittlung des Effluats und entsprechende Dosisanpassung • für Substanzen mit notwendig hohen Spitzenspiegeln, wie z. B. Aminoglykoside oder Amphotericin B, Applikation stets nach Beginn der Filtration/Dialyse beachten • auch bei verminderter oder fehlender Elimination durch Nierenersatzverfahren grundsätzlich bei schweren Erkrankungen hohe Loading-Dosis erwägen
	vermindert	• Einsatz (sehr selten) der Low-flux-Filter im Gegensatz zu üblichen High-flux-Filtern mit zum Teil erheblich verminderter Clearance von Medikamenten mit mittel-niedrigem Molekulargewicht • bei CVVHF durch massive Flüssigkeitsapplikation, die mit Dilution die Konzentration filtrierbarer Substanzen vor der Filtration vermindert	

CVVHD = kontinuierliche venovenöse Hämodialyse; CVVHDF = kontinuierliche venovenöse Hämodiafiltration; CVVHF = kontinuierliche venovenöse Hämofiltration; SCUF = spontane langsame Ultrafiltration.

jedoch das Spektrum möglicher Infektions- oder Sepsiserreger eingrenzen. Gegebenenfalls lässt auch der klinische Zustand und die vermutete Infektion noch eine probatorische Beschränkung der Antiinfektivaauswahl zu. Eine Sepsis mit Hinweisen auf eine Harnwegsinfektion und ein ESBL-Nachweis im Rektalabstrich sollten so z. B. eine kalkulierte Behandlung mit Imipenem oder Meropenem zur Folge haben. Am ehesten noch ist zusätzlich eine vorangegangene antiinfektive Behandlung zu eruieren, die – aktuell wirkungslos – auf Selektion und/oder Resistenz von Erregern schließen lassen kann.

Interventionstherapie: Liegen auch solche Informationen nicht vor, die eine kalkulierte Therapie ermöglichen, so muss zumindest bei der Diagnose einer schweren Sepsis, einer Meningitis, einer (beatmungspflichtigen) Pneumonie, einer fulminanten Endokarditis oder eines septischen Schocks schnell eine sogenannte Interventionsbehandlung erfolgen, die mit weitgehender Sicherheit alle hierbei denkbaren Erreger einschließlich ihrer möglichen Resistenzen erfasst. Die bereits alte Erfahrung der Infektiologen, dass ab (Verdachts-)Diagnose eines bakteriellen septischen Schocks vor allem mit grampositiven Kokken, einer entsprechenden Meningitis oder auch Endokarditis bis zur parenteralen Applikation der ersten Antibiotika gerade die Zeit (in Minuten) vergehen darf, die man jetzt noch für einen Zugang und die Abnahme einer Blutkultur benötigt, wurde in den letzten Jahren nun auch eindrucksvoll durch Studien belegt.

Besteht die Möglichkeit der Wahl, so sollten solche Antiinfektiva bei schwer kranken Patienten auf Intensivstationen bevorzugt eingesetzt werden,

- für die eine gute Wirksamkeit gegen die nachgewiesenen oder zumindest anzunehmenden Erreger bekannt ist,
- mit denen möglichst schnell und möglichst hohe Konzentrationen am erforderlichen Wirkort erzielt werden können,
- die bakterizid wirken,
- mit denen nach jeweiligem PD-Profil entweder eine möglichst hohe Konzentration (4 × > MHK) über eine lange Zeit oberhalb der MHK oder eine große AUC im Verhältnis zur MHK erreicht werden kann,
- für die ggf. Plasmaspiegel einfach und verlässlich bestimmt werden können,
- die eine große therapeutischer Breite aufweisen und Variationsmöglichkeiten der Maximal- und Minimaldosierung zulassen,
- die eine bekannte und zumindest weitgehend überwachbare, ggf. aber auch eine reversible Toxizität aufweisen (**cave:** neurogene oder muskuläre Schädigungen [inkl. z. B. Seh- und Hörstörungen], die bei analgosedierten, ggf. auch relaxierten Patienten kaum frühzeitig ermittelbar sind).

Weiterhin sind es mit großem Abstand zu anderen Substanzgruppen nach wie vor β-Lactam-Antibiotika, die diese Anforderungen am besten erfüllen und bei vermuteter Wirksamkeit weiterhin stets Bestandteil einer antibakteriellen Behandlung auf Intensivstationen sein sollten.
Ein Schema für eine den jeweiligen Bedingungen angepasste Interventionsbehandlung sollte in jedem größeren Klinikum auf den Intensivstationen vorgehalten, aber auch regelmäßig auf Wirksamkeit sowie auf Wirkungsverlust im Hinblick auf das lokale Resistenz- und Erregerspektrum überprüft werden. Gleiches gilt im Übrigen auch für solche Behandlungsschemata, die wie Septikämien, Beatmungspneumonien, Peritonitiden – postoperativ, postinterventionell, unter Immunsuppression sowie auf eigenen oder externen Stationen erworben – unterschieden werden können und ebenfalls noch ohne Erregernachweis, allerdings dann kalkuliert, behandelt werden können.
Ziel jeder Interventionsbehandlung ist die schnellstmögliche Stabilisierung eines Patienten, die unmittelbare Unterbrechung der Aus- und Weiterverbreitung einer Infektion sowie die damit verbundene Vermeidung von (weiteren) Organschädigungen. Auf Dauer ist ein solches Konzept zur Verbesserung der Behandlungsergebnisse auf Intensivstationen jedoch nur unter Berücksichtigung möglicher Kollateralschäden und Kostensteigerungen erfolgreich: Es setzt voraus, dass diese Interventionstherapien individuell stets zwölfstündlich überprüft und einer kritischen Bilanz unterzogen werden. Spätestens nach 48 Stunden sollte bei Verbesserung der klinischen Situation und

der Parameter sowie neuer Erkenntnisse die initial gewählte kombinierte »Interventionsbehandlung« einer Veränderung unterzogen, d. h. angepasst und reduziert worden sein. In zweifellos geringerem Umfang gilt dies auch für die kalkulierte Antiinfektiva-Behandlung auf Intensivstationen, die – wann immer möglich – in eine gezielte Therapie umgewandelt werden sollte. Das in Tab. 35.1-2 aufgeführte Beispiel einer Interventionsbehandlung geht auch von einem relevanten Risiko für typische Resistenzen in einem großen Klinikum aus (Betalactamasen mit erweitertem Spektrum [ESBL], Methicillin-resistenter Staphylococcus aureus [MRSA], Vancomycin-resistenter Enterococ-

Tab. 35.1-2 Beispiel eines möglichen Interventionskonzepts zur sofortigen parenteralen Therapie von Patienten mit akuter Sepsis ohne Kenntnis von Erreger, Organbeteiligung und genauer Vorbehandlung.

Substanz	Begründung	Alternative	Absetzen oder Umstellen
Imipenem 4 × 0,5 g	bakterizides, gut untersuchtes β-Lactam mit breiter Wirkung (grampositiv und gramnegativ inkl. ESBL und Anaerobier); hohe Dosierungsbreite; geringe Toxizität; kaum Interaktionen	Meropenem, Doripenem, Piperacillin/Tazobactam, Ceftazidim oder Cefepim (bei Cephalosporinen evtl. zusätzlich Metronidazol)	Umstellen auf Aminopenicilline oder Cephalosporine, wenn keine ESBL- oder weitgehend empfindlichen Erreger wahrscheinlich bzw. nachweisbar sind
Daptomycin 1 × 8 mg/kg (**Cave:** Zulassung nur bis zu 1 × 6 mg/kg!)	bakterizide Substanz, klinisch für Bakteriämie und Endokarditis geprüft; Spektrum wie Vancomycin, aber auch wirksam gegen Glykopeptid-resistente Enterokokken; allerdings Probleme bei Pneumonien	Vancomycin, Teicoplanin, Linezolid (bei Hinweisen auf Lungeninfektion); (Quinupristin/Dalfopristin)	ersatzlos absetzen, wenn keine MRSA- oder β-Lactam-resistenten Enterokokken nachweisbar sind; ggf. Umstellen auf Glykopeptide – wenn Wirksamkeit wahrscheinlich ist!
Colistin (Polymyxin E) 3 × 2 Mio. IE	aktuell einzig systemisch wirksame Substanz gegen gramnegative Erreger mit Carbapenemasen wie KPC; auch gegen hochresistente Pseudomonas-Spezies noch wirksam	Gentamicin und Tobramycin (mit Einschränkungen Ciprofloxacin, Levofloxacin); Fosfomycin	frühzeitiges Absetzen ohne klare Hinweise auf Carbapenemasen oder Aminoglykosid-resistente Asaccharolyte
Caspofungin 1 × 70(50) mg	breites antimykotisches Spektrum mit wenig Resistenz unter Candida-Spezies; gute Verträglichkeit	Anidulafungin oder Micafungin, liposomales Amphotericin B, Voriconazol, Itraconazol und Fluconazol	ohne dringende Hinweise/Nachweise invasiver Pilzinfektion ersatzloses Absetzen (ggf. bei Granulozytopenie durch Azol-Prophylaxe ersetzen)

ESBL = Betalactamasen mit erweitertem Spektrum (*extended spectrum betalactamases*); KPC = Klebsiella-pneumoniae-Carbapenemase; MRSA = Methicillin-resistenter Staphylococcus aureus.

Therapieprobleme

cus [VRE], Fluconazol-resistente Candida albicans und evtl. schon Carbapenemasen), wie diese im Übrigen auch bei vielen hämatologischen/onkologischen Patienten zukünftig noch häufiger zu finden sein werden.

35.2 Applikation

Parenterale Applikation

> An schweren Infektionen erkrankte, intensivüberwachungspflichtige Patienten bedürfen einer parenteral applizierten, sicher wirksamen Intensivtherapie mit Antiinfektiva!

Diese Feststellung gilt sicher nicht für alle Situationen auf einer Intensivstation, zumal eine Reihe wichtiger Antiinfektiva immer noch ausschließlich in oraler Applikationsform verfügbar ist (so einige relevante Tuberkulosemittel, antiparasitäre Substanzen, aber auch z. B. antiretrovirale HIV-Therapeutika). Soweit möglich, sollten orale Therapien mit diesen Substanzen – wenn nicht zur akuten Behandlung unentbehrlich erforderlich – nicht begleitend eingesetzt werden. Vielfach ist bei fraglicher Resorption und Wirkung auch komplizierend mit schlecht kalkulierbaren Interaktionen und Nebenwirkungen zu rechnen.
Zwar ist die Notwendigkeit einer intravenösen Behandlung auf Intensivstationen auch zu Therapiebeginn kein Dogma, die erforderliche Schnelligkeit des Wirkungseintritts, die sichere Applikation der vollen Dosierung und damit die Steuerbarkeit der Therapie sind aber meist Bedingungen für eine unabdingbare, parenterale Applikation. Zudem sind viele relevante, bakterizide und bestens erprobte Substanzen ausschließlich zur i. v. Gabe zugelassen oder, bei gleichzeitiger oraler und parenteraler Formulierung, oral nur unsicher ausreichend dosierbar oder bei schweren Erkrankungen unzureichend bioverfügbar, wie orale Cephalosporine, Aciclovir, Ganciclovir oder Amphotericin B. Andererseits kann bei oraler Verfügbarkeit und Applikationsmöglichkeit (z. B. über Sonden) stets frühzeitig bei einer Besserung der Symptome und Befunde eine Umstellung auf z. B. eine orale Behandlung erwogen werden.
Neben klinischen Beobachtungen führten vor allem mikrobiologische und pharmakologische Studien in den letzten 15–20 Jahren zu der Erkenntnis, dass die weitgehend unverändert hohe Mortalität und Letalität an schweren Infektionen, Sepsis und septischem Schock neben anderen intensivmedizinischen Maßnahmen vor allem durch konsequente und adäquate, d. h. sofort initiierte und schnell wirksame antiinfektive Therapien verbessert werden können. Mithin gelten zumindest für diese lebensbedrohlich erkrankten Patienten auf Intensivstationen die Prinzipien einer **deeskalierenden Therapie** ebenso wie das grundsätzliche **Prinzip hoher Dosierungen**.

> Anders als bei zytostatischen Behandlungen sind bei den antimikrobiellen Therapien nicht die Überdosierungen, sondern vielfach die Unterdosierungen Ursache von Unwirksamkeit und Resistenzentwicklung mit zum Teil fatalen Folgen.

Zwar sind die PK/PD-Daten für Patienten mit Sepsis immer noch nur unzureichend ermittelt und klinisch geprüft; dennoch lassen laut Studien ihre bisherige Berechenbarkeit und verfügbare Spiegelmessungen den Schluss zu, dass in den entscheidenden ersten 24–48 h bei ca. 25–30 % aller auf Intensivstationen behandelten Patienten immer noch mit unzureichenden Antiinfektiva-Dosierungen gearbeitet wird!
Leider sind die meisten Dosisempfehlungen der Hersteller und auch der Fachgesellschaften weitgehend abhängig von den klinischen Studiendaten, die jedoch nahezu nie bei

Tab. 35.2-1 Typische Ursachen von Verteilungs- und Eliminationsstörungen der Antiinfektiva bei schwer kranken Patienten (auf Intensivstationen), die zumeist Anpassungen von Loading- wie auch Erhaltungs-Dosierungen erfordern.

Verteilungsvolumen erhöht (passager u. chronisch) (Vd ↑)	intravasaler Flüssigkeitsverlust (Austritt ins Gewebe)	• Sepsis • Trauma • Eiweißverlust (schwer) • Überwässerung • parenterale Ernährung • Herzinsuffizienz (reduziertes HZV)
	Kompartmentierung	• Pleuraerguss • Mediastinitis • Aszites
	Flüssigkeitsverlust	• Drainagen (post operationem) • Verbrennungen
Verteilungsvolumen vermindert (Vd ↓)	• Katecholamin-Therapie (!) • Hypothyreoidismus • Dehydrierung • Abbau von Muskelmasse • HZV erhöht (nur bei Sepsisbeginn – hyperdyname Phase!)	
Elimination (Clearance) erhöht (Cl ↑)	• HZV erhöht (nur bei Sepsisbeginn – hyperdyname Phase!) • Verbrennungen (späte Phasen) • akute Leukämien	
Elimination (Clearance) eingeschränkt (Cl ↓)	• Patientenalter über 70 Jahre • Organ-(Nieren-)Insuffizienz und -Versagen	

Cl = Clearance; HZV = Herzzeitvolumen; Vd = Verteilungsvolumen.

septischen, schwerstkranken Patienten mit Organversagen ermittelt wurden. Alle für solche Patienten oft notwendigen, abweichenden Dosierungen und entsprechenden Empfehlungen basieren deshalb weniger auf kontrollierten Studien als auf Berechnungen zur veränderten Pharmakokinetik und -dynamik sowie auf klinischen Beobachtungsstudien (Tab. 35.2-1).

Intermittierende, prolongierte oder kontinuierliche parenterale Applikation

Bis heute ist die intermittierende parenterale Gabe von Antiinfektiva die Standard-Applikation auch auf Intensivstationen. Verlängerte Infusionszeiten werden vor allem aus Gründen der Toxizität durchgeführt (z. B. »Red-man-Syndrom« bei Vancomycin). Aus pharmakologischen Erwägungen wurden jedoch seit Ende der 1990er Jahre immer wieder verlängerte Infusionszeiten getestet, um damit vor allem bei zunehmender Resistenz gramnegativer Erreger die für die Behandlung noch zur Verfügung stehenden Substanzen mit grenzwertig hohen minimalen Hemmkonzentrationen noch erfolgreich einsetzen zu können. Sowohl In-vitro-Studien als auch Untersuchungen im Tiermodell konnten nachweisen, dass die Zeitdauer, in der ungebundene Antibiotikakonzentrationen oberhalb der minimalen Hemmkonzentrationen der zu behandelnden Erreger liegen, wesentlich zu deren Abtötung beiträgt und mithin für eine mikrobiologische Wirksamkeit - vor allem von β-Lactam-Antibiotika - bedeutsam ist. In einer Reihe von klinischen Studien wurden deshalb bis heute sowohl prolongierte Infusionszeiten als auch kontinuierliche Infusionen über 24 h immer wieder überprüft. Keine vergleichende Studie vermochte jedoch bis heute sicher nachzuweisen, ob kontinuierliche oder prolongierte Infusionszeiten signifikant das Überleben gegenüber einer intermittierenden Applikation verbessern. Aufgrund der vielfältigen Ursachen und Bedingungen für das Überleben solch schwer kranker Patienten auf Intensivstationen sind derartige Ergebnisse allerdings auch kaum zu erwarten. Begleitend gewonnene Ergebnisse wie schnellere Keimelimination, kürzere Behandlungsdauer oder auch laborchemisch gemessene Verbesserungen lassen jedoch darauf schließen, dass bei adäquater Applikation auch andere Vorteile, wie z. B. eine geringere Resistenzentwicklung, erwartet werden können.

Vor der Anwendung dieser verlängerten Infusionszeiten sollte jedoch für jede Intensivstation kritisch geprüft werden, ob die lokalen Bedingungen solche Applikationen zulassen, die höhere Anforderungen an Logistik, Zubereitung und Überwachung stellen als intermittierend applizierte parenterale Gaben. Auch führen vor allem die kontinuierlichen Applikationen von Antiinfektiva dazu, dass Katheterzugänge über lange Zeit blockiert werden. Mit Ausnahme von Piperacillin und Piperacillin/Tazobactam, die aufgelöst über einen ganzen Tag bei Raumtemperatur (zumindest in vitro) stabil bleiben, ist bei den anderen β-Lactam-Antibiotika nach 2–12 h meist eine relevante Degradierung der gelösten Substanzen zu erwarten, die in vitro schnell einen (allerdings klinisch wenig überprüften) relevanten Wirkungsverlust von mehr als 10 % zur Folge hat.

In der Praxis erscheint deshalb weniger eine kontinuierliche als vielmehr eine prolongierte Infusionszeit ausreichend, um komplikationslos die gewünschten Effekte zu erzielen, da z. B. bei dem Carbapenem Meropenem für seine bakterizide Aktivität nur in 40 % der Behandlungszeit eine Konzentration über der MHK (*f*T > MHK) erforderlich ist. Insbesondere aber bei gramnegativen Erregern mit grenzwertiger MHK könnten so die Vorteile einer β-Lactam-Antibiotika-Therapie mit gleichzeitiger Maximaldosierung besser genutzt werden. Auch wenn Substanzen wie Imipenem und Amoxicillin in der nachfolgenden Tab. 35.2-2 noch erwähnt sind, so sind diese aufgrund ihrer geringen Stabilität von maximal 4 h unter Raumtemperatur (25 °C und nicht höher!) praktisch kaum für eine über eine Stunde verlängerte Infusionsdauer geeignet!

Prinzipiell ist auch Vancomycin (weniger Teicoplanin aufgrund seiner hohen Proteinbindung) pharmakologisch für eine verlängerte Infusionsdauer geeignet. In der Praxis zeigte sich eine kontinuierliche Applikation gegenüber der intermittierenden Applikation zunächst nicht wirksamer, jedoch können mit geringerer Dosis anhaltend höhere Wirkspiegel bei relevant geringerer Nephrotoxizität erzielt werden. Eine kontinuierliche Gabe bietet sich deshalb vor allem zur Behandlung der Erreger und ihrer Infektion an, bei denen höhere Talspiegel von z. B. 20–25 mg/l dauerhaft erzielt werden müssen.

Tab. 35.2-2 Stabilität von β-Lactam-Antibiotika und Vancomycin – Dosierungsempfehlungen aus klinischen Studien zur prolongierten oder kontinuierlichen parenteralen Applikation.

Antibiotika	Infusionszeit (h/Tag)	Dosis (pro Tag i. v.)	Infusions- (Perfusor-) Wechsel (h)	Applikation	Bolus initial	Stabilität bei Raumtemperatur (20–25 °C)	Haltbarkeit mit Dosis in Lösung
Cefepim	24	6 g	12	kontinuierlich	2 g	24 h	24 mg/ml Dextrose 5 %
Ceftazidim	24	6 g	8	kontinuierlich	2 g	24 h	100 mg/ml Dextrose 5 %
Cefuroxim	3 × 4	4,5 g	8	prolongiert	1,5 g	8–12 h	22,5–45 mg/ml steriles H_2O
Piperacillin	24	24 g	24	kontinuierlich	2 g	24–48 h	200–500 mg/ml Dextrose 5 %, NaCl 0,9 %
Piperacillin/ Tazobactam	24	20,25 g	24	kontinuierlich	4,5 g	24 h	80–200 mg/ml Dextrose 5 %, NaCl 0,9 %
	4 × 6	4,5 g	6	prolongiert	4,5 g		
Meropenem	3 × 3	2 g	8	prolongiert	2 g	8–12 h	100 mg/ml steriles H_2O, 30 mg/ml NaCl 0,9 %
Imipenem[1]	4 × 2	2 g	6	prolongiert	–	4 h	5 mg/ml Dextrose 5 %
						10 h	5 mg/ml NaCl 0,9 %
Amoxicillin	3 × 3	3 g	8	prolongiert	1 g	8 h	10–20 mg/ml NaCl 0,9 %
Amoxicillin/ Clavulansäure[1]	3 × 2	3,6 g	8	prolongiert	1,2 g	4 h	10 mg/ml NaCl 0,9 %
Vancomycin	24	2 g bzw. 30 mg/kg	24	kontinuierlich	0,5 g oder 15 mg/kg	17 Tage	5 mg/ml Dextrose 5 %, NaCl 0,9 %
	2 × 1–2	2 g	12	prolongiert	–		

[1] Aufgrund geringer Stabilität nur bedingt zur kurzzeitig »prolongierten« Applikation geeignet!
h = Stunden.

35.3 Dosierung

Antibiotika

Neben vielem anderem sollten sich die Dosierungen von Antiinfektiva – sofern nicht durch relevante klinische Prüfungen anders ermittelt – an den pharmakokinetischen Daten der jeweiligen Substanzen orientieren: **Zeitabhängig wirkende Antiinfektiva**, für die eine maximale Zeit über der MHK oder zumindest eine AUC/MHK ≥ 100 der zu behandelnden Infektionserreger anzustreben ist, sollten deshalb am besten mit wiederholt hohen Dosierungen oder deutlich verlängerten Infusionszeiten bzw. auch kontinuierlichen Infusionen behandelt werden. Typische Substanzen für solche Therapien sind Cephalosporine, Aminopenicilline, Carbapenem, aber auch ggf. Glykopeptide. **Konzentrationsabhängige Antiinfektiva** benötigen einen hohen, maximal erreichbaren Spitzenspiegel und sollten deshalb wie Aminoglykoside mit einer täglichen Einmal-Dosierung appliziert werden.

Antimykotika

Durch den zunehmenden Einsatz von Antibiotika auf Intensivstationen ist auch mit einer weiteren Zunahme invasiver Pilzinfektionen – vor allem durch Hefepilze – zu rechnen. Gleichzeitig führt die vielfache Anwendung von Fluconazol zu einer möglichen Selektion primär resistenter Candida-Spezies.

Auf der Grundlage publizierter klinischer Beobachtungen sowie systematischer Spiegelmessungen erscheint eine Erhöhung vor allem der initialen Dosierungen bei erhöhtem Verteilungsvolumen, aber auch wegen der gleichzeitig vielfach hohen Proteinbindung der Substanzen grundsätzlich gerechtfertigt – zumindest bei den Azolen aufgrund der besonderen Bedingungen einer Sepsis, natürlich auch in Verbindung mit dem Schweregrad der Pilzinfektion. Entsprechend mögliche Anpassungen der Dosierungen bei Sepsis (ohne Einschränkung der Elimination) zeigt Tab. 35.3-1. Bei dauerhafter Erhöhung der Dosierung über die zugelassenen Empfehlungen hinaus sollten (vor allem bei den Azolen) immer die Möglichkeiten der Spiegelbestimmung genutzt werden – eine besonders sorgfältige Beobachtung und Kontrolle bekannter Nebenwirkungen versteht sich in diesen Fällen von selbst.

Prinzipiell ist bei der Auswahl von Kombinationen der Antimykotika zur Behandlung von schwer kranken Patienten neben der Wirksamkeit und den Interaktionen immer auch das spezifische Nebenwirkungsspektrum wie folgt zu berücksichtigen:

- Echinocandine sind schlecht liquor-(ZNS-)gängig.
- Polyene sind sehr nephrotoxisch (insbesondere D-Amphotericin B), eingeschränkt auch Voriconazol und evtl. auch Posaconazol bei parenteraler Applikation.
- Alle Azole haben in unterschiedlichem Maß erhebliche Interaktionen mit anderen Substanzen, die über CYP450 (CYP3A4, CYP2C8/9 und CYP2C19) abgebaut werden.
- Dosierungsanpassungen sind bei Niereninsuffizienz, Dialyse oder auch kontinuierlicher Filtration bisher nur bei den Substanzen Flucytosin, Fluconazol und den Polyenen erforderlich und zu berücksichtigen.
- Unter allen Azolen und Echinocandinen wird Anidulafungin als einzige Substanz weitgehend extrahepatisch abgebaut.

Da zum Zeitpunkt der Entscheidung über die Art der antimykotischen Behandlung einer invasiven Pilzinfektion selten bereits eine Resistenztestung vorliegt, die Aus-

Tab. 35.3-1 Übliche Dosierung und vermutlich notwendige Dosisanpassung von Antimykotika bei Sepsis bzw. septischem Schock unter Berücksichtigung besonderer Pharmakokinetik sowie klinischer Studien.

Antimykotika (parenteral)	I (Initial- oder »Loading«-Dosis) D (nachfolgende Dauerdosierung)	Übliche Dosierung pro Tag	Maximal-Dosis pro Tag	Dosierung bei Sepsis/septischem Schock	Maximal-Dosis pro Tag
Fluconazol	I	2 × 6 mg/kg (Tag 1)	800 mg (Tag 1)	1 × 12 mg/kg (Tag 1)	1,2 g
	D	2 × 3 mg/kg	400 mg	2 × 6 mg/kg	800 mg
Itraconazol	I	2–3 × 200 mg (Tage 1–3)	600 mg (Tage 1–2)	1 × 400 mg	1,2 g
	D	1–2 × 200 mg	200–400 mg	4 × 200 mg/Tag	800 mg
Voriconazol	I	2 × 6 mg/kg (Tag 1)	800 mg	2 × 6 mg/kg (Tag 1)	800 mg
	D	2 × 4 mg/kg	400 mg (> 40 kg!)	2 × 4–6 mg/kg	400–600 mg (> 40 kg)
Posaconazol[1]	I	2 × 400 mg	800 mg	3 × 400 mg	1,2 g
	D	2 × 400 mg	800 mg	2 × 400 mg	800 mg
Flucytosin	I	4 × 25–37,5 mg/kg	10 g	4 × 25–37,5 mg/kg	10 g
	D	4 × 25 mg/kg	10 g	4 × 25 mg/kg	10 g
D-Amphotericin B (Amphotericin-B-Desoxycholat)	I	1 mg/kg	100 g	1 mg/kg	100 g
	D	0,7–1 mg/kg	75 mg	0,7–1 mg/kg	100 mg
liposomales Amphotericin B (AmBisome)	I	3–5 mg/kg	500 mg	5 mg/kg	500 mg
	D	3–5 mg/kg	350 mg	5 mg/kg	350 mg
Anidulafungin	I	1 × 200 mg	200 mg	1 × 200 mg	200 mg
	D	1 × 100 mg	100 mg	1 × 100 mg	100 mg
Caspofungin	I	1 × 70 mg/m^2	70 mg	1 × 70 mg/m^2	70 mg
	D	1 × 50 mg/m^2	50 mg (> 80 kg KG: 70 mg)	1 × 70 mg/m^2 *	70 mg*
Micafungin	I	1 × 100 mg	100 mg	1 × 100 mg	100 mg
	D	1 × 100 mg	100 mg (< 40 kg KG: 2 mg/kg!)	1 × 100 mg	100 mg

[1] Posaconazol befand sich zum Zeitpunkt der Drucklegung als parenteral applizierbare Substanz und zur Dosisfindung noch in klinischer Prüfung. * Noch unzureichend klinisch geprüft!

Tab. 35.3-2 In-vitro-Empfindlichkeit klinisch relevanter Candida-Spezies.

Candida spp.	Fluconazol	Itraconazol	Voriconazol	Posaconazol	5-Flucytosin	Amphotericin B (alle)[1]	Echinocandine (alle)[1]
C. albicans	E	E	E	E	E	E	E
C. tropicalis	E	E	E	E	E	E	E
C. parapsilosis	E	E	E	E	E	E	I–R
C. glabrata	R	Da (R)	Da (R)	Da (R)	E	E–I	E
C. guilliermondii	E–I	E	E	E	E	E	R
C. krusei	R	R	E	E	R	E–I	E
C. lusitaniae	E	E	E	E	E	E–R	E

[1] Bisher keine klinisch relevanten Unterschiede der In-vitro-Empfindlichkeit bei den Polyenen und Echinocandinen.
Da = dosisabhängig (Resistenz oft noch mit hoher Dosis überwindbar!); E = empfindlich; I = »intermediär« (bedingt) empfindlich; R = resistent.

wahl der geeigneten Substanzen oft auch nur indirekt anhand von bereits isolierten Hefepilzen als Besiedlungskeimen erfolgen kann, sollten die in Tab. 35.3-2 angegebenen speziesspezifischen Resistenzen Berücksichtigung finden. Nur bei sehr hohem Fluconazoleinsatz auf Intensivstationen ist auch mit einer seltenen Fluconazolresistenz bei Candida albicans oder Candida tropicalis zu rechnen. Bei Unsicherheit über mögliche Resistenzen sollten initial bis zur Identifizierung der Erreger im intensivmedizinischen Bereich und bei invasiven Candida-Infektionen vorrangig Echinocandine zum Einsatz kommen. Auch Voriconazol ist hierbei eine therapeutische Alternative – allerdings nur unter Berücksichtigung eines höheren Interaktionspotenzials auch mit Substanzen typisch intensivmedizinischer Begleitmedikation.

35.4 Anpassung an Niereninsuffizienz und Nierenersatzverfahren

Die häufigsten, unkompliziertesten und am wenigsten Volumen-belastenden Verfahren zur Behandlung eines akuten Nierenversagens sind auf Intensivstationen die kontinuierlichen Dialyse- oder Hämofiltrationsverfahren, für die allerdings weltweit unterschiedlichste Empfehlungen zur Dosisanpassung vorliegen. Tab. 35.4-1 zeigt Beispiele für Dosierungsempfehlungen, wie sie in mehreren Studien für relevante Antibiotika ermittelt wurden. Zu unterschiedlich sind nicht nur die jeweils gewählten Filtergrößen, sondern auch die Durchflussraten und nicht zuletzt die häufigen, auch zeitlich relevanten Unterbrechungen zur Diagnostik und Behandlung oder aus anderen Gründen.
Diese kontinuierlichen Nierenersatzverfahren, die vorwiegend auf Konvektion und weniger auf Diffusion beruhen, haben natürlich sowohl einen Einfluss auf die Spiegel

Tab. 35.4-1 Unterschiedliche Dosierungsempfehlungen für ausgewählte Antibiotika unter kontinuierlicher Nierenersatztherapie.[1] Fett hervorgehoben sind die Empfehlungen des Autors.

	Studie/Autor			
	Aronoff et al.[2]	Trotman et al.[3]	Heintz et al.[4]	Gilbert[5]
Dialysat-/ Ultrafiltratrate	CVVH: 2 l/h	CVVHD: 1 l/h	CVVHD: 1–2 l/h	CVVHD: keine Angabe
Antibiotika				
Amikacin	7,5 mg/kg alle 24–72 h	**10 mg/kg LD, dann 7,5 mg/kg alle 24–48 h**	10 mg/kg LD, dann 7,5 mg/kg alle 24–48 h	7,5 mg/kg alle 24 h
Ciprofloxacin	400 mg alle 24 h	200–400 mg alle 12 h	**400 mg alle 12–24 h**	200–400 mg alle 24 h
Levofloxacin	500 mg alle 48 h	500 mg LD, dann 250 mg alle 24 h	**500–750 mg LD, dann 250–500 mg alle 24 h**	750 mg LD, dann 500 mg alle 48 h
Daptomycin	**8 mg/kg alle 48 h**	4 mg/kg oder 6 mg/kg alle 48 h	4 mg/kg oder 6 mg/kg alle 48 h	keine Empfehlung
Vancomycin	1 g alle 24–96 h	**15–20 mg/kg LD, dann 1 g alle 24 h**	15–25 mg/kg LD, dann 10–15 mg/kg alle 24 h	500 mg alle 24–48 h
Meropenem	1–2 g alle 12 h	1 g alle 12 h	**1 g LD, dann 0,5–1 g alle 8–12 h**	1 g alle 12 h
Piperacillin/ Tazobactam	**4,5 g alle 8 h**	2,25–3,375 g alle 6 h	2,25–3,375 g alle 6 h	2,25 g alle 6 h

[1] Venovenöse Hämodialyse mit nicht immer angegebenen Dialysat- und Flowraten von 1–2 l/h.
[2] Aronoff et al. Drug prescribing in renal failure: dosing guidelines for adults and children. 5th ed. American College of Physicians, Philadelphia, 2007.
[3] Trotman et al. Antibiotic dosing in critically ill adult patients receiving continuous renal replacement therapy. Clin Infect Dis 2005; 41: 1159–66.
[4] Heintz BH et al. Antimicrobial dosing concepts and recommendations for critically ill adult patients receiving continuous renal replacement therapy or intermittent hemodialysis. Pharmacother 2009; 29: 562–77.
[5] Gilbert DN (ed). The Sanford Guide to Antimicrobial Therapy. 40th ed. Sanford, Sperryville, 2010.
CVVH(D) = *continuous veno venous hemofiltration (dialysis)*, kontinuierliche venovenöse Hämodialyse; LD = Loading-Dosis; h = Stunde.

der Antiinfektiva als auch auf deren Metabolite. Verglichen mit den Auswirkungen durch substanzspezifische Eigenschaften wie die Proteinbindung oder Molekülgröße sind die Auswirkungen einer Sepsis oder eines septischen Schocks beim Patienten weitaus bedeutsamer für die Pharmakokinetik der zu applizierenden Substanzen und unberechenbarer als z. B. eine kontinuierliche venovenöse Hämodialyse oder -filtration zur Behandlung eines akuten Nierenversagens. Auch hier gilt zumindest in der Anfangsphase der Therapie, dass im Hinblick auf Wirksamkeit und Resistenzentwicklung die Gefahren einer Unterdosierung im Hinblick auf mögliche Konsequenzen zumeist weitaus bedeutsamer sind als eine Überdosierung mit den möglichen Nebenwirkungen

Tab. 35.4-2 Dosierungsempfehlungen für Antibiotika bei Niereninsuffizienz und kontinuierlichen Nierenersatzverfahren, um nach pharmakodynamischen Gesichtspunkten ausreichende Wirkspiegel zu erreichen.[1]

Antibiotika	Therapieziel (PK/PD)	Standard-Dosierung pro Tag	Höchst mögliche Dosierung pro Tag
Meropenem	$C_{min} > 4$ mg/l	3–4 × 0,5 g	4–6 × 1 g
Imipenem	$C_{min} > 4$ mg/l	3 × 0,5 g	4 × 0,5 g
Piperacillin/Tazobactam	$C_{min} > 16–64$ mg/l	3 × 4,5 g	5–6 × 4,5 g
Cefepim	$C_{min} > 8$ mg/l	2 × 1–2 g	3 × 2 g
Cefpirom	$C_{min} > 8$ mg/l	2 × 1 g	3 × 2 g
Ceftazidim	$C_{min} > 8$ mg/l	3 × 1 g	3 × 2–3 g
Teicoplanin	$C_{min} = 10–20$ mg/l	LD Tage 1–2: 2 × 6 mg/kg, dann 1 × 3 mg/kg	LD Tage 1–2: 2 × 6 mg/kg, dann 1 × 6 mg/kg
Vancomycin	$C_{min} = 15–20$ mg/l	LD 1 × 30 mg/kg 2 × 0,5 g	LD 1 × 30 mg/kg 4 × 0,5 g
Ciprofloxacin	C_{max}/MHK > 8–10 AUC/MHK > 100	2 × 0,4 g	2 × 0,4 g
Levofloxacin	C_{max}/MHK > 8–10 AUC/MHK > 100	1 × 0,25 g	1 × 0,5 g
Moxifloxacin	C_{max}/MHK > 8–10 AUC/MHK > 100	1 × 0,4 g	1 × 0,4 g
Linezolid	$C_{min} > 4$ mg/l	2 × 0,6 g	3 × 0,6 g

[1] Höhere Dosierungen sollten vor allem bei sehr hoher Ultrafiltrations- oder Dialyserate, einer signifikanten Restausscheidung (Kreatinin-Clearance > 50 ml/min) oder auch zusätzlicher nichtrenaler Elimination wie bei Linezolid, Cefpirom und Ceftazidim in Erwägung gezogen werden.
AUC = Fläche unter der Konzentration-Zeit-Kurve; LD = Loading-Dosis; MHK = minimale Hemmkonzentration.

– sofern Substanzen mit überschaubarer und reversibler Toxizität zum Einsatz kommen. Im Zweifel sollten deshalb in jedem Fall bei der Initialdosis (Tag 1) die regulären Dosierungen für Patienten ohne Niereninsuffizienz gewählt und nachfolgend die Möglichkeiten der Spiegelbestimmungen ausgeschöpft werden. Dies gilt vor allem für Glykopeptide, Azole und, sofern deren Einsatz vertretbar, für Aminoglykoside. Gerade bei Glykopeptiden, für die erst ab dem 3. Tag in der Regel ein relevanter Steady-State-Spiegel erreicht werden kann, zeigen Studien, dass vermutlich z. B. für Vancomycin eine höhere, einmalige Initialdosis von 30–35 mg/kg KG angemessen sein könnte. Auch für die jeweils substanzspezifischen Erhaltungsdosierungen sind nach bisher vorliegenden Studien bei kontinuierlichen Nierenersatzverfahren oft höhere Dosierungen zu erwägen, jeweils in Abhängigkeit von der Schwere der Erkrankung, den Möglichkeiten einer Kontrolle von Nebenwirkungen sowie von Spiegelbestimmungen. Wenn möglich, sollten mit den gewählten Dosierungen entweder bei konzentrations- oder zeitabhängig wirkenden Antiinfektiva die Ziele **Zeit (t) > 4 × MHK** oder das **Verhältnis von AUC zu MHK ≥ 100** erreicht werden (Tab. 35.4-2).

35.5 Behandlungsdauer

Mit Ausnahme gut untersuchter Infektionserkrankungen, wie unkomplizierter Harnwegsinfekte, ambulant erworbener Pneumonien oder einiger Weichteilinfektionen, ist die notwendige bzw. ausreichende antiinfektiöse Behandlung schwerer und septischer Infektionen auf Intensivstationen auch aufgrund vielfach gleichzeitig bestehender Grunderkrankungen und Begleitinfektionen nur unzureichend untersucht und lässt sich oft nur annähernd kalkulieren. Die in Tab. 35.5-1 jeweils angegebene Behandlungsdauer ist deshalb eine Richtgröße, an der sich eine Therapie orientieren sollte, und gilt selbstverständlich nur für solche Infektionen, deren Erreger isoliert oder weitgehend als sicher angenommen werden können und die mit ausreichend wirksamer Therapie behandelt wurden. Problematisch zu beurteilen sind hier vor allem Infektionen mit Erregern von hoher Resistenz, die deshalb oder wegen Unverträglichkeit eher mit sogenannten Reservesubstanzen behandelt werden müssen. Können vor allem bakterizide und noch hochwirksame β-Lactam-Antibiotika eingesetzt werden, so sind sicher die in der Tabelle angegebenen Behandlungstage ausreichend, um Rezidiverkrankungen zu vermeiden.

Tab. 35.5-1 Behandlungsdauer typischer intensivpflichtiger Infektionserkrankungen mit weitgehend empfindlichen Erregern (z. B. β-Lactam-Antibiotika oder Azole).

Infektionserkrankung		Tage
Pneumonie	ambulant erworbene Pneumonie mit Streptococcus pneumoniae	8
	Beatmungspneumonie	8
	Beatmungspneumonie mit Pseudomonas spp.	14
	Beatmungspneumonie und Immunsuppression	14
	Legionellenpneumonie	21
	abszedierende Pneumonie (mit Nekrosen)	> 28
Peritonitis	»ambulant erworbene« Peritonitis	< 8
	postoperative Peritonitis	14
ZNS-Infektionen	Meningokokken-Sepsis/-Meningitis	5–8
	Pneumokokken-Sepsis/-Meningitis	10–14
	postoperative Meningitis (Staphylococcus epidermidis/Enterobacteriaceae)	14
	postoperative Meningitis (Staphylococcus aureus/Pseudomonas aeruginosa)	21
	Listerienmeningitis	21
	Hirnabszess	≥ 28
ZVK-Infektionen[1]	ZVK-Bakteriämie mit Staphylococcus epidermidis/Enterobacteriacae	< 8
	ZVK-Bakteriämie mit Staphylococcus aureus/Candida spp. (unkompliziert[2])	14
	ZVK-Bakteriämie mit Staphylococcus aureus (kompliziert[2])	≥ 28

[1] Behandlungstage nur gültig ab Entfernung oder Wechsel der Katheter.
[2] Kompliziert/unkompliziert: z. B. mit oder ohne septische Absiedlungen/Endokarditis.
ZNS = Zentralnervensystem; ZVK = zentrale Venenkatheter.

Anhang

36 WHO-Liste der Antiinfektiva

Die WHO-Liste der »Essential Drugs« (Tab. 36-1) dient als Empfehlung, welche Mittel auch in einem Entwicklungsland verfügbar sein müssen. Die in der Liste enthaltenen Antiinfektiva sind meist Generika, die Vertreter einer Gruppe sein können (z. B. Erythromycin für Makrolide), d. h., es können auch höherwertige Mittel dieser Gruppe verwandt werden. Relativ teure Reservemittel kommen infrage, wenn andere Mittel der Liste z. B. wegen einer Erregerresistenz unwirksam sind.

Die WHO-Liste zeigt, dass die Medizin für die breite Bevölkerung in weiten Teilen der Welt mit einem relativ kleinen Arsenal von Antiinfektiva auskommen muss. Dennoch wäre es erfreulich, wenn eines Tages immerhin diese Substanzen auch überall dort, wo erforderlich, verfügbar wären.

Leider enthält die WHO-Liste auch noch inakzeptable und gefährliche »Oldtimer« wie Chloramphenicol, Nalidixinsäure, Nitrofurantoin, Thioacetazon oder auch Didanosin, deren Gebrauch in den USA und Europa seit Langem verlassen wurde. Daran ändern auch die Kapriolen einer Reihe von Fachgesellschaften nichts, Nitrofurantoin als ein Mittel der ersten Wahl in einer Leitlinie zur Behandlung der unkomplizierten Zystitis zu empfehlen, um dem verschreibenden Arzt dann noch mit auf den Weg zu geben, dass dies nur erfolgen darf, wenn »keine effektiveren und risikoärmeren Antibiotika zur Verfügung stehen«! Praktisch werden in Entwicklungsländern reichere Patienten, die sich ein besseres Antibiotikum leisten können, häufig auch mit modernen Substanzen behandelt. Neben vielen Krankenhäusern steht eine Apotheke, in der sich halbwegs zahlungskräftige Patienten die besseren Medikamente abholen. Für die Reichen und Mächtigen in Drittweltländern ist das Beste gerade gut genug; hier gibt es eher einen Abusus der neuesten Präparate, der nicht zuletzt auch die rasante Zunahme von Carbapenem-resistenten Erregern in Nordafrika und Indien erklärt.

Die Liste der antiretroviralen Substanzen war früher auch Objekt harter politischer Kämpfe; immerhin finden sich zumeist 5 Jahre nach europäischer Zulassung die wichtigen Substanzen auch auf der WHO-Liste wieder.

Wesentlich ist meist das Argument, wie viele Patienten man mit begrenzten Mitteln behandeln kann. In Europa gelten dagegen andere Behandlungsziele.

> **Ziel der Antibiotika-Therapie in Europa, Japan, USA:**
> Optimale Behandlungsresultate bei geringsten Nebenwirkungen und zunehmend auch geringster Resistenzentwicklung.

> **Therapieziel in Entwicklungsländern:**
> Behandlung von möglichst vielen Patienten mit einem beschränkten Budget.

Voraussetzung für eine **optimale Antibiotika-Therapie** sind stets gute Kenntnisse der einzelnen Substanzen und ihrer Indikationen. Die Antibiotika-Therapie ist mittlerweile weitgehend erfunden, mit revolutionären neuen antibakteriellen Therapeutika ist in der nächsten Zeit nicht zu rechnen. Mit Ausnahme von Malaria bleibt die antiparasitäre Therapie ein Stiefkind unter den Innovationen, diese werden in näherer Zukunft noch auf dem Gebiet der Virustherapie sowie bei den Antimykotika stattfinden. Es bleibt zu hoffen, dass die kommenden wesentlichen Fortschritte zur Heilung der Hepatitiden nicht durch unzureichenden und falschen Einsatz der neuen, besser kurativ wirksa-

Tab. 36-1 WHO-Liste der antiinfektiösen Therapeutika (aus der 17. Liste 03/2011).[1]

Antihelminthika und Antiprotozoen-Mittel		Virostatika und Antimykotika	Antibakterielle und antimykobakterielle Mittel	
Mittel gegen intestinale Würmer • Albendazol p. o. • Levamisol p. o. • Mebendazol p. o. • Niclosamid p. o. • Praziquantel p. o. • Pyrantel p. o. **Mittel gegen Filarien** • Diethylcarbamazin p. o. • Ivermectin p. o. **Mittel gegen Schistosomen und andere Trematoden** • Oxamniquin p. o. • Praziquantel p. o. • Triclabendazol p. o. **Mittel gegen Amöben und Giardia** • Diloxanid p. o. • Metronidazol p. o.; i. v. **Mittel gegen Leishmanien** • Amphotericin B (Deoxycholat oder liposomal) i. v.	**Malaria (Therapie)** • Amodiaquin p. o. • Artesunat p. o.; i. v.; Supp. • Artemether i. v. • Artemether + Lumefantrin p. o. • Chloroquin p. o. • Primaquin p. o. • Chinin p. o.; i. v. • Doxycyclin (nur mit Chinin) p. o.; i. v. • Mefloquin p. o. • Sulfadoxin + Pyrimethamin (nur mit Artesunat) p. o. **Malaria (Prophylaxe)** • Chloroquin p. o. • Doxycyclin p. o. • Mefloquin p. o. • Proguanil (nur mit Chloroquin) p. o. **Mittel gegen Pneumocystis und Toxoplasma** • Pentamidin p. o.	**Herpesmittel** • Aciclovir p. o.; i. v. **Antiretrovirale Mittel** • Abacavir p. o. • Emtricitabin p. o. • Didanosin p. o. • Lamivudin p. o. • Stavudin p. o. • Tenofovir p. o. • Nevirapin p. o. • Efavirenz p. o. • Atazanavir p. o. • Indinavir p. o. • Lopinavir + Ritonavir p. o. • Ritonavir p. o. • Saquinavir p. o. • Zidovudin p. o.; i. v. **Antiretrovirale Kombinationen (p. o.)** • Efavirenz + Emtricitabin + Tenofovir • Emtricitabin + Tenofovir • Lamivudin + Nevirapin + Stavudin	**Antibakterielle Mittel** ***Betalactame*** • Amoxicillin p. o. • Amoxicillin + Clavulansäure p. o. • Ampicillin i. v. • Benzathin-Penicillin i. m. • Benzylpenicillin i. v. • Penicillin V p. o. • Procain-Penicillin i. m. • Cefalexin i. v.; p. o. • Cloxacillin p o.; i. v. • Cefazolin i. v. • Cefixim p. o. • Cefotaxim i. v. • Ceftazidim i. v. • Ceftriaxon i. v. • Imipenem/Cilastatin i. v. • Meropenem i. v. ***Andere antibakterielle Mittel*** • Azithromycin p. o. • Chloramphenicol p. o.; i. v. • Ciprofloxacin p. o.; i. v.	**Antimykobakterielle Mittel** ***Lepra-Therapie*** • Clofazimin p. o. • Dapson p. o. • Rifampicin (RMP) p. o. ***Tuberkulose-Therapie*** • Ethambutol p. o. • Isoniazid p. o. • Pyrazinamid p. o. • Rifabutin p. o. (nur HIV) • Rifampicin p. o. ***Anti-Tuberkulose-Kombinationen (p. o.)*** • Isoniazid + Ethambutol (150 + 400 mg) • Isoniazid + Rifampicin (75 + 150/150 + 300 mg) • Isoniazid + Pyrazinamid + Rifampicin (75 + 400 + 150 mg) • Isoniazid + Ethambutol + Pyrazinamid + Rifampicin (75 + 275 + 400 + 150 mg)

Tab. 36-1 WHO-Liste der antiinfektiösen Therapeutika (aus der 17. Liste 03/2011).[1] *(Fortsetzung)*

Antihelminthika und Antiprotozoen-Mittel	Virostatika und Antimykotika	Antibakterielle und antimykobakterielle Mittel
• Meglumin-Antimonat i. v. • Miltefosin • Paromomycin i. m. • Pentamidin • Natrium-Stibogluconat i. v. • Pyrimethamin p. o. • Sulfadiazin p. o. • Sulfamethoxazol + Trimethoprim p. o.; i. v. **Mittel gegen Trypanosomen** ***Afrikanische Schlafkrankheit*** • Melarsoprol i. v. • Pentamidin (T. gambiense) i. v. • Suramin (T. rhodiense) i. v. • Eflornithin (T. gambiense) i. v. • Melarsoprol i. v. • Nifurtimox (nur mit Eflornithin bei T. gambiense) p. o. ***Chagas-Krankheit*** • Benznidazol p. o. • Nifurtimox p. o.	• Lamivudin + Nevirapin + Zidovudin • Lamivudin + Zidovudin **Andere Virostatika** • Oseltamivir p. o. • Ribavirin p. o.; i. v. **Antimykotika** • Amphotericin B (Deoxycholat oder liposomal) i. v. • Clotrimazol Supp. • Fluconazol i. v.; p. o. • Flucytosin i. v.; p. o. • Griseofulvin p. o. • Nystatin p. o.; Supp.	• Clarithromycin p. o. • Clindamycin p. o.; i. v. • Doxycyclin p. o.; i. v. • Erythromycin p. o.; i. v. • Gentamicin i. v. • Metronidazol p. o.; i. v.; Supp. • Nalidixinsäure p. o. • Nitrofurantoin p. o. • Spectinomycin i. m. • Trimethoprim/Sulfamethoxazol p. o.; i. v. • Trimethoprim p. o.; i. v. • Vancomycin i. v. ***MDR-Tuberkulose-Therapie*** • Amikacin i. v. • Capreomycin i. v. • Cycloserin p. o. • Ethionamid p. o. • Kanamycin i. v. • Levofloxacin p. o. • Ofloxacin p. o. • Paraaminosalizylsäure p. o. • Streptomycin i. v.

[1] Für viele Mittel wird der Einsatz auf bestimmte Indikationen begrenzt: z. B. Azithromycin nur zur Einmalbehandlung von C. trachomatis oder Imipenem nur zur Therapie akut lebensbedrohlicher oder hochresistenter Infektionen im KH.
i. m. = intramuskulär; i. v. = intravenös; p. o. = peroral; Supp. = Suppositorien (rektal oder auch vaginal).

men Therapie frühzeitig zunichte gemacht werden.

Die praktische Antiinfektiva-Anwendung im medizinischen Alltag ist aber auch in Deutschland noch vielfach suboptimal und bleibt weiterhin eine bedeutsame, internationale pädagogische Aufgabe. Daran ändert auch die mittlerweile kaum noch zähl-, les- und überprüfbare, fast industrielle Produktion von Leitlinien durch die Fachgesellschaften nichts, werden doch die interessanten Fragen zu komplexen Problemen, speziellen Patientenkollektiven und lang- bis mittelfristige Folgen dort selten oder bestenfalls durch sog. »Expertenmeinung und/oder klinische Erfahrung anerkannter Autoritäten« beantwortet. Auch deshalb wurde einst dieses Buch geschrieben – einschließlich seiner Aktualisierungen bis heute.

37 Meldepflichtige Erkrankungen in Deutschland

Die nachfolgend genannten meldepflichtigen Erkrankungen und Erreger sind der jeweils aktuellen Version des »Gesetzes zur Verhütung und Bekämpfung von Infektionskrankheiten beim Menschen« (Infektionsschutzgesetz, IfSG) zu entnehmen (s. auch: http://www.gesetze-im-internet.de/ifsg/index.html). Die hier genannten Infektionen entsprechen dem Stand 6/2012 (letzte Änderung 7/2011).

Art und Umfang einer meldepflichtigen Infektionserkrankung bzw. deren Infektionserreger werden in den §§ 6 und 7 des IfSG geregelt – einschließlich der Verpflichtungen zu patientenbezogenen (namentlichen) oder fallbezogenen (nicht namentlichen) Meldungen. Meldungen von Erkrankungen erfolgen im praktischen Alltag in der Regel durch die behandelnden Ärzte (ggf. aber auch z. B. durch Schiffskapitäne). Meldungen von Krankheitserregern werden hingegen von den nachweisenden Laborärzten/Mikrobiologen vorgenommen – entsprechend den Regelungen im § 8 des IfSG. Den Umfang der zu meldenden Daten regeln die §§ 9 und 10 des IfSG.

Darüber hinaus kann nach § 15 IfSG stets das Gesundheitsministerium mit oder auch ohne Zustimmung des Bundesrates (ebenso wie die Landesregierungen) zumindest kurzfristig die Meldepflicht nach den §§ 6 und 7 aufheben, einschränken oder erweitern.

Meldungen durch behandelnde oder nachweisende Ärzte, Institutionen oder sonstige Verpflichtete erfolgen stets zunächst an das zuständige Gesundheitsamt am Wohnsitz des Betroffenen bzw. auch am Ort des Nachweises (z. B. Krankenhaus). Die Meldepflichten der Gesundheitsämter an Landesbehörden, das Robert Koch-Institut, europäische Institutionen oder auch mittelbar der WHO bleiben davon unberührt.

Nach den Vorschriften des IfSG sind vor allem die unter § 6 genannten Erkrankungen unverzüglich, d. h. spätestens innerhalb von 24 Stunden nach Kenntnis der Diagnose oder aber auch bereits der dringenden Verdachtsdiagnose zu melden, auch dann, wenn ggf. noch nicht alle Daten eruierbar sind.

37.1 Namentliche Meldungen von Erkrankungen durch behandelnde Ärzte entsprechend IfSG § 6 Meldepflichtige Krankheiten

Verdacht, Erkrankung und Tod

- aviäre Influenza
- Botulismus
- Cholera
- Diphtherie
- humane spongiforme Enzephalopathie (HSE), außer familiär-hereditäre Formen
- akute Virushepatitis
- hämolytisch-urämisches Syndrom (HUS) (enterohämorrhagische Escherichia coli)
- virusbedingtes hämorrhagisches Fieber
- Masern
- Meningokokken-Meningitis oder -Sepsis
- Milzbrand
- Poliomyelitis (Verdacht: jede akute, nicht traumatische schlaffe Lähmung)
- Pest

- Tollwut (auch Kontakt zu Tieren/Tierkörpern mit Tollwut oder Tollwutverdacht)
- Typhus abdominalis/Paratyphus
- behandlungsbedürftige Tuberkulose (auch ohne bakteriologischen Nachweis); zusätzlich zu melden: Therapieverweigerung oder -abbruch

Verdacht und Erkrankung

Mikrobielle Lebensmittelvergiftung oder akute, infektiöse Gastroenteritis bereits bei einer Person, wenn diese im weitesten Sinn bei der professionellen Herstellung oder Verbreitung von Nahrungsmitteln beteiligt ist, oder bei mehr als zwei Personen, wenn gleichartige Erkrankungen einen epidemischen Zusammenhang vermuten lassen.

Verdacht

Ungewöhnliche Impfreaktion und nachfolgende gesundheitliche Schädigung.

Gefahr für die Allgemeinheit

Auftreten einer bisher nicht genannten bedrohlichen Krankheit oder von mehr als zwei gleichartigen Erkrankungen mit vermutetem epidemischem Zusammenhang, mit Krankheitserregern als möglicher Ursache und unter § 7 noch nicht genannter sowie möglicher, schwerwiegender Gefahr für die Allgemeinheit.

Nicht namentliche Diagnosemeldung durch behandelnde Ärzte bzw. Institutionen

Dem Gesundheitsamt ist unverzüglich jedes gehäufte Auftreten nosokomialer Infektionen, bei denen ein epidemischer Zusammenhang wahrscheinlich ist oder vermutet wird, nicht namentlich zu melden.

37.2 (Namentliche) Meldungen von Erregern durch nachweisende Laborärzte entsprechend IfSG § 7 Meldepflichtige Krankheitserreger

Namentliche Meldung von Krankheitserregern (Nachweis) durch Laborärzte

- Adenoviren (nur direkter Nachweis im Konjunktivalabstrich!)
- Bacillus anthracis
- Borrelia recurrentis
- Brucella spp.
- Campylobacter spp. (darmpathogen)
- Chlamydia psittaci
- Clostridium botulinum (Erreger- oder Toxinnachweis)
- Corynebacterium diphtheriae (toxinbildend)
- Coxiella burnetii
- Cryptosporidium parvum
- Ebola-Virus

Anhang

- Escherichia coli mit enterohämorrhagischen (EHEC) oder sonstigen darmpathogenen Stämmen
- Francisella tularensis
- FSME-Virus
- Gelbfieber-Virus
- Giardia lamblia
- Haemophilus influenzae (nur direkter Nachweis aus Liquor oder Blut)
- Hanta-Virus
- Hepatitis-A-Virus
- Hepatitis-B-Virus
- Hepatitis-C-Virus; Meldepflicht für alle Nachweise, soweit nicht bekannt ist, dass eine chronische Infektion vorliegt
- Hepatitis-D-Virus
- Hepatitis-E-Virus
- Influenzaviren (nur direkter Nachweis)
- Lassa-Virus
- Legionella spp.
- Leptospira interrogans
- Listeria monocytogenes (nur aus Blut, Liquor, anderem primär sterilem Material sowie Abstrich von Neugeborenen)
- Marburg-Virus
- Masern-Virus
- Mycobacterium leprae
- Mycobacterium tuberculosis, Mycobacterium africanum, Mycobacterium bovis (direkter Erregernachweis inkl. Mikroskopie von Sputum sowie Resistenzbestimmung)
- Neisseria meningitidis (nur aus Liquor, Blut, anderem primär sterilem Material oder hämorrhagischen Hautinfiltraten)
- Norwalk-ähnliches Virus (nur Direktnachweis aus dem Stuhl)
- Polio-Virus
- Rabies-Virus
- Rickettsia prowazekii
- Rota-Virus
- Salmonella paratyphi (alle Direktnachweise)
- Salmonella typhi (alle Direktnachweise)
- Salmonella, sonstige
- Shigella spp.
- Trichinella spiralis
- Vibrio cholerae O1 und O139
- Yersinia enterocolitica (darmpathogen)
- Yersinia pestis
- andere Erreger hämorrhagischer Fieber
- andere hier nicht genannte Erreger, deren Nachweis mit örtlicher und zeitlicher Häufung auf eine schwerwiegende Gefahr für die Allgemeinheit hinweist

Nicht namentliche Meldung von Krankheitserregern (Nachweis) durch Laborärzte

- Treponema pallidum
- HIV
- Echinococcus spp.
- Plasmodium spp.
- Rubella-Virus (nur konnatale Infektionen)
- Toxoplasma gondii (nur konnatale Infektionen)

38 Reiseapotheke

Umfang und Inhalt einer Reiseapotheke sollten in Abhängigkeit von den Aufenthaltsorten und der Dauer der Reise, aber auch der dabei gewählten Fortbewegung sowie der Begleitung gewählt werden. Wie die meisten Empfehlungen, so gelten auch die folgenden für Reisen in tropische oder subtropische Gebiete. Minimalausstattungen sind meist für Aufenthalte bis zu 4 Wochen, erweiterte Ausstattungen für längere Aufenthalte und/oder Einzelreisen in »Krankenhaus- oder arztferne Gebiete« gedacht – ohne dass diese dann auch das typische Format eines Auto-Verbandskastens übertreffen sollten. Dessen Inhalte sind zumindest hinsichtlich des Verbandsmaterials durchaus auch für eine Reiseapotheke geeignet.

Indikation	Basis-Ausstattung	Erweiterte Ausstattung
Information	• Impfpass • Allergiepass • Versicherungsnachweise	• Blutgruppenpass
Wundpflege	• Pflaster (6 cm breit) • Wund- und Hautdesinfizienzien (z. B. Betaisodona) • 3 Mullbinden (6 cm × 4 m) und 1 elastische Binde • Fieberthermometer • Sonnenschutz (mind. Faktor 20)	• schmales Leukosilk • Chlorhexidin • Desinfektionsspray Neomycin-Gaze • 6 Mullbinden (8 cm × 4 m); sterile Kompressen • Dreiecktuch, 2. elastische Binde, Schere und Sicherheitsnadeln • sterile Einmalspritzen und Kanülen • Ohrenstöpsel (Oropax)
Schmerzen, Schlafen, Husten	• Paracetamol und/oder Ibuprofen • Dextromethorphan	• Diclofenac, ggf. Paracetamol Supp. • Tavor 1,0 mg Expidet, Diphenylhydramin • Codein-Präparate (**cave:** BTM-Vorschriften!)
Allergie	• Antihistaminika (z. B. Cetirizin oder Loratadin), auch bei Sonnenbrand	• Clemastin-Gel
Augen-, Ohren- und Nasenbeschwerden	• Visine-Yxin-Augentropfen • Olynth-Nasentropfen	• Bepanthen Augen- und Nasensalbe • Dexa-Polyspectran Augen- und Ohrentropfen • (ggf. Taucher-Rzpt.: Acid Acet glac mind. 99 0,5 Aqua purif 2,5; Alcohol Isopropylicus ad 50)

Indikation	Basis-Ausstattung	Erweiterte Ausstattung
Durchfall	• orale Rehydrierungslösung (z. B. Elotrans-Btl. und/oder Oralpädon für Kinder)	Rehydrierungsrezepte (für Apotheker): • Erw. (Kinder): pro 1 l H_2O + 3,5 (2,3) g NaCl + 2,5 (3,3) g $NaHCO_3$ + 1,5 (2,6) g KCl + 20 (20) g Glucose • entspricht etwa: 1 l abgekochtes Wasser + 5 Esslöffel Zucker + 1–1,5 Esslöffel Kochsalz + 1 Glas Orangensaft gegen Verstopfung: • Bisacodyl oder Glycerin-Zäpfchen
	• Loperamid	• Domperidon Tbl. oder Zäpfchen
	• Tabletten zur Wasserdekontamination (Silberionenbasis)	• Keramik- und Feinsiebfilter bei schlechter Trinkwasserversorgung
Übelkeit und Erbrechen	• Metoclopramid-haltige Tropfen • Spasmolytika wie Butylscopolamin (Krämpfe)	• Protonenpumpen-Inhibitor (Magen)
	Reisekrankheit Erwachsene: • Scopolamin, ggf. als Pflaster	Reisekrankheit Kinder: • Dimenhydrinat
Insektenabwehr (Repellents)	Diethylmethyltoluamid (DEET) (**cave:** reagiert mit Plastikoberflächen!)	Moskitonetz, mit Insektiziden (Permethrin oder Deltamethrin) imprägniert
	Hydroxyethylpiperidin (z. B. Autan)	»natürliche« Repellenzien wie ätherische Öle von Eukalyptus oder Citronella (diese bieten allerdings nur geringeren Schutz!)
Malaria-Prophylaxe	• Atovaquon/Proguanil oder • Mefloquin + Doxycyclin	• Stand-by: Riamet
bakterielle, enterale parasitäre und Herpes-Infektionen	• Ciprofloxacin oder Levofloxacin (nicht für Kinder!) • Azithromycin	• Rifaximin (wirkt nur enteroluminal) • Metronidazol • Amoxicillin • Aciclovir oder Famciclovir (Herpes)

39 Weiterführende Literatur und Internet-Ressourcen

Die nachfolgenden Aufstellungen von (Lehr-) Büchern und Internet-Adressen zu vielen Bereichen der Infektionserkrankungen entsprechen lediglich einer kleinen Auswahl der auch vom Autor im klinischen Alltag genutzten, meist internationalen Ressourcen. Keineswegs vollständig, fehlen deshalb sicher viele andere wichtige oder auch neue Informationsquellen. Gerade auf dem Gebiet der HIV- oder Hepatitis-Therapie mit deren schnell sich wandelnden, neuen Erkenntnissen ist die Nutzung von Internet-Quellen in der praktischen Antiinfektiva-Therapie zunehmend unverzichtbar, während auf diesem Gebiet gleichzeitig auch die Zahl gedruckter Bücher – trotz (oder auch wegen) gleichzeitig zunehmender Online-Verfügbarkeit – abnimmt. Viele der z. T. hervorragend gepflegten Internet-Seiten sind wohl unabdingbar auf Förderung durch Dritte (meist Pharmafirmen) angewiesen. Die Beurteilung eines möglichen Einflusses von dieser Seite wie auch der Seriosität der Angaben muss – bei oft auch noch unklarer Autorenschaft – dem Leser überlassen bleiben.

Weiterführende Literatur (Bücher und elektronische Medien)

Infektionserkrankungen

Blaser MJ, Smith PD, Ravdin JI et al. Infections of the Gastrointestinal Tract. 2. ed. 2002; 1298 S.; Lippincott, Williams & Wilkins; geb. und E-Book; ca. 170 €.

Exzellente Darstellung von Infektionserkrankungen für den Gastroenterologen; eine neue Auflage auch wegen der zu aktualisierenden Therapiekapitel wäre wünschenswert.

Cohen J, Powderly WG, Opal SM. Infectious Diseases. Vol. 1 & 2. 3. ed. 2010; 1918 S.; Mosby and MD Expert Consult; geb. und online; ca. 375 €.

Zweites US-amerikanisches Standardwerk der Infektionskrankheiten, enthält wesentlich mehr Bildmaterial als der nachfolgend noch genannte »Mandell, Bennett and Dolin«.

Cunha BA. Infectious Diseases in Critical Care Medicine. 3. ed. 2009; 581 S.; Informa Healthcare; geb. mit E-Book; ca. 280 €.

Auch für Infektiologen bereichernde Informationen zu intensivmedizinischen (Begleit-)Infektionen; mehr Angaben und Folgen zu speziellen PK-/PD-Daten im Schock bzw. Organversagen wären bei diesem Titel wünschenswert.

Joint Commission International (JCI) and the Society for Healthcare Epidemiology of America (SHEA): Soule BM, Memish Z, Malani PN. Best Practices in Infection Prevention and Control: An International Perspective. 2. ed. 2012; 183 S.; Joint Commission International; Paperback; ca. 66 €.

Aktuelle Daten, inkl. Web-Ressourcen, zur Infektionsprävention aus unterschiedlichen Perspektiven.

Kradin RL. Diagnostic Pathology of Infectious Disease. 1. ed. 2010; 644 S.; Elsevier Inc.; geb. und online; ca. 170 €.

Buchumfang erlaubt keine für Pathologen wie auch für Mikrobiologen ausreichende Darstellung, wohl aber für den Kliniker, der damit die adäquaten Untersuchungen und Methoden kennenlernt.

Mahy BWJ, Ter Meulen V, Borriello SP et al. Topley & Wilson's Microbiology and Microbial Infections (1–8). 10. ed. 2007; 3500 S. (8 Bände, 21 kg!); John Wiley & Sons; geb. mit CD-ROM; ca. 2 050 €.

England-orientierte, (konservative), komplette Infektionsmedizin, mit umfangreichen, v. a. auch mikrobiologischen, immunologischen Inhalten; eine neue Auflage wäre wünschenswert!

Mandell GL, Bennett JE, Dolin R. Mandell, Douglas, and Bennett's Principles and Practice of Infectious Diseases. Vol. 1 & 2. 7. ed. 2010; 4320 S.; Churchill Livingstone and Expert Consult; geb. und E-Book; ca. 280 €.

US-amerikanisch geprägte, immer noch bzw. wieder verlässliche »Bibel der Infektiologie« mit relevanten, stetigen Neuerungen im E-Book!

Uptodate. Für Windows und Apple sowie mobile Anwendungen. Wolters Kluver Health; Website/E-Book; http://www.uptodate.com/index; ca. 285–694 € für 2 Jahre (Preis nach Ausbildungsstand!).

Auch infektiologisch sehr gutes, stets hochaktuelles E-Medium; klinisch orientiert; weitgehend vollständige, aktuelle Literatur sowie Beschreibung der Antiinfektiva innerhalb der Inneren Medizin und z. T. auch fachübergreifend.

Importinfektionen, Reise- und Tropenmedizin, Tuberkulose

Auerbach PS. Wilderness Medicine. 6. ed. 2011; 2304 S.; Mosby; geb. und online (2012); ca. 160 €.

Für alle diejenigen, denen Praxen und Krankenhäuser zu eng werden!

Davies PD, Barnes P, Gordon SB. Clinical Tuberculosis. 4. ed. 2008; 555 S.; Hodder Arnold Publishers; geb.; ca. 165 €.

Gute klinische Darstellung, von Erfahrung und europäischer Tradition der Tuberkulose-Behandlung geprägt.

Guerrant RL, Walker DH, Weller PF. Tropical Infectious Diseases. Principles, Pathogens and Practice. 3. ed. 2011; 1156 S.; Elsevier, Mosby, Saunders (inkl. Online Expert Consult); geb. mit CD-ROM; ca. 225 €.

Lehrbuch tropischer Infektionen; herausgegeben von den »amerikanischen Tropenexperten«; übersichtlich mit Epidemiologie, Pathophysiologie und klinischem Management.

Löscher T, Burchard G-D. Tropenmedizin in Klinik und Praxis – mit Reise- und Migrationsmedizin. 4. Aufl. 2010; 1148 S.; Thieme Verlag; geb.; 250 €.

Deutsches Standardwerk zur Tropen- und Reisemedizin von erfahrenen Tropenmedizinern.

Rom WN, Garay SM. Tuberculosis. 2. ed. 2004; 944 S.; Lippincott-Raven Publishers; geb.; ca. 165 €.

Fundierte Darstellung aller Aspekte der Tuberkulose und Tuberkulose-Therapie – mit viel Literatur; eine neue Auflage wäre wünschenswert.

Pädiatrische Infektiologie

American Academy of Pediatrics: Pickering LK. Red Book: 2012 Report of the Committee on Infectious Diseases. 29. ed. 2012; 1058 S.; Ed. Elk Grove Village; Taschenbuch; ca. 100 €.

Amerikanisches Pendant zum DGPI-Handbuch, jedoch mit wesentlich mehr Internet-Ressourcen, Lehrmaterial und höherer Aktualität.

Bradley JS, Nelson JD, Kimberlin DW et al. Nelson's Pediatric Antimicrobial Therapy 2012–13. 19. ed. 2012; 211 S.; Ed. Elk Grove Village; Taschenbuch; ca. 28 €.

Kurze und dennoch fundierte Beurteilung bester Antiinfektiva-Therapien im Kindesalter (auch bei Tropeninfektionen) mit Empfehlungen und Dosierungsanleitungen.

Deutsche Gesellschaft für Pädiatrische Infektiologie: Scholz H, Belohradsky BH, Heininger HU et al. DGPI Handbuch. Infektionen bei Kindern und Jugendlichen. 5. Aufl. 2009; 768 S.; Thieme Verlag; geb.; 80 €.

Deutschsprachiges Standard- und systematisches Nachschlagewerk der pädiatrischen Infektiologie, inkl. Impf- und Dosierungsempfehlungen sowie Krankheitsbeschreibungen.

Gershon AA, Hotez PJ, Katz SL. Krugman's Infectious Diseases of Children. 11. ed. 2004; 1072 S.; Mosby; geb.; ca. 105 €.

Altes Standardwerk pädiatrischer Infektionen; symptom- und diagnoseorientiert; leider ist keine Neuauflage mehr verfügbar.

Taketomo CK, Hodding JH, Kraus DM. Pediatric & Neonatal Dosage Handbook. 19. ed. 2012; 2060 S.; Lexi-Comp. U.S.; Taschenbuch; ca. 69 € (18. Auflage im Netz frei verfügbar!).

Dosisempfehlungen zu nahezu 1000 Substanzen (inkl. Antiinfektiva!), unter Berücksichtigung der PK-/PD-Daten.

Antiinfektiva

Aronoff GR, Bennett WM, Berns JS. Drug prescribing in renal failure. Dosing guidelines for Adults and Children. 5. ed. 2007; 272 S.; Amer College of Physicians; Taschenbuch; ca. 42 €.

Klassisches Standardwerk im Taschenbuchformat; zahlreiche Tabellen mit Dosierungsanleitungen zu > 450 Substanzen (Antiinfektiva: 25 Seiten).

Brunton L, Chabner BA, Knollman B. Goodman and Gilman's The Pharmacological Basis of Therapeutics. 12. ed. 2011; 1808 S.; McGraw-Hill Publishers Comp.; geb. mit DVD; ca. 119 €.

Immer noch preiswertes, komplettes pharmakologisches Standardwerk (»Bibel«) – nicht nur für Antibiotika und nicht nur für Studenten.

Bryskier A. Antimicrobial Agents: Antibacterials and Antifungals. 2. ed. 2005; 1426 S.; ASM Press; geb.; ca. 78 €.

Erfrischende, weitsichtige Beurteilung der Antiinfektiva eines forschungsindustrieerfahrenen Autors; leider auch durch die Übersetzung inzwischen etwas veraltet.

Gould IM, van der Meer JWM. Antibiotic Policies. I: Theory and practice; II: Fighting Resistance; III: Controlling Hospital Acquired Infection. 1. ed. I: 2004, II: 2007, III: 2011; I: 766 S., II: 286 S., III: 209 S.; Kluwer Academic and Springer; geb. und Taschenbuch; I: ca. 138 €, II: ca. 123 €, III: ca. 150 €.

Vorwiegend historische, internationale Beurteilung aller Maßnahmen wie auch Strategien inkl. Leitlinien zu den genannten Themen.

Grayson ML, Kucers A, Crowe S et al. Kucer's The Use of Antibiotics. A Clinical Review of Antibacterial, Antifungal and Antiviral Drugs. 6. ed. 2010; 3157 S.; Hodder Education; geb. mit E-Book; ca. 425 €.

Umfangreichstes Standardwerk zu allen Antiinfektiva weltweit; ausführliche Literatur inkl. Darstellung der PK-/PD-Daten und mikrobiologischer Studienergebnisse; Angaben zur Klinik meist nur studienorientiert; sehr übersichtliche und schnell recherchierbare elektronische Version!

Greenwood D. Antimicrobial Drugs: Chronicle of a Twentieth Century Medical Triumph. 1. ed. 2008; 429 S.; Oxford University Press; geb.; ca. 95 €.

Geschichte der Entwicklung, Prüfung und Anwendung von Antiinfektiva.

Norrby SR, Whitley RJ, Greenwood D et al. Antibiotic and Chemotherapy. 9. ed. 2010; 960 S.; Elsevier; geb. und online; ca. 175 €.

Übersichtliche, auch im Layout sehr systematisch aufbereitete Darstellung nach Substanzen mit PK-/PD-Daten und nach Anwendung sowie Infektionserkrankungen.

Plotkin SA, Orenstein W, Offit PA. Vaccines. 5. ed. 2008; 1691 (534) S.; Saunders Elsevier (Springer); geb. (und Taschenbuch); ca. 385 € (und 85 €).

Ausführliche Darstellung aller Vakzinen, ihrer Indikationen (USA und Europa) und Wirkmechanismen, inkl. der Vakzine-Forschung und neuer Strategien.

Mikrobiologie

Carroll KC, Funke G, Jorgensen JH. Manual of Clinical Microbiology: 1–2. 10. ed. 2011; 2630 S.; ASM Press; geb. und E-Book; ca. 235 € (mit E-Book: 380 €).

Amerikanisches Standardwerk zur medizinischen (diagnostischen) Mikrobiologie (Bakterien, Viren, Parasiten) mit guten, aktuellen Referenzkapiteln.

Courvalin P, LeClercq R, Rice LB. Antibiogram. 2. ed. 2009 (1. engl. Aufl., zunächst in Französisch); 705 S.; ASM Press; geb.; ca. 140 €.

Durchführung, Methodik, Spezifikationen und Interpretation unterschiedlicher Antibiogramme bei verschiedenen Bakterienspezies – auch für Studien geeignet.

HIV und AIDS, Virologie

Dolin R, Masur H, Saag MS. AIDS Therapy E-dition. 3. ed. 2008; 1204 S.; Elsevier; geb. und E-Book (Website); ca. 190 €.

Alles, was der Kliniker über AIDS und opportunistische Erkrankungen wissen muss – von vielfach erfahrenen Klinikern der 1. Stunde (für moderne HIV-Therapien nur mit Website geeignet!).

Evian C. Primary HIV-Care. 5. ed. 2013; 540 S.; Jakana Media (z. B. über kalahari.com); Taschenbuch; ca. 40 €.

Beispiel jeweils aktueller südafrikanischer medizinischer Versorgung von HIV- und AIDS-Patienten mit entsprechend großem supportivem Teil (für Ärzte, Pflege- und medizinisches Laienpersonal).

Hoffmann C, Rockstroh JK. HIV 2013 und www.hivbuch.de. 20. Aufl. (ab 1990: inkl. AIDS) 2013; 790 S.; Medizin Fokus Verlag; Taschenbuch und E-Book; kostenlos (mit Unterstützung der Pharmaindustrie - auch Übersetzung frei!).

Aktuelles und sehr vollständiges »HIV-Buch« von über 40, meist jungen (wechselnden) Autoren mit vielen Übersetzungen (vor über 20 Jahren einmal in Frankfurt von Bernd Kamps und dem Autor nach dem »Stille«-Konzept begründet!).

Zuckerman AJ, Banatvala JE, Griffiths P et al. Principles and Practice of Clinical Virology. 6. ed. 2009; 1042 S.; John Wiley & Sons; geb.; ca. 320 €.

Virologie auf 1000 Seiten – sehr gute Zusammenstellung – für HIV-Infektionen allerdings schon veraltet.

Internet-Adressen

Es werden hier nur Internet-Adressen aufgeführt mit frei verfügbaren Informationen; z. T. ist aber eine Anmeldung erforderlich.

Antiinfektiva und Dosierungsanleitungen

www.clinicalpharmacy.ucsf.edu/idmp/guide_home.htm

Antiinfektiva-Therapieempfehlungen (für Erwachsene); San Francisco (UCSF/SFGH/VASF).

www.dosing.de

Dosierungsanleitungen für Antiinfektiva.

www.hopkinsguides.com/hopkins/ub

Antibiotika- und HIV-Führer (Infektionen, Komplikationen, Erreger und Management); Johns Hopkins Medicine.

www.nuh.nhs.uk/nch/antibiotics

Dosierungen bei Niereninsuffizienz; Leitlinien Nottingham University Hospital.

www.uni-ulm.de/nephrologie//tab2_antibiotika.pdf

Dosierungen bei Niereninsuffizienz.

Interaktionen mit Antiinfektiva

www.drugs.com/drug_interactions.html

Viel Text mit Managementvorschlägen.

www.hep-druginteractions.org

Gute und schnelle Interaktionssuche (qualitiativ): Ampelprizip; Liverpool.

www.hivclinic.ca/main/home.html

Sehr gute PK-/PD-Daten, aktuelle Interaktionsliste (quantitativ), viel Literatur; Toronto.

www.hiv-druginteractions.org

Gute und schnelle Interaktionssuche (qualitiativ): Ampelprizip; Liverpool.

Reise- und Tropenmedizin

wwwnc.cdc.gov/travel/page/diseases.htm

Informationen zu Reiseerkrankungen, gute Verweise auf Artikel und z. B. Impfempfehlungen.

www.traveldoctor.co.uk

Speziell für Reisende (Laien) nützliche Information, medizinisch aber wenig informativ.

www.who.int/malaria/publications/atoz/9789241547925/en/index.html
»Guidelines for the Treatment of Malaria«, 2. ed. (auch Download) und vieles andere mehr (Beispiel!).

HIV und Hepatitis

www.clinicaloptions.com/HIV.aspx
Gutes Lehrmaterial, inkl. PPT-Folien, viele Expertenmeinungen.

www.hepatitis.va.gov
Ausführliche klinische Beschreibungen, Anleitungen zum Management der Hepatitis A, B, C und D.

www.hivbuch.de
Alles Wissenswerte zu HIV- und opportunistischen Infektionen, in Deutsch mit jährlichem Update (s. auch bei der Bücherauswahl).

www.hivdrugtherapy.com
Alles Wichtige zu HIV, inkl. Lehrmaterial (international).

www.natap.org
Aktuelle Zusammenstellungen zu HIV- und auch Hepatitis-Infektionen.

www.retroconference.org
Hochaktuelles Material zu allen Konferenzen, inkl. aller Vorträge (Diafotos und -filme).

Mykologie und Antimykotika

www.aspergillus.org.uk
Schimmelpilzinfektionen, Antimykotika und Lehrmaterial.

www.doctorfungus.org
Alle Pilzinfektionen, umfangreich, aktuell, mit viel Lehrmaterial.

www.mycology.adelaide.edu.au
Mykologie mit Diagnostik- und Therapie-Leitlinien, viele Fotos.

Aktuelle Infektionsepidemiologie

www.cdc.gov/mmwr
»MMWR« (Zeitschrift), aktuelle relevante Erkrankungen, weltweit.

www.eurosurveillance.org
»Eurosurveillance« (Zeitschrift), aktuelle Berichte zu Zahl und Kontrolle übertragbarer Erkrankungen.

www.nc.cdc.gov/eid
»Emerging Infectious Diseases« (Zeitschrift), Epidemiologie, Hygiene und Therapieempfehlungen.

www.nlm.nih.gov
Website der US-amerikanischen Gesundheitseinrichtung mit vielen Verweisen.

www.promedmail.org
Weltweiter Informationsdienst-Service (stets hochaktuell, wenig selektiv).

www.rki.de
Website des Robert Koch Instituts mit vielen Verweisen.

www.who.int/csr/don/en
Ausbruch-Erkrankungen, aktuell, weltweit.

www.who.int/wer/2012/wer8740/en/index.html
»Weekly Epidemiological Record« (WER; Zeitschrift).

Literatur- und Studienservice

www.amedeo.com
Variabel, individuell angepasster Online-Literaturservice.

www.awmf.org
Mühsame, aber vollständige Zusammenstellung aller deutschen Leitlinien.

www.clinicaltrials.gov
Internationale Studiennachweise, wird für spätere Publikationen genutzt.

www.flyingpublisher.com/index.php
Freie Online-Publikation auch von infektionsrelevanten Büchern.

Ausgewählte Literatur zu Antiinfektiva-Dosierungen bei eingeschränkter Nierenfunktion und unterschiedlichen Nierenersatzverfahren

Bei der Zusammenstellung der pharmakokinetischen Daten und Dosierungsempfehlungen zu ausgewählten, relevanten Antiinfektiva bei verminderter Nierenfunktion auf den nachfolgenden Ausklapp-Seiten wurden die nachfolgend genannten Quellen mit berücksichtigt.

Awdishu L, Bouchard J. How to Optimize Drug Delivery in Renal Replacement Therapy. Semin Dial 2011; 24 (2): 176–82.

Bogard KN, Peterson NT, Plumb TJ et al. Antibiotic dosing during sustained low-efficiency dialysis: Special considerations in adult critically ill patients. Crit Care Med 2011; 39 (3): 560–70.

Bouman CS, van Kan HJ, Koopmans RP et al. Discrepancies between observed and predicted continuous venovenous hemofiltration removal of antimicrobial agents in critically ill patients and the effects on dosing. Intensive Care Med 2006; 32: 2013–9.

Choi G, Gomersall CD, Tian Q et al. Principles of antibacterial dosing in continuous renal replacement therapy. Crit Care Med 2009; 37: 2268–82.

Churchwell MD, Mueller BA. Drug dosing during continuous renal replacement therapy. Semin Dial 2009; 22: 185–8.

Eyler RF, Mueller BA. Antibiotic dosing in critically ill patients with acute kidney injury. Nat Rev Nephrol 2011; 7: 226–35.

Falagas ME, Karageorgopoulos DE. Adjustment of dosing of antimicrobial agents for bodyweight in adults. Lancet 2010; 375: 248–51.

Gupta SK, Eustace JA, Winston JA et al. Guidelines for the Management of Chronic Kidney Disease in HIV-Infected Patients: Recommendations of the HIV Medicine Association of the IDSA. Clin Infect Dis 2005; 40 (11): 1559–85.

Heintz BH, Matzke GR, Dager WE. Antimicrobial dosing concepts and recommendations for critically ill adult patients receiving continuous renal replacement therapy or intermittent hemodialysis. Pharmacotherapy 2009; 29 (5): 562–77.

Kuang D, Verbine A, Ronco C. Pharmacokinetics and antimicrobial dosing adjustment in critically ill patients during continuous renal replacement therapy. Clin Nephrol 2007; 67 (5): 267–84.

Li AM, Gomersall CD, Choi G et al. A systematic review of antibiotic dosing regimens for septic patients receiving continuous renal replacement therapy: do current studies supply sufficient data? J Antimicrob Chemother 2009; 64: 929–37.

Pai MP, Bearden DT. Antimicrobial dosing considerations in obese adult patients. Pharmacotherapy 2007; 27: 1081–91.

Pea F, Viale P, Pavan F et al. Pharmacokinetic considerations for antimicrobial therapy in patients receiving renal replacement therapy. Clin Pharmacokinet 2007; 46: 997–1038.

Roberts JA, Lipman J. Pharmacokinetic issues for antibiotics in the critically ill patient. Crit Care Med 2009; 37: 840–50.

Schetz M. Drug dosing in continuous renal replacement therapy: general rules. Curr Opin Crit Care 2007; 13: 645–51.

Trotman RL, Williamson JC, Shoemaker DM et al. Antibiotic dosing in critically ill adult patients receiving continuous renal replacement therapy. Clin Infect Dis 2005; 41 (8): 1159–66.

Veltri MA, Neu AM, Fivush BA et al. Drug dosing during intermittent hemodialysis and continuous renal replacement therapy: special considerations in pediatric patients. Paediatr Drugs 2004; 6 (1): 45–65.

Sachverzeichnis

Fett hervorgehobene Seitenzahlen kennzeichnen Hauptfundstellen, *kursiv* hervorgehobene Seitenzahlen kennzeichnen Stichworte in Tabellen.

A

Sachverzeichnis

Sachverzeichnis

C

Sachverzeichnis

Sachverzeichnis

D

Sachverzeichnis

E

Sachverzeichnis

F

G

I

J

K

Sachverzeichnis

L

Sachverzeichnis

M

Sachverzeichnis

O

Sachverzeichnis

Q

R

Sachverzeichnis

T

Sachverzeichnis

U

V

W

X

Y

Z

Die wichtigsten Antiinfektiva bei Niereninsuffizienz und Nierenersatzverfahren: Dosierungsempfehlungen und Pharmakokinetik

Alle Dosierungsangaben in der nachfolgenden Tabelle beziehen sich auf Erwachsene in Relation zur Normaldosierung.

Erläuterungen zu den verwendeten Abkürzungen

(H) intermittierende Hämodialyse. Sofern nicht gesondert erwähnt, erfolgt die Regeldosierung stets täglich und an Dialysetagen im Anschluss an die Hämodialyse (ggf. erst 2 h später). Erfordert die Elimination der wirksamen Substanz durch Hämodialyse eine zusätzliche Applikation der Dosis, so ist dies durch den Zusatz »(+ **xxx pHD**)« gekennzeichnet, erfordert sie die Applikation ausschließlich nach der Dialyse, so ist dies durch ein der Dosis **nachgestelltes pHD** gekennzeichnet.

(K) Kombinationspräparate. Kombinationspräparate sind nur dargestellt, soweit diese in keiner anderen Formulierung verfügbar sind oder die Pharmakokinetik beider Substanzen keine unterschiedlichen Dosierungen bei Niereninsuffizienz und/oder Nierenersatzverfahren erfordert. Siehe diesbezüglich die Angaben zu den Einzelsubstanzen.

(L) Lösungsvermittler. Die parenterale Zubereitung enthält den Lösungsvermittler Cyclodextrin (SBECD), der bei Niereninsuffizienz kumuliert und nephrotoxisch wirkt. SBECD kann mit High-flux-Filtern effektiv dialysiert werden, weshalb die parenterale Applikation nur zusammen mit diesen Verfahren erwogen werden sollte.

(S) Plasmaspiegel. Wenn möglich, sollte die individuell erforderliche Dosierung anhand der Tal- und/oder Spitzenspiegel ermittelt und kontrolliert werden (in jedem Fall bei Niereninsuffizienz).

(?) pharmakologisch nachvollziehbare Überlegungen oder Berechnungen, Einzelfallberichte bzw. Spiegelmessungen lassen auf mögliche Dosierungen/Werte schließen.

k. A. keine Angaben. Dem Autor sind keine Daten bekannt.

k. D. keine Daten. Angepasste Dosierungen oder Werte wurden bereits an anderer Stelle diskutiert, ohne dass durch publizierte Studien oder aus sicher nachvollziehbaren pharmakologisch-theoretischen Überlegungen verlässliche Werte ermittelt werden konnten.

r Ritonavir. Gabe von Ritonavir ausschließlich als »Booster«-Substanz in jeweils unveränderter Dosierung von 100 mg zusätzlich zur jeweiligen Applikation der Protease-Hemmer.

d = Tag; GFR = glomeruläre Filtrationsrate; h = Stunden; HWZ = Halbwertszeit; i. m. = intramuskulär; Inh. = Inhalation; i. v. = intravenös; IE = Internationale Einheit; NI = Niereninsuffizienz; p. o. = per os, peroral; pHD = post Hämodialyse; s. c. = subkutan; Std. = Stunde; Wo. = Woche.